W0255145

HANDBUCH DER SPEZIELLEN PATHOLOGISCHEN ANATOMIE UND HISTOLOGIE

HERAUSGEGEBEN UNTER MITARBEIT
HERVORRAGENDER FACHGELEHRTER

VON

O. LUBARSCH †
BERLIN

F. HENKE †
BRESLAU

R. RÖSSLE
BERLIN

DREIZEHNTER BAND

NERVENSYSTEM

HERAUSGEGEBEN VON

W. SCHOLZ
MÜNCHEN

FÜNFTER TEIL

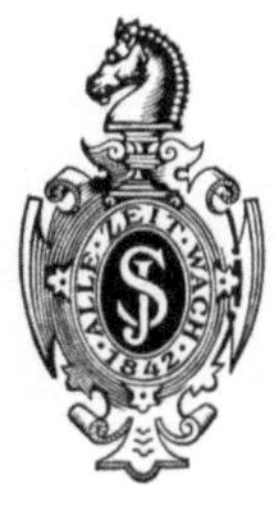

SPRINGER-VERLAG BERLIN
HEIDELBERG GMBH
1955

NERVENSYSTEM

FÜNFTER TEIL

ERKRANKUNGEN DES PERIPHEREN NERVENSYSTEMS

ERKRANKUNGEN DES VEGETATIVEN NERVENSYSTEMS

BEARBEITET VON

G. DÖRING · E. HERZOG · W. KRÜCKE · H. ORTHNER

MIT 314 ZUM TEIL FARBIGEN ABBILDUNGEN

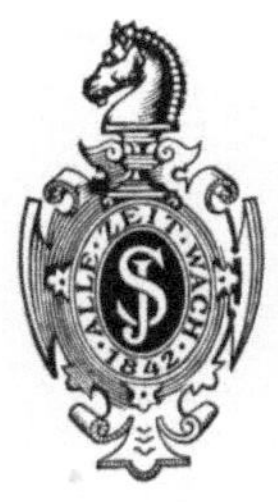

SPRINGER-VERLAG BERLIN
HEIDELBERG GMBH
1955

URSPRÜNGLICH ERCHIENEN BEI SPRINGER-VERLAG OHG. BERLIN, GÖTTINGEN, HEIDELBERG 1955
SOFTCOVER REPRINT OF THE HARDCOVER 1ST EDITION 1955

ISBN 978-3-642-48004-1 ISBN 978-3-642-48003-4 (eBook)
DOI 10.1007/ 978-3-642-48003-4

Inhaltsverzeichnis.

Seite

B. Erkrankungen des peripheren Nervensystems.

Erkrankungen der peripheren Nerven.

Von

Wilhelm Krücke - Frankfurt a. M.

Mit 79 Abbildungen.

Allgemeiner Teil.

I. Normal-anatomische Vorbemerkungen.

Als peripheres Nervensystem wird gewöhnlich die gesamte nervöse Substanz außerhalb von Gehirn und Rückenmark bezeichnet und *in einen cerebrospinalen* — somatischen oder oikotropen — und *in einen vegetativen* — autonomen oder idiotropen — Anteil getrennt. Bei dieser Einteilung werden für das cerebrospinale Nervensystem die genetischen anatomischen und funktionellen Beziehungen vernachlässigt, weshalb CLARA (1942) die Trennung in ein zentrales und peripheres Nervensystem aufgab und den Leitungsbogen als das konstruktive Bauelement des Zentralnervensystems bezeichnete. Nach den Untersuchungen v. HOLSTS wäre auch diese Betrachtungsweise nicht ganz zutreffend, da sie nur den Reflexbogen der klassischen Neurophysiologie berücksichtigt.

Wenn wir auch den Zusammenhang des Nervensystems bei der Betrachtung seiner Erkrankungen nicht vernachlässigen dürfen, so läßt sich schon aus praktischen Gründen in diesem Handbuch eine Trennung in Zentralnervensystem und periphere Nerven nicht vermeiden. Außerdem bestehen zwar nicht in den wichtigsten parenchymatösen Grundbestandteilen der Nervenfasern — dem Achsencylinder und der Markscheide — Unterschiede, *aber in ihren Hüllen*, die eine Unterscheidung zwischen zentralen und peripheren Fasern sowie zwischen zentralem und peripherem System berechtigt erscheinen lassen. Auch im biologischen Verhalten bestehen, wie das Verhalten bei der Regeneration — eine erfolgreiche Regeneration gibt es nur im peripheren Nerven — und die Farbstoffversuche von GOLDMANN und SPATZ gezeigt haben, Verschiedenheiten zwischen zentralem und peripherem Anteil.

Die peripheren Nerven — als Bindeglieder zwischen Zentralorgan und verschiedenen peripheren Erfolgs- oder Rezeptionsstellen — zeigen dementsprechend auch bei ihren Erkrankungen gewisse Abweichungen von denen des Zentralorgans; sie müssen aber immer im Zusammenhang mit ihrem zentralen Anteil und ihren Endorganen betrachtet werden.

A. Bauplan des peripheren, cerebrospinalen Nervensystems.

Die Besonderheiten des sensiblen wie des motorischen peripheren Neurons bestehen darin, daß ihre Fasern teils zentralen Charakter besitzen, d. h. von einem gliösen Syncytium umgeben sind, teils peripheren Charakter besitzen und von einem mesenchymalen Gewebe eingehüllt werden. Ihre Austrittsstellen oder Eintrittsstellen am Rückenmark, an der Dura und am Knochen sind als Prädilektionsstellen für Erkrankungen nachgewiesen oder werden als solche vermutet. Eine weitere Besonderheit ist die Tatsache, daß das Zentrum für die motorischen Fasern innerhalb, das für die sensiblen Fasern außerhalb des Zentralorgans gelegen ist.

In den histopathologischen Arbeiten sind oft Befunde an den „Nervenwurzeln" wiedergegeben, ohne daß hieraus zu entnehmen wäre — eine für pathogenetische Fragen höchst wichtige Feststellung —, wo der Prozeß genauer lokalisiert ist. Nach rein morphologischen Merkmalen können wir 5 verschiedene Abschnitte des peripheren Systems abgrenzen, deren Unterscheidung weniger für die normale Anatomie und die Physiologie als für die pathologische Anatomie von Bedeutung ist. Ihr unterschiedlicher Bau ist zum Teil lange bekannt, aber selten in anatomischen Lehr- und Handbüchern entsprechend dargestellt. Deshalb soll der Bauplan des cerebrospinalen peripheren Systems und die in diesem Handbuchabschnitt verwendete Nomenklatur kurz wiedergegeben werden (Abb. 1). Folgende Einteilung und Bezeichnung der Abschnitte scheint uns für die pathologisch-anatomische Betrachtung zweckmäßig.

1. Zentraler Abschnitt.

Hier besitzt der sensible wie der motorische Anteil bis zur Austrittsstelle bzw. Eintrittsstelle am Rückenmark die Eigenschaften zentraler Nervenfasern, auf die hier nicht näher eingegangen werden soll.

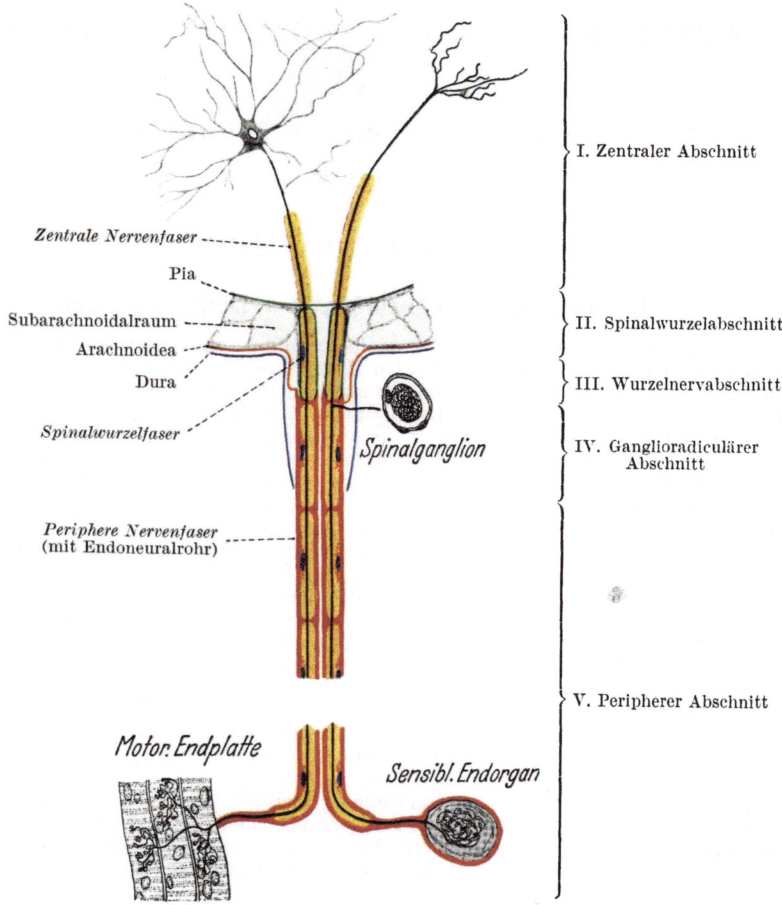

Abb. 1. Schema des cerebrospinalen Nervensystems mit seinen fünf verschiedenen Bauabschnitten: I. Im *zentralen Abschnitt* besitzen die Nervenfasern den Charakter „zentraler Nervenfasern“ mit gliöser Umhüllung. II. Im *Spinalwurzelabschnitt* beginnt die Segmentierung der markhaltigen Nervenfasern und ihre Umhüllung mit reticulären Fasern. III. Der *Wurzelnerv*, der Abschnitt vom Austritt aus der Dura bis zum Spinalganglion, ist durch die ihn umgebende arachnoidale und durale Aussackung charakterisiert. IV. Der *ganglioradiculäre Abschnitt* reicht vom Beginn des Spinalganglion bis zur Vereinigung von sensibler und motorischer Wurzel zum Spinalnervenstamm. V. Der *periphere Abschnitt* beginnt mit dem Spinalnervenstamm und zeigt die volle Ausprägung von Endo-, Peri- und Epineurium.

2. Spinalwurzelabschnitt.

Die Bezeichnung Spinalwurzel wird für den Abschnitt vom Austritt der Wurzel aus dem Rückenmark bis zum Austritt aus der Dura gebraucht. In der französischen Literatur wird er als „racine“ (Nageotte) ebenfalls gesondert bezeichnet. Der Spinalwurzelabschnitt liegt somit nur innerhalb des Subarachnoidalraumes, Pernkopf nennt ihn subarachnoidalen Abschnitt. Die Grenze zwischen „zentralen“ und „peripheren“ Nervenfasern ist scharf, sie tritt sowohl bei Gliafärbung wie bei Darstellung der mesenchymalen Strukturen (Abb. 2) deutlich hervor. Mit dem Beginn der mesenchymalen, vorwiegend aus reticulären Fasern

bestehenden Umhüllung im Spinalwurzelabschnitt zeigen die markhaltigen Nervenfasern bereits deutliche Segmentierung, veränderte Färbbarkeit und andere Strukturen als die zentralen Nervenfasern. Eine weitere wichtige Besonderheit ist die physiologische Entmarkung der Hinterwurzelfasern an der REDLICH-OBERSTEINERschen Stelle.

3. Wurzelnerv.

Dieser von NAGEOTTE als „nerf radiculaire" bezeichnete Abschnitt reicht von der Duradurchtrittsstelle der Wurzeln bis zum Eintritt der sensiblen Wurzel in das Spinalganglion.

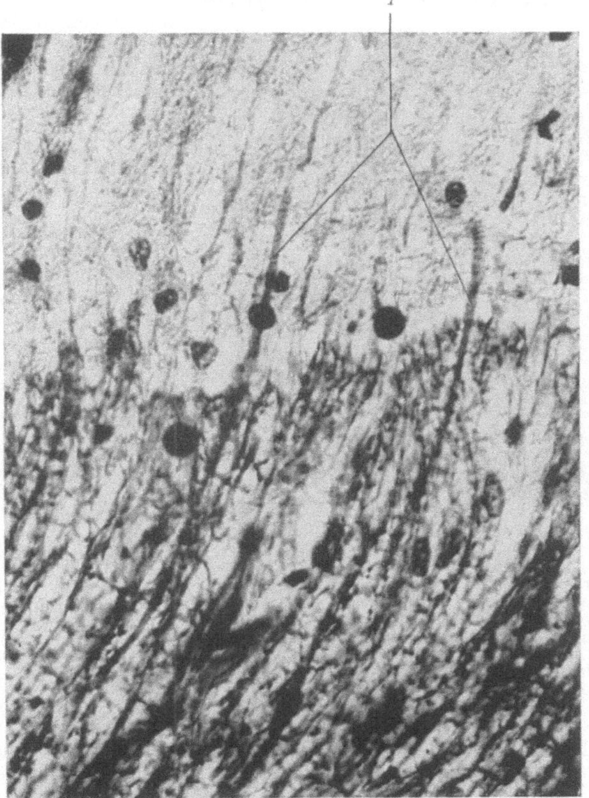

Abb. 2. Die *Grenze zwischen „zentraler" und „peripherer" Nervenfaser* (Zona limitans) liegt im Bereich der einzelnen Nervenfaser. Der Unterschied des gliösen und mesenchymalen Reticulums tritt bei der HOTCHKISS-Reaktion deutlich hervor. *1* Achsenzylinder.

Motorische und sensible Wurzel verlaufen noch getrennt, sind aber zu kompakten Bündeln zusammengefaßt und von Arachnoidalgewebe, im Anfangsteil sogar von einem mehr oder weniger deutlichen Subarachnoidalraum umgeben. Die Öffnungen der Duradurchtrittsstelle liegen nicht in der gleichen Höhe wie die Grenzen des übrigen Duralsackes, sondern etwas außerhalb davon, da die Dura an der Austrittsstelle taschenartige Ausstülpungen „root pouches" (FRYKHOLM) bildet. PERNKOPF spricht bei diesem Abschnitt von intravaginaler Strecke (Abb. 3).

Nach den klassischen Untersuchungen von KEY und RETZIUS liegt hier die Übergangsstelle von Dura und Arachnoidea in Epi- und Perineurium des peripheren Abschnittes. Die Hüllen des peripheren Abschnittes sind offenbar mesodermaler Abstammung. Für die weichen Häute des Zentralorgans wird seit den Untersuchungen von OBERLING, HARVEY und BURR, HARRISSON die Abstammung vom Ektoderm („ektodermales Mesenchym") diskutiert, während die Dura mesodermaler Abstammung sei.

Das verschiedene Verhalten der intra- und extraduralen Wurzelabschnitte könnte ebenfalls für genetische Unterschiede ihrer Hüllen sprechen. Bei der sog. hypertrophischen Neuritis zeigen in manchen Fällen die extraduralen Abschnitte eine mächtige Vergrößerung im Gegensatz zum intraduralen Teil (Abb. 42), während bei einem diffusen Arachnoidalsarkom des Zentralnervensystems nur die Hüllen des Zentralorgans bis zum Spinalganglion befallen waren und der periphere Abschnitt völlig frei blieb. Es sei auch noch erwähnt, daß nach Goldmann und Spatz bei intravenöser Injektion von Trypanblau das Zentralorgan ungefärbt bleibt, die peripheren Nerven dagegen wie die übrigen Organe eine intensive Blaufärbung zeigen.

Bei jeder Entzündung im spinalen Subarachnoidalraum finden sich in den Aussackungen regelmäßig Exsudatansammlungen, die selten über das Spinalganglion hinausreichen. Bei längerem Bestehen der Entzündung kann sie auf das Spinalganglion und den peripheren Nerven übergehen (z. B. bei der tuberkulösen Meningitis). Das Vorkommen von arachnoidalen Granulationen im Bereich des Wurzelnerven, die den Pacchionischen Granulationen entsprechen, wird im Sinne einer Liquorresorption an dieser Stelle gedeutet.

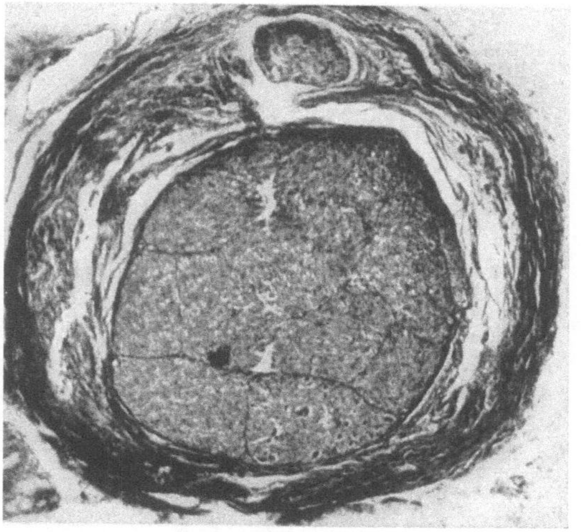

Abb. 3. Querschnitt durch den Wurzelnerven in seinem distalen Abschnitt bei einem 6 Monate alten Kind. Motorische und sensible Wurzeln verlaufen hier getrennt und sind von einer gegenüber der Dura spinalis dünneren duralen Hülle umgeben. Die Abgrenzung von Dura und Arachnoidea ist bei dieser Vergrößerung nicht deutlich zu erkennen; sowohl subdural wie subarachnoidal findet sich ein weiter Spaltraum (durch Paraffineinbettung stärker hervortretend). Die Nervenfaserbündel sind zu einem kompakten Strang zusammengefaßt, aber noch nicht von einem Perineurium umgeben.

4. Ganglioradiculärer Abschnitt.

Cordier, Coulouma und van Varseveld haben den auf den Wurzelnerven folgenden Teil als ganglioradiculären Abschnitt bezeichnet. Er reicht vom Beginn des Spinalganglions bis zur Vereinigung von vorderer und hinterer Wurzel.

5. Peripherer Abschnitt.

Erst nach der Vereinigung der vorderen und hinteren Wurzel zum gemeinsamen Stamm des *Spinalnerven* treten die charakteristischen Merkmale im Bau des peripheren Nerven hervor. Das Endoneurium erfährt eine Verdickung durch die Zunahme kollagener Fasern, das Perineurium umschließt die einzelnen Nervenfaserbündel und die äußere Abgrenzung stellt schließlich das Epineurium dar, dessen wechselnder Gehalt an Fettgewebe sehr wesentlich das Kaliber des Nervenquerschnittes bestimmt. Vor der Teilungsstelle des Spinalnervenstammes in den dorsalen und ventralen Ast liegt noch eine Prädilektionsstelle für Erkrankungen. Hier sieht man knotenförmige Anschwellungen bei Polyneuritis (Abb. 66).

Nur die krankhaften Veränderungen im peripheren Abschnitt, als dem eigentlichen „peripheren Nerven", sollen der Gegenstand unserer Betrachtungen sein. Die normalanatomischen Verhältnisse seien nur so weit dargestellt, wie sie für das Verständnis der pathologischen Histologie von Bedeutung sind.

B. Der Aufbau des peripheren Nerven.

1. Sensible, motorische und vegetative Nervenfasern.

Die peripheren Nerven enthalten sensible, motorische und vegetative Nervenfasern, die erhebliche Unterschiede in ihrem Kaliber und ihrem Markgehalt aufweisen. Trotz aller Bemühungen ist es bisher nicht gelungen, aus dem Bau der Einzelfaser ihre Funktion zu erkennen. Die markhaltige periphere Nervenfaser, mit der wir es in unserem Abschnitt allein zu tun haben, setzt sich aus verschiedenen zelligen Bestandteilen zusammen und ist durch die *Segmentierung der Markscheide* gegenüber den marklosen Nervenfasern charakterisiert.

a) Der Nervenfaserfortsatz, Achsenzylinder oder Axon.

Der Feinbau des Achsenzylinders ist noch immer umstritten. Mit histologischen Methoden lassen sich Neurofibrillen darstellen, die nach Apathy, Bethe und Mönckeberg isoliert verlaufen und in eine plasmatische Grundsubstanz — das Axoplasma — eingebettet sind.

Im Axoplasma finden sich wie in der Nervenzelle Neurosomen, die ebenfalls in der Längsrichtung des Achsenzylinders, wie die Neurofibrillen, parallel geordnet sind. Mit Hilfe verschiedener Methoden — dem polarisierten Licht, der Ultraviolett-, der Fluorescenz-, der Elektronenmikroskopie und dem Röntgendiagramm — hat man weitere Einzelheiten über den Feinbau der Nervenfasern aufgedeckt. Es sei hier besonders auf die Untersuchungen von Göthlin, W. J. Schmidt, Schmitt und Bear, Baud, Fernandez-Moran, Rozsa, Morgan und Szent-Györgyi verwiesen. Elektronenoptisch konnten alle aus der Histologie bekannten Elemente der Nervenfasern und fibrilläre Strukturen in Achsenzylindern nachgewiesen werden.

Wie weit die mit verschiedenen Methoden gewonnenen Bilder in der lebenden Nervenfaser vorhanden sind oder erst durch Fixierung und optische Phänomene in Erscheinung treten, ist bisher nicht sicher zu entscheiden. Die Silberimprägnation des Achsencylinders z. B. beruht wohl auf der vorhandenen submikroskopischen Längsstruktur. Wie Zeiger aber mit Recht betont, ist das Silberbild lichtmikroskopisch unspezifisch, da sich „sämtliche Fibrillenarten (kollagene, Gitterfasern, Myofibrillen, Gliafasern u. a.) mit und ohne submikroskopische Periodizität ... mit geeigneten Methoden versilbern lassen. Im Bereich

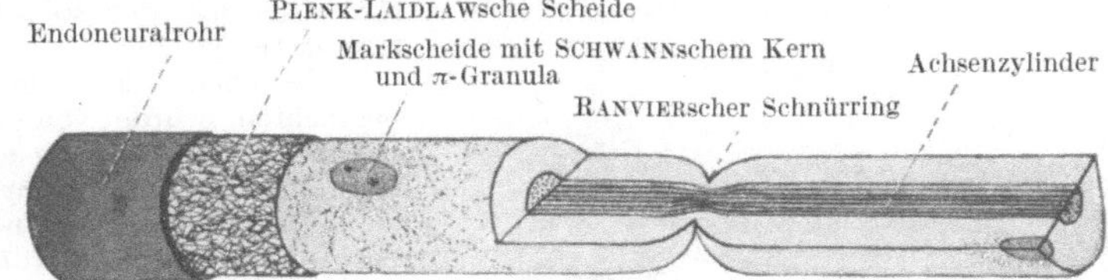

Abb. 4. Schema der markhaltigen Nervenfasern mit ihren Hüllen (in Anlehnung an Clara-Patzelt). Als äußere Umhüllung von Achsenzylinder und Markscheide ist die innere aus reticulären Fasern bestehende Schicht des Endoneuriums (Plenk-Laidlawsche Scheide) an Stelle der sog. Schwannschen Scheide dargestellt. Sie erfährt im Bereich des peripheren Nerven eine Verstärkung durch kollagene Fasern zum Endoneuralrohr.

markhaltiger und markloser Fasern dürfen Silberbilder ohne weiteres als Äquivalente von neuroplasmatischer Substanz gedeutet werden. Schwierig wird die Deutung im Bereich feiner und feinster Aufzweigungen, also im Bereich der Synapsen und des Terminalreticulums. Die Lebenstreue dieser Bilder ist bis heute in keinem Falle bewiesen und sie bleibt auf Grund ihrer Entstehungsweise und ihrer Unspezifität vorerst zweifelhaft. Diese Feststellung gilt sowohl für einschlägige Bilder der Neuronisten, wie ihrer Gegner.“

b) Die Markscheide und die Schwannschen Zellen.

Jedem Segment der markhaltigen Nervenfaser entspricht die Ausdehnung einer Schwannschen Zelle, wie Ranvier zuerst erkannt hat. Zwischen zwei Schwannschen Zellen liegt die Ranviersche Einschnürung mit völliger Unterbrechung der Markscheide. Die Strecke zwischen 2 Schnürringen bezeichnete Ranvier als *interannuläres Segment, heute meist internodaler Abschnitt* genannt (Abb. 4). Der *Kern der Schwannschen* Zelle liegt in der Mitte eines Segmentes, er ist bei den dicken Nervenfasern rundlich oder queroval, bei dünneren längsoval oder spindelig geformt. Er enthält 1—2 deutliche Nucleoli. In unmittelbarer Umgebung des Kernes, meist besonders deutlich an beiden Polen, lassen sich die *Reichschen π-Granula und die Elzholzschen Körperchen* nachweisen. Die ersteren sind bei der Thionin- bzw. Kresylfärbung und besonders gut mit der Feyrterschen Einschlußfärbung darzustellen, und bestehen aus Protagon, einem noch nicht näher definierten Lipoidgemisch, vermutlich Lipoproteiden (Abb. 5). Sie treten erst um die Zeit des 4. Lebensjahres auf und sind im Alter bei Mensch und Tier deutlich vermehrt. Sie zeigen damit ein ähnliches Verhalten wie das Lipofuscin der übrigen Organe. Bei Erkrankungen treten sie vermehrt in Erscheinung. Die Elzholzschen Körperchen liegen ebenfalls in der Nähe des Schwannschen Kerns, sie lassen sich mit der Marchi-Methode darstellen und sind bei Erkrankungen vermehrt anzutreffen. Ein Teil von ihnen entspricht den sog. μ-Granula von Reich. Das Plasma der Schwannschen Zelle ist bei der normalen Nervenfaser nur in unmittelbarer Umgebung des Kernes sichtbar. Wie von den meisten Autoren heute angenommen wird (im Anschluß an Ranvier, Nemiloff und Doinikow) liegt die Marksubstanz in den Maschen des Plasmas der Schwannschen Zelle. — Nach anderen Autoren (so C. C. Speidel, de Rényi u. a.) wird die Marksubstanz nicht von der Schwannschen Zelle, sondern vom Achsenzylinder selbst gebildet. — Die Beobachtungen bei der Entwicklung und der Regeneration lassen ohne Zweifel den Schluß zu, daß die Markbildung der Nervenfaser nur unter dem Einfluß des zentralen Nervenfaserfortsatzes, des Achsenzylinders, vor sich geht. Die Schwannsche Zelle allein ist offenbar nicht zur Markbildung befähigt, andererseits scheint aber auch die

Markbildung von dem Achsenzylinder allein ohne Mitwirkung SCHWANNscher Zellen bisher nicht sicher bewiesen. Daher ist die Frage, von welchen Elementen die Markscheide gebildet wird, wohl so zu beantworten, *daß sowohl Achsenzylinder wie SCHWANNsche Zelle gemeinsam zu ihrer Entstehung zusammenwirken müssen.*

Die *Markscheide*, zusammengesetzt aus hochkompliziert gebauten Lipoid- und Proteinlamellen, erscheint auch bei der lebenden Nervenfaser nicht als eine homogene Membran. Man kann Strukturen nachweisen, die im histologischen Präparat ganz deutlich in Erscheinung treten: die SCHMIDT-LANTERMANNschen Einkerbungen. Hierdurch ist der internodale Markabschnitt in cylindrokonische Segmente eingeteilt, die im histologischen Präparat charakteristische Trichter- und Fischflossenstrukturen hervorrufen, während die übrigen Teile eine Spongiosastruktur zeigen. Die Einkerbungen bestehen vermutlich aus Plasmastrukturen der SCHWANNschen Zelle und verhalten sich färberisch wie das sog. Myeloaxostroma (KAPLAN).

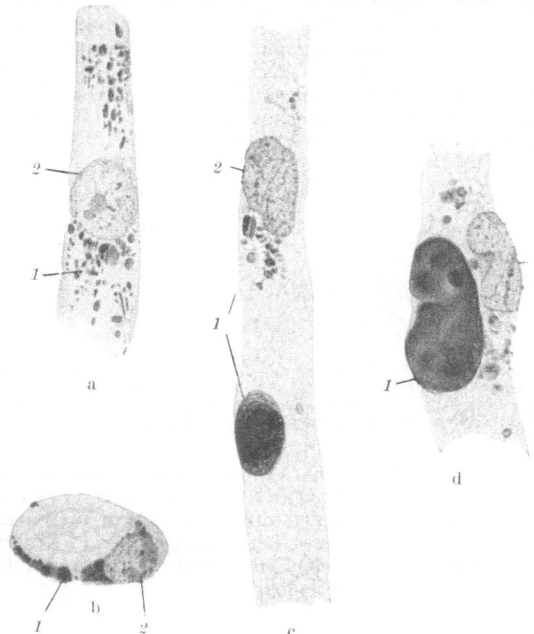

Abb. 5a—d. π-Granula von Nervenfasern des Menschen in verschiedenem Lebensalter. *1* π-Granula; *2* SCHWANNscher Kern. a 30jähriger Mensch, Längsschnitt einer Spinalwurzel. b Querschnitt einer Nervenfaser aus dem N. ischiadicus, 35jährige Frau. c und d Längsschnitte von Nervenfasern aus der Cauda equina eines 80jährigen Mannes. Bei älteren Menschen und Tieren nimmt die Größe der π-Granula zu. Fixierung in ORTHschem Formol-MÜLLER-Gemisch, dann in MÜLLERscher Flüssigkeit; Gefrierschnitte, Färbung in wäßriger Thioninlösung für 24 Std. (Nach DOINIKOW.)

Zwischen den internodalen Segmenten wurde von BETHE im Schnürring histologisch eine Quermembran dargestellt, durch welche die Neurofibrillen hindurchziehen. Sie wurde durch v. MURALT auch an der lebenden Nervenfaser im polarisierten Licht nachgewiesen. — Neuerdings hat LÜTHY diese Quermembran als ein optisches Kunstprodukt, als BECKEsche Linie gedeutet. Die färberisch dargestellte Quermembran wird durch die alleinige Zugänglichkeit des Achsenzylinders für den Farbstoff im Schnürring erklärt. — Bei rasch wirkenden Silberlösungen erhält man an der gleichen Stelle die bekannten Bilder der Quermembran (CAJAL) und der dornartigen Fortsätze in die Markscheide (bracelet épineux, NAGEOTTE). Wenn auch diese Bildungen für die Deutung pathologisch-anatomischer Befunde bisher nicht verwertbar sind, so sind sie doch *ein Hinweis dafür, daß die Stelle des Schnürringes ebenso wie der Kern der SCHWANNschen Zelle für Stoffwechsel, Funktion und krankhafte Veränderungen von besonderer Bedeutung sind.* Auch die lebende Nervenfaser ist nach TASAKI für Chemikalien nur an dieser Stelle zugänglich.

c) Die SCHWANNsche Scheide und die Endoneuralhülle. Das Endoneuralrohr.

Über Nomenklatur und Zusammensetzung der Hüllen peripherer Nervenfasern besteht heute noch keine volle Übereinstimmung. Sie stellen aber gerade das Bauelement dar, durch welches sich allein die periphere Nervenfaser von der zentralen unterscheiden läßt. Man hat früher den Unterschied nur im Fehlen oder Vorhandensein der SCHWANNschen Zellen gesehen. Unseres Erachtens liegt aber der prinzipielle Unterschied nicht in den SCHWANNschen Zellen, deren ektodermale Herkunft von HELD u. a. erwiesen wurde und denen die Oligodendroglia des Zentralnervensystems entspricht, sondern in der bindegewebigen mesenchymalen Umhüllung jeder einzelnen Nervenfaser mit ihren reticulären und kollagenen vorwiegend längs gerichteten Strukturen. Die Nomenklatur der Membran an der Grenze von ektodermalem und mesodermalem Gewebe um die einzelne Nervenfaser, die ihrer Natur nach den Membranae limitantes (HELD) des Zentralorgans vergleichbar ist, ist noch immer umstritten. Nach den älteren Autoren, auch nach der Meinung HELDS, wird sie als die SCHWANNsche Scheide bezeichnet, die den Gliagrenzhäutchen des Zentralnervensystems entspricht. Auf Grund experimenteller Untersuchungen an der lebenden Nervenfaser nimmt de Rényi an, daß die Schwannsche Scheide, das Neurilemm, nicht mit der Marksubstanz organisch verbunden sei, die ihrerseits mit dem Achsencylinder in enger Verbindung stehe. Durch die Untersuchungen von Plenk und Laidlaw ist neuerdings die Existenz einer besonderen Schwannschen Scheide, deren Nachweis immer etwas schwierig war, wie auch Stöhr schon betont, zweifelhaft geworden. Es gelang diesen Autoren die Darstellung eines aus reticulären Fasern bestehenden feinsten Häutchens um die Nervenfasern (Abb. 4), das als innerste Schicht des Endoneuriums angesehen wird und mit der Schwannschen Scheide identisch sein soll. Wir möchten uns der Ansicht von Masson anschließen, der die Schwannsche Scheide als Grenzhäutchen zwischen ektodermalem und mesodermalem Gewebe auffaßt. Seine Bildung ist vergleichbar mit dem Grundhäutchen an der Grenze ektodermalen und mesodermalen Gewebes anderer Organe. Es ist sehr wahrscheinlich, daß diese Grenzmembran mit der auch als Plenk-Laidlawsche Scheide bezeichneten, aus reticulären Fasern bestehenden innersten Schicht des Endoneuriums identisch ist. Über ihre Herkunft sind die Ansichten ebenso geteilt wie über die der Marksubstanz, Masson nimmt an, daß sie von den Schwannschen Zellen determiniert werde. An dieses argyrophile Grenzhäutchen schließt sich das aus feinen Bindegewebsfibrillen bestehende *Endoneuralrohr* oder die *Endoneuralscheide* an. Diese direkte Umhüllung der einzelnen Nervenfaser bezeichneten Key und Retzius zunächst als Fibrillenscheide, später (1898 und 1906) schlug Retzius vor, sie Endoneuralscheide oder *Endoneuralrohr* zu benennen.

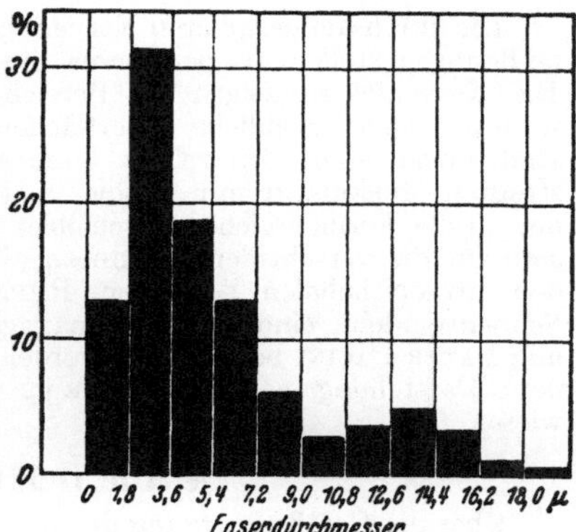

Abb. 6. Schematische Darstellung des Dickenspektrums der Fasern eines peripheren Nerven. (Nach Gutmann und Sanders.)

Mit der Anwendung der Bezeichnung Henlesche Scheide für das Perineurium entstand eine Verwirrung in der Nomenklatur, die heute in der anglo-amerikanischen Literatur wieder auftaucht, worin diese Bezeichnung für die Endoneuralscheide gebraucht wird. Nach Stöhr entspricht die Henlesche Scheide einer Perineuralscheide um feinste periphere Nervenbündel, eine Bezeichnung, die aber überflüssig ist.

Auf die Beziehungen zwischen Achsenzylinder, Markscheide, Schwannscher Zelle und Endoneuralrohr, die Bauelemente der peripheren Nervenfaser, werden wir bei der Betrachtung der Entwicklungsgeschichte und der Regeneration noch zurückkommen.

Die einzelnen Nervenfasern sind im peripheren Nerven zu Bündeln zusammengefaßt, die man auch als sekundäre Nervenbündel (Nervenfaszikel) bezeichnet hat. Sie sind von einer besonderen bindegewebigen Umhüllung umgeben, dem *Perineurium.* Dieses enthält außer Bindegewebsfasern platte Endothelzellen und umschließt einen manchmal deutlich sichtbaren Raum, den perineuralen Spaltraum (Randsinus, Feyrter). Das *Epineurium* faßt die einzelnen Nervenfaserbündel zu dem Nervenstamm zusammen. Es enthält Blutgefäße, Lymphgefäße und Fettgewebe wechselnder Menge. Die Bezeichnungen Endo-, Peri- und Epineurium wurden von Key und Retzius 1873 in ihren klassischen Studien über die Anatomie des Nervensystems und des Bindegewebes eingeführt.

2. Der innere Aufbau der Nervenstämme.

Die Lehre von der gesetzmäßigen inneren Topographie der Nervenstämme, die besonders von Stoffel vertreten wurde, behauptete, daß der periphere Nerv in isolierte, den einzelnen Muskel- und Gefühlsbahnen entsprechende Kabel gegliedert sei. Durch die etwa seit dem Jahre 1915 erfolgten Untersuchungen von Braus, Seelig, Heinemann, Dustin, Langley und Hashimoto, Compton, sowie besonders Borchardt und Wjasmenski hat diese Lehre, die zunächst bestätigt worden war, erheblichen Widerspruch erfahren. Es stellte sich heraus, daß von Nervenfaserbündel zu Nervenfaserbündel Anastomosen hin und her gehen, so daß man von einer ausgedehnten inneren Plexusbildung im Nervenstamm sprechen kann. Die ausführlichen Studien von McKinley über den Ischiadicus, bei denen er Querschnittsbilder im Abstand von 1 cm verglich, ergaben, daß nicht 2 Querschnitte die gleiche topographische Anordnung zeigten, sondern die Bündel an Zahl, Lage und Umfang von Querschnitt zu Querschnitt variierten. Foerster faßt die Ergebnisse dieser Autoren und seiner eigenen Untersuchungen dahingehend zusammen, „daß von einer konstanten, typischen, über die gesamte Länge des Nerven gleichbleibenden inneren Topographie der Nervenstämme nicht gesprochen werden kann. Die Faszikel, in welche sich ein Nervenstamm anatomisch zergliedern läßt, stehen untereinander durch fortwährenden Faseraustausch in Verbindung".

Es ist also nicht möglich, aus den topographischen Verhältnissen im Nervenstamm sensible Nervenfaserbündel von den motorischen zu unterscheiden. Auch aus anderen anatomischen Merkmalen kann man bis heute sensible, motorische und vegetative Fasern nicht sicher identifizieren. Die Nervenfasern zeigen lediglich in den verschiedenen Abschnitten, Spinalwurzel, Wurzelnerv und peripherem Nerv, ein ganz charakteristisches Kaliberspektrum mit deutlich darstellbaren Häufigkeitskurven, wie es für einen peripheren Nerven in Abb. 6 nach GUTMANN und SANDERS wiedergegeben ist. Hier sind aus dem Nervus saphenus der Katze bei einer Zählung von Fasern im Bereich von 0—20 zwei Maxima bei 1,8—3,6 μ und bei 12,6—14,4 μ nachzuweisen. Beim Menschen lassen sich ähnliche Häufigkeitskurven darstellen (ERLANGER, GASSER und GRUNDFEST). STÖHR gibt Faserdicken von 1—16 μ an.

3. Die Nervenendigungen.

Die durch die peripheren Nerven mit dem Zentralorgan in Verbindung stehenden Nervenendigungen stellen als peripheres System eine anatomische und funktionelle Einheit dar. Die Nervenfasern zeigen im Bereich ihrer Endgebiete eine ausgedehnte Aufsplitterung, wodurch eine erhebliche Oberflächenvergrößerung eintritt. Im Bereich der peripheren Endigungen steht den relativ einfach gebauten motorischen Endigungen an der quergestreiften Muskulatur mit hypolemmaler Endplatte und periterminalem Netzwerk (BOEKE) der große Formenreichtum sensibler Endkörperchen gegenüber (PH. STÖHR jr.). Offenbar sind für die verschiedenen Sinnesqualitäten entsprechende Receptoren ausgebildet. Außer den intraepithelialen Tastzellen, RUFFINIS intermuskulären Endbündeln, den Muskel- und Sehnenspindeln, sind verschiedenartige Endkörperchen wie die von GRANDRY, MEISSNER und VATER-PACINI beschrieben worden. — Bezüglich der Einzelheiten sei auf die ausgezeichnete Darstellung von PH. STÖHR jr. im Handbuch der mikroskopischen Anatomie verwiesen.

4. Die Gefäßversorgung der Nerven.

Über die Gefäßversorgung der peripheren Nerven liegen nicht sehr viele Untersuchungen vor. Im Vergleich zum Zentralorgan ist sie recht spärlich, wenn auch I. TH. ROBERTS auf Grund experimenteller Untersuchungen eine reiche Blutversorgung jedes Nerven feststellte. SUNDERLAND betont das gleiche für den Menschen. Ältere Untersuchungen über die Bedeutung der Vasa nervorum stammen von ISENFLAMM und DOERFFLER (1768), von TONKOFF (1907) und BARTHOLDY (1897), neuere von ROBERTS, SUNDERLAND, VALENTIN. Die größeren Blutgefäße liegen im Epineurium, in dem sie sich T-förmig teilen, mit den Nachbarästen anastomosieren und auf diese Weise ein langgedehntes Gefäßnetz über den ganzen Nerven bilden. Nach SUNDERLAND sind im N. medianus, ulnaris und radialis Zahl, Größe, Herkunft, Ursprungsseite und Eintrittsseite in den Nerven bei den Nervenarterien inkonstant. In keinem Fall war die Anordnung bilateral symmetrisch. Die Gefäßäste durchdringen das Perineurium, unter dem sich nach VALENTIN (1920) ein Ring von Capillaren befindet. Im Endoneurium bilden sie ein längs verlaufendes Capillarnetz. Über die Beziehungen dieses Netzes zu den einzelnen Nervenfasern ist bis jetzt nichts bekannt. Das Capillarnetz scheint in allen Nerven die gleiche Anordnung zu zeigen, *über eine irgendwie konstante oder charakteristische angioarchitektonische Anordnung für einen bestimmten Nerv ist nichts bekannt.* Einzelne Nervenstämme wie der Ischiadicus und Medianus besitzen eigene mit dem Stamm verlaufende Arterien. Nach HOVELACQUE (1927) und SUNDERLAND (1945) zeigen die Venen die gleiche Verteilung wie die Arterien.

Das Vorhandensein von *Lymphgefäßen* in den Nerven ist bisher nicht befriedigend geklärt, es wird aber angegeben, daß sie im Epineurium verlaufen. Nach PH. STÖHR jr. scheint es keine von Endothel ausgekleidete Lymphbahn zu geben. Die Beziehung der intraneuralen Spalträume, des Perineuralraumes (Randsinus nach FEYRTER), sowie endoneuraler Spalträume zu Lymphgefäßen und zum Subarachnoidalraum soll an Hand der zahlreichen experimentellen Untersuchungen über Saftstrom und Stofftransport im peripheren Nerven im nächsten Abschnitt behandelt werden.

Mit den Blutgefäßen ziehen Gefäßnervenbündel in die peripheren Nerven ein, die man auch als *Nervi nervorum* bezeichnet und die somit vasomotorische Fasern darstellen dürften (PRUS 1888). Gelegentlich, aber offenbar nicht regelmäßig, kommen auch Lamellenkörperchen im Nerven vor.

5. Saftstrom und Stofftransport.

In neuerer Zeit hat die Frage der Stoffwanderung im peripheren Nerven wegen der möglichen Ausbreitung von Infektionen — insbesondere Virusinfektionen — auf diesem Wege größeres Interesse gefunden. SEIT 1927 wurde von SPERANSKY und seinen Mitarbeitern die Wanderung des Lyssavirus im Nerven in grundsätzlich wichtigen Experimenten untersucht. Auch das Herpesvirus wandere auf dem Nervenweg zum Zentralorgan. Weiter haben bei Poliomyelitis HURST und FAIRBROTHER, BODIAN und HOWE, sowie F. O. SCHMITT und DE ROBERTIS eine zentrale Wanderung des Virus im Achsenzylinder angenommen. Eine ausgezeichnete Zusammenstellung und kritische Übersicht über die Wanderung auf der „Nervenschiene" für Viruskrankheiten stammt von DOERR (1941)[1]. Die Flüssigkeitsbewegung in den interstitiellen Spalträumen der Nerven hat man durch Farbstoff- und Tuscheinjektionen, durch Röntgenkontrastsubstanzen und neuerdings durch radioaktive Isotope zu klären gesucht und kam zu dem Resultat, daß die Spalträume, besonders der perineurale Spaltraum, mehr oder weniger Flüssigkeit enthalten und daß sie nicht mit den Lymphgefäßen in Verbindung stehen. Die älteren Autoren nahmen auf Grund der Ergebnisse von KEY und RETZIUS an, daß eine Kommunikation mit dem Subarachnoidalraum bestehe und der Liquor sich auf die peripheren Nerven fortsetze. Diese Annahme wurde durch spätere Untersuchungen (TESTUT, SPERANSKY, SOMBERG, FRENCH, STRAIN und JONES) nicht bestätigt. Unter normalen Verhältnissen besteht — wie man sich mittels Injektionsversuch an der Leiche mit Farbstoffen leicht überzeugen kann — eine Schranke

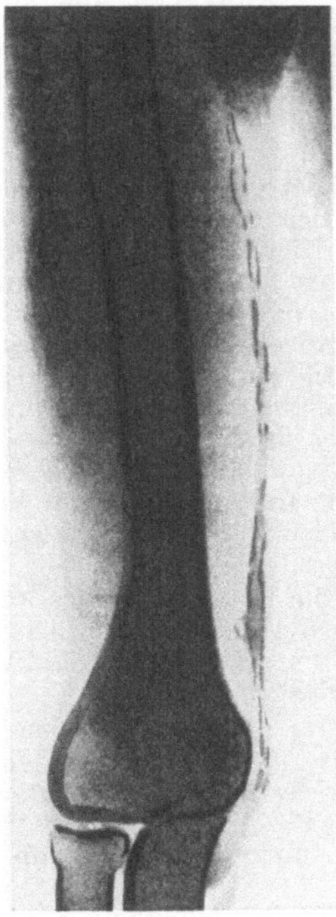

Abb. 7.

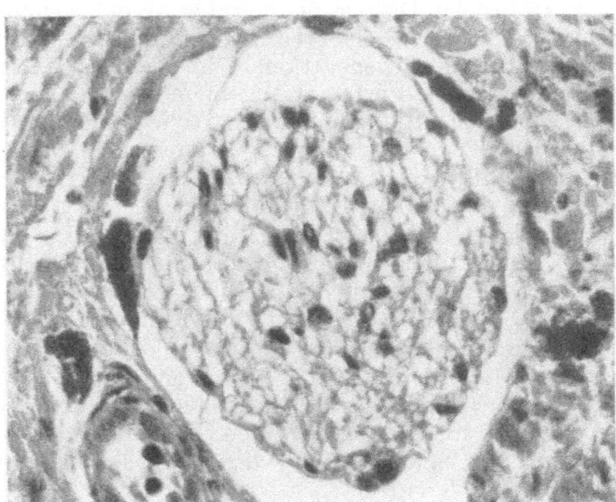

Abb. 8.

Abb. 7. „Neurographie" mit Thorotrast. (Nach SAITO.) Ausbreitung des Thorotrastes bei Injektion in den Perineuralraum von der Ellenbeuge nach dem Oberarm. Durch das im Perineurium abgelagerte Kontrastmittel ist die Kontur des Nerven (überzeichnet) als Schatten zu erkennen.

Abb. 8. Thorotrastablagerung im Perineurium eines Lebernerven bei ausgedehnten Thorotrastdepots in der Leber 11 Jahre nach Arteriographie des Gehirns. [Aus Naturwiss. **37**, 284 (1950).]

in Höhe des Spinalganglions, die nur durch einen hohen Druck überwunden werden kann. So scheinen die positiven Injektionsresultate von KEY und RETZIUS zustande gekommen zu sein. Nach den bisher vorliegenden Untersuchungen stellen die Spalträume des peripheren Nerven ein in sich geschlossenes Flüssigkeitssystem dar, in dem sowohl eine zentripetale wie zentrifugale Strömungsrichtung beschrieben wurde. Bei der früher beim Menschen gelegentlich vorgenommenen „Neurographie" mit Thorotrast (Abb. 7) hat sich z. B. das Kontrastmittel von der Peripherie nach dem Zentrum hin ausgebreitet. Nach FRENCH, STRAIN und JONES werden als Leitbahnen im peripheren Nerven die Perineuralräume aufgefaßt, die mit longitudinalen endoneuralen Fortsätzen kommunizieren. Es handelt sich dabei nicht um präformierte oder endothelial ausgekleidete Hohlräume, sondern um gewöhnliche Gewebsspalten im Bindegewebsstroma der peripheren Nerven. Die Grenzen dieser Räume werden aber manchmal bei einer Entzündung in der Umgebung oder durch infiltrierend wachsende Tumoren „per contiguitatem" überschritten, worauf dann oft eine rasche Ausbreitung in diesen Spalten erfolgt. Ein ungewöhnliches Ereignis stellt die Einwanderung von Thorotrast in einen Lebernerven dar, die — 11 Jahre nach Arteriographie des Gehirns — in der Nachbarschaft der depotförmigen Ablagerungen in der Leber beobachtet wurde (Abb. 8).

[1] Über die Ausbreitung der Infektion im Nerven finden sich in dem Abschnitt „experimentelle Neuritis" weitere Angaben.

Ob ein Stofftransport innerhalb des Achsenzylinders, wie er zuerst von Hurst, sowie von Bodian und Howe u. a. angenommen wurde, vorkommt, ist noch nicht bewiesen. Die Vorstellung einer axonalen Plasmaströmung, die zentrifugal gerichtet ist, steht dem entgegen. Auf die kritischen Ausführungen von Doerr über die Ausbreitung der Infektion im peripheren Nerven sei besonders verwiesen.

II. Die Entwicklung der peripheren Nerven.

Die motorischen Nervenfasern entwickeln sich zuerst im Zentralorgan, und zwar in kranio-caudaler Richtung. Die sensiblen Nervenfasern stammen aus der außerhalb des Zentralorgans gelegenen Ganglienleiste, die sich durch Wucherung aus den Rändern der Nervenwülste bildet, bevor und während sich das Neuralrohr schließt. Die Entwicklung der vegetativen Fasern, die sowohl innerhalb wie außerhalb des Zentralorgans erfolgt, wird im Abschnitt C von Herzog besprochen.

Die wesentlichen Fragen der Nervenentwicklung — wie findet die einzelne Nervenfaser ihren Weg, wie erreicht sie ihr Endgebiet und wie baut sie sich aus ihren verschiedenen Elementen auf? — sind im einzelnen noch nicht aufgeklärt. Hier standen und stehen sich verschiedene Theorien gegenüber, über die eine fast unübersehbare Literatur vorliegt und die durch die Schlagworte — *freies Auswachsen oder Zellkettentheorie* — gekennzeichnet sind. Eine ausführliche Diskussion hierüber findet sich bei Bielschowsky, Boeke, Cajal und Spielmeyer. In der neueren Literatur wird die Zellkettentheorie bei der Entwicklung und die autogene Regeneration nicht mehr vertreten. Das Auswachsen der Nervenfasern von der Nervenzelle wird jetzt allgemein angenommen, wenn auch durch die vorhergegangene Diskussion der Einfluß der Schwannschen Zellen und des Bindegewebes mehr berücksichtigt wird als früher; man spricht daher auch nicht mehr von einem freien Auswachsen. Heute geht der Kampf um die Frage *modifizierte Neuronentheorie* oder *Netztheorie* und hat sich somit in die Endgebiete verschoben.

Die grundlegenden Untersuchungen von Held (1909) über die Entwicklung des Nervengewebes, sowie die zahlreichen experimentellen Untersuchungen vor allem amerikanischer Autoren und die Beobachtungen in der Gewebskultur (Braus, Harrisson, Detwiler, P. Weiss, Speidel) lassen uns zu folgenden Vorstellungen gelangen:

1. Allen Nervenzellen ist die Produktion eines oder mehrerer protoplasmatischer Fortsätze, von *Axonen* und *Dendriten* gemeinsam.
2. *Die peripheren Nerven* entstehen nur durch das *Auswachsen des Nervenfortsatzes*, wie es von Held im mikroskopischen Präparat, von Harrisson (1907—1910) in der Gewebskultur und von Speidel (1933) direkt am lebenden Organismus unter dem Mikroskop beobachtet wurde.
3. Die *Umhüllung des Nervenfaserfortsatzes*, des Achsencylinders, wird durch die Schwannsche Zelle gebildet, deren ektodermale Natur von Held und anderen Autoren vermutet, von Harrisson experimentell bewiesen wurde. Über die Entwicklung der bindegewebigen Hüllen, deren Existenz für die Natur der peripheren Nervenfaser mindestens ebenso wichtig ist wie die der Schwannschen Zelle, ist kaum etwas bekannt. Die Bildung der Markscheide und die Segmentierung der markhaltigen Nervenfaser, sowie die charakteristischen Strukturen — Schmidt-Lantermannsche Einkerbungen — muß auf ein Zusammenwirken aller dieser Baubestandteile zurückgeführt werden.
4. Die *Bildung des inneren Aufbaues der Nerven* (der „Nervenmuster", nerve pattern). Schon Held hatte betont, daß die Neuroblasten schon, genau so wie die ausgebildeten Nervenzellen, prinzipiell ungleichartig sind, und daß auch die Neurofibrillen dementsprechend eine mehr oder minder große substantielle Verschiedenheit besitzen. „Es fällt in den einzelnen Neuroblasten, bzw. Neuroblastengruppen, nicht nur die Menge der in ihnen entstehenden neurogenen Substanzen verschieden aus ... es wird auch dem Ort und der Stellung der einzelnen Neuroblasten ... entsprechend die chemische Reifung jenes Zellproduktes von allen denselben, oder verschiedenen Faktoren der Umgebung modifiziert worden sein ...". — Die neueren Arbeiten sind nicht wesentlich über diese alte Auffassung hinausgekommen. So nimmt Sperry 1948 an, daß für die selektive Musterbildung unterschiedliche biochemische Affinitäten zwischen höher und tiefer gelegenen Neuronen, als Faktoren für die regelrechte Wiederherstellung bei der Regeneration, eine Rolle spielen. Andererseits haben die neuen Untersuchungen eine Reihe wichtiger Einzelbefunde erbracht wie die von Detwiler (1928) und Detwiler und van Dyke (1934), daß wachsendes Gewebe einen „attraktiven Einfluß" auf die Nervenfaser ausübt. Burr (1932) wies nach, daß von der Peripherie her Nervenfasern in jene Teile des Zentralorgans einwachsen, in denen ein Höhepunkt der Mitosetätigkeit besteht.
5. Die *Theorien über die Faktoren des inneren Aufbaues der Nerven, der „Nervenmuster"*. Durch die Ergebnisse der experimentellen Untersuchungen und der Beobachtungen an der

Gewebskultur wurden die mechanischen Faktoren für die Nervenentwicklung weiter aufgeklärt und damit manchen „mystischen“ Spekulationen und „Tropismen“-Theorien die Basis zu entziehen versucht. Nach P. WEISS scheint der „mechanische“ Faktor der einzige zu sein, der einen unmittelbaren Einfluß auf den Verlauf der Nervenfaser hat. Nach WEISS ist die ultrastrukturelle Organisation von primärer Bedeutung für die Determination der Nervenmuster. In den Ultrastrukturen wird eine Erklärung gesehen für die Anziehung von Nervenfasern, wie sie als orientiertes Nervenwachstum zwischen 2 Zentren in der Gewebskultur oder in einer mit Plasma gefüllten Arterie zwischen zwei wiedervereinigten Nerven beobachtet wird. Damit erfährt die alte Plasmodesmenlehre HELDS ihre moderne Erweiterung. Auch heute noch haben die Feststellungen von HELD über den fertigen peripheren Nerven Gültigkeit, der nach ihm eine Vereinigung von Nervenzellsubstanz und der ernährenden Tätigkeit von Gliazellen darstellt. „Er ist keine sekundäre Zelle im Sinne SCHWANNS, wohl aber eine sehr komplizierte, aber auch sehr ungleiche Leistung mehrfacher Zellen, welche auf den durchgreifenden Anteil vom Neuroblasten und gewissen Anteilen aneuroblastischer Zellen verteilt ist, die zum mindesten eine das Wachstum der neuroblastischen Zellsubstanz fördernde und richtende Bedeutung besitzt“ (HELD 1909).

6. Während wir über die Anfangsstadien der Entwicklung relativ gut unterrichtet sind, ist über die *späteren Stadien der Entwicklung* wenig Sicheres bekannt. Wann und auf welche Weise mesenchymales Gewebe und Gefäße sich mit Achsenzylindern und SCHWANNschen Zellen zu dem peripheren Nerven vereinigen, ist nicht genau zu beantworten. Der Endzustand der Entwicklung der peripheren Nerven ist zweifellos erst mit dem Aufhören des Körperwachstum beendet. Bisher wurde fast ausschließlich die *Markreifung der peripheren Nerven* untersucht. Man kann hierbei, wie im Zentralorgan, gewisse Gesetzmäßigkeiten feststellen, da Nervenfasern gleicher funktioneller Bedeutung — motorische und sensorische — in verschiedenen Nerven zur gleichen Zeit markreif werden (KISS und v. MIHALIK 1930). Nach den Untersuchungen dieser Autoren treten die ersten Markscheiden im 4. Fetalmonat auf, bei der Geburt sollen — im Gegensatz zu den Angaben älterer Autoren — sämtliche Hirn- und Rückenmarksnerven schon völlig markreif, wenn auch noch von dünnerem Kaliber sein. SOKOLANSKY (1931) unterscheidet 5 Stadien bei der Markreifung während der Zeit vor und nach der Geburt, Vorstadium, Prämyelin- oder Blasenstadium, Übergangsstadium, die Stadien der relativen und der vollkommenen Reife [1]. Nach RANVIER wächst die Faser durch einfache Zunahme ihrer gesamten Bauelemente. Die ersten ausführlichen histologischen Untersuchungen unter gleichzeitiger Berücksichtigung der elektrischen Erregbarkeitsverhältnisse der peripheren Nerven in der ersten postnatalen Entwicklungszeit verdanken wir WESTPHAL (1894). WESTPHAL versuchte die geringere Erregbarkeit in diesen frühen Stadien mit der noch unvollständigen Markscheidenentwicklung in Beziehung zu setzen und fand, daß der Grad der Erregbarkeit mit der Entwicklung der Markscheiden Hand in Hand geht. WESTPHAL stellte in der 3. und 6. Lebenswoche eine wichtige Phase in der Markscheidenentwicklung fest, wenn auch die Markscheidenentwicklung dann noch nicht beendet ist. Zu diesem Zeitpunkt sind aber die Markscheiden zahlreicher geworden, regelmäßiger und dicker als beim Neugeborenen. Nach der 6. Woche hat die elektrische Erregbarkeit bereits die des erwachsenen Nerven erreicht.

Als Resultat der entwicklungsgeschichtlichen Betrachtungen ist mit HELD festzustellen, daß „die genetische Einheit der Muskelzelle wie der Nervenzelle definitiv zugrunde gegangen ist, weil diese im Sinne einer höheren Einheit gemeinsam weiterentwickelt worden ist.“

III. Physiologie der peripheren Nerven.

Wie in der Histologie waren auch in der Physiologie die peripheren Nerven früher untersucht als das Zentralorgan und in ihrer Reaktionsweise besser bekannt. Immerhin hat es lange Zeit gedauert, bis man zu dem biologischen Grundelement vorstieß — der isolierten lebenden Nervenfaser (TASAKI 1939) — und damit die elektrophysiologischen Erscheinungen im Gesamtnerven besser zu erklären vermochte. Trotz der großen Fortschritte, die auf dem Gebiet der Nervenphysiologie zu verzeichnen sind, liegen die Dinge heute noch so, daß „es vermessen, ja, daß es ein Mangel an Einsicht wäre, heute schon den Versuch zu wagen, die bekannten Tatsachen zu einer geschlossenen Theorie zu verbinden“ (v. MURALT 1945).

Für unsere Betrachtungen sind alle physiologischen Tatsachen und Theorien von besonderem Interesse, die aus der vergleichenden Betrachtung morphologischer und physiologischer

---

[1] Nach den sehr sorgfältigen Untersuchungen SOKOLANSKYS ist der von KISS und v. MIHALIK angegebene Zeitpunkt der Markreifung zu früh angegeben. Zur Zeit der Geburt sind die Nervenfasern erst im Stadium der relativen Reife. Offenbar bestehen auch Unterschiede in der Markreifung der Extremitäten: die unteren Extremitäten sollen später markhaltig werden.

Beobachtung gewonnen wurden. Hier sind vor allem die Untersuchungen von ERLANGER und GASSER zu nennen, die Monographien v. MURALTS und KORNMÜLLERS, auf die wir neben der Monographie SCHAEFERS und dem Handbuch der normalen und pathologischen Physiologie von BETHE und BERGMANN verweisen wollen.

Die Gegenüberstellung derartiger physiologischer und morphologischer Befunde ist für das Verständnis der normalen Tätigkeit des Nerven und für die Deutung krankhafter Erscheinungen von großer Bedeutung, aber wir stehen hier noch ganz am Anfang derartiger Bemühungen. BOEKE hielt dies 1932 noch nicht für möglich, da die physiologischen Ergebnisse „für das Verständnis der histologischen Details noch viel zu allgemein" seien.

1. Die Tätigkeit des peripheren Nerven.

„Läuft eine Erregungswelle durch eine Nervenfaser, so tritt eine elektrische Begleiterscheinung auf, die man das *Aktionspotential* nennt[1]. Die Form der Erregungswelle wird durch eine äußerst kurze und ziemlich starke negative elektrische Schwankung angezeigt, das *Spitzenpotential*. Ihm folgen zwei länger dauernde Nachschwankungen, die zeitlich teilweise ineinanderfallen und daher nur als Resultante registriert werden können, das negative und das positive *Nachpotential*. Die elektrisch meßbare Geschwindigkeit, mit der das Spitzenpotential über die Nervenfaser dahinläuft, ist die Fortpflanzungsgeschwindigkeit der Erregungswelle, die sehr stark vom Bau der Faser abhängt" (v. MURALT).

Die elektrischen Erscheinungen sind mit physikalisch-chemischen Vorgängen wie Wärmeproduktion, Sauerstoffverbrauch und der Bildung und dem Verschwinden von *Aktionssubstanzen* (v. MURALT) verbunden. Sie sollen sich in den internodalen Segmenten abspielen, die nach v. MURALT elektrisch, energetisch und chemisch eine Funktionseinheit darstellen. Das Internodium geht bei Reizung aus dem Zustand der Ruhe in den Aktionszustand über, der aus Erregung, Refraktärstadium und Erholung besteht. Der Reiz, der diesen Übergang in den Aktionszustand auslöst, geht von dem benachbarten Internodium aus und wird durch die Ausbreitung des elektrischen Feldes bewirkt. *Ruhepotential* oder *Verletzungspotential* ist als Maß für den Grad der Polarisation der ruhenden, lebenden Nervenfaser anzusehen. REXED (1947) hat die Höhe des Ruhepotentials mit der Kalibergröße der Nervenfasern in Beziehung gesetzt — vordere Wurzeln zeigten ein höheres Potential als hintere Wurzeln.

Der besondere segmentierte Bau der Nervenfasern führte zur Entwicklung einer neuen Vorstellung der Erregungsleitung, der saltatorischen Fortpflanzung der Erregungswelle, die v. MURALT zu seiner Theorie der Quermembran ausbaute. Er vergleicht hierbei die segmentierten Nervenfasern mit der rasch arbeitenden quergestreiften Muskulatur, während die langsamer arbeitende glatte Muskulatur wie die marklose Nervenfaser keine Querstruktur besitzt. „Der markhaltige Nerv ist ein besonderer elektrischer Kernleiter, dessen Kern vom Axon gebildet wird, das von der gut isolierenden Hülle der Markscheide umgeben ist, die aus abwechselnden Schichten von konzentrischen Eiweißblättchen, leitend, und radiär gestellten Lipoidmolekülen, isolierend, besteht." In jedem Schnürring ist die isolierende Hülle unterbrochen und der Achsenzylinder durch die von BETHE färberisch nachgewiesene und von MURALT am lebenden Nerven polarisationsoptisch beobachtete Quermembran mehr oder weniger abgedichtet. Je größer der Durchmesser des Axons und je besser die Myelinisation ist, desto schneller wird das Signal übermittelt.

KORNMÜLLER sieht in diesem Zusammenwirken von SCHWANNscher Zelle und Achsenzylinder eine nicht mehr trennbare funktionelle Einheit, die er als SCHWANN*sches Element* bezeichnet. In seiner Theorie der Erregungsleitung betont er die besondere Bedeutung der SCHWANNschen Zelle und stellt eine Beziehung zwischen Länge der SCHWANNschen Zellen und Leitungsgeschwindigkeit her. Nach SCHUCHARDT besteht eine gesetzmäßige Beziehung zwischen der Größe des Faserdurchmessers und dem Abstand der RANVIERschen Schnürringe. — Die Konzeption der Einheit des interannulären Segmentes geht bis in die Zeit RANVIERS zurück, in der PITRES und VAILLARD (1886) auf Grund morphologischer Untersuchungen bereits postulierten, daß jedes interannuläre Segment nicht nur eine trophische, sondern auch morphologische und physiologische Einheit darstelle.

2. Die physikalische Einteilung der Nervenfasern.

Aus der verschiedenen Fortpflanzungsgeschwindigkeit sowie verschiedenen anderen Faktoren, wie der Feststellung der absoluten Refraktärzeit, der Periode der latenten Addition und dem Einfluß des Sauerstoffmangels auf die Erregungsbildung und -leitung wurden Merkmale zur physikalischen Unterscheidung der Nervenfaser gewonnen. Die umfassenden Untersuchungen, besonders durch ERLANGER und GASSER, führten zur Aufstellung von drei großen

[1] Von anderen Autoren wird der Aktionsstrom als „die Erregung" oder als „ein Teil der Erregung" angesehen.

Fasergruppen mit Untergruppen, die man nach ERLANGER als A-, B- und C-Fasern bezeichnet. Bei dem Versuch, diese Gruppen mit bestimmten Funktionen (motorische, sensible und vegetative) in Beziehung zu bringen, zeigte sich aber, daß die Nervenfasern gleicher Funktion eine viel größere Streuung aufweisen, als der Unterteilung in A-, B-, C-Fasern entspricht. Man kann aus dem Bau und der Verschiedenheit des entsprechenden Aktionspotentials der einzelnen Nervenfasern das Gesamtaktionspotential eines Nervenstammes rekonstruieren, wie ein Schema von GASSER und ERLANGER zeigt, das dem tatsächlich abgeleiteten völlig entsprach.

Im einzelnen läßt sich etwa folgende Zuordnung vornehmen:

A-Fasern sind die schnell leitenden Signalübermittler für die Muskelsensibilität und für motorische Impulse (Leitungsgeschwindigkeit 120—60 m/sec) (HEINBECKER, BISHOP und O'LEARY).

B-Fasern sind in der Regel vegetative Fasern (Leitungsgeschwindigkeit 14—3 m/sec).

C-Fasern sind marklose, postganglionäre Fasern des Orthosympathicus, resistent gegen Sauerstoffmangel, leiten die 2. Schmerzkomponente, Schmerz bei Kausalgie (QUENSEL).

In einer tabellarischen Übersicht von GRUNDFEST sind die Eigenschaften der A-, B- und C-Fasern bei Katze und Kaninchen zusammengestellt (Tabelle 1).

Tabelle 1. *Eigenschaften der A-, B- und C-Fasern bei Katze und Kaninchen.* (Nach GRUNDFEST.)

Gruppe	A	B	C
Durchmesser der Faser in μ	20—1	3	markarm
Leitungsgeschwindigkeit in m/sec	100—5	14—3	<2
Dauer des Spitzenpotentials in m/sec	0,4—0,5	1,2	2,0
Negatives Nachpotential:			
Höhe in % des Spitzenpotentials	3—5	kein n. N.P.	3—5
Dauer in m/sec	12—20	—	50—80
Positives Nachpotential:			
Höhe in % des Spitzenpotentials	0,2	1,5—4%	1,5
Dauer in m/sec	40—60	100—300	300—1000
Absolute Refraktärperiode in m/sec	0,4—1,0	1,2	2,0
Periode der latenten Addition	0,2	0,1	2,5
Reihenfolge der Empfindlichkeit gegenüber O_2-Mangel	2.	1.	3.

3. Die chemische Einteilung.

Diese Einteilung ist mit dem Namen O. LOEWY durch seine Entdeckung des Vagusstoffes — Acetylcholin — und des Acceleransstoffes — Adrenalin — auf das engste verbunden. Es fand sich später, daß Acetylcholin nicht nur an den Enden des Vagus, sondern auch ganz allgemein an allen Enden markhaltiger Nerven und das Adrenalin an den Endabschnitten der postganglionären marklosen Nervenfasern entsteht. Seit den Untersuchungen von DALE 1933 unterscheidet man *cholinergische* und *adrenergische* Nervenfasern. Ferner wurde eine weitere Gruppe *histamin*ergischer Nervenfasern beschrieben (KWIATKOWSKI 1943), für deren Existenz COUJARD (1947) einen histologischen Beweis zu erbringen versuchte. Diese Nerven zeigen bei Degeneration eine Histaminvermehrung. Die adrenergischen Nervenfasern sind identisch mit den C-Fasern, während die Zuordnung der übrigen noch nicht geklärt ist.

4. Die Übermittlung der Erregung.

Der physikalische und chemische Maßstab, nach dem die Nervenfasern eingeteilt werden, kann leider auch nicht unmittelbar zum Verständnis beitragen, auf welche Weise die Erregungen vom Zentralorgan zur Peripherie und umgekehrt geleitet werden. Nach GASSER ist damit zu rechnen, daß Nervenfasern, die bestimmten Sinnesfunktionen dienen, weitgehend auf die verschiedenen Durchmesser verteilt sind. Hierdurch könnten nach v. MURALT besondere *Qualitäten* von Reizen durch Übermittlung von Signalen über schneller und langsamer leitende Fasern übermittelt werden. Für den Empfänger entstehen dabei Phasenverschiebungen oder Synchronisierungen der einlaufenden Signale (Qualität-Phasen-Chiffrierung). Weiterhin kann steigende Intensität durch zunehmende Frequenz der Signale übermittelt werden (Quantität-Frequenz-Chiffrierung). Aus der Kombination dieser beiden Möglichkeiten kann mit einem einzigen Signal, der Erregungswelle, eine unendlich große Mannigfaltigkeit von Nachrichten chiffriert übermittelt werden (v. MURALT).

Die Zusammenfassung von Fasern verschiedener Reizschwelle und verschiedener Fortpflanzungsgeschwindigkeit zusammen mit den Variationen ihrer zentralen und peripheren

Endigungen zu einer funktionellen Gruppe stellen somit, wie v. MURALT betont, ein ganz wesentliches Bauprinzip des Nervensystems dar. Hiermit werden auch die schlechten Erfolge der Regeneration nach Nervenverletzungen verständlicher. Damit die normale Funktion wieder hergestellt wird, genügt es nicht, daß eine gewisse Zahl von Nervenfasern die alten Bahnen zur Peripherie wiederfindet. Solange nicht gleichartige Gruppen verschieden leitender Nervenfasern in annähernd gleicher Verteilung wie vor der Verletzung durch Regeneration entstehen, kehrt die normale Funktionstüchtigkeit des Organs nicht zurück (v. MURALT).

Auf die interessanten Vorstellungen von HOLSTS über die Tätigkeit des Nervensystems, die von der klassischen Reflexphysiologie abweichen, kann hier nur verwiesen werden.

Auch auf die Ergebnisse der *Reizphysiologie*, die bezüglich Chronaxie und Entartungsreaktion mehr klinisches Interesse beanspruchen, kann hier nicht näher eingegangen werden. Es sei auf die Bearbeitung im Handbuch der normalen und pathologischen Physiologie, sowie auf den Handbuchabschnitt von ALTENBURGER (1935) im Handbuch der Neurologie und die Monographien von KATZ (1939) und H. SCHAEFER (1940/42) verwiesen[1].

IV. Allgemeine Histopathologie.

A. Nervenfasern und SCHWANNsche Zellen.

Einteilung der Erkrankungsformen.

Der periphere Nerv besitzt, wie manche physiologische Untersuchungen ergeben, eine erhebliche Resistenz gegenüber äußeren Schädigungen — sogar auch gegenüber dem Sauerstoffmangel — und unterscheidet sich dadurch sehr wesentlich von dem Zentralnervensystem. Die Leitfähigkeit bleibt, bei nur leichter Kompression des Nervenstammes, wie schon BETHE 1903 zeigte, lange Zeit erhalten. Auf der anderen Seite ist aber auch bekannt, wie empfindlich die einzelne Nervenfaser mit ihrem hochkomplizierten Bau gegenüber mechanischen Einflüssen und besonders unseren Fixierungsmitteln ist. Diese widerspruchsvollen Tatsachen sind nicht einfach zu erklären. Offenbar können einzelne ausfallende Segmente von der Erregungswelle übersprungen werden (GASSER und ERLANGER, v. MURALT). Besteht diese Annahme zu Recht, dann zeigt sich schon an diesem Beispiel, welche Schwierigkeiten in der Deutung histopathologischer Befunde in bezug auf Funktionsstörungen entstehen können. Wir werden also auch beim Vorliegen sicherer pathologischer Veränderungen, wenn sie nicht sehr ausgedehnt sind, keine Funktionsstörungen erwarten können. — So sind auch vermutlich die Befunde von S. MAYER über die „physiologische Degeneration" zu deuten, auf die wir bei Besprechung der segmentalen Degeneration zurückkommen werden.

Nicht nur beim peripheren Nerven bestehen diese Schwierigkeiten in der Gegenüberstellung morphologischer und pathologisch-physiologischer Befunde, die uns veranlassen, die *histopathologischen Veränderungen* — wie dies schon SPIELMEYER betonte — *zunächst nach rein morphologischen Merkmalen zu analysieren und einzuteilen.* Dabei kommt es nicht so sehr darauf an, ob die gefundenen Bilder tatsächlich denen im lebenden Zustand entsprechen. Wir erhalten auch bei der schonendsten histologischen Technik Artefakte, die wir aber als „Äquivalentbilder" (NISSL) zur Beurteilung normaler oder krankhafter Befunde eindeutig verwerten können. Auf die Ausführungen von SCHOLZ zu diesem Thema im allgemeinen Teil sei hier verwiesen. Wichtig für das periphere Nervensystem ist der auch von SPIELMEYER ausgesprochene Grundsatz, daß zur Beurteilung histopathologischer Befunde nicht nur *eine* Methode, etwa die Silberimprägnation ausreicht, sondern ein Vergleich der Darstellung von Zellen, Nervenfasern, Bindegewebsbestandteilen und Abbauprodukten mit verschiedenen Färbungen notwendig ist.

An den Nervenfasern sind im Gegensatz zu den Nervenzellen mit ihren verschiedenen Erkrankungsformen die krankhaften Reaktionen recht einförmig. Diese Tatsache ist aber nicht weiter verwunderlich, wenn man daran denkt, daß wir es bei dem wichtigsten Bestandteil der peripheren Nervenfasern nur mit einem Fortsatz eben jener Nervenzellen zu tun haben. Daher fällt — an der Faser allein — eines der wichtigsten Kriterien für die Beurteilung histo-pathologischer Veränderungen, nämlich das Verhalten des Kernes der Nervenzelle, fort. Es bleiben lediglich die Kerne der SCHWANNschen Zellen und des Endoneuriums übrig. Bisher haben sich jedoch trotz mancher Bemühungen und des auch von physiologischer Seite postulierten engen Zusammenhanges zwischen SCHWANNscher Zelle und Achsenzylinder hieraus noch keine sicheren Hinweise für eine Klassifikation der Fasererkrankungen ergeben. Die Reaktionsmöglichkeiten der Nervenfasern erscheinen also im morphologischen Bild

[1] Inzwischen erschien in deutscher Sprache von FULTON: Die Physiologie des Nervensystems und das Handbuch der inneren Medizin, Bd. V/1 mit den Beiträgen von JUNG und LÜTHY, in denen die Physiologie der peripheren Nerven ausführlich behandelt wird.

sehr begrenzt, während die Zahl der schädigenden Einflüsse eher größer ist als im Zentralorgan mit seiner geschützten Lage und der Existenz einer Bluthirnschranke. Daher ist es verständlich, wenn man bei den älteren Autoren alle Erkrankungsformen der peripheren Nerven unter der Bezeichnung „Neuritis" abgehandelt findet, wobei selbst aus traditionellen Gründen die Bezeichnung traumatische und sogar parenchymatöse Neuritis trotz der hiergegen zu erhebenden Bedenken angewandt werden (VILLAVERDE 1935). Wenn auch besonders vom klinischen Standpunkt das Krankheitsbild Neuritis und Polyneuritis als eine Einheit erscheint, so liegen doch heute genügend Beobachtungen vor, die eine etwas weiter gehende Einteilung erlauben.

Eine Einteilung der Erkrankungen der peripheren Nerven nach allgemeinpathologischen Gesichtspunkten hat schon DURANTE in einem entsprechenden Handbuch der pathologischen Histologie von CORNIL und RANVIER (1907) zu geben versucht. Allerdings trennt er von den verschiedenen Formen der Neuritis nur die Verletzungen und Tumoren ab. Die meisten Handbuchartikel und Monographien über histopathologische Veränderungen der Nerven beschränken sich auf die Darstellung von Degeneration und Regeneration, sowie Neuritis und Polyneuritis.

Dem Versuch, die Erkrankungen der peripheren Nerven nach neueren allgemeinpathologischen Gesichtspunkten darzustellen, wie es in diesem Abschnitt geschehen soll, stehen begriffliche und tatsächliche Verständigungsschwierigkeiten entgegen. Zunächst müssen die Begriffe „Degeneration" und „Entzündung" sowohl für Allgemeinpathologen wie für Neuropathologen den gleichen Inhalt besitzen — leider besteht über diese beiden Begriffe bisher nicht einmal unter den Allgemeinpathologen Übereinstimmung, wie die großen Referate und Verhandlungen der Deutschen Gesellschaft für Pathologie über Entzündung 1923 in Jena und über Degeneration 1948 in Kiel gezeigt haben. Wenn in der neuesten Darstellung der allgemeinen Pathologie (BÜCHNER 1950) die Bezeichnung Degeneration überhaupt nicht mehr vorkommt, so läßt sich in der Histopathologie der peripheren Nerven die Anwendung dieses Begriffes nicht ganz vermeiden. Zweifellos beruhen — wie SPIELMEYER bereits betont hat — Degenerationsvorgänge auf Stoffwechselstörungen, die sich am nervösen Parenchym abspielen. Trotzdem können wir aber die sog. „sekundäre" und „primäre" Degeneration nicht unter die bisher bekannten Stoffwechselstörungen einordnen. Wir behalten also deshalb diese alten Bezeichnungen bei, die aber nichts über das Wesen des Vorganges, die Art der katabiotischen Prozesse aussagen.

a) Die verschiedenen Nervenfasererkrankungen.

Die Bezeichnung „primäre Degeneration" wird verschieden angewandt; so gebraucht man sie z. B. für die histopathologischen Veränderungen am Ort der Gewalteinwirkung bei Verletzung des Nerven. SPATZ spricht dabei von primärer Faserveränderung. Es sind damit die keulenförmigen Anschwellungen der Achsenzylinder gemeint, die beiderseits von der Durchtrennungsstelle als erste histopathologische Veränderungen auftreten. Andererseits wird die Bezeichnung primäre Degeneration für alle jene Erkrankungsformen angewandt, die *selbständig*, also unabhängig von Verletzungen, Kreislaufstörungen oder Entzündungen sich entwickeln. Da ihnen ein besonderer histologischer Befund nicht zukommt, ist ihre Abgrenzung aus dem histopathologischen Bild nicht möglich, zumal gleichartige Fasererkrankungen auch bei verschiedenen wohlbekannten Ursachen vorkommen.

Hierher gehören vor allem die heredodegenerativen Erkrankungen, die neurale Muskelatrophie und die hypertrophische Neuritis. Es handelt sich histopathologisch um einen atrophisierenden Prozeß an den Nervenfasern, der dem bei den Systemerkrankungen des Zentralorganes entspricht. SPATZ hat diese als *„systematische Atrophien"* bezeichnet. Auf die histopathologischen Besonderheiten dieser endogenen Systematrophien wird im speziellen Teil näher eingegangen.

Wenn auch bei den Erkrankungen der peripheren Nerven meistens alle Bestandteile der Nervenfasern gleichzeitig verändert sind, so tritt manchmal der Befall des einen oder des anderen Elementes deutlicher hervor. Bekannt ist die stärkere Anfälligkeit der Markscheiden, aber auch Interstitium oder Achsenzylinder können zuerst im histopathologischen Bild Veränderungen aufweisen.

Ob derartige histopathologische Umwandlungen reversibel oder irreversibel sind, läßt sich bis heute nicht entscheiden.

Die Erkrankung des *Achsenzylinders* tritt uns nur in wenigen Formen entgegen, von denen die wichtigste die *Achsenzylinderauftreibung* darstellt (Abb. 9).

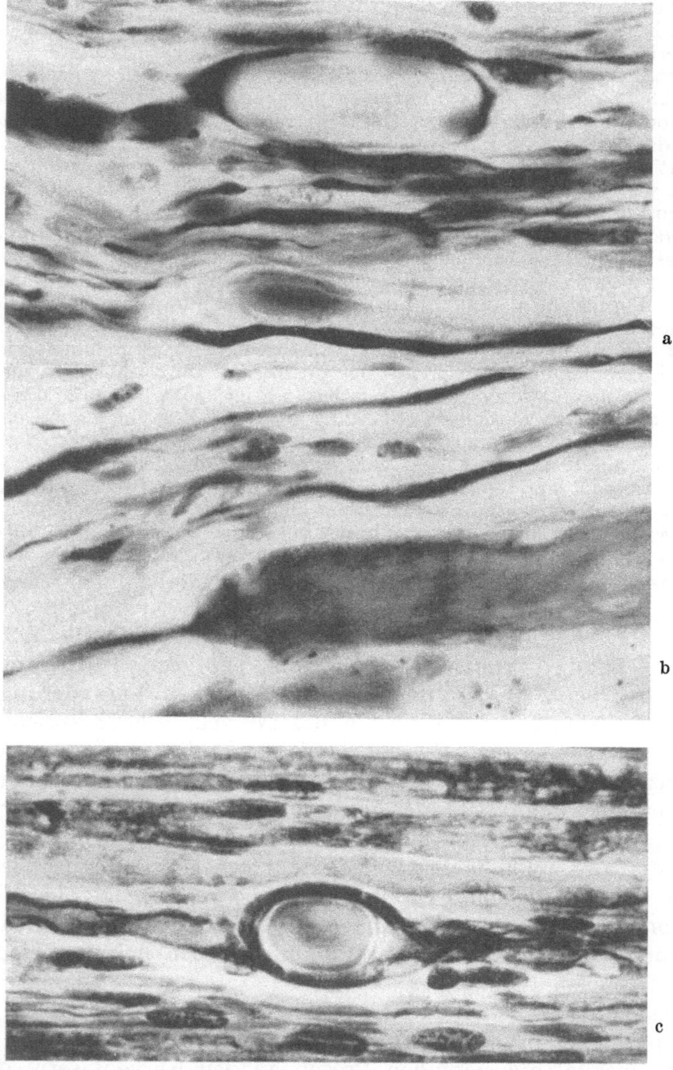

Abb. 9a—c. *Achsenzylinderauftreibungen.* a Keulen- und bandartige Auftreibungen der Achsenzylinder in einem Nervenfaserbündel bei einem lokalisierten Myxosarkom des N. ischiadicus mit Kompression dieses Bündels (23jähriger Mann, Tod an Sarkommetastasierung). Vacuolige Achsenzylinderauftreibungen. b Bandartige Auftreibungen im Bereich der Duradurchtrittsstelle bei Polyneuritis (58jähriger Mann, Krankheitsdauer 18 Tage, gleicher Fall wie Abb. 66). In der Nachbarschaft ausgedehnte zellige Infiltrate. c Achsenzylinderauftreibung durch Amyloidkörperchen bei Markscheidenfärbung (71jähriger Mann, ALZHEIMERsche Krankheit).

Sie kommt durch ganz verschiedene Ursachen zustande, zeigt sich schon im gewöhnlichen Hämatoxylin-Eosinpräparat an der intensiv roten Farbe des homogenen und örtlich geschwollenen Achsenzylinders. Die Bezeichnung SHIMAZONOs „neurolytische Schwellung“ scheint uns den Vorgang sehr treffend zu charakterisieren. Bei der Achsenzylinderdarstellung im Silberpräparat findet sich eine

Aufsplitterung der Neurofibrillen mit Auflösungserscheinungen und Homogenisierung sowie bald einsetzenden Regenerationserscheinungen offenbar auch dann, wenn die Faser keine Kontinuitätsunterbrechung erleidet (DOINIKOW).

Eine besondere Form der Achsenzylinderauftreibung ist die Ablagerung amyloider Substanzen. Ihr Vorkommen wurde schon von RACHMANOW und SEMENOWA TJAN-SCHANSKAJA bei älteren Menschen beschrieben und als Corpora amylacea bezeichnet. Man muß aber die Corpora amylacea des Zentralorgans — die einzigen albuminoiden Abbaustoffe des Nervensystems nach SPIELMEYER — von den amyloiden Ablagerungen im Nervensystem abgrenzen. Auch im Zentralorgan wurden „Corpora amylacea" innerhalb von Nervenfasern beschrieben (WESTPHAL). Im peripheren Nerven scheint das Auftreten von amyloiden Achsenzylinderauftreibungen bei älteren Menschen nicht selten zu sein (Abb. 9c). Die färberischen Reaktionen in den eigenen Beobachtungen ergaben Übereinstimmung mit dem Amyloid, während sich die Corpora amylacea im Zentralnervensystem färberisch davon unterscheiden.

Die *sekundäre Degeneration* (WALLER 1852) und die *segmentale Degeneration* (névrite segmentaire péri-axile, GOMBAULT 1880/81; diskontinuierlicher Zerfall, S. MAYER 1881, STRANSKY 1903) als die beiden wichtigsten Erkrankungsformen der Einzelfaser sind schon lange bekannt, wenn auch die segmentale Degeneration in ihrer Bedeutung für das periphere und zentrale Nervensystem nicht immer entsprechend gewürdigt wurde. Die segmentale Fasererkrankung und die WALLERsche Degeneration sind bisher die einzigen Nervenfaserveränderungen, die wir aus den verschiedenen Formen abgrenzen können. Die WALLERsche Degeneration nach Kontinuitätstrennung des Nerven stellt den histopathologisch schärfer umgrenzten Prozeß dar.

b) Die segmentale Fasererkrankung.

GOMBAULT (1880/81) hat bei der experimentellen Bleivergiftung des Kaninchens und verschiedenen degenerativen Erkrankungen des Menschen den Vorgang des segmentalen Markzerfalles richtig erkannt und genau beschrieben. Gleichzeitig und zum Teil schon vor ihm hat SIEGMUND MAYER an normalen Nerven des Menschen und vieler Tiere Diskontinuitätserscheinungen an der Nervenfaser mit hochgradiger Verdünnung einzelner Segmente festgestellt (Abb. 10). Die verdünnten Abschnitte bezeichnete er als „Schaltstücke", RENAUT nannte sie später „intercaläre Segmente". Während GOMBAULT von der pathologischen Bedeutung dieses Befundes überzeugt war, diskutierte MAYER — da er sie ja am normalen Nerven fand — ihre physiologische Bedeutung. Er nahm an, daß die markhaltigen Nervenfasern „nur eine cyclische und nicht eine dem Gesamtleben parallel gehende perennierende Lebensdauer besitzen". Immerhin erwägt MAYER als Ursache der Veränderungen auch die vielfältigen äußeren Schädigungen, die den Nerven treffen können, glaubt aber doch „wahrscheinlich gemacht zu haben, daß ‚krankhafte' Vorgänge hier nicht vorliegen . . .".

STRANSKY (1903) bestätigte und erweiterte die Befunde von GOMBAULT und spricht von diskontinuierlichen Zerfallsprozessen. H. GUDDEN (1896) fand bei Alkoholpolyneuritis ganz entsprechende segmentale Zerfallsprozesse. Der diskontinuierliche Zerfall der Nervenfaser wurde später nach Einführung der Silberimprägnationsmethoden vollkommen bestätigt, so daß mit SPIELMEYER und BIELSCHOWSKY an dem Vorkommen eines segmentalen Markzerfalles nicht mehr zu zweifeln ist.

Schon GOMBAULT unterscheidet 2 Phasen des histopathologischen Vorganges, die *Phase der Degeneration* und die *Phase der Restauration*. Das Wesentliche des

Vorgangs besteht darin, daß der Prozeß elektiv die Markscheide ergreifen und den Achsenzylinder verschonen kann.

Der Ablauf der Veränderungen ist in einem Schema dargestellt (Abb. 11). Frühveränderungen an den Markscheiden lassen sich nach BIELSCHOWSKY mit der Marchi-Methode nachweisen. Wesentlich ist das Auftreten fleckförmiger Erkrankungsbezirke bei den verschiedenartigsten Schädigungen. Im Gegensatz zur durchschnittenen Nervenfaser, deren Marksubstanz sich in große voluminöse Schollen teilt, wird beim segmentalen Markzerfall die Markscheide fein granuliert wie in einer Emulsion. Es kann manchmal zu größeren Tropfenbildungen kommen, die aber immer von mäßigem Volumen sind. Im Bereich dieser Granula sieht man protoplasmatische Massen mit Kernvermehrung. Die Veränderungen der Markscheide bilden sich meist zunächst in der Nachbarschaft eines RANVIERschen Schnürringes aus, sie können aber auch an einer oder mehreren Stellen der Faser vorkommen. Die inneren Marklamellen bleiben dabei manchmal unverändert. Vor allem ist aber die Kontinuität des Achsencylinders erhalten, obwohl er mehr oder weniger geschädigt sein kann. Wird der Achsencylinder unterbrochen, so tritt im peripheren Abschnitt der Faser die WALLERsche Degeneration ein. Bei erhaltenem oder nur leicht geschädigtem Achsenzylinder wird das Myelin in der Degenerationsphase abgebaut und verschwindet mehr und mehr. Die Faser, die zunächst verbreitert sein kann, wird jetzt stark verschmälert, einzelne angeschwollene Abschnitte enthalten protoplasmatische Schollen und Fettkörnchenzellen sowie vermehrte Zellkerne.

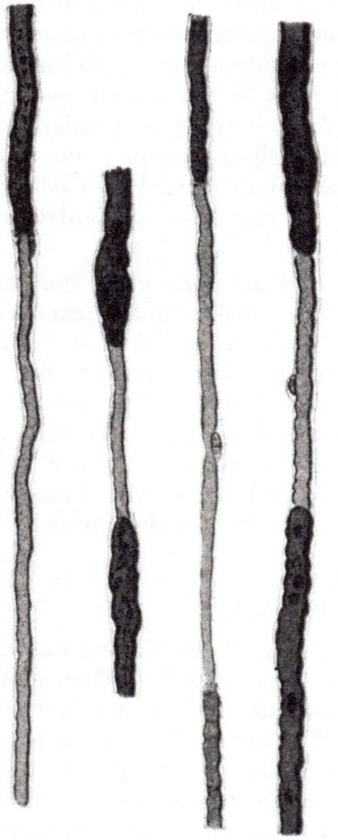

Abb. 10. Diskontinuitätserscheinungen markhaltiger Nervenfasern mit Verschmälerung der Markscheiden in anscheinend normalen Nerven. (Nach S. MAYER.)

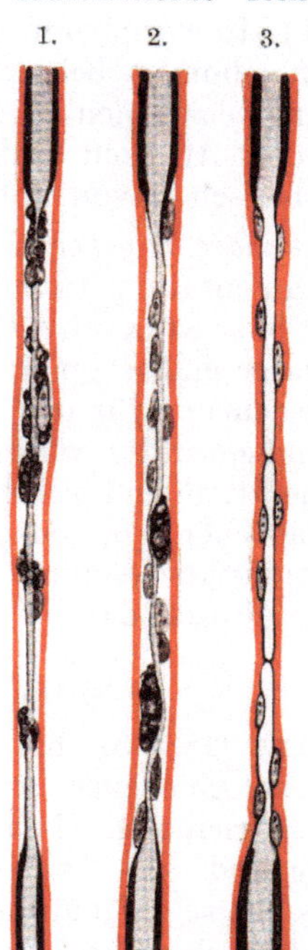

Abb. 11. Schema der segmentalen Fasererkrankung. 1. Abbau der Markscheide im Bereich eines internodalen Segmentes bei erhaltenem Achsenzylinder. 2. Wucherung SCHWANNscher Kerne. 3. Restitution der Markscheide mit Bildung neuer Segmente. (Nach GOMBAULT.)

Degeneration und Regeneration gehen fließend ineinander über. Als Beginn der Wiederherstellung ist die Wucherung der SCHWANNschen Kerne anzusehen, der die diskontinuierliche Entwicklung der Markscheide bei der *Restitution* folgt. Es tritt erneut eine Segmentierung des regenerierenden Abschnittes ein, so daß schließlich das alte interannuläre Segment durch eine Reihe von dünnen und kurzen Segmenten mit je einem oder mehreren Kernen eingenommen wird.

Von diesem relativ einfachen Geschehen gibt es einige Abweichungen. Vor allem können die Läsionen auf ein kurzes Stück eines Segmentes beschränkt bleiben oder — und zwar häufiger als es von GOMBAULT betont wurde — zur Schädigung und Unterbrechung des Achsenzylinders führen. Im letzteren Fall stellt die dann eintretende WALLERsche Degeneration — wie DOINIKOW mit Recht betonte — wenn sie auch noch so schnell eintritt, erst den Endausgang der Erkrankung der Nervenfasern dar, während sie nach Kontinuitätsdurchtrennung der Nervenfaser durch ein plötzliches Eingreifen auf eine bis dahin gesunde Faser zustande kommt. Die Reparation der sekundär im Anschluß an eine segmentale Erkrankung degenerierenden Nervenfaser erfolgt durch vollständige Regeneration mit neuem Auswachsen des Achsenzylinders. Dieser findet aber im Gegensatz zu den Verhältnissen nach Kontinuitätsdurchtrennung ohne Behinderung durch Narbengewebe in der wohlerhaltenen Endoneuralscheide den alten Weg. Hierdurch wird eine erfolgreiche Regeneration erleichtert.

Durch das gleichzeitige Vorkommen segmentaler und WALLERscher sekundärer Degeneration im gleichen Nerven, sowie die ebenfalls in verschiedenen Stadien vorhandenen Regenerationsvorgänge, entstehen die komplizierten histologischen Bilder im Einzelfall, besonders bei Intoxikationen und Infektionen, deren Deutung ohne die klare Erkenntnis der beiden wesensverschiedenen Prozesse nicht möglich wäre.

c) Die sekundäre Degeneration.

Es ist das große Verdienst von WALLER (1852), die Vorgänge nach Durchtrennung eines Nerven in ihrem gesetzmäßigen Verlauf richtig erkannt und in ihren Grundzügen dargestellt zu haben. Wenn auch der zentrale Stumpf nicht so unverändert bleibt wie WALLER annahm und wir heute — 100 Jahre später — noch über das Wesen der WALLERschen Degeneration diskutieren, wobei die Frage des „trophischen“ Einflusses der Nervenzelle auf die periphere Nervenfaser noch nicht restlos geklärt ist, so wurden doch die von WALLER gefundenen Tatsachen in einer nicht mehr zu übersehenden Zahl experimenteller Untersuchungen immer wieder bestätigt. Daß die histologischen Befunde unabhängig von der jeweiligen Stellung des Autors zu den Theorien objektiv dargestellt werden können, zeigen die ausgezeichneten Übersichten über Degeneration und Regeneration von CAJAL (1928), dem Hauptvertreter der Neuronentheorie, und von SPIELMEYER (1929), einem Anhänger der Kettentheorie und der autogenen Regeneration.

Das morphologische Bild nach Durchtrennung eines peripheren Nerven zeigt wohl charakterisierte Einzelzüge, die wir nur soweit sie von den Verhältnissen im Zentralnervensystem (s. 1. Teil A I) abweichen, besprechen und mit den physiologischen Ergebnissen in Beziehung setzen wollen. Wir müssen hierbei die Veränderungen am proximalen und am distalen Stumpf unterscheiden.

α) Die Veränderungen am distalen Teil.

Die *Achsenzylinder* zeigen die ersten morphologisch nachweisbaren Umwandlungen, sie verlieren — wie BETHE 1903 nachwies — ihre primäre Anfärbbarkeit, während die Markscheide zunächst kaum verändert ist. Bei Silberimprägnation sind die Achsenzylinder angeschwollen, oft auffallend blaß mit eigenartigem

Maschenwerk; bald sind sie dunkel imprägniert und verschmälert, bald bandartig gedreht. Die Randabschnitte werden durch Einschnürung zerklüftet, teilen sich dann in verschieden große Stücke, die oft in Haken-, Spiralen- oder Schlangenform aufgerollt sind und in weitere Bruchstücke zerfallen (s. Abb. 50 und 51). Marinesco hat den Vorgang als Axolyse bezeichnet.

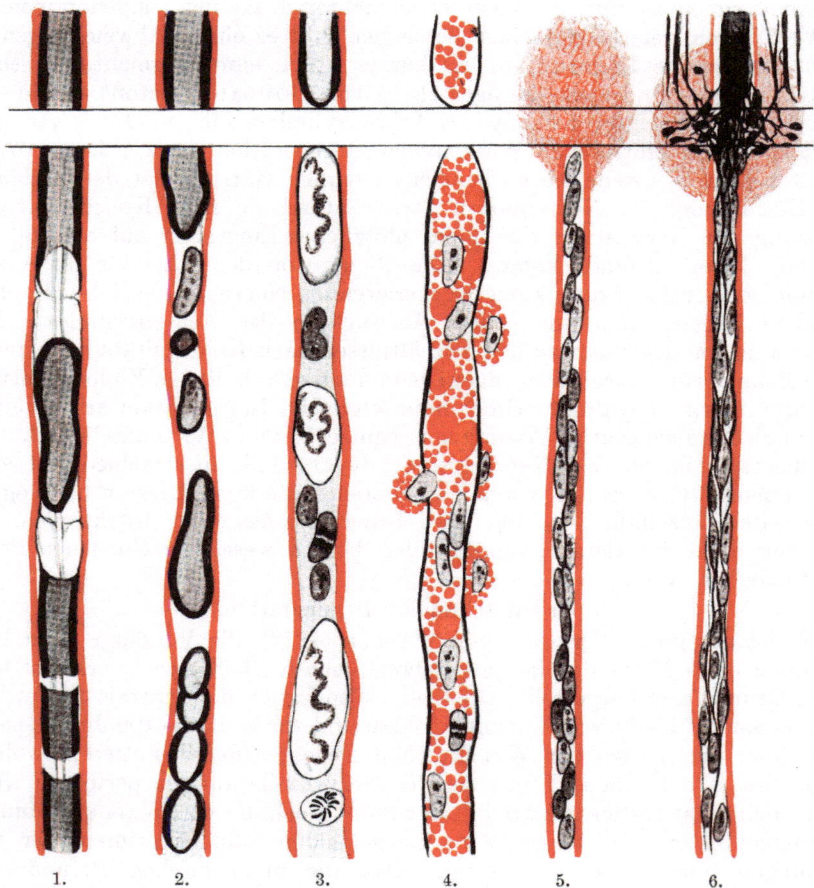

Abb. 12. Schema der Wallerschen sekundären Degeneration. Die charakteristischen Stadien in dem verschiedenen Zeitraum nach Nervendurchtrennung sind an einzelnen Fasern wiedergegeben. Als äußere Begrenzung ist das Endoneuralrohr dargestellt, bei Faser 4 in schwarzen Konturen. 1. 24 Std nach der Durchtrennung: Zerfall der Markfasern in verschieden große Einzelrohre, Retraktion der Markscheide vom Ranvierschen Schnürring. 2. Vier Tage nach Durchtrennung: Umwandlung der Markfasern in kleinere Ballen und Kugeln. 3. Zehn Tage nach der Verletzung: Mitosen der Schwannschen Zellen, in den „Resorptionskammern" (Cajal) sind noch Achsenzylinderreste zu sehen. 4. Abbau der hochkomplizierten Lipoide der Markscheiden zu Neutralfett; Fettkörnchenzellen kommen auch außerhalb der Endoneuralrohre und perivasculär vor („Scharlachrotstadium" Spielmeyer). 5. Endstadium ohne Regeneration. Verschmälerung des Endoneuralrohres, bandartige Wucherung der Schwannschen Kerne („Bandfaserstadium"). 6. Regeneration durch Einwachsen von Achsenzylindern aus dem zentralen Stumpf in die Büngnerschen Bänder der Schwannschen Zellen.

Die Schwann*schen Zellen* zeigen ebenfalls schon früh Veränderungen. Ihr Kern färbt sich intensiv und enthält nach Doinikow nicht selten mehrere große Nucleoli und stark gefärbte Chromatinteilchen. Das Plasma der Zelle färbt sich in Umgebung des Kerns stärker im Bereich des grobwabigen Anteils, der die Faser stellenweise reifenförmig umfaßt. Vereinzelt sieht man auch schon Kernteilungen.

Die Doppelbrechung der Nervenfasern ist schon in den ersten Stunden verändert, verschiebt sich aber später nur wenig. Die *Markscheide* zeigt ihre ersten Veränderungen in der Nähe des RANVIERschen Schnürringes, von dem sie sich beiderseits zurückzieht. Das Tempo, in dem sich die Markveränderungen abspielen, ist je nach der Art des Tieres und der Dicke der Nervenfaser verschieden. Die Zeitangaben aus der ersten Zeit des Abbaues stammen fast durchweg aus experimentellen Untersuchungen; die einzelnen Stadien sind in einem Schema zusammengestellt (Abb. 12).

Die Markfaser zerfällt in längere, später in kürzere Einzelrohre, die sich in kleinere Ballen und Kugeln umwandeln. Der Abbau der in der Markscheide enthaltenen komplizierten Lipoide in einfachere Fettstoffe ist an Hand der verschiedenen Färbemethoden gut zu verfolgen. SPIELMEYER spricht dabei von einem *Marchi-Stadium* und einem *Scharlachrot-Stadium*. Das *Marchi-Stadium* beginnt erst etwa 8 Tage nach der Verletzung und hat seinen Höhepunkt um den 12. Tag erreicht, es dauert bis gegen Ende der 3. Woche. Die stärkste Entwicklung der Markballenbildung fällt mit dem Optimum der Marchi-Reaktion zusammen. Der Ort, an dem sich die Umwandlung des Achsenzylinders und der Markscheide abspielt, ist das Endoneuralrohr und das Plasma der SCHWANNschen Zelle. Nach den Untersuchungen von HOLMES und YOUNG verschwindet das Mark zuerst an der äußeren Oberfläche der SCHWANNschen Zelle, wie auch schon BIELSCHOWSKY angegeben hat. Mit dem Zerfall in Kugeln und Tropfen erfolgen die chemischen Umwandlungen, wobei sich offenbar die Eiweiß- von den Lipoidsubstanzen trennen. Die Marchi-Reaktion beruht auf der Reduktionsfähigkeit von Lecithin oder einer dem Lecithin ähnlichen Substanz gegenüber der Osmiumsäure nach Chromierung. Bei dem Abbau der Markscheide spielen mesenchymale Elemente zweifellos eine Rolle. Wie schon DOINIKOW 1913 durch Degenerationsversuche und Vitalfärbung nachgewiesen hat, wandern mesenchymale Elemente — Histiocyten — in die Nervenfaser ein und phagocytieren das zerfallene Mark. In den endoneuralen Zellen, zunächst noch im Gewebsverband, den fixen Bindegewebszellen, treten — wie ebenfalls DOINIKOW beschrieben hat — Fettstoffe auf. Diese ersten Zerfallsprodukte färben sich noch mit der SPIELMEYERschen Markscheidenfärbung schwärzlich an. Auch bei der FEYRTERschen Einschlußfärbung mit Thionin, bei der sich die Lipoide der Markscheide metachromatisch rot färben, erscheinen die Abbauprodukte zunächst im gleichen Farbton.

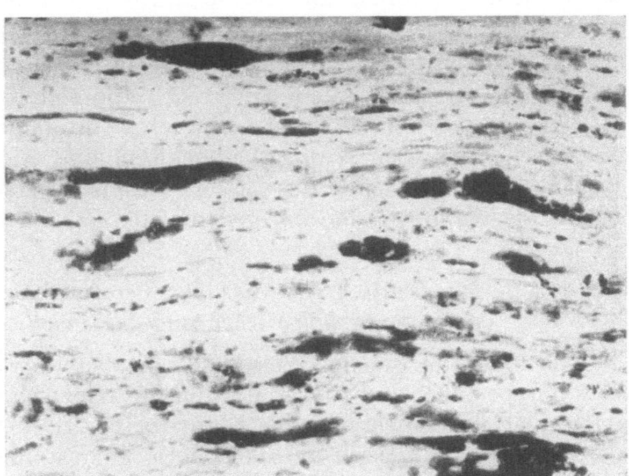

Abb. 13. Distaler Abschnitt des N. ulnaris $5^1/_2$ Monate nach Verletzung des Nerven in der Ellenbogengegend. Reichlich Abbauprodukte (Neutralfett) in den HANKEN-BÜNGNERschen Bändern und den Zellen des Endoneuriums. (S.-Nr. 91/45, 31jähriger Mann. Gefrierschnitt, Sudanfärbung.)

Es kommt danach zur Ausbildung typischer Fettkörnchenzellen, die zum Teil histiocytäre Elemente sind, zum Teil aber auch — was von einigen Autoren bestritten wird — von den SCHWANNschen Zellen herstammen. Im Höhepunkt dieses *Scharlachrot-Stadiums* sammeln sich die Fettkörnchenzellen auch perivasculär an. Während im Tierexperiment im allgemeinen nach 15—20 Tagen alle Reste von Achsencylinder und Markscheide verschwunden sind, kann man beim Menschen noch nach Monaten im peripheren Stumpf Fettstoffe nachweisen, und zwar sowohl metachromatische Lipoide mit der FEYRTER-Färbung wie Neutralfett mit der Sudan-Färbung (Abb.13). Diese liegen innerhalb der zu HANKEN-BÜNGNERschen Bändern proliferierten SCHWANNschen Zellen, sowie in den Zellen des Endoneuriums. Es bestehen also hinsichtlich der zeitlichen Verhältnisse im Abbau zwischen dem Tierexperiment und den Befunden beim Menschen deutliche Unterschiede. Diese Tatsache sowie die von DOINIKOW 1911 festgestellten Verschiedenheiten in den färberischen Eigenschaften der Abbauprodukte bei der sekundären Degeneration von Kaninchen und Meerschweinchen mahnen zur Zurückhaltung bei der Übertragung experimentell gewonnener Ergebnisse auf die Verhältnisse beim Menschen.

Im Verlauf dieser Abbauerscheinungen hat bereits eine erhebliche Proliferation der SCHWANNschen Zellen eingesetzt, die sich in die HANKEN-BÜNGNERschen Bänder umwandeln, wobei sie — auch wenn keine Regeneration eintritt — ihre spezifische Differenzierung beibehalten und sich histologisch („Axialstrangfasern") von den Zellen des Endoneuriums unterscheiden lassen. Man hat diese Phase als *Bandfaserstadium* gekennzeichnet.

β) Das Fortschreiten der Degeneration und die Gegenüberstellung morphologischer und physiologischer Befunde.

Die Frage, in welcher Weise und vor allem in welcher Richtung die Degeneration im peripheren Stumpf beginnt und fortschreitet, wurde bisher und wird auch noch immer verschieden beantwortet. SPIELMEYER stellt ein Fortschreiten der Degeneration nach der Peripherie zu fest und beruft sich auf BETHE und BOEKE; CAJAL lehnt ein distales Fortschreiten ab. Für die Beantwortung dieser Frage kann, wie bei anderen umstrittenen Deutungen, der Vergleich mit den physiologischen Untersuchungsergebnissen in mancher Hinsicht Aufschluß geben und zu neuen Vorstellungen führen. Eine genaue Korrelation physiologischer und morphologischer Befunde ist allerdings nur bei Untersuchung von Einzelfasern möglich, die bisher noch nicht vorliegen. Die Befunde, die heute bekannt sind, beziehen sich auf den gesamten Nerven, dessen Einzelfasern, wie schon MÖNCKEBERG und BETHE fanden, verschieden rasch degenerieren. MÖNCKEBERG und BETHE (1899) machten auf die wichtige Tatsache aufmerksam, daß die Leitfähigkeit bereits aufgehoben war, ehe überhaupt morphologische Veränderungen in Erscheinung traten. Diese und die späteren Untersuchungen, die morphologische und physiologische Ergebnisse in Beziehung setzten, sind für uns von besonderem Interesse (z. B. ERLANGER und GASSER, GUTMAN und HÓLUBAR, KOCH, KORNMÜLLER, v. MURALT, PARKER, ROSENBLUETH und DEMPSEY, TITECA u. a.).

„Leitung und Erregbarkeit sind" nach v. MURALTs Worten „Größen, die unmittelbar mit dem Achsencylinder zusammenhängen. Ermüdbarkeit und Erholung dagegen sind Größen, die zu dem Reservespeicher im Nerven, d.h. der Markscheide gehören". Das histologisch beobachtete zentrifugale Fortschreiten des Markscheidenzerfalls würde mit der auffallenden Steigerung der Ermüdbarkeit des Nerven übereinstimmen, die nach TITECA (1935) von der Verletzungsstelle nach der Peripherie hinwandert. Die Analyse der Aktionspotentiale (PARKER 1933, ROSENBLUETH und DEMPSEY 1939) weise auf eine zentrifugale, distal gerichtete Entwicklung der Degeneration hin.

Im Achsenzylinder setze demgegenüber die Degeneration auf seiner ganzen Länge gleichzeitig ein. Nach GUTMANN und HÓLUBAR (1950) soll der Kontinuitätsverlust der Achsenzylinder ein brauchbares Anzeichen der Degeneration sein und könne mit der physiologisch zu beobachtenden Abnahme der Überleitung von Nervenimpulsen in Beziehung gesetzt werden. Die Markscheiden zeigten, auch wenn die Achsenzylinder schon in Segmente zerfallen sind, immer noch Kontinuität.

Der Verlust der Achsenzylinderkontinuität erklärt vielleicht auch die Beobachtung, daß der irreversible Funktionsverlust ganz plötzlich auftritt (ROSENBLUETH und DEMPSEY, ERLANGER und SCHOEPFLE, TITECA). Bei dieser getrennten Betrachtung von Markscheide und Achsenzylinder in ihrem verschiedenen Verhalten sind die gegensätzlichen Auffassungen einer einheitlichen Deutung zugänglich.

Ein weiterer wichtiger Befund im elektrischen Verhalten ist der Unterschied im Ruhepotential des distalen und des proximalen Stumpfes. Nach Durchschneidung des Nerven sinkt dieses innerhalb 24 Std auf 25% und ist nach 72 Std nicht mehr nachweisbar. Am proximalen Stumpf ergab sich in der Nähe der Verletzungsstelle eine Erniedrigung, weiter zentralwärts aber — im Gegensatz zum distalen Teil — eine erhebliche Zunahme auf Werte, die über denen der unverletzten Seite liegen (E. KOCH 1925). Ein zweiter wichtiger Befund — von BETHE und MÖNCKEBERG entdeckt — besteht darin, daß bei Reizung des distalen Abschnittes die Erregbarkeit früher aufhört.

Tabelle 2. *Einfluß der Degeneration auf die chemische Zusammensetzung des N. ischiadicus der Katze.* (Nach MOTT und HALLIBURTON.)

Tage nach Durchschneidung	H_2O	Trockensubstanz	P % der Trockensubstanz	Blutcholin	Zustand des Nerven
normal	65,1	34,9	1,1	—	reizbar
1—3	64,5	35,5	0,9	—	reizbar
4—6	69,3	30,7	0,9	+	—-Degeneration beginnt
8	68,2	31,8	0,5	++	Marchi-Stadium positiv
10	70,7	29,3	0,3	++	
13	71,3	28,7	0,2	++	
25—27	72,1	27,9	Spur	—	Marchi +, Fett wird resorbiert
29	72,5	27,5	0	—	
44—60	72,6	27,4	0	—	Fett-Resorption vollständig
100—106	66,2	33,8	0,9	—	Regeneration +

Den Einfluß der Degeneration auf die chemische Zusammensetzung des Nerven gibt eine Tabelle von MOTT und HALLIBURTON (1905) wieder, aus der zu erkennen ist, daß der Phosphorgehalt vom 6.—12. Tag abnimmt und mit dem Phosphatidabbau die Marchi-Reaktion positiv wird. Mit dem Abbau der Phosphatide tritt das aus diesen stammende Cholin ins Blut über. Diese Tatsache wird von v. MURALT besonders betont, da das Cholin der Phosphatide als Quelle für die Acetylcholinsynthese angesehen wird. Über das Verhalten der sog. *Aktionssubstanzen* bei der Degeneration finden sich bei v. MURALT (1945) weitere Angaben. Ein sehr bemerkenswerter Befund in der Tabelle von MOTT und HALLIBURTON (Tabelle 2) ist die Wasseraufnahme des Nerven, die an der Gewichtszunahme des degenerierten Nerven deutlich erkennbar ist. Es ist bisher nicht beachtet worden, daß dieser Wasseraufnahme auch ein histopathologisch nachweisbares Ödem des Nerven entspricht, dessen Genese durch die histopathologischen Befunde am Bindegewebe und den Gefäßen gedeutet werden kann.

γ) Verhalten des Bindegewebes und der Gefäße.

Die Gefäß- und Bindegewebsveränderungen sind in Früh- und Spätstadien einzuteilen, wobei man allerdings nur die letzteren im allgemeinen beim Menschen zu sehen bekommt. Die ersten Stadien hat besonders DOINIKOW 1911 im

Tierexperiment sehr genau und ausführlich beschrieben. Auf die Bedeutung des Bindegewebes wurde in neuerer Zeit vor allem von HILLER, sowie HOLMES und YOUNG, auf die der Gefäßveränderungen in eigenen Untersuchungen (KRÜCKE 1949) hingewiesen. Nach DOINIKOW beginnen die Zellen des Endoneuriums schon am 2. Tag nach Nervendurchschneidung zu wuchern. Der Kern enthält feine und gröbere Chromatinteilchen. Das Protoplasma wird sehr deutlich sichtbar und besitzt eine feinwabige Struktur, seine äußere Grenze ist ver-

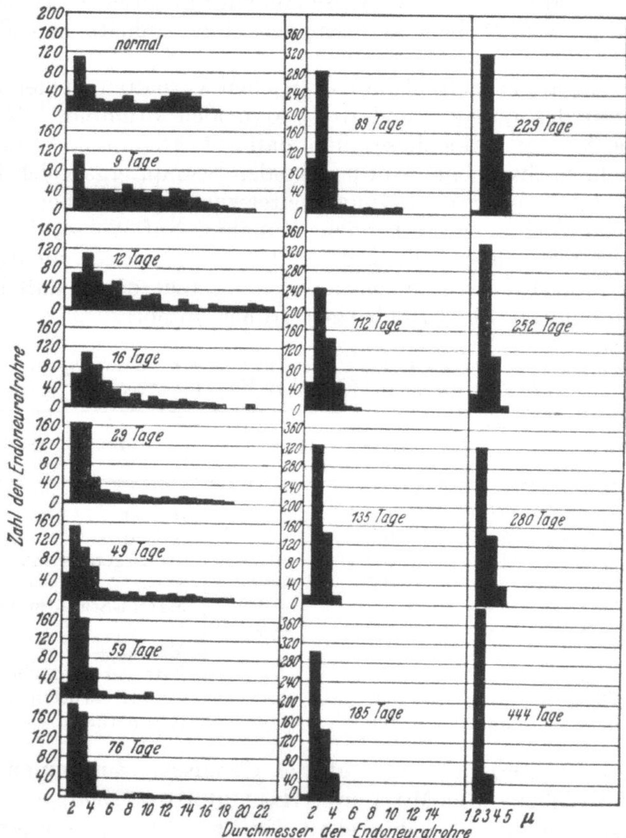

Abb. 14. Diagramm über die Schrumpfung der Endoneuralrohre im distalen Stumpf nach experimenteller Durchtrennung des N. medianus und N. ulnaris beim australischen Opossum. Das normale Spektrum des Durchmessers der Endoneuralrohre hat sich nach 135 Tagen völlig umgewandelt. Zu diesem Zeitpunkt sind nur noch dünnkalibrige Endoneuralrohre vorhanden, die sich bis zu 444 Tagen noch weiter verschmälern. (Nach SUNDERLAND und BRADLEY.)

waschen. Gleichzeitig treten Wanderzellen, Histiocyten, auf, die sich progressiv entwickeln und in die Nervenfaser einwandern. Auch an den Gefäßen des Endoneuriums beschrieb DOINIKOW progressive Erscheinungen mit Schwellung der Endothelzellen und Wucherung der Adventitiazellen. Am Perineurium, besonders an den innersten Lamellen, sah er lebhafte Wucherungserscheinungen. Die Endoneuralrohre zeigen ebenfalls mehr oder weniger deutliche Veränderungen; SCHWANNsche Zellen, innerste Endoneuriumschicht und Endoneuralscheide sind nicht mehr voneinander zu trennen. Der Durchmesser des Endoneuralrohres verschmälert sich nach HOLMES und YOUNG in etwa 300—500 Tagen um die Hälfte. Eine übersichtliche Darstellung von S. SUNDERLAND und BRADLEY (1950) veranschaulicht diese Schrumpfung der Endoneuralrohre (Abb. 14).

Nach 444 Tagen betrug der größte Durchmesser bei experimenteller Durchschneidung des Medianus und Ulnaris beim australischen Oppossum 3 μ und nach 485 Tagen 2 μ. Jedes Endoneuralrohr bleibt aber — wie schon SPIELMEYER feststellte — als Einheit erhalten. Zwei Abbildungen vom Menschen mögen diese Verhältnisse illustrieren (Abb. 15a und b). Bei der Schrumpfung der Endoneuralrohre kommt es vor allem in der Nähe der Verletzungsstelle auch zu einer Vermehrung der kollagenen Fasern.

Auffallend sind in den Spätstadien die in manchen Fällen hochgradigen Gefäßveränderungen mit völligem Wandumbau (Abb. 16). Die Gefäßveränderungen

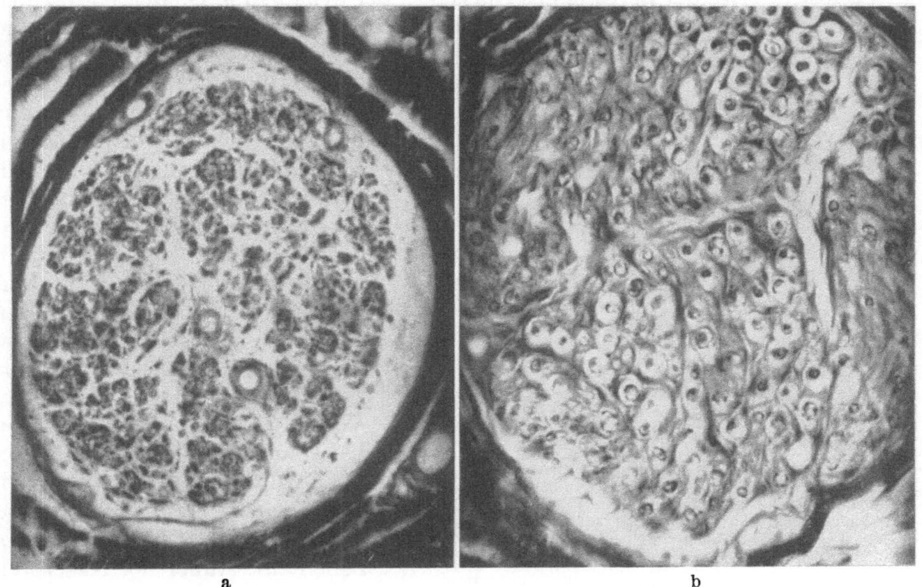

Abb. 15a u. b. Gleicher Fall wie Abb. 13. a Querschnitt durch einen Ulnarisast in Höhe des Handgelenkes. Völliges Fehlen von Markscheiden und Achsenzylindern. Schrumpfung der Endoneuralrohre, Auflockerung des Endoneuriums und Erweiterung des Perineuralraumes. Wandumbau der Gefäße. b Querschnitt eines Muskelnerven aus einem unversehrten Muskelbündel des gleichen Unterarmquerschnittes. Wohlerhaltenes Kaliber der Endoneuralrohre. Gleiche Vergrößerung wie bei a. Celloidineinbettung. Färbung: HEIDENHAIN-WOELCKE kombiniert mit VAN GIESON.

im Früh- und Spätstadium, die zu einer erhöhten Permeabilität der Gefäßwand führen, erklären uns den schon von MOTT und HALLIBURTON chemisch nachgewiesenen Befund des Ödems der Nerven, das auch in den Spätstadien histologisch, allerdings besonders im proximalen Teil nahe der Verletzungsstelle, nachweisbar ist.

In der Schädigung der im durchschnittenen Nervenstamm verlaufenden vasomotorischen Nervenfasern — bei Reizung des distalen Abschnittes erhält man nur Vasodilatation — wird die Hauptursache für das Zustandekommen der Gefäßveränderungen gesehen.

δ) *Die Veränderungen am proximalen Abschnitt.*

Die Veränderungen am zentralen Abschnitt des durchtrennten Nerven hat man auch als retrograde Degeneration bezeichnet. Man muß hierbei Früh- und Spätveränderungen unterscheiden. Im Frühstadium findet sich eine starke Achsencylinderauftreibung (CAJAL, SPATZ), die SPATZ entsprechend dem Vorgang an der Nervenzelle als *primäre Fasererkrankung* bezeichnet hat. Diese, wie die für das Verständnis des Vorganges der WALLERschen Degeneration so grundlegend wichtigen Umwandlungen in der Nervenzelle nach Nervendurchschneidung, werden in 1. Teil A I besprochen, weshalb hier nicht näher darauf eingegangen werden kann. Einige Veränderungen, die speziell den peripheren Nerven betreffen, sollen aber hier kurz erwähnt werden. Zunächst ist als wichtiger Befund festzuhalten, daß immer nur einzelne Fasern betroffen sind. In manchen Fällen können sich die Veränderungen weiter nach zentral fortsetzen und lange Zeit bestehen bleiben, während sie sich im allgemeinen wieder zurückbilden. Dieses Verhalten ist offenbar abhängig von der Art und Intensität — etwa der Zerrung des Nerven — der Schädigung bei der Verletzung. Auf Grund der Untersuchungen von YOUNG (1942, 1944 und 1945), GUTMANN und MEDAWAR (1942) und P. WEISS (1944), die bei Konstriktion des Nerven eine axonale Stauung feststellten, haben die histologischen Veränderungen im proximalen Stumpf wieder vermehrtes Interesse gefunden. Dabei wird die Vermutung von ENGELMANN (1876) angeführt, daß die aufsteigenden Veränderungen von der Verletzungsstelle nur bis zum nächsten RANVIERschen Schnürring gehen und dort haltmachen. Vom 3. Tage an treten nach den Untersuchungen von RANSON (1906 und 1912) Abbauerscheinungen an den Nervenfasern und Proliferation der SCHWANNschen Zellen auf. Außer der Anschwellung der Nervenfasern kommt es aber zu einer sehr deutlichen interstitiellen Flüssigkeitsvermehrung, die auch noch in den Spätstadien nachweisbar ist, wie eigene Untersuchungen zeigen (KRÜCKE 1949). Ob der seröse Erguß zu der Achsenzylinderauftreibung beiträgt oder sie auf einer proximodistalen Plasmaströmung und Stauung im Achsenzylinder beruht, ist noch nicht geklärt.

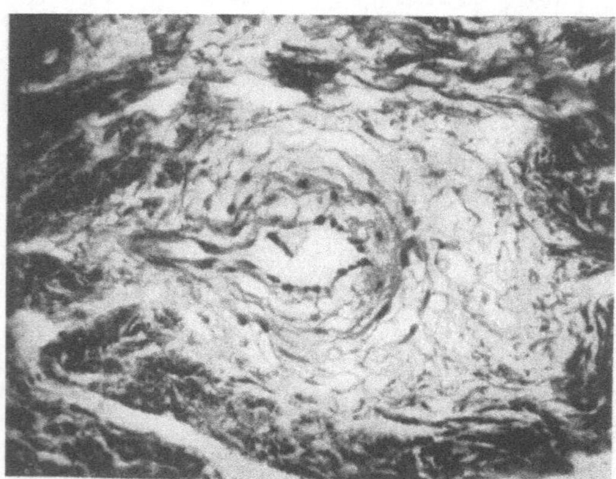

Abb. 16. Kleines Gefäß aus einem Ischiadicusneurom 12 Monate nach der Verletzung. Hochgradiger Umbau der Gefäßwand mit Umwandlung der Gefäßwandschichten in ein wabenförmiges Maschenwerk. Auflockerung des perivasculären Gewebes. (E.-Nr. 34/45. Färbung: Elastica-VAN GIESON.)

Die Spätveränderungen bestehen in degenerativen Erscheinungen an einzelnen Nervenfasern, die bereits ELZHOLZ (1899) beschrieben und die BIONDI (1913) genauer untersucht hat. Durch retrogrades Zugrundegehen der Nervenzellen kann nach BIONDI sogar eine sekundäre Faserdegeneration vorkommen. In der Hauptsache handelt es sich aber um langsam fortschreitende atrophisierende Prozesse, um eine Inaktivitätsatrophie, die sich etwa vom 3. Monat nach der Durchschneidung ausbildet und mit einer erheblichen Vermehrung der ELZHOLZschen Körperchen einhergeht.

ε) *Das Wesen der* WALLER*schen Degeneration.*

In der umfangreichen Literatur über die WALLERsche Degeneration spiegelt sich der Streit für und gegen die Neuronentheorie, der in manchen Publikationen auch heute, allerdings vorwiegend bei der Diskussion um die Kontinuitätslehre oder Neuronentheorie im vegetativen Nervensystem, noch nichts an Schärfe verloren hat. Die Deutung der histopathologischen Befunde, besonders bei der Regeneration, ist abhängig von der Stellung zur Neuronenlehre.

Da es heute wohl kaum mehr bestritten wird, daß die Regeneration durch Auswachsen des Nervenfaserfortsatzes aus der *kernhaltigen* Nervenzelle zustande kommt, so stellen sich der Deutung der WALLERschen Degeneration keine unüberwindlichen Gegensätze mehr in den Weg. Trotzdem gibt es auch heute noch verschiedene Theorien über ihr Wesen. Zunächst steht fest, daß sie nicht durch den Verlust der Impulse, die im Nerven verlaufen, zu erklären ist. Die Vorstellung von YOUNG und WEISS über den intraaxonalen Turgor führte YOUNG zu einer ähnlichen Auffassung wie früher schon SPIEGEL (1922)[1], daß nämlich die WALLERsche Degeneration durch eine Änderung der Oberflächenspannung zustande kommt, sobald der „intraaxonale Wachstumsdruck" ausgeschaltet wird. Die Nervenfasern werden bei dieser Vorstellung als viscöse, flüssige Säulen angesehen, wobei die Form des Nervenfaserzerfalls dem Vorgang bei Aufbrechen einer Flüssigkeitssäule in Tropfen gleichen soll. Die Plasmaströmung im Axon wäre somit der „trophische Einfluß" WALLERs, der die Kontinuität der Nervenfaser erhält.

Diese Theorie kann aber wie GUTMANN und HÓLUBAR hervorheben, nicht die Verschiedenheit der Degenerationsgeschwindigkeit, z. B. in Transplantaten, sowie die Ähnlichkeit von Degenerationsformen in vivo, vitro und bei Autolyse, erklären. Auch müßte Änderung des osmotischen Druckes die Degeneration verhindern oder verzögern, was aber bisher nicht beobachtet werden konnte. GUTMANN und HÓLUBAR kommen auf Grund ihrer sehr interessanten morphologischen und physiologischen Untersuchungen zu einer Deutung des Wesens der WALLERschen Degeneration als *Autolyse in vivo*, die allerdings auch schon früher diskutiert wurde (MARINESCO 1928).

Es besteht wohl kein Zweifel, daß die Deutung dieses histopathologisch so wohlcharakterisierten Vorganges noch immer schwierig ist und daß für die Aufrechterhaltung der Kontinuität der Nervenfaser nicht nur ein zentraler, sondern auch ein peripherer Faktor — vor allem die Sauerstoffversorgung — notwendig ist. Sowohl die Unterbrechung der Kontinuität zur Nervenzelle, als auch die Absperrung der Blutzufuhr kann, jede für sich, zum Zerfall der Nervenfaser führen. Bei Abtrennung von der Nervenzelle allein ist die Blutzufuhr, wenn auch bei Durchtrennung des Gesamtnerven sicher gestört, aber doch so weit erhalten, daß keine vollständige Nekrose des distalen Teiles eintritt. Nach histologischen Gesichtspunkten könnte man den Vorgang am ehesten mit einer unvollständigen Nekrose vergleichen, bei der nur das geschädigte Parenchym abstirbt, während die Glia — beim peripheren Nerven SCHWANNsche Zellen — und Bindegewebszellen Proliferationserscheinungen zeigen. Beim Abbau der Nervenfaser spielen ganz offenbar Kräfte der Oberflächenspannung sowie fermentative Vorgänge eine Rolle.

Durch die Kontinuitätstrennung eines Nerven wird die Lebenseinheit von Nervenzelle und Nervenfaser mit End- und Erfolgsorgan empfindlich getroffen. Der von BETHE eingeführte Begriff einer Störung dieses *Lebensgleichgewichtes* durch Verletzung einer peripheren Nervenfaser hat bis heute noch nichts an seiner Anschaulichkeit für die Erklärung des Zustandekommens bestimmter Reaktionen an beiden durchtrennten Abschnitten, den zentralen wie den peripheren eingebüßt.

d) Regeneration.

Über Regeneration gibt es eine unübersehbare Zahl von Arbeiten, deren größter Teil früher der Diskussion um die theoretischen Grundlagen, vor allem um zentrogene oder autogene Regeneration, gewidmet war. Die Tatsachen

[1] „Der Zerfall der Markscheide würde sich demnach zwanglos als Folge der Herabsetzung der Oberflächenspannung des Axoplasmas erklären" (SPIEGEL 1922).

sind weniger umstritten als ihre Deutungen, wie schon BOEKE 1935 in seinem ausgezeichneten Handbuchabschnitt über Nervenregeneration feststellte. Hier, sowie in den Handbuchabschnitten von SPIELMEYER (1929), BIELSCHOWSKY (1935) und CAJAL (1935), sind die bis dahin bekannten Tatsachen und Theorien prägnant dargestellt. In den vergangenen 20 Jahren sind weitere ausgedehnte experimentelle Untersuchungen vor allem in der anglo-amerikanischen Literatur veröffentlicht worden, die durch genaueres zahlenmäßiges und statistisches Erfassen der Vorgänge bei De- und Regeneration unsere Kenntnisse bereichert haben (HOLMES, YOUNG 1942, HOLMES, HIGHET und SEDDON 1944, SEDDON und HOLMES 1945, HILLER 1948/49, SUNDERLAND 1947, HAYMAKER 1948, P. WEISS 1944/45 u. a.). Die Regeneration wird übereinstimmend auf der Grundlage des WALLERschen Gesetzes gedeutet, dessen 2. Teil besagt, *daß die Regeneration nur von der Nervenzelle, also zentrogen, zustande kommt.* Auf der anderen Seite wird seit den Arbeiten BETHEs, BOEKEs und SPIELMEYERs nicht mehr vom freien Auswachsen gesprochen. Auch manche der früher so eifrig diskutierten Tropismen sucht man heute auf faßbare Vorgänge zurückzuführen.

Im ganzen ist man aber trotz mancher neuer Details und neuer Vorstellungen nicht wesentlich über die Grundprinzipien hinausgekommen, die EDINGER (1918) in seinen beiden letzten Arbeiten über Aufbau und Funktion, Untergang und Neubildung der peripheren Nerven dargestellt hat. Wenn er auch damals sowohl von den Vertretern der autogenen Regeneration wie denen der extremen Neuronentheorie angegriffen wurde, so haben sich doch seine Vorstellungen weitgehend bestätigt. EDINGERs Auffassung vermittelt, wie auch die von BERBLINGER (1921), zwischen den beiden extremen Standpunkten. Hierbei wird das Auswachsen von Fasern aus dem zentralen Abschnitt für bewiesen angesehen, aber für eine erfolgreiche Regeneration die Bedeutung der SCHWANNschen Zellen des peripheren Stumpfes und des zentralen Teiles hervorgehoben. „Die Nervenfaser ist also pluricellulären Ursprungs." Ob diese SCHWANNschen Zellen irgendwie an der Ernährung der auswachsenden Nervenfaser beteiligt sind, wie EDINGER annimmt, ist bis heute noch nicht geklärt.

Eine Übersicht über Tatsachen und Theorien der Regeneration in kurzer Form zu geben, ist bei der Fülle der vorliegenden Arbeiten eine fast unlösbare Aufgabe.

Halten wir uns zunächst an die mit histologischer Methodik gewonnenen Tatsachen. Voraussetzung für eine Regeneration ist neben dem Auswachsen der Nervenfasern aus dem zentralen Stumpf die Degeneration des peripheren Stumpfes. Es sind verschiedene komplexe Vorgänge, die zur erfolgreichen Regeneration führen und die sowohl nach ihrer zeitlichen Reihenfolge als auch nach dem Ort, an dem sie sich abspielen, einzuteilen sind.

α) Übersicht über den Verlauf der Regeneration.

Aus dem zentralen wie dem peripheren Stumpf wachsen nach etwa 3 Tagen SCHWANNsche Zellen in die Durchschneidungsstelle ein, die nach NAGEOTTE und BOEKE ein Syncytium bilden, welches durch das Granulationsgewebe hindurch wuchert. Die Ausdehnung dieses Granulationsgewebes ist von entscheidender Bedeutung. Je kleiner die Lücke zwischen den beiden Nervenenden ist, um so leichter können die vom proximalen Stumpf auswachsenden Nervenfasern das Granulationsgewebe überbrücken. Auf die Wucherung der SCHWANNschen Zellen aus dem peripheren Stumpf hat BETHE zuerst aufmerksam gemacht. In der Narbe vereinigen sich nach EDINGER u. a. die SCHWANNschen Zellen des peripheren und zentralen Stumpfes. Sie stellen nach BOEKE u. a. das Leitgewebe für die aussprossenden Nervenfasern dar, die nach BOEKE innerhalb des Plasmas der SCHWANNschen Zellen anzutreffen sind.

Während vom zentralen Stumpf bereits die neuen Fasern vordringen, läuft im distalen Abschnitt die WALLERsche sekundäre Degeneration ab. Hier kommt es aber gleichzeitig in den ersten 2 Wochen zu einer Wucherung der SCHWANNschen Zellen des peripheren Stumpfes. Nach HOLMES und YOUNG ist diese „Aktivierung" am 9. Tag am deutlichsten und dauert beim Kaninchen über 3 Wochen. Das SCHWANNsche Syncytium liegt innerhalb der Endoneuralrohre und wird in diesem Zustand als HANKEN-BÜNGNERsches Band bezeichnet (Bandfaserstadium s. Abb. 12). Ein Schema von CAJAL (Abb. 17) bringt das Verhalten der Nervenfasern an der Vereinigungsstelle beider Nervenenden übersichtlich zur Darstellung. Die Fasern, die den peripheren Stumpf erreicht haben, wachsen innerhalb der Endoneuralrohre zwischen oder in den SCHWANNschen Zellen nach der Peripherie hin aus. Die regenerierten Nervenfasern haben einen Durchmesser von 0,5—3,0 μ. Einige Fasern, besonders in den Randgebieten, die den peripheren Abschnitt nicht erreichen, biegen um und endigen mit kugeligen Anschwellungen im Bindegewebe. Andere rückläufige Fasern bilden die bekannten PERRONCITOschen Spiralen.

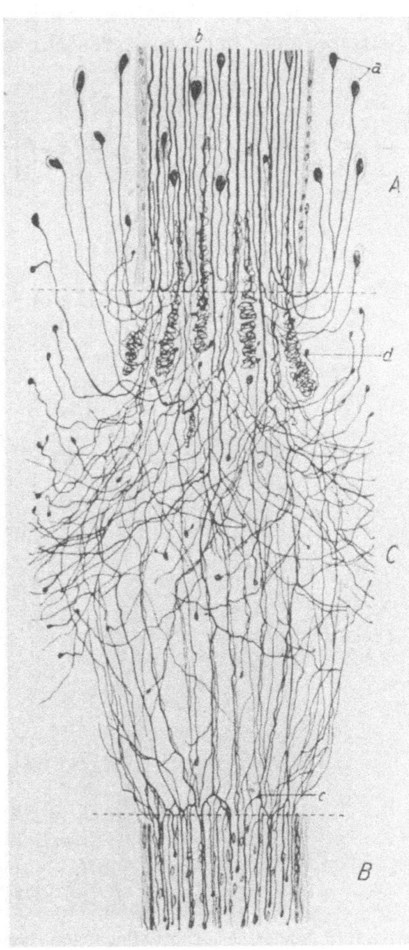

Abb. 17. Schema von CAJAL über das Verhalten der Achsenzylinder in der Nervennarbe. *A* Zentrales Ende mit aussprossenden Achsenzylindern, von denen nur ein Teil den distalen Stumpf (*B*) erreicht. Im Bereich der Narbe (*C*) unregelmäßig verflochtene Achsenzylinder im Narbengewebe. *a* und *b* rückläufige Fasern mit Endkeulen; *c* Achsenzylinder, die sich beim Eintritt in den distalen Stumpf verzweigen; *d* PERRONCITOsche Spiralen.

Im weiteren Verlauf erreichen die ersten vorwachsenden Nervenfasern die Peripherie mit Ausbildung provisorischer und atypischer Endorgane. Gerade hierbei betont BOEKE, der dieses Gebiet in hervorragender Weise bearbeitet hat, die Bedeutung des Leitgewebes für die regenerierende Nervenfaser.

Die Nervenfasern, die das Endgebiet erreicht haben, zeigen ein allmähliches Dickenwachstum und eine fortschreitende, meist *diskontinuierliche Zunahme des Markes*. Im Plasma der SCHWANNschen Zellen finden sich jetzt zahlreiche feinkalibrige, neue, mit Silber imprägnierbare Fasern, wie überhaupt die Zahl der neugebildeten Fasern die der zugrunde gegangenen weit übertrifft. BIELSCHOWSKY spricht daher von „Hyperneurotisation". Er nimmt an, daß jedes einzelne der im SCHWANNschen Plasma liegenden Fäserchen später markreif werden kann, während BOEKE der Auffassung ist, daß alle oder die Mehrzahl dieser feinkalibrigen Fasern von Mark umkleidet werden und so den Neurofibrillen der reifen Nervenfaser entsprechen. Auch die neueren Arbeiten haben nicht endgültig klären können, auf welche Weise die auswachsenden Nervenfasern von den SCHWANNschen Zellen umgeben werden, wie die Markbildung vor sich geht und schließlich wie die Endoneuralhülle und Segmentierung zustande kommen.

In den *Endgebieten* treten ebenfalls, wie die hervorragenden Untersuchungen BOEKEs zeigten, „die neueren Nervenelemente in üppiger, übermäßiger Fülle" auf. „Von allen Seiten kommen die Neurofibrillenstränge an die Muskelfasern heran, es bilden sich mehrere Endigungen auf derselben Muskelfaser, bisweilen sogar innerhalb derselben Sarkoplasmaanhäufung, im Übermaß sprossen die Seitenzweige hervor, verästeln sich wieder, bilden neue Nervenendigungen,

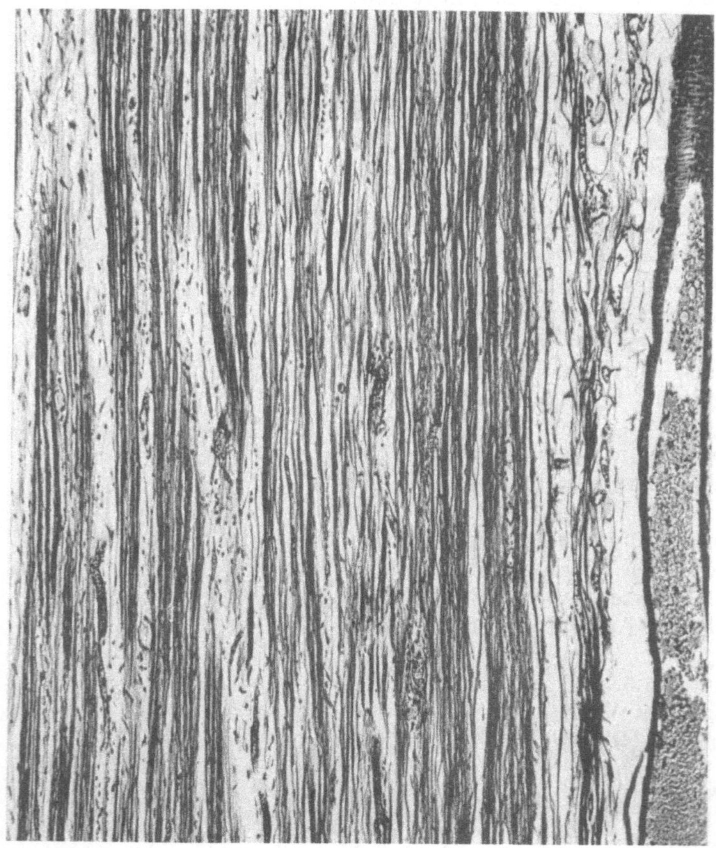

Abb. 18. „Isomorphe Neurotisation" eines autogenen Transplantates 4 Monate nach der Einpflanzung. Diese Art der Neurotisation ähnelt weitgehend den Verhältnissen im distalen Stumpf eines verletzten Nerven. (Nach F. HILLER.)

Netzchen und Endringe, lange Ausläufer, Schlingen und Überkreuzungen, greifen weit über die Muskelfaser hinaus, in immer neuer wechselvoller Gestaltung" (BOEKE). Erst im Laufe von Monaten bildet sich diese überschüssige Produktion zu dem offenbar zahlenmäßig ganz bestimmten Innervationsverhältnis der Muskulatur zurück; damit hört die Triebkraft der Regeneration auf.

Die *Bedeutung der gerichteten Endoneuralstrukturen* im peripheren Abschnitt für eine erfolgreiche Regeneration wurde besonders von HILLER (1948/49) betont, der das unterschiedliche Verhalten bei intakten und zerstörten Endoneuralrohren durch zwei neue Bezeichnungen sehr zutreffend charakterisiert hat. Bei erhaltenem Endoneuralrohr kommt es zu einer „*isomorphen*" Neurotisation (Abb. 18), bei Zerstörung der Endoneuralrohre zu einer „*heteromorphen*" Neurotisation.

Nach dieser Übersicht über die komplexen Vorgänge bei der Regeneration seien kurz noch einige Einzelheiten und Abweichungen erwähnt.

Das *Aussprossen aus dem zentralen Stumpf* erfolgt auf zweierlei Art: man unterscheidet eine *terminale* und eine *kollaterale* Form. Bei der terminalen Form dringen die Fäserchen vom äußersten Ende des Achsencylinders in die Peripherie vor. Nach BIELSCHOWSKY handelt es sich hierbei aber nur um passagere Erscheinungen, die bald wieder resorbiert werden. Bei der kollateralen Sprossung entspringen die Fäserchen nicht am äußersten Ende des proximalen Stumpfes, sondern mehr oder weniger weit zentral. Hieraus bilden sich offenbar dauerhaftere Nervenfasersprossen. Am proximalen Stumpf findet man, wie BIELSCHOWSKY und UNGER (1917) hervorheben, häufig Nervenfaserveränderungen, die dem Bilde der segmentalen Degeneration vollkommen entsprechen. Sie betonen die Tatsache, daß an den Stellen solchen Markzerfalles immer eine starke Aussprossung junger Nervenfasern stattfindet. Diese verlaufen entlang der alten Faser häufig in Spiralen und werden bei Hindernissen, wie bei bindegewebigen Narben und Markbrocken, rückläufig.

Bei der *Regeneration nach infektiösen und toxischen Erkrankungen* der peripheren Nerven liegen besondere Verhältnisse vor, da hier nur immer einzelne Fasern oder Faserbündel von der Erkrankung betroffen sind. Der Zustand der Endoneuralrohre ist aber auch hier für den Erfolg der Regeneration von wesentlicher Bedeutung.

Die bei der Degeneration des distalen Stumpfes eintretende *Schrumpfung des Endoneuralrohres* wurde als ein Hindernis für die Ausdehnung der regenerierten Nervenfaser bei der Reifung gedeutet (HOLMES und YOUNG, SANDERS und YOUNG). Andererseits zeigen die experimentellen Untersuchungen von SUNDERLAND und BRADLEY (1950), daß der distale Stumpf für mindestens 12 Monate die Fähigkeit behält, regenerierende Nervenfasern einwachsen zu lassen, die sich nicht wesentlich von der unterscheidet, wenn die Nervennaht unmittelbar oder kurze Zeit nach der Verletzung vorgenommen wird. Daraus läßt sich folgern, daß die Schrumpfung der Endoneuralrohre, nach SUNDERLAND und BRADLEY maximal und schwer schon im 3. Monat, ein reversibler Prozeß ist, oder daß die Nervenfasern für die Wiederkehr der Funktion nicht unbedingt ihren ursprünglichen Durchmesser erreichen müssen. Für die letztere Auffassung sprechen die Untersuchungen von WEISS, ALEXANDER, WOODS und WEISS (1948), DUNCAN (1948).

Bei der *Nervenkontusion* können je nach der Schwere des Traumas die Endoneuralrohre erhalten bleiben oder mitgeschädigt werden. Dementsprechend kommt es nach HILLER entweder zu einer isomorphen oder heteromorphen Neurotisation.

Auch bei der Regeneration von *Transplantaten* (HILLER) zeigte sich, daß der Zustand des mesodermalen Endoneuriums und der Capillaren von ausschlaggebender Bedeutung ist.

β) Die theoretische Deutung der Regeneration.

Eine umfassende Übersicht über die Theorien der Regeneration bis zum Jahre 1932 findet sich bei BOEKE sowie bei CAJAL (1928) und bei SPIELMEYER (1928). Sie sollen hier nicht im einzelnen wiederholt werden. Auch heute sind noch keineswegs alle Probleme geklärt. Die Hauptfrage bei der Regeneration, auf welche Weise und durch welche Kräfte geleitet die auswachsenden Nervenfasern durch die Narbe den peripheren Nervenabschnitt erreichen, und wie die Verbindung mit dem zentralen und peripheren Endgebiet wieder zustande kommt, wurde von BOEKE unter Ablehnung der spekulativen Theorien synthetisch im Sinne der „Ganzheit“ interpretiert. „Bei der Degeneration, und speziell bei der regenerativen Neubildung der Nervenfasern und der Endorgane, kommt es nicht auf die Tätigkeit eines einzigen Gewebselementes, der Neurofibrille, an, sondern alle Gewebselemente, die Nervenfasern, ihre Scheiden, das Bindegewebe, die Muskelfasern (oder Tastzellen) arbeiten in harmonischer Weise zusammen, bis sich das ganze Organ wieder zu einem harmonischen Ganzen entwickelt hat, das sich gegenüber dem Organismus in seiner alten Gleichgewichtslage befindet." BOEKE spricht von einer „fortschreitenden Differenzierung der lebenden Substanz" in loco, die sich aber nur im Anschluß an das Zentrum, an die zentrale leitende Bahn, entwickele. „Neben der Tendenz zur Ausbreitung des leitenden Elementes, die den Neuroplasmen innewohnt und sie zu einem ‚Organisator' im Sinne SPEMANNs macht" nimmt BOEKE eine Differenzierung des Neurofibrillengefüges im syncytialen Protoplasma des Geleitgewebes an. Er hält es für höchst unwahrscheinlich, daß ein trophischer Einfluß im Sinne von Stoffwechselströmen von der Nervenzelle durch die Nervenfaser verläuft.

Das ist aber gerade der Inhalt der neuen von YOUNG, WEISS u. a. vertretenen Vorstellungen, nach denen ein axonaler Plasmastrom von der Nervenzelle zur Peripherie führt, womit sowohl das Auswachsen wie die Degeneration der Nervenfaser ganz im Sinne des alten WALLERschen Gesetzes erklärt wird. Auf die Einwände gegen diese Vorstellungen wurde schon bei der Besprechung der Degeneration verwiesen. Die Kräfte, die zum Auswachsen der Nervenfasern aus dem zentralen Stumpfe führen und heute als axonaler Druck bezeichnet werden, wurden von HELD als vis à tergo, von DUSTIN als axonale Turgescenz und von HEIDENHAIN als histodynamischer Impuls und schließlich von CAJAL als *intrinsic factor* bezeichnet. Wir haben es hierbei mit einem elementaren Lebensvorgang zu tun, bei dem die Analyse der Einzelerscheinungen uns das Verständnis des Gesamtvorganges noch nicht klarer werden ließ.

Der *externe Faktor* (CAJAL), der Einfluß auf die Richtung und die Geschwindigkeit nimmt, wurde von ihm in chemischen Substanzen vermutet, Neurotropismus (FORSSMANN). Im Anschluß an BOEKE deutet man den externen Faktor in neueren Arbeiten ausschließlich als Leitbahnwirkung des peripheren Stumpfes, wobei das „Kontaktführungsprinzip" entlang ultramikroskopischer Strukturen von P. WEISS eine Erweiterung der Vorstellungen von HELD über das Prinzip der Wegstrecke oder der Hodogenese von DUSTIN bedeutet. WEISS lehnt die chemotaktische Wirkung des peripheren degenerierenden Nerven vollkommen ab. Er sieht, wie bereits bei der Entwicklung der Nerven erwähnt, im „mechanischen" Faktor den einzigen, der unmittelbaren Einfluß auf den Verlauf der Nervenfaser hat. Im Gegensatz dazu weist aber v. MURALT darauf hin, daß neben der physikalisch-chemischen Organisation eine ausgesprochene chemische Organisation im Nerven vorhanden ist und auch chemische Substanzen — wie der von ihm beschriebene neuroregenerative Wuchsstoff — doch als interne oder externe Faktoren eine Rolle spielen könnten.

Man hat die Nervenregeneration wiederholt mit der Entwicklung des Nerven verglichen, die Parallelen liegen auf der Hand. Ebenso darf man aber auch nicht die Unterschiede verkennen. Sie bestehen darin, daß zwar die SCHWANNschen Zellen und vor allem die Endoneuralrohre als Leitbahn vorhanden, aber die zu überwindenden Wegstrecken meist wesentlich größer und die peripheren Organe bereits ausdifferenziert sind.

B. Das Nervenbindegewebe und die Gefäße.

Wie schon bei der WALLERschen Degeneration besprochen, nehmen Bindegewebe und Gefäße wesentlichen Anteil an dem Ablauf und der Modifikation des histopathologischen Vorganges. Das kommt zum Ausdruck in den Gefäßveränderungen mit Permeabilitätsänderung und den Proliferationserscheinungen des Bindegewebes. Nach der Definition des Entzündungsbegriffes in der allgemeinen Pathologie (FISCHER-WASELS) müßte man deshalb die sekundäre Degeneration zur Entzündung rechnen. Daß damit dem Entzündungsbegriff wenig gedient wäre, hat schon SPATZ 1930 betont. An diesem Beispiel wird aber erneut klar, daß dem Nervensystem, hier dem peripheren Nerven, eine Sonderstellung zukommt und eine Übereinstimmung im neuropathologischen und allgemeinpathologischen Entzündungsbegriff dringend notwendig ist, wenn man diesen Begriff, ebenso wie den der Degeneration, nicht umgehen oder ganz aufgeben will.

Bei der Beurteilung krankhafter Veränderungen der peripheren Nerven hat sich eine gewisse Wandlung vollzogen, als man nicht mehr allein die parenchymatösen Bestandteile, Achsenzylinder und Markscheide, isoliert betrachtet, sondern, wie BOEKE besonders für die Regeneration dies bereits getan hat, alle Gewebsbestandteile in ihrem wechselseitigen Verhältnis aufeinander berücksichtigt. Diese Betrachtungsweise, die natürlich nicht nur das Nervenbindegewebe, sondern auch das Verhalten der Nervengefäße mit einschließen muß, hat sich besonders für unsere Vorstellungen von der Pathogenese degenerativer und entzündlicher Erkrankungen als fruchtbar erwiesen. Hierauf werden wir im einzelnen noch zurückkommen. An dieser Stelle wollen wir nur auf diejenigen krankhaften Vorgänge am Bindegewebs- und Gefäßapparat eingehen, die bei verschiedenen Erkrankungsformen endogener und exogener Natur, sowie primären und sekundären Degenerationen in gleicher Weise vorkommen. Es handelt sich dabei um die mucoide Degeneration, die RENAUTschen Körperchen, die zwiebelschalenartigen Formationen um die einzelnen Nervenfasern, sowie allgemeine Betrachtungen über die Gefäßerkrankungen der Nerven.

a) Die mucoide Degeneration.

Das Auftreten mucoider Substanzen im Nerven, von DOINIKOW (1911) bei experimenteller Beri-Beri und SCHULTZ (1921) bei Myxödem, im Zusammenhang mit Degeneration der Nerven von KRÜCKE (1939) beschrieben, wurde als eine wohlcharakterisierte Form der Entartung peripherer Nerven aufgefaßt, die sich von der WALLERschen Degeneration unterscheiden lasse. Diese Feststellung hatte zweifellos zur Zeit der Publikation Geltung, denn über mucoide Substanzen war bei der WALLERschen Degeneration bis dahin nichts bekannt. Wie eigene Untersuchungen (KRÜCKE 1949) an dem großen Material von Kriegsverletzungen erkennen ließen, kommen mucoide Substanzen aber auch bei den Kontinuitätsdurchtrennungen des Nerven vor, besonders in der Nervennarbe und in Neuromen. Quantitativ waren jedoch deutliche Unterschiede in ihrem Auftreten bei entzündlichen Erkrankungen (Polyneuritis), endogenen Systematrophien und Nervenverletzungen nicht zu verkennen. Die stärksten Grade fanden sich bisher bei neuraler Muskelatrophie und hypertrophischer Neuritis. Geringe Mengen mucoider Substanzen finden sich gelegentlich auch im Perineuralraum bei nervengesunden Individuen, während Befunde wie in Abb. 19 und 20 niemals in unserem Vergleichsmaterial angetroffen wurden.

Bei der Färbung mit Kresylviolett sieht man an den betroffenen Nerven eine oft schon makroskopisch erkennbare rote Metachromasie, die durch eine im Endoneurium vorhandene fädig-körnige Substanz bedingt ist. Die Mucicarminfärbung fällt nur schwach aus. Somit zeigt die Substanz das gleiche Verhalten wie die von SCHULTZ in der Gefäßwand beschriebenen mucoiden Substanzen und das Gewebe wird von SCHULTZ „mucoides Gewebe“ und entsprechend seinem färberischen Verhalten „chromotrop“ genannt. Die Herkunft dieser schleimartigen Substanzen ist noch umstritten. Mit LETTERER (1932) ist anzunehmen, daß die embryonale schleimig-gallertige Phase in der Grundsubstanz in nicht darstellbarer Form erhalten bleibt und durch eine Flüssigkeitsvermehrung wieder in Erscheinung treten kann. Diese Vorstellung

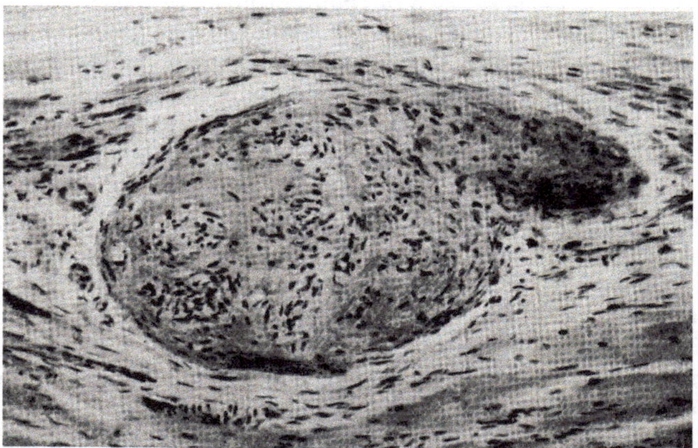

Abb. 19. Auftreibung eines Muskelnerven durch mucoide Substanzen mit Verdrängung der umgebenden Muskelfasern. Längsschnitt durch den Musculus biceps. (S.-Nr. 417/37, Path. Inst. Berlin-Buch, gleicher Fall wie Abb. 20 und Abb. 41—46. Färbung: Kresylviolett.)

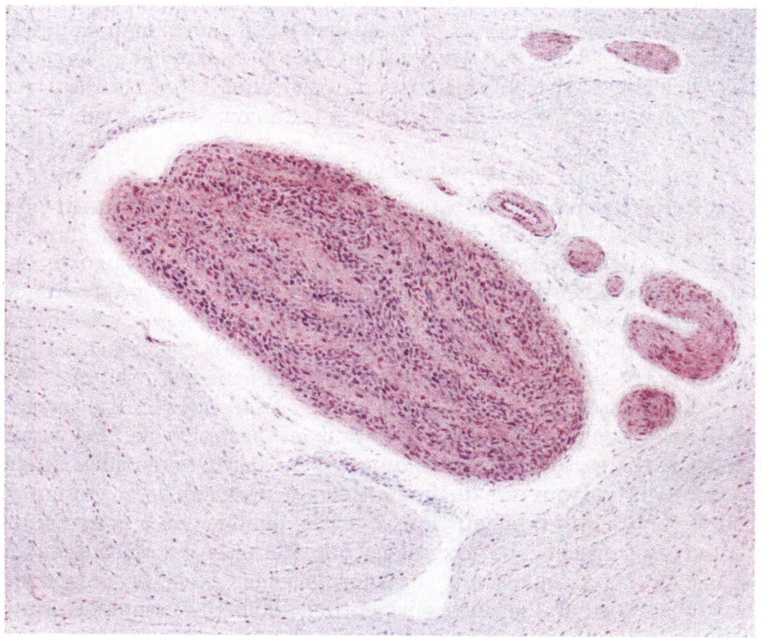

Abb. 20. Gleicher Fall wie Abb. 19. Querschnitt durch die Zunge. Metachromasie der mucoiden Substanzen im Nerven bei Kresylviolettfärbung.

stimmt gut mit den Befunden bei den Nervenerkrankungen überein, bei welchen das vermehrte Auftreten bisher beobachtet wurde. Bei all diesen Prozessen ließen sich Permeabilitätsstörungen der Blutgefäße mit mehr oder weniger schweren Gefäßwandveränderungen nachweisen. Ob die Markscheiden, die ja ebenfalls eine deutliche Metachromasie bei der FEYRTER-Färbung ergeben, und die zahlreichen im Nerven vorhandenen Mastzellen als Quelle der mucoiden

Substanzen in Frage kommen, ist noch nicht geklärt. Die Intensität im Auftreten mucoider Substanzen bei gleichzeitiger Degeneration der Nervenfaser in den eigenen Beobachtungen kann im Sinne einer Mitbeteiligung der chromotropen Substanzen aus der Markscheide gedeutet werden, wenn auch damit gerechnet werden muß, daß die gleiche Schädigung, die zum Untergang der Nervenfasern führt, den stärkeren Grad der „Schleimphanerose" aus dem Bindegewebe verursacht. Über die Beteiligung und auch die Bedeutung der zahlreichen Mastzellen, auf deren häufiges Vorkommen bei Neurofibromen UNNA schon 1894 aufmerksam macht, ist noch nichts bekannt. Die Hauptquelle für die mucoiden Substanzen stellt aber sicher das Nervenbindegewebe dar, in Analogie zu den Befunden von SCHULTZ in der Gefäßwand. Gefäßwand- und Nervenbindegewebe scheinen in dieser Beziehung ähnliche Eigenschaften zu besitzen. Da im Nerven die mucoiden Substanzen bei langsam verlaufenden De- und Regenerationsprozessen vermehrt auftreten, erscheint es berechtigt, die hierdurch charakterisierten Stadien des Prozesses zunächst bis zur endgültigen Klärung als mucoide Degeneration zu bezeichnen.

Wie bei vielen anderen Erscheinungen ist das Auftreten mucoider Substanzen erst von pathologischer Bedeutung, wenn stärkere Grade erreicht werden. Es handelt sich um Abweichungen vom Normalen, die im Laufe des Lebens durch vielfältige exogene und endogene Ursachen zustande kommen, ohne zu klinischen Erscheinungen zu führen. Das gleiche gilt ja auch für die von SIEGMUND MAYER (1881) im anscheinend normalen Nerven gefundene segmentale Degeneration einiger Nervenfasern. Die Vorstellungen über die Entstehung der mucoiden Substanzen lassen eine solche Deutung durchaus zu.

b) Die RENAUTschen Körperchen.

Diese Bildungen hat RENAUT erstmalig 1881 als „système hyalin, intravaginal" beim Menschen, beim Pferd, beim Hund und beim Esel beschrieben. Dieser Befund wurde später von zahlreichen Autoren (LANGHANS, E. OKADA und F. PICK u. a.) bei verschiedenen Krankheiten bestätigt oder neu entdeckt. Von VANLAIR (1894) wurden sie „mésoneurites nodulaires" bezeichnet. Sie finden sich meist im Perineuralraum, seltener innerhalb der Faserbündel verschiedener Nerven und bestehen aus lamellär geschichteten, konzentrischen, reticulären Fasern mit einem meist hyalinen Zentrum (Abb. 21). In dem Maschenwerk der zellig-faserigen Bildungen finden sich blasige Zellen „cellules godronnées" RENAUT, „Blasenzellen" LANGHANS und KOPP (1892). Diese Bildungen kommen, wie die Untersuchungen von LANGHANS und KOPP — sowie eigene Befunde — ergaben, besonders zusammen mit der mucoiden Degeneration vor, bei der ganz entsprechende Blasenzellen innerhalb der mucoiden Substanzen auch ohne die konzentrische Lamellenbildung auftreten. LUGARO (1904) deutet bereits wie PICK diese ein- oder mehrkammerigen Blasenzellen als umgewandelte oder ödematöse Zellen des Endoneuriums. Neue systematische Untersuchungen von ADLER, SCHEIBNER und SANDFOSS — aus dem Institut von FEYRTER — haben weiterhin zur Klärung des normalen und pathologischen Verhaltens des Perineuralraumes — den FEYRTER als Randsinus bezeichnet — und seiner zellig-faserigen Wucherungen, der RENAUTschen Körperchen, beigetragen. Sie kommen bei nervengesunden Individuen vor und nehmen mit dem Alter zu.

Mit LUGARO nehmen wir an, daß diese endoneuralen Wucherungen weder für ein bestimmtes Krankheitsbild charakteristisch, noch von bisher erwiesener physiologischer Bedeutung sind. Ihr gehäuftes Auftreten dürfte als pathologisch zu werten sein. Mechanische Einflüsse, Druck über Gelenken, und Erkrankungen, die mit Permeabilitätsstörungen einhergehen, wie Myxödem und hypertrophische Neuritis, begünstigen ihre Zunahme.

c) Die konzentrisch geschichtete Fasersklerose (Zwiebelschalenbildung).

Das Vorkommen zwiebelschalenartig geschichteter, zellig-faseriger Wucherungen um die Nervenfasern, zunächst bei der hypertrophischen Neuritis beschrieben, wurde von den französischen Autoren als pathognomonisch für diese Erkrankung angesehen. Es gilt aber für diese Bildungen das gleiche wie

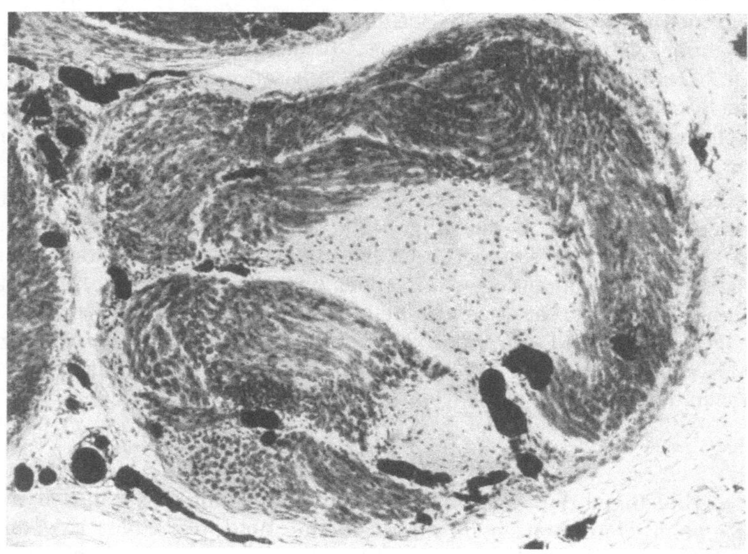

Abb. 21. Querschnitt durch den Plexus brachialis mit 2 RENAUTschen Körperchen im Zentrum eines Nervenfaserbündels. Derartige Befunde werden gelegentlich als „Infarkte" beschrieben. Im Endoneurium bestehen daneben geringe diffuse und knötchenförmige Lymphocyteninfiltrate, es handelt sich um eine Fleckfieberneuritis. (Gleicher Fall wie Abb. 24c.)

für die mucoiden Substanzen, mit denen sie nach eigenen Beobachtungen regelmäßig gemeinsam vorkommen, nämlich, daß sie bei verschiedenartigen Prozessen beobachtet werden. Sie stellen somit eine dem peripheren Nerven eigentümliche Reaktionsform dar, die nur bei den verschiedenen Krankheiten graduelle Unterschiede aufweisen dürfte. Bei der hypertrophischen Neuritis findet sich der stärkste Grad. SCHOB und DINKLER beschrieben die gleichen Wucherungen in den Spinalwurzeln bei multipler Sklerose. Bei den Nervenverletzungen, besonders in den neuromatösen Abschnitten, kommen sie in gleicher Weise vor (KRÜCKE 1949).

Histologisch bestehen die Wucherungen meist aus kollagenen Fasern, die konzentrisch um noch erhaltene oder auch zugrunde gegangene Nervenfasern angeordnet sind und die reticulären Fasern der Endoneuralrohre weitgehend verdrängen (Abb. 22). Im letzteren Falle sieht man im Zentrum gewucherte SCHWANNsche Zellen in Form der BÜNGNERschen Bänder. Aus dieser Tatsache leiteten SOUQUES und BERTRAND ihre Auffassung dieser Bildung als lamelläre hypertrophische „Schwannitis" und CORNIL, CHALNOT, RAILEANU und THOMAS als progressive hypertrophische „Schwannose" ab. Die SCHWANNschen Zellen haben aber nach unserer Auffassung nichts mit der Bildung der aus bindegewebigen Elementen bestehenden Wucherungen zu tun, wenn auch eine gewisse

Wechselwirkung zwischen Endoneurium und Nervenfaser sicher besteht und MASSON u. a. eine Determination oder Bildung der kollagenen Fasern durch die SCHWANNschen Zellen annehmen. Sucht man nach dem pathogenetischen Mechanismus, der diesen bindegewebigen Wucherungen, der konzentrischen Sklerosierung der Nervenfasern, zugrunde liegt, so finden sich bei allen verschiedenen Ursachen immer wieder in gleicher Weise Permeabilitätsstörungen der Nervengefäße. In dieser Permeabilitätsstörung, sei sie nun endogen oder exogen entstanden, sehen wir den pathogenetischen Hauptfaktor, der über Ödem oder seröse Entzündung zu einer Sklerosierung des Nerven führt (KRÜCKE 1941/42).

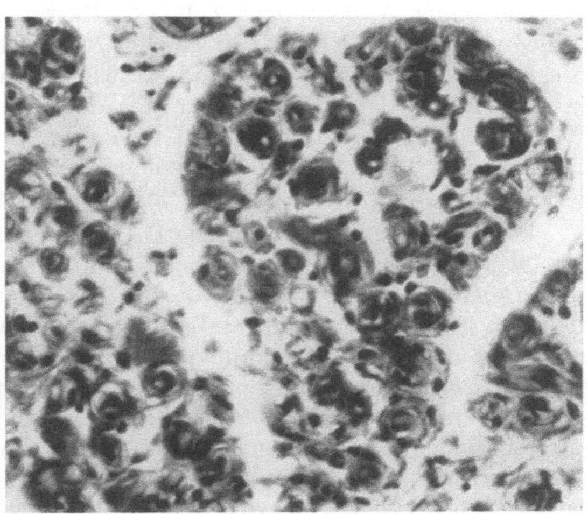

Abb. 22. Konzentrische Nervenfasersklerose mit zwiebelschalenartiger Schichtung gewucherter reticulärer und kollagener Fasern an Stelle des normalen Endoneuralrohres. (Gleicher Fall wie Abb. 19, 20, 41—46).

d) Die Gefäßveränderungen.

Den Gefäßveränderungen am peripheren Nerven wurde zeitweilig wenig Aufmerksamkeit geschenkt. Ihre einzelnen Formen, wie die *Endarteriitis obliterans* und die *Periarteriitis nodosa*, sollen im speziellen Teil abgehandelt werden. Wie die Untersuchungen der Gefäße bei der sekundären Degeneration (DOINIKOW 1911, KRÜCKE) gezeigt haben, muß man für die Beurteilung der Gefäßveränderungen im peripheren Nerven die besonderen Eigentümlichkeiten der neurovasculären Beziehungen innerhalb des Nerven berücksichtigen. PANCENKO (1947) hat auf die Schwierigkeiten in der Beurteilung, ob die Gewebsveränderungen im Nerven primär vasculärer oder neurogener Genese seien, hingewiesen. Es ist vor allem daran zu denken, daß infolge der Erkrankungen oder Verletzungen des Nerven selbst durch die Schädigung oder Ausschaltung der im Nervenstamm verlaufenden vasomotorischen Fasern funktionelle Kreislaufstörungen im Nerven oder im Versorgungsgebiet der betreffenden vasomotorischen Fasern entstehen können. Es kommt, allerdings erst nach längerer Zeit, sogar zu morphologisch nachweisbaren Gefäßveränderungen (LEWASCHEW, FRÄNKEL, LAPINSKY, KRÜCKE). Die Art dieser Veränderungen wurde bereits bei der sekundären Degeneration beschrieben, gleichartige oder ähnliche kommen bei Erkrankungen verschiedener Genese vor (KRÜCKE 1949), wobei ihre Deutung im Einzelfall in fortgeschrittenen Stadien — ob infolge eines toxischen oder entzündlichen Prozesses oder einer Nervenschädigung entstanden — schwierig sein kann.

C. Die Entzündung im peripheren Nerven.

1. Begriffsbestimmung der Neuritis.

a) Die Prinzipien der Einteilung.

Schon FLATAU betonte 1899 in der ersten zusammenfassenden Darstellung der pathologischen Anatomie der Neuritis und Polyneuritis, daß man vom pathologisch-anatomischen Standpunkt die Unterscheidung degenerativer und entzündlicher Prozesse im Auge behalten solle, wenn auch manchmal im Einzelfalle auf Grund der histologischen Untersuchungen nur schwer zu entscheiden sei, ob eine primäre Erkrankung der Nervenfasern oder des Bindegewebes vorliege. Bei den engen und komplexen Beziehungen zwischen Nervenfasern, Nervenbindegewebe und Gefäßen kann kein Gewebsbestandteil erkranken, ohne den anderen in irgendeiner Form in Mitleidenschaft zu ziehen. Das Aufgeben einer Gliederung in entzündliche und degenerative Formen würde aber ein völliges Versagen der pathologischen Histologie bedeuten.

Die bisherigen Ergebnisse sind allerdings nicht sehr ermutigend, wie die verschiedenen Auffassungen z. B. von PETTE und DÖRING aus der gleichen Klinik erkennen lassen. PETTE trat noch 1942 für eine Trennung entzündlicher und degenerativer Formen ein und beschrieb das klinisch-anatomische Bild der akuten Neuritiden. DÖRING hat sich demgegenüber 1950 dafür eingesetzt, eine Gliederung in entzündliche und degenerative Formen aufzugeben. Es sei die Aufgabe der Pathologie, die Polyneuritis nicht nach morphologischen Zuständen (Endergebnissen), sondern nach den zugrunde liegenden Vorgängen darzustellen.

Wenn wir die morphologische Pathologie der Polyneuritis darzustellen haben, so „werden wir uns“ wie in der Histopathologie überhaupt, nach den Worten SPIELMEYERs „nach wie vor an das halten müssen, *was wir sehen* . . . solange wir den gestaltlichen Umwandlungen der Organe und Gewebsstrukturen schwer oder gar nicht ansehen können, was sie funktionell bedeuten, werden wir nach *anatomischen* Merkmalen suchen, die uns *greifbare* Anhaltspunkte geben“. Dieser Worte SPIELMEYERs müssen wir besonders bei den Erkrankungen der peripheren Nerven gedenken, bei denen immer wieder die Diskrepanz zwischen klinischem und anatomischem Befund, wie kaum bei einer anderen Erkrankung des Nervensystems, hervorgehoben wird. Nur durch eine exakte Erfassung der histopathologischen Veränderungen des gesamten Nervensystems und Zurückhaltung in der Deutung sowie Gegenüberstellung mit klinischen Befunden kann hier eine Klärung herbeigeführt und der Wert der pathologischen Anatomie auch auf diesem Gebiet erwiesen werden. Die Vernachlässigung solcher Prinzipien kann nur, wie DE VILLAVERDE mit Recht betont, zu neuen Irrtümern führen. Aus seinen eigenen experimentellen Untersuchungen über die Bleivergiftung kommt er (1935) zu dem Schluß, „daß wir keine allzu engen Beziehungen zwischen Symptomen und Läsionen aufstellen können“.

b) Die bisherigen Einteilungen.

Seit nunmehr 70 Jahren ist die Polyneuritis durch v. LEYDEN als Krankheitseinheit von der Myelitis, besonders der Poliomyelitis, abgegrenzt. Das alte Einteilungsschema von REMAK und FLATAU hat sich mit nur geringen Veränderungen bis heute erhalten. Brauchbar daran ist auch heute noch die Unterscheidung in *Mononeuritis* und *Polyneuritis*, statt von Mononeuritis multiplex spricht man nach WEXBERG besser von *asymmetrisch* lokalisierter Polyneuritis im Gegensatz zur typischen *symmetrischen* Polyneuritis. In dieser Hinsicht besteht heute Übereinstimmung, dagegen nicht in der Einteilung der Polyneuritis. Hierbei gehen häufig ätiologische, pathogenetische und klinische, sowie morphologische Gesichtspunkte durcheinander. Die meisten Einteilungen sind nach der Ätiologie durchgeführt, so z. B. die von WEXBERG: Polyneuritis durch Infektion und Intoxikation. Die Einteilung von DÖRING berücksichtigt ätiologische und pathogenetische Gesichtspunkte, während die morphologische Klassifikation von DE VILLAVERDE eine interstitielle von einer parenchymatösen Polyneuritis unterscheidet. So wertvoll auch jede dieser Klassifikationen für die jeweilige Einordnung der Krankheitsbilder und ihrer Verläufe ist, so sagt uns doch die rein ätiologische nichts über die Pathogenese, die ätiologisch-pathogenetische umgeht die Frage nach der Abgrenzung entzündlicher und nichtentzündlicher Formen und schließlich steht die Unterscheidung einer interstitiellen und einer parenchymatösen Entzündung in Widerspruch mit den heutigen Auffassungen der allgemeinen und der Neuropathologie.

c) Die morphologische Einteilung.

Bei dem Bemühen, eine Einteilung der Neuritisformen nach morphologischen Merkmalen durchzuführen, sind wir uns der Grenzen der pathologischen Histologie und des Ausspruches von WEIGERT bewußt: „Die pathologische Anatomie ist nur eine ganz kleine Provinz im großen Reich der Biologie überhaupt." Trotzdem müssen wir in unserem kleinen Bereich *Grenzbestimmungen anatomischer Art* (SPIELMEYER) wählen. Diese von uns gesetzten Grenzen und durchaus nicht unwandelbaren Begriffsbestimmungen sind aber für unser Denken und unsere Verständigung notwendig, wenn auch die Vorgänge in Wirklichkeit fließend ineinander übergehen. Für die Einteilung der Encephalitis haben sich die morphologischen Prinzipien jedenfalls als durchaus fruchtbar auch für die Klinik erwiesen — die Klassifikation der Encephalitiden durch SPATZ 1930 ist bis heute die einzige einheitliche Klassifikation geblieben. Ähnlich wie bei der Neuritis „war der Kreis dessen, was man" — damals — „Encephalitis nannte, besonders im Sprachgebrauch der Kliniker sehr weit" (SPATZ). Es ist nicht einzusehen, warum die Anwendung der gleichen Prinzipien bei den Erkrankungen des peripheren Nerven versagen soll.

Sehen wir uns nun die Schwierigkeiten an, die einer klaren Einteilung der Neuritis entgegenstehen, so liegen diese 1. in der *umstrittenen Definition der Entzündung*, 2. vor allem in den *Besonderheiten des Baues und der Reaktionsformen des peripheren Nerven selbst* und 3. in dem relativ *spärlichen vollständig untersuchten Sektionsmaterial*.

Das morphologische Bild fast aller Nervenerkrankungen kann durch den Vorgang der WALLERschen sekundären Degeneration kompliziert werden, wie er uns in keinem anderen Organ in vergleichbarer Weise entgegentritt. Die primäre Degeneration ist noch vergleichbar mit den regressiven Parenchymschäden anderer Organe, wenn auch die Veränderungen des Interstitiums vor allem bei manchen endogenen primären Degenerationen (neurale Muskelatrophie und hypertrophische Neuritis), wie eigene Untersuchungen (1941/42) gezeigt haben, das Maß entsprechender Reaktionen im Zentralorgan und anderer Organe übersteigen. Ferner sind durch die Untersuchungen von CAJAL, DOINIKOW, HILLER und KRÜCKE die Veränderungen des Nervenbindegewebes und der Gefäße bei der sekundären Degeneration näher bekannt geworden. Diese morphologischen Veränderungen müßten nach einer Entzündungsdefinition, die in der Summe aller Reaktionen des Gefäßstützgewebsapparates das Kennzeichen der Entzündung sieht (z. B. FISCHER-WASELS), ganz abgesehen von der Reaktion der SCHWANNschen Zellen, zur Entzündung gerechnet werden. Damit würde sich dann eine weitere Klassifikation erübrigen, da wir in einer großartigen Vereinfachung es nur noch mit einer einzigen Nervenerkrankung, der Neuritis, zu tun hätten!

Eine *klare Definition des Entzündungsbegriffes ist die Voraussetzung* für eine Trennung sowohl der Encephalitis wie der Polyneuritis in *echt entzündliche* und *symptomatische Formen*. Im peripheren Nerven bestehen aber gegenüber dem Zentralorgan gewisse Unterschiede, die — wie schon bei den interstitiellen Reaktionen erwähnt — auch bei der Abgrenzung der echten Neuritis berücksichtigt werden müssen. Im Zentralorgan hindert die Anwesenheit der Bluthirnschranke im Blut kreisende Toxine im allgemeinen daran, die für die Entstehung einer Entzündung notwendige lokale Einwirkung zu erreichen. Daher konnte SPATZ den Begriff der toxischen Encephalitis praktisch ausschalten, da Gifte nur ganz ausnahmsweise echte Entzündungsprozesse im Gehirn hervorrufen. Die örtliche Reizwirkung wird im Zentralorgan in genügender Konzentration in erster Linie durch „das Auftreten von Mikroorganismen" bedingt, so „daß echte Encephalitis eine örtliche Erregerwirkung ansagt" (SPATZ). Beim peripheren Nerven liegen die Verhältnisse hierin anders. Hier ist bis heute keine der Bluthirnschranke vergleichbare Einrichtung bekannt geworden[1]. Die Nervengefäße zeigen keine vergleichbaren Permeabilitätsbeschränkungen, außerdem ist die der Pia-Gliamembran entsprechende Grenze zwischen mesenchymalen und ektodermalen Elementen direkt an die Einzelfaser verlagert. Endo-, Peri- und Epineurium gewähren keinen der knöchernen Schädelkapsel entsprechenden Schutz gegenüber mechanischen und thermischen Einflüssen. Aus allen diesen Gründen ist die Zahl der Schädlichkeiten, die eine für die Entstehung der Entzündung notwendige lokale Reizwirkung hervorrufen können, größer als beim Zentralnervensystem und entspricht mehr den Verhältnissen an den übrigen Organen und Geweben. Demnach sagt die echte Neuritis nichts über die ätiologischen Faktoren aus.

So werden wir nach dem morphologischen Bilde im peripheren Nerven keine scharfe Trennung in *toxische* und *infektiöse Neuritis* durchführen, da sowohl Erreger wie Toxine die Ursache der lokalen Reizwirkung sein können. Dagegen treten wir für die Abgrenzung der *echten Neuritis* von den *Pseudoneuritiden* ein, unter denen wir auch die „degenerative Neuritis" verstehen, soweit sie morphologisch mit Nervenfaserzerfall, in Form der segmentalen Fasererkrankung oder der sekundären Degeneration, exogen oder endogen, verbunden ist. Im Einzelfall wird diese Abgrenzung manchmal schwierig sein. Dies spricht aber nicht gegen die prinzipielle Berechtigung einer Einteilung, die als einheitliches Ordnungsprinzip dringend erforderlich erscheint.

Bei der Klassifikation nach morphologischen Gesichtspunkten liegt eine weitere Erschwerung darin, daß die Zahl der ausreichend untersuchten Fälle immer noch spärlich ist. Es kann sich daher nur um eine vorläufige Einteilung handeln, die durch weitere umfassende morphologische Untersuchungen auszubauen ist.

Da aber sowohl ätiologische als auch klinische Einteilungsprinzipien offenbar keine Möglichkeiten bieten, die verschiedenen Formen der Neuritis wie auch der Encephalitis klar zu unterscheiden, soll hier der Versuch einer Einteilung nach den morphologischen Merkmalen durchgeführt werden. Dabei dienen uns die bisher nicht so beachteten deutlichen Bauunterschiede des peripheren Systems als Anhaltspunkt zum Verständnis der verschiedenen Lokalisation und verschiedenen Auswirkung entzündlicher Vorgänge, die gleichzeitig für die klinische Betrachtung von Bedeutung sind.

Für die Abgrenzung der Neuritis, unter der wir Nervenentzündung verstehen wollen, legen wir den *neuropathologischen Entzündungsbegriff* von NISSL, SPIELMEYER und SPATZ in einer etwas erweiterten Form zugrunde, wie er bereits, mit Aufnahme der serösen Exsudate, für die Encephalitis vorgeschlagen wurde

[1] Die Annahme einer besonderen *Nervenschranke* durch SPERANSKY erscheint nicht gut begründet. SPERANSKY postuliert eine der zentralen entsprechende Schranke, da die „Nervenlymphe" dem Liquor nahestehen müsse; anderenfalls wechsele fortwährend die Zusammensetzung des Liquors. Vieles spricht aber dafür, daß im Bereich des Wurzelnerven eine arachnoidale Abgrenzung besteht, die normalerweise eine direkte Kommunikation verhindert.

(KRÜCKE 1950). Als *echte Neuritis* fassen wir einen Krankheitsprozeß im Nerven auf, der durch das *selbständige* Auftreten des entzündlichen Symptomenkomplexes charakterisiert ist. In Analogie zu der SPATZschen Encephalitisdefinition können wir im peripheren Nerven von „*neuritischem Symptomenkomplex*" sprechen, beim Auftreten seröser Exsudate, zelliger Infiltrate (Leukocyten, Lymphocyten, Mastzellen und Makrophagen) sowie bei der Proliferation von SCHWANNschen Zellen und der Zellen des Nervenbindegewebes. Vom SPATZschen Encephalitisbegriff weicht diese Definition lediglich in der Anerkennung der serösen Exsudate ab. Im übrigen sehen wir ebenso wie bei dem encephalitischen in dem neuritischen Symptomenkomplex eine örtliche Reaktion des Gefäß-Bindegewebsapparates mit Emigration und Produktion bestimmter Zellformen. Die Bedeutung des neuritischen Symptomenkomplexes ist verschiedenartig, er kann als „symptomatische Entzündung" (SPIELMEYER) bei endogenen und exogenen Prozessen mit Zerfall von Nervenfasern auftreten.

Ähnlich wie es SPATZ bei seiner Encephalitiseinteilung durchgeführt hat, kann man auch bei der Neuritis die Formen, die zwar noch Neuritis genannt werden, aber nach der Definition keine echten Neuritiden darstellen, als *Pseudoneuritis* kennzeichnen, wie dies DURANTE schon 1907 getan hat.

2. Die Pseudoneuritiden.

a) Die „parenchymatöse Neuritis" (JOFFROY) = die „degenerative Neuritis".

Die „parenchymatöse oder degenerative Neuritis" ist anatomisch durch den vorwiegenden Untergang des Parenchyms, d. h. von Achsencylinder und Markscheide, charakterisiert, wenn auch die interstitiellen Elemente sich sekundär mehr oder weniger an der Reaktion beteiligen. Weder die regressiven Erscheinungen des Achsencylinders, noch die der Markscheide sind als histologische Kennzeichen der Entzündung zu werten, da sie in gleicher Weise auch bei der sekundären Degeneration nach Kontinuitätstrennung vorkommen. Die Reaktionen des Parenchyms zur Entzündung zu rechnen, hat sich sowohl in der allgemeinen Pathologie wie in der Neuropathologie als undurchführbar erwiesen (BÜCHNER, SPATZ).

Aus diesem Grunde wollen wir diesen bei Erkrankungen des peripheren Nerven so häufig gebrauchten Begriff der „parenchymatösen Entzündung" oder „degenerativen Neuritis" nicht mehr anwenden. Wir rechnen alle die von DE VILLAVERDE (1935) in seinem Handbuchartikel unter parenchymatöser Neuritis aufgeführten, ätiologisch verschiedenartigen Erkrankungen nach unserer Einteilung zu den Pseudoneuritiden. Hierher gehören demnach vor allem die Polyneuritiden, die durch Toxine nichtinfektiöser Herkunft (Blei, Alkohol u. a.) entstehen. DE VILLAVERDE sieht z. B. in der chronischen Bleivergiftung die reinste Form der parenchymatösen Neuritis. Weiter sind hierher zu rechnen die sog. dyskrasischen Polyneuritiden bei Diabetes, Tuberkulose und Krebskachexie, soweit bei ihnen die parenchymatösen Veränderungen im Vordergrund stehen.

Die Tatsache, daß gelegentlich nach Intoxikationen Parenchymschädigungen in einer histologisch nachweisbaren Form auftreten, wie sie bisher bei infektiösen Prozessen nicht bekannt sind, spricht nicht nur für ihre histologische Unterscheidbarkeit, sondern auch für einen andersartigen pathogenetischen Mechanismus dieser Intoxikationen. Man muß dabei an eine höhere Affinität des Parenchyms zu den Giftstoffen denken, wodurch zuerst die Parenchymschädigung und danach die Reaktion des Interstitiums zustande kommt. Den Prototyp einer derartigen Parenchymschädigung sehe ich in der Sulfonamidschädigung der spinalen Wurzeln, wie sie nach intralumbaler Injektion von Sulfapyridin sich entwickelte (KRÜCKE 1947).

Bei dieser Beobachtung handelte es sich um einen 19jährigen Soldaten, bei dem eine nach Kleinhirndurchschuß aufgetretene Meningitis mit intralumbaler Injektion von 10 cm³ = 2 g Sulfapyridin behandelt wurde. Danach trat eine Blasenlähmung und Lähmung beider Beine auf. Infolge der Caudaschädigung starb der Kranke 5 Monate nach der Injektion. Der mikroskopische Befund an den Caudawurzeln deckte eine konzentrische Entmarkung mit Erhaltenbleiben nur einzelner zentral gelegener Nervenfasern (Abb. 23) auf. Selbst bei schweren und lang anhaltenden eitrigen spinalen Meningitiden konnte im eigenen Vergleichsmaterial niemals ein derartiger Befund erhoben werden.

Diese toxische, offenbar durch direkte Diffusion des Sulfonamids entstandene Nervenfaserschädigung kann als ein Musterbeispiel allerdings seltener Art für

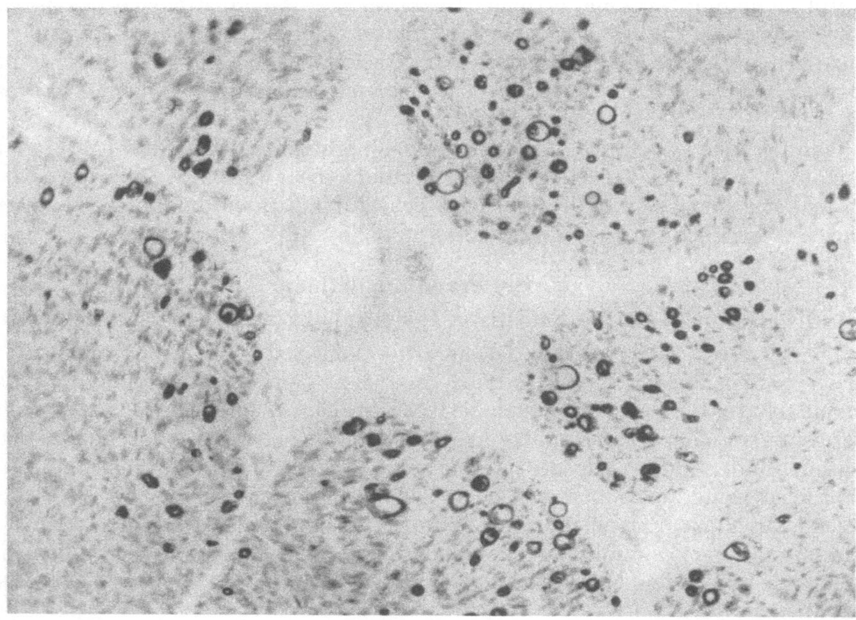

Abb. 23. Querschnitt durch eine Spinalwurzel im Bereich der Cauda equina 5 Monate nach intralumbaler Sulfapyridininjektion. Völlige Entmarkung der Randabschnitte des Rückenmarks und der Caudawurzeln. Hier sind nur im zentralen Abschnitt der Wurzeln noch markhaltige Nervenfasern vorhanden. Färbung: HEIDENHAIN-WOELCKE, Celloidineinbettung. (S. 9/45, 19jähriger Mann.)

die *prinzipielle morphologische Unterscheidungsmöglichkeit toxischer und infektiöser Schädlichkeiten gelten.*

Es zeigt gleichzeitig, daß es nicht angeht, zugunsten irgendeiner synthetischen Theorie pathogenetische Mechanismen für alle Vorgänge toxischer oder infektiöser Art zu verallgemeinern. Wir wissen heute noch viel zu wenig über die sich zwischen Blutbahn, Interstitium und Parenchym abspielenden komplexen physiologischen und pathologischen Vorgänge, um daraus mit Sicherheit eine Erklärung für unsere verschiedenen histopathologischen Befunde entnehmen zu können.

b) Die Pseudoneuritis bei reparativer Reaktion der SCHWANNschen Zellen und des Endoneuriums.

Die reaktive Wucherung der SCHWANNschen Zellen bei der sekundären Degeneration wird, wie SPATZ schon betont, wohl kaum noch von einem Neuropathologen zur Entzündung gerechnet. Das Auftreten von Fettkörnchenzellen beim Zerfall von Nervenfasern sowohl bei der sekundären wie bei der segmentalen Degeneration kann nach unserer Auffassung, auch wenn noch weitere Reaktionen von seiten des Endoneuriums und der Gefäße hinzukommen, nicht zur echten Entzündung gerechnet werden.

Die Bewertung des Auftretens zelliger Infiltrate bei Abbauerscheinungen im peripheren Nerven als „symptomatische Entzündung" muß mit Zurückhaltung erfolgen, da die Verhältnisse hier anders liegen als im Zentralorgan. Selbst bei dem schwersten Abbauprozeß, der WALLERschen Degeneration nach Kontinuitätsdurchtrennung des Nerven, ist bisher weder im Tierexperiment noch beim Menschen eine nennenswerte Beteiligung von Infiltratzellen bekannt geworden.

c) Pseudoneuritis bei Kreislaufstörungen, Endarteriitis obliterans und Periarteriitis nodosa.

Kreislaufstörungen spielen für die Pathogenese des Parenchymzerfalles im peripheren Nerven nicht annähernd die gleiche Rolle wie im Zentralorgan[1]. Auch die Parenchymschädigungen bei Gefäßerkrankungen sind oft auffallend gering. Die bei dem Gewebszerfall infolge von Kreislaufstörungen auftretenden Abbauprodukte und mesenchymalen Reaktionen gehören ebenfalls nicht in den Rahmen der echten Neuritis. Allerdings kann sich bei einer bestehenden Gefäßerkrankung eine echte Polyneuritis entwickeln (BODECHTEL, ERBSLÖH, KAZMEIER, eigene Beobachtung), deren Entstehung aber nicht allein auf den „vasalen Faktor" zurückzuführen ist. Hierauf wird im speziellen Teil noch näher eingegangen werden.

d) Die interstitielle hypertrophische Neuritis.

In der Bezeichnung dieser Erkrankung, die wir auch zu den Pseudoneuritiden rechnen wollen, kommt bereits zum Ausdruck, daß man wegen der Beteiligung des interstitiellen Gewebes an eine Neuritis gedacht hat (VIRCHOW, HOFFMANN, DEJERINE, SOTTAS, ROUSSY und CORNIL u. a.). Einzelheiten werden im speziellen Teil besprochen. Hier sei nur erwähnt, daß die engen verwandtschaftlichen Beziehungen zu den entzündlichen Erkrankungen in der Pathogenese des histopathologischen Vorganges durch den Nachweis gleichartiger Bilder, wie bei der serösen Entzündung der Organe, noch deutlicher zum Ausdruck kamen (KRÜCKE 1941/42). Trotzdem sind wir nicht der Auffassung, daß hier eine echte Neuritis zugrunde liegt, sondern halten die „hypertrophische Neuritis" wegen ihrer verwandtschaftlichen Beziehungen zu der neuralen Muskelatrophie, ihrer systematischen Lokalisation und der Erblichkeit für eine endogene Systematrophie. Sie ist den systematischen Atrophien (SPATZ), zu denen sie ebenfalls Beziehungen hat (FRIEDREICHsche Ataxie), an die Seite zu stellen. Gerade das Beispiel der hypertrophischen Neuritis ist für die Bewertung der unterschiedlichen Reaktionen bei primärer Degeneration im Zentralorgan und im peripheren Nerven von besonderem Interesse. Die Erkrankung des Nerven beeinflußt ihrerseits die Reaktion, wie das Beispiel der Nervenverletzungen zeigt, auch der Gefäße und mesenchymalen Elemente. Bei der sekundären Degeneration kommt dies offenbar durch die Schädigung der im Nerven verlaufenden vasomotorischen Nervenfasern zustande, für die endogenen Systematrophien dürfte die nachgewiesene Beteiligung des vegetativen peripheren Systems pathogenetisch von Bedeutung sein. Vielleicht lassen sich durch derartige Faktoren auch die immer wieder beschriebenen Unterschiede im Tempo des Degenerationsablaufes verschiedener Nerven und die nur bei Verletzung bestimmter Nerven vermehrt auftretenden trophischen Störungen sowie die Prädilektionen bei der Intoxikation erklären (siehe auch den Abschnitt über „seröse Entzündung" S. 51).

[1] Wegen des verschiedenen Sauerstoffbedarfs sei auf die physiologischen Vorbemerkungen verwiesen.

3. Die experimentelle Neuritis.

Über die experimentelle Neuritis gibt es bereits ein sehr umfangreiches Schrifttum, auf dessen kritische Besprechung durch Doerr 1941 ausdrücklich verwiesen sei. Wenn wir an dieser Stelle kurz auf die Ergebnisse der experimentellen Neuritis eingehen, so geschieht dies deshalb, weil die Bedeutung von Infektionserregern, vor allem der Virusinfektion, für die Neuritis beim Menschen noch immer umstritten und ungeklärt ist. Abgesehen von den einwandfrei durch Erreger bedingten Formen der Lepra, der Lues, der Tuberkulose, dem Fleckfieber und den bakteriellen Infektionen, sind für die Ätiologie der akuten Polyneuritis beim Menschen keine Erreger sicher nachgewiesen. Aus diesem Grunde sind die Resultate experimenteller Untersuchungen sowohl über die Virus- wie auch bakterielle Neuritis für die menschliche Pathologie von besonderem Interesse.

Bei der Besprechung der experimentellen Ergebnisse müssen wir verschiedene Versuchsbedingungen, vor allem die Applikationsweise der Erreger, für den Erfolg berücksichtigen. Bei der *endoneuralen* (d. h. Injektion in den Nerven) oder der *paraneuralen* (d. h. Injektion in die Blutbahn) Infektion erhalten wir verschiedene Resultate. Wir müssen also diese Infektionsweisen getrennt betrachten. Weiter ist für den Eintritt einer Infektion ausschlaggebend die *Eigenschaft der Erreger und der Toxine* und schließlich die *Reaktionsweise des Organismus*. Die letztere stand hinsichtlich der Bedeutung *allergisch-hyperergischer* Reaktion gerade in den letzten Jahren für die Genese der Polyneuritis im Vordergrund des Interesses.

Alle diese Faktoren lassen sich im Tierexperiment besser erfassen als in der menschlichen Pathologie. Allerdings sind sie bei den bisherigen Untersuchungen, vor allem bei hämatogener Infektion, nicht in dem wünschenswerten Maße berücksichtigt worden. Das gleiche gilt auch für die Besonderheiten des Baues und der Reaktionen des peripheren Nerven, so daß über viele prinzipielle und grundlegend wichtige Tatsachen entweder wenig bekannt ist oder noch keine Übereinstimmung besteht.

Bekannt ist die mehr oder weniger ausgesprochene elektive Wirkungsweise der Erreger oder Toxine, wie sie in den Begriffen der Neurotropie oder der Topistik zum Ausdruck kommt. Bei der Neurotropie haben wir es mit einer Eigenschaft der Virusarten zu tun, die sich durch die Vermehrungsfähigkeit der Viren im Nervengewebe an bestimmten Stellen („topisch spezifiziert", Doerr) zu erkennen gibt. Die Wanderung des Virus im peripheren Nerven — die *Neuroprobasie* — ist nach Doerr unabhängig von dem neurotropen oder nicht-neurotropen Charakter des Virus. Unterschiedlich wird nur das Verhalten beim Übergreifen der Infektion von der „Nervenschiene" (Doerr) auf das Zentralorgan.

Die Frage des Übergreifens eines entzündlichen Prozesses vom peripheren Nerven bei endoneuraler Infektion auf das Zentralorgan oder umgekehrt ist bisher am ausgiebigsten bearbeitet und diskutiert worden. Auf die möglichen Wege der Stoffwanderung wurde bereits hingewiesen (S. 8). Es muß hier nochmals betont werden, daß bei der Deutung der experimentellen Ergebnisse eine Vernachlässigung der anatomischen Gegebenheiten zu falschen Schlüssen und Mißverständnissen führen kann. Die Kenntnis und Berücksichtigung der Bauunterschiede des peripheren Systems kann dagegen zum besseren Verständnis des Verhaltens, auch bei Infektionen, beitragen. Nach den bisher vorliegenden Ergebnissen läßt sich die Vorstellung von der offenen Kommunikation zwischen Subarachnoidalraum und Perineuralraum des Nerven nicht aufrechterhalten. Direkte Verbindungen zwischen Zentralorgan und Peripherie sind nur gegeben durch die Nervenfasern und ihre direkten Hüllen, die aber in den verschiedenen Abschnitten unterschiedlichen Bau besitzen (s. S. 2).

Bei Berücksichtigung dieser anatomischen Verhältnisse bestehen für die Ausbreitung einer Infektion folgende Möglichkeiten:

1. In zentripetaler Richtung. Wanderung *innerhalb der Nervenfasern* (axonale Ausbreitung oder in den SCHWANNschen Zellen) für Poliomyelitisvirus von HURST, BODIAN u. a. angenommen. Der zweite Weg ist die *Ausbreitung im Interstitium,* wobei über die Wanderung entlang einzelner Nervenfasern nur Hypothesen vorliegen. Den Hauptweg im Interstitium stellen die endo- und perineuralen Räume dar, die aber, soviel steht bis heute fest, weder eine direkte Verbindung mit den Lymphgefäßen noch mit dem Subarachnoidalraum besitzen. Die beschriebene Flüssigkeitsströmung im Endo- und Perineuralraum wurde bereits erwähnt (S. 9), gleichviel ob darin zentrifugale oder zentripetale Richtungen bestehen, gestatten sie jedenfalls eine Ausbreitung der Infektion in beiden Richtungen. Der zentripetale Weg scheint hierbei aber häufiger eingeschlagen zu werden. Die wichtigste Stelle für den Übertritt einer Infektion in das Zentralnervensystem stellt der Wurzelnerv dar, in dessen Höhe sich eine vielleicht den PACCHIONIschen Granulationen vergleichbare Schranke findet, die normalerweise, auch bei Farbstoffinjektionen, nicht überschritten wird. Die Schranke zwischen Subarachnoidalraum und Perineuralraum besteht nicht nur beim Menschen; von MULDER (1934, 1938) wurde ihr Vorhandensein beim Kaninchen betont. Mit dieser Feststellung in Widerspruch stehende Beobachtungen bei Thorotrastinjektion können bei den schweren entzündlichen Reaktionen, die diese Substanz hervorruft, nicht als Testobjekt für ein normales Verhalten angesehen werden. Über eine derartige Schranke innerhalb der Nervenfaserbündel — in der Höhe des Wurzelnerven geht bekanntlich das Endoneurium und Perineurium in die piale und die arachnoidale Umhüllung über — ist bisher nichts bekannt. Ebensowenig wissen wir etwas über eine Kommunikation des Periendoneuralraumes mit dem Interstitium der spinalen Wurzeln. Hier scheinen aber direkte Verbindungen zu bestehen. Damit wäre von der Peripherie her der Weg nach dem Zentralorgan über die Nervenfaser und ihre direkten Hüllräume gegeben, während der Subarachnoidalraum nur über die Grenze der Arachnoidea selber via spinale Wurzel oder Wurzelnerv zu erreichen ist.

2. Die zentrifugale Ausbreitung. Vom Zentralorgan zur Peripherie bestehen über Nervenfasern und direkte Hüllräume die gleichen Ausbreitungsmöglichkeiten. Eine derartige Ausbreitung, von NICOLAU „*Septineuritis*" genannt, gelingt experimentell mit dem Virus der Bornaschen Krankheit und dem Straßenvirus der Lyssa (DOERR vermutet hierfür allerdings eine hämatogene Ausbreitung). Vom Subarachnoidalraum aus bestehen sowohl für die Infektion der spinalen Wurzeln wie für das Weiterwandern in den peripheren Nerven die arachnoidalen Schranken, die jedoch bei pathologischen Prozessen, wie Infektionen z. B. bei eitriger Meningitis und bei tuberkulöser Meningitis, durchwandert werden können, wenn auch nicht in breiter Front.

a) Die endoneurale Infektion.

Betrachten wir nach diesen allgemeinen Vorbemerkungen die Resultate der *endoneuralen Infektion im peripheren Nerven,* so zeigt sich, daß man mit verschiedenen *bakteriellen Erregern,* Strepto- und Staphylokokken, Pneumokokken, Tuberkelbacillen und anderen, eine örtliche sowie eine ascendierende und descendierende Neuritis erzielen kann. Seit den klassischen Versuchen von HOMÉN und LAITINEN (1896—1899), denen es durch Injektion von Streptokokken und

Streptokokkentoxinen gelang, eine zentripetale aufsteigende Neuritis hervorzurufen, stand das Problem der *ascendierenden Neuritis* im Vordergrund des Interesses bei experimentellen Untersuchungen.

Die Befunde von HOMÉN und LAITINEN zeigen nach Injektion von Streptokokken und von Streptokokkentoxin in den Nerven übereinstimmende Ergebnisse. Bei Toxininjektion waren lediglich die Allgemeinerscheinungen andere, am Nerven bestand eine geringere Kernvermehrung.

Die Wanderung der Streptokokken im Nerven erfolgte kontinuierlich im Perineuralraum, von wo aus sie sich auf das Endoneurium ausbreiteten. Die histologischen Befunde entsprachen der Ausbreitung der Bakterien. Sie bestanden in einem körnigen Zerfall der Nervenfasern, Leukocyteninfiltration und Wucherung der fixen Endoneurium- und Nervenscheidenzellen. Die histologischen Veränderungen im Endoneurium zeigten eine fleckweise Anordnung. Das Wandern der Bakterien über den Nervenquerschnitt ist von Tag zu Tag zu verfolgen. Beim Aufsteigen zum Rückenmark „scheinen die Bakterien den Weg mehr längs der hinteren als der vorderen Wurzeln zu nehmen. Wenigstens kann man zuweilen schon nach 20 Std die Bakterien zwischen den Spinalmeningen finden, wo sie zuerst hauptsächlich in der Umgebung der eintretenden Wurzeln des Lendenteiles sich angesammelt haben". Es kam sogar zu einem Übergreifen des Prozesses auf den N. ischiadicus der Gegenseite.

HOMÉN und LAITINEN stellen weiterhin fest, daß die Bakterien schon nach der 1. Woche „gewöhnlich nicht mehr im Rückenmark zu finden sind" und daß sie nur den ersten Anstoß zu dem Entzündungsprozeß geben, „der sich dann scheinbar von selbst weiterentwickelt hat, teilweise, wohl infolge der Anwesenheit der von den Bakterien zurückgebliebenen Giftstoffe".

Das Verschwinden der Erreger aus dem Zentralorgan kommt in gleicher Weise bei Virusinfektionen vor, wo es von LEVADITI als *Autosterilisation* bezeichnet wurde. Diese Selbstentkeimung des Nervengewebes muß man auf der Suche nach Erregern bei menschlichen Erkrankungen berücksichtigen.

Bei allen diesen Infektionen wirken die Erreger selbst offenbar nur in den ersten Stadien des Prozesses auf das Gewebe ein. Dann entwickelt sich der Erkrankungsprozeß selbständig weiter. RÖSSLE vertritt die durch Experimente gesicherte Auffassung, daß im Entzündungsgebiet Stoffe entstehen, die ihrerseits entzündungserregend wirken. Damit kann der pathologische Vorgang von der primären Schädigung unabhängig (autonom) werden und sich räumlich ausdehnen.

Bei der ascendierenden Neuritis ohne Bakteriennachweis oder mit geringem Bakteriennachweis müßte man einen derartigen Vorgang annehmen (DOERR) (s. SPERANSKYs Entzündungslehre).

Für die *Virusinfektionen* hatten schon vorher DI VESTEA und ZAGARI (1887) eine Wanderung des Lyssavirus vom peripheren zum zentralen Nervensystem angenommen. Bei der Poliomyelitis stand in den letzten Jahren die gleiche Vorstellung zur Diskussion. Von DOERR wird angegeben, daß unter anderen folgende neurotrope Virusarten über die Schieneninfektion das Zentralorgan erreichen: Herpesvirus, Poliomyelitis-, Lyssa-, St. Louis-Encephalitis-, Borna-, Japonica-Virus.

Bei diesen Infektionen entsprechen nach DOERR „die Eintreffsorte im Zentralnervensystem der durch die Theorie der Nervenleitung bedingten Erwartung". Als Indicator für die Benutzung des Nervenweges bei der Infektion kann die *erworbene lokale Immunität* oder *Sperre der Nervenbahnen* angesehen werden. Diese Sperre „und das Wegsambleiben der unbenützten Nervenstrecken . . . stellen . . . wohl die überzeugendsten Beweise dar, daß die zentripetale

,Leitung' auf einer im Nerven fortschreitenden Infektion, d. h. auf einer progredienten Virusvermehrung beruht".

Histologisch lassen sich bei manchen Virusarten Anzeichen für eine entzündliche Reaktion oder Einschlußkörperchen in SCHWANNschen Zellen (bei Herpesvirus, Virus B und Pseudolyssa) nachweisen. Bei anderen ist der Mechanismus der Fortleitung ungeklärt.

Die *Lepraneuritis* hat bezüglich dieser Fragen eine gewisse Sonderstellung. Einmal ist bekannt, daß eine ascendierende Neuritis bei ihr vorkommt, die von der Haut ausgehend vorzugsweise die sensiblen Nerven betrifft. Bei der Rattenlepra spricht nach MARCHOUX, CHORINE und KÖCHLIN die Ausbreitung der Bacillen in den Wurzeln der Hirnnerven und spinalen Nerven für die Zirkulation eines Lymphstromes in Endo- und Perineurium. Nach BÜNGELER (1943) erfolgt „die Infektion der Nerven bei der tuberkuliden Form entweder von der Haut aus aufsteigend oder hämatogen metastatisch absteigend". Das anatomische Bild sei bei beiden Formen gleich.

Das Eindringen der Erreger von einem Entzündungsprozeß in der Nachbarschaft des Nerven, wie es bei der Lepra, eitrigen Infektionen und vielleicht auch Virusinfektionen erfolgt, wird als *Kontiguitätsneuritis* bezeichnet. SICARD nennt diesen Prozeß „Neurodocitis". Außer der Kontiguitätsneuritis bei Lepra können die Nerven aber direkt vom Blut aus infiziert werden, da eine Bacillämie bei allen Formen der Lepra, einschließlich der Lepra nervosa, ein häufiger Zustand ist (DOERR). Durch die Capillarendothelien werden die Leprazellen aus dem Blute aufgenommen, die dann zu perivasculären Lepromen führen. Die Leprabacillen besitzen deutliche Affinität zum Gewebe des peripheren Nerven und zum Mesoderm, die Beteiligung des Zentralorganes ist auffallend schwach. Diese Eigenschaft wird von DOERR als eine Kombination von „Mesodermotropismus" und „peripherem Neurotropismus" bezeichnet.

b) Die paraneurale (hämatogene) Infektion.

Wie die Verhältnisse bei der Lepra zeigen, kommt es hierbei zu einer hämatogenen metastatischen Infektion, die man auch experimentell hervorrufen kann.

Es ist sehr eigenartig, daß trotz zahlreicher Experimente mit intravenöser oder intrakardialer Injektion von Erregern das periphere Nervensystem vernachlässigt wurde — „auch die detailreichsten Angaben erstrecken sich jedoch nicht auf das periphere Nervensystem" (DOERR). Dabei ist die hämatogene Infektion der Nerven nicht nur für die Lepra- und andere Bakterien, sondern auch für Virusinfektionen durchaus wahrscheinlich, wenn wir auch wenig darüber wissen. Die einzige Virusinfektion des peripheren Nerven, bei der ähnliche Verhältnisse wie bei der Lepra vorliegen, ist die Neurolymphomatosis gallinarum (MAREKsche Hühnerlähme). Hierbei beginnt die Erkrankung mit Generalisation und Beteiligung der Organe, danach erfolgt erst die lymphocytäre Infiltration der peripheren Nerven (DALLING).

Für die Intoxikationen vom Blute aus liegen dagegen viele Versuchsergebnisse vor, auf die hier aber nicht eingegangen werden soll.

c) Die allergisch-hyperergische Entzündung.

Schon im Jahre 1914 wurde von FRÖHLICH in der Nähe eines Serumherdes beim anaphylaktischen Tier eine spindelförmige ödematöse Auflockerung und Verquellung des Nerven beschrieben und abgebildet. LASOWSKY und KOGAN (1934) beschreiben in den Nervenstämmen der unteren Extremität bei Kaninchen lokal anaphylaktische Reaktionen, die ascendierten. Die Beteiligung des Nerven an allergisch-hyperergischen Vorgängen ist also experimentell schon lange gesichert.

Von Bannwarth, Pette u. a. wurde die Bedeutung derartiger Reaktionen für die Entstehung von Neuritis und Polyneuritis beim Menschen in den letzten Jahren hervorgehoben. Bei der wiederholten Impfung mit unbelebten Substanzen ist diese Vorstellung bis heute die einzige experimentell begründete Erklärung. Für die Impfung mit Erregern abgeschwächter Virulenz muß man dagegen auch an eine direkte Erregerwirkung denken. Die Aktivierung eines sekundären Virus ist unwahrscheinlich, neuerdings wird auch an eine Erregerübertragung bei der Impfung gedacht, entsprechend der homologen Serumhepatitis.

Es seien hier noch einige Worte über die *Anwendung des Allergiebegriffes* eingeschaltet, da gerade bei den Erkrankungen des peripheren Nerven die manchmal ebenso unbegründete Anwendung wie Ablehnung der Möglichkeit einer allergisch-hyperergischen Reaktion zu verzeichnen ist. Es besteht gar kein Zweifel, daß die kritiklose Anwendung dieses pathogenetischen Mechanismus die Lehre von der „Neuroallergie" etwas in Mißkredit gebracht hat. Demgegenüber verdient festgehalten zu werden, daß die von Rössle und seinen Mitarbeitern geschaffenen Vorstellungen über die allergisch-hyperergische Entzündung auf die menschliche Pathologie einen wesentlichen Fortschritt in der Erkenntnis pathogenetischer Faktoren bedeutet.

Hiermit hat die verschiedenartige Reaktionsweise des Organismus gegenüber Infektionen eine zwar nicht kausal, aber funktionell zu definierende (Eickhoff) Grundlage erhalten. Sie geht auf die immunbiologischen Vorstellungen zurück, die von Behring, Ehrlich, Richet und Arthus begründet wurden. Die Bezeichnung für die veränderte Reaktionsweise, „Allergie", wurde von Pirquet und Schick aufgestellt. Die pathologisch-anatomische Bearbeitung durch Rössle, Gerlach und Klinge deckte das histopathologische Bild und die Beziehungen zum Rheumatismus auf. Diese Beziehungen sind für die Neuropathologie von großem Interesse wegen der als rheumatisch gedeuteten Neuritiden. Entsprechende histologische Untersuchungen des Nerven stehen allerdings noch aus. Es ist das Verdienst von Bannwarth, aus der Gruppe der Impfschäden des Nervensystems für die Typhus-Paratyphusschutzimpfung die allergisch-hyperergische Genese der Neuritis und Polyneuritis wahrscheinlich gemacht zu haben. Morphologische Beobachtungen liegen hierüber ebenfalls noch nicht vor, sie können auch nicht als Beweis für den Ablauf derartiger Reaktionen verwendet werden, wie Rössle und andere wiederholt festgestellt haben. Wenn auch, wie Eickhoff schreibt, „die Allergie eine Gleichung mit vielen unbekannten und variablen Größen darstellt", läßt die Beachtung dieser Vorgänge uns für manche bisher ungeklärte Krankheitsverläufe eine Erklärungsmöglichkeit finden.

4. Die echte Neuritis.

Bei dem Studium mancher alter und neuerer Arbeiten bekommt man den Eindruck, als gäbe es überhaupt keine echt entzündliche und keine infektiöse Neuritis, „wenn man diesen Ausdruck ätiologisch definiert und darunter nur klinisch oder anatomisch faßbare Veränderungen der peripheren Nerven verstehen will, welche durch die örtliche Vermehrung eines pathogenen Keimes zustande kommen" (Doerr 1941). Über den peripheren Nerven kann man somit das gleiche sagen, was G. Ricker 1893 über die Muskulatur in seiner ersten Arbeit zum Ausdruck brachte: „Die Entzündung z. B., jener wichtige, in allen Organen gleichmäßig sich wiederholende, seit Jahrtausenden gekannte und studierte pathologische Prozeß —, er schien die Muskulatur des Körpers zu verschonen"; die Existenz einer primären *echten Neuritis* muß erst wieder neu bewiesen und durch klinische, anatomische und ätiologische Forschungen zu einem gesicherten Begriff ausgestaltet werden. Hierzu sollen die im folgenden zusammengefaßten morphologischen Gesichtspunkte beitragen.

Es wurde schon darauf hingewiesen, daß die morphologische Abgrenzung im peripheren Nerven nicht ganz einfach ist. DÖRINGs ätiologisch-pathogenetische Betrachtungsweise der Polyneuritis versucht entzündliche und degenerative Vorgänge mit Hilfe der RICKERschen Lehre unter der Bezeichnung „Polyneuritis" auf einen Nenner zu bringen. Damit befinden wir uns auf dem alten Stande, bei dem die „vorzüglich interstitielle" Polyneuritis, die „vorzüglich parenchymale" Polyneuritis und der WALLERsche Nervenfaserschwund „in petalem Fortschreiten" allesamt unter dem Begriff der „Polyneuritis" eingeordnet werden, „sofern darunter lediglich peripherische ‚Nervenkrankheit' und nicht ‚Nervenentzündung' verstanden wird" (DÖRING). Bei dieser Auffassung wird in konsequenter Durchführung späterer RICKERscher Gedankengänge der Entzündungsbegriff aufgegeben und die Bezeichnung „Polyneuritis" nur als „Nervenkrankheit" beibehalten. Im Gegensatz zu DÖRING treten wir sowohl für die Aufrechterhaltung des Entzündungsbegriffes, wie für die Abgrenzung echt entzündlicher Neuritisformen ein. Wenn der Entzündungsbegriff nicht nur aus praktischen Erwägungen und wegen seiner Anschaulichkeit aus didaktischen Gründen, sondern zur Kennzeichnung eines komplexen biologischen Vorganges angewandt wird, so ist zu fragen, warum wir dann nur von Entzündung im Gehirn und anderen Organen, aber nicht von Entzündung im peripheren Nerven sprechen sollen und dabei Neuritis als Nervenentzündung auffassen, denn „itis" kennzeichnet in der allgemeinen Pathologie immer noch entzündliche Vorgänge (BÜCHNER). Nach seiner früheren Auffassung, die der von uns hier vertretenen entspricht, betonte DÖRING: „daß die klinische Einteilung nach primären und sekundären Neuritiden den mannigfachen Erscheinungsbildern peripherer Erkrankungen in keiner Weise gerecht wird, ... handelt es sich doch bei den meisten sekundären Neuritiden überhaupt nicht um eine echte ‚itis', wie wir es von einer sauberen Terminologie fordern müssen." ... „Aus den zahlreichen anatomischen Arbeiten wissen wir aber sehr genau, daß es sich um degenerative Veränderungen des Parenchyms mit konsekutiver Reparation und Regeneration handelt, so daß man nicht berechtigt ist, von einer Neuritis zu sprechen. Es erscheint notwendig, hier klare Begriffsbestimmungen und Klassifikationen zu schaffen." ... Dieser Ansicht können wir uns anschließen, sie unterscheidet sich aber sehr wesentlich von der DÖRINGs 1950, die zu v. LEYDEN und LUGARO zurückführt. Das Einteilungsschema v. LEYDENs gibt uns kein Ordnungsprinzip für die verschiedenen morphologischen Befunde. Die Resignation, die in dem Verzicht einer Unterscheidung entzündlicher und nichtentzündlicher Erkrankungen besteht und auf LUGARO (1904) zurückgeht, scheint uns gerade im Hinblick auf die Encephalitisforschung nicht mehr recht begründet. Dagegen sind die Ausführungen LUGAROs über die Beziehungen zwischen Ätiologie, den anatomischen Veränderungen und den klinischen Symptomen durchaus zutreffend, wenn er sagt, daß sie „sich nicht immer genau entsprechen und nicht mit genügender Bestimmtheit festgesetzt werden können". Dies wird für die Polyneuritis bis in die jüngste Zeit viel mehr betont als die Übereinstimmung im klinisch-anatomischen Befund, ebenso wie der — oft als Erkenntnis moderner anatomischer Forschungen angesehene — Satz von LUGARO: „*Dies ist andererseits auch a priori vorauszusehen, wenn man bedenkt, daß die anatomischen Bilder mehr mit dem pathogenetischen Entstehungsmodus als mit der Ursache verknüpft sind, so daß ähnliche Krankheitsursachen mit verschiedenen pathogenetischen Mechanismen wirken können und verschiedene anatomische Bilder hervorrufen, während sehr verschiedene Krankheitsursachen sehr ähnliche Wirkungen auf die Nerven ausüben können.*"

Diese Tatsachen erfreuen sich bereits allgemeiner Anerkennung, nicht nur der Allgemein-, sondern auch der Neuro-Pathologen, sie sind aber keineswegs als Hinderungsgrund anzusehen, die verschiedenen anatomischen Bilder zunächst einmal nach ihren anatomischen Merkmalen voneinander zu trennen. Sowohl in der allgemeinen wie in der Neuropathologie sind unter Zusammenfassung von Ätiologie, Pathogenese und klinischen Erscheinungen Krankheitseinheiten aufgestellt worden. Es erscheint mir wichtiger, die Übereinstimmungen hervorzuheben, als am unzureichend untersuchten Material das Unvermögen der pathologischen Anatomie zu zeigen. Wir werden daher im speziellen Teil den in der Allgemeinpathologie heute gebräuchlichen Einteilungen folgen und dabei die bisher bekannten Krankheitseinheiten berücksichtigen.

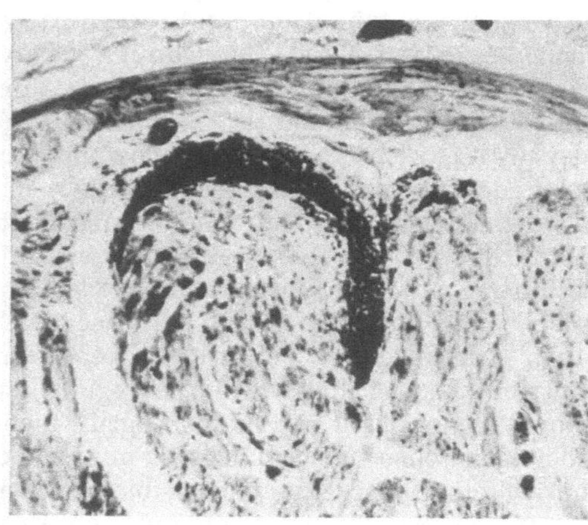

Abb. 24 a.

Aus allen diesen Gründen scheint es erforderlich, trotz der bestehenden Schwierigkeiten die anatomischen Befunde möglichst klar voneinander abzugrenzen, da die bisherigen Einteilungsprinzipien eher zu einer Verwirrung als zu einer Klärung der Verhältnisse beigetragen haben.

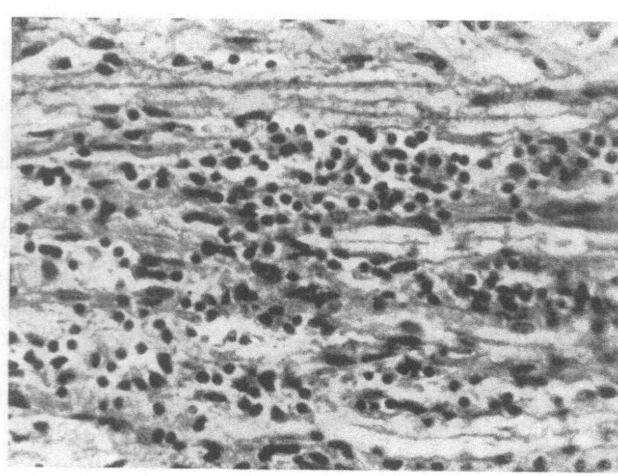

Abb. 24 b.

a) Die histopathologischen Befunde bei der „echten" Neuritis.

Das makroskopische und mikroskopische Bild der echten, spontanen Neuritis ist schon lange bekannt. „Bei akuter Neuritis interstitialis sehen die Nerven gerötet, geschwollen und wie durchfeuchtet aus und man kann mitunter mit bloßem Auge kleinere hämorrhagische Herde und seltener gelbliche Stellen (Eiteransammlungen) in den erkrankten Nerven entdecken. . . . Die subakute und chronische Form der Neuritis interstitialis unterscheidet sich von der akuten dadurch, daß bei ihr eine mehr oder weniger stark ausgesprochene Neubildung des Bindegewebes stattfindet" (Flatau 1899).

Mikroskopisch findet man im akuten Stadium seröse Exsudation, Blutungen und meist herdförmige zellige Infiltrate, selten aus Leukocyten, meist Lymphocyten (Abb. 24a—c). Die Schädigung der Nervenfaser ist in den ersten Stadien auffallend gering, später kommt es zu segmentalem Zerfall, der die einzige Art der Schädigung bleiben kann. Bei schwereren Graden kann sich aber eine Achsenzylinderschädigung mit Unterbrechung der Kontinuität und dann folgender WALLERscher Degeneration einstellen. Das endoneurale Bindegewebe proliferiert ebenfalls in verschiedenen Phasen.

Die Ausheilungsstadien der Neuritis können nur ganz selten anatomisch erforscht werden, daher war der Ablauf der Veränderungen bei den degenerativen

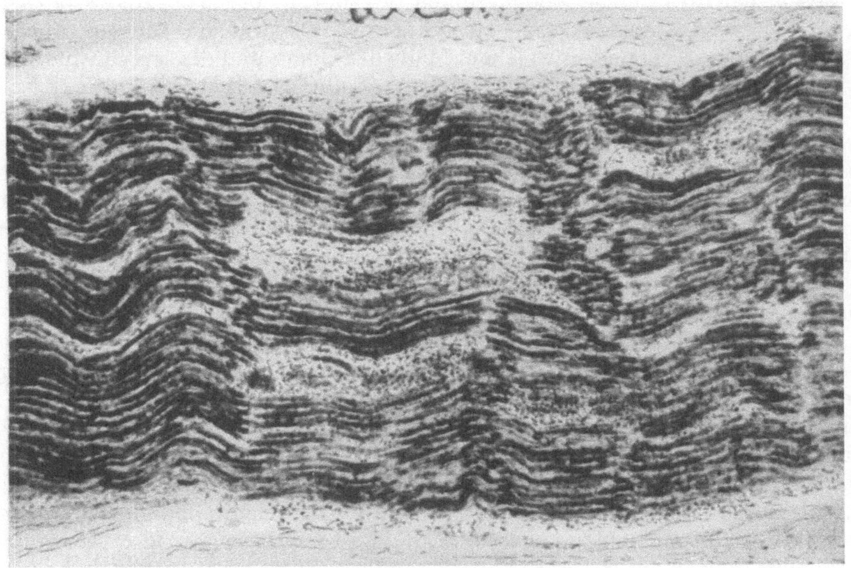

Abb. 24 c.

Abb. 24a—c. a Streifenförmige endo-perineurale Blutung auf einem Querschnitt durch den Plexus brachialis. Klinisch: Polyneuritis und Polyarthritis rheumatica acuta. Anatomisch: Meningoencephalitis purulenta. Diskontinuierliche Radiculitis. Disseminierte hämorrhagische Neuritis. (S.-Nr. 349/48, 48jährige Frau.) Hämatoxylin-Eosin. Paraffineinbettung. b Längsschnitt aus dem Wurzelnerven mit diffusen lymphocytären Infiltraten. (S.-Nr. 1225/50, 42jähriger Mann). Krankheitsdauer 4 Wochen. Klinische Diagnose: Polyneuritis mit landryartigem Verlauf. Anatomisch: Ausgedehnte Radiculitis, geringe Beteiligung peripherer Nerven. c Fleckfieberneuritis mit diffusen und knötchenförmigen Infiltraten im Endoneurium. (Gleicher Fall wie Abb. 21. Im Zentralnervensystem bestand eine typische Fleckfieberencephalitis.)

Erkrankungen unter dem Bilde der serösen Entzündung Anlaß, den Prozeß in Stadien einzuteilen, wie sie in ähnlicher Weise auch bei den akuten Neuritiden zum Teil nachgewiesen wurden, oder zu erwarten sind.

b) Die seröse Entzündung im peripheren Nerven.

Daß die im akuten Stadium wiederholt nachgewiesene seröse Exsudation das einzige Kennzeichen der Entzündung im Nerven bleiben kann und damit mancher „negative“ anatomische Befund bei Polyneuritis zu erklären ist, wurde von mir 1941 nach den Ergebnissen morphologischer Untersuchungen bei neuraler Muskelatrophie und hypertrophischer Neuritis vermutet. Auf Grund der experimentellen Befunde von FRÖHLICH 1914, die eine spindelförmige ödematöse Auflockerung und Verquellung eines Nerven in der Nähe eines Serumherdes beim anaphylaktischen Tier zeigten, vermutete ich weiter, diese Form der Entzündung könnte bei den allergisch-hyperergischen Erkrankungen und auch der rheumatischen Neuritis und Polyneuritis eine Rolle spielen. Wenn auch die letztere

Vermutung bisher vorwiegend in den theoretischen Diskussionen über „Allergie und Nervensystem" eine besondere Rolle gespielt hat und von klinischer Seite oft kritiklos angewandt wurde, so liegen doch über das Vorkommen der serösen Entzündung bei Polyneuritis auch bestätigende histologische Beobachtungen vor. Die seröse Exsudation hat sicher für das Zustandekommen des von GUILLAIN-BARRÉ beschriebenen Syndroms besondere Bedeutung. Keineswegs kommt dieses nur bei echt entzündlichen Prozessen vor, wie die Beobachtung bei dem eigenen Fall von „hypertrophischer Neuritis" zeigt. Der Vorgang der serösen Entzündung und des Ödems im Nerven wurde von mir als ein pathogenetischer Mechanismus aufgefaßt, der bei *degenerativen Erkrankungen* der peripheren Nerven als wesentlich für das Zustandekommen des morphologischen Bildes anzusehen sei. „Weitere Untersuchungen bei akuten Erkrankungen müssen aber erst entscheiden, wie weit und in welchem Maße das Ödem und die seröse Entzündung im peripheren Nerven eine Rolle spielen" (KRÜCKE 1941).

Daß die *Ursachen der serösen Entzündung* verschiedenartig sind, ist für den peripheren Nerven schon in dieser Arbeit betont worden. Aus den Arbeiten von RÖSSLE und EPPINGER, die das Bild der serösen Entzündung näher gekennzeichnet haben und von SCHÜRMANN, von dem die Bezeichnung „Dysorie" für die erhöhte Durchlässigkeit der Gefäße stammt, geht die Verschiedenheit der Ursachen noch deutlicher hervor. Der Begriff Dysorie ist umfassender und deckt sich nach RÖSSLE mit dem der Permeabilitätspathologie. Die seröse Entzündung ist „nur ein Spezialfall der Dysorie" (RÖSSLE).

Die Art der Gewebsschädigung bei Ödem und seröser Entzündung weicht etwas von den bisher beschriebenen Formen der Nervenfaserschädigung ab. In meinen eigenen Fällen konnte ich keinen Fettabbau finden und vermutete deshalb eine humorale Form des Abbaues. Die Nervenfasern zeigten eine deutliche, wabenförmige Auftreibung und Auflockerung der Markscheide und entsprechende Achsenzylinderveränderungen, wie sie in gleicher Weise als Ödemschädigung im Zentralorgan vorkommen (SCHOLZ, ZÜLCH). Die Ödemschädigung kann sogar zur Nekrose führen „Ödemnekrose" (H. JACOB). Diese Art der Nervenfaserschädigung, sowie die Art des Abbaues unterscheidet sich sowohl von der bei segmentaler wie bei sekundärer Degeneration.

Bei den entzündlichen Erkrankungen sowie bei dem Ödem infolge hämodynamischer Störungen ist die Faserschädigung sekundäre Folge der Permeabilitätsstörung. Bei den endogenen Systematrophien wie der neuralen Muskelatrophie und der hypertrophischen Neuritis liegen die Verhältnisse nicht so übersichtlich. Nach den bisherigen Beobachtungen kann man die pathogenetischen Zusammenhänge in folgender Weise deuten. Der Untergang der parenchymatösen Elemente ist — wie bei den systematischen Atrophien des Zentralnervensystems — das Primäre des Prozesses, ob er nun in den Zellen oder den Nervenfasern zunächst beginnt. Als besondere Reaktionsform im peripheren Nerven stellen wir eine Beteiligung des Interstitiums und der Gefäße fest, die ihrerseits zu den „Ödemschädigungen" der noch vorhandenen Nervenfasern führen. Andererseits wäre es auch denkbar, daß eine koordinierte Systemerkrankung des gesamten peripheren „neurovasculären Systems" dabei vorliegt und das Bild der serösen Entzündung nicht nur zu der bindegewebigen Sklerose und sekundären Nervenfaserschädigung führt, sondern überhaupt für den Parenchymuntergang verantwortlich ist, wie ich es zunächst vermutet habe.

Seit meinen eigenen Untersuchungen über das Auftreten von Gefäßveränderungen nach Nervenverletzungen (1949) halte ich aber die erste Deutung für die richtige und sehe in der Beteiligung des Interstitiums und der Gefäße eine *besondere Reaktionsform des peripheren Nerven*, weshalb die „hypertrophische

Neuritis" von mir zu den symptomatischen Entzündungen gerechnet und als „Pseudoneuritis" gekennzeichnet wird.

An der Bedeutung der serösen Entzündung für das Zustandekommen des morphologischen Bildes der kollagenen und reticulären Sklerosierung ändert sich dadurch nichts.

c) Die Einteilung der Neuritis nach der Ausbreitung des entzündlichen Prozesses.

Aus den qualitativen Merkmalen ist in zahlreichen Fällen eine einwandfreie Entscheidung zu treffen, ob es sich im morphologischen Bild um eine echte Neuritis handelt. Aus der Art der histopathologischen Veränderungen läßt sich schon eine gewisse Klassifikation in eitrige und nichteitrige Formen oder in akute und chronische Entzündung treffen. Dementsprechend sind etwa die histopathologischen Veränderungen mit dem Krankheitsbilde der Lepra oder die tuberkulöse Infektion mit der Tuberkulose als Krankheitseinheit in Zusammenhang zu bringen. Ein derartiges Vorgehen ist aber noch nicht für die Polyneuritis durchzuführen, da unter dieser Bezeichnung, ebenso wie früher bei der Encephalitis, sicherlich die verschiedenen Formen wegen unserer noch mangelhaften Kenntnisse vereinigt sind.

Deshalb wird eine Gruppierung der Polyneuritisformen nach der Ausbreitung der entzündlichen Veränderungen durchgeführt, die gleichzeitig auch für die klinischen Symptome Anhaltspunkte gibt. Prädilektionen in der Lokalisation bei verschiedenen Erkrankungen sind schon lange bekannt. Als Beispiele sind die vorwiegende Beteiligung des Radialis bei der Bleilähmung, die Bevorzugung des sensiblen Systems bei der Lepra und der sensiblen Neuritis unbekannter Ätiologie und die Bevorzugung der hinteren Wurzeln bei der ascendierenden experimentellen Neuritis und der distalen Abschnitte bei der Alkoholintoxikation zu nennen. Diese Beobachtungen unterstreichen die klinische und anatomische Bedeutung des Faktors der Lokalisation. Die Gründe für die unterschiedliche Lokalisation können natürlich mancherlei Art sein und wir sind weit davon entfernt, diese etwa für die elektive Lokalisation neurotroper Virusarten oder Gifte bereits zu kennen. Wir können aber — und das vorzugsweise durch die anatomische Untersuchung — ihre besonderen Beziehungen zu bestimmten Regionen einwandfrei nachweisen. So gelingt es auch für die entzündlichen Erkrankungen des peripheren Systems Grundtypen der Ausbreitung entzündlicher Prozesse aufzustellen, die nicht nur Denkmöglichkeiten darstellen, sondern deren jeweiliges reales Vorkommen durch Beobachtungen gesichert ist. Entsprechend den 5 Bauabschnitten unseres im anatomischen Teil dargestellten Schemas wollen wir 5 Grundtypen der Lokalisation unterscheiden.

Damit sind an sich die Lokalisationsmöglichkeiten nicht erschöpfend behandelt, man könnte z. B. nach der Ausbreitung auf dem Nervenquerschnitt von *Endo-*, *Peri-* und *Epineuritis* sprechen. Auch diese Formen sind bereits beschrieben, haben aber unseres Erachtens keine Bedeutung für die Klassifikation. Wichtiger dagegen ist die Lokalisation nach Körpergegenden, eine kraniale, cervicale, thorakale und lumbo-sacrale Lokalisation zu berücksichtigen, die in unserem Schema aber nicht zur Darstellung kommen kann.

Die Grundtypen der Entzündungslokalisation im cerebrospinalen peripheren System.

Gruppe I. Die „zentrale" Lokalisation (Gehirn und Rückenmark) (Abb. 25a). Die Erkrankungen dieses Abschnittes, ob sie nun die Ursprungszellen oder den zentralen Abschnitt der peripheren Nervenfaser betreffen, gehören ebenso wie die der anderen zu dem Gesamtbild der Erkrankungen des peripheren Systems, wenn sie auch hier nicht näher behandelt werden sollen. Es sind hierher zu rechnen die Poliomyelitis, die Encephalomyelitis disseminata, die im 2. Teil IV behandelt werden.

Gruppe II. Die Lokalisation im Subarachnoidalraum (Meningitis, Radiculitis spinalis) (Abb. 25b).

Bei dieser Form werden regelmäßig Veränderungen an den spinalen und Hirnnervenwurzeln, besonders bei chronischen Infektionen wie der Lues und

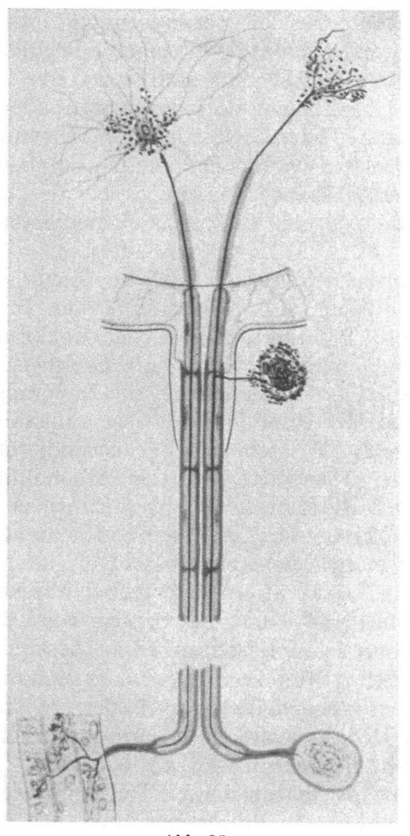

Abb. 25a.

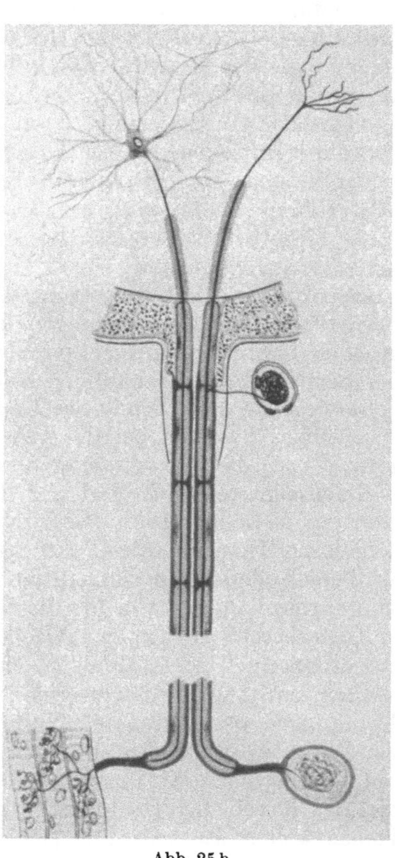

Abb. 25b.

Abb. 25a—f. Schema über die Ausbreitung der entzündlichen Reaktionen im peripheren Nervensystem.

Abb. 25a. Die Lokalisation im zentralen Abschnitt (z. B. Poliomyelitis, Ganglionitis).

Abb. 25b. Die Lokalisation im Subarachnoidalraum mit Beteiligung des Spinalwurzelabschnittes. Radiculitis spinalis (z. B. Meningitis spinalis bei Lues, Tuberkulose sowie eitrigen und nichteitrigen Basalmeningitiden.)

Tuberkulose, beobachtet. Bei den akuten eitrigen Infektionen, z. B. der traumatischen Meningitis basalis und spinalis, ist die relative Unversehrtheit der Spinalwurzeln immer wieder auffallend. Bei dieser Tatsache ist daran zu erinnern, daß die spinalen Wurzeln zwar auf lange Strecken den Arachnoidalraum durchziehen, aber „extraarachnoidal" liegen, da sie eine gesonderte Hülle besitzen. Eine Infektion kann also nur „per contiguitatem" auf das Parenchym übergreifen. Aus dem gleichen Grunde ist die Schlußfolgerung, daß eine seröse Exsudation im Bereich der Wurzeln für die Genese von Parenchymschäden keine Rolle spielen könne, weil beim Kompressionssyndrom mit eiweißreichem Liquor keine Neuritissymptome beobachtet wurden, nicht zutreffend. Die Anwesenheit von Erregern, Exsudat und massiven Infiltraten im Arachnoidalraum besagt noch nichts über eine Beteiligung der Nervenwurzeln. Die pialen und arachnoidalen Schranken, von denen die Wurzeln umgeben sind, verhindern ganz offenbar ein rasches Übergreifen des entzündlichen Prozesses.

Gruppe III. Die Lokalisation im Wurzelnerv [Radikulitis im engeren Sinne (SICARD)] (Abb. 25c).

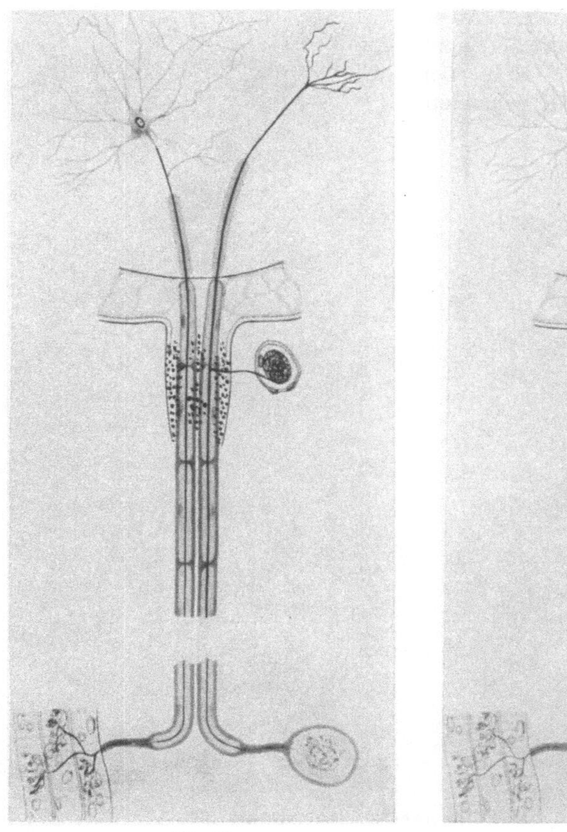

Abb. 25c.

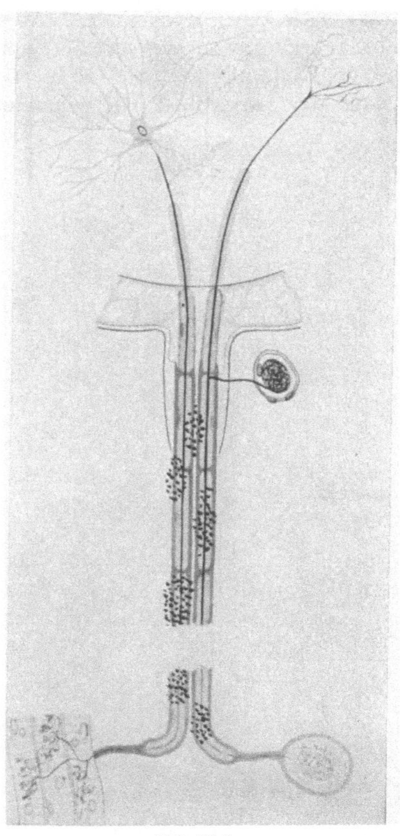

Abb. 25d.

Abb. 25c. Lokalisation im Wurzelnervenabschnitt: Radikulitis im engeren Sinne.

Abb. 25d. Lokalisation im peripheren Abschnitt mit diskontinuierlicher Ausbreitung der entzündlichen Infiltrate. Neuritis und Polyneuritis im engeren Sinne.

Die besondere Bedeutung des Wurzelnerven für die Lokalisation entzündlicher Prozesse wurde für die Tabes von NAGEOTTE und RICHTER, für die Polyradikulitis von CAMUS (1908), LANGDON (1910), STAHL (1921), MARGULIS (1927) u. v. a. betont. CAMUS hat in seiner „Etude de neuropathologie sur les radiculites" meines Wissens erstmals die klinischen und anatomischen Besonderheiten der Radikulitiden zusammengestellt. Es sind mehrere Faktoren, die in der Tat den Wurzelnerven für die Lokalisation von Erkrankungen prädisponiert erscheinen lassen. Diese bestehen in seiner Eigenschaft als Übergangsstelle zwischen Spinalwurzelabschnitt und peripherem Abschnitt des peripheren Systems und seiner leichten Erreichbarkeit vom Subarachnoidalraum aus durch die subarachnoidalen

Aussackungen. Ob diese über der hinteren Wurzel immer sich weiter nach peripher erstrecken, wie NAGEOTTE und RICHTER annahmen, wurde bisher noch nicht einwandfrei bestätigt. Sicher ist jedoch, daß im dorsalen Abschnitt des Subarachnoidalraumes besondere Liquorzirkulationsverhältnisse bestehen (SPATZ, SINGEISEN), die hier eine Entzündungslokalisation, wie bei der Meningitis luica immer wieder nachzuweisen ist, begünstigen. Darin könnte einer der Faktoren für prädilektive Erkrankung des sensiblen Anteils liegen, wenn auch, wie die ascendierende vorwiegend sensible Lepraneuritis zeigt, noch andere bisher nicht klar erkennbare „Affinitäten" zum sensiblen System bestehen. Ob hierbei der von der Haut über die sensiblen Nerven aufsteigende Prozeß vorwiegend in sensiblen Faserbündeln lokalisiert bleibt oder, wie aus den systematischen Atrophien wie der neuralen Muskelatrophie zu schließen ist, eine gewisse Prädisposition sensibler Elemente zur Erkrankung besteht, muß dahingestellt bleiben.

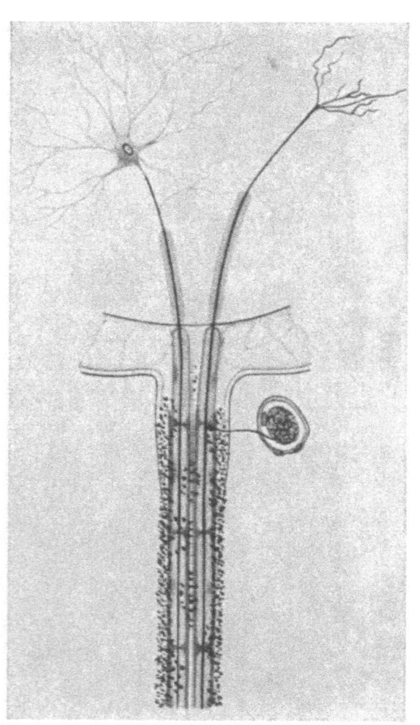

Abb. 25e.

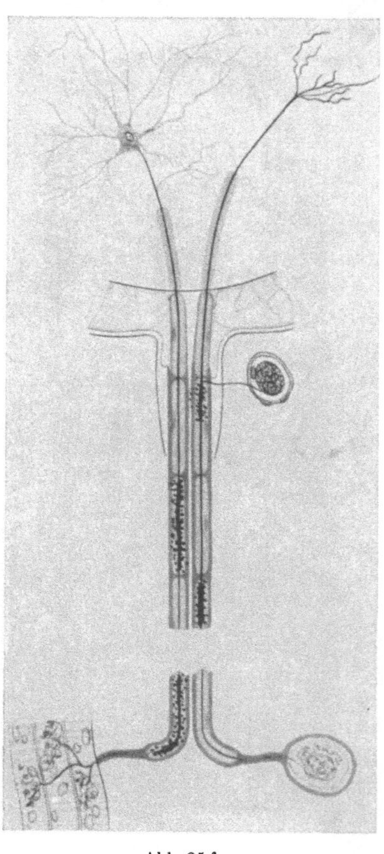

Abb. 25f.

Abb. 25e. Die ascendierende Neuritis.

Abb. 25f. Die „parenchymatöse oder degenerative Neuritis" mit Nervenfaserzerfall ohne zellige Infiltrate.

Ein 3. Faktor, der die Lokalisation von Erkrankungen im Wurzelnerven begünstigen kann, ist seine Lagebeziehung zum Foramen intervertebrale, bei dessen Einengung durch den viel diskutierten Bandscheibenprolaps oder durch eine Osteochondrose (DUUS) am Nerven Kompressionserscheinungen und Kreislaufstörungen auftreten können, die dem Bilde der serösen Entzündung entsprechen (DUUS, KAHLAU, KRÜCKE). Als Zufallsbefund findet man bei älteren Individuen gelegentlich eine herdförmige bindegewebige Konstriktion, die meist an der Durchtrittsstelle der Spinalwurzel durch die Dura gelegen ist.

Gruppe IV. Die Ganglio-Radikulitis. Die Besprechung der speziellen Erkrankungsformen erfolgt durch DÖRING (Teil 5).

Gruppe V. Die Lokalisation im peripheren Abschnitt (Neuritis und Polyneuritis im engeren Sinne) (Abb. 25d—f).

In manchen Fällen ist eine ganz deutliche Bevorzugung der eigentlichen peripheren Nerven festzustellen, worauf DANSMANN wieder verwiesen hat. Wir rechnen hierher alle Formen, bei denen sich das selbständige Auftreten des entzündlichen Symptomenkomplexes nachweisen läßt und uns im morphologischen Bild durch Überwiegen der Veränderungen im Interstitium mit Exsudation und zelliger Infiltration ohne oder mit Parenchymschädigung entgegentritt. Aus dem großen Komplex ätiologisch und pathogenetisch verschiedenartiger Formen lassen sich nach der Ausbreitung der entzündlichen Reaktion bisher nur 2 Formen voneinander trennen, die *kontinuierliche* und die *diskontinuierliche Neuritis.*

Auffallend ist immer wieder bei den meisten spontan oder „idiopathisch" auftretenden Neuritiden die *herdförmige, diskontinuierliche Ausbreitung* der Infiltrate im Nerven. Trotzdem sieht man im klinischen Bilde oft ganz symmetrisch auftretende Symptome. Die Herdbildung von Infiltratzellen zeigt eine vom Zentralorgan abweichende Struktur entsprechend den längsgerichteten Grundstrukturen der Nerven. Der Unterschied wird besonders deutlich bei Prozessen, die gleichzeitig zentrales und peripheres Nervensystem befallen, wie z. B. dem Fleckfieber. Hier zeigen die Infiltratzellen im peripheren Nerven eine deutliche Längsorientierung im Gegensatz zu den Knötchen im Zentralorgan. Wir gehen wohl nicht fehl in der Annahme, daß die diskontinuierliche Ausbreitung *hämatogen* entstanden ist, wofür uns das *Fleckfieber*, die *Lepra* in ihrer hämatogenen Form und beim Huhn die *Neurolymphomatosis gallinarum* als Beispiele dienen. Weiter gehören hierher die meisten Neuritiden beim Menschen wie die „idiopathischen", die „rheumatische" und die als infektiös angesehenen Formen. Obwohl bei den letzteren bisher ein Erregernachweis noch nicht einwandfrei geglückt ist, spricht doch das immer wieder beobachtete epidemische Auftreten, erstmals von EISENLOHR 1887 beschrieben, für eine infektiöse Ätiologie.

Die *kontinuierliche* Ausbreitung tritt hauptsächlich bei direkter Infektion des Nerven auf, sei es bei Verletzungen, im Experiment durch endoneurale Injektion oder bei der „Kontiguitätsneuritis" durch Einbruch eines Entzündungsherdes. Die letztere Form ist vermutlich häufiger, als man bisher angenommen hat und spielt nicht nur bei der ascendierenden Form der Lepra und bakteriellen Infektionen eine Rolle. Bei dieser Art der Ausbreitung läßt sich ein ascendierendes Fortschreiten im Experiment einwandfrei feststellen und bei der Lepra wahrscheinlich machen. Auch nach Nervenverletzungen beim Menschen wird gelegentlich eine ascendierende Neuritis beschrieben (CORDEL).

Zu einer weitgehenden Klassifizierung reichen die bisher vorliegenden Beobachtungen nicht aus, es muß aber mit Nachdruck darauf hingewiesen werden, daß mehr als bisher bei den einzelnen anatomischen Beobachtungen bei Neuritis und Polyneuritis das gesamte Nervensystem und vom peripheren möglichst viele Abschnitte untersucht werden müssen, um zu einem umfassenderen Überblick über die verschiedene Lokalisation zu gelangen.

Diese Einteilung ist dementsprechend nur als vorläufig zu betrachten, wissen wir doch, daß es wie bei den Encephalitiden Kombinations-, Übergangs- und Mischformen gibt. Sie haben bei der Polyneuritis in Wortungetümen wie *Encephalo-Myeloradiculo-Polyneuritis* (MARGULIS) ihren Ausdruck gefunden. Kombinationen von Typ I und II, II und III, sowie III, IV und V sind wohl am häufigsten. Auf die Kombination von Encephalitis und Polyneuritis hat besonders

HALLERVORDEN verwiesen. Es liegt auf der Hand, daran zu denken, daß von der Vielzahl der Encephalitiserreger, vor allem der Virusinfektion, auch ein Teil davon in der Lage ist, das periphere System zu befallen, und zwar auch den „peripheren Nerven", so daß wir mit Zunahme unserer Kenntnisse von den Viruskrankheiten auch die „idiopathische und infektiöse Polyneuritis" ätiologisch und vielleicht auch morphologisch näher kennzeichnen können.

D. Die Folgen der Nervenerkrankungen — Fernwirkungen, lésions à distance (DURANTE).

Folgeerscheinungen nach Nervendurchtrennung und Nervenerkrankungen sind nicht nur an der Nervenfaser selbst und ihren Endigungen, sondern auch an den, mit dem Nervensystem anatomisch und funktionell verbundenen, Organen und Geweben, festzustellen. Seit langem sind 2 Hauptgruppen von Innervationsstörungen klinisch bekannt, die *Ausfalls- und die Reizerscheinungen.* Die motorischen, sensiblen und vegetativen klinischen Erscheinungen haben an dem großen Beobachtungsgut von Nervenverletzungen des ersten Weltkrieges durch FOERSTER (1929) eine minutiöse Bearbeitung und glänzende zusammenfassende Darstellung gefunden. Die morphologischen Untersuchungen dagegen sind beim Menschen bis heute noch überaus spärlich. Die meisten Ergebnisse liegen bisher aus Tierexperimenten vor, wodurch aber keineswegs Klarheit in *die Pathogenese und Bedeutung der neuralen Störungen* gebracht wurde, die heute wieder das umstrittenste Kapitel der allgemeinen Pathologie sind.

Die Diskussion hierüber ist besonders mit den Namen von RICKER und SPERANSKY verbunden. Für RICKER ist die vasomotorische Theorie als Lehre von den neural bedingten Störungen im weitesten Sinne Inhalt seiner Relationspathologie geworden, während SPERANSKY mit der Neurodystrophielehre noch darüber hinausgeht, indem er die neurale Komponente pathologischer Prozesse zum charakteristischen Merkmal, der neuen Qualität, erhebt, „welche die Pathologie zum unabhängigen Wissenschaftszweig macht". Diese Lehren haben ebensooft kritiklose Aufnahme wie Ablehnung erfahren, so daß es notwendig erscheint, gerade in diesem Kapitel der Folgeerscheinungen von Nervenläsionen zu den einwandfrei gesicherten morphologischen Tatsachen zurückzukehren, auch zu den von RICKER und SPERANSKY erhobenen, und dann erst ihre theoretische Deutung zu versuchen.

RICKER und vor allem SPERANSKY selbst gingen von ungewöhnlich umfangreichen tierexperimentellen Untersuchungen am peripheren Nervensystem aus, die zum Teil *bestätigt, zum Teil umstritten sind,* aber keineswegs in summa als widerlegt gelten können, auch wenn die eine oder andere Beobachtung sich nicht als stichhaltig erweisen sollte. Die tatsächlichen Ergebnisse in ihren Arbeiten haben auch viel weniger Widerspruch erfahren als die aus diesen gezogenen verallgemeinernden Schlußfolgerungen mit Systemcharakter und einer synthetischen, alle Vorgänge umfassenden Betrachtungsweise. Gerade die Diskussion der letzten Jahre hat aber gezeigt, daß die Regulationsstörungen des Organismus ungeheuer mannigfaltig sind und sich nicht ohne weiteres in dieses oder jenes Schema einfügen lassen (HOFF 1952). Wir sind auch noch weit davon entfernt, *die Rolle des Nervensystems für die Pathologie* schon in vollem Umfang zu übersehen. Das wird bei der Besprechung der Folgeerscheinungen von Nervenläsionen erneut deutlich. Aber auch die schärfsten Kritiker von RICKER und SPERANSKY sollten nicht vergessen, daß es schon ein Verdienst bedeutet, sich für die Anerkennung der von der morphologischen Pathologie etwas vernachlässigten Bedeutung des Nervensystems so nachdrücklich eingesetzt zu haben.

Fast alle führenden Pathologen der vergangenen Zeit haben die Bemühungen RICKERs mit scharfer Ablehnung quittiert. Es ist hier nicht der Ort, auf diese Lehren in ihrer Gesamtheit einzugehen.

Sehen wir die Werke von RICKER und SPERANSKY auf die uns hier interessierenden Fragen durch, so finden wir eine ganze Reihe überaus wichtiger Befunde und Interpretationen, aber überraschenderweise fast nichts über morphologische Grundlagen. SPERANSKY erwartet nicht viel von der morphologischen Methode, deren Vernachlässigung ihm wie die der logischen Seite der Pathophysiologie nicht ohne Grund von RICKER vorgeworfen wird.

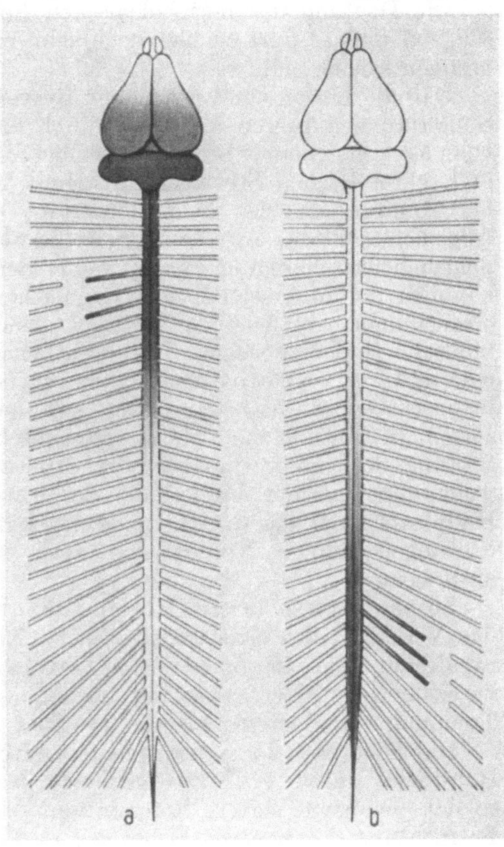

Abb. 26 a u. b. Schematische Darstellung über die geänderte Permeabilität der Bluthirnschranke nach experimenteller Nervendurchschneidung und Reizung des zentralen Endes mit Crotonöl. a Nach Durchschneidung des Plexus brachialis links. b Nach Durchschneidung des Plexus lumbalis rechts. (Nach SAKARAJA.)

Die wenigen histologischen Befunde bei SPERANSKY kommen anläßlich der Besprechung des Mechanismus segmentärer Schädigungen des Nervensystems auf dem Wege über den Nervenstamm sowie der Ausbreitung des dystrophischen Prozesses über die Grenzen des Segmentes hinaus vor. Die ersteren beziehen sich auf die Störung der Regeneration nicht nur durch lokale ungünstige Bedingungen, sondern durch Nervenreizung auf der Gegenseite der Verletzung. Eine Bestätigung dieser wichtigen Befunde ist mir bisher nicht bekannt geworden, eine Nachprüfung wäre aber von großem Interesse, da sie zu den Hauptgrundlagen der Neurodystrophielehre gehören.

Hier muß auch die Bemerkung über eine Beobachtung eingeschaltet werden, die zu den Fernwirkungen am Zentralnervensystem zu zählen ist. Bei Reizung des zentralen Stumpfes eines durchschnittenen Nerven und nachfolgender intravenöser Trypanblauinjektion ergab diese eine Blaufärbung der Hirnsubstanz, der Arachnoidea und Pia des Rückenmarks im Bereich der durchschnittenen und gereizten Segmente, und zwar symmetrisch beiderseits (Abb. 26). Dieser bereits 1932 von SAKARAJA mitgeteilte Befund ist bisher wenig beachtet worden, er dürfte aber — falls er wirklich regelmäßig zu reproduzieren ist — mit zu den wichtigsten und interessantesten Beobachtungen für pathologische Vorgänge gehören.

Die weiteren von SPERANSKY angegebenen histologischen Befunde betreffen die Frage der Ausbreitung dystrophischer Prozesse über die Segmentgrenzen hinaus. Die unter Leitung von B. S. DOINIKOW durchgeführten morphologischen Untersuchungen waren aber, wie SPERANSKY betont, noch nicht zum völligen Abschluß gekommen. Hierdurch sollten die Veränderungen des Zentralorgans nach chemischer oder infektiöser Schädigung der Nerven in der Peripherie geklärt werden. Die vorliegenden Ergebnisse haben SPERANSKY zu dem Eindruck geführt, daß hierbei gerade schwache Konzentrationen der Reizsubstanz zu ausgesprochenen morphologischen Veränderungen führen, während das Zustandekommen der einseitigen oder symmetrischen Dystrophie innerhalb des gleichen Segmentes von der Reizgröße abhängt.

Die Deutung der morphologischen Befunde ist allerdings nicht sehr überzeugend und es dürften hier noch sehr viel genauere Beobachtungen und Experimente notwendig sein.

Daß die Läsion eines peripheren Nerven zu den verschiedenartigsten Regulationsstörungen führen kann, ist durch eine Unzahl von Beobachtungen auch beim Menschen bereits belegt. Es sei hier nur auf die vasomotorischen, trophischen und sekretorischen Störungen der Haut, auf die pupillomotorischen Störungen bei Kompression des N. oculomotorius (WELTE, FISCHER-BRÜGGE) und, als Allgemeinreaktion, auf die Hypertonie als Entzügelungshochdruck bei Glossopharyngicus-Schädigung (LAMPEN) als Beispiele verwiesen. An dem Zustandekommen der unterschiedlichen Regulationsstörungen sind Ausfalls- oder Reizerscheinungen maßgeblich beteiligt, denen FOERSTER ganz charakteristische klinische Bilder zuordnet. Im wesentlichen sind sie — strenggenommen — auf eine gestörte vegetative Innervation zurückzuführen und gehören damit nicht in unser Gebiet. Man kann aber, wie sich bei der Darstellung der Ergebnisse zeigen wird, bisher aus dem morphologischen Befund nicht entnehmen, ob eine Störung der cerebrospinalen oder der vegetativen Innervation vorliegt. Wir wollen uns bei der Darstellung der histopathologischen Veränderung in der Hauptsache auf die quergestreifte Muskulatur beschränken, weil sich hier die Störungen infolge Nervenläsion auch morphologisch am eindrucksvollsten ausprägen.

So hat RICKER in seiner bereits zitierten Dissertation aus dem Jahre 1893 das Verhalten des Skeletmuskels nach Nervendurchschneidung als „einen der rapidesten und imponierendsten Prozesse, welchen die Pathologie kennt“ bezeichnet, bei der „neben der Aufhebung der Funktion noch der Faktor der Trennung von dem trophischen Zentrum eine bedeutende Rolle spielt“.

Die Histopathologie der quergestreiften Muskulatur hat ferner in diesem Handbuch durch v. MEYENBURG eine ausgezeichnete Bearbeitung gefunden, so daß genügend sichere Befunde zum Vergleich vorliegen, um eine kritische Betrachtung der neueren Befunde und Theorien zu ermöglichen.

In der neueren Zeit neigt man seit den Untersuchungen von SLAUCK und den Gebrüdern WOHLFART wieder dazu, Einzelformen der Atrophie nach morphologischen Gesichtspunkten zu unterscheiden. Schon LORENZ hatte 1904 betont, daß „sorgfältige unter allen Cautelen ausgeführte histologische Befunde hier wie überall in der Pathologie wertvolle Übereinstimmung mit den im Leben beobachteten Krankheitsprozessen zeigen“. Leider liegen heute wie damals noch sehr wenige Untersuchungen vor.

v. MEYENBURG teilt die Muskelatrophien in neurogene und nichtneurogene Atrophien ein. Er unterscheidet bei den neurogenen wie LORENZ die neurale, spinale und cerebrale Muskelatrophie. Man kann in der Bewertung der histopathologischen Muskelbefunde 3 Perioden in der Literatur erkennen. Eine erste, in der die Überzeugung bestand, man könne aus dem histopathologischen Bild verschiedene Formen abgrenzen. In dem zweiten Zeitabschnitt war man durch die Zunahme der Erkenntnis gleicher Veränderungen im histologischen Bild bei ätiologisch-pathogenetisch verschiedenen Faktoren zu der Überzeugung gekommen, daß man die einzelnen Formen nicht aus dem morphologischen Befund trennen könne. v. MEYENBURG schließt sich in dieser Hinsicht der Auffassung WERTHEMANNS und SCHAFFERS an, die keine Schranken zwischen den einzelnen Formen der heredofamiliären Muskeldystrophien, im Gegensatz zu früheren Bemühungen, mehr anerkennen. Auch die Betrachtung der spinalen und cerebralen Muskelatrophie bestärkte v. MEYENBURG in der Ansicht, „daß ein schroffes Festhalten an scharfen Grenzen undurchführbar ist". Heute versucht man wieder, die neurogene Muskelatrophie auf Grund der Verteilung der Atrophien auf dem Muskelquerschnitt in bestimmte Typen einzuteilen. So wird die felderförmige Atrophie des Muskels als charakteristisch für Vorderhornerkrankungen angesehen (s. Abb. 27). Auch für die übrigen Muskelatrophien werden typische

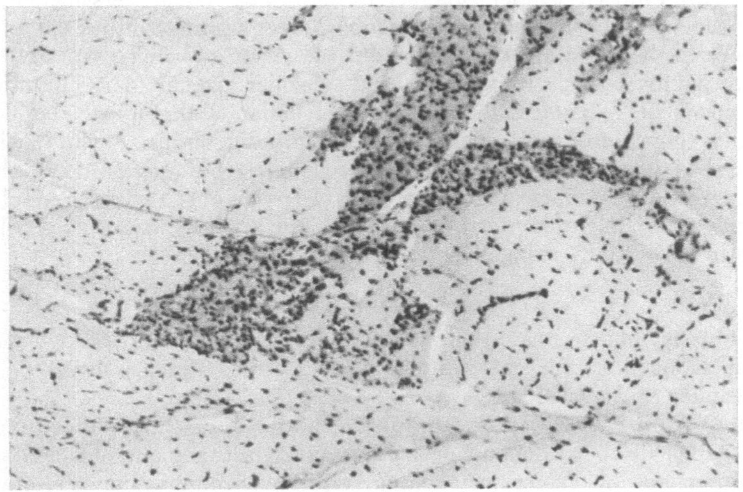

Abb. 27. Felderförmige Atrophie der Muskulatur des Oberarmes bei progressiver neuraler Muskelatrophie (S.-Nr. 40/110, 49jähriger Mann. Krankheitsdauer 46 Jahre.) Färbung: Kresylviolett. Celloidineinbettung.

histologische Befunde beschrieben, so daß es berechtigt erscheint, die inzwischen bekannt gewordenen Tatsachen in dieser Hinsicht noch einmal gegenüberzustellen.

1. Die cerebrale Muskelatrophie.

Nach v. MEYENBURG ist die cerebrale Muskelatrophie von CHARCOT als regelmäßiger Befund erwiesen worden. Das Problem ihres Zustandekommens kann noch nicht als gelöst gelten. Das morphologische Bild zeigt eine Atrophie „innerhalb mäßiger Grenzen". Während der Gesamtmuskelquerschnitt deutlich verschmälert ist, sieht man im histologischen Bild sowohl atrophische Fasern in allen Feldern, als auch abgerundete hypertrophische Fasern, wie sie bereits LORENZ 1904 abgebildet hat. Hierbei liegen dann oft atrophische neben hypertrophischen Fasern. Die Erklärung von LORENZ, daß die atrophischen zugrunde gehen, und die übrigbleibenden hypertrophieren, scheint nach eigenen Untersuchungen nicht für alle Fälle zuzutreffen. Man findet nämlich auch in frühen Stadien ohne das Vorliegen atrophischer Fasern einzelne abgerundete hypertrophische Fasern. Die Wucherung der Sarkolemmkerne entspricht jeweils dem Grade der Atrophie. An den Muskelspindeln sind keine Veränderungen zu sehen.

2. Die spinale Muskelatrophie.

Hier sind besonders die histologischen Untersuchungen von SLAUCK, S. und G. WOHLFART und G. WOHLFART über das kennzeichnende Bild der felderförmigen

Atrophie zu erwähnen (Abb. 27). Nach v. MEYENBURG ist das anatomische und histologische Verhalten der Muskeln weitgehend abhängig von der Dauer der bestehenden Lähmung, und wie hinzuzufügen wäre, von der Art der Rückenmarksschädigung. Betrachtet man kritisch die bisher bekannten Befunde, so muß man v. MEYENBURG recht geben, daß man vom Einzelfall ausgehend keine weitgehenden verallgemeinernden Schlüsse ziehen darf. Vor allem sind aus der Art der Atrophie keine bindenden Schlüsse über Genese und Ätiologie zu ziehen. v. MEYENBURG betont die große Eintönigkeit der histologischen Bilder, es ist aber auch ihre Verschiedenartigkeit sogar bei gleicher Art der Schädigung nicht zu verkennen. So war bei eigenen Untersuchungen das histologische Muskelbild bei 2 Fällen von klinisch totaler Querschnittslähmung völlig verschieden, in dem ersten Fall bestand eine schwerste Atrophie der gesamten Muskulatur im Lähmungsbereich, bei dem anderen war makroskopisch und mikroskopisch keinerlei Atrophie nachweisbar, trotz annähernd gleicher Dauer der Lähmung. Die Degeneration der absteigenden und aufsteigenden Bahnen war bei dem Fall ohne Muskelveränderungen nicht ganz vollständig, wenn auch deutlich ausgeprägt. Die Nervenzellen des zum Versorgungsgebiet gehörenden Segmentes lagen bei beiden Beobachtungen nicht im Bereich der Verletzungsstelle. Eine eingehende Untersuchung der atrophischen Muskulatur wie des Nervensystems ist deshalb in Zukunft dringend erwünscht.

3. Die neurale Muskelatrophie.

Wir müssen bei den neuralen Atrophien zwischen den Befunden nach vollständiger Kontinuitätsdurchtrennung, Neuritis und degenerativen progressiven Erkrankungen unterscheiden.

Nach *Nervenverletzungen* beschränkt sich die Muskelatrophie auf das Versorgungsgebiet des betroffenen Nerven und hat damit eine entsprechend geringere Ausdehnung als bei einer Rückenmarksdurchtrennung oder Verletzung der Zentralregion, bei denen sich die Atrophie auf das entsprechende meist größere Versorgungsgebiet ausdehnt. Das histopathologische Bild nach Nervenverletzungen ist nicht in allen Stadien gleich. Allerdings ist die Zahl der untersuchten Fälle noch immer zu gering, um beim Menschen schon sichere Angaben über die Entwicklung des Vorganges machen zu können. Eigene Untersuchungen an 2 Fällen $3^1/_2$ bzw. $5^1/_2$ Monate nach Nervenverletzung ergänzen die Beobachtungen v. MEYENBURGS, der 2 typische Bilder gleichmäßiger Atrophie von Muskelbündeln im Spätstadium wiedergegeben hat (S. 324 und 414). In den früheren Stadien bestehen die Veränderungen an den Muskelfasern nicht nur in einer einfachen Atrophie. Wir sehen auch hypertrophische Fasern neben atrophischen und hochgradige Wucherung der Sarkolemmkerne mit Riesenzellbildung (Abb. 28). Die Fettgewebswucherung ist nach Nervenverletzungen nicht so erheblich wie bei der progressiven neuralen Muskelatrophie. Regelmäßig lassen sich vor allem in den Spätstadien Gefäßveränderungen mit zum Teil erheblichem Umbau der Gefäßwand nachweisen.

Die zahlreichen bei v. MEYENBURG ausführlich gewürdigten *Tierversuche* haben die Entwicklung des histopathologischen Bildes nur zum Teil geklärt. Es ist bei der Übertragung auf die Verhältnisse beim Menschen besonders zu berücksichtigen, daß die Innervation bei Mensch und Tier doch wesentliche Unterschiede aufweist, die sich auch bei der Genese der histopathologischen Veränderungen auswirken können. So ist z. B. die Pyramidenbahn beim Tier nicht in gleicher Weise ausgebildet wie beim Menschen.

Die ersten sichtbaren histologischen Veränderungen treten, ähnlich wie im Nerven, an den Muskelfasern um den 10.—12. Tag auf, wenn am Nerven der

Höhepunkt des MARCHI-Stadiums besteht. Es kommt zu Anhäufungen nichtgestreifter Protoplasmamassen meist am Rande der Fasern mit Kernwucherungen. Die Kernvermehrung beginnt um den 10.—14. Tag. Nach RICKER führt die Nervendurchschneidung zu einem schwachen peristatischen Zustand der Muskelgefäße und einem sehr geringen Ödem. Als Folge der Durchströmungsänderung wird von RICKER nur eine leichte Verfettung der Muskelfasern angegeben, die vom 15.—20. Tage an beginnt und um den 33. Tag ihre größte Intensität erreicht. Um den 100. Tag nimmt die Verfettung wieder ab. RICKER betont weiter ausdrücklich, daß der Prozeß in der Muskulatur nicht nur in einer reinen Atrophie der Muskelfasern bestehe, sondern daß gleichzeitig Wucherungsvorgänge eine Rolle spielen, besonders eine Bindegewebshyperplasie, die RICKER ebenfalls

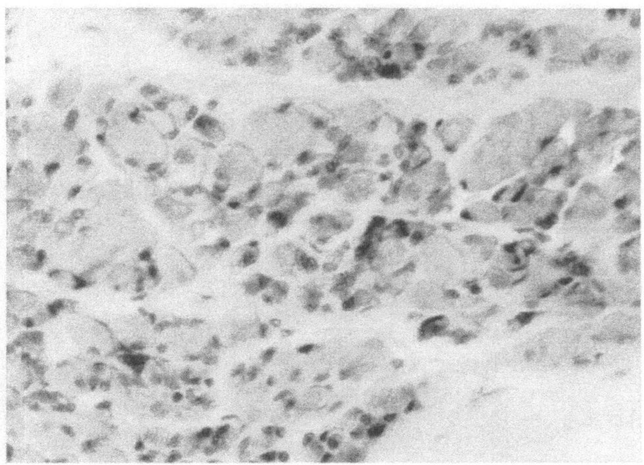

Abb. 28. Muskelatrophie $5^1/_2$ Monate nach Nervenverletzung (nur im Versorgungsgebiet des verletzten Nerven). Querschnitt durch den Flexor carpi ulnaris in seinem distalen Anteil. Atrophie der gesamten Muskelfasern mit Wucherung der Sarkolemmkerne aber deutlichen Kaliberunterschieden der atrophischen Fasern. Wucherung der Sarkolemmkerne. (Gleicher Fall wie Abb. 13 und 15.)

auf die Wirkung des peristatischen Zustandes bezieht. *Als Vorläufer dieser Faserhyperplasie haben* RICKER *und* ELLENBECK *schon 1899 das sehr leichte (peristatische) Ödem des Bindegewebes beschrieben.* Vom 12.—15. Tag an nach der Nervendurchschneidung ist die Faservermehrung deutlich zu sehen. Auf die Gefäßveränderungen als Folge von Nervenverletzungen sei auf S. 37 verwiesen, ihre Pathogenese ist im Nerven und der Muskulatur wahrscheinlich auf die gleichen Faktoren zurückzuführen.

Bei den *neuritischen Erkrankungen* ist die Atrophie der Muskulatur nicht so hochgradig und tritt nicht so rasch auf wie bei Totaldurchtrennung der Nerven. Die Atrophie ist entsprechend dem Zerfall meist nur einzelner Fasern ungleichmäßiger auf den Querschnitt verteilt, woraus sich auch wieder auf eine Abhängigkeit der Verteilung der Atrophien von der Lokalisation der Läsion im Nervenquerschnitt schließen läßt. Da aber bei den neuritischen Erkrankungen die Einwirkung des schädigenden Agens auf den Muskel direkt eine Rolle spielen kann — die Neuromyositis wäre hierfür ein Beispiel —, schließen wir uns der Ansicht v. MEYENBURGS an und scheiden diese Formen für die Beurteilung über Wesen und Entstehung der neuralen Muskelatrophien aus.

Die Befunde bei den langsam *progredient verlaufenden endogenen Systematrophien,* wie bei der progressiven neuralen Muskelatrophie und der hypertrophischen Neuritis, unterscheiden sich im histologischen Bild von denen bei Nervenverletzungen. Dies ist verständlich, da ja die Erkrankung nicht den gesamten Nervenquerschnitt schlagartig befällt. Außerdem ist eine gleichzeitige Beteiligung der Spinalganglien, der Hinterstränge und der motorischen Vorderhornzellen oft histologisch nachweisbar. Dementsprechend finden wir sehr verschiedenartige Bilder. Die Atrophie der Muskelfasern beginnt in den distalen Abschnitten der Extremitäten und führt manchmal zu völligem Schwund der Muskelfasern, wogegen bei Atrophie nach Nervenverletzungen immer noch eine gewisse Differenzierung der Muskelfasern zu erkennen ist. In den proximalen, weniger atrophischen Abschnitten sieht man zum Teil felderförmige Anordnung der Atrophie. Neben normalen Fasern finden sich weiter hypertrophische und atrophische Fasern mit Fettgewebswucherung nebeneinander im gleichen Feld

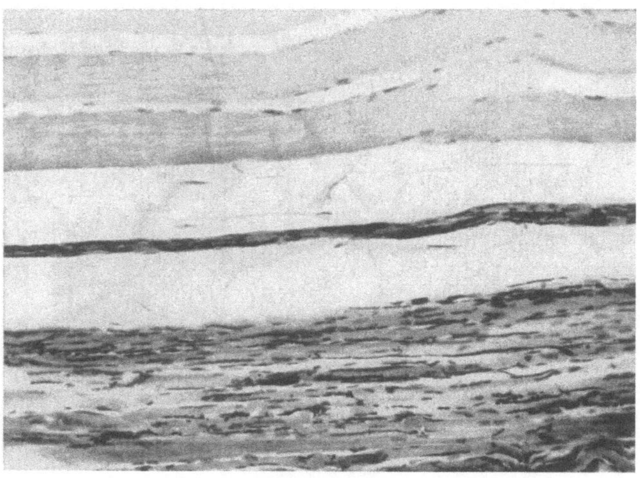

Abb. 29. Längsschnitt durch den Musculus biceps bei progressiver neuraler Muskelatrophie. Atrophische Muskelfasern mit gewucherten Sarkolemmkernen neben normalen Muskelfasern. (S.-Nr. 248/37, Path. Inst. Berlin-Buch, Krankheitsdauer 36 Jahre,)

(Abb. 29 und 30). Dieses Bild wird vielfach als charakteristisch für die Muskeldystrophie angesehen. Aus dieser Tatsache auf eine Verwandtschaft oder Übergänge zur Muskeldystrophie zu schließen, scheint mir jedoch nicht berechtigt. Die Art des Unterganges der Muskelfasern und die Art des histologischen Bildes läßt sich auch bei der Muskulatur — bisher jedenfalls — nicht als Einteilungsmerkmal verwerten. Dagegen können wir aus der makroskopischen Lokalisation der Atrophie und ihrer Verteilung auf die Muskelfelder im histologischen Bild in Zusammenhang mit dem klinischen Befund Anhaltspunkte für die Einteilung einzelner Formen gewinnen. Neue Gesichtspunkte hierzu haben die Untersuchungen von S. und G. WOHLFART beigebracht.

Für die *Deutung der histologischen Veränderungen* bedeuten die *Theorien* von RICKER und SPERANSKY eine Erweiterung unserer Vorstellungen über die Nervenwirkung auf Organe und Gewebe. Sie vermögen jedoch in ihrer Verallgemeinerung nicht eine stichhaltige Erklärung für die verschiedenen Formen und Intensitäten neurogener Atrophien zu geben. So kann RICKER die im allgemeinen schwächere, cerebral bedingte Muskelatrophie nicht durch Kreislaufstörungen erklären, wenn er auch dafür den gleichen Vorgang annehmen möchte. Weder die Vasomotorentheorie allein, noch die Neurodystrophielehre allein können den komplizierten Wechselwirkungen zwischen Zentralnervensystem und Peripherie ganz gerecht werden. Die Aufrechterhaltung von Tonus und Trophik der quergestreiften Muskulatur ist von einer Vielzahl von Faktoren abhängig, unter denen der Einfluß des Nervensystems offenbar ebenso komplex ist wie die Einwirkung etwa der chemischen oder physikalisch-chemischen Bedingungen. Aus den bisher vorliegenden Befunden der pathologischen Histologie lassen sich noch keine sicheren Vorstellungen über die Art dieses Einflusses entwickeln. Es sei aber betont, daß die Beachtung der morphologischen Befunde bei den verschiedenen Läsionen des Nervensystems, deren systematische Bearbeitung bisher aussteht, sicher zur Klärung der Verhältnisse beitragen kann.

Die trophischen Störungen infolge Nervenschädigung wurden früher im wesentlichen unter dem Begriff der „neurotischen Atrophien" abgehandelt, von denen VIRCHOW (1858) bereits 6 verschiedene Formen unterschied. Von

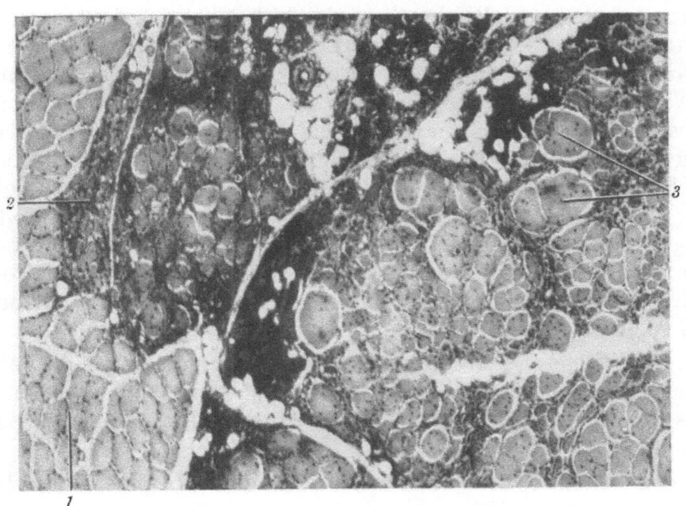

Abb. 30. Gleicher Fall wie Abb. 29. Querschnitt durch den Musculus biceps. Felderförmige Atrophie mit hypertrophischen Fasern in den atrophischen Feldern. Wucherung der Sarkolemmkerne. Geringe Wucherung des Fettgewebes. Vermehrung binnenständiger Kerne in den hypertrophischen Muskelfasern. *1* Felder normaler Muskelfasern; *2* Feld atrophischer Muskelfasern; *3* hypertrophische Muskelfasern im atrophischen Feld.

weiteren deutschen Pathologen haben zusammenfassend zu diesem Thema COHNHEIM, V. RECKLINGHAUSEN und J. G. MÖNCKEBERG Stellung genommen. Nach MÖNCKEBERG erscheint es „herzlich wenig", was von den „wichtigsten Tatsachen, welche dieses dunkle Gebiet der neurotischen Atrophien betreffen" (VIRCHOW), der Kritik standgehalten hat. Der Grund dafür liegt nach MÖNCKEBERG in der Geringfügigkeit des gesicherten Tatsachenmaterials und dem Fehlen jeder Vorstellung, welchen Einfluß das Nervensystem auf die Gewebe ausübt. RICKER lehnt die Bezeichnung „neurotische Atrophie" überhaupt ab, da nach seiner Ansicht alle Hypoplasien des Parenchyms, auch die Inaktivitätsatrophie, sei es direkt oder indirekt, vom Nervensystem abhängen.

Für das Zustandekommen der Muskelatrophie muß man mit v. MEYENBURG der Inaktivität und den Zirkulationsstörungen die Hauptrolle zuschreiben, wenn auch bei dem komplexen Geschehen noch verschiedene andere Faktoren im Einzelfall mitwirken können. Nur sind die nicht zu bezweifelnden Unterschiede im histopathologischen Bild, wie besonders die felderförmige Atrophie, hiermit nicht zu deuten. Wir müssen hierfür doch einen direkten Einfluß des Nervensystems annehmen, wie auch bei der Deutung der cerebralen Muskelatrophien. Für die Entstehung der felderförmigen Atrophie ist sehr wahrscheinlich der Ausfall einzelner motorischer Vorderhornzellen oder motorischer Nervenfasern verantwortlich zu machen. Für die cerebrale Muskelatrophie hatte

GOLDSCHEIDER bereits eine Theorie aufgestellt, nach der nicht nur die bewußten, sondern auch die unbewußten Bewegungsimpulse, die den motorischen Vorderhornzellen vom Gehirn und von der Peripherie her zufließen, für die Bestanderhaltung des Muskels von Bedeutung seien. Der Ausfall der unbewußten Bewegungsimpulse ist für GOLDSCHEIDER von noch größerer Bedeutung als der der Willkürbewegungen.

Durch die neueren Untersuchungen, vorwiegend auf dem Gebiete der Sinnesphysiologie durch E. v. HOLST haben wir greifbare Anhaltspunkte für die Wechselwirkungen zwischen Zentralnervensystem und Peripherie gewonnen, die auch für die Muskulatur angewandt werden können. Das „Reafferenzprinzip" (v. HOLST) vermag uns vielleicht einen der bisher schwer deutbaren experimentellen Befunde zu erklären. Aus klinischen Beobachtungen wissen wir, daß starke Schmerzen atrophiefördernd wirken und daß bei Durchschneidung der hinteren Wurzeln die Atrophie nicht eintritt, was schon CHARCOT und VULPIAN bekannt war. Im Tierversuch trat trotz Eingipsen des Beines bei Durchschneidung der hinteren Wurzeln keine Muskelatrophie auf (MEYER). Nach der Theorie v. HOLSTs könnte man diese Befunde so erklären, daß bei ausgeschalteter „Re- und Exafferenz" der zentrale Impulsstrom ungehindert und nach der Vorstellung v. HOLSTs möglicherweise durch die rückgemeldete „Efferenzkopie" verstärkt auf den Muskel einwirkt. Die gesteigerte Re- und Exafferenz dagegen bei verstärkten Schmerzen würden den verminderten Impulsstrom und die stärkere Muskelatrophie erklären.

Der Ausbau dieser Vorstellungen scheint geeignet, einige der bisher durch die klassische Neuronentheorie und Reflexphysiologie nicht zu beantwortenden Fragen aus der Histopathologie neurogener Muskelerkrankungen besser als bisher zu deuten.

Die Beobachtungen von FOERSTER über den atrophiefördernden Einfluß des Schmerzes auch in Fällen mit *anatomischer Totaltrennung* eines Nerven, bei denen kein Impulsstrom mehr fließen kann, es sei denn über die vegetativen Nerven der versorgenden Blutgefäße, sind einer solchen Deutung nicht zugänglich. FOERSTER erklärt den Einfluß des Schmerzes durch die reflektorisch unterhaltene völlige Stillstellung der gelähmten Muskeln. Die Bedeutung derartiger primär mechanischer Faktoren für Atrophie und Hypertrophie ist nicht zu verkennen. So konnte FROBOESE an der unter Spannung im Gipsverband ruhiggestellten Muskulatur im Tierexperiment einwandfrei Muskelhypertrophie feststellen. Hierbei kommt höchstens eine indirekte neurale Einwirkung in Frage.

Man darf daher bei allen Bemühungen um die Deutung des direkten oder indirekten neurogenen Einflusses für die Muskelerkrankungen das Mitwirken auch anderer Faktoren nicht vernachlässigen.

Spezieller Teil.

„Bei den Krankheiten der Nerven hat die pathologische Anatomie erst noch ihre Sporen zu verdienen."

(RUDOLF VIRCHOW 1850.)

I. Vorbemerkungen.

A. Zur Einteilung der Krankheitsbilder.

VIRCHOWs Ausspruch vor 100 Jahren, für das gesamte Nervensystem gemeint, gilt heute noch bei den Erkrankungen der peripheren Nerven. Um die Jahrhundertwende war über Krankheiten der peripheren Nerven mehr bekannt als über die des Zentralorgans. In diese Zeit fallen die ersten zusammenfassenden Darstellungen über Neuritis und Polyneuritis von REMAK und FLATAU (1899/1900), LUGARO (1904) und DURANTE (1907). Man war sich wohl bewußt, daß es verschiedene Formen der Erkrankung gäbe, aber man bezeichnete mit Ausnahme der Tumoren sämtliche Erkrankungen als „Neuritis": «La névrite, au sens littéral du terme, signifie l'inflammation du nerf. En réalité, ce mot employé dans une acception plus étendue, et l'on englobe dans le cadre des névrites la plupart des altérations des nerfs, qu'elles soient d'origine inflammatoire ou de nature dégénérative. Il serait plus exact de dire qu'on ne saurait guère établir actuellement, dans la pathologie des nerfs, de distinction entre ces deux ordres de lésions, aussi bien au point de vue anatomique qu'au point de vue clinique. En somme, sauf les néoplasmes qui constituent un groupe spécial, toutes les lésions des nerfs, quelle qu'en soit la nature, doivent être étudiées dans le chapitre: Névrites» (BABINSKI). Schon DURANTE hat sich hiergegen gewandt: «Par définition, le terme névrite signifie l'‹inflammation d'un nerf›. Mais ce terme a pris aujourd' hui une singulière et fâcheuse extension.» DURANTEs Darstellung ist der einzige Versuch geblieben, die Nervenerkrankungen nach allgemein-pathologischen Gesichtspunkten einzuteilen. Die Unterteilung in einzelne Neuritisformen ist bis heute nicht durchgeführt. KERSCHENSTEINER (1907), der es für wünschenswert hielt, „daß die anatomischen Verhältnisse die Grundlage unserer Neuritislehre bilden", war hinsichtlich der Ausführung dieses Wunsches skeptisch. „Wir müssen also im Falle Neuritis zusehen, ob wir schlecht bekannte pathologisch-histologische Bilder mit schlecht bekannten und ganz unscharf definierten allgemein-pathologischen Begriffen zusammenreinem können. Die Schwierigkeiten dieses Unterfangens sind kaum überwindlich . . ."

Sie sind es heute noch und der Stoßseufzer von KERSCHENSTEINER ist allzu berechtigt. Durch die gemeinsame Bezeichnung „Neuritis" besteht ferner die Neigung, die verschiedenen Formen der Nervenerkrankung auf ein einheitliches ätiologisches oder pathogenetisches Prinzip zurückzuführen und die morphologischen Unterscheidungsmerkmale zu verwischen.

Von manchen Erkrankungsformen liegen überhaupt noch keine oder unzureichende Untersuchungen vor. Deshalb läßt sich, auch wenn man alle Befunde der Literatur zu addieren versucht, eine erschöpfende Darstellung bis heute nicht geben. Es scheint mir aber besser, die vorhandenen Lücken nicht durch Hypothesen zu füllen, sondern sie sichtbar zu machen. Bei den Krankheiten peripherer Nerven gibt es mit den vorhandenen Methoden noch eine ganze Reihe morphologischer Tatsachen zu entdecken — es bleibt danach ohnehin genug Spielraum für pathogenetische Deutungen.

Deshalb sollen bei unserer Darstellung die Unterschiede der verschiedenen Formen hervorgehoben und es soll versucht werden, die einzelnen Krankheitsbilder voneinander abzugrenzen. Welchem Widerspruch würde man auf anderen Gebieten begegnen, wollte man Stoffwechselstörungen, Intoxikationen, Kreislaufstörungen und Entzündungen auf einen gemeinsamen Nenner bringen und sie sämtlich unter der Bezeichnung „Encephalitis", „Myokarditis" oder „Nephritis" zusammenfassen!

Was auf diesem Gebiet an Theorien, Hypothesen und Spekulationen mehr oder weniger kritisch zutage gefördert wurde, kann nicht im einzelnen wiedergegeben werden. Einige der wertvollen und ideenreichen Arbeitshypothesen wurden im allgemeinen Teil kurz erwähnt. Bei der Besprechung der einzelnen Krankheiten können wir weitgehend auf sie verzichten, weil sie fast alle ohne Kenntnis der anatomischen Veränderungen oder, wie das Beispiel Speransky zeigt, unter bewußter Vernachlässigung der anatomischen Befunde entstanden sind.

Was wir nicht vom anatomischen Befund erwarten können, ist eine Trennung der einzelnen Formen in ätiologischer Hinsicht, eine Erwartung, die manche Kliniker hegen, die aber in der pathologischen Anatomie schon längere Zeit nicht mehr diskutiert wird. Was sich dagegen ganz eindeutig feststellen läßt und das fehlende Teilstück für eine synthetische Betrachtungsweise und unseres Erachtens immer noch die *Grundlage für pathogenetische Betrachtungen* darstellt, ist die zutreffende Charakterisierung der Befunde über *Art und Ausbreitung der krankhaften Veränderungen.* Ferner läßt sich durch eine möglichst umfassende Untersuchung des Nervensystems in den meisten Fällen eindeutig entscheiden, ob degenerative oder entzündliche Veränderungen das Primäre des Prozesses sind.

Es kommt uns im speziellen Teil nicht darauf an, eine möglichst vollständige Wiedergabe aller bisher publizierten Befunde zu erreichen, sondern die anatomisch am besten bekannten Formen der endogenen Systematrophien, der Kreislaufstörungen, der Ernährungs- und Stoffwechselstörungen, der Intoxikationen und Entzündungen als Grundtypen in ihren Besonderheiten darzustellen. Erst unter dieser Voraussetzung kann man hoffen, den aus heterogenen Komponenten zusammengesetzten Komplex der „Neuritis" und „Polyneuritis" aufzulösen und nur die wirklich entzündlichen Formen als echte Neuritis zu bezeichnen.

Hierzu muß noch vorausgeschickt werden, daß wir aus der Art der histopathologischen Veränderungen die Unterscheidung in degenerative und entzündliche Formen ganz scharf betonen — im Gegensatz zu dem heute üblichen Vorgehen. Dabei sind wir uns darüber klar, daß wir damit zwar nicht den pathologischen Vorgang erklärt, aber das alte Einteilungsprinzip für die zwei wichtigsten Gruppen, die neurodegenerativen und die neuritischen Prozesse, früher „parenchymatöse" und „interstitielle" Neuritis, bestätigt haben. Ebenso wichtig wie die Unterscheidung degenerativer und entzündlicher Formen ist die unterschiedliche Lokalisation der histopathologischen Veränderungen, die z. B. bei den Encephalitiden sowohl für die Klinik wie für die pathologische Anatomie als brauchbares Einteilungsprinzip erkannt wurde, aber für die entzündlichen Erkrankungen der Nerven noch ein Postulat darstellt.

Boudouresques hat in seiner These (1938) eine sehr treffende Formulierung zu dem Problem der Polyneuritis gefunden:

«Les polynévrites de par leur fréquence et surtout de par leur multiplicité de leur causes s'étendent au-delâ du cadre de la neurologie, pour atteindre tous les domaines de la médecine et même de la pathologie générale.»

B. Sektionstechnik und Untersuchungsmethoden.

Wie aus den Betrachtungen über die Einteilung der Krankheitsbilder hervorgeht, ist sowohl für die Diagnostik wie vor allem für die Beantwortung pathogenetischer Fragestellungen eine möglichst ausgiebige Untersuchung nicht nur der peripheren Nerven, sondern auch des Zentralnervensystems notwendig. Die technischen Schwierigkeiten, die einer solchen Forderung entgegenstehen, bestehen darin, daß man das gesamte Rückenmark — einschließlich der Spinalganglien —, wenigstens Teile der Nervenplexus und mehrere größere Nervenstämme bis in die Endverzweigungen, sowie Haut und Muskulatur untersuchen sollte. Mehrere Schnitte durch den Hirnstamm und Übersichtsschnitte durch das Großhirn gehören zu jeder vollständigen Untersuchung. Auf die schonende Herausnahme des Rückenmarks zur Vermeidung von Artefakten muß besonders verwiesen werden. Es empfiehlt sich, die Wirbelsäule im ganzen herauszunehmen und dann Rückenmark, Wurzelnerven und Spinalganglien zu präparieren. Erst die serienmäßige Untersuchung sämtlicher Rückenmarksabschnitte mit Spinalwurzeln und Spinalganglien erlaubt, die verschiedene Lokalisation, Intensität und Art der krankhaften Veränderungen zu erkennen und mit dem klinischen Befund in Beziehung zu setzen. Der Vorteil von Längsschnitten durch das Rückenmark mit Spinalganglien ergibt sich aus der einfachen Überlegung, daß man bei noch so vielen Querschnitten, selbst bei 100 Schnitten, kaum einen Millimeter übersieht, während man auf Längsschnitten z. B. die etwa 15 cm langen Sacralwurzeln in ihrer ganzen Ausdehnung vor sich hat. Bei der meist herdförmigen Lokalisation krankhafter Veränderungen ergibt sich ohne weiteres, welche Überlegenheit diese Methode vor den Querschnitten besitzt. Es läßt sich dabei ohne weiteres erkennen, daß selbst bei gleicher Intensität der herdförmigen Veränderungen die Möglichkeit der Nervenfaserläsion, entsprechend der Trefferwahrscheinlichkeit, bei den kürzeren Fasern im Hals- und Dorsalmark geringer ist als bei den längeren im Lumbosacralmark. Bei den Polyneuritiden könnte hierin ein Faktor für die besondere Vulnerabilität der längsten Nervenfasern gesehen werden, bei denen, nach Monrad-Krohn, die Erscheinungen an den unteren Extremitäten im Vordergrund stehen. Für Übersichtsschnitte großer Nervenstämme empfiehlt sich die Methode des Aufrollens nach Koeppen.

Bei der mikroskopischen Untersuchung ist darauf hinzuweisen, daß die verschiedenen Methoden nebeneinander angewandt werden und daß die Verwendung etwa nur der Silberimprägnation für histopathologische Zwecke nicht ausreicht. An Einbettungsmethoden hat sich bei uns die Paraffineinbettung und die kombinierte Paraffin-Celloidin-Methode bewährt, auch für die Rückenmarkslängsschnitte, und zwar besonders, weil man an dem so eingebetteten Material die Silberimprägnation für Achsenzylinder nach Bodian und die Markscheidenfärbung nach Heidenhain-Woelcke mit oder ohne Nachfärbung mit Säurefuchsin, sowie alle anderen Methoden nebeneinander anwenden kann. Zur Darstellung der Zellen empfiehlt sich nach wie vor die Kresylviolettfärbung.

Zur Konservierung des gesamten Nervensystems ist die übliche Formolfixation vorzuziehen, da sie erlaubt, Gefrierschnitte zum Nachweis der Lipoidabbauprodukte anzufertigen. Es ist zweckmäßig, die herausgenommenen Nerven auf Korkplatten aufzuspannen, entweder aufgerollt oder in Längsrichtung, um Schrumpfung und Deformierung zu verhindern.

C. Leichenveränderungen und Artefakte.

Systematische Untersuchungen über Leichenveränderungen liegen meines Wissens nicht vor. Im Tierversuch haben Gutmann und Holubar künstlich eine Autolyse aus anderen Gründen hervorgerufen und sahen hierdurch schlechtere Färbbarkeit der Markscheiden, sowie Zerfall der Markfasern in Ballen, ähnlich wie bei der Wallerschen Degeneration. Das wesentliche Unterscheidungsmerkmal zwischen autolytischen Veränderungen und vitalen Vorgängen besteht nicht in den Veränderungen der Nervenfasern selbst, sondern in dem Fehlen der zelligen Reaktion, sei es der Schwannschen Zellen oder des Bindegewebes, bei den autolytischen Veränderungen. Nach den eigenen Erfahrungen zeigen die Nervenfasern beim Menschen oft eine erstaunliche Resistenz gegenüber autolytischen Vorgängen. Eine fleckige Markscheidenfärbung deutet sowohl auf Autolyse wie manchmal, besonders bei Gefrierschnitten, auf Mängel in der Technik, besonders ungenügende Alkoholbehandlung.

Schnitt- und Druckstellen bei der Herausnahme der Nerven oder besonders bei Operationspräparaten lassen oft bandartige Auftreibungen der Nervenfasern entstehen, wie sie bei sonstigen pathologischen Veränderungen nicht vorkommen. Gelegentlich werden sie als pathologische Veränderungen gedeutet.

Bei der Kresylviolettfärbung tritt im Endoneurium und im Perineuralraum oft eine karmoisinrote, wolkig-körnige Einlagerung auf, die man nicht mit mucoiden Substanzen verwechseln darf. Es handelt sich hierbei um die in gleicher Weise im Zentralnervensystem aus den Markscheiden herausgelösten Lipoide, die bei Behandlung mit erwärmtem 80%igem

Alkohol vor der Färbung nicht auftreten, bzw. nach der Färbung verschwinden. Keine Kunstprodukte sind die bei der gleichen Färbung oft nachweisbaren π-Granula an den Polen der SCHWANNschen Kerne.

D. Entwicklungsstörungen.

Über Entwicklungsstörungen der peripheren Nerven, abgesehen von den Varianten im Nervenverlauf, ist wenig bekannt. Man begegnet zwischen Rückenmark und Spinalganglion relativ häufig einzeln liegenden Nervenzellen in den sensiblen Spinalwurzeln; bei einer tuberösen Sklerose fand sich ein heterotopes Spinalganglion nahe am Eintritt der sensiblen Wurzeln in das Rückenmark.

Bemerkenswert ist das Verhalten der peripheren Nerven bei Anencephalie und Amyelie, worauf STAEMMLER (1924) und SOKOLANSKY (1930) aufmerksam gemacht haben. Gehirn- und Rückenmarksanlage können teilweise oder vollkommen verschwunden sein, während die peripheren Nerven im Wachstum nicht zurückgeblieben sind und an normaler Stelle liegen; auch die Muskulatur ist in diesen Fällen normal entwickelt. Der gute Entwicklungszustand des peripheren Nervensystems läßt daher nur den Schluß zu, daß die medulläre Anlage erst gestört wurde, nachdem die Fasern angelegt waren, und daß die Mehrzahl der erhaltenen Fasern sich vom Spinalganglion herleitet. Spinalganglien und Muskulatur können sich offenbar unabhängig vom Zentralorgan weiterentwickeln.

E. Altersveränderungen.

Systematische Untersuchungen über Altersveränderungen an anscheinend normalen peripheren Nerven liegen von LILLIAN COTTRELL und W. SEMENOWA-TJAN-SCHANSKAJA vor. Sie ergaben Zunahme des Nervenbindegewebes und Nervenfaserdegeneration, die auf Kreislaufstörungen zurückgeführt werden. COTTRELL beschreibt atrophisierende Prozesse an den Nervenfasern mit Vermehrung der ELZHOLZschen Körperchen und der π-Granula. Eine Wucherung und Verdickung der bindegewebigen Hüllen wird übereinstimmend angegeben, dagegen den meist arteriosklerotischen Veränderungen der Gefäße für die Genese der Atrophie keine Bedeutung beigemessen. Wichtig erscheint besonders ein Befund an den Achsenzylindern, die Ablagerung von amyloidähnlichen Körperchen — schon früher von RACHMANOW beschrieben — und durch eigene Untersuchung in den Nervenfasern alter Menschen bestätigt (Abb. 9c). SEMENOWA-TJAN-SCHANSKAJA vergleicht sie mit den Corpora amylacea des Zentralnervensystems, die sie ebenfalls von den Axonen herleitet. Nach den eigenen Untersuchungen ist eine Gleichstellung erst noch zu beweisen. Die Amyloidablagerungen im Axon bei unseren Fällen glichen vielmehr den interstitiellen Ablagerungen bei der Amyloidose oder dem Kern der ALZHEIMERschen Plaques und zeigen von den Corpora amylacea des Zentralnervensystems abweichende färberische Reaktionen (Färbbarkeit mit Kongorot und leichte Doppelbrechung). Die Bezeichnung „senile Neuritis“ oder „senile Polyneuritis“ ist für diese Veränderungen nicht zutreffend, sie finden sich ohne ein neuritisches Krankheitsbild.

Der *senilen Polyneuritis*, wie sie von OPPENHEIM, AUERBACH, STEIN und ZUCKERMANN beschrieben wurde, liegen offenbar verschiedenartige pathologisch-anatomische Veränderungen zugrunde, vor allem Kreislaufstörungen infolge Arteriosklerose der Nervengefäße. Das Krankheitsbild der Polyneuritis senilis variiert nach AUERBACH noch mehr als sonstige Formen der Neuritis, ZUCKERMANN hat drei verschiedene Formen unterschieden. COULON fand anatomisch eine Verdickung des Bindegewebes. Eine für das Greisenalter charakteristische Polyneuritis scheint es jedoch nicht zu geben.

II. Endogene Systematrophien.

Unter den selbständigen degenerativen Erkrankungen zeigen die *progressive neurale Muskelatrophie* und die *progressive „hypertrophische Neuritis“* eine regelmäßige, in manchen Fällen sogar vorherrschende Beteiligung der peripheren Nerven.

Zwischen diesen beiden Erkrankungen besteht trotz der Verschiedenheit im klinisch-anatomischen Bild eine enge Verwandtschaft (RAYMOND, MARINESCO, BOETERS, BODECHTEL, SCHELLER). Die Beziehungen der neuralen Muskelatrophie und der hypertrophischen Neuritis zu der FRIEDREICHschen Krankheit sind ebenfalls wiederholt festgestellt (BIEMOND, AUSTREGESILO, GALOTTI, BIEL-

SCHOWSKY u. a.). Durch das Vorkommen von Übergangs- und Kombinationsformen (GÖTZE fand unter 11 Kranken mit neuraler Muskelatrophie 4mal eine Kombination mit Heredoataxie, 1mal mit Hautveränderungen im Sinne einer Neurofibromatose) ist die Frage gestellt, ***ob es sich hierbei um verschiedene Erscheinungsformen einer einheitlichen Erkrankung handele.*** Ausschlaggebend hierfür war vor allem das Vorkommen verschiedener derartiger Krankheitsbilder innerhalb einer Familie, so die Beobachtungen von DAWIDENKOW, von BIEMOND, VAN BOGAERT und MOREAU, neuerdings von STUCKI und LUBAN über das Auftreten neuraler Muskelatrophie und FRIEDREICHscher Heredoataxie in einer Familie.

Nach RAYMOND hängen diese Krankheiten wie die Glieder einer Kette zusammen. Für den engeren Kreis von neuraler Muskelatrophie und FRIEDREICHscher Krankheit lassen sich die Beziehungen in folgendem Schema darstellen:

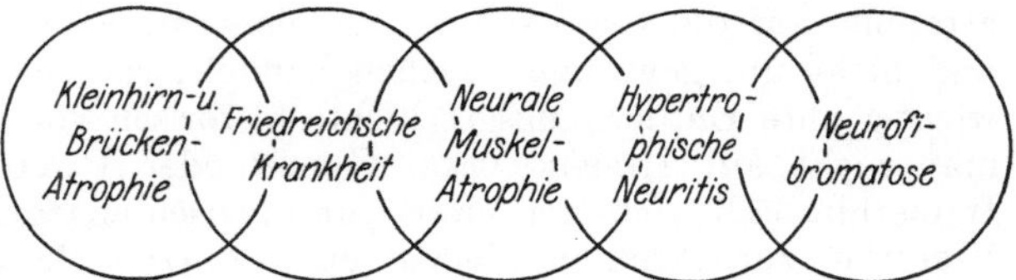

Betrachten wir die Beziehungen der Krankheiten vom histopathologischen Standpunkt, so müssen wir die Grenzen morphologischer Beweisführung und die Besonderheiten der Reaktionsform des peripheren Nerven berücksichtigen. Es geht nicht an, aus der Ähnlichkeit oder Gleichheit histologischer *Einzelbefunde* am Nerven allein auf verwandtschaftliche Beziehungen von Krankheiten zu schließen, sondern man muß das morphologische Gesamtbild berücksichtigen. Dies zeigt am eindrucksvollsten das Beispiel der zwiebelschalenartigen Bildungen im Nerven, die zuerst bei der hypertrophischen Neuritis beschrieben und als pathognomonisch angesehen wurden. Diese konzentrische Fasersklerose kommt, wie eigene Untersuchungen ergaben, in gleicher Weise bei neuraler Muskelatrophie, nach Nervenverletzungen in der Nervennarbe und bei manchen Fällen von chronischer oder rezidivierender echter Polyneuritis vor, ohne daß wir daraus auf die innere Verwandtschaft dieser Krankheitsbilder schließen dürften. Wir können lediglich vermuten, daß diese besondere Reaktionsform der peripheren Nerven auf verschiedene ätiologische Faktoren durch einen ähnlichen pathogenetischen Vorgang zustande kommt. Dies gilt in gleicher Weise für die Beziehungen zur Muskeldystrophie, soweit sie aus dem Vergleich histologischer Bilder aufgestellt wurden. In eigenen Untersuchungen wurde die Übereinstimmung der histologischen Befunde bestätigt. Bei neuraler Muskelatrophie kommen aber daneben felderförmige Atrophien innerhalb der Muskelbündel vor, so daß man die Krankheitsbilder bei ausreichender Untersuchung der Muskulatur eindeutig abgrenzen kann.

Die verwandtschaftlichen Beziehungen mit den als *Systemerkrankungen* charakterisierten Prozessen des Zentralnervensystems, wie der FRIEDREICHschen Krankheit, läßt die Annahme berechtigt erscheinen, daß die neurale Muskelatrophie und die hypertrophische Neuritis als *Systemerkrankung der peripheren Neurone* aufzufassen sind, ob sie nun gleichzeitig systematische Atrophien im Zentralorgan aufweisen oder nicht. Die anatomischen Befunde am Parenchym entsprechen denen der übrigen Systematrophien; sie sind gekennzeichnet durch das Fehlen von Fettkörnchenzellen, den partiellen Parenchymschaden und den nucleo-distalen Beginn. Auch die Symmetrie der Veränderungen ist ein übereinstimmendes Merkmal. Ferner ist der langsame progrediente Verlauf des Prozesses den zentralen und peripheren Systematrophien gemeinsam. In dem langsamen Tempo sieht SPATZ ein wesentliches Unterscheidungsmerkmal des atrophisierenden Prozesses gegenüber den rascher verlaufenden degenerativen Vorgängen. Gegenüber den zentralen Systematrophien bestehen aber gewisse Besonderheiten in der Gewebsreaktion des peripheren Nerven, auf die wir bei Besprechung der Pathogenese zurückkommen werden. Sie kommen schon in der Bezeichnung „hypertrophische Neuritis" zum Ausdruck.

A. Progressive neurale Muskelatrophie.

Im Gegensatz zu den polyneuritischen Krankheitsbildern sind die Erkrankungen aus dem Formenkreis der neuralen Muskelatrophie selten, ihr klinisches und vor allem anatomisches Bild ist jedoch länger und besser bekannt als das der Polyneuritiden. FRIEDRICH SCHULTZE, der als einer der ersten die Besonderheit des Krankheitsbildes erkannt hatte (1884), gab 1930 eine ausführliche Übersicht über die Entwicklung unserer Kenntnisse bei der neuralen Muskelatrophie, auf die verwiesen sei. Auch wenn es sich um eine seltene Krankheit und nicht um gewaltige Seuchen handele, sei sie für die Wissenschaft ebenso wichtig, ihre Entdeckungsgeschichte historisch von großem Reiz — selbst wenn man nicht auf HIPPOKRATES, GALEN oder PARACELSUS zurückgehen könne. Immerhin läßt sich der erste pathologisch-anatomische Befund auf RUDOLF VIRCHOW zurückführen, der in einer kurzen Beschreibung „Über einen Fall von progressiver Muskelatrophie" (1855) die wichtigsten Tatsachen bei dieser Krankheit bereits mitteilte: die Erblichkeit, die Muskelatrophie mit Degeneration peripherer Nerven und die Degeneration der Hinterstränge.

Es handelte sich um einen 44jährigen Mann, der im 21. Lebensjahr mit „Lähmungserscheinungen" an den unteren Extremitäten erkrankte. Sechs Jahre nach dem Auftreten deutliche Besserung, dann zunehmende Verschlimmerung der Erkrankung mit Übergreifen auf die oberen Extremitäten. Bei der Sektion fand VIRCHOW verschiedene Grade der Muskelatrophie, gänzliche Atrophie z. B. des M. sartorius und M. adductor hallucis, andere Muskeln waren blaß und sehr mager. Ersatz der Muskulatur durch Fettgewebe, das aus Bindegewebe entstehe. Die Nerven zeigten Verminderung ihrer Fasern, enthielten aber noch deutlich erkennbare Nervenfasern. „Für das bloße Auge waren die Nerven jedoch keineswegs atrophisch; einzelne, z. B. der N. tibialis posticus sogar ziemlich dick ..." Die Degeneration der Hinterstränge sah VIRCHOW ebenfalls mit bloßem Auge und beschreibt ihren Beginn in Höhe der oberen Halswirbel und ihre Lokalisation ganz den späteren Beobachtungen entsprechend: in den oberen Abschnitten des Rückenmarks beschränkte sie sich auf eine Region beiderseits des hinteren Längsspaltes, während sie in den unteren Abschnitten, besonders im Lendenmark, bis zu den Hinterhörnern reichte. Mikroskopisch war der Schwund der Nervenfasern ähnlich wie im peripheren Nerven, „nur noch einzelne zu zwei oder mehr gruppierte breitere Nervenfasern existierten". Nach Härtung kamen an Stelle einer feinkörnigen Substanz im entmarkten Gebiet „ganz dicht gelagerte, vielfach verfilzte, äußerst feine und derbe Fibrillen zum Vorschein", womit auch die den späteren Untersuchern immer wieder aufgefallene unregelmäßige Gliose bereits beschrieben ist.

Weitere Beobachtungen (5 Fälle insgesamt mit anatomischen Befunden) stammen von FRIEDREICH (1859—1873). Hierbei ist bereits das charakteristische Bild der „Vogelbeine" erwähnt, das mit der distalen Muskelatrophie, besonders der Unterschenkel und des unteren Drittels der Oberschenkelmuskulatur, zusammenhängt. EICHHORST (1873) hat durch eine Familienbeobachtung, bei der die Krankheit in 6 Generationen aufgetreten war, den einwandfreien Nachweis der Erblichkeit erbracht. Erst durch die Untersuchungen von CHARCOT und MARIE (1886), TOOTH (1886, 1887) und J. HOFFMANN (1889, 1891) wurde aber das Krankheitsbild eindeutig von anderen Muskelatrophien abgegrenzt und unter Verwertung der bereits vorliegenden anatomischen Befunde klinisch und anatomisch gut charakterisiert. Die Bezeichnung mit einem Eigennamen, meist nach CHARCOT-MARIE, ist hierbei nicht ganz zutreffend — am besten bleibt man bei dem von HOFFMANN vorgeschlagenen Namen: *Progressive neurale Muskelatrophie.*

Klinisches Bild. Hier sei auf die zusammenfassende Darstellung von PETTE (1935) verwiesen. Das klinische Bild ist durch motorische Störungen in bestimmter Reihenfolge und mit bestimmten Prädilektionen charakterisiert, so z. B. durch die stärkere Beteiligung der Mm. peronei und der Extensoren der Zehen. Auffallend ist die Deformierung der Füße (Pes equino-varus) und Krallenstellung der Zehen bei Beginn im Kindesalter. Die Krankheit setzt in den verschiedenen Altersstufen ein, meist innerhalb der ersten beiden Lebensjahrzehnte. Die Atrophien, die sich zunächst auf die unteren Extremitäten beschränken, greifen nach Jahren auf die oberen Extremitäten über. Selten ist der Beginn mit Atrophien an den oberen Extremitäten (HÄNELsche Variante).

Sensible Störungen gehören ebenfalls zum Bilde der neuralen Muskelatrophie, die sich als Spontanschmerzen oder als lanzinierende Schmerzen äußern. An den distalen Abschnitten der unteren Extremitäten besteht eine Hypästhesie und Verlangsamung der Schmerzleitung. Vegetative und trophische Störungen sind nicht selten, auch psychische Störungen kommen vor.

Die pathologisch-anatomischen Befunde. Hat man Gelegenheit, eine derartige Krankheit anatomisch zu untersuchen, so ist die Fülle pathologischer Veränderungen nicht nur des Nervensystems und der Muskulatur, sondern der inneren Organe, der Knochen und der Haut überraschend und allein ihre Einordnung nach den üblichen pathologisch-anatomischen Gesichtspunkten, sowie ihre einheitliche pathogenetische Betrachtung, eine schwer lösbare Aufgabe. Deshalb ist die exakte Analyse des gesamten pathologisch-anatomischen Befundes jedes einzelnen Falles notwendig, um aus dem Vergleich der wenigen Beobachtungen die typischen Veränderungen als Grundlage für die Pathogenese zu erkennen. Nur der Vergleich mit dem klinischen Befund und die Verwertung der erbbiologischen Untersuchungen ermöglichen aber ein Verständnis für die von Fall zu Fall und von Familie zu Familie wechselnde Symptomatologie, die Varianten des pathologisch-anatomischen Bildes und die Beziehungen zu dem „FRIEDREICH-Komplex". Trotz aller derartiger Eigenarten kommen immer wieder typische pathologisch-anatomische Befunde vor, die sich im Einzelfall mit „photographischer Treue" (PETTE) gleichen können. Deshalb soll der pathologisch-anatomische Befund von neuraler Muskelatrophie und hypertrophischer Neuritis getrennt, ihre Pathogenese jedoch gemeinsam besprochen werden.

Unter den anatomischen Arbeiten ist besonders die von MARINESCO (1928) hervorzuheben — der schon 1895 bei einem der Fälle von CHARCOT und MARIE eine Läsion der peripheren Nerven und des Rückenmarks festgestellt hatte — da sie in einer seltenen Vollständigkeit Rückenmark, Spinalganglien, periphere Nerven und Muskulatur umfaßt. Sie enthält alle wesentlichen Tatsachen, einschließlich der mit Silberimprägnation zu erhebenden, und konnte in den eigenen Beobachtungen nur durch Befunde am vegetativen Nervensystem und einige Einzelzüge im histopathologischen Bild vervollständigt werden.

Die Veränderungen an den peripheren Nerven (Abb. 31 und 32). Die degenerativen Erscheinungen sind am besten im Markscheidenpräparat zu erkennen, in dem sich vor allem in den distalen Abschnitten der Extremitätennerven kaum noch markhaltige Nervenfasern nachweisen lassen. Die Degeneration der Nerven stimmt in ihrem Grade weitgehend mit der Atrophie der Muskulatur überein, so daß in den proximalen Abschnitten wohlerhaltene Nervenfasern neben entmarkten zu sehen sind und in der Muskulatur nur ein felderförmiger Ausfall, felderförmige Atrophie, festzustellen ist. Grad und Art der Degeneration sind symmetrisch in gleicher Weise ausgebildet. Überraschend ist bei der Silberimprägnation der Reichtum an Achsenzylindern, allerdings ist das Vorkommen vorwiegend sehr dünner Fasern und sich verflechtender markloser Nervenfäserchen auffallend. Auch in den scheinbar ganz entmarkten Abschnitten sind bei näherer Betrachtung immer noch einzelne wohlerhaltene markhaltige Nervenfasern zu sehen. Abbauprodukte in Form von Fettkörnchenzellen werden im peripheren Nerven nicht beschrieben. Die SCHWANNschen Zellen zeigen im allgemeinen eine dem Grad des Nervenfaserzerfalles parallelgehende Vermehrung. Sie ist jedoch sehr viel stärker als bei der Polyneuritis.

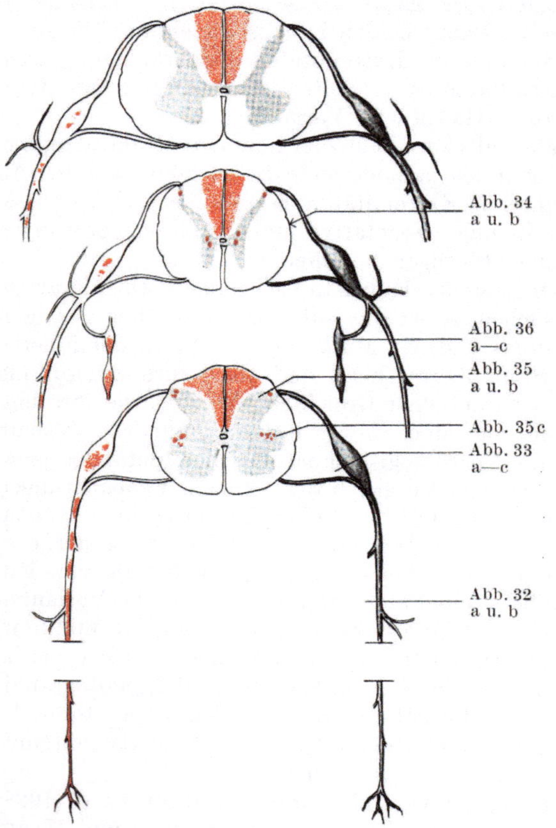

Abb. 31. Lokalisationsschema der progressiven neuralen Muskelatrophie und der hypertrophischen Neuritis. Auf den Rückenmarksquerschnitten aus dem Hals-, Brust- und Lumbalmark sind die Parenchymveränderungen beiderseits, in den verschiedenen Abschnitten des peripheren Systems ist die bilateral symmetrisch lokalisierte Parenchymschädigung nur auf der linken Seite eingezeichnet. Auf der rechten Seite sind die Quer- oder Längsschnitte der zugehörigen mikroskopischen Bilder mit Abbildungsnummern angegeben.

Bei der neuralen Muskelatrophie besteht zum Unterschied von der echten Polyneuritis eine vielleicht geringere Entmarkung, deren Intensität aber bei beiden Krankheiten wechselt; vor allem fehlen endoneurale Infiltrate und Körnchenzellen, dagegen sind die Achsenzylinder mehr an der Degeneration beteiligt und zeigen manchmal überschießende Regenerationserscheinungen.

Die Unterschiede gegenüber den degenerativen Prozessen bei Ernährungsstörungen und bei Intoxikationen sind nicht so deutlich, hier ist mehr das Gesamtbild zur Unterscheidung maßgebend: der reichliche Abbau zu Fettkörnchenzellen, der raschere Verlauf und die bekannten ätiologischen Faktoren.

Während die atrophisierenden Veränderungen an dem Parenchym und auch die Wucherung der SCHWANNschen Zellen von jeher mit besonderer Aufmerksamkeit beschrieben wurden, da sie für die Gegenüberstellung mit den klinischen Befunden von wesentlicher Bedeutung sind, fanden die Befunde am Interstitium weniger Beachtung. Nur bei der hypertrophischen Neuritis fielen sie durch ihre Intensität schon DEJERINE und SOTTAS auf, als sie das Krankheitsbild zum erstenmal beschrieben. Bei der neuralen Muskelatrophie gehören sie aber auch zu den regelmäßigen Befunden und müssen vor allem bei der pathogenetischen Betrachtung mitberücksichtigt werden. Es kommt zu einer Wucherung reticulärer und kollagener Fasern des Endoneurium, die sich zwiebelschalenartig um einzelne oder um Gruppen von Nervenfasern anordnen. Diese faserreichen Bündel und die noch erhaltenen Nervenfasern liegen in einem ödematös aussehenden, verbreiterten Interstitium, das aus einem Netzwerk von Bindegewebsfasern besteht, in dessen Maschen mehr oder weniger eiweißreiche Gewebsflüssigkeit und oft reichlich mucoide Substanzen nachweisbar sind (Abb. 19 und 20). Bei der neuralen Muskelatrophie beschränkte sich in den eigenen Fällen diese Auflockerung auf umschriebene Bezirke der Nerven. Sie begann distal von den Spinalganglien, wobei sie in den lumbalen Abschnitten am stärksten ausgebildet war. Dabei zeigten sich Unterschiede zwischen den einzelnen Ganglien; bei dem einen war diese Veränderung sehr ausgeprägt, bei dem anderen fehlte sie vollständig. In den peripheren Nerven waren auch immer nur einzelne Bündel

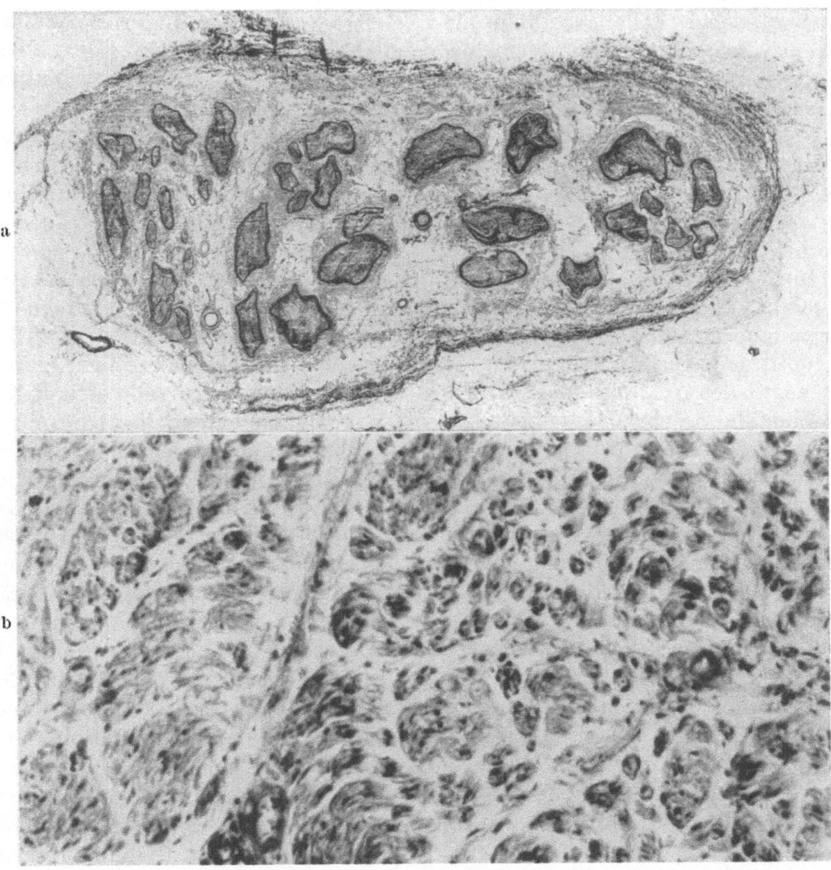

Abb. 32a u. b. *Progressive neurale Muskelatrophie.* a Querschnitt durch den N. ischiadicus. Der Nerv ist durch das reichliche Fettgewebe im Epineurium im ganzen nur wenig atrophisch. Dagegen sind die einzelnen Nervenfaserbündel nicht rund, wie in normalen Nerven, sondern zeigen Einbuchtungen und zapfen- oder zipfelartige Ausläufer. Das Perineurium der atrophischen Nervenfaserbündel ist von einer mehr oder weniger breiten Schicht gewucherter kollagener Fasern umgeben. Färbung: Elastica-VAN GIESON. Celloidineinbettung. b Ausschnitt aus einem Nervenfaserbündel von a. Auf der rechten Bildseite Auflockerung des Endoneuriums mit Wirbelbildungen an der Grenze von besser erhaltenen Abschnitten. (S. Nr. 40/110, 49jähriger Mann. Krankheitsdauer 46 Jahre.) Färbung: Elastica-VAN GIESON. Celloidineinbettung.

stärker betroffen (Abb. 32b). Die Befunde stimmen ganz mit denen überein, die BOVERI abgebildet, aber nicht beschrieben hat.

Die Veränderungen des Interstitiums sind in ihrer Lokalisation und vor allem in ihrer Intensität ganz entsprechend den atrophisierenden Veränderungen der Nervenfasern angeordnet. Durch diese Wucherung ist erklärt, warum die degenerierten Nerven bei der neuralen Muskelatrophie kein verringertes, sondern sogar vermehrtes Kaliber besitzen können. Es gibt eine Reihe von Beobachtungen, in denen diese interstitiellen Veränderungen gering ausgeprägt, oder die Angaben hierüber ungenau und unzureichend sind. GIERLICH, der hierbei angeführt wird, untersuchte nur 2 Nerven: „das Zwischengewebe ist verdickt“. SIEMERLING beschreibt keine Verdickung der Nerven — das ist sicher zutreffend — aber nach den beigegebenen Abbildungen erkennt man eine hochgradige Auflockerung des Endoneuriums. Von diesen Fällen — sagen wir ohne makroskopisch nachweisbare Verdickung — gibt es eine kontinuierliche Reihe bis zu den enormen Verdickungen der Nerven bei hypertrophischer Neuritis, die alle durch Beteiligung des interstitiellen Gewebes, zum Teil vielleicht auch durch die Wucherung SCHWANNscher Zellen, bedingt sind. In der Beschreibung der Ausfälle am Parenchym stimmen die verschiedenen Beobachter überein (DEJERINE und ARMAND-DELILLE, DUBREUILH, FRIEDREICH, GIERLICH, KRÜCKE, MARINESCO, SAINTON, SIEMERLING, VIRCHOW, WERTHEMANN, S. und G. WOHLFART u. a.).

Spinalwurzeln, Wurzelnerv und ganglioradikulärer Abschnitt. Über die Veränderungen in diesen Abschnitten, die nicht so häufig und ausführlich untersucht wurden wie die peripheren Nerven, gehen die Angaben auseinander. Verwertbar sind hier nur Untersuchungen, die mit zureichender Technik durchgeführt wurden.

Insbesondere ist aus manchen Angaben nicht immer klar ersichtlich, welche Abschnitte gemeint sind: die intraduralen Spinalwurzeln, der Wurzelnerv oder der ganglioradikuläre Abschnitt. Der Nervenfaserausfall in den *hinteren Wurzeln* ist meist geringer als in den Hintersträngen. Nur in manchen Fällen stimmt die Intensität des Ausfalles überein. Auch in den vorderen Wurzeln werden Nervenfaserausfälle beschrieben (SIEMERLING u. a.). Die Spinalganglien sind nur selten untersucht worden; es fand sich ein Ausfall einzelner Nervenzellen. In den beiden eigenen Beobachtungen war dieser sehr deutlich in den lumbalen Ganglien mit dem Auftreten zahlreicher Residualknötchen und Residualknäuel (Abb. 33a—c). In der gleichen Höhe sah man auch schon bei einem Markscheidenpräparat bei schwacher Vergrößerung eine deutlich stärkere Entmarkung der hinteren Wurzel und des Spinalganglions selber, während die vordere Wurzel unverändert erschien. Die Entmarkung war aber keineswegs so hochgradig, wie man sie bei der postdiphtherischen Polyneuritis oder anderen Polyneuritiden findet. DEJERINE und THOMAS (1907) beschreiben, übereinstimmend mit diesem Befund, eine Atrophie der sensiblen Wurzel im Spinalganglienbereich bei der FRIEDREICHschen Krankheit. Im gleichen Fall bestand auch eine Degeneration der peripheren Nerven, während die Vorderhörner völlig intakt und die Spinalganglien nur wenig verändert waren: «il existe un contraste assez frappant entre les altérations profondes de l’extrémité des neurones et l’intégrité de leur centre trophique».

Trotz der Symmetrie der Veränderungen in den distalen Abschnitten hat man den Eindruck, daß der Prozeß an Spinalganglien und Wurzelnerven im gleichen Fall eine wechselnde Intensität zeigt, so daß z. B. einzelne lumbale Spinalganglien völlig intakt erscheinen, während die benachbarten schwer verändert sind. Bei weiteren Untersuchungen wäre auf diese für pathogenetische Betrachtungen so wichtige Region besonders zu achten.

Rückenmark. Der auffallendste Befund ist bei den fortgeschrittenen Fällen die oft beträchtliche Entmarkung der Hinterstränge und zwar übereinstimmend mit der schon von VIRCHOW beschriebenen Lokalisation. Im Lumbalmark dehnt sich die Entmarkung bis zu den Hinterhörnern aus, in Brust- und Halsmark beschränkt sie sich meist auf die GOLLschen Stränge (Abb. 34a). In den eigenen Fällen fanden sich im Gegensatz zu den Nervenbefunden einzelne Fettkörnchenzellen in den Hintersträngen. Außer den Hintersträngen sind manchmal die Seitenstränge leicht entmarkt, und zwar vor allem im Bereich der Kleinhirnseitenstrangbahnen bzw. des GOWERSschen Bündels. Gelegentlich sieht man eine Lichtung der gesamten Randzone.

Die Beteiligung der Seitenstränge und das bessere Erhaltenbleiben der hinteren Wurzeln stimmt mit den Befunden bei der FRIEDREICHschen Krankheit überein

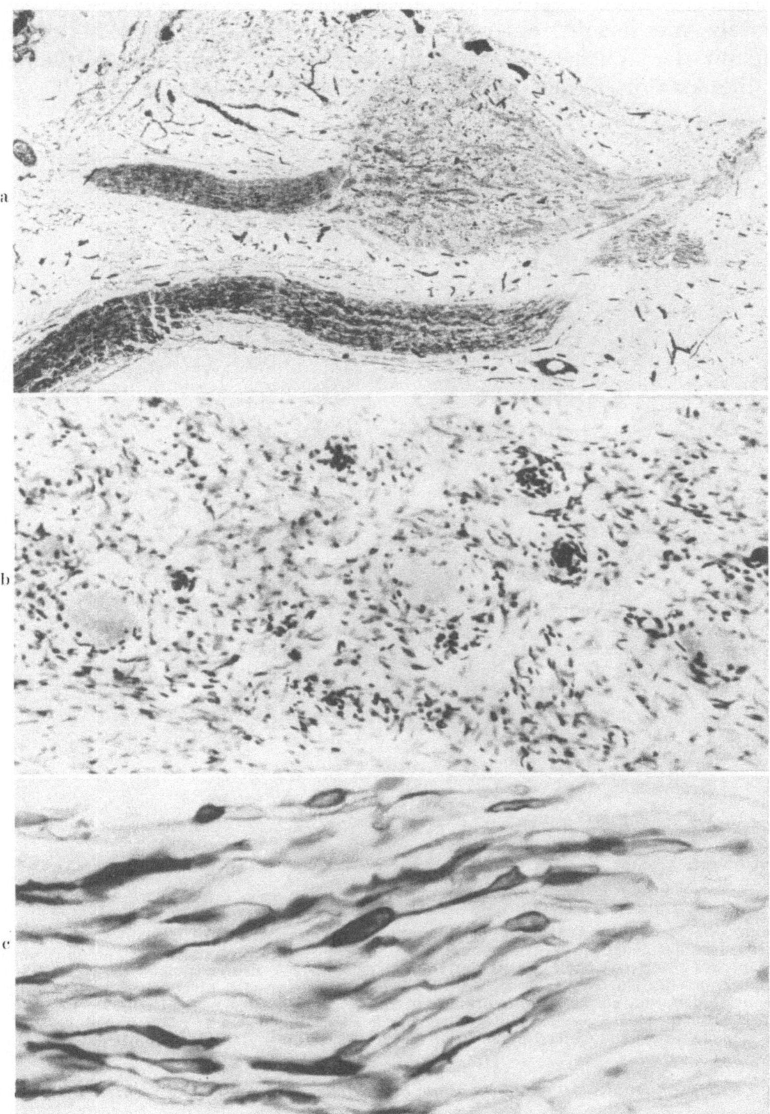

Abb. 33a—c. *Progressive neurale Muskelatrophie.* a Längsschnitt durch ein Spinalganglion im unteren Thorakalbereich. Verschmälerung und Entmarkung der sensiblen Wurzel proximal und distal vom Spinalganglion. Färbung: HEIDENHAIN-WOELCKE-VAN GIESON. b Ausschnitt aus einem lumbosacralen Spinalganglion. Zahlreiche Residualknäuel. Zwei Nervenzellen mit Chromolyse. Färbung: Thionin. Celloidineinbettung. c Markscheidenpräparat, lumbales Spinalganglion. Es sind noch zahlreiche, vorwiegend dünne, markhaltige Nervenfasern mit Anschwellungen und diskontinuierlichem Markfaserzerfall vorhanden. (S. Nr. 40/110.) Gleicher Fall wie Abb. 32. Färbung: Markscheiden nach SPIELMEYER. Gefrierschnitt.

und unterscheidet das anatomische Bild von dem bei der Tabes, mit dem es sonst manches gemeinsam hat.

Ein auffallender Befund ist das Vorkommen von Wirbelbildungen der Nerven- und Gliafasern im ventralen Hinterstrangfeld, besonders im Brust- und unteren Halsmark (KRÜCKE 1942). DEJERINE und THOMAS (1907) beobachteten die gleiche Wirbelbildung (Tourbillons névrogliques), entsprechend lokalisiert bei FRIEDREICHscher Krankheit. Diese unregelmäßige Wucherung ist nicht rein gliöser Natur, sondern besteht wie im peripheren Nerven aus Nervenfasern und Stützgewebe, hier in Form einer anisomorphen Gliose (Abb. 34b). Sie stimmt auch insofern mit der Wucherung des Stützgewebes im peripheren Nerven überein, als sie über das Maß einer reinen Reparation hinausgeht.

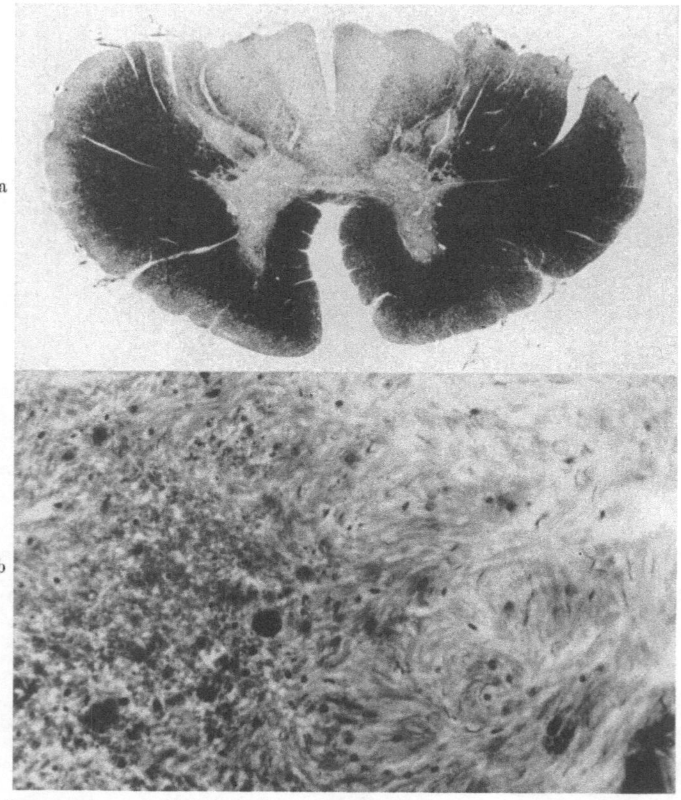

Abb. 34a u. b. *Progressive neurale Muskelatrophie.* a Querschnitt durch das Brustmark. Entmarkung der Hinterstränge, besonders der GOLLschen Stränge und der Randzone des Rückenmarks. Färbung: Markscheiden nach SPIELMEYER. Gefrierschnitt. b Ausschnitt aus dem ventralen Hinterstrangfeld der gleichen Höhe mit Wirbelbildung von Glia und Nervenfasern. Die Wirbelbildung findet sich hier wie im peripheren Nerven an den Übergangsstellen von stärkerer Entmarkung zu relativ wohlerhaltenen Gebieten. (S. Nr. 248/37. Path. Inst. Berlin-Buch. 39jähriger Mann. Krankheitsdauer 36 Jahre.) Gleicher Fall wie Abb. 37 und 38 b. Färbung: Silberimprägnation nach BIELSCHOWSKY. Gefrierschnitt.

Die *Veränderungen in der grauen Substanz* sind weniger auffallend. In der Übersicht sind gröbere Zellausfälle nicht zu erkennen, auch eine Verschmälerung des *Vorderhornes* oder des Hinterhornes besteht nicht. GIERLICH (1909) sah eine deutliche Aufhellung im dorsolateralen Abschnitt des Vorderhornes im Markscheidenpräparat. Hier bestanden an den Markscheiden Auftreibungen und Quellungen und es fanden sich geschrumpfte Zellen: von 8 Zellen waren 5 normal und 3 verändert. Bei der Silberimprägnation waren die Fibrillen in den veränderten Zellen verbacken und verdickt. In den eigenen Beobachtungen war das Verhältnis zwischen normalen und veränderten Zellen im Vorderhorn etwa entsprechend, die veränderten Zellen zeigten aber vielgestaltige Bilder: nicht nur einfache Schrumpfung, sondern auch deutliche Vacuolenbildung und ferner Bilder der „primären Reizung“ (Abb. 35b und c), wie sie auch MARINESCO (1928) beschrieb. Bei der Silberimprägnation sind deutliche Veränderungen der endocellulären Fibrillen zu erkennen, die denen bei der Schrumpfung und der primären Reizung entsprechen.

Auch im Bereich der *Hinterhörner* wurden Veränderungen beobachtet; demgegenüber werden die hintere Wurzel und die LISSAUERsche Randzone meist intakt gefunden. Die Hinterhörner zeigen einen deutlichen Verlust an Markfasern; am äußeren Rande der Substantia gelatinosa Rolandi bestanden in den eigenen Fällen ganz vereinzelt hochgradige Zell- und Achsenzylinderauftreibungen (Abbildung 35a). Hier sah man ferner argentophile kugelförmige Ablagerungen. In den Hintersträngen und hinteren Wurzeln fanden sich heterotope Nervenzellen, die zum Teil spinalganglienartig um die hinteren Wurzeln gruppiert waren. Besonders um die Gefäße in der grauen Substanz waren die von STAEMMLER beschriebenen markhaltigen „Gefäßnervenbündel" zu sehen, die aus sich durchflechtenden Nervenfasern bestehen.

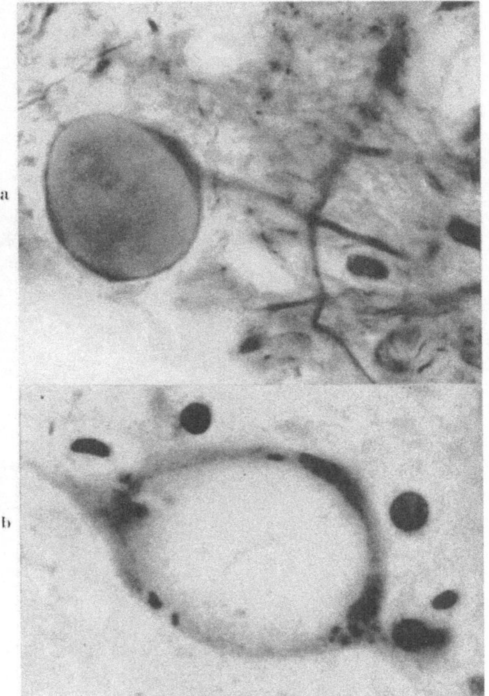

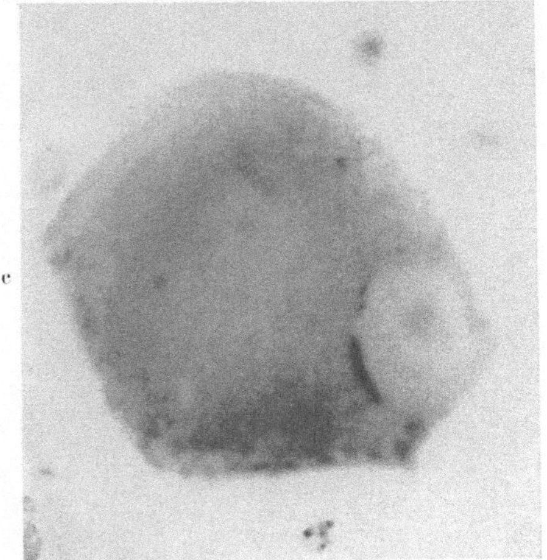

Abb. 35a—c. *Progressive neurale Muskelatrophie*. a Aus einem Querschnitt durch das Lumbalmark. Hochgradige Achsenzylinderauftreibung am Übergang von LISSAUERscher Randzone in das Hinterhorn. (S. Nr. 248/37. Path. Inst. Berlin-Buch. 39jähriger Mann. Krankheitsdauer 36 Jahre.) Gleicher Fall wie Abb. 34. Färbung: Silberimprägnation nach BIELSCHOWSKY. Gefrierschnitt. b u. c Vorderhornzellen aus dem dorsolateralen Abschnitt des lumbosacralen Vorderhornbereiches. b Vacuolenbildung. c Primäre Reizung mit Kernauflagerungen nach der Seite des Zellplasmas. (S. Nr. 40/110.) Färbung: Thionin. Celloidineinbettung.

Regelmäßig werden Zellveränderungen in den CLARKE*schen Säulen* beschrieben. Sie erscheinen im ganzen verkleinert und nach lateral verdrängt, die Zellausfälle sind gering. Man sieht hier einzelne argentophile Kugeln und eine von dem ventralen Hinterstrangfeld her übergreifende wirbelförmige, aus Glia und Nervenfasern bestehende Wucherung. Im Lumbalmark sind an der entsprechenden Stelle (STILLINGsche Säule) ebenfalls argentophile Kugeln, aber nicht innerhalb der Nervenzellen, sondern in den Nervenfasern nachzuweisen.

Gehirn. Neben Gewebsmißbildungen („Hirnwarzen", einzelne doppelkernige Nervenzellen) kommen — wie die eigenen Fälle zeigten — außer Veränderungen im Bereich der Oliven und des Nucleus dentatus (geringfügige Zellausfälle und Gliafaserwucherung) keine wesentlichen krankhaften Befunde vor. Gelegentlich besteht ein leichter Hydrocephalus internus. Im Hypothalamus sind keine sicheren

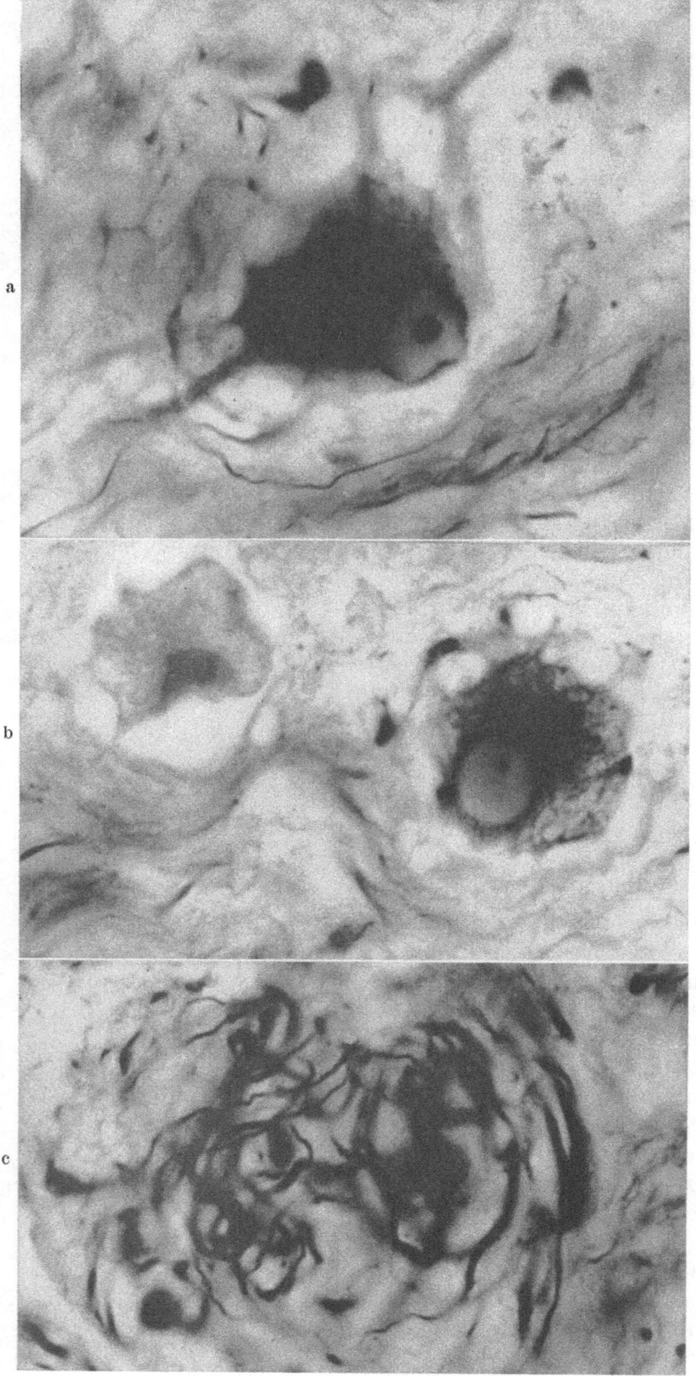

Abb. 36a—c. *Progressive neurale Muskelatrophie. Ganglion coeliacum.* a Vegetative Nervenzelle mit Reduktion ihrer Fortsätze, links unten körniger Zerfall eines Fortsatzes. b Vegetative Nervenzellen, rechts mit kaum noch imprägnierten Fortsätzen, links ohne Fortsätze. c Residualknäuelbildung. (S. 40/110. 49jähriger Mann.) Färbung: BIELSCHOWSKY-Blockimprägnation.

Veränderungen nachweisbar, die Hypophyse bei einem unserer Fälle war auffallend klein, der Hinterlappen etwas abnorm gestaltet. An der Grenze von Vorder- und Hinterlappen bestanden mehrere große Kolloidcysten, im Vorderlappen selbst waren wenige eosinophile Zellen und eine kleine Plattenepithelinsel zu sehen.

Peripheres vegetatives System. Über Veränderungen im vegetativen System wird in den bisherigen zusammenfassenden Darstellungen nicht berichtet. DEJERINE soll nach F. SCHULTZE das sympathische Nervensystem untersucht haben, die Arbeit war mir jedoch nicht im Original zugänglich. In unseren

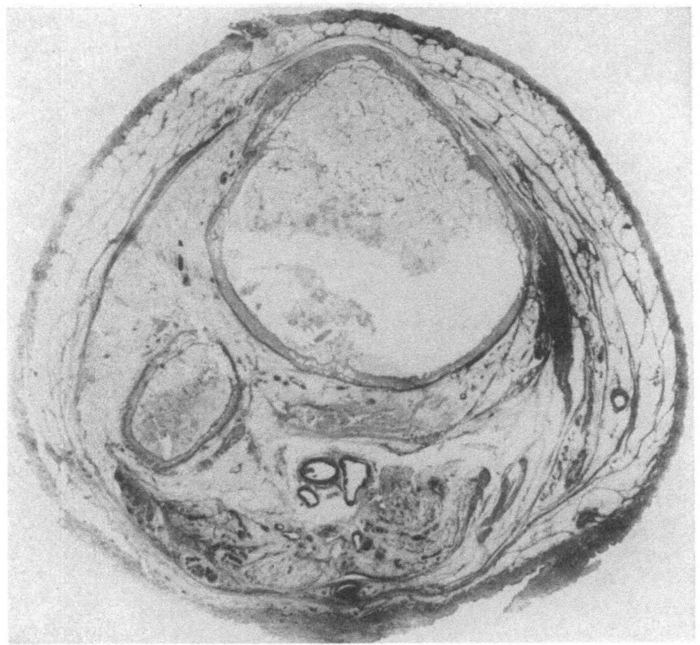

Abb. 37. *Progressive neurale Muskelatrophie.* Querschnitt durch den Unterschenkel im mittleren Drittel. Völliger Schwund der Muskulatur, an deren Stelle sich ein von zahlreichen Bindegewebssträngen durchzogenes Fettgewebe findet. Verbreiterung des Markraumes von Tibia und Fibula mit Verschmälerung der Corticalis. (S. Nr. 248/37. 39jähriger Mann.) Färbung: Hämatoxylin-Eosin. Celloidineinbettung.

Fällen, die GÖTZE (1941) klinisch beschrieben hat, bestanden schwere vegetative Störungen. Es fanden sich auch morphologisch Veränderungen an den Zellen des Ganglion coeliacum und des Ganglion cervicale craniale. Auffallend war jedoch der in der Originalarbeit nicht erwähnte Reichtum an markhaltigen Nervenfasern, der stärker war als in den lumbalen Spinalganglien. An den Nervenzellen fanden sich Schwellung, völliger Schwund der Fortsätze und Residualknäuelbildung (Abb. 36a—c). Trotz der schwierigen Beurteilung pathologischer Veränderungen im vegetativen Nervensystem sind die Residualknäuel als einwandfreier pathologischer Befund anzusehen (HERZOG). Auch das Vorkommen der gleichmäßigen markhaltigen Nervenfasern scheint krankhaft zu sein, da normalerweise im Ganglion coeliacum wesentlich größere Unterschiede zwischen dicken und dünnen markhaltigen und marklosen Fasern bestehen. Ob die SCHWANNschen Zellen vermehrt sind, wie man den Eindruck hat, ist schwer zu beurteilen.

Muskulatur. Bei den lange und schwer verlaufenden Fällen ist die Muskulatur an den distalen Abschnitten der Extremitäten vollkommen geschwunden (Abb. 37).

Die Muskeln sind durch Fettgewebe ersetzt, die Anordnung der ursprünglichen Muskeln ist darin kaum mehr zu erkennen. Nur in den mehr proximal gelegenen Abschnitten sieht man gewucherte Sarkolemmkerne und Reste von Muskelspindeln. Letztere sind trotz schwerer Veränderungen noch zu erkennen, ebenso wie die sensiblen Endorgane in der Haut (z. B. die Tastkörperchen der Fußsohle). Zwischen dem Zustand dieser hochgradigen Atrophie der distalen Abschnitte und dem fast völligen Erhaltensein der Muskulatur des Stammes bestehen im Bereich der Extremitäten alle Übergänge im Grade der Atrophie. Aus dieser

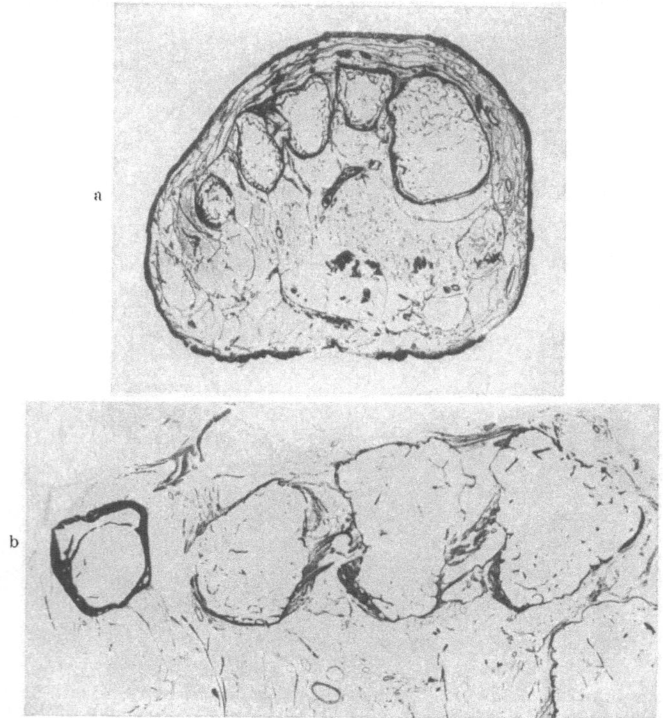

Abb. 38a u. b. *Progressive neurale Muskelatrophie.* Querschnitte durch den Fuß in Nähe der Metatarsalköpfchen. a 49jähriger Mann, Krankheitsdauer 46 Jahre. b 39jähriger Mann, Bruder des vorigen, Krankheitsdauer 36 Jahre. Hochgradige Erweiterung der Markräume und Verdünnung der Corticalis, bei b stärker ausgeprägt. In diesem Fall bestanden auch sonst stärkere „trophische" Störungen z. B. mit elephantiasisartiger Verdickung der Füße und Unterschenkel.

Tatsache läßt sich mit einiger Berechtigung auch im Einzelfall eine Entwicklung des histopathologischen Bildes der Muskulatur in den verschiedenen Stadien verfolgen. In den beiden eigenen Fällen wurde die Muskulatur besonders ausführlich untersucht, da nach den Arbeiten von SLAUCK und den Brüdern WOHLFART aus dem histologischen Befund auf die Form der Muskelatrophie zu schließen sei, gerade die neurale Muskelatrophie nach WERTHEMANN und S. und G. WOHLFART aber kein charakteristisches Bild, sondern Übergänge zur Muskeldystrophie aufweise. Aus den Befunden läßt sich folgendes ableiten: Die ersten Veränderungen bestehen in einer felderförmigen Atrophie einzelner Muskelbündel, während die benachbarten vollkommen intakt sind (Abb. 27). MARINESCO (1928) beobachtete ein ähnliches Verhalten, das er nur noch nicht „felderförmige Atrophie" nannte. Der felderförmige Charakter besteht aber nicht überall, sondern es kommt innerhalb der einzelnen Bündel zum Auftreten hypertrophischer Fasern neben atrophischen und zu einer Wucherung des Fettgewebes. Man beobachtet Teilungen von Muskelfasern und einfache Atrophie mit Erhaltenbleiben der Querstreifung bis zur stärksten Atrophie. Die Wucherung der Sarkolemmkerne ist beträchtlich und findet sich nicht nur unter dem Sarkolemm, sondern auch innerhalb der Muskelfasern, besonders der hypertrophischen. MARINESCO sah an der gleichen Muskelfaser ein fast normal aussehendes Segment mit Kernvermehrung, ein zweites mit vermindertem Volumen und Fettkörnchen im Plasma und schließlich ein drittes mit hochgradig vermindertem Kaliber, Verlust der Querstreifung und beträchtlicher Kernvermehrung.

Der Untergang der Muskelfasern geht demnach auf verschiedene Weise vor sich, führt aber im Endstadium nach offenbar vergeblichen Regenerationsanläufen zu einem völligen Ersatz durch Fettgewebe.

Die Wucherung von Fettgewebszellen — MARINESCO vermißte sie in seinen Fällen —, das Vorkommen hypertrophischer Fasern neben atrophischen, die Vermehrung der binnenständigen Kerne, wie sie in unseren Fällen nachzuweisen waren, entsprechen ganz dem Bilde, das histologisch bei der Muskeldystrophie als charakteristisch angesehen wird (Abb. 29 und 30). Daraus allein auf eine Verwandtschaft zu dem Krankheitsbild der Muskeldystrophie zu schließen, halten wir nicht für richtig.

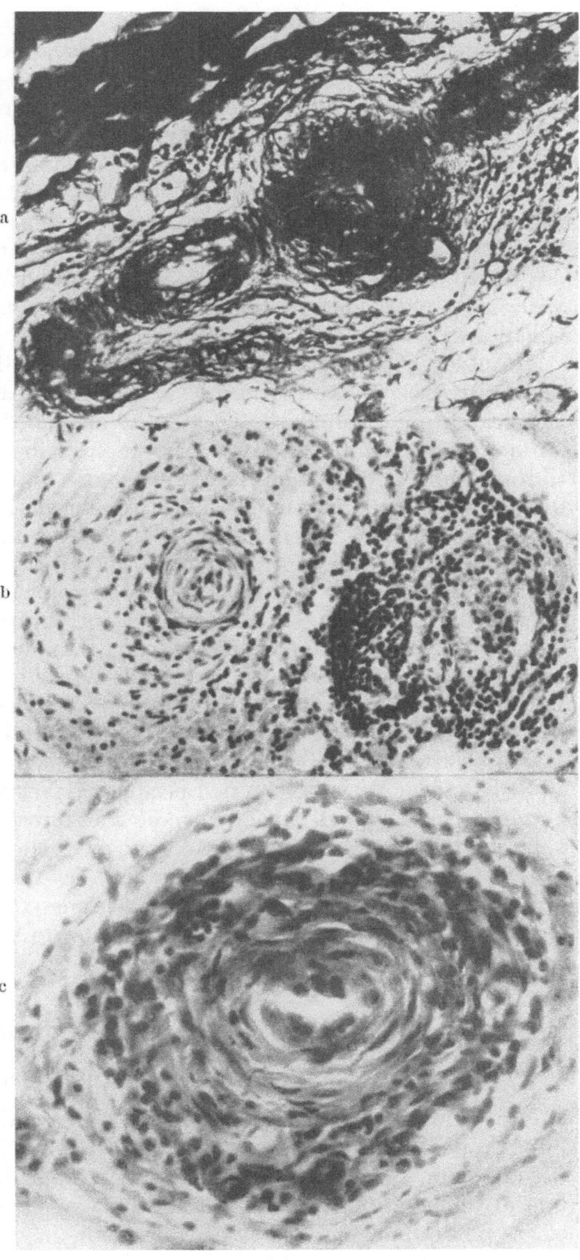

Abb. 39a—c. *Progressive neurale Muskelatrophie. Veränderungen der Gefäße.* a Längsschnitt einer kleinen Arteria nutricia aus dem Epineurium des Plexus brachialis. Knötchenförmige Auftreibung mit völliger Verquellung der Gefäßwand, wabenförmige Auflockerung der übrigen Wandabschnitte. Lymphocyteninfiltrate in den adventitiellen Maschen. Färbung: MALLORY. b Querschnitt einer Arteria nutricia des Plexus brachialis. Proliferation der Gefäßwandzellen, perivasculäre Blutaustritte und Lymphocyteninfiltrate. Färbung: Kresylviolett. c Intimaproliferation und zellige Infiltration der Wand einer kleinen Muskelarterie aus dem Musculus tibialis. Färbung: Hämatoxylin-Eosin.

Knochenveränderungen an den Extremitäten. Die Knochenveränderungen sind am deutlichsten im Bereich der unteren Extremitäten. Sie bestehen in umschriebenen Erweiterungen der Markräume, die im Röntgenbild als cystische Auftreibungen imponieren; in ihrem Bereich ist ein Schwund der Spongiosa und eine Verdünnung der Corticalis histologisch nachweisbar (Abb. 37 und 38). Die Knochenveränderungen haben eine gewisse Ähnlichkeit mit denen bei der RECKLINGHAUSENschen Neurofibromatose und erinnern an die Ostitis fibrosa, mit der sie nicht gleichzusetzen sind. Sie entsprechen mehr den Bildern der SUDECKschen akuten Knochenatrophie, gehen aber über die Veränderungen hierbei (RIEDER) hinaus, wohl infolge des chronisch-progredienten Verlaufes der Krankheit. Das Vorkommen ähnlicher Knochenveränderungen nach Nervenverletzungen (FOERSTER u. a.) spricht für die neurogene Entstehung („Neurotische Atrophie", M. B. SCHMIDT).

Hautveränderungen. Die Haut im Bereich der atrophischen Extremitätenabschnitte zeigt Veränderungen wechselnder Art und Intensität. Wir fanden Hyperkeratosen, trophische Ulcera und elephantiasisartige Verdickung der Füße. An der Haut des übrigen Körpers werden kleinere oder größere Fibrome (Neurofibrome) und epitheliale Wucherungen, die als flache Hautverdickungen imponieren, gefunden. Letztere erinnern in ihrem Bau an Carcinoide des Darmes.

Innere Organe. Auch an den inneren Organen kommen mannigfaltige Abweichungen von der Norm vor, die aber nicht als charakteristisch anzusehen sind. Bei 2 Brüdern fand sich ein Megacolon mit Hyperplasie der Wand des Dickdarmes, sowie Veränderungen der intramuralen Nerven im gleichen Sinne wie an den cerebrospinalen Nerven mit Zunahme des Nervenbindegewebes. Es ist daran zu denken, daß Beziehungen zu den als Riesenwuchs des Darmes bezeichneten Veränderungen bei der Neurofibromatose (PICK und BIELSCHOWSKY) bestehen. Bei dem einen dieser Fälle bestand eine Atrophie des Pankreas (Pankreascirrhose).

Blutgefäße. Besonders in den peripheren Nerven, aber auch in der Muskulatur kommen Gefäßveränderungen vor, die als Fibrose mit oder ohne Wandverdickung und somit als chronische Veränderungen gekennzeichnet werden, im übrigen aber nicht genauer beschrieben wurden. In den eigenen Beobachtungen fanden sich schwere lokalisierte Umbauerscheinungen der Gefäßwand, die mehr den Eindruck eines akuten Prozesses machten (Abb. 39a—c), neben den ausgesprochenen Fibrosen.

B. Progressive hypertrophische Neuritis.

1. Der Typ DEJERINE-SOTTAS.

Das Krankheitsbild wurde von DEJERINE und SOTTAS (1893) als interstitielle hypertrophische und progressive Neuritis der Kindheit mit dem Untertitel beschrieben: «Affection souvent familiale et à début infantile, caractérisée par une atrophie musculaire des extrémités, avec troubles marqués de la sensibilité et ataxie des mouvements et relevant d'une névrite interstitielle hypertrophique à marche ascendante, avec lésions médullaires consécutives.»

Es handelte sich um 2 Geschwister mit dem gleichen Krankheitsbild, bei denen die Sektion des einen Falles eine Hypertrophie der Nervenstämme und der Rückenmarkswurzeln mit Degeneration der Hinterstränge ergab. Die Ähnlichkeit mit der neuralen Muskelatrophie wurde von DEJERINE-SOTTAS bereits vermerkt, aber die schon im klinischen Bilde bestehenden Unterschiede hervorgehoben: stärkere Sensibilitätsstörung, Koordinationsstörung, Störung der Pupillenreaktion, Nystagmus und hochgradige Kyphoskoliose. Als wichtigstes unterscheidendes Merkmal wurde die Verdickung der Nervenstämme angesehen.

Die histologische Untersuchung der peripheren Nerven ergab eine Umhüllung jeder Nervenfaser durch eine Scheide jungen Bindegewebes. Dieses Gewebe, das eine Manschette (épais manchon) bildete, bestand aus sehr zahlreichen fusiformen Zellen. Die weiche, schlaffe Konsistenz dieses jungen Bindegewebes erlaubte eine leichte Auffaserung und Isolierung der Nervenfaserbündel. DEJERINE und SOTTAS betonen, daß die peripheren Nerven stärker befallen sind als die Rückenmarkswurzeln, letztere also später von dem Prozeß ergriffen würden. Es fand sich ein erheblicher Nervenfaserausfall, der nur mit Markscheidenmethoden untersucht wurde. «La gaine de myéline se rétrécit peu à peu en présentant des encoches légères sur son contour, mais jamais il n'y a de section du tube, jamais de la réduction, de la myéline en boules, jamais de multiplication des noyaux de la gaine de SCHWANN, ni de végétation du protoplasma. Le cylindre-axe se maintient intact tant qu'il n'est pas découvert, et on en voit même beaucoup qui restent normaux bien qu'à nu au milieu de la gaine conjonctive ....» Die Verfasser betonen den exklusiv interstitiellen Charakter der Läsion. Die Nervenfaser verschwinde durch Kompression oder Resorption ohne entzündliche Reaktion, an keiner Stelle kamen Fettkörnchenzellen vor. Das interstitielle Gewebe zeigte ein myxomatöses Aussehen.

Bei den Rückenmarkswurzeln erreichte die Schädigung ihr Maximum in den vorderen Wurzeln der Cauda equina, auch hier hatten Bindegewebszüge die Tendenz, sich konzentrisch um die Fasern anzuordnen. Die intramedullären Fasern der vorderen Wurzeln waren wohlerhalten, erst distal mit ihrem Austritt verloren sie plötzlich ihren Markmantel. Am Rückenmark bestand eine Entmarkung der Hinterstränge, die in den verschiedenen Höhen wechselte. Im Sacralmark waren die Hinterstränge intakt, in der LISSAUERschen Randzone Rarifikation, Verschmälerung des Hinterhornes. Im 2. Sacralsegment grenzte die Degeneration im größeren Teil der BURDACHschen Stränge an das Hinterhorn. Die LISSAUERsche Zone war degeneriert, das Hinterhorn verschmälert. Im 2. Lumbalsegment nahm die Degeneration die radikuläre Zone ein. Im Halsmark beschränkte sich die Degeneration auf die BURDACHschen Stränge. Die CLARKEsche Säule zeigte eine Markverarmung ohne Verminderung der Zellzahl, die Vorderhornzellen waren nur leicht geschädigt, die Schädigung stimmte nicht mit der Intensität der Läsionen in den Wurzeln überein. Ein Spinalganglion konnte untersucht werden, in welchem sich eine beträchtliche Hyperplasie des interstitiellen Bindegewebes fand; die Degeneration der Nervenfasern setzte sich auf die hinteren Wurzeln fort. Die Zellen waren nicht verändert. Die Muskulatur war hochgradig atrophisch mit Ersatz der zugrunde gegangenen Fasern durch Fettgewebe. Außerdem bestand eine sehr deutliche Gefäßsklerose, besonders der Arterien.

Die familiäre Erkrankung wird als eine «maladie d'évolution» angesehen, «relevant d'une anomalie de développement du système nerveux périphérique». Schon vor DEJERINE-SOTTAS hatten GOMBAULT und MALLET, ohne die Eigenart dieses Krankheitsbildes zu erkennen, einen zu dieser Krankheit gehörenden Fall als Tabes mit Beginn im Kindesalter beschrieben.

Der makroskopische Sektionsbefund des Bruders der 1893 von DEJERINE-SOTTAS beschriebenen Kranken wurde von DEJERINE und THOMAS 1901 mitgeteilt. Hierbei war die Hypertrophie der vorderen Wurzeln stärker als die der hinteren; sie verminderte sich aber bis zur Dura hin. Bei den hinteren Wurzeln war es umgekehrt, der ganglionäre Abschnitt war dicker als der medulläre Abschnitt. Die Spinalganglien waren ebenfalls hypertrophisch, sowie die Hirnnerven, aber nicht so betont wie die Rückenmarksnerven. Vagus und Sympathicus und das Ganglion cervicale mediale zeigten eine manifeste Hypertrophie. Die Verdickung der Nerven des Plexus brachialis, des Ischiadicus, des Saphenus usw. — «tous paraissent gigantesques» — war wesentlich beträchtlicher als die der Wurzeln[1].

2. Der Typ PIERRE MARIE.

1906 beschrieb PIERRE MARIE eine besondere Form der hypertrophischen Neuritis mit Kyphoskoliose, Pes equino-varus und Sensibilitätsstörungen. Abweichend von dem Typ DEJERINE-SOTTAS fehlten lanzinierende Schmerzen, die Atrophie betraf vorwiegend die unteren Extremitäten. Es bestand leichter Exophthalmus, sowie eine Sprachstörung und Intentionszittern ähnlich wie bei der multiplen Sklerose.

PIERRE MARIE hatte 2 Fälle dieser Erkrankung aus einer Familie mit 7 Mitgliedern vorgestellt, die sämtlich erkrankt waren. 1910 konnte BOVERI einen Fall aus dieser Familie anatomisch untersuchen.

[1] Die Originalarbeit, in der die histologischen Befunde mitgeteilt werden (DEJERINE et ANDRÉ-THOMAS: Sur la névrite interstitielle hypertrophique et progressive de l'enfance. Nouv. iconogr. Salpêtrière **1906**, Nr 6) war nicht zugänglich.

Der Sektionsbefund ergab eine enorme Hypertrophie der peripheren Nervenstämme und ihrer Verzweigungen mit vermehrter Konsistenz. In der Cauda equina war die Volumenvermehrung nicht so ausgesprochen wie im Fall von GOMBAULT und MALLET und DEJERINE-SOTTAS. Auch die Spinalganglien waren nur wenig größer als normal. Die Hirnnerven waren nicht beteiligt. Histologisch zeigte sich im Nerven die Volumenvermehrung bedingt durch eine „Hypertrophie" der SCHWANNschen Scheide. Es handelte sich um eine modifizierte SCHWANNsche Scheide mit dem Aussehen eines enormen Muffes.

BIELSCHOWSKY hat 1923 bei einer Nachuntersuchung des BOVERIschen Falles vor allem mit seiner Silbermethode das Verhalten der Nervenfasern genauer beschrieben. BOVERI hatte bereits die Veränderungen an den Markscheiden beobachtet, auch BIELSCHOWSKY sah nur noch Reste von Myelin. Der Markzerfall stimme nicht mit dem bei WALLERscher Degeneration überein, sondern sei wohl ein diskontinuierlicher. Das wichtigste Ergebnis von BIELSCHOWSKYs Untersuchungen war der Nachweis von regenerierenden Nervenfasern in den entmarkten SCHWANNschen Scheiden, und zwar in einer überschießenden Zahl („Hyperregeneration"). Das Wesentliche an dem Prozeß ist für BOVERI wie BIELSCHOWSKY die Wucherung der SCHWANNschen Scheiden, BOVERI sah darin ein Unterscheidungsmerkmal auch im histologischen Bild gegenüber der Form DEJERINE-SOTTAS. BOVERI gab an, daß das endoneurale Bindegewebe nur geringen Anteil an der Hypertrophie habe, in manchen Nerven sogar weniger entwickelt sei als im normalen Zustand. Demgegenüber betonte aber BIELSCHOWSKY, daß im mikroskopischen Bilde deutliche Proliferationserscheinungen zu sehen seien: „Das Endoneurium und Perineurium enthalten an einzelnen Stellen zahlreiche große Fibroblasten, die mit ihren langen und weit verzweigten Fortsätzen vielfach anastomosieren." Aus BOVERIs Abbildung eines hypertrophischen Nerven ist die Auflockerung des interstitiellen Gewebes sehr deutlich erkennbar, ebenso an den Originalpräparaten, die ich am ehemaligen Kaiser-Wilhelm-Institut in Berlin-Buch einsehen konnte und von denen ich (1941) ein Mikrophoto wiedergegeben habe, das ganz mit der BOVERIschen Zeichnung übereinstimmt. Weder BOVERI noch BIELSCHOWSKY gingen auf dieses auffallende ödematöse Aussehen der veränderten Nervenabschnitte ein, das schon DEJERINE-SOTTAS als myxomatöse Umwandlung beschrieben haben.

Die Veränderungen im Rückenmark des BOVERIschen Falles bestanden in einer Entmarkung der Hinterstränge. Eine leichtere Entmarkung soll auch in den Vorder-Seitensträngen und Vordersträngen vorhanden gewesen sein. In der CLARKEschen Säule waren die Nervenfasern vermindert, im Vorderhorn schienen einige Zellen atrophisch zu sein.

3. Der Typ ROUSSY-CORNIL.

DIDE und COURJON (1918, 1919) beschrieben 6 Fälle, die ebenso wie die von LONG, CHIARINI-NAZARI und HOFFMANN (1912) im Erwachsenenalter begannen, ohne anatomischen Befund. Ihre Einordnung blieb unklar; wir stehen daher ganz auf der Seite von ROUSSY (1919) in der Auffassung, daß die histologische Untersuchung «... nous apparaît comme le principal élément d'une classification nosographique». Gegenüber der Mißachtung von DIDE und COURJON in der Bewertung des pathologischen Befundes für die Klassifikation der Neuritiden stellt ROUSSY fest — eine durchaus aktuelle Entgegnung: «Telle n'est pas notre opinion, telle n'a pas été l'opinion de MM. DEJERINE et SOTTAS, PIERRE MARIE et BOVERI, PIERRE MARIE et BERTRAND, lorsqu'ils ont identifié sur les bases anatomo-cliniques les formes de névrite hypertrophique qui portent leur nom.» Als *nicht familiäre Spätform mit rosenkranzartiger Verdickung der Nerven* (ROUSSY-CORNIL 1919) wurde sie von diesen Autoren durch histologische Untersuchung einer Probeexcision als der hypertrophischen Neuritis zugehörig erkannt.

Eigene Untersuchungen über einen derartigen Spätfall mit vollständigem Sektionsbefund wurden 1942 veröffentlicht. Diese Form ist von besonderem Interesse, weil sie auf der einen Seite einen Übergang zur polyzentrischen Neurofibromatose darstellt, andererseits histologisch Übereinstimmungen mit manchen Formen chronischer oder rezidivierender Polyneuritiden aufweist.

Man kann allerdings in der Aufgliederung der Formen noch sehr viel weiter gehen, wenn man jeweils irgendein Symptom in den Vordergrund stellt, wie dies DAWIDENKOW getan hat, der 12 verschiedene Formen von neuraler Muskelatrophie und hypertrophischer Neuritis aufstellte. Vom anatomischen Standpunkt läßt sich eine derartige Trennung kaum durchführen, da die Befunde am Nerven und auch am Rückenmark in ihrer Art weitgehend übereinstimmen, wenn auch eine gewisse Variabilität im Befall der einzelnen Systeme besteht. Bei dem Typus ROUSSY-CORNIL mit Beginn im Erwachsenenalter und nichtfamiliärem Auftreten — jedenfalls der bisher nicht nachgewiesenen Erblichkeit — können anatomisch verschiedenartige Prozesse dem gleichen klinischen Bilde zugrunde liegen. Nicht familiäre rosenkranzartige Verdickungen der Nerven mit Beginn im Erwachsenenalter dürften meist polyzentrische Neurofibromatosen sein, von der Art, wie sie BRUNS sowie LAMBERS und ORTIZ DE ZARATE beschrieben haben. Ferner kann es sich um chronische oder rezidivierende Polyneuritiden handeln, wie ein Fall von REISSNER und SPIEL sowie eine eigene Beobachtung zeigen, und schließlich kann es sich wirklich um eine degenerative Systemerkrankung handeln. Derartige Fälle müssen also zu ihrer richtigen Einordnung genau und ausführlich untersucht werden.

Die weiteren anatomischen Untersuchungen über die verschiedenen Formen der hypertrophischen Neuritis — bis 1932 zählten WOLF, RUBINOWITZ und BURCHELL 10 Biopsien und 14 Autopsien — haben sich in den letzten 20 Jahren nur um wenige vermehrt. Sektionsbefunde stammen außer den erwähnten von LONG (1912), SLAUCK (1924), YOKOMORI (1915), MARIE und BERTRAND (1918, 2 Fälle), SOUQUES und BERTRAND (1921), SOUQUES (1926), HARRIS und NEWCOMB (1930), TARASSIÉWITSCH und MICHÉJEW (1935), KATAYAMA (1937), KRÜCKE (1942). Der immer wieder aufgeführte Fall von DE BRUYN und O. STERN gehört nicht zur hypertrophischen Neuritis, sondern zu der Amyloidose der peripheren Nerven. Diesen wenigen Sektionsbefunden gegenüber wurde eine ganze Reihe von Fällen mit anatomischen Befunden an Probeexcisionen beschrieben (RUSSELL und GARLAND 1930, SEARS 1931, F. A. BORGES und E. DE MAGALHAES 1933, A. BRODAL und S. REFSUM 1942, A. DELHAYE und L. VAN BOGAERT 1934, GARCIN, BERTRAND, FREITAS-JULIAS und BUGE 1950, LUBAN 1952, MASSION-VERNIORY und RADERMECKER 1947, MARCHAND 1949 u. a.). Die histopathologischen Veränderungen dieser 3 Formen stimmen in ihrer Art weitgehend überein, sie zeigen jedoch Verschiedenheiten in ihrer Lokalisation, wodurch Abweichungen im klinischen Bild zustande kommen.

4. Die pathologisch-anatomischen Befunde.

(Lokalisationsschema Abb. 40.)

Periphere Nerven. Über die Tatsache der stärksten Intensität der Veränderungen im Bereich peripherer Nerven stimmen alle Untersuchungen überein. Nur über ihren Beginn vom Rückenmark an gesehen, bestehen verschiedene Angaben über Lokalisation und Schwere des Prozesses, dagegen wurden die distalen Abschnitte der Nerven immer am stärksten verändert gefunden, sowohl hinsichtlich der Parenchymatrophie wie der „Hypertrophie“. Es handelt sich hierbei um eine Pseudohypertrophie der Nervenstämme. Die Veränderungen des Parenchyms, die zunächst zu einer Entmarkung, dann in einem Zerfall der Achsenzylinder und in Regenerationserscheinungen bestehen, nimmt von distal nach proximal an Intensität ab. Das Mißverhältnis zwischen Schwund der Markscheiden und der Fülle nachweisbarer Achsenzylinder wurde zuerst von PIERRE MARIE und BERTRAND festgestellt; sie hielten die Achsenzylinder für persistierende Fasern. Von ihnen wird auch die Zwiebelschalenformation, in deren Zentrum ein Achsenzylinder liegt, beschrieben. Diese Bildungen wurden von ihnen und auch von BIELSCHOWSKY als pathognomonisch für hypertrophische Neuritis angesehen. Sie sind zweifellos ein durchaus charakteristischer Befund bei der hypertrophischen Neuritis, können aber nicht allein als diagnostisches Merkmal verwertet werden.

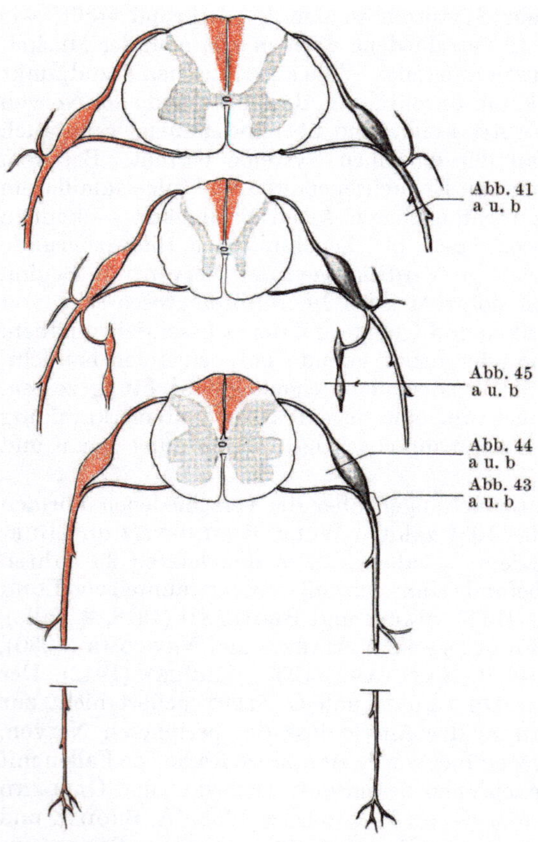

Abb. 40. Lokalisationsschema der progressiven hypertrophischen Neuritis.

Die Genese dieser Bildungen ist einer der umstrittenen Punkte bei hypertrophischer Neuritis, deshalb ist die genaue Beschreibung der Befunde wichtig. Wie schon bei der neuralen Muskelatrophie beschrieben, sieht man eine herdförmige oder diffuse Auflockerung des Nervenquerschnittes. Auf dem Längsschnitt erkennt man faser- und kernreiche Nervenfaserbündel, die in einem ödematösen (myxomatösen) Gewebe mit reichlich mucoiden Substanzen isoliert verlaufen. Das Zwischengewebe hat den Charakter eines jungen Bindegewebes mit sternförmig verzweigten Fibroblasten. Auf dem Querschnitt sind einzelne oder mehrere Nervenfasern von zwiebelschalenartigen Bildungen umgeben (Abb. 41a—c). Das Vorkommen reticulärer und kollagener Fasern darin wurde erstmals von WOLF, RUBINOWITZ und BURCHELL einwandfrei bewiesen und an den eigenen Untersuchungen bestätigt. Die SCHWANNschen Zellen können in normaler Zahl oder vermehrt in Form der BÜNGNERschen Bänder innerhalb der Faserbündel vorhanden sein. Die Wucherung der kollagenen und reticulären Fasern ist färberisch von den normalen oder gewucherten SCHWANNschen Zellen zu trennen. Es kommen selten Fälle vor, bei denen die Proliferation SCHWANNscher Zellen im Vordergrund steht; hierbei handelt es sich um eine polyzentrische Neurinomatose, wie sie RATZENHOFER beschrieben hat. Histologisch bestehen zweifellos Ähnlichkeiten oder Übereinstimmungen im lokalen Befund des Nerven, die Gesamtbilder sind aber abzugrenzen.

Spinalwurzeln, Wurzelnerv und ganglioradikulärer Abschnitt. Ein Übersichtsbild (Abb. 42) zeigt die enorme Verdickung der Rückenmarkswurzeln im unteren

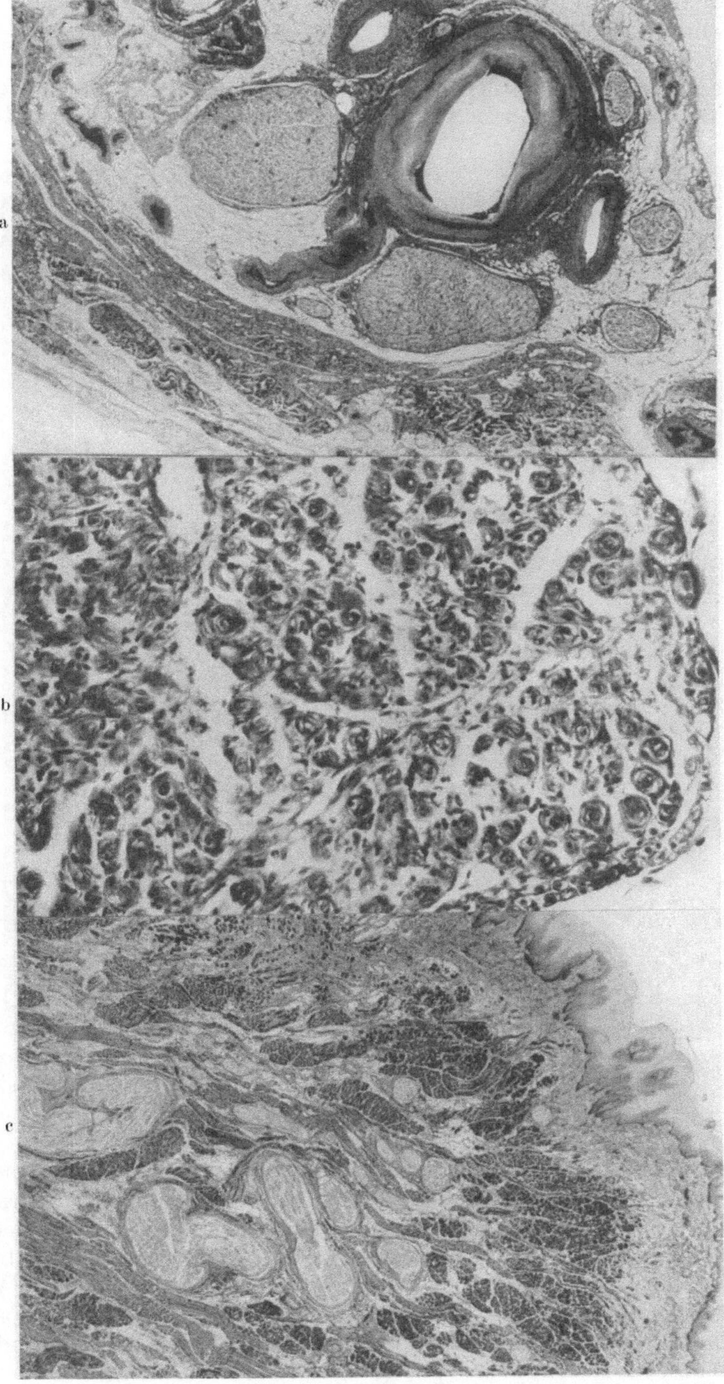

Abb. 41a—c. *Progressive hypertrophische Neuritis.* a Querschnitt durch den Achselstrang des Plexus brachialis Verdickung und Umbau sämtlicher Nerven. Atrophie der Muskulatur. b Gleichartige Veränderung aller Nerven mit Auflockerung des Endoneuriums und zwiebelschalenartiger konzentrischer Schichtung der gewucherten reticulären und kollagenen Fasern der Endoneuralrohre. c Querschnitt durch die Zunge als Beispiel für die Erkrankung der Nerven bis in die Endorgane. (S. Nr. 417/37. 52jähriger Mann. Path. Inst. Berlin-Buch.) Färbung: Elastica-VAN GIESON. Celloidineinbettung.

Hals- und Brustmark, die übrigen Wurzeln waren in gleicher Weise verdickt. Die intraduralen Spinalwurzeln zeigen mikroskopisch zwar auch sehr deutliche konzentrische Fasersklerose, sind aber makroskopisch weniger deutlich verdickt. Die makroskopisch so auffallende Verdickung beginnt erst distal mit dem Austritt aus der Dura. In anderen Fällen, so in dem von GOMBAULT und MALLET,

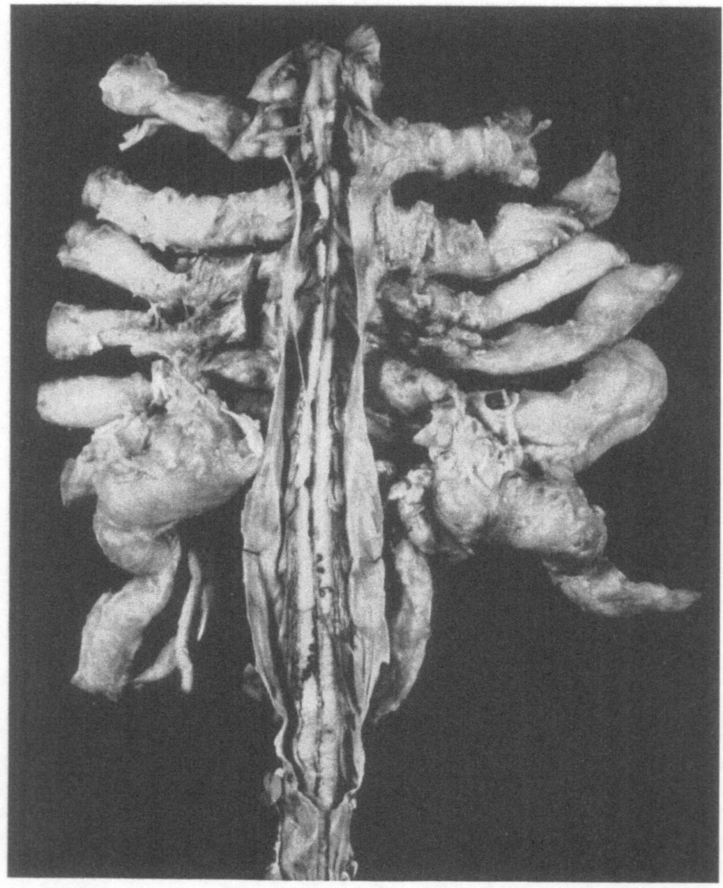

Abb. 42. *Progressive hypertrophische Neuritis.* Rückenmark mit den Wurzeln des unteren Halsmarkes und dem verdickten Halssympathicus. Die Spinalnerven zeigen ebenfalls eine leichte Zunahme ihres Volumens, die hochgradige Verdickung beginnt aber erst mit dem Austritt der Spinalwurzeln aus der Dura. (S. Nr. 417/37. Path. Inst. Berlin-Buch. 52jähriger Mann.)

bestand eine beträchtliche Volumenvermehrung auch der intraduralen Spinalwurzeln, besonders der Cauda equina. Über die Beteiligung der Wurzeln sind die Angaben, ebenso wie bei der neuralen Muskelatrophie, verschieden. In manchen Fällen sind vordere und hintere Wurzeln in gleicher Weise betroffen, bei manchen die sensiblen Wurzeln stärker, bei anderen die motorischen Wurzeln.

Die Spinalganglien sind bei den wenigen Sektionen nicht in jedem Fall untersucht, daher reichen die Befunde noch nicht aus, um typische Veränderungen zu erkennen. Verdickung der Spinalganglien fanden DEJERINE und THOMAS, in einem eigenen Fall war sie sehr ausgesprochen. Im Falle von BOVERI waren die Spinalganglien etwas, aber nicht beträchtlich vergrößert. Auf Längsschnitten durch die Wurzeln ist der Beginn der Auftreibung im eigenen Fall an der

Duradurchtrittsstelle histologisch durch die Verbreiterung des Interstitiums gekennzeichnet, das aus einem flüssigkeitsreichen, mehr oder weniger Eiweiß oder mucoide Substanzen enthaltenden, weitmaschigen jungen Bindegewebe besteht. Die hierdurch isoliert verlaufenden Nervenfaserbündel zeigen eine mehr oder weniger wellige Struktur und eine deutliche Abnahme an markhaltigen Nerven-

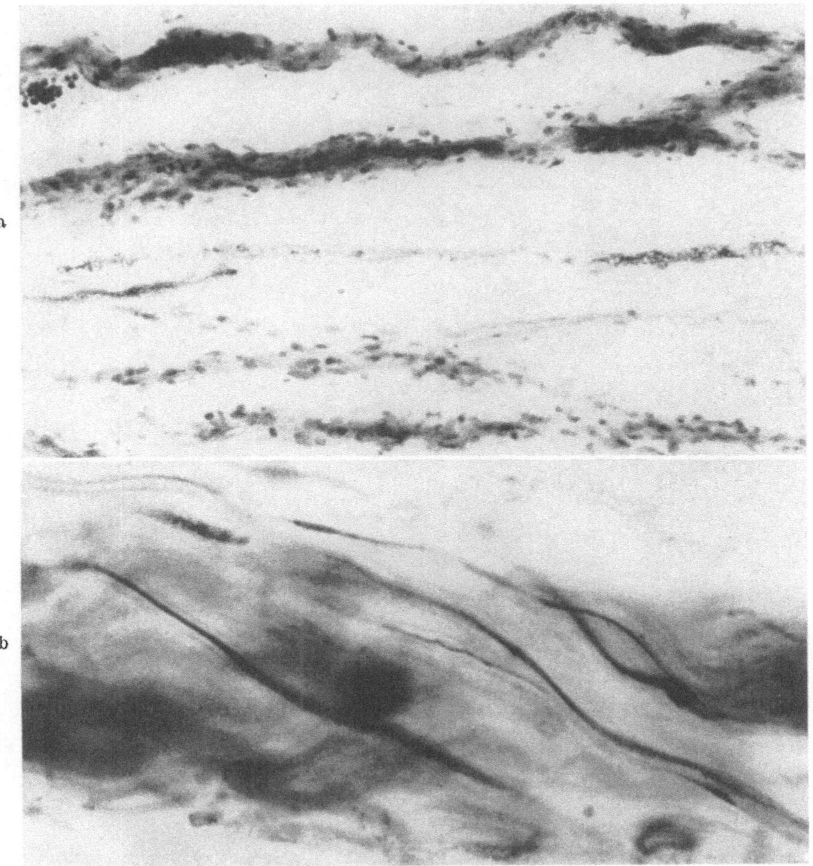

Abb. 43a u. b. *Progressive hypertrophische Neuritis.* Längsschnitte durch den Spinalnerven. a Markscheidenfärbung. Die konzentrisch verdickten Endoneuralrohre zeigen sich bei Längsschnitten als kernreiche Bänder, die den BÜNGNERschen Bändern im distalen Nervenabschnitt nach Nervenverletzung ähnlich sind. Hier verlaufen sie durch ein Ödem des Interstitiums ganz solid, sie enthalten keine oder nur noch Reste von markhaltigen Nervenfasern. Zwei isolierte markhaltige Nervenfasern in der Mitte des Bildes zeigen wabenförmige Auflockerung der Markscheide. b Bei Silberimprägnation erkennt man noch einzelne dicke Achsenzylinder in den kernreichen Bändern, während die Mehrzahl aus dünnen und dünnsten (präexistenten und regenerierten) Fasern besteht. Die Verflechtung der dünnen Fäserchen läßt sich nur in Zeichnungen wiedergeben, da sie in verschiedenen Ebenen liegen, eine Andeutung davon sieht man im oberen Faserbündel. (S. Nr. 417/37. Path. Inst. Berlin-Buch.)

fasern. Dagegen ist im Silberpräparat eine große Anzahl von Achsenzylindern, und zwar neben normalkalibrigen vorwiegend von dünnen Fasern, vorhanden (Abb 43a und b). Diese Fasern sind, worauf BIELSCHOWSKY aufmerksam machte, zweifellos als regenerierte Elemente anzusehen. Auch diese zahlreichen regenerierten Fäserchen zeigen Degenerationserscheinungen, an die sich wiederum Regenerationsprozesse anschließen: „. . . so findet wahrscheinlich ein kontinuierliches Werden und Vergehen im peripheren Leitungsapparat während der ganzen Dauer der Erkrankung statt" (BIELSCHOWSKY).

Die Umbauerscheinungen des Nervengewebes im Spinalganglion und die Veränderungen der Nervenzellen sind noch stärker ausgeprägt als bei der neuralen Muskelatrophie. Im eigenen Fall sah man nur wenige Residualknäuel und peri-

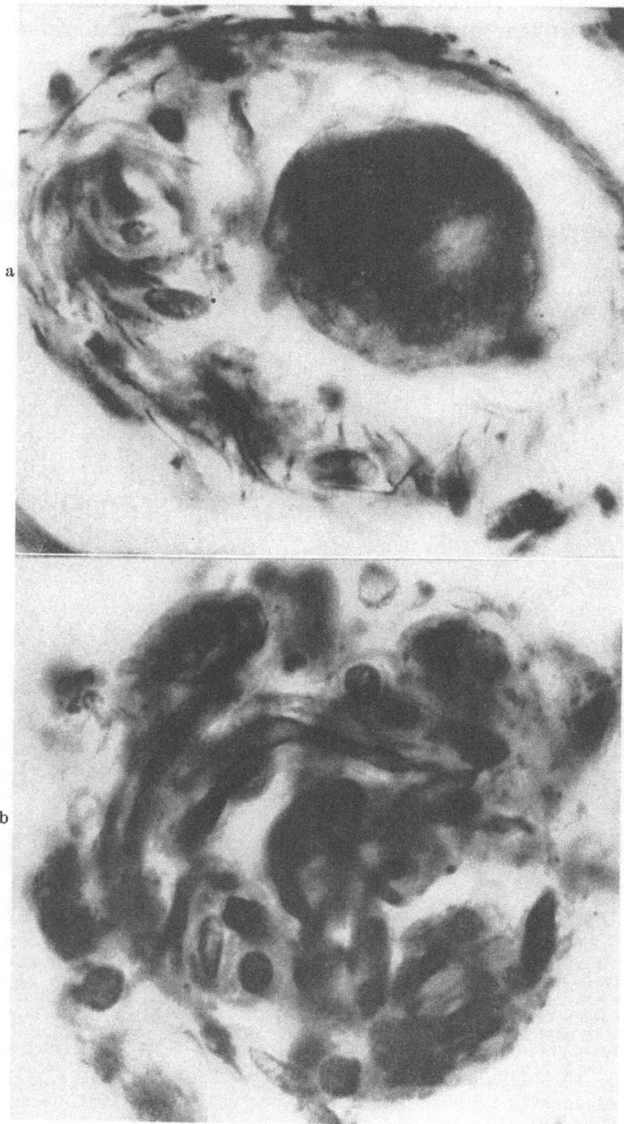

Abb. 44a u. b. *Progressive hypertrophische Neuritis. Spinalganglion.* a Pericelluläre Netzbildung feinster Fäserchen um eine Spinalganglienzelle. b Residualknäuelbildung aus zum Teil grobkalibrigen Fasern. (S. Nr. 417/37. Path. Inst. Berlin-Buch.) Blockimprägnation nach BIELSCHOWSKY.

celluläre Netzbildung (Abb. 44a und b); Schwellung der Zellen und ihrer Fortsätze, sowie Schrumpfung und ein völliges Fehlen der Dendriten waren häufiger. Trotzdem bestand im eigenen Fall keine merkliche Degeneration der Hinterstränge, wohl infolge des kürzeren Krankheitsverlaufes.

Rückenmark. In den meisten Fällen wurde eine Degeneration der Hinterstränge entsprechend der bei neuraler Muskelatrophie beobachtet. Die Ausfälle im Vorderhorn und in der CLARKEschen Säule sind nicht stärker, eher geringer als bei neuraler Muskelatrophie, lediglich BOVERI fand auch eine gewisse Lichtung in den Vorderseiten- und den Vordersträngen. Im eigenen Fall (Spätfall) bestand eine diffuse Entmarkung der Randzone.

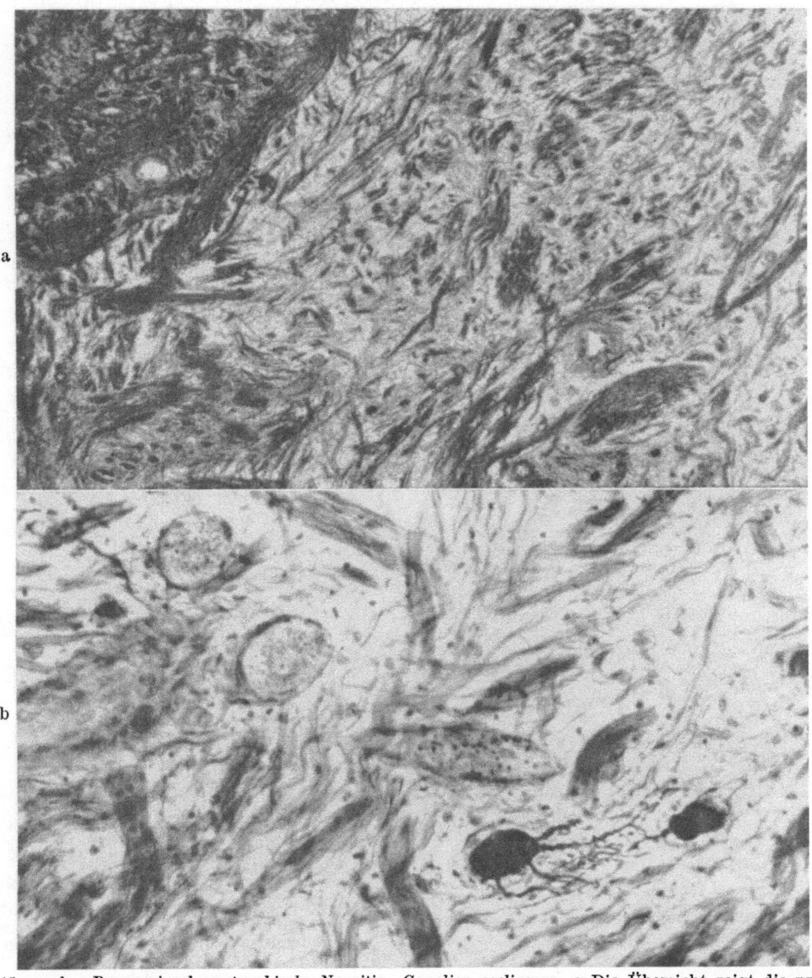

Abb. 45a u. b. *Progressive hypertrophische Neuritis. Ganglion coeliacum.* a Die Übersicht zeigt die prinzipiell gleichartige Umwandlung mit Auflockerung des Gewebes und Isolierung hier unregelmäßiger als im cerebrospinalen Nerven verlaufender Stränge und Bänder. b Ausschnitt aus a. Einzelne Nervenzellen mit wohlerhaltenen multipolaren Fortsätzen, andere abgerundet ohne Fortsätze. In den Bändern zahlreiche marklose Nervenfasern verschiedenen Kalibers.

Vegetative Nerven. Hierüber liegen die wenigsten Angaben vor, obwohl schon DEJERINE und THOMAS ihre Beteiligung erwähnten. Histologisch sind die Veränderungen die gleichen wie in den Cerebrospinalnerven (Abb. 45a und b). Im eigenen Fall waren auch die Nervenzellen und die Nervenfasern der vegetativen Ganglien ebenso wie im Bereich der Spinalganglien deutlich verändert.

Die Muskulatur. Die Veränderungen stimmen mit den bei neuraler Muskelatrophie beschriebenen weitgehend überein.

Innere Organe. In sämtlichen untersuchten inneren Organen: Herzmuskel, Niere, Nebenniere usw., zeigten die vegetativen Nerven eine beträchtliche

Verdickung, so daß sie in den mikroskopischen Präparaten schon mit bloßem Auge zu erkennen waren (Abb. 46a und b). An den inneren Organen war außer einer Hodenatrophie kein wesentlicher krankhafter Befund zu erheben.

Gefäßveränderungen. Gefäßveränderungen im Nerven werden bei neuraler Muskelatrophie und hypertrophischer Neuritis immer wieder erwähnt. In den 8 eigenen Fällen, 3 von neuraler Muskelatrophie, 2 von hypertrophischer Neuritis und 3 von generalisierter Neurofibromatose, wurde besonders auf das Vorkommen von Gefäßveränderungen geachtet, da sie sehr auffallend waren und für die pathogenetische Betrachtung von Bedeutung erschienen. Obwohl bei der hypertrophischen Neuritis die vegetativen Nerven bis in ihre Endverzweigungen verdickt waren und die Zusammenhänge im histologischen Bild mit der Neurofibromatose betont wurden, konnte eine vasculäre Neurofibromatose im Sinne FEYRTERs nicht nachgewiesen werden. Auch bei der nachträglichen Durchsicht der noch geretteten histologischen Präparate fanden sich keine Bilder, die sich als Wucherung des gefäßeigenen nervösen Beigewebes (FEYRTER) deuten ließen. Die Gefäßveränderungen sind, wie bereits 1939 beschrieben, unspezifisch, sie erinnern an die von SCHÜRMANN bei maligner Nephrosklerose

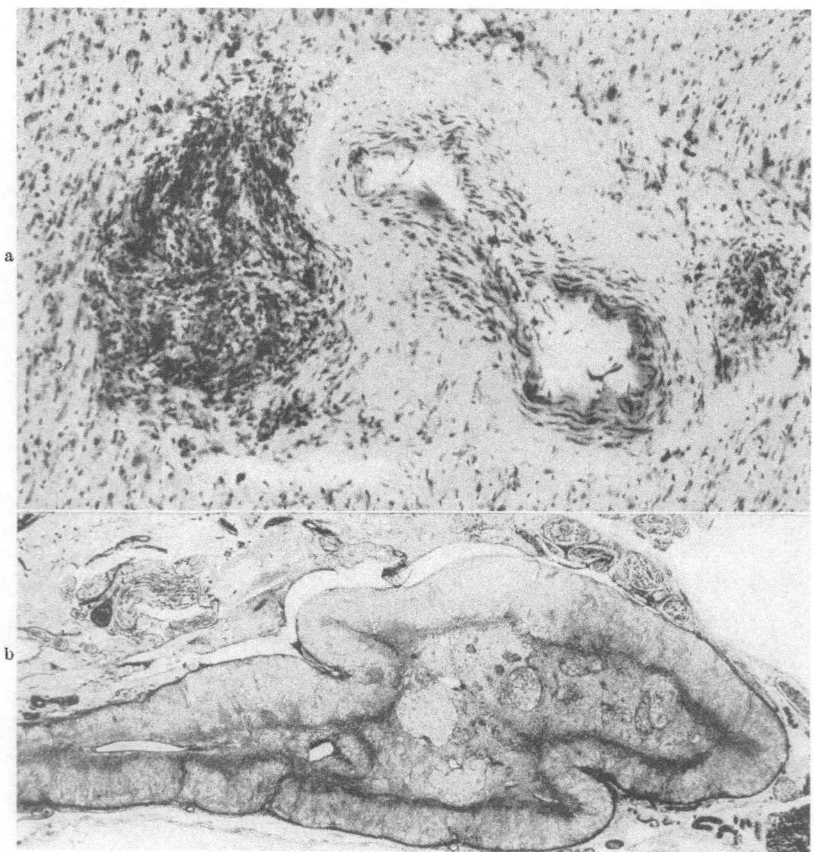

Abb. 46a u. b. *Progressive hypertrophische Neuritis. Vegetative Nerven.* a *Herzmuskel.* Hochgradige Verdickung der intrakardialen Nerven mit starker Kernvermehrung. Färbung: Kresylviolett. b *Nebenniere.* Im Mark zahlreiche hochgradig verdickte Nerven, die bei stärkerer Vergrößerung die gleichen Umbauerscheinungen zeigen wie die cerebrospinalen Nerven. Färbung: Elastica-VAN GIESON.

beschriebene Gefäßerkrankung und an die Periarteriitis nodosa. Gelegentlich sieht man völlige Homogenisierung der Wand mit Einlagerung hyaliner Substanzen, lokale Gefäßwandnekrosen und konzentrische oder herdförmige Intimaproliferationen an Arterien und Venen. Die sektor- oder segmentförmige Betonung der Gefäßveränderungen ist immer wieder deutlich, oft besteht sie nur in einer Auflockerung aller Gefäßwandschichten. Übereinstimmende Gefäßveränderungen kommen nach Nervenverletzungen vor (KRÜCKE 1949). In den eigenen Beobachtungen von neuraler Muskelatrophie war es an einzelnen Stellen zu herdförmigen, perivasculären Blutungen und zelligen Infiltrationen gekommen (Abb. 39a—c).

5. Vergleichende Pathologie.

Bei Tieren, besonders bei Rindern, kommt es nicht selten zu einer Verdickung der Nervenstämme, auf die schon BIELSCHOWSKY hinwies. Die histopathologischen Befunde dabei gehören aber mehr zu der Neurofibromatose, während systematische Erkrankungen vom Typ der neuralen Muskelatrophie und hypertrophischen Neuritis bisher nicht beobachtet wurden. FRAUCHIGER beobachtete bei Pferd und Rind Neurofibromatose und Neurinomatose vom polyzentrischen Typ. Charakteristisch ist der sehr viel stärkere herdförmige Befall der einzelnen Nervenfaserbündel, von dem ich mich an dem von Prof. FRAUCHIGER zur Untersuchung überlassenen Material überzeugen konnte. Es wäre von großem Interesse, die Erkrankungen beim Tier weiter zu verfolgen, um auf diese Weise über die Erblichkeit nähere Aufschlüsse zu erhalten. Es sei hier darauf hingewiesen, daß SCHLUMBERGER in einer Goldfischpopulation das Auftreten von Neurofibromatose beschrieben hat (s. Abschnitt Nervengeschwülste).

6. Pathogenese.

Die klinisch und anatomisch ausreichend untersuchten Fälle von neuraler Muskelatrophie und hypertrophischer Neuritis bieten keine einheitliche Grundlage für die pathogenetische Betrachtung. Bei beiden Erkrankungen ist die einzige konstante Veränderung die Atrophie der peripheren Nerven, besonders der distalen Abschnitte, mit zunächst stärkerer Schädigung der Markscheiden als der Achsenzylinder und distal lokalisierter Muskelatrophie mit erheblichen Regenerationserscheinungen. Die Degeneration der Hinterstränge, bei denen wie im peripheren Nerven noch immer einzelne Fasern erhalten bleiben, fehlt bei einigen Fällen. Verschieden sind die Angaben über die Veränderungen der Nervenzellen in den Spinalganglien, in den Vorderhörnern und den CLARKEschen Säulen. Vordere und hintere Wurzeln sind in wechselndem Grade beteiligt. Hintere Wurzeln und Spinalganglien sind in manchen Fällen stärker betroffen als Vorderwurzeln und Vorderhornzellen. Es gibt Fälle neuraler Muskelatrophie, in denen die Degeneration der peripheren Nerven über die hinteren Wurzeln bis in das Rückenmark reicht (eigene Beobachtung) und Polyneuritisfälle, in denen die Degeneration der Hinterstränge ebenso intensiv ausgeprägt ist wie bei neuraler Muskelatrophie (bei der Beriberi nach DÜRCK). Die Beteiligung des vegetativen Nervensystems ist bei den pathogenetischen Betrachtungen überhaupt noch nicht berücksichtigt.

Welche Schlußfolgerungen wurden bei den pathogenetischen Deutungen aus diesen teils übereinstimmenden, teils divergierenden Befunden gezogen?

Die erste Deutung von MARINESCO nimmt eine Affektion der sensiblen und motorischen Neurone mit primärem Sitz im Rückenmark an. SIEMERLING schloß aus der Erkrankung der vorderen Wurzeln und dem Erhaltenbleiben der hinteren Wurzeln in seinem Fall, daß die hinteren Wurzeln nach ihrem Eintritt in das Rückenmark zuerst befallen werden, die Degeneration sich auf die Vorderhornzelle und vordere Wurzel, die peripheren Nerven und Muskeln fortsetze. 1928 diskutierte MARINESCO erneut die Pathogenese: Entsprechend der Intensität der Läsion der peripheren Nerven und der Hinterstränge müsse man annehmen, daß der Prozeß in den Endabschnitten der motorischen und sensiblen Fasern beginne, und zwar seien es die längsten Fasern, die zuerst erkrankten. Die motorischen Fasern des M. peronaeus und der Fußmuskeln seien am stärksten verändert. Für die sensiblen Fasern wird die initiale Läsion nicht in den Zellen der Spinalganglien, sondern innerhalb des Rückenmarks ebenfalls in ihren Endabschnitten angenommen, gleichzeitig degenerierten die Reflexkollateralen. Die Schädigung der motorischen Fasern könne auch ohne oder bei nur geringer Schädigung der Hinterstränge vor sich gehen. Die Zellveränderungen im Vorderhorn werden als sekundär (NISSLs primäre Reizung) gedeutet und mit den von MARINESCO bei Polyneuritis beschriebenen retrograden Zellveränderungen verglichen. Diese Interpretation — «de prime abord curieuse» — stehe mit den experimentellen Tatsachen und den histopathologischen Untersuchungen durchaus in Einklang. PETTE nimmt demgegenüber an, daß die Zentren der sensiblen und der motorischen Fasern, also die Vorderhörner und die Spinalganglien, „Stellen der primären Erkrankung" seien.

Eine einheitliche pathogenetische Deutung ist — darin stimmen wir mit MARINESCO und PETTE überein — bei der Erkrankung verschiedener Systeme bis heute nicht möglich. Die Fragen sind die gleichen wie bei den Systematrophien des Zentralorgans, auf deren Diskussion verwiesen sei (Abschnitt PICKsche Krankheit, SPATZ).

Bei dem FRIEDREICH-Komplex ist das gleichzeitige Erkranken verschiedener Systeme bekannt, und so bereitet die vorherrschende Erkrankung des peripheren sensiblen Neurons in einem Fall und ihr Überwiegen im peripheren motorischen Neuron im anderen Fall dem Verständnis nicht mehr Schwierigkeiten als das Vorkommen der Hinterstrangdegeneration, der olivoponto-cerebellaren Atrophie oder der Kleinhirnatrophie bei der hereditären Ataxie.

Die Grundlage für pathogenetische Betrachtungen sollte auch hier der in seiner Art und Ausdehnung zutreffend charakterisierte histopathologische Vorgang sein. Durch den weit über das gesamte periphere Nervensystem, die Spinalganglien und das Rückenmark ausgebreiteten Degenerationsprozeß liegen aber, wie bei der FRIEDREICHschen Krankheit, nur ganz wenige, ausreichend untersuchte Fälle vor.

Die pathogenetische Deutung muß neben den übereinstimmenden Befunden, die man als typisch anzusehen geneigt ist, die Besonderheiten jedes einzelnen Falles berücksichtigen.

Bei den Systemerkrankungen können nach SPIELMEYER sowohl die Zellen wie die Fasersysteme primär erkranken. Die Ursache hierfür sah BIELSCHOWSKY in Fehlern der Anlage, so z. B. in einem fehlerhaften Abwandern des aus der Ganglienleiste stammenden Bildungsmaterials. Oder man kann sie, wie dies EDINGER und auch BING für die FRIEDREICHsche Krankheit annahmen, in einem Zusammenwirken von Anlagestörung und vorzeitigem Aufbrauch der minderwertig angelegten Systeme sehen. „Aus dem größeren oder geringeren Grade der Hypoplasie des Rückenmarkes, kombiniert mit der stärkeren oder schwächeren Inanspruchnahme desselben, erklärten sich die beträchtlichen Unterschiede im Zeitpunkt des Auftretens der ersten Symptome, die großen Schwankungen in der Dauer des ‚Latenzstadiums' der Krankheit" (BING 1904). Mit dieser Vorstellung würde das erste Auftreten der Erkrankung nach Überanstrengung oder Infektionen, wie es häufig beobachtet wird, übereinstimmen.

Anlagestörung und Abnutzungsfaktor im Sinne der Aufbrauchtheorie sind pathogenetisch sicher nicht zu unterschätzende Faktoren, aber in ihrer Bedeutung für die Systemerkrankungen schwer zu erweisen. Histopathologisch sehen wir die gleichen Anlagestörungen, die man bisher bei neuraler Muskelatrophie gefunden hat, auch bei neurologisch Gesunden. Das Auftreten der Spätformen bei vorher voll leistungsfähigen Menschen ist mit der Annahme eines von vornherein minderwertigen Organes nicht recht zu vereinen, man muß schon sehr variable Grade der Anlagestörung annehmen, die im Endstadium zu dem gleichen anatomischen Bild führen.

Nervenzellveränderungen durch gesteigerten Verbrauch, wie sie von GORDON HOLMES, EDINGER und HELBING im Experiment bewiesen wurden, haben — lange vergessen — in den neuen Ergebnissen der Ultraviolettmikrospektrographie (CASPERSSON) durch die Befunde von HYDÉN eine Stütze und Erweiterung erfahren. Sollten sich die Ergebnisse über den Schwund der NISSL-Substanz bei vermehrter Tätigkeit der Nervenzelle weiterhin bestätigen, so wäre zu untersuchen, ob die Nervenzellveränderungen bei den systematischen Atrophien denen bei Erschöpfung der Nervenzelle infolge vermehrter Tätigkeit gleichen und so die EDINGERsche Aufbrauchtheorie in neuer Form wieder erstehen kann.

Die über Jahre bestehenden zentripetalen Degenerationserscheinungen und Regenerationsversuche im peripheren Nerven wirken sich bei neuraler Muskelatrophie in sichtbarer Form (primäre Reizung NISSLs) an den Nervenzellen der Zentren aus. Eindeutige Bilder retrograder Veränderungen der Vorderhornzellen sind nach unseren bisherigen Kenntnissen nicht mit der Chromatolyse bei vermehrter Tätigkeit zu identifizieren. Andere Zellveränderungen, wie Schrumpfung, und in den Spinalganglien Bildung von Residualknäueln und Residualknötchen, sind weniger eindeutig und auf verschiedenartige Schädigungen zurückzuführen. So reicht die Vorstellung der Anlagestörung und der Erkrankung von stärker beanspruchten Neuronen nicht aus, die histopathologischen Befunde befriedigend zu deuten.

Die einzige einheitliche Erklärung der Pathogenese ist die von SIEMERLING geäußerte Vorstellung einer Erkrankung der distalen Abschnitte des sensiblen Neurons, wobei die Veränderungen der Vorderhornzellen als transneuronale Degeneration aufzufassen wären. Sie vermag jedoch nicht das wechselnde Ausmaß der Beteiligung motorischer und sensibler Fasern und vor allem die Muskelatrophie bei nur geringer Degeneration des Hinterstranges zu erklären.

Für die Gruppe der Systematrophien haben RAYMOND (1908, 1909) und SPATZ (1939) eine andere Vorstellung entwickelt, die eine bessere Grundlage für eine gemeinsame pathogenetische Betrachtung ermöglicht: *das vorzeitige Altern bestimmter Systeme.* Im Gegensatz zu der EDINGERschen Aufbrauchtheorie entsteht nach SPATZ die Erkrankung bei normalem Gebrauch und normalen Lebensreizen. Sie unterscheide sich von der Abiotrophielehre (GOWERS) durch die Annahme „einer abnorm kurzen Lebensdauer eines bestimmten Systems innerhalb eines normalen Organismus" im Gegensatz zu „einer von Anfang an bestehenden Lebensschwäche". Bei den peripheren Systematrophien handelt es sich meist um kombinierte Atrophien des sensiblen und motorischen Neurons (Abb. 47).

Bei manchen Fällen hat man den Eindruck einer eindeutigen Bevorzugung des peripheren sensiblen Neurons (Abb. 33a). Damit läßt sich die Muskelatrophie nicht erklären, die im gleichen Fall als felderförmige Atrophie vorkommt und als charakteristisch für eine Schädigung einzelner Elemente des peripheren motorischen Neurons anzusehen ist. Gleichzeitig muß also eine geringere Schädigung der motorischen Neurone mit distalem Beginn und zentripetalem Fortschreiten vorliegen. Denn wie die Abbildung zeigt, ist die motorische Wurzel noch in Höhe des Spinalganglions fast normal gegenüber der sensiblen Wurzel.

Diese Tatsache erklärt das Vorkommen der schon von MARINESCO als sekundär gedeuteten Veränderungen der Vorderhornzellen. Auch in unseren Fällen, besonders in der dorso-lateralen Zellgruppe, boten die Nervenzellen deutliche Zeichen der primären Reizung (s. Abb. 35b und c). Diese Feststellung ist nach SPATZ (1. Teil, I. PICKsche Krankheit) mit den morphologischen Befunden bei den Systematrophien in Einklang zu bringen.

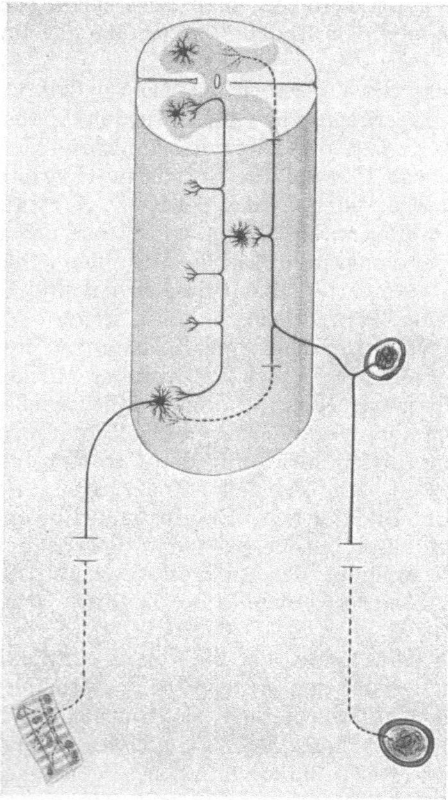

Abb. 47. Schema über den Beginn der histopathologischen Veränderungen in den Endabschnitten des sensiblen und motorischen Neurons bei progressiver neuraler Muskelatrophie und hypertrophischer Neuritis. Die Darstellung unterscheidet sich von dem Schema SIEMERLINGs dadurch, daß die Erkrankung des motorischen Neurons ebenfalls in den distalen Abschnitten beginnt.

Die Annahme eines derartigen systematischen atrophisierenden Vorganges am Parenchym, der das ganze Neuron, sowohl Nervenzellen wie Nervenfasern, betreffen kann, erlaubt uns die Einordnung sowohl der konstanten wie der variablen morphologischen Befunde.

Die Bezeichnung „systematische Atrophie", so treffend sie für die degenerativen Vorgänge am Zentralorgan und in der Peripherie ist, läßt sich nicht ohne weiteres für eine Krankheit verwenden, die man bisher „hypertrophische Neuritis" genannt hat. In der über das Maß einer Reparation hinausgehenden Wucherung des Stützgewebes unterscheiden sich eine ganze Reihe von Fällen aus dem „FRIEDREICH-Komplex" von den übrigen zentralen Systemerkrankungen. Die gesamten Vorgänge, degenerative und regenerative der Nervenfasern und proliferative des Stützgewebes, führen nicht nur zur Atrophie, sondern zur Pseudohypertrophie, besser Dystrophie, der betroffenen Systeme und der innervierten Gewebe (Muskulatur, Knochen, Haut); dieses Nebeneinander ist im morphologischen Bild so charakteristisch, daß man beim peripheren Nerven eher von einer *systematischen Dystrophie* sprechen kann.

Wodurch sind diese Unterschiede bedingt? Einmal liegen sie im verschiedenen Bau und der verschiedenen Reaktionsform der Nerven begründet. Aber auch hier gibt es einfache Atrophien. Die anisomorphe Gliose im ventralen Hinterstrangfeld bei FRIEDREICHscher Krankheit und neuraler Muskelatrophie entspricht der herdförmigen Wucherung des Stützgewebes im peripheren Nerven und auch in der Beteiligung von Nervenfasern an der Wirbelbildung. Also kommen ähnliche Wucherungen im Zentralorgan vor, so daß die Unterschiede mehr in der Ausdehnung und Intensität liegen, als daß sie prinzipieller Art sind. Der gleiche Krankheitsprozeß führt gleichzeitig zur Degeneration des Parenchyms und neben der überschießenden Regeneration von Nervenfasern zu einer Proliferation der Glia oder des Nervenbindegewebes von leichteren Graden bis zur tumorförmigen Auftreibung der Nerven.

Es ist verständlich, wenn BIELSCHOWSKY u. a. in einer blastomatösen Wucherung der oft erheblich vermehrten SCHWANNschen Zellen das Primäre des Prozesses gesehen haben. Später hat man diese primäre Erkrankung wenig glücklich als „Schwannitis“ oder „Schwannose“ bezeichnet.

Eine andere Auffassung wurde auf Grund der eigenen Untersuchungen vertreten (1939, 1941, 1942). Das Auftreten seröser Exsudation und mucoider Substanzen bei den schweren Gefäßveränderungen wurde im Anschluß an die Untersuchungen von RÖSSLE, EPPINGER, SCHÜRMANN u. a. mit dem Vorgang bei der serösen Entzündung verglichen und die Bedeutung für die Genese der dystrophischen Veränderungen, Nervenfaseruntergang und Wucherung reticulärer und kollagener Fasern in Form der konzentrischen Fasersklerose, zu beweisen versucht. Die histologisch nachweisbaren Vorgänge haben bis heute keine bessere Erklärung gefunden. Ob Permeabilitätsstörungen — sei es im engeren Sinne (der Blutgefäße) oder ganz allgemein der Zellmembranen — das Primäre der atrophisierenden Erkrankung des Parenchyms darstellen, darüber sind nur Spekulationen möglich.

Wie im allgemeinen Teil schon bei der Diskussion über die Entzündung ausgeführt, ist die „seröse Entzündung“ im Falle der neuralen Muskelatrophie und hypertrophischen Neuritis wahrscheinlich als sekundär und symptomatisch, bei primärer systematischer Atrophie auch der vegetativen Zellen und Fasern der Peripherie aufzufassen.

Die morphologischen Befunde am vegetativen Nervensystem erklären das Vorkommen der häufig im klinischen Bilde beschriebenen vegetativen Störungen. Sie treten, wie GÖTZE zeigte, erst längere Zeit nach Beginn der Muskelatrophien auf. In der verschiedenen Intensität der Beteiligung des vegetativen Nervensystems an den systematischen Atrophien haben wir vielleicht den Schlüssel zum Verständnis für die Entwicklung der vasomotorischen Störungen im Nerven, den wechselnden Grad der dystrophischen Vorgänge mit zusätzlicher Nervenfaserschädigung und Wucherung des interstitiellen Gewebes.

Auf die Beziehungen zur *Neurofibromatose* bezüglich der Beteiligung des vegetativen Nervensystems und der histologischen Veränderungen im Nerven sei hier nur verwiesen.

Die Erkrankung der vegetativen Nerven erklärt vermutlich auch das „dystrophische“ Bild der Muskulatur und stellt vielleicht das Bindeglied zur Muskeldystrophie dar.

Der Überblick über die Deutungsversuche zeigt, daß sich die grundlegenden Vorgänge am Parenchym, nicht aber die histopathologischen Befunde der verschiedenen Krankheitsbilder pathogenetisch einheitlich deuten lassen. Die vorwiegende und konstante Erkrankung der peripheren Nerven im klinischen wie anatomischen Bild ist kombiniert mit einer wechselnden Beteiligung des vegetativen Nervensystems und des Zentralorgans. Es handelt sich um kombinierte Atrophien des peripheren Nervensystems, wobei der Parenchymausfall in der distalen gemeinsamen Wegstrecke des peripheren Nerven in dem einen Fall durch die gleichzeitige und gleichmäßige Erkrankung des sensiblen und motorischen Neurons, im anderen Fall durch die vorwiegende Teilnahme des sensiblen oder des motorischen Neurons entsteht. Eine Besonderheit ist die Beteiligung des peripheren vegetativen Nervensystems an den systematischen Atrophien. Die Beziehungen zu den vasomotorisch-trophischen Neurosen (CASSIRER-OPPENHEIM) liegen hier auf der Hand, besonders bei der vasomotorischen Trophoneurose der unteren Extremitäten, die im folgenden Kapitel behandelt wird. Neben den immer wiederkehrenden, klar abzugrenzenden Krankheitsbildern sehen wir Übergangsfälle zur Heredoataxie und zur Neurofibromatose. Es ist schwierig, zufällige

Kombinationen erblicher Krankheiten auszuschließen, aber solche Übergangsformen, wie aus dem Komplex „Friedreich — neurale Muskelatrophie", werden — wie es BIELSCHOWSKY treffend ausdrückte — im Lichte der Genetik zu Postulaten. Sie weisen auf Zusammenhänge mit einem übergeordneten Krankheitsgeschehen hin, dessen Erscheinungsformen nach dem von RAYMOND gebrauchten Vergleich wie die Glieder einer Kette zusammenhängen. Sie gehören in den größeren Kreis der erblichen Systemerkrankungen des Nervensystems, die SPATZ als „systematische Atrophien" gekennzeichnet hat.

7. Vererbung.

Über den Erbgang von neuraler Muskelatrophie, hypertrophischer Neuritis und FRIEDREICHscher Krankheit gibt es eine große Zahl von Arbeiten, auf die im einzelnen hier nicht eingegangen werden kann. Es sei auf die Darstellungen von BOETERS, VAN BOGAERT, BIEMOND, DAWIDENKOW, HALLERVORDEN, PETTE, TORSTEN SJÖGREN u. a. verwiesen. Im Gegensatz zu der früheren Auffassung einer geschlechtsgebundenen recessiven Vererbung wird immer häufiger ein dominanter Erbgang angenommen (DE LISI, S. WOHLFART, TKATSCHEW, neuerdings STUCKI und LUBAN).

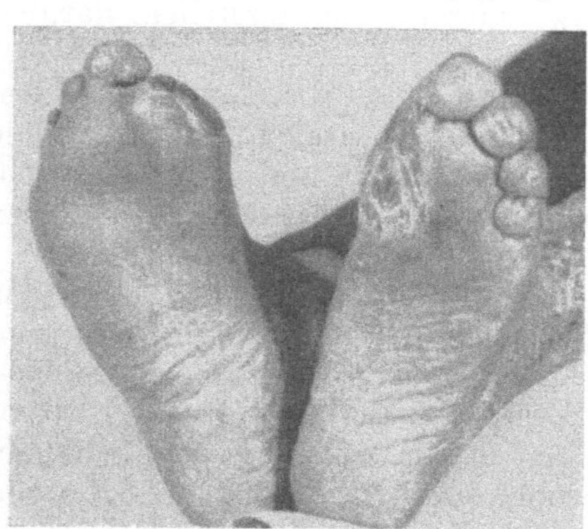

Abb. 48 a.

Wichtig sind die erbbiologischen Untersuchungen wegen des Auftretens neuraler Muskelatrophien, hypertrophischer Neuritis und hereditärer Ataxie in einer Familie, über deren genetische Zusammenhänge noch weitere Untersuchungen nötig sind. Beobachtungen wie die von BIELSCHOWSKY von einer FRIEDREICHschen Krankheit, bei der sowohl das Kleinhirn wie die Hinterstränge des Rückenmarks, Teile der Seitenstränge und der grauen Substanz sowie die peripheren Nerven und Muskeln erkrankt waren, sind nur durch genetische Untersuchungen zu klären. BIELSCHOWSKY denkt an eine weitgehende Unabhängigkeit der einzelnen Merkmale voneinander in genetischer Hinsicht. „Ob es sich hier um eine Manifestation verschiedener Gene handelt oder eines pleotropen Gens mit ungewöhnlich starker Expressivität und Penetranz, ist nicht mit Sicherheit zu entscheiden."

Neben den zahlreichen familiären oder sicher erblichen Fällen gibt es eine Reihe von Beobachtungen, bei denen weder Familiarität noch Erblichkeit nachzuweisen war. Besonders gilt dies für die im Erwachsenenalter auftretende Form der hypertrophischen Neuritis.

C. Erbliche neurovasculäre Dystrophie der Extremitäten.

Das «mal perforant plantaire» und andere vasomotorisch-trophische Störungen der unteren Extremitäten kommen bei ganz verschiedenen Erkrankungen der Nerven und der unteren Rückenmarks- und Wurzelabschnitte vor. Ihr erbliches Auftreten ist schon lange bekannt, das Krankheitsbild wird aber verschieden (familiäre Syringomyelie, familiäre Trophoneurose der unteren Extremitäten, Myelodysplasie usw.) bezeichnet (NÉLATON 1852, HICKS 1922, THÉVENARD und COSTE 1935 u. a.). WADULLA hat 1949 eine zusammenfassende Darstellung des

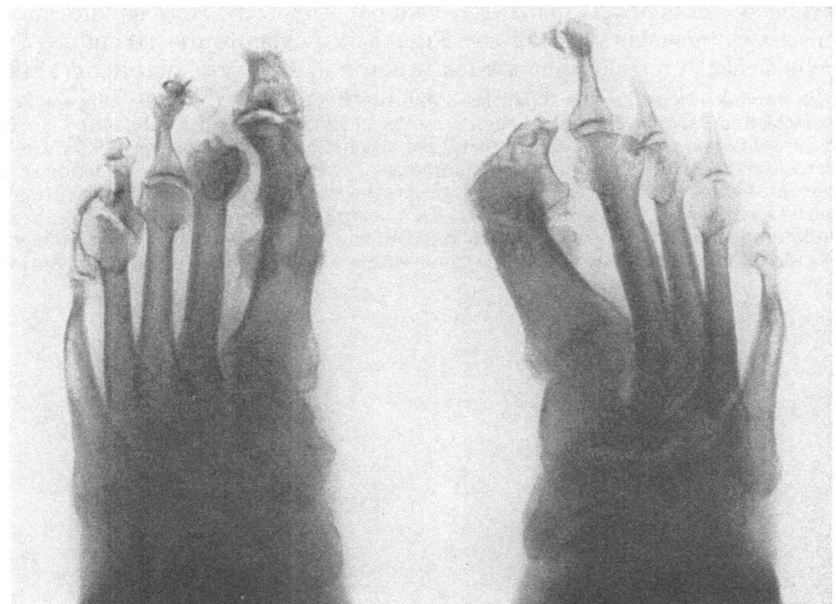

Abb. 48 b.

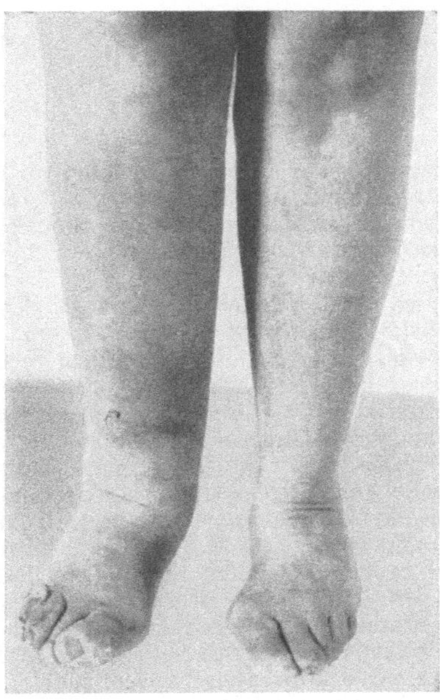

Abb. 48 c.

Abb. 48 a—c. *Erbliche neurovasculäre Dystrophie der Extremitäten.* a Trophisches Ulcus am linken Großzehenballen. Zehen teils abgesetzt, teils verkümmert. b Röntgenbild der Füße von a. Neben artefiziellen Veränderungen (Hallux valgus-Operation, Zehenamputation) ausgesprochene „hypertrophische“ Veränderungen. (68jähriger Mann.) c Trophödemähnliche Schwellung des rechten Unterschenkels. Sklerotische Hautpartie in der Gegend des rechten Sprunggelenkes. Trophische Störungen an den Zehen.

klinischen Bildes dieses familiären Syndroms auf Grund einer eigenen Familienbeobachtung und einer Übersicht der Literatur gegeben, auf die verwiesen sei.

Bei einem Sektionsfall aus dieser Familie — unseres Wissens die erste anatomische Untersuchung bei dieser Krankheit — konnte die vermutete Syringomyelie sicher ausgeschlossen werden (JUGHENN, KRÜCKE, WADULLA 1949).

Es handelte sich um eine 32jährige Frau, die wie der Vater und die jüngere Schwester an sensiblen und trophischen Störungen der unteren Extremitäten litt (Abb. 48a—c). Im Alter von 18 Jahren war erstmals ein schmerzloses trophisches Geschwür am rechten Großzehenballen aufgetreten. In den folgenden Jahren entwickelten sich schubweise ähnliche Ulcerationen an Zehen und Kleinzehenballen mit Anschwellung der Füße. Im Mittelfuß- und Zehenbereich kam es zu Spontanfrakturen. Die neurologische Untersuchung ergab fehlende Achillessehnenreflexe, allgemeine Hyporeflexie und eine dissoziierte Empfindungsstörung an beiden Füßen: Analgesie und Thermhypästhesie bei regelrechter taktiler Empfindung.

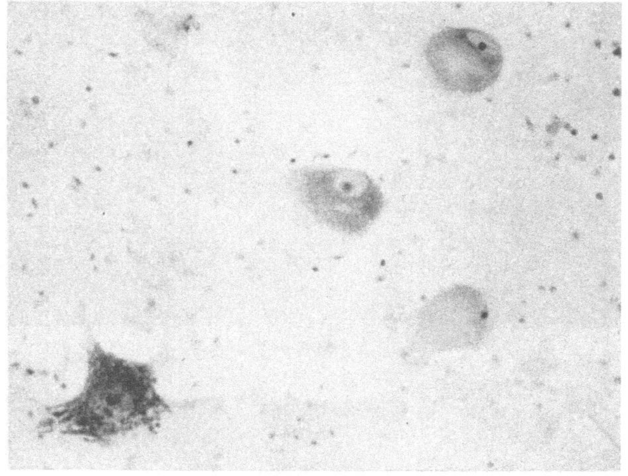

Abb. 49a.

Daneben bestanden Hyperkeratosen, Nagelanomalien und ausgesprochene vasomotorische Störungen der unteren Extremitäten. Die Patientin wies ferner Symptome auf, die zum Status dysraphicus gerechnet werden, und vegetativ-hormonale Störungen wie die übrigen Mitglieder der Familie. Der Tod trat akut 5 Std nach der 2. Schnittentbindung am Ende der 3. Schwangerschaft auf.

Anatomisch (Abb. 49a—c) fand sich eine Degeneration der peripheren Nerven in den distalen Abschnitten mit diskontinuierlicher Entmarkung und Wucherung SCHWANNscher Zellen. In der Muskulatur des Fußes (Musculi interossei rechts) bestand eine deutliche Atrophie einzelner Muskelfaserbündel, daneben intakte oder hypertrophische Fasern. Die Gefäße zeigten ebenfalls im Bereich der trophischen Störungen, d. h. im distalen Abschnitt der Extremitäten, schwere Wandveränderungen mit Wucherung sämtlicher Wandschichten, Thrombenbildung und Rekanalisation. Im Rückenmark bestanden keine Strangerkrankungen oder Zellausfälle, sondern nur Gefäßanomalien, Teleangiektasien und kleine Angiome mit frischen Blutungen in ihrer Umgebung, vorwiegend im Bereich von L 5 und S 1. Wie bei den Fällen von neuraler Muskelatrophie war eine sehr deutliche retrograde Zellveränderung in der dorso-lateralen Gruppe des Vorderhorns im Bereich der gleichen Segmente nachweisbar, die als Folge der peripheren Nervendegeneration erklärt wird. Ferner bestanden weitere dysontogenetische Störungen des Zentralnervensystems, wie die von SAXER bei Syringomyelie und von DERCUM und SPILLER bei Adipositas dolorosa beschriebenen und 1939 von STAEMMLER wieder entdeckten „Gefäßnervenbündel", die nicht nur in Umgebung der Gefäßverzweigungen der Arteria spinalis anterior, sondern auch im Bereich der hinteren Wurzeln, und zwar im Lumbalmark, vorkamen. An den Knochen und der Haut bestanden dystrophische Vorgänge, ganz ähnlich den bei neuraler Muskelatrophie beschriebenen.

Auf Grund des klinischen und anatomischen Befundes wurde das Krankheitsbild von uns 1949 als eine *wohlcharakterisierte Form heredofamiliärer Erkrankung* bezeichnet.

Das klinische Bild. Das Krankheitsbild hat zweifellos Beziehungen zu dem Kreis des FRIEDREICH-Komplexes, ist aber ebenso wie die anderen Krankheits-

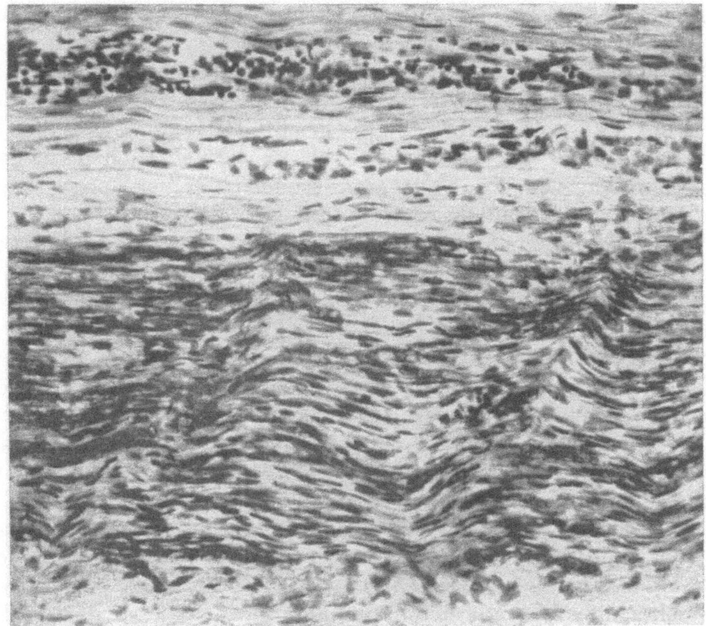

Abb. 49 b.

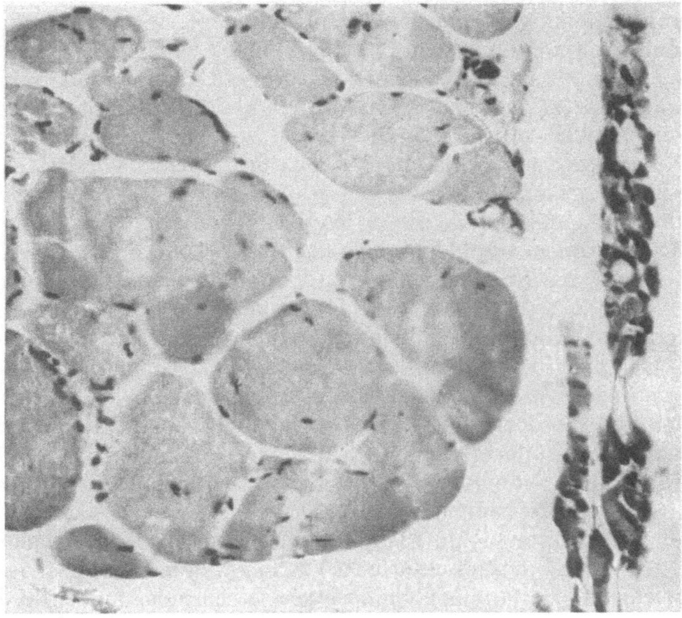

Abb. 49 c.

Abb. 49 a—c. *Erbliche neurovasculäre Dystrophie der Extremitäten.* a Nervenzellen aus den dorsolateralen Abschnitten des lumbosacralen Vorderhorns im Zustande der primären Reizung. Links normale Vorderhornzelle. b Längsschnitt eines Nerven im Gebiet des Os metatarsale II rechts. Hochgradige Entmarkung und Wucherung SCHWANNscher Zellen. c Querschnitt durch den M. interosseus rechts. Atrophisches Muskelfaserbündel mit Wucherung der Sarkolemmkerne auf der rechten Seite, im linken Muskelfeld hypertrophische Muskelfasern.

bilder als besondere Form abzugrenzen. Das Syndrom manifestiert sich bevorzugt um die Zeit der Pubertät und Nachpubertät mit trophischen und sensiblen Störungen an den unteren, seltener auch an den oberen Extremitäten. Die trophischen Störungen bestehen in Ulcerationen vorwiegend im Bereich der Zehen und der Fußsohlen (Abb. 48a). Gleichzeitig kommt es häufig zu Fistel- und Sequesterbildung. Die Osteoarthropathien werden nach THÉVENARD nicht so häufig gefunden wie die Hautveränderungen; in den Beobachtungen von WADULLA waren sie regelmäßig vorhanden.

Diese für das Krankheitsbild charakteristischen, zu schweren Deformierungen und Mutilationen führenden Ulcerationen und Osteoarthropathien beginnen häufig in dem Epiphysenbereich des I. Os metatarsale und der Grundphalanx der großen Zehe (THÉVENARD).

Röntgenologisch (Abb. 48b) zeigen sich atrophische (osteolytische) und hypertrophische (periostitische) Veränderungen. Nicht selten kommt es zu Spontanfrakturen. Die regelmäßig anzutreffenden Sensibilitätsstörungen, bevorzugt im distalen Bereich von L 5 und S 1, sind am häufigsten vom Charakter der dissoziierten Empfindungsstörung. In einigen Fällen findet sich Herabsetzung aller Empfindungsqualitäten. Es gibt hier offenbar alle Übergänge.

Motorische Störungen treten demgegenüber zurück, histologisch bestand die Atrophie nur an der Fußmuskulatur. Die Reflexe, insbesondere die Achillessehnenreflexe, sind etwa in der Hälfte der Fälle aufgehoben oder abgeschwächt. Es gibt noch einige Besonderheiten im klinischen Bild, so die an Trophödem und Elephantiasis erinnernde Weichteilveränderung der Beine („Säulenbein"), besonders bei weiblichen Patienten. Eine familiäre Häufung von vegetativhormonalen Störungen (Postpubertätsfettsucht) bestand in den Beobachtungen von WADULLA.

Das Krankheitsbild weist eine gewisse intra- und interfamiliäre Variabilität auf.

Die pathologisch-anatomischen Befunde. Außer den eigenen Befunden sind zwei weitere anatomische Beobachtungen veröffentlicht worden, wodurch diese bestätigt und ergänzt werden. DENNY-BROWN (1951) konnte einen Fall aus der von HICKS (1922) beschriebenen Familie von 34 Mitgliedern untersuchen, in der ein „hereditäres perforierendes Ulcus des Fußes" vorkam. Es bestand ebenfalls eine dissoziierte Empfindungslähmung, die an den Füßen begann. Die Krankheit war mit progressiver Taubheit kombiniert und vererbte sich dominant. DENNY-BROWN fand histologisch ebenfalls keine Syringomyelie, sondern eine Degeneration der Spinalganglien, und zwar der unteren Lumbalsegmente sowie des 1. und 2. Sacralsegmentes. Es fanden sich Residualknötchen, Dendritenproliferation und eine Bindegewebsvermehrung. In den am schwersten betroffenen Ganglien bestanden auch Amyloidablagerungen, die als sekundär angesehen werden. Die GOLLschen Stränge zeigten eine leichte Entmarkung, Vorderhörner und Vorderwurzeln waren intakt. Die peripheren Nerven ließen herdförmige Faserausfälle erkennen. Eine Muskelatrophie und Gefäßveränderungen wurden nicht gefunden. DENNY-BROWN bezeichnet das Krankheitsbild als "Hereditary sensory radicular neuropathy".

L. VAN BOGAERT untersuchte 1953 anatomisch ein Mitglied aus einer Familie, bei der er 1940 «arthropathies mutilantes fermées, symmétriques des membres inférieurs, syringomyélie familiale lombosacrée» beschrieben hatte. In diesem Fall bestanden an den peripheren Nerven und der Haut sowie der Muskulatur ähnliche Veränderungen wie in dem von uns beschriebenen Fall. Die Spinalganglien zeigten ebenfalls Veränderungen, aber keine Amyloidablagerung.

Pathogenese. Für die pathogenetische Betrachtung gelten ähnliche Überlegungen wie bei der neuralen Muskelatrophie. Trophische Störungen an den

Füßen, einschließlich Knochenveränderungen an den Metatarsalia, wurden hierbei in den eigenen Fällen beschrieben. ENGLAND und DENNY-BROWN weisen ebenfalls auf trophische Störungen bei neuraler Muskelatrophie hin und zitieren einen Fall von HALLIDAY und WHITTING (1909) mit plantaren trophischen Ulcera. Die Annahme einer primären Erkrankung der Spinalganglien (DENNY-BROWN) allein kann die bisher gefundenen Veränderungen nicht erklären, insbesondere nicht die felderförmige Muskelatrophie und die Gefäßveränderungen. Die Entmarkung der distalen Nervenabschnitte war in unserem Fall sehr viel stärker, als etwa dem Ausfall nur sensibler Fasern entsprochen hätte. Man muß bei diesem heredofamiliären Krankheitsbild ebenfalls eine systematische Atrophie des sensiblen wie des motorischen Neurons, die sich in den Endabschnitten manifestiert, annehmen, wobei eine gewisse Variabilität im Befall der Systeme mit Bevorzugung des sensiblen und, wahrscheinlich noch mehr als bei der neuralen Muskelatrophie, einer Beteiligung des vegetativen Nervensystems zu vermuten ist. Hierauf wäre bei weiteren Untersuchungen besonders zu achten.

D. Heredopathia atactica polyneuritiformis.

1945 hat REFSUM unter dieser Bezeichnung in einer sehr gründlichen und umfassenden Studie ein Krankheitsbild beschrieben, das zur neuralen Muskelatrophie und zur hypertrophischen Neuritis Beziehungen hat. Die klinischen Symptome bestehen außer in progressiven Paresen der distalen Extremitätenabschnitte in Ataxie und cerebellaren Erscheinungen. Ferner kommt eine atypische Retinitis pigmentosa mit Nachtblindheit hinzu.

Nach den bisherigen anatomischen Untersuchungen von CAMMERMEYER (1946) soll eine Beziehung auch zu den cerebralen Lipoidosen bestehen.

III. Kreislaufstörungen.

Während nach SPATZ (1939) die Kreislaufstörungen des Gehirns praktisch eine große Rolle spielen — von den Todesfällen an Krankheiten des Zentralnervensystems und den Sinnesorganen entfallen 73,3% auf Thrombose, Embolie und Blutung —, sind die Kreislaufstörungen im peripheren Nerven fast unbeachtet geblieben. Der Grund hierfür liegt in den verschiedenen Folgen; sie sind nicht unmittelbar tödlich und sind im morphologischen Bild anders als im Zentralorgan. Eine „Erweichung“ in den peripheren Nerven gibt es nicht; jeder Kritik standhaltende, umschriebene Nekrosen sind bisher nicht beschrieben — bis auf die Totalnekrose der ganzen Extremität einschließlich der Nerven. Unsere Kenntnisse über die morphologisch nachweisbaren Folgen von Kreislaufstörungen sind gegenüber denen im Zentralnervensystem geradezu dürftig. Auch über den Ablauf des nekrobiotischen Gewebsprozesses im peripheren Nerven besitzen wir keine mit dem Zentralorgan vergleichbaren Befunde. Man könnte den Markfaserschwund bei Arteriosklerose des Gehirns den Veränderungen bei der arteriosklerotischen „Neuritis“ an die Seite stellen, über den aber nach SPATZ pathogenetisch keine Klarheit besteht. Als einzig sichere Bewertung der Folgen von Kreislaufstörungen bleibt für den Morphologen zunächst das Vorkommen ischämischer Nervenzellveränderungen in den Spinalganglien (s. Abschnitt DÖRING).

Hier sollen nur Befunde besprochen werden, die bei Embolie und verschiedenen Gefäßerkrankungen im peripheren Nerven beobachtet wurden. Die Untersuchungen stammen nur zum Teil von Sektionsfällen, besonders bei Periarteriitis nodosa und Thromboendangiitis obliterans, bei den anderen Kreislaufstörungen meist von amputierten Extremitäten oder von Probeexcisionen.

A. Nervenveränderungen bei Embolie.

Die ältere Literatur findet sich bei LAPINSKY und DUHOT. LAPINSKY hat die Veränderungen der Nerven bei akuter Störung der Blutzufuhr an 6 eigenen Fällen und an Hand der Literatur zusammengestellt und sie als „*Neuritis ischaemica*“ von anderen Nervenerkrankungen abgetrennt. Die histologischen Befunde zeigen, abhängig von der Dauer nach dem Gefäßverschluß, Parenchymzerfall verschiedenen Grades, wobei die wiedergegebene Abbildung vom 8. Tag nach der Ischämie dem Abbau eines Erweichungsherdes gleichen Alters nicht ganz entspricht. Es bestand ein deutlicher Zerfall der Markscheiden. „Man konnte jedoch auch normale Fasern treffen, wenn auch in geringer Zahl“, eine Beobachtung, die bei den schwersten Kreislaufstörungen der Nerven immer wieder gemacht wird.

PANCENKO (1947) hat neuerdings die „ischämische Neuritis“ als Folge arterieller Gefäßverschlüsse an einem größeren Material von 121 klinischen Fällen mit 15 histologischen Befunden untersucht. Er vergleicht die morphologischen Bilder mit denen der Spontangangrän beim Menschen und der Ischämie im Tierversuch.

Die anatomische Untersuchung eines Falles von Embolie, bei dem nach 43 Tagen das Bein amputiert wurde, zeigte zunächst die überraschende Tatsache, daß nach Abfließen des Eiters in dem gangränösen Abschnitt außer der dichten äußeren Hülle die *Knochen und die Nervenstämme* erhalten geblieben waren. In Höhe der Demarkationslinie zeigten die Nerven sphärische Verdickungen. Mikroskopisch bestand in den Nerven der gangränösen Bezirke eine Nekrose. Die sphärischen Auftreibungen zeigen die Grenze zwischen totem und lebendem Gewebe an. In dem noch lebenden Abschnitt fanden sich sowohl WALLERsche Degeneration wie diskontinuierlicher Markzerfall an den Nervenfasern, und zwar unregelmäßig über die Nervenfaserbündel verteilt. In der Nähe der Demarkationslinie waren die Zellen auch des Endoneuriums regressiv verändert. Die Leukocyten waren in den Verdickungen hochgradig vermehrt und bildeten eitrige Exsudate im Peri- und Epineurium. Nach dem proximalen Abschnitt zu waren Fibroblasten und Wucherung SCHWANNscher Zellen zu sehen. An den Achsenzylindern bestand Fragmentation und Verschmälerung. *Aber selbst unterhalb der Demarkationslinie lagen in dem nekrotischen Gebiet, in dem die meisten Nervenfasern vollkommen geschwunden waren, noch isolierte Nervenfasern mit intakten Axonen.* An der Grenzlinie bestanden Zeichen von Regeneration.

B. Thromboendangiitis obliterans (v. WINIWARTER-BUERGER).

Die erste ausführlichere Untersuchung eines Falles von Endarteriitis obliterans mit Polyneuritis stammt von SCHLESINGER (1895). Sie zeichnet sich vor den meisten neueren Arbeiten durch die ausgiebige Untersuchung von Rückenmark, zahlreichen peripheren Nerven und mehreren Muskeln aus.

Klinisch handelte es sich um eine etwa 1 Jahr andauernde Polyneuritis mit langsamer, aber stetiger Progredienz, unterbrochen von stürmisch einsetzenden Verschlimmerungen, mit rascher Zunahme der Lähmungen gewisser Muskelgebiete. Beginn mit Schwäche im linken Bein und heftigen Schmerzen, gleichzeitiger Intercostalneuralgie, später Schwäche im rechten Bein und lebhafte Kälteparästhesien in den beiden unteren Extremitäten. Später Befall der linken oberen Extremität, zuerst Ataxie, dann Lähmung der Extensoren, darauf der anderen Muskeln. Rasch fortschreitende Muskelatrophie. Komplette Peronaeuslähmung an den unteren Extremitäten. Kontrakturen an oberen und unteren Extremitäten. Anatomisch fand sich eine Herzhypertrophie. Mikroskopisch auf Längs- und Querschnitten starke Lichtung der Nervenfaserbündel, zum Teil fast völliger Schwund. Die schwerer betroffenen Nervenfaserbündel lagen nahe beisammen. Die MARCHI-Reaktion ergab reichliche Markballenbildung. Die Gefäßveränderungen bestanden in einer Verdickung der Wand, zum Teil mit kompletter Obliteration oder Thrombose. Intimawucherungen bis zum vollständigen Verschluß waren im N. peronaeus und den übrigen Nerven zu sehen. Die stärksten Degenerationen bestanden im N. radialis beiderseits, die MARCHI-Reaktion zeigte nur noch geringe Abbauprodukte. Im N. vagus waren die Veränderungen zwar deutlich, aber sehr viel geringer als in den anderen Nerven. An der Muskulatur ebenfalls schwere Gefäßerkrankungen, im Rückenmark Degeneration der Hinterstränge und der hinteren sowie der vorderen Wurzel.

SCHLESINGER führt die Degeneration auf die Gefäßerkrankung zurück und vergleicht den Befund mit einem 2. Fall eines 25jährigen Mannes, bei dem ebenfalls eine Endarteriitis obliterans bestand.

1912 und 1932 hat DUHOT das klinische und anatomische Bild der ischämischen Neuritis erneut zusammengefaßt. 1912 betonte er den Unterschied zwischen akuten und chronischen Prozessen im klinischen und anatomischen Bild. Bei Endarteriitis obliterans fand er eine gute Übereinstimmung zwischen obliterierten Arterien und Markfaserzerfall.

DUTIL und LAMY hatten schon 1893 histologisch WALLERsche Degeneration im Nerven beschrieben und auf die Gefäßveränderungen zurückgeführt. Die Zunahme des Nervenbindegewebes ist ebenfalls bereits lange bekannt, sie wird von LAPINSKY auf das Ödem im Nerven, das er bei seinen Fällen fand, zurückgeführt. Auch DUHOT sah bei den chronischen Prozessen ein verdicktes ödematöses Bindegewebe mit neugebildeten Gefäßen: «transformation cirrhotique». In der älteren Literatur ist von zelligen Infiltraten kaum die Rede, sondern nur von Nervenfaserdegeneration.

In den neueren Arbeiten wird ebenfalls die Zunahme des Nervenbindegewebes und die Proliferation SCHWANNscher Zellen bei Entmarkung beschrieben. Eine ausführliche Untersuchung mit moderner Methodik verdanken wir BARKER, der 20 Fälle von Thromboangiitis obliterans untersuchte. Bei 17 amputierten Extremitäten fand er in 10 Fällen bestimmte fleckförmige Entmarkungsherde, oft nur eines Teils der Fasern in einem Fasciculus. Andere Faserbündel waren völlig verschont. Auf Längsschnitten Fragmentation der Markscheiden bis zum völligen Markschwund, Destruktion der inneren Architektonik und Ersatz durch fibröses Gewebe. Achsenzylinderdarstellungen wurden nur in wenigen Fällen durchgeführt, es zeigten sich Fragmentationen und keulenförmige Anschwellungen. In fast allen Fällen war eine Zunahme des peri- wie des intrafasciculären Nervenbindegewebes zu sehen. In 9 Fällen bestanden lokalisierte und diffuse Lymphocyteninfiltrate, häufig fleckförmig, nur in einem der Hauptstämme. Sie kamen unabhängig von degenerativen Veränderungen oder gerade in Nervensegmenten vor, in denen keine WALLERsche Degeneration bestand. In der Mehrzahl der Fälle war keine Veränderung der Nervengefäße nachweisbar: "it was not possible to explain the wallerian degeneration of the nerves on the basis of ischemia due to obstruction of the vasa nervorum". "Adaequate justification for explaining ... is the extensive occlusion of the main arterial trunks which accompanied the nerves."

Die Beobachtung von GÖTZE betraf einen 47jährigen Mann, bei dem eine Kombination von Polyneuritis und Thromboendarteriitis, eine Entmarkung der Muskelnerven und eine neural bedingte Atrophie der Muskulatur vorlag. Aus dem vorliegenden Befund — die Probeexcision ergab keine eindeutigen Beziehungen zwischen Gefäßerkrankung und Nervenfaserausfall — war nicht sicher zu entscheiden, ob die Nervenveränderungen als gefäßabhängig zu deuten sind. Die Möglichkeit einer Allgemeinerkrankung mit Auswirkung auf Nerven und Gefäße wird für wahrscheinlich gehalten.

Ein ausführlich klinisch und anatomisch untersuchter Fall von ERBSLÖH und KAZMEIER spricht dagegen für die Annahme einer gefäßbedingten „Polyneuritis“ bei Thromboendangiitis obliterans. Bei einem 60jährigen Mann entwickelte sich 10 Jahre nach einer Polyarthritis im Anschluß an eine Furunkulose ein chronisch-septisches Krankheitsbild mit ankylosierender Polyarthritis, peripheren Durchblutungsstörungen und fortschreitender Polyneuritis. Tod 3 Jahre nach Beginn der letzten Erkrankung.

Wie bei den systematischen Untersuchungen von BARKER waren bei ERBSLÖH und KAZMEIER mikroskopisch zu völligem Verschluß führende endarteriitische Veränderungen im Nerven selten. Eindeutige vasculär bedingte Schäden wurden aber in den Spinalganglien nachgewiesen. Zur Erklärung der Parenchymausfälle in den peripheren Nerven werden von den Verfassern weitere funktionelle Durchblutungsstörungen angenommen.

Übereinstimmend ist bei den meisten Beobachtungen im histopathologischen Befund das Vorkommen degenerativer Veränderungen, besonders der WALLERschen Degeneration, der Nachweis ihrer Beziehung zu veränderten Gefäßen gelingt nicht immer und daher ist die Deutung verschieden. Genauere und ausführliche Untersuchungen des Nervensystems sind notwendig.

Die pathogenetischen Fragen über die ischämischen Veränderungen im Nerven sollen im Anschluß an das Kapitel der Periarteriitis nodosa besprochen werden. Hierbei liegen mehr anatomische Untersuchungen als bei den übrigen Kreislaufstörungen vor.

C. Periarteriitis nodosa.

Die Angaben über die Häufigkeit der Erkrankung peripherer Nerven bei Periarteriitis nodosa schwanken zwischen 15% (KULKOW), 24% (GRUBER), 52% (LOVSHIN und KERNOHAN). STAMMLER gibt in seiner Übersicht eine Beteiligung des Nervensystems in 48% an, davon zeigten 35% eine Polyneuritis, 10% Beteiligung von Zentralnervensystem und peripheren Nerven, 13% Beteiligung des Zentralnervensystems allein. KUSSMAUL und MAIER (1866) haben in ihrem Fall vorwiegend die neurologischen Erscheinungen dargestellt. Nach P. S. MEYER (1921) fand sich die Trias: Chlorotischer Marasmus, Polyneuritis und Polymyositis als charakteristische Symptomenkombination in 20 Fällen der Literatur. Oft sind die klinischen Erscheinungen uncharakteristisch und die Diagnose wird erst durch die Sektion oder die mikroskopische Untersuchung gestellt. Die Neuritis ist wahrscheinlich häufiger als man früher angenommen hat, sie wird aber durch die Myositis und die Symptome von den übrigen Organen oft nicht richtig erkannt. MALAMUD und FOSTER (1942) sind der Ansicht, daß die neurologischen Erscheinungen prädominieren.

Das klinische Bild weicht in Beginn und Verlauf sowie in der Lokalisation bei einem großen Teil der Fälle von der symmetrischen Polyneuritis ab. Die Bezeichnung *Mononeuritis multiplex* ist nach LOVSHIN und KERNOHAN bei der Erkrankung der peripheren Nerven bei Periarteriitis nodosa sehr zutreffend. Auf die Asymmetrie der Veränderungen, den langsam progredienten Verlauf und den Wechsel der Erscheinungen hat schon 1929 SILBERMANN aufmerksam gemacht. Die „Neuritis“ kann plötzlich beginnen oder eine langsame Entwicklung zeigen, die Nerven sind einzeln und zu verschiedenen Zeiten befallen, die Symptome können sich zurückbilden, rezidivieren oder sich verschlimmern. Schmerzen, Parästhesien, Anästhesien, Lähmungen, Reflexverluste und Atrophien stehen im Vordergrund. Bei den 15 Fällen von LOVSHIN und KERNOHAN waren die motorischen Erscheinungen stärker als die sensiblen, in 2 Fällen nur eine motorische Lähmung, in keinem Fall bestand nur eine sensible Störung. Acht dieser Fälle zeigten das Bild der Mononeuritis multiplex, 7 das einer symmetrischen Polyneuritis. In den distalen Abschnitten der Extremitäten sind die Veränderungen im allgemeinen stärker; dies wird auch von PETTE betont.

Die pathologisch-anatomischen Befunde (Lokalisationsschema Abb. 50). "Pathologically, the chief drawbacks to a more complete understanding have been the unfrequency of removal of peripheral nerves at autopsy and the difficulty in drawing conclusions from the study of only small portion of a nerve" (LOVSHIN und KERNOHAN). Seit den Arbeiten von WOHLWILL kennt man folgende Möglichkeiten der Kombination von Nerven- und Gefäßerkrankungen: 1. Schwere Gefäßveränderungen im Nerven mit geringen oder ganz fehlenden Nervenfaserausfällen. 2. Schwere Gefäßveränderungen und gleichzeitig starke Zerfallsvorgänge an den Nervenfaserbündeln. 3. Degenerative Veränderungen an den Nervenfasern ohne Arterienveränderungen in den Nerven (BALÓ, KIMMELSTIEL, SCHMINCKE, HABERLAND u. a.).

Am häufigsten wird der *Parenchymzerfall* der peripheren Nerven *in Form der* WALLER*schen Degeneration* beschrieben. KERNOHAN und WOLTMANN haben bisher als einzige lokalisierte Infarkte in den Nervenbündeln gesehen. Nach der beigegebenen Abbildung ist es allerdings fraglich, ob es sich nicht um ein RENAUTsches Körperchen handelt. In 5 eigenen Beobachtungen war, wie in allen übrigen Fällen, die bisher beschrieben wurden, keine vollständige Nekrose im Nerven nachweisbar. Dagegen zeigten einzelne Nervenfaserbündel fast vollständige Entmarkung und WALLERsche Degeneration (Abb. 51 und 52). Bemerkenswert ist hierbei wiederum das Erhaltenbleiben einzelner Nervenfasern in völlig entmarkten und größtenteils sekundär degenerierten Nervenfaserbündeln. Im Achsenzylinderpräparat finden sich neben Faserunterbrechungen mit keulenförmigen Auftreibungen deutliche Regenerationserscheinungen. Im Endoneurium kommt es zu einer mehr oder weniger starken Wucherung kollagener Fasern, die man auch als „ischämische Kollagenisierung" (HOLMES bei Nervenverletzungen) bezeichnet hat. Zellige Infiltrate kommen im allgemeinen nur in Umgebung der Gefäße vor. Die Art der Gefäßveränderungen selbst unterscheidet sich nicht von der in den übrigen Organen, wenn auch die Mediaerkrankung mit Vacuolisierung häufig stärker ausgeprägt ist. Zwischen der Schwere der Gefäßerkrankungen und dem Grad des Nervenfaserausfalles lassen sich trotz aller Versuche keine eindeutigen Beziehungen herstellen, besonders dann nicht, wenn nur Stücke peripherer Nerven untersucht wurden.

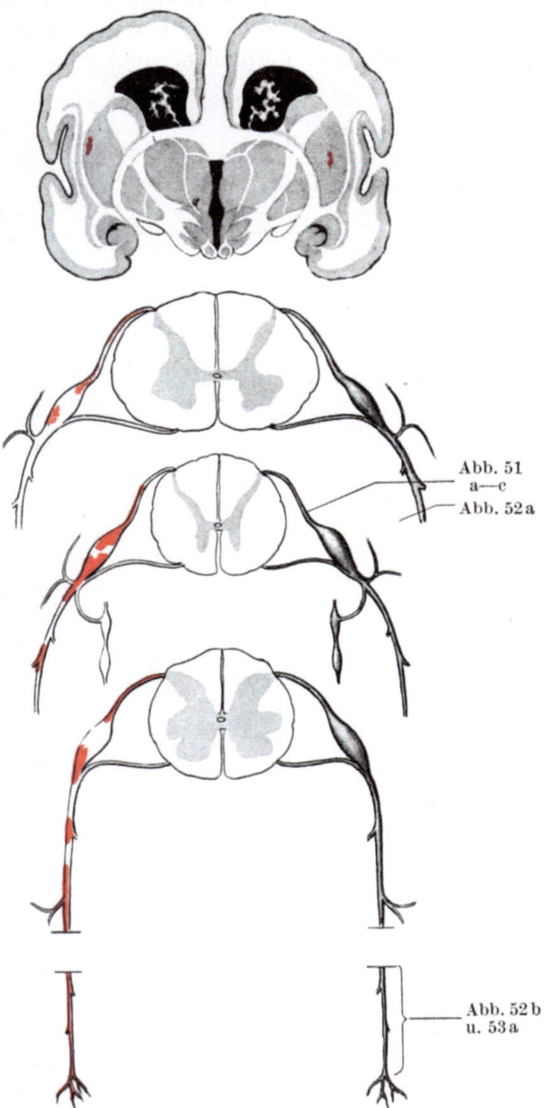

Abb. 50. Lokalisationsschema der *Periarteriitis nodosa.*

Die Beteiligung des Zentralnervensystems ist auffallend geringer als die der peripheren Nerven; in den eigenen Fällen waren nur vereinzelt Gefäße im Kleinhirn, in einem Fall in der Neurohypophyse befallen, in den übrigen begannen die Gefäßveränderungen erst außerhalb der Dura im Bereich des Wurzelnerven.

Die häufige Kombination der Nervenerkrankungen mit morphologischen Veränderungen auch in der *Muskulatur* muß besonders betont werden, da die klinische Symptomatologie hierdurch häufig bestimmt wird. Es kommen nicht nur typische Gefäßveränderungen vor, sondern es besteht häufig das Bild einer interstitiellen Myositis mit schwerer Schädigung der Muskelfasern (Atrophie und Sarkolemmkernwucherung). Dies ist durch die oft gleichzeitige Störung

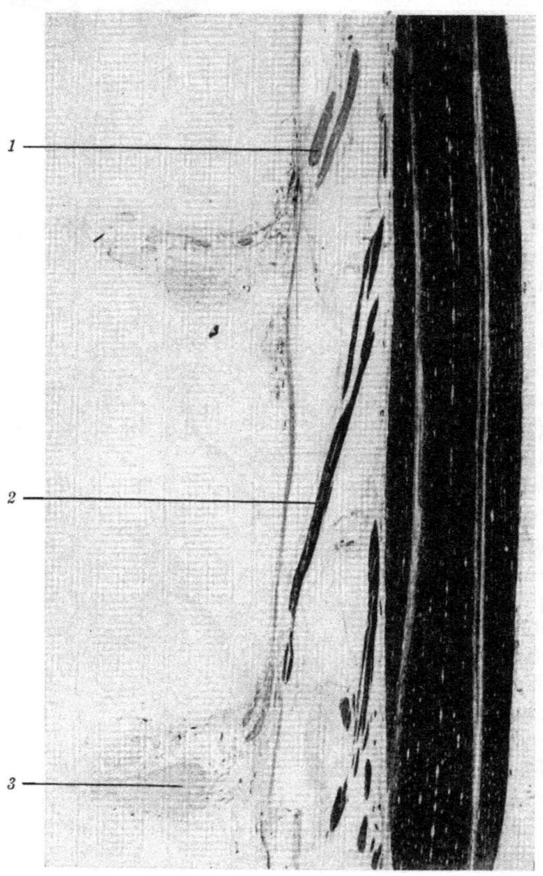

Abb. 51a.

der Muskelfaserinnervation infolge des Nervenfaserzerfalls und der Blutversorgung durch die Erkrankung der Gefäße zu erklären.

Vergleichend-pathologisch ist das Vorkommen der Periarteriitis nodosa bei Hirschen, Schweinen, Hunden und Kälbern bekannt (LÜBKE, JAEGER, GULDNER, NIEBERLE, BALÓ, JOEST und HARZER), lediglich LÜBKE erwähnt bei Axishirschen eine Beteiligung von Gehirn und Rückenmarksgefäßen. Periphere Nerven wurden offenbar bisher noch nicht untersucht.

Pathogenese. Die Deutung der histopathologischen Veränderungen im Nerven ist noch umstritten, wenn auch heute die Mehrzahl der Autoren dazu neigt, in kreislaufbedingten Schädigungen die Hauptursache zu sehen. Früher schon vertraten KUSSMAUL und MAIER, GRAF, FREUND, FERRARI, GERLACH, P. S. MEYER und OTANI diese Auffassung, neuerdings besonders LOVSHIN und KERNOHAN, ERBSLÖH und KAZMEIER. LORENZ und später SCHMINCKE nahmen unabhängig von den Gefäßveränderungen sich entwickelnde Nervenveränderungen an. Die gleiche Noxe solle Arterien- wie Nervenveränderungen hervorrufen. Die von KIMMELSTIEL (1927) beschriebenen Fälle unterstreichen die Auffassung von WOHLWILL, daß „nicht alle in Begleitung der Periarteriitis nodosa auftretenden Gewebsschäden durch Erkrankung der Arterien bedingt sind“. HOLTERMANN

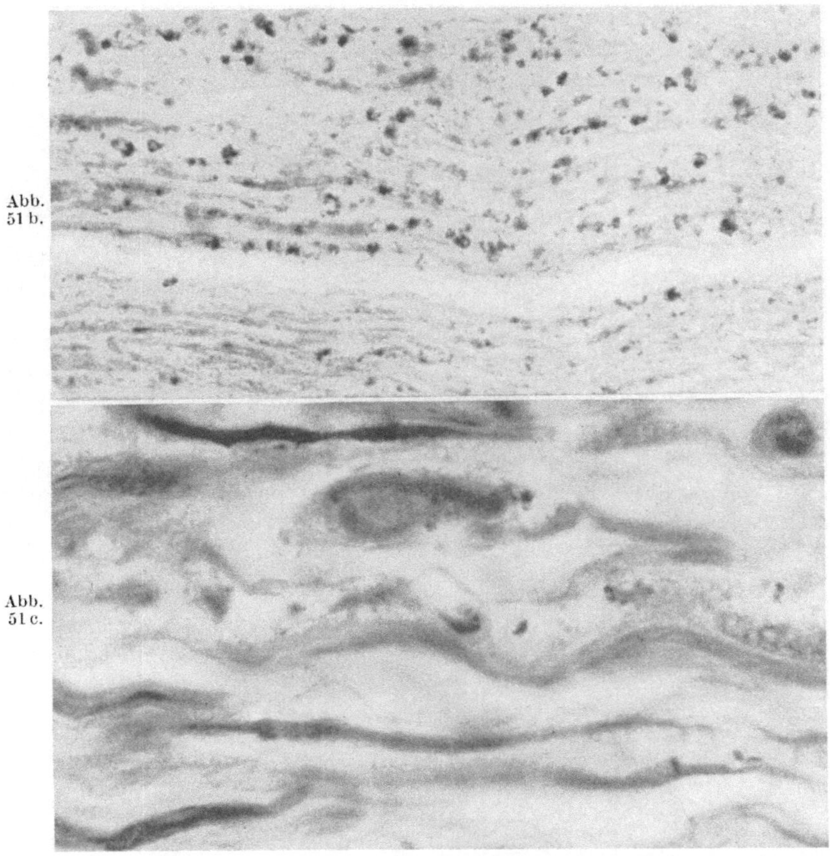

Abb. 51a—c. *Periarteriitis nodosa.* Längsschnitte durch das Rückenmark in Höhe des unteren Brustmarkes. a Übersicht bei Markscheidenfärbung. *1* sekundäre Degeneration einer Spinalwurzel; *2* normale Spinalwurzel; *3* Entmarkung im Bereich von Spinalganglien und Wurzelnerven. b Ausschnitt aus a. Markscheidenfärbung. Im oberen Teil des Bildes mit Hämatoxylin schwarz gefärbte Markballen entlang der Nervenfasern. c Gleiche Stelle bei stärkerer Vergrößerung im BODIAN-Präparat. Nur noch einzelne erhaltene Achsenzylinder. In der Mitte größere und kleinere Achsenzylinderfragmente in Markballen eingeschlossen. (S. Nr. 1073/52. Senckenberg. Path. Inst. Frankfurt. 54jährige Frau. Klinische Diagnose: Unklare Sepsis, Polyneuritis, Herzinsuffizienz. Schlaffe Paresen von Armen und Beinen etwa 2 Monate vor dem Tode.)

hielt das Auftreten der Nervenveränderungen für völlig unabhängig von der Grundkrankheit. Es sind offenbar komplexe Faktoren, die zum Auftreten der Nervenerkrankung führen, unter denen die Ischämie nur ein Faktor ist. Es ist sehr bemerkenswert, daß bei den 14 Fällen von LOVSHIN und KERNOHAN ohne das klinische Bild der „Neuritis“ bei 11 Fällen und 31 untersuchten Nerven *Arterienveränderungen ohne Nervenfaserschädigung* nachzuweisen waren. Für die Mehrzahl der Fälle und vor allem für das Bild der Mononeuritis multiplex (Multiple degenerative Neuritis, LORENZ) ist die Annahme ischämischer Schädigungen am wahrscheinlichsten. Die sekundäre Degeneration der Nervenfasern, der man am häufigsten begegnet, wäre dann als Folge lokaler, meist unvollständiger

Nekrosen distal oder proximal gelegener Nervenfaserabschnitte zu erklären. Im allgemeinen stimmt in der stärkeren Beteiligung distaler Abschnitte der morphologische Befund mit den klinischen Beobachtungen überein. In den eigenen Fällen waren sowohl Gefäßveränderungen wie Nervenfaserausfälle in den distalen

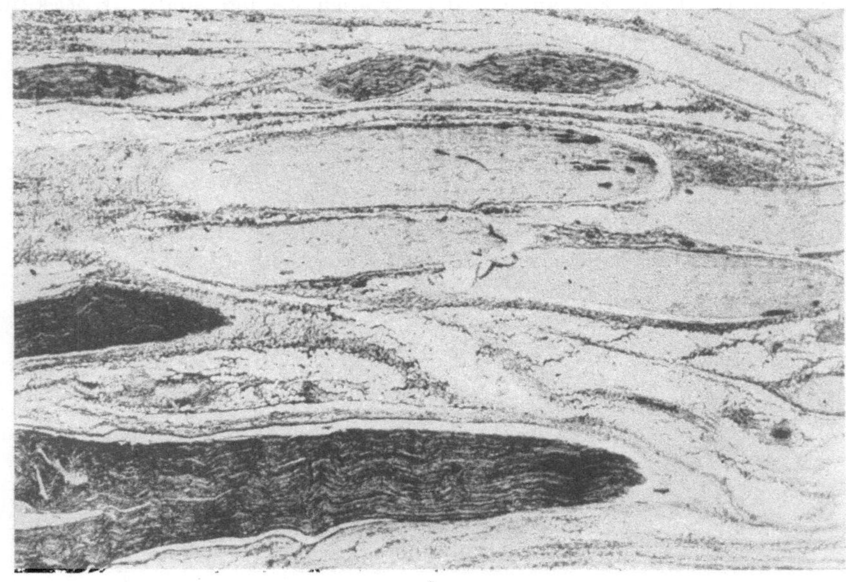

a

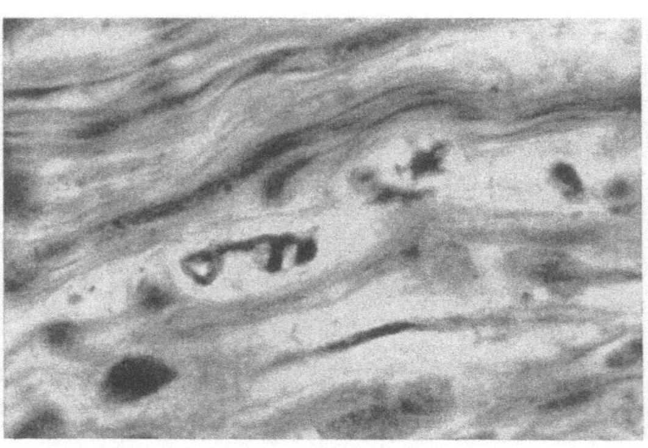

b

Abb. 52a u. b. *Periarteriitis nodosa.* a Gleicher Fall wie Abb. 51. Plexus brachialis, Längsschnitt. Völlig entmarktes Nervenfaserbündel teils durch segmentale Fasererkrankung, teils durch komplette sekundäre Degeneration. Oben partiell entmarkte, unten normal markhaltige Nervenfaserbündel. b Distaler Abschnitt des Nervus ischiadicus, Längsschnitt. BODIAN-Präparat. Nur noch ganz dünne Achsenzylinder sind erhalten, in der Mitte Achsenzylinderfragment in einer „Resorptionskammer". Wucherung von SCHWANNschen Kernen und Kernen des Endoneurium. (S. Nr. 992/51. Senckenberg. Path. Inst. Frankfurt. 71jährige Frau. Klinische Diagnose: Multiple Dünndarmperforationen. Peritonitis.)

Abschnitten stärker ausgeprägt (Abb. 53). Hinsichtlich der Prädilektion langer Nerven und distaler Abschnitte ist auch zu bedenken, worauf STAMMLER aufmerksam macht, daß eine Summierung der Schädigungen bei einem ubiquitär ausgebreiteten Gefäßleiden eher möglich ist, *„da die längsten Nerven einer größeren Anzahl von Gefäßen zu ihrer Ernährung bedürfen und somit auch mit größerer Wahrscheinlichkeit geschädigt würden"*. Das plötzliche Auftreten symmetrischer Polyneuritis ist allerdings hierdurch nicht erklärbar. Man muß daran denken, daß

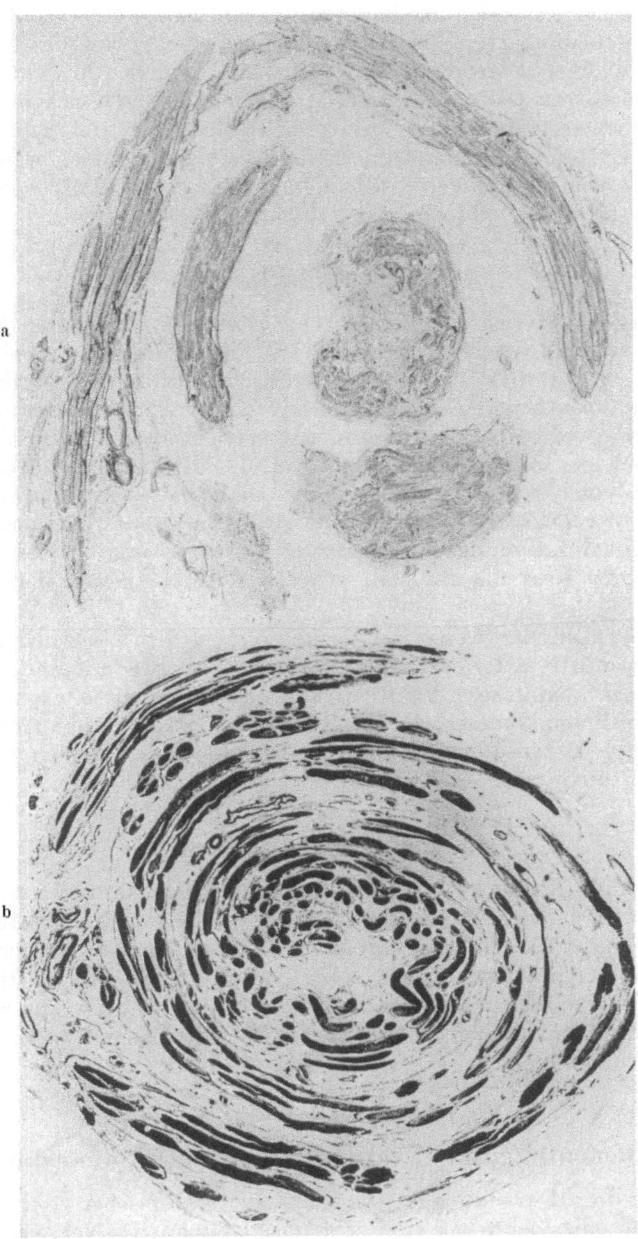

Abb. 53a u. b. a Gleicher Fall wie Abb. 52b. Längsschnitt durch den aufgerollt fixierten N. ischiadicus. Fast vollständige Entmarkung sämtlicher Nervenfaserbündel infolge segmentaler Fasererkrankung oder sekundärer Degeneration. Färbung: HEIDENHAIN-WOELCKE. Paraffineinbettung. b Vergleichspräparat von einer echten Polyneuritis mit den stärksten entzündlichen Veränderungen im Wurzelnerv- und ganglioradiculären Abschnitt sowie im Spinalnervenstamm (gleicher Fall wie Abb. 66 und 67). Die Entmarkung ist hier nur herdförmig und sehr gering, bei der Übersicht nicht erkennbar.

sich in dem durch Kreislaufstörungen geschädigten Nerven möglicherweise eher eine Polyneuritis auf infektiöser oder toxischer Grundlage lokalisieren kann. Hierfür spricht die Beobachtung einzelner Fälle, bei denen infolge akuter

Intoxikation sich das Bild der Polyneuritis schlagartig entwickelte. So kam es in 2 Fällen generalisierter Periarteriitis nodosa, die $^1/_2$ bzw. 1 Jahr bestanden, zu einer plötzlich einsetzenden Polyneuritis, und zwar bei dem einen Fall infolge toxischer Dosis von Oleum Chenopodii, bei dem anderen zusammen mit dem Auftreten eines schweren Stauungsikterus (BODECHTEL und ERBSLÖH)[1]. BALÓ will für das Zustandekommen der Polyneuritis ebenfalls noch weitere Faktoren als die Gefäßerkrankungen verantwortlich machen, er fand Polyneuritis gekoppelt mit Pankreasinfarkten und denkt an toxische Einwirkungen.

D. Arteriosklerose.

Der Gegensatz zwischen Zentralnervensystem und peripheren Nerven in der Beteiligung an den Kreislaufstörungen tritt am deutlichsten bei der Arteriosklerose zutage. Der Fülle arteriosklerotisch bedingter Gehirnerkrankungen stehen wenig bekannte und offenbar relativ einförmige Veränderungen am peripheren Nerven gegenüber. Abgesehen von den älteren Untersuchungen zu diesem Thema ist hier nur die Arbeit von I. B. PRIESTLEY zu erwähnen, der bei 6 Fällen von Arteriosklerose — ohne Diabetes — im N. tibialis posterior histologisch WALLERsche Degeneration und Fibrose des Nervenbindegewebes fand. Die Lokalisation der Veränderungen war in den distalen Abschnitten stärker und der Nervenfaserausfall proportional dem Grade der Gefäßarteriosklerose.

Ein großer Teil der früher als „senile Polyneuritis" bezeichneten Nervenerkrankungen dürfte arteriosklerotischer Natur sein, wenn auch im Alter sicher noch sehr viel komplexere Faktoren für die Pathogenese einer Nervenfaserschädigung in Frage kommen, als bei den reinen Gefäßerkrankungen im jüngeren oder mittleren Lebensalter. Neuere systematische Untersuchungen hierüber liegen jedoch nicht vor.

E. Varicen, Phlebektasien.

Nach QUÉNU, EDINGER u. a. können auch Phlebektasien und Varicen besonders im Bereich des N. ischiadicus die Ursache der Nervenstörungen sein. REINHARDT hat an 100 Fällen anatomische Untersuchungen vorgenommen, von denen 25 Varicen im Bereich des N. ischiadicus aufwiesen. Histologisch fand sich außer der Erweiterung der Venen eine Vermehrung des interstitiellen Gewebes, zum Teil mit dicken, sklerotischen Bindegewebsmassen um die Varicen und die Nervenbündel.

F. Zur „ischämischen Neuritis" und der Bedeutung von Kreislaufstörungen für die echte Neuritis.

Die Zahl der Erkrankungen, die zu einer ischämischen Nervenschädigung führen können, oder bei denen eine ischämische Genese der Nervenveränderungen vermutet wird, ist mit den im vorhergehenden geschilderten Gefäßerkrankungen sicher nicht erschöpfend behandelt. Vor allem sind hier noch akute Blutverluste und andere Zustände allgemeinen Sauerstoffmangels, wie Kohlenoxydvergiftung, die diabetische und luische „Polyneuritis" zu erwähnen, sowie die „Polyneuritis perivasculitica" von H. MARCUS. Einige der Beobachtungen von MARCUS sind zweifellos zur Periarteriitis nodosa zu rechnen, wie dies auch LOVSHIN und KERNOHAN tun, während die Stellung der übrigen, bei denen MARCUS eine Sonder-

[1] Persönliche Mitteilung.

form von Gefäßerkrankungen annahm, nicht klar ersichtlich ist. Betrachtet man die bei Gefäßerkrankungen beschriebenen Befunde, so reichen sie nicht dazu aus, wie bei dem Zentralorgan einen Überblick über den Ablauf und vor allem die Ausbreitung der Gewebsveränderungen nach Kreislaufstörungen im peripheren Nerven zu geben. Eine Frage ist aber auf Grund der bisherigen Kenntnisse zu beantworten: Lassen sich aus der Art der morphologischen Veränderungen ischämische Nervenschädigungen von anderen entzündlichen oder degenerativen Erkrankungen der peripheren Nerven abtrennen und worin bestehen ihre morphologischen Merkmale? Fassen wir die Tatsachen bei den verschiedenen, einwandfrei gesicherten Kreislaufstörungen kurz zusammen, so können wir sagen: 1. Das Überwiegen der WALLERschen Degeneration wird bei keiner anderen Neuritisform so häufig gefunden, wie bei der Ischämie der Nerven. 2. Die Sklerosierung, besonders des endoneuralen Bindegewebes mit Zunahme reticulärer und kollagener Fasern, erreicht, abgesehen von der hypertrophischen Form der neuralen Muskelatrophie, stärkere Grade als bei degenerativen oder entzündlichen Erkrankungen. Berücksichtigt man ferner die Befunde etwaiger ischämischer Zellveränderungen in den Spinalganglien und das klinisch-anatomische Gesamtbild, so ist die Abgrenzung der *ischämischen Nervenerkrankungen*, wie man sie besser bezeichnen würde, eindeutig möglich. Die pathogenetische Deutung der ischämischen Nervenbefunde ist jedoch nicht aus der Untersuchung einzelner Nervenstücke abzuleiten, so wertvolle diagnostische Hinweise sie geben kann. Nur die vollständige Untersuchung des Nervensystems — nur wenige der mitgeteilten Beobachtungen entsprechen dieser Forderung — vermag uns durch die Ausbreitung der Erkrankung an Gefäßen und Nerven und ihre Beziehungen zu dem klinischen Bilde Anhaltspunkte für die pathogenetische Betrachtung zu geben. Für die Annahme der Kreislaufabhängigkeit vom Parenchymschaden betonen MALAMUD und FOSTER ebenfalls: "It is obvious, that in the case of such a disseminated disease serial studies are necessary to demonstrate this parallelism." Erst dann können wir die Bedeutungen von Kreislaufstörungen für Erkrankungen der Nervenfasern richtig einschätzen. KAZMEIER hat an Hand einer Reihe eindrucksvoller klinischer und anatomischer Beobachtungen erst vor kurzem auf die Rolle des vasalen Faktors mit Recht erneut hingewiesen.

Die verschiedenartige Auswirkung von Kreislaufstörungen in Zentralnervensystem und peripheren Nerven erklärt sich aus der andersartigen Struktur der Nerven mit ihren an reticulären und kollagenen Fasern reichen, gerichteten endo- und perineuralen Strukturen und ihrer besonderen Gefäßversorgung. *Begrenzte Versorgungsgebiete wie im Zentralorgan gibt es im peripheren Nerven nicht*; die Gefäße treten streckenweise an die Nerven heran und es besteht trotz der offenbar geringeren Capillardichte eine ausgedehnte Anastomosierung der Nervengefäße, die ihr Blut nicht von einer einzigen, sondern von mehreren Arterien erhalten.

Die *Tierversuche* von E. KOCH (1926) zeigen z. B., daß der Verschluß der Bauchaorta beim Kaninchen (STENSONscher Versuch) nicht genügt, um die Hinterbeine für längere Zeit vollkommen anämisch zu machen; es sind noch eine ganze Reihe von Gefäßverbindungen mit dem Vorderkörper möglich. Die experimentellen Untersuchungen von ROBERTS machen wahrscheinlich, daß die längs verlaufenden Gefäße besondere Bedeutung zur Aufrechterhaltung von Funktion und Struktur des Nerven haben. Einzelne oder mehrere Nervengefäße können durch Ligatur oder Obliteration verschlossen sein, ohne daß es zu einer dauernden Funktionsschädigung kommt. Nur bei völliger Entfernung des epineuralen longitudinalen Plexus war der Nerv in dem abgestreiften Segment mehr anämisch als im normalen. Durch experimentelle Luftembolien kann man auch im peripheren Nerven Ischämie hervorrufen. Zerrung des Nerven (Dehnung) kann zu Obliteration der Gefäße führen, z. B. bei Operationen Hyperabduktion der Arme, Schlaflähmung. Dabei kann sich das neurovasculäre Syndrom (WRIGHT) entwickeln, das wahrscheinlich auch durch Ischämie zustande kommt. Allseitiger Druck von etwa 160 mm Hg RR-Manschette führt nach THOMPSON-KIMBALL zur lokalen Ischämie beim Menschen, wobei die dicken Nervenfasern — festgestellt durch Reizung der Nerven — zuerst durch die Asphyxie leiden. BETHE hatte zwar gezeigt, daß bei Kompression des Nervenstammes die Leitfähigkeit lange erhalten bleibt — aber nur bei *leichter Kompression!*

G. Die Polyneuritis bei Gefäßerkrankungen.

Die morphologischen Bilder der ischämischen Nervenerkrankung beim Menschen unterscheiden sich ganz eindeutig von der echten Polyneuritis. Man sollte daher diese Folgen der Kreislaufstörungen nicht als Neuritis bezeichnen, ebensowenig wie man eine Erweichung im Gehirn als Encephalitis bezeichnet.

Sehr bemerkenswert ist das ausgesprochen seltene Vorkommen interstitieller Infiltrate, so daß auch das Bild der symptomatischen Entzündung bei den Kreislaufstörungen peripherer Nerven praktisch keine Rolle spielt. Das verdient um so mehr beachtet zu werden, als neuerdings die Bedeutung funktioneller Kreislaufstörungen für die Pathogenese auch der entzündlichen und degenerativen Formen der Polyneuritis sehr betont wird. Funktionelle Kreislaufstörungen gehören ganz sicher auch zu den Folgeerscheinungen oder sogar Prodromalerscheinungen von Gefäßerkrankungen peripherer Nerven, führen aber im allgemeinen nicht zum Bilde der herdförmigen interstitiellen Polyneuritis.

So anregend die spekulative Anwendung der RICKERschen Lehre als Deutungsversuch mit einheitlicher Betrachtungsweise für sämtliche Polyneuritisformen auch sein mag, er findet in den morphologischen Befunden jedoch keine zureichende Stütze und wird der Vielfalt ätiologischer Faktoren und pathogenetischer Mechanismen sicher nicht gerecht. Es scheint uns wichtiger, die morphologisch faßbaren Unterschiede zu betonen und hier Grenzen zu ziehen, statt sie zu verwischen.

Für das Zentralorgan ist die Abgrenzung der Kreislaufstörungen von den Entzündungen längst nicht mehr umstritten, obwohl damit keineswegs die große Rolle der Kreislaufstörungen für die Pathogenese von Encephalitis und auch Polyneuritis unterschätzt wird. Nur läßt sich nach meiner Meinung der Komplex der Entzündung nicht in Kreislaufstörungen allein auflösen und mit sämtlichen Neuritisformen auf einen Nenner bringen.

Ob die klinisch beobachteten polyneuritischen Krankheitsbilder mit symmetrischer Lokalisation der neurologischen Erscheinungen ebenfalls auf ischämische Nervenveränderungen zurückzuführen sind, ist bisher nicht entschieden. Wie bei der Pathogenese der Periarteriitis nodosa erwähnt, kommen hierfür auch zusätzliche Faktoren in Frage und es ist durchaus möglich, daß einer der für die Pathogenese von Gefäßveränderungen wirksamen Faktoren direkt und gleichzeitig die Nervenfasern schädigen kann. Mehr als Hypothesen und Spekulationen lassen sich darüber nicht aufstellen.

H. Zur Frage neurogener Gefäßveränderungen.

Auf die Pathogenese der verschiedenen zur Ischämie führenden Gefäßveränderungen soll hier nicht eingegangen werden. Sie ist noch ebenso umstritten wie die Pathogenese der Nervenveränderungen, es sei deshalb auf die allgemeinpathologische Literatur verwiesen. Nur die Frage des nervösen Einflusses auf die Genese von Gefäßveränderungen, die schon lange diskutiert wird, soll hier kurz besprochen werden. FERRARI (1903) hat nervöse Einflüsse für das Zustandekommen der Periarteriitis nodosa angenommen. Er sieht den Beginn der Gefäßerkrankung in dem Auftreten heller Lücken in der Media — auffallend ist die Erkrankung vorwiegend muskelhaltiger Arterien — als erste morphologisch nachweisbare Veränderungen. Die Ursache sah er in einer Reizung übergeordneter Zentren. Als Stütze für seine Auffassung hat FERRARI bereits die Versuche von LEWASCHEW angeführt (1883), der bei Hunden durch monatelang fortgesetzte Reizung des N. ischiadicus Gefäßveränderungen hervorrufen konnte. Vorher hatte bereits STRICKER (1876) festgestellt, daß der Ischiadicus auf 2 Wegen seine dilatatorischen Gefäßnerven, 1. direkt durch die Rückenmarkswurzeln und 2. durch den Grenzstrang, bezieht. Wenn nach einer Lähmungshyperämie der Gefäßtonus wiederkehrte, so sprach STRICKER von „collateraler Innervation"; sie gehe von Gefäßnerven aus, die oberhalb der Durchschneidungsstelle des Rückenmarks in den Grenzstrang einträten (STRICKER 1877). FRAENKEL (1896) und LAPINSKI (1900) fanden nach Durchschneidung des N. ischiadicus beim Kaninchen eine Intimahyperplasie bis zu völliger Obliteration. Durch die hervorragenden Beobachtungen OTFRIED FOERSTERs an Nervenverletzten des 1. Weltkrieges sind wir über das Auftreten vasomotorischer Störungen nach Nervenverletzungen beim Menschen gut unterrichtet. Es finden sich cyanotische Verfärbung, „doigts morts" und blauweiße Marmorierung der Haut. Die Cyanose beruht nach FOERSTER auf einer Vasoconstriction mit Stillstand des Blutstroms in den Capillaren. Die Vasodilatation in anderen Fällen führe zu deutlicher Rötung und Schwellung. Die Cyanose beschränkt sich auf das periphere Versorgungsgebiet des verletzten Nerven und deckt sich räumlich etwa mit der Ausbildung der Sensibilitätsstörungen, während die Hyperämie sich auf weitere Gebiete erstreckt. FOERSTER führt die Kreislaufstörungen auf eine Schädigung der in den peripheren Nerven verlaufenden vasoconstrictorischen und vasodilatatorischen Nervenfasern zurück, die astweise von den peripheren Nervenstämmen an die Gefäße herantreten. Mit den Gefäßen selbst verlaufen vasoconstrictorische Nervenfasern, die in der Mehrzahl der Fälle das Übergewicht erlangen. Die Extensität der vasomotorischen Störung ist abhängig von einem Reizzustand am zentralen Ende der durchtrennten Fasern, der durch die dauernden Impulse auf die vasomotorischen Fasern eventuell auf dem Wege über Rückenmark oder höhere Zentren die Kreislaufstörung in Gang hält. Diese Annahme wird durch das schlagartige Aufhören der vasomotorischen Erscheinungen nach Excision des Neuroms und Nervennaht bestätigt.

Eigene morphologische Untersuchungen an den Gefäßen bei Nervenverletzungen und Nervenerkrankungen ergaben regelmäßig mehr oder weniger schwere herdförmige Gefäßveränderungen, die mit einer Vacuolisierung der Mediazellen, aber auch an der Adventitia und Intima einhergehen. Dieser Prozeß kann zu vollständiger Umwandlung der Gefäßwand in ein lockeres Maschenwerk führen oder nur einzelne Segmente betreffen und lokale knötchenförmige Auftreibungen hervorrufen. Bei Nervenverletzungen sind die Veränderungen der Arteriae nervorum zum Teil durch Unterbrechung des longitudinalen Gefäßplexus bedingt (WOODHALL und DAVIES). Wie aber die weit ausgedehnten Kreislaufstörungen im distalen Abschnitt und gleichartige Gefäßveränderungen bei degenerativen Nervenerkrankungen zeigen, ist die Verletzung der Gefäße nicht der einzige und wahrscheinlich nicht der wichtigste Faktor, sondern die Störung der vasomotorischen Innervation.

Wir müssen damit rechnen, daß nicht nur Gefäßerkrankungen zu Nervenstörungen führen, sondern Nervenerkrankungen ihrerseits zu Kreislaufstörungen in ihrem Versorgungsgebiet führen können. In den fortgeschrittenen Stadien der Erkrankungen dürfte es daher, wie PANCENKO mit Recht betont, schwierig zu erkennen sein, ob ein Prozeß primär im Nerven oder primär an den Gefäßen begonnen hat.

Manche Veränderungen an den Arteriae nervorum nach Nervenverletzungen und -erkrankungen erinnern an die Bilder bei Periarteriitis nodosa und sprechen dafür, daß auch der Nerveneinfluß bei den Gefäßerkrankungen eine Rolle spielen kann. Wenn damit auch keineswegs die Ätiologie und Pathogenese der verschiedenen Krankheitsbilder geklärt ist, so sollte diese Tatsache dazu beitragen, *bei den Gefäßerkrankungen das vegetative Nervensystem in die anatomischen Untersuchungen mit einzubeziehen.*

Gefäßveränderungen, die an Periarteriitis nodosa erinnern, wurden ferner bei *Neurofibromatose* beschrieben (Literatur bei REUBI) und von FEYRTER als „vasculäre Neurofibromatose" mit „Wucherung des nervösen Beigewebes" der Gefäße gedeutet.

IV. Die polyneuritischen Krankheitsbilder.

A. Gruppe der neurodegenerativen Prozesse.

1. Ernährungs- und Stoffwechselstörungen.

a) Ernährungsstörungen.

Kriegs- und Nachkriegszeiten haben in Europa zu einem gehäuften Auftreten polyneuritischer Krankheitsbilder geführt, deren Ätiologie — soweit sie unbekannt ist — auf Mangelernährung, insbesondere Vitamin B-Mangel zurückgeführt wird. Ätiologie und Pathogenese derartiger Ernährungsstörungen sind noch ungeklärt. Es ist deshalb notwendig, einwandfrei gesicherte Ernährungsstörungen in ihrem klinischen wie anatomischen Bild festzulegen, um ihre Bedeutung für andere Neuritisformen beurteilen zu können. Anderenfalls ersetzt man die bisherigen Theorien über unbekannte Nervenkrankheiten nur durch andere, ebenso hypothetische, und kann mit SPILLANE feststellen: "... theories already advanced — aplasia, inborn errors of metabolism, injury, infection, toxaemia, allergy and the like — have helped little".

SPILLANE (1947) hat die bisher bekannten Tatsachen über die nutritorischen Störungen des Nervensystems übersichtlich zusammengefaßt und dabei auf Grund der eigenen Erfahrungen im letzten Kriege die Rolle der Vitamine kritisch betrachtet. Es sei hierauf verwiesen.

Hungerzustände, der sog. Partialhunger, und auch Vitaminmangel können — das ist eine allgemeine Erfahrung — zu Erkrankungen des Nervensystems führen. Von polyneuritischen Erkrankungen nach Hungerzuständen hat H. SCHLESINGER aus der Zeit nach dem 1. Weltkrieg in Wien eindrucksvolle Beispiele beschrieben; auf die Bedeutung der Ernährung für die Genese der Polyneuritis haben REISNER u. a. erneut hingewiesen. PETTE stellte die Stoffwechsel- und Ernährungsstörungen in den Mittelpunkt seines Referates über die Polyneuritis.

Wie weit es sich bei allen diesen, und zwar sehr verschiedenen, Zustandsbildern um einen Mangel einzelner bekannter Stoffe, wie des Vitamin B_1 oder anderer Vitamine handelt, ist bis heute nicht klargestellt. Ausgeprägte Avitaminosen im gemäßigten Klima gehören im Vergleich zu den Beriberi-Ländern zu den Seltenheiten: „Verschlechterung der wirtschaftlichen Lage des Reisessers führt zur fast exklusiven Ernährung mit poliertem Reis, also zur B_1-Verarmung, beim Europäer aber zu Mehrgenuß von Kartoffeln, also Zunahme der B_1-Zufuhr" (SCHRETZENMAYR).

Auf die fast unübersehbare Literatur über die Bedeutung des Vitamin B-Mangels für verschiedene Neuritis- oder Polyneuritisformen, die in USA. von I. S. WECHSLER (1930), S. WEISS (1937) und G. C. SHATTUCK (1938) inauguriert wurde und ausschließlich auf klinischen Untersuchungen basiert, kann hier nicht näher eingegangen werden. Bei einem Teil der Fälle dürfte es sich zweifellos um Krankheitsbilder handeln, die der Beriberi ähnlich oder gleich sind. Nach M. BROWN soll es sich sogar bei LANDRYs Originalfall um eine Erkrankung an Beriberi gehandelt haben. ROSEMANN und ARING wollen deshalb die Bezeichnung LANDRYs Paralyse wegfallen lassen; hiergegen bemerken HAYMAKER und KERNOHAN mit Recht: "This viewpoint seems untenable, for, granting that this patient was suffering from vitamin deficiency, it is illogical to assume that the other nine referred too by him were in a similar state." Möglicherweise gibt es wirklich, mehr als man früher annahm, „Beriberi alkoholica" und für die Neuritispathogenese bedeutsame „Hypovitaminosen" — faßbar sind sie jedoch weder klinisch noch anatomisch. Es sei auf SCHRETZENMAYRs kritische Stellungnahme verwiesen. WALSHE bemerkt zu diesen Bemühungen: "Only by procrustean exertions can avitaminosis be fitted into the clinical pictures we are considering (LANDRY's paralysis and acute febrile polyneuritis)..." (zit. nach HAYMAKER und KERNOHAN).

Durch Mangel- oder Fehlernährung kommen viel mehr Störungsmöglichkeiten exogener Natur in Frage, als daß sie auf den gemeinsamen Nenner des Vitamin B_1-Mangels zu bringen wären. So ist nach K. LANG (1953) bekannt, daß durch Hunger und eiweißarme Ernährung der Gehalt der Organe an Enzymen und die Enzymbildung herabgesetzt wird. Es kann das Fehlen ganz verschiedener Stoffe sein oder eine Kombination von Mangelfaktoren, die zur Erkrankung des Nervensystems führt. So ist auch die alte Theorie der ungenügenden Ernährung bei der Beriberi wieder aufgelebt, wenn LUCKNER und SCRIBA feststellen, daß Fehlen von Vitamin B_1 und gleichzeitiger Mangel an hochwertigem Eiweiß die Grundlage für die Beriberi darstellen.

Anatomische Befunde bei Ernährungsstörungen sind nicht sehr zahlreich und, wie bei fast allen anderen Erkrankungen der peripheren Nerven, sehr lückenhaft. Deshalb ist über die Lokalisation der Veränderungen kein klares Bild zu gewinnen, dagegen stimmen die Angaben über das Auftreten fast ausschließlich degenerativer Veränderungen, und zwar sowohl segmentaler wie WALLERscher Degeneration, weitgehend überein. Weitere anatomische Untersuchungen auf diesem wichtigen Gebiet der Ernährungsstörungen des Nervensystems sind dringend notwendig, da ihre Unvollständigkeit eine zusammenfassende Betrachtung unmöglich macht.

a) Die Beriberi.

Das klassische Beispiel für Ernährungsstörungen mit Prädilektion der morphologischen Veränderungen in den peripheren Nerven ist die Beriberi des Fernen Ostens.

Historisches. Der Sanitätschef der japanischen Marine, Admiral TAKAGI, hat wohl als erster im Jahre 1882 durch Umstellung der Ernährung bei der Flotte einen deutlich sichtbaren Erfolg erzielt und die hohe Morbiditätsziffer gesenkt. Er änderte die Ernährung durch Zufuhr von Eiweiß und Frischgemüse und Verminderung des Kohlenhydratverbrauchs. Der Erfolg stellte sich ohne Kenntnis von der Existenz der Vitamine ein.

Erst die Tierversuche von EIJKMAN (1897) und die Wirksamkeit des von FUNK (1911) festgestellten Extraktes aus Reishülsen als Anti-Beriberi-Substanz führten zur Vitamintheorie der Beriberi. Sie löste die Infektionstheorie (HAMILTON WRIGHT), die Theorie der Intoxikation sowie die der insuffizienten Ernährung ab.

Zu den älteren Theorien äußert auf Grund reicher eigener Erfahrung SCHRETZENMAYR (1941): „Wir werden sehen, daß es sich hier um ausgezeichnete Beobachtungen am Krankenbett handelt, deren Deutung zwar falsch war, die aber im Rahmen der modernen Erkenntnis ihre volle Bedeutung behalten. SCHRETZENMAYR warnt vor einer Überwertung der Tierexperimente hinsichtlich der Beziehung zwischen Vitaminmangel und Krankheit beim Menschen: „Ausgangspunkt aller Bestrebungen aber, die klinischen Auswirkungen des B_1-Mangels in der menschlichen Pathologie zu diskutieren, kann nicht das Tierexperiment, sondern ... die Beriberi der Reisländer sein."

Mit der Entdeckung der Vitamine ist das Problem der menschlichen Beriberi noch nicht gelöst, es sind immer noch Hilfshypothesen nötig, so bei SPILLANE: "Vitamin B_1 deficiency states are more likely to develop on an high carbohydrate diet than on a low one. This deficiency may then result in an abnormal type of carbohydrate metabolism and certain changes in the nervous system." Neuerdings wird sogar auf Grund von Tierexperimenten der pathogenetische Zusammenhang zwischen Vitamin B_1 und peripherer Nervenschädigung bestritten.

Nach dem *klinischen Bilde* unterscheidet man verschiedene Formen, die hydropische, die sensible und motorische, die atrophische und die akute perniziöse. Diese Unterscheidung nach dem vorherrschenden Symptom bedeutet nicht prinzipielle Unterschiede, sondern mehr verschiedene Stadien der gleichen Krankheit: „Wenn man aber die Kranken den ganzen Verlauf der Krankheit hindurch zu beobachten hat, dann kann man meist alle verschiedenen Symptome bei demselben Fall sich entwickeln sehen, je nach dem Stadium, bald dieses, bald jenes mehr ausgeprägt, und je nach der Schwere des Falles die einzelnen Symptome in verschiedenem Grade ausgebildet" (SHIMAZONO).

Neurologische Erscheinungen sind immer vorhanden, wenn sich eine kardiale Beteiligung oder hydropische Beriberi ausgebildet hat. Von SHIMAZONO wird auf die eigentümliche Verteilung der Sensibilitätsstörungen hingewiesen, die sich an den unteren Extremitäten, bei relativem Verschontbleiben der Fußsohlen, an den Händen sowie um den Nabel und den Mund finden. Bei den motorischen Lähmungen ist in vielen Fällen die stärkere Beteiligung des linken N. recurrens auffallend. Für die Beriberi sind der neurologische Befund, die sukzessive Ausbreitung und die Symmetrie der sensiblen, motorischen und der Reflexstörungen nach SCHRETZENMAYR so charakteristisch, daß *Neuritis und Polyneuritis anderer Ursache eindeutig abzutrennen sind.* DUMONT (1935) unterscheidet 3 verschiedene klinische Typen von Polyneuritis und stellt das völlige Versagen der Vitamin B_1-Therapie bei der Polyneuritis, dagegen ihre prompte Wirksamkeit bei der ödematösen Form der Beriberi fest.

Die Krankheit betrifft mehr Männer als Frauen. Die Frauen erkranken während der Schwangerschaft und Lactation; sehr häufig ist die Säuglingsberiberi. Als besondere Formen gelten die Segelschiff-Beriberi (NOCHT), Gefängnis- und Gefangenschaft-Beriberi. Nach Typhus und anderen Infektionskrankheiten sollen motorische Lähmungen, bei kachektischen Kranken Ödeme im Vordergrund stehen.

„Bei der in diesen besonderen Zuständen eingetretenen Beriberi stellt der Mangel des Vitamin B in der Nahrung jedenfalls die Hauptursache für die Erkrankung dar. Sie zeigt jedoch etwas von dem typischen Verlauf abweichende Formen, weil andere wichtige Nahrungsstoffe gleichzeitig fehlen oder andere Toxine dabei vielleicht mitwirken können“ (SHIMAZONO 1931).

Die pathologisch-anatomischen Befunde. Der Beginn unserer Kenntnisse über die pathologische Anatomie der Beriberi ist mit den Namen von SCHEUBE und BÄLZ (1882) verbunden. Beide erkannten die Beteiligung der peripheren Nerven, die BÄLZ als „Panneuritis endemica“ oder „Neuritis multiplex endemica“ bezeichnete.

SCHEUBE fand degenerative Veränderungen im peripheren Nerven. Seine Befunde wurden von PEKELHARING und WINKLER (1887), MIURA (1888), YAMAGIWA (1899) und H. WRIGHT (1901—1905) bestätigt. “The chief anatomical changes in fatal acute beriberi are then: The primary gastroduodenitis, with an associated bacillus. A bilateral, symmetrical toxic change in the peripheral terminations of many or few sensori-motor and autonomic neurones with axonal reaction in their parent-cells. In all rapidly-fatal cases the nervous system of the heart is most deeply and widely implicated” (H. WRIGHT). HERMANN DÜRCK hat 1908 der pathologischen Anatomie eine grundlegende Studie gewidmet, deren exakte histologische Befunde in der neueren Literatur des Auslandes ganz zu Unrecht vergessen werden. Wir besitzen darin die erste systematische Untersuchung vom allgemeinpathologischen Standpunkt aus mit dem Versuch, die zeitliche Aufeinanderfolge der Erscheinungen zu klären. Die späteren Arbeiten haben zur pathologischen Anatomie nichts wesentlich Neues beitragen können. *Bei der Beriberi besteht ein beachtenswerter Grad von Übereinstimmung zwischen den klinischen und anatomischen Befunden am Nervensystem* (SPILLANE), eine Tatsache, die in der Polyneuritisliteratur selten zu finden ist.

Die Art der histopathologischen Veränderungen. Nach DÜRCK ist bei der Beriberi *das Primäre immer die Degeneration* der peripheren Nerven, während die entzündlichen Erscheinungen in den Hintergrund treten. Man findet alle Formen des Nervenfaserunterganges, von den leichtesten segmentalen Degenerationserscheinungen bis zur vollendeten WALLERschen Degeneration. Gleichzeitig kommt es zu einer Proliferation der SCHWANNschen Kerne, geringer auch der Kerne des Endoneurium. Von manchen Autoren wird die Proliferation der Gefäßwandzellen innerhalb der Nervenfaserbündel hervorgehoben.

In manchen Fällen findet man alte und frische Veränderungen nebeneinander.

Die Lokalisation der Veränderungen. Durch die systematischen Untersuchungen von DÜRCK an 11 Fällen sind wir über die Ausbreitung der histopathologischen Veränderungen in den peripheren Nerven und ihre Besonderheiten gut unterrichtet. „Die einzelnen Veränderungen folgen in wechselnden Phasen aufeinander, befallen aber die beiden Körperhälften in einer schwer erklärbaren symmetrischen Weise, so daß wir sehr verschiedene Bilder aus verschiedenen Nerven ein und desselben Falles, wenn auch in genau derselben

Entfernung vom Zentrum, dagegen ganz identische Bilder aus homologen Nerven der beiden Körperhälften bekommen" (DÜRCK). DÜRCK untersuchte folgende Nerven: Vagus, Cervicalis (VII), Radialis, Medianus, Ulnaris, Subscapularis, Ischiadicus, Tibialis, Peronaeus und Cruralis. Es zeigte sich dabei, daß der stärkste Faserabbau in den distalen Abschnitten der Nerven, besonders der unteren Extremitäten, bestand. Bemerkenswert ist die häufige und schwere Beteiligung des N. vagus („Vagus-Beriberi"). Leider fehlen bei diesen wertvollen Untersuchungen elektive Achsenzylinderdarstellungen nach BIELSCHOWSKY oder CAJAL und Angaben über die Beteiligung der Spinalganglien und der Wurzelnerven. An den intraduralen Wurzeln fanden sich gelegentlich Nervenfaserausfälle. Bei den länger verlaufenden Erkrankungen bestanden auch Ausfälle im *Rückenmark*, besonders Degeneration der Hinterstränge und der Kleinhirnseitenstrangbahnen.

Die *Muskulatur* zeigt in allen Beobachtungen meist hochgradige Proliferation der Sarkolemmkerne. Von KIJONO und NAGAJO werden die Muskelveränderungen in 3 Stadien eingeteilt: 1. Stadium: diffuse trübe Schwellung mit Verbreiterung der Interstitien. 2. Stadium: Verlust der Querstreifung, Auftreten von Vacuolen, hypertrophische und atrophische Muskelfasern. 3. Stadium: Atrophie mit Sarkolemmkernwucherung.

Zentralorgan. Im Rückenmark wurden Vacuolisierung der Nervenzellen und kleine perivasculäre Blutungen gefunden.

Übrige Organe. Bemerkenswert ist die Beteiligung des *Herzens* mit herdförmigem Zerfall der Muskelfasern („Röhrenbildung" nach DÜRCK) und lokalen Nekrosen oder Schwielen.

Vergleichende und experimentelle Pathologie. Spontan auftretende Beriberi-Erkrankungen bei Tieren sind nicht bekannt geworden. Seit der Beobachtung EIJKMANNS über die Hühner-Beriberi ist die Zahl der Arbeiten über experimentelle Beriberi und B_1-Mangelerkrankungen fast unübersehbar angewachsen. Eine sehr gute Übersicht findet sich bei SPILLANE. Hiernach wurde die Frage, ob B_1 ein antineuritisches Vitamin ist, ganz verschieden beantwortet. Dieselben Erscheinungen, wie sie EIJKMANN nach Füttern mit poliertem Reis fand, sollen in gleicher Weise durch Hunger zustande kommen (CHAMBERLAIN 1911, DAVISON und STONE 1937, BROWNING 1931).

Die ersten ausreichend histologisch untersuchten Befunde stammen von DOINIKOW (1911) und SHIMAZONO (1912).

Nach DOINIKOW ist der histopathologische Befund bei der akuten und chronischen Form der Erkrankung nach der Reisfütterung verschieden. Bei der akuten Form starben die Hühner nach 2—3tägiger Krankheit unter rasch zunehmenden Lähmungserscheinungen; an den peripheren Nerven waren nur sehr geringe Veränderungen zu sehen. Achsenzylinder und Markscheiden zeigten keine Schädigung, nur die Endothelzellen und die Zellen der Media und Adventitia der Nervengefäße wiesen deutliche Degenerationserscheinungen auf, die DOINIKOW mit denen bei Bleiintoxikation vergleicht. Nach 9tägiger Krankheitsdauer fanden sich stärkere Veränderungen — in den distalen Abschnitten der Nerven am deutlichsten ausgeprägt —, während die Schädigung der Nervenwurzeln nur sehr gering war. Die SCHWANNschen Zellen zeigten Wucherungserscheinungen und eine noch stärkere Schwellung der plasmatischen Strukturen als bei der Bleivergiftung. Die Markballen lagen in plasmatischen Kammern mit dicken Wänden, die Achsenzylinder zeigten Fragmentierung (Abb. 54a—c). In den distalen Nervenabschnitten des Unterschenkels war eine komplette WALLERsche Degeneration aufgetreten. „Während in den ersten Tagen des WALLERschen Prozesses nach Durchschneidung des Nerven die Schwellung des Plasmas der SCHWANNschen Zellen der Zerklüftung der Nervenfasern folgt, geht sie auch beim perakut verlaufenden neuritischen Prozeß der Dissektion der Nervenfaser voraus." DOINIKOW weist ferner nach, daß gleichzeitig mit diesen schwersten Zerfallsprozessen bei den nur wenige Tage dauernden Krankheitserscheinungen deutliche Bilder von Regeneration vorkommen, letztere nur in den proximalen Extremitätenabschnitten. Besonders bemerkenswert sind die schweren Veränderungen an den Gefäßen, und zwar an der Muscularis der mittelstarken Gefäße im Epineurium (Pyknose und Karyorhexis der Muskelkerne, besonders stark an der Längsmuskulatur). Auch das Auftreten mucoider Substanzen in einem so vermehrten Maße, daß DOINIKOW es für pathologisch hält, aber als Ansammlung von Lymphe im endoneuralen Gewebe

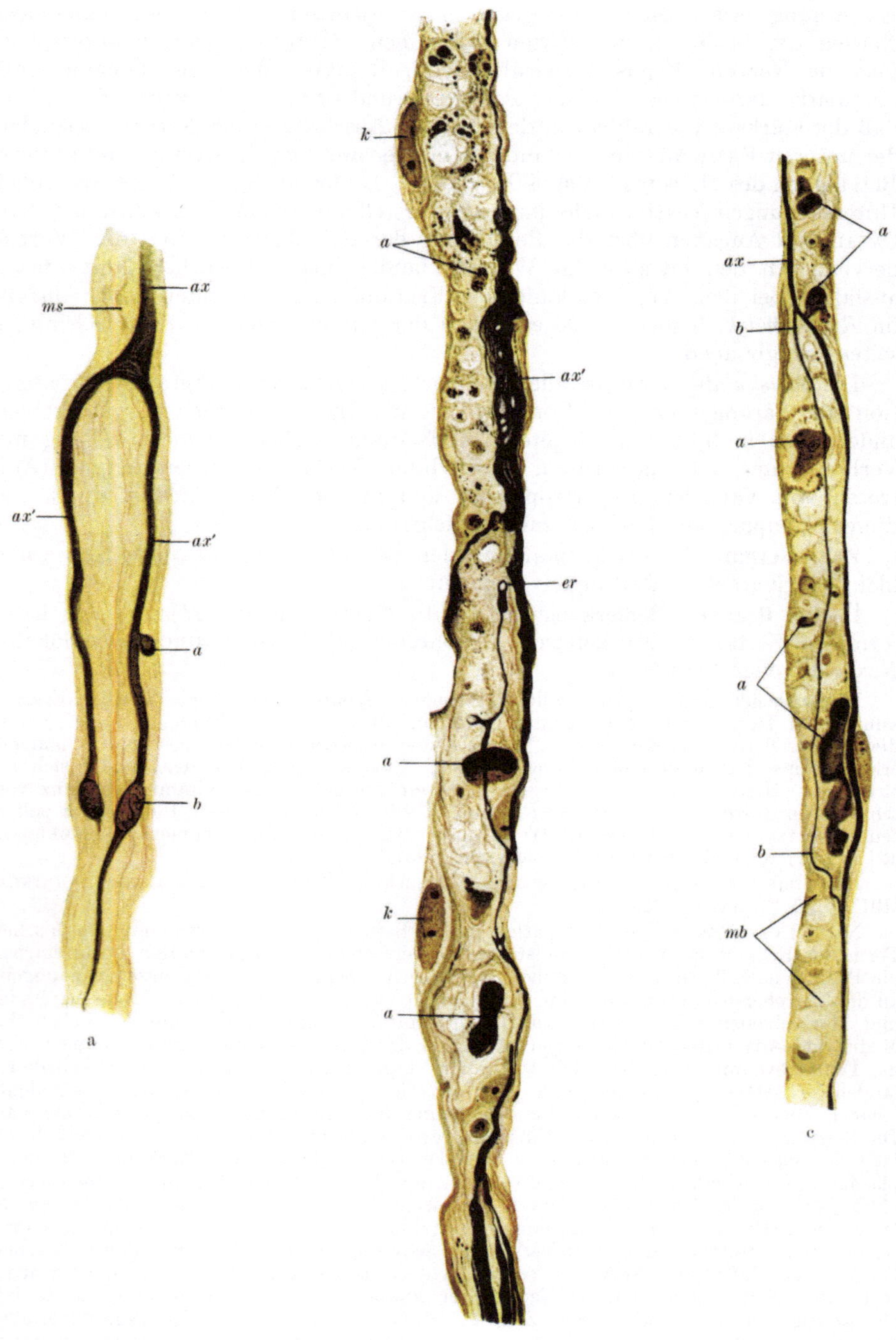

Abb. 54a—c. a Huhn. Reisneuritis. Längsschnitt aus dem N. ischiadicus. Zeiss' homogene Immersion 1/12, Okular 4. *ax* Achsenzylinder; *ax'* Teilungsäste desselben; *a* Endkolben mit kurzem Stiel; *b* kolbige Anschwellungen; *ms* Markscheide. b Huhn. Reisneuritis. Längsschnitt aus dem N. ischiadicus. Zeiss' homogene Immersion 1/12, Okular 8. Auffaserung des Achsenzylinders und Sprossenbildung. *a* Zerfallsprodukte des Achsenzylinders; *ax'* aufgefaserter Achsenzylinder an der Peripherie der Faser; *er* Endringe; *k* Zellkerne. c Huhn. Reisneuritis. Längsschnitt aus dem N. ischiadicus. Zeiss' homogene Immersion 1/12, Okular 6. Das Lumen der Faser von Markballen (*mb*) und Achsenzylinderfragmenten (*a*) angefüllt; *b* brückenartige Auffaserung eines neugebildeten Achsenzylinders (*ax*). Färbung: Silberimprägnation nach Bielschowsky. (Nach Doinikow.)

deutet, ist erwähnenswert. Bei den chronischen Fällen, in denen keine schweren Lähmungserscheinungen bestanden, waren sowohl die Reaktion der mesodermalen Elemente wie die Wucherung der SCHWANNschen Zellen gering. In den Nervenstämmen fanden sich Nervenfasern in weit vorgeschrittener WALLERscher Degeneration, BÜNGNERsche Bänder und regenerierte Achsenzylinder. Alle Erscheinungen waren distal stärker ausgeprägt. In einigen Fasern war die segmentale Degeneration nachzuweisen. Zellige Infiltrationen werden von DONIKOW nicht beschrieben.

SHIMAZONO hat bei der Fütterung mit poliertem Reis bei Tauben in keinem Falle so starke Veränderungen der peripheren Nerven gesehen wie DOINIKOW bei Hühnern. Im Vordergrund des Bildes standen Koordinationsstörungen, die auf eine zentrale Läsion hindeuten. Er fand dementsprechend stärkere Nervenfaserveränderungen im Rückenmark als im peripheren Nerven. Hier bestand an zahlreichen Fasern eine segmentale Degeneration (Abb. 55a—c), während WALLERsche Degeneration selten war. Nur in einem Fall konnte er zahlreiche Nervenfasern mit WALLERscher Degeneration nachweisen. Die beschriebenen Veränderungen waren im Vorderstrang lokalisiert.

Die experimentellen Untersuchungen der neueren Zeit haben ergeben, daß die verschiedenen Versuchstiere eine unterschiedliche Anfälligkeit gegenüber Vitaminmangel und Ernährungsstörungen zeigen, wie dies schon andeutungsweise aus den Versuchen von SHIMAZONO und DOINIKOW hervorging. Eine ganze Reihe von Autoren konnte bei Vitamin-B_1-armer Diät und sonst ausreichender Ernährung keine Veränderungen an den peripheren Nerven feststellen (KON und DRUMMOND 1927, MOORE u. a. 1932, GRINKER und KANDEL 1933, PRIKETT 1934, CHURCH, WARREN und FREEMAN 1935, und neuerdings KALM, LUCKNER

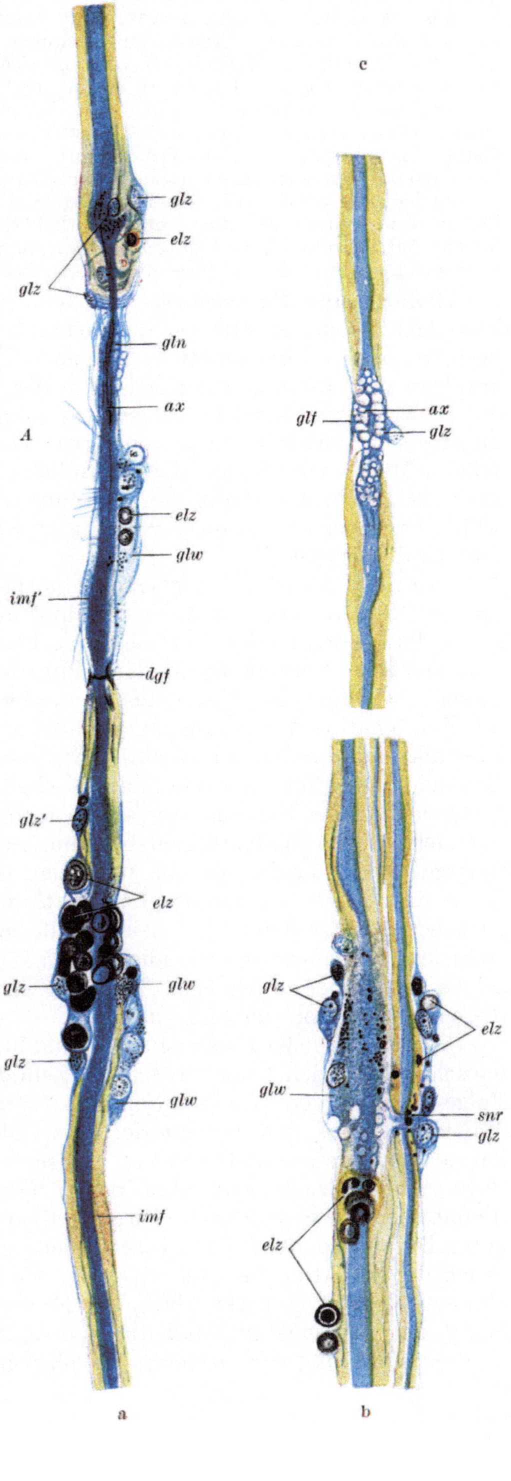

Abb. 55a—c. a Eine Nervenfaser in der segmentären Erkrankung. Aus dem Rückenmark einer Reistaube. MALLORY-Färbung des MARCHI-Schnittes. In der Strecke *A* sieht man fast keine Marksubstanz, hier bleiben aber intramedulläre Fäden übrig (*imf'*). Gliazellen bilden ein Wabenwerk im Zelleib (*glw*); *gln* Netzbildung der faserigen Gliastrukturen; *dgf* ein dicker Faden zwischen dem entmarkten und markhaltigen Teil. Gliazellen (*glz'*) umhüllen mit gewuchertem Zelleib die Nervenfaser, mehrere Gliazellen (*glz*) an der Nervenfaser schließen ELZHOLZsche Körperchen (*elz*) ein; *imf* intramedullärer Faden; *ax* Achsenzylinder. b Nervenfaser aus dem Rückenmark einer Reistaube. Dieselbe Färbung. Stark gewuchertes Zellprotoplasma der Gliazellen (*glw*) umhüllt die Nervenfaser, es bildet sich ein feines Maschenwerk, stellenweise mit feinen schwarzen Schollen. *glz* Gliazelle; *elz* ELZHOLZsche Körperchen; *snr* Schnürring. c Eine Nervenfaser aus dem Rückenmark einer Reistaube. MALLORY-Färbung. Maschenbildung des Achsenzylinders (*ax*) an der entmarkten sowie an der benachbarten Strecke. *glz* Gliazelle; faserige gliöse Strukturen (*glf*) unterstützen diese Maschenbildung. (Nach SHIMAZONO.)

und MAGUN 1951/52). Dagegen zeigen die Versuchstiere bei den akuten Mangelversuchen morphologische Veränderungen im Zentralnervensystem (SWANK, PRIKETT, ALEXANDER u. a.). Die Veränderungen ähneln denen der WERNICKEschen „Polioencephalitis haemorrhagica superior“. Bei Mammaliern “is no good evidence that thiamin deficiency alone leads to degeneration of the peripheral nerves” (R. H. FOLLIS 1948).

RIQUIER (1940), SWANK, STREET und ZIMMERMANN konnten an Tauben eindeutige morphologische Veränderungen in den peripheren Nerven nachweisen. RIQUIER fand segmentale Degeneration, Bevorzugung der distalen Abschnitte und des Vagus. Die krankhaften Veränderungen traten um so rascher und die Gewichtsabnahme um so stärker ein, je reichlicher die Nahrungsaufnahme war. Bei chronischen Versuchen beschrieben SWANK, STREET (1940, 1941 und 1942) und ZIMMERMANN (1939) Nervenfaserveränderungen, die im distalen Teil beginnen, dicke Nervenfasern zuerst befallen und zentripetal fortschreiten. Der Grad der Veränderungen wird auch hier abhängig von der Kohlenhydratzufuhr angegeben.

Ob der gesteigerte Stoffwechsel bei Vögeln oder sonstige Stoffwechseleigentümlichkeiten für die verschiedene Reaktion verantwortlich sind, ist bisher nicht bekannt. Wesentlich für das Auftreten von Schädigungen der peripheren Nerven ist sicher die Art der Versuchsanordnung — etwa die reichliche Zufuhr von Kohlenhydraten und die Dauer der Versuche.

Ätiologie und Pathogenese. Selbst bei dieser klassischen Vitaminmangelkrankheit, bei der jedermann die Bedeutung des Vitamin B_1 bewiesen erscheint, bestehen noch zahlreiche offene Fragen. „Überblickt man die Legion von Monographien und Beiträgen zur Ätiologie der Beriberi, so scheint es geradezu, als ob dieses Gebiet kausaler Forschung zum Tummelplatz von wissenschaftlich unerzogenen und jeder Spur von Kritik baren Geistern ausersehen sei!“ schrieb DÜRCK (1908) vor Beginn der Vitaminära. 40 Jahre später äußerte SPILLANE über die Erfahrungen mit den Vitaminen: “There are few therapeutic agents which have been so misused and about which has sprung up such a mass of uncritical literature.”

Über das Auftreten der ersten morphologischen Veränderungen im peripheren Nerven, ihren distalen Beginn und ihre symmetrische Lokalisation sowie ihr zentripetales Fortschreiten besteht bei der menschlichen Beriberi und manchen tierexperimentellen Untersuchungen kein Zweifel. Die Art der hierbei vorkommenden Nervenfaserveränderungen zeigt nichts Spezifisches; auch die Kombination mit Strangdegenerationen im Rückenmark gibt es bei anderen Erkrankungen peripherer Nerven. Betrachtet man jedoch das Gesamtbild der Krankheit im klinischen wie anatomischen Bilde, wobei leider die vollständige Untersuchung des Nervensystems, wie sie für pathogenetische Fragen zu fordern ist, noch fehlt, so ist das Krankheitsbild mit keinem anderen zu verwechseln. Formalpathogenetisch handelt es sich um einen primär degenerativen Prozeß an den Nervenfasern mit bevorzugter Lokalisation in den peripheren Nerven, bei dem entzündliche Erscheinungen keine Rolle spielen. Das morphologische Bild besteht in der segmentalen wie auch der WALLERschen Degeneration. Dieser Punkt sei besonders hervorgehoben. Es ist bisher nicht bekannt, auf welchem Wege diese Degeneration zustande kommt.

Die ursprüngliche Deutung als entzündliche Krankheit findet in den morphologischen Befunden keine Stütze, da Zellinfiltrationen selten sind und auch als Folge der häufigen Kombination mit Infektionskrankheiten, insbesondere mit Malaria, Typhus und Dysenterie, entstanden sein können. DÜRCK hat schon darauf hingewiesen, daß die akut klinisch in Erscheinung tretenden Symptome nicht der Ausdruck einer akut beginnenden Erkrankung der Nerven sei. Er nimmt vielmehr einen durch Gelegenheitsursachen, wie körperliche Überanstrengung, Durchnässung, Infektionskrankheiten usw. ausgelösten akuten Zusammenbruch der Funktion bei einer latent vorhandenen Nervenfaserdegeneration an. Damit stehen die neueren klinischen Erfahrungen von SCHRETZENMAYR in Einklang, der sich vorstellt, daß die B_1-Armut und der hohe Kohlenhydratgehalt in der Ernährung der ärmeren Bevölkerung im Fernen Osten einen Zustand herbeiführe, der durch irgendeine nicht ernährungsbedingte Ursache zum plötzlichen Krankheitsausbruch führt. Nach SCHRETZENMAYR ist bei der größeren Zahl der Fälle der auslösende Faktor eine Infektionskrankheit; Malaria und Typhus stehen an erster Stelle. Weitere auslösende Faktoren seien: starke Muskeltätigkeit, Klima, Wurmkrankheiten und Gravidität. Bei allen diesen Erkrankungen ist entweder ein vermehrter B_1-Verbrauch oder eine verminderte Resorption zu vermuten. Hierbei ist auch an die alte Vorstellung von WRIGHT zu erinnern, der die Gastroduodenitis, die er bei seinen Sektionen regelmäßig fand, als „Primäraffekt" der Krankheit ansah. Die Auffassung SCHRETZENMAYRs und DÜRCKs, daß die Beriberi das Produkt zweier Faktoren darstellt, ist sehr einleuchtend. Dabei ist der Ernährungsfaktor als conditio sine qua non (SCHRETZENMAYR) anzusehen, während der akzessorische auslösende Faktor sich wieder aus mehreren Komponenten zusammensetzt. Hierbei ist nicht zu vergessen, daß nicht nur exogene, sondern auch endogene Faktoren eine Rolle spielen. Dies zeigen die verschiedene Anfälligkeit der Tiere gegenüber B_1-Mangel und vor allem die unfreiwilligen Massenexperimente in den Gefangenenlagern, in denen trotz der gleichen unzureichenden Kost immer nur ein gewisser Prozentsatz an Beriberi oder „nutritional neuropathy" erkrankte.

Die Rolle der Kreislaufstörungen für die Pathogenese der Beriberi wurde schon 1899 von YAMAGIWA betont. Es komme zur Kontraktion feiner arterieller Äste, die zur lokalen Anämie und schließlich zu regressiven Veränderungen führten. Eine Stütze für diese Auffassung kann man besonders in den von DOINIKOW beschriebenen Gefäßveränderungen bei der Reisneuritis des Huhnes sehen. Vergleicht man schließlich die ausgezeichneten Abbildungen DÜRCKs und zwar seines Falles 8 mit denen von Kreislaufstörungen im peripheren Nerven, z. B. bei Periarteriitis nodosa, so sind die Übereinstimmungen auffallend. Nur kann man bei der Beriberi mit Sicherheit sagen, daß die morphologischen Veränderungen der Gefäße nicht der Erkrankung der Nerven vorausgehen, sondern gleichzeitig mit ihr oder erst später auftreten. STANNUS (1944) sieht einen wesentlichen pathogenetischen Faktor in der Capillardysergie der betroffenen Gebiete, eine Vorstellung, die in abgewandelter Form im Sinne der RICKERschen Lehre von DÖRING (1949) als Grundlage für die Pathogenese sämtlicher Neuritisformen verwandt wird.

In der neueren Literatur begegnet man einer Deutung über die Pathogenese der Beriberi, die sich aus der biochemischen Erkenntnis entwickelt hat, daß der Kohlenhydratabbau bei Vitamin B_1-Mangel gestört ist (PETERS u. a. 1937). Sie basiert ferner auf der Wirksamkeit des an Pyrophosphorsäure gebundenen Aneurins als Co-Ferment der Carboxylase (LOHMANN 1937). Durch die Störung des Kohlenhydratabbaues bei Vitaminmangel komme es zu einer Anhäufung von Brenztraubensäure im Nervensystem. Die Brenztraubensäurevermehrung oder die von japanischen Autoren gefundene Vermehrung des Methylglyoxal solle die Ursache der morphologischen Veränderungen sein. MURALT hat aus den bisher bekannten Tatsachen den Versuch einer theoretischen Deutung des Zusammenwirkens der Aktionssubstanzen, unter anderem des Aneurins, entwickelt, die die Wechselwirkung zwischen Acetylcholin und Aneurin zu erklären versucht. Sie ist hypothetisch, zeigt aber, wie überaus verwickelt die chemischen Vorgänge bei der normalen Tätigkeit des peripheren Nerven sein müssen. Eine ähnliche synthetische Deutung physiologisch-chemischer Kenntnisse wird von PETTE (1949) auf sämtliche Neuritisformen angewandt. Alle diese Hypothesen haben aber bisher nicht die verschiedenen Krankheitsbilder und die verschiedenen ätiologisch-pathogenetischen Mechanismen erklären können, die sich nicht auf den einfachen Nenner des Vitamin B_1-Mangels, der

Brenztraubensäurevergiftung oder einer Stoffwechselstörung der Markscheide bringen lassen. SPILLANE drückt dies mit folgenden Worten aus: "We know so little about the origine and metabolism of myelin that it is idle to speculate on the possibility of its being associated in some way with thiamin."

Gegenüber synthetischen Deutungsversuchen ist SPILLANE, mit Recht, ebenso skeptisch: "There is every indication that this synthesis will not be easily achieved..." "The known facts do not lend support to the simple conception of deficiency diseases—with vitamins playing the role of catalyts and derived from exogenous sources—that was propounded thirty years ago."

Hierbei sei erwähnt, daß die neueren histochemischen Untersuchungen (HOTCHKISS u. a.) auf die Bedeutung vor allem der Mucopolysaccharide für den menschlichen Organismus aufmerksam gemacht haben. Der hohe Gehalt an Mucopolysacchariden des peripheren Nerven im Gegensatz zum Zentralorgan ist bei allen bisherigen pathogenetischen Betrachtungen nicht berücksichtigt, aber sicher nicht gering zu veranschlagen, da er ein wesentliches Unterscheidungsmerkmal gegenüber dem Zentralnervensystem darstellt.

Die neueren Erkenntnisse über Stoffwechselvorgänge und ihre Beziehung zu Vitaminen lassen sich bisher noch nicht eindeutig für die pathogenetischen Betrachtungen der ernährungs- und stoffwechselbedingten Nervenstörungen verwenden.

Zwei Äußerungen aus der amerikanischen Literatur, in der diese Probleme in den letzten Jahren ausführlich behandelt wurden, mögen als Beleg dienen: "It must be emphasized that no single nutrient has been simultaneously studied from the biochemical, physiological, and morphological standpoints—some things which is greatly to be desired" (FOLLIS), ferner die Bemerkung von IRVING M. LONDON zu einem Vortrag Dezember 1952 „Die Rolle der B-Vitamine im Stoffwechsel des Nervensystems": "The papers by Dr. SEBRELL and Dr. JUKES have indicated to us the very considerable advances which have been made in intermediary metabolic reactions, and though it is still very difficult to translate this information into a clear understanding of the pathogenesis of the neurological disturbances associated with vitamin deficiencies, this goal is, I think, at least a reasonable one."

β) Die peripheren Nerven bei anderen Ernährungsstörungen, in der Schwangerschaft und bei Blutkrankheiten.

Bei einer Reihe anderer Nervenerkrankungen wird, zum Teil aus guten Gründen, zum Teil spekulativ ein Zusammenhang mit Ernährungs- oder Vitaminmangel angenommen. Meist liegen nur klinische Beobachtungen vor. So sind bei einer eindeutigen ernährungsbedingten Erkrankung wie der Pellagra nur wenige Angaben über Beteiligung peripherer Nerven vorhanden (SPILLANE). ARING und Mitarbeiter (1941) haben an Probeexcisionen von 10 Patienten mit Pellagra eine zahlenmäßige Verminderung der Markscheiden und der Achsenzylinder gefunden (Abb. 56). Für die Schwangerschaftspolyneuritis ist die Annahme eines Mangelfaktors sehr wahrscheinlich. Besonders im warmen Klima können bei schlechter Ernährung in der Schwangerschaft nach SPILLANE alle Mangelkrankheiten auftreten. Außerdem liegt eine Reihe von anatomischen Beobachtungen vor, so daß diese Erkrankung als Beispiel für andersartige Ernährungsstörungen hier mit einigem Recht angeführt werden kann.

1. Die Schwangerschaftspolyneuritis.

Die ältere Literatur ist bei v. HÖSSLIN und SIEMERLING ausführlich wiedergegeben. v. HÖSSLIN fand unter 92 Fällen in 36 vor und 56 nach der Entbindung

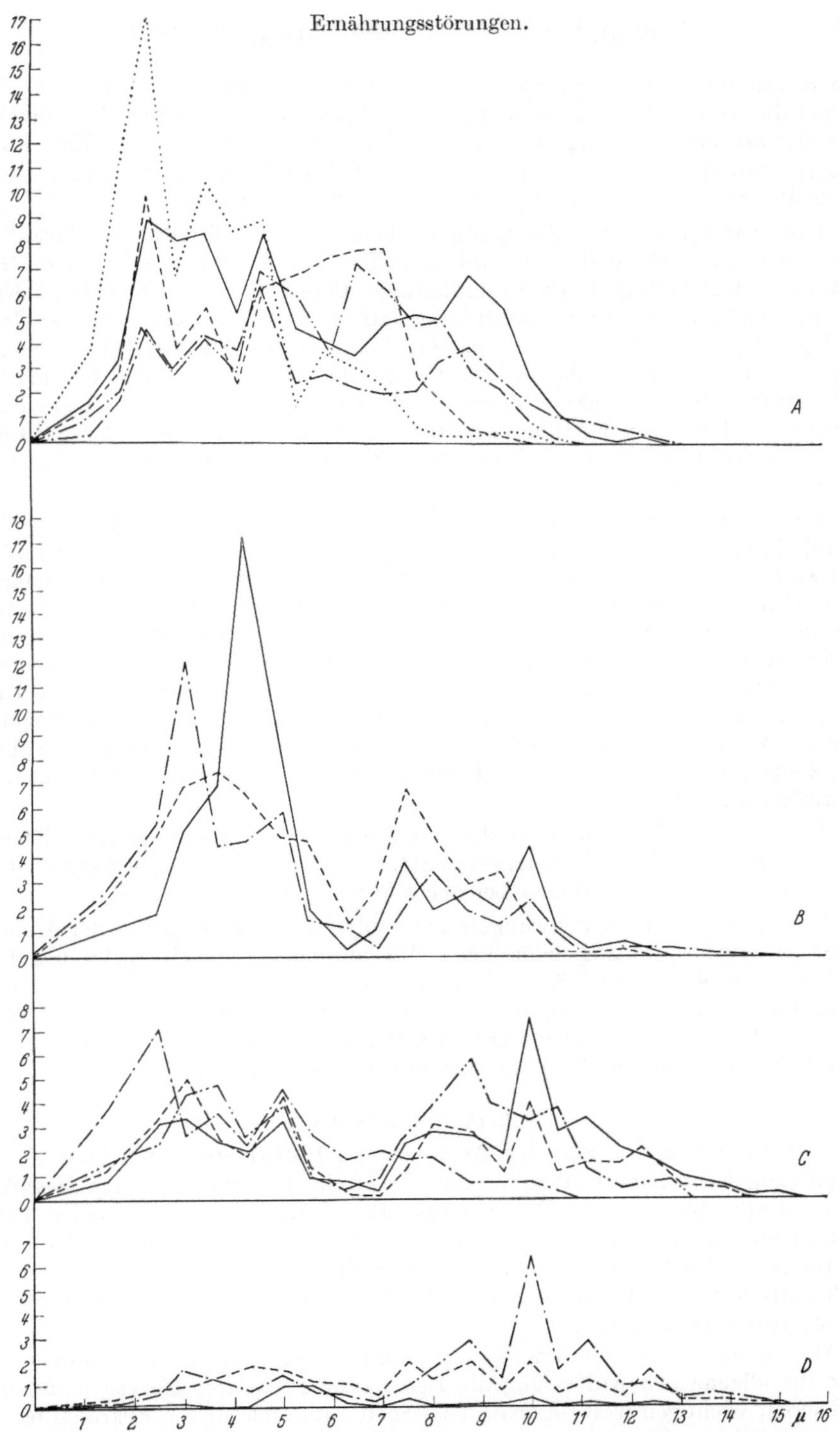

Abb. 56 A—D. Zahl der Markscheiden je Quadratmillimeter des peripheren Nerven bei (A) normalen Personen, bei (B) Patienten mit leichter peripherer Neuritis, (C) Patienten mit mäßiger peripherer Neuritis, (D) Patienten mit schwerer peripherer Neuritis. In B stellt die ausgezogene Linie die Kurve für Fall 2 dar, die gestrichelte Linie die Kurve für Fall 3, die Strich-Punkt-Linie die Kurve für Fall 8. In C ist die Kurve für Fall 5 von einer ausgezogenen Linie dargestellt, die Kurve für Fall 6 von einer gestrichelten Linie, die Kurve für Fall 7 von einer Strich-Punkt-Linie und die Kurve für Fall 9 von einer Punkt-Strich-Strich-Linie. In D ist die Kurve für Fall 1 von einer ausgezogenen Linie dargestellt, die Kurve für Fall 4 von einer gestrichelten Linie und die Kurve für Fall 10 von einer Punkt-Strich-Linie. Die Ordinaten zeigen die Zahl der Markscheiden in Hunderten, die Abszissen die Dicke der Markscheiden in μ. [Aus ARING, BEAN, ROSEMANN, ROSENBAUM und SPIESS: The peripheral nerves in cases of nutritional deficiency. Arch. of Neur. **45** (1941).]

die ersten neuritischen Symptome. SIEMERLING stellte in weiteren 18 Fällen 14mal die neuritische Erkrankung nach der Entbindung oder der Unterbrechung der Schwangerschaft, 4mal während der Schwangerschaft fest. Die Entwicklung des Krankheitsbildes dauert meist Monate, bei den Todesfällen durchschnittlich 1—2 Monate. Die Mortalität wird mit 20—22% angegeben.

Die anatomisch gut untersuchte Beobachtung von SIEMERLING betraf eine 26jährige Zweitgebärende, die mit unstillbarem Erbrechen erkrankte. Etwa 1 Monat vor dem Tod traten Krampfanfälle, Parästhesien an den unteren Extremitäten und später auch an den Händen auf, sowie Verschlechterung des Ganges und psychische Störungen. *Anatomische Diagnose* (LUBARSCH): Hämorrhagische Encephalitis der Streifenhügel und der Brücke. Hämorrhagische Ependymitis. Sehr starke Sternzellenhämosiderose in der Leber. *Neurohistologisch:* Im Gehirn zahlreiche Herde von Fettkörnchenzellen. *Schwerste degenerative Veränderungen besonders im N. peronaeus und radialis mit Bevorzugung der distalen Abschnitte. Keine entzündlichen Infiltrate.*

Weitere anatomische Untersuchungen stammen von LINDEMANN (24jährige Frau), KORSAKOW und SERBSKI (27jährige Frau), MADER (25jährige Frau) und STEWARD (33jährige Frau, 5. Gravidität) u. a. DUSTIN fand nach 2monatiger Krankheitsdauer völlige Entmarkung des N. ischiadicus und daneben deutliche Anzeichen von Regeneration. Übereinstimmend ist der Befund vorwiegend degenerativer Veränderungen, und zwar sowohl segmentaler, wie WALLERscher Degeneration. Eine neuere Zusammenstellung der Literatur wird von BERKWITZ und LUFKIN gegeben, die 4 eigene Fälle, davon 3 tödliche, beobachtet haben. Hierbei zeigten die peripheren Nerven degenerative Veränderungen, während im Zentralorgan, besonders im Corpus mamillare, petechiale Blutungen beschrieben werden.

Damit bestehen auch nach den anatomischen Befunden gewisse Übereinstimmungen zwischen Schwangerschaftspolyneuritis, den experimentellen Ernährungsstörungen und denen bei der alkoholischen Polyneuritis.

Die Pathogenese der Schwangerschaftspolyneuritis ist auch mit der Annahme einer Ernährungsstörung oder eines Vitaminmangels noch recht ungeklärt. Immerhin sprechen einige Beobachtungen für diese Auffassung, die von LUIKART, F. H. LEWY, SCHULTZE, HILDEBRANDT und OTTO vertreten wird. STÄHLER hat festgestellt, daß die Ausscheidung von Vitamin B_1 im Urin während der Schwangerschaft besonders bei Kombination mit Polyneuritis vermindert ist.

2. *Blutkrankheiten.*

Perniziöse Anämie. Seit den Angaben von EISENLOHR (1892) über Nervenbeteiligung bei primärer Atrophie der Magenschleimhaut und deren Beziehung zu schwerer Anämie und Rückenmarkserkrankung liegen nur wenige Untersuchungen vor. HAMILTON und NIXON (1921) weisen darauf hin, daß die peripheren Nerven entweder unzureichend oder überhaupt nicht untersucht wurden. v. NOORDEN hat (1892) auf die Ähnlichkeit mit der multiplen Neuritis bei Carcinom aufmerksam gemacht.

HAMILTON und NIXON betonten an Hand von eigenen Fällen, daß im Gegensatz zur allgemeinen Auffassung die Beteiligung peripherer Nerven häufiger sei und einen wichtigen Teil der pathologischen Anatomie dieser Erkrankung darstelle. Sie beschrieben degenerative Veränderungen.

GREENFIELD und CARMICHAEL (1935) stellten eine zahlenmäßige Verminderung der Nervenfasern fest, wobei die Reduktion besonders die dickeren Fasern betraf.

Die Angabe über eine Beteiligung der peripheren Nerven variiert von 4% (GOLDMANN) bis 23% (DYNES-NORCROSS).

Leukämie. Ausgesprochene leukämische Infiltrationen kommen gelegentlich in Umgebung oder innerhalb einzelner oder mehrerer Nerven vor (EISENLOHR 1878, TROEMNER und WOHLWILL 1927). DE LISI (1923) beschreibt eine Kompression des Nerven durch leukämische Infiltrate.

Selten werden polyneuritische Krankheitsbilder beschrieben. In der Beobachtung von ALAJOUANINE, THUREL, CASTAIGNE und LHERMITTE (1949) kam es bei einer akuten Lymphoblastenleukämie bei einem 60jährigen Patienten zu einem polyneuritischen Syndrom. Histologisch fanden sich leukämische Infiltrate im Nerven. In einem eigenen Fall[1] entwickelte sich bei einem 75jährigen Mann bei lymphatischer Leukämie eine aufsteigende, schlaffe Lähmung. Histologisch bestand eine schwerste leukämische Infiltration in den Nerven (Abb. 57) mit segmentaler und WALLERscher Degeneration der Nervenfasern. Die von LHERMITTE und TRELLES als «Neurolymphomatose périphérique humaine» beschriebene Erkrankung der Nerven dürfte auch in den Formenkreis der Leukämie gehören. Der Vergleich mit der Hühnerlähme (MAREK) ist zwar bei der pathogenetischen Deutung von Interesse, aber die Identität der Krankheitsbilder bisher keineswegs bewiesen. Die anatomischen Befunde in der Leber und den Nerven sind — wie ich mich an eigenen Fällen überzeugen konnte — auffallend ähnlich. Die Pathogenese der „leukämischen Neuritis" ist ebenso wie die der leukämischen Gehirnveränderungen nicht geklärt. Anatomisch stellt sie sicher eine Sonderform dar.

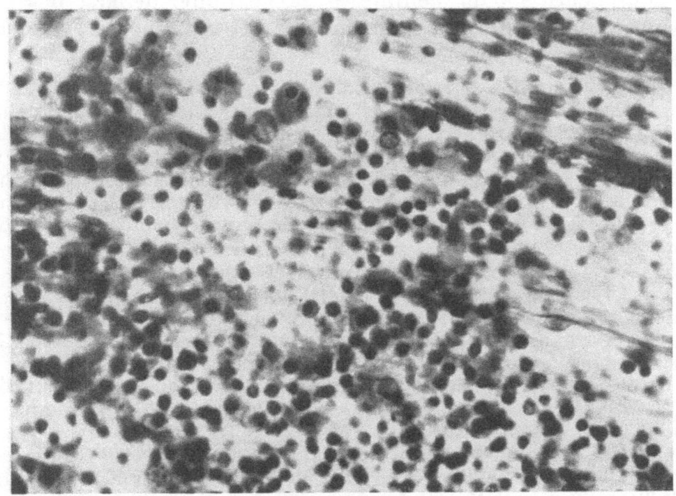

Abb. 57. *Leukämische Infiltrate im Nerven.* Schwerste Infiltrationen von Lymphocyten im Endoneurium der Nervenfaserbündel mit ausgedehnter segmentaler Fasererkrankung und sekundärer Degeneration der Nervenfasern. (S. Nr. 903/45. Senckenberg. Path. Inst. Frankfurt. 75jähriger Mann. Klinische Diagnose: Polyneuritis.)

b) Stoffwechselstörungen.

α) Störungen des Eiweißstoffwechsels (Amyloidose und Paramyloidose).

Die Amyloiderkrankung der peripheren Nerven wurde bisher noch in keinem Handbuch zusammenfassend dargestellt, obwohl die Beteiligung der Nervengefäße durch die systematische Untersuchung von BELOKRENITZKY (1911) als

[1] Für die Überlassung der Präparate danke ich Herrn Prof. LAUCHE.

Nebenbefund ohne klinische Erscheinungen bei allgemeiner Amyloidose schon lange bekannt ist. Erst in den letzten 16 Jahren sind Beobachtungen beschrieben worden, bei denen die neurologischen Ausfälle im klinischen Bilde auf eine Beteiligung des Nervensystems zurückzuführen waren. Die klinischen Bilder wurden als Neuritis oder Polyneuritis klassifiziert. Die erste klinisch und anatomisch genau untersuchte und erkannte Beobachtung stammt von de Navasquez und Treble (1938). Ein als hypertrophische Neuritis von de Bruyn und Stern beschriebener Fall wurde von ihnen rückschauend als Amyloidose erkannt. Eine eigene Beobachtung mit W. Goetze (1941) zeigte im klinischen Bilde das Vorherrschen neurologischer Störungen peripherer Nerven, das an eine chronische Polyneuritis oder neurale Muskelatrophie denken ließ. Durch eine Probeexcision konnte schon zu Lebzeiten des Patienten die Diagnose Amyloiderkrankung gestellt werden.

Es handelte sich um einen 64jährigen Bildhauer, der mit 59 Jahren an zunehmender Schwäche in beiden Beinen erkrankte; es traten Parästhesien und Empfindungsstörungen an den Beinen und an den Händen hinzu. Zunehmende Schwäche der Hände, Fehlen der Sehnenreflexe, Herabsetzung der Berührungsempfindung an den Beinen bis zu den Oberschenkeln und an den Händen, rezidivierendes Auftreten schmerzloser trophischer Geschwüre (Mal perforant) an den Füßen, Potenzstörungen, Entwicklung eines Herzblockes 2 Jahre vor dem Tode gleichzeitig mit Verschlimmerung der Nervensymptome und Auftreten psychischer Störungen.

Anatomisch fand sich eine schwere Amyloiderkrankung der peripheren Nerven, des Herzens und des Gefäßsystems; Leber und Milz waren frei. Im Gehirn bestand eine herdförmige, auf die Sektoren der Grenzgebiete zwischen Arteria cerebri media und Arteria cerebri anterior beschränkte Gefäßamyloidose mit granulärer Atrophie der Großhirnrinde. Im Kleinhirn bestanden ebenfalls zahlreiche granuläre Erweichungsherdchen.

Weitere Beobachtungen stammen von Kernohan und Woltmann (1942), Maleci und Montanari (1948), Krücke (1949), Fisher und Preuss (1951), Andrade (1952), Kantarijan und Russel (1953).

Neuerdings hat Corino Andrade in Portugal gehäuftes Auftreten — insgesamt 74 Fälle— von zum Teil familiärer Amyloidose angegeben, von denen 2 durch Sektion bestätigt wurden. Frühe Sensibilitätsstörungen, Mal perforant, sowie gastrointestinale Störungen standen im Vordergrund.

David D. Denny-Brown beschrieb ein Krankheitsbild, das offenbar eine Kombination von „hereditärem, perforierendem Ulcus des Fußes“ mit primärer Degeneration der Spinalganglien und einer als sekundär aufgefaßten Amyloidose darstellt. Elf Mitglieder einer Familie von insgesamt 36 Personen in 3 Generationen erkrankten mit einer an den Füßen beginnenden dissoziierten Empfindungslähmung. Auf diese Erkrankung wurde bei der Besprechung der neurovasculären familiären Dystrophie näher eingegangen. Sie sei hier nur wegen des familiären Auftretens und der familiären Amyloidose erwähnt, da solche erblichen Faktoren möglicherweise für die Lokalisation der Krankheit von Bedeutung sind.

Bisher zeigten unter 130 Fällen von Paramyloidose diese 8 Fälle eine Amyloidose der Nerven mit klinischen Erscheinungen, damit etwa 6% der Fälle.

Die Amyloiderkrankung beim Menschen tritt in verschiedenen Formen auf, über deren Abgrenzung und Bezeichnung bis heute keine völlige Übereinstimmung besteht. Für unsere Betrachtung ist zunächst nur die Unterscheidung der Amyloidablagerung bei der *allgemeinen Amyloidose* von der bei *Paramyloidose* wichtig. Bei allen Formen der Amyloidose kann eine Beteiligung der peripheren Nerven vorkommen. Zum erstenmal hat Virchow (1857) einen Befall der Nerven notiert, über deren eigentliches Verhalten er nicht ganz „ins Klare kam“.

In den 13 Fällen von *allgemeiner Amyloidose* Belokrenitzkys waren 9mal die peripheren Nerven beteiligt, die Ablagerungen betrafen aber nur die Gefäße im Epineurium. Die Nervenfasern waren unverändert. Schon vorher hatte Wichmann im N. ischiadicus Amyloid im Peri- und Endoneurium und Lubrimoff Gefäßamyloidose in Sympathicusganglien beschrieben. Im Gehirn wurde bis auf die Beteiligung des Plexus chorioideus (Askanazy) niemals Amyloid gefunden.

Bei der *Paramyloidose* kommen die stärksten Grade von Amyloidablagerung im Nervensystem vor. Hierbei bestehen wesentliche Unterschiede in der Beteiligung von Zentralnervensystem und peripheren Nerven. Seit langem ist bei der Amyloidose das Verschontbleiben des Zentralnervensystems als feststehende Tatsache bekannt. Die ganz seltenen Ausnahmen bestätigen die Regel. Eigene Untersuchungen ergaben eine auffallende Übereinstimmung zwischen Amyloidose und den Farbstoffversuchen von GOLDMANN und SPATZ in der Ablagerung des Amyloids und des Farbstoffs. In beiden Fällen sind die Ablagerungen — bei der Amyloidose in wechselnder Intensität — im Infundibulum und Plexus chorioideus lokalisiert. Die gleiche Lokalisation zeigt das Trypanblau bei Injektion in die Blutbahn. Die Amyloidablagerung geht nur in seltenen Fällen über diese Prädilektionsstellen hinaus und betrifft dann in erster Linie die Gefäße im Subarachnoidalraum, die Pia und Arachnoidea und die Randzonen des nervösen Parenchyms. Dabei werden auch einige Stellen bevorzugt, so die Eintrittsstelle der hinteren Wurzel und die Gefäße in den Grenzgebieten zwischen Arteria cerebri anterior und media.

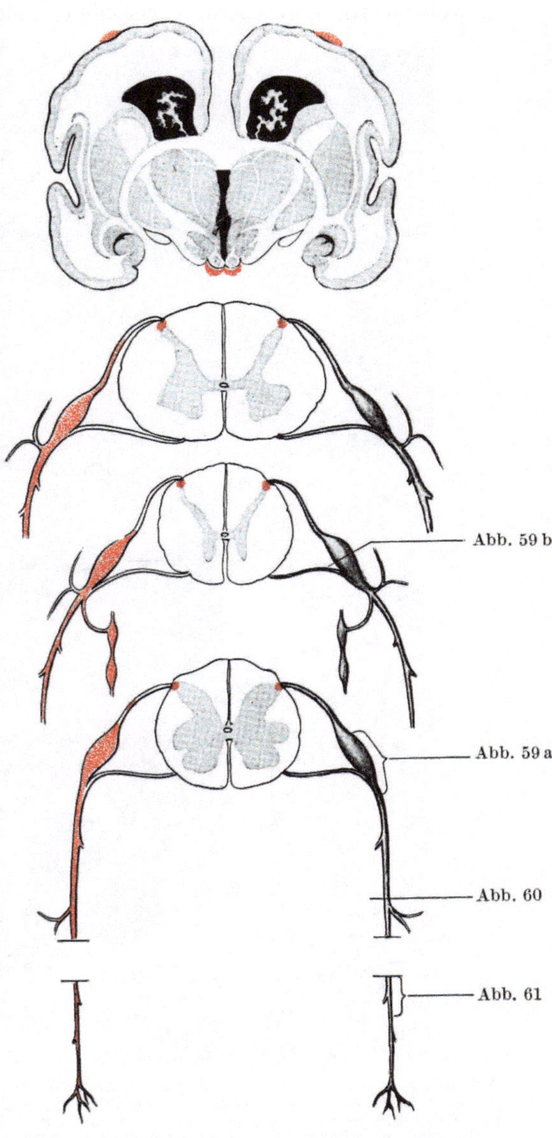

Abd. 58. Lokalisationsschema der Paramyloidose im Nervensystem.

Die peripheren Nerven zeigen in den Fällen mit Beteiligung des Nervensystems eine wesentlich stärkere Amyloidablagerung als das Zentralorgan (Abb. 58). Sie beginnt im Bereich des Wurzelnerven und erstreckt sich auf die gesamten Cerebrospinalnerven und das periphere vegetative System. Die Amyloidablagerung tritt uns in Form der Gefäßamyloidose oder der knoten- und knötchenförmigen interstitiellen Ablagerung entgegen (Abb. 59 und 60). Häufig sieht man eine netz- oder gitterförmige pericelluläre Amyloidose des epineuralen Fettgewebes. Die färberischen Eigenschaften des Amyloids gleichen denen in den übrigen Organen. Hervorzuheben ist die Färbbarkeit mit Kongorot und die danach auftretende Doppelbrechung, die eine Unterscheidung von anderen amorphen Substanzen gestattet. In den befallenen Nerven läßt sich ein deutlicher Nervenfaserausfall mit Schwund der Markscheiden und Schädigung der Achsenzylinder feststellen. Die Nervenfaserausfälle sind im Bereich der interstitiellen Amyloidablagerungen am stärksten; hier besteht auch ein deutlicher Schwund der reticulären und kollagenen Fasern des Endoneuriums (Abb. 61). Organisationsvorgänge und Wucherungen von Bindegewebsfasern sind nicht vorhanden; gelegentlich kommen Riesenzellen oder

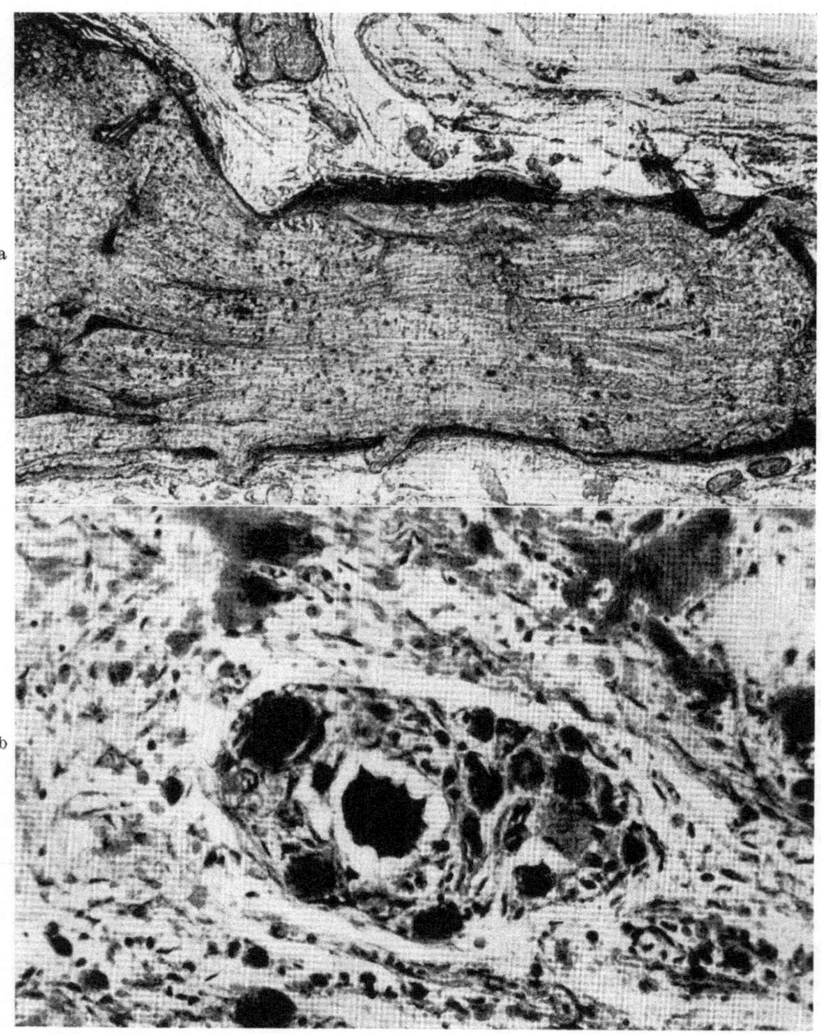

Abb. 59a u. b. *Paramyloidose der Nerven.* a Längsschnitt durch den distalen Teil eines Spinalganglions. Ausgedehnte, knötchenförmige Amyloidablagerungen im Interstitium zwischen den Nervenfasern. Färbung: Kongorot. Paraffineinbettung. b Knötchenförmige Amyloidose besonders in der Kapsel der Spinalganglienzellen, die zum Teil schwere Veränderungen und Schrumpfungen zeigen. (38jährige Frau.) Färbung: Kongorot. Paraffineinbettung.

Plasmazellen am Rande der Ablagerungen vor. Meist liegen die Amyloidsubstanzen reaktionslos im Gewebe; bei der eigenen Beobachtung mit GOETZE konnten Probeexcisionen zu verschiedenen Zeiten durchgeführt werden, die histologisch weitgehend übereinstimmten.

Ätiologie und Pathogenese. Mit der Feststellung der verschiedenen Lokalisationen des Amyloids, entsprechend den verschiedenen Permeabilitätsverhältnissen der Blutgefäße im Zentralorgan mit Bluthirn- und Blutliquorschranke und im peripheren Nerven ohne entsprechende Existenz einer Schranke, haben wir einen wichtigen Ausgangspunkt für die pathogenetischen Betrachtungen gewonnen. Wir können daraus schließen, daß die Ablagerung auf dem Blutwege erfolgt, wobei außer den besonderen Permeabilitätsverhältnissen noch weitere, bisher nicht näher zu definierende lokale Faktoren für die Erkrankung des Nervensystems ausschlaggebend sind.

Die Grundlage für die Amyloidablagerung kann man nach den Untersuchungen von APITZ, BRASS, RANDERATH u. a. in einem vermehrten Auftreten blutfremder

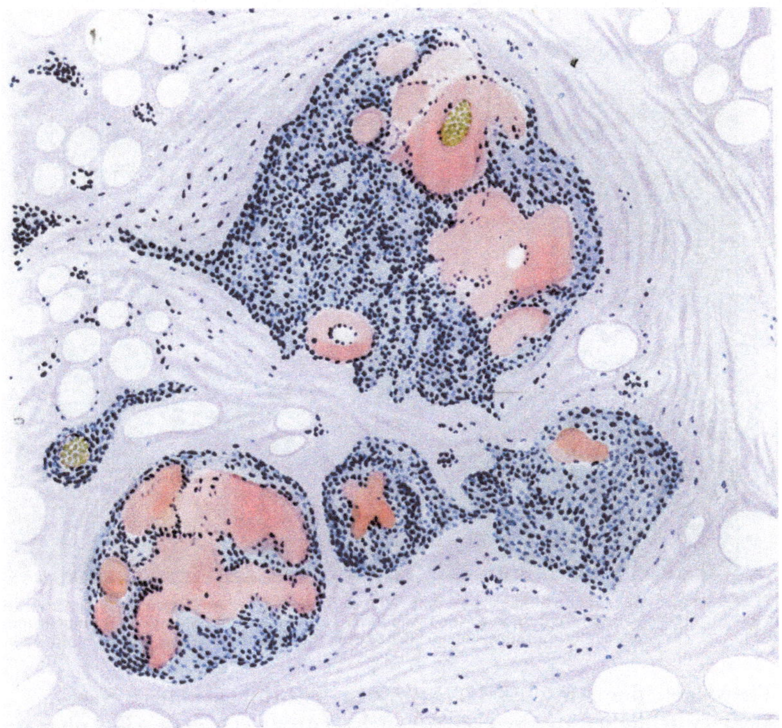

Abb. 60. *Paramyloidose der Nerven.* Querschnitt aus dem Plexus brachialis. Hochgradige knötchenförmige Amyloidose des Interstitiums und der Gefäße. (S. Nr. 40/16. Path. Inst. Berlin-Buch. 64jähriger Mann.) Färbung: Kongorot. Celloidineinbettung.

Eiweißkörper („Paraproteine") im Plasma sehen. Nach RANDERATH entstehen sie durch eine Eiweißkörperfehlsynthese und sind so „blut- und körperfremd", „daß sie im Ablaufe der im Organismus sich abspielenden physiologischen Stoffwechselprozesse nicht verarbeitet werden können".

Warum es zu den eingangs erwähnten verschiedenen Ablagerungstypen kommt, ist noch nicht hinreichend bekannt.

Bei der *allgemeinen Amyloidose* führt nach TERBRÜGGEN eine rasch verlaufende Grundkrankheit mit starker Gewebseinschmelzung zum Sagomilztyp, während bei dem Schinkenmilztyp ein langsamer Verlauf mit chronischem Grundleiden vorliegt. Die *Paramyloidose* zeigt im Gegensatz zu den üblichen Vorstellungen und der oft angewandten Bezeichnung „atypische Amyloidose" einen wohlcharakterisierten Typ mit Bevorzugung des kardiovasculären Systems und Verschontbleiben von Leber und Milz. Die Altersverteilung der bisher beschriebenen Fälle von Paramyloidose zeigt einen Gipfel zwischen dem 50. und 60. Lebensjahr, während bei der allgemeinen Amyloidose dieser Gipfel zwischen dem 30. und 40. Lebensjahr liegt. Die von diesen beiden Typen abweichenden Formen oder Kombinationsformen stellen die eigentlichen atypischen Amyloidosen dar.

Während für die allgemeine Amyloidose die Ätiologie durch ein nachweisbares Grundleiden meist zu klären ist, besteht bei der Paramyloidose häufig kein direkt erkennbarer kausaler Zusammenhang. Die Annahme eines Plasmocytoms in jedem Fall als spezifische Grundkrankheit ließ sich nicht immer bestätigen. Von LUBARSCH wurde das Fehlen eines Grundleidens als eines der charakteristischen Zeichen angeführt. Als Unterscheidungsmerkmal sind folgende Punkte zu werten:

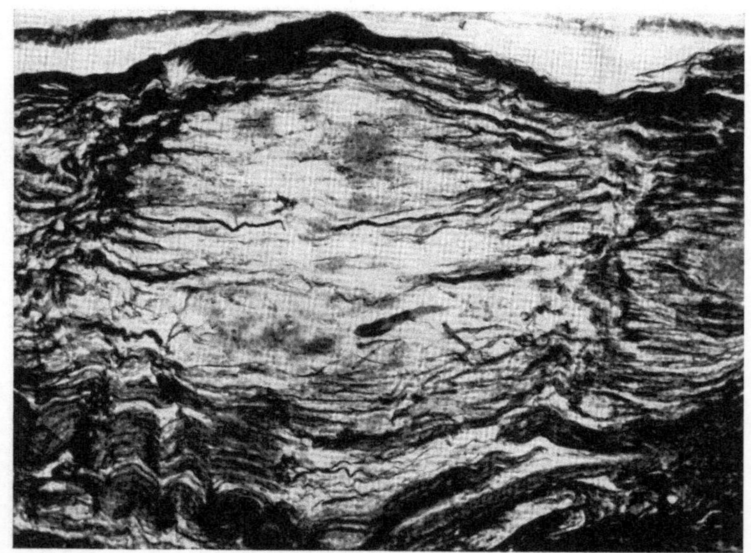

Abb. 61. Längsschnitt eines Faserbündels aus dem Plexus brachialis. Im Bereich eines Amyloidknötchens sind nicht nur die Nervenfasern, sondern auch die reticulären und kollagenen Fasern des Endoneuriums größtenteils geschwunden. Färbung: Silberimprägnation nach PERDRAU. Celloidineinbettung. (Gleicher Fall wie Abb. 60.)

1. Vorwiegen der Amyloidablagerung im kardiovasculären System,
2. Verschontbleiben der großen parenchymatösen Organe wie Leber und Milz,
3. Ablagerung des Amyloids in Form von Knötchen oder Knoten.

Die Paramyloidose ist durch zahlreiche Übergangs- oder Mischformen mit der allgemeinen Amyloidose verbunden und nach unserer Ansicht in ihrer Pathogenese nicht prinzipiell von der allgemeinen Amyloidose unterschieden. Nur lassen sich die an Hand der allgemeinen Amyloidose früher entwickelten Vorstellungen über die Pathogenese für die Paramyloidose nicht anwenden. Erst die durch Untersuchungen von APITZ, BRASS und RANDERATH geschaffenen übergeordneten Begriffe der Paraproteinosen erlauben, die Paramyloidose auf die gleiche Grundstörung zurückzuführen. Sie besteht in einer Eiweißstoffwechselstörung, vermutlich einer Eiweißkörperfehlsynthese, mit Auftreten paraproteiner Substanzen im Blut, also einer Allgemeinerkrankung mit verschiedener Lokalisation der Amyloidablagerungen.

Übereinstimmend ist das Auftreten der gleichen typischen Nierenveränderungen mit glomerulusnaher Ablagerung von Paraproteinen in den Harnkanälchen. Die Gründe, warum es zu den verschiedenen Lokalisationsformen und auch zur Beteiligung des Nervensystems kommt, sind ebenso unbekannt wie bei anderen Allgemeinerkrankungen, etwa der Entstehung einer post- oder parainfektiösen

Neuritis und Encephalitis oder von Neuritiden bei Allgemeinerkrankungen und Intoxikationen.

Bisher sind nur Einzelfaktoren bekannt, die uns die verschiedene Lokalisation am Nervensystem erklären können. Danach ist der wichtigste Faktor die physiologisch verschiedene Permeabilität der Gefäße, die bei der Amyloidose als einem Experiment der Natur die im Tierversuch festgestellten Ergebnisse von GOLDMANN und SPATZ bestätigt. Das Freibleiben des Zentralnervensystems bis auf Plexus und Infundibulum, die geringere Beteiligung der Spinalwurzeln und die schwerste Amyloidose der Nerven nach dem Austritt aus der Dura sind das Spiegelbild der Trypanblauversuche und ein Kennzeichen der verschiedenen Permeabilitätsverhältnisse. Die älteren Vorstellungen über die Ablagerungen am Ort der Amyloidbildung oder am Ort der Antigenausschwemmung können zumindest bei der Paramyloidose keine Allgemeingültigkeit beanspruchen; ebensowenig sind Organe mit vermehrtem Eiweißstoffwechsel oder Gewebe mit vermindertem Stoffwechsel (sog. bradytrophe Gewebe) alleiniger Sitz der Amyloidose.

Eines steht jedoch außer Frage — die vorwiegende Lokalisation an der Grenzfläche von Zellen, und zwar in dem Bereich des Grundhäutchens, sei es der Capillaren, der Muskelzellen des Herzens oder der Gefäße oder der Epithelzellen. Die enge Beziehung zu den reticulären Fasern und zum grundsubstanzreichen Gewebe scheint uns ein wichtiges und bisher zu wenig beachtetes morphologisches Merkmal bei der Amyloidose zu sein. Die neueren histochemischen Untersuchungen haben den Reichtum dieser Gewebe an Mucopolysacchariden erwiesen. Wie weit die Mucopolysaccharide selber an der Amyloidbildung beteiligt sind, steht noch dahin. — Jedenfalls ergab die HOTCHKISS-Reaktion in den eigenen Beobachtungen einen stark positiven Ausfall bei sämtlichen Amyloidablagerungen.

Pathogenese der Nervenfaserschädigung. Trotz der Annahme einer Eiweißstoffwechselstörung als Grundlage für die Amyloidablagerung sind die Nervenfaserschädigungen sicher nicht auf eine primäre Stoffwechselstörung der Markscheiden, wie man sie bei so vielen Neuritiden vermutet, zurückzuführen. Ob eine Beziehung zwischen den im Achsenzylinder bei älteren Menschen auftretenden Amyloidkörperchen und der interstitiellen Amyloidose besteht, ist noch nicht entschieden. Gerade bei den Fällen stärkster Amyloidablagerung war keine Nervenfaser- oder Achsenzylinderamyloidose vorhanden. Die amyloide Substanz liegt vielmehr ausschließlich in der Gefäßwand und in den Fasern oder dem Interstitium des endoneuralen Bindegewebes. Die nicht nur morphologisch, sondern auch klinisch durch den Funktionsausfall erkennbare Nervenfaserschädigung entwickelt sich unter folgenden Bedingungen: 1. der rein mechanischen Auseinanderdrängung der Nervenfasern und dem erschwerten Stoffaustausch der von Amyloid umgebenen Fasern, 2. durch eine Kreislaufstörung der in ihrer Funktion durch die Amyloidablagerung geschädigten Gefäße. Die lokale Amyloidablagerung scheint aber der wesentlichste Faktor zu sein, da wenigstens in den eigenen Beobachtungen immer nur an dieser Stelle die Schädigungen nachweisbar waren. KERNOHAN und WOLTMANN sehen dagegen in der Kreislaufstörung den wesentlichen pathogenetischen Faktor. Vergleicht man den Befund am Herzen, so sieht man auch hier eine Atrophie der Muskelfasern, während Infarktbildungen keine Rolle spielen. Lediglich im Gehirn kommt es zu eindeutigen kreislaufbedingten Herden in Form der granulären Atrophie der Großhirnrinde wie bei der v. WINIWARTER-BUERGERschen Krankheit, obwohl die Gefäßamyloidose hier wesentlich geringgradiger ist als im Nerven oder in anderen Organen. Die andersartige Gefäßversorgung mit begrenzten Versorgungsgebieten und die häufige Kombination mit einem Herzblock dürften neben dem erhöhten

Sauerstoffbedarf der Hirnrinde für diesen Unterschied eine Rolle spielen. Die Ausbreitung der Gefäßamyloidose in den Endabschnitten der Versorgungsgebiete bei solchen Fällen legt den Gedanken nahe, daß kreislaufmechanische Momente als weiterer Lokalisationsfaktor in Frage kommen. Wie weit dies auch im peripheren Nerven der Fall ist, läßt sich nicht erweisen. Man könnte daran denken, daß die Gefäßamyloidose der interstitiellen Amyloidose vorausgeht, oder daß die Ablagerung in einem vorher geschädigten Nerven erfolgt. Vergleicht man jedoch das Gesamtbild der bisher bekannten Fälle, so ist es a priori unwahrscheinlich, daß sämtliche Gewebe, in denen sich Amyloid findet, vorher geschädigt gewesen sein sollen. Es ist wahrscheinlicher, daß die interstitielle Amyloidose sich gleichzeitig mit der Gefäßamyloidose entwickelt. Wir fassen demnach die Nervenfaserschädigung als sekundär entstanden auf: durch interstitielle Ablagerung des Amyloids mit Erschwerung des Stoffaustausches und durch eine zusätzliche Kreislaufstörung infolge der Gefäßamyloidose.

Die Amyloidose des Nervensystems kann durch die mit morphologischer Methodik leicht nachweisbaren Spuren im Gewebe als ein sehr gutes Modellbeispiel für die verschiedene Beteiligung von Zentralorgan und Peripherie bei Allgemeinerkrankungen des Organismus angesehen werden.

β) *Porphyrie.*

Am Nervensystem kommen sowohl zentrale wie periphere Symptome vor. Nach TROSTDORF (1953) ist sogar die Kombination von Polyneuritis und KORSAKOW-Syndrom nächst dem chronischen Alkoholismus am häufigsten bei akuter Porphyrie. GRÜNEWALD beschrieb 1923 einen Fall typischer LANDRYscher Paralyse bei einer 26jährigen Frau mit akuter Porphyrie, bei der er die allergische Entstehung des foudroyanten Verlaufs diskutiert. Später sind noch wiederholt derartige Verläufe beschrieben worden, von denen allerdings WALDENSTRÖM feststellte, daß kaum ein Fall mit dem typischen Verlauf einer LANDRYschen Paralyse vorkomme. Eine Reihe von Fällen von rezidivierender Polyneuritis werden retrospektiv von WALDENSTRÖM als Porphyrie gedeutet (ROSS und BURY, SORGO, THOMSON, THOMAS). WALDENSTRÖM sieht in der Porphyrie eine typische funktionelle Krankheit. Auf die sehr gute Übersicht von P. R. SCHMIDT (1952) sei verwiesen.

Das klinische Bild ist vielgestaltig, wobei die motorischen Ausfälle überwiegen sollen. Die Lähmungen sind wahllos verteilt, Hirn- und Spinalnerven sind betroffen. Es gibt einseitige motorische Ausfälle; der Beginn ist häufiger an den oberen Extremitäten.

Pathologisch-anatomische Befunde. Ausreichend untersuchte Fälle sind mir nicht bekannt geworden, es werden jedoch eine Reihe von Fällen mit anatomischen Befunden beschrieben, unter anderen von MASON und Mitarbeitern, BAKER und WATSON, DENNY-BROWN und SCIARRA, GARCIN und LAPRESLE. Hierbei fanden sich degenerative Veränderungen mit disseminierter Entmarkung (z. B. HARBITZ), in anderen Fällen wurden keine Veränderungen gefunden. In dem Fall von PALMER handelte es sich um eine akute idiopathische Porphyrie bei einer 26jährigen Frau mit dem klinischen Bilde „ähnlich dem toxischen Typ der LANDRYschen Paralyse“. Tod durch Toxämie und nicht durch Bulbärparalyse. In den peripheren Nerven fanden sich einige Herde von deutlicher Degeneration der Markscheiden und in anderen extensive Rundzelleninfiltrationen. Einzelne verstreute Phagocyten enthielten braunes Pigment. In der Beobachtung von BAKER und WATSON bestanden bei einem 24jährigen Mann die stärksten morphologischen Veränderungen in den peripheren Nerven, und zwar der unteren Extremitäten. Gefäßveränderungen wurden von EICHLER,

ABRAHAMS und Mitarbeitern, ERLANDSON und LUNDQUIST beschrieben. Bei der Beobachtung von GROGG konnten nur die Wurzelbündel der Cauda equina untersucht werden. Hier fand sich besonders im Fettpräparat ein deutlicher Nervenfaserzerfall. Es handelte sich um eine 24jährige Frau, die 41 Tage nach dem ersten Anfall an Lungenembolie starb. Im Zentralorgan bestanden ischämische Zellveränderungen, eine schwere Erkrankung der Vorderhorn- und der Hinterhornzellen und an den übrigen Organen Leberzellnekrosen sowie Schlingennekrosen in den Glomerula.

Pathogenetisch muß man die symptomatischen von den idiopathischen Porphyrien trennen, bei denen auch im klinischen Bild Besonderheiten bestehen. Die Bedeutung der Porphyrine für die Pathogenese der Nervenveränderungen ist noch nicht geklärt. BINGEL diskutiert folgende Möglichkeiten: Direkte endogen toxische Wirkung auf die nervöse Substanz, Wirkung auf dem Weg einer Schädigung des Gefäßsystems oder Schädigung durch ein unbekanntes Stoffwechselprodukt. Im Tierversuch gelang es nicht, durch subcutane Injektion verschiedener Porphyrinarten beim Meerschweinchen Erkrankungen von Gehirn, Rückenmark oder peripheren Nerven zu erzielen. Nach WALDENSTRÖM spielen die Porphyrine nur eine relativ unbedeutende Rolle in der Entwicklung der akuten Exacerbation. Von großem Interesse sind die Zusammenhänge zwischen Vitaminen und Porphyrinstoffwechsel, auf die VANOTTI zuerst aufmerksam gemacht hat. Nach STICH wird in Hefekulturen die Porphyrinsynthese durch Lactoflavin beeinflußt, und zwar durch Förderung der Porphyrin III- und Hemmung der schädlichen Porphyrin I-Bildung (zit. nach SCHMIDT).

Die Rolle von Gefäßveränderungen für die Pathogenese ist noch nicht geklärt. WALDENSTRÖM, ERLANDSON und LUNDQUIST haben auf die Kombination von Porphyrie und Periarteriitis nodosa hingewiesen. WALDENSTRÖM vermutet einen Zusammenhang zwischen Stoffwechselstörungen und Gefäßveränderungen. DENNY-BROWN und SCIARRA nehmen als pathogenetischen Faktor eine „intermittierende Ischämie“ an. Damit ist aber die Prädilektion in den motorischen Nervenfasern nicht zu erklären. GROGG vermutet, daß sowohl ein toxischer wie ein vasculärer Faktor wirksam sein könne. Auffallend ist die Übereinstimmung mancher Züge im Bild der Bleivergiftung, insbesondere das Auftreten von Darmkoliken und Veränderungen des peripheren und zentralen Nervensystems (SCHREUS und CARRIÉ).

γ) *Kohlenhydratstoffwechselstörungen.*

Die ersten anatomischen Befunde über die sog. „diabetische Neuritis“ stammen von PRYCE (1887), AUCHÉ (1890), EICHHORST (1892) und LEICHTENTRITT (1883). Mit einer ausführlichen Arbeit über 3 Fälle hat PRYCE (1893) die damals bekannten Befunde zusammengefaßt, wesentlich Neues ist bis heute zu diesen alten Erfahrungen nicht hinzugekommen.

Klinisch hatte v. LEYDEN (1888) die diabetische Neuritis in 3 Gruppen eingeteilt, die hyperästhetische, die motorische oder paralytische und die ataktische Form oder die Pseudotabes. Neuerdings unterscheidet I. V. TREUSCH (1945) 4 Gruppen nach dem klinischen Bild: 1. Diabetes mit Schmerzen, 2. Ischämische Neuropathie, 3. Diabetische Polyneuritis, 4. Diabetische viscerale Neuritis mit "burning paresthesia of feet".

Pathologisch-anatomisch liegen über unterschiedliche Befunde, die diesen klinischen Formen entsprechen, noch keine genügenden Angaben vor.

Die von PRYCE beschriebenen 3 Fälle gehören zu der ataktischen, pseudotabischen Form und zeichnen sich durch folgende Merkmale aus: chronischer

Verlauf, Ataxie, Fehlen von deutlicher Lähmung, Auftreten im höheren Lebensalter, Überwiegen der sensiblen, vasomotorischen und trophischen Störungen (plantare Ulcera über dem Metatarsophalangealgelenk) und die Verbindung von Nervensymptomen mit ausgeprägten Arterienveränderungen. Histologisch fanden sich in allen Fällen degenerative Veränderungen an den Nervenfasern mit Bevorzugung der distalen Abschnitte der Nerven. — Eine ausgeprägte Arteriosklerose der Nervengefäße wird häufig gefunden (WOLTMANN und WILDER 1929). Die Befunde stammen bei 6 von 10 Fällen von amputierten Gliedmaßen bei arteriosklerotischer Gangrän. Bei der von WOLTMANN und WILDER beschriebenen Veränderung in den Nerven handelt es sich nach den Abbildungen offenbar um RENAUTsche Körperchen. FOSTER und BASSET (1947) beschreiben bei diabetischer Nervendegeneration das Auftreten von neurogener Arthropathie (CHARCOT-Gelenk) als Folge einer Dysfunktion des vegetativen Nervensystems in der Gegend des Gelenks. Die histologische Untersuchung des N. tibialis posterior einer amputierten Extremität ergab eine Reduktion der Nervenfasern (sowohl der Markscheiden wie der Achsenzylinder), Wucherung der SCHWANNschen Zellen und schwere endoneurale und perineurale Fibrose mit Hyalinisation der endoneuralen Arteriolen. Am Knochen bestanden Umbauvorgänge mit Resorptionserscheinungen und auch Knochenneubildungen. Die vorgelegten Befunde sind spärlich, die pathologische Anatomie der diabetischen Nervenerkrankungen ist noch eine Aufgabe der Zukunft.

Die *Pathogenese der diabetischen Neuritis* ist noch nicht geklärt. Entzündliche Veränderungen gehören jedenfalls nicht zum typischen Bilde, besonders bei Fällen, in denen Ulcerationen und Gangrän fehlen. Man kann mit WOLTMANN sagen, daß die Schädigung der peripheren Nerven auf verschiedenen Wegen und durch verschiedene Ursachen erfolgt. PRYCE betont die Übereinstimmung mit der häufigen Erkrankung der A. tibialis posterior an Arteriosklerose, die mit der stärksten Nervendegeneration im N. tibialis posterior übereinstimme. Trotz der häufigen Kombination mit Arteriosklerose ist nicht mit Bestimmtheit zu behaupten, daß diese der wichtigste pathogenetische Faktor sei. Die Annahme einer spezifischen Intoxikation wurde bereits von PRYCE abgelehnt: "Here we have other factors at work. In the first place there has been long continued malnutrition, and as the second there we found extensive vascular disease." In welchem kausalen Zusammenhang die Erkrankung der Nerven mit der Kohlenhydratstoffwechselstörung steht, ist bisher nicht geklärt. In dieser Hinsicht ist bemerkenswert, daß bei dem Diabetes im Kindesalter die Neuritis praktisch keine Rolle zu spielen scheint. Das klinische Bild der *Pseudotabes* kann sicher in manchen Fällen allein durch Erkrankung peripherer Nerven bedingt sein (DEJERINE), aber es kommen auch beim Diabetes Veränderungen im Zentralorgan vor, wie in der alten Beobachtung von LEICHTENTRITT. Hier konnten bei einer 60jährigen Frau mit schwerem Diabetes und einer Verlaufsdauer von etwa 6 Jahren bei der histologischen Untersuchung außer einer Degeneration der peripheren Nerven und der Hinterstränge unregelmäßige myelitische Herde im Vorder- und Seitenstrang nachgewiesen werden. Daraus erhob LEICHTENTRITT die Forderung, bei Diabetes mit nervösen Erscheinungen nicht nur periphere Nerven, sondern auch Rückenmark zu untersuchen. WILLIAMSON und SCHWEIGER fanden ebenfalls im Rückenmark tabiforme Degeneration der Hinterstränge.

δ) *Lipoidstoffwechselstörungen.*

Bei den Lipoidstoffwechselstörungen steht die Beteiligung des Zentralnervensystems so im Vordergrund, daß die peripheren Nerven überhaupt nur selten untersucht werden. Wie gelegentliche Befunde zeigen, bleiben die Nerven jedoch nicht verschont, weshalb hier auch darauf hingewiesen werden soll.

Bei der *amaurotischen Idiotie* hat W. D. SPILLER (1905) an den Nerven mit der MARCHI-Methode eine beträchtliche Degeneration nachgewiesen. Erst in der neueren Literatur ist wieder eine Beobachtung von CLEMENT, GRUNER, RAMAIX und BRETAGNE (1953) bekannt geworden, bei der Veränderungen an der motorischen Endplatte in Form von Faseranschwellungen vorlagen. Die Verfasser deuten sie als TAY-SACHSsche Degeneration der motorischen Endplatte. An einem eigenen Fall von infantiler amaurotischer Idiotie kann ich den Befund der französischen Autoren bestätigen: Vor Abgang der Endverzweigungen in die motorische Endplatte fand sich eine Achsenzylinderauftreibung

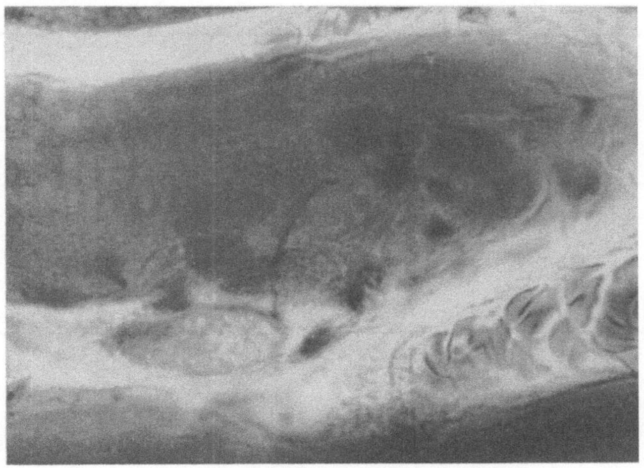

Abb. 62. *Infantile amaurotische Idiotie.* Nervenfaserauftreibung nahe der Endplatte mit Einlagerung lipoider Substanzen kurz vor der Eintrittsstelle der Nervenfaser in die motorische Endplatte. Färbung: Silberimprägnation nach BODIAN.

mit Lipoideinlagerung wie im Zentralorgan (Abb. 62). Diese Beobachtungen zeigen erneut, daß bei der amaurotischen Idiotie nicht nur das Zentralorgan beteiligt ist. In unserem eigenen Fall war eine Lipoidablagerung auch an den inneren Organen (Leber und Milz, FISCHER 1954) nachzuweisen.

Bei der zu den Leukodystrophien gehörenden, von SCHOLZ 1925 zuerst beschriebenen, *familiären, diffusen Sklerose* ist der Erkrankungsprozeß durch das Auftreten „prälipoider“ Abbauprodukte charakterisiert (s. Abschnitt HALLERVORDEN). M. JAKOBI (1947) hat hierbei eine Beteiligung der peripheren Nerven beschrieben.

Es handelte sich um ein $2^1/_4$jähriges Kind, klinische Erscheinungen von seiten der peripheren Nerven sind nicht verzeichnet; vermutlich waren sie durch die hochgradige Erkrankung des Zentralorgans überdeckt. Histologisch bestand im Nerven eine deutliche Entmarkung mit Auftreten von Abbauprodukten in Körnchenzellen, die sich bei der SPIELMEYER-Färbung nicht darstellen ließen, aber im Fettpräparat blau und rot-braun angefärbt waren. Im FEYRTER-Präparat stellten sie sich metachromatisch rot dar, Neutralfette kamen nur ganz vereinzelt in einer Gefäßwandzelle oder Körnchenzelle zwischen den Nervenfasern vor. Die Achsenzylinder waren verbreitert, einzelne Fasern zeigten kugelförmige Achsenzylinderauftreibungen; im ganzen schienen jedoch die Achsenzylinder besser erhalten als die Markscheiden.

Pathogenetisch ist der histologische Befund der peripheren Nerven nicht als Folge der Pyramidenbahndegeneration zu deuten, sondern es handelt sich um einen selbständigen Prozeß mit Auftreten der gleichen prälipoiden Abbauprodukte wie am Zentralorgan und damit bei dieser Erkrankung um eine Lipoidstoffwechselstörung nicht nur des Zentralorgans, sondern des gesamten Nervensystems.

Tabelle 3. *Literaturübersicht (1930—1950) über das Vorkommen von Erkrankungen der peripheren Nerven bei Intoxikationen.*

	Polyneuritis		Mononeuritis		Neuritis		ZNS-Beteiligung		Trophische Störungen		Besonderheiten
	klin.	anat.	klin.	anat.	klin.	anat.	klin.	anat.	klin.	anat.	
1. Anorganische Verbindungen.											
Schwermetalle:											
Gold	++	—	—	—	—	—	—	—	—	—	Polyradiculitis.
Blei	++	—	+	—	+	—	+	+	—	—	Polyradiculitis klinisch und anatomisch, besonders motorische Nervenfasern.
Quecksilber	++	—	—	—	—	—	—	—	—	—	
Thallium	+	—	—	—	—	—	—	—	+	—	Haarausfall.
Strontium	+	—	—	—	—	—	—	—	—	—	
Wismut	+	—	—	—	—	—	—	—	—	—	
Metalloide:											
Arsen	+++	—	+	—	—	—	+	—	+	—	Neurotabes, Amyotrophie, sensible Störungen.
Salvarsan	++	+	—	—	—	—	+	—	—	—	
Phosphor	+	—	—	—	—	—	—	—	—	—	
C=O-Verbindungen:											
Kohlenoxydvergiftung	+++	—	—	—	—	—	+RM	—	++	—	Multiple Nerven, Hirnnerven.
Phosgen	+	—	—	—	—	—	—	—	—	—	
C<S/S-Verbindungen:											
Schwefelkohlenstoff	++	—	+	—	—	—	+	—	—	—	Neurotabes, Schmerzen, vielfältiges Krankheitsbild, bleibende Ausfälle, vegetative Störungen, besonders untere Extremitäten.
Cyan-Verbindungen:											
Cyankali	+	—	—	—	—	—	—	—	—	—	
2. Organische Verbindungen.											
Aliphatische Kohlenstoffverbindungen:											
Benzin	+	—	—	—	—	—	—	—	—	—	
Benzol	+	—	—	—	—	—	—	—	—	—	
Tetrachloräthan	+	—	—	—	—	—	—	—	—	—	
Trichloräthylen	—	—	+N.V.	—	—	—	—	—	—	—	

Aliphatische Alkohole:											
Chloroform	+	—	—	—	—	—	—	—	—	—	
Äther	+	—	—	—	—	—	—	—	—	—	
Alkohol	+++	+	—	—	—	—	—	—	—	—	Neurotabes peripherica.
Barbitursäure und Derivate:											
Barbitursäure	++	—	+	—	—	—	—	—	+	—	Asymmetrische „Polyneuritis“.
Sulfonal	+	—	—	—	—	—	—	—	—	—	
Trional	+	—	—	—	—	—	—	—	—	—	
Luminal	+	—	—	—	—	—	—	—	—	—	
Evipan	+	—	—	—	—	—	—	—	—	—	
Aromatische Amino- und Nitroverbindungen:											
Xylol	—	—	—	—	+	—	—	—	—	—	
Toluol	—	—	—	—	+	—	—	—	—	—	
Dinitrobenzol	+	—	+	—	—	—	—	—	—	—	
Nitrobenzol	+	—	—	—	—	—	—	—	—	—	
Dinitrophenol	—	—	+	—	—	—	—	—	—	—	
Andere aromatische Substanzen:											
Triorthokresylphosphat	+++	+	—	—	—	—	—	—	+Deg.	—	Elektive Schädigung des gesamten motorischen Systems, eventuell Rückenmark, retrobulbäre Neuritis.
3. *Pflanzengifte.*											
Ergotismus	+	—	—	—	—	—	—	—	—	—	
Morphium	+	—	—	—	—	—	—	—	—	—	
Nicotin	++	—	—	—	—	—	—	—	—	—	Sensible Störungen.
Coloquinten	+	—	—	—	—	—	—	—	—	—	
Emetin	+	—	—	—	—	—	—	—	—	—	
4. *Tierische Gifte.*											
Schlangengift	—	—	—	—	+	—	—	—	—	—	
5. *Medikamente.*											
Sulfonamide:											
Uliron, Sulfapyridin	+++	—	—	—	++	—	—	—	+	—	„Polyradiculitis.“
Isonicotinsäurehydracid	+	+	—	—	—	—	+	—	—	—	
Atebrin	+	—	—	—	—	—	—	—	—	—	

Zu den Lipoidstoffwechselstörungen gehört möglicherweise das von Refsum (1945) beschriebene Krankheitsbild der *Heredopathia atactica polyneuritiformis.*

2. Intoxikationen.

Trotz der umfangreichen Literatur über polyneuritische Krankheitsbilder nach Intoxikationen sind ausreichende anatomische Untersuchungen beim Menschen sehr selten. Dieser Mangel wird durch die Möglichkeit ausgeglichen, mit den bekannten Giften Nervenschädigungen experimentell hervorzurufen. So beruhen unsere Kenntnisse über die segmentale Degeneration auf den experimentellen Untersuchungen Gombaults und Stranskys über Bleivergiftung. Diese überaus wichtigen Entdeckungen haben unglücklicherweise bis heute die Vorstellungen über das histopathologische Substrat der „Neuritis" geprägt. Pathologisch-anatomisch handelt es sich aber in den bisher bekannt gewordenen Befunden in den Tierexperimenten und beim Menschen nach Intoxikationen nicht um Vorgänge, die als entzündlich zu werten sind — wenn man der Betrachtung den engeren neuropathologischen Entzündungsbegriff zugrunde legt. Sowohl bei den schon lange bekannten Intoxikationen mit Alkohol, Blei, Arsen u. a. und den erst in neuerer Zeit beobachteten mit Sulfonamiden, Triorthokresylphosphat, Isonicotinsäurehydrazid u. a. ist die Art der histopathologischen Veränderungen übereinstimmend. Sie besteht in einer Schädigung des Parenchyms in Form der segmentalen Fasererkrankung oder auch der Wallerschen Degeneration ohne zellige Infiltrate. Hinsichtlich der Lokalisation sind die anatomischen Befunde noch sehr lückenhaft, aber bekanntlich bestehen schon im klinischen Bild je nach der Giftart deutliche Unterschiede in den einzelnen Formen. Hieraus allein kann man schon auf die Ursache oder einen Kreis bestimmter Ursachen schließen (Bing, Scheid, Mertens), eine Tatsache, die auf die Bedeutung der toxischen Substanz selber für die Pathogenese der Nervenschädigung hinweist.

Ein weiteres Merkmal bei Intoxikationen ist das oft längere Intervall zwischen Gifteinwirkung und Nervenerkrankung — für Edinger ein wichtiger Punkt seiner Ersatztheorie, für die Vertreter der Neuroallergielehre ein Beweisstück der allergischen Pathogenese.

Eine tabellarische Übersicht über die in den letzten 20 Jahren beschriebenen Intoxikationen zeigt die Vielzahl der Gifte und andeutungsweise die verschiedenen Erscheinungsbilder. Die klinisch beobachteten „polyneuritischen" Krankheitsbilder stehen weitaus an der Spitze (Tabelle 3).

Aus der Tabelle geht sehr deutlich hervor, wie gering die Zahl der anatomischen Untersuchungen ist, so daß sich die Darstellung auf wenige Beispiele der anatomisch am besten bekannten Formen beschränken muß. Auf den Abschnitt von Pentschew „Intoxikationen" (2. Teil) und die Handbuchabschnitte von Bumke und Krapf, Bumke und Kant im Handbuch der Neurologie sei verwiesen.

a) Die Nervenveränderungen bei Alkoholismus.

Die periphere Lokalisation der von Lettsom (London 1786), J. Jackson (Boston 1822) klinisch beschriebenen Alkohollähmung wurde zuerst von Dumesnil (1864) erkannt und von Thompson (1868) und Lanceraux (1881) zuerst anatomisch nachgewiesen. Nach Gowers (1892) ist sie die häufigste aller Neuritisformen, Monrad-Krohn stellt sie auch heute noch an die Spitze der Nervenerkrankungen.

Die alkoholische Polyneuritis scheint in den USA. und den nordischen Staaten eine größere Rolle als in Deutschland zu spielen. Nach einer alten

Statistik aus Hamburg, die von REMAK (1900) zitiert wird, fand sich bei 3% der Alkoholiker eine Neuritis. Sogar bei Kindern wurde sie damals gelegentlich beobachtet (CHR. JAKOB 1893). In der älteren Literatur finden sich häufiger anatomische Befunde, über die FLAUTAU (1899) eine gute Übersicht gab.

Das klinische Bild ist nach CASSIRER durch annähernd symmetrische Lähmung — bevorzugt der distalen Extremitätenabschnitte — charakterisiert. Meist sind die unteren Extremitäten, und zwar in ihrem peronealen Anteil, befallen. Die Erkrankung beginnt mit Schwäche, später entwickeln sich Steppergang und Ataxie. Die ataktische Polyneuritis (REMAK) sah man früher am häufigsten bei Alkoholismus (DEJERINE, NONNE, KRÜCHE, WERTHEIM SALOMONSON).

Die Kombination der Erkrankung peripherer Nerven mit psychischen Störungen ist beim Alkoholismus am häufigsten. Das von KORSAKOW zunächst als polyneuritische Psychose bei sehr verschiedenen Ursachen beschriebene Krankheitsbild, nach dem Vorschlag JOLLYs als KORSAKOWsches Syndrom bezeichnet, führt nicht selten zu bleibenden Ausfällen. Im Anschluß an Delirium tremens oder an ein KORSAKOWsches Syndrom kann die Nervenerkrankung auch akut auftreten (WEXBERG).

Schon früh wurde die Alkoholneuritis durch ihren eigenartigen Symptomenkomplex von den übrigen Neuritisformen abgetrennt, neuerdings betont BRAUNSTEIN (1939) ihre klinischen Besonderheiten.

Pathologische Anatomie.

Periphere Nerven. Die morphologischen Veränderungen bestehen in „degenerativ-atrophischen Prozessen“ (FLATAU) mit offenbar vorwiegend segmentaler Degeneration. In den älteren Arbeiten, so von H. GUDDEN (1896), wird hervorgehoben, daß die Äste stärker als die Nervenstämme betroffen sind, am meisten ausgeprägt sei die Degeneration in den Zweigen der Muskulatur. JUBA (1938), der im Hinblick auf die Vorstellungen über den Beginn der Erkrankung im Bereich der Wurzeln 4 Fälle untersucht hat, fand den Schwerpunkt der Veränderungen in den peripheren Nerven. Er konnte bestätigen, daß die peripheren Abschnitte stärker betroffen waren als die proximalen. Nach den beigegebenen Abbildungen ist der Abbau zu Neutralfett hochgradig, die Achsenzylinder sind jedoch besser erhalten als die Markscheiden.

GUDDEN stellte an den Gefäßen von Nerven und Muskeln „leichte Verdickungen, Kerninfiltrationen und Wucherung des Endothels“ fest. Das Vorkommen solcher Gefäßveränderungen, die an und für sich geringfügig seien, erwecke den Anschein, „als ob von den Gefäßen der primäre Anreiz zu degenerativen Prozessen ausginge“ (GUDDEN).

Die Wurzelabschnitte. In der älteren Literatur finden sich nur gelegentlich Angaben über Beteiligung der vorderen und hinteren Spinalwurzeln. CAMPBELL und auch HEILBRONNER beobachteten Veränderungen in der Wurzeleintrittszone. JUBA konnte an dieser Stelle keine gröberen Veränderungen finden. Die hinteren Wurzeln dagegen waren in seinen 3 Fällen sehr intensiv befallen. In den Spinalganglien beschreibt JUBA primäre Reizung, aber keine Zellausfälle.

Rückenmark. In den Fällen mit Beteiligung peripherer Nerven wird nicht selten eine Degeneration der Hinterstränge (CAMPBELL, HEILBRONNER, JUBA u. a.) beobachtet. In 2 Fällen JUBAs, bei denen die lumbosacralen hinteren Wurzeln Veränderungen aufwiesen, zeigten die GOLLschen Stränge eine Degeneration mit Fettkörnchenzellen. Außer solchen systematischen Veränderungen kommen die von NONNE zuerst beschriebenen funikulären Myelosen gelegentlich vor.

Gehirnveränderungen. Der offenbar wichtigste Befund am Zentralorgan ist aber die WERNICKEsche Polioencephalitis haemorrhagica superior, die häufig mit der Polyneuritis kombiniert ist. Sie wird von SPATZ als Pseudoencephalitis charakterisiert und in der anglo-amerikanischen Literatur als WERNICKEs Encephalopathie bezeichnet. Im histopathologischen Bild stehen Wucherungen der Gefäßwandzellen mit Umbildung und Vermehrung der Gefäße sowie perivasculäre Bindegewebswucherungen im Vordergrund. Auch die Glia beteiligt sich an der Proliferation. Ihre Ausbreitung ist, wie aus den Untersuchungen GAMPERs hervorgeht, merkwürdig gesetzmäßig (SPATZ). Prädilektionsstellen sind die ventrikelnahen Teile des Hypothalamus, das Corpus mamillare, die Umgebung des Aquäduktes und das Grau der Vierhügelplatte. Auch die ventrikelnahen Abschnitte des Rautenhirns, der Brückenhaube und Medulla oblongata, sind regelmäßig betroffen. An das Auftreten der zentralnervösen Störung muß man vor allem bei plötzlichen Todesfällen im Verlaufe alkoholischer Polyneuritis denken. Sie kommt nicht nur bei Alkoholismus vor, sondern stellt eine besondere Reaktionsform des Gehirns auf verschiedene ätiologische Faktoren, die gleichzeitig zu einem polyneuritischen Krankheitsbild führen können, dar. Von den 12 Fällen, die CAMPBELL und BIGGART (1939) beschrieben, war chronischer Alkoholismus nur in einem Fall die Ursache, während in der Mehrzahl der Fälle der Alkohol als kausaler Faktor auszuschließen war. In 3 Fällen bestand ein Magencarcinom, in anderen chronische Dyspepsie mit Gallensteinen, Schwangerschaft u. a.

Experimentelle Pathologie.

Veränderungen an den Nervenfasern durch Alkoholgaben lassen sich experimentell hervorrufen. SATO (1931) fand bei Tauben regressive Veränderungen an den Nervenfasern, wobei die motorischen Endigungen besonders befallen waren. C. C. SPEIDEL (1936) hat in bewundernswerten Versuchen die Schädigung der Nervenfasern durch Alkohol und ihre Wiederherstellung am lebenden Nerven verfolgt. Zunächst zeigten die markhaltigen Nervenfasern Vacuolisation, Fibrillation, Schwellung und Kugelbildung, in extremen Fällen komplette Degeneration einiger Marksegmente. Die RANVIERsche Einschnürung beteiligte sich nicht an der Schwellung.

Durch die Versuchsanordnung konnte praktisch jeder Grad von Nervenschädigung erreicht werden. Verlängerte Einwirkung — SPEIDEL spricht von Irritation — verursacht komplette Degeneration der distalen Marksegmente. Versuche, eine Degeneration der proximal gelegenen auszulösen, mißlangen, da die Tiere vorher starben. Schwache, tägliche Intoxikation von kurzer Dauer verursachte auch über Wochen nur geringe Nervenschädigung. Die geringen Veränderungen, die jeden Tag während der Behandlung auftraten, waren schnell restituiert. Das Nervenwachstum und die Markreifung — es handelte sich um Kaulquappen — wurden nicht gestört. Die Wachstumskeulen an den regenerierten Nervenfasern reagierten rasch und auffallend auf die Alkoholbehandlung. Es kam zu einer Retraktion, charakterisiert durch Verdickung der Faser, Rückfluß des äußeren Neuroplasmas und Zurückbleiben eines feinen Axialfadens und schließlich zur sporadischen Retraktion auch dieses Fadens. Rasche Erholung folgte bei Umsetzen des Tieres in Brunnenwasser. Ein neuer Wachstumskolben entwickelte sich an der Spitze der Faser, die dann entlang ihrem vorherigen Weg oder einer neuen Route wieder auswuchs. Diese Veränderungen an den Nervenendigungen scheinen nach SPEIDEL sehr wichtig, wenn sie in gleicher Weise an den Synapsen des Gehirns und Rückenmarks sich entwickeln sollten. Bei der Rückbildung der schweren Veränderungen wurden die in den Nervenfaserscheiden liegengebliebenen Markkugeln zum Aufbau der neuen Markscheide wieder verwendet. Die marklosen Nervenfasern wiesen nur bei starken Konzentrationen eine deutliche Vacuolisation auf. Die Zellen der SCHWANNschen Scheide zeigten mit Ausnahme gelegentlicher Vacuolen wenig Veränderung, sie können sich sogar mitotisch teilen bei einer Alkoholbehandlung, die zu deutlicher Schädigung der markhaltigen Fasern führt.

Pathogenese. Neuerdings denkt man an die pathogenetische Bedeutung von Stoffwechselstörungen oder Vitaminmangel, die durch den Alkoholismus ausgelöst seien. Der Vitamin B_1-Mangel als Grundlage für die Nervenveränderungen wird vor allem in der anglo-amerikanischen Literatur lebhaft diskutiert (s. die Übersicht bei SPILLANE). Bei allen Überlegungen über die noch unbekannte Pathogenese sollte man aber die Rolle des ätiologischen Hauptfaktors, des Alkohols, der das Krankheitsbild zweifellos wesentlich bestimmt, nicht vergessen. Bei der Polyneuritis alcoholica wird nach WEXBERG (1935) „die spezifische Ätiologie schon aus dem klinischen Bilde zu entnehmen sein". Auch SCHEID (1947) hat wieder darauf hingewiesen, daß durch das neurologische Krankheitsbild „schon ein bestimmtes toxisches Agens vermutet oder doch wenigstens auf einen mehr oder weniger engen Kreis möglicher Ursachen geschlossen werden kann".

Der relativ geringe Prozentsatz von Nervenerkrankungen bei chronischem Alkoholismus wird mit Recht dafür angeführt, daß ein dispositioneller Faktor eine Rolle spielen muß. Bei allen Intoxikationen und Infektionen, die nicht in 100% der Fälle zu dem gleichen Krankheitsbild oder Beteiligung der gleichen Organsysteme führen, stehen wir vor der gleichen Frage: Welche Gründe gibt es für die verschiedene Anfälligkeit der Organismen oder der Organsysteme? Hierfür vermag die Annahme eines bestimmten pathogenetischen Mechanismus wie des Vitamin B_1-Mangels oder der Leberstoffwechselstörung allein ebenfalls keine zureichende Erklärung zu geben.

Durch die Tierversuche von C. C. SPEIDEL ist die direkte schädigende Wirkung des Alkohols auf die peripheren Nervenfasern und ihre völlige Restitution nach Aufhören der Alkoholwirkung bewiesen. Die Veränderungen zeigen die gleiche Art und Lokalisation, wie sie beim Menschen beschrieben sind. Vor allem ist daraus ihre Abhängigkeit von der Konzentration des Alkohols zu entnehmen. Beim Menschen spielt die Konzentration und Art des zugeführten Alkohols pathogenetisch sicher ebenfalls eine Rolle.

Die häufige Kombination der degenerativen Nervenerkrankung mit der WERNICKEschen Encephalopathie ist eines der wichtigsten Merkmale der alkoholischen „Polyneuritis". In dieser eigenartigen Kombination haben wir ein Bindeglied zu den Ernährungsstörungen mit degenerativen Erkrankungen der Nerven. Auch hierbei ist diese Kombination nicht selten beschrieben, ebenso bei reinem Vitamin B_1-Mangel im Tierversuch. Ob allerdings der Vitamin B_1-Mangel "seems to be most obvious possible common factor in the range of primary diseases which lead to encephalopathy", wie CAMPBELL und BIGGART vermuten, dürfte erst durch weitere Untersuchungen zu klären sein. Es wäre sehr erwünscht, die morphologischen Beziehungen zwischen Nerven- und Gehirnerkrankung näher zu untersuchen, als es bisher geschehen ist.

Ein Vergleich mit der Pathogenese psychischer Krankheitsbilder bei Alkoholismus macht uns die gleiche Problemstellung für die Nervenerkrankung besonders anschaulich. Die neurologischen und psychischen Störungen des Rausches sind eindeutig Folge der unmittelbaren Alkoholwirkung. Bei der chronischen Vergiftung „kommen wir mit diesem gradlinigen Zusammenhang für die Pathogenese der akut einsetzenden Äußerungen, ... wie sie das Delirium tremens, die Alkoholhalluzinose und die KORSAKOWsche Psychose darstellen, nicht aus" (BUMKE und KRAPF).

Die Theorie der ätiologischen Zwischenglieder (BONHOEFFER), die Annahme einer Leberschädigung (WAGNER VON JAUREGG, BOSTROEM) und die Vitamintheorie suchen diese unbekannten Faktoren zu bezeichnen oder zu erfassen.

Delirium und KORSAKOW-Syndrom stellen nach STERTZ Grundsyndrome der exogenen Reaktionstypen (BONHOEFFER) dar, sie setzen keine bestimmte, durch psychophysische Konstitutionsmerkmale faßbare Anlage voraus (BUMKE und KANT). Hierbei ist zu bemerken, daß dem Delir kein organischer Befund, der KORSAKOWschen Psychose aber schwere organische Hirnveränderungen entsprechen. Für die Pathogenese der Halluzinose sind die Beziehungen von

Bumke und Kant folgendermaßen formuliert: „Der geringeren toxischen Schädigung kommt die konstitutionelle Bereitschaft entgegen."

Aus den vorliegenden Tatsachen dürfen wir für die Beziehungen zwischen Alkoholwirkung und Schädigung der peripheren Nerven ähnliche Zusammenhänge vermuten.

b) Die Bleilähmung.

Es ist ein Erfolg der Gewerbehygiene, daß typische Bleilähmungen heute außerordentlich selten geworden sind. Es kommen aber immer wieder Bleivergiftungen, oft unter anderen klinischen Bildern, vor, so z. B. im Kindesalter (Wiedemann 1942 und Brass 1948). Bei der Bleibenzinvergiftung, an die man heute besonders denken muß, werden keine peripheren, sondern cerebrale Erscheinungen beobachtet. Die Darstellung über die Veränderungen der peripheren Nerven ist somit ausschließlich auf die ältere Literatur angewiesen, da in den letzten 30 Jahren keine Untersuchung mit neueren Methoden beim Menschen vorliegt. Die ältere Literatur findet sich bei E. Remak (1900) und E. Flatau (1899). Remak beobachtete selber 98 Fälle von Bleilähmung.

Theoretisch ist die Prädilektion der Lähmung in dem motorischen Neuron der oberen Extremitäten von größtem Interesse. Man hat hierbei zunächst (Remak 1875) an eine Erkrankung der spinalen Zentren gedacht, konstante pathologisch-anatomische Befunde wurden jedoch — jedenfalls mit den älteren Methoden — vorwiegend in den peripheren Nerven gefunden. Die Beteiligung des motorischen Vorderhorns beim Menschen und im Tierversuch ist seit Vulpian, Oppenheim, v. Monakow und besonders durch die Tierversuche von Nissl, Lehmann-Spatz und Wisbaum bekannt geworden. Bis heute ist jedoch die Frage nach dem Angriffspunkt des Giftes bei der Bleilähmung des Menschen nicht eindeutig geklärt.

Klinisches Bild. „Die typische Bleilähmung beginnt als Extensorenlähmung im Radialisgebiet. Sie kann einseitig und dann meist rechts, bei Linkshändern auch links auftreten und in leichten Fällen auch jahrelang einseitig bleiben. Häufiger wird sie bald doppelseitig, aber selten ganz symmetrisch, da die früher erkrankte Seite schwerer beteiligt zu sein pflegt" (Remak). Die Lähmung entwickelt sich ohne Schmerzen, die Hautsensibilität bleibt normal, auch wenn die Lähmung auf das Medianus- und Ulnarisgebiet übergreift. Bei der Bleilähmung ist die Abhängigkeit von der Beanspruchung der Muskulatur immer wieder aufgefallen, in der Edinger das wichtigste pathogenetische Moment gesehen hat.

Über den Prozentsatz der neurologischen Erscheinungen bei Bleivergiftung gibt die Aufstellung von 149 Bleivergifteten aus dem Jahre 1925/26 in Deutschland nach Bumke und Krapf einen gewissen Aufschluß. 92 von ihnen litten an Bleikolik, 26 an Anämie, 15 an Lähmungen, 8 an Gehirnstörungen, 5 an Nierenleiden, 3 an Bleigicht.

Nach den älteren Erfahrungen treten die Bleilähmungen bei den professionellen Vergiftungen nach 2—40jähriger, im Durchschnitt nach 14jähriger Arbeit mit Blei auf.

Pathologisch-anatomische Befunde.

Periphere Nerven. Entsprechend den klinischen Beobachtungen wurden die pathologisch-anatomischen Veränderungen hauptsächlich im N. radialis, aber auch im N. medianus, ulnaris, peronaeus, tibialis und cruralis gefunden. Je nach der Dauer und Schwere des Krankheitsbildes bestehen verschiedene Grade und Stadien des Nervenfaserzerfalls, wobei segmentale und Wallersche Degeneration nebeneinander vorkommen. Der Prozeß führt nicht nur zu völliger Entmarkung, sondern zur Atrophie der Nerven bis zum Bandfaserstadium, die in den distalen Abschnitten, den Zweigen in der Muskulatur, ihren stärksten Grad erreicht. Zellige Infiltrate spielen keine Rolle.

Zentralorgan. Die Veränderungen der Vorderhornzellen, die von VULPIAN, OPPENHEIM, v. MONAKOW u. a. beschrieben wurden, sind nach FLATAU nicht so konstant wie die Nervenveränderungen.

Selten kommt es zu dem Bilde der WERNICKEschen Encephalopathie, von HASSIN und von DÜRCK wurde beim Menschen eine solche „Encephalitis productiva" beschrieben.

Experimentelle Pathologie.

Auf die Bedeutung der experimentellen Arbeiten von GOMBAULT und STRANSKY wurde bereits hingewiesen. GOMBAULT faßte den Prozeß wegen der stärkeren Protoplasmawucherung und Vermehrung der SCHWANNschen Zellen, vielleicht auch um den Unterschied zur WALLERschen Degeneration zu betonen, als entzündlich auf. STRANSKY sprach von parenchymatöser Entzündung. Man nimmt der wichtigen Entdeckung der segmentalen Fasererkrankung nichts von ihrer Bedeutung, wenn man sie nicht zu den Entzündungen rechnet und auch nicht als parenchymatöse Entzündung bezeichnet. Sie ist ferner, wie die weiteren Untersuchungen an bleivergifteten Tieren gezeigt haben, nicht die einzige Form der Fasererkrankung hierbei und allein weder für degenerative noch für entzündliche Nervenerkrankungen charakteristisch.

DOINIKOW hat 1911 die Verschiedenheit der segmentalen Fasererkrankung und der WALLERschen Degeneration bestätigt, aber betont: „Seinem Wesen nach ist der Prozeß ein degenerativer."

Diese Bemerkungen über die Wertung der morphologischen Befunde seien vorausgeschickt, da auf den experimentellen Untersuchungen bei der Bleivergiftung die heute übliche morphologische Charakterisierung der „Neuritis" beruht.

Die ausgezeichneten experimentellen Untersuchungen DOINIKOWS bestätigten zwar das Vorkommen der segmentalen Fasererkrankung im peripheren Nerven, zeigten aber gleichzeitig das Auftreten auch der WALLERschen Degeneration. Seine Untersuchungen sind die ersten mit Darstellung der Achsenzylinder durch Silberimprägnation und förderten eine Reihe morphologischer Befunde zutage, die hier nicht im einzelnen besprochen werden sollen, auf die aber ausdrücklich verwiesen sei. Er hat den Unterschied der WALLERschen Degeneration bei Neuritis und nach Durchtrennung des Nerven sehr treffend gekennzeichnet: *„Während bei der Neuritis, falls die* WALLER*sche Degeneration auch noch so schnell eintreten mag, sie erst den Endausgang der Erkrankung der Nervenfaser bildet, wird die* WALLER*sche Degeneration nach Kontinuitätsdurchtrennung des Nerven durch ein plötzliches Eingreifen auf einen bis dahin gesunden Nerven hervorgerufen."* DOINIKOW hat verschiedene Stadien der Bleivergiftung bei Kaninchen und Meerschweinchen untersucht, wobei er, wie bei der Verletzung, auf Unterschiede bei verschiedenen Tierarten hinweist. Auf die Verhältnisse beim Menschen sind sie daher nur mit Vorsicht und Zurückhaltung zu übertragen, handelt es sich doch auch bei allen Tierversuchen um relativ akute Vergiftungen. Übereinstimmend ist die stärkere Beteiligung der distalen Nervenabschnitte und die frühe und schwerere Beteiligung einzelner Nervenfaserbündel gegenüber anderen. Nicht berücksichtigt ist die Frage der elektiven Beteiligung des motorischen Neurons. Vorderhornzellen sowie Spinalwurzeln und Spinalganglien sind leider nicht besonders erwähnt. Es wird nur betont, daß die proximalen Abschnitte der Nerven und besonders die Nervenwurzeln weniger beteiligt sind. DOINIKOW verweist wohl als erster auf das Nebeneinander degenerativer und regenerativer Vorgänge, die in bis heute unübertroffenen Abbildungen wiedergegeben sind. Dabei stellt DOINIKOW ganz eindeutig fest, daß die Regeneration durch Sprossenbildung aus dem erhalten gebliebenen Teil des alten Achsenzylinders erfolgt. DOINIKOW fand auch Regenerationserscheinungen an Faserabschnitten, in denen nur eine segmentale Erkrankung der Markscheide vorlag. Obwohl hierbei nicht sicher auszuschließen ist, daß die Fasern in den distalen Abschnitten völlig unterbrochen sind, glaubt DOINIKOW, daß Sprossenbildungen der Axone gelegentlich in Fasern vorkommen, deren Achsenzylinder keine Unterbrechung, sondern eine lokale Reizung und Erkrankung verschiedenen Grades aufweist.

Außer den Zerfallsvorgängen an den Nervenfasern fand DOINIKOW Hämorrhagien im Peri- und Epineurium und auch echt entzündliche Vorgänge, welche manchmal vollkommen fehlen. Bei Kaninchen waren sie ausgesprochen, bei Meerschweinchen fehlten sie oder waren nur angedeutet. DOINIKOW erklärt die Infiltratbildung durch die Gefäßschädigungen, die in allen Stadien morphologisch nachweisbar waren.

Die Unterschiede gegenüber der WALLERschen Degeneration zeigen sich auch im Verhalten der SCHWANNschen Zellen, die nicht so rasch Mitosen zeigen, sondern einen trägeren Wucherungsprozeß. Die endoneuralen Bindegewebszellen zeigen ebenfalls Wucherungserscheinungen.

SHIMAZONO hat bei der Bleivergiftung von Kaninchen und Katzen die segmentale Fasererkrankung auch im Rückenmark nachgewiesen. Bei der Katze beschrieb er eine produktive Endarteriitis der Vierhügelplatte. BONFIGLIO beobachtete die Endarteriitis bei der experimentellen Bleivergiftung des Hundes im Hirnstamm.

Weitere histopathologische Details mit der ausgezeichneten Technik der Silberimprägnation nach CAJAL bei der experimentellen Bleivergiftung sind durch DE VILLAVERDE bekannt geworden. Auf seinen Beitrag im Handbuch der Neurologie 1935 sei hier verwiesen. Auch er fand eine Läsion der Achsenzylinder und bei starker Vergiftung eine Hemmung der Mitose SCHWANNscher Zellen. Die Proliferationsfähigkeit des interstitiellen Gewebes leide bei starker Vergiftung. An den Endplatten ließen sich eindeutige Veränderungen des Achsenzylinders nachweisen.

Die experimentellen Untersuchungen von LEHMANN, SPATZ und WISBAUM bei der Katze zeigen deutlich die schweren Veränderungen an den motorischen Vorderhornzellen. Die Veränderungen betrafen am stärksten und ausgebreitetsten das Rückenmark, waren aber auch an den Nervenzellen von Groß- und Kleinhirn zu finden. Man hat dabei den Eindruck einer „Verflüssigung" der Nervenzellen (ALZHEIMER), die für das morphologische Bild höchst kennzeichnend sei. Die „neurolytische Schwellung der Achsenzylinder" (SHIMAZONO) ist vermutlich der entsprechende Vorgang in der Nervenfaser. LEHMANN, SPATZ und WISBAUM fanden aber keine Veränderungen an den peripheren Nerven und keine Endarteriitis der kleinen Hirngefäße. HAMADA und NAKANO (1929) beschrieben bei experimenteller Bleivergiftung an Tauben Schwellung der Achsenzylinder und der Nervenendigungen, sogar ein Verschwinden der motorischen Endplatte. Die histopathologischen Veränderungen bei Bleivergiftung am Nerven seien stärker als bei B-Avitaminosen oder Diphtherie.

Obgleich die Ergebnisse der Tierversuche mit der elektiven, an Systematrophien erinnernden Schädigung des motorischen peripheren Neurons beim Menschen in einem gewissen Grade übereinstimmen, bestehen beträchtliche Unterschiede. Diese sind durch die Tierart, Modus, verschiedene Dosierung und Dauer der Vergiftung bedingt.

Pathogenese. Die allgemein-pathologischen Beobachtungen weisen auf die Rolle des Gefäßsystems, durch dessen Schädigung die Organveränderung zu erklären sei (PETRI). Auch BRASS denkt an eine spastische Wirkung des Bleies auf die Gefäße bei seinem Fall (Bleischrumpfniere bei einem $1^1/_4$jährigen Kinde). BUMKE und KRAPF äußern zu der Gefäßtheorie folgende Bedenken: „Eine derartige Auffassung hat sicherlich viel für sich, sie dürfte jedoch der Kompliziertheit der Krankheitsvorgänge bei der Bleivergiftung kaum ganz gerecht werden können. Der im Blute der Kranken dauernd zirkulierende, aus den ‚Depots' (vor allem in den Knochen) sich fortlaufend erneuernde ‚*Bleistrom*' bringt die Organe zweifellos auch immer wieder in *unmittelbare* Berührung mit dem Gifte".

Auch ZOLLINGER (1953), der durch chronische Bleivergiftung Nierenadenome und Nierencarcinome bei Ratten erzeugte, nimmt eine direkte Bleiwirkung auf die Zellkerne an. Die ersten histologischen Veränderungen der Bleiniere bestünden in einer Kernvergrößerung, später in Kernpolymorphie. Im Nervensystem sind Kernvergrößerungen bisher nicht beschrieben, dagegen jedoch sehr schwere Kernveränderungen und sogar eine Hemmung der Proliferationsfähigkeit.

Wie bei allen anderen Intoxikationen müssen wir bei der Bleivergiftung mit direkten und indirekten Wirkungen auf das nervöse Parenchym rechnen. Bei den Encephalopathien erscheint die Annahme von Kreislaufstörungen nach dem klinischen und anatomischen Bild berechtigt. Für die Schädigung des motorischen Neurons ist die Frage nach der Pathogenese noch nicht eindeutig zu beantworten. Bei der Annahme einer Gefäßschädigung, die durch die anatomischen Befunde am peripheren Nerven im Experiment mit Gefäßwandveränderungen und kleinen Blutungen nahegelegt wird, läßt sich kaum das elektive Befallensein motorischer Fasern erklären. Es wäre von großem Interesse, dieser Frage und den im Tierexperiment aufgetretenen Unstimmigkeiten zwischen klinischem und anatomischem Befund weiter nachzugehen.

c) Triorthokresylphosphatvergiftung.

Die Triorthokresylphosphatvergiftungen haben durch die vielfältige technische Verwendung dieser Substanz in den letzten 20 Jahren für die menschliche Pathologie an Bedeutung gewonnen. Sie sind zuerst um die Jahrhundertwende als Kreosotphosphatneuritis (WERTHEIM SALOMONSON, HUET, BERTOLANI u. a.) bekannt geworden. Erst bei den Massenvergiftungen mit „Jamaica-ginger", die zur „Ingwerlähmung" in den USA. führten, konnten SMITH, ELVOVE und FRAZIER (1930) den Nachweis der chemischen Zusammensetzung der toxischen Substanz als Triorthokresylphosphat führen. Die etwa zur gleichen Zeit vorwiegend in Holland, aber auch im übrigen Europa auftretenden Vergiftungen durch Apiol wurden als Triorthokresylphosphatvergiftungen erkannt (TER BRAAK, TER BRAAK und CARILLO, BOUWMAN und LOBSTEIN, STANOJEVIC und VUJIC, JAGDHOLD, ESVELD, ROGER, REUTER, WITTKE, SCHÄCHTER).

Dieser Vergiftungsmodus kommt praktisch kaum noch vor. Heute spielt die gewerbliche Vergiftung durch die Verwendung des Triorthokresylphosphates bei der Herstellung von Kunststoffen (Igelit) und als Maschinen- oder Torpedoöl eine größere Rolle. Das Triorthokresylphosphat kann neben der oralen Aufnahme auch percutan zu Lähmungen führen. Nach dem Kriege wurden die technischen Öle zum Teil als Nahrungsmittel verwandt, so daß Massenvergiftungen (sog. Bratkartoffelvergiftung, SCHELLER) vorkamen (CREUTZFELDT und ORZECHOWSKI, MERTENS, SCHEID u. a.).

Das klinische Bild. Charakteristisch ist das meist nach anfänglichen Magen-Darmerscheinungen auftretende freie Intervall von durchschnittlich 2—3 Wochen bis zum Beginn der neurologischen Erscheinungen. Danach treten zuerst Muskelschmerzen in den Waden nach Art eines Muskelkaters auf. Die Lähmungen beginnen in den Füßen und beschränken sich bei leichteren Fällen auf die unteren Extremitäten (SCHEID). Sie können aber auch Oberschenkel und Hüfte sowie die oberen Extremitäten befallen, greifen hier aber nicht über den Ellenbogen hinaus. Die Patellarsehnenreflexe bleiben erhalten oder sind sogar gesteigert. Dies wurde schon von HUET bei der Kreosotphosphatvergiftung und von TER BRAAK und CARILLO bei der Apiolvergiftung beschrieben. ZELIGS fand bei Nachuntersuchungen bei der Ingwerlähmung sogar spastische Paraplegien, so daß die Annahme einer alleinigen peripheren Neuritis nicht aufrechtzuerhalten sei. Zu dem gleichen Ergebnis kam SCHEID: die Triorthokresylphosphatschädigung sei entgegen der allgemeinen Auffassung nicht mehr als „toxische Polyneuritis" zu bewerten.

Pathologische Anatomie,

Obwohl eine ganze Reihe von Sektionsfällen von Triorthokresylphosphatvergiftungen vorliegen, ist das anatomische Bild noch ungenügend bekannt. Beim Menschen wurden bisher Degenerationen vorwiegend in den *peripheren Nerven* gefunden (BOWDEN, TURLEY und SHOEMAKER, VONDERAHE, SMITH und LILLIE, BURLEY, GOODALE und HUMPHREYS). GOODALE (1931) und VONDERAHE fanden eine Entmarkung mit Erhaltenbleiben der Achsenzylinder. Nach VONDERAHE sind motorische Zellen und motorische Wurzeln beteiligt, während hintere Wurzel und weiße Substanz unverändert waren. Im Vorderhorn bestanden schwere Veränderungen der Nervenzellen, Schwellung und Chromatolyse. Zellige Infiltrate kamen nicht vor. Vorderhornzellveränderungen wurden ferner von SMITH und LILLIE, BOWDEN, BURLEY und SHOEMAKER, von GOODALE und

HUMPHREYS beobachtet. ALAJOUANINE, HORNET, SIGUIER und EYRAUD (1937) fanden keine Veränderungen am Rückenmark, dagegen deutliche Markzerfallserscheinungen und Achsenzylinderschädigungen in den Spinalwurzeln sowie eine Beteiligung der Spinalganglien mit Achsenzylinderauftreibungen im Kapselraum der Spinalganglienzellen. Periphere Nerven wurden nicht untersucht.

Eine ausführliche Studie hat WALTHARD (1949) den *Muskelveränderungen* gewidmet. An Probeexcisionen wurden bei 7 Vergiftungsfällen im Zeitintervall von 6 Monaten bis zu 3 Jahren und 8 Monaten histologische Untersuchungen durchgeführt. Die Muskelveränderungen, die in herdförmigem, scholligem und vasculärem Zerfall, wachsartiger Degeneration und verschiedengradiger Atrophie bestehen, werden als primäre Muskeldegeneration aufgefaßt.

Experimentelle Pathologie.

Ausführliche experimentelle Untersuchungen wurden von SMITH und LILLIE mitgeteilt. Hierbei war das Ergebnis je nach der Tierart verschieden. So traten bei Katzen ähnlich wie bei der Bleivergiftung vorwiegend Veränderungen am Zentralnervensystem auf. Die Latenzzeit betrug bei Hunden 30 Tage, bei Affen 20 Tage, bei Hühnern 10 Tage. Bei Hunden und Affen wurde Schädigung der Markscheiden mit Zerfall in den peripheren Nerven sowie Veränderungen der motorischen Vorderhornzellen gefunden. Bei Kälbern wird eine parenchymatöse Neuritis, in einem Fall eine zentrale und periphere Neuritis beschrieben. Bei Kaninchen führt nach GROSS und GROSSE die percutane Anwendung des Triorthokresylphosphates zu einer Lähmung der hinteren Extremitäten. Nach oraler oder subcutaner Gabe sowie nach intravenöser und intraperitonealer Injektion führt 0,1 g je Kilogramm Triorthokresylphosphat nach kurzer Zeit zum Tode. TER BRAAK und CARILLO haben sehr sorgfältige Untersuchungen bei Hühnern durchgeführt, bei denen nach einer Latenzzeit von 10 bis 15 Tagen das Stadium der Lähmungen eintrat. Während des Latenzstadiums legten die Hühner kleinere Eier. Mikroskopisch fanden sich bei 4 von den 7 Hühnern Veränderungen im Zentralnervensystem, und zwar in den motorischen Vorderhornzellen. Es waren nicht alle Zellen befallen, nur in einem Fall zeigten sie im ganzen Vorderhorn Veränderungen und zwar Tigrolyse, Pyknose der Kerne, Verschwinden des Nucleolus und einfache Schrumpfung. An den peripheren Nerven waren die histopathologischen Veränderungen unregelmäßig über den ganzen Nerven verteilt; sie bestanden in segmentaler Fasererkrankung und herdförmigen Achsenzylinderauftreibungen sowie Verschmälerung der Achsenzylinder. Die Muskulatur, besonders der Musculus peronaeus lateralis longus, zeigte eine deutliche Atrophie. KIDD und LANGWORTHY (1933) fanden bei Katzen nach Triorthokresylphosphatinjektion vordere Wurzeln mehr betroffen als die hinteren, ebenfalls veränderten Wurzeln. Die motorischen Vorderhornzellen waren am schwersten verändert, weniger die Nervenzellen des Hinterhornes, am geringsten waren die Seitenhornzellen beteiligt.

Pathogenese. Die bisher bekannten anatomischen Befunde stehen zwar weitgehend in Einklang mit den klinischen Beobachtungen hinsichtlich der prädilektiven Beteiligung des motorischen Systems; die schlaffen Lähmungen sind hierdurch ohne weiteres verständlich.

WALTHARD unterscheidet 3 Vergiftungsphasen: 1. Die gastrointestinale Phase (1—2 Tage nach der Vergiftung); 2. die Frühphase der Lähmungen neurogenen und myogenen Ursprunges (16—17 Tage nach der Vergiftung); 3. Spätphase der Lähmungen myogenen Ursprungs (etwa $^1/_2$ Jahr nach der Vergiftung). Mit der Annahme des myogenen Ursprungs der Lähmungen im Spätstadium dürften die spastischen Erscheinungen schwer in Einklang zu bringen sein.

Von TER BRAAK und CARILLO wurde angenommen, daß das Gift primär an den peripheren Nerven, und zwar den SCHWANNschen Zellen und der Markscheide angreift. Die relative Konstanz der Inkubationszeit stimme mit dieser Annahme überein. Sie solle nur eine Äußerung eines bis zu gewisser Höhe unspezifischen allmählichen Markscheidenzerfalls sein. „Ist dieser Zerfall nur so weit fortgeschritten, daß die Schutzfunktion defekt wird (die dazu nötige Zeit wäre dann die Inkubationszeit), dann treten Veränderungen an den Achsenzylindern und damit die klinischen Funktionsstörungen ein. Will man dies im Lichte der EDINGERschen Aufbrauchtheorie betrachten, dann kann man den Vorgang so ausdrücken, daß infolge der Vergiftung der ‚Ersatz' eingestellt wird, während der ‚Aufbrauch' weiter vor sich geht" (TER BRAAK und CARILLO).

Die Annahme einer allgemeinen Stoffwechselstörung, die sekundär zur Polyneuritis führt, wurde besonders von BERTOLANI vertreten, der den primären Angriffspunkt in der Leber vermutet. Leberveränderungen wurden beim Menschen und im Tierexperiment zwar beobachtet, aber TER BRAAK und CARILLO machen bereits den sicher berechtigten Einwand, daß bei ihren Patienten „von einem mehr allgemeinen Kranksein und gewiß von einer Leberinsuffizienz wenigstens klinisch wenig sich gezeigt hat, während umgekehrt auch bei ausgesprochenen Lebererkrankungen Erscheinungen von seiten des peripheren Nervensystems in der Regel fehlen". Der bisher allein von ALAJOUANINE und Mitarbeitern erhobene Befund einer Beteiligung der Spinalganglien steht im Gegensatz zu den von anderen gefundenen histopathologischen Veränderungen und dem Vorwiegen der motorischen Ausfälle im klinischen Bild. Es wird folgendermaßen erklärt: «Cette apparente contradiction nous paraît s'expliquer par la physiologie différente des nerfs moteurs et des voies sensitives. Des lésions discrètes des voies motrices peuvent être suivies de paralysie, tandis qu'il faut des lésions plus avancées des nerfs et des voies sensitives en général pour avoir des troubles de la sensibilité.»

Durch die Versuche an Tieren, deren Pyramidenbahn nicht der des Menschen entspricht (FRAUCHIGER), lassen sich die noch offenen Fragen über die Ursache der spastischen Erscheinungen nicht beantworten. Hier können nur Befunde an Spätfällen beim Menschen, die bisher nicht vorliegen, zur Klärung beitragen.

d) Arsenvergiftung.

v. LEYDEN hat 1875 nach den Symptomen, der Verbreitung und dem Verlauf der Lähmungen bei Arsenvergiftung eine Beteiligung der peripheren Nerven angenommen. Die Symptomatologie zeigt nach HASSIN, WEXBERG, SCHELLER und DROGICIN gewisse charakteristische Erscheinungen, die regelmäßig auftreten. Nach SCHELLER stehen bei der akuten und chronischen Vergiftung Magen- und Darmerscheinungen im Vordergrund. *Vasomotorisch-trophische Störungen sowie Haut- und Schleimhauterscheinungen sind typisch.* Die trophischen Störungen an den Nägeln sind als MEESsche weiße Querstreifen bekannt, deren diagnostischen Wert HASSIN (1930) und GRIGORESCU und Mitarbeiter betont haben. Die Querstreifung der Nägel ist aber nicht für Arsen spezifisch[1]. Wichtig ist der chemische Nachweis des Arsens aus dem Urin und den Haaren. Die Arsenmelanose der Haut und die Pigmentation der Schleimhäute (DE VRIES) sind weitere diagnostische Hinweise. Vorwiegend sind die peripheren Nerven der unteren Extremitäten befallen.

Die ersten anatomischen Befunde über eine Nervenbeteiligung bei Arsenvergiftung stammen von ERLICKI und RYBALKIN (1892) und von HENSCHEN (1893). In beiden Fällen fanden sich eine Degeneration in den peripheren Nerven (HENSCHEN untersuchte nur die Spinalwurzeln) und ausgedehnte Veränderungen der Vorderhornzellen vom Hals- bis ins Lendenmark. Anatomische Befunde mit neuer Methodik sind nicht bekannt, da Arsenvergiftungen selten geworden sind und im allgemeinen gutartig verlaufen.

F. O. SCHMITT und Mitarbeiter haben die Wirkung des Arsens auf den Nerven untersucht, dessen elektrische Erregbarkeit durch eine Konzentration von $^1/_{10\,000}$n in irreversibler Weise aufgehoben wird. Als Erklärung wird ein „antikatalytischer Effekt" auf das oxydative System der Zelle angenommen.

[1] Nach STERLING, PRUSSAK und WOLFF sind die MEESschen Linien als vegetativ trophische Veränderungen der Nägel infolge der Neuritis zu deuten und nicht durch Arsen allein bedingt.

e) Die Salvarsanschädigung.

Nach SCHELLER kann an dem Vorkommen polyneuritischer Krankheitsbilder infolge Salvarsanbehandlung kein Zweifel mehr sein. Es sind eine ganze Reihe von Fällen klinisch beobachtet (OLIVET, KELLOG und EPSTEIN, CORELLI, AUSTREGESILO, KRISCHEK, MERTENS und ANTZ, TELLENBACH). Von diesen Autoren beschreibt allein AUSTREGESILO bei einer intrakraniellen Polyradiculitis oder Polyneuritis eine Degeneration der Hirnnerven. Beteiligt waren beide Nn. acustici, der linke N. facialis, geringer der N. glossopharyngeus und hypoglossus beiderseits.

Experimentell wurde bisher keine Neuritis durch Neosalvarsan hervorgerufen, DOINIKOW fand sogar bei Injektion von Dosen, die weit über den therapeutisch verwandten lagen, bei Kaninchen keine Veränderungen am Nervensystem. In eigenen Versuchen mit einmaliger Injektion einer toxischen Dosis, nach denen die Tiere innerhalb von 2—14 Tagen starben oder getötet wurden, fand sich nur einmal eine Diapedesisblutung im Mark des Kleinhirns einer Ratte nach intravenöser Injektion von 225 mg/kg Neosalvarsan.

Die Diskussion um die Pathogenese der Nervenschädigungen nach Salvarsanbehandlung wird ohne zureichende Kenntnis der anatomischen Veränderungen geführt. OLIVET nahm für das Zustandekommen der Polyneuritis als wesentlichen Faktor die bei seinen beiden Fällen beobachtete Leberschädigung mit Ikterus an. Eine direkte Wirkung des Salvarsans wird im Gegensatz zu den übrigen Intoxikationen als nicht wahrscheinlich angesehen. Während man aber bei den übrigen Vergiftungen, wie Alkohol, Blei u. a., das Auftreten der Nervenschädigung auch bei geringeren, nicht toxischen Dosen ganz allgemein auf die erhöhte Anfälligkeit des betreffenden Organismus zurückführte, taucht beim Salvarsan erstmals für die Intoxikationen die „neuroallergische Betrachtungsweise" auf (BANNWARTH, GRIMMER, MERTENS, TELLENBACH). Während MERTENS die Allergiepathogenese nur für einen Teil seiner Fälle annimmt, sieht TELLENBACH auf Grund von 4 eigenen Beobachtungen — von denen bei einem Fall die Nervenschädigung anatomisch nachgewiesen werden konnte — den entscheidenden pathogenetischen Faktor „der ‚Salvarsan-Krankheit' in der antigenen Potenz des Salvarsans".

In den bekannten *Tierversuchen* von RICKER, KNAPE und FOELSCHE wurde die örtliche Wirkung des Salvarsans unabhängig von solchen theoretischen Deutungen untersucht. Es sei bei dem Fehlen ausreichender anatomischer Befunde am Nerven auf die Ergebnisse dieser Untersuchungen hingewiesen. Durch intramuskuläre Injektion des Salvarsans beim Menschen entsteht eine Nekrose, die von RICKER als der stärkste Ausdruck einer peristatischen Kreislaufstörung angesehen wird. Bei seinen Tierversuchen mit einer Dosierung um die Maximaldosis für das Kaninchen fand RICKER an der Niere Befunde wie bei der Sublimatvergiftung, Nekrosen in der Leber, Lymphocyteninfiltrate im Herzmuskel, abnormen Fettgehalt der Herz-, Nieren- und Leberzellen, sowie Magen- und Darmveränderungen ähnlich wie bei der akuten Arsenvergiftung. Bei Sektionsfällen nach Salvarsan und Neosalvarsaninjektion betont RICKER: „daß wir in jenen dieselben Veränderungen, das eine Mal die einen, das andere Mal die anderen wiedergefunden haben, die uns in den Tierexperimenten mit dem gleichen unregelmäßigen Wechsel bekannt geworden sind; dazu den akuten und subakuten Leberschwund (sog. Leberatrophie): vor der Einführung des Salvarsans in die Therapie bei Syphilitikern äußerst selten, seit derselben häufig, ist er auf die Salvarsanwirkung allein oder auf die gemeinsame Wirkung von Syphilis und Salvarsan zurückzuführen, bei der dem Salvarsan die größere Bedeutung zukommen dürfte".

Das Zusammentreffen mit Infektionen, insbesondere Grippe, wurde schon öfter für die Pathogenese der Salvarsanschädigung angeführt. In einem eigenen Fall hatte ebenfalls eine Grippeinfektion während der Salvarsanbehandlung bestanden, nach der 3. Salvarsaninjektion kam es zu einer schweren Salvarsanschädigung des Rückenmarks mit tödlichem Ausgang.

Es sind wahrscheinlich eine ganze Reihe uns noch unbekannter Faktoren, die eine erhöhte Anfälligkeit oder die „Reaktivitätsänderung" (TELLENBACH) des Organismus bedingen. Ob unter ihnen auch die allergisch-hyperergische Reaktion eine Rolle spielen kann, ist aus den vorliegenden anatomischen Befunden nicht zu entnehmen.

Bisher hat man die allergisch-hyperergischen Erscheinungen als Entzündung aufgefaßt, — weder bei der Arsenvergiftung, noch bei der Salvarsanschädigung sind jedoch am Nervensystem echt entzündliche Veränderungen nachgewiesen worden.

f) Sulfonamidschädigung.

Die anatomischen Befunde nach Sulfonamidschädigung sind außerordentlich selten, auch die nach den ersten Sulfonamidpräparaten aufgetretenen „toxischen Polyneuritiden" scheinen kaum noch vorzukommen. Besonders nach *Uliron*, *Sulfanilamid*, *Sulfamethylthiazol* und *Diseptal* kam es zu motorischen Ausfällen und einem der Polyneuritis ähnlichen Krankheitsbild. Sektionsbefunde liegen nur in 3 Fällen vor, bei denen aber schon im klinischen Bilde eine Myelitis oder Encephalomyelitis diagnostiziert war. Hierbei fanden sich herdförmige Entmarkungen (Fall von SCHUBERT und SANTO nach oraler Ulirongabe) und perivasculäre Entmarkungen im Dorsalmark und massive Erweichung im Lumbalmark sowie fibrinoide Nekrose der Gefäßwand nach Sulfanilamid (FISHER und GILMOUR). Nach VAN RIJSSEL und MEYLER soll eine generalisierte nekrotisierende Arteriitis infolge Allergie gegenüber Sulfonamiden entstehen.

Bei der nur ebenfalls in den Anfängen der Sulfonamidtherapie ausgeführten endolumbalen Sulfonamidbehandlung bei Meningitis kam es durch die Sulfonamidwirkung auf die Spinalwurzeln und die Randzone des Rückenmarks zu schweren anatomisch nachweisbaren Parenchymschädigungen, wie ein eigener Fall zeigte. Hierbei war außer der, ganz ähnlich wie bei der Spinalanästhesie, von SPIELMEYER festgestellten Randdegeneration eine fast vollständige Entmarkung der dorsalen Spinalwurzeln der Cauda equina und eine konzentrische Entmarkung mit Erhaltenbleiben von Markfasern nur in den zentralen Faserbündeln zu erkennen (s. Abb. 23). Diese Art der Rückenmarks- und Spinalwurzelschädigungen spricht dafür, daß die Schädigung durch Diffusion des Sulfonamids mit direkter toxischer Wirkung auf das Parenchym zustande gekommen ist. Die *experimentellen Untersuchungen* durch Injektion oder Verfütterung der Sulfonamide führten nur selten zu anatomisch faßbaren Veränderungen der peripheren Nerven. ENNEKING und PRICK beschrieben degenerative Nervenveränderungen nach Injektion von Ultraseptyl bei Tauben.

HOLMES und MEDAWAR zeigten bei *lokaler Einwirkung der Sulfonamide* auf den Ischiadicus schwere Schädigungen von Markscheiden und Achsenzylindern. GLÜCKERT und BENOIT prüften die lokale Wirkung der Sulfonamide auf den Nerven beim Meerschweinchen, bei denen es zu schweren Parenchymschäden kam. Neuerdings hat BENOIT nach einer derartigen Schädigung eines einzelnen peripheren Nerven mit Eubasin, Supronal oder 4%iger NaOH-Lösung in den übrigen peripheren Nerven eine „Emigration von Leukocyten aus den die peripheren Nerven begleitenden Gefäßen, und Imigration in das Peri- und Endoneurium hinein" beobachtet und als „Neuroleukocytose" bezeichnet.

Die Wirkungsweise der Sulfonamide auf das Parenchym ist noch ungeklärt, vielleicht kommt die Schädigung wie bei der Wirkung auf die Bakterien durch die Verdrängung eines lebenswichtigen Bestandteiles im Gefüge der Zelle zustande. Die Annahme einer Schädigung allein durch den verschiedenen p_H-Gehalt ist offenbar nicht zutreffend, wie HAYMAKER und SAUNDERS gezeigt haben. Sie fanden, daß die Toxicität den Eigenschaften der einzelnen Präparate und nicht ihrem p_H zuzuschreiben ist.

g) Isonicotinsäurehydrazid.

Bei einem weiteren Medikament werden in neuerer Zeit polyneuritische Krankheitsbilder bekannt, dem *Isonicotinsäurehydrazid.* Im klinischen Bilde kann das „burning-feet"-Syndrom im Mittelpunkt stehen (KLINGHARDT und Mitarbeiter). Bei der Probeexcision eines Muskelstückes von einer Patientin KLINGHARDTs fanden wir eine segmentale Fasererkrankung, wodurch erstmals eindeutig der Nachweis einer Nervenfaserschädigung erbracht wurde. Die von KLINGHARDT angestellten experimentellen Untersuchungen bei Ratten ergaben schwere degenerative Veränderungen an den peripheren Nerven mit segmentaler und WALLERscher Degeneration ohne jegliche zellige Infiltratbildung.

Die Pathogenese der Nervenschäden ist noch ungeklärt.

h) Thalliumvergiftung.

Die anatomischen Befunde bei der Thalliumvergiftung, die in ihrem klinischen Bilde neben den atrophischen Lähmungen durch den Haarausfall und die starke Schmerzhaftigkeit besonders der Füße gekennzeichnet ist, zeigen gewisse Beziehungen zu der Bleivergiftung. Beim Menschen liegen nur wenige anatomische Untersuchungen vor; SCHARRER fand eine Degeneration der Hinterstränge, primäre Reizung in verschiedenen Kernen der Medulla oblongata und Zellveränderungen in den Oliven und dem Nucleus dentatus bei einem 41jährigen Mann, der 8 Monate nach der Vergiftung unter einem polyneuritischen Krankheitsbild starb.

Eindeutige Veränderungen an den peripheren Nerven, und zwar sowohl den sensiblen wie den motorischen, konnten GREVING und GAGEL bei Hunden und Katzen feststellen, während Kaninchen keine Veränderungen zeigten. Klinisch war eine ausgesprochene Ataxie in den Hinterbeinen vorhanden. Histopathologisch war eine segmentale und WALLERsche Degeneration zu finden, wobei betont wird, daß *„Anzeichen einer Entzündung, wie Zellinfiltrate oder sonstige Reaktionen von seiten des Gefäßbindegewebes" fehlen.* An den motorischen Zellen des Rückenmarks bestand das Bild der primären Reizung, ferner wurden degenerative Zellveränderungen im Corpus mamillare und dem Nucleus supraopticus, dem Corpus geniculatum mediale und den PURKINJE-Zellen nachgewiesen. CORTELLA fand in seinen Versuchen schwere degenerative Veränderungen der Nervenfasern in den peripheren Nerven, bei oraler Vergiftung waren mehr die Achsenzylinder, bei percutaner mehr die Markscheiden beteiligt. SCHARRER beobachtete bei einem Affen (in 44 Tagen 0,1 g Thalliumsulfat) schwere Zellveränderungen im Vorderhorn mit Vacuolenbildung, die denen bei der Bleivergiftung entsprechen.

i) Verschiedene andere Vergiftungen.

Über eine Reihe weiterer Vergiftungen liegen nur Einzelbeobachtungen entweder beim Menschen oder im Tierversuch vor. Nach *Kohlenoxydvergiftung* sah MANKOWSKY Muskelhämatome; er nahm im Nerven Blutergüsse im Epi- und Perineurium sowie Narbenbildung und Ischämie an.

Bei experimenteller *Strontiumvergiftung* fand CHINAGLIA segmentale und sekundäre Degeneration peripherer Nerven.

ANGELINA LEVI beschrieb Verschmälerung und Zerfall der Nervenendigungen bei *Strychninvergiftung*, während bei Curare die Fasern dick und gut imprägniert sind.

Beim experimentellen *Ergotismus* des Kaninchens kommen nach HOSAKA im Zahnfleisch in der 1. Woche Andeutung von Degeneration, in der 2. Woche ausgesprochene Degeneration mit Segmentation, Vacuolenbildung und granulärem Zerfall der Nervenfasern vor, deren Schwere abhängig von der Dosierung ist.

j) Toxine infektiöser Herkunft.

Bei und nach Infektionskrankheiten kommt es zu polyneuritischen Krankheitsbildern, oft auch zu klinisch unbemerkten Schädigungen peripherer Nerven („latente Neuritis"), die rein degenerativer Natur sind. Sie sind vermutlich, wie seit jeher angenommen wird, durch bakterielle Toxine bedingt, für ihre Entstehung spielen aber wahrscheinlich mehrere Faktoren eine Rolle, so Ernährungsstörungen, Kreislaufstörungen oder Kombination mit Alkoholismus usw. Aus den anatomischen Befunden lassen sich für diese Gruppe keine sie von den übrigen neurodegenerativen Prozessen unterscheidenden charakteristischen Merkmale herausarbeiten. Sie kommen nach den verschiedensten Infektionskrankheiten vor; rein klinische Beobachtungen sind häufiger als anatomische, insbesondere fehlen ausführliche Untersuchungen über die Lokalisation der Veränderungen.

EDINGER hat in seiner Aufbrauchtheorie diese „Neuritiden" nach Infektionskrankheiten zusammenfassend betrachtet. Es läge kein Grund vor, alle diese nicht entzündlichen Formen scharf zu trennen „und das Differentialdiagnostische zwischen einer diabetischen und tuberkulösen Neuritis etwa zu ermitteln. Namentlich die französische Literatur leistet hier Großes. Es gibt da so viele Neuritisformen wie es chronische und akute Krankheiten gibt. Unsere Handbücher berichten darüber nur zu genau..."

„Alle diese reich verbreiteten Neuritiden, die im Senium, nach Diabetes und nach Infektionskrankheiten anatomisch gefunden werden, die also sicher vorhanden sind, verlaufen so gut wie symptomlos ... Wer die zahlreichen in der Literatur niedergelegten Abbildungen von Ganglienzellen betrachtet..., der wird erstaunt sehen, daß sie immer Veränderungen enthalten, welche denen der ermüdeten oder denen der erschöpften Zelle aufs Haar gleichen. Und da finden sich kaum Unterschiede, einerlei, ob es sich um Tetanus oder Lyssa-Rückenmark, ob es sich um Blei- oder Arsen- oder Alkoholvergiftung handelt" (EDINGER).

Die Beispiele EDINGERs über den Anteil der Funktion an der Entstehung und Lokalisation der Neuritis sind so eindrucksvoll, daß man diesen Faktor nicht ohne weiteres übersehen kann, wenn auch die Aufbrauchtheorie in ihrer ursprünglichen Fassung nicht aufrechtzuerhalten ist. Es ist das Verdienst EDINGERs, die Gemeinsamkeiten dieser ätiologisch verschiedenen neurodegenerativen Prozesse gesehen und ihre innere Verwandtschaft betont zu haben.

k) Schlußbetrachtung.

Ein Rückblick auf die morphologischen Befunde bei Intoxikationen zeigt, daß eine einheitliche pathogenetische Deutung — trotz der relativ einförmigen Reaktionsweise peripherer Nerven — den verschiedenartigen Krankheitsbildern nicht entsprechen kann.

Die neueren physiologischen, biochemischen und morphologischen Kenntnisse über Funktion, Stoffaustausch und Feinbau der Nervenfaserelemente eröffnen uns erst Denkmöglichkeiten dafür, in welcher Weise das komplizierte System der einzelnen Nervenfaser gestört werden kann.

Über die Schädigung durch Medikamente und Gifte sind wir ebenso wie über die Auswirkung von Ernährungs- und Stoffwechselstörungen, abgesehen von den groben Ausfällen, von den Vorgängen im einzelnen noch unzureichend unterrichtet.

B. Entzündungen.

In diesem Abschnitt sollen nur die „echt-entzündlichen" Erkrankungen der Nerven besprochen werden, bei denen die zellige Infiltration und die Gewebsreaktion selbständig auftreten. Die Grundlage für die Abtrennung ist der neuropathologische Entzündungsbegriff (NISSL, ALZHEIMER, SPATZ). Auf die Besonderheiten seiner Anwendung für den peripheren Nerven wurde im allgemeinen Teil eingegangen, auf den besonders wegen der Abgrenzung von den symptomatischen Formen verwiesen sei.

1. Bakterielle Infektionen.

a) Lepra.

Die Lepraneuritis ist die erste der infektiösen Formen, bei denen es gelang, den Erreger und ein charakteristisches Granulationsgewebe im Nerven nachzuweisen. Mit der Entdeckung der Neuritis und Perineuritis leprosa durch VIRCHOW (1861, 1863) beginnt in der naturwissenschaftlichen Medizin die Kenntnis über entzündliche Vorgänge im Nerven.

Die Beteiligung der Nerven bei Lepra ist nicht nur von historischem und theoretischem Interesse, sondern in verschiedenen Teilen der Welt, selbst gelegentlich in Deutschland, von praktischer Bedeutung. So haben kürzlich BODECHTEL und SCHRADER den Fall einer Lepra mit Mutilationen und verdickten Nervenstämmen bei einem Brasilienheimkehrer geschildert, SCHOPPER[1] sah einen Fall von Lepra in Darmstadt.

Historisches. Seit DANIELSSEN und BOECK (1848) sind die spindelförmigen Auftreibungen der Nerven bei Lepra bekannt. Die älteren Autoren, insbesondere LAEHR (1899) haben die Symptome der Lepra maculo-anaesthetica auf die Beteiligung der Nerven zurückgeführt. Eine sehr gute Übersicht über die ältere Literatur findet sich bei REMAK und FLATAU. Eine erste ausgezeichnete Darstellung der pathologischen Anatomie der Nervenveränderungen stammt von RUDOLF VIRCHOW (1862):

„Ich erhielt die ersten Nerven dieser Art bei meiner Anwesenheit in Bergen von Hrn. DANIELSSEN selbst, und schon an den ersten Präparaten fand ich, daß es sich um eine den äußeren Hautknoten ähnliche Wucherung handle, die wesentlich vom Perineurium (dem interstitiellen Nervengewebe) ausgeht, die sich aber nicht selten mit einer erheblichen Veränderung des Neurilems (der Nervenscheide) verbindet. Hr. DANIELSSEN hat zwei solcher Präparate abbilden lassen. Später hatte ich Gelegenheit, theils durch eine Section, die ich in Bergen machte, theils durch die Güte des Hrn. Dr. HOFFMANN in Molde, weiteres Material zu erlangen. Endlich stimmen die neuen Beobachtungen von CARTER mit denen von DANIELSSEN und mir so vollständig in der Hauptsache überein, daß über die Allgemeingültigkeit der Thatsachen kein Zweifel bestehen kann.

Verfolgt man einen längeren Nerven, z. B. den Ulnaris, den Medianus, den Peronaeus, so zeigt sich eine in der Regel nicht gleichmäßige, sondern in gewissen Abständen sich wiederholende Anschwellung derselben. Diese liegt am häufigsten da, wo der Nerv durch oberflächliche Lage oder durch sein Verhältnis zu den Knochen mechanischen und thermischen Einflüssen am meisten ausgesetzt ist. So fand ich den Medianus am stärksten erkrankt da,

[1] Persönliche Mitteilung. [Veröffentlicht durch W. GROSCH und H. J. KALIEBE, Z. Hautkrkh. 9, 1—9 (1950).]

wo er über die Knochen der Handwurzel unter dem Lig. carpi volare fortläuft, während der Ulnaris regelmäßig seine stärkste Auftreibung am Ellenbogen zeigt. In dem Maaße, als man zu den mehr verdickten Stellen kommt, sieht man die Farbe sich ändern. Das weiße Aussehen der Nerven geht allmählich in ein mehr graues, durchscheinendes über, zuweilen hat es einen Stich ins Bräunliche, zuweilen mehr ins Schwärzliche (rauchgrau); zugleich wird der Nerv derber, zuweilen geradezu hart (sklerotisch)....

Es begreift sich, daß die *Aufhebung der Funktion* der betroffenen Nervenfasern mit ihrer fortschreitenden Zerstörung parallel geht. Auffällig kann es nur erscheinen, daß gerade die Sensibilität so überwiegend betroffen wird, daß man davon den Namen der Species gewählt hat. Dem gegenüber muß ich bemerken, daß auch *motorische Paralysen* vorkommen, ja daß diese in gewissen Fällen sogar sehr überwiegend hervortreten. Ich erwähne in dieser Beziehung insbesondere den Lagophthalmos und eine eigenthümliche Verkrümmung der Hand, welche zuweilen die größte Ähnlichkeit mit der durch DUCHENNE genauer bekannt gewordenen Stellung der Hand bei Bleilähmung darbietet. Ähnliches kommt auch am Fuße vor, und es vergesellschaftet sich, wie schon die Alten wußten, mit dem höchsten Schwunde des Fleisches, wie er stärker selbst in der progressiven Muskelatrophie nicht vorkommt. Immerhin treten die motorischen Störungen gegenüber den sensorischen in den Hintergrund. Dies erklärt sich meines Erachtens aus der mehr oberflächlichen Lage der sensorischen Nerven, welche an den Zuständen der Haut näheren Antheil nehmen und den äußeren Schädlichkeiten mehr ausgesetzt sind.

Auch darf man nicht übersehen, daß nicht jede lepröse Affektion der Nerven zur Aufhebung der Funktion führt. Ich habe bei vielen Leuten mit Knotenaussatz den Ulnaris am Ellenbogen geschwollen und schmerzhaft gefühlt, ohne daß Anästhesie oder Paralyse vorhanden war. Der Nerv verhielt sich hier ganz so, wie ich ihn auch bei nichtleprösen Personen öfters beobachtet habe. Kommt es aber auch zur Funktionsstörung, so betrifft diese meist nicht alle Primitivfasern eines Bündels, sondern in der Regel nur einen gewissen, bald kleineren, bald größeren Theil derselben, und so erklärt es sich, daß in demselben Nervenbezirk einzelne Stellen gefühllos, andere fühlend sind, und daß von ganz nahe liegenden Muskeln der eine atrophiert, der andere sich erhält" (VIRCHOW).

1884 gelang ARNING der Nachweis von Leprabacillen in den verdickten Nerven, 1888 fand SUDAKEWITSCH Bacillen in den PACINIschen Körperchen. Bereits 1892 wies LOOFT Degeneration der Hinterstränge bei fibröser Degeneration der Spinalganglien nach, während vordere Wurzeln und Vorderhornzellen normal waren.

Pathologische Anatomie. Die neueren Untersuchungen haben ergeben, daß es nach dem histologischen Bild zwei charakteristische Formen der Nervenlepra gibt, die lepromatöse und die tuberkulide. BOSQ (1936) trennt auf Grund von Biopsien aus dem N. ulnaris 3 Formen ab, die amorphe, die leprotische und die tuberkulide.

Man muß die Beteiligung der Nerven im Zusammenhang mit der Erkrankung des übrigen Organismus betrachten. Die Einteilung der verschiedenen Krankheitsbilder bei Lepra war umstritten und ist auch heute noch nicht endgültig geklärt. Eine Übersicht hierüber findet sich bei MOHR (1952). BÜNGELER (1943) vertritt die Auffassung, daß die Einteilung nach der Art der histopathologischen Veränderungen wichtiger sei als die nach ihrer Lokalisation. Auf der letzten internationalen Leprakonferenz in Havanna (1948) wurde die von den südamerikanischen Lepraforschern und von BÜNGELER vertretene Einteilung in abgewandelter Form angenommen. Folgende Formen werden unterschieden:

1. die uncharakteristischen Infiltrate,
2. die tuberkulide Lepra,
3. die lepromatöse Lepra.

Eine klare Unterscheidung der Nervenveränderungen nach dieser Einteilung findet sich bei BÜNGELER, der in einer ausführlichen Untersuchung die Histopathologie der *uncharakteristischen Infiltrate* und ihre Umwandlung in die tuberkulide oder lepromatöse Form auf Grund von Probeexcisionen zu verschiedenem Zeitpunkt beschrieb. Es handelt sich bei den uncharakteristischen Infiltraten nach BÜNGELER um eine „Frühveränderung des Aussatzes, wobei weniger an den ersten Krankheitsherd (den noch nicht sicher nachgewiesenen Primäraffekt) zu denken ist, als an die Folgen einer primären Generalisierung im Anschluß an die Erstinfektion". Chronisch entzündliche Infiltrate (kleine Lymphocyten, Plasmazellen und vereinzelte Leukocyten) finden sich in den Hautveränderungen, gelegentlich auch in den peripheren Nerven. Die Leprominreaktion nach MITSUDA ist negativ oder schwach positiv, jedenfalls noch uncharakteristisch.

Bei der *tuberkuliden Lepra* zeigen die verschiedenartigen Hautveränderungen Anaesthesie, die Nerven spindelförmige oder rosenkranzartige Verdickung. Im Peri- und Endoneurium kommen Epitheloidzellknötchen mit zum Teil hochgradiger Verkäsung, die zu „Nervenabscessen" führen kann, vor. LOOFT (1934) fand unter 5000 Kranken in 2% Nervenabscesse, vorwiegend im Ulnaris am Ellenbogen. In einem Fall bestanden 14 Nervenabscesse. Diese können durch die Nervenscheide und sogar durch die Haut perforieren. WADE (1934) beschreibt die Histopathologie eines Nervenabscesses, in dem sich keine Leprabacillen fanden. Bei der tuberkuliden Form ist die MITSUDA-Reaktion in 98% der Fälle positiv (BÜNGELER). Die Schädigung der Nervenfasern soll bei der tuberkuliden stärker sein als bei der lepromatösen Form.

Bei der *lepromatösen Form* entspricht das Granulationsgewebe im Nerven in seinem Aufbau dem der knotenförmigen Hautveränderungen. Hierbei soll es sich nach TILDEN, KLEMPERER u. a. um eine chronische Reticuloendotheliose handeln. Im gewucherten Endoneurium des Nerven sieht man zahlreiche körnchenzellartige Elemente (VIRCHOW-Zellen) mit vacuolisiertem Plasma, in dem sich Lipoide und Bacillen nachweisen lassen. Eine gleichmäßige oder spindelförmige Verdickung des Nerven sowie seine Umwandlung in bindegewebige, hyalinisierte Stränge ist die Folge des Nervenbefalls und der narbigen Ausheilung.

Über die genaue Lokalisation des Prozesses liegen noch keine systematischen Untersuchungen vor. Immerhin läßt sich soviel erkennen, daß die distalen Abschnitte der Nerven stärker betroffen sind als die proximalen; der Prozeß kann aber auch die Spinalganglien und die Wurzelnerven mitbetreffen. Eine nennenswerte Erkrankung von Gehirn und Rückenmark ist trotz gelegentlicher Bacillenbefunde nicht beschrieben worden. Die Degeneration der Hinterstränge (LOOFT, H. P. LIE, WATANABE) ist als Folgeerscheinung der Erkrankung peripherer Nerven und der Spinalganglien zu deuten.

Prädilektionsstellen der Erkrankung sind der N. ulnaris am Ellenbogen, der N. tibialis und N. peronaeus (JEANSELME). Die regelmäßige Beteiligung des N. auricularis magnus beschrieb BAELZ bereits 1897 in 90% seiner Fälle, ein Befund, der von GLÜCK 1898 und LAEHR 1899 bestätigt wurde. Neuerdings gibt BASOMBRIO (1934) eine Verdickung des N. auricularis in 18% seiner Fälle an. PARMAKSON (1938) fand bei 14 Fällen von Nervenlepra in 50% Verdickungen der subcutanen Nerven.

Die histopathologischen Veränderungen der Hautnerven wurden öfter untersucht (MUIR, MUIR und CHATTERJI, TAKINO, SAIJO und TAKINO) als die der proximalen Nervenabschnitte. Ob es sich bei den Parenchymveränderungen der Hautnerven um lokal entstandene oder sekundäre Degenerationen handelt, ist nur auf Grund einer vollständigen Untersuchung des gesamten Nervensystems zu beurteilen.

Herrn Dr. HAYMAKER (Washington) verdanke ich eine Reihe von Präparaten lepromatöser und tuberkulider Lepra. Bei der lepromatösen Form in der Haut sieht man das Übergreifen des Granulationsgewebes auf einzelne Nerven, deren Struktur, trotz Bacilleninvasion, noch zu erkennen ist (Abb. 63a und b). Auch markhaltige Nervenfasern sind noch erhalten. Bei der tuberkuliden Form sind die Hautnerven im Granulationsgewebe aufgegangen (Abb. 63c) oder von den

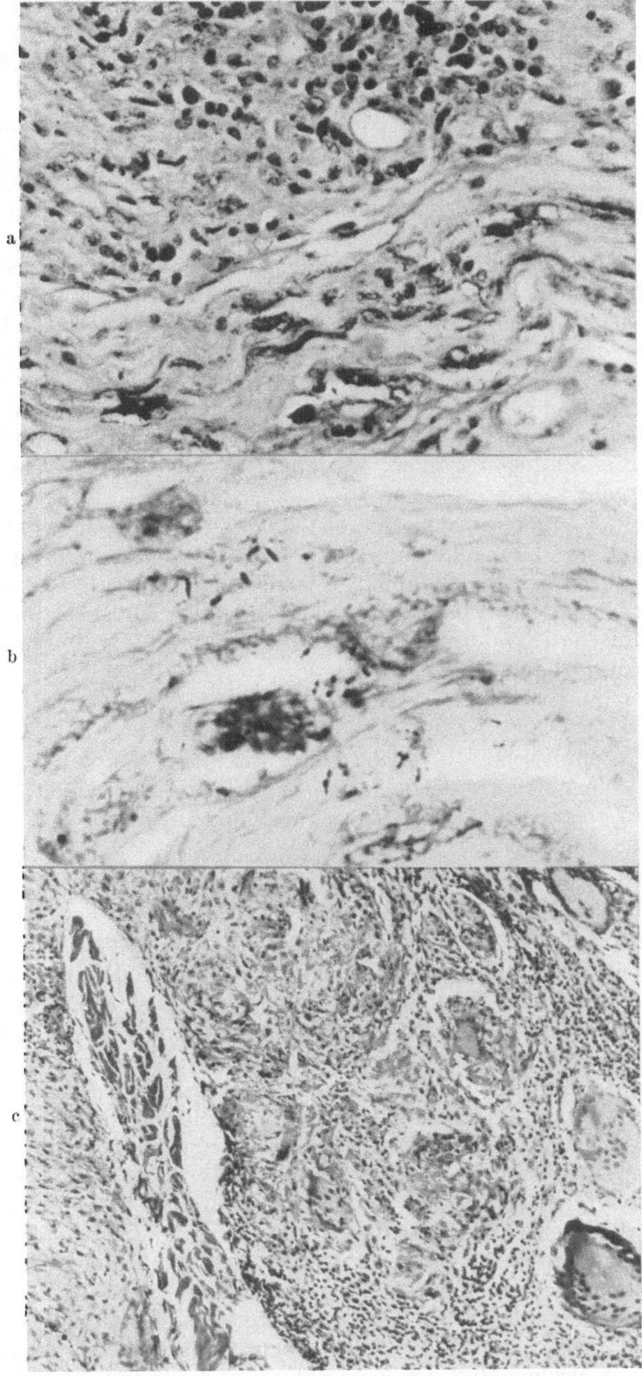

Abb. 63a—c. a und b *Hautnerv bei lepromatöser Lepra.* (Nr. 569404. Armed Forces Institute of Pathology, Washington.) a Übergreifen des lepromatösen Granulationsgewebes auf das Perineurium eines in seiner Struktur noch erkennbaren Nerven. b Ausschnitt aus dem Nerven des gleichen Präparates. Zahlreiche Leprabacillen zwischen den Nervenfaserbündeln und innerhalb von VIRCHOW-Zellen. Fite Faraco-Färbung. c *Tuberkulide Lepra der Haut.* (Nr. 631861. Armed Forces Institute of Pathology.) Hämatoxylin-Eosinfärbung. Typisches tuberkulides Granulationsgewebe mit zahlreichen Riesenzellen. Die Hautnerven sind von dem Granulationsgewebe überwuchert und nicht mehr zu erkennen.

Nerven ist — wie bei einem excidierten N. ulnaris — nur noch das Perineurium streckenweise erhalten, auch einzelne Achsenzylinder lassen sich noch nachweisen. Leprabacillen sind dagegen bei der tuberkuliden Form im Nerven nicht zu finden.

Pathogenese. Eine von allen Autoren festgestellte Tatsache ist die eigenartige und bis heute in ihren kausalen Relationen nicht geklärte Affinität der Leprabacillen zur Haut und den peripheren Nerven. Klingmüller (1937) nimmt an, daß es vor Ausbruch der ersten Erscheinungen zu einer Blutaussaat der Bakterien komme; diese frühen Bakterienabsiedlungen würden bis auf die im Corium und peripheren Nerven befindlichen vernichtet. Die sensiblen Nerven der Haut sollen zuerst Sitz der Veränderungen sein, die dann aszendierend auf die übrigen Nerven übergreifen. Die aszendierende Ausbreitung des Prozesses wurde schon von Dehio (1889) angenommen. Virchows Erklärung, daß die sensiblen Nerven durch ihre oberflächliche Lage an dem Prozeß der Haut stärker beteiligt sind, ist auch heute noch durch keine bessere zu ersetzen. Die prädilektive Beteiligung der sensiblen Nerven ist auffallend, bleibt aber keineswegs in den späteren Stadien bestehen, wie ebenfalls aus den Beobachtungen Virchows hervorgeht.

Die anfänglich von Nonne hervorgehobenen Diskrepanzen zwischen schweren anatomischen Veränderungen und relativ geringfügigen klinischen Symptomen erklären sich durch das Erhaltenbleiben zahlreicher Nervenfasern bei dem langsamen chronischen Verlauf der Krankheit; schließlich sind aber bei der Nervenlepra auch klinisch die von den Neuritiden her bekannten Symptome zu erkennen (Schultze, Arning und Nonne).

b) Syphilis.

Die echt syphilitische wie auch die tuberkulöse Neuritis, deren Existenz nicht zu bezweifeln ist, treten nach den bisherigen Kenntnissen sowohl an absoluter wie an relativer Häufigkeit gegenüber den unspezifischen degenerativen Prozessen ganz zurück.

Im folgenden sollen nur die morphologischen Veränderungen besprochen werden, bei denen Erreger oder ein charakterisches Granulationsgewebe gefunden wurde und die Veränderungen als echt entzündliche anzusprechen sind.

Seit der ausführlichen Arbeit Steiners (1912) über die pathologische Anatomie der peripheren Nerven bei den metasyphilitischen Erkrankungen sind vereinzelte Fälle beschrieben worden, bei denen histologisch eine gummöse Peri- und Endoneuritis oder syphilitische Gefäßveränderungen nachgewiesen oder angenommen wurden. Steiner selbst hat einen Fall von Tabes sowie 5 Fälle von progressiver Paralyse eingehend auf die Art der histologischen Veränderungen untersucht und fand bei der Tabes herdförmige Lymphocyteninfiltrate, bei der Paralyse gemischte lymphoplasmacelluläre und reine Plasmazelleninfiltrate um die endoneuralen Capillaren. Ein Zusammenhang zwischen der Infiltratbildung und der Nervenfaserschädigung war nicht festzustellen. Steiner betont die selbständige Bedeutung der Infiltration und nimmt an, „daß lokale Reize im peripheren Nerven selbst die Ursache dieser interstitiellen neuritischen Veränderungen sind". Trotz der Schwierigkeiten, den Entzündungsbegriff genau zu umgrenzen, tritt Steiner für eine möglichst scharfe Trennung zwischen dem histopathologischen Bild der Entzündung und anderen histopathologischen Bildern ein: „*So soll man auch als sichere Tatsache gelten lassen, daß rein degenerative Vorgänge an der Nervenfaser mit dem Krankheitsprozeß der Neuritis nichts zu tun haben.*"

Derartige syphilitische Neuritiden, sogar mit gummöser Neuritis, sind von GUILLAIN-PÉRISSON und MARGULIS beschrieben worden. Sowohl Mononeuritiden der Hirnnerven und des Ulnaris z. B. als auch Polyneuritiden wurden beobachtet (PARHON, BRIESE und CIOFEA, ALAJOUANINE, THUREL und BOUDIN, POPOW, JUBA und SZATMÁRY). Bei syphilitischer Polyneuritis konnten POPOW und MARGULIS charakteristisches Granulationsgewebe nachweisen. Letzterer unterscheidet einen vasculären und radiculären Typ. Die Infektion erfolge hämatogen oder auf dem Liquorweg und komme im Sekundär- und Tertiärstadium vor.

SARBÓ hat schon darauf hingewiesen, daß der von MARGULIS beschriebene Fall zu kompliziert liege, um als reine syphilitische Polyneuritis zu gelten. Immerhin wären die abgebildeten schweren zelligen Infiltrate neben den Gefäßveränderungen sowohl für Periarteriitis nodosa wie für eine Alkoholneuritis sehr ungewöhnlich; sie sind meiner Ansicht nach der Ausdruck einer echt entzündlichen Neuritis.

Spirochäten in den peripheren Nerven wurden von EHRMANN, HOFFMANN und STRASMANN nachgewiesen.

Auf die zahlreichen Arbeiten im Anschluß an die NAGEOTTEschen Untersuchungen über die Radiculitis syphilitica kann hier nur verwiesen werden, da der Wurzelnerv in dem Kapitel von DÖRING behandelt wird. Die Affektion der Spinal- und Hirnnervenwurzeln in ihrem Verlauf durch den Subarachnoidalraum ist bei der luischen Meningitis sicher häufiger als die Beteiligung der peripheren Nerven.

Wenn die spezifischen Veränderungen der peripheren Nerven auch selten sind, sollte man nicht vergessen, so meint DURANTE, daß die Syphilis wie der Alkohol Prädispositionen für Erkrankungen des Nervensystems schaffen. Durch banale andere Ursachen können Veränderungen, die nichts Spezifisches an sich haben, auftreten und doch mit der Grundkrankheit irgendwie in Beziehung stehen: «Le terrain spécifique est une cause prédisposante qu'on ne doit pas perdre du vue, mais les affections qui évoluent sur ce terrain ne sont pas nécessairement spécifiques et sont susceptibles de se reproduire sur tout terrain prédisposé par quelque autre intoxication chronique.»

c) Tuberkulose.

Die echt tuberkulöse Entzündung der Nerven ist ebenso selten wie die echt syphilitische, ohne daß man sagen könnte, warum gerade die peripheren Nerven im allgemeinen von der Tuberkulose und Syphilis verschont bleiben. NAGAI (1935) gelang es im Experiment durch Injektion von Tuberkelbacillen mit flüssigem Paraffin in den Ischiadicus von 15 Kaninchen 9mal eine Nerventuberkulose hervorzurufen.

Die einzelnen Beobachtungen, die bisher vorliegen, erlauben noch keine endgültige Einteilung, man kann aber bei der Nerventuberkulose eine *hämatogene* und eine durch *Ausbreitung auf dem Liquorweg bei tuberkulöser Meningitis entstandene*, sowie eine *Neuritis durch Einbrechen eines tuberkulösen Herdes* in einen peripheren Nerven abgrenzen. *Die „Polyneuritis" bei Tuberkulose* ist häufiger, bei ihr sind jedoch keine entzündlichen Veränderungen nachgewiesen worden. Sie ist der am besten bekannte Typ der degenerativen Nervenfasererkrankungen bei Infektionskrankheiten.

1. Einen ungewöhnlichen Fall einer wahrscheinlich *hämatogenen Nerventuberkulose* beschrieb BRASS (1950).

Es handelte sich um eine 72jährige an Urämie verstorbene Frau, bei der klinisch eine sichere Diagnose nicht zu stellen war. Man dachte an eine Gallenblasenperforation mit gleichzeitiger chronischer diffuser Glomerulonephritis oder an ein extrarenales Nierensyndrom bei unbekannter Grundkrankheit. Der makroskopische Sektionsbefund konnte das eigenartige Krankheitsbild nicht klären. Erst die mikroskopische Untersuchung der Spinalnerven deckte eine schwere tuberkulöse Neuritis im Bereich von D 9 bis L 1 auf, die annähernd gleichmäßig auf beiden Seiten ausgebreitet war und die BRASS folgendermaßen beschreibt: „Bei den krankhaften Prozessen selbst handelt es sich in erster Linie um kleinere und größere frische käsige Nekrosen des Perineuriums der Spinalnerven oder Rami communicantes (Abb. 64). Die Nekrosen beginnen vielfach unmittelbar am Ende der duralen Hülle und enthalten randwärts gewöhnlich reichlich Kernreste. Sie sind durch Säume epitheloider Zellen gegen das erhaltene Gewebe abgegrenzt, wobei richtige Epitheloidzellwälle gewöhnlich jedoch

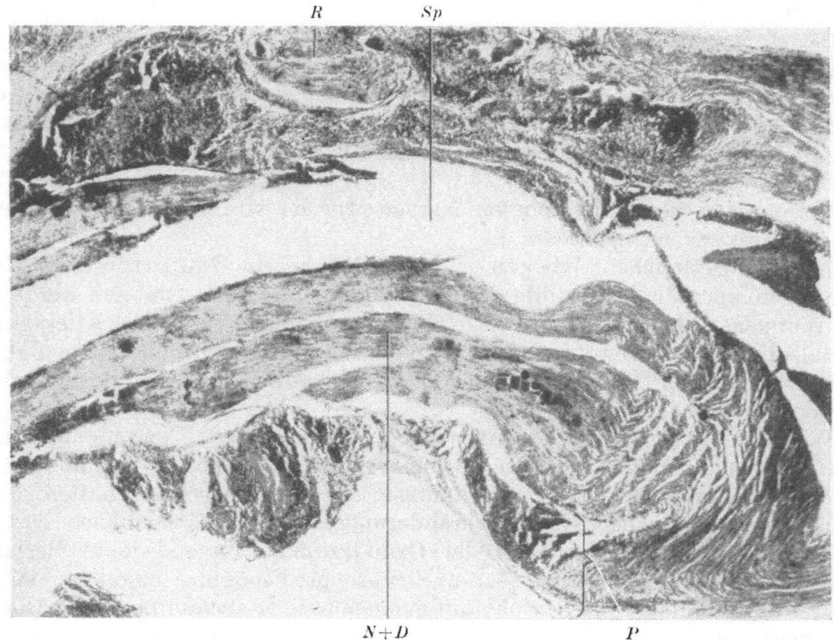

Abb. 64. *Tuberkulöse Neuritis.* Schwere tuberkulöse, zum Teil verkäsende Peri- und Endoneuritis eines Spinalnerven (Th 11). *N* Spinalnerv mit endoneuraler lymphocytärer Infiltration.; *D* frische Degeneration von Nervenfasern; *P* perineurale Hülle mit käsigen tuberkulösen Nekrosen; *R* Ramus communicans; *Sp* infolge Abhebung des Perineuriums vom Nerven artefiziell entstandener Spalt. Färbung: Hämatoxylin-Eosin. [Nach K. BRASS: Frankf. Z. Path. **61**, 539—546 (1950).]

nur an der äußeren Begrenzung gegen das perineurale Binde- und Fettgewebe zu finden sind, während nervenwärts meist keine zellige Demarkation besteht. Hier verliert sich die Nekrose in der Regel in degenerativen Veränderungen der Nervenfasern, zwischen denen einige SCHWANNsche Zellen und reichlicher Lymphocyten gefunden werden. Vereinzelt kleine Riesenzellen vom LANGHANS-Typ in den Epitheloidzellwällen. Um die letzteren mehr oder minder breite Lymphocytenzonen, die sich allmählich im umgebenden Binde- und Fettgewebe oder im Endoneurium verlieren. Neben diesen sicher frischen Verkäsungen hin und wieder innerhalb der Spinalnerven und ihrer Rami communicantes isoliert für sich stehende und stets mit dem Perineurium zusammenhängende epitheloidzellige Knötchen mit oder ohne zentrale Nekrose und vereinzelten LANGHANSschen Riesenzellen. Im zufällig getroffenen Fett- und Bindegewebe außerhalb der Nerven keine Verkäsungen und Knötchen, sondern allenfalls einige Rundzellhäufchen. *Bei Färbung nach* ZIEHL-NEELSEN *sind locker verstreut liegende Tuberkelbacillen innerhalb der Verkäsungen nachweisbar.* Andere Bakterien nicht vorhanden. — Die eben beschriebenen Veränderungen beschränken sich, wie erwähnt, auf den Bereich des Spinalnerven und enden an der Duralscheide. Die innerhalb des Duralsackes liegenden Nervenabschnitte einschließlich der Spinalganglien zeigen allenfalls einige wenige Rundzellen umfassende Herdchen, sonst jedoch keinerlei krankhafte Erscheinungen. Auch die weichen Hirnhäute im Bereich der Wurzeln und des Rückenmarks sind ohne positiven Befund.

Periphere Nerven. Die in großer Zahl untersuchten peripheren Nerven (Nn. femorales, ischiadici, Plexus brachialis und lumbo-sacralis) zeigen keinerlei krankhafte Erscheinungen.“

In der tuberkulösen Neuritis der Spinalnerven mit dem charakteristischen Granulationswebe und dem gelungenen Erregernachweis im Nerven sieht BRASS nicht nur die Ursache der Schmerzen im Bauchraum, sondern vor allem der Störung von Darmmotorik und Nierenfunktion. Er faßt bei dem Fehlen anatomischer Nierenveränderungen die Erscheinungen als typisches extrarenales Nierensyndrom auf, das er als „neuritisches der segmentalen Spinalnerven" bezeichnet.

2. *Nerventuberkulose durch Fortleitung.* Bei tuberkulöser Meningitis ist die Beteiligung der Wurzeln von Hirn- und Spinalnerven lange bekannt, sie kann in spezifischen, d. h. sicher tuberkulösen Veränderungen oder in ausgedehnten zelligen Infiltrationen und degenerativen Nervenfaserveränderungen bestehen, bei denen die spezifische Natur nicht immer nachzuweisen ist. SALFELDER und LAMPEN fanden bei systematischen Untersuchungen von 27 Fällen bei Meningitis tuberculosa in etwa der Hälfte der Fälle derartige Veränderungen an den caudalen Hirnnerven. Bei allen diesen Fällen mit Beteiligung des N. vagus bestand arterieller Hochdruck, der als Entzügelungshochdruck aufgefaßt wird. Nur in 3 Fällen fand sich ein typisches tuberkulöses Granulationsgewebe.

Das Übergreifen von tuberkulösen Herden auf periphere Nerven ist vielleicht die häufigste Form der Beteiligung. Neuere anatomische Untersuchungen liegen für die tuberkulöse Laryngitis vor, bei der LAWRENTJEW und FILATOWA den N. recurrens und seine Verzweigungen regelmäßig befallen fanden. In den Anfangsstadien bestehe ein Reizzustand mit raschem und exzessivem Auswachsen von halbmond- und kugelförmigen Gebilden aus den Verzweigungen der motorischen Endplatte, sozusagen ein „Neurom der Nervenendigungen". Später stelle sich eine Atrophie und Auflösung der nervösen Elemente ein.

3. Die *rein degenerativen Veränderungen* sind seit JOFFROY, EISENLOHR (1879), PITRES und VAILLARD (1886), RACHMANOW u. a. bekannt, in ihrer Pathogenese jedoch noch ungeklärt. Wie weit sie toxisch bedingt sind, bedarf weiterer Untersuchungen, Tuberkelbacillen konnten in den Nerven bei dieser Erkrankungsform nicht nachgewiesen werden.

d) Andere bakterielle oder durch Protozoen und Rickettsien verursachte Polyneuritiden.

Die klinische Literatur ist reich an Angaben über Polyneuritiden nach den verschiedensten Infektionskrankheiten, z. B. *Leptospirose*, *Gonorrhoe*, *Ruhr*, *Typhus*, *Paratyphus*, *Scharlach*, WEIL*sche Krankheit*, *Malaria* und anderen Neuritiden. Anatomische Befunde sind viel seltener bekannt geworden. Ein charakteristisches Granulationsgewebe oder ein besonderer Ausbreitungstyp wurde bisher nicht festgestellt. Es sei auf die Befunde bei der primär-entzündlichen Polyneuritis unbekannter Ursache verwiesen.

Erkrankungen der peripheren Nerven nach *bacillärer Ruhr* scheinen besonders häufig vorzukommen (SCHELLER). So fand HERRLICH unter 227 Ruhrpatienten bei 32 neuritische Erscheinungen, und zwar vorwiegend bei schwerer Ruhrerkrankung. Liquorveränderungen bestanden bei 51 von 101 untersuchten Patienten ohne neuritische Symptome. Nach HERRLICH ist die Polyneuritis nach Ruhr nicht mit dem Rheumatismus nach Ruhr in Analogie zu setzen und fügt sich nicht ohne weiteres in den Rahmen infektionsallergischer Vorgänge. Pathogenetisch wird eine seröse Entzündung der Wurzeln durch direkte Toxinwirkung auf die Capillaren angenommen.

Ferner sei erwähnt, daß BEILIN bei *Malaria* entzündliche und degenerative Veränderungen im Nerven fand, MARGULIS Infiltrate bei *septischer Polyneuritis* beschrieb. Im Gegensatz zu der landläufigen Vorstellung kommt auch beim *Fleckfieber* eine echte Neuritis mit knötchen- und streifenförmigen zelligen Infiltrationen in den peripheren Nerven vor (Abb. 24c), wie sie MARINESCO bereits 1922 ausführlich mitgeteilt hat.

Gegenüber den meist negativen oder unspezifischen Befunden beim *Tetanus* haben BENEDEK und JUBA entzündliche Veränderungen in den Spinalganglien und Wurzelnerven mit leukocytären Infiltraten nachgewiesen, die DRAGANESCO bestätigte.

Nach LÖFFLER und MORONI spielen Mono- und Polyneuritiden unter den nervösen Komplikationen der *Brucellose* eine führende Rolle. Pathologisch-anatomisch seien stets primär-degenerative und entzündliche Veränderungen des Nerven nebeneinander festzustellen.

2. Die primär-entzündliche Polyneuritis unbekannter Ursache.

„In einzelnen Beobachtungen, und hierher gehören gerade diejenigen, welche ich selbst publiziert habe, sowie auch der Fall von EICHHORST, trägt der anatomische Prozeß durchaus den Charakter des entzündlichen", sagte E. v. LEYDEN 1888 in einem Vortrag über die Erkenntnisse seit der Abgrenzung der Polyneuritis von der Poliomyelitis im Jahre 1879/80. Die multiple Neuritis sei „nicht mehr eine einzige Krankheit, sondern stelle eine Gruppe von Krankheiten" dar, unter denen die spontane Form (nach Überanstrengung, nach ungewöhnlichen Erkältungen) abgegrenzt wurde.

Auch die *spontane* Form umfaßte, das wissen wir heute, wiederum eine Gruppe polyneuritischer Krankheitsbilder, denen nur gemeinsam war, daß man ihre Ursache nicht kannte. Schon 1900 nahm REMAK an, daß sie um so seltener würde, „je mehr nach der Häufung der Einzelbeobachtungen denselben gemeinsame ätiologische Momente erkannt worden sind".

In den letzten 20 Jahren haben sich die Mitteilungen über entzündliche Polyneuritiden gehäuft, für die eine greifbare Ursache nicht gefunden wurde. NOELL (1940) verzeichnet unter seinen Beobachtungen 26 entzündliche und 27 toxische Polyneuritiden. WIECK (1951) fand unter 55 Fällen 22 entzündliche und 25 toxische Polyneuritiden. Aus den USA liegen die größten Zahlenangaben vor. Während GILPIN, MOERSCH und KERNOHAN (1936) 35 Fälle beobachteten, mit 3 pathologisch-anatomischen Untersuchungen, berichten HAYMAKER und KERNOHAN (1949) über 50 tödliche Fälle. Auch im Kindesalter kommt es zum Auftreten hierher gehöriger Polyneuritiden. Tödliche Krankheitsfälle wurden beschrieben von PÉHU-DECHAUME, VAN BOGAERT, ARING-SABIN, LEWEY und WEISSE-KRÜCKE.

Das Krankheitsbild ist sehr verschieden bezeichnet worden, wodurch eine Übersicht über die Literatur außerordentlich erschwert ist. Vom pathologisch-anatomischen Standpunkt läßt sich unter diesen verschieden bezeichneten Krankheitsbildern eine Gruppe abgrenzen, der als anatomisches Substrat eine echt entzündliche Polyneuritis zugrunde liegt. Außer bei der *spontanen* oder *idiopathischen Form* oder der *entzündlichen Polyneuritis* wurde das gleiche anatomische Bild bei folgenden „Krankheiten" gefunden: der *Polyradiculitis*, der *Polyganglioradiculoneuritis* mit dem Liquorsyndrom von GUILLAIN-BARRÉ und STROHL, der *Encephalomyelopolyradiculoneuritis* (MARGULIS), der *akuten fieberhaften Polyneuritis* (OSLER, GORDON HOLMES), der *neuritischen Form der* LANDRY*schen Paralyse*, der *primären infektiösen Polyneuritis*, der *Neuronitis*, der *Schwannitis*, der *Polyneuritis mit Facialislähmung*, dem LANDRY-GUILLAIN-BARRÉ-*Syndrom*, ohne daß hiermit ein Anspruch auf Vollständigkeit in der

Wiedergabe sämtlicher Bezeichnungen erhoben sei. Auf die Kritik der Nomenklatur durch HAYMAKER und KERNOHAN sei verwiesen. Es wäre wünschenswert, daß in der klinischen Literatur eine Übereinstimmung über die Benennung erreicht werden könnte.

Mit der morphologischen Abgrenzung einer echt entzündlichen Polyneuritis als Grundlage für diese ganz verschiedenen Bezeichnungen — die im Gegensatz zu einer heute weit verbreiteten Ansicht für möglich gehalten wird — scheint mir ein klares Einteilungsprinzip gewonnen, das für eine Verständigung bei der verwirrenden Fülle der Nomenklatur und der pathogenetischen Deutungen notwendig geworden ist.

Ätiologie. Die seit dem vorigen Jahrhundert immer wieder geäußerte Vermutung der infektiösen Ätiologie dieser Form der Polyneuritis, die wir als entzündliche Krankheit der peripheren Nerven kennzeichnen möchten, ist die einzige Berechtigung, sie in das Kapitel der Infektionen einzuordnen. Für die infektiöse Natur wird ein örtlich und zeitlich gehäuftes Auftreten angeführt (EISENLOHR 1886/87 in Hamburg, Beobachtungen im 1. Weltkrieg, GORDON HOLMES 1917, A. THOMAS 1917, BRADFORD, BASHFORD und WILSON 1918). Zwischen den beiden Weltkriegen wurde gehäuftes Auftreten in Belgien durch VAN BOGAERT, PHILIPS, RADERMECKER und VERSCHRAEGEN, in USA. von GILPIN, MOERSCH und KERNOHAN u. a. beschrieben. Aus dem 2. Weltkrieg stammen die Beobachtungen von HAYMAKER und KERNOHAN (1949) sowie von KOLLE, SCHALTENBRAND und TÖBEL (1952).

„So sehr nun auch die hier angeführten Erfahrungen für eine infektiöse Ätiologie mancher Fälle von anscheinend idiopathischer Polyneuritis sprechen, so muß doch wiederholt werden, daß für eine große Reihe von sporadischen Fällen, welche doch schließlich gegenüber den eben besprochenen eher die Regel bilden, jede plausible ätiologische Erklärung fehlte“ (REMAK 1900). Diese Feststellung ist heute noch gültig, denn abgesehen davon, daß bei Poliomyelitis, Herpes und der Encephalitis epidemica nicht nur klinisch polyneuritische Krankheitsbilder, sondern auch anatomisch Entzündungen im Nerven nachgewiesen werden konnten, ist bisher die Suche nach einem Erreger für die Fälle unbekannter Ursache vergeblich geblieben. Es besteht darin eine gewisse Übereinstimmung mit den entzündlichen Markerkrankungen des Gehirns, wie der multiplen Sklerose, der parainfektiösen Encephalitis und der subakuten sklerosierenden Leukoencephalitis (VAN BOGAERT).

Einzelnen positiven Ergebnissen der Überimpfung menschlichen Materials von Polyneuritisfällen im Tierversuch (LESCHKE 1914, BRADFORD, BASHFORD und WILSON 1918/19) steht eine große Anzahl ergebnisloser Versuche gegenüber. Trotz dieser negativen Ergebnisse sollte aber in jedem Fall tödlicher Polyneuritis, besonders bei den im Frühstadium verstorbenen, eine bakteriologisch-virologische Untersuchung vorgenommen werden, da die Zahl derartiger Untersuchungen immer noch recht gering ist.

Von großem Interesse ist eine von PAPPENHEIMER, BAILEY, SARGENT-CHEVER und DANIELS experimentell hervorgerufene und anatomisch bestätigte Polyradiculitis beim Affen. Das Infektionsmaterial stammte von einem 4jährigen Kinde, bei dem klinisch die Diagnose Poliomyelitis gestellt wurde. Die Krankheit ging in Heilung über, so daß offen bleiben muß, ob es sich um eine Poliomyelitis oder um eine primär entzündliche Polyneuritis gehandelt hat. Wegen der übrigen Ergebnisse der experimentellen Pathologie sei auf den allgemeinen Teil verwiesen.

Das klinische Bild. Hier sei auf die zusammenfassenden Darstellungen von SCHELLER, PETTE, WEXBERG und bezüglich der älteren Literatur auf OPPENHEIM,

CASSIRER sowie REMAK und FLATAU verwiesen. Eine ausgezeichnete Übersicht über das LANDRY-GUILLAIN-BARRÉ-Syndrom findet sich bei HAYMAKER und KERNOHAN.

Hieraus geht hervor, daß die Lähmungen vorwiegend an den unteren Extremitäten beginnen. In 7 eigenen Fällen von HAYMAKER und KERNOHAN, in denen die Lähmung zuerst die oberen Extremitäten betraf, wurden im weiteren Verlauf die unteren Gliedmaßen befallen, bevor die Rumpf- und die Intercostalmuskeln oder die von den Hirnnerven versorgten Muskeln gelähmt waren. Die Hauptdomäne der Ausbreitung war das periphere Nervensystem. Schmerzen bestanden etwa in der Hälfte der Fälle und leiteten meist das Krankheitsbild ein. Alle bisher beschriebenen Formen fanden HAYMAKER und KERNOHAN bei ihren 50 Fällen wieder, *ohne daß sich ein bestimmter Typ als häufiger herausgestellt hätte.* "As to the site of initial paralysis in the limbs, it was most frequently proximal in the lower limbs and distal in the upper. This is of interest in view of the frequent observation that proximal muscles are the site of primary attack in both lower and upper limbs."

WIECK betonte in seiner Arbeit über die Verteilung der Paresen ebenfalls die große Mannigfaltigkeit der Symptomatologie und Verlaufsformen der entzündlichen Polyneuritis gegenüber den toxischen Formen und die häufige Lokalisation der Lähmungen in den proximalen Muskelgruppen.

Trotz der Schwankungsbreite in der Symptomatologie besonders zu Beginn der klinischen Erscheinungen ist auch bei den entzündlichen Formen die Symmetrie sowohl der Lähmungen wie der Sensibilitätsstörungen in den fortgeschrittenen Stadien ein auffallendes Merkmal.

Die Eiweißvermehrung im Liquor ohne Zellvermehrung, bereits von ROEMHELD, FEER und QUECKENSTEDT bei diphtherischer Polyneuritis beobachtet, ist seit der Arbeit von GUILLAIN-BARRÉ und STROHL (1916) unter der Bezeichnung albuminocytologische Dissoziation (GUILLAIN-BARRÉ) als kennzeichnendes Liquorsyndrom auch bei der entzündlichen Polyneuritis bekannt. Eine durch dieses Liquorsyndrom charakterisierte besondere Polyneuritisform mit gutartigem Verlauf ist in dieser Form nicht aufrechtzuerhalten. Im klinischen Sprachgebrauch hat sich das GUILLAIN-BARRÉ-Syndrom so eingebürgert, daß es "together with the other forms of the disorder should be regarded as clinically distinct, and it would seem inadvisable, therefore, as long as etiology is obscure, to attempt to discard a term which has come into such general usage" (HAYMAKER und KERNOHAN). Eine einheitliche oder jedenfalls vereinfachte klinische Terminologie wäre jedoch sehr erwünscht.

Verlaufsformen. BANNWARTH hat für die Verlaufsformen der entzündlichen Krankheiten des peripheren Nervensystems folgende Charakterisierung gegeben: „Hier stehen an einem Ende die gangliitisch-wurzelneuritischen Formen der LANDRYschen Paralyse, welche oftmals nach wenigen Tagen zum Tode führen, in der Mitte die klassischen Polyradiculitiden von GUILLAIN-BARRÉ, die weitaus in der Mehrzahl sind und am anderen Ende jene Fälle einer entzündlichen Polyneuritis, welche sich sehr chronisch über Monate, ja viele Jahre hinziehen."

Rezidivierende Formen. Rezidivierende Verlaufsformen sind von SHERWOOD, SORGO, ANGELO, HARRIS und NEWCOMB, ANDRÉ, BINGEL, STUCKE, REISNER u. a. beschrieben worden.

Chronisch progredienten Verlauf beobachteten unter anderen HYLAND und RUSSEL, MAAS, RUSSEL und MOORE.

Die *Mortalität* schwankt nach den Zusammenstellungen von HAYMAKER und KERNOHAN zwischen 9,1—67%. "Analyzing a series of 126 cases reported in the literature, FOX and O'CONNOR noted a death rate of 20,6 per cent, which is almost precisely the same as in LANDRY's 10 cases, namely, 20 per cent" (HAYMAKER und KERNOHAN).

Die pathologisch-anatomischen Befunde (Lokalisationsschema Abb. 65). Entzündliche Veränderungen in den peripheren Nerven sind schon im vorigen Jahrhundert von EICHHORST, v. LEYDEN, SIGMUND FREUD u. a. beschrieben worden. 1909 hat SCHWEIGER einen in der Literatur wenig zitierten, aber sehr typischen Fall von LANDRYscher Paralyse mit 7tägigem Verlauf beobachtet, bei welchem die Nerven eine hochgradige interstitielle Neuritis zeigten und sich auch in den Spinalganglien zellige Infiltrate und schwere Nervenzellveränderungen fanden. Markscheidenausfälle waren noch nicht nachweisbar. „Der Prozeß in den Nerven ist eine interstitielle Entzündung, die die Nervenfasern in ihrer Funktion schwer schädigt, aber so rasch verläuft, daß keine histologisch nachweisbaren Veränderungen, keine MARCHI-Degeneration auftreten können." SCHWEIGER bezeichnet den Prozeß als Polyneuritis ascendens acutissima. Später wurde die Lokalisation der Veränderungen in den proximalen Abschnitten der Nerven besonders von WALTER, STAHL und MARGULIS betont und der Prozeß als Radiculitis oder Polyradiculitis gekennzeichnet. Auch bei der von GUILLAIN-BARRÉ als gutartig aufgefaßten Polyneuritisform mit albuminocytologischer Dissoziation im Liquor wurden Todesfälle bekannt, die das Bild einer interstitiellen Polyneuritis aufwiesen, wie die erste anatomische Untersuchung durch MARGULIS (1927) und die zusammenfassende Darstellung über die pathologische Anatomie des GUILLAIN-BARRÉ-Syndroms durch BOUDIN (1936) zeigt. Einzelarbeiten unter verschiedenen Bezeichnungen stammen von DECHAUME, MARINESCO und DRAGANESCU, PETTE und KÖRNYEY, VAN BOGAERT, DANSMANN, COBB und COGGESHALL, COLE und KUBIK, LONGO, GEHUCHTEN, JACOBI, JUBA, BENEDEK und JUBA, GÄRTNER, FRACASSI, PETERS und SCHEID, DEMME, BANNWARTH, BÜTTNER, RUSSELL und MOORE, LÖWENBERG und FOSTER, HAYMAKER und KERNOHAN (ausführliche Literatur). «Si on étudie l'ensemble des observations anatomiques publiées jusqu'à présent, on est frappé de l'identité des données relevées par tous les auteurs ...» (VAN BOGAERT).

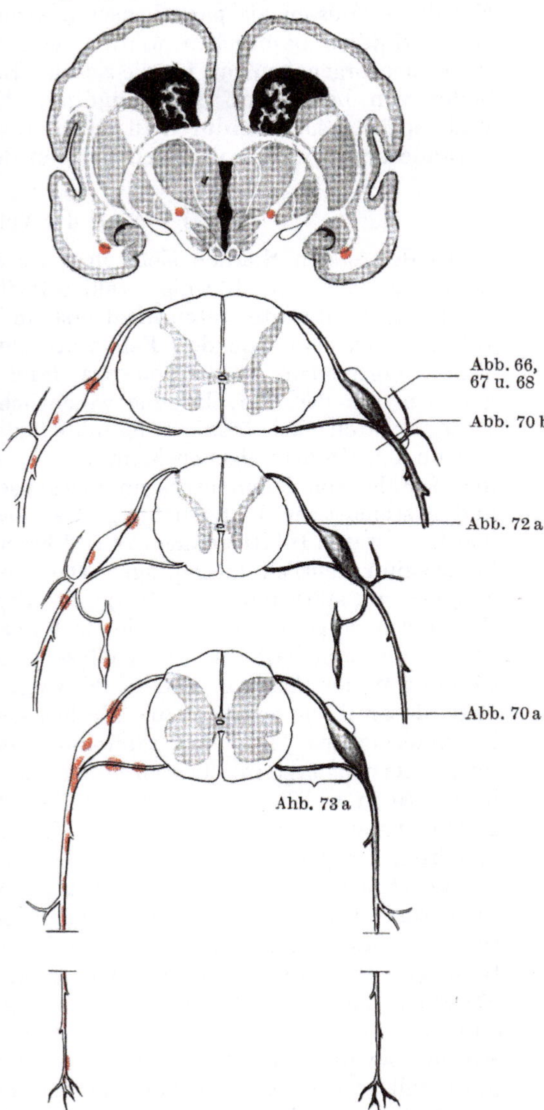

Abb. 65. Lokalisationsschema der *Polyneuritis*. Links ist die Ausbreitung der histopathologischen Veränderungen, rechts die Nummer der Abbildungen angegeben.

Periphere Nerven. Der Schwerpunkt der histopathologischen Veränderungen liegt — darin stimmen die bisherigen Beobachtungen im wesentlichen überein — im peripheren Nervensystem vom Beginn des Austritts aus dem Rückenmark bis zu den Endabschnitten. Bei den sehr verschiedenen Verlaufsformen der Krankheit müssen die pathologisch-anatomischen Befunde nach ihren verschiedenen Stadien besprochen werden, eine Tatsache, die, wie BANNWARTH mit Recht hervorgehoben hat, für die richtige Einordnung anatomischer Querschnittsbilder von besonderer Bedeutung ist. Einige Diskrepanzen oder scheinbare Widersprüche sind hierdurch zu erklären, so z. B. das Überwiegen degenerativer Veränderungen in den späteren Stadien des Prozesses.

a) Die Art der Veränderungen.

In den ersten Stadien sieht man seröse, seltener hämorrhagische Exsudationen und meist herdförmige, zellige Infiltrate, vorwiegend von Lymphocyten. Die zelligen Infiltrate treten nicht erst im Verlaufe der Parenchymschädigungen auf, sondern sind, wie der Fall von SCHWEIGER zeigt, bereits in den ersten Tagen vorhanden. VAN BOGAERT fand am 4. Tag Infiltration der Spinalganglien und der Wurzeln ohne wesentliche Entmarkungen. In dem Fall von DEMME waren nach 5tägiger Krankheitsdauer noch keine Abbauerscheinungen vorhanden. In dem eigenen Material — 3 Fälle von Polyneuritis im Kindesalter und 4 Fälle von Polyneuritis im Erwachsenenalter, bei denen eine ausführliche und systematische Untersuchung des gesamten Nervensystems vorgenommen wurde — waren Infiltrate nach 24 Std bereits vorhanden, am 3. Tag nach Krankheitsbeginn deutlich ausgeprägt. Die seröse Exsudation war in den Spinalganglien am stärksten (Abb. 70a). Die Parenchymschädigung ist in dem ersten Stadium noch gering, meist finden sich herdförmig angeordnet einige Körnchenzellen, die innerhalb der Nervenfaserscheiden liegen, sowie bandartige Auftreibungen der Achsenzylinder. HAYMAKER und KERNOHAN beschreiben die Befunde an ihrem zahlenmäßig alle bisherigen Arbeiten übertreffenden Material folgendermaßen: "The most profound alterations were encountered in the peripheral nervous system. The earliest change consisted of edema. It was present in a case in which the patient had died 4 days after the onset of symptoms. In this instance, edema was the only significant feature, although slight swelling and irregularity of the myelin sheaths were also observed. At the 5-day stage, myelin sheath and axis cylinder changes were readily visible. In none of the early cases was there any local cellular reaction of inflammatory exudate. At the 8-day stage, myelin and axis cylinders showed a greater degree of disintegration, and at 9-days scattered small groups of lymphocytes were occasionally observed. At the 10-day stage, the changes in myelin and axis cylinders were still more marked, but activation of fixed tissue cells and SCHWANN cells was still in abeyance. At 11 days, however, numerous phagocytes were encountered (although in one instance they were present at 9 days; see fig. 11), and there was early activation and suggestive proliferation of SCHWANN cells; also there was a somewheat greater number of lymphocytes scattered diffusely through the nerve bundles. At 13 days, SCHWANN cell proliferation, in some regions focal and in other diffuse, was clearly evident."

Gefäßveränderungen und Ödeme in den Nerven wurden von GILPIN, MOERSCH und KERNOHAN u. a. beschrieben und auch in den eigenen Fällen häufig gefunden. Wichtig erscheint der Nachweis seröser Exsudationen in den ersten, aber auch noch in den späteren Stadien, die von HAYMAKER, KERNOHAN u. a. als Ödem gedeutet, von uns in Verbindung mit den zelligen Infiltraten zum Komplex der Entzündung gerechnet wurden. Unter dem eigenen Material befand sich kein Fall, bei dem allein eine seröse Exsudation bestanden hätte, jedoch beherrschte sie an

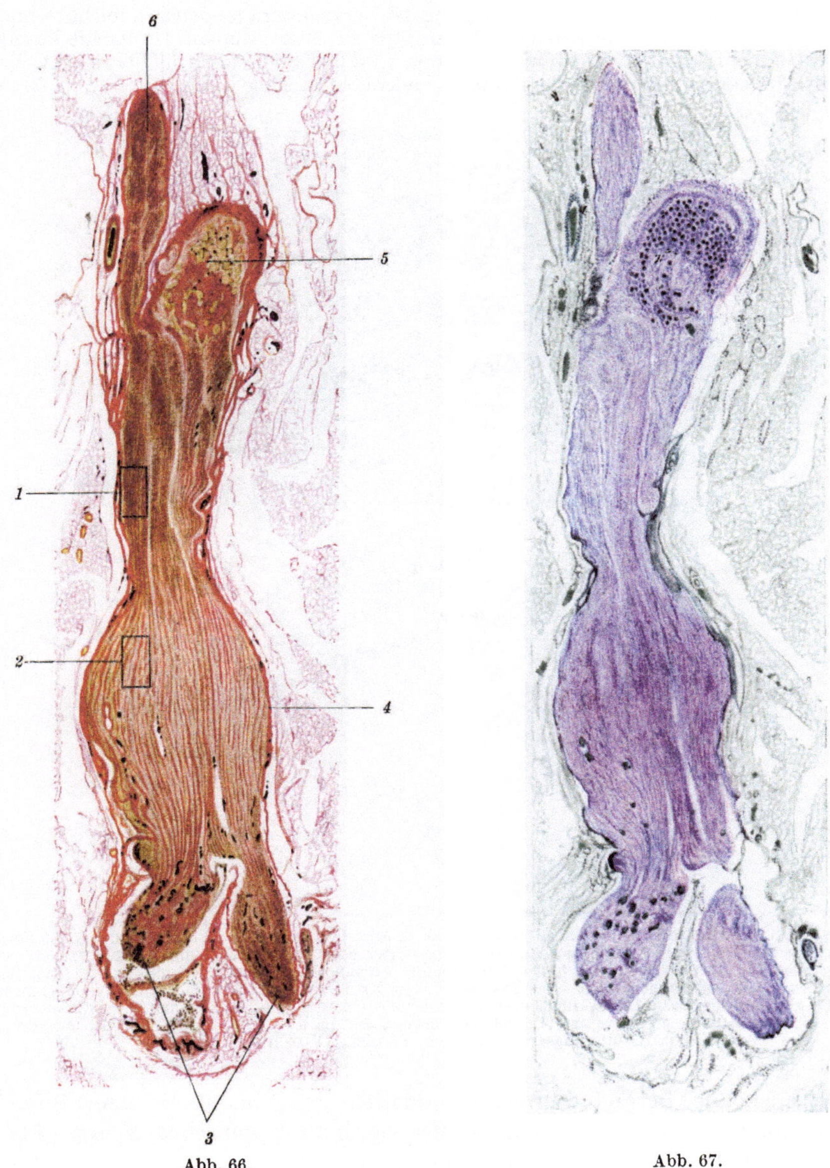

Abb. 66. Abb. 67.

Abb. 66. *Polyneuritis.* Spindelförmige Auftreibung des Spinalnervenstammes vor seiner Teilung in einen dorsalen und ventralen Ast. (VAN GIESON.) *1* Bildausschnitt von Abb. 68a. *2* Ausschnitt von Abb. 68b. *3* Äste des Spinalnerven. *4* Spindelförmige Auftreibung. *5* Spinalganglion. *6* Motorische Wurzel. (S. Nr. 1014/51.) Senckenberg. Path. Inst. Frankfurt. 56jähriger Mann. Diagnose: Polyneuritis unbekannter Ursache. Krankheitsdauer: 18 Tage.

Abb. 67. Kresylviolettfärbung des gleichen Präparates wie Abb. 66. Deutlich erkennbare Vermehrung mucoider Substanzen in der spindelförmigen Auftreibung des Spinalnerven.

manchen Stellen, besonders im Bereich der Duradurchtrittsstelle, der Spinalganglien und des Spinalnervenstammes ganz das anatomische Bild (Abb. 66—68).

Ein eindrucksvolles Beispiel schwerster seröser Exsudation zeigte sich in der knotenförmigen Anschwellung des Spinalnervenstammes kurz vor der Teilung in den dorsalen und ventralen Ast bei einem 58jährigen Mann, der 18 Tage nach Beginn der neurologischen Erscheinungen unter dem Bilde einer LANDRYschen Paralyse verstorben war. Außer der serösen Exsudation mit Auseinanderdrängung der Nervenfasern fanden sich reichlich mucoide Substanzen und gewucherte kollagene Fasern, die zu einem Umbau der Architektonik des Nerven geführt hatten. Die Nervenfasern waren an dieser Stelle fast völlig entmarkt. Bei der Silberimprägnation zeigten sich die Achsenzylinder überraschend gut erhalten (Abb. 69a u. b).

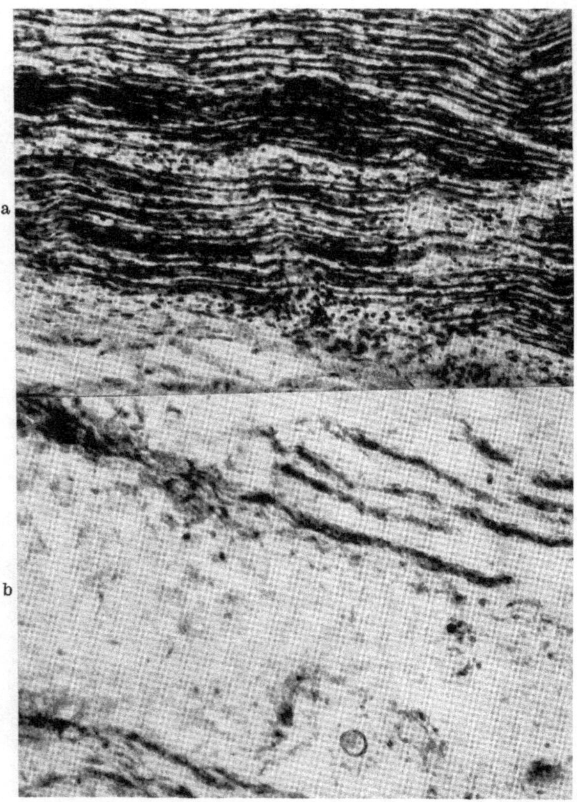

Abb. 68a u. b. *Polyneuritis.* Gleicher Fall wie Abb. 66. a Ausschnitt aus Abb. 66 oberhalb der spindelförmigen Auftreibung. Herdförmiges Lymphocyteninfiltrat, ungestörter Faserverlauf. Färbung: HEIDENHAIN-WOELCKE. b Ausschnitt aus Abb. 66 im Bereich der Auftreibung. An mucoiden Substanzen reiches Exsudat, das die Nervenfasern weit auseinanderdrängt. Das Exsudat, das im Kresylviolettpräparat eine intensive Metachromasie aufweist, gibt bei Perjodsäure-Leukofuchsinreaktion ebenfalls eine deutliche Rotfärbung. Die Endoneuralrohre treten stellenweise von der Nervenfaser abgehoben hervor, die Markscheiden, soweit sie noch erhalten sind, zeigen Auflösungserscheinungen. Färbung: HOTCHKISS-Reaktion.

Dieser lokale Befund stimmt histologisch weitgehend mit dem Bilde der zwiebelschalenartigen Wucherung bei der sog. hypertrophischen Neuritis überein und seine Pathogenese steht mit den hierbei entwickelten pathogenetischen Vorstellungen über Art und Auswirkung der serösen Entzündung in Einklang. Während aber die „hypertrophische Neuritis“ (DEJERINE-SOTTAS) als endogene Systematrophie aufzufassen ist und ihr ein atrophisierender Prozeß am Parenchym des cerebrospinalen und vegetativen peripheren Systems mit symptomatischer seröser Entzündung und Prädilektion der morphologischen Veränderungen in den distalen Abschnitten zugrunde liegt, handelt es ich bei der hypertrophischen echten Polyneuritis um einen selbständigen entzündlichen Prozeß mit Prädilektion der sekundären Parenchymveränderungen besonders im proximalen Bereich.

Hypertrophische Polyneuritiden sind selten beschrieben, wenn man von der Verdickung der Nerven bei der Lepra absieht (RIDDOCH und PENNYBACKER, W. HARRIS, REISNER und SPIEL).

Der Parenchymzerfall ist etwa vom 14. Tag ab, bei Kindern etwas früher, stärker ausgeprägt und besteht vorwiegend in einer segmentalen Fasererkrankung und herdförmigen Achsenzylinderauftreibungen (Abb. 9b) im Bereich der

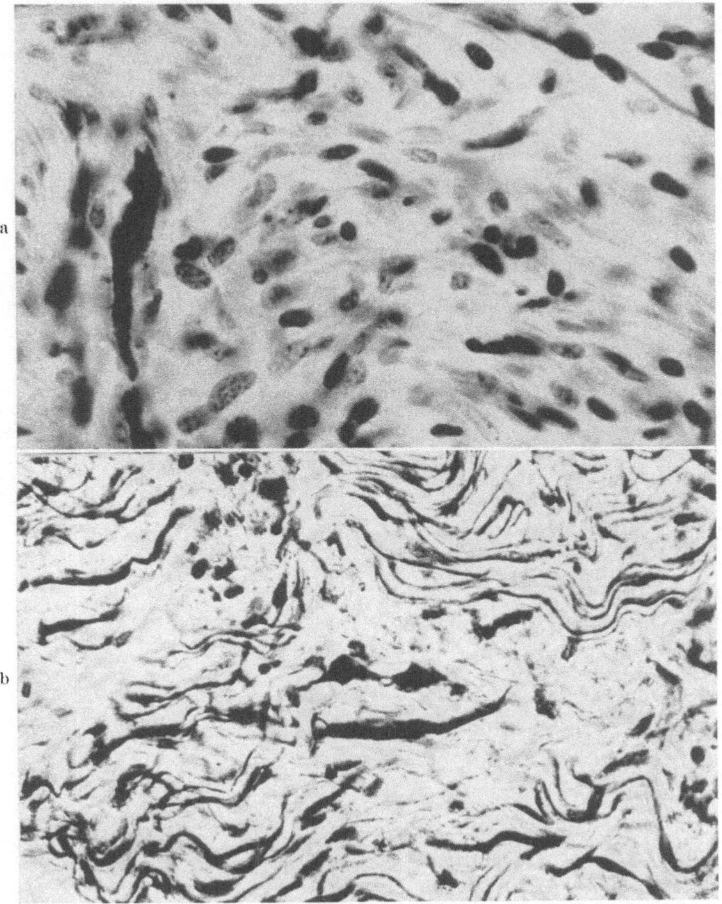

Abb. 69a u. b. *Polyneuritis.* Ausschnitt aus der spindelförmigen Auftreibung in Abb. 66 bei Markscheidenfärbung HEIDENHAIN-WOELCKE (a) und Silberimprägnation nach BODIAN (b). a Normale Markscheiden sind nicht mehr zu erkennen, links im Bild eine deformierte aufgetriebene Nervenfaser. Regellose Wucherung von SCHWANNschen Kernen und Kernen des Endoneuriums. b Die Achsenzylinder sind im allgemeinen erhalten, verlaufen aber nicht mehr parallel geordnet, sondern unregelmäßig entsprechend der gestörten Architektonik des Nerven. In der Mitte des Bildes Achsenzylinderauftreibungen.

Infiltrate oder serösen Exsudationen. Schon bei Übersichtsschnitten mit der Markscheidenfärbung sind sie bei Betrachtung mit bloßem Auge erkennbar (Abb. 72).

Über *Endstadien* liegen nur wenige anatomische Beobachtungen vor (HARRIS, HYLAND und RUSSELL). Besonders ist der Fall von RUSSELL und MOORE zu erwähnen, bei denen eine Proliferation des interstitiellen Gewebes und gelegentlich anzutreffende Infiltrate mononucleärer Zellen beobachtet wurden; der Tod des Patienten trat 19 Monate nach Beginn der neurologischen Erscheinungen infolge Dünndarminvagination ein. Im Ischiadicus waren verstreut wenige Makrophagen und Zunahme von Fibroblastenkernen, sowie an den Spinalwurzeln der Cauda equina eine hochgradige Entmarkung an den sensiblen Fasern zu finden. Eine mehr oder weniger ausgeprägte reticuläre oder kollagene Sklerose der

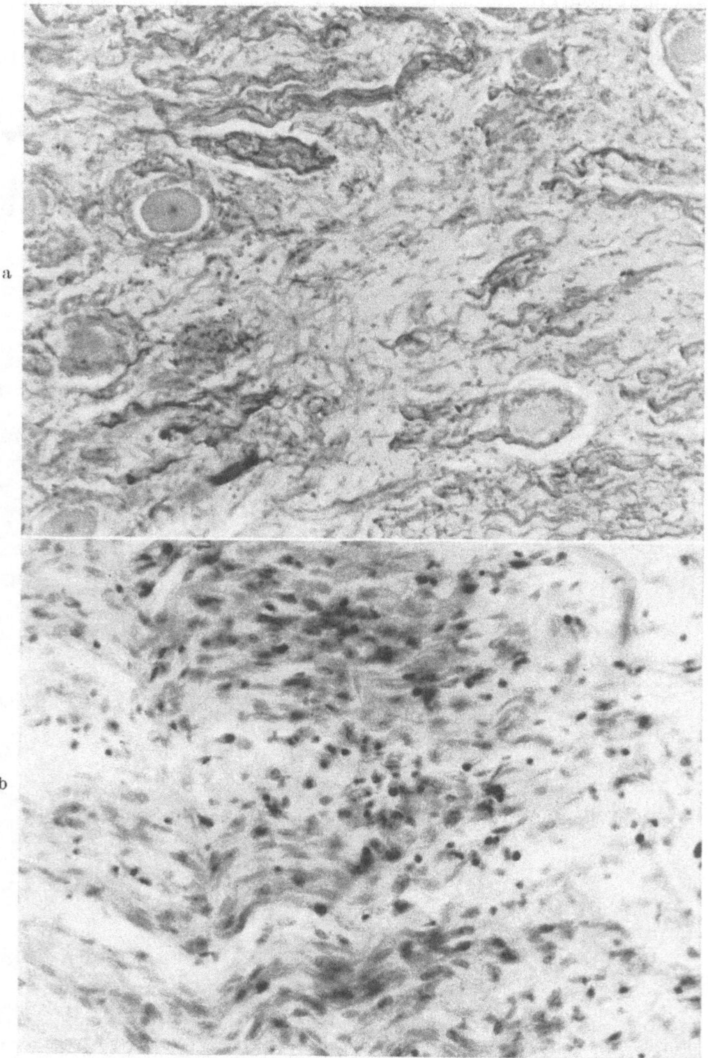

Abb. 70a u. b. *Polyneuritis unbekannter Ursache.* (S. Nr. 333/54. E. K. H. Senckenberg. Path. Inst. Frankfurt. 41jähriger Mann.) Klinische Diagnose: Polyradiculoneuritis mit aufsteigenden Lähmungen. Tod 17 Tage nach Krankheitsbeginn und 6 Tage nach Auftreten der neurologischen Erscheinungen. a *Spinalganglion S 2.* Deutliche interstitielle seröse Exsudation mit einzelnen lymphocytären diffus verstreuten Elementen. Färbung: Elastica-VAN GIESON. b *Spinalnervenstamm C 7.* Auflockerung des Interstitiums und diffus verstreute Lymphocyteninfiltrate. An anderen Stellen fanden sich dichtere herdförmige Lymphocyteninfiltrate. Färbung: Hämatoxylin-Eosin.

Nervenfaserbündel ist das einzige, was bei einer Ausheilung des Prozesses und völliger Restitution der Nervenfunktion nach den bisher vorliegenden Untersuchungen später Stadien zu erwarten ist.

Den *Regenerationserscheinungen bei Neuritis* hat DOINIKOW (1912) eine Studie gewidmet, wobei er allerdings keinen Unterschied zwischen den verschiedenen Neuritisformen gemacht hat. Die Restitution bei der interstitiellen Neuritis kann um so leichter erfolgen, als es sich hier nicht um einen völligen Zerfall der Nervenfaser, sondern vorwiegend um Entmarkungsvorgänge, d. h. die segmentale Fasererkrankung handelt. Trotz der meist erhaltenen Achsenzylinderkontinuität ließen sich aber in den eigenen Beobachtungen schon in frühen Stadien ganz ähnliche kollaterale Sprossenbildungen insbesondere oberhalb von Achsenzylinderauftreibungen nachweisen, wie sie DOINIKOW beschrieben hat.

b) Die Ausbreitung der Veränderungen.

«Au point de vue topographique, tantôt les gros troncs sont seuls touchés et les racines intactes (EICHHORST, LEYDEN, ROSENHEIM), tantôt les lésions

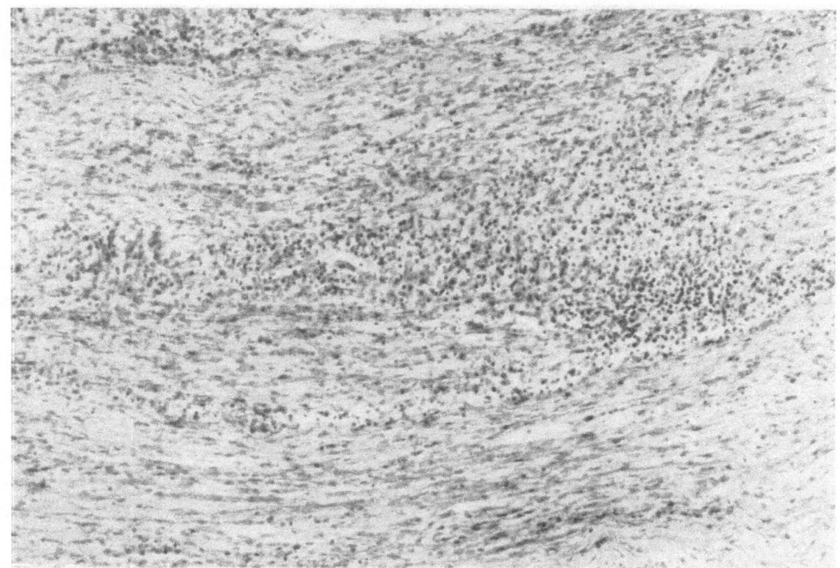

Abb. 71. *Polyneuritis unbekannter Ursache.* (S. Nr. 958/52. W. E. Senckenberg. Path. Inst. Frankfurt. 62jährige Frau.) Klinische Diagnose: Polyneuritis mit aufsteigender Lähmung. Krankheitsdauer 12 Tage. Herdförmiges massives Infiltrat von Lymphocyten in einem Wurzelnerven des Brustmarks. Färbung: Hämatoxylin-Eosin.

se retrouvent, mais atténués, à la périphérie et vers les racines (ROSENHEIM), tantôt les racines sont également très altérées (CENTANNI, NAUWERK et BARTH, WOKENIUS).» Diese Zusammenfassung von DURANTE (1907) über die Lokalisation der morphologischen Befunde bei akuter infektiöser interstitieller Polyneuritis steht auch mit den später veröffentlichten Beobachtungen noch vollständig in Einklang. In einem Schema (Abb. 65) ist die Ausbreitung der entzündlichen Veränderungen, wie sie in den eigenen Untersuchungen bei 7 Fällen gefunden wurde, wiedergegeben.

Vom Austritt der Wurzel aus der Dura bis zum Spinalnervenstamm und seinen ersten Ästen findet sich eine diffuse Entmarkung, die im Gegensatz zu den bei Markscheidenfärbung des gleichen Falles relativ wohlerhaltenen distalen Abschnitten der großen Nervenstämme steht. Es bestehen auch in den distalen Abschnitten Infiltrate und herdförmiger Markscheidenzerfall, aber keine derart ausgebreiteten diffusen Entmarkungen. In diesem Verhalten sehen wir ein wichtiges morphologisches Unterscheidungsmerkmal — abgesehen von der Art der histopathologischen Veränderungen — gegenüber den degenerativen Formen und den atrophisierenden Prozessen, bei denen die morphologischen Veränderungen in den distalen Abschnitten stärker ausgeprägt sind als in den proximalen.

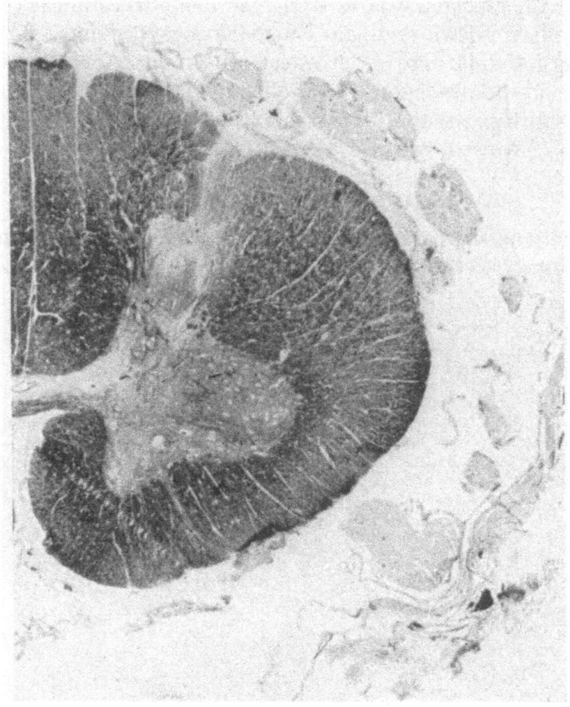

a

b

Abb. 72a u. b. *Polyneuritis im Kindesalter.* a Querschnitt durch das obere Brustmark. Fast völlige Entmarkung der dorsalen und ventralen Wurzeln bei guter Färbbarkeit der Markfasern der weißen Substanz des Rückenmarks. Paraffinschnitt. Färbung: HEIDENHAIN-WOELCKE. b Ausschnitt aus einer vorderen Wurzel. In dem Längsschnitt durch das Faserbündel finden sich nur noch Reste mit Hämatoxylin geschwärzter intracellulärer Körnchen. Wucherung der SCHWANNschen Zellen. (S. Nr. 673/49. Senckenberg. Path. Inst. Frankfurt. 9 Jahre altes Mädchen.) Paraffinschnitt. Färbung: HEIDENHAIN-WOELCKE. [Aus WEISSE-KRÜCKE: Z. Kinderheilk. 74, 167—208 (1954).]

Während in den Anfangsstadien die Parenchymschädigung ungleichmäßig herdförmig lokalisiert ist, wird sie in den späteren Stadien gleichmäßiger und

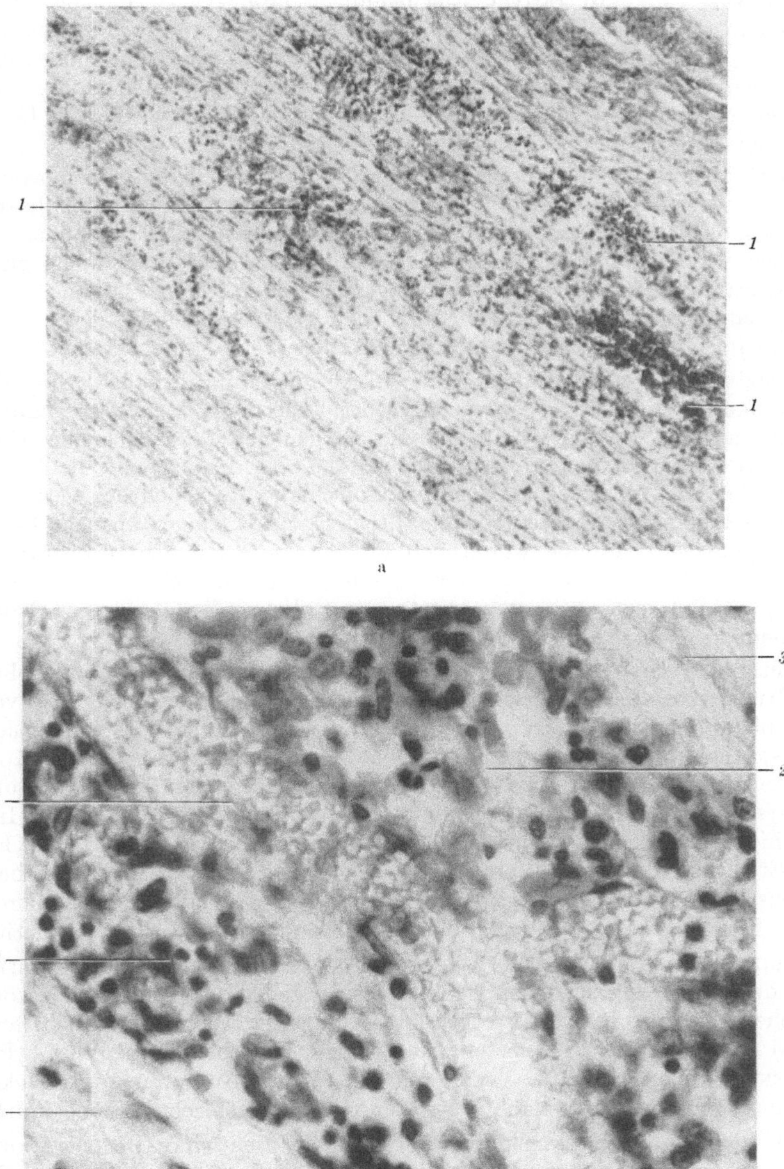

Abb. 73a u. b. *Polyneuritis im Kindesalter.* a Motorische Wurzel, herd- und streifenförmige Infiltrate von Lymphocyten und Histiocyten, deren perivasculäre Anordnung an einzelnen Stellen deutlich zu erkennen ist (*1*). (S. Nr. 575/52. Senckenberg. Path. Inst. Frankfurt. $6^1/_2$jähriger Junge.) Paraffinschnitt. Färbung: HEIDENHAIN-WOELCKE. b Caudawurzel mit stärkerem perivenösem Infiltrat. Blutgefüllte Vene (*1*); saumartige Infiltratzone mit erweiterten Capillaren, Lympho- und Histiocyteninfiltraten (*2*); Nervenfaserbündel (*3*). Paraffinschnitt. Färbung: Kresylviolett. (S. Nr. 575/52. Senckenberg. Path. Inst. Frankfurt. $6^1/_2$jähriger Junge.) [Aus WEISSE-KRÜCKE: Z. Kinderheilk. **74**, 167—208 (1954).]

mehr symmetrisch, aber auch dann können segmentweise Spinalganglien und Wurzelnerven fast völlig verschont sein. Hierauf und auf die fast ausschließliche

Lokalisation entzündlicher Veränderungen im peripheren Abschnitt hat bereits DANSMANN aufmerksam gemacht. In allen eigenen systematisch untersuchten Fällen waren die infiltrativen Erscheinungen intensiver in den proximalen als in den distalen Abschnitten. Die unterschiedliche Intensität in den verschiedenen Segmenten ließ sich jedoch bestätigen. In der Gegenüberstellung vollständig untersuchter Fälle mit den klinischen Befunden liegt eine weitere Aufgabe klinisch-anatomischer Zusammenarbeit, da bisher immer wieder die Diskrepanz zwischen klinischem und anatomischem Befund betont wurde.

Berücksichtigt man den Zeitfaktor für das Zustandekommen morphologisch nachweisbarer Parenchymveränderungen am Nerven und die Lokalisation der histopathologischen Veränderungen, so ist nach unseren Erfahrungen die Diskrepanz zwischen morphologischen und klinischen Befunden nicht größer als bei Erkrankungen des übrigen Nervensystems oder anderer Organe.

Spinalganglien und Wurzelnerven. Die Veränderungen in diesem Abschnitt werden im einzelnen von DÖRING dargestellt.

Vegetative Nerven. Anatomische Veränderungen im vegetativen System sind nicht häufig angegeben, es wurde bisher auch nicht regelmäßig untersucht. PETERS und SCHEID fanden im Prinzip die gleichen Veränderungen wie in den peripheren Nerven, nur in geringerem Maße. In den eigenen Beobachtungen waren ebenfalls Infiltrate und Nervenfaserschädigungen deutlich geringer als in den cerebrospinalen Nerven. Systematische Untersuchungen über die Beteiligung des vegetativen Systems wären von großem Interesse, da zu Beginn und im Verlauf der Polyneuritis vegetative Erscheinungen manchmal im Vordergrund stehen, so daß man sogar von vegetativer Polyneuritis (BOGACHEVA) oder von Polyneuritis sympathica (KULIGOWSKI) gesprochen hat.

Zentralnervensystem. In den akuten Stadien sind in der Medulla oblongata, der Brücke und auch den basalen Teilen des Großhirns herdförmige perivasculäre Zellinfiltrate meist von Lymphocyten zu sehen; gelegentlich finden sich auch Gliareaktionen (DECHAUME, PÉHU und DECHAUME, PETTE und KÖRNYEY, BENEDEK und JUBA, PETERS und SCHEID u. a.). In den weichen Häuten, besonders über dem Rückenmark, finden sich sehr häufig lymphocytäre Infiltrate verschiedener Intensität. Aus den bisher vorliegenden Beobachtungen hat man den Eindruck, daß diese Veränderungen nicht so konstant sind wie die in den peripheren Nerven; bei den eigenen Untersuchungen fanden sie sich allerdings in jedem Fall, sie waren aber gegenüber den Veränderungen der Nerven geringfügig.

ACCORNERO (1937) hat die Rückenmarksveränderungen bei Polyneuritis, insbesondere die Veränderungen der Vorderhornzellen untersucht. Es kommt in manchen Fällen zu schweren retrograden Zellveränderungen, die als erster MARINESCO (1898) in einem sehr eindrucksvollen Fall beschrieben hat. PAWLJUTSCHENKO fand eine Entmarkung mit perivenöser Anordnung im Rückenmark bei einem Fall 15 Tage nach Auftreten der neurologischen Erscheinungen.

Bei den chronisch verlaufenden Polyneuritiden sind Degenerationen der Hinterstränge beschrieben worden. Bei dem bereits erwähnten Fall von RUSSELL und MOORE fand sich eine Degeneration der Hinterstränge mit Fettkörnchenzellen. In den Spinalganglien waren zahlreiche Nervenzellen ausgefallen.

Veränderungen an Haut, Muskulatur und inneren Organen. Die Veränderungen an der Muskulatur bei den entzündlichen Formen weisen eine größere Mannigfaltigkeit auf als bei den rein degenerativen Formen oder den atrophisierenden Prozessen. Histologisch bestehen verschiedene Grade der Atrophie mit Wucherung der Sarkolemmkerne, die oft nur einzelne Muskelfasern betrifft oder felderförmig angeordnet ist. Nicht selten sind auch entzündliche Infiltrate in der Muskulatur beschrieben, die bei stärkerer Ausbreitung zu der von SENATOR zuerst beschriebenen *Neuromyositis* und zur *Dermatomyositis* überleiten.

Herdförmige zellige Infiltrate wurden in verschiedenen inneren Organen, besonders in den Nebennieren, der Leber, der Niere und im Herzmuskel (SABIN und ARING, HAYMAKER und KERNOHAN) gefunden.

Vergleichende Pathologie. Spontanerkrankungen mit bevorzugter Beteiligung der Nerven kommen bei Tieren selten vor. Erwähnenswert ist die MAREK*sche Lähme der Hühner*, die Neurolymphomatosis (Literatur bei ZWICK und SEIFRIED, FRAUCHIGER und BOURGEOIS, HAUSER und FRAUCHIGER, DALLING), die mit schweren Infiltrationen in den peripheren Nerven einhergeht. Rückenmark und Gehirn sind weniger intensiv, aber auch häufig beteiligt. Diese Erkrankung ist bisher die einzige entzündliche Erkrankung peripherer Nerven, deren Virusätiologie feststeht. Bei der *New-Castle-Krankheit der Hühner* wird nach KÖHLER in etwa 88% aller Fälle eine nichteitrige Encephalitis und Neuritis beobachtet.

Pathogenese.

Infektionstheorie. Die infektiöse Natur der entzündlichen Polyneuritis, und zwar die direkte Infektion, möglicherweise durch ein Virus, wird von verschiedenen Autoren angenommen (unter anderen von GUILLAIN, VAN BOGAERT, SCHALTENBRAND, KOLLE und TÖBEL). Da Übertragungsversuche bisher nicht zu überzeugenden Resultaten führten, ist die indirekte Entstehung am häufigsten diskutiert. Es können hier nicht alle Theorien und Hypothesen wiedergegeben werden. Gelegentlich wird sogar die EDINGERsche Aufbrauchtheorie herangezogen. EDINGER selbst hat aber ausdrücklich die entzündlichen Formen von dieser Theorie ausgeschlossen. Die Vorstellung von der primären Lokalisation der Erkrankung außerhalb des Nervensystems und sekundärer Beteiligung der Nerven ist bisher nicht sicher bewiesen. Man hat an Leberstoffwechselstörungen gedacht, aber FAUST u. a. konnten bei der Polyneuritis keine Funktionsstörungen der Leber nachweisen.

Eine Theorie hat in dem letzten Jahrzehnt eine besondere Rolle in der Diskussion um die Pathogenese der Polyneuritis gespielt: *die Theorie der allergisch-hyperergischen Entzündung*. Da sie als morphologisches Substrat einen entzündlichen Prozeß am Nerven voraussetzt, wie er bei dieser Form vorhanden ist, müssen die Ergebnisse der Allergieforschung bei der pathogenetischen Deutung herangezogen werden. Dies um so mehr, als BANNWARTH nach Typhus-Paratyphusschutzimpfung nicht nur das von der gewöhnlichen entzündlichen Polyneuritis abweichende klinische Bild einer Armplexuslähmung mit bevorzugter Lokalisation in C 5 und C 6, sondern bei 5 von 8 Fällen eine typische Polyneuritis mit dem GUILLAIN-BARRÉ-*Syndrom* beobachten konnte. Diese Tatsache war der Anlaß für BANNWARTH, das Problem der gesamten entzündlichen Polyneuritis vom Gesichtspunkt der Allergietheorie zu betrachten.

Allergietheorie. Die Allergietheorie wurde für die LANDRYsche Paralyse ganz allgemein an Hand eines Falles von akuter Porphyrie von GRÜNEWALD (1923) erstmalig vertreten, von BALDUZZI (1938) für die Polyneuritis mit dem GUILLAIN-BARRÉschen Liquorsyndrom angenommen und von PETTE (1942) und BANNWARTH (1943), sowie in einer etwas abweichenden Form von EDERLE (1947) ausführlich begründet. Aus den morphologischen Befunden am peripheren Nerven ist nicht ohne weiteres zu entscheiden, ob es sich um die direkte Einwirkung eines belebten Erregers, eines Toxins oder um einen allergischen Vorgang handelt. Bei der Berücksichtigung der Befunde am gesamten Nervensystem und der Organveränderungen lassen sich jedoch gewisse Anhaltspunkte gewinnen, die für die pathogenetische Deutung zu verwerten sind.

An dem Vorkommen *allergisch-hyperergischer Entzündungen im Nerven* unter experimentellen Bedingungen ist seit den Untersuchungen von FRÖHLICH (1914), von LASOWSKY und KOGAN (1934) und von KAISERLING (1935) nicht zu zweifeln.

Wie weit beim Menschen tödliche Polyneuritisfälle von der hier beschriebenen Art durch allergisch-hyperergische Entzündung zustande kommen, ist noch ungeklärt. Polyneuritiden, bei denen eine allergische Reaktion — aber auch nicht unbestritten — vermutet wird, sind die Serumpolyneuritiden und die Neuritiden nach Typhus- und Paratyphus-Schutzimpfung. Todesfälle sind hierbei offenbar selten.

Bei dem in diesem Zusammenhang oft zitierten Fall von ROGER, POURSINES und RECORDIER handelte es sich um einen 19jährigen Mann, der 4 Wochen nach Antitetanusserum an neuritisähnlichen Erscheinungen erkrankte und am 21. Krankheitstag starb. Bei der Sektion fand sich eine Ventrikelerweiterung, hämorrhagisches Exsudat in den Meningen sowie Ödem und perivasculäre Nekrosen um den 3. Ventrikel. Eine Bindegewebsvermehrung und erweiterte Gefäße im subarachnoidalen Gewebe über dem Rückenmark und den Wurzeln wird als Radiculomeningomyelitis gedeutet. An den Spinalganglien und den peripheren Nerven, die nur kurz beschrieben sind, bestand offenbar der gleiche Befund, zellige Infiltrate werden nicht angegeben.

Dieser anatomische Befund weicht so erheblich von dem bei den primär entzündlichen Polyneuritiden des gleichen Stadiums ab, daß er weder beweisend für eine entzündliche Polyneuritis noch als Stütze für die Allergietheorie dienen kann. Die Verfasser selbst äußern sich sehr zurückhaltend über die Pathogenese: «Tout en faisant quelques réserves sur le rôle adjuvant peu vraisemblable de la toxine tétanique, notre cas rentre, au point de vue clinique, dans les formes graves des accidents sérothérapiques à type polynévritique; il se distingue cependant par la participation du névraxe et par le syndrome curieux d'hypertension intracranienne. ... Notre cas se distingue des habituelles polynévrites postsérothérapiques par la généralisation des lésions à tous les départements du système nerveux, en particulier au névraxe, aux méninges et aux ventricules et par leur évolution rapidement mortelle.»

Auch die tierexperimentellen Untersuchungen, die hier angeführt werden (STIEF und TOKAY 1934, GARCIN und BERTRAND 1935, DECHAUME und CROIZAT 1932) sind nach ELSÄSSER (1942) „deswegen nicht ganz beweiskräftig, weil es sich um Veränderungen am Zentralnervensystem nach *anaphylaktischen* Schocks handelt".

Sollte die Seltenheit von Todesfällen, die im Gegensatz zu der recht hohen — bis zu 12—67% betragenden — Mortalität bei der entzündlichen Polyneuritis steht, nicht darauf hindeuten, daß die Auseinandersetzung mit einem belebten Erreger oder seinem Toxin häufiger zu einem tödlichen Ausgang führt, als nichtbakterielle Toxine oder eine allergisch-hyperergische Entzündung durch artfremdes Eiweiß bei Seruminjektionen, bei denen die Erkrankung abklingt, wenn die Zuführung des Antigens aufhört?

Damit ist die Annahme allergisch-hyperergischer Entzündungen für Fälle aus dieser Krankheitsgruppe keineswegs verworfen. Wir teilen die Auffassung von EDERLE, „daß der Nachweis allergischer Phänomene die Existenz eines spezifischen Erregers nicht ausschließt".

Der Ansicht von DÖRING, daß eine „Polyneuritis durch unmittelbare Infektion des Nervengewebes" aufrechterhalten werden müsse, können wir nur beistimmen. Daß Infektionserreger oder ihre Toxine zu allergisch-hyperergischen Reaktionen führen können, bedarf heute keiner ausführlichen Begründung mehr.

Zur formalen Pathogenese.

1. Nach der Art der morphologischen Veränderungen. Ist die kausale Genese der entzündlichen Polyneuritis auch noch ungeklärt, so läßt sich aus den morphologischen Befunden die formale Pathogenese weitgehend ableiten. Nach der Art der histopathologischen Veränderungen handelt es sich um eine *serös-lymphocytäre Entzündung*, dies wird auch von denjenigen Autoren nicht bestritten, die eine reparatorische Entzündung annehmen. Wir sind der Überzeugung, daß eine *primär-entzündliche Polyneuritis vorliegt.*

Aus den morphologischen Beobachtungen in den Frühstadien ist eine primäre Degeneration der Nervenfasern jedenfalls nicht zu beweisen, da die Exsudationen

und Infiltrationen zunächst ohne sichtbare Nervenfaserschädigung vorkommen. Demgegenüber sei betont, daß es primäre Degenerationen gibt, bei denen die ersten morphologischen Erscheinungen in einem Zerfall der Nervenfasern bestehen — ohne daß zellige Infiltrate oder Exsudationen nachweisbar sind.

In den späteren Stadien der Polyneuritis sind die Parenchymschädigungen meist stärker ausgeprägt, die Infiltrate ebenfalls noch vorhanden, gelegentlich auch noch seröse Exsudationen, aber die exsudativen und infiltrativen Erscheinungen haben keineswegs entsprechend der Parenchymschädigung zugenommen. Die Deutung der entzündlichen Veränderungen als reparatorische oder symptomatische Entzündung steht daher auf schwachen Füßen.

Dem herdförmigen Auftreten zelliger Infiltrate entspricht der herdförmige Zerfall von Nervenfasern; mit der mehr diffus ausgebreiteten serösen Exsudation stimmt die diffuse Entmarkung im Bereich des radiculären und ganglioradiculären Abschnittes überein.

Art und Auswirkung der serösen Exsudationen liegen im Rahmen der von RÖSSLE und EPPINGER vertretenen Auffassung der serösen Entzündung. Durch die Anwesenheit zelliger Infiltrate in den meisten Fällen geht der Entzündungsprozeß über eine rein seröse Entzündung hinaus, dokumentiert aber damit um so mehr den echt entzündlichen Charakter dieser Polyneuritis. Das erleichtert die im Nerven wie in den Organen schwierige Bewertung seröser Exsudate. Wenn VEITH und KOLLOTZEK kürzlich festgestellt haben, daß eine seröse Exsudation in das Nervenbindegewebe keine Markscheidendegeneration hervorrufen kann, „auch wenn sie als seröse Entzündung gedeutet wird", so kann man hierzu nur sagen: Es dürfte nach unserer Meinung ein grundlegender Unterschied sein, ob eine seröse Exsudation im Komplex der Entzündung oder durch Permeabilitätsstörungen der Gefäße infolge anderer Ursachen auftritt. Histologisch ist die Abgrenzung eines entzündlichen Exsudates von einem Transsudat nicht einwandfrei möglich. Nach LETTERER enthält das Exsudat neben Globulinen und Fibrinogen auch lytische Stoffe, was MASSHOFF bewiesen hat. Neuerdings konnte MEYER-ARENDT im serösen Exsudat einen Eiweißkörper nachweisen, der „das entzündliche Ödem vom mechanischen Ödem zu unterscheiden gestatte". Das Exsudat bei der serösen Entzündung ist — wie bei der Entzündung überhaupt, worauf die Untersuchungen von MENKIN hindeuten — durch die Bildung besonderer, nicht von vornherein in der Blutflüssigkeit vorhandener Wirkstoffe charakterisiert. Mit unseren bisherigen Mitteln der histologischen Technik können wir den genauen Angriffspunkt für die Parenchymschädigung nicht bestimmen; die Erkenntnisse der physiologischen Chemie haben die theoretischen Vorstellungen über den Mechanismus der Störungsmöglichkeiten sehr erweitert. Wir müssen aber solchen theoretischen Deutungen gegenüber eine gewisse Zurückhaltung bewahren, so sehr es unser Bemühen sein muß, die morphologischen Befunde auf Störungen in den Grundfunktionen zurückzuführen.

Manchen derartigen Versuchen gegenüber — in der Annahme etwa von „Verschiedenheiten der Membranstruktur" und ihrer „Ladungsmuster", „Blockierung der Fermentsysteme" oder ihrer Wirkstoffmechanismen, bereits zu einer Klärung der Funktionsstörungen bei der Entzündung vorgedrungen zu sein — seien RÖSSLEs (1944) Bemerkungen zitiert: „. . . nicht immer wird es gelingen, bis zu den Störungen der Elementarfunktion vorzustoßen, zumal sich krankhafte Vorgänge, wie auf dem Gebiet des Stoffwechsels und des Kreislaufs, um nur *ein* Beispiel herauszuheben, überschneiden. Der Pathologe und der Arzt haben daher vielfach mit Syndromen zu tun, eines der wichtigsten Syndrome ist die Entzündung. . . ."

„Es liegt in der Natur der Sache, daß bei einer Merkmalskombination (wie dem Syndrom der Entzündung) einmal das eine Symptom, ein anderes Mal ein anderes kardinal, d. h. diagnostisch führend ist. In der Kennzeichnung der Entzündung sind daher bald mehr die Kreislaufstörungen, bald mehr die stoffwechselmäßigen Schädigungen in Form von Degenerationen, bald die Zellbewegungen in den Vordergrund gerückt worden und für manches Stadium und manchen Körperort hat eine einseitige Bewertung oft sogar ihre Berechtigung. Deskriptive Kennzeichnungen verwickelter biologischer Erscheinungen können daher nie zu einer genügend genauen und unter allen Umständen befriedigenden Definition führen, zumal wir sagen können, daß wir sicher noch keinen erschöpfenden Einblick in das krankhafte Geschehen bei der Entzündung besitzen. Entzündung ist örtliche Krankheit. Krankheit bedeutet Gefahr (VIRCHOW). Allein der Nachweis der unmittelbaren Schädigung durch zellfreie interstitielle Exsudate zeigt den Unterschied zu anderen Ödemen und beweist die Berechtigung, von serösen Entzündungen der Organe zu sprechen" (RÖSSLE).

Die *„örtliche Krankheit"* und die *„unmittelbare Schädigung"* sind die beiden Hauptpunkte, die unter Berücksichtigung des Gesamtbildes für die Bewertung eines serösen Exsudates im peripheren Nerven als seröse Entzündung ausschlaggebend sind. Gerade die Untersuchungen von VEITH und KOLOTZEK sind ja ein Beweis dafür, daß nicht jede Krankheit, selbst wenn sie zu Permeabilitätsstörungen in den Organen und den Nerven führt, eine Neuritis hervorrufen muß. Im Gegensatz dazu zeigen die Beobachtungen von wirklichen Neuritisfällen, daß entzündliche Erkrankungen im peripheren Nerven hier zu Permeabilitätsstörungen der Gefäße führen, ohne daß eine allgemeine Permeabilitätsstörung im ganzen Organismus oder in anderen Organen vorliegen muß. Für die Entstehung der *Neuritis und Polyneuritis als örtliche Erkrankung der peripheren Nerven* gelten die gleichen Gesetzmäßigkeiten wie für die Entstehung der Encephalitis.

SCHOLZ hat den histopathologischen Gesamtkomplex bei seröser Durchtränkung des Zentralnervensystems klar herausgearbeitet und den reinen Sauerstoffmangelschäden gegenübergestellt. Die Unterscheidung symptomatischer und selbständiger seröser Encephalitis und Neuritis engt den Begriff der serösen Entzündung im Nervensystem sehr wesentlich ein (KRÜCKE). Nach dieser 1952 gegebenen Definition sind z. B. die von VEITH am Nerven beschriebenen Befunde nicht zu selbständigen serösen Entzündungen zu rechnen.

Die seröse Entzündung ist nicht mit allergischer Entzündung gleichzusetzen. Sie kann bei Virusinfektionen in der gleichen Weise auftreten; das zeigten die mit SIEGERT durchgeführten Experimente mit Vaccinevirus bei intrazisternaler Infektion.

2. Nach der Ausbreitung der morphologischen Veränderungen. Aus der Lokalisation der entzündlichen Veränderungen ergeben sich weitere pathogenetische Folgerungen. Die herdförmige Ausbreitung der zelligen Infiltrate macht es in hohem Grade unwahrscheinlich, daß der Prozeß in den Nerven, wie MARGULIS annimmt, ausschließlich vom Liquor her entstanden sei. Gleichartige zellige Infiltrate im Zentralorgan und den übrigen Organen sprechen für eine hämatogene generalisierte Einwirkung des Erregers oder des Toxins, so daß nach dem morphologischen Befund eine *hämatogene interstitielle Neuritis* anzunehmen ist. Die prädilektive Beteiligung mancher Regionen für die Lokalisation des Prozesses läßt sich aus den im allgemeinen Teil geschilderten besonderen Bauverhältnissen erklären, so die besondere Beteiligung der Spinalwurzeln an den Duradurchtrittsstellen sowie an den Durchtrittsstellen durch knöcherne Kanäle. Bei der Prädilektion für den Wurzelnerven spielt vermutlich sowohl die enge Verbindung zum Liquorraum als auch die Durataschenbildung mit ihren arachnoidalen Verwachsungen und sekundären Kreislaufstörungen eine Rolle (DUUS, KAHLAU, KRÜCKE 1951, VITZTHUM 1954).

Die Infektion vom Liquor aus tritt demgegenüber zurück. Es gibt zweifellos eine auf dem Liquorweg entstandene Radiculitis, wie sie bereits MARINESCO durch intracerebrale Injektion von Neurovaccine erzielen konnte. Bei Liquorinfektion mit Vaccinevirus kommt es ebenfalls zu einer nichteitrigen Radiculitis. Auch beim Menschen scheint sich in manchen Fällen der entzündliche Prozeß auf die dem Liquorraum nahen Abschnitte zu beschränken. In Analogie zur Neuritis der Hirn- und Spinalnervenwurzeln bei der luischen und tuberkulösen Basalmeningitis ist auch an ihre Beteiligung bei akuten Meningitiden anderer Ätiologie zu denken. Bisher läßt sich eine besondere Form — durch Ausbreitung auf dem Liquorweg entstanden — nicht sicher aus den morphologischen Befunden abgrenzen.

Die prädilektive Beteiligung der motorischen Spinalwurzeln, wie sie in den 3 eigenen, mit K. WEISSE beschriebenen Fällen von Polyneuritis im Kindesalter gefunden wurde, läßt sich weder durch mechanische Faktoren noch durch die Infektion vom Liquor her erklären. Man muß hier an eine besondere Affinität des Erregers oder des Toxins für den motorischen Wurzelabschnitt denken. Ob hier eine bestimmte Affinität oder eine verschiedene Anfälligkeit der Organsysteme besteht, ist bisher nicht zu entscheiden. Beides sind Bezeichnungen für ebenso feststehende, wie ungeklärte Tatsachen.

3. Zum GUILLAIN-BARRÉ-*Syndrom.* Die morphologischen Befunde einer serös-lymphocytären Entzündung sowohl der Wurzeln wie der peripheren Nerven mit Prädilektion der proximalen Abschnitte erlauben eine Erklärung des GUILLAIN-BARRÉschen Syndroms.

Die Zell-Eiweißdissoziation im Liquor war bei der Polyradiculoneuritis und Diphtherie schon vor GUILLAIN und BARRÉ bekannt (ROEMHELD, FEER). Das selbständige Auftreten der Wurzel- und Nervenerkrankung mit diesem Syndrom gezeigt zu haben, ist aber ein Verdienst der französischen Autoren.

Mit BANNWARTH stimmen wir überein, daß die entzündliche Polyneuritis mit dem Liquorsyndrom von GUILLAIN und BARRÉ zur interstitiellen Polyneuritis gehört. Trotz der Betonung der allergisch-hyperergischen und der serösen Entzündung in pathogenetischer Hinsicht hat BANNWARTH die Erfahrung von DEMME bestätigt, daß in den ersten Krankheitsstadien neben dem Eiweiß auch die Zellen im Liquor vermehrt sind; die Pleocytose pflege jedoch im Gegensatz zur Eiweißvermehrung wenige Tage nach Krankheitsbeginn wieder abzuklingen. BANNWARTH *hat die Bedeutung der Zellvermehrung für das Liquorsyndrom der entzündlichen Polyneuritis* unterstrichen, eine Tatsache, die im Für und Wider um die Allergietheorie etwas in Vergessenheit geraten ist. Sie scheint uns jedoch für die pathogenetische Betrachtung außerordentlich wichtig. Die „dissociation albuminocytologique" von GUILLAIN-BARRÉ-STROHL allein ist — darin dürfte heute Übereinstimmung bestehen — weder für eine besondere Form der Polyneuritis noch überhaupt für einen entzündlichen Vorgang typisch. Die Ergebnisse der Liquorpathologie bei Polyneuritis lassen sich durch Längsschnittbilder im einzelnen Fall mit den morphologischen Querschnittsbildern mehrerer Beobachtungen in Einklang bringen. Wir möchten daher BANNWARTH — wenn auch nicht in der weiten Anwendung der Allergietheorie für alle entzündlichen Formen der Polyneuritis — so doch in der Feststellung zustimmen: „... je stärker die Liquoreiweißvermehrung ist, um so stärker dürfte auch die seröse Entzündung in den weichen Häuten und Wurzelnerven sein."

Die Abgrenzung einzelner Formen nach morphologischen Gesichtspunkten — etwa nach der Ausbreitung der entzündlichen Reaktion — ist auf Grund der vorliegenden Befunde nicht möglich. Es ist aber sehr wahrscheinlich, daß sich aus dieser Gruppe entzündlicher Polyneuritiden ohne bekannte Ursache ätiologisch und morphologisch zu differenzierende Einzelformen herauslösen lassen.

4. Encephalitis und Polyneuritis. Auf die Beziehungen zur Encephalitis hat HALLERVORDEN (1942) hingewiesen: „Der Krankheitsprozeß hat im Nervensystem keine Grenzen; dem Kliniker ist das geläufiger als dem Anatomen, der in seinem Urteil unwillkürlich von der alten Einteilung in Krankheiten des Gehirns, des Rückenmarks und der peripheren Nerven beeinflußt wird — mit anderen Worten: Polyneuritis und Encephalitis können verschiedene Lokalisationen des gleichen Krankheitsprozesses sein".

Eine Bestätigung für diese Auffassung fand HALLERVORDEN durch den Nachweis einer entzündlichen Neuritis bei einem Fall von konzentrischer Sklerose. STUCKE (1947) beschrieb Übergangsformen zwischen Encephalomyelitis und Polyneuritis mit aufsteigender Lähmung.

Leider liegen noch zu wenige systematische Untersuchungen bei Encephalitis vor. Es sei hier auf die Beobachtungen von RADERMECKER (1948) über eine der perivenösen ähnliche Encephalomeylitis mit geringen Veränderungen in Spinalganglien und peripheren Nerven und auf die Befunde am peripheren Nervensystem bei der subakuten sklerosierenden Leukoencephalitis (VAN BOGAERT und RADERMECKER) verwiesen. NOAD und HAYMAKER (1953) beschrieben Nervenveränderungen bei Tsutsugamushi-Fieber, SANDERS, BLUMBERG, GABLES und HAYMAKER (1953) ein LANDRY-GUILLAIN-BARRÉ-Syndrom bei einem Patienten, bei dem ein Stamm des St. Louis-Encephalitisvirus (SLE) isoliert werden konnte.

Die letzteren Beobachtungen sprechen mit den lange bekannten — auch morphologischen — Befunden am peripheren Nervensystem bei Poliomyelitis und Encephalitiden dafür, daß die unter der Bezeichnung „primär-entzündliche Polyneuritis" hier zusammengefaßten morphologischen Befunde immer noch eine Gruppe ätiologisch verschiedener Erkrankungen umfassen, unter denen sich vermutlich infektiöse wie parainfektiöse Formen finden.

Die Bemerkungen MARINESCOs zu der Nervenbeteiligung bei Fleckfieber scheinen uns die Verhältnisse auch bei den übrigen Encephalitiden sehr gut zu charakterisieren: «En résumé, dans les formes graves de typhus exanthématique, les lésions sont généralisées à tout le système nerveux central et périphérique inclusivement, les ganglions spinaux et les ganglions des nerfs craniens.»

3. Die para- und postinfektiösen Polyneuritiden.

Über Polyneuritiden nach Virusinfektionen, die man entsprechend den Verhältnissen bei den Encephalitiden als post- oder parainfektiöse bezeichnen kann, liegt eine ganze Anzahl klinischer Beobachtungen vor. Polyneuritiden wurden beobachtet nach *Masern* (URQUHART, MOHAMMAD, LENEGRE und DELAIR, GLANZMANN u. a.), nach *Mumps* (CATHALA, ALBRECHT, STUTTE, UNDERWOOD, NEMLICHER, SULZER u. a.), nach *infektiöser Mononucleose* (RICKER, BLUMBERG, PETERS und WIDERMAN, KLØVSTADT, GLANZMANN, HILLER und FOX, CREATURO u. a.), nach *Grippe* (v. LEYDEN, LEIGH), nach *Varicellen* (GLANZMANN, PETTE, UNDERWOOD), nach *Röteln* (SPROTT u. a.).

Ausführliche Literatur findet sich ferner bei BOUDOURESQUES, BOUDIN, ROOYEN-RHODES.

Von einer gesonderten Darstellung der parainfektiösen Polyneuritiden nach Viruskrankheiten wird abgesehen. Soweit bisher histologische Untersuchungen bekannt geworden sind — pathologisch-anatomische Befunde sind im Gegensatz zu den parainfektiösen Encephalitiden selten — weichen sie nicht von den Veränderungen bei der primär-entzündlichen Polyneuritis unbekannter Ursache ab.

Die postdiphtherische Polyneuritis ist die klinisch und anatomisch am besten bekannte Form postinfektiöser Polyneuritiden. Ihre Sonderstellung schon nach dem klinischen Bild wurde in der älteren Literatur durch von LEYDEN, in der neueren besonders von SCHEID und WIECK betont.

a) Die postdiphtherische Polyneuritis.

Historisches. Die ersten pathologisch-anatomischen Befunde bei der diphtherischen Lähmung stammen von CHARCOT und VULPIAN (1862). Die Veränderungen in den peripheren Nerven wurden von CLOS, LORAIN und LÉPINE, LIONVILLE, SCHECH u. a. bestätigt. Eine der gründlichsten Arbeiten über die pathologische Anatomie der diphtherischen Lähmungen verdanken wir PAUL MEYER (1881).

Ein 19jähriger Mann erkrankte etwa 4 Wochen nach durchgemachter Diphtherie mit Lähmungserscheinungen, die in 21 Tagen zum Tode führten (Krankheitsdauer vom Beginn der Diphtherie bis zum Tode 51 Tage). Die sehr ausführliche histologische Untersuchung deckte Veränderungen im gesamten Nervensystem von den Endabschnitten bis zum Zentralorgan auf. Interstitielle Veränderungen, die als entzündliche aufgefaßt werden, mit spindelförmigen Auftreibungen, bestanden nur in den peripheren Nerven. Im Rückenmark fanden sich einzelne degenerierte Vorderhornzellen „ohne jede Affektion der Stützsubstanz"; die Zahl der als degeneriert bezeichneten Zellen stand in keinem Verhältnis zu der schweren Beteiligung der peripheren Nerven.

P. MEYER schloß aus seinen Befunden, „daß beide Zustände (Degeneration und Entzündung) *gleichwertige Manifestationen* derselben Krankheit sind, so daß an dem einen Ort im Nervensystem mehr die Nervenelemente, an dem anderen mehr ihr Stützapparat und insbesondere die Nervenscheiden affiziert werden".

Mit dieser Feststellung MEYERs war die Diskussion um das morphologische Substrat diphtherischer Nervenschäden nicht beendet. DEJERINE hatte 1878 die Theorie der zentralen Genese begründet, obwohl er in seinen 5 Fällen ebenfalls die schwere Veränderung der peripheren Nerven bestätigte, aber den primären Angriffspunkt in den Vorderhornzellen vermutete.

Eine *primär myogene Pathogenese* vertrat HOCHHAUS, während BUHL die *Gefäßtheorie* der postdiphtherischen Neuritis aufstellte. Gelegentlich begegnet man heute sogar noch der Ansicht, daß die diphtherischen Lähmungen ohne morphologisches Substrat einhergingen. Der Lähmungstypus sine materia, GUBLERs asthenische Lähmung (1860/61), sollte bei der Diphtheriepathogenese nur noch von historischem Interesse sein.

In seiner Zusammenfassung über die ältere Literatur stellt FLATAU (1899) fest: „Am konstantesten und am tiefgreifendsten befällt der destruktive Prozeß die peripherischen Nerven, wobei das Gift außer den seiner Eintrittspforte am nächsten liegenden Nerven des Gaumens fast sämtliche spinalen und Hirnnerven ergreifen kann."

Zur Pathogenese der diphtherischen Lähmung meint LUGARO (1904), die Verschiedenheit der morphologischen Befunde beweise, „daß das diphtherische Gift je nach der Lokalisation, der Dauer und der Wirkung und der Intensität verschiedene Veränderungen hervorrufen kann".

DURANTE (1907) bespricht die Diphtherie zusammen mit der Polyneuritis bei anderen Infektionskrankheiten und ist der Ansicht, daß die Varianten weniger von der Art der Grundkrankheit als von der Dauer des Prozesses abhängen.

1935 faßt DE VILLAVERDE die weiteren Beobachtungen zusammen; er unterscheidet zwischen einer mehr akuten diphtherischen Neuritis, hauptsächlich vom interstitiellen Typ, und einer postdiphtherischen Neuritis, bei der die parenchymatösen Veränderungen vorherrschen. Eine solche Trennung läßt sich jedoch nicht durchführen. Dies wird schon daraus ersichtlich, daß DE VILLAVERDE den Fall von P. MEYER zur diphtherischen Polyneuritis rechnet, der eine Krankheitsdauer von 51 Tagen hatte.

Vorkommen und Häufigkeit. In der Kriegs- und Nachkriegszeit wurden, wie im 1. Weltkrieg, gehäuft Diphtherieepidemien beobachtet, wobei an dem großen Material von SCHEID und WIECK von 1590 Diphtherieerkrankungen 333 mit neurologischen Erscheinungen einhergingen. Erwachsene waren zu einem hohen Prozentsatz beteiligt, entsprechend den alten Beobachtungen von LANDOUZY (1880) und J. ROSS (1893).

Der Prozentsatz der Beteiligung des Nervensystems schwankt in den einzelnen Epidemien und liegt im Durchschnitt etwa zwischen 12 und 20%. Während BERGHINZ betont, daß gerade die leichten, unzulänglich oder gar nicht mit Serum behandelten Diphtherien an Lähmungen erkranken, haben SCHEID und WIECK sowie POTTER die direkte Abhängigkeit der Lähmungen von der Schwere der Infektion hervorgehoben. TELLENBACH weist mit Recht darauf hin, daß von den an Diphtherie Erkrankten vom Schweregrad I (nach der Einteilung von SCHEID und WIECK) 5,3% neurale Schäden bekommen, während 31,1% vom Schweregrad III hiervon verschont bleiben.

Das klinische Bild. Hier sei auf die zusammenfassenden Darstellungen der älteren Literatur von REMAK, CASSIRER und der neueren von WEXBERG und SCHELLER, besonders auch die Arbeiten von SCHEID und WIECK, SCHEID, BECK und STOLTZENBERG verwiesen.

„Wenn wir von den schwersten, bald generalisierten, meist unmittelbar an die Primärerkrankung sich anschließenden Fälle absehen, so sind die Entwicklung, die Lokalisation und der Habitus der postdiphtherischen Nervenerkrankung nach meinen mit denjenigen der meisten Autoren übereinstimmenden Erfahrungen ungemein typisch" (REMAK). Die Gaumensegellähmung, die Akkommodationslähmung und die ausgebreitete lokomotorische Ataxie mit tabesähnlichem Gang seien häufig auftretende charakteristische Symptome, „in einzelnen Fällen, und zwar anscheinend besonders in solchen, welche von der ursprünglichen Erkrankung oder aus anderer Ursache, z. B. von Albuminurie, eine besondere Prostration der Kräfte davongetragen haben, treten zu der Gaumensegellähmung usw. motorische Lähmungen der Extremitäten und des Rumpfes" (REMAK).

Gaumensegellähmung und Akkommodationslähmung sind nach der Literaturzusammenstellung von GAMMON (1953) viel häufiger als die generalisierte Polyneuritis. Die völlige Restitution selbst schwerster Polyneuritiden (wie die eindrucksvolle Selbstbeobachtung von D. HANSEMANN zeigt) spricht dafür, daß die Veränderungen am Nervensystem reversibler Natur sind, wobei im peripheren Nerven, selbst nach Totalunterbrechung von Nervenfasern durch WALLERsche Degeneration, bei der erhaltenen Kontinuität der Nervenscheiden eine vollständige Regeneration eintreten kann.

Chronische Verlaufsformen wie bei der entzündlichen Polyneuritis kommen bei der Diphtherie nicht vor (SCHEID 1947). „Die typischen Symptome des Frühstadiums der postdiphtherischen Polyneuritis fehlen bei der GUILLAIN-BARRÉschen Form" (SCHEID 1947). Bei der Diphtherie wie bei der diphtherischen Polyneuritis handelt es sich nach den neueren Erfahrungen um einen kontinuierlichen Krankheitsverlauf, SCHEID spricht statt von „Früh"- und „Spätlähmung" von „Lähmungen des Früh- und Spätstadiums". Die Beobachtungen von BECK, HANSEN und MALLISON u. a. kennzeichnen das in Schüben verlaufende klinische Bild.

Die *Mortalität* bei postdiphtherischer Polyneuritis ist offenbar niedriger als bei Polyneuritis unbekannter Ursache. Nach ROLLESTON (1914), der 477 Lähmungsfälle bei 2300 Diphtherieerkrankungen sah, beträgt die Mortalität bei

früher Gaumensegellähmung (in den ersten 2 Wochen) 32,5%, später nur 1,5%. Bei den 333 Fällen von Scheid und Peters lag die Mortalität bei 4,2%. Scheid und Peters diskutieren an ihren Beobachtungen ausführlich die Todesursachen bei der postdiphtherischen Polyneuritis, die bei den tödlichen Fällen besonders auf zusätzliche Faktoren neben der Lähmung hinweisen. Die Krankheitsdauer lag zwischen 32 und 85 Tagen; während das Durchschnittsalter der Erkrankungsfälle mit 35 Jahren angegeben wird, betrug das Durchschnittsalter der Todesfälle 48 Jahre. Diese Altersverteilung erklärt vielleicht, daß der Tod nicht in allen Fällen auf die Nervenerkrankung zurückzuführen war. In den eigenen 4 Beobachtungen und denen anderer Autoren bei jüngeren Patienten entwickelte sich jedoch nach einem längeren Krankheitsverlauf mit zunächst absteigenden Lähmungen um den 40.—60. Krankheitstag übereinstimmend eine rasch aufsteigende Lähmung vom Typ der Landryschen Paralyse.

Die pathologisch-anatomischen Befunde. Die Darstellung stützt sich im wesentlichen auf die Befunde in den Arbeiten von P. Meyer (1 Fall), F. Spieler (3 Fälle), Hechst (5 Fälle), Veith (7 Fälle), Peters und Scheid (11 Fälle), Trömner und Jakob (1 Fall) und 4 eigene Beobachtungen. Diese immer noch geringe Zahl von 32 anatomisch untersuchten Todesfällen dürfte aber ausreichen, um das Typische des Krankheitsbildes am Nervensystem zu erkennen und dem Einwand einer Verallgemeinerung von Einzelbeobachtungen zu begegnen.

Periphere Nerven. *Sichere und meist schwere morphologische Veränderungen wurden* — darin stimmen alle Beobachtungen überein — *in den peripheren Nerven gefunden.* Es kommen sowohl interstitielle Veränderungen mit serösen Exsudationen und zelligen Infiltraten und diffuse oder herdförmige parenchymatöse Veränderungen mit Achsenzylinderauftreibungen, segmentaler Fasererkrankung und seltener Wallerscher Degeneration vor. Die Befunde gleichen an vielen Stellen in ihrer Art weitgehend denen bei entzündlicher Polyneuritis unbekannter Ursache. Somit können wir die Darstellung auf diejenigen Punkte beschränken, in denen das morphologische Bild hiervon abweicht.

Bei der immer noch bestehenden Diskussion um den primären Angriffspunkt der Schädigung wäre es wichtig, genaue Angaben über die Frühstadien der postdiphtherischen Polyneuritis zu erhalten. Frühstadien sind jedoch selten untersucht, wie überhaupt der offenbar geringeren Mortalität die kleine Zahl anatomischer Untersuchungen entspricht. Da chronische Verlaufsformen nicht beobachtet wurden, läßt sich eine wohlbegründete Stadieneinteilung nicht geben. Zudem besteht eine Verschiedenheit in der Angabe der Verlaufsdauer, meist wird bei der postdiphtherischen Polyneuritis mit Recht die Krankheitsdauer vom Beginn der Diphtherie an gerechnet, jedoch ist die Berücksichtigung der ganz unterschiedlichen Lähmungsdauer für die Gegenüberstellung klinisch-anatomischer Befunde ebenso wichtig, dies vor allem, wenn wir die Befunde mit den übrigen Polyneuritiden, bei denen wir im allgemeinen nur den Beginn der neurologischen Erscheinungen kennen, vergleichen wollen.

Eine eigene Beobachtung sei hier kurz wiedergegeben, da sie klinisch einen typischen Verlauf und anatomisch alle wesentlichen bisher beschriebenen Befunde in charakteristischer Weise darbot. Das Rückenmark einschließlich der Spinalganglien von C6 an abwärts konnte vollständig auf Längsschnitten serienmäßig untersucht werden, wobei ein besserer Überblick über die Ausbreitung der Veränderungen als in den bisher vorliegenden Untersuchungen gewonnen wurde.

Bei einem $4^5/_{12}$ Jahre alten Mädchen trat 14 Tage nach Krankheitsbeginn eine Gaumensegellähmung ein, die sich zurückbildete, am 32. Tag jedoch wieder ausgeprägt war. Hierzu kam am 34. Tag eine Schluckstörung, am 38. Tag Atemstörungen und eine Schwäche beider

Beine, am 42. Tag eine Aphonie und bis zum Tode am 45. Krankheitstag eine zunehmende Lähmung der Intercostalmuskeln und des Zwerchfells.

Die anatomische Untersuchung des Nervensystems ergab in den kranialen Abschnitten der Hirn- und Spinalnerven stärkere Veränderungen als in den caudalen und zwar waren sowohl die proximalen extraduralen Wurzelabschnitte wie die distalen peripheren Abschnitte stärker als die dazwischen gelegenen Regionen betroffen. Vegetative sowie cerebrospinale Nerven waren im Bereich von *Pharynx*, *Larynx* und *Oesophagus* etwa gleich schwer betroffen. Die degenerativen Erscheinungen bestanden vorwiegend in einer segmentalen

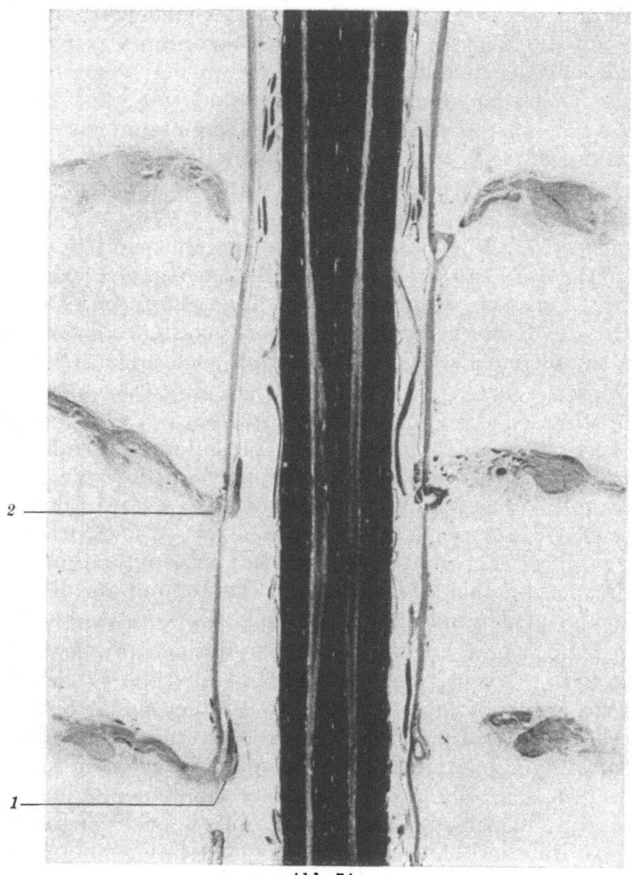

Abb. 74 a.

Fasererkrankung und herdförmigen Achsenzylinderauftreibungen. Auf den *Übersichtsschnitten durch das Rückenmark* mit den Spinalganglien war die Entmarkung in den proximalen Abschnitten, besonders im radiculären und ganglioradiculären Abschnitt, bereits mit bloßem Auge erkennbar. Diese *diffusen Entmarkungen* zeigten ihre stärkste Intensität im oberen Brustmarkbereich. Demgegenüber waren die lumbalen und lumbosacralen extraduralen Wurzelabschnitte besser erhalten, obwohl auch hier eine sehr deutliche Entmarkung bestand. Im unteren Hals- und Brustmark zeigten die intraduralen Spinalwurzeln bei der Markscheidenfärbung geringeren Markverlust (Abb. 74a und b) als in den lumbalen und lumbosacralen Abschnitten. In den letzteren wiesen besonders die motorischen Wurzeln schwere frische Zerfallserscheinungen mit vorwiegend diffusen, seltener herdförmigen lymphocytären Infiltraten und starker Erweiterung der Gefäße auf (Abb. 75a und b). In den Körnchenzellen fanden sich homogene Eiweißkugeln neben Lipoiden.

Zellige Infiltrate waren in den weichen Häuten vorhanden, im Wurzelnerven, in den Spinalganglien und in den kleinen Nervenästen des peripheren Abschnittes. Im Spinalganglion kamen die in den gesamten peripheren Nerven vermehrten mucoiden Substanzen im Kapselraum der Spinalganglienzellen vor (Abb. 76a und b).

Die *Nervenzellen der Spinalganglien* waren die einzigen, die eindeutige, vorwiegend regressive Veränderungen, Schwund der NISSL-Granula und Abschmelzen der Fortsätze zeigten.

Im Zentralorgan konnten keine derartigen Veränderungen sicher nachgewiesen werden. Dagegen fanden sich im Bereich des Striatum, besonders der Capsula externa und in den

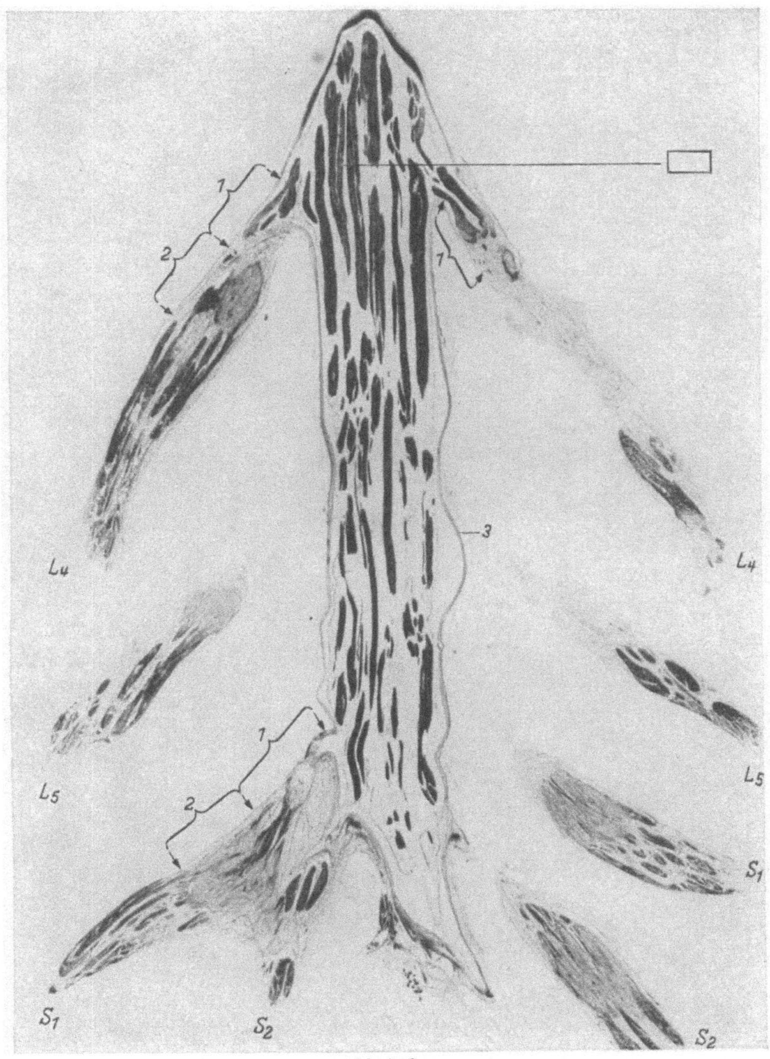

Abb. 74 b.

Abb. 74a u. b. *Postdiphtherische Polyneuritis.* a Längsschnitt durch das mittlere Brustmark. Während bei der Markscheidenfärbung die hier getroffenen Hinter- und Vorderseitenstränge des Rückenmarks sowie die Spinalwurzeln in ihrem oberen Abschnitt einen normalen Markgehalt aufweisen, beginnt kurz vor der Duradurchtrittsstelle der Spinalwurzeln (*1*) eine Entmarkung, die sich außerhalb der Dura in Wurzelnerv und Spinalganglion (*2*) fortsetzt. Im Spinalnervenstamm ist die Entmarkung meist wieder geringer. b Längsschnitt durch die Cauda equina mit Wurzelnerven (*1*), Spinalganglien (*2*) und Dura (*3*). ▭: Motorische Wurzel in Abb. 75b bei stärkerer Vergrößerung. Deutliche Entmarkung der Nervenfaserbündel im ganglioradiculären Abschnitt. (S. Nr. 297/52. Senckenberg. Path. Inst. Frankfurt. $4^5/_{12}$ Jahre altes Mädchen.) Paraffinschnitt. Färbung: HEIDENHAIN-WOELCKE-VAN GIESON. [Aus WEISSE-KRÜCKE: Z. Kinderheilk. **74**, 167—208 (1954).]

Markstrahlen der Kleinhirnläppchen herdförmige perivasculäre Fettkörnchenzellansammlungen, die bei dem $4^1/_2$jährigen Kind sicher als pathologisch anzusehen sind. Eine Verfettung der kleinen Striatumzellen war nicht vorhanden. Weder im Striatum noch im Kleinhirn bestanden zellige Infiltrationen.

Im *Infundibulum* war bei Silberimprägnation nach BODIAN das reiche Nervennetzwerk um die „Spezialgefäße" völlig verschwunden und an seine Stelle eine perivasculäre Zone homogener bis körniger Substanz getreten, außerhalb der die sehr dünnen Nervenfasern wieder eine gute Imprägnation zeigten. Entzündliche Veränderungen waren nicht vorhanden.

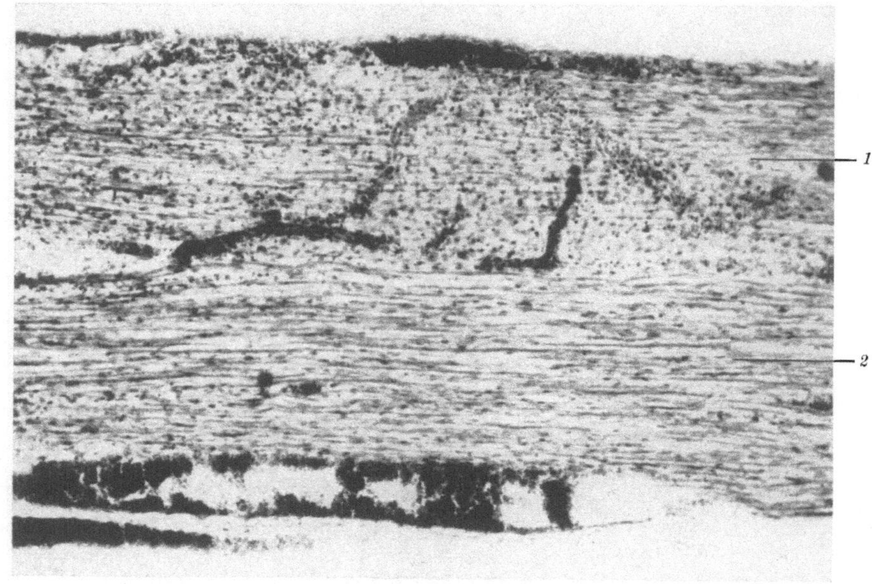

a

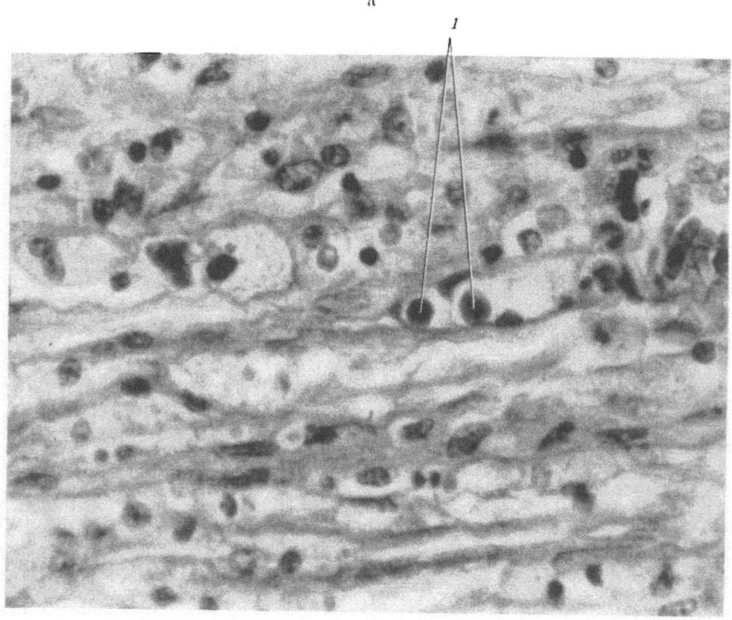

b

Abb. 75a u. b. *Postdiphtherische Polyneuritis.* a Gleicher Fall wie Abb. 74. Längsschnitt durch motorische lumbosacrale Spinalwurzel. Herdförmige perivasculäre und diffus verstreute Lymphocyteninfiltrate im oberen Anteil der Wurzel (*1*). Fast völlig unveränderter unterer Abschnitt (*2*). b Ausschnitt aus Abb. 74b. Motorische Wurzel aus der Cauda equina. Schwerster Faserabbau, wie er in den drei anderen Fällen nicht beobachtet wurde, mit Auftreten von eosinophilen Eiweißkugeln (*1*) in den auch hier zeilenförmig angeordneten Körnchenzellen. Normale Nervenfasern sind nicht mehr zu erkennen. (S. Nr. 297/52. Senckenberg. Path. Inst. Frankfurt. $4^5/_{12}$ Jahre altes Mädchen.) Paraffinschnitt. Färbung: Hämatoxylin-Eosin. [Aus WEISSE-KRÜCKE: Z. Kinderheilk. **74**, 167—208 (1954).]

In den übrigen *peripheren Nerven* kamen ebenfalls Parenchymveränderungen ohne zellige Infiltrationen vor, und zwar nicht nur in den Abschnitten, die am längsten gelähmt waren, wie im Gaumensegel, sondern auch in den großen peripheren Nervenstämmen und in der Kehlkopfmuskulatur, die erst 3 Tage Lähmungserscheinungen gezeigt hatte. Auffallend waren in den Nervenstämmen und an den distalen Nervenabschnitten herdförmige Achsenzylinderauftreibungen, die auch den bereits marklosen Abschnitt der Endplatten betrafen

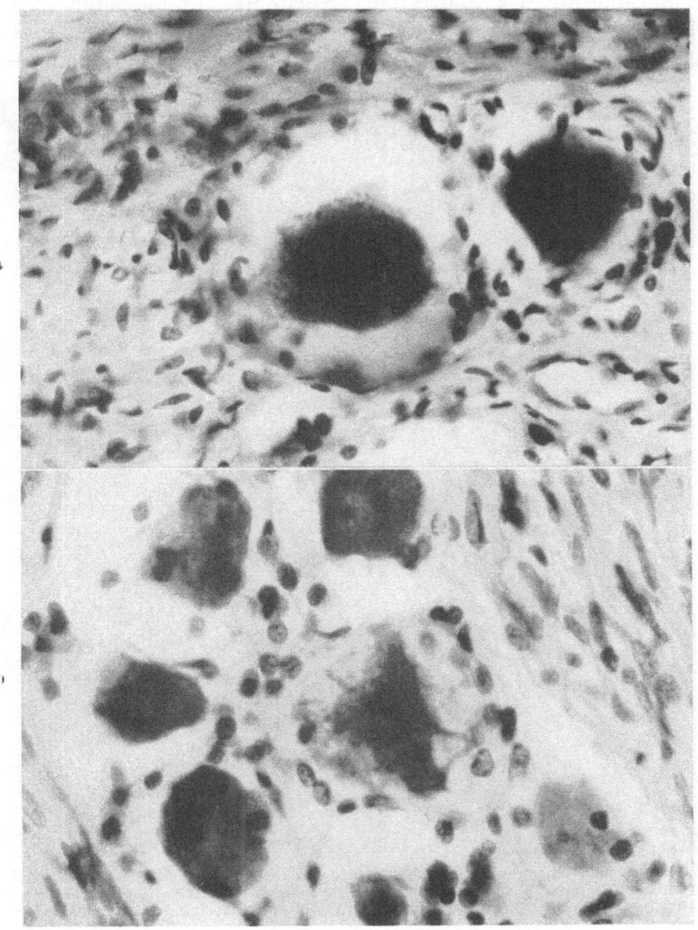

Abb. 76a u. b. *Postdiphtherische Polyneuritis.* (S. Nr. 70/42. L. W., 19jähriger Mann.) Klinische Diagnose LANDRYsche Paralyse nach Diphtherie. Tod am 58. Krankheitstag. *Spinalganglion.* Reichlich mucoide Substanzen im Interstitium des Ganglion und im Kapselraum von Spinalganglienzellen. Celloidineinbettung. Kresylviolettfärbung. b Gleicher Fall wie Abb. 74 und 75. *Spinalganglion.* Mucoide Substanzen im Kapselraum einer Spinalganglienzelle. Paraffineinbettung. Kresylviolettfärbung. In beiden Abbildungen sieht man ferner eine Proliferation von SCHWANNschen Zellen, Kapselzellen und Zellen des Endoneuriums.

(Abb. 77). In den Nervenstämmen waren sie schon bei gewöhnlicher Hämatoxylin-Eosinfärbung zu erkennen.

Die Mehrzahl der anatomischen Befunde stammt von Fällen mit einer Krankheitsdauer zwischen 32 und 85 Tagen und einer Lähmungsdauer von 11 bis 80 Tagen, wobei der Lähmungsbeginn zu ganz verschiedenem Zeitpunkt nach dem Krankheitsbeginn liegt. Bei dem Krankheitsverlauf in Schüben und der verschiedenen Lokalisation sind im gleichen Fall verschiedene Stadien des Krankheitsprozesses am Nerven je nach der befallenen Region zu erwarten.

Fassen wir die bisherigen Befunde zusammen, so zeigt sich abweichend von der Polyneuritis unbekannter Ursache, daß in den Frühstadien die Nervenveränderungen im N. vagus lokalisiert sind (SPIELER) und die Hirnnerven schwerere Veränderungen zeigen als die übrigen peripheren Nerven (P. MEYER, TRÖMNER und JAKOB).

In der Beteiligung des Zentralnervensystems unterscheidet sich die diphtherische Polyneuritis durch das Fehlen echt entzündlicher Veränderungen, wie sie bei der Polyneuritis unbekannter Ursache häufiger gefunden werden.

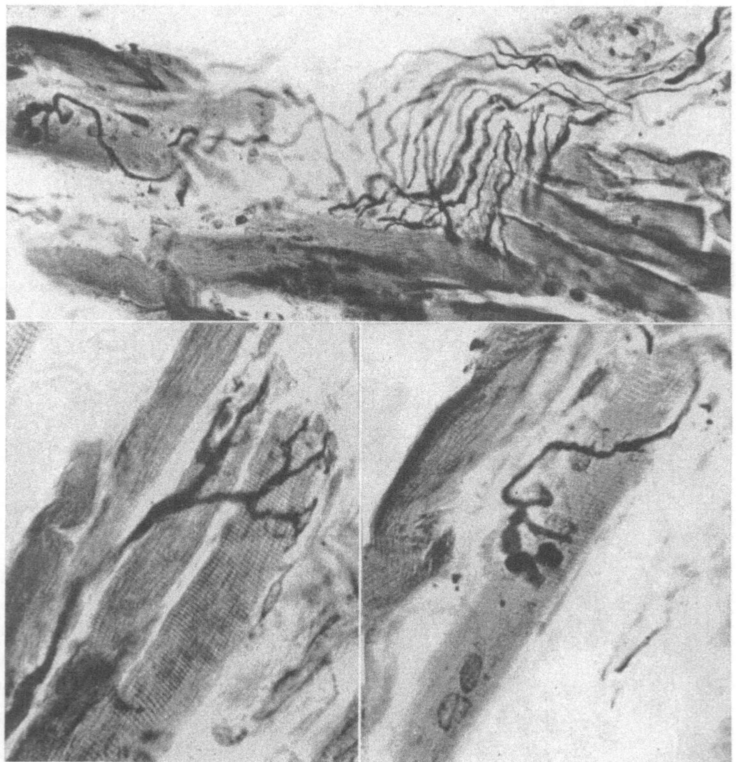

Abb. 77. *Postdiphtherische Polyneuritis.* Gleicher Fall wie Abb. 74 und 75. *Musculus vocalis.* Auftreibung der Achsenzylinder in den Endabschnitten der Nerven und im Bereich der Endplatten. Klinisch wurde 3 Tage vor dem Tode eine *Aphonie* vermerkt. Paraffineinbettung. Silberimprägnation nach BODIAN.

In dem übrigen peripheren Nervensystem bestehen keine wesentlichen Unterschiede hinsichtlich der Lokalisation, ganz übereinstimmend ist die Prädilektion des Prozesses für die motorischen intraduralen Spinalwurzeln und für die Spinalganglien. Verschieden ist dagegen in der Art das Nebeneinander entzündlicher wie degenerativer Veränderungen. Den entzündlichen Prozeß fassen wir mit SCHEID und PETERS als primär-entzündlich auf, möchten aber annehmen, daß außer den durch die örtliche Entzündung bedingten Parenchymschäden auch primär degenerative Veränderungen, vor allem der Achsenzylinder vorkommen.

Die seit P. MEYER bekannte und durch die sorgfältigen Untersuchungen von G. VEITH erneut bestätigte *segmentale Fasererkrankung* zeigt nach HECHST ihren Hauptsitz in den kranialen Abschnitten der Spinalnerven, den Spinalganglien und Spinalwurzeln. Hierfür sind unsere Übersichtsschnitte ein erneuter Beleg. Ihre Ausbreitung stimmt mit der bei Polyneuritis unbekannter Ursache überein, ebenso das Erhaltenbleiben der Achsenzylinder in den entmarkten Abschnitten. Diese sind nicht unverändert, VEITH beschrieb Auftreibungen und keulenförmige Anschwellungen.

Die schweren strukturellen Veränderungen der Achsenzylinder im Bereich der segmentalen Fasererkrankung und außerhalb davon sind nach unserer Ansicht der Ausdruck einer tiefgreifenden Schädigung der Nervenfaser, die zu Funktionsstörungen führt.

Das vermehrte Auftreten mucoider Substanzen scheint zum typischen Bilde der postdiphtherischen Polyneuritis zu gehören, sie wurden von VEITH, SCHEID und PETERS hierbei beschrieben. P. MEYER hat diese Substanzen sicher ebenfalls gesehen, wenn er auch die Substanz färberisch noch nicht nachweisen konnte. Er beschrieb das gehäufte Vorkommen von Bildungen nach Art der RENAUTschen Körperchen mit knotenförmiger Anschwellung des Nerven. In den eigenen Beobachtungen kamen zwar mucoide Substanzen im gesamten peripheren Nerven vor, die kleinen Nervenbündel innerhalb der großen Nervenstämme und die Endabschnitte waren bevorzugt.

Spinalganglien und Wurzelnervabschnitt. BÉLA HECHST, VEITH sowie SCHEID und PETERS haben auf die besondere Beteiligung dieser Region an dem Entmarkungsprozeß hingewiesen. Die Schädigung der Nervenzellen im Spinalganglion scheint von Fall zu Fall zu schwanken. Auf weitere Einzelheiten kann hier nicht eingegangen werden, da die Bearbeitung dieses Abschnittes DÖRING vorbehalten ist.

Zentralnervensystem. Auf die regelmäßige Beteiligung der Meningen, besonders an der Basis des Großhirns, über dem Hirnstamm und dem Rückenmark hat VEITH neuerdings hingewiesen. Sie wurde von PETERS und SCHEID und durch die eigenen Befunde bestätigt. Es finden sich herdförmige lymphocytäre Infiltrate, die außer an der Basis des Gehirns nach den eigenen Untersuchungen häufig in den Wurzeltaschen im Bereich der Duradurchtrittsstelle zu finden sind. Gelegentlich und ganz vereinzelt begleiten sie die Gefäße auch in das Zentralorgan. Entzündliche Veränderungen, abgesehen hiervon, sind weder im Mark noch in der Rinde nachweisbar. Sie beginnen erst mit dem Übergang des gliösen in den reticulären Abschnitt der Spinalwurzel.

Unabhängig von zelligen Infiltrationen wurden Verfettungen der Capillarzellen von HECHST, der kleinen Striatumzellen von GLOBUS, PETERS und SCHEID beschrieben. In dem eigenen Fall war die perivasculäre Ansammlung von Fettkörnchenzellen im Striatum und dem Mark der Kleinhirnläppchen auffallend.

Entmarkungen werden gelegentlich beschrieben, so von HECHST im Rückenmark; bei den eigenen Fällen waren sie im Kleinhirn angedeutet.

Retrograde Zellveränderungen mit dem Bilde der primären Reizung NISSLs wurden in den motorischen Vorderhornzellen beobachtet. Bei den eigenen Fällen waren sie nur ganz selten anzutreffen.

Vegetative Nerven. Hier sei nur erwähnt, daß die vegetativen Nerven und intramuralen Ganglien im Pharynx und Oesophagus schwere Veränderungen zeigen. Auch in dem Halssympathicus bestanden gleichartige Befunde wie in den cerebrospinalen Nerven. MOGILNITZKI fand nur schwache entzündliche Veränderungen, die bei toxischen Fällen fehlten. Die Erscheinungen an den Nervenfasern werden als Markzerfall, „Destruktion“ und „Absterben“ der Achsenzylinder beschrieben.

Muskulatur. Die sehr intensive Beteiligung der kleinen Nervenäste in der Muskulatur wurde schon erwähnt, systematische Untersuchungen über Muskelveränderungen liegen jedoch nicht vor.

Übrige Organe. Die Organveränderungen bei Diphtherie sind genügend bekannt, so daß sich eine Darstellung erübrigt. Es sei nur daran erinnert, daß es auch hierbei zu entzündlichen und degenerativen Veränderungen kommt. (Myokarditis-Diphtherienephrose). Bezüglich der Nekrose bei der Lokalerkrankung hebt neuerdings KÜHN hervor, daß hierbei nicht allein eine Toxinwirkung, sondern eine Gefäßbeteiligung anzunehmen sei.

Pathogenese.

Zur kausalen Pathogenese. Trotz der geklärten Ätiologie und dem sicheren Nachweis pathologischer Veränderungen in den peripheren Nerven ist die Pathogenese der postdiphtherischen Polyneuritis noch umstritten. SCHEID und PETERS kommen in ihrer Arbeit zu dem Schluß, daß vorläufig nur die maßgebliche Bedeutung des Diphtherietoxins oder eines Toxinabkömmlings bekannt sei. „Für weitere Aussagen über die Pathogenese der Diphtherieschäden des Nervensystems fehlen noch hinreichende Unterlagen. Klinik und auch Morphologie lassen heute noch die weiteren wesentlichen Fragen offen."

Neben der durch Tierversuche (PRIGGE) und die Erfahrungen bei menschlichen Erkrankungen, insbesondere die versehentliche Injektion von Diphtherietoxin bei Kindern (JAKOVLEWA) gestützten *Toxintheorie* wurde in den letzten Jahren die *Allergietheorie* (BANNWARTH, PETTE, EDERLE) diskutiert. SCHEID hat von klinischen Gesichtspunkten ausgehend die Allergietheorie abgelehnt, und zwar durch den Nachweis enger Beziehungen zwischen der Schwere der Diphtherie und dem Auftreten von neurologischen Komplikationen. Dies sei mit der Annahme einer allergischen Genese der Lähmungen nicht vereinbar. Auch VEITH hat auf Grund seiner Untersuchungen die allergische Genese verworfen, da der Markscheidenzerfall stärker sei als die entzündlichen Erscheinungen und bereits am 12. und 17. Krankheitstag vorhanden sein könnte. Nach den experimentellen Untersuchungen von H. MÜLLER ist Lähmung und Tod der Versuchstiere eine reine Funktion der verabreichten Giftmenge, womit sowohl die allergische Genese wie die Wanderung des Giftes auf dem Nervenwege abgelehnt werden müsse.

Eine *direkte Bakterienwirkung* wird heute kaum mehr angenommen.

VEITH erwähnt die Arbeiten, bei denen Diphtheriebacillen im Liquor nachgewiesen wurden und hält es für möglich, „daß die geringen meningealen und perivasculären Infiltrate im Gehirn und Rückenmark ... Folge einer Keimabsiedlung sind ...", wobei er aber gleichzeitig eine Toxinwirkung oder ein Übergreifen des entzündlichen Prozesses vom Wurzelnerven her diskutiert.

Als wesentliches Ergebnis der grundlegenden tierexperimentellen Untersuchungen von PRIGGE ist festzuhalten, daß die einmalige Einverleibung subletaler Dosen von Diphtherietoxin im allgemeinen nicht zur Entstehung von diphtherischen Lähmungen führt, sondern daß diese fast ausschließlich durch die oft wiederholte, über längere Zeiträume ausgedehnte Injektion kleinster, in einzelner Dosis völlig unschädlicher Mengen des Giftes, also durch *chronische Intoxikation* erzeugt werden können. Durch diese Art der Gifteinverleibung entsteht also ein von der akuten Intoxikation völlig abweichendes Krankheitsbild. Diese Erkenntnis beendigte den Jahrzehnte alten Streit zwischen der dualistischen (EHRLICH) und der monistischen (ARRHENIUS) Theorie über die Natur des Diphtheriegiftes, indem sie den Nachweis erbrachte, daß die anscheinend so heterogenen Wirkungen dieser Noxe auf den gleichen Giftstoff zurückzuführen sind. Dadurch bildete sie die Grundlage für die spätere Reindarstellung des Diphtherietoxins durch PAPPENHEIMER und durch EATON. Ob es sich bei der Pathogenese um direkte Toxineinwirkung mit besonderer Affinität im

Sinne der Pathoklisenlehre handelt oder ob „die allgemeine Berührung des Organismus mit dem Toxin das Primäre und Entscheidende, die lokale Erkrankung ein sekundärer Vorgang ist, der in seiner Intensität und Extensität das Ergebnis organismischer Reaktivität darstellt" (TELLENBACH), ist auf Grund der morphologischen Befunde nicht zu entscheiden.

Das Diphtherietoxin wurde im Blut 1—2 Wochen vor dem Beginn der Lähmungen gefunden, nach GAMMON muß ein spezifischer Effekt des Diphtherietoxins postuliert werden: "With the toxin in the blood and spinal fluid, all muscles and nerve roots should be exposed to equal concentrations of toxin. A study of the incidence of lesions shows, however, that sensory and motor disturbance of the limbs combined with ciliary paralysis is so characteristic as to be almost specific" (GAMMON).

Die Untersuchungen an hypophysenlosen Tieren haben gezeigt, daß den spezifischen Wirkungskomponenten der einzelnen Giftstoffe ein verschiedener Wirkungsmechanismus zugrunde liegt (TONUTTI). Für das Diphtherietoxin läßt sich aus der Pathogenese der Nebennierenrindenveränderungen folgendes ableiten: 1. Es gibt eine unspezifische, durch das Toxin ausgelöste ACTH-Stimulierung, wodurch die Reaktionsfähigkeit des Rindenorganes gegen das Toxin ausgelöst wird. 2. Die spezifische gewebszerstörende Wirkungskomponente des Diphtherietoxins tritt nur dann in Erscheinung, wenn das Rindenorgan unter ACTH-Stimulierung steht (TONUTTI).

So interessant und wichtig die Ergebnisse TONUTTIs über diesen „Mechanismus" der Toxinwirkung in seiner Abhängigkeit von hormonalen Faktoren sind, so können wir daraus wie aus den Lehren SELYEs über die Allgemeinreaktionen des Organismus bisher keine Anhaltspunkte für das Problem der örtlichen Erkrankung im Nerven mit seinen Prädilektionsstellen gewinnen.

Die bisher durchgeführten Tierversuche mit dem Ziel, ein der menschlichen polyneuritischen Erkrankung vergleichbares Bild zu erzeugen, lassen den Schluß zu, daß die *experimentelle diphtherische Polyneuritis* in allen ihren Erscheinungen der menschlichen vergleichbar ist (H. MÜLLER). Durch intrazisternale Injektion von Diphtherietoxin kommt es zu einer meningealen Reizung (MAKI) und bei Kaninchen zu Lähmungserscheinungen und Tod.

Die Toxinämie bei Diphtherie ist jedoch, wie VEITH mit Recht betont, nicht mit einer intrazisternalen Injektion des Toxins gleichzusetzen. Das Diphtherietoxin kann nach den Untersuchungen von FRIEDEMANN und ELKELES die Blut-Hirnschranke wie alle negativ geladenen Toxine oder Kolloide nicht passieren. Auch die Blut-Liquorschranke sei für das Toxin undurchgängig. Dem steht jedoch der Nachweis des Toxins im Liquor durch WILDFÜHR bei Polyneuritis gegenüber.

Nach den Untersuchungen von SPATZ ist die Blut-Liquorschranke leichter permeabel als die Blut-Hirnschranke und so dürfte bei einem gewissen Prozentsatz der Diphtheriekranken ein Übertritt des Toxins in den Liquor und vielleicht in manchen Fällen auch in bestimmte Gebiete des Großhirns (Striatum, Kleinhirn) durch die Blut-Hirnschranke denkbar sein.

Trotz der *physiologisch erhöhten Permeabilität der Hirngefäße*, etwa im *Infundibulum*, ist es sehr bemerkenswert, daß es auch an dieser Stelle einer erhöhten Permeabilität nicht zu entzündlichen Infiltraten kommt. Es wäre von größtem Interesse, in Zukunft das Infundibulum bei der Diphtherie näher zu untersuchen, da Läsionen an dieser wichtigen Übergangsstelle zwischen Hypothalamus und Hypophyse vielleicht für die Pathogenese von Bedeutung sind.

Der primäre Angriffspunkt des Diphtherietoxins ist nicht bekannt. Wenn TELLENBACH hierzu bemerkt: „Es ist eine bisher niemals bewiesene Annahme der Cellularpathologie, daß das Diphtherietoxin unmittelbar an der Ganglienzelle angreift", so muß man demgegenüber feststellen, daß diese Auffassung ohne morphologische Stütze aus klinischen Erwägungen heute noch vertreten wird (SCHEID), und daß es ein Neurologe war (DEJERINE), der die Hypothese vom primären Angriffspunkt an der motorischen Vorderhornzelle aufgestellt hat. Für SCHEID ist die eigenartige Anordnung der Sensibilitätsstörungen im Gesicht in Form der LAEHR-SÖLDERschen Linien und die Akkommodationsstörung ein Hinweis für die Beteiligung des Zentralnervensystems.

Aus den morphologischen Befunden ergibt sich bisher kein Beleg hierfür — dies liegt aber an dem Fehlen genauer morphologischer diesbezüglicher Untersuchungen und den verwickelten Verhältnissen der Innervation des Ciliarmuskels. Da aber nach allen bisherigen Untersuchungen die stärksten Veränderungen in den peripheren Nerven gefunden wurden, wäre zu prüfen, ob diese Erscheinungen nicht auch durch Störungen der peripheren Innervation zustande kommen können, da vom Austritt aus der Dura alle Nerven, cerebrospinale wie vegetative, verändert sind.

Den Angriffspunkt an Einzelstrukturen im Nerven bestimmen zu wollen, erscheint uns verfrüht, über Vermutungen kommt man dabei nicht hinaus, so z.B. VEITH und KOLLOTZEK: „Das Diphtherietoxin führt demnach nicht über den Weg einer serösen Entzündung zur Markscheidendegeneration, sondern es greift direkt den Stoffwechsel der Markscheide oder der Membran der SCHWANNschen Zelle an." Ebensogut kann man aber auch vermuten, daß die Achsenzylinderauftreibungen, besonders in den kleinen Nerven und Endabschnitten, auf eine direkte Toxineinwirkung zurückzuführen sind.

Die Bedeutung der Lokalerkrankung oder lokalen Einwirkung des Toxins für die Lokalisation der Lähmungen im Frühstadium ist durch zahlreiche Einzelbeispiele bekannt und läßt sich an einer Gegenüberstellung von Haut- und Rachendiphtherie auch zahlenmäßig einwandfrei belegen (GAMMON). Demnach kommt es bei Lokalerkrankung im Rachen *häufiger* zu Gaumensegellähmung als bei Hautdiphtherie. Daß sich trotzdem — bei der kleineren Zahl der Fälle von Hautdiphtherie — eine Gaumensegellähmung entwickelt, spricht für die spezifischen Affinitäten von Toxin und Organsystem.

Ungeklärt wie die Affinität des Diphtherietoxins zu bestimmten Teilen des Nervensystems ist die Frage: Warum erkranken bei einer Diphtherieepidemie nur etwa 12—20% an diphtherischen Nervenschäden? Wenn unter dem großen Beobachtungsgut von SCHEID und WIECK bei 1590 Diphtheriekranken 333 neurologische Erscheinungen vorkommen, so sind dies Zahlen, die man statistisch verwerten kann. Wodurch in 20,7% der Fälle die erhöhte Anfälligkeit des Nervensystems oder bei 79,3% die Resistenz gegen den Befall des Nervensystems zu erklären ist, wissen wir nicht.

Wir können, wie bei dem Befall des Gesamtorganismus bei Infektionskrankheiten, diese Tatsache nur verzeichnen und in der Mehrzahl der Fälle eine Resistenz des Nervensystems gegenüber dem Diphtherietoxin feststellen, wofür die verschiedene Resistenz der Versuchstiere gute Modellbeispiele liefert. Ob es sich hierbei um eine angeborene, erworbene, familiäre oder temporäre Resistenz handelt, wie DE RUDDER dieses Verhalten bezeichnete, sei dahingestellt. Beobachtungen von DE RUDDER über den gleichartigen Verlauf der Diphtherieerkrankung bei Geschwistern sind im Sinne einer familiären Disposition zu deuten. Diese Zusammenhänge lassen sich folgendermaßen ausdrücken: Bei der Auseinandersetzung des Organismus mit dem Diphtherietoxin spielt für die kausale Genese der Nervenschäden neben den spezifischen Eigenschaften des Toxins die spezifische Anfälligkeit des Nervensystems eine — vielleicht sogar wichtigere — Rolle.

Die formale Pathogenese. Bei den Veränderungen im Zentralorgan handelt es sich um pathogenetisch verschiedene Mechanismen. So sind die Hemiplegien bei Diphtherie auf organische Gefäßverschlüsse durch Embolien zurückzuführen (LEEDE). Bei den Veränderungen im Striatum und Kleinhirn sowie im Infundibulum handelt es sich dagegen vermutlich um Auswirkungen des Diphtherietoxins, die aber nicht zu einer echten Encephalitis führen. Wie SPATZ vermutet, kann das Fehlen der Encephalitis damit erklärt werden, daß die Blut-Hirnschranke die für eine entzündliche Reaktion nötige *lokale* Konzentration der Toxine verhindert.

Die formale Pathogenese der Veränderungen in den peripheren Nerven ist ebensowenig einheitlich zu erklären. Weder sind die Veränderungen allein auf eine lokale Entzündung oder seröse Exsudation zurückzuführen, obwohl an manchen Stellen entzündliche Infiltrate und Exsudationen mit den Parenchymschäden zusammenfallen, noch sind die Infiltrate als reparatorische Entzündung zu deuten. Besonders die Achsenzylinderschädigungen kommen ohne nachweisbare entzündliche Veränderungen vor und scheinen unabhängig von der Erkrankung der Markscheiden zu sein. Hierfür spricht das Vorkommen hochgradiger Auftreibungen in den motorischen Endplatten, in denen die motorischen Fasern bereits ihren Markmantel normalerweise verloren haben.

Aus dem von VEITH festgestellten Überwiegen degenerativer Veränderungen läßt sich schließen, daß die Toxinwirkung im peripheren Nerven koordinierte, selbständige entzündliche und degenerative Veränderungen hervorruft. Es gibt, wie ein Fall von PETERS und SCHEID beweist, auch bei der Diphtherie rein entzündliche Veränderungen im Nerven, wobei die primär-entzündliche Natur des Prozesses außer Frage steht.

Die Bedeutung von Permeabilitätsstörungen der Gefäße für den Prozeß im Nerven ist aus dem Ödem und den reichlichen mucoiden Substanzen zu erkennen. Sie sind sicher ein wichtiger pathogenetischer Faktor, aber als verallgemeinerte „Permeabilitätstheorie“ oder „Gefäßtheorie“ werden sie den komplexen Tatsachen nicht gerecht.

Eine vergleichende pathogenetische Betrachtung der Organveränderungen bei Diphtherie und der Nervenschäden wäre von besonderem Interesse, zeigen doch die Bezeichnungen „diphtherische Myokarditis“ und „Diphtherienephrose“, daß auch in der allgemein-pathologischen Klassifikation der Diphtherieschäden entzündliche neben degenerativen Veränderungen angenommen werden. Eine ausführliche Diskussion überschreitet den Rahmen dieser Darstellung, es seien nur die Vorstellungen von RANDERATH über die Entstehung der Nephrose — VOLHARD sieht in der Diphtherienephrose eine Übergangsform zwischen den akuten und chronischen Nephrosen — bezüglich Allgemein- und Lokalerkrankung bei Diphtherie hier erwähnt. Demnach sind Abweichungen im Plasmaeiweißbild nicht Folge einer „Nieren“-Krankheit im VOLHARDschen Sinne, sondern stellen als Bildungsstörungen das primäre Geschehen dar und werden damit ihrerseits zur Ursache der Nephrose. „Diese Auffassung ändert nichts daran, daß bei den Nephrosen das primäre krankhafte Geschehen *in der Niere* in einer Änderung der Durchlässigkeit der Glomeruluscapillaren zu sehen ist“ (RANDERATH).

Der übergeordneten Störung für die diphtherischen Nervenschäden nachzugehen, dürfte auch von seiten der Morphologen bei den zahlreichen ungeklärten Fragen von Wert sein.

Die postdiphtherische Polyneuritis stellt in der ätiologischen Klassifikation ein Beispiel für eine infektiös-toxische, in der morphologischen Einteilung den Typus der entzündlich-degenerativen Form dar und nimmt somit eine Sonderstellung ein.

b) Schlußbetrachtung über die Entzündungen.

Wie bei den neurodegenerativen Erkrankungen ist auch bei den Entzündungen der Nerven das morphologische Bild nach Art und Ausbreitung verschieden, und eine einheitliche pathogenetische Betrachtungsweise der Neuritis oder Polyneuritis kann dem zweifellos unterschiedlichen Entstehungsmodus der einzelnen Formen nicht gerecht werden. Klar abzugrenzen sind die lepröse, tuberkulöse und die diphtherische Neuritis und Polyneuritis.

Das Bemühen, den Komplex der Polyneuritis unbekannter Ursache in weitere ätiologisch und pathologisch-anatomisch verschiedene Formen zu sondern, führt die ätiologische und morphologische Forschung auf ein weites Feld.

Die Morphologie begegnet bei den Erkrankungen der peripheren Nerven den gleichen Schwierigkeiten wie bei den Erkrankungen anderer Organe, wenn sie krankhafte Vorgänge zu erkennen und mit Hilfe der zur Zeit gültigen Begriffe in die systematische Krankheitslehre einzuordnen versucht.

Erinnern wir uns der Worte VOLHARDs über die funktionelle Pathologie der Nierenerkrankungen: „Die Vorstellung von dem krankhaften Vorgang wird erst dann die richtige sein, wenn es uns gelingt, die klinischen und histologischen Symptome untereinander in Beziehung zu bringen und beide aus ein und derselben Betriebsstörung zu verstehen.

Dieser Idealzustand ist auf dem Gebiet der Nierenerkrankungen noch nicht erreicht." Bei den Krankheiten der Nerven stehen wir damit noch am Anfang.

Deshalb dürfen wir weder auf umgrenzende Begriffsbestimmungen noch auf eine möglichst klare Unterscheidung der morphologischen Merkmale verzichten. Wir können nur damit die Fülle der Tatsachen ordnen und uns über sie verständigen. Mit dem Fortschreiten unserer Kenntnisse über die klinisch-anatomischen Zusammenhänge gewinnen wir erst eine begründete Vorstellung über das Wesen der krankhaften Vorgänge.

V. Die lokalen Nervenschäden.

"We have said that the polyneuritides with their systemic toxins and generalized symptoms were medically more important than the localized neuritides. This is certainly true as far as risk to life is concerned, but when one considers the great number of patients complaining of local neuritis seen in out-patient departments and private practice, one must admit that local neuritis is an important problem" (COBB und COGGESHALL 1934).

A. Über physikalische, chemische und thermische Schäden.

Die peripheren Nerven sind in ihrer im Vergleich zum Zentralnervensystem relativ ungeschützten Lage mannigfaltigen *physikalischen, chemischen* (Spritzenneuritis) und thermischen Schäden ausgesetzt. Schon die Durchtrittsstellen durch die Hüllen des Zentralorgans sowie die knöchernen Kanäle des Schädels und der Wirbelsäule können der Ort von Kompressionen der Wurzeln oder der Nervenstämme sein. Weitere physiologische Engpässe sind der Durchtritt durch Bandapparate. Nervenschädigungen durch äußere Gewalt kommen an Nerven, die über Gelenke hinwegziehen, besonders häufig am Ellbogengelenk, vor.

Man hat eine Reihe von Syndromen aufgestellt, die durch direkten Druck oder durch Kreislaufstörungen infolge Einengung dieser Durchtrittsstellen verursacht sind: 1. Die radiculären Syndrome durch Osteochondrose oder Bandscheibenprolaps, 2. als Beispiele für eine Läsion peripherer Nerven die Kompression des *N. cutaneus femoris lateralis* mit dem Bilde der Meralgia paraesthetica und die Vulnerabilität des N. peronaeus:

"The common peroneal nerve, particularly at its point of curvature around the fibular head, is probably the most vulnerable large nerve trunk in the body. The popliteal segment between the sciatic trunk and the two main peroneal branches at the fibula is dislocated because (1) the force usually acts at right angle to the main nerve axis, (2) the angulated junctions of this segment with the sciatic does not permit undue tension to be dissipated along the upper reaches of the nerve, and (3) much of the nerve just distal to its fibular curvature becomes anchored in the proximal muscle bellies" (LYONS und WOODHALL 1949).

In Friedenszeiten kommen für mechanische Schädigungen vor allem Unfälle und Arbeiten mit dem Preßlufthammer, das Tragen schwerer Lasten, Feldarbeit und viele andere Tätigkeiten in Frage, bei denen durch akuten oder chronischen Druck auf die Nervenstämme sensible oder motorische Nervenstörungen ausgelöst werden. Das altbekannte typische Beispiel für eine Drucklähmung ist die Schlaflähmung.

Entzündungen in Umgebung der Nerven führen mehr durch Druck als durch Übergreifen des Entzündungsprozesses zu schweren Lähmungen. „Der weitaus schwerste Schaden, ... ist die konsecutive, oft über weite Strecken ausgedehnte Narbenumklammerung der Nervenstämme" (FOERSTER). SICARD nannte den in Knochenkanälen und anderen Nervendurchtrittsstellen sich auf den Nerven auswirkenden Entzündungsprozeß „névrodocite".

Über die lokale Nervenschädigung durch *intra- oder paraneurale Injektion von Medikamenten* liegen eine Reihe klinischer Beobachtungen vor.

Bei der *lokalen Erfrierung*, wie sie im 2. Weltkrieg häufig beobachtet wurde (STAEMMLER, SIEGMUND), werden auch die Nerven geschädigt. Für die Pathogenese der örtlichen Kälteschäden spielt das periphere Nervensystem eine wichtige Rolle. Pathologisch-anatomische Befunde sind spärlich.

Grundlegende experimentelle Untersuchungen über Erfrierung der Nerven wurden von BIELSCHOWSKY und VALENTIN (1911) mitgeteilt. Hierbei lassen sich Degeneration und Regeneration in dem durchfrorenen Nervenstück bei völlig erhaltener Architektonik der Nerven verfolgen. Schädigungen durch den *elektrischen Strom* sind selten, es wurden aber eindeutige Nervenlähmungen beobachtet.

B. Die Nervenverletzungen.

Nach dem Mechanismus der Nervenverletzungen muß man direkte, unmittelbare Nervenverletzungen und indirekte sekundäre Nervenschädigungen unterscheiden. Wesentlich ist ferner die Einteilung nach Art der Gewalteinwirkung: scharfe oder stumpfe Gewalteinwirkung. Bei den Schußverletzungen sehen wir sowohl Kontinuitätsdurchtrennung durch direkte Gewalteinwirkung als auch Kontusionen durch Fernwirkung des Geschosses.

FOERSTER teilt die Schußverletzungen in 5 Arten ein:

1. Der Nervendurchschuß, 2. der Knopflochschuß, 3. der Steckschuß, 4. der paraneurale Steckschuß, 5. der Prellschuß.

Bei den indirekten Nervenschädigungen durch Verletzung anderer Organe handelt es sich in erster Linie um Luxationen und Knochenverletzungen, Gefäßverletzungen, Hämatome, Aneurysmen und Entzündungen.

Nach dem makroskopisch-anatomischen Befund haben wir zwei verschiedene Arten der Verletzungen vor uns: 1. Die Nervenschädigung mit erhaltener Kontinuität, 2. die Totaltrennung.

1. Nervenschädigungen mit erhaltener Kontinuität (Lesions in continuity).

Hierher sind hauptsächlich Schädigungen durch *stumpfe Gewalteinwirkung*, Kontusionen durch Fernwirkung bei Schußverletzungen und sekundäre Schädigungen (Schlafdrucklähmung des Radialis, Narkoselähmung, Plexuslähmung bei Motorradunfällen und bei Verletzungen) zu rechnen. Sie sind einzuteilen in:

1. Nervenschäden durch Prellung (Contusio, Quetschung),
2. Nervenschäden durch Dehnung (Distensio, Zerrung, Zerreißung),
3. Nervenschäden durch Druck (Compressio, Constrictio).

Alle diese Schädigungsarten sind leicht der experimentellen Untersuchung zugänglich und so beruhen unsere Kenntnisse über die histopathologischen Veränderungen auf Untersuchungen am Tier. Denn die Frage, wie es beim Menschen durch chronische Druckeinwirkung zu einer Lähmung des Nerven kommt, ist durch direkte Untersuchungen nicht zu beantworten. Der Vorgang bei Druck und Quetschung des Nerven soll deshalb in seinen Hauptzügen nach experimentellen Befunden dargestellt werden, da die anatomischen Veränderungen für die Beurteilung von Ausmaß und Dauer der Nervenschädigung wichtig sind.

Bei der akuten Nervenquetschung (Kontusion) ist zwar die äußere Kontinuität des Nerven erhalten, man sieht lediglich eine mehr oder weniger starke Anschwellung. Aber es besteht das gleiche Bild der Lähmung wie nach Kontinuitätsdurchtrennung, die wochen- und monatelang bestehenbleiben kann. In diesem Fall ist es durch die stumpfe Gewalteinwirkung zu einer *Störung der inneren Struktur* des Nerven gekommen mit Unterbrechung der Nervenfasern und ihrer bindegewebigen Rohre sowie serösem und blutigem Erguß und anschließender Narbenbildung, die das Durchwachsen der regenerierenden Nervenfasern erschwert oder verhindert. Ältere ausgezeichnete Untersuchungen hierüber stammen von CAJAL, neuere von DENNY-BROWN und DOHERTY, F. HILLER, P. WEISS u. a.

Bei *lang anhaltendem Druck* muß das Endresultat, das zur Drucklähmung führt, im Prinzip das gleiche sein wie bei der Nervenquetschung. Nur der Weg der Schädigung ist hierbei ein anderer, d. h. es handelt sich sowohl um eine indirekte als eine direkte Schädigung, die nicht nur zum Zerreißen der Nervenfasern, sondern zum langsamen Schwund derselben und schließlich zu ihrer Unterbrechung führt. Bei leichter und kurzer Gewalteinwirkung tritt keine Lähmung ein. Selbst wenn man im Tierexperiment vorsichtig kurzdauernde Drucke anwendet, die zu einer Unterbrechung der Leitfähigkeit führen, ergibt sich eine völlige Restitution nach Aufhören der Druckeinwirkung, obwohl die Nervenfasern bis auf einen Bruchteil ihres Kalibers komprimiert waren. Erst bei chronischer Einwirkung des Druckes kommt es zur Unterbrechung der Nervenfasern mit Verdünnung und Abnahme der Zahl der Fasern unterhalb der Kompressionsstelle. Diese experimentellen Befunde entsprechen denen beim Menschen nach Schußverletzungen, Knochenbrüchen usw. durch Narbenumklammerung des Nerven. Makroskopisch ist das Volumen des Nervenstammes an der Druckstelle bis zu hochgradiger Abplattung vermindert. Wie sich der chronische Druck von außen im einzelnen auf die Struktur des Nerven auswirkt, ist noch weitgehend Theorie und Hypothese. Sicher ist nur, daß verschiedene Faktoren hierbei zusammenwirken, und zwar 1. die örtlichen Faktoren des anatomischen Baues und Verlaufes der Nerven mit Prädilektionsstellen der Druckeinwirkung, 2. die mechanische Kompression der Nervenfasern, 3. die lokale Kreislaufstörung, der gerade beim chronischen Druck eine sehr wesentliche Rolle zuzukommen scheint.

Bei der großen Zahl der als gewerbliche Nervenentzündung beschriebenen Formen von Nervenschädigungen müssen wir nicht allein an die durch Überanstrengung und chronischen Druck entstandenen denken, sondern auch die Gesamtverfassung und Konstitution des Kranken, Alter, Ernährungszustand und vor allem die Einwirkung von Giften, Blut- und Infektionskrankheiten berücksichtigen. Hier sei an die bekannte Tatsache erinnert, daß bei Alkoholikern, nach Bleivergiftungen u. a. Drucklähmungen besonders häufig sind. Für die Nervenschädigung nach Infektionskrankheiten zeigt dies ein eindrucksvolles

Beispiel von BING, der eine Lähmung des Daumens bei einem Briefträger beobachtete, welcher „kaum von der Influenza genesen, ein dickes Paket Briefe stundenlang in der betreffenden Hand herumtragen mußte — eine Hantierung, die er vor der Grippe tagtäglich beschwerdefrei vollziehen konnte".

Bei den Kontusionen nach Schußverletzungen und nach den Zerrungen entwickeln sich je nach der Intensität des Traumas trotz äußerlich erhaltener Kontinuität Umbauvorgänge im Nerven, ähnlich wie nach den experimentellen Quetschungen (HILLER). DENNY-BROWN und DOHERTY sahen nach Nervenzerreißungen im Experiment sogar eine lokale Schwellung der Nerven durch Ruptur des Perineuriums mit Pseudo- und echter Neurombildung.

2. Nervenschädigungen mit Totaltrennung des Nerven.

Übersichtlicher als bei den Druck- und Kontusionsschädigungen der Nerven liegen die anatomischen Verhältnisse bei der Totaltrennung zutage. Von den klinischen und anatomischen Untersuchungen bei völliger Nervendurchtrennung leiten sich unsere Kenntnisse über De- und Regeneration im Nerven, besonders das WALLERsche Gesetz her. Die wesentlichen histologischen Befunde und ihre Deutung über die Veränderungen im proximalen und distalen Abschnitt nach Nervendurchtrennung wurden im allgemeinen Teil besprochen.

Die deutschen Erfahrungen aus dem 1. Weltkrieg sind in den hervorragenden Darstellungen von FOERSTER und SPIELMEYER niedergelegt. Eine neuere ausführliche Darstellung der verschiedenen histologischen Bilder nach Nervenverletzung findet sich bei LYONS und WOODHALL (1949), deren Atlas etwa 1000 Operationen an Nervenverletzten aus dem 2. Weltkrieg zugrunde liegen. Er enthält eine Statistik über etwa 13000 Nervenoperationen in den USA. Hier sei nur noch das sich in der Nervennarbe entwickelnde „Neurom" (Amputations- oder Trennungsneurom, „Neuroneurinofibrom" FOERSTER) erwähnt. Wenn die Nervennarbe den aussprossenden Nervenfasern ein unüberwindliches Hindernis bietet, kommt es zu einer Durchflechtung vor- und rückläufiger Sprossen in einem von gewucherten SCHWANNschen Zellen durchsetzten faserreichen Bindegewebe. Je nach der Wucherung, vor allem bindegewebiger Abschnitte, erreichen sie eine stattliche Größe, zeigen aber keine weitere Wachstumstendenz. Histologisch findet man in den Anfangsstadien retrograde Faserveränderungen, danach De- und Regenerationserscheinungen nebeneinander und in den Endstadien teils wohlerhaltene markhaltige und marklose Nervenfasern neben atrophisierenden Prozessen an einzelnen Fasern, die je nach der Höhe der Nervendurchtrennung auch zu mehr oder weniger ausgeprägten retrograden Veränderungen der Vorderhornzellen und der Spinalganglienzellen führen. Bei der Hinterstrangerkrankung nach Durchtrennung peripherer Nerven handelt es sich offenbar um einen ähnlichen atrophisierenden Prozeß in den Hintersträngen mit nucleo-distalem Beginn wie bei den endogenen Systematrophien (s. Abb. 47) — nur liegt die Ursache hierfür in der Verletzung des Nerven und einer retrograden Schädigung der Spinalganglienzellen.

C. Die Nervengeschwülste.

In einer seiner letzten Arbeiten hat HORTEGA (1943) eine umfassende und kritische Übersicht über die Literatur und Probleme der wichtigsten Tumoren peripherer Nerven — der Neurinome und Neurofibrome — gegeben.

HORTEGA meint, es schiene, als ob Neurinom und Neurofibrom an Interesse verloren hätten. Die Vorstellungen von VEROCAY und ANTONI, modifiziert durch LHERMITTE und MASSON, wie die von RECKLINGHAUSEN selbst, wiederaufgefrischt von MALLORY und PENFIELD, seien von den Autoren so oft wiederholt worden, daß man sich für eine Weile von ihnen distanzieren solle, um sich vor Vorurteilen zu bewahren. Wirklich neu seien nur die experimentellen Untersuchungen von MURRAY und STOUT und die eigenen Beobachtungen über die spezifischen Zellen der Neurofibrome.

„Es gibt in den Tumoren der Nerven etwas Wichtigeres als die berühmten Syncytien und Palisaden, in deren Untersuchung und Erörterung sich viele Forscher vertieft haben, oder als die Typen A und B, fibrillär oder reticulär, reich oder arm an Zellen (ANTONI), in deren Betrachtung die Histopathologen verweilt haben.“[1]

Diese Äußerungen HORTEGAS — in der Übersetzung wiedergegeben, da sie an schwer zugänglicher Stelle veröffentlicht wurden — berühren den Kernpunkt des Problems: die Frage nach der Histogenese und dem spezifischen Zelltypus dieser Nerventumoren.

Mit seiner Silbercarbonatmethode hat HORTEGA in diesen Tumoren charakteristische Zellelemente nachgewiesen, die er als spezifisch ansieht und als *Lemmocyten* bezeichnet. Sie sind große Elemente mit stäbchenförmigen Kernen, mitunter bipolar oder gelappt, umgeben von einem spärlichen Protoplasmamantel, von dessen Polen 2 oder 3 fadenförmige und sehr lange Ausläufer entspringen. Im Nervenbindegewebe können nach HORTEGA syncytiale Verbindungen bestehen, die Lemmocyten sind aber spezifisch unabhängige Elemente. Sie stammen nicht von normalen SCHWANNschen Zellen, sondern vermutlich von *Lemmoblasten*, d. h. undifferenzierten Zellen, die während der Embryonalentwicklung in den Nerven liegengeblieben sind. Durch den wechselnden Bindegewebsgehalt kommt es zu verschiedenen histologischen Geschwulsttypen, die aber auch bei Vorherrschen des Bindegewebes in ihrer Entwicklung auf Lemmocyten beruhen sollen. Daher bezeichnet HORTEGA folgerichtig einheitlich beide Arten als *Lemmocytom*, um ihren Ursprung und ihre morphologische Bedeutung zu betonen.

Die durch Neurofibrome und Neurinome gekennzeichnete Erkrankung — die RECKLINGHAUSENsche Neurofibromatose — wird an anderer Stelle behandelt.

Hier sollen nur die isoliert vorkommenden Tumoren der Nervenstämme besprochen werden, unter denen *Neurofibrom* oder *Neurinom*, das *Neurosarkom* sowie die metastatische Ausbreitung von Tumoren im Nerven die praktisch wichtigsten sind. Auf die zusammenfassenden Darstellungen über Tumoren peripherer Nerven von GAGEL, HASSIN, PENFIELD sei verwiesen. GESCHICKTER hat 900 Fälle zusammengestellt, unter denen sich 350 myxoide Neurinome, 350 Sarkome der Nervenscheiden, 150 Palisadenneurinome und 50 echte Neurome (40 Amputationsneurome, 8 Ganglioneurome und 2 Neuroepitheliome) befanden. Diese Zahlen geben ein annäherndes Bild über die Häufigkeit der einzelnen Arten.

Unter den zahlreichen Klassifikationsversuchen soll als Beispiel die Aufstellung von FOOT (1949) wiedergegeben werden, das den bis heute bekannten Tatsachen am besten gerecht wird. Bei FOOT finden sich weitere Literaturangaben. Die Einteilung stellt — wie der Verfasser betont — vermutlich keine endgültige Lösung der Klassifikation dar. Sie umfaßt 3 Hauptgruppen:

I. Tumoren aus neuroblastischen oder neurocytären Elementen. A. Primitive und undifferenzierte: Sympathogoniom (Neuroepitheliom). B. Teilweise differenzierte, aber noch primitive: Sympathoblastom (Sympathicoblastom, Neuroblastom). a) Medulloblastische: sympathisches Neuroblastom, Ganglioneuroblastom, sympathisches Spongioblastom. b) Phäochromoblastische: Phäochromoblastom. C. Gut differenzierte: 1. Ganglioneurom, 2. Phäochromocytom (Paragangliom, Chromaffinom).

II. Tumoren der Nervenscheiden. A. Einfache: 1. Spärlich oder unvollständig differenzierte: a) Neurilemmosarkom (malignes Neurilemmom). 2. Gut differenzierte: a) Neurilemmom (Schwannom, perineurales Fibroblastom usw.) mit oder ohne VEROCAY-Körperchen. B. Zusammengesetzte: 1. Spärlich oder unvollständig differenzierte: a) neurogenes Sarkom. 2. Gut differenzierte: a) Fibrom der Nervenscheide (Hautneurom usw.). b) Neuroxanthom. c) Neurofibrom.

---

[1] Nach den Untersuchungen von A. LAUCHE kommt eine „Palisaden- oder Bandstellung“ der Kerne nicht nur bei Neurinomen, sondern auch in Myomen und Spindelzellsarkomen vor. Die eigenartige Kernverteilung wird als Folge eines *rhythmischen Wachstums* angesehen, wobei die besondere perivasculäre Anordnung für das Auftreten gleichzeitiger Kernteilungen von wesentlicher Bedeutung sei.

III. Neurogene Tumoren der Endgebiete. A. Spärlich differenzierte: 1. Malignes Melanom. B. Gut differenzierte: 1. Nicht malignes Melanom (Pigmentnaevus usw.). 2. Seltene Tumoren anderer Endorgane.

1. Das Neurinom.

(Synonyma: Schwannom, Neurilemmom usw., Neurofibrom.)

Isolierte Neurofibrome und die Rankenneurome kommen kaum ohne Beziehung zur RECKLINGHAUSENschen Neurofibromatose vor. SAXÉN hat 3 Gruppen der Neurinome unterschieden: Die 1. Gruppe besteht aus rein neurinomatösem Gewebe und ist von einer Kapsel umgeben, die 2. Gruppe enthält scharf begrenzte Bündel und Stränge neurinomatösen Gewebes in einem fibromatösen Grundgewebe. Eine Kapsel ist nicht immer vorhanden; bei der 3. Gruppe fehlt die Kapsel und der neurinomatöse ist mit dem fibromatösen Anteil untrennbar verbunden.

Nach ANTONI ist der Lieblingssitz der solitären Neurinome in den proximalen Nerven- und Wurzelabschnitten besonders im peripheren Anteil der Acusticuswurzel. Sie kommen aber im ganzen peripheren Nervensystem vor. Ihre Größe wechselt von ganz kleinen bis zu faustgroßen Geschwülsten. Eine ausführliche mikroskopische Beschreibung erübrigt sich, da sich die Neurinome im peripheren Nerven nicht von den Acusticusneurinomen unterscheiden, die an anderer Stelle beschrieben werden. Es sei nur erwähnt, daß GODWIN (1952) mit Recht darauf aufmerksam gemacht hat, aus dem „Pleomorphismus" der Neurinome nicht auf Malignität zu schließen und unnötig größere Nervenstämme zu durchtrennen. Bei 11 Fällen von abgekapselten Neurinomen im Plexus brachialis bei Patienten im Alter zwichen 39 und 70 Jahren fanden sich fibrilläre Neurinome mit Palisadenstellung der Kerne, neben reticulären und Mischformen. In einzelnen Tumoren traten hyperchromatische Kerne auf, die aber kein malignes Wachstum anzeigen. Die Beobachtungszeit nach der Operation betrug bis zu 14 Jahren, innerhalb derer kein Rezidiv auftrat.

2. Das Neurosarkom.

Sarkome der Nerven, zunächst als maligne Neurome bezeichnet, sind schon lange bekannt. VOLKMANN (1858) hat zuerst gezeigt, daß „an den Nerven auch Neubildungen vorkommen, die den weichsten Formen des Sarkoms und Myxosarkoms zugehören, eine ganz ausgesprochen maligne Natur an den Tag legen . . .".

F. KRAUSE (1887) erwähnt bereits das Vorkommen von allerdings seltener Metastasierung der Nervensarkome. Hier sowie in den Arbeiten von SPERBER (1913) und HOFFMANN (1922) findet sich die ältere Literatur. Von den neueren Arbeiten seien die von ZEITLHOFER (1947), von BUSCH und CHRISTENSEN (1947) sowie die von VIETA und PACK (1951) genannt. Die Rezidive nach Operation zeigen meist einen höheren Grad von Malignität als der Primärtumor (ZEITLHOFER, VIETA und PACK).

Die *Histogenese* der Neurinome wie der Neurosarkome ist noch umstritten. Von manchen Autoren wird die Ansicht vertreten, daß die Neuralleistenzellen multipotent seien (STONE beim Frosch) und daß die neuroektodermalen SCHWANNschen Zellen in vitro reticuläre Fasern bilden können (INGEBRIGTSEN, GAY, MURRAY und STOUT). Der myxomatöse Bau der Neurinome und die myxosarkomatöse Natur der Neurosarkome spricht eher für eine Herkunft vom Nervenbindegewebe. Bei den engen und verflochtenen Beziehungen zwischen SCHWANNschen Zellen und Fasern und Zellen des Endoneuriums wird es wie

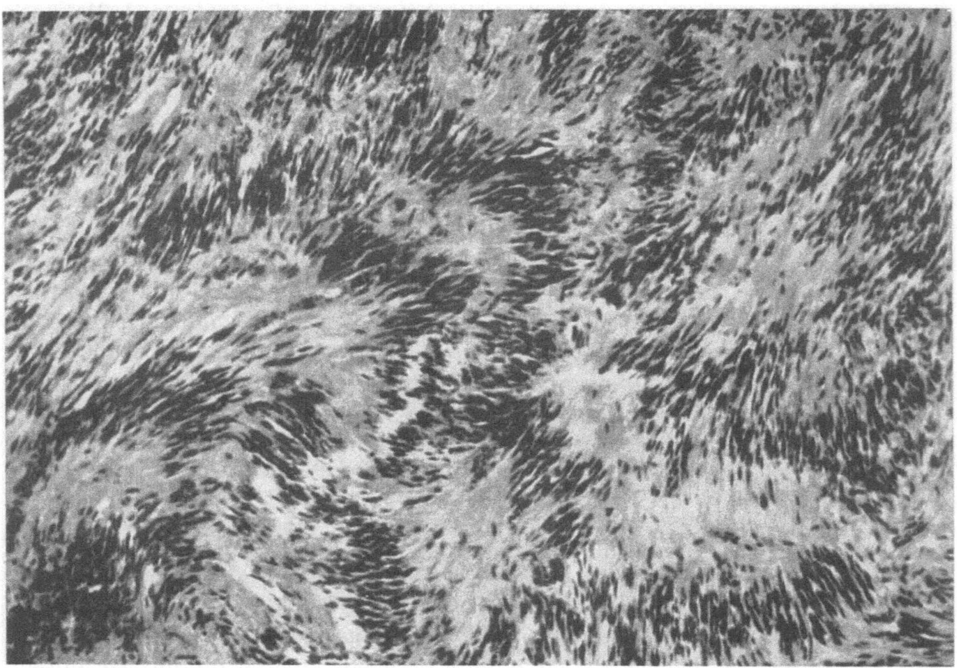

Abb. 78. Pigmentierter Tumor 10 × 8 × 7 mm von der Basis der linken Brustflosse beim Goldfisch. Palisadenstellung der Kerne. BODIAN-Färbung. [Nach H. SCHLUMBERGER: Cancer Res. **12**, 890—899 (1952).]

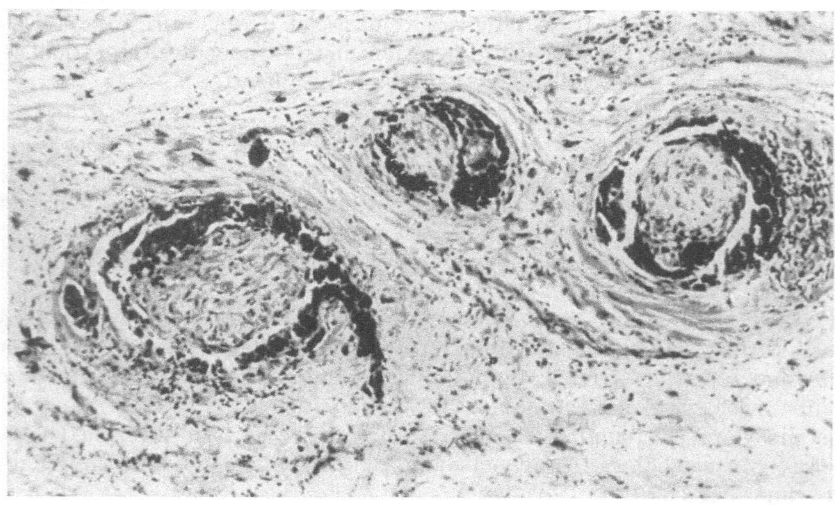

Abb. 79. Metastasierung eines Wangencarcinoms entlang den Ästen des N. trigeminus. (S. Nr. 1007/48. Senckenberg. Path. Inst. Frankfurt. 83jähriger Mann. Klinische Diagnose: Trigeminusneuralgie. Sammlung Prof. LAUCHE.)

auch bei den Tumoren anderer Organe zu einem geschwulstmäßigen Wachstum beider Bestandteile der Nervenscheiden kommen, wobei die Beteiligung der SCHWANNschen Zellen oder des Bindegewebes von Fall zu Fall wechselt.

Die enge Verwandtschaft der Neurinome und Neurofibrome mit der RECKLINGHAUSENschen Krankheit spricht für die von HORTEGA geäußerte Vermutung, daß sie von Elementen abstammen, deren Anwesenheit mit ontogenetischen Störungen in Beziehung steht.

Für diese Auffassung kann auch eine Beobachtung aus der *vergleichenden Pathologie* angeführt werden. SCHLUMBERGER fand bei einer isolierten Goldfischpopulation bei 8—10% der Goldfische Nervenscheidentumoren, Neurilemmome und Neurofibrome (Abb. 78). "Of 53 tumorbearing fish, 31 had two or more tumors ... melanophores were present in several of the neoplasms."

"In conclusion, the high incidence of nerve sheath tumors, some intimately associated with pigment cells, as well as the occurence of developmental abnormalities in these isolated and probably inbred goldfish, resembles v. RECKLINGHAUSEN's neurofibromatosis in man. A genetic background, recognized in the human patient with this syndrome, may also be present in the goldfish" (SCHLUMBERGER 1952).

3. Seltenere Geschwülste und Metastasen.

Von selteneren Geschwülsten im Nerven wurden Hämangioendotheliome (CONVAY und SMITH) und Hämangiome (LOSLI) in neuerer Zeit beschrieben. MASSON hat an Hand eines cutanen markhaltigen Neuroms, verbunden mit einem blauen Naevus, erneut zu der Frage der Neuronaevi Stellung genommen. In dem vorliegenden Fall entstammten die Melanoblasten dem neuromatösen Nerven, weshalb der Tumor zu Recht die Bezeichnung Neuronaevus verdiene.

Der Einbruch von malignen Tumoren in periphere Nerven und die Ausbreitung entlang den Perineuralräumen sei nur an dem Beispiel einer Trigeminusneuralgie bei Wangencarcinom erwähnt (Abb. 79). Auf dem Nervenweg können auch andere Carcinome, besonders das Bronchialcarcinom in den präformierten Räumen — entsprechend der Stoffwanderung im Nerven — bis zum Zentralorgan vordringen. Auf die Parenchymveränderungen in Form reaktiver Proliferationserscheinungen abortiver Natur hat HERZOG (1924) aufmerksam gemacht.

Literatur[1].

Allgemeiner Teil.

I. Zusammenfassende Darstellungen. Hand- und Lehrbücher. Monographien.

ALTENBURGER, H.: Elektrodiagnostik. In BUMKE-FOERSTERS Handbuch der Neurologie Bd. III. Berlin: Springer 1937.

BERBLINGER, W.: Die Schußverletzungen des peripheren Nervensystems. In Handbuch der ärztlichen Erfahrungen im Weltkrieg 1914—1918, Bd. 8, S. 291—313. Leipzig: Johann Ambrosius Barth 1921. — BETHE, A.: Allgemeine Anatomie und Physiologie des Nervensystems. Leipzig: Georg Thieme 1903. — BIELSCHOWSKY, M.: Allgemeine Histologie und Histopathologie des Nervensystems. In Handbuch von LEWANDOWSKY, Bd. I, u. BUMKE-FOERSTERS Handbuch der Neurologie, Bd. I, S. 35—226. Berlin: Springer 1935. — BOEKE, J.: Nervenregeneration. In BUMKE-FOERSTERS Handbuch der Neurologie, Bd. I, S. 995—1125. Berlin: Springer 1935. — BÜCHNER, F.: Allgemeine Pathologie. München: Urban & Schwarzenberg 1950.

CAJAL, RAMON Y: Degeneration and regeneration of the nervous system. Oxford: University Press 1928. — Die Neuronenlehre. In BUMKE-FOERSTERS Handbuch der Neurologie, Bd. I, S. 887—994. Berlin: Springer 1935. — CLARA, M.: Das Nervensystem des Menschen. Leipzig: Johann Ambrosius Barth 1942.

DURANTE, G.: Nerfs. Manuel d'histologique, In CORNIL u. RANVIER, Bd. III, S. 425—852. Paris: Felix Alcan 1907.

EPPINGER, H.: Die Permeabilitätspathologie. Wien: Springer 1949. — ERLANGER, J., and H. S. GASSER: Electrical signs of nervous activity. Philadelphia 1937.

[1] Herrn Dr. W. HAYMAKER, Washington, bin ich für seine wertvolle Hilfe bei der Beschaffung amerikanischer Literatur zu besonderem Dank verpflichtet.

FEYRTER, F.: Über die Pathologie der vegetativen nervösen Peripherie und ihrer ganglionären Regulationsstätten. Wien: Wilhelm Maudrich 1951. — FOERSTER, O.: Spezielle Anatomie und Physiologie der peripheren Nerven. In LEWANDOWSKYS Handbuch der Neurologie, Erg.-Bd. II/1, S. 904—928. Berlin: Springer 1928. — Die Symptomatologie der Schußverletzungen der peripheren Nerven. In LEWANDOWSKYS Handbuch der Neurologie, Erg.-Bd. (O. BUMKE-FOERSTER) Bd. II/2. Berlin: Springer 1929.

GÖTHLIN, G. F: Die doppelbrechenden Eigenschaften des Nervengewebes. Kungl. svenska Vetenskapsakad. Handl. **51**, 1—92 (1913). — GOLDMANN, EDWIN E.: Vitalfärbung am Zentralnervensystem. Abh. preuß. Akad. Wiss. Berlin, Physik.-math. Kl. **1913**.

HARRISON, R. G.: Die Neuralleiste. Anat. Anz. **85** (Erg.-Bd.), 4—30 (1937/38). — HASSIN, G. B.: Peripheral nerves. Arch. of Neur. **27**, 58—78 (1932). — Histopathology of the peripheral and central nervous systems. London: Baillière, Tindall & Cox 1933. — HELD, H.: Die Entwicklung des Nervengewebes bei den Wirbeltieren. Leipzig 1909. — Die Lehre von den Neuronen und von Neurencytium und ihr heutiger Stand. Fortschritte der naturwissenschaftlichen Forschung, herausgeg. von EMIL ABDERHALDEN, Neue Folge, H. 8. Berlin u. Wien: Urban & Schwarzenberg 1929. — HILL, A. V.: Über Muskeln und Nerven. Naturwiss. **26**, 81—85, 97—102 (1938). — HOFF, F.: Klinische Physiologie und Pathologie. Stuttgart: Georg Thieme 1952. — HOVELACQUE, A.: Anatomie des nerfs craniens et rachidiens et du système grand sympathique. Paris: Gaston Doin 1927.

KATZ, B.: Electric excitation of nerve. Oxford 1939. — KEY, AXEL u. GUSTAV RETZIUS: Studien in der Anatomie des Nervensystems und des Bindegewebes, Bd. I u. II. Stockholm 1875/76. — KORNMÜLLER, A. E.: Die Elemente der nervösen Tätigkeit. Stuttgart: Georg Thieme 1947.

LOEWY, O.: Die chemische Übertragung der Nervenwirkung. Stockholm 1937. — LORENZ, H.: Die Muskelerkrankungen. In Specielle Pathologie und Therapie, herausgeg. von NOTHNAGEL, Bd. XI, Teil 2, S. 1—727. Wien: Hölder 1904. — LUGARO, E.: Pathologische Anatomie der peripheren Nerven. In Handbuch der pathologischen Anatomie des Nervensystems nach FLATAU-JACOBSOHN. Berlin 1904. — LYONS, W. R., and B. WOODHALL: Atlas of peripheral nerve injuries. Philadelphia u. London: W. B. Saunders Company 1949.

MEYENBURG, H. v.: Die quergestreifte Muskulatur. In HENKE-LUBARSCH' Handbuch der speziellen pathologischen Anatomie und Histologie, Bd. IX, Teil 1, S. 299—507. — MURALT, A. v.: Die Signalübermittlung im Nerven. Basel: Birkhäuser 1945.

NAGEOTTE, J.: L'organisation de la matière dans ses rapport avec la vie. Paris: Alcan 1922. — Sheaths of the peripheral nerves. Nerve degeneration and regeneration. Cytol. a. Cellul. Path. Nerv. System **1**, 191—239 (1932).

PERNKOPF, E.: Topographische Anatomie des Menschen. Wien u. Innsbruck: Urban & Schwarzenberg 1952. — *Physiologie der peripheren Nerven.* In Handbuch der normalen und pathologischen Physiologie, Bd. IX, S. 79—454. Berlin: Springer 1929.

RANVIER, L.: Leçons sur l'histologie du système nerveux. Paris 1878. — RICHTER, H.: Tabes. In BUMKE-FOERSTERS Handbuch der Neurologie, Bd. IV, S. 462. Berlin: Springer 1936.

SCHAEFER, H.: Elektrophysiologie, Bd. I u. II. Wien: Franz Deuticke 1940, 1942. — SPERANSKY, A. D.: Grundlagen der Theorie der Medizin. Berlin: Werner Saenger 1950. — SPIELMEYER, W.: Histopathologie des Nervensystems. Berlin: Springer 1922. — Degeneration und Regeneration am peripherischen Nerven. In Handbuch der normalen und pathologischen Physiologie, Bd. IX, S. 285—338. Berlin: Springer 1929. — STÖHR, PH.: Die peripherische Nervenfaser. In v. MÖLLENDORFFS Handbuch der mikroskopischen Anatomie des Menschen, Bd. IV, Teil 1. Berlin: Springer 1928.

VILLAVERDE, I. M. DE: Histopathologie der Neuritis und Polyneuritis. In BUMKE-FOERSTERS Handbuch der Neurologie, Bd. IX, S. 145—191. Berlin: Springer 1935.

WEISS, P.: Principles of development. New York: Henry Holt & Comp. 1939. — WEXBERG, E.: Traumatische Erkrankungen der peripheren Nerven und des Plexus. In BUMKE-FOERSTERS Handbuch der Neurologie, Bd. IX, S. 23—145. Berlin: Springer 1935.

II. Einzelarbeiten.

ABERCROMBIE, M., and M. L. JOHNSOS: The effect of reinnervation on collagen formation in degenerating sciatic nerves of rabbits. J. of Neur. **10**, 89—92 (1947). — ADAMS, W. E.: The blood supply of nerves. Historical review. J. of Anat. **76**, 323—341 (1942). — ADLER, K.: Über die RENAUTschen Körperchen. Inaug.-Diss. Danzig 1940. — ALEXANDER, L. E., WOOD u. P. WEISS: Zit. nach SUNDERLAND u. BRADLEY 1950. — AMBRONN, H., u. H. HELD: Beiträge zur Kenntnis des Nervenmarks. Arch. Anat. u. Physiol. **1896**, 202—229. — AMOROSO, C.: Intorna a recenti studi sulla intima struttura della fibra nervosa. Rivista sintetica. Osp. psichiatr. **4**, 480—492 (1936). — AOKI, CHIKAO: Über die Phosphatveränderung im peripheren und zentralen Teil des durchschnittenen N. ischiadicus des Kaninchens.

Mitt. med. Ges. Tokyo **49**, 181—199 (1935). — APATHY, ST. v.: M. HEIDENHAINS und meine Auffassung der kontraktilen und leitenden Substanz und über die Grenzen der Sichtbarkeit. Anat. Anz. **21**, 61 (1902). — AUERBACH, L.: Ultramikroskopische Befunde am Ischiadicus des Frosches (normale Einwirkung von Elektrolyten, Narkose) in ihrem Verhältnis zu den Feststellungen am fixierten Präparat. Pflügers Arch. **222**, 493—509 (1929).

BABEL, JEAN, et RAFFAELE CAMPOS: Sur la régénération des nerfs dans les greffons cornéens. Annales d'Ocul. **180**, 114 (1947). — BANNWARTH, A.: Die entzündliche Polyneuritis mit dem Liquorsyndrom von GUILLAIN und BARRÉ (Polyradiculitis) im Rahmen einer biologischen Krankheitsbetrachtung. Arch. f. Psychiatr. **115**, 566—672 (1943). — BARTHOLDY, K.: Die Arterien der Nerven. Morph. Arb. **7**, 393—458 (1897). — BAUD, CH.-A.: La texture protofibrillaire du neurite. Acta anat. (Basel) **10**, 461—463 (1950). — BEAR, RICHARD, S., and FRANCIS O. SCHMITT: Optical properties of the axon sheaths of crustacean nerves. J. Cellul. a. Comp. Physiol. **9**, 275—287 (1937). — BEAR, RICHARD S., FRANCIS O. SCHMITT and JOHN Z. YOUNG: The sheath components of the giant nerve fibres of the squid. The ultrastructure of nerve axoplasm investigations on the protein constituents of nerve axoplasm. Proc. Roy. Soc. Lond., Ser. B **123**, 496—529 (1937). — BENASSI, ENRICO: Contributo allo studio delle vie di comunicazione fra gli spazi sottoaracnoidei spinali e le lacune linfatiche dei nervi. Radiol. med. **20**, 1321—1333 (1933). — BERBLINGER, W.: Über die Regeneration der Achsenzylinder in resezierten Schußnarben peripherer Nerven. Beitr. path. Anat. **64** (1918). — BIELSCHOWSKY, M.: Über den Bau der Spinalganglien unter normalen und pathologischen Verhältnissen. Ein Beitrag zur Kenntnis der Regenerationsvorgänge an Ganglienzellen und Nervenfasern. J. Psychol. u. Neur. **11**, 188 (1908). — Zbl. Neur. **1909**, 24. — BIELSCHOWSKY, M., u. E. UNGER: Die Überbrückung großer Nervenlücken. Beiträge zur Kenntnis der Degeneration und Regeneration peripherischer Nerven. J. Psychol. u. Neur. **22**, 267—318 (1918). — BIONDI, G.: Über die Läsionen im proximalen Teil resezierter Nerven. Z. Neur. **19**, H. 4 (1913). — Über die WALLERsche Degeneration. Fol. neurobiol. **7**, 71—119 (1913) (Sommer-Erg.-H.). — BISHOP, G. H., P. HEINBECKER and J. L. O'LEARY: The function of the non-myelinated fibers of the dorsal roots. Amer. J. Physiol. **106**, 647—669 (1933). — BODIAN, D., and H. HOWE: Neural mechanisms in poliomyelitis. New York 1942. — BOEKE, J.: Über De- und Regeneration der motorischen Endplatten und die doppelte Innervation der quergestreiften Muskelfasern bei den Säugetieren. Verh. der Anat. Ges., 26. Verslg in München vom 21.—24. April 1912. — Quelques remarques sur la régénération des fibres nerveuses après la section des nerfs. Festschr. Marinesco, S. 699—708. 1933. — Histogenese des peripherischen Nervensystems. (Nerv und Muskel.) In Handbuch der vergleichenden Anatomie, Bd. 2, S. 1. 1934. — Das anatomische Substrat der Verbindung zwischen Nerv und Muskel nach neueren Untersuchungen. Z. orthop. Chir. **62** (Beil.-H.), 22—38 (1935). — Nervenregeneration. In BUMKE-FOERSTERS Handbuch der Neurologie, Bd. 1, Anatomie, S. 995—1125. 1935. — BORCHARDT u. WJASMENSKI: Der Nervus medianus. Bruns' Beitr. **107**, 553—582 (1917). — BRAUS, H.: Experimentelle Beiträge zur Frage nach der Entwicklung peripherer Nerven. Anat. Anz. **26**, 433—479 (1905). — Zit. nach WARTENBERG, Anatomie des Menschen, Bd. 1, S. 288. Berlin: Springer 1921. — BÜNGNER, O. v.: Über die Degenerations- und Regenerationsvorgänge am Nerven nach Verletzungen. Beitr. path. Anat. **10**, 321—393 (1891). — BUFFAT, J. D.: Les cellules de SCHWANN et la régénération nerveux. Confinia neur. (Basel) **10**, 81—88 (1949). — BURKART, W.: Beitrag zur experimentellen Untersuchung über die Entwicklung des Nervensystems bei Amphibien. Diss. Zürich 1941. 38 S. — BURR, H. S.: An electro-dynamic theory of development suggested by studies of proliferation rates in the brain of amblystoma. J. Comp. Neur. **56**, 347—371 (1932).

CAMUS, P.: Étude de neuropathologie sur les radiculites. Thèse de Paris. Paris: J.-B. Baillière 1908. — CHAMBOUROW, D., i N. TSCHIBOUKHMAKHER: Zum Problem der peripheren Nervenschranke. Sovet. Psichonevr. **14**, Nr 1, 45—72 (1938). — Contribution à l'étude de la barrière nerveuse périphérique. Sovet. Psichonevr. **15**, Nr 2, 7—15 (1939). — CHENTOVA, F.: Regeneration der peripherischen Nerven. Sovet. Nevropath. **2**, Nr 4, 90—100 (1933). — CHINN, PRISCILLA, and FRANCIS O. SCHMITT: On the birefringence of nerve sheaths as studied in cross sections. J. Cellul. a. Comp. Physiol. **9**, 289—296 (1937). — CHOR, H.: Nerve degeneration in poliomyelitis. VI. Changes in the motor nerve endings. Arch. of Neur. **29**, 344—358 (1933). — CLARK, ELIOT R., and ELEANOR LINTON CLARK: Microscopic studies on the regeneration of medullated nerves in the living mammal. Amer. J. Anat. 81, 233—268 (1947). — COHNHEIM: Vorlesungen über allgemeine Pathologie 1882. Zit. nach v. MEYENBURG. — COMPTON, A. F.: The intrinsic anatomy of the large nerve trunks of the limbs. J. of Anat. **51**, 103—117 (1916/17). — COOK, D. D., and R. W. GERARD: The effect of stimulation in the degeneration of a severed peripheral nerve. Amer. J. Physiol. **97**, 412—425 (1931). — CORDIER, COULOUMA et VAN VARSEVELD: L'anatomie et l'importance clinique du nerf biradiculaire. J. belge Neur. **35**, 522—552 (1935). — L'anatomie et l'importance clinique du nerf ganglio-radiculaire. Encéphale **31**, 139—158 (1936). — CORNIL, R., CHALNOT,

RAILEANU et THOMAS: Névrite hypertrophique progressive non familiale (étude anatomoclinique). Revue neur. **1930**, 1187—1192. — COUJARD, R.: Une démonstration histologique de l'existence des nerfs histaminergiques. Bull. Acad. Méd. Paris **131**, 510—512 (1947).

DALE, H. H.: Reizübertragung durch chemische Mittel im peripheren Nervensystem. Wien u. Berlin: Urban & Schwarzenberg 1935. — Nomenclature of fibres in the autonomic system and their affects. J. of Physiol. **80**, 10—11 (1933). — DALE, H. H., and H. FELDBERG: The chemical transmitter of vagus effects to the stomach. J. of Physiol. **81**, 320—334 (1934). — DANSMANN, W.: Beitrag zur Pathologie und Pathogenese der LANDRYschen Paralyse. Z. Neur. **170**, 373—403 (1940). — DAVIS, L. and D. A. CLEVELAND: Experimental studies in nerve transplants. Ann. Surg. **99**, 271—283 (1934). — DETWILER, S. R.: The effects of transplanting limbs upon the formation of nerve plexuses and the development of peripheral neurones. Nat. Acad. Sci. **5**, 324—331. (1919). — Further experiments upon alterations of the direction of growth in amphibian spinal nerves. J. of Exper. Zool. **51**, 1 (1928). — Further observations upon abnormal growth responses of spinal nerves in amblystoma embryos. J. of Exper. Zool. **69**, 137 (1934). — Neuroembryology. New York: Macmillan Company 1936. — DETWILLER u. VAN DYKE: Zit. nach P. WEISS. — DINKLER: Zur Kasuistik der multipen Herdsklerose des Gehirns und Rückenmarks. Dtsch. Z. Nervenheilk. **26**, 233—247 (1904). — DÖRING, G.: Siehe Spezieller Teil. Zusammenfassende Darstellungen. — Zur Histopathologie der Neuritis lumbosacralis. Dtsch. Z. Nervenheilk. **148**, 171—177 (1939). — DOERR, R.: Die Wanderung von Virus und Toxin in peripheren Nerven. Z. Hyg. **118**, 212—244 (1936). — Wanderung von Toxin und Virus in peripheren Nerven. Schweiz. med. Wschr. **1937 I**, 329—334. — Ausbreitung und Auswirkung toxischer und infektiöser Agentien im peripheren Nervensystem. Z. Neur. **173**, 621—697 (1941). — DOGLIOTTI, A. M.: Esperienze sull-arricchimento e distribuzione delle fibre nervose nei nervi in rigeneratione. Boll. Soc. ital. Biol. sper. 8, 691—696 (1933). — DOI, SHOICHI: Histopathologische Beobachtungen an den peripheren Nerven, mit besonderer Berücksichtigung der Nervenregeneration mittels der Entmarkungsmethode. Trans. Jap. Path. Soc. **20**, 178—187 (1930). — Experimentelle Studien über die De- und Regeneration an den peripheren Nerven. I. Mitt. Mitt. med. Akad. Kioto **5**, 494—511 u. dtsch. Zus.fass. 61—62 (1931). — Experimentelle Studien über die De- und Regeneration an den peripheren Nerven. II. Mitt. Mitt. med. Akad. Kioto **5**, 512—537 u. dtsch. Zus.fass. 63—66 (1931). — Pathologisch-histologische Beobachtungen an den peripheren Nerven. Mitt. med. Akad. Kioto **5**, 575—588 u. dtsch. Zus.fass. 72—74 (1931). — DOINIKOW, BORIS: Beiträge zur Histologie und Histopathologie des peripheren Nerven. Histol. Arb. Großhirnrinde **4**, 445—630 (1911). — Histologische und histopathologische Untersuchungen am peripheren Nervensystem mittels vitaler Färbung. Fol. neurobiol. **7**, 731—749 (1913). — Über De- und Regenerationserscheinungen an Achsenzylindern bei der multiplen Sklerose. Z. Neur. **27**, 151—178 (1914). — DONAGGIO, A.: Procedimenta per stabilire la natura primaria e secondaria delle degenerazioni iniziali delle fibre nervose. Boll. Soc. ital. Biol. sper. **11**, 886—888 (1936). — DRAGANESCO, STATE, et D. CASANGIU: Etude sur la biréfringence dans les phénoménes de dégénérescence et régénérescence des nerfs périphériques au cours des lésions expérimentales et de pathologie humaine. Arch. roum. Path. expér. **11**, 103—123 (1938). — DUNCAN, DONALD: Alterations in the structure of nerves caused by restricting their growth with ligatures. J. of Neuropath. **7**, 261—273 (1948). Ref. Neur. Zbl. **108**, 147 (1950). — DUSTIN, A. P.: Rôle des tropismes et de l'odogenèse dans la régénération du système nerveux. Archives de Biol. **25**, 269—388 (1910). — Normale und pathologische Regeneration des Nervensystems. 3. Internat. Kongr. Neur. u. Psychiatr. Gent 1913. Zbl. Neur. **32**, 1351 (1913). — La fasciculation des nerfs. Ambulance de l'océan. Bd. II, S. 135. 1918. — DUUS, P.: Die Einengung der Foramina intervertebralia infolge degenerativer Wirbelsäulenprozesse als Ursache von neuralgischen Schmerzzuständen im Bereich des Schulter- und Beckengürtels sowie der Extremitäten. Nervenarzt **19**, 489—503 (1948). — DUUS, P., G. KAHLAU u. W. KRÜCKE: Allgemein-pathologische Betrachtungen über die Einengung der Foramina intervertebralia. Langenbecks Arch. u. Dtsch. Z. Chir. **268**, 341—362 (1951).

EDINGER, LUDWIG: Die Aufbrauchkrankheiten des Nervensystems. Dtsch. med. Wschr. **1904** u. **1905**. — Zbl. Neur. **1905**, 272. — Über die Vereinigung getrennter Nerven. Münch. med. Wschr. **1916**, Nr 7, 225—228. — Untersuchungen über die Neubildung des durchtrennten Nerven. Dtsch. Z. Nervenheilk. **58**, 1—33 (1918). — Aufbau und Funktion, Untergang und Neubildung peripherer Nerven. Dtsch. Z. Nervenheilk. **59**, 10—32 (1918). — Über Regeneration des entarteten Nerven. Dtsch. med. Wschr. **1917**, Nr 25. — EHRLICH, WERNER: Über die Bündelung peripherer Nerven des Menschen in geraden und gebogenen Verlaufsstrecken. Anat. Anz. **89**, 25—34 (1939). — EICKHOFF, W.: Die pathologisch-anatomischen Grundlagen der Allergie. Stuttgart: Georg Thieme 1948. — ELZHOLZ, A.: Zur Kenntnis der Veränderungen am centralen Stumpfe lädirter gemischter Nerven. Jb. Psychiatr. **17**, 323 bis 359 (1898). — Neur. Zbl. **1899**, 265—266. — Über einen eigentümlichen histologischen Befund im zentralen Stumpf von durch Gangrän zerstörten peripheren Nerven. Mschr.

Psychiatr. **1899.** — Eigenartige histologische Veränderungen am zentralen Stumpf von Armnerven, deren peripherer Teil durch Gangrän zerstört wurde. Neur. Zbl. **1899,** 189—191.— Zur Histologie alter Nervenstümpfe in amputierten Gliedern. Jb. Psychiatr. **19** (1900). — Zbl. Neur. **1900,** 573, 1038. — ENDOH, HISATA: Über Veränderungen des Neurokeratinnetzes und der Quellbarkeit der SCHMIDT-LANTERMANNschen Einkerbungen beim Re- und Degenerationsprozeß der peripheren markhaltigen Nervenfasern. Okayama-Igakkai-Zasshi **44,** 685—694 u. dtsch. Zus.fass. 685—686 (1932). — Experimentelle Untersuchungen über die Struktur der markhaltigen Fasern der peripheren Nerven. I. Über die Einwirkung von Cholesterin und Lecithin auf die Nervenfasern. Okayama-Igakkai-Zasshi **44,** 938 —944 u. dtsch. Zus.fass. 938 (1932). — ENGELMANN, TH. W.: Über Degeneration von Nervenfasern. Pflügers Arch. **13,** 474—491 (1876). — ERLANGER, J.: The interpretation of the action potential in cutaneous and muscle nerves. Amer. J. Physiol. **82,** 644—655 (1927). — ERLANGER, J. and H. S. GASSER: Electrical signs of nervous activity. Philadelphia 1937. — ESHITA, Y.: Experimentelle Nervenresektion und histologische Untersuchung der natürlichen Nervenverbindung. Fukuoka Acta med. **30,** Nr 12 u. dtsch. Zus.fass. 132—133 (1937).

FAIRBROTHER, R. W., and E. W. HURST: The pathogenesis of, and propagation of the virus in, experimental poliomyelitis. J. of Path. **33,** 17—45 (1930). — FERNANDEZ-MORAN, H.: The submicroscopic organization of vertebrate nerve fibres. An electron microscope study of myelinated and unmyelinated nerve fibres. Exper. Cell Res. **3,** 282—359 (1952). — FEYRTER, FRIEDRICH: Über Wucherungen der BRUNNERschen Drüsen. Virchows Arch. **293,** 509—526 (1934). — Über eine eigenartige Geschwulstform des Nervengewebes im menschlichen Verdauungsschlauch. Virchows Arch. **295,** 480—501 (1935). — Über ein sehr einfaches Verfahren der Markscheidenfärbung, zugleich eine neue Art der Färberei. Virchows Arch. **296,** 645—654 (1936). — FIELD, E. J.: Observations on the passage of WEED's prussian blue mixture along the axis cylinders and inter-fibre fluid of nerves. J. of Neur., N. S. **14,** 11—14 (1951). — FISCHER-BRÜGGE, E.: Anatomische Ursachen funktionaler Kreislaufstörungen des Gehirns und am N. oculomotorius. Bruns' Beitr. **181,** 323—336 (1950). — FISCHER-WASELS, B.: Der Entzündungsbegriff. München: J. F. Bergmann 1924. — Die Diagnostik der bösartigen Geschwülste. In AULER-MARTIUS. München: J. F. Lehmann 1941. — FORSSMANN: Über die Ursachen, welche die Wachstumsrichtung der peripherischen Nervenfaser bei der Regeneration bestimmen. Beitr. path. Anat. **24,** 56—100 (1898). — Zur Kenntnis des Neurotropismus. Beitr. path. Anat. **27,** 407—430 (1900). Zit. nach v. MURALT. — FRAENKEL, A.: Über neurotische Angiosklerose. Wien. klin. Wschr. **1896.** — FRANCESCHETTI, A., et J. BABEL: Examen histologique d'une greffe cornéenne transparente: Le comportement des nerfs. Annales d'Ocul. **180,** 142—145 (1947). — FREDERIKSE, A. M.: Researches on living nerves. Acta brev. neerl. Physiol. etc. **3,** 7—8 (1933). — FRENCH, J. DOUGLAS, WILLIAM H. STRAIN and GLENN E. JONES: Mode of extension of contrast substances injected into peripheral nerves. J. of Neuropath. **7,** 47—58 (1948). — FROBOESE, C.: Histologische Befunde zur Theorie der Muskelatrophie. Mitt. Grenzgeb. Med. u. Chir. **35,** 683 (1922). — Über echte Hypertrophie inaktivierter Muskeln. Beitr. path. Anat. **71,** 170—181 (1923). — FRÖHLICH: Z. Immun.forsch. **20,** 476 (1914). — FRYKHOLM, R.: Deformities of dural pouches and strictures of dural sheaths in the cervical region producing nerve-root compression. J. of Neurosurg. **4,** 403—413 (1947). — Lower cervical nerve roots and their investments. Acta chir. scand. (Stockh.) **101,** 457—471 (1951). — FUNAOKA, SEIGO: Untersuchungen über das periphere Nervensystem. LII. OGATA, HIROSHI, Röntgenographie des Nervensystems an lebenden Tieren. Acta Scholae med. Kioto **12,** 303—309 (1929). — Untersuchungen über das periphere Nervensystem. LXXIV. SAKATA, HIROSHI, Kurze Mitteilung über die Regeneration der bindegewebigen Hülle des peripheren Nerven nach der Nervennaht. Fol. anat. jap. **9,** 309—310 (1931). — Untersuchungen über das periphere Nervensystem. XCIV. WATANABE, MOTOTOYO, Injektionsversuche in die sensiblen Nervenendapparate in der Genitalhaut. Fol. anat. jap. **11,** 37—39 (1933).

GASSER, HERBERT S.: Recruitment of nerve fibers. Amer. J. Physiol. **121,** 193—202 (1938). — Res. Publ. Assoc. Res. Nerv. a. Ment. Dis. **22,** 44 (1943). — GAWRILOW, W., u. A. FESTER: Über Gewebskulturen peripherischer Nerven und die biologische Einheit des zentralen und peripheren Nervensystems. Dtsch. Z. Nervenheilk. **153,** 140—174 (1941). — GÖTZE, WOLFGANG, u. WILHELM KRÜCKE: Über Paramyloidose mit besonderer Beteiligung der peripheren Nerven und granulärer Atrophie des Gehirns. Arch. f. Psychiatr. **114,** 183 bis 213 (1941). — GOMBAULT, A.: Contribution à l'étude anatomique de la névrite parenquimateuse subaigue et chronique. Névrite segmentaire périaxile. Arch. de Neur. **1,** 177—190 (1880/81). — GRIGORIEFF, L. M.: Differenzierung des Nervengewebes außerhalb des Organismus. I. Mitt. Arch. exper. Zellforsch. **11,** 483—519 (1931). — GRUNDFEST, H.: Bioelectric potentials. Annual Rev. Physiol. **2,** 213—242 (1940). — Properties of mammalian preganglionic B-fibres. Amer. J. Physiol. **126,** 514 (1939). — The properties of mammalian B-fibres. Amer. J. Physiol. **127,** 252—262 (1939). — GUDDEN, HANS: Klinische und anatomische

Beiträge zur Kenntnis der multiplen Alkoholneuritis nebst Bemerkungen über die Regenerationsvorgänge im peripheren Nervensystem. Arch. f. Psychiatr. **28**, 1—99 (1896). — GUTMANN, E., and J. HOLUBAR: The degeneration of peripheral nerve fibres. J. Neurol., Neurosurg. a. Psychiatr. **13**, 89—105 (1950). — GUTMANN, E., and F. K. SANDERS: Recovery of fibre numbers and diameters in the regeneration of peripheral nerves. J. of Physiol. **101**, 489—518 (1943). — GUTMANN, E., and J. Z. YOUNG: The re-innervation of muscle after various periods of atrophy. Parts 1 a. 2. J. of Anat. **78** (1944). — GUTNER, I. I.: Über die Entwicklung der peripheren markhaltigen Nervenfasern. Z. Zellforsch. **25**, 259—282 (1936). — GUTTMANN, L., and P. B. MEDAWAR: The chemical inhibition of fibre regeneration and neuroma formation in peripheral nerves. J. Neur., N. S. **5**, 130 (1942). — GUYON, L.: Gaine lamelleuse des nerfs périphériques et arachnoide du système nerveux central. C. r. Soc. Biol. Paris **110**, 1182—1184 (1932).

HAMMAR, J. A.: Regeneration of peripheral nerves. An experimental study. Edinburgh Med. J., N. S. **38**, 73—86 (1931). — Konstitutions-anatomische Studien über die Neurotisierung des Menschenembryos. Z. mikrosk.-anat. Forsch. **35**, 602—630 (1933); **36**, 10—22 (1934); **37**, 519—537 (1935); **38**, 253—293 (1935); **41**, 469—497 (1936/37). — HANKEN, J. H.: Over eenige gevolgen van temporaire ligatuur van zenuwen. Inaug.-Diss. Utrecht 1885. — HARRISSON, ROSS G.: Über die Histogenese des peripheren Nervensystems bei Salmo salar. Arch. mikrosk. Anat. **57**, 354—444 (1901). — Neue Versuche und Beobachtungen über die Entwicklung des peripheren Nerven der Wirbeltiere. Sitzgsber. der Niederrh. Ges. für Natur- u. Heilkunde zu Bonn 1904. — HARVEY, S. C., and H. S. BURR: An experimental study of the origin of the meninges. Proc. Soc. Exper. Biol. a. Med. **22**, 52—53 (1924). — HASHIMOTO, M.: Morphologische Forschungen über Nervenendigungen. II. Veränderungen der Nervenfasern und -endigungen durch Nervengifte. Arch. jap. Chir. (Kyoto), (Inoko-Festschr.) **7**, 95—106 u. dtsch. Zus.fass. 104—105 (1930). — HASSIN, GEORGE B.: Peripheral nerves. Anatomic and pathologic considerations. Arch. of Neur. **27**, 58—78 (1932). — HAYMAKER, WEBB: The pathology of peripheral nerve injuries. Mil. Surgeon **102**, 448—459 (1948). — HEINBECKER, PETER, and GEORGE H. BISHOP: The mechanism of painful sensations. Proc. Assoc. Res. Nerv. Ment. Dis. **15**, 226—238 (1934). — HEINBECKER, PETER, GEORGE H. BISHOP and JAMES O'LEARY: Allocation of function to specific fibre types in peripheral nerves. Proc. Soc. Exper. Biol. a. Med. **30**, 304—305 (1932). — Nerve degeneration in poliomyelitis. III. Rate of depression and disappearance of components of conducted action potential in severed nerves, correlation with histologic degeneration in groups of fibres responsible for various components. Arch. of Neur. **27**, 1421—1435 (1932). — Analysis of sensation in terms of the nerve impulse. Arch. of Neur. **31**, 34—53 (1934). — Functional and histologic studies of somatic and autonomic nerves of man. Arch. of Neur. **35**, 1233—1255 (1936). — HEINEMANN: Weitere Untersuchungen über den inneren Bau der großen Nervenstämme. Arch. klin. Chir. **109**, 121—131 (1917/18). — HERRICK, JUDSON: The criteria of homology in the peripheral nervous system. J. Comp. Neur. a. Psychol. **19**, 203—209 (1909). — HEWER, EVELYN E.: The development of nerve endings in the human foetus. J. of Anat. **69**, 369—379 (1935). — HILLER, FREDERICK: The role of the endoneurium in the regeneration of nerve grafts as compared with nerve traumas. J. of Neuropath. **7**, 94 (1948). — Die Bedeutung des mesodermalen Gewebes bei der Nervenregeneration. Experimentelle Untersuchungen an Nervenverletzungen und Transplantaten. Dtsch. Z. Nervenheilk. **160**, 176—195 (1949). — HOLMES, W.: Histological observations on the repair of nerves by autografts. Brit. J. Surg. **35**, 167—173 (1947). — HOLMES, W., and J. Z. YOUNG: Nerve regeneration after immediate and delayed suture. J. of Anat. **77**, 63—96 (1942). — HOLMES, W. B., HIGHET and H. J. SEDDON: Ischaemic nerve lesions occurring in VOLKMANN's contracture. Brit. J. Surg. **32**, 126 (1944). — HOLST, E. v.: Die relative Koordination als Phänomen und als Methode zentralnervöser Funktionsanalyse. Erg. Physiol. **42**, 228—306 (1939). — Über die nervöse Funktionsstruktur des rhythmisch tätigen Fischrückenmarkes. Pflügers Arch. **241**, 569—611 (1939). — Neue Anschauungen über die Tätigkeit des Zentralnervensystems. Ein Ertrag von Untersuchungen an der Zool. Station in Neapel. Naturwiss. **1940**, 803—807. — HOLST, E. v., u. HORST MITTELSTAEDT: Das Reafferenzprinzip. (Wechselwirkungen zwischen Zentralnervensystem und Peripherie.) Naturwiss. **37**, 464—476 (1950). — HOMÉN, E. A., u. TAAV. LAITINEN: Die Wirkung von Streptococcen und ihrer Toxine auf periphere Nerven, Spinalganglien und das Rückenmark. Beitr. path. Anat. **25**, 4—96 (1899). — HORTEGA, PIO DEL RIO: Art and artifice in histologic science. Texas Rep. Biol. a. Med. **7**, 363—390 (1949). — HURST, E. W., and R. W. FAIRBROTHER: The pathogenesis of, and propagation of the virus in, experimental poliomyelitis. J. of Path. **33**, 17—45 (1930).

IKEDA, T.: Über die Veränderung der SCHMIDT-LANTERMANNschen Einkerbungen beim Regenerations- und Degenerationsprozeß der Nerven. Arb. med. Univ. Okayama **1**, 57—96 (1928). — IOSIFOV, G.: Die ableitenden Lymphgefäße der peripheren Nerven, Rückenmarkknoten und sympathischen Knoten. Russk. Arch. Anat. i. pr. **10**, 8—11 u. dtsch. Text 151—153 (1931). — IOVINO, FERDINANDO: Autotrapianti muscolari e connessioni nervose.

(Ricerche sperimentali.) Ann. ital. Chir. **12**, 1521—1546 (1933). — Sull'aumento numerico delle fibre nei nervi in rigenerazione. (Ricerche sperimentali.) Chir. Org. Movin. **21**, 193—199 (1935). — ISENFLAMM, J. F., u. J. F. DOERFFLER: De vasis nervorum. Erlangen 1768. — ISENSCHMID, R.: Über den Einfluß von Thymus und Schilddrüse auf die Nervenregeneration. Versuch mit Thymokreszin und Thyroxin. Schweiz. med. Wschr. **1932 II**, 785—789.

JACOB, H.: Über diffuse Markdestruktion im Gefolge eines Hirnödems. (Diffuse Ödemnekrose des Hemisphärenmarkes.) Z. Neur. **168**, 382—395 (1940). — JALOWY, BOLESLAW: Der morphologische Bau der Nervenendigungen und ihre funktionellen Eigenschaften. Polska Gaz. lek. **1936**, 539—542 u. dtsch. Zus.fass. 542. — Über die Entwicklung der Nervenendigungen in der Haut des Menschen. Z. Anat. **109**, 344—359 (1939). — JÖRG, MIGUEL EDUARDO: Der Bau der myelinhaltigen Nervenfaser des Menschen. Studium bei Infrarotbeleuchtung mit dem Ultramikroskop und der Silberimprägnation nach DEL RIO HORTEGA. Bol. Inst. Clín. quir. Univ. Buenos Aires **13**, 532—553 (1937). — JONES, TUDOR: Neurogenesis and the development to "synapses" with particular reference to the conditions in Lepidosiren paradoxa. J. Ment. Sci. **84**, 451—494 (1938). — JOSEPH, J.: Absence of cell multiplication during degeneration of nonmyelinated nerve. J. of Anat. **81**, 135—139 (1947).

KAPLAN, L.: Nervenfärbungen. Ein Beitrag zur Kenntnis des Nervensystems. Arch. f. Psychiatr. **35**, 825 (1902). — KASHIWAMURA, TANSUI: Über die Zahlenschwankung der Nervenfasern im Verlauf der peripheren Nerven. Jap. J. Med. Sci., Trans. Anat. **5**, 163 bis 182 (1934). — KEY, AXEL, u. GUSTAV RETZIUS: Studien in der Anatomie des Nervensystems. Arch. mikrosk. Anat. **9**, 308 (1873). — KIMURA, ONARI: De- und Regeneration der peripheren Nerven. Mitt. path. Inst. Sendai **1** (1919). — KIMURA, ONARI, u. BAINAN MATSUMOTO: Studien über morphologisch-biologische Eigenschaften der peripherischen Nerven. A. Histologische Untersuchungen der Amputationsneurome des Kaninchenvagus und Kulturversuch derselben in vitro. Trans. Jap. Path. Soc. **24**, 322—325 (1934). — KISS, FRANZ, u. PETER v. MIHALIK: Über die Markreifung im peripherischen Nervensystem. Anat. Anz. **69**, 433—444 (1930). — KOCH, E.: Über den Längsquerschnittsstrom bei der Degeneration und Regeneration des peripheren Warmblüternerven. Pflügers Arch. **207**, 402—424 (1925). — KOHN, ALFRED: Über die Entwicklung des peripheren Nervensystems. Verh. der Anat. Ges., 19. Verslg in Genf 6.—10. Aug. 1905. — KOLMER, W.: Über die Entwicklung der peripheren Nerven bei jugendlichen menschlichen Embryonen. Z. Anat. **87**, 354—366 (1928). — KOPP, JOSEF: Veränderungen im Nervensystem, besonders in den peripherischen Nerven des Hundes, nach Exstirpation der Schilddrüse. Virchows Arch. **128**, 290—317 (1892). — KRÜCKE, WILHELM: Die mucoide Degeneration der peripheren Nerven. Virchows Arch. **304**, 442—463 (1939) u. Diss. Berlin 1939. — Ödem und seröse Entzündung im peripheren Nerven. Virchows Arch. **308**, 1—13 (1941). — Histopathologische Untersuchungen bei Schußverletzungen des peripheren Nervensystems. Allg. Z. Psychiatr. **124**, 361—395 (1949). — KWIATKOWSKI, H.: J. of Physiol. **102**, 32 (1943). Zit. nach v. MURALT.

LAIDLAW, G. F.: Silver staining of the endoneurial fibres of the cerebrospinal nerves. Amer. J. Path. **6**, 435—443 (1930). — LAMBERTINI, GASTONE: Particolarità morfologiche dei corpuscoli nervosi nello strato papillare della cute dei bambini. Arch. ital. Anat. e Embriol. **34**, 247—263 (1935). — LANGDON, F. W.: Radiculitis. J. Nerv. Dis. **37**, 488—495 (1910). — LANGELAAN, J. W.: Die Bedeutung der Neurofibrillen. Z. mikrosk.-anat. Forsch. **36**, 554 bis 558 (1934). — On the texture of the axoplasm and the origin of neurofibrils. Arch. néerl. Physiol. **22**, 72—75 (1937). — On the texture of the nerve fibre. Arch. néerl. Physiol. **23**, 1—3 (1938). — LANGHANS, TH.: Über Veränderungen in den peripheren Nerven bei Cachexia thyreopriva des Menschen und Affen, sowie bei Kretinismus. Virchows Arch. **128**, 318—408 (1892). — LANGLEY, J. N., and M. HASHIMOTO: On the suture of separate bundles in nerve trunks and on internal nerve plexuses. J. of Physiol. **51**, 318—346 (1917). — LAPINSKY, M.: Zur Frage der Veränderungen in den peripherischen Nerven bei der chronischen Erkrankung der Gefäße der Extremitäten. Dtsch. Z. Nervenheilk. **13**, 468—488 (1898). Ref. Zbl. Neur. **1899**, 749. — Zur Frage von der Degeneration der Gefäße bei Läsion des N. sympathicus. Dtsch. Z. Nervenheilk. **16**, 240—274 (1900). — Über akute ischämische Lähmung nebst Bemerkungen über die Veränderungen der Nerven bei akuter Ischämie. Dtsch. Z. Nervenheilk. **17**, 323—350 (1900). — Über De- und Regeneration peripherischer Nerven. Virchows Arch. **181** (1905). Ref. Zbl. Neur. **1905**, 952. — LASOWSKY, J. M., u. M. M. KOGAN: Die Beteiligung des Nervensystems an allergischen Prozessen. Morphologische Veränderungen der Nervenfasern bei norm- und hyperergischer Entzündung der Skeletmuskulatur. Virchows Arch. **292**, 428—441 (1934). — LEFLEMING, BURROW J.: The phenomena of regeneration in peripheral nerves after suture. Proc. Roy. Soc. Med. **25**, 1103—1107 (1932). — LETTERER: Über epitheliale und mesodermale Schleimbildung. Leipzig: S. Hirzel 1932. — LEVADITI, C., et S. NICOLAU: Ectodermoses neurotropes. Etudes sur la vaccine. Ann. Inst. Pasteur **37**, 1—106 (1923). — LEVI, GIUSEPPE: Il contributo portato dal metodo della coltivazione in vitro alla conoscenza struttura del tessuto nervoso. Fol. clin. e biol. (São Paulo) **2**, 1—12 (1930). — LEVI, GIUSEPPE, E. DELORENZI e H. MEYER: Analisi del comportamento in vitro del tessuto nervoso col metodo cinematografico. Boll. Soc. ital. Biol. sper. **9**, 631—633 (1934). — LEWASCHEW, S.: Experimentelle Untersuchungen über die Bedeutung des Nervensystems bei Gefäßerkrankungen. Virchows Arch. **92**, 152—182 (1883). — LHERMITTE, J., DREYFUS LE FOYER et J.-O. TRELLES: Les altérations du nerf phrénique dans la phrénicectomie par arrachement. Revue neur. **41** (II), 92—96 (1934). — LITWILLER, RAYMOND: Quantitative studies on nerve regeneration in amphibia. I. Factors controlling nerve regeneration in adult limbs. J. Comp. Neur. **69**, 427—447 (1938). — LOEWI, O.: Über humorale Übertragbarkeit der Herznervenwirkung. I. Pflügers Arch. **189**, 239—242 (1921). — LÜTHY, H.: Optische Interpretation der Quermembran im RANVIERschen Schnürring. Experientia (Basel) **6**, 381—382 (1950). — LUGARO: Nuovi dati e nuovi problemi nella patologia della cellula nervosa. Riv. Pat. nerv. 8 (1896). — Sulle alteracione delle cellule nervose dei gangli spinali ecc. Riv. Pat. nerv. **1896**. — Sulla patologia delle cellule dei gangli sensitivi. Riv. Pat. nerv. (1900—1903). — Autogene Regeneration. Neur. Zbl. **24**, 1143 (1905); **25**, 786 (1906). — LUTEMBACHER, R.: Structure des nerfs. Presse méd. **1931 I**, 278—280.

MALECI, OSVALDO: Sulle variazioni numeriche delle fibre nervose nella senescenza. (Ricerche sul nervo faciale dell'uomo.) Atti Soc. med.-chir. Padova ecc. **14**, 245—250 (1936). — MANTELL, LOUIS: Injection of peripheral nerves from the subarachnoid space. Proc. Soc. Exper. Biol. a. Med. **30**, 192—193 (1932). — MANUNZA, PAOLO: Influenza della decorticazione arteriosa sui processi rigenerativi dei nervi periferici. Riv. sper. Freniatr. **56**, 105—130 (1932). — MARCHOUX, CHORINE et KÖCHLIN: Le bacille de la lèpre et le système nerveux. Ann. Inst. Pasteur **59**, 549—576 (1937). — MARGULIS, M. S.: Pathologie und Pathogenese der akuten primären infektiösen Polyneuritiden. Dtsch. Z. Nervenheilk. **99**, 165—192 (1927). — MARINESCO, G.: La cellule nerveuse. Bd. 1 u. 2. Encyclopédie scientifique publiée sous la direction du Dr. TOULOUSE. Paris: O. Doin Fils 1909. — Contribution a l'étude anatomo-clinique de l'amyotrophie CHARCOT-MARIE. Revue neur. **35** (II), 543—561 (1928). — MARINESCO, G., et O. SAGER: Nouvelles contributions à l'étude de la morphologie et de la biologie des processus de régénérescence des nerfs périphériques. Psychiatr. Bl. (holl.) **38**, 496—513 (1934). — MASSAZZA, ADOLFO, e PIETRO CIATTI: L'istologica della fibra nervosa fresca alla luce infrarossa. Ann. Osp. psichiatr. prov. Genova 8, 85—93 (1936). — MASSON, P.: Experimentelle und spontane Schwannome. Amer. J. Path. 8, 367—416 (1932). — MASUMOTO, KEIICHI: Über die Regenerationsvorgänge der Nervenfasern in der transplantierten Haut. Trans. Jap. Path. Soc. **22**, 876—877 (1932). — MATSUMOTO, BEINAN, and ONARI KIMURA: Studien über morphologisch-biologische Eigenschaften der peripherischen Nerven. B. Transplantationsversuch des Kaninchenvagus ins Knochenmark. Trans. Jap. Path. Soc. **24**, 325 bis 326 (1934). — MAYER, SIEGMUND: Über Vorgänge der Degeneration und Regeneration im unversehrten peripherischen Nervensystem. Z. Heilk. **2**, 154—258 (1881). — MCKINLEY, J. C.: The intraneural plexuses of fasciculi in the sciatic nerve. Arch. of Neur. **6**, 377—399 (1921). — MEYER, A. W.: Theorie der Muskelatrophie. (Nach experimentellen Untersuchungen.) Mitt. Grenzgeb. Med. u. Chir. **35** (1922). Zit. nach MEYENBURG. — MEZZINO, LUIGI: Riflessioni e osservazione istologiche sulle fibre nervose midollate. Riv. Biol. **13**, 31—56 (1931). — MIDANA, ALBERTO: L'influenza dell'età sulla rigenerazione dei nervi periferici. Arch. Sci. med. **54**, 774—780 (1930). — MIGLIAVACCA, ANGELO: Ricerche sulle strutture citoplasmatiche nelle cellule nervose e negli elementi neurilemmali. Arch. ital. Anat. **27**, 351—418 (1930). — MIHALIK, P. v.: Mechanisch-experimentelle Untersuchungen über die Doppelbrechung der markhaltigen Nervenfasern. Z. Zellforsch. **21**, 653—656 (1934). — MINEA, I.: Neue Untersuchungen über Kulturen von Nervengewebe „in vitro". Cluj med. (rum.) **12**, 65—78 u. dtsch. Zus.fass. 95 (1931). — Sur la régénérescence intra-axonale dans les nerfs congelés. C. r. Soc. Biol. Paris **109**, 305—309 (1932). — Régénérescence intra-axonale des filets nerveux centraux et périphériques. Bull. Soc. roum. Neur. etc. **14**, 21—24 (1933). — Essais d'activation de la régénération nerveuse. Festschr. Marinesco, S. 445—460. 1933. — Intraaxonale Regeneration zentraler und peripherischer Nervenfasern. Cluj med. (rum.) **14**, 439—441 u. dtsch. Zus.fass. 483 (1933). — MÖNCKEBERG, G., u. A. BETHE: Die Degeneration der markhaltigen Nervenfasern der Wirbeltiere unter hauptsächlicher Berücksichtigung des Verhaltens der Primitivfibrillen. Arch. mikrosk. Anat. **54**, 135—184 (1899). — MÖNCKEBERG, J. G.: Atrophie und Aplasie. In MARCHAND-KREHLS Handbuch der allgemeinen Pathologie, Bd. 3/1. Leipzig 1915. — MORI, K.: Über die Entwicklung der sensiblen Nervenendigungen in der Haut beim menschlichen Embryo. Nagasaki Igakkwai Zasshi **13**, 1626 bis 1651 u. dtsch. Zus.fass. 1651 (1935). — MOTT, F. W., and W. D. HALLIBURTON: The chemistry of nerve degeneration. Philosophic. Trans. Roy. Soc. Lond., Ser. B **194**, 437—466 (1901). — Erg. Physiol. **4**, 23 (1905). — MULDER, J. D.: Experimental and critical study on the spreading of foreign substances in the nerve. Acta neerld. Morph. norm. et path. 1, 289 (1937/38). — MULIKOV, A.: Bestimmung des Regenerationstermins für die pressorischen und depressorischen Nervenfasern in den peripheren Nerven. Russk. fiziol. Ž. **12**, 145—157 u. dtsch. Zus.fass. 157—158 (1929).

NAGEOTTE, J.: La lésion primitive du tabes. Bull. Soc. anatomique **1894**. — Mitochondries et neurokératine de la gaine de myéline. C. r. Soc. Biol. Paris **67**, 472—475 (1909). — Sur une nouvelle formation de la gaine de myéline: Le double bracelet épineux de l'étranglement annulaire. C. r. Acad. Sci. Paris **1910**. — Incisures de SCHMIDT-LANTERMANN et protoplasma des cellules de SCHWANN. C. r. Soc. Biol. Paris **68**, 39—42 (1910). — Etude microscopique, sur le vif, de l'activité de la myéline au cours de la dégénération wallérienne des nerfs. C. r. Acad. Sci. Paris **1910**. — Activité de la gaine de myéline dans les nerfs en état de survie. C. r. Acad. Sci. Paris **1910**. — Note sur le mécanisme de la formation des réseaux artificiels dans la gaine de myéline. C. r. Soc. Biol. Paris **69**, 628—631 (1910). — Les étranglements de RANVIER et les espaces interannulaires des fibres nerveuses a myéline. C. r. Assoc. Anat. Bruxelles **1910**, 30—45. — Trois notes sur le syncytium de SCHWANN dans les fibres nerveuses périphériques chez les mammifères. C. r. Soc. Biol. Paris **70**, 861—865, 917—921, 967—971 (1911). — Rôle des corps granuleux dans la phagocytose du neurite, au cours de la dégénération wallérienne. C. r. Soc. Biol. Paris **71**, 251 (1911). — Betrachtungen über den tatsächlichen Bau und die künstlich hervorgerufenen Deformationen der markhaltigen Nervenfaser. Arch. mikrosk. Anat. **77**, 245—279 (1911). — Quelques considérations sur la fibre nerveuse à myéline, à propos du travail de F. MACCABRUNI. Fol. neurobiol. **7**, 611—615 (1913). — Substance collagène et neuroglie dans la cicatrisation des nerfs. C. r. Soc. Biol. Paris **1915**. — NAUCK, E. TH.: Die Entwicklung der Lage und der Querschnittsform peripherer Nerven. Gegenbaurs morph. Jb. **84**, 403—426 (1940). — NEMILOFF, A.: Über die Beziehung der sog. „Zellen der SCHWANNschen Scheide" zum Myelin in den Nervenfasern von Säugetieren. Arch. mikrosk. Anat. u. Entw.gesch. **76**, 329—348 (1910). — Noch einmal über den Bau der markhaltigen Nervenfaser. Arch. mikrosk. Anat. u. Entw.gesch. **1912**, 639—650. — NICOLAU, S.: La visibilité de l'ultravirus vaccinal dans le tissu nerveux d'animaux infectés expérimentalement avec la neuro-vaccine. Bull. Acad. Méd. Roum. **3**, 683—688 (1938). — NOIM, HERMANN: Selbstversuch über Nervenregeneration mit besonderer Berücksichtigung der thermästhesiometrischen Verhältnisse. Diss. Basel 1934.

OBERLING, C.: Les tumeurs des méninges. Bull. Assoc. franç. Étude Canc. **11**, 364—394 (1922). — O'CONNELL, J. E. A.: The intraneural plexus and its significance. J. of Anat. **70**, 468—497 (1936). — OKADA, EIKICHI: Über zwiebelartige Gebilde im peripherischen Nerven (RENAUTsche Körperchen) bei einem Fall von Kakke (Beriberi). Mitt. med. Fak. Tokyo **6**, H. 1 (1903). — OSHIMA, TETSURO: Über die Zahlenschwankung der markhaltigen Nervenfasern in der Wurzel- bzw. Stammgegend des Rückenmarknerven, besonders den plötzlichen Abfall der Faserzahl beim Zusammenfließen der beiden Wurzeln. Nagasaki Igakkwai Zasshi **16**, 1387—1411 u. dtsch. Zus.fass. 1411 (1938). — OTTO, HILDEGARD: Gibt es Formveränderungen der Nervenfaserbündel als Ausdruck für Alterserscheinungen? (Untersuchungen am N. alveolaris inferior.) Freiburg i. Br.: Diss. 1936.

PANCENKO, P.: Über den Einfluß der Ischämie auf die peripheren Nervenstämme. Ann. Anat. path. **17**, 61—69 (1947). — PARKER, G. H.: The progressive degeneration of frog nerve. Amer. J. Physiol. **106**, 398—403 (1933). — PARKER, G. H., and VIRGINIA L. PAINE: Progressive nerve degeneration and its rate in the lateralline nerve of the catfish. Amer. J. Anat. **54**, 1—25 (1934). — PASTORI, GIUSEPPIANA: Einige Beobachtungen über die feine Struktur der im Dunkelfelde untersuchten Nervenfasern. Z. Neur. **137**, 1—10 (1931). — PERRIA, LUIGI: Sull'angioarchitettonica dei nervi spinali dell'uomo. Riv. Path. nerv. **55**, 406—429 (1940). — PESCATORI, F., e MICHELE LEVI: Rigenerazione e cicatrizzazione sperimentale dei nervi periferici studiate col metodo della colorazione vitale. Riv. Pat. nerv. **35**, 276—291 (1930). — PICK, FRIEDEL: Über die RENAUTschen Körperchen (endoneurale Wucherungen, LANGHANS). Zbl. Path. **12**, H. 5 (1901). — PITRES, A., et L. VAILLARD: Contribution à l'étude des névrites périphériques non traumatiques. Arch. de Neur. **5**, 191—218; **6**, 180—203 (1883). — Altérations des nerfs périphériques dans les rhumatisme articulaire chronique. Rev. Méd. **1886**, 456—468. — Contribution à l'étude de la névrite segmentaire. Arch. de Neur. **11** (1886). — PLENK, HANS: Die SCHWANNsche Scheide der markhaltigen Nervenfasern. Z. mikrosk.-anat. Forsch. **36**, 191—214 (1934). — POLLOCK, LEWIS: The pattern of sensory recovery in peripheral nerve lesions. Surg. etc. **49**, 160—166 (1929). — The relation of recovery of different sensory branches of peripheral nerves to motor recovery. Surg. etc. **59**, 858—866 (1934). — PRUS: Nervi nervorum. Arch. slav. de Biol. **4**, 220—226 (1888). — PURPURA, FRANCESCO: Distribuzione delle fibre nei tronchi nervosi e chirurgia dei nervi periferici. Policlinico, Sez. chir. **38**, 643—652 (1931).

QUENSEL, W.: Über die Faserspezifität im sensiblen Hautnerven. Pflügers Arch. **248**, 1—20 (1944).

RACHMANOW, A.: Zur normalen und pathologischen Histologie der peripheren Nerven des Menschen. J. Psychol. u. Neur. **8**, 522—545 (1912). — Beiträge zur vitalen Färbung des Zentralnervensystems. Fol. neurobiol. **7**, 750—771 (1913). — RANKE, O.: Zur Theorie mesenchymaler Differenzierungs- und Imprägnationsvorgänge. Sitzgsber. Heidelberg. Akad. Wiss., math.-naturwiss. Kl., 2. Abh. **1914**, 1—21. — Neue Kenntnisse und Anschauungen von dem mesenchymalen Synzytium und seinen Differenzierungsprodukten unter normalen und pathologischen Bedingungen. Sitzgsber. Heidelberg. Akad. Wiss., Math.-naturwiss. Kl., 3. Abh. **1913**, 1—30. — RANSON, S. WALTER: Retrograde degeneration in the spinal nerves. J. Comp. Neur. Psychol. **16**, 265—293 (1906). — Non-medullated nerve fibres in the spinal nerves. Amer. J. Anat. **12**, 67—82 (1911). — The structure of the spinal ganglia and of the spinal nerves. J. Comp. Neur. **22**, 159—169 (1912). — Degeneration and regeneration of nerve fibers. J. Comp. Neur. **22**, 487 — 537 (1912). — RANVIER, LOUIS: Recherches sur l'histologie et la physiologie des nerfs. Arch. de Physiol. **1872**, No 2, 130—149. — Des modifications de structure qu'éprouvent les tubes nerveux en passant des racines spinales dans la moelle épinière. C. r. Acad. Sci. Paris **1882**, 1—4. — RECKLINGHAUSEN, v.: Handbuch der allgemeinen Pathologie des Kreislaufes und der Ernährung. 1883. — REICH, F.: Über den zelligen Aufbau der Nervenfaser auf Grund mikrohistiochemischer Untersuchungen. J. Psychol. u. Neur. **8**, 244—273 (1907). — Über die feinere Struktur des peripheren markhaltigen Nerven und ihre Bedeutung für die Neuronfrage. Neur. Zbl. **1910**, 83—85. — RENAUT: Recherches sur quelques points particuliers d'histologie des nerfs. Arch. de Physiol. **1881**, 180. — Système hyalin de soutènement des centres nerveux et des quelques organes des sens. Arch. de Physiol. **1881**, 845. — RÉNYI, GEORGE ST. DE: The structure of cells in tissues as revealed by microdissection. J. Comp. Neur. **48**, 293—310 (1929). — RETZIUS, GUSTAV: Über myelinhaltige Nervenfasern bei Evertebraten. Biologiska Föreningens För. **1**, 58—62 (1888). — Der Bau des Achsenzylinders der Nervenfasern. Biologiska Föreningens Förh. **1**, 81—103 (1889). — Was ist die HENLEsche Scheide der Nervenfasern? Anat. Anz. **15**, 140—146 (1898). — Biologische Untersuchungen, I.—VIII. Stockholm 1890—1906. — Über den feineren Bau des Achsenzylinders der Nervenfasern. Ark. Zool. (Stockh.) **3**, 1—8 (1905). — REXED, BROR: Über die Aktivität der SCHWANNschen Zellen bei der Nervenregeneration. I. Die Überbrückung neuritloser Nervenlücken. Z. mikrosk.-anat. Forsch. **51**, 177—205 (1942). — Injury potentials along peripheral nerves in relation to histological structure. J. Neurophysiol. **10**, 113—119 (1947). — A modified myelin staining method for paraffin sections. J. of Neuropath. **7**, 462—466 (1948). — REXED, BROR, and PER-OLOF THERMAN: Calibre spectra of motor and sensory nerve fibres to flexor and extensor muscles. J. of Neurophysiol. **11**, 133—139 (1948). — RICKER, G.: Vergleichende Untersuchungen über Muskelatrophie. Diss. Berlin 1893. — ROBERTIS, E. DE and F. O. SCHMITT: An electron microscope study of nerves infected with human poliomyelitis virus. J. of Exper. Med. **90**, 283—290 (1949). — ROBERTS, JOSEPH THOMAS: The effect of occlusive arterial diseases of the experimenties on the blood supply of nerves. Experimental and clinical studies on the role of the vasa nervorum. Amer. Heart J. **35**, 369—392 (1948). — ROBSON, JOHN THEODORE: Protagon granules in the normal sciatic nerve with some observations on the greater splanchnic nerve. J. of Neuropath. **10**, 77—81 (1951). — RÖSSLE, R.: Seröse Entzündung. Verh. Dtsch. Pathologen, Breslau, S. 1—20. Stuttgart: Piscator 1949. — ROSENBLUETH, A., and E. W. DEMPSEY: A study of Wallerian degeneration. Amer. J. Physiol. **128**, 19—30 (1939). — ROZSA, G., C. MORGAN, A. SZENT-GYÖRGI and R. W. G. WYCKOFF: The electron microscopy of myelinated nerve. Biochim. et Biophysica Acta **6**, 13—27 (1950).

SAIJO, YOSHIKA, u. MASIICHI TAKINO: Die Nervenendapparate im leprösen Gewebe. Acta Scholae med. Kioto **12**, 55—62 (1929). — SAITO, MAKOTO: Normal shadow of the peripheral nerves and their pathological change in injury and tumor. Roentgenological studies by means of thorium dioxide solution (Thorotrast). Amer. J. Surg., N.S. **26**, 300—316 (1934). — SAITO, MAKOTO, KAZUNORI KAMIZAWA and SANKURO KATO: Roentgenologic visualization of the peripheral nerves, neurography in vivo. Amer. J. Surg., N.S. **22**, 78—85 (1933). — SANDERS, F. K., and J. Z. YOUNG: The degneration and reinnervation of grafted nerves. J. of Anat. **76**, 143—166 (1942). — Role of peripheral stump in control of fibre diameter in regenerating nerves. J. of Physiol. **103**, 119 (1944). — SANDVOSS, W.: Über das sog. intravaginale hyaline System (Système hyalin intravaginal) des peripherischen Nervengewebes (RENAUT). Inaug.-Diss. Marburg 1939. — SARDEMAN, H., u. H. SPITZER: Über den Zusammenhang des Subarachnoidalraumes mit den Lymphbahnen der peripheren Nerven im Bereiche des Rückenmarkes. Z. Neur. **141**, 664—667 (1932). — SASAOKA, SYUNITIRO: Untersuchung über die Kaliber- und Zahlenverhältnisse der markhaltigen Nervenfasern bei den Muskel- und Hautästen des N. trigeminus. Jap. J. Med. Sci., Trans. Anat. 8, 21—30 (1940). — SASYBIN, NIKOLAI: Über die Regeneration der Nervenfasern im mehrschichtigen Plattenepithel. Z. mikrosk.-anat. Forsch. **22**, 1—72 (1930). — SCHEIBNER, H.: Über die sogenannten RENAUTschen Körperchen. Inaug.-Diss. Freiburg 1939. — SCHMIDT, W. J.: Doppelbrechung und Feinbau der Markscheide der Nervenfasern. Z. Zellforsch. **23**, 657—676 (1936). — SCHOB, F.: Über Wurzelfibromatose bei multipler Sklerose. Z. Neur. **83**, 481—496 (1923). — SCHOEPFLE, G. M., and J. ERLANGER: The action of temperature on the excitability, spike height and configuration and the refractory period observed in the responses of single medullated nerve fibres. Amer. J. Physiol. **134**, 694—704 (1941). — SCHOLZ, W.: Histologische und topische

Veränderungen und Vulnerabilitätsverhältnisse im menschlichen Gehirn bei Sauerstoffmangel, Ödem und plasmatischen Infiltrationen. Arch. f. Psychiatr. u. Z. Neur. **191**, 621—665 (1949). — SCHUCHARDT, EDUARD: Die Länge der interanulären Segmente markhaltiger Nervenfasern und ihre Beziehung zum Faserdurchmesser. Z. Zellforsch. **34**, 97—123 (1947). — Der Zusammenhang zwischen Faserdurchmesser und Länge der interannulären Segmente bei Fasern des Nervus ischiadicus von Fröschen verschiedener Wachstumsstadien. Anat. Anz. **96**, 241—253 (1947). — Über allometrische und homometrische Beziehungen an SCHWANN, schen Zellen. Biol. Zbl. **67**, 331—342 (1948). — Maßzahlen über Achsenzylinder und Markscheide markhaltiger Nervenfasern des Kaltblüters. Messungen am N. ischiadicus von Rana esculenta. Arch. f. Psychiatr. u. Z. Neur. **179**, 451—457 (1948). — SCHÜMMELFEDER, NORBERT: Zur Morphologie und Histochemie nervöser Elemente. Virchows Arch. **319**, 294—320 (1950). — SCHÜRMANN, P., u. H. E. MACMAHON: Die maligne Nephrosklerose, zugleich ein Beitrag zur Frage der Bedeutung der Blutgewebsschranke. Virchows Arch. **291**, 47—218 (1933). — SCHULTZ, A.: Über die Chromotropie des Gefäßbindegewebes in ihrer physiologischen und pathologischen Bedeutung, insbesondere ihre Beziehungen zur Arteriosklerose. Virchows Arch. **239**, 415—450 (1922). — Über einen Fall von Athyreosis congenita (Myxödem) mit besonderer Berücksichtigung der dabei beobachteten Muskelveränderungen. Virchows Arch. **232**, 302—315 (1921). — SEDDON, H. J., and W. HOLMES: The late condition of nerve homografts in man. Surg. etc. **79**, 342 (1944). — Ischaemic damage in the peripheral nerve stump of a divided nerve. Brit. J. Surg. **32**, 389 (1945). — SEELIG: Dtsch. Z. Chir. **137**, 455 (1916). Zit. nach O. FOERSTER, Erg.-Bd. II/1, S. 5. — SERENI, ENRICO, and JOHN Z. YOUNG: Nervous degeneration and regeneration in cephalopods. Pubbl. Staz. zool. Napoli **12**, 173—208 (1932). — SETTERFIELD, H. E., and T. S. SUTTON: The use of polarized light in the study of myelin degeneration. I. The appearance and progress of degeneration after transsection of the sciatic nerve of the white rat. Anat. Rec. **61**, 397—411 (1935). — SHDANOW, D. A.: Die Lymphwege des peripherischen Nervensystems und des Zentralnervensystems. I. Die abführenden Lymphgefäße von Nervenstämmen der Extremitäten des Menschen. Anat. Anz. **71**, 231—245 (1931). — SHEEHAN, DONAL: On the innervation of the bloodvessels of the upper extremity: some anatomical considerations. Brit. J. Surg. **20**, 412—424 (1933). — SHIRAI, SEIICHI: Experimentelle Untersuchungen über die Degenerations- und Regenerationsvorgänge der Nervenfasern im intracerebral transplantierten Gewebe. II. Mitt. Sarkom-Transplantationsversuch. Mitt. med. Akad. Kioto **15**, 529—550 (1935). — SHIMAZONO, J.: Über das Verhalten der zentralen und der peripheren Nervensubstanz bei verschiedenen Vergiftungen und Ernährungsstörungen. Arch. f. Psychiatr. **53**, 972—1094 (1914). — SINGEISEN, F.: Über die syphilitische Schwielenbildung der weichen Häute am hinteren Umfang des Rückenmarkes. Arch. f. Psychiatr. **106**, 106—140 (1936). — SOKOLANSKY, G.: Die Morphogenese der Markscheide der peripherischen Nervenfasern bei manchen Wirbeltieren und beim Menschen. Anat. Anz. **69**, 161—184 (1930). — SOMBERG, H. E.: The relation of the spinal subarachnoid and perineurial spaces. J. of Neuropath. **6**, 166—171 (1947). — SOUQUES et BERTRAND: Siehe Literatur endogene Systematrophien. — SPATZ, HUGO: Entzündung. In Handbuch der Geisteskrankheiten, herausgeg. von O. BUMKE, Bd. XI, spez. Teil VII. Die Anatomie der Psychosen. Berlin: Springer 1930. — Die Bedeutung der vitalen Färbung für die Lehre vom Stoffaustausch zwischen dem Zentralnervensystem und dem übrigen Körper. Das morphologische Substrat der Stoffwechselschranken im Zentralorgan. Arch. f. Psychiatr. **101**, 267—358 (1933). — SPEIDEL, C. C.: Studies of living nerves. II. Activities of ameboid growth cones, sheath cells and myelin segments, as revealed by prolonged observation of individual nerve fibres in frog tadpoles. Amer. J. Anat. **52**, 1—79 (1933). — Studies of living nerves. III. Phenomena of nerve irritation and recovery, degeneration and repair. J. Comp. Neur. **61**, 1—80 (1935). — Studies of living nerves. IV. Growth, regeneration and myelination of peripheral nerves in salamanders. Biol. Bull. **68**, 140—161 (1935). — SPERRY, R. W.: Orderly patterning of synaptic associations in regeneration of intracentral fibre tracts mediatin visuomotor coordination. Anat. Rec. **101**, 63—75 (1948). — SPIEGEL, E. A.: Die physikalischen Veränderungen der Markscheiden im Beginne der WALLERschen Degeneration. Beitr. path. Anat. **70**, 215—220 (1922). — STAHL, R.: Zur Pathogenese und Lokalisation der Polyneuritis. Dtsch. Z. Nervenheilk. **72/73**, 129—142 (1921). — STÖHR jr., PH.: Die peripherische Nervenfaser. In Handbuch der mikroskopischen Anatomie des Menschen, Bd. 4, S. 1. 1928. — STOFFEL, A.: Zit. nach O. FOERSTER, Bd. II/1. — STRANSKY, ERWIN: Über diskontuierliche Zerfallsprozesse an der peripheren Nervenfaser. J. Psychol. u. Neur. **1**, 169—199 (1903). — STRICKER, S.: Untersuchungen über die Gefäßnervenwurzeln des Ischiadicus. Sitzgsber. Akad. Wiss. Wien, Math.-naturwiss. Kl., III. Abt. **74**, 173—185 (1876). — STROEBE, H.: Experimentelle Untersuchungen über Degeneration und Regeneration peripherer Nerven nach Verletzungen. Beitr. path. Anat. **13**, 160—278 (1893). — SUGAR, OSCAR: The non-centrifugal degeneration of severed peripheral nerves. J. of Neurophysiol. **1**, 7—15 (1938). — SULLIVAN, W. E., and O. A. MORTENSEN: Visualization of the movement of a brominized oil along peripheral nerves.

Anat. Rec. **59**, 493—501 (1934). — SUNDERLAND, S.: Blood supply of the nerves of the upper limb in man. Arch. of Neur. **53**, 91 (1945). — Blood supply of peripheral nerves. Practical considerations. Arch. of Neur. **54**, 280—282 (1945). — Blood supply of the sciatic nerve and its popliteal divisions in man. Arch. of Neur. **54**, 283 (1945). — Rate of regeneration of sensory nerve fibres. Arch. of Neur. **58**, 1—6 (1947). — Rate of regeneration in human peripheral nerves. Analysis of the interval between injury and onset of recovery. Arch. of Neur. **58**, 251—295 (1947). — The distribution of sympathetic fibres in the brachial plexus in man. Brain **71**, 88—102 (1948). — SUNDERLAND, S., and K. C. BRADLEY: Denervation atrophy of the distal stump of a severed nerve. J. Comp. Neur. **93**, 401—409 (1950). — Endoneurial tuber skrinkage in the distal segment of a severed nerve. J. Comp. Neur. **93**, 411—420 (1950). — SWANK, ROY LAVER: Wallerian degeneration in the sciatic nerve of the rat. A comparative study with a silver, the osmic acid and the chlorate-osmic acid methods. Arch. of Path. **30**, 689—700 (1940). — SWENSSON, AKE: Über die Kaliberverhältnisse in den vorderen Rückenmarkswurzeln beim Menschen. Z. mikrosk.-anat. Forsch. **44**, 187—206 (1938).

TAKABATAKE, Y.: Gibt es im Nerven einen Saftstrom? Arb. III. Abt. anat. Inst. Kyoto, Anat. H. **3**, 89—90 (1932). — TANAKA, TAMOTSU, u. YVTAKA IWAKI: Über die Wundheilung der bindegewebigen Nervenhüllen. Arb. III. Abt. anat. Inst. Kyoto, Anat. **H. 4**, 68—72 (1935). — TARLOV, I. M.: Structure of the nerve root. II. Differentiation of sensory from motor roots observations on identification of function in roots of mixed cranial nerves. Arch. of Neur. **37**, 1338—1355 (1937). — Nerve regeneration: a comparative experimental study following suture by clot and thread. J. of Neuropath. **7**, 103 (1948). — TASAKI, I.: Nervous Transmissions. Springfield, Ill.: Ch. C. Thomas 1953. — TASAKI, I., and K. MIZUGUCHI: The changes in the electric impedance during activity and the effects of alkoloids and polarization upon the bioelectric processus in the myelinated nerve fibre. Biochem. et Biophysica Acta **3**, 484—493 (1949). — TASAKI, J.: Mikrophysiologische Untersuchungen über die Grundlage der Erregungsleitung in der markhaltigen Nervenfaser. Pflügers Arch. **244**, 125—141 (1941). — TATESI, SHOHEI, ITARU OTUKA u. SENZABU ISII: Über die Kaliber- und Zahlenverhältnisse der markhaltigen Nervenfasern in einigen Hirnnervenwurzeln. Acta med. nagasakiensia **1**, 31—43 (1939). — Nagasaki Igakkai Zasshi **17**, 2456—2468 (1939). — TEDESCHI, C. G., and E. A. GASTON: Histologic observations on the supradiaphragmatic portion of the vagus nerves. Amer. J. Path. **25**, 825—826 (1949). — TITECA, JEAN: Étude physiologique de la dégénérescence wallérienne du sciatique de la grenouille. C. r. Soc. Biol. Paris **111**, 645—650 (1932). — Abolition précoce de la transmission neuro-musculaire au cours de la dégénérescence wallérienne. C. r. Soc. Biol. Paris **112**, 1588—1592 (1933). — Étude des modifications fonctionelles du nerf au cours de sa dégénérescence wallérienne. Arch. internat. Physiol. **41**, 1—56 (1935). — TOMOFF, WL.: Beitrag zur Frage der Neurotisationen. Jb. Univ. Sofia, Med. Fak. **12**, 219—300 (1934). — TONKOFF, W.: Die nervenbegleitenden Gefäßnetze beim Embryo und die Arteriae nutriciae nervorum beim Erwachsenen. Anat. Anz. **30**, 471—480 (1907). — TORREY, T. W.: Temperature coefficient of nerve degeneration. Proc. Nat. Acad. Sci. USA. **20**, 303—305 (1934). — The relation of nerves of degenerating tast buds. J. Comp. Neur. **64**, 325—336 (1936). — TRETJAKOFF, D.: Die RENAUTschen Körperchen. Virchows Arch. **259**, 743—760 (1926). — TRIUMFOW, A.: Über den inneren Bau des N. medianus. Z. Neur. **126**, 520—535 (1930). — TRUEX, RAYMOND C.: Sensory nerve terminations associated with peripheral blood vessels. Proc. Soc. Exper. Biol. a. Med. **34**, 699—700 (1936). — TSUNEHISA, SATORU: Über die Abräumungsprozesse bei der Degeneration der peripheren Nerven. I. Mitt. Trans. Jap. Path. Soc. **18**, 332—334 (1929). — Über die Ausräumungsprozesse bei der Degeneration der peripheren Nerven. Mitt. med. Ges. Tokyo **43**, 959—1002 (1929).

UNNA: Über die muzinartigen Bestandteile der Neurofibrome und des Zentralnervensystems. Mschr. Dermat. **1894**, 57. Zit. nach F. REICH 1907.

VALENTIN, BRUNO: Die feinere Gefäßversorgung der peripheren Nerven. (Experimentelle Untersuchungen.) Arch. orthop. Chir. **18**, 57—62 (1920). — VANLAIR: La mésoneurite nodulaire. Arch. de Neur. **1894**. — VERZÁR, F.: Die Ultrastruktur lebender Nerven. Arb.ung. biol. Forsch.inst. **2**, 228—234 (1929). — VESTEA, DI, et ZAGARI: Compte rendu d'une année d'observations et d'expériences sur la rage et sur la méthode de traitement préventif de PASTEUR. Ann. Inst. Pasteur **1**, 492—496 (1887). — Sur la transmission de la rage par voie nerveuse. Ann. Inst. Pasteur **3**, 237—248 (1889). — VILLAVERDE, J. M. DE: Über die Regenerationsmöglichkeiten bei der experimentellen Bleineuritis. J. Neur. **146**, 317—342 (1933). — VISINTINI, FABIO: La guaina connettiva delle placche nervose motrici. Riv. Pat. nerv. **40**, 531—536 (1932). — VIZIOLI, F., e M. GOZZANO: La resistenza delle neurofibrille nelle alterazioni a tipo retrogrado delle cellule nervose. Boll. Soc. ital. Biol. sper. **5**, 1031—1034 (1930).

WALLER, A.: Experiments on the section of the glossopharyngeal and hypoglossal nerves of the frog and observations of the alterations produced thereby in the structure of their primitive fibres. Philos. Trans. Roy. Soc. Lond. **140**, 423—429 (1850). — Nouvelle méthode pour l'investigation du système nerveux. Bonn 1852. Zit. nach S. MAYER. — Sur la réproduction des nerfs et sur la structure et les fonctions des ganglions spinaux. Arch. Anat., Physiol. u. wiss. Med. **1852**, 392—401. — WALLRAFF, J.: Histochemische Untersuchungen am Nervensystem des erwachsenen Menschen mit der Plasmalreaktion. 1. Peripheres Nervensystem. Z. mikrosk.-anat. Forsch. **51**, 206—229 (1942). — WEAVER, H. M.: The histopathologic changes in myelinated nerve fibres observed by the polarized light method following artificially induced hyperpyrexia. J. Labor. a. Clin. Med. **26**, 1295—1304 (1941). — WEISS, PAUL: Selectivity controlling the central-peripheral relations in the nervous system. Biol. Rev. **11**, 494 (1936). — Further experimental investigations on the phenomenon of homologous response in transplanted amphibian limbs. II. Nerve regeneration and the innervation of the transplanted limbs. J. Comp. Neur. **66**, 481 (1937). — The relations between central and peripheral coordination. J. Comp. Neur. **40**, 241—251 (1926). — WEISS, PAUL, and RAYMOND LITWILLER: Quantitative studies on nerve regeneration in amphibia. I. Factors controlling nerve regeneration in adult limbs. Proc. Soc. Exper. Biol. a. Med. **36**, 636—638 (1937). — Quantitative studies on nerve regeneration in amphibia. II. Innervation of regenerated limbs. Proc. Soc. Exper. Biol. a. Med. **36**, 638—639 (1937). — WELTE, E.: Zur formalen Genese der traumatischen Mydriasis. Occulomotoriuswurzelschädigung durch einseitiges Vorquellen des Uncus hippocampi. Zbl. Neurochir. 8, 217—234 (1943). — WESTPHAL, A.: Die elektrischen Erregbarkeitsverhältnisse des peripherischen Nervensystems der Menschen im jugendlichen Zustand und ihre Beziehungen zu dem anatomischen Bau desselben. Arch. f. Psychiatr. **26**, 1—98 (1894). — WILKINSON, HERBERT JOHN: Further experimental studies on the innervation of striated muscle. J. Comp. Neur. **59**, 221—238 (1934). — WILLIAMS, STEPHAN CULVER: Regeneration of peripheral nerves in amphibia studied with the aid of a vital stain. J. of Exper. Zool. **57**, 145—181 (1930). — WISCHNEWSKY, A. S.: Über die Rolle nervöser Einflüsse auf den Prozeß der Regeneration des Nervenstammes. Z. exper. Med. **76**, 193—209 (1931). — WLASSAK: Die Herkunft des Myelins. Arch. Entw.mechan. **6** (1898). — WOHLFART, GUNNAR: Some observations concerning in the internal structure of nerve roots and peripheral nerves. Acta psychiatr. (København.) **14**, 367—373 (1939). — Über den inneren Bau der peripheren Nervenstämme. Z. mikrosk.-anat. Forsch. **43**, 191—206 (1938). — Quantitativ-histologische Studien an der Skelettmuskulatur während der Entwicklung und bei der Atrophie nach Nervendurchschneidung. Z. mikrosk.-anat. Forsch. **51**, 480—497 (1942). — WOODS, A. H.: Misleading motor symptoms in the diagnosis of nerve wounds. Arch. of Neur. **2**, 532—538 (1919). — WOOLARD, H., and R. E. NORRISH: The anatomy of the peripheral sympathetic nervous system. Brit. J. Surg. **21**, 83—103 (1933). — WOOLARD, H. H., and R. PHILLIPS: The distribution of sympathetic fibres in the extremities. J. of Anat. **67**, 18—27 (1932).

YOUNG, J. Z.: Structure of nerve fibres in Sepia. J. of Physiol. **83**, 27—28 (1934). — Structure of the sheaths of Maia nerve fibres. J. of Physiol. **85**, 2—3 (1935). — Structure of nerve fibres and synapses in some invertebrates. Cold Spring Harbor Symp. Quant. Biol. 4, 1—6 (1936). — The structure of nerve fibres in cephalopods and crustacea. Proc. Roy. Soc. Lond., Ser. B **121**, 319—337 (1936). — The functional repair of nervous tissue. Physiologic. Rev. **22**, 318—374 (1942). — The history of the shape of a nerve fibre in essays on growth and form presented to D'ARCY W. THOMPSON, S. 41. London: Oxford University Press 1945. — Structure, degeneration and repair of nerve fibres. Nature (Lond.) **156**, 132—136 (1945).

ZEIGER: Grundsätzliche Bemerkungen zum Wesen der Silberimprägnation. Verh. dtsch. Ges. Path. **34**, 132 (1951). — ZÜLCH: Hirnödem und Hirnschwellung. Virchows Arch. **310**, 1 (1943).

Spezieller Teil.

Zusammenfassende Darstellungen. Hand- und Lehrbücher, Monographien.

BING: Lehrbuch der Nervenkrankheiten. Basel: Benno Schwabe & Co. 1947. — BODECHTEL, G., K. KRAUTZUN u. F. KAZMEIER: Grundriß der traumatischen peripheren Nervenschädigungen, 2. Aufl. Stuttgart: Georg Thieme 1951.

CASSIRER, R.: Neuritis und Polyneuritis. In LEYDEN-KLEMPERER, Die Deutsche Klinik, Bd. VI, 1. Abt., S. 1021—1132. Berlin u. Wien: Urban & Schwarzenberg 1906. — CASSIRER, R. u. R. HIRSCHFELD: Vasomotorisch-trophische Erkrankungen. In KRAUS-BRUGSCH, Spezielle Pathologie und Therapie innerer Krankheiten, S. 557—696. Berlin u. Wien: Urban & Schwarzenberg.

DURANTE, G.: Nerfs. In CORNIL et RANVIER, Manuel d'histologie pathologique, Bd. III, S. 425—845. Paris: Alcan 1907.

EDINGER, L.: Der Anteil der Funktion an der Entstehung von Nervenkrankheiten. Wiesbaden: J. F. Bergmann 1908.

FLECK, ULRICH: Erkrankungen der peripheren Nerven. Fortschr. Neur. 7, 30—46 (1935). — FOERSTER, O.: Die Verletzungen der peripheren Nerven. Ber. 8.internat. Kongr. Unfallmed. u. Berufskrkh. 2, 325—354 (1939).

GAGEL, O.: Tumoren der peripheren Nerven. In BUMKE-FOERSTERS Handbuch der Neurologie, Bd. IX, S. 216—240. Berlin: Springer 1935.

HALLERVORDEN, J.: Die hereditäre Ataxie. In BUMKE-FOERSTERS Handbuch der Neurologie, Bd. XVI, S. 657—728. Berlin: Springer 1936. — HASSIN, GEORGE B.: Histopathology of the peripheral and central nervous systems. London: Baillière, Tindall & Cox 1933. — HAYMAKER, W., and B. WOODHALL: Peripheral nerve injuries. Philadelphia u. London: W. B. Saunders Company 1945.

KERSCHENSTEINER, H.: Neuritis. In LUBARSCH-OSTERTAG, Ergebnisse der allgemeinen Pathologie und pathologischen Anatomie des Menschen und der Tiere, Bd. 11, II. Abt., S. 1—80. Wiesbaden: J. F. Bergmann 1907.

LÜTHY, F.: Periphere Nerven. (Allgemeiner Teil.) In v. BERGMANN-STAEHELINS Handbuch der inneren Medizin, Bd. V. Berlin: Springer 1939. — Periphere Nerven. In v. BERGMANN-FREY-SCHWIEGKS Handbuch der inneren Medizin, Bd. V, Teil 1, S. 182—277. Berlin-Göttingen-Heidelberg: Springer 1953. — LUGARO, E.: Pathologische Anatomie der peripherischen Nerven (cerebrospinalen und sympathischen), der Plexuserkrankungen und Erkrankungen der Spinalganglien. In FLATAU-JACOBSOHN-MINORS Handbuch der pathologischen Anatomie des Nervensystems, Bd. II, S. 1113—1164. Berlin: Karger 1904.

OPPENHEIM, H.: Lehrbuch der Nervenkrankheiten, Bd. I, Die Krankheiten der peripherischen Nerven, S. 591—923. Berlin: Karger 1923.

PENFIELD, W.: Tumors of the sheaths of the nervous system. In Cytology and cellular pathology of the nervous system, Bd. 3. New York: P. Hoeber 1932. — PETERS, G.: Spezielle Pathologie der Krankheiten des zentralen und peripheren Nervensystems. Stuttgart: Georg Thieme 1951. — PETRIDES, PLATON: Über polyneuritische Syndrome. Dtsch. med. Wschr. **1947**, 547—549. — PETTE, H.: Neurale Muskelatrophie. In BUMKE u. FOERSTERS Handbuch der Neurologie, Bd. XVI, S. 497—524. Berlin: Springer 1936. — Die akut entzündlichen Erkrankungen des Nervensystems. (Viruskrankheiten, Entmarkungsencephalomyelitiden, Neuritiden.) Leipzig: Georg Thieme 1942. — Das Problem der Neuritis. Verh. dtsch. Ges. inn. Med. **55**, 92—136 (1949).

REMAK, E., u. E. FLATAU: Neuritis und Polyneuritis, I. u. II. Hälfte. In NOTHNAGEL, Spezielle Pathologie und Therapie, Bd. XI, Teil 3. Wien: Hölder 1899/1900. — ROSS, J., and J. S. BURY: On peripheral neuritis — a treatise. London: C. Griffin & Co. 1893. — ROSSI, OTTORINO: Le malattie dei nervi periferici. Milano: Inst. biochim. ital. 1931.

SCHELLER, H.: Die Krankheiten der peripheren Nerven. In v. BERGMANN-STAEHELINS Handbuch der inneren Medizin, 3. Aufl., Bd. V, S. 1136—1344. Berlin: Springer 1939. — Krankheiten der peripheren Nerven. Fortschr. Neur. **13**, 302—330 (1941). — Die Erkrankungen der peripheren Nerven. In v. BERGMANN-FREY-SCHWIEGKS Handbuch der inneren Medizin, Bd. V, Teil 2, S. 1—299. Berlin-Göttingen-Heidelberg: Springer 1953. — SCHERER, H. J.: Vergleichende Pathologie des Nervensystems der Säugetiere. Leipzig: Georg Thieme 1944. — SPIELMEYER, W.: Histopathologie des Nervensystems. Berlin: Springer 1922.

VILLAVERDE, J. M. DE: Histopathologie der Neuritis und Polyneuritis. In BUMKE-FOERSTERS Handbuch der Neurologie, Bd. IX, S. 145—191. Berlin: Springer 1935.

WERTHEIM SALOMONSON, J. K. A.: Neuritis und Polyneuritis. In LEWANDOWSKYS Handbuch der Neurologie, Bd. II, S. 51—144. Berlin: Springer 1911. — WEXBERG, E.: Traumatische Erkrankungen der peripheren Nerven und des Plexus. In BUMKE-FOERSTERS Handbuch der Neurologie, Bd. IX, S. 23—68. Berlin: Springer 1935. — Neuritis und Polyneuritis. Klinik. In BUMKE-FOERSTERS Handbuch der Neurologie, Bd. IX, S. 69—145. Berlin: Springer 1935.

Einzelarbeiten.

I. Vorbemerkungen.

AUERBACH, S.: Zur Symptomatologie der Polyneuritis senilis. Med. Klin. **1910**.

BABINSKI, J.: Des Névrites. Traité de méd. **1905**.

COTTRELL, LILLIAN: Histologic variations with age in apparently normal peripheral nerve trunks. Arch. of Neur. **43**, 1138—1150 (1940). — COULON: Zur Kenntnis der Polyneuritis. Inaug.-Diss. Rostock 1903.

HAMADA, INAZUMI: Morphologische Studien über die peripheren Nervenendigungen. II. Experimentelle Studien über Leichenveränderungen mit Berücksichtigung der pathologischen Veränderungen der motorischen Nerven bzw. ihrer Endigungen. Mitt. med. Akad. Kioto **3**, dtsch. Zus.fass. 86—87 (1929).

OPPENHEIM: Über die senile Form der multiplen Neuritis. Berl. klin. Wschr. **1893**.

SEMENOWA-TJAN-SCHANSKAJA: Die morphologischen Veränderungen der peripheren Nerven beim Menschen im Greisenalter. Z. Neur. **172**, 587—600 (1941). — SOKOLANSKY, G.:

Die Morphogenese der Markscheide der peripherischen Nervenfasern bei manchen Wirbeltieren und bei Menschen. Anat. Anz. **69**, 161—184 (1930). — Arch. f. Psychiatr. **1930**. — STAEMMLER, M.: Der Entwicklungszustand des peripheren Nervensystems bei Anencephalie und Amyelie. Virchows Arch. **251**, 703—708 (1924). — STEIN, O.: Über Polyneuritis senilis. Münch. med. Wschr. **1897**.

ZUCKERMANN, M.: Über die Polyneuritis senilis. Inaug.-Diss. Berlin 1912.

II. Endogene Systematrophien.

A. Progressive neurale Muskelatrophie. B. Progressive hypertrophische Neuritis.

ANDRÉ-THOMAS, et L. CHAUSSEBLANCHE: Un cas de névrite hypertrophique et progressive de l'enfance. Encéphale 28, 504—530 (1933). — ANDRÉ-THOMAS, M. VAN LEEUWEN, J. BABEL, LUDO VAN BOGAERT, A. FRANCESCHETTI, MONTADON et D. KLEIN: Les atteintes optiques, rétiniennes, cochléaires dans les dégénérescences spino-ponto-cérébelleuse IV. Conclusions générales (L. VAN BOGAERT). Rev. d'Otol. etc. **20**, 215—230 (1948). — ANDRÉ-THOMAS, M. VAN LEEUWEN, J. BABEL, L. VAN BOGAERT, FRANCESCHETTI et MONTADON: Hérédo-ataxies par dégénérescense spino-ponto-cérébell. Les manifestations rétiniennes, optiques et cochléaires. II. Les manifestations tapétorétiniennes et leur importance clinique et génétique par A. FRANCESCHETTI et KLEIN. Rev. d'Otol. etc. **20**, 109—128, 129—166 (1948). — AUSTREGESILO: Parenté entre les atrophies musculaires CHARCOT-MARIE-DEJERINE et la maladie de FRIEDREICH. Rev. sud-amer. Méd. Chir. **1**, 247 (1930). Ref. Zbl. Neur. **58**, 480.

BABINSKI, M.: Anatomie pathologique des névrites périphériques. Gaz. hebdom. de Méd. Août **1890**. — Forme spéciale de névrite interstitielle hypertrophique progressive de l'enfance. Revue neur. **14**, 559—560 (1906). — BECK, HELMUT: Zur Ätiologie der neuralen Muskelatrophie. Dtsch. Arch. klin. Med. **187**, 89—94 (1940). — BIELSCHOWSKY, MAX: Familiäre hypertrophische Neuritis und Neurofibromatose. J. Psychol. u. Neur. **29**, 182—205 (1923). — Zur Kenntnis des FRIEDREICH-Komplexes. Z. Neur. **150**, 373—404 (1934). — BIEMOND, A.: Neurotische Muskelatrophie und FRIEDREICHsche Tabes in derselben Familie. Dtsch. Z. Nervenheilk. **104**, 113—145 (1928). — BING, ROBERT: Die Abnützung des Rückenmarks (FRIEDREICHsche Krankheit und Verwandtes). Dtsch. Z. Nervenheilk. **26**, 163—198 (1904). — BODECHTEL, G.: Die Krankheiten des Rückenmarkes. In Handbuch der inneren Medizin, Bd. V, S. 799. Berlin: Springer 1939. — BOETERS, H.: Der erbliche Muskelschwund. Genealogische Untersuchungen bei neurospinaler Muskelatrophie. Z. Neur. **160**, 455—510 (1938). — BOGAERT, L. VAN: Amyothrophies neurales à début tardif et myotonies atrophiques juxtaposées dans une même famille. J. belge Neur. **8**, 459—486 (1947). — Maladies nerveuses systématisées et problèmes de l'hérédité. Acta neurol. et psychiatr. belg. **1948**, 3—64. — BORGES, FORTES, A., e EURYDICE DE MAGALHAES: Über einen Fall von Neuritis hypertrophica mit histopathologischer Untersuchung. Arqu. brasil. Neuriatr. **16**, 29—37 (1933). — BOVERI, PIERRE: De la névrite hypertrophique familiale (Type PIERRE MARIE). Semaine méd. **1910**. — BRODAL, ALF, and SIGVALD REFSUM: Progressive neural muscular atrophy (CHARCOT-MARIE TOOTH). Case report with histological examination of excised muscle. Acta psichiatr. (Københ.) **17**, 99—122 (1942). — BRUNS, G.: Zur Kenntnis der hypertrophischen Neuritis (ROUSSY-CORNIL). Beitr. path. Anat. **111**, 407—418 (1951). — BRUYN, R. S. DE, and RUBY O. STERN: A case of the progressive hypertrophic polyneuritis of DEJERINE and SOTTAS, with pathological examination. Brain **52**, 84—107 (1929). — BUSSCHER, J. DE, et LUDO VAN BOGAERT: Sur la polynévrite familiale hypertrophique progressive (Typ fruste de l'adulte). (Étude de la Famille Le.) J. belge Neur. **35**, 152—169 (1935).

CASPERSSON, T.: Cell growth and cell function. New York: W. W. Norton 1952. — CASSIRER u. OTTO MAAS: Beitrag zur pathologischen Anatomie der progressiven neurotischen Muskelatrophie. Dtsch. Z. Nervenheilk. **39**, 321—340 (1910). — CHARCOT, J., et PIERRE MARIE: Sur une forme particulière d'atrophie musculaire progressive souvent familiale, débutant par les pieds et les jambes et atteignant plus tard les mains. Rev. Méd. **1886**. Ref. Neur. Zbl. **5**, 300 (1886). — CHIARINI-NAZARI: Zit. nach ROUSSY-CORNIL. — CORNIL, L., et C. RAILEANU: La schwannose hyperplasique et progressive. Ann. d'Anat. path. 8, 39—46 (1931). — CORNIL, L., C. RAILEANU et THOMAS: Névrite hypertrophique progressive non familiale (étude anatomo-clinique). Revue neur. **37** (I), 1187—1192 (1930). — CREUTZ, W.: Arthropathie aus peripherer Nervenschädigung. Z. Neur. **138**, 140—148 (1932). — CURTIUS, F., u. J. F. DE DECKER: Erbliche Disposition bei rezidivierender Okulomotoriusparese. Klin. Mbl. Augenheilk. **84** (1930).

DAM, R. VAN, u. A. L. C. PALIES: Eine atypische Form „hypertrophischer" Polyneuritis. (Neuromegalia peripherica progressiva.) Psychiatr. Bl. (holl.) **46**, 35—42 (1942). — DAVIDENKOF, S.: Sur la forme douloureuse de la névrite hypertrophique familiale. Encéphale **34** (I), 261—267 (1939). — Über einige strittige Fragen der Nosographie des neurotischen Muskelschwundes. Z. Neur. **129**, 244—249 (1930). — Bemerkungen zur Hypothese BIEMONDS über die „dimere" Struktur der neurotischen Amyotrophie. Ž. Nevropat. **23**, Nr 5, 26—38

(1930). — Über die dominante und die recessive Form der Neuritis hypertrophica familiaris. Z. Neur. **143**, 713—721 (1933). — DEJERINE, J.: Contribution a l'étude de la névrite interstitielle hypertrophique et progressive de l'enfance. Rev. Méd. **1896**. — Forme spéciale de névrite interstitielle hypertrophique progressive de l'enfance. Revue neur. **14**, 558—559 (1906). — DEJERINE, J., et ANDRÉ-THOMAS: Un cas de névrite interstitielle hypertrophique et progressive de l'enfance, suivi d'autopsie. Revue neur. **9**, 557—559 (1901). — Les lésions des racines des ganglions rachidiens et des nerfs dans un cas de maladie de FRIEDREICH. Revue neur. **1907**, Nr 2. — Sur la névrite interstitielle hypertrophique et progressive de l'enfance. Nouv. Iconogr. Salpêtrière **1906**, Nr 6. Ref. Zbl. Neur. **1908**, 733. —DEJERINE. J., et ARMAND-DELILLE: Un cas d'atrophie musculaire, type CHARCOT-MARIE, suivi d'autopsie. Revue neur. **11**, 1198—1201 (1903). — DEJERINE, J., et LETULLE: La maladie de FRIEDREICH: Méd. mod. **1890**. — DEJERINE, J., et SOTTAS: Sur la névrite interstitielle hypertrophique et progressive de l'enfance. Mém. Soc. Biol. **1893**, 1—34. — DEJERINE, M.: Deux cas d'atrophie musculaire progressive type ARAN-DUCHENNE par poliomyélite chronique suivis d'autopsie. C. r. Soc. Biol. Paris **1895**. — DELHAYE, A., et LUDO VAN BOGAERT: Un cas de névrite hypertrophique familiale. J. belge Neur. **34**, 341—344 (1934). — DELL-ACQUA, G.: Atrofia muscolare neurale associata ad alterazione dei riflessi pupillari. Bull. Sci. Med. **3**, 231—233 (1935). — Atrofia musculare progressiva neurale associata ad oftalmoplegia. Endocrinologia **10**, 575—596 (1935). — DENNY-BROWN, D.: Primary sensory neuropathy with muscular changes associated with carcinoma. J. of Neur., N. S. **11**, 73—87 (1948). — DIDE, M., et R. COURJON: Un cas de névrite hypertrophique de l'adulte. Nouv. Iconogr. Salpêtrière **28**, 377—383 (1918). — La névrite hypertrophique de l'adulte. Revue neur. **35**, 825—832 (1919). — DIDIER, J.-J.: Fonte de la tête du cinquième métatarsien suite de lésions du nerf sciatique. J. belge Radiol. **21**, 399—404 (1932). — DÖRING, G., u. V. SCHAEFER: Über den Schwund der Wachstumsfugen nach Nerven- und Knochenverletzungen. Dtsch. Z. Nervenheilk. **158**, 211—223 (1947). — DUBREUILH, W.: Etude sur quelques cas d'atrophie musculaire, limitée aux étremités et dependant d'alterations des nerfs periphériques. Rev. Méd. **1890**, 441.

EDINGER, L.: FRIEDREICHsche Krankheit. Real-Encyclopädie ges. Heilk. 8, 112—118 (1895). — EDINGER, L., u. HELBING: Zit. nach EDINGER 1911. — EICHHORST: Über Heredität der progressiven Muskelatrophie. Berl. klin. Wschr. **1873**. — EULENBURG, A.: Krankheiten der peripherischen Nerven. In Handbuch der praktischen Medizin, Bd. IV.

FARNELL, FREDERIC J.: A case of progressive muscular atrophy CHARCOT-MARIE, TOOTH-Type. Boston Med. J. **164**, 714—716 (1911). — FRAUCHIGER: Noch unveröffentlicht. — FRECKER, E. W.: Erythroedema polyneuritis (Pink Disease). Treated by ultra-violet radiation. Med. J. Austral. **1929 II**, 887—888. — FRIEDREICH, N.: Über degenerative Atrophie der spinalen Hinterstränge. Virchows Arch. **26**, 391—419, 433—459 (1863); **27**, 1—26 (1863). — Über Ataxie mit besonderer Berücksichtigung der hereditären Formen. Virchows Arch. **68**, 145—245 (1876); **70**, 140—160 (1877).

GALOTTI: Verwandtschaft zwischen der Muskel-Atrophie vom CHARCOT-MARIE-Typ, der interstitiellen Hypertrophie und progressiven Neuritis des Kindes nach DEJERINE-SOTTAS und die FRIEDREICHsche Krankheit. Livro jubilar AUSTREGESILO S. 23—29, 1934. Zit. nach HALLERVORDEN u. Ref. Zbl. Neur. **76**, 359 (1935). — GARCIN, R., IWAN BERTRAND, FREITAS-JULIAO et BUGE: Sur deux cas sporadiques de névrite hypertrophique progressive de DEJERINE-SOTTAS avec controle biopsique. Revue neur. **82**, 204—210 (1950). — GIERLICH: Beitrag zur Pathologie der neuralen Muskelatrophie (HOFFMANN). Arch. f. Psychiatr. **45**, 447—463 (1909). — GÖTZE, W.: Neurale Muskelatrophie und Heredoataxie als Erscheinungsformen einer einheitlichen Erkrankung (mit hochgradigen vegetativen Störungen und psychischen Veränderungen). Arch. f. Psychiatr. **113**, 550—573 (1941). — GOMBAULT et MALLET: Un cas des tabes ayant débété dans l'enfance autopsie. Arch. Méd. expér. et Anat. path. **1** (1899).

HÄNEL, PAUL: Über eine Form von noch nicht beschriebener hereditärer neurotischer Muskelatrophie. Diss. Jena **1890**. 61 S. — HALLERVORDEN, J.: Die hereditäre Ataxie. In BUMKE-FOERSTERS Handbuch der Neurologie, Bd. 16, S. 657—697. 1936. — HARRIS, WILFRED, and WILFRED D. NEWCOMB: A case of relapsing interstitial hypertrophic Polyneuritis. Brain **52**, 108—116 (1929). — HAUSBERGER, F. X.: Über die Natur der efferenten und den funktionellen Nachweis afferenter Nervenfasern im Fettgewebe. Dtsch. Arch. klin. Med. **180**, 274—287 (1937). — HELLICH, ILSE: Über Muskelhypertrophien hyperkinetischen Ursprungs bei Polyneuritis. Dtsch. Z. Nervenheilk. **122**, 63—69 (1931). — HERINGA, S.: Ein Fall von Polyneuritis hypertrophica progressiva. Nederl. Tijdschr. Geneesk. **1933**, 3037—3041 u. dtsch. Zus.fass. 3041. — HITZIG, E.: Beiträge zur Lehre von der progressiven Muskelatrophie. Berl. klin. Wschr. **1888**, Nr 25 u. Nr. 34/35. — HOFFHEINZ, SIEGFRIED: Experimentelle Studie über den Einfluß der Nervenfunktionsstörung auf die Gelenkentzündung und Gelenkresorption. Arch. klin. Chir. (Payr-Festschr.) **164**, 750—784 (1931). — HOFFMANN, J.: Über progressive neurotische Muskelatrophie. Arch. f. Psychiatr. **20**, 660 bis 713 (1889). — Zbl. Neur. 1889, 399, 529—530. — Weiterer Beitrag zur Lehre von der progressiven neurotischen Muskelatrophie. Dtsch. Z. Nervenheilk. 1, 95—120 (1891). — Über progressive hypertrophische Neuritis. Dtsch. Z. Nervenheilk. 44, 65—94 (1912). — HOLMES, G.: Zit. nach EDINGER 1911. — HOSHI, S.: Experimentelle Studien über das Verhalten der peripheren Nervenfasern zur quergestreiften Muskulatur. Mitt. path. Inst. Sendai 5, 237—268 (1929). — HYDÉN, H.: Protein and nucleotide metabolism in the nerve cell under different functional conditions. Symposia Soc. f. Exper. Biol. 1, 152—162 (1947). — HYLAND, H., and W. RITCHIE RUSSEL: Chronic progressive polyneuritis, with report of a fatal case. Brain 53, 278—289 (1930).

JAKOBI, J.: Über einen Fall von progressiver hypertrophischer Neuritis (HOFFMANNsche Krankheit). Med. Klin. 1932 II, 931.

KASPER, WERNER: Zur Klinik der neuralen Muskelatrophie. Diss. Erlangen 1935. 16 S. — KATAYAMA, HIROSI: Über Neuritis interstitialis hypertrophica et progressiva DEJERINE-SOTTAS. Psychiatr. jap. 41, 53—87 (1937). Ref. Zbl. Neur. 85, 483 (1937). — KLIMES, K., u. E. EGEDY: Beiträge zur FRIEDREICHschen Ataxie. Dtsch. Z. Nervenheilk. 141, 200—205 (1936). — KONISI, N., u. T. NAKAMURA: Über HAMAZAKIS Hg-säurefeste Granula im Skelettmuskel, besonders ihr histologischer Befund bei der neurotischen Muskelatrophie. Okayama-Igakkai-Zasshi 48, 727—748 (1936). — KRAMER: Neuritis hypertrophica progressiva. (Krankenvorstellung.) Zbl. Neur. 55, 351. — KRAUSE, FR., u. K. SCHMIDT: Kombinationsformen der myotonischen Dystrophie und neuralen Muskelatrophie. Dtsch. Z. Nervenheilk. 131, 43—60 (1933). — KRÜCKE, WILHELM: Zur Histopathologie der neuralen Muskelatrophie, der hypertrophischen Neuritis und Neurofibromatose. Arch. f. Psychiatr. 115, 180—236 (1942). — KÜGELGEN, KONSTANTIN v.: Beitrag zur neuralen progressiven Muskelatrophie. Diss. Kiel 1909.

LAMBERS, K., u. U. C. ORTIZ DE ZARATE: Zentrale und periphere Neurofibromatose unter besonderer Berücksichtigung ihrer Beziehungen zur hypertrophischen Neuritis. Dtsch. Z. Nervenheilk. 169, 289—307 (1952). — LEWIS, THOMAS, and GEORGE W. PICKERING: Circulatory changes in the fingers in some diseases of the nervous system, with special reference to the digital atrophy of peripheral nerve lesions. Clin. Sci. 2, 149—183 (1936). — LHERMITTE, J., et ALBESSARD: L'hypertrophie musculaire de la jambe dans la névrite sciatique. Revue neur. 39 (I), 78—90 (1932). — LONG: Atrophie musculaire progressive des membres supérieurs type ARAN-DUCHENNE par névrite interstitielle hypertrophique (contribution à l'étude des maladies d'évolution). Nouv. Iconogr. Salpêtrière 1907, Nr 1. Ref. Zbl. Neur. 1908, 735. — LUBAN, B.: Neurale Muskelatrophie und hypertrophische Neuritis. Schweiz. Arch. Psychiatr. 68, 34—63 (1952).

MAHLSTEDT, HEINZ: Zur Klinik und Differentialdiagnose der neuralen Muskelatrophie CHARCOT-MARIE-HOFFMANN Diss. Freiburg i. Br. 1933. 22 S. — MARCHAND, PAUL: Elephantiasis nervorum. Proc. Roy. Soc. Med. 42, 281—282 (1949). — MARIE, PIERRE: Forme spéciale de névrite interstitielle hypertrophique progressive de l'enfance. Revue neur. 14, 557—558 (1906). — MARIE, PIERRE, et IVAN BERTRAND: Contribution à l'anatomie pathologique de la névrite hypertrophique familiale. Ann. Méd. 5, 209—238 (1918). — MARINESCO, G.: Contribution à l'étude anatomo-clinique de l'amyotrophie CHARCOT-MARIE. Revue neur. 35, 543—561 (1928). — MASSION-VERNIORY, L., et J. RADERMECKER: Névrite hypertrophique interstitielle. Mschr. Psychiatr. 114, 246—257 (1947). — MELDOLESI, GINO: Sulla atrofia musculare progressiva neurogena, tipo CHARCOT-MARIE. Osservaziono cliniche su due famiglie di amiotrofici. Policlinico, Sez. med. 43, 421—431 (1936). — MELLIN, A. v.: Zur Frage der progressiven hypertrophischen Neuritis. (Typus ROUSSY-CORNIL: Névrite hypertrophique progressiva non familiale de l'adulte.) Münch. med. Wschr. 1929 I, 493—495. — MEYER, JOACHIM-ERNST: Über eine kombinierte Systemerkrankung in Klein-, Mittel, und Endhirn. Arch. f. Psychiatr. u. Z. Neur. 182, 731—758 (1949). — MOLEEN, GEORGE A., W. C. JOHNSON and H. H. DIXON: Familial progressive muscular atrophy. Arch. of Neur. 27, 645—660 (1932). — MOREAU: Zit. nach VAN BOGAERT 1948. — MOULIKOFF, A. I.: La réaction du vaisseau au cours de la dégénérescence du nerf sciatique. Bull. Biol. et Méd. expér. URSS. 1, 439—440 (1936).

PETTE, H.: Zur Pathogenese der neurotischen Muskelatrophie. Z. Neur. 92, 324—345 (1924). — Neurale Muskelatrophie. In BUMKE-FOERSTERS Handbuch der Neurologie, Bd. 16, S. 497—524. 1936. — PFEIFFER: Pellagra bei neuraler Muskelatrophie. Psychiatr.-neur. Wschr. 1934, 109—113. — PICK, L.: Über Neurofibromatose und partiellen Riesenwuchs, insbesondere über die sektorenförmige Kombination von wahrem partiellem Riesenwuchs des Darmes mit mesenterialer Neurofibromatose. Beitr. path. Anat. 71, 560—582 (1923). — PICK, L., u. M. BIELSCHOWSKY: Über Neurofibromatose und Riesenwuchs. Bericht über die Tagg der Nordostdtsch. Ver.igg. der deutsch. pathol. Ges. zu Berlin 10. Juni 1922. Zbl. Path. 33, 172—174 (1922/23). — POMERANCEVA, A.: Zur Klinik und Therapie der neurogenen Form der Muskelatrophie von CHARCOT-MARIE. Ž. Nevropat. 1931, Nr 5, 73—81

RATZENHOFER, M.: Ein Fall generalisierter Neurinomatose, zugleich ein Beitrag zur Kenntnis von Bauplan und der Entstehungsweise des neurinomatösen Gewebes. Beitr. path. Anat. **105**, 127—175 (1941). — RAYMOND: Forme spéciale de névrite interstitielle hypertrophique progressive de l'enfance. Revue neur. **14**, 558 (1906). — REISSNER, H., u. H. SPIEL: Zur Frage der Polyneuritis hypertrophicans. Wien. Z. Nervenheilk. **5**, 388—403 (1952). — RIDDOCH, GEORGE, and JOE PENNYBACKER: Hypertrophic peripheral neuritis. Proc. Roy. Soc. Med. **28**, 1516—1517 (1935). — RIEDER, W.: Die akute Knochenatrophie. Dtsch. Z. Chir. **248**, 269—331 (1934). — ROTH, MARTIN: On a possible relationship between hereditary ataxia and peroneal muscular atrophy; with a critical review of the problems of "intermediate forms" in the degenerative disorders of the central nervous system. Brain **71**, 416—433 (1948). — ROUSSY, G.: A propos de «la névrite hypertrophique de l'adulte». Réponse à M. DIDE. Revue neur. **36**, 353—355 (1920). — ROUSSY, GUSTAVE, et LUCIEN CORNIL: Névrite hypertrophique progressive non familiale de l'adulte. Ann. Méd. **6**, 296—305 (1919). — RUSSELL, W. RITCHIE and H. G. GARLAND: Progressive hypertrophic polyneuritis, with case reports. Brain **53**, 376—384 (1930).

SAINTON: L'amyotrophie type CHARCOT-MARIE: Zit. nach MARINESCO 1928. — ŠAMBUROV, D.: Hypertrichose und Hautpigmentation bei Affektionen der peripheren Nerven. Ž. Nevropat. **22**, 346—355 u. dtsch. Zus.fass. 355—356 (1929). — SCHALLER, WALTER F., et HENRY W. NEWMANN: Névrite interstitielle hypertrophique. Relation d'un cas avec suggestion de traitement. Revue neur. **63**, 529—539 (1935). — SCHMIDT, M. B.: Atrophie und Hypertrophie des Knochens einschließlich der Osteosklerose. In LUBARSCH-HENKE-RÖSSLES Handbuch der speziellen pathologischen Anatomie und Histologie, Bd. IX/3, S. 1—86. 1937. — SCHULTZE, FRIEDRICH: Über die vererbbare neurale oder neuro-spinale Muskelatrophie. Dtsch. Z. Nervenheilk. **112**, 1—19 (1930). — SEARS, W. GORDON: Progressive hypertrophic polyneuritis. J. of Neur. **12**, 137—147 (1931). — A family showing hypertrophic interstitial neuritis. Proc. Roy. Soc. Med. **24**, 1060—1061 (1931). — SIEMERLING, S.: Zur Lehre der spinalen neuritischen Muskelatrophie (Atrophia muscularis progressiva spinalis neuritica BERNHARDT) (progressiven neurotischen oder neuralen Muskelatrophie HOFFMANN). Arch. f. Psychiatr. **31**, 105—127 (1899). — SJÖGREN, TORSTEN: Klinische und erbbiologische Untersuchungen über die Heredoataxien. Acta psychiatr. (Københ.), Suppl. **27** (1943). — SLAUCK: Über progressive hypertrophische Neuritis (HOFFMANNsche Krankheit). Z. Neur. **92**, 34—77 (1924). — SLOANE, PAUL: Progressive interstitial hypertrophic neuritis. J. Nerv. Dis. **90**, 429—438 (1939). — SOLOTOWA, N. A.: Zur Frage der familiären und hereditären Erkrankungen des peripherischen Nervensystems. Sovet. Psichonevr. **11**, Nr 1, 35—38 (1935). — SOUQUES, A.: Forme atypique de névrite hypertrophique progressive. Ann. Méd. **19**, 484—496 (1926). — SOUQUES, A., et IVAN BERTRAND: Contribution à l'étude anatomo-pathologique de la névrite hypertrophique familiale. Ann. Méd. **9**, 305—329 (1921). Ref. Zbl. Neur. **26**, 441 (1921). — Un cas anatomo-clinique atypique de névrite hypertrophique progressive de l'enfance. Revue neur. **1934** (II), 513—530. SPATZ, HUGO: Über die „Systematrophien" und die PICKsche Krankheit im Rahmen dieser Gruppe. Gegenwartsprobleme der psychiatrisch-neurologischen Forschung, herausgeg. von Dr. CHR. H. ROGGENBAU. Berlin 1938. — Die „systematischen" Atrophien. Arch. f. Psychiatr. **108**, 1—18 (1938). — STERN, IMRE: Über das Vorkommen der dystrophischen, neuralen und spinalen Form der progressiven Muskelatrophie in einer Familie. Ein Beitrag zur einheitlichen neurogenen Pathogenese sämtlicher Myopathien. Schweiz. Arch. Neur. **45**, 447—456 (1940). — STÖRRING, ERNST: Über Pupillenstörungen bei neuralen Muskelatrophien. Z. Neur. **171**, 95—116 (1941). — STUCKI, P., u. B. LUBAN: Neurale Muskelatrophie und FRIEDREICHsche Tabes. Schweiz. med. Wschr. **1953**, 399.

TARASSIÉWITCH, I. J., et W. MICHÉJEW: Névrite hypertrophique et progressive. (Neuromegalia peripherica progressiva.) Revue neur. **64**, 18—40 (1935). — TKATSCHEW, R. A.: Zur Frage der nosologischen Einheit neurotischer Amyotrophie und HOFFMANNscher Krankheit. Z. Neur. **137**, 244—258 (1931). — TOOTH, H. H.: The peroneal type of progressive muscular atrophy. Graduation Thesis, M. D. Cambridge 1886. — Recent observations on progressive muscular atrophy. Brain **10**, 243—253 (1887).

VILLARET, MAURICE, J. HAGUENAU et P. H. KLOTZ: Névrite hypertrophique familiale. Revue neur. **63**, 211—218 (1935). — VIRCHOW, R.: Ein Fall von progressiver Muskelatrophie. Virchows Arch. **8**, 537—540 (1855). — VOLLBORN: Zur Therapie der progressiven neuralen Muskelatrophie. Psychiatr.-neur. Wschr. **1940**, 103—106.

WERTHEMANN, A.: Über kombinierte familiäre Nerven- und Muskelkrankheiten. Z. Neur. **111**, 683—712 (1927). — WOHLFART, GUNNAR: Histologische Untersuchungen über Muskelatrophie. Verh. 3. Internat. Neur. Kongr. 1939, S. 465—473. — Zwei Fälle von Dystrophia musculorum progressiva mit fibrillären Zuckungen und atypischem Muskelbefund. Ein Beitrag zur Frage des Vorkommens von Übergangsformen zwischen progressiver Muskeldystrophie und neuraler progressiver Muskelatrophie. Dtsch. Z. Nervenheilk. **153**, 189—204 (1942). — WOHLFART, S. u. G.: Mikroskopische Untersuchungen an progressiven Muskelatrophien unter besonderer Rücksichtnahme auf Rückenmarks- und Muskelbefunde. Acta med. scand. (Stockh.) Suppl. 63, 1—137 (1935). — Wolf, Abner, Alexander H. Rubinowitz and Samuel C. Burchell: Interstitial hypertrophic neuritis of Déjérine and Sottas. A report of three cases. (Neuritis interstitialis hypertrophicans Déjérine-Sottas.) Bull. Neur. Inst. N.Y. 2, 373—428 (1932).

Yokomori, K.: Über Neuritis interstitialis hypertrophica et progressiva (Dejerine et Sottas) mit einem Sektionsbefund. Mitt. Med. Fak. Tokyo 15, 1 (1915).

C. *Erbliche neurovasculäre Dystrophie der Extremitäten.*

Barraquer-Ferré, L., et L. Barraquer-Bordas: De la semiologie ganglio-radiculaire postérieure dans l'amyothrophie de Charcot-Marie-Tooth: troubles trophiques, douleurs fulgurantes, troubles sensitifs. Acta neurol. et psychiatr. belg. 53, 55—70 (1953). — Bogaert, L. van: Sur les arthropathies mutilantes symétriques des extrémités inférieures et leur rapport avec les syringomyélies. Contribution à l'étude du mal perforant plantaire familial. Presse méd. 1940 II, 1026. — Arthropathies mutilantes fermées, symétriques des membres inférieurs et syringomyélie familiale lombo-sacrée (présentation du malade). Soc. belge de Neurol. 25. Nov. 1949. — Etude histopathologique d'une observation d'arthropathie mutilante symétrique familiale. Acta neurol. et psychiatr. belg. 53, 37—54 (1953). — Essai de classemant et d'interprétation de quelques acro-ostéolyses mutilantes et non mutilantes actuellement connues. Acta neurol. et psychiatr. belg. 53, 90—115 (1953).

Denny-Brown, D.: Hereditary sensory radicular neuropathy. J. Neurol., Neurosurg. a. Psychiatr. 14, 237—252 (1951). — Dercum, F. X., et W. G. Spiller: Fibres nerveuses à myéline dans la pie-mère de la moelle épinière. Revue neur. 9, 222—227 (1901).

England, A. C., and D. Denny-Brown: Severe sensory changes and trophic disorder, in peroneal muscular atrophy (Charcot-Marie-Tooth Type). Arch. of Neur. 67, 1—22 (1952).

Halliday, J., and J. Whiting: The peroneal type of muscular atrophy. Brit. Med. J. 1909, 114. — Hicks, E., and M. Camb: Hereditary perforating ulcer of the foot. Lancet 1922, 319—321.

Jughenn, H., W. Krücke u. H. Wadulla: Zur Frage der familiären Syringomyelie. Arch. f. Psychiatr. u. Z. Neur. 182, 153—176 (1949).

Kutzim, J.: Über die sogenannte familiäre Trophoneurose der unteren Extremitäten. Diss. Münster i. W. 1941.

Lamartine de Assis, José: Neurodysplasie. Arqu. Neuro-Psiquiatr. 5, 59—64 (1947).

Nélaton: Gaz. Hôp. 1852, Nr 4, 13.

Saxer, F.: Anatomische Beiträge zur Kenntnis der sogenannten Syringomyelie. Beitr. path. Anat. 20, 332—398 (1896). — Staemmler, M.: Beiträge zur normalen und pathologischen Anatomie des Rückenmarkes. II. Über markscheidenhaltige Gefäßnervenbündel in Pia und Rückenmark. Z. Neur. 164, 669—677 (1939).

Thévenard, André: L'acropathie ulcéro-mutilante familiale. Acta neurol. et psychiatr. belg. 53, 1—24 (1953). — Thévenard, A., et M. Coste: Syringomyélie lombo-sacrée familiale probable et spina bifida occulta sacré. Revue neur. 63, 195—204 (1935).

Wadulla, Hans: Familiäre neuro-vasculäre Dystrophie. Dtsch. Z. Nervenheilk. 160, 413—438 (1949).

D. *Heredopathia atactica polyneuritiformis.*

Cammermeyer, Jan: Om de anatomiske funn i to tilfelle av dr. S. Refsums materiale av „et tidligere ikke beskrevet (?) familaert syndrom". Communication at the IX. Congress of Scandinavian Neurologists, Stockholm, September 21—23 (1945). Nord. Med. 29, 617—618 (1946). Zit. nach Refsum.

Reese, H., and J. Bareta: Heredopathia atactica polyneuritiformis. J. of Neuropath. 9, 385—395 (1950). — Refsum, S.: Heredoataxia hemeralopica polyneuritiformis-et tidligere ikke beskrevet familiaert syndrom? Oslo, Ser. 2, Nr 123. 1945. — Heredopathia atactica polyneuritiformis. A familial syndrom not hitherto described. Oslo: Johan Grundt tanum Forlag 1946. — Heredopathia atactica polyneuritiformis. J. Nerv. Dis. 116, 1046—1050 (1952). — Refsum, S., L. Salomonssen and M. Shatredt: Heredopathia atactica polyneuritiformis in children. J. Pediatr. 35, 335—343 (1949).

III. Kreislaufstörungen.

Adams, W. E.: The blood supply of nerves. Historical review. J. of Anat. 76, 323 (1942).— Arkin, A.: A clinical and pathological study of periarteriitis nodosa. Amer. J. Path. 6, 401—426 (1930).

Baló, Joseph: Periarteriitis nodosa beim Hunde und vergleichende Untersuchungen über diese Erkrankung beim Menschen und beim Hunde. Virchows Arch. 248, 337—344

(1924). — Über eine Häufung von Periarteriitis-nodosa-Fällen, nebst Beiträgen zur Polyneuritis infolge von P. n. Virchows Arch. **259**, 773 (1926). — Über die Ursache der im Verlaufe der Periarteriitis nodosa vorkommenden Polyneuritiden. Z. Neur. **134**, 71—75 (1931). — Baló, Joseph, u. E. Nachtnebel: Über die Periarteriitis nodosa, auf Grund von 9 neueren Fällen. Virchows Arch. **272**, 478—503 (1929). — Barker, Nelson W.: Lesions of peripheral nerves in thromboangitis obliterans. A clinical pathological study. Arch. Int. Med. **62**, 271—284 (1938). — Bartholdy, K.: Die Arterien der Nerven. Morph. Arb. **7**, 393 (1897). — Bartos, J.: Il fattore ischemico nella alteratione strutturale dei nervi periferici. Arch. ital. Chir. **72**, 303—413 (1949). — Bender, Lauretta: Psychiatric, neurologic and neuropathologic studies in disseminated alterative arteriolitis. Arch. of Neur. **36**, 790—815 (1936). — Bodechtel, G., u. F. Erbslöh: Persönliche Mitteilungen. — Bogaert, L. van: La polynévrite anémique. Ann. Méd. **22**, 321 (1927). — Bogaert, L. van, Bernard Stolz et Rodolphe Albert-Ley: Sur une observation de périartérite noueuse a localisation neuro-cutanée et évoluant par poussées hémorrhagiques. Ann. Méd. **31**, 530—547 (1931). — Brinkmann: Zur Klinik der Periarteriitis nodosa. Münch. med. Wschr. **1922**, 703. — Brown, G. E., E. V. Allen and H. R. Mahorner: Thrombo-angiitis obliterans: clinical, physiologic and pathologic studies. Philadelphia: W. B. Saunders Company 1928.

Christeller, Erwin: Über die Lokalisation der Periarteriitis nodosa, besonders in den Bauchorganen. Arch. Verdgskrkh. **37**, 249 (1926).

Diez, J.: Tromoboangeitis obliterante anatomia patologica. Prensa méd. argent. **1934**, 949—969. — Duhot, E.: Les névrites par ischémie, Bd. VI. Paris: Norbert Maloine 1932. 175 S. — Contribution à l'étude des névrites par ischémie. (Nerf optique et nerfs périphériques.) Année scolaire **1912/13**, Nr 7. — Dutil et Lamy: Contribution à l'étude de l'artérite oblitérante progressive et des névrites d'origine vasculaire. Arch. Méd. expér. et Anat. path. **1893**.

Edinger, L.: Über phlebogene Schmerzen. Berl. klin. Wschr. **1914**, Nr 11. — Eisenlohr: Über primäre Atrophie der Magen- und Darmschleimhaut und deren Beziehung zu schwerer Anämie und Rückenmarkserkrankung. Dtsch. med. Wschr. **1892**, 1106. — Erbslöh, F., u. F. Kazmeier: Polyneuritis bei Thrombangitis obliterans. Arch. f. Psychiatr. u. Z. Neur. **183**, 703—730 (1950).

Ferrari, E.: Über Polyarteriitis acuta nodosa (sog. Periarteriitis nodosa) und ihre Beziehungen zur Polymyositis und Polyneuritis acuta. Beitr. path. Anat. **34**, 350—386 (1903). — Feyrter, F.: Über Neurome und Neurofibromatose nach Untersuchungen am menschlichen Magen-Darmschlauch. Wien: Wilhelm Maudrich 1948. — Wien. med. Wschr. **1948**, 287 bis 290. — Foerster, O.: Die Symptomatologie der Schußverletzungen der peripheren Nerven. In Handbuch der Neurologie (M. Lewandowky) Erg.-Bd. 2/2. Berlin: Springer 1929.

Gerlach, Werner: Über Periarteriitis nodosa. Klin. Wschr. **1922**, 467. — Gieseler, Walter: Ein Beitrag zur Kenntnis der Periarteriitis nodosa mit besonderer Berücksichtigung des Nervenbildes. Med. Inaug.-Diss. Hamburg 1919. — Götze, W.: Zur Ätiologie der Thromboendarteriitis obliterans. Zbl. Neurochir. **7**, 59—66 (1942). — Grahe, Karl: Angioneurotische Oktavuserkrankungen. Z. Laryng. usw. **19**, 95—132 (1930). — Gruber, G. B.: Zur pathologischen Anatomie der Periarteriitis nodosa. Virchows Arch. **245**, 123—137 (1923). — Zur Frage der Periarteriitis nodosa, mit besonderer Berücksichtigung der Gallenblasen- und Nierenbeteiligung. Virchows Arch. **258**, 441—501 (1925). — Kasuistik und Kritik der Periarteriitis nodosa. Zbl. Herzkrkh. **18**, 233/34 (1926). — Guldner, E.: Zwei neue Beobachtungen von Periarteriitis nodosa beim Menschen und beim Hausrind. Virchows Arch. **219**, 366—376 (1915). — Gurevic, N.: Zur Frage der peripheren Nervenstrangerkrankung bei der obliterierenden Endarteriitis. Med. Mysl' **5**, 48—55 (1928).

Haberland, K.: Ein Fall von disseminierter nekrotischer Panarteriitis (Periarteriitis nodosa). Orv. Hetil. (ung.) **1950**, 1316—1319. Ref. Zbl. Neur. **118**, 260 (1952). — Hadden, Samuel, B.: Foot drop from popliteal pressure. Dis. Nerv. System **1**, 11 (1940). — Haller, A.: Icones anatomicae quibus praecipue aliquae partes corporis humani delineatae proponeuntur et arteriarum patissimum historia continetur. Göttingen: A. Vandenhoeck 1756. — Haskovec jr., Vlad.: Névrite ischémique. Revue neur. **40** (II), 707—708 (1933). — Holtermann, Carl: Ein Beitrag zur pathologischen Anatomie der Periarteriitis nodosa. Beitr. path. Anat. **72**, 344—348 (1923). — Horanyi, Béla, u. György Böszörmenyi: Polyneuritiden bei Periarteriitis nodosa. Orv. Hetil. (ung.) **1937**, 571—574.

Irving, M.: Folic acid and Vitamin B_{12}. Aus: Metabolic and toxic diseases of the nervous system. London: Baillière, Tindall a. Cox 1953.

Jaeger, A.: Die Periarteriitis nodosa. Eine vergleichend-pathologische Studie. Virchows Arch. **197**, 71—90 (1909). — Joest, E., u. K. Harzer: Über Periarteriitis nodosa beim Schwein. Beitr. path. Anat. **69**, 85—102 (1921). — Joffroy, A., et Ch. Achard: Névrite parenquimateuse d'origine vasculaire. Arch. Méd. expér. et Anat. path. **1889**. Ref. Zbl. Neur. **1889**, 505.

KAZMEIER, F.: Der vasale Faktor bei Erkrankungen der peripheren Nerven. Nervenarzt **21**, 353—361 (1950). — KERNOHAN, JAMES W., and HENRY W. WOLTMAN: Periarteriitis nodosa. A clinico-pathologic study with special reference to the nervous system. Arch. of Neur. **39**, 655—686 (1938). — KIMMELSTIEL, P.: Beiträge zur Frage der Periarteriitis nodosa. Arch. path Anat. **265**, 16 (1927). — KIMMELSTIEL, P., u. CL. WILSON: Benign and malignant hypertenriose and nephrosclerosis. Amer. J. Path. **12** (1936). Ref. Zbl. Path. **65**, 119 (1936). — KOCH, E.: Über den Einfluß vorübergehender Blutabsperrung auf den Längsquerschnittstrom des Warmblüternerven. Z. exper. Med. **50**, 238—257 (1926). — KULKOW, A. E.: Zur klinischen Diagnose und Pathogenese der polyneuritischen Form von Periarteriitis nodosa. Acta med. scand. (Stockh.) **108**, 586—602 (1941). — KUSSMAUL u. MAIER: Über eine bisher nicht beschriebene eigentümliche Arterienerkrankung (Periarteriitis nodosa). Dtsch. Arch. klin. Med. **1866**.

LAPINSKY, M.: Zur Frage der Veränderungen in den peripherischen Nerven bei der chronischen Erkrankung der Gefäße der Extremitäten. Dtsch. Z. Nervenheilk. **13**, 468—488 (1898). — Über Veränderung der Nerven bei akuter Störung der Blutzufuhr. Dtsch. Z. Nervenheilk. **15**, 364—394 (1899). — Zur Frage von der Degeneration der Gefäße bei Läsion des N. sympathicus. Dtsch. Z. Nervenheilk. **16**, 240—274 (1900). — LEWASCHEW, S.: Experimentelle Untersuchungen über die Bedeutung des Nervensystems bei Gefäßerkrankungen. Virchows Arch. **92**, 152—182 (1883). — LORENZ, H.: Beitrag zur Kenntnis der multiplen degenerativen Neuritis. Z. klin. Med. 18, H. 5/6 (1891). — LOVSHIN, L. L., and J. W. KERNOHAN: Peripheral neuritis in periarteriitis nodosa: a clinic-pathologic study. Proc. Staff Meet. Mayo Clin. **24**, 48—52 (1949). — Peripheral neuritis in periarteriitis nodosa. Arch. Int. Med. **82**, 321—338 (1948). — LÜPKE: Periarteriitis der Axishirsche. Verh. path. Ges. **10** (1906).

MALAMUD, N., and D. BERNARD FOSTER: Periarteriitis nodosa. Arch. of Neur. **47**, 828 bis 838 (1942). — MARCUS, H.: Polyneuritis perivasculitica. Acta psychiatr. (Københ.) 8, 297—329 (1933). Ref. Zbl. Neur. **69**, 110 (1934). — MARINESCO, PAULIAN et DRAGANESCO: Contribution à l'étude de la maladie de KUSSMAUL (Périartérite noueuse). Presse méd. **1923**, 949. — MATHIEU, PIERRE: Les syndromes neuro-anémique. Paris: Gaston Doin 1925. — MEYER, PAUL SIEGFRIED: Über die klinische Erkenntnis der Periarteriitis nodosa und ihre pathologisch-anatomischen Grundlagen. Berl. klin. Wschr. **1921**, 473.

NIEBERLE, K.: Zur Kenntnis der Periarteriitis nodosa bei Tieren. Virchows Arch. **256**, 131—138 (1925); **269**, 587—594 (1928). — Arch. Tierheilk. **72**, 333—337 (1937); **76**, 47—50 (1940). — NEUHOLD, RICHARD: Periarteriitis nodosa der Gehirngefäße. Wien. Z. Nervenheilk. **4**, 282—301 (1951).

OPPENHEIM u. SIEMERLING: Beiträge zur Pathologie und pathologischen Anatomie der Tabes. Arch. f. Psychiatr. **1887**. — OTANI, SADAO: Zur Frage nach dem Wesen der sog. Periarteriitis nodosa. Frankf. Z. Path. **30**, 208 (1924).

PANCENKO, D. J.: Über den Einfluß der Ischämie auf die peripheren Nervenstämme. Ann. Anat. path. **17**, 61—69 (1947). — Über einige Eigentümlichkeiten von Neuritis bei Spontangangrän. Nevropat. i t. d. **7**, Nr 7/8, 34—42 (1938). — PERRIA, LUIGI: Sull'angioarchitettonica dei nervi spinali dell'uomo. Riv. Pat. nerv. **55**, 406—429 (1940). — PETROVITS, L., u. Z. SZABÓ: Die arterielle Versorgung der Gliedmaßennerven. Anat. Anz. **88**, 392 (1939). — PETTE, H.: Zur Klinik und Anatomie der Periarteriitis nodosa. Zbl. Neur. **49**, 164—165 (1928). — PITRES, A., et L. VAILLARD: Contribution à l'étude des gangrènes massives des membres d'origine névritique. Arch. de Physiol. **1885**, Nr 1. — Altérations des nerfs périphériques dans deux cas de maux perforants plantaires et dans quelques autres formes de lésions trophiques des pieds. Arch. de Physiol. **1885**, Nr 2. — PRIESTLEY, JOSEPH B.: Histopathologic characteristics of peripheral nerves in amputated extremities of patients with arteriosclerosis. J. Nerv. Dis. **75**, 137—143 (1932).

REINHARDT, AD.: Phlebektasien und Varizen des Nervus ischiadicus. Frankf. Z. Path. **13**, 353—389 (1913). — REUBI, F.: Les vaisseaux et les glandes endocrines dans la neurofibromatose. Rev. suisse Path. et Bactér. **7**, Nr 3 (1944). — RIES, KARL: Über die angeblichen Beziehungen von Varizen und Ulcus cruris chronicum zum peripheren Nervensystem. Diss. Straßburg 1892. — ROBERTS, JOSEPH THOMAS: The effect of occlusive arterial diseases of the extremities on the blood supply of nerves. Experimental and clinical studies on the role of the vasa nervorum. Amer. Heart J. **35**, 369—392 (1948). — RUNGE, W., u. R. MELZER: Über Periarteriitis nodosa mit starker Beteiligung des Zentralnervensystems. J. Psychol. u. Neur. **40**, 298 (1930).

SCHLESINGER: Über eine durch Gefäßerkrankungen bedingte Form der Neuritis. Neur. Zbl. **1895**, 578—586, 634—640. — SCHMINCKE: Über Neuritis bei Periarteriitis nodosa. Verh. dtsch. path. Ges. 18, 287 (1921). — SILBERMANN, J.: Zur Klinik und pathologischen Histologie der Periarteriitis nodosa. Mschr. Psychiatr. **72**, 225—237 (1929). — SMITHWICK, R. H., and J. C. WHITE: Peripheral nerve block in obliterative vascular disease of the lower extremity. Further experience with alcohol injection or crushing of sensory nerves of the lower leg. Surg. etc. **60**, 1106—1114 (1935). — SPATZ, H.: Pathologische Anatomie der

Kreislaufstörungen des Gehirns. Z. Neur. **167**, 301—357 (1939). — STAMMLER, A.: Neurologische Syndrome bei Periarteriitis nodosa. Fortschr. Neur. **18**, 606—622 (1950). — STRICKER, S.: Über die collaterale Innervation. Sitzgsber. ksl. Akad. Wiss., III. Abt. **70** (1877). — Untersuchungen über die Gefäßnerven-Wurzeln des Ischiadicus. Sitzgsber. ksl. Akad. Wiss., III. Abt. **74** (1876). — SUNDERLAND, S.: Blood supply of the nerves of the upper limb in man. Arch. of Neur. **53**, 91 (1945). — Blood supply of peripheral nerves. Practical considerations. Arch. of Neur. **54**, 280 (1945). — Blood supply of the sciatic nerve and its popliteal divisions in man. Arch. of Neur. **54**, 283 (1945).

TEITELBAUM, IRVING R.: Über arteriosklerotische und senile Polyneuritis. Diss. Basel 1937. — THOMPSON, I. MACLAREN, and STEWART H. KIMBALL: Effect of local ischemia upon human nerve fibers in vivo. Proc. Soc. Exper. Biol. a. Med. **34**, 601—603 (1936). — TONKOFF, V. N.: Die Arterien der Intervertebralganglien und der Zerebrospinalganglien des Menschen. Internat. Mschr. Anat. u. Physiol. **15**, 353 (1898). — Die nervenbegleitenden Gefäßnetze beim Embryo und die Arteriae nutriciae nervorum beim Erwachsenen. Anat. Anz. **30**, 471 (1907).

VALENTIN, BRUNO: Die feinere Gefäßversorgung der peripheren Nerven. (Experimentelle Untersuchungen.) Arch. orthop. Chir. **18**, 57—62 (1920).

WOHLWILL, FRIEDRICH: Über die nur mikroskopisch erkennbare Form der Periarteriitis nodosa. Virchows Arch. **246**, 377—411 (1923). — Periarteriitis nodosa und Nervensystem. Zbl. Neur. **34**, 305—306 (1924). — Periarteriitis nodosa. Münch. med. Wschr. **1917**, 1649. — Berl. klin. Wschr. **1917**, 1166; **1918**, 24. — WOODHALL, BARNES, and COURTLAND DAVIS jr.: Changes in the arteriae nervorum in peripheral nerve injuries in man. J. of Neuropath. **9**, 335—343 (1950). — WRIGHT, J. S.: The neurovascular syndrome produced by hyperabduction of the arms. Amer. Heart J. **29**, 1—19 (1945).

ZLATOVEROV, A. J., i L. V. JARCERA: Polyneuritis bei Panarteriitis. Nevropat. i. t. d. **18**, 2, 13—18 (1949).

IV. Die polyneuritischen Krankheitsbilder.

A. Neurodegenerative Prozesse.

1. Ernährungs- und Stoffwechselstörungen.

ABRAHAMS, A., C. J. GAVEY and N. F. MACLAGAN: A fatal case of acute porphyria with unusual features. Brit. Med. J. **1947**, 327. — ALAJOUANINE, R. THUREL, P. CASTAIGNE et F. LHERMITTE: Leucémie aiguë avec syndrome polynévritique et infiltration leucosique des nerfs. Revue neur. **81**, 249—261 (1949). — ALEXANDER: Zit. nach SPILLANE. — ANDRADE, CORINO: A peculiar form of peripheral neuropathie. Acta psychiatr. (Københ.) **26**, 251—257 (1951). — APITZ, K.: Die Paraproteinosen. Virchows Arch. **306**, 631—699 (1940). — ARAGONA, GIOVANNI: Sul comportamento istologico dell'ovaio nel beri-beri sperimentale dell'oca. Ormoni **1**, 97—108 (1939). — ARING, CHARLES D., W. B. BEAN, E. ROSEMANN, M. ROSENBAUM and T. D. SPIESS: The peripheral nerves in cases of nutritional deficiency. Arch. of Neur. **45**, 752—787 (1941). — ASKANAZY, M.: Über Amyloid in der Mamma und die Abhängigkeit der Amyloidablagerungsfunktion. Beitr. path. Anat. **71**, 583—594 (1923). — AUCHÉ: Des altérations des nerfs périphériques chez les diabétiques. Arch. Méd. expér. et Anat. path. **2**, 635 (1890).

BÄLZ, E.: Über das Verhältnis der multiplen peripherischen Neuritis zur Beriberi. (Panneuritis epidemica.) Z. klin. Med. **4**, 616 (1882). — BAKER, A. B., and WATSON: The central nervous system in porphyria. J. of Neuropath. **4**, 68 (1945). — BELLON, M.: Notions actuelles sur la pathogénie, la prophylaxie et le traitement du béribéri. Rev. Serv. Santé mil. **105**, 1—23 (1936). — BELOKRENITZKY: La dégéneration amyloide des nerfes. Thése de Genève 1911. — BERKWITZ, N. J., and N. H. LUFKIN: Toxic neuronitis of pregnancy. Surg. etc. **54**, 743—757 (1932). — BERTRAND, IVAN, et RAOUL LECOQ: Altérations anatomiques des nerfs périphériques au cours des déséquilibres par acides gras et par acide oxalique. C. r. Soc. Biol. Paris **134**, 333—337 (1940). — BESSEM, N.: Einige Bemerkungen über die Beriberi bei Säuglingen und ihren Müttern. Geneesk. Tijdschr. Nederl.-Indië **1936**, 3307—3309. — BINGEL, A.: Die Bedeutung der Porphyrine für die Pathogenese gewisser neurologischer Krankheitsbilder. Zbl. Neur. **82**, 680 (1936). — BRASS, KARL: Die Eiweißstoffwechselstörungen des Plasmocytomkranken. Frankf. Z. Path. **57**, 367—491 (1943). — BROWN, MADELAINE R.: Etiologic study of LANDRY's original case of acute ascending paralysis. Arch. of Neur. **40**, 800—802 (1938). — BRUYN, DE, and R. O. STERN: A case of the progressive hypertrophic polyneuritis of DEJERINE and SOTTAS with pathological examinations. Brain **52**, 84—107 (1929).

CAMMERMAYER: Zit. bei REFSUM 1946. — CHAMBERLAIN, W. P., H. D. BLOOMBERGH and KILBOURNE: Philippine J. Sci. **6**, 177 (1911). — CHURCH, CHARLES F., JEAN WARREN and CLAIRE F. FREEMAN: Functionel studies of the nervous system in experimental Beriberi. Amer. J. Physiol. **111**, 660—680 (1935). — CLEMENT, R., J. GRUNER, P. RAMAIX et BRETAGNE: Idiotie amaurotique de TAY-SACHS. Presse méd. **1953**, 253—255.

DAHLIN, D. C.: Primary amyloidosis with report of 6 cases. Amer. J. Path. **25**, 105 (1949). — DAVISON, C., and L. STONE: Arch. of Path. **23**, 207 (1937). — DEJERINE, J.: Un nouveau cas de nervotabes périphérique. Rev. Méd. **1895**, 353. — DENNY-BROWN, DAVID D.: Hereditary sensory radicular neuropathy. J. Neurol., Neurosurg. a. Psychiatr. **14**, 237—252 (1951). — DENNY-BROWN, D., and D. SCIARRA: Changes in the nervous system in acute porphyria. Brain **68**, 1 (1945). — DÖRING, G.: Zur Polyneuritislehre, insbesondere zur Entstehung der morphologischen Befunde. Fortschr. Neur. **18**, 283—327 (1950). — DOINIKOW, B.: Nissl-Alzheimer's Histol. Arb. Großhirnrinde **4**, 445—630 (1911). — DÜRCK, H: Über Beriberi und intestinale Intoxikationskrankheiten im Malayischen Archipel. Münch. med. Wschr. **1905**, Nr 40. — Über die feineren histologischen Veränderungen, besonders des Nervensystems bei Beriberi. Zbl. Neur. **26**, 979 (1907). — Untersuchungen über die pathologische Anatomie der Beriberi. Beitr. path. Anat. Suppl. 8 (1908). — DUMONT, A.: Contribution à l'étude clinique et pathogénique du béri-béri observé au Congo belge. Arch. internat. Méd. expér. **10**, 5—116 (1935). — Contribution à l'étude clinique et pathogénique du béri-béri observé au Congo belge. III. La polynévrite dite béri-béri. Le béri-béri mixte. Arch. internat. Méd. expér. **10**, 155—203 (1935). — DUSTIN, A. P.: La polynévrite gravidique. Nouv. Iconogr. Salpêtrière **22**, 239—367 (1909). — DYNES, I. B., and I. W. NORCROSS: Zit. nach SPILLANE.

EICHHORST: Neuritis diabetica und ihre Beziehungen zum Fehlen des Patellarsehnenreflexes. Virchows Arch. **127**, 1 (1892). — EICHLER, P.: Zur Kenntnis der akuten genuinen Hämatoporphyrie. Z. Neur. **141** (1932). — EIJKMAN, C.: Eine Beri-Beri-ähnliche Krankheit der Hühner. Virchows Arch. **148**, 523 (1897). — EISENLOHR: Über primäre Atrophie der Magen- und Darmschleimhaut und deren Beziehung zu schwerer Anämie und Rückenmarkserkrankung. Dtsch. med. Wschr. **1892**, 1105—1107. — ERLANDSON, S.: Neurologische Krankheitsbilder bei Periarteriitis nodosa. I. Acta psychiatr. (Københ.) **6**, 369 (1931).

FINDLEY, J. W., and ADAMS: Primary systemic amyloidosis simulating constructive pericarditis with steatorrhea and hyperaestesia. Arch. Int. Med. **81**, 342—351 (1948). — FISCHER, R.: Über TAY-SACHSsche amaurotische Idiotie mit Organbeteiligung. Diss. Frankfurt a. M. 1955. — FISHER, H., and F. S. PREUSS: Primary systemic amyloidosis with involvement of the nervous system. Amer. Clin. Path. **21**, 758—763 (1951). — FOLLIS, R. H.: The pathology of nutritional disease. Springfield, Ill.: Ch. C. Thomas 1948. — FOSTER, D. B., and R. C. BASSETT: Neurogenic arthropathy (CHARCOT joint) associated with diabetic neuropathy. Arch. of Neur. **57**, 173—185 (1947). — FUNK, C.: Diät und diätetische Behandlung vom Standpunkt der Vitaminlehre. Münch. med. Wschr. **1913**. — Die Vitamine, ihre Bedeutung für die Physiologie und Pathologie mit besonderer Berücksichtigung der Avitaminosen. Wiesbaden: J. F. Bergmann 1914.

GAEHTGENS, G.: Über die traumatisch bedingte Wochenbettneuritis. Münch. med. Wschr. **1936**, 720—721. — GARCIN, R., et J. LAPRESLE: Manifestations nerveuses des porphyries. Extr. Sem. Hôp. Paris **65**, 3404—3423 (1950). — GASTALDI, G.: Beobachtungen über die posttraumatischen regenerativen Phänomene der peripheren Nerven bei der experimentellen Beriberi der Taube. Verh. 3. Internat. Neur. Kongr., S. 919, 1939. — GERBER, ROLF: Zur Vorgeschichte der diabetischen Neuritiden. Diss. Berlin 1936. 37 S. — GÖTZE, W., u. W. KRÜCKE: Über Paramyloidose mit besonderer Beteiligung der peripheren Nerven und granulärer Atrophie des Gehirnes. Arch. f. Psychiatr. **114**, 183 (1941). — GOLDMANN, E.: Vitalfärbung am Zentralnervensystem. Berlin: Verlag Königl. Akad. der Wissenschaften 1913. — GREENFIELD, J. G., and E. A. CARMICHAEL: The peripheral nerves in cases of subacute combined degeneration of the cord. Brain **68**, 483—491 (1935). — GRINKER, R. R., and E. KANDEL: Arch. of Neur. **30**, 1287 (1933). — GROGG, E.: Zur Frage der nervösen Veränderungen bei akuter Porphyrie. Schweiz. Arch. Neur. **67**, 292—306 (1951). — GRÜNEWALD, E. A.: Studien zur Pathogenese der LANDRYschen Paralyse. J. Psychol. u. Neur. **29**, 414—417 (1923). — Die Hämatoporphyrie. Dtsch. Arch. klin. Med. **105**, 89 (1912). — Die Bedeutung der Hämatoporphyrine in Physiologie und Pathologie. Erg. Path. **20**, 607 (1922).

HAMILTON, A. S., and CH. E. NIXON: Sensory changes in the subacute combined degeneration of pernicious anaemia. Arch. of Neur. **6**, 1—31 (1921). — HARBITZ, FRANCIS: Haematoporphyrinuria as an independent disease („Haematoporphyria") and as a symptom of liver disease and intoxications. Arch. Int. Med. **33**, 632—642 (1924). — HAYMAKER u. KERNOHAN: Siehe IV, B, 2. — HILDEBRANDT, ALWIN, u. HANS OTTO: Über Schwangerschaftspolyneuritis und ihre Beziehung zum Vitamin B_1. Münch. med. Wschr. **1938**, 1619—1622. — HÖSSLIN, R. v.: Die Schwangerschaftslähmungen der Mütter. Arch. f. Psychiatr. **38**, 730—861 (1904); **40**, 445—576 (1905). — HOLLE, G.: Beitrag zum Amyloidproblem. Beitr. path. Anat. **105**, 49 (1940). — HOTCHKISS, R. D.: Arch. of Biochem. a. Biophysics **16**, 131 (1948).

JACOBI, MARIA: Über Leukodystrophie und PELIZÄUS-MERZBACHERsche Krankheit. Virchows Arch. **314**, 460—480 (1947). — JOB, L.: Contribution à l'étude de la myélite et des polynévrites. Ann. Gynéc. 8, 129—246 (1911).

KAGAWA, S.: Studien über den Zusammenhang von Neuritis axialis mit der Beriberi. Mitt. med. Ges. Tokyo **44**, 1291—1305 u. dtsch. Zus.fass. 1291—1292 (1930). — Studien über den Zusammenhang von Neuritis axialis mit der Beriberi. Wirkung der Vitamin-B-Präparate auf Neuritis axialis. Mitt. med. Ges. Tokyo **45**, 719—739 u. dtsch. Zus.fass. 719 (1931). — KALM, H., H. LUCKNER u. R. MAGUN: Neurologische Störungen bei tierexperimenteller B_1-Avitaminose. Dtsch. Z. Nervenheilk. **167**, 334—355 (1951/52). — KANTARJIAN and RUSSEL: Familial primary amyloidosis with nervous system involvement. Neurology **3**, No **6** (1953). — KERNOHAN, J. W., and WOLTMANN: Amyloid neuritis. Arch. of Neur. **47**, 132—140 (1942). — KÖNIGSTEIN, HANS, und E. A. SPIEGEL: Muskelatrophie bei Amyloidose. Z. Neur. **88**, 220—255 (1924). — Arch. f. Dermat. **148**, 330 (1925). — KON, S. K., and J. C. DRUMMOND: Biochemic J. **21**, 632 (1927). — KORSAKOW, S., u. W. SERBSKI: Ein Fall von polyneuritischer Psychose mit Autopsie. Arch. f. Psychiatr. **23**, 112—134 (1892). — KRÜCKE, W.: Das Zentralnervensystem bei generalisierter Paramyloidose. Arch. f. Psychiatr. u. Z. Neur. **185**, 165—192 (1950). — Über atypische Amyloidosen im Bereich des Nervensystems. Zbl. Neur. **103**, 469 (1943).

LANG, KONRAD: Die Biologie der Enzyme. Aus: Biologie und Wirkung der Fermente. 4. Kolloquium der Ges. für physiologische Chemie. Berlin: Springer 1953. — LARSEN, R. M.: A pathological study of primary myocardial amyloidosis. Amer. J. Path. **6**, 147 (1930). — LEE, JACK, and BARNETT SURE: Avitaminosis. XVIII. Peripheral nerves in vitamin B_1 deficiency as observed by polarized light. Proc. Soc. Exper. Biol. a. Med. **35**, 583—584 (1937). — LHERMITTE, I., et I. O. TRELLES: Neurolymphomatose périphérique humain. Press. méd. **1934 I**, 289—292. — LEICHTENTRITT, H.: Erkrankung peripherer Nerven und des Rückenmarks bei Diabetes mellitus. Diss. Berlin 1893. — LEWY, F. H.: Vitamin B deficiency and nervous diseases. J. Nerv. Dis. **89**, 1—25, 174—203. — LINDEMANN: Zur pathologischen Anatomie des unstillbaren Erbrechens der Schwangeren. Zbl. Path. **3**, 625—630 (1892). — LISI, LIONELLO DE: Sulle complicazione nervoso periferiche delle leucemie. Clin. de Malatt. Nerv. e. Ment. Univ. Cagliari. Riv. Neur. **2**, 461—474 (1929). — LOHMANN: Untersuchungen über die Co-Carboxylase. Biochem. Z. **294**, 188 (1937). — LONDON, IRVING M.: Aus: Metabolic and toxic disease of the nervous system. London: Baillière, Tindall a. Cox 1953. — LUBARSCH, O.: I. Zur Kenntnis ungewöhnlicher Amyloidablagerungen. Virchows Arch. **271**, 867 (1929). — II. Zur Kenntnis der auf die Samenbläschen beschränkten Amyloidablagerung. Virchows Arch. **274** (1930). — LUBRIMOW: Zit. nach BELOKRENITZKY. — LUCKNER: Über die gemeinsame Ursache des Hungerödems und des Ödems bei Beri-Beri. Verh. dtsch. Ges. inn. Med. **1938**, 355. — LUCKNER u. SCRIBA: Die Pathologie des Ernährungsödems während der Erkrankung, ihre Entstehung und Heilung. Z. exper. Med. **163**, 55 (1937). — LUIKART, RALPH: Avitaminosis as a likely etiologic factor in polyneuronitis complicating pregnancy, with the report of a case. Amer. J. Obstetr. **25**, 810—815 (1933). — LUNDQUIST, C. W.: Neurologische Krankheitsbilder bei Periarteriitis nodosa. II. Acta psychiatr. (København.) **6**, 381 (1931).

MADER, J.: Zur Polyneuritis peripherica puerperarum et gravidarum. Wien. klin. Wschr. **1895**, 537, 555. — Neur. Zbl. **14**, 871 (1895). — MAISEL, J. J., and H. W. WOLTMAN: Neuronitis of pregnancy without vomiting. J. Amer. Med. Assoc. **103**, 1930—1931 (1934). — MALECI e M. MONTANARI: Illustrazione anatomo-clinica di un caso die amiloidosi dei nervi periferici. Riv. Neur. **18**, 1—4 (1948). — MASON, V. R., C. COURVILLE and E. ZISKIND: The porphyrins in human disease. Medicin **12**, 355 (1933). — MILLS, EDWARD: The effect of therapy on nerve degeneration in pernicious anaemia. Amer. J. Med. Sci. **191**, 72—80 (1936). — MIURA, K.: Erfahrungen über Beri-Beri im japanisch-russischen Krieg. Arch. Schiffs- u Tropenhyg. **10**, 646 (1906). — MIYAGAWA, R.: Beitrag zur Pathologie der Veränderung der Nervenfasern im Kleinhirn bei der Reiskrankheit der Taube. Trans. Jap. Path. Soc. **21**, 113—114 (1931). — MIYAGAWA, R., N. CHOJA u. M. ODA: Histologische Studien über die Innervation der Lungen. II. Mitt. Über die Nerven in der Lunge bei der Reiskrankeit. Mitt. med. Akad. Kioto **11**, 440—448 u. dtsch. Zus.fass. 627—628 (1934). — MOLINIER, A. D. J.: Au sujet de vingt-cinq cas de béribéri a l'armée du Levant. Rev. Serv. Santé mil. **104**, 447—464 (1936). — MOLLOW, H., u. LEBELL: Zur Klinik der systematischen Amyloidablagerungen. Wien. Arch. inn. Med. **22**, 205—228 (1932). — MOTT: Zit. nach SPILLANE. — MOURIQUAND, G,. A. LEULIER et G. MORIN: Sur l'interprétation des signes nerveux du béribéri chez le pigeon. C. r. Soc. Biol. Paris **112**, 485—488 (1933). — MURALT, A. v.: Die Signalübermittlung im Nerven. Basel: Birkhäuser 1946.

NAGAYO: Verh. Path. Ges. Jap., 2. Tag, 1912. — NAVASQUEZ, S. DE, and H. A. TREBLE: A case of primary generalized amyloid disease with involvement of the nerves. Brain **61**, 116—128 (1938). — NOCHT, B.: Zit. nach DÜRCK. — NOORDEN, C. H. v.: Die Zuckerkrankheit und ihre Behandlung. Berlin: Springer 1927.

OHMORI, KENTA, HISATA OKAMOTO, MINORU HARA, SOJI NAKAMURA and KIYOYUKI KUROKAWA: Studien über das sogenannte Oryzatoxin als Ursache der Beri-Beri-Krankheit. Kitasata Arch. of Exper. Med. **8**, 315—340 (1931). — OSTERTAG, B.: Demonstration einer eigenartigen familiären Paramyloidose. Virchows Arch. **56**, 253 (1932).

PAKOZDY, KARL: Graviditätspolyneuritis mit drei Rezidiven außerhalb der Schwangerschaft. Dtsch. med. Wschr. **1929**, 1509—1511. — PALMER, H. W.: A case of acute idiopatic haematoporphyria with acute ascending paralysis. Ann. Int. Med. **13**, 1500—1508 (1940). — PEKELHARING, C. A.: Recherches sur la nature et la cause du Béri-Béri et sur les moyens de le combattre. Utrecht 1888. — PEKELHARING, C. A., u. C. WINKLER: Mitteilung über die Beri-Beri. Dtsch. med. Wschr. **1887**. — PÉRON, N., P. DROGUET et M. GOULON: Porphyrinurie avec polynévrite. Revue neur. **81**, 752—755 (1949). — PETERS: Contribution of vitamin B_1 to the chemistry of brain. Acta néerl. Physiol. **7**, 55 (1937). — Physiologie des Vitamin B_1. Dtsch. med. Wschr. **1937**, 1144. — PETTE, H.: Das Problem der Neuritis. Verh. dtsch. Ges. inn. Med. **55**, 92—136 (1949). — PREIONI, CARLOS, SIMON BRUETMAN et GENARO V. MILEO: Diabetische Polyneuritis mit Blasenlähmung. Semana méd. **1936 II**, 1656—1667. — PRICKETT, C. O.: Amer. J. Physiol. **107**, 459 (1934). — PRIMANGELI, RODOLFO: Polinevrite da B-avitaminosi con fistola gastro-digiunocolica. Policlinico, Sez. prat. **1934**, 1250—1254. — PRYCE, T. D.: A case of perforating ulcers of both feet associated with diabetes and ataxic symptoms. Lancet **1887 II**, 11. — On diabetic neuritis, with a clinical and pathological description of three cases of diabetic Pseudo-Tabes. Brain **16**, 415—424 (1893).

RANDERATH, E.: Verh. dtsch. Ges. Path. (32. Tagg) **1948**, 27—82. — REISNER, H.: Die Bedeutung von Ernährungsstörungen für die Genese der Polyneuritis. Wien. klin. Wschr. **1950**. 149—152. RIQUIER, G. C.: Sugli aspetti clinici ed anatomo-patologici del cosidetto beri-beri sperimentale dei piccioni e sulla azione della vitamina B_1. Riv. Pat. nerv. **55**, 443—468 (1940). ROMHÁNYI, GEORG: Über die submikroskopische Struktur des Amyloids. Schweiz. Z. Path. Bakter. **12**, 253—262 (1949). — ROSS and J. BURY: On peripheral neuritis. London: Charles Griffin & Co. 1893. — ROTH, E.: Über zwei besondere Fälle von chronischer Porphyrie. Dtsch. Arch. klin. Med. **178**, 185 (1935). — RUBINO, A.: Polinevriti e sindromi nevralgiche nei loro: rapporti con stati di iposurrenalismo. (Contributo patogenetico, clinico e terapeutico.) Riv. Neur. **13**, 139—166 (1940).

SAMBUC, EDUARD: Anatomie pathologique du béribéri jugée par des autopsies faites en cochichine. Rev. Méd. trop. **29**, 129—150, 207—229 (1937). — SANFILIPPO, GIUSEPPE: Sulla scissone della sindrome polineuritica dalla gastroenterica nel beriberi aviario. Boll. Soc. ital. Biol. sper. **4**, 946—949 (1929). — SATO, AKIO: Über die funktionelle Veränderung der peripheren Nerven bei B-Avitaminose-Tauben. Okayama-Igakkai-Zasshi **43**, 132—145 u. dtsch. Zus.fass. 146 (1931). — SCHEINKER, I.: Myelom und Nervensystem. Über eine bisher nicht beschriebene, mit eigentümlichen Hautveränderungen einhergehende Polyneuritis bei einem plasmacellulären Myelom des Sternums. Dtsch. Z. Nervenheilk. **147**, 247—273 (1938). — SCHEUBE, B.: Die japanische Kakke (Beri-Beri). Dtsch. Arch. klin. Med. **1882**, 31, 32. — SCHILDER, P.: Über die amyloide Entartung der Haut. Frankf. Z. Path. **3**, 182—793 (1909). — SCHLESINGER, H.: Nährschäden des Nervensystems. In BUMKE-FOERSTERS Handbuch der Neurologie, Bd. 13, S. 1008—1054. 1936. — SCHMIDT, P. R.: Neurologische-psychische Störungen bei Porphyrinkrankheiten. Fortschr. Neur. **20**, 422—441 (1952). — SCHOLZ, W.: Klinische, pathologisch-anatomische und erbbiologische Untersuchungen bei familiärer, diffuser Hirnsklerose im Kindesalter. Z. Neur. **99**, 651—717 (1925). — SCHRETZENMAYR, A.: Beobachtungen an 1200 Beri-Beri-Patienten. Med. Welt **1938**, 454—456. — Die Beriberi des Menschen. Erg. inn. Med. **60**, 314—366 (1941). — SCHREUS, H. TH., u. CARRIÉ: Über den Zusammenhang der Symptome der Bleivergiftung mit der Porphyrinausscheidung auf Grund von Untersuchungen bei Bleikranken. Z. klin. Med. **125**, 330—340 (1933). — SCHROEDER, HERMANN: Avitaminotische Nervenerkrankungen. Fortschr. Geb. Nervenkrkh. **1939**, 149—160. — SCHULTZE, KURT WALTHER: Schwangerschaftsneuritis und B_1-Vitamin. Zbl. Gynäk. **1938**, 2533—2538. — SCHWEIGER, L.: Über die tabiformen Veränderungen der Hinterstränge beim Diabetes. Arb. neur. Inst. Wien **14**, 391—405 (1908). — SEKIZIMA, KIYOSI: Veränderungen der peripheren Nerven und Nervenendigungen bei experimenteller A-Vitaminose. Mitt. med. Akad. Kioto **26**, 673—691 u. dtsch. Zus.fass. 813—815 (1939). — SHATTUCK, GEORGE CHEVER: Nutritional defiency and the nervous system. J. Amer. Med. Assoc. **111**, 1729—1734 (1938). — „LANDRY's paralysis" in relation to vitamin-B deficiency. Internat. Clin., 3. Ser. **48**, 25—30 (1938). — SHIMAZONO, J.: Über das Verhalten der zentralen und der peripheren Nervensubstanz bei verschiedenen Vergiftungen und Ernährungsstörungen. Arch. f. Psychiatr. **53**, 1—124 (1914). — B-Avitaminosis und Beri-Beri. Mit Bemerkungen zur alimentären Anämie, Veränderungen der Nervensubstanz durch Aufbrauch und zur zentralen Wirkung der Schilddrüsensubstanz usw. Erg. inn. Med. **39**, 1—68 (1931). — SIEMERLING, E.: Zur Klinik und pathologischen Anatomie des unstillbaren Erbrechens der Schwangeren mit Polyneuritis multiplex und Psychosis polyneuritica. Zbl. Gynäk. **41**, 1—16 (1917). — SOLARINO, GIUSEPPE: Sulle alterazione istologiche del sistema nervoso centrale e periferico nel beri-beri sperimentale aviario. Arch. ital. Med. sper. **3**, 385—416 (1938). — SORGO: Beitrag zur Kenntnis der recurrierenden Polyneuritis. Z. klin. Med. **32**, Supp.-H., 223—255 (1897). — SPATZ, H.: Die Bedeutung der vitalen Färbung für die Lehre vom Stoffaustausch zwischen dem Zentralnervensystem und dem übrigen Körper. Das morphologische Substrat der Stoffwechselschranken im Zentralorgan. Arch. f. Psychiatr. **101**, 267—358 (1933). — Spillane, John D.: Nutritional disorders of nervous system. Edinburgh: Livingstone 1947. — Spiller, W. G.: A pathological study of amaurotic family idiocy. Amer. J. Med. Sci. **1905**. — Stähler, F.: Untersuchungen über den Vitamin B_1-Stoffwechsel gesunder und polyneuritiskranker Schwangerer und Wöchnerinnen. Dtsch. med. Wschr. **1938 II**, 1137—1140. — Fortschr. Ther. **3**, 125 (1939). — Stannus, H. S., zit. nach Spillane: Brit. Med. J. **1944**, 103, 140. — Trop. Dis. Bull. **33**, 729, 815, 885 (1936). — Stewart, J.: Puerperal polyneuritis and poliomyelitis. Philos. Med. J. **1**, 857 (1901). — Neur. Zbl. **21**, 169—170 (1902). — Stich, W.: Die Vitamintherapie der Porphyrinkrankheiten. Dtsch. med. Wschr. **1951 II**, 967. — Street: Zit. nach Spillane. — Swank: Zit. nach Spillane.

Tagliaferro, P.: Le neuriti tossiche gravidiche e puerperali. Rass. Ostetr. **40**, 230—244 (1931). — Takagi: Three lectures on the preservation of health amongst the personal of the japanese navy and army. Lancet **1906**, 1369, 1451, 1520. — Terbrüggen, A.: Zwei Grundformen der allgemeinen Amyloidose, mit besonderer Berücksichtigung der Amyloidniere und Nephrose. Virchows Arch. **315**, 250—308 (1948). — Teru-Uchi, Y. T. Oyama, K. Nakamura and C. Wada: On the mode of action of vitamin B. Aetiologie of Beriberi. Jap. Med. World **9**, 309—312 (1929). — Thomas, J. J.: Recurrent polyneuritis. Philadelph. Med. J. **20** (1898). — Two cases of acute ascending paralysis with autopsy. Amer. J. Med. Sci. **1898**. — Tomasson, Helgi: Beri-beri in Iceland. Acta psychiatr. (København.) **8**, 31—35, 91—96 (1933). — Treusch, J. V.: Diabetic neuritis: A tentative working classification. Proc. Staff Meet. Mayo Clin. **20**, 393—402 (1945). — Trömner u. Wohlwill: Peripherische Nervenerkrankung bei Leukämie. 6. Tagg. der nordwestdtsch. Ges. für inn. Med., Sitzg vom 29. Jan. 1927. — Trostdorf, E.: Vegetativ-thalamische Erkrankungen bei akuter Porphyrie. Dtsch. Z. Nervenheilk. **170**, 130—159 (1953).

Vanotti, A.: Porphyrin und Porphyrinkrankheiten. Berlin: Springer 1937. — Vedder, E. B.: The pathology of beriberi. J. Amer. Med. Assoc. **110**, 893—896 (1938). — Veen, A. G. van: Das antineuritische Vitamin aus Reiskleie und die Polyneuritis der Versuchstiere. VIII. Mitt. Über das antineuritische Vitamin aus Reiskleie. Meded. Dienst. Volksgezdh. Nederl.-Indië **21**, 184—195 (1932). — Virchow, Rud.: Neue Beobachtungen über die amyloide Degeneration. Virchows Arch. **11**, 188—189 (1857).

Waldenström, J.: Neurological symptoms by socalled acute porphyria. Acta psychiatr. (København.) **14**, 375—388 (1939). — Studien über Porphyrie. Acta med. scand. (Stockh.) Suppl. **82** (1937). — Waldenström, J., and B. O. Vahlquist: Studies on the excretion of porphobilinogen in patients with socalled acute porphyria. Acta med. scand. (Stockh.) **112**, 1—14 (1944). — Wallenfels, Kurt: Gruppenübertragung im Bereich der Carbohydrasen. Aus: Biologie und Wirkung der Fermente. Berlin-Göttingen-Heidelberg: Springer 1953. — Walshe, F. M. R.: Diseases of the nervous system, 4. Aufl., S. 252. Baltimore: Williams & Wilkins 1945. Zit. nach Haymaker u. Kernohan. — Wechsler, I. S.: Etiology of polyneuritis. Arch. of Neur. **29**, 813—827 (1933). — Unrecognized cases of deficiency polyneuritis (avitaminosis ?). Med. J. a. Rec. **131**, 441—444 (1930). — Weiss, Soma: Occidental beriberi with cardiovascular manifestations. J. Amer. Med. Assoc. **115**, 832—839 (1940). — Wichmann, G.: Die Amyloiderkrankung. Beitr. path. Anat. **13**, 487—628 (1893). — Williamson, R. T.: Changes in the spinal cord in diabetes mellitus. Brit. Med. J. **1**, 122 (1904). — Woltmann, H. W., and R. M. Wilder: Diabetes mellitus; pathologic changes in the spinal cord and peripheral nerves. Arch. Int. Med. **44**, 576—603 (1929). — Woollard, H. H.: Beriberi and neuritis. Austral. J. Exper. Biol. a. Med. Sci. **9**, 173—178 (1932). — Wright, Hamilton: Changes in the neuronal centres in beri-beri neuritis. Brit. Med. J. **1901**, 1610. — An inquiry into the etiology and pathology of beri-beri. Stud. Inst. Med. Res. Federat. Malay Stat. **2**, No 1 (1902). — On the classification and pathology of beri-beri. Stud. Inst. Med. Res. Federat. Malay Stat. **2**, No 2 (1903). — A discussion on the etiology and pathology of beri-beri. Brit. Med. J. **1905**, 1095.

Yamagiva, K.: Beiträge zur Kenntnis der Kakke (Beri-Beri). Virchows Arch. **156**, 451 (1899). — Yang, Chi-shih, and K. K. Huang: Beriberi in Nanking. China Med. J. **48**, 20—36 (1934).

Zimmerman, H. M.: The pathology of the nervous system in vitamin deficiencies. Yale J. Biol. a. Med. **12**, 23—28 (1939). — Zimmerman, H. M., and Ethel Burack: Lesions of the nervous system resulting from a deficiency of the vitamin B complex. Proc. Soc. Exper. Biol. a. Med. **28**, 645 (1931).

2. Intoxikationen.

a) Alkohol.

Ajuriaguerra, J., et J. Royer: Psycho-polynévrite aigue chez une alcoolique chronique. Tableau clinique rappelant le béribéri. Ann. méd.-psychol. **95** (I), 134—140 (1937). — Alzheimer: In Kraepelin, Alkoholismus. Lehrbuch, Bd. 3. Zit. nach Weimann. — Intoxikationen aus dem Handbuch der Geisteskrankheiten, Bd. 11, spez. Teil VII. 1930.

BENDER, L., and P. SCHILDER: Encephalopathia alcoholica. (Polioencephalitis hemorrhagica superior of WERNICKE.) Arch. of Neur. **29**, 990—1053 (1933). — BONHOEFFER, K.: Pathologisch-anatomische Untersuchungen an Alkoholdeliranten. 1897. Zit. nach BUMKE-KANT, Handbuch der Neurologie, Bd. 13/II, S. 828—915. 1936. — Die alkoholischen Geistesstörungen. In Die Deutsche Klinik, Bd. VI. 1905. Nach BUMKE-KANT, Handbuch der Neurologie, Bd. 13/II, S. 828—915. 1936. — Der KORSAKOWsche Symptomenkomplex usw. Allg. Z. Psychiatr. **61** (1905). Nach BUMKE-KANT, Handbuch der Neurologie, Bd. 13/II, S. 828—915. 1936. — BOSTROEM, A.: Über Leberfunktionsstörung bei symptomatischen Psychosen, insbesondere bei Alkoholdelirien. Z. Neur. **68**, 48—60 (1921). Ref. Zbl. Neur. **26**, 459—460 (1921). — BRAUNSTEIN, SUSANNE: Die klinischen Besonderheiten der alkoholischen Polyneuritis. Diss. Basel 1939. 29 S. — BROWN, MADELAINE R.: Alcoholic polyneuritis. An evaluation of the treatment at the Boston city hospital from 1920 through 1938. J. Amer. Med. Assoc. **116**, 1615—1618 (1941). — BUMKE, O., u. F. KANT: Rausch- und Genußgifte. Giftsuchten. In BUMKE-FOERSTERS Handbuch der Neurologie, Bd. XIII, Teil 2, S. 828—915. 1936. — BUMKE, O., u. E. KRAPF: Exogene Vergiftung des Nervensystems. In BUMKE-FOERSTERS Handbuch der Neurologie, Bd. XIII, Teil 2, S. 694—827. 1936.

CAMPBELL, A. C. P., and J. H. BIGGART: WERNICKES encephalopathy (polioencephalitis haemorrhagica superior): its alcoholic and non-alcoholic incidence. J. of Path. **48**, 245—261 (1939). — CAMPBELL, ALFRED W.: Ein Beitrag zur pathologischen Anatomie der sog. Polyneuritis alcoholica. Z. Heilk. **19**, 11—40 (1893). — CASSIRER, R.: Neuritis und Polyneuritis. In Die Deutsche Klinik, Bd. VI/1, Nervenkrankheiten, S. 1021—1132. 1906.

DEJERINE: Étude sur le nervo-tabes périphérique. Arch. de Physiol. **1884**. — Contribution à l'étude de la névrite alcoolique. Arch. de Physiol. **19**, 2 (1887). — DUMESNIL: Zit. nach SPILLANE.

EDINGER, LUDWIG: Aufbau und Funktion, Untergang und Neubildung peripherer Nerven. Dtsch. Z. Nervenheilk. **59**, H. 1—4 (1918). — Über Regeneration des entarteten Nerven. Dtsch. med. Wschr. **1917**, Nr 25, 1—6.

FLAIG, J.: „Alkoholische Polyneuritis" und gewisse andere Nervenstörungen als Folge falscher Ernährung. Med. Klin. **1939 I**, 687—688.

GAMPER, E.: Zur Frage der Polioencephalitis haemorrhagica der chronischen Alkoholiker. Anatomische Befunde beim alkoholischen Korsakow und ihre Beziehungen zum klinischen Bild. Dtsch. Z. Nervenheilk. **102**, 122—129 (1928). — GOMBAULT, A.: Contribution à l'étude anatomique de la névrite parenquimateuse subaiguë et chronique. Névrite segmentaire périaxile Arch. de Neur. **1**, 177—190 (1880/81). — GOODHART, ROBERT, and NORMAN JOLLIFFE: Effects of vitamin B (B_1) therapy on the polyneuritis of alcoholic addicts. J. Amer. Med. Assoc. **110**, 414—419 (1938). — GOWERS: Handbuch der Nervenkrankheiten, übers. von GRUBE, Bd. 1, S. 122ff. 1892. — GUDDEN, HANS: Klinische und anatomische Beiträge zur Kenntnis der multiplen Alkoholneuritis nebst Bemerkungen über die Regenerationsvorgänge im peripheren Nervensystem. Arch. f. Psychiatr. **28**, 643—741 (1896).

HEILBRONNER, K.: Rückenmarksveränderungen bei multipler Neuritis der Trinker. Mschr. Psychiatr. **3**, 8 (1898).

JACKSON: Boston 1822, zit. nach SPILLANE. — JAKOB, CHR.: Akute alkoholische Neuritis bei einem 5jährigen Kinde. Jb. Kinderheilk. **36**, 200 (1893). — JOLLIFFE, NORMAN, and C. N. COLBERT: The etiology of polyneuritis in the alcohol addict. J. Amer. Med. Assoc. **107**, 642—647 (1936). — JOLLY, F.: Vortrag in der Sitzung der Berl. Med. Ges. Berl. klin. Wschr. **1891**, Nr 6. Zit. nach GUDDEN. — JUBA, ADOLF: Beiträge zur Histopathologie der Polyneuritis alcoholica. Dtsch. Z. Nervenheilk. **146**, 63—75 (1938).

KLOTZ: La polynévrite alcoolique. Paris: A. Legrand 1937. 242 S. — KORSAKOFF, S.: Eine psychische Störung kombiniert mit multipler Neuritis. Z. Psychiatr. **46**. — KRÜCHE: Zit. nach THOMSEN. Dtsch. Medicinalztg. **1884**, Nr 72.

LANCERAUX: Paralysie toxilogique. Gaz. Hôp. **1883**, Nr 46. — LEMIERRE, A., E. BOLTANSKI et J. JUSTIN-BESANÇON: Les polynévrites alcoolo-tuberculeuses. Rev. Méd. **48**, 343—371 (1931). — Bull. Acad. Méd. Paris, III. s. **105**, 676—678 (1931). — LETTSOM: Zit. nach SPILLANE. London 1786.

MERTENS, HANS-GEORG: Zur Klinik des Lathyrismus. Nervenarzt **18**, 493—499 (1947). — MONRAD-KROHN, G. H.: Polyneuritis. Schweiz. Arch. Neur. **66**, 319—338 (1950).

NONNE, M.: Klinische und anatomische Untersuchung eines Falles von Pseudotabes alcoholica. Jb. hambg. Staatskrk.anst. **2** (1890).

OPPENHEIM, H.: Beiträge zur Pathologie der „multiplen Neuritis" und Alkohollähmung. Z. klin. Med. **1886**. Zit. nach REMAK.

PEYRE, E., et P. FRICAUD: A propos d'une conception nouvelle des polynévrites alcooliques. Bull. Soc. Path. exot. Paris **29**, 894—898 (1936). — PRICE, NORMAN L.: „Alcoholic" beri-beri. Lancet **1938 I**, 831—834.

REMAK, E., u. E. FLATAU: Neuritis und Polyneuritis, Teil 1 u. 2. Wien: Alfred Hölder 1899/1900.

SATO, T.: Experimentelle Studien über die morphologischen Veränderungen der peripheren Nerven bei Alkoholvergiftung. Mitt. med. Akad. Kioto **5**, dtsch. Zus.fass. 98—99 (1931). — SCHACHTER-NANCY, M.: Un cas de pseudo-tabès alcoolique. Réflexions sur la pathogénie et le rôle des vitamines dans le déterminisme de la polynévrite alcoolique. Bull. méd. **1937**, 226—228. — SPATZ, HUGO: Über den makroskopisch-anatomischen Befund der Polioencephalitis Wernicke. Allg. Z. Psychiatr. **91** (1929). Zit. nach BUMKE-KANT. — SPEIDEL, CARL CASKEY: Studies of living nerves. V. Alcoholic neuritis and recovery. J. Comp. Neur. **64**, 77—113 (1936). — SPILLANE, JOHN D.: Nutritional disorders of the nervous system. Edinburgh: Livingstone 1947. — STERTZ: Die exogenen Reaktionsformen und die organischen Psychosen. Einleitung. In BUMKES Handbuch der Geisteskrankheiten, Bd. 7. Berlin 1928. Zit. nach BUMKE-KANT. — STRANSKY, ERWIN: Über discontinuierliche Zerfallsprozesse an der peripheren Nervenfaser. J. Psychol. u. Neur. **1**, H. 5/6 (1903). — STRAUSS, MAURICE B.: The etiology of „alcoholic" polyneuritis. Amer. J. Med. Sci. **189**, 378—382 (1935).

THOMPSON: Zit. nach SPILLANE 1868. — THOMSEN, R.: Zur Klinik der pathologischen Anatomie der multiplen „Alkohol-Neuritis". Arch. f. Psychiatr. **21**, H. 3.

VILLARET, MAURICE, L. JUSTIN-BESANÇON et H. PIERRE-KLOTZ: Les possibilités et les limites du traitement vitaminique dans la polynévrite alcoolique. Bull. Soc. méd. Hôp. Paris, III. s. **55**, 1327—1332 (1940). — VULPIAN: Leçons sur les maladies du système nerveux, Bd. II, S. 158. 1879. Zit. nach REMAK.

WAGNER V. JAUREGG: Zit. nach BUMKE-KANT. — WERNICKE: Lehrbuch der Gehirnkrankheiten, Bd. II, S. 229f. 1881. — WERTHEIM SALOMONSON: Neuritis und Polyneuritis. Aus LEWANDOWSKY, Handbuch der Neurologie, Bd. 2. 1911.

b) Blei.

ALZHEIMER: Zit. nach LEHMANN-SPATZ-WISBAUM.

BONFIGLIO, F.: Circa le alterazione della corteccia cerebrale consequenti ad intossicazione sperimentale da carbonato di piombo. (Encefalite produttiva.) Histol. Arb. Großhirnrinde **3**, 359—400 (1909). — BRASS, K.: Bleischrumpfniere bei $1^1/_4$jährigem Kind. Z. Kinderheilk. **65**, 569—586 (1948).

DOINIKOW: Siehe Allgemeiner Teil. — DÜRCK: Zit. nach SPATZ.

EDINGER, L.: Die Aufbrauchkrankheiten des Nervensystems. Dtsch. med. Wschr. **1904** u. **1905**. — Zbl. Neur. **1905**, 272.

HAMADA, INAZUMI, and MISAO NAKANO: On the morphological changes in the endings of the peripheral nerve fibres caused by experimental lead poisoning. Trans. Jap. Path. Soc. **19**, 491—492 (1929). — HARRIS, WILFRED: A classical case of lead palsy. Brit. Med. J. **1935**, No 3865, 193—194. — HASSIN, G. B.: The contrast between the brain-lesions produced by lead and those caused by epidemic encephalitis. Arch. of Neur. **6**, 268—285 (1921).

LEHMANN, K. B., H. SPATZ u. K. WISBAUM-NEUBÜRGER: Die histologischen Veränderungen des Zentralnervensystems bei der bleivergifteten Katze und deren Zusammenhang mit den klinischen Erscheinungen insbesondere mit Krampfanfällen. Z. Neur. **103**, 323—360 (1926).

MONAKOW: Zur pathologischen Anatomie der Bleilähmung und der saturninen Encephalopathie. Arch. f. Psychiatr. **10**, 495—526 (1880).

NISSL: Über die Veränderungen der Nervenzellen nach experimentell erzeugter Vergiftung. Zbl. Neur. **15**, 947—949 (1896).

OPPENHEIM, HERMANN: Zur pathologischen Anatomie der Bleilähmung. Arch. f. Psychiatr. **16**, 476—495 (1885).

PETRI, ELSE: Pathologische Anatomie und Histologie der Vergiftungen. In HENKE-LUBARSCH' Handbuch der speziellen pathologischen Anatomie und Histologie, Bd. 10. 1930. — PROPPER, N.: Über die Wirkung des Bleis auf das Nervensystem. Sovet. Nevropat. **2**, 133 bis 141 (1933).

REMAK, E.: Zur Pathogenese der Bleilähmungen. Arch. f. Psychiatr. **6**, 1—56 (1875).

SEREBRIANIK, B.: Zur Klinik der Erkrankungen des Nervensystems bei Bleivergiftung. Russk. Klin. **11**, 698—708 u. frz. Zus.fass. 707—708 (1929). — SHELDEN, WALTER D., JOHN B. DOYLE and ARNOLD E. OSTERBERG: Neuritis from arsenic and lead. The significance of chemical studies in diagnosis. Arch. of Neur. **27**, 322—332 (1932). — SHIMAZONO: Siehe Allgemeiner Teil. — STRANSKY: Siehe Allgemeiner Teil.

VILLAVERDE, JOSÉ M. DE: Sur l'avenir des parties constitutives de la fibre nerveuse dans l'intoxication expérimentale par le plomb. Trav. Labor. biol. Madrid **26**, 163—187 (1930). — VULPIAN: Maladies du système nerveux. S. 158. Paris 1879. Zit. nach OPPENHEIM.

WIEDEMANN, H.-R.: Zur Frage der kindlichen Bleivergiftung. (Über einen Fall tödlich verlaufener Bleieklampsie und zwei Fälle von Bleieinwirkung bei Kleinkindern.) Z. Kinderheilk. **63**, 213—250 (1942).

ZOLLINGER, H. V.: Durch chronische Bleivergiftung erzeugte Nierenadenome und -carcinome bei Ratten und ihre Beziehungen zu den entsprechenden Neubildungen des Menschen. Virchows Arch. 323, 694—710 (1953).

c) Triorthokresylphosphat.

ALAJOUANINE, TH., TH. HORNET, F. SIGUIER et EYRAUD: Polynévrite tardive consécutive à l'ingestion d'apiol (un cas anatomo-clinique). Revue neur. 67, 740—746 (1937). Ref. Zbl. Neur. 87, 74 (1938).

BERTOLANI, A.: Le paralisi da fosfato di creosoto. Riv. sper. Freniatr. 40, 113 (1914). Zit. nach TER BRAAK. — BOUWMAN, L., u. J. LOBSTEIN: Noch ein Fall von Polyneuritis nach Verwendung eines Abortivums. Nederl. Tijdschr. Geneesk. 1931 I, 2595—2596. — BOWDEN, DAVID D., L. A. TURLEY and H. A. SHOEMAKER: The incidence of "jake" paralysis in Oklahoma. Amer. J. Publ. Health 20, 1179—1186 (1930). Ref. Zbl. Neur. 59, 385 (1931). — BRAAK, J. W. G. TER: Eine „Epidemie" von Polyneuritis besonderen Ursprungs. Nederl. Tijdschr. Geneesk. 1931 I, 2329—2339. — BRAAK, J. W. G. TER, u. RAMON CARRILLO: Polyneuritis nach Gebrauch eines Abortivums. (Tri-Ortho-Kresyl-Phosphat-Vergiftung.) Dtsch. Z. Nervenheilk. 125, 86—116 (1932). — BURLEY, BENJAMIN T.: Polyneuritis from tricresyl-phosphate. J. Amer. Med. Assoc. 98, 298—304 (1932).

CARRILLO, RAMON: Polyneuritis durch Apiol. Rev. Asoc. méd. argent. 47, 2739—2743 (1933). — CREUTZFELDT, H. G., u. G. ORZECHOWSKI: Triorthokresylphosphatvergiftung. Fühner-Wielands Slg. Vergift.fälle 12, 147—162 (1941—1943).

ESVELD, L. W. VAN: „Apiol-polyneuritis". Acta neerl. Physiol. etc. 2, 6 (1932).

GEITHNER, R.: Zur Apiolneuritis. Dtsch. med. Wschr. 1933 I, 773. — GOODALE, R. H.: Autopsy observation in Jamaica ginger polyneuritis. Arch. of Neur. 25, 1167 (1931). Zit. nach TER BRAAK. — GOODALE, R. H., and MARGARET B. HUMPHREYS: Jamaica ginger paralysis. Autopsy observations. J. Amer. Med. Assoc. 96, 14—16 (1931). — GROSS, EBERHARD, u. ARNO GROSSE: Ein Beitrag zur Toxikologie des Orthokresylphosphates. Arch. exper. Path. u. Pharmakol. 168, 473—514 (1932).

HARRIS jr., SEALE: Jamaica ginger paralysis (a peripheral polyneuritis). South. Med. J. 23, 375—380 (1930). — HELLMUTH, KARL, u. RICHARD GRÜN: Ein weiterer Fall von Polyneuritis nach subakuter Vergiftung mit Apiol. Dtsch. med. Wschr. 1932 I, 695—696. — HOROVITZ, FILIP: Polyneuritis nach Gebrauch von Apiol. Cluj med. (rum.) 14, 152—154 u. dtsch. Zus.fass. 180 (1933). Ref. Zbl. Neur. 68, 783 (1933). — HUET, W. G.: Neuritis, verursacht durch Creosotum phosphoricum. Z. Neur. 26, 60—69 (1907).

ISENSCHMID, R., u. E. KUNZ: Gefahren moderner gewerblicher Gifte. Polyneuritis mit Retrobulbärneuritis nach Arbeit mit „Tri". Schweiz. med. Wschr. 1935 II, 612—615.

JAGDHOLD, H.: Über schwere Polyneuritis nach Gebrauch von Apiol. Dtsch. med. Wschr. 1932 I, 623—624. — Über Apiollähmungen. Arch. f. Psychiatr. 99, 826—827 (1933).

KIDD, JOHN G., and ORTHELLO R. LANGWORTHY: Jake paralysis. Paralysis following the ingestion of Jamaica ginger extract adulterated with tri-ortho-cresyl-phosphate. Bull. Johns Hopkins Hosp. 52, 39—65 (1933). Ref. Zbl. Neur. 68, 563 (1933).

MANN, L.: Drei Fälle von Apiolvergiftung. Dtsch. med. Wschr. 1932 I, 734—735. — MANTEY: Apiol, ein gefährliches Abortivum. Z. Med.beamte 45, 245—249 (1932). — MEISSNER, WERNER: Über fünf Fälle von nach Anwendung von Apiol entstandener Polyneuritis. Diss. Hamburg 1935. 23 S. — MERRITT, H. HOUSTEN and MERILL MOORE: Peripheral neuritis associated with ginger extract ingestion. New England J. Med. 203, 4—12 (1930). — MERTENS, HANS GEORG: Zur Klinik der Triorthokresylphosphatvergiftungen (zuzügl. Bericht über mehrere Fälle von Vergiftungen in einem Igelithherstellungsbetrieb). Arch. f. Pychiatr. u. Z. Neur. 179, 458—482 (1948).

NAUMANN, WERNER: Über Polyneuritiden nach Gebrauch von Apiol. Diss. Kiel 1934. 26 S.

RECHNITZ, EMIL: Sechs Fälle von Polyneuritis toxica nach Einnahme von Apiol-Kapseln. Münch. med. Wschr. 1932 I, 100—101. — REUTER, A.: Gebrauch von „Apiol" als Ursache einer charakteristischen Form von Polyneuritis. Klin. Wschr. 1932 I, 286. — ROGER, HENRI: La polynévrite apiolique. Revue neur. 39 (I), 1427—1433 (1932). — ROGER, HENRI, et MAURICE RECORDIER: Les polynévrites phosphocréosotiques. (Phosphate de créosote, ginger-paralysis, apiol.) Ann. Méd. 35, 44—63 (1934).

SCHACHTER, M.: Les méfaits d'un abortif a propos des polynévrites apioliques. Gynéc. et Obstétr. 26, 337—343 (1932). — Ärztliche Betrachtungen über Polyneuritis durch Gebrauch von Apiolpräparaten zur Herbeiführung von Abortus. Miscarea med. romana 6, 91—93 (1933). — SCHEID, WERNER: Über die Schädigungen durch Triorthokresylphosphat. Nervenarzt 18, 56—66 (1947). — SMITH, M. J., E. ELVOVE and W. H. FRAZIER: The pharmacological action of certain phenol esters, with special reference to the etiology of so-called ginger paralysis. Publ. Health Rep. 45 (II), 2509—2524 (1930). — SMITH, MAURICE K., and R. D. LILLIE: The histopathology of triorthocresyl phosphate poisoning. The etiology of so-called ginger paralysis. (III. rep.) Arch. of Neur. **26**, 976—992 (1931). — STANOJEVIC, L., and v. VUJIC: Über gehäufte toxische Polyneuritiden nach Gebrauch eines Abtreibungsmittels. Med. Klin. **1931 II**, 1821—1823. — STRANSKY, ERWIN: Bemerkung zu der Arbeit von J. W. G. TER BRAAK und RAMON CARRILLO: Polyneuritis nach Gebrauch eines Abortivums usw. Dtsch. Z. Nervenheilk. **127**, 131 (1932).

VONDERAHE, ALPHONSE R.: Pathologic changes in paralysis caused by drinking Jamaica ginger. Arch. of Neur. **25**, 29—43 (1931).

WALTHARD, B.: Die pathologische Anatomie der Triorthokresylphophatvergiftung. Virchows Arch. **316**, 619—665 (1949). — WALTHARD, KARL M.: Le réflexe rotulien dans la paralysie, séquelle tardive de l'intoxication par le phosphate triorthocrésilique. Schweiz. Arch. Neur. **49**, 263—266 (1942). — WATKINS, J. H.: Experimental polyneuritis in chickens given jamaica ginger. Proc. Soc. Exper. Biol. a. Med. **27**, 900—901 (1930). — WERTHEIM SALOMONSON, J. K. A.: Toxische Polyneuritis bei einem Phthisiker. Neur. Zbl. **25**, 434—437 (1906). — WITTKE, JOHANNES: Über Polyneuritis nach Gebrauch von Apiol. Med. Welt **1932**, 916—917. — WUITE, J. J.: Polyneuritis nach Anwendung von Apiol als Abortivum. Nederl. Tijdschr. Geneesk. **1933**, 795—799.

ZELIGS, MEYER A.: Upper motor neuron sequelae in "jake" paralysis: A clinical follow up study. J. Nerv. Dis. **87**, 464—470 (1938).

d) Arsen.

BUCHTA: Über Arsenpolyneuritis. Ges. der Neur. u. Psychiatr. Groß-Hamburg, Sitzg. v. 14. Dez. 1929.

DEUTSCH, LEO: Über einen Fall von Polyneuritis cranialis arsenicosa. Nervenarzt **10**, 508—514 (1937). — DROGICIN, E. A.: Toxische Polyneuritiden. Arb. Forsch.inst. Arbeitshyg. etc. Obuch, Moskau **1940**, 3—66.

ERLICKI, A. u. RYBALKIN: Über Arseniklähmung. Arch. f. Psychiatr. **23**, 861—895 (1892).

GALLOWITSCH, PAUL: Betaxin (Vitamin B_1) bei Arsen-Polyneuritis. Münch. med. Wschr. **1937 II**, 1138—1139. — GERGELY, BÉLA: Fall von Polyneuritis (Pseudotabes) arsenicosa. Therapia (Budapest) **7**, 473—475 (1930). — GRIGORESCU, I., STOIA u. OLTEANU: Der diagnostische Wert der halbmondförmigen weißen Nagelbänder bei Arsenpolyneuritis. Spital (rum.) **56**, 9—10 (1936).

HASSIN, GEORGE B.: Symptomatology of arsenical polyneuritis. J. Nerv. Dis. **72**, 628 bis 636 (1930). — Symptomenbild der Arsenikpolyneuritis. Rev. argent. Neur. etc. **5**, 34—40 u. dtsch Zus.fass. 40 (1931). — HATTINGBERG, I. v.: Die Erkrankungen des Nervensystems durch gewerbliche Vergiftungen. I. Teil. Blei, Hg, Th. Ma, Cu, Ba, As, Sb, P. Fortschr. Neur. **12**, 1—18 (1940). — HENSCHEN, S. E.: On arsenical paralysis. Ref. Zbl. Neur. **13**, 151—152 (1894).

KOCH: Über Polyneuritis bei chronischer Arsenvergiftung. Psychiatr.-neur. Wschr. **1942**, 289—290.

LEYDEN, v.: Klinik der Rückenmarkskrankheiten, Bd. 2, S. 296. 1875. Zit. nach REMAK-FLATAU. — LYON, GASTON: Un cas insolite de polynévrite arsenicale. Bull. méd. **1937**, 781—782.

MEES, R. A.: Das Nagelband bei Polyneuritis arsenicosa. Nederl. Tijdschr. Geneesk. **1936**, 312—314. — MILIAN, G.: Polynévrite arsenicale. Paris méd. **1935 I**, 200—203.

ROSENWASSER, HARRY: Neuritis of the auditory nerve occuring during intravenous arsenic medication. Report of a case with recovery. Arch. of Otolaryng. **15**, 284—288 (1932).

SCEPROOSKAJA, E. V., i E. D. TENDER: Polyneuritiden bei massiver Arsentherapie, ihre Pathogenese und Therapiemethoden. Nevropat i t.d. **18**, 2, 27—32 (1949). — SCHLIPP, HANS: Ein Fall von Arsenpolyneuritis. Diss. Jena 1938 (1937). 26 S. — SCHMITT, FRANCIS O., ROYCE K. SKOW and ELMER D. BUEKER: The effect of arsenite on medullated nerve. Amer. J. Physiol. **108**, 14—21 (1934). — SHELDEN, WALTER D., JOHN B. DOYLE and ARNOLD E. OSTERBERG: Neuritis from arsenic and lead. The significance of chemical studies in diagnosis. Arch. of Neur. **27**, 322—332 (1932). — STERLING, W., L. PRUSSAK u. M. WOLFF: Das MEESsche Symptom und seine druckdemarkative Modifikation bei Polyneuritis. Warszaw. Czas. lek. **13**, 107—144 (1936).

VILTER, R. W., C. D. ARING and T. D. SPIES: A case of arsenic peripheral neuritis treated with synthetic Vitamin B_6 and alphatocopherol. J. Amer. Med. Assoc. **115**, 209 (1940). — VRIES, ERNST DE: Ein Fall von Arsenpolyneuritis. Geneesk. Tijdschr. Nederl.-Indië **74**, 1671—1673 (1934).

e) Salvarsan.

AUSTREGESILO, A.: Intrakranielle Polyradiculitis oder Polyneuritis durch Salvarsanrezidiv. Arqu. brasil. Neuriatr. **16**, 1—5 (1933).

CORELLI, FERDINANDO: Polineurite arsenobenzolica. Epatoterapia nelle polineuriti. Osservazioni sugli accidenti della terapia antiluetica. Policlinico, Sez. prat. **1935**, 1179—1189.

DOINIKOW, B.: Über das Verhalten des Nervensystems gesunder Kaninchen zu hohen Salvarsandosen. Münch. med. Wschr. **1913**, Nr 15. — Zbl. Neur. **1913**, 1512.

GRIMMER, HEINZ: Toxische Polyneuritis durch Neosalvarsan. Z. Hautkrkh. **3**, 17—22 (1947).

KELLOG, FREDERICK, and NORMAN N. EPSTEIN: Polyneuritis following neoarsphenamine therapy. Report of a case with an associated exfolitive dermatitis. Arch. of Dermat. **30**, 251—256 (1934). — KNAPE u. FOELSCHE: Zit. nach RICKER. — KRISCHEK, JOSEF: Ein Beitrag zur Frage der Salvarsanschäden am Nervensystem. Med. Klin. **1948**, 579—582.

MERTENS, H.-G.: Über toxische und allergische Polyneuritiden nach Salvarsanbehandlung. Verh. dtsch. Ges. inn. Med. **55**, 168—170 (1949). — Zur Salvarsan-Polyneuritis. Nervenarzt **20**, 348—354 (1949). — MERTENS, H.-G., HEINRICH ANTZ: Zur Klinik und Pathogenese der Salvarsanschäden am Nervensystem. Dtsch. Z. Nervenheilk. **161**, 135—166 (1949). — MILLAN, G.: Polynévrite généralisée par le tréparsol chez une malade atteinte de maladie de DUHRING. Rev. franç. Dermat. 8, 282—287 (1932).

OLIVET, ALFRED: Polyneuritis nach Neosalvarsanbehandlung bei syphilitischem Ikterus. Dtsch. Z. Nervenheilk. **123**, 288—293 (1932).

RICKER, GUSTAV: Pathologie als Naturwissenschaft. Relationspathologie. Berlin: Springer 1924. — RINK, E. H.: Peripheral neuritis occurring during antisyphilitic treatment. Lancet **1934 I**, 570—571.

TELLENBACH, HUBERT: Zur Pathogenese und Klinik der „Salvarsankrankheit", insonderheit der Salvarsanpolyneuritis. Dtsch. Z. Nervenheilk. **163**, 40—71 (1949).

f) Sulfonamide.

BENOIT, W.: Die Neuroleukocytose beim Meerschweinchen. Virchows Arch. **324**, 477 bis 488 (1953). — BRUUN, EGON, u. KNUD HERMANN UETER: Pathogenese der Neuritis nach Sulfonamidbehandlung. Nord. Med. **1942**, 1317—1320 u. engl. Zus.fass. 1320. — Acta med. scand. (Stockh.) **111**, 261—279 (1942).

CAMPAILLA, GIUSEPPE: Polinevriti da Sulfamidici. Giorn. Clin. med. **22**, 114—132 (1941).

EKBOM, K. A.: Polyneuritis nach Uliron. Sv. Läkartidn. **1940**, 1163—1166. — ENNEKING, J. A. M. J., u. J. J. G. PRICK: Komplikationen durch die Behandlung mit Sulfanilamidverbindungen, Verwicklungen von seiten des peripheren Nervensystems. Acta med. scand. (Stockh.) **117**, III—IV, 313—333 (1944).

FISHER, J. H., and J. R. GILMOUR: Encephalomyelitis following administration of sulphanilamide. Lancet **1939 I**, 301. — FREUSBERG, O.: Polyneuritis nach Uironverabreichung. Dtsch. med. Wschr. **1938 I**, 776—778.

GARVEY, PAUL H., NATHANIEL JONES and STAFFORD L. WARREN: Polyradiculoneuritis (GUILLAIN-BARRÉ syndrome) following the use of sulfanilamide and fever therapy. J. Amer. Med. Assoc. **115**, 1955—1962. — GELBJERG-HANSEN, G., u. KNUD H. KRABBE: Polyneuritis fremkaldt af uliron. Saertryk Ugeskr. Laeg. **1938**, Nr 20, 568. — GLÜCKERT, H., u. W. BENOIT: Zur Klinik und Pathologie der Sulfonamidschädigungen am peripheren Nervensystem. Nervenarzt **23**, 17—21 (1952). — GRIMMER, HEINZ: Toxische Polyneuritis durch Neosalvarsan. Z. Hautkrkh. **3**, 17—22 (1947). — GSELL, OTTO: Toxische Polyneuritis durch Sulfa-Methyl-Thiazol. Schweiz. med. Wschr. **1941 II**, 1576—1577.

HAGEMANN u. RICHTER: Nervenlähmung nach eigenmächtiger Ulironeinnahme. Dtsch. Mil.arzt **3**, 494—496 (1938). — HALBERG, V.: Periphere Neuritis nach Ulironbehandlung. Nord. Med. **1940**, 676. — HAYMAKER, W., and J. B. SAUNDERS: Proc. Soc. Exper. Biol. a. Med.: **59**, 306 (1945). — HERMANN, KNUD: Polyneuritis nach Ulironbehandlung. Ugeskr. Laeg. (dän.) **1940**, 809—810 u. engl. Zus.fass. 810. — HOLMES and MEDAWAR: Lancet **1942 II**. Zit. nach GLÜCKERT-BENOIT. — HÜLLSTRUNG, H., u. FR. KRAUSE: Polyneuritis nach sulfonamidhaltigen Verbindungen bei Menschen und Tauben. Dtsch. med. Wschr. **1938 I**, 114—116; **1938 II**, 1213—1217.

KRÜCKE, W.: Zur pathologischen Anatomie der Sulfonamidschädigung bei Injektion in den Subarachnoidalraum. Nervenarzt **18**, 319—323 (1947).

ORNSTEEN, A. M., and WILLIAM FURST: Peripheral neuritis due to sulfanilamide. J. Amer. Med. Assoc. **111**, 2103—2104 (1938).

RADERMECKER: Polynévrite consécutive à un traitement d'ulirone. J. belge Neur. **39**, 349—356 (1939). — RIJSSEL, TH. G. VAN, u. L. MEYLER: Arteriitis generalisata necroticans nach gebruik van sulfonamides. Nederl. Tijdschr. Geneesk. **91**, 2649—2658 (1947). — ROST, JOACHIM: Polyneuritis nach peroraler Verabreichung sulfonamidhaltiger Azrneimittel. Mschr. Psychiatr. **100**, 92—97 (1938).

SANTO, E.: Über eine schwere Erkrankung des Rückenmarks nach Ulironbehandlung einer Gonorrhe. Frankf. Z. Path. **53**, 105—119 (1939). — SCHUBERT, M.: Todesfall infolge Rückenmarkserweichung nach Uliron (Kombinationsschädigung). Dermat. Wschr. **107**, 1361—1366 (1938). — SWIATKIEWICZ, JULIAN: Polyneuritis und Polyneuromyositis als Folge der therapeutischen Anwendung des Ulirons bei Tripper. Polska Gaz. lek. **1939**, 192—193.

VALKENBURG, C. T. VAN, u. G. A. KREUZWENDEDICH VON DEM BORNE: Polyneuritis nach Ulironanwendung. Nederl. Tijdschr. Geneesk. **1938**, 4700—4704, engl. u. franz. Zus.fass. 4704. — Lancet **1938 II**, 889—890.

WIGTON, ROBERT S., and SAMUEL HARRIS JOHNSON III: Peripheral neuritis following sulfanilyl sulfanilamide. J. Amer. Med. Assoc. **111**, 1641—1642 (1938).

g) Isonicotinsäurehydrazid.

KLINGHARDT, G. W.: Experimentelle Nervenfaserschädigung durch Isonikotinsäurehydrazid und ihre Bedeutung für die Klinik. Verh. dtsch. Ges. inn. Med. **1954**. — KLINGHARDT, G. W., K. L. RADENBACH u. S. MROWKA: Neurologische Komplikationen bei der Tuberkulosebehandlung mit Isonikotinsäurehydrazid. Wien. med. Wschr. **1954**, 301—306.

h) Thallium.

CORTELLA, E.: Ulteriori ricerche sulle alterazioni delle terminazioni nervose cutanee nella intossicazione da tallio. Boll. Sz. region Soc. ital. Dermat. **1933**, Nr 3, 275—277.

GREVING, R., u. O. GAGEL: Pathologisch-anatomische Befunde am Nervensystem nach experimenteller Thalliumvergiftung. Z. Neur. **120**, 805—815 (1929).

SCHARRER, ERNST: Histopathologische Befunde im Zentralnervensystem bei Thalliumvergiftung. Z. Neur. **145**, 454—461 (1933). — SHORT, CHARLES: A case of polyneuritis from thallium acetate. J. Amer. Med. Assoc. **97**, 101—102 (1931).

i) Verschiedene Vergiftungen.

CHAVANY, J.-A., et E. BOURDILLON: Polyradiculite sensitive recidivante provoquée par des injections de sels d'or. Revue neur. **40** (II), 628—634 (1933). — CHINAGLIA, ALCIDE: Sulle alterazioni del sistema nervoso centrale e periferico nell'avvelenamento sperimentale da stronzio. II. La polinevrite da stronzio. Riv. sper. Freniatr. **54**, 341—350 (1930). — Sulle alterazioni del sistema nervoso centrale e periferico nell'avvelenamento sperimentale da stronzio. I. La poliomielite acuta da stronzio e la sua reversibilità clinico-anatomica. Atti Soc. med.-chir. Padova ecc. **8**, 16—19 (1931). — La polinevrite sperimentale da stronzio. Atti Soc. med.-chir. Padova ecc. **8**, 126—129 (1931). — COPPÉE, G., et H.-B. PEUGNET: Action du sulfate de strychnine sur les nerfs périphériques. C. r. Soc. Biol. Paris **123**, 283—286 (1936).

DELFINI, C.: Ricerche sulla rete neurofibrillare nell'intossicazione acuta sperimentale da nicotina coi netodi Donaggio. Riv. sper. Freniatr. **54**, 477—483 (1930). — DROGICHINA, E. A.: To the clinic of the hydrogen sulphidic polyneurites. Nevropat. i t.d. **9**, Nr 9, 31—39 (1940). — DROGICIN, E. A.: Toxische Polyneuritiden. Arb. Forsch.inst. Arbeitshyg. etc. Obuch, Moskau **1940**, 3—66.

HATTINGBERG, I. v.: Die Erkrankungen des Nervensystems durch gewerbliche Vergiftungen. I. Teil. Blei, Hg, Th, Ma, Cu, Ba, As, Sb, P. Fortschr. Neur. **12**, 1—18 (1940). — HEUDTLASS, A. P., y GARRE OSVALDO: Polyneuritis infolge Goldbehandlung. Arch. Tisiol. **12**, 154—159 (1936). — HOSAKA, TUNEO: Experimentelle Untersuchungen über die Veränderungen der sensiblen Nervenendigungen im Zahnfleisch beim Ergotismus. J. of Orient. Med. **25**, 17 (1936).

JAKOB, P.: Un cas depolynévrite aurique. Bull. Soc. méd. Hôp. Paris, III. s. **50**, 280—281 (1934). — JAKSCH-WARTENHORST, R.: Über Polyneuritis nach therapeutischem Gebrauch von Phosphatol und Phosphat. Dtsch. med. Wschr. **1932 II**, 1063.

KEPP, FR. V.: Über Tabakpolyneuritis. Dtsch. Z. Nervenheilk. **146**, 182—186 (1938). — KOLIK, M.: Die neurologische Semiotik bei Arbeitern der Nitrobenzolindustrie. Vrač. Delo **14**, 948—951 u. dtsch. Zus.fass. 951 (1931). — KROLL, FRIEDRICH WILHELM: Koloquinten-Polyneuritis. Z. Neur. **162**, 422—425 (1938).

LAEDERICH, L., et BERNARD PICHON: Dermite bullo-ulcéreuse et polynévrite par intoxication barbiturique. Bull. Soc. méd. Hôp. Paris, III. s. **49**, 1413—1418 (1933). — LEVI, ANGELINA: Modificazioni indotte nei rami nervosi terminali di gastrocnemi di rane stricnizzate e di rane curarizzate. Boll. Soc. ital. Biol. sper. **10**, 781—782 (1935). — LOEWENSTEIN, S.: Ischiadicuslähmung durch medikamentöse Injektion von Stronchin. Nervenarzt **5**, 141—142 (1932).

MANKOWSKIJ, B.: Zur Klinik der professionellen Erkrankungen des Nervensystems. Neuritiden nach CO-Vergiftung. Trudy Klin. nerv. Bol. kiev. Inst. Usoverš. Vrač. **1**, 355 bis 369 (1928). — MANKOWSKY, B. N.: Neuritiden nach CO-Vergiftung. Dtsch. Z. Nervenheilk. **109**, 84—108 (1929). — MILIAN, G.: Polynévrite par le tréparsol chez une malade atteinte de maladie de DUHRING. Rev. franç. Dermat. **8**, 282—287 (1932).

NADLER, J. ERNEST: Peripheral neuritis caused by prolonged use of dinitrophenol J. Amer. Med. Assoc. **105**, 12—13 (1935). — NEDELMANN, E.: Über Lähmungen des N. ischiadicus nach Stronchininjektionen. Dtsch. med. Wschr. **1933 I**, 534—535.

SANDRI, PLINIO: Il reticulo periferico della cellula nervosa nella intossicazione sperimentale da stronzio. Atti Soc. med.-chir. Padova ecc. **9**, 38—40 (1931). — ŠARIČ, DRAGO: Polyneuritis durch Leuchtgasvergiftung. Revue neur. **32**, 134—137 (1935). — SCHILF, E.: Über zwei Zustandsbilder am Nervensystem (Hydrocephalus int. und Radiculitis) nach Kohlenoxydeinwirkung nebst Erörterung der „Vergiftung" durch Kohlenoxyd. Psychiatr., Neurol. u. med. Psychol. **3**, 193—195 (1951).

WEILL, ARTHUR: Die Wirkung von Schlangengiften auf das Nervengewebe. Arch. exper. Path. u. Pharmakol. **154**, 228—238 (1930).

B. Entzündungen.

1. Bakterielle Infektionen.

a) Lepra.

ARNING, E.: Über das Vorkommen des Bacillus leprae bei Lepra anaesthetica sive nervorum. Virchows Arch. **97**, 170—171 (1884). — ARNING, E., u. M. NONNE: Weiterer Beitrag zur Klinik und Anatomie der Neuritis leprosa. Virchows Arch. **134**, 319—330 (1893). — ASKANAZY, M.: Die Rolle der Nerven im Lepraprozeß. Verh. dtsch. path. Ges. **15**, 182—190 (1912). — Zbl. Path. **23**, 446 (1912).

BAELZ, E.: Zur Lehre von der Lepra und ihrer Behandlung. Berl. klin. Wschr. **1897**, 997, 1031. — BALIÑA, PEDRO L.: Über 6 klinische Leprafälle. Rev. argent. Dermato-Sifilol. **13**, 71—89 (1930). — BASOMBRIO, GUILLERMO: Die lepröse Neuritis des Ramus auricularis des Plexus cervicalis superficialis. Rev. argent. Dermato-Sifilol. **18**, 113—137 (1934). — BODECHTEL, G., u. A. SCHRADER: Die Erkrankungen des Rückenmarkes. In Handbuch der inneren Medizin, Bd. V/2, S. 554. Berlin-Göttingen-Heidelberg: Springer 1953. — BOSQ, PABLO: Histologische Diagnose der leprösen Neuritis mittels Biopsie. Rev. argent. Dermato-Sifilol. **20**, 223—243 (1936). — BÜNGELER, WALTER: Gibt es eine kongenitale Lepra? Klin. Wschr. **1941 II**, 1169—1171.

CHATTERJI, S. N.: Thickened nerves in leprosy in relation to skin lesions. Internat. J. Leprosy **1**, 283—292 (1933).

DANIELSSEN, D. C., et W. BOECK: Traité de la spedalskhed ou elephantiasis des Grecs. Paris 1848. — DEHIO, K.: Über die Erkrankungen der peripheren Nerven bei der Lepra. Petersburg. Wschr. **1889**, 362. — DENNEY, OSWALD E., RALPH HOPKINS and FREDERICK A. JOHANSEN: Sklerodermalike lesions in lepers. South Med. J. **23**, 1003—1006 (1930). — DOW, D. P.: Late results of nerve decapsulation in leprosy. Leprosy India 8, 113—118 (1936). — DOW, DONALD P., and JOHN S. NARAYAN: Treatment of nerve reaction. Leprosy Rev. **6**, 79—81 (1935).

GASS, H. H.: The late neural case. Leprosy India **9**, 14—17 (1937). — GLÜCK: Zur Differentialdiagnose zwischen Lepra und Syringomyelie. Wien. med. Wschr. **1898**, Nr 28.

HASHIMOTO, TETSUTARO: On changes of fine nerve fibres in leprous skin eruptions. Lepro (Osaka) **4**, Nr 4, engl. Zus.fass. 55 (1933).

JEANSELME: Des troubles sensitifs dans la lèpre. Bull. Soc. méd. Hôp. Paris **1897**, Nr 26, 963. — JOSSELIN DE JONG, R. DE: Über tropho-neurotische Atrophie in Knochen. (Im Anschluß an eine Untersuchung von Organen bei einem Kranken mit Lepra mutilans.) Nederl. Tijdschr. Geneesk. **1934**, 1720—1727 u. dtsch. Zus.fass. 1727.

KIRK, N. T.: Neurotrophic changes in leprosy. Mil. Surgeon 69, 18—25 (1931). — KLEMPERER, P.: Proc. Tumor Seminar Amer. Soc. Clin. Path. **1942**, 2. Zit. nach MOHR. — KLINGMÜLLER, VICTOR: Die Lepra. In BERGMANN-STAEHELINS Handbuch der inneren Medizin, 3. Aufl., S. 1213—1230 u. 9 Abb. Unter Mitwirkung von V. SALLE. 1934. — Ergebnisse der Lepraforschung seit 1930. Ergänzung zum Beitrage „Lepra" in Handbuch der Haut- und Geschlechtskrankheiten, Bd. X/2. 1930. — Zbl. Hautkrkh. **57**, 321—424 (1937) u. Berlin: Springer 1938. 110 S.

LAEHR, M.: Die nervösen Krankheitserscheinungen der Lepra mit besonderer Berücksichtigung ihrer Differentialdiagnose nach eigenen auf einer Studienreise in Sarajewo und Constantinopel gesammelten Erfahrungen. Berlin 1899. 162 S. — LIE, H. P.: Über pathologische Veränderungen im Zentralnervensystem bei Lepra. Med. Rev. **46**, 450—452 (1929). — Pathological changes in the central nervous system in leprosy. Leprosy Rev. **1**, 18—20 (1930). — LOOFT, C.: Anatomie der Lepra anaesthetica, insbesondere des Rückenmarkes. Virchows Arch. **128**, 215—223 (1892). — LOWE, JOHN: A further note on nerve abscess in leprosy. Internat. J. Leprosy **2**, 301—304 (1934). — LOWE, J., and S. N. CHATTERJI: Some causes, other than leprosy, of loss of skin sensation, paralysis, and deformity. Leprosy India 8, 141—146 (1936). — Surgical removal of the sheath of ulnar nerve in severe leprous neuritis. Leprosy India **11**, 44—52 (1939).

MOHR, W.: Lepra. In Handbuch der inneren Medizin, Bd. I/2, S. 306—357. Berlin: Springer 1952. — MUIR, E.: The relationship of skin and nerve leprosy. Indian J. Med.

Res. 22, 383—392 (1934). — MUIR, E., and S. N. CHATTERJI: Leprous nerve lesions of the cutis and subcutis. Internat. J. Leprosy 1, 129—148 (1933).

NICOLAS, J., et J. ROUSSET: Deux cas de forme trophoneurotique de la maladie de HANSEN. Bull. Soc. franç. Dermat. 40, 326—328 (1933). — NONNE, M.: Klinische und anatomische Untersuchung eines Falles von generalisierter tuberöser Lepra mit besonderer Berücksichtigung des Nervensystems. Jb. hambg. Staatskrk.anst. 3, 1891/92 (1894).

OGASAWARA, N., u. S. NINOMIYA: Über die leprösen Nervenabszesse. Acta dermat. (Kioto) 24, 68 (1934). — ORLANDO, ROQUE: Ein typischer Fall von peripherer Dissoziation der Sensibilität bei der Lepra nervosa. Rev. Especial. méd. 5, 839—843. — Rev. argent. Neur. etc. 4, 237—240.

PARMAKSON, P.: Über die tuberkuloiden Veränderungen bei Nervenlepra in Estland. Arch. Schiffs- u. Tropenhyg. 42, 401—412 (1938). — PLENSKE: Über einen Fall von Nervenlepra. Öff. Gesdh.dienst 6, A13—A16 (1940).

SAIJO, YOSHIKA, u. MASUICHI TAKINO: Die Nervenendapparate im leprösen Gewebe. Acta Scholae med. Kioto 12, 55—62 (1929). — Die pathologischen Veränderungen der MEISSNERschen Körperchen bei Lepra. Acta Scholae med. Kioto 12, 63—66 (1929). — SCHULTZE, F.: Zur Kenntnis der Lepra. Dtsch. Arch. klin. Med. 43, 496—514 (1888). — SUDAKEWITSCH, J.: Beiträge zur pathologischen Anatomie der Lepra (Lepra arabum). II. Veränderungen der PACINIschen Körper. Beitr. path. Anat. 2, 339—345 (1888).

TAKINO, MASUICHI: Die pathologischen Veränderungen der Hautnerven bei Lepra. Acta Scholae med. Kioto 13, 1—15 (1930). — Die Veränderungen der vegetativen Nerven bei der Lepra. Lepro (Osaka) 2, 1—30 (1931). — THOMA, R.: Beiträge zur pathologischen Anatomie der Lepra arabum. Virchows Arch. 57, 455—480 (1873). — TILDEN, J. L.: Amer. J. Clin. Path. 15, 165 (1945). Zit. nach MOHR. — TROYA, J., u. M. RODRIGUEZ: Rein lepröse Neuritiden? Actas dermosifiliogr. 26, 369—372 (1934).

UCHIDA, MAMORU: On the state of the sensibility of the region of the eye in leprosy. Acta Soc. ophthalm. jap. 34, 257—270 u. engl. Zus.fass. 11 (1930).

VIRCHOW, RUDOLF: Die krankhaften Geschwülste, Bd. 2, Teil 2. Berlin: August Hirschwald 1864/65.

WADE, H. W.: Tuberculoid changes in leprosy. III. The pathology of a nerve abscess. Internat. J. Leprosy 2, 293—304 (1934). — The skin lesions of neural leprosy. I. General introduction. Internat. J. Leprosy 4, 409—430 (1936). — WADE, H. W., and JOSE N. RODRIGUEZ: The skin lesions of neural leprosy. II. Observations in Cebu. Internat. J. Leprosy 5, 1—30 (1937). — WATANABE: Veränderung der hinteren Wurzeln und des Hinterstranges bei Lepra. Mitt. med. Ges. Tokyo 44, 155—184 (1930).

b) Syphilis.

ALAJOUANINE, TH., R. THUREL et G. BOUDIN: Polynévrite syphilitique avec troubles trophiques et ostéoporose diffuse. Psychose de KORSAKOFF. Revue neur. 41 (II), 857—860 (1934).

BUZZARD, THOMAS: A case of rapid and almost universal paralysis of the four extremities, both sides of face, respiration, deglutition. Syphilitic history. Recovery. Red. March 12, 1880.

CIOCCO, ANTONIO, and ALBERT WEISTEIN: Involvement of the eight nerve in syphilis with special reference to the results of treatment. Amer. J. Med. Sci. 187, 100—110 (1934).

EHRMANN: Über Befunde von Spirochaeta pallida in den Nerven des Präputiums bei syphilitischer Initialsklerose. Dtsch. med. Wschr. 1906. Zit. nach SARBÓ.

FÜRSTNER: Über peripherische Neuritis bei progressiver Paralyse. Arch. f. Psychiatr. 24, 83—111 (1892).

GUILLAIN, GEORGES, et J. PERISSON: Névrite hypertrophique chronique sclérogommeuse du nerf cubital chez un syphilitique tabétique. Revue neur. 38 (I), 27—31 (1931).

HASSELT, E. H. VAN: Einige Fälle von Syphilis im Gebiet des Nervus octavus. Geneesk. Tijdschr. Nederl.-Indië 74, 1698—1705 (1934). — HASSIN, GEORGE: Syphilis (?) of the oculomotor nerve. Arch. of Neur. 25, 116—127 (1931). — HOFFMANN, E.: Morphologie und Biologie der Spirochaeta pallida. In Handbuch der Haut- und Geschlechtskrankheiten, Bd. 15, S. 1. Berlin: Springer 1927.

JUBA, A., u. A. SZATMÁRI: Landryartige Polyradiculoganglionitis bei einem Syphilitiker. Dtsch. Z. Nervenheilk. 142, 28—38 (1937).

KREINDLER, A., et F. ANASTASIU: Polyradiculonévrite avec dissociation albuminocytologique (syndrome GUILLAIN-BARRÉ) à forme pseudo-myopathique chez un syphilitique. Revue neur. 71, 759—764 (1939).

LEVADITI, C., R. SCHOEN et A. VAISMAN: Étude expérimentale de la neurosyphilis. Influence des souches tréponémiques. C. r. Soc. Biol. Paris 122, 732—734 (1936). — LEWIS, DONALD K.: Acoustic neuritis associated with keratitis. Ann. of Otol. 56, 194—205 (1947). — LEYDEN, E.: Über die Beteiligung der Muskeln und motorischen Nervenapparate bei der Tabes dorsalis. Dtsch. Z. inn. Med. 1887.

MARGOLIN, G., i K. KANAREJKIN: Zur Frage der späten syphilitischen Polyneuritis. Nevropat. i t.d. 5, 1375—1378 (1936). — MARGULIS, M. S.: Über syphilitische Polyneuritis. Dtsch. Z. Nervenheilk. 115, 46—71 (1930). — MARKUS, L.: Über die Bedeutung der spezifischen Therapie in der Pathogenese der Neurolues. Arb. allukrain. Inst. Venerol., Charkow 4, 132—135 u. dtsch. Zus.fass. 136 (1934). — MENDONCA, CASTRO: Neuritis syphilitica des VII. und VIII. Gehirnnervenpaares. Ann. brasil. Dermat. 6, 39—45 (1930). — MILIAN, G.: Paralysie faciale syphilitique périphérique roséolique. Rev. franç. Dermat. 7, 266—267 (1931).

NONNE, M.: Erinnerungen und Bekenntnisse auf dem Gebiete der Neurolues. Dtsch. Z. Chir. 248, 177—189 (1936).

ORNSTEEN, A. M.: Isolated bilateral trigeminal nerve disease presumably syphilitic in origin. J. Nerv. Dis. 74, 297—300 (1931).

PARHON, C., I. MARIE BRIESE et I. CIOFEA: Polyradiculite syphilitique. Bull. Soc. roum. Neur. etc. 5, 16—22 (1928). — POPOW, N. A.: Über die syphilitische Polyneuritis. Dtsch. Z. Nervenheilk. 138, 217—228 (1935).

RENZETTI, G.: Poliradiculo-nevrite luetica con dissociazione albumino-citologica a tipo di sindrome de GUILLAIN-BARRÉ e ad andamento ascendente. Riv. neur. 13, 211—226 (1940). — ROSENTHAL, HEINRICH: Über syphilitische periphere Facialislähmung. Diss. Rostock 1939. 12 S. — ROSTAN, ALBERTO: Contributo alla conoscenza della polinevrite nella lues terziaria. Riv. Neur. 6, 449—461 (1933).

SARBÓ, A. v.: Syphilitische Erkrankungen des Zentralnervensystems (Nervensyphilis). In BUMKE-FOERSTERS Handbuch der Neurologie, Bd. XII, Infektionen und Intoxikationen, 1. Teil. Berlin: Springer 1935. — SHEPPE, W. M., and A. L. OSTERMAN: Peripheral neurosyphilis affecting the left common peroneal nerve. Amer. J. Syph. 16, 90—97 (1932). — SIMON, ALEXANDER, and SIDNEY BERMAN: Syphilitic polyneuritis. A clinicopathologic entity. Arch. of Neur. 42, 273—285 (1939). — STEINER, G.: Beiträge zur pathologischen Anatomie der peripheren Nerven bei den metasyphilitischen Erkrankungen. Arch. f. Psychiatr. 49, 667—721 (1912). — STRASMANN: Ein Beitrag zur Pathogenese der HEUBNERschen Endarteriitis durch den Nachweis der Spirochaeta pallida in den entzündlichen Gefäßen. Beitr. path. Anat. 49 (1910). Zit. nach SARBÓ. — Zwei Fälle von Syphilis des Zentralnervensystems mit Fieber, der zweite mit positivem Spirochätenbefund im Gehirn und Rückenmark. Dtsch. Z. Nervenheilk. 40 (1910). Zit. nach SARBÓ. — STRAUSS, MAURICE: Diplegia facialis in early syphilis. Report of a case. Arch. of Dermat. 20, 306—314 (1929).

TRABAUD, J.: Syndrome de GUILLAIN et BARRÉ ou polyradiculonévrite avec dissociation albuminocytologique au cours d'une syphilis ignorée. Revue neur. 36 (I), 808—811 (1929).

VIGNALE, BARTHOLOMÉ, et J. MALET: Première observation d'altération des terminaisons nerveuses de la pulpe de l'index causées par la syphilis. Rev. sud-amér. Méd. 1, 723—724.

WULFFTEN, PALTHE P. M. VAN: Syphilis des Nervensystems bei Asiaten in Niederländisch-Indien (Java und Sumatra). Acta psychiatr. (Københ.) 12, 207—255 (1937).

c) Tuberkulose.

BRASS, K.: Über ein extrarenales Nierensyndrom bei schwerer tuberkulöser Peri- und Endoneuritis der caudalen Spinalnerven. Frankf. Z. Path. 61, 539—546 (1950).

CODVELLE, F., L. FERRABOUC et J. HENRION: Paralysie cubitale bilatérale au cours d'une pleursie séro-fibrineuse (polynévrite tuberculeuse?). Bull. Soc. méd. Hôp. Paris, III. s. 52, 1152—1155 (1936).

DURANTE, G.: Nerfs. In CORNIL et RANVIER, Histologie pathologique, Bd. III, S. 425 bis 851. 1907.

GARCIA, OTERO, J. C., y HECTOR FRANCHI: Tuberculosis und Polyneuritis. Rev. Tbc. Uruguay 2, 315—319 (1932).

HASSELBACH, FRIEDRICH: Polyneuritiden bei Lungen- und Darmtuberkulose, ihre Beziehung zur B_1-Mangelkrankheit und zur Frage der Polyavitaminosen. Dtsch. med. Wschr. 1937 II, 1150—1153.

JOFFROY: Névrite parenchymateuse spontanée généralisée ou partielle. Arch. de Physiol. 1879. Zit. nach DURANTE.

KRAUSPE, CARL: Pathologisch-anatomische Befunde bei Leptomeningitis tuberculosa nach klinischer Behandlung mit chemotherapeutischen Mitteln (Streptomycin, TB IV und B I 76 Tbc.). Frankf. Z. Path. 61, 386—397 (1950).

LAMPEN, HEINRICH: Über Entzügelungshochdruck bei Polyneuritis. Dtsch. med. Wschr. 1949, 536—540. — Chronische Meningitis tuberculosa und arterielle Hypertonie. (Beitrag zum Problem des Entzügelungshochdrucks.) Med. Welt 1951, 779—781. — LAMPEN, HEINRICH, PAUL KEZDI u. LEOPOLD KAUFMANN: Entzügelungshochdruck am Menschen. Klin. Wschr. 1949, 272—278. — LAWRENTIEW, B. I., et A. G. FILATOWA: Histopathologie des N. laryngeus inferior und seiner Endigungen im Verlaufe der tuberkulösen Laryngitis. Trav. Labor. biol. Madrid 29, 319—338 (1934).

NAGAI, ISAMU: Eine isolierte experimentelle Nerventuberkulose bei Kaninchen. Arb. III. Abt. anat. Inst. Kyoto, Anat. H. 4, 54—56 (1935).

PERO, C.: Sindrome polineuritica in un caso di tubercolosi caseosa grave delle capsule surrenali. Riv. Neur. 11, 403—423 (1938). — PITRES et VAILLARD: Des névrites multiples chez les tuberculeuses. Rev. Méd. 1886. Zit. nach DURANTE.

RACHMANOW, A.: Zur normalen und pathologischen Histologie der peripheren Nerven des Menschen. J. Psychol. u. Neur. 18, Erg.-H. 5, 522—545 (1912).

SALFELDER, K., u. H. LAMPEN: Pathologisch-anatomische Befunde an der caudalen Hirnnervengruppe bei Meningitis tuberculosa mit arterieller Hypertonie. Frankf. Z. Path. 63, 222—234 (1952).

d) Andere bakterielle Polyneuritiden.

AKASHI, KAZUYOSHI: Three genuine cases of malarial polyneuritis. J. Med. Assoc. Formosa 32, No 4 (1933).

BEILIN, B. S.: Histopathologische Veränderungen des Nervensystems, insbesondere des peripherischen, bei akuter Neuromalaria. Z. Neur. 127, 162—167 (1930). — BENEDEK, LADISLAUS, u. ADOLF JUBA: Die Bedeutung der Wurzelnervveränderungen bei der menschlichen Tetanusinfektion. Arch. f. Psychiatr. 108, 609—632 (1938). — Die Veränderungen des „Wurzelnerven" in Fällen von menschlichem Tetanus. Orv. Hetil. (ung.) 1939, 405 bis 409. — BENEDEK, L., u. A. JUBA: Zur Pathologie des Tetanus. Dtsch. Z. Nervenheilk. 154, 147—154 (1942). — BLINOV, A., et S. TARATZA: Sur un cas de polynévrite chez une malarique avec anémie prononcée. Bull. Soc. roum. Neur. etc. 16, 207—213 (1935).

CHAIT, M.: Zur Klinik der Polyneuritis beim Fleckfieber. Sovet. Nevropat. 4, Nr 5, 153—158 (1935).

DE, M. N., and S. C. SEAL: Can malaria cause peripheral nerve palsy. Indian J. Pediatr. 5, 8—12 (1938). — DRABIG, FALK: Zwei seltene Infektionswege des Tetanus. Dtsch. Z. Chir. 249, 321—325 (1937). — DRAGANESCO, STATE: Sur les lésions histologiques nerveuses du tétanos humain. Revue neur. 70, 634—638 (1938).

HERRLICH, ALBERT: Über Polyneuritis nach bacillärer Ruhr. Nervenarzt 19, 167—175 (1948).

JOOSTEN, A. J.: Polyneuritis und WEILsche Krankheit. Nederl. Tijdschr. Geneesk. 1936, 1821—1824.

KIRCHHOF, JOH. K. J.: Über das Zusammentreffen von Polyneuritis mit Chorea minor bei jungen Frauen. Nervenarzt 18, 480 (1947). — KUNOS, ISTVAN: Über gonorrhoische Polyneuritis. Gyógyászat (ung.) 1930 I, 344—346. — KUNOS, STEPHAN: Über die gonorrhoische Polyneuritis. Dtsch. Z. Nervenheilk. 121, 213—220 (1931). — KURA, NAOSODA, and SHIKARO KAMESAWA: Über die Veränderung der peripheren Nervenfasern und ihrer Endigungen durch das Tetanustoxin. Trans. Jap. Path. Soc. 18, 330—331 (1929).

LÖFFLER, W., u. D. L. MORONI: Die Brucellose. In Handbuch der inneren Medizin, Bd. I/2, S. 149. Berlin-Göttingen-Heidelberg: Springer 1952.

MARGULIS, M. S.: Nosography and pathogenesis of the septic polyradiculonevritis. Nevropat. i t.d. 9, Nr 9, 3—10 (1940). — MARINESCO, G.: Recherches sur les lésions du système nerveux central dans le typhus exanthématique le rôle de la névrite ascendante dans le mécanisme de ces lésions. Ann. Inst. Pasteur 36, 209—229 (1922).

PAULIAN, DEM., C. FORTUNESCU, M. CARDAS u. M. CHILIMAN: Nervenerkrankungen zufolge von Colibacillen. Spital (rum.) 58, 505—509 (1938). — PETROVSKY, S. G.: Malariapolyneuritiden. Nevropat. i t.d. 7, 58—62 (1938).

ROGER, HENRI, et JACQUES BOUDOURESQUES: Les polynévrites des paludéens. Ann. Méd. 43, 235—248 (1938).

SCHLANGENBUSCH, PREBEN: A case of gonorrhoal polyneuritis. Acta dermato-vener. (Stockh.) 19, 390—394 (1938). — SCHMIDT, CARL PHILIPP: Distale Polyneuritiden nach chronischen Extremitäteneiterungen. Nervenarzt 19, 81—85 (1948).

URECHIA, C. I.: Polynévrite pneumonique. Arch. internat. Neur. 56, 383—384 (1937). WAGNER, ALBERT: Zum Krankheitsbild der gonorrhoischen Neuritis. Diss. Hamburg 1937 (1936). 14 S.

2. Die primär entzündliche Polyneuritis unbekannter Ursache.

ACCORNERO, FERDINANDO: Zur Frage der Rückenmarksveränderungen bei Polyneuritis. Dtsch. Z. Nervenheilk. 143, 137—157 (1937). — ADLER, ALEXANDRA, u. HANS HOFF: Gehäuftes Auftreten von Polyneuritiden unter dem Bild der LANDRYschen Paralyse. Dtsch. med. Wschr. 1929 II, 1880—1882. — ANDRÉ, MICHEL: Polyradiculo-névrite récidivante, du type GUILLAIN-BARRÉ, à forme pseudo-tabétique. J. belge Neur. 40, 28—38 (1940). — Polyradiculo-névrites, à évolution lente, avec dissociation albumino-cytologique du liquide céphalo-rachidien. Mschr. Psychiatr. 104, 34—52 (1941). — ANDRÉ, THOMAS: Diplégia faciale récidivante associée à un syndrome polynévritique fruste, avec hyperalbuminose du liquide céphalo-rachidien. Revue neur. 38 (I), 650—651 (1931). — ANGELO, PIAZZA: Polinevrite ricorrente a tipo motorio. Riv. Veneta Sci. med. **25**, Nr 10 (1908). — ARING, CHARLES D., and ALBERT B. SABIN: Fatal infectious polyneuritis in childhood. Arch. of Neur. **47**, 938—942 (1942). — ARMAND-DELILLE, P., ABRICOSSOFF et JOUSSEMET: Syndrome de radiculo-névrite type GUILLAIN-BARRÉ chez une fillette de 12 ans. Bull. Soc. Pédiatr. Paris **37**, 468—470 (1940).

BAKER, A. B.: GUILLAIN-BARRÉ's disease (encephalo-myelo-radiculitis). A review of 33 cases J. Lancet **63**, 384 (1934). Zit. nach HAYMAKER. — BABINSKI, J.: Anatomie pathologique des névrites périphériques. Gaz. hebd. Méd. et Chir. Août **1890**. — BALDUZZI, O.: Anatomia patologica della „polyradiculitis acuta curabilis“ con dissociazione albumino-citologica: Syndrome di GUILLAIN-BARRÉ. Riv. Pat. nerv. **51**, 288—312 (1938). — BANNWARTH, ALFRED: Chronische lymphocytäre Meningitis, entzündliche Polyneuritis und Rheumatismus. (Ein Beitrag zum Problem „Allergie und Nervensystem“.) Arch. f. Psychiatr. **113**, 284—376 (1941). — Die entzündliche Polyneuritis mit dem Liquorsyndrom von GUILLAIN und BARRÉ (Polyradiculitis) im Rahmen einer biologischen Krankheitsbetrachtung. Arch. f. Psychiatr. **115**, 566—672 (1943). — Zur Klinik und Pathogenese der „chronischen lymphocytären Meningitis“. I. Mitt. Arch. f. Psychiatr. **117**, 161—185 (1944). II. Mitt. Arch. f. Psychiatr. **117**, 682—716 (1944). — Neuritis und Polyneuritis nach Typhus und Paratyphus-Schutzimpfung. Ein weiterer Beitrag zum Thema: „Allergie und Nervensystem“. Arch. f. Psychiatr. u. Z. Neur. **180**, 531—568 (1948). — BARKER, LEWELLYS F.: Acute diffuse (cerebral and spinal) polyradiculoneuritis following oral sepsis. Probability of superimposed infection with neurotropic ultravirus of schwannophil type. Arch. of Neur. **31**, 837—841 (1934). — BENEDEK, LADISLAUS, u. ADOLF JUBA: Beiträge zur Pathologie der Polyradiculitiden. Z. Nervenheilk. **148**, 205—228 (1939). — Der heutige Stand der Polyradiculoneuritis ascendens-Frage. Mschr. Psychiatr. **103**, 15—27 (1940). — BIEMOND, A.: Über die Meningo-Radiculo-Neuritis (GUILLAIN-BARRÉ) und die Meningo-Myelo-Encephalitis, betrachtet als Krankheiten, bei denen das pathologische Agens primär im Meningealraum angreift. Dtsch. Z. Nervenheilk. **143**, 172—198 (1937). — BING, ROBERT: Pathogenese, Diagnose und Therapie der Polyneuritis. Beih. z. Med. Klin. **7**, H. 6 (1911). — Über die wichtigsten Erkrankungen der spinalen Nervenwurzeln. Schweiz. med. Wschr. **1943 I**, 345—348. — BINGEL, ADOLF: Ein Fall von rezidivierender Polyneuritis unbekannter Ätiologie mit rezidivierender Alopecie. Dtsch. Z. Nervenheilk. **121**, 47—50 (1931). — BOGACHEVA, M. F.: The vegetative polyneuritis. Nevropat. i t.d. **7**, Nr 12, 126—128 (1938). — BOGAERT, L. VAN: Sur la polyradiculonévrite ascendante subaiguë avec dissociation albumino-cytologique à évolution mortelle. (Remarques histopathologiques et nosologiques.) Mschr. Psychiatr. **104**, 129—149 (1941). — BOGAERT, L. VAN, F. PHILIPS, et M. A. RADERMECKER et TH. VERSCHRAEGEN: Essai sur un groupe épidémique de cas de poly-radiculonévrite avec dissociation albumino-cytologique du liquide céphalo-rachidien (type de GUILLAIN et BARRÉ) chez l'enfant et chez l'adulte. J. belge Neur. **1938**, Nr 3. — BOGAERT, L. VAN et JOSEPH RADERMECKER: Sur l'histopathologie des lesions du système nerveux périphérique de la leuco-encephalite sclerosante subaigue. Livre Jubilaire du Prof. H. ROGER. Actualités de Neuro-psychiatrie, S. 53—61. Paris: Masson & Cie. 1954. — BOUDIN, GEORGES: Les polyradiculonévrites généralisées avec dissociation albumino-cytologiques. Paris: Maloine 1936. 206 S. — BOUDOURESQUES, JAQUES: Les polynévrites. Paris: G. Doin & Cie. 1938. 520 S. — BRADFORD, J. R., E. F. BASHFORD and J. A. WILSON: Acute infective polyneuritis. Quart. J. Med. **12**, 88 (1918/19). — BRASCH, MARTIN: Beitrag zur Lehre von der multiplen Neuritis. Neur. Zbl. **10**, 260—268 (1891). — BROWN, MADELAINE R.: Etiologic study of LANDRY's original case of acute ascending paralysis. Arch. of Neur. **40**, 800—802 (1938). — BÜTTNER, W.: Zur Klinik, pathologischen Anatomie und Nosologie der aufsteigenden Lähmung (sog. LANDRYschen Paralyse). Mschr. f. Psychiatr. **75**, 279 (1930).

CASAMAJOR, LOUIS, and GEORGE R. ALPERT: GUILLAIN-BARRÉ syndrome in children. Amer. J. Dis. Child. **61**, 99—107 (1941). — CASSIRER, R.: Neuritis und Polyneuritis. In Deutsche Klinik, Bd. VI, 27. Vorles., S. 1021—1132. 1906. — CASTELLOTTI, FRANCO: Meningo-radiculo-polineurite motoria ascendente. Clin. med. ital., N. s. **69**, 385—394 (1938). — CHRISTENSEN, ERNA, und OLE REMVIG: Et tiefaelde af dermatomyositis kombinered med polyneuritis. Ugeskr. Laeg. (dän.) **107**, 886—890 (1945). — COBB, STANLEY, and HOWARD C. COGGESHALL: Neuritis. J. Amer. Med. Assoc. **103**, 1608—1617 (1934). — COLE, E. M., and CH. S. KUBIK: Multiple neuritis. Arch. of Neur. **29**, 1164—1165 (1933). — COLLIER, JAMES: Peripheral neuritis. Edinburgh Med. J., N. S. **39**, 601—618, 672—688, 697—713 (1932).

DALLING, T.: Fowl paralysis. (Neuro-lymphomatosis. — MAREK's disease.) Verh. 4. internat. Kongr. vergl. Path. **2**, 277—278 (1939). — DANSMANN, W.: Beitrag zur Pathologie und Pathogenese der LANDRYschen Paralyse. Z. Neur. **170**, 373—403 (1940). — DECHAUME, J.: Polynévrite infectieuse ou schwannite a virus neurotrope (documents histo-pathologiques). Revue neur. **39** (I), 403—412 (1932). — DECHAUME, J., et CROIZAT: Zit. nach ELSÄSSER. — DEJERINE, J., et M. EGGER: Un cas de névrite radiculaire sensitivo-motrice généralisée a marche chronique. Revue neur. **1904**, Nr 11. — DEMME, H.: Zur Pathogenese der entzündlichen Form der LANDRYschen Paralyse. Dtsch. Z. Nervenheilk. **125**, 1—20 (1932). — DÖRING, G.: Zur Histopathologie der Neuritis lumbosacralis. Dtsch. Z. Nervenheilk. **148**, 171—177 (1939). — Zur Polyneuritislehre, insbesondere zur Entstehung der morphologischen Befunde. Fortschr. Neur. **18**, 283—327 (1950). — DOINIKOW, BORIS: Zur Histopathologie der Neuritis mit besonderer Berücksichtigung der Regenerationsvorgänge. Dtsch. Z. Nervenheilk. **46**, 20—42 (1912). — DRAGANESCO, ST., et C. IORDANESCO: Poly-radiculo-névrite aigue évoluant vers un syndrome tabétiforme. Bull. Soc. roum. Neur. etc. **1928**, Nr 5, 27—32. DRAGANESCU, STATE u. GH. LUPASCU: Ascendierendes Syndrom nach dem Typ der LANDRYschen Paralyse im Verlaufe einer akuten nekrotisierenden Myelitis. Rev. Stiinţ. med. (rum.) **29**, 210—226 (1940). — DUUS, P., G. KAHLAU u. W. KRÜCKE: Allgemeinpathologische Betrachtungen über die Einengung der Foramina intervertebralia. Langenbecks Arch. u. Dtsch. Z. Chir. **268**, 341—362 (1951).

EDERLE, W.: Allergie und Nervensystem. Beih. z. Med. Wschr. **1947**, Nr 3. — EICHHORST, H.: Über Nervendegeneration und Nervenregeneration. Virchows Arch. **59**, 1—25 (1874). — EISENLOHR, C.: Über LANDRYsche Paralyse. Dtsch. med. Wschr. **1890**, Nr 38. — ELSÄSSER, G.: Zur Entstehung, Lokalisation und Verhütung der Serumpolyneuritis. Nervenarzt **15**, 280—292 (1942). — EPPINGER, H.: Die Permeabilitätspathologie. Wien: Springer 1949.

FAUST, C. L., H. GROSS, E. J. KIRNBERGER u. A. BISSER: Störungen der Leberfunktion bei neurologischen Erkrankungen. Dtsch. med. Wschr. **1953**, 1739—1742. — FEER: Veränderungen des Liquor cerebrospinalis bei diphtherischen Lähmungen. Dtsch. med. Wschr. **1910**, 967. — FENYES, J., u. O. GÖTTCHE: Zur Nosographie des GUILLAIN-BARRÉschen Syndroms. Dtsch. Z. Nervenheilk. **141**, 49—61 (1936). — FERRONI, ALDO: Sindrome di LANDRY su base allergica in corso di vaccinatione antirabbica. Acta neurol. (Napoli) **4**, 176—188 (1949). — FORSTER, FRANCIS M., MADELAINE BROWN and H. HOUSTEN MERRIT: Polyneuritis with facial diplegia. New England J. Med. **225**, 51—56 (1941). — FRACASSI, TEODORO, DEMETRICO E. GRACIA y ANIBAL CASTANE DECOUD: Allgemeine Polyradiculo-ganglioneuritis. Rev. argent. Neur. **3**, 5—30 (1938). — FRAUCHIGER, E., u. ED. BOURGEOIS: Ist die Hühnerlähme eine der Poliomyelitis ähnliche Erkrankung? Schweiz. med. Wschr. **1938**, 1057. — FREUD, SIGM.: Akute multiple Neuritis der spinalen und Hirnnerven. Wien. med. Wschr. **1886**, Nr 6. — FRÖHLICH, A.: Über lokale gewebliche Anaphylaxie. Z. Immun.-forsch. **20**, 476—500 (1914). — FROEHNER, MAX: Das GUILLAIN-BARRÉsche Syndrom (Radiculomeningitis mit albuminocytologischer Dissoziation) im Kindesalter. Arch. Kinderheilk. **122**, 196—208 (1941).

GÄRTNER, WALTHER: Poly-Neuro-Radiculitis ascendens (LANDRYscher Symtomenkomplex). Dtsch. Z. Nervenheilk. **123**, 18—42 (1931). — GARCIN et BERTRAND: Bull. Soc. méd. Hôp. Paris **51**, 787 (1935). Zit. nach ELSÄSSER. — GAUTIER, P., G. DE MORSIER et ALIX BRON: Le syndrome de GUILLAIN, BARRÉ et STROHL chez l'enfant. Rev. franç. Pediatr. **14**, 247—252 (1938). — GEHUCHTEN, PAUL VAN: Etude anatomique d'un cas de poly-radiculo névrite avec dissociation albumino-cytologique (Syndrome GUILLAIN-BARRÉ). J. belge Neur. **40**, 444—453 (1940). — GILLESPIE, JAMES B., and ELSIE H. FIELD: Acute polyneuritis of uncertain origin (GUILLAIN-BARRÉ syndrome). J. Pediatr. **7**, 363—367 (1939). — GILPIN, SHERMAN F., FREDERICK P. MOERSCH and JAMES W. KERNOHAN: Polyneuritis. A clinical and pathologic study of a special group of cases frequently referred to as instances of neuronitis. Arch. of Neur. **35**, 937—963 (1936). — GLANZMANN, E.: Zur Klinik und Problematik der Polyradiculitis im Kindesalter (GUILLAIN-BARRÉ-Syndrom). Praxis (Bern) **1950**, 622—629. — GOWERS, W. R.: A case of anterior polio-myelitis and multiple neuritis. Clin. Soc. Trans. **24** (1891). — GRÜNEWALD, E. A.: Studien zur pathologischen Anatomie der „LANDRYschen Paralyse". J. Psychol. u. Neur. **29**, 55—92 (1922). — GUILLAIN, GEORGES: Radiculoneuritis with acellular hyperalbuminosis of the cerebrospinal fluid. Arch. of Neur. **36**, 975—990 (1936). — GUILLAIN, G., J. H. BARRÉ et M. STROHL: Sur un syndrome de radiculo-névrite avec hyperalbuminose du liquide céphalo-rachidien sans réaction cellulaire. Remarques sur les caractères cliniques et graphiques des reflexes tendineux. Bull. Soc. méd. Hôp. Paris **1916**, Nr 27—28.

HALL, G. S.: Two cases of polyneuritis. Proc. Roy. Soc. Med. **25**, 1529—1531 (1932). — HALLERVORDEN, J.: Encephalitis und Polyneuritis. Nervenarzt **16**, 417—428 (1943). — HARRIS, W.: Neuritis and Neuralgie. New York: Oxford University Press 1926. — Chronic progressive (endotoxic) polyneuritis. Brain **58**, 368—375 (1935). — HARRIS, W., and W. D. NEWCOMB: A case of relaping interstitial hypertrophic polyneuritis. Brain **52**, 108—116 (1929). — HARRIS, W., M. B. RAY, J. P. MARTIN, BARNES BURT and D. DENNY-BROWN: Discussion on the causation and treatment of interstitial neuritis. Proc. Roy. Soc. Med. **26**, 1389—1403 (1933). — HARTOGH, E.: Beitrag zur Ätiologie der LANDRYschen Paralyse. Mitt. hambg. Staatskrk.anst. **7**, 2. — HAUSER, H., u. E. FRAUCHIGER: Die pathologisch-histologischen Veränderungen im Zentralnervensystem bei der infektiösen Hühnerlähmung

(MAREKsche Hühnerlähme). Schweiz. Arch. Tierheilk. 88, 212—218 (1946). — HAYMAKER, WEBB, and JAMES W. KERNOHAN: The LANDRY-GUILLAIN-BARRÉ Syndrome. Medicine 28, 59—141 (1949). — HECHT, MANES S.: Acute infective polyneuritis in childhood. J. Pediatr. 11, 743—754 (1937). — HELSMOORTEL jr., J., u. G. MYLE: Sur l'état des fonctions vestibulaires dans la polyradiculo-névrite avec dissociation albuminocytologique (GUILLAIN et BARRÉ). Confinia neur. (Basel) 4, H. 3 (1942). — HOLMES, GORDON: Acute febrile polyneuritis. Brit. Med. J. 1917, 37. — HONEYMAN, WILLIAM M.: Pathological study of a group of cases sometimes referred to as polyneuritis. Bull. Neur. Inst. New York 6, 519—528 (1937). — HYLAND, H., and W. RITCHIE RUSSEL: Chronic progressive polyneuritis, with report of a fatal case. Brain 53, 278—289 (1930).

JACOBI, HARRY G.: Infective neuronitis. Report of a case with autopsy observations. Arch. Int. Med. 48, 764—768 (1931). — JUBA, ADOLF: Histologische Beiträge zur Frage der Polyneuritiden. Dtsch. Z. Nervenheilk. 138, 257—273 (1935). — Über einen perakut verlaufenen Fall von Polyneurogangliorадiculitis ascendens. Dtsch. Z. Nervenheilk. 142, 265—275 (1937). — Über die akute aufsteigende Polyradiculoneuritis. Dtsch. Z. Nervenheilk. 144, 290—302 (1937). — JUBA, ADOLF, u. FRANZ KOVACS: Beiträge zur Gliederung der Polyradiculitiden. Dtsch. Z. Nervenheilk. 147, 274—286 (1938). — JUBA, ADOLF, u. A. SZATMARY: LANDRY-artige Polyradiculoganglionitis bei einem Syphilitiker. Dtsch. Z. Nervenheilk. 142, 28—38 (1937).

KAISERLING, H.: Veränderungen der feineren Muskelnerven beim Rheumatismus. Virchows Arch. 294, 414—426 (1935). — KAZMEIER, FRITZ: Zur Pathogenese der Polyneuritiden unter besonderer Berücksichtigung des GUILLAIN-BARRÉschen Syndroms. Dtsch. Z. Nervenheilk. 160, 10—21 (1949). — KÖHLER, H.: Die Bedeutung der Encephalitis bei der Diagnose der New-Castle-Krankheit der Hühner. Dtsch. tierärztl. Wschr. 1953, 261—267. — KOEPPEN, SIEGFRIED: Das Gewebsbild des fieberhaften Rheumatismus. IX. Mitt. Der Nervus ischiadicus beim Rheumatismus. Virchows Arch. 286, 303—313 (1932). — KOLLE, K., G. SCHALTENBRAND u. FR. TÖBEL: Zur Frage der infektiösen Polyneuritis. Dtsch. Z. Nervenheilk. 167, 215—236 (1952). — KRABBE, KNUD H.: Les hypertrophies musculaires postnévritiques. Revue neur. 37, 802—811 (1921). — KRÜCKE, W.: Ödem und seröse Entzündung im peripheren Nerven. Virchows Arch. 308, 1—13 (1941). — Zur Histopathologie der neuralen Muskelatrophie, der hypertrophischen Neuritis und Neurofibromatose. Arch. f. Psychiatr. 115, 180—236 (1942). — Pathologische Anatomie der Vaccinevirus-Encephalitis. Mschr. Kinderheilk. 100, 182—184 (1952). — Seröse Entzündung und Nervensystem. Dtsch. Z. Nervenheilk. 168, 322—344 (1952). — KUBIK, CHARLES I.: Infectious polyneuritis—Pathological demonstration. J. Nerv. Dis. 83, 79 (1936). — KULIGOWSKI, ZYGMUNT: Polyneuritis sympathica. Now. lek. 11, 1—10 (1932).

LARUELLE, L., et M. REUMONT: Enquête anatomo-clinique dans 8 cas de polyganglionévrites mortelles. Revue neur. 81, 169—184 (1949). — LASOWSKY, J. M., u. M. M. KOGAN: Die Beteiligung des Nervensystems an allergischen Prozessen. Morphologische Veränderungen der Nervenfasern bei norm- und hyperergischer Entzündung der Skeletmuskulatur. Virchows Arch. 292, 428—441 (1934). — LASSEN, H. C. A., J. IPSEN and J. BANG: Etiologie studies on acute polyradiculitis (radiculo-meningo-myelitis) of the LANDRY-Type: Experiments on demonstration of a virus and negative outcome. Acta med. scand. (Stockh.) 115, 139 (1943). — LESCHKE, E.: Über den Erreger der LANDRYschen Paralyse. Berl. klin. Wschr. 1914, 783. — LETTERER, ERICH: Über normergische und hyperergische Entzündung. Dtsch. med. Wschr. 1953, 759—768. — LEWY, F. H.: The problem of neuritis. Arch. of Neur. 38, 222 (1937). — LEYDEN, E.: Über Poliomyelitis und Neuritis. Z. klin. Med. 1, 387 (1880). — Die Entzündung der peripheren Nerven, deren Pathologie und Behandlung. Berlin: E. S. Mittler u. Sohn 1888. Ref. Zbl. Neur. 1888, 421—422. — LHERMITTE, J., et J.-O. TRELLES: Neurolymphomatose périphérique humaine. Presse méd. 1934. — LONGO, VITO: Sulla polinevrite acuta febrile. Studio clinico e istologico. Riv. Pat. nerv. 51, 313—337 (1938). — LOWENBERG, K., and BERNARD FOSTER: Polyradiculoneuritis with albuminocytologic dissociation. (Pathoanatomic report of three cases.) Arch. of Neur. 53, 185—190 (1945). — LUR'E, Z. L.: Polygangliorаdiculitis. Nevropat. i t.d. 9, Nr 10, 45—50 (1940).

MAAS, OTTO: Über atypische Polyneuritis. Neur. Zbl. 1918, Nr 17, 2—7. — MARGULIS, M. S.: Pathologie und Pathogenese der akuten primären infektiösen Polyneuritiden. Dtsch. Z. Nervenheilk. 99, 165—192 (1927). — Klinik der akuten primären infektiösen Polyneuritiden. Arch. f. Psychiatr. 95, 392—422 (1931). — Pathologische Anatomie, Ätiologie und Pathogenese der akuten primären infektiösen Polyneuritiden. Arch. f. Psychiatr. 96, 95—126 (1932). — MARINESCO, G.: Des polynévrites en rapport avec les lésions primitives et secondaires des cellules nerveuses. Revue neur. 4, 129—141 (1896). — Recherches sur les lésions du système nerveux central dans le typhus exanthématique le rôle de la névrite ascendante dans le mécanisme de ces lésions. Ann. Inst. Pasteur 36, 209—229 (1922). — Contribution à l'étude anatomo-clinique de l'amyotrophie CHARCOT-MARIE. Revue neur. 35 (II), 543—561 (1928). — MARINESCO, G., u. STATE DRAGANESCU: Beiträge zum Studium der primären infektiösen diffusen Neuritiden. (Versuch einer Eingliederung der Gruppe der Polyneuritiden.) Dtsch. Z. Nervenheilk. **112**, 44—74 (1930). — MASSHOFF, W., W. GRANER u. H. HELLMANN: Experimentelle Untersuchungen über Transsudat und Exsudat. Virchows Arch. **317**, 114—137 (1949). — MENKIN, V.: Newer concepts of inflammation. Springfield, Ill.: Ch. C. Thomas 1950. — MEYER-ARENDT: Über den Ablauf der serösen Entzündung. Virchows Arch. **323**, 351—401 (1953). — MILLS, CHARLES K.: Unilateral ascending paralysis and unilateral descending paralysis. J. Amer. Med. Assoc. **1906**, 1638—1645. — MILLS, CHAS. K., and ALFRED REGINALD ALLEN: Two cases of the polyneuritic psychosis with necropsies and microscopical findings. Amer. J. Insanity **64**, No 2 (1907). — MILLS, CHAS. K., and WE. G. SPILLER: On LANDRY's paralysis, with the report of a case. J. Nerv. Dis. **1898**. — MÖNCKEBERG, J. G.: Anatomischer Befund eines Falles von „LANDRYschem Symptomenkomplex". Münch. med. Wschr. **1903**, Nr 45. — MONRAD-KROHN, G. H.: Polyneuritis. Schweiz. Arch. Neur. **66**, 319—338 (1950). — MORGENSTERN: Pathologisch-anatomische Veränderungen im Nervensystem bei Flecktyphus. Virchows Arch. **238**, 227 bis 236 (1922).

NOAD, K. B., and WEBB HAYMAKER: The neurological features of Tsutsugamushi fever, with special reference to deafness. Brain **76**, 113—131 (1953). — NOELL, W.: Die „entzündliche Polyneuritis". Dtsch. Z. Nervenheilk. **150**, 119—145 (1940).

OPPENHEIM: Weitere Mitteilungen zur Pathologie der multiplen Neuritis. Berl. klin. Wschr. **1890**, Nr 24. — ORZECHOWSKI, K.: Randbemerkungen über die landläufigen Ansichten über Entzündungen des Nervensystems unbekannter Herkunft. Roczn. psychjatr. (poln.) **21**, 286—293 u. franz. Zus.fass. 430 (1933). — OSLER, W.: The principles and practice of medicine, 1. Aufl., S. 777—778, 835—836. New York: Appleton & Co. 1892.

PAPPENHEIMER, A. M., O. T. BAILEY, F. SARGENT CHEEVER and J. B. DANIELS: Experimental polyradiculitis in monkeys. J. of Neuropath. **1**, 48—67 (1951). — PAWLJUTSCHENKO, E. M.: Zur Klinik und pathologischen Anatomie der „akuten aufsteigenden LANDRYschen Paralyse". Arch. f. Psychiatr. **89**, 570—588 (1920). — PEHU, G. M., u. J. DECHAUME: Étude histopathologique d'une observation de „forme périphérique" de l'encéphalite épidémique. Ann. Méd. **22**, 172—188 (1927). — PETERS, GERD, u. WERNER SCHEID: Zur Klinik und Anatomie der nach dem Typus der LANDRYschen Paralyse verlaufenden Polyganglio-Radiculo-Neuritis. Z. Neur. **163**, 367—381 (1938). — PETTE, H.: Das Problem der Neuritis. Verh. dtsch. Ges. inn. Med. **55**, 92—136 (1949). — PETTE, H., u. ST. KÖRNYEY: Zur Histologie und Pathogenese der akut entzündlichen Formen der LANDRYschen Paralyse. Z. Neur. **128**, 390—412 (1930). — PITRES et VAILLARD: Névrites périphériques dans le rhumatisme chronique. Rev. Méd. **1887**, 456—468. — Contribution à l'étude de la paralysie ascendante aiguë. Arch. de Physiol. **1887**, 149—163.

QUECKENSTEDT: Über Veränderungen der Spinalflüssigkeit bei Erkrankungen peripherer Nerven, insbesondere bei Polyneuritis und bei Ischias. Dtsch. Z. Nervenheilk. **57**, 316 (1917).

RADERMECKER, J.: Sur une encéphalomyélite atypique, voisine de l'encéphalomyélite périveineuse aiguë. Revue neur. **80**, 742—758 (1948). — Leucoencéphalite sclérosante subaigue avec lésion des ganglions rachidiens et des nerfs. Revue neur. **81**, 1009—1017 (1949). — RADERMECKER, M. A.: Alopécies et troubles endocrino-végétatifs au cours de la polyradiculonévrite avec dissociation albumino-cytologique. Dermatologica (Basel) **90**, Nr 5/6 (1944). — RADERMECKER-DEKEUWER, M.-A.: Sur une polyradiculonévrite du type GUILLAIN-BARRÉ avec dissociation albumino-cytologique suspendue. J. belge Neur. **1946**, Nr 12. — REISNER, H.: Die akute Polyneuritis und Polyradiculitis. Wien: Wilhelm Maudrich 1949. — Die Bedeutung von Ernährungsstörungen für die Genese der Polyneuritis. Wien. klin. Wschr. **1950**, 149—152. — REISNER, H., u. W. SPIEL: Zur Frage der Polyneuritis hypertrophicans. Wien. Z. Nervenheilk. **5**, 388—403 (1952). — RICHTER, HUGO: Zur Klinik des Radiculitissyndroms. Arch. f. Psychiatr. **102**, 127—139 (1934). — RIDDOCH, GEORGE, and JOE PENNYBACKER: Hypertrophic peripheral neuritis. Proc. Roy. Soc. Med. **28**, 1515—1516 (1935). — ROEMHELD: Zur Klinik postdiphtherischer Pseudotabes; Liquorbefunde bei postdiphtherischer Lähmung. Dtsch. Z. Nervenheilk. **36**, 94 (1908). Zit. nach HAYMAKER. — RÖSSLE, R.: Über die serösen Entzündungen der Organe. Virchows Arch. **311**, 252—284 (1944). — ROGER, H., Y. POURSINES et M. RECORDIER: Polynévrite après sérothérapie antitétanique curative avec participation du névraxe et des méninges (Obs. anatomo-clinique). Revue neur. **1934 I**, 1078—1088. — ROSENBACH, OTTOMAR: Experimentelle Untersuchungen über Neuritis. Arch. exper. Path. u. Pharmakol. 8, 223 bis 243. — ROSENHEIM, TH.: Zur Kenntnis der akuten infektiösen multiplen Neuritis. Arch. f. Psychiatr. 18, 782—808 (1887). — ROTH, M.: Neuritis disseminata acutissima. Korresp.bl. Schweiz. Ärzte **13** (1883). — RUFFIN, H.: Fünf Fälle von Polyneuritis unter dem Syndrom der LANDRYschen Paralyse. Nervenarzt **9**, 81—83 (1936). — RUFFIN, H., u. WEHRLE: Fünf Fälle von Polyneuritis unter dem Syndrom der LANDRYschen Paralyse. Zbl. Neur. 78, 622—623 (1936). — RUSSELL, A. V.: A case of LANDRY's paralysis. Lancet **1937 I**, 143—144.

RUSSELL, WILLIAM O., and WALTER L. MOORE: Permanent demage to the nervous system following an attack of polyradiculoneuritis (GUILLAIN-BARRÉ-Syndrom). Arch. of Neur. **49**, 895—903 (1943).

SABIN, ALBERT B., and CHARLES D. ARING: Visceral lesions in infectious polyneuritis. (Infections neuronitis, acute polyneuritis with facial diplegia, GUILLAIN-BARRÉ syndrome, LANDRY's paralysis.) Amer. J. Path. **17**, 469—482 (1941). — SANDERS, MURRAY, ALFRED BLUMBERG, CORAL GABLES and W. HAYMAKER: Polyradiculopathy in man produced by St. Louis encephalitis virus (SLE). South. Med. J. **46**, 606—608 (1953). — SCHELLER, HEINRICH: Krankheiten der peripheren Nerven. Fortschr. Neur. **13**, 302—330 (1941). — SCHOLZ, W.: Histologische und topische Veränderungen und Vulnerabilitätsverhältnisse im menschlichen Gehirn bei Sauerstoffmangel, Ödem und plasmatischen Infiltrationen. Arch. f. Psychiatr. u. Z. Neur. **181**, 621—665 (1949). — SCHWEIGER, LUDWIG: Über Veränderungen der Spinalganglien in einem Fall von LANDRYscher Paralyse (mit Status hypoplasticus). Dtsch. Z. Nervenheilk. **37**, 35—48 (1909). — SENATOR: Über akute Polymyositis und Neuromyositis. Dtsch. med. Wschr. **1893**, 933. — Berl. klin. Wschr. **1893**, 982, 1176. — Myositis septica et toxica. Dtsch. med. Wschr. **1894**, 258. — Über akute multiple Myositis bei Neuritis. Dtsch. med. Wschr. **1888**. Ref. Zbl. Neur. **1888**, 422—423. — SHERWOOD, MARY: Polyneuritis recurrens. Diss. Berlin 1891. (Diss. bei der Univ. Zürich.) — SORGO, JOSEF: Beitrag zur Kenntnis der recurrierenden Polyneuritis. Z. klin. Med. **32** (Suppl.-H.), 223—255 (1897). — STAHL, R.: Zur Pathogenese und Lokalisation der Polyneuritis. Dtsch. Z. Nervenheilk. **72**, 129—142 (1921). — STIEF u. TOKAY: Z. Neur. **150**, 715 (1934). Zit. nach ELSÄSSER. — STRÜMPELL, ADOLF: Zur Kenntnis der primären akuten Polymyositis. Dtsch. Z. Nervenheilk. **1**, 479—505 (1891). — Beiträge zur Pathologie und pathologischen Anatomie der multiplen Neuritis. Dtsch. Arch. klin. Med. **64**, 146—181 (1899). — STUCKE, FRIEDRICH: Über die rezidivierende Polyneuritis. Nervenarzt **18**, 328—332 (1947). — Übergangsformen zwischen Encephalomyelitis und Polyneuritis mit aufsteigender Lähmung. Nervenarzt **18**, 466—469 (1947).

THOMAS, A.: Travaux du service de neurologie militaire à l'hopice. P. Brousse 1917. Zit. nach THOMAS u. RENDU. — THOMAS, A., et H. RENDU: Sur un syndrome caractérisé par une diplégie faciale et des signes de polynévrite, hyperalbuminose du liquide céphalorachidien. Ses rapports possibles avec l'encephalite épidémique. Revue neur. **1925 II**, 758—762. — THORNER, MELVIN W., BERNARD J. ALPERS and JOSEPH C. YASKIN: Acutc ascending paralysis (LANDRY's paralysis). Arch. of Neur. **44**, 17—40 (1940).

VEITH, GERHARD u. HUBERTUS KOLLOTZEK: Über die seröse Exsudation in das Nervenbindegewebe und ihre Beziehung zur Markscheidendegeneration. Dtsch. Z. Nervenheilk. **171**, 20—36 (1953). — VOGEL, P.: Über Polyneuritis nach Seruminjektion. Nervenarzt **8**, 11—17 (1935). — Polyneuritis nach Seruminjektion. Bericht über die deutschen Erfahrungen. Dtsch. med. Wschr. **1939 I**, 171—174, 214—217. — VITZTHUM v. ECKSTÄDT, H.: Ein Beitrag zur normalen und pathologischen Anatomie der spinalen Nervenwurzeln. Diss. Frankfurt a. M. 1955.

WALLGREN, ARVID: Zur Ätiologie der „rheumatischen" Facialisparese im Kindesalter. Acta med. scand. (Stockh.) **71**, 21—28 (1929). — WALSE, F. M. R.: Aetiology of polyneuritis. Lancet **1941 I**, 33—35. — WALTER, F. K.: Zur Frage der Lokalisation der Polyneuritis. Z. Neur. **44** (1918). — WARTENBERG, ROBERT: Multiple sensory neuritis. Trans. Amer. Neur. Assoc. **1946**. — WEISS, SOMA: Occidental beriberi with cardiovascular manifestations. J. Amer. Med. Assoc. **115**, 832—839 (1940). — WEISSE, KARLA, u. WILHELM KRÜCKE: Die tödliche „primär-entzündliche" Polyneuritis im Kindesalter. Z. Kinderheilk. **74**, 167—208 (1954). — WIECK, HANS: Zur Verteilung der Paresen bei Polyneuritiden. Dtsch. Z. Nervenheilk. **165**, 201—230 (1951).

ZWICK, W., u. O. SEIFRIED: Über die MAREKsche Geflügellähme. In Handbuch der Viruskrankheiten, Bd. II. Jena: Gustav Fischer 1939.

3. Die post- und parainfektiöse Polyneuritis (Diphtherie).

AGUILERA, MARQUEZ GABRIEL: Die heutige Auffassung der Pathogenese, Diagnostik und Behandlung der diphtherischen Lähmungen. Arch. españ. Pediatr. **14**, 609—626 (1930). — ALBRECHT, H.: Ein Fall von Polyneuritis bei Parotitis epidemica. Med. Rdsch. **1**, 225—227 (1947). — ANGULO, J. J. Effects of intracerebral injections of toxin in Jutia and data on its comparative susceptibility. Vida nueva **51**, 157—166 (1943).

BANNWARTH, ALFRED: Chronische lymphocytäre Meningitis, entzündliche Polyneuritis und „Rheumatismus". (Ein Beitrag zum Problem „Allergie und Nervensystem".) Arch. f. Pychiatr. **113**, 284 (1941). — Die entzündliche Polyneuritis mit dem Liquorsyndrom von GUILLAIN und BARRÉ (Polyradiculitis) im Rahmen einer biologischen Krankheitsbetrachtung. Arch. f. Psychiatr. **115**, 566—672 (1943). — Zur Klinik und Pathogenese der „chronischen lymphocytären Meningitis". I. Mitt. Arch. f. Psychiatr. **117**, 161—185 (1944). II. Mitt.

Arch. f. Psychiatr. **117**, 682—716 (1944). — BAUER, R., u. F. SCHENNETTEN: Tödlich aufsteigende Lähmung nach Diphtherie. Dtsch. med. Wschr. **1943**, 702—704. — BECK, G. F.: Zur Klinik der postdiphtherischen Polyneuritis. Dtsch. Z. Nervenheilk. **158**, 53—85 (1947). — BECK, G. F., u. WOLF STOLTZENBERG: Klinisches Bild und nosologische Stellung der Polyneuritiden nach chronischen Eiterungen. Dtsch. Z. Nervenheilk. **163**, 458—474 (1950). — BEER, ALFRED: Die diphtherische Nervenschädigung. Erg. inn. Med. **60**, 657—687 (1941). — BERGHINZ, GUIDO: Paralisi postdifteriche e sieroterapia. Riv. Clin. pediatr. **20**, 227—235 (1922). — BETZENDAHL, W.: Die Verteilung der Diphtherieschäden auf das Nervensystem. Arch. f. Psychiatr. u. Z. Neur. **186**, 214—224 (1951). — BÖSZÖRMENYI, Z.: Diphtheritic polyneuritis in adults. Mschr. Psychiatr. **114**, 209—223 (1947). — BOLTON and BROWN: The pathological changes in the central nervous system in experimental diphtheria. Brain **30**, 365—375 (1907). — Neur. Zbl. **1908**, 631. — BOUDOURESQUES, J.: Les Polynévrites. Paris: G. Doin & Cie. 1938. — BOUDIN, C.: Les polyradiculonévrites généralisées. Paris: Maloine 1938. — BROECKER, F.: Beitrag zur postdiphtherischen Polyneuritis und Myodegeneratio cordis. Neur. Zbl. **38**, 114—123 (1919). — BROWN, M. R.: The mechanism involved in polyneuritis as exemplified by postdiphtheritic polyneuritis. Ann. Int. Med. **36**, 786—891 (1952). — BUHL, L.: Einiges über Diphtherie. Z. Biol. **3**, 341 (1867).

CAJAL, S. R.: Los fenómenos precoces de la degeneración traumática de los cilindroseyds del cerebro. Trab. Labor. Invest. biol. Univ. Madrid **9**, 39 (1911). — CASSIRER, R.: Neuritis und Polyneuritis. In Die Deutsche Klinik, Bd. IV, S. 1021—1132. 1906. — CATHALA, JEAN: Polyradiculonévrites généralisées aprés les oreillons, la scarlatine, la varicelle. Paris méd. **1940 I**, 279—282. — CHARCOT et VULPIAN: C. r. Soc. Biol. Paris **1862**. Zit. nach REMAK. — CLOS: Essai sur les paralysies diphthériques. Zit. nach REMAK u. FLATAU. — COLONELLO, F.: Morbid anatomical changes in the central nervous system in malignant diphtheria. Giorn. Mal. Infett. e Parassitol. **1**, 15—29 (1949). — CREATURO, N. E.: Infectious mononucleosis and polyneuritis (GUILLAIN-BARRÉ Syndrome). J. Amer. Med. Assoc. **143**, 234—236 (1950). — CREUTZFELDT, G., u. RICHARD KOCH: Über Veränderungen in der Hypophysis cerebri bei Diphtherie. Virchows Arch. **213**, H. 1 (1913). Ref. Zbl. Neur. **1914**, 1133. — CROCQ, M.: Recherches expérimentales sur les altérations du système nerveux dans les paralysies diphtéritiques. Arch. Med. expér. et Anat. path. **4**, 507—522 (1895).

DEJERINE: Recherches sur les lésions du système nerveux dans la paralysie diphthérique. Arch. de Physiol. **1878**. Zit. nach REMAK u. FLATAU. — Note sur les lésions du système nerveux dans la paralysie diphthérique. C. r. **85**, Nr 24 (1877). Zit. nach REMAK u. FLATAU. — DREYFUS, L., u. J. SCHÜRER: Beitrag zur Frage der Pathogenese und Therapie der postdiphtherischen Polyneuritis. Med. Klin. **1914**, Nr 23.

EDERLE, W.: Liquorveränderungen bei postdiphtherischen, anderen neuradiculitischen und polyneuritischen Krankheitsbildern. Nervenarzt **15**, 334—341 (1942). — Die seröse Neuroradikulomyelitis. Dtsch. med. Wschr. **1943**, 773—775.

FRIEDEMANN, U., u. A. ELKELES: Über die Permeabilität der Blut-Hirnschranke für Bakteriengifte. I. Mitt. 1. Experimentelle Untersuchungen über die Diphtherievergiftung. Z. exper. Med. **74**, 293 (1930). — Weitere Untersuchungen über die Permeabilität der Blut-Hirnschranke. II. Mitt. 2. Die Methoden der gekreuzten Durchströmung des Gehirnes und der Injektion in die Hirnarterien. Z. exper. Med. **80**, 212 (1932). Zit. nach VEITH. — Untersuchungen über den Stoffaustausch zwischen Blut und Gehirn. Klin. Wschr. **1932 II**, 2026. Zit. nach VEITH. — The bloodbrain barrier in infections diseases. Lancet **1934 I**, 719. Zit. nach VEITH. — The bloodbrain barrier in infections diseases. The permeability to toxins in relation to their electrical charges. Lancet **1934 I**, 775. Zit. nach VEITH. — FROBISHER, M., and E. I. PARSONS: Susceptibility of mice to intracerebral inoculation of Corynebacterium diphtheriae and diphtheria toxin. Proc. Soc. Exper. Biol. a. Med. **45**, 165—169 (1940).

GAMMON, G. D.: The effects of bacterial toxins on the nervous system. Metabol. a. Toxic. Dis. Nerv. System **32**, 506—528 (1952). — GASKILL, H. S.: Neurologic complications of diphtheric neuritis. Arch. of Neur. **58**, 639—642 (1947). — GASKILL, H. S., and M. KORB: Occurence of multiple neuritis in cases of cutaneous diphtheria. Arch. of Neur. **55**, 559—572 (1946). — GLANZMANN, E.: Die nervösen Komplikationen der Varizellen, Variola und Vakzine. Schweiz. med. Wschr. **1927**, 145—154. — Die nervösen Komplikationen bei Parotitis epidemica. Schweiz. med. Wschr. **1938**, 825. — Zur Klinik und Problematik der Polyradiculitis im Kindesalter (GUILLAIN-BARRÉ-Syndrom). Praxis (Bern) **1950**, 622—629. — In Handbuch der inneren Medizin, 4. Aufl., Bd. I, Teil 1 „Die Masern", S. 100, „Röteln", S. 241, „Varicellen", S. 269. Berlin-Göttingen-Heidelberg: Springer 1952. — GLOBUS, J. H.: Über symptomatische Chorea bei Diphtherie. Z. Neur. **85**, 414—423 (1923). — GRAY, C. H., and L. B. HOLT: The porphyrin produced by diphtheria bacillus. J. of Biol. Chem. **169**, 235 (1947).

HANSEMANN, D.: Ausgedehnte Lähmungen nach Diphtherie. Virchows Arch. **115**, 534 bis 547 (1889). — HANSEN, F.: Kritisches zur Klinik und Therapie postdiphtherischer

Lähmungen. Klin. Wschr. **1939 I**, 877—882. — HECHST, B.: Über pathologisch-anatomische Veränderungen im Nervensystem bei postdiphtherischen Nervenerkrankungen. Arch. f. Psychiatr. **101**, 1—18 (1934). — HERTZ, M., u. P. THYGESSEN: Postdiphtheritic nervous complications and a comparison between polyradiculitis of diphtheritic origin and that due to other causes. Acta psychiatr. (Københ.) Suppl. **54**, **66** (1947). — Acta med. scand. (Stockh.) **130**, Suppl. **206**, 541—546 (1948). — HILLER, O., and M. FOX: Infectious neuronitis associated with infectious mononucleosis. Med. Rev. **7**, 152—154 (1943). — HOCHHAUS: Über diphtherische Lähmungen. Virchows Arch. **124**, 226—237 (1891). Zit. nach FLATAU. — HOTTINGER, A.: Die Diphtherie. In Handbuch der inneren Medizin, 4. Aufl., Bd. I/1. 1952.

ISTRE, B.: Diphtheritic polyneuritis (Abstr.). Tidsskr. Norsk. Laegfor. **66**, 671 (1946). — Bull. Hyg. **22**, 94 (1947).

JAKOVLEVA, J.: Diphtherie-Polyneuritis nach (versehentlicher) Einspritzung von Diphtherietoxin. Vrač. Delo **10**, Nr 3, 179—180 (1927). Ref. Zbl. Neur. **47**, 203 (1927).

KLØVSTADT, O.: GUILLAIN-BARRÉ's syndrome in infectious mononucleosis. Acta med. scand. (Stockh.) **138**, 67—70 (1950). — KÜHN, ULRICH: Histologische Befunde an Tonsillen und peritonsillarem Gewebe bei maligner Diphtherie. Virchows Arch. **314**, 639—654 (1947).

LANDOUZY: Des paralysies dans les maladies aiguës. Thèse de Paris 1880. Zit. nach FLATAU. — LEEDE, W. H.: Die Hemiplegia postdiphtherica. Z. Kinderheilk. 8, H. 1. — Neur. Zbl. **1914**, 525. — LEIGH, A. D.: Infections of nervous system occuring during epidemic of influenca. Brit. Med. J. **1946**, 936—938. — LEMIERRE, A., R. GARCIN et I. BERTRAND: Nuclear lesions of brain stem in case of diphtheritic paralysis with involvement of GOLL and BURDACH nuclei in origin of ataxia. Revue neur. **76**, 135—145 (1944). — LENEGRE, J., et G. DELAIR: Polyradiculo-névrite aiguë extensive avec dissociation albumino-cytologique apparue au décours d'une rougeole. Bull. Soc. méd. Hôp. Paris **55**, 712—715 (1939). — LEWY, F. H.: Die histologischen Grundlagen experimenteller Hyperkinesen bei diphtherieinfizierten Mäusen. Virchows Arch. **238**, 252—261 (1922). — LEYDEN, v.: Die Entzündung der peripherischen Nerven (Polyneuritis — multiple Neuritis). Berlin: E. S. Mittler u. Sohn 1888. — LIONVILLE: Bull. Soc. Anat. **1872**. Zit. nach SPIELER. — LORAIN et LEPINE: Diphtherie. Nouvelle Dictionnaire **1869**. Zit. nach FLATAU.

MAKI, T.: Experimental studies of postdiphtheritic paralysis. Ref. Zbl. Kinderheilk. 28, 308 (1934). Zit. nach VEITH. — MALLISON, R.: Über Pleocytose im Liquor bei postdiphtherischer Nervenschädigung und Bemerkungen zur klinischen Symptomatologie. Nervenarzt **20**, 510—513 (1949). — MEYER, P.: Anatomische Untersuchungen über diphtherische Lähmung. Virchows Arch. **85**, 181—226 (1881). — MISCH, WALTER: Über Hemiplegie bei Diphtherie (6 Fälle). Neur. Zbl. **1916**, 914. — MOHAMMAD, N.: Multiple paralysis following measles. Indian Med. Gaz. **71**, 148 (1936). — MOLLARET, P., and M. AUBRY: Difficulties of differential diagnosis of botulism and diphtheritic paralysis; identity of eventual involvement of esophagus (dysphagia). Revue neur. **76**, 82—85 (1944). — MOGILNITZKY, B.: Zur Frage über Pathologie und pathologische Anatomie des vegetativen Nervensystems bei Scharlach und Diphtherie. Z. Neur. **91**, 510—530 (1924). — MÜLLER, H.: Über experimentelle diphtherische Polyneuritis. Z. Kinderheilk. **74**, 454—467 (1954).

NEMLICHER, L. J., W. TSCHERNIKOW u. J. SOLOMONOWA: Doppelseitige Facialislähmung bei Parotitiden, die mit Symptomen infektiöser Polyradiculoneuritis verlaufen. Dtsch. Z. Nervenheilk. **125**, 292—300 (1932).

POTTER, ALLEN B.: Postdiphtheritic paralysis. Washington, Univ. School of Med. St. Louis. Ann. of Otol. **39**, 192—198 (1930). Ref. Zbl. Neur. **56**, 827 (1930). — PRIGGE, R.: Über den Toxongehalt des Diphtheriegiftes. Zbl. Bakter. **92**, 39—40 (1924). — Über den Toxongehalt des Diphtheriegiftes (zugleich ein Beitrag zur Theorie der Toxinmessung). Z. Immun.forsch. **81**, 185—218 (1934).

REUTER, A., u. W. SCHÄFER: Polyneuritis und Hautdiphtherie. Med. Z. **1**, 55—56 (1944). RICKER, W. A., A. BLUMBERG, C. H. PETERS and A. WIDERMAN: Association of the GUILLAIN-BARRÉ syndrome with infectious mononucleosis: report of two fatal cases. Blood **2**, 217 (1947). Zit. nach HAYMAKER u. KERNOHAN. — ROLLESTON, C. D.: Diphtheric paralysis. Arch. of Pediatr. **30** (1914). Ref. Neur. Zbl. **1915**, 797. — ROOYEN, C. E. v., and A. J. RHODES: Virus diseases of man. New York: Thomas Nelson & Sons 1914. — ROSS, JAMES: On peripheral neuritis, S. 210—263. 1893. Zit. nach REMAK. — RUDDER, B. DE: Zur Frage einer Familiarität des Diphtherieverlaufes. Z. Kinderheilk. **59**, 431—436 (1938). — Allgemeines zum Umweltbegriff. Erbarzt **12**, 1—6 (1944). — Über einige seltenere neuro-allergische Encephalosen nach parenteraler Eiweißzufuhr. Z. Kinderheilk. **64**, 265—270 (1944).

SCHEID, W.: Zur nosologischen Stellung der postdiphtherischen Polyneuritis. Sonderdr. aus Arbeiten zur Psychiatr., Neurol. und ihren Grenzgebieten. Heidelberg: Scherer 1947. — Die sogenannte Neurotabes peripherica nach Diphtherie. Nervenarzt **19**, 323—327 (1948). — SCHEID, W., u. G. PETERS: Über die tödlich verlaufenden Diphtherielähmungen unter besonderer Berücksichtigung der anatomischen Befunde. Dtsch. Z. Nervenheilk. **167**, 355—390

(1952). — SCHECH: Laryngoskop. Mitteilungen. Arch. klin. Med. **23** (1879). Zit. nach SPIELER. — SEDALLIAN, P., P. MOUNIER-KUHN, P. F. GIRARD et P. MONNET: Diphtheric paralysis clinical and anatomical data. J. Méd. Lyon **28**, 481—496 (1947). Zit. nach GAMMON. — SELYE, H.: The physiology and pathology of exposure to stress. Acta Inc. Med. Publ. Montreal **1950**. Zit. nach TONUTTI 1951. — SOUQUES, A.: Première description de la paralysie diphtérique. Fol. neuropath. eston. **15/16**, 1—9 (1936). — SPATZ, H.: Encephalitis. In BUMKES Handbuch der Geisteskrankheiten, Bd. XI, Teil 7. Berlin: Springer 1930. — Die Bedeutung der vitalen Färbung für die Lehre vom Stoffaustausch zwischen dem Zentralnervensystem und dem übrigen Körper. Arch. f. Psychiatr. **101**, 267 (1934). — SPIELER, FR.: Zur Pathogenese der postdiphtherischen Lähmungen und des Herztodes bei Diphtherie. Arb. neur. Inst. Wien. **15**, 512—536 (1907). — SPROTT, N. A.: Is virus of rubella becoming neurotropic? Brit. Med. J. **1940**, 154. — STOLTZENBERG, W.: Zur Frage der Bedeutung der Allergie bei der Entstehung polyneuritischer Krankheitsbilder. Dtsch. Z. Nervenheilk. **163**, 475—482 (1950). — STROTZKA, H.: Zur Frage der Polyneuritis nach Hautdiphtherie und anderen Hautaffektionen. Wien. klin. Wschr. **1949**, 394—396. — STUTTE, H.: Beitrag zur Pathogenese neuraler Mumpskomplikationen; Serratuslähmung bei Parotitis epidemica. Med. Klin. **1950**, 432—436. — SULZER, H.: Zur Frage der sogenannten Masernenzephalitis. Jb. Kinderheilk. **128**, 394—419 (1930).

TELLENBACH, HUBERT: Diphtherie und diphtherische Nervenschäden. Dtsch. Z. Nervenheilk. **165**, 557—595 (1951). — TONUTTI, E.: Spezifische und unspezifische Auswirkungen des Diphtherietoxins und anderer bakterieller Giftstoffe bei der Entstehung örtlicher Krankheitserscheinungen. Med. Klin. **1954**, 281—285. — Histophysiologie, Funktion und Pathophysiologie der Nebennierenrinde. Regensburger Jb. ärztl. Fortbildg **2**, 1—11 (1951). — Zum Problem des Mechanismus der Diphtherie-Toxin-Wirkung. Sonderdr. aus Behringwerk-Mitt. 1952, H. 25. — TRÖMNER, E., u. A. JAKOB: Epidiphtherische Bulbärlähmung. Z. Neur. **15**, 18—34 (1913).

UNDERWOOD, E. A.: Neurological complications of varicella: clinical and epidemiological study. Brit. J. Childr. Dis. **32**, 83, 177 (1935). — URQUHART, D. A.: Multiple peripheral neuritis as complication of measles. Brit. Med. J. **1934**, 115.

VEITH, G.: Untersuchungen über die Histologie der Polyneuritis diphtherica. Beitr. path. Anat. **110**, 567—606 (1949). — VEITH, G., u. H. KOLLOTZEK: Über die seröse Exsudation in das Nervenbindegewebe und ihre Beziehung zur Markscheidendegeneration. Dtsch. Z. Nervenheilk. **171**, 20—36 (1953). — VOLHARD, F.: Nierenerkrankungen und Hochdruck. Leipzig: Johann Ambrosius Barth 1942.

WALSHE, F. M. R.: On the pathogenesis of post-diphtheric paralysis. Quart. J. Med. **11**, 191—204 (1917/18); **12**, 14 (1918/19). — WEISSE, K., u. W. KRÜCKE: Die tödliche „primär-entzündliche" Polyneuritis im Kindesalter. Z. Kinderheilk. **74**, 167—208 (1954). — WIECK, H.: Über die motorische und sensible Chronaxie im Verlauf der postdiphtherischen Polyneuritis. Dtsch. Z. Nervenheilk. **167**, 111—129 (1951). — WILDFÜHR, G.: Diphtheria toxin content in blood and cerebrospinal fluid of patients with late diphtheritic paralysis. Zbl. Bakter. I **154**, 14—17, 18—26 (1949).

V. Die lokalen Nervenschäden.

A. Allgemeines über physikalische, chemische und thermische Schäden.
B. Nervenverletzungen.

(Siehe auch Literaturverzeichnis des Allgemeinen Teils.)

BALLANTYNE, D. A., and E. Y. COMRIE: Spontaneous compression of the median nerves in the carpal tunnel. New Zealand Med. J. **49**, 144—146 (1950). — BIELSCHOWSKY, M., u. B. VALENTIN: Die histologischen Veränderungen in durchfrorenen Nervenstrecken. J. Psychol. u. Neur. **29**, 133—152 (1923). — BJÖRKESTEN, G. AF: Fortschritte auf dem Gebiet der peripheren Nervenchirurgie 1939—1947. Zbl. Neur. **113**, 1—7 (1951).

CAJAL, S. R.: Les métamorphoses précoces des neurofibrilles dans la régénération et la dégénération des nerfs. Trav. Labor. Rech. biol. Univ. Madrid **5**, 47—104 (1907). — CURTIUS, F., u. J. F. DE DECKER: Erbliche Disposition bei rezidivierender Oculomotoriusparese. Klin. Mbl. Augenheilk. **84** (1930).

DENNY-BROWN, D., and C. BRENNER: Lesion in peripheral nerve resulting from compression by spring clip. Arch. of Neur. **52**, 1 (1944). — Paralysis of nerve induced by direct pressure and by tourniquet. Arch. of Neur. **53**, 88 (1945). — The effect of percussion of nerves. J. Neurol., Neurosurg. a. Psychiatr. **7**, 76 (1944). — DENNY-BROWN, D., and M. M. DOHERTY: Effects of transient stretching of peripheral nerve. Arch. of Neur. **54**, 116—129 (1945).

FLÜGEL, FRITZ: Polyneuritis nach Verbrennung. Nervenarzt **18**, 499—501 (1947).

GRACIANSKAJA, L. N.: Vegetative Neuritis als Berufskrankheit. Nevropat. i t.d. **18**, 28—30 (1949).

HASCHE-KLÜNDER, R.: Über periphere Nervenschäden nach Verbrennungen. Bruns' Beitr. **178**, 589—596 (1949). — HILLER, F.: Zit. im Allgemeinen Teil: Einzelarbeiten.

LYONS, W. R., and B. WOODHALL: Atlas of peripheral nerve injuries. Philadelphia: W. B. Saunders Company 1949.

MARINESCO, G.: Über Veränderung der Nerven und des Rückenmarkes nach Amputationen; ein Beitrag zur Nerventrophik. Zbl. Neur. **11**, 463 (1892). — MERLE D'ANTIGUE, R., et J. BENASSY: Syndrome de compression du nerf médian aux niveau du canal carpien. Mém. Acad. Chir. **75**, 717—719 (1949).

SICARD, J. A.: Les névrodocites. Revue neur. **30**, 705 (1916).

WEISS, P.: Damming of axoplasm in constricted nerve; a sign of perpetual growth in nerve fibers. Anat. Rec. 88, 464 (1944).

ZUTT, JÜRG: Über die Gefahr peripherer Nervenschädigung bei intravenöser Injektion und ihre Vermeidbarkeit. Dtsch. med. Wschr. **1932 II**, 1312—1323.

C. Die Nervengeschwülste.

ALBOT, GUY, et BENOIT JEHIEL: Sur un cas de gliome periphérique malin du nerf cubital. Bull. Assoc. franç. Étude Canc. **21**, 448—453 (1932).

BAILEY, PERCIVAL, and JESS. D. HERRMANN: The role of the cells of SCHMANN in the formation of tumors of the peripheral nerves. Amer. J. Path. **14**, 1—38 (1938). — BAILEY, P.: Du rôle des cellules de SCHWANN dans la formation des tumeurs des nerfs périphériques. Médical **18**, 92 (1937). — BERGSTRAND, HILDING: A malignant tumor of the left tibia nerve. Amer. J. Canc. **21**, 588—595 (1934). — BÜTTNER, A.: Die Hämangiome peripherer Nerven. Beitr. klin. Chir. **173**, 129 (1942). — BUSCH, EDUARD, and ERNA CHRISTENSEN: Tumors of peripheral nerves with special reference to neurogenous sarcomas. (Festschrift NILS ANTONI.) Acta psychiatr. (Københ.) **46**, 72—93 (1947).

CID, JOSÉ M.: Neurofibrome und Schwannome. An. Cir. **1**, 34—41 (1935). — CONWAY, JOHN D., and MILES B. SMITH: Hemangio-endothelioma originating in a peripheral nerve. Ann. Surg. **134**, 138—141 (1951).

DEW, HAROLD R.: Sarcoma of peripheral nerves. Austral. a. New Zealand J. Surg. **5**, 48—67 (1935).

FIRICA, T., D. BACALOGLOU et L. POPESCO: Kyste du nerf crural. Rev. Chir. (rum.) **41**, 38—43 (1938). — FOOT, NATHAN CHANDLER: Histology of tumors of the peripheral nerves. Arch. of Path. **30**, 772—808 (1940). — The pathology of tumors of the peripheral nerves. Adv. Surg. **2**, 385—418 (1949). — FUJIKAWA, TAKEO: Über einen Fall von Neurosarkom des N. ischiadicus. Okayama-Igakkai-Zasshi **47**, 3324—3331 u. dtsch. Zus.fass. 3324 bis 3325 (1935).

GESCHICKTER, CHARLES F.: Tumors of the peripheral nerves. Amer. J. Canc. **25**, 377 bis 410 (1935). — GODWIN, JOHN T.: Encapsulated neurilemoma (schwannoma) of the brachial plexus. Report of eleven cases. Cancer (N.Y.) **5**, 708—720 (1952).

HERZOG, E.: Zur Pathologie der Achsenzylinder peripherer Nerven. Virchows Arch. **253**, 402 (1924). — HOFFMANN, FRANZ: Über bösartige Geschwülste der peripheren Nerven. Diss. Bonn 1922.

KLIMKE, WILHELM: Die Meralgia paraesthetica. Dtsch. Z. Nervenheilk. **110**, 95—105 (1929). — KORBSCH, H.: Die Grundsubstanz der Neurinome. Zbl. Neur. **91**, 616. — KRABBE, KNUD H. u. M. ELLERMAN: Meralgia paraesthetica. Saertryk Ugeskr. Laeg. **1933**, Nr 5, 135. — KRAUSE, FEDOR: Über maligne Neurome und das Vorkommen von Nervenfasern in denselben. Leipzig: Breitkopf u. Härtel 1887. — KRUMBEIN: Über die „Band- oder Palisadenstellung" der Kerne, eine Wachsform des feinfibrillären mesenchymalen Gewebes. Zugleich eine Ableitung der Neurinome (VEROCAY) vom feinfibrillären Bindegewebe. (Fibroma semifibrillare.) Virchows Arch. **255**, 310—332 (1925).

LAIGNEL, LAVASTINE, J. LHERMITTE et COCHEME: Neuroépithéliome (medulloépithéliome) du grand nerf sciatique. Revue neur. **75**, 297 (1943). — LAUCHE, A.: Über rhythmische Strukturen im menschlichen Gewebe. Virchows Arch. **257**, 751—764 (1925). — Über rhythmisches Wachstum. Zbl. Path. **36**, 481 (1925). — Über rhythmisches Wachstum und seine Bedeutung in der Pathologie. Zbl. Path. **36**, 561 (1925). — LEVIN, M.: Beitrag zur Frage über die Neurinome der peripheren Rückenmarksnervenstämme. Ž. sovrem. Chir. **3**, 487—505 u. dtsch. Zus.fass. 505—506 (1928). — LEWIS, DEAN, and D. HART: Tumors of peripheral nerves. Ann. Surg. **92**, 961—983 (1930). — LLAMBIAS, JOAQUIN, y GERMAN OROSCO: Schwannom des Hörnerven. Arch. argent. Neur. **1**, 73—80 (1927). — LÖFGREN, L.: Contribution to the study of the so-called glomus tumours. Ann. chir. et gynaec. fenn. **36**, 25—46 (1947). — LOELIGER, H. TH.: Über Facialisneurinome. An Hand von zwei eigenen Fällen. Acta oto-laryng. (Stockh.) **35**, 543—555 (1947). — LOSLI, ERNEST J.: Intrinsic hemangiomas of the peripheral nerves. A report of two cases and a review of the literature. Arch. of Path. **53**, 226—232 (1952).

MASSON, PIERRE: Experimentelle und spontane Schwannome. Amer. J. Path. **8**, 389 (1932). — Tumeurs encapsulées et bénignes des nerfs. Rev. Canadienne de Biol. **1**, 209—343 (1942). — Névrome myélinisé dermique associé à un naevus bleu. Schweiz. med. Wschr. **1947**, 1154—1155. — MASSON, PIERRE, et JOSEPH F. MARTIN: Rhabdomyomes des nerfs. Bull. Assoc. franç. Étude Canc. **27**, 751—767 (1938). — MOENE, IVAR: Periphere Nervengeschwülste. Med. Rev. (norw.) **53**, 61—74 (1936). — MONEY, R. A.: Tumors of peripheral nerves. Austral. a. New Zealand J. Surg. **19**, 239—245 (1950). — MORIN, F.: Sur la réduction du diamètre et du nombre des fibres des nerfs périphériques soumies à une compression expérimentale. C. r. Assoc. Anat. **55**, 282—284 (1949). — MURRAY, STOUT and BRADLEY: SCHWANN versus fibroblast as the origine of the specific nerve sheath tumor. Amer. J. Path. **1940**.

NAFFZIGER, H. C., and W. T. GRANT: Neuritis of the brachial plexus mechanical in origin. Surg. etc. **67**, 722—730 (1938).

PURCELL, FRANK H., and E. S. GURDJIAN: Hemangiomata of peripheral nerves with report of a case of cavernous hemangioma of the sciatic nerve. Amer. J. Surg., N. S. **30**, 541—544 (1935).

RATZENHOFER, M.: Ein Fall generalisierter Neurinomatose, zugleich ein Beitrag zur Kenntnis vom Bauplan und der Entstehungsweise des neurinomatösen Gewebes. Beitr. path. Anat. **105**, 127—175 (1941).

SATO, S.: Über das cavernöse Angiom des peripherischen Nervensystems. Arch. klin. Chir. **100**, 553 (1913). — SAXÉN, ERKKI: Tumors of the sheaths of the peripheral nerves. (Studies on their structure, histogenesis and symptomatology.) Acta path. scand. (Københ.) **26**, Suppl. 79, 1—135 (1948). — SCHERER, HANS-JOACHIM: Untersuchungen über den geweblichen Aufbau der Geschwülste des peripheren Nervensystems. Virchows Arch. **292**, 479—553 (1934). — Zur Differentialdiagnose der intracerebralen („zentralen") Neurinome. Virchows Arch. **292**, 554—561 (1934). — Beitrag zur Differentialdiagnose neurogener Geschwülste. Virchows Arch. **292**, 562—576 (1934). — SCHLUMBERGER, HANS G.: Nerve sheath tumors in an isolated goldfish population. Cancer Res. **12**, 890—899 (1952). — SCHUTZE, W.: Über einen Fall von Hämangiom im Verlauf des N. tibialis posterior superficialis. Diss. Greifswald 1925. — SIMOES, F.: A proposito de un neurinoma maligno do sciatico. Folia anat. Univ. coimbr. **16**, Nr 3 (1941). — SOMMER, R.: Der heutige Stand der Neurinomfrage. Beitr. klin. Chir. **125**, 694—720 (1922). — Über cavernöse Angiome am peripheren Nervensystem. Dtsch. Z. Chir. **173**, 65 (1922). — SPERBER, A.: Über bösartige Geschwülste der peripheren Nerven. Diss. Berlin 1913. — STEWART, S. F., and M. E. BETTIN: The motor significance of hemangioma with report of case of plexiform telangiectasis of the sciatic nerve and its branches. Surg. etc. **39**, 307 (1924). — STOUT, LAIDLAW and HAAGENSEN: Tumors of the peripherical nerves. J. Nerv. Dis. **16**, 417—439 (1935). — STOUT, A. P.: The malignant tumors of the peripheral nerves. Amer. J. Canc. **25**, 1—36 (1935). — Tumors of the peripheral nervous system. Atlas of tumor pathology, Sect. II, Fasc. 6, page 36. Washington, D. C. Armed Forces Institute of Pathology, 1949. — STOUT, A. P., and WAYNE CARSON: The peripheral manifestations of the specific nerve sheath tumor (neurilemoma). Amer. J. Canc. **24**, 751—796 (1935).

TARLOW, I. M.: Origin of perineural fibroblastoma. Amer. J. Path. **16**, 33—40 (1940). — TRUEBLOOD: Neurogenic sarcoma. Gynéc. et Obstétr. **72**, 363—371 (1941).

VIETA, J. O., and G. T. PACK: Malignant neurilemomas of peripheral nerves. Amer. J. Surg. **82**, 416—431 (1951).

WERTHEIMER, P., J. FEROLDI et A. GILBERTAS: Les tumeurs isolées et primitives des gros troncs nerveux périphériques. J. de Chir. **66**, 746—762 (1950).

ZEITLHOFER, J.: Über die maligne Ausartung von Neurofibromen. Krebsarzt (Wien) **2**, 301—312 (1947).

Pathologische Anatomie der Spinal- und Hirnnervenganglien, einschließlich der Wurzelnerven.

Von

G. Döring-Hamburg.

Mit 44 Abbildungen.

Einleitung.

Die pathologische Anatomie der Spinal- und Hirnnervenganglien ist erst wenig ausgebaut und mit vielen Unsicherheiten belastet; sie befindet sich noch im Stadium des Sammelns von Tatsachenmaterial. Die bisherigen Befunde lehren, daß von ,,Krankheiten "der Ganglien nicht gesprochen werden kann, da die nachgewiesenen Veränderungen immer nur Teil eines Prozesses sind, der zugleich an anderen Abschnitten des Nervensystems Veränderungen hervorruft. Auf diese muß bei der Schilderung oft zurückgegriffen werden, wobei sich Überschneidungen mit anderen Darstellungen dieses Handbuches unvermeidlich ergeben. An den Ganglien erweist sich besonders deutlich, daß physiologische und pathologische Befunde durch alle Übergänge miteinander verbunden sind. Nur daraus werden die Differenzen des Schrifttums verständlich, die sich bereits im deskriptiven Teil der Mitteilungen finden. Für die Deutung der anatomischen Bilder ist zu beachten, daß in den Ganglien nicht alles, was sich an Veränderungen der Nervenzellen und der Glia findet, als Ausdruck eines krankhaften Vorganges anzusehen ist. Manche Veränderungen beruhen auf physiologischen Entwicklungs- und Rückbildungserscheinungen, die sich im postnatalen Leben vollziehen und mit dem Alter zunehmen. Daher wird es bei älteren Individuen schwer, eine krankhafte Veränderung der Ganglienzellen von einer durch die physiologische Rückentwicklung bedingten gestaltlichen Umwandlung zu unterscheiden. Diese Schwierigkeit, welche sich auch für andere Teilfragen der Ganglienpathologie ergibt, erfordert eine kurze Darstellung der ,,normalen" Befunde, die auch deshalb der Schilderung krankhafter Veränderungen vorausgestellt werden muß, weil das Studium der pathologischen Anatomie der Ganglien immer wieder auf Probleme von deren normaler Histologie stößt, die eine große Zahl ungelöster Fragen enthält.

I. Sektionstechnik und Topisches.

Die Freilegung der Spinalganglien und Herausnahme derselben in vollständigem Zusammenhang mit dem Rückenmark gelingt am besten mit einem breiten Meißel durch Abtragung der Wirbelkörper und Eröffnung des Spinalraumes von ventral her. Diese Sektionsmethode hat große Vorzüge gegenüber der mühevollen Herauspräparierung der Ganglien bei der üblichen Herausnahme des Rückenmarks von dorsal her. Auch die Abtragung der Wirbelbögen nach Herausnahme des Rückenmarks mit einer GIGLIschen Drahtsäge von den Intervertebrallöchern aus, sowie die Eröffnung der Intervertebralkanäle nach Durchschneiden der Zwischenwirbelscheiben an der in toto herausgenommenen Wirbelsäule (ORSÓS) ist wesentlich umständlicher als die Sektion des Rückenmarks samt Ganglien vom Bauch- und Brustraum her. Die Spinalganglien findet man noch innerhalb der Zwischenwirbellöcher als spindelförmige Auftreibungen der hinteren Wurzel; sie sind in Fettgewebe eingebettet und auf dem Schnitt braungelb gefärbt. Nur das Spinalganglion des N. coccygeus sowie die Spinalganglien der drei untersten Sacralnerven liegen innerhalb des Durasackes zwischen den Bündeln der Cauda und verbinden sich dort mit der vorderen Wurzel (ZIEHEN). Die Spinalganglien des 1. und 2. Cervicalnerven sind ober- und unterhalb des hinteren Atlasbogens an den Stellen zu finden, die den Zwischenwirbellöchern entsprechen. Das Ganglion des ersten und letzten Spinalnerven kann gelegentlich fehlen (TROLARD), am ersten, weil sich dieser dem N. hypoglossus angleichen kann, am letzten, weil dieser allgemein sehr hochgradig verkümmert ist. Wenn das Spinalganglion fehlt, so fehlt auch die hintere Wurzel. Die Größe der Ganglien entspricht jeweils der Stärke der hinteren Wurzel. Die unteren Lumbal- und oberen Sacralganglien können in zwei oder mehrere Teile zerfallen (DAVIDA, RATTONE). Gelegentlich sind in den einzelnen Nervenbündeln (vor allem an den Hinterwurzeln der oberen Cervicalnerven) *aberrierende Ganglien* (HYRTL, LUGARO 1934), oder versprengte Ganglienzellen (KÖLLIKER, HOCHE, SCHÄFER, TAKEDA) nachzuweisen. Auch in den vorderen Wurzeln, namentlich in den Conuswurzeln sind Ganglienzellen mit Kapseln festgestellt worden (HOCHE, POLJAK, GAGEL). Als ein solides Bündel tritt die vordere Wurzel an die mediale Seite des Ganglions und vereinigt sich kurz nach diesem mit der hinteren Wurzel zum gemischten, einheitlichen peripheren Nerven, der aus dem Foramen intervertebrale austritt. Als *Wurzelnerv* („nerv radiculaire" NAGEOTTES) wird eine dicht vor dem Ganglion medullarwärts gelegene Stelle bezeichnet, an welcher die vordere und hintere Wurzel eine von der Dura gebildete gemeinsame Hülle haben, in welcher auch das Spinalganglion liegt. Der Subarachnoidalraum soll nach RICHTER auf seiten der hinteren Wurzel bis zum Ganglion reichen, während er auf der Seite der vorderen Wurzel schon früher seinen Abschluß erfährt.

Von den *Kopfnerven* ist nur den Kiemennerven ein typisches peripheres Ganglion beigegeben, so dem N. trigeminus das *Ggl. semilunare (Gasseri)*, dem N. facialis das *Ggl. geniculi*, dem N. glossopharyngicus das *Ggl. intracraniale (= superius)* und *extracraniale (= petrosum)*, dem N. vagus das *Ggl. jugulare* und *nodosum*. Während der Embryonalzeit werden beim Menschen auch am N. hypoglossus Ganglien (meist 2) gebildet, welche nach FRORIEP in je einer hinteren Wurzel nachweisbar werden können. Sie bilden sich mitsamt der kleinen dorsalen Wurzel wieder zurück, doch können Teile eines solchen Ganglions dauernd erhalten bleiben (HYRTL). Sämtliche Kopfganglien liegen ursprünglich außerhalb des Schädels. Für die Ganglien des Vagus und Glossopharyngicus bleibt dieses Verhalten auch bei der weiteren Entwicklung bestehen. Das Trigeminus- und Facialisganglion kommen infolge der Entwicklung neuer Schädelteile zwar innerhalb des knöchernen Schädels zu liegen, sie bleiben aber außerhalb der eigentlichen duraumschlossenen Schädelhöhle, da die Dura ihr altes Verhalten zu den Ganglien bewahrt. Der für die spinalen Nerven gültige Begriff der vorderen und hinteren Wurzel kann auf die Hirnnerven keine Anwendung finden, da der Hirnnerv als geschlossener Stamm aus dem Hirn hervortritt oder ein einheitliches Wurzelbündel hat (ELZE).

Das *Ggl. semilunare Gasseri* ist als kompakter, flacher sichelförmiger Körper in einer Vertiefung auf der vorderen oberen Kante der Felsenbeinpyramide, lateral vom Sinus cavernosus, innerhalb eines duralen Beutels *(Cavum Meckeli)* gelegen. Der durale Beutel wird von der hinteren Schädelgrube aus unter die Dura der mittleren Schädelgrube gestülpt und ist von dieser durch eine Gefäßlage abgegrenzt (FERNER). Bei der Freilegung und Herausnahme des GASSERschen Ganglions muß die Duraduplikatur fortgenommen werden. Danach wird die laterale, gleichsam nach oben sehende Fläche des Ganglions und der Plexus triangularis sichtbar. Die Dura ist nur mit dem distalen Teil der Oberfläche des Ganglions so fest verlötet, daß sie mit dem Messer scharf abpräpariert werden muß, während der konkave Rand des Ganglions und der Plexus triangularis nicht mit ihr verwachsen sind. Die Anheftungslinie der Dura verläuft an der oberen Fläche des Ganglions halbkreisförmig etwa in der Mitte der sichelförmigen Fläche. Das Ganglion hebt sich durch seine graubraune Färbung deutlich von den weißen ein- und austretenden Nervenbündeln ab, über deren Niveau die Masse des Ganglions sich nur unbedeutend erhebt. Das gut abgrenzbare Ganglion hat eine durchschnittliche Länge von 17—20 mm, eine Breite von 5 mm und eine Dicke von 3 mm (FERNER). Die untere, dem Felsenbein zugewandte Ganglienfläche ist durch eine mächtige Ansammlung von Nervenzellen stark vorgewölbt und erhebt sich über das Niveau der Äste und Wurzelbündel. Der Ganglionkörper bildet hier einen ringförmigen, zu $^2/_3$ bis zu $^3/_4$ geschlossenen Wulst, der im Felsenbein die Impressio trigemini bedingt. Zwei besonders massige Anschwellungen entsprechen dem Einzugsgebiet des 2. und 3. Astes; sie sind durch eine schmale Einschnürung *(Isthmus ganglii)*, der die motorische Wurzel aufnimmt, miteinander verbunden. In die konvexe Begrenzung des Ganglions treten die peripheren Nervenstämme ein, welche dem Nerven den Namen des „dreigeteilten" gegeben haben. An der konkaven Seite *(Sinus ganglii)* bleibt zwischen den Wurzelbündeln ein beträchtlicher Raum *(Cisterna radicis trigemini)*, welcher entlang der Trigeminuswurzel mit der basalen Zisterne des Hirns zusammenhängt und wie diese Liquor enthält (LOCKE und NAFFZIGER, FERNER). Die Wurzel ist in eine *Pars triangularis* und in eine *Pars compacta* (FERNER) zu unterteilen, deren Grenze an der oberen Pyramidenkante gelegen ist. Zwischen beiden Teilen findet eine charakteristische Abknickung der Wurzel statt. Zur unmittelbaren Umhüllung des GASSERschen Ganglions und des dreieckigen Abschnittes der Wurzel erweist sich die Leptomeninx mit allen ihren Schichten in den duralen Beutel hineingestülpt. Das äußere Blatt der Arachnoidea ist der Innenseite des duralen Beutels angelegt, die Pia und das innere Blatt überziehen mit ihnen fest verwachsen die einzelnen Wurzelbündel und kleiden die Innenfläche des Sinus ganglii aus. Nach Ablösung der Dura vom Knochen und Durchschneidung der peripheren, sehr bald in die Knochenkanäle eintretenden Nervenstämme gelingt die Herausnahme des Ganglions ohne Schwierigkeiten.

H. FLEISCHER hat ein regelmäßig vorhandenes *Ggl. accessorium trigemini* beschrieben, das unter der sensiblen Hauptportion des Trigeminus medial neben der motorischen Portio minor liegt. Es soll sensible Fasern haben, welche sich in die motorische Portion einsenken und soll der Muskelsensibilität der vom Trigeminus innervierten Muskulatur dienen. Das Ggl. accessorium liegt in einem Cavum leptomeningicum.

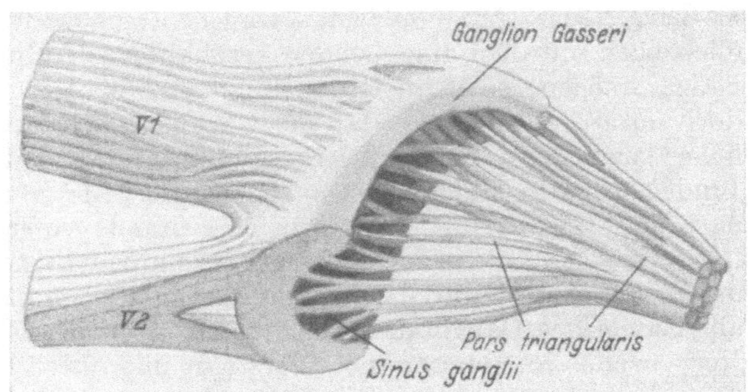

Abb. 1. Plastisches Schema eines halbierten GASSERschen Ganglions. Eintritt der Äste ins Ganglion und Ursprung der Wurzelbündel aus dem Sinus ganglii. [Nach FERNER: Z. Anat. **114**, 108 (1948).]

Das kleine dreieckige *Ggl. geniculi*, welches aus Fasern des *N. facialis* hervorgeht, die als N. intermedius *(Wrisbergi)* zusammengefaßt werden, liegt im Felsenbein verborgen, und zwar an derjenigen Stelle, wo die als Genu n. facialis bezeichnete Knickung des Facialisstammes innerhalb des Canalis n. facialis *(Faloppii)* stattfindet. Man trifft das Ganglion an der vorderen Fläche der Felsenbeinpyramide in der mittleren Schädelgrube im spongiösen Knochen, welcher den Raum zwischen Vestibulum und unterer Schneckenwindung ausfüllt. Bei der Sektion löst man die Dura von der Vorderfläche der Felsenbeinpyramide ab, wobei der N. petrosus superf. major und minor zutage treten. Beim Eintritt der genannten Nerven in den Hiatus n. facialis wird der die Nerven deckende $^1/_2$—1 mm dicke Knochen mit dem Meißel entlang dem weiteren Verlauf derselben innerhalb des Felsenbeines abgetragen, bis das Knie des Facialiskanals und der in diesem liegende N. facialis erreicht ist. Dicht vor dem N. facialis liegt das Ggl. geniculi als winziges, graues bis bräunliches Knötchen, welches vom Facialisstamm abgelöst und herausgenommen werden kann. Die aus dem Ganglion austretenden Nervenfasern gehen durch den N. intermedius zentralwärts, während sich die peripheren Fasern dem N. facialis anschließen, um später in die Chorda tympani zu treten. Sodann ziehen Nervenfasern durch das Ganglion hindurch, ohne mit den Nervenzellen in Beziehung zu treten und gelangen in den N. petrosus superf. major, in geringerer Zahl auch in den peripheren Stamm des N. facialis (SCHIMERT).

Der *N. glossopharyngicus* bildet 2 Ganglien: ein kleineres — *Ggl. intracraniale (= superius)* —, das sich noch im Bereich des Foramen jugulare findet, und ein größeres — *Ggl. extracraniale (= petrosum)* —, welches dem Nerven unmittelbar nach seinem Austritt aus dem Foramen jugulare eingefügt ist. Von dem letztgenannten Ganglion treten Nervenfasern zum sympathischen Ggl. cervicale supremum sowie zum Vagus und Facialis. Ferner verläßt der N. tympanicus den Stamm des Glossopharyngicus am vorderen Umfang des Ggl. extracraniale und verläuft in einem engen Kanal aufwärts in die Paukenhöhle, wo sich ein Teil der Nervenfasern im N. petrosus superf. minor fortsetzt.

In den *N. vagus* ist noch innerhalb des Foramen jugulare das kleine langgestreckte *Ggl. jugulare* eingefügt. Außerhalb des Schädels verbreitert sich der Nerv nach Aufnahme des Ramus medialis des N. accessorius zu einem zweiten, etwa 1,5—3 cm langen Ganglion von spindliger Form, dem *Ggl. nodosum.* Dieses liegt vor dem Querfortsatz des 1. und 2. Halswirbels hinter der Vena jugularis interna. Zwischen dem Ggl. nodosum und dem sympathischen Ggl. cervicale supremum bestehen stark wechselnde Verbindungen, vor allem in Form einer Anastomose. Es wird aber auch eine völlige Verwachsung beider Ganglien beim Menschen beobachtet (CRUVEILHIER, LONGET, FICK, TOKURA, CHODOS). FICK fand sie in

14,4% und CHODOS in 18,9% der untersuchten Fälle, ohne daß eine bedeutende bindegewebige Schicht zwischen den Knoten bestand. Nach CHODOS liegen auf dem Schnitt durch das Verschmelzungsgebiet die Zellen des einen Ganglions dicht denjenigen des anderen an, oder sie sind nur durch eine geringe Zahl von Nervenfasern oder einen Bindegewebsstreifen getrennt. Ein Übergang der im Silberbild deutlich zu trennenden multipolaren sympathischen Zellen und der großen unipolaren Zellen des Vagus fand sich immer nur in der Nähe der Verwachsungsstelle, niemals aber in der Tiefe der Ganglien.

II. Normale Befunde und Beziehungen der Ganglien zum Blut.

Bei den cerebrospinalen Ganglien haben wir es, wie STÖHR jr. betont, mit ungeheuer verwickelten nervösen Netzen zu tun, in welche die Ganglienzellen als kernhaltige Ganglioplasmaklümpchen eingebaut sind. Wenn auch die Ganglienzellen mit dem umgebenden kernhaltigen Hüllplasmodium innig zusammenhängen mögen, so ist im Hinblick auf ihr Verhalten bei krankhaften Vorgängen doch daran festzuhalten, daß die Ganglienzellen mit Achsencylinder das eigentliche Parenchym repräsentieren, während das Hüllplasmodium sich wie das Bindegewebe in anderen Organen verhält. Die *Anordnung der Nervenzellen* ist nach der Gestalt des Ganglions eine jeweils verschiedene; *im Spinalganglion* finden sie sich teils in Längsreihen, teils in rundlichen Gruppen zwischen den in der Längsachse hindurchziehenden Nervenfaserbündeln. Normalerweise liegen sie am Rande des Ganglions in mehrfachen Reihen dicht aneinander, während die Nervenzellen im Inneren mehr zerstreut und durch größere Zwischenräume voneinander getrennt sind. Diese Anordnung erleidet Abänderungen, sobald das Spinalganglion nicht mehr senkrecht zu seiner größten Längsausdehnung getroffen ist. Auf solchen Schnitten treten die Zellen in sehr wechselnder Anordnung, bisweilen in dicht gedrängten Längsreihen zutage. In den frühen Embryonalwochen liegen sie besonders dicht aneinander, gruppenweise beisammen, doch findet sich schon in einer frühen Zeit Stroma zwischen den einzelnen Zellen (MINOT). *In den Ganglien der Hirnnerven* ergibt sich die Anordnung der Nervenzellen, der Verlauf der Nervenfasern und die Anordnung des Bindegewebes vor allem aus der verschiedenen Gestalt der Kopfganglien. Im Trigeminusganglion finden sich Ganglienzellen nur in dem halbmondförmigen Knoten. Sie liegen — in den frontalen Anteilen des Ganglions weniger deutlich als in den occipitalen — in Reihen, die parallel zur Hirn- und Knochenfläche von der konvexen zur konkaven Seite verlaufen. Im Inneren des Ganglions sind größere geschlossene Nervenbündel kaum zu finden. Die Bündel der Äste zerfallen bei ihrem Eintritt ganz plötzlich und unvermittelt in die einzelnen individuell verlaufenden Nervenfasern. Diese sind also intraganglionäre Einzelgänger. Dementsprechend formieren sich auch die austretenden Wurzelbündel erst wieder unmittelbar vor ihrem Austritt aus der Substanz des Ganglions.

Die *Form der Ganglienzellen* nähert sich beim Menschen meist der Kugelform, doch ist die Zelle gewöhnlich in einer Richtung etwas birnenförmig verlängert. Die Zellgröße schwankt zwischen 120 und 20—30 μ (BÜHLER 1898), womit die voluminösen Exemplare zu den umfangreichsten Zellen unseres Körpers gehören. Das Cytoplasma hat in frischem Zustande ein körniges Aussehen und zeigt bei ultramikroskopischer Untersuchung feine Granula (MARINESCO 1911/12). Diese bewegungslosen Substanzen sind in frischen Elementen ziemlich gleichmäßig über die Zelle verteilt und nehmen keine bestimmte Anordnung ein, wie die NISSLschen Granula, welche nur dann zu sehen sind, wenn das Cytoplasma konservierenden Flüssigkeiten unterworfen wird. Die Nissl-Substanz verteilt sich in den Spinalganglienzellen teils staubförmig, teils zu gröberen Schollen geballt konzentrisch um den Kern und verdichtet sich in der Peripherie zu einem „*Randschollenkranz*" (v. LENHOSSÉK). Zwischen den perinucleär und den peripher angeordneten Granula liegt mitunter eine lichte Zone, welche bei entsprechend breiter Ausdehnung das Bild beherrscht und den Befund der sog. „retrograden" Zellveränderung vortäuschen kann. Bei der Normalzelle besteht außerhalb des „Randschollenkranzes" noch ein schmaler lichter Saum.

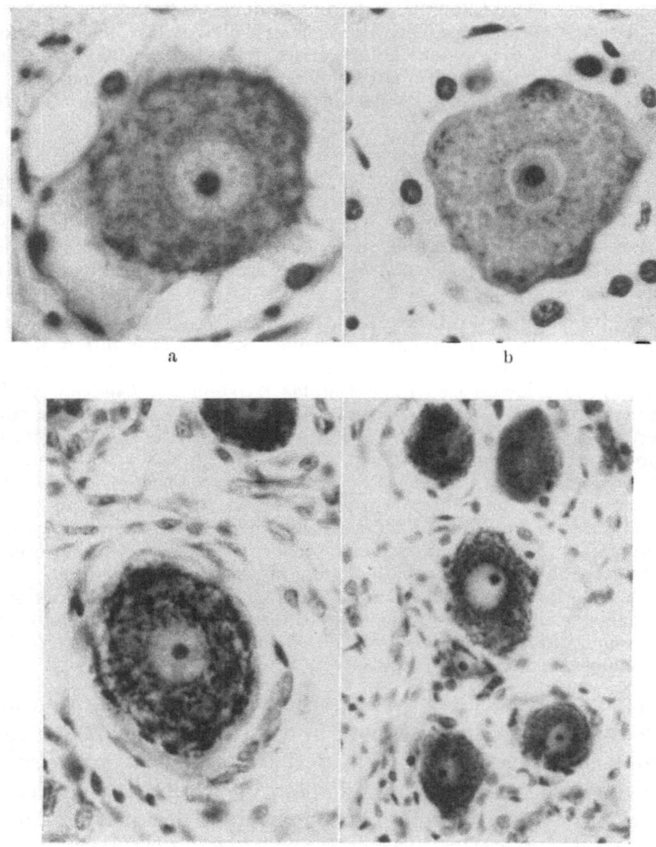

Abb. 2a—d. Verschiedene normale Ganglienzellen (große, mittlere und kleine) aus Spinalganglion bei Nissl-Färbung.

An Hand vitalgefärbter Präparate kam DOGIEL (1893) zur *Unterscheidung von 11 verschiedenen Zelltypen im Ganglion,* während LUGARO (1904) und MARINESCO (1909) nur noch 5 verschiedene Formen nach Zellgröße und Verteilung der chromatophilen Substanz voneinander abgrenzen. Auch HIRT (1927), der die verschiedenen Klassifikationen der einzelnen Untersucher ausführlich wiedergibt, trennt in Anlehnung an CLARK nach der Anordnung des Tigroids 5 verschiedene Zelltypen ab. Die Unterscheidung so vieler Arten ist aber nicht erforderlich, zumal man ihnen auf Grund experimenteller Untersuchungen keine bestimmte physiologische Dignität zusprechen kann. STÖHR jr. unterscheidet nur große und kleine Zellen, zwischen denen verschiedene Übergangsformen beobachtet werden. Wenn man *große, mittelgroße und kleine Zelltypen* voneinander trennt, so müßte dem Unterscheidungsbedürfnis des Pathologen Genüge getan sein. SIBELIUS gibt auf Grund vergleichender Zellmessungen für Erwachsene wie Neugeborene an, daß die größten Zellen neben mittelgroßen und kleinen in denjenigen Spinalganglien zu finden sind, aus denen die längsten peripheren Nerven ihren Ursprung nehmen, also in den Spinalganglien in Höhe der Rückenmarksanschwellungen. Die Ganglien der kürzeren, peripheren Nerven enthalten nur mittelgroße und kleine Nervenzellen, und in den Ganglien mit den kürzesten zugehörigen Nerven (z. B. im 4. Sacralganglion) fand SIBELIUS nur einige Zellen von mittlerer Größe. *Die Zahl der Spinalganglienzellen* nimmt nur in den frühen Embryonalstadien zu (RONDININI 1936), da die mitotische Teilung neuraler Parenchymzellen in der Mitte des Embryonallebens aufhört. Die Variabilität der Zellgröße ist nach SMIRNOW und SIBELIUS schon in den ersten Entwicklungsmonaten ausgeprägt. Demgegenüber betont WATANABE, daß er in den Spinalganglien Neugeborener fast ausschließlich kleine Zellen, selten größere Elemente gefunden hat. Diese Differenzen ergeben sich offenbar aus der Wahl der untersuchten Ganglien. Der Umfang der kleinen Ganglienzellen wächst langsam mit dem Alter, doch ist das Größenwachstum der voluminösen Exemplare im jugendlichen Alter noch ausgesprochener und wird erst beim Erwachsenen langsamer. Die kleinen Zellen stellen nach älteren Auffassungen kein Reservematerial für die spätere Differenzierung. Diese Ansicht ist neuerdings wieder in Zweifel gezogen worden. In Hämatoxylin-Eosinpräparaten färben sich vor allem die kleinen Zellen mehr dunkel und homogen, während die größeren ein helleres, mehr feinkörniges Aussehen erhalten.

Im *Cytoplasma der Spinalganglienzellen* ist erstmals von v. LENHOSSÉK (1895) beim Frosch ein Zentralkörperchen mit Sphäre *(Centrosom)* beschrieben und später auch in menschlichen Ganglien nachgewiesen worden (BÜHLER 1898, SMIRNOW 1902, VAN DER STRICHT 1906, RIO HORTEGA 1916, DE CASTRO 1922). Es erscheint in den großen Zellen stabförmig, öfters auch doppelt; in kleinen Zellen stellt es sich als Diplosom in einer Centrosphäre dar. Nach FUCHS (1903) scheinen Zentralkörperchen beim Säuger nur im Embryonalstadium vorzukommen.

GOLGI (1898) beobachtete im Cytoplasma der Spinalganglienzellen ein aus feinen Fäden bestehendes Netzwerk, das perinucleär angeordnet ist und sich mit seiner Silbermethode tief schwarz imprägnieren läßt *(„Apparato reticolare interno“*, sog. *„inneres Golgi-Netz“)*. Auch mit Osmiumsäure lassen sich diese Gebilde darstellen (*„Binnennetz“* KOPSCH 1902). Andere Autoren (SMIRNOW 1902, LEGENDRE 1910, CAJAL 1914 und PENFIELD 1920) haben sich mit diesen umstrittenen, teilweise als Kunstprodukte (Eiweißfällungsprodukte) gedeuteten Strukturen auseinandergesetzt. Auch die von HOLMGREN (1900) und SJÖVALL (1901) beschriebenen Saftkanälchen (*„Trophospongium“*, das als *„Ernährungsbahn“* für den großen Zelleib der Ganglienzelle betrachtet wurde) scheinen hierherzugehören. STÖHR jr. hält die reale Existenz des dicken ausgedehnten Golgi-Netzes in den Spinalganglien für äußerst zweifelhaft, zumal das Netzwerk an frischen Zellen niemals beobachtet werden kann und seine Entstehung der höchst launenhaften Golgi-Methode zu verdanken ist. Es sei nicht recht ersichtlich, wo die grobe Struktur des Golgi-Netzes noch Platz finden soll, wenn in dem die ganze Zelle gleichmäßig durchziehenden Fibrillengefüge auch noch die Nissl-Schollen, die Pigmentkörnchen und die von COWDRY (1905) und WEN-CHAO-MA (1926) sehr gut dargestellten Plastomosen gelegen sein müssen.

Das *neurofibrilläre Netzwerk*, das in Bielschowsky-Präparaten als ungeheuer feines Fibrillennetz darstellbar ist, liegt in der Nachbarschaft des Kerns in Form enger, geschlossener Netze und nahe der Zellperipherie in gelockerter Form. Die im Achsencylinder parallel verlaufenden Neurofibrillen verflechten sich auf dem Wege durch das Protoplasma mit den Fibrillen des oberflächlichen, teilweise auch mit denen des tiefen Reticulums (BETHE 1900, CAJAL 1903, TOMASELLI 1907, DOGIEL 1908, BIELSCHOWSKY 1908). BIELSCHOWSKY (1908) unterscheidet nach dem Fibrillenbild *drei* Zelltypen: große Zellen, deren Fibrillennetzwerk weitmaschig ist, mittelgroße mit etwas geringerer Größe und dichterem Gefüge der einzelnen Netztrabekel und schließlich ganz kleine Zellen, deren fibrilläres Netzwerk so feinmaschig ist, daß es an eine Schaumstruktur erinnert. OPALSKI konnte dieses Verhalten der Fibrillen nicht bestätigen. KOLMER (1928) hat im Spinalganglion menschlicher Embryonen das fibrilläre Gitterwerk von einer Nervenzelle bis zu benachbarten verfolgen können, doch wagte er nicht, aus diesem Befund irgendwelche Schlüsse zu ziehen, „da die Kontinuität durch Fixation vorgetäuscht sein könnte“. Die Fibrillen wollen LEVI und MEYER (1937) auch an „überlebenden“ Spinalganglienzellen gesehen haben. Bis vor kurzem war man daher der Meinung, daß die in überlebenden Zellen und Achsenzylindern sichtbaren Fäden sich mit den Silberstrukturen decken, die man auf Grund histologischer Präparate kennt (KOLMER). Die neueren Untersuchungen von

ZEIGER haben jedoch ergeben, daß Fibrillenstrukturen nur während des Absterbevorganges auftreten.

Der *Kern der Spinalganglienzellen* ist auffallend groß, rund, bläschenförmig und arm an Chromatinbestandteilen. Um so deutlicher ist der *Nucleolus*. Auch in den kleinsten Zellen findet sich ein relativ großer Kern. Er nimmt das Zentrum des Zellkörpers ein, doch kann er auch etwas exzentrisch liegen, was vor allem in den Zellen des GASSERschen Ganglions beobachtet wird (OPALSKI). Seine Lokalisation in der Zellperipherie ist auf veränderte Zellen beschränkt.

Der *Fortsatz der Zellen* geht von einer kegelförmigen Cytoplasmaerhebung aus. Er windet sich bei den großen Exemplaren kurz nach seinem Austritt ein- oder mehrmals um den Zellkörper innerhalb der „Kapsel" herum, ehe er sich aufteilt. Als Knäuelbildung kann die Schlingenanordnung des Hauptfortsatzes auf die eine Seite der Zelle beschränkt bleiben, was schon KEY und RETZIUS (1876) bekannt war, doch windet er sich mitunter in ausgedehnter Spiral- oder Kreistour um den Zellkörper herum, wodurch die Zelle mit einem Fasergeflecht umhüllt wird, das nicht mit den sog. „Faserkörben" markloser Fasern zu verwechseln ist. Bald nach dem Austritt des Fortsatzes aus der Zelle wird seine Hülle markhaltig. Nach Abgabe einiger feiner Kollateralen, die nach kurzem oder langem Verlauf eine Endkeule (innerhalb der „Kapsel" oder auch weit außerhalb derselben, HUBER 1896, LEVI 1906) bilden, teilt sich der Fortsatz in 2 oder 3 Äste, von denen sich jeder noch einmal verzweigen kann. Der schwächere Ast soll sich zum Rückenmark, der stärkere zur Peripherie begeben, doch lassen sich beide Fortsätze in den Ganglionpräparaten nur selten feststellen. Es wird vermutet (FERNER), daß die Teilung der Fortsätze nicht innerhalb des Ganglions, sondern distal von diesem, im peripheren Nerven erfolgen kann. Dafür würde auch die Feststellung sprechen, daß distal vom Spinalganglion wesentlich mehr Faserquerschnitte vorhanden sind als im Gebiet des Wurzelnerven, also proximal vom Ganglion. Diese Verhältnisse sind auch für die Erklärung der sog. „axonalen" Zellveränderungen im Spinalganglion von Bedeutung (s. S. 274). In frühen Embryonalstadien sind die Ganglienzellen bipolar; sie wandeln sich während der weiteren Entwicklung in unipolare Formen um (KÖLLIKER 1850, HIS 1890, v. LENHOSSÉK 1897, RETZIUS 1880, VAN GEHUCHTEN 1892, CAJAL 1906). Dabei wird eine T- oder Y-förmige Teilung des Zellfortsatzes als Endzustand erreicht, die RANVIER (1875) als erster gefunden hat. Wahrscheinlich kommt sie durch Annäherung der beiden Fortsätze zustande oder sie ist das Ergebnis einer Gabelung des auswachsenden Fortsatzes (STREETER), wie es HARRISON in Ganglienkulturen beobachtet hat. Beim Erwachsenen sind bipolare Zellen nur selten nachgewiesen worden; CAJAL hat einige im Ggl. nodosum gesehen.

Die Mehrzahl der Nervenzellen in den cerebrospinalen Ganglien hat eine *kernhaltige Umhüllung (sog. „Kapsel")*. Nur bei den kleinsten Zellen scheint diese öfters zu fehlen. Sie besteht in ihrem äußeren Teil aus zirkulär verlaufenden feinsten Kollagenfäserchen und dazwischenliegenden rundlichen bis längsovalen Kernen, die am Ursprungshügel des Zellfortsatzes angehäuft gefunden werden. Die Umhüllung geht als Fibrillenscheide auf den Fortsatz der Ganglienzelle über (STÖHR jr.). An der Innenseite der Kapsel findet man eine meist einfache Schicht von Zellen, die als eigentliche *Mantelzellen* (*Amphicyten* v. LENHOSSÉK 1897, *Satellitenkörperchen* CAJAL 1906, *Scheidenzellen* KOHN 1907) bezeichnet werden. Sie sind schon von KEY und RETZIUS (1876) beschrieben worden. Es sind flache, spindelförmige Zellen mit kurzen, plumpen Fortsätzen, die sich sanft gegen das Cytoplasma der Ganglienzelle vorwölben. Die Zahl der Mantelzellen beträgt bei mittelgroßen Nervenzellen durchschnittlich etwa 10—12. Ihre Bedeutung ist unbekannt[1], ihre Herkunft unsicher. Ursprünglich hat man sie auch als „*Endothelien von Lymphspalten*" angesehen. VON LENHOSSÉK hielt sie wie die SCHWANNschen Zellen für ektodermaler Herkunft und wie diese der Glia zugehörig. SCHAFFER bezeichnet die Mantelzellen als *apolare Gliaelemente*, während DOGIEL sie als *Bindegewebszellen* ansieht. DE CASTRO ist geneigt, die Mantelzellen eher als Neurogliaelemente, ähnlich der HORTEGAschen Oligodendroglia (1921) des Zentralnervensystems anzusehen, denn als mesodermale Elemente (s. auch bei HORTEGA, POLAK und PRADO); sie werden heute auch als „Gliocyten" bezeichnet. Auch PIETRA (1937) spricht den Kapselzellen auf Grund färberischen Verhaltens und histologischer Eigenheiten oligodendrogliäre Natur zu. Zweifellos stammt ein Teil der Kapselzellen nach Untersuchungen von KOHN, KÖLLIKER, O. SCHULTZE und HELD von der Ganglienleiste ab, ist also ektodermaler Herkunft. Dies ist vor allem für die subkapsulären Mantelzellen, die eigentlichen „Trabantzellen" der Nervenzelle, anzunehmen, während die außerhalb gelegenen Zellen der Kapsel bindegewebiger Herkunft sein sollen. Die Differenzierung der kernhaltigen Umhüllung in eine doppelte Zellschicht nimmt auch PENFIELD an, und zwar in eine vom Bindegewebe und eine von SCHWANNschen Zellen abstammende. Die bindegewebige reticuläre Kapsel steht in inniger Verbindung mit der subkapsulären Hüllglia, wie auch mit dem übrigen Bindegewebe des Ganglions (PENTA). Die Kapselzellen speichern keine Farbstoffe, wie Lithioncarmin, Trypanblau, welche intravenös oder subcutan gegeben werden (DE CASTRO, CARGNELLO 1940).

Wie bereits kurz erwähnt, haben DEL RIO HORTEGA, PRADO und POLAK mit Modifikationen der Silbercarbonatmethode 2 Gliatypen für die Ganglien beschrieben: die perisomatische und die periaxonale Glia. Die letztere wurde unterteilt in Spirocyten und in die sog. reitende Glia. SCHARENBERG hat die Gliaverhältnisse für das GASSERsche Ganglion eingehend untersucht und die Klassifikationen der einzelnen Gliatypen im wesentlichen bestätigen können.

Bei tadellosem Erhaltungszustand zeigt das Cytoplasma der Nervenzellen einen engen Anschluß an die Kapsel, wobei durch den Kontakt mit den Mantelzellen sanfte napfartige Vertiefungen zustande kommen. Ein schmaler, offener *Spaltraum zwischen Zelle und Kapsel* existiert nicht. Wo er beobachtet wird, handelt es sich um *ein Kunstprodukt* infolge Schrumpfung des Zellkörpers unter der technischen Behandlung (FLEMMING, KEY und RETZIUS, RANVIER u. a.). Wie WEIN (1943) betont, muß man sich in Anlehnung an die neuerdings bei sympathischen Ganglien besser untersuchten Verhältnisse von der Vorstellung trennen, daß die Mantelzellen die Ganglienzellen gewissermaßen wie ein Pflaster umgeben, und daß zwischen diesem und der Ganglienzelle ein schmaler Spalt besteht. Es muß vielmehr, vor allem unter Berücksichtigung der noch zu besprechenden intraplasmatischen Geflechtbildungen eine syncytiale Struktur der Kapsel angenommen werden, und zwar nicht allein für die an der Oberfläche einer Ganglienzelle sitzenden Mantelzellen, sondern für die Mäntel verschiedener Zellen, die stellenweise kontinuierlich ineinander übergehen und auch mit den SCHWANNschen Zellen der Nervenfasern ununterbrochen zusammenlaufen. Nach den oben angeführten Arbeiten von DE CASTRO, sowie HORTEGA, POLAK und PRADO kann allerdings eine syncytiale Struktur nicht mehr angenommen werden, allenfalls handelt es sich um *Syndesmien zwischen den Gliocytenfortsätzen* (wie auch DE CASTRO 1950 in Wiesbaden gezeigt hat).

---

[1] Nach KORNMÜLLERS Untersuchungen dürfte ihnen eine hohe Bedeutung für die Erregbarkeit der Ganglienzellen schlechthin zukommen, eine Auffassung, die nicht neu ist. Schon seit CAJAL gibt es darüber die verschiedensten Ansichten, die vor allem darin gipfeln, daß diese Zellen hochbedeutend für den Stoffwechsel und die Funktion der Nervenzellen sind.

Die kleinen Nervenzellen, denen das Hüllplasmodium gelegentlich fehlt, können sich zu mehreren zusammenlagern (sog. *Zellkolonien*), wobei nicht jede Zelle von einer eigenen Kapsel umgeben ist, sondern 5—7 und mehr Zellen von einer gemeinsamen Kapsel bekleidet werden. Auch SMIRNOW und WATANABE haben namentlich unter den kleinsten Ganglienzellen diese Koloniebildung beim Embryo und Neugeborenen sowohl im Zentrum wie in der Peripherie des Ganglions beschrieben. Zur Koloniebildung ist auch der Befund von „*Zwillingszellen*“ (zwei von einer gemeinsamen Kapsel umgebene Zellen) zu rechnen, wie sie besonders SCHAFFER beobachtet hat.

Sehr selten finden sich in den Spinalganglien, im Ggl. Gasseri und nodosum, von DISSE (1893) in dieser Lokalisation zuerst beschriebene, *multipolare Zellen*, die später auch von SPIRLAS, CAJAL 1906, DOGIEL 1908, v. LENHOSSÉK, KÖLLIKER, RETZIUS, HUBER, LEVI und THOMAS beobachtet worden sind. Nach STÖHR jr. handelt es sich dabei um Zellen mit mehreren, etwa 3—8 kurzen, teils dicken, teils sehr feinen Fortsätzen, die noch innerhalb der Kapsel ein scheinbares Ende erreichen.

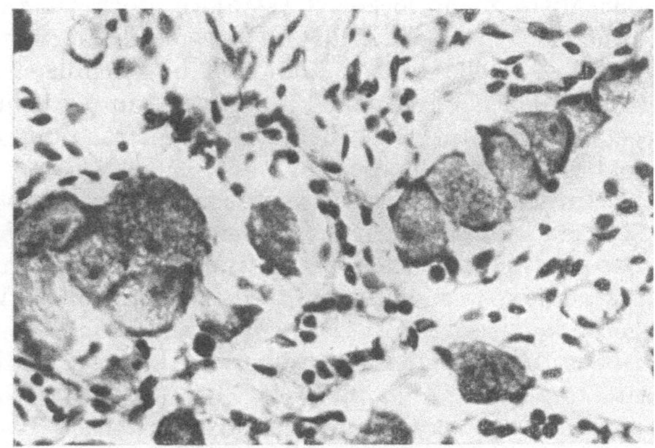

Abb. 3. Ganglienzellkolonien und „Zwillingszellen“ bei kongenitaler Lues im Spinalganglion. (Nissl-Färbung.

In den cerebrospinalen Ganglien gibt es viele, feine regellos nach allen Seiten durcheinanderlaufende *marklose Fasern*, die zu einem Fasergeflecht miteinander verbunden sind. Sie können einige Ganglienzellen als „*Korbgeflechte*“ umspinnen. Nachdem EHRLICH und ARONSO (1886) die marklosen Fasern zuerst beschrieben hatten, wurden sie auch von anderen Autoren beobachtet (DOGIEL 1888, CAJAL 1896, v. LENHOSSÉK 1896, KÖLLIKER 1896, MARINESCO 1904, NAGEOTTE 1907, LEVI 1907, RANSON 1909, DE CASTRO 1922, BARRIS 1934, WEIN 1943). Zur Zeit der Entdeckung der marklosen Geflechte hat man ihren Ursprung im sympathischen Gangliensystem angenommen und die „*Faserkörbe*“ als Endaufrollungen sympathischer Fasern um Spinalganglienzellen betrachtet. KEN KURÉ hielt sie für Endigungen „parasympathischer“ Fasern und verlegte ihren Ausgang unmittelbar in das Rückenmark. Daß ein Teil der marklosen Fasern des Spinalganglions mit dem sympathischen Grenzstrang in Verbindung steht, ist anzunehmen (PH. STÖHR jr.), zumal marklose Fasern durch den Ramus communicans in das Spinalganglion eintreten. Der Ausgang der eigentlichen Faserkörbe ist aber ein anderer. Zwar ist der Ursprung der Einzelfaser schwer feststellbar, doch sind exakte Beobachtungen gemacht worden, nach denen eine dünne marklose Kollaterale aus dem markhaltigen Fortsatz großer Spinalganglienzellen einen Faserkorb um die eigene Zelle bildet. Auch ist festgestellt worden, daß die Ursprungsfasern des Korbes von einer anderen, meist kleinen Ganglienzelle aus größerer Entfernung herkommen kann. Man nimmt deshalb heute an, daß die Faserkörbe überwiegend von Nervenzellen bzw. Zellfortsätzen innerhalb des Ganglions selbst ausgehen, zumal NAGEOTTE (1907) und ROSSI (1908) in Ganglienkulturen deren Bildung vom Achsencylinder zeigen konnten. Die Faserkörbe stellen also *keine* Endaufrollungen von Fasern dar, die vom Sympathicus oder „Parasympathicus“ herkommen. *Bei gesunden Individuen kommen Faserkörbe nur in sehr geringer Zahl vor* (DE CASTRO), während sie bei Tieren reichlicher beobachtet werden. *Die Vermehrung der Faserkörbe in menschlichen Ganglien ist eine ausgesprochen krankhafte Erscheinung* (DÖRING). Die Lage der Nervenfaserkörbe ist intraprotoplasmatisch, d. h. innerhalb des Cytoplasmas des Hüllplasmodiums (WEIN). Die Endigungsweise der einzelnen Faser konnte bisher nicht festgestellt werden, doch hält WEIN die von ihm festgestellten Endösen und Kolben an marklosen Fasern für deren freie Endigungen. Auf die Bedeutung der Faserkorbentwicklung wird erst später einzugehen sein.

Das *bindegewebige Zwischengewebe der Ganglien* setzt sich von der Umhüllung in das Innere des Ganglions fort. Im Ggl. Gasseri ist das Bindegewebe in großen Zügen vorhanden und sondert die Ganglienzellen in eine Anzahl von Gruppen. In den Randbezirken der Spinalganglien ist das Zwischengewebe kernreich, in der Mitte mehr locker (CASSIRER), doch ist zu beachten, daß die Menge des Bindegewebes, sein Zell- und Faserreichtum vom Alter abhängig ist. Die Blutgefäße, welche in den Ganglien in reichlicher Zahl vorhanden sind, dringen von außen her mit dem Bindegewebe in das Innere vor und bilden hier ein ungeheuer dichtes Geflecht. Die Capillaren umspinnen schließlich einzelne oder mehrere Ganglienzellen.

Im Zwischengewebe kommen *geformte Blutbestandteile* in geringer Zahl, besonders Lymphocyten, *schon unter normalen Verhältnissen* vor (E. MEYER). Auch basophil-metachromatisch getüpfelte Mastzellen, die in Toluidinbildern lilarot erscheinen, werden sowohl in den Ganglien wie Wurzeln und peripheren Nerven gefunden (SÁNTHA). Die genannten Formbestandteile des Blutes sind in allen Altersstufen, gehäuft im höheren Alter, bei Individuen nachweisbar, bei denen nichts zu der Annahme berechtigt, daß die Ganglien irgendwann früher von krankhaften Veränderungen betroffen waren. Plasmazellen gehören nach unseren Beobachtungen nicht zu den normalen Bestandteilen der Ganglien, was gegenüber OPALSKI, SPIELMEYER, CONRADI und SPITZER betont sei. OPALSKI, der Plasmazellen als Normalbefund für das Ggl. Gasseri beschreibt, glaubt unter Hinweis auf eine Arbeit von E. MEYER, daß Plasmazellen normalerweise in jedem Ganglion vorkommen. E. MEYER hat aber in seiner viel zitierten Arbeit ausdrücklich festgestellt, daß er in den Spinalganglien keine Plasmazellen auffinden konnte, dagegen wohl kleine Lymphocytenanhäufungen, auf deren Vorkommen in lymphknötchenartigen Herden in den Spinalganglien der Taube schon TIMOFEEW aufmerksam gemacht hatte.

Die bindegewebige *Hülle des Wurzelnerven* wird von der als Perineurium bezeichneten arachnoidealen Scheide und dem aus den verwachsenen Lamellen der Dura und Arachnoidea entstandenen Epineurium gebildet. Erstere hängt mit dem zwischen den Bündeln der Wurzelnerven gelegenen Bindegewebsgerüst innig zusammen. Das perineurale Bindegewebe, welches bis zum Spinalganglion verfolgt werden kann, enthält ein ganzes System von perifasciculären Lymphspalten. Der Wurzelnerv ist also vollständig in Bindegewebe eingebettet, dessen Entwicklung mit den leptomeningealen Anlagen zusammenhängt. Nicht selten enthalten die Meningen an diesen Stellen gehäuft zellige Elemente (embryonale Arachnoideaüberreste ?) in inselförmiger Anordnung. Auch am Ggl. Gasseri verdickt sich der arachnoideale Überzug an zahlreichen Stellen der Oberfläche, besonders in den Winkeln zwischen den Ästen zu Zellflecken und -knötchen und bildet regelrechte *Granula meningica*. Selbst die Trigeminusäste werden noch ein ganzes Stück peripherwärts von arachnoidealen Wucherungen begleitet (FERNER). Im Bereich des N. facialis (und des N. acusticus) ist die weiche Hirnhaut so weit vorgetrieben, daß sie den Grund des inneren Gehörgangs erreichen kann.

Wie im Zentralnervensystem, so finden sich auch in den Ganglien *Pigmentansammlungen* in feinster Körnchenform, und zwar in den Nerven- und Stromazellen. Man unterscheidet 3 Pigmentarten im Spinalganglion: *1. ein helles Pigment* mit gelblicher Eigenfarbe, das mit *Sudan III*, *Scharlachrot*, *Osmiumsäure* sowie mit WEIGERT*scher Lösung* färbbar ist und zu den *Lipofuscinen* gehört. Im Nissl-Bild ist dieses grünlich-braun gefärbt, doch schwankt die braune Schattierung stark von gelblich-hellbraun bis dunkelbraun, fast schwarz. Bei van Gieson-Färbung fallen große Schwankungen von hellgelb bis dunkelbraun auf. In nach BEST gefärbten Präparaten ist das Lipofuscin von goldgelber Farbe. *2. Ein etwas dunkleres Pigment* von schwarzbrauner Eigenfarbe, das sich mit Silber schwärzen läßt und als Melanin angesprochen wird. *3. Ein gelbes oder braunes Pigment*, das weder mit Silbersalzen, noch mit Sudan färbbar ist. Die Anordnung der Pigmente in den Nervenzellen der Ganglien ist bald kappenförmig um den Kern oder an den Polen der Zellen, bald mehr an der Peripherie, an der Abgangsstelle des Zellfortsatzes oder als gleichmäßiger Saum in der Zellperipherie. In großen Zellen erscheint es in Form kleiner Granula und in kleinen und mittleren Elementen als grobe Substanzkörner. Das Pigment kann die Zelle gelegentlich so stark anfüllen, daß diese aufgetrieben und vergrößert wird und kernlos erscheint. Das Lipofuscin tritt bereits während der ersten Lebensjahre auf (PILCZ 1895, OBERSTEINER 1903) und vermehrt sich mit fortschreitendem Lebensalter. Seine normale Bildung in den Spinalganglien geht nur langsam vor sich (MARINESCO 1909). Das dem Melanin ähnliche Pigment mit schwarzgelber Eigenfarbe findet sich im Ggl. Gasseri, im Ggl. jugulare und in den Spinalganglien, während es im Ggl. petrosum und nodosum des Menschen nur selten angetroffen wird (DE CASTRO). Es ist vor allem in den mittelgroßen Zellen nachzuweisen, in denen es oft große Massen um den Kern herum bildet (MARINESCO); die großen Zellen sind gewöhnlich frei davon. Die Feststellung von SPIEGEL und ADOLF, daß sich das melanotische Pigment des GASSERschen Ganglions bzw. der sympathischen Ganglien chemisch wesentlich von dem der Substantia nigra unterscheidet, konnte bisher nicht bestätigt werden (OPALSKI). Es ist in den Ganglienzellen mit Lipofuscin stark untermischt. Man rechnet damit, daß eine Bildung von melanotischem Pigment aus Lipofuscin möglich ist, so daß eine nahe Verwandtschaft beider Pigmente bestehen würde. Von der Feststellung DE CASTROs, daß die Anzahl der Zellen mit schwarzem Pigment die Zellzahl mit gelbem Pigment bei weitem überschreitet, konnten wir uns nicht überzeugen. Melanotisches Pigment ist immer nur in einzelnen Zellen enthalten. Bestimmte Ganglien sind stärker pigmentiert als andere; so enthalten die lumbalen Ganglien mehr Pigment als die thorakalen und letztere wieder sind stärker pigmenthaltig als die cervicalen Ganglien, während Pigment in den Ganglien des Vagus und Glossopharyngicus spärlich[1] (DE CASTRO), im Ggl. Gasseri reichlich (OPALSKI) vorhanden ist. Mit HERZOG, SPIELMEYER, SPIEGEL und ADOLF, TERPLAN u. a. ist anzunehmen, daß die Pigmente als Produkt des Stoffwechsels der Zellen aufzufassen sind. Offenbar wird das Lipofuscin als „Schlacke" gebildet, zu deren Ausbildung es keiner besonderen Einwirkungen bedarf, wenn auch exogene Einflüsse (Infektion, Intoxikation, Kachexie u. a.) die Pigmentbildung beschleunigen und schon bei jungen Menschen zu Ansammlungen in großer Menge führen können.

Feinkörnige Pigmentansammlungen mit brauner Eigenfarbe kommen in kleinen spindelförmigen Stromazellen zwischen den Nervenfasern vor. Dieses Pigment liegt intracellulär und scheint mit dem der Nervenzellen gleichartig zu sein.

---

[1] HERZOG hat Pigment im Ggl. nodosum jedoch häufig gefunden, allerdings nur Lipoidpigment, während das schwarze Pigment zum Unterschied vom Sympathicus im Ggl. nodosum praktisch nicht vorkommt. Das gelbbraune, mit Sudan nicht färbbare Pigment wurde von DEL RIO HORTEGA in den Spinalganglien nicht beobachtet.

Beziehungen der Ganglien zum Blut.

Über die Gefäßversorgung der Ganglien orientieren die Arbeiten von ADAMKIEWICZ (1866), TONKOFF (1898), ZIEHEN (1903) sowie von BERGMANN und ALEXANDER (1941). Danach werden die Ganglien aus den zunächst gelegenen Arterien versorgt, und zwar erhalten die Spinalganglien ihr Blut aus Zweigen der Segmental- bzw. Intervertebralarterien, während die Ganglien der Hirnnerven aus einem oder aus verschiedenen Zuflußgebieten ihre Versorgung beziehen. So wird das Ggl. Gasseri von je einem feinen Ast der A. carotis interna und der A. meningea media versorgt; außerdem bekommt es noch einen besonderen Zweig von der A. meningea parva, welcher außerhalb der Schädelhöhle beginnt und in diese durch das Foramen ovale eintritt (GRIGOROWSKY). Die Blutgefäße, welche die Trigeminuswurzel peripherwärts begleiten, ziehen, im arachnoidealen Balkenwerk aufgehängt, frei durch die interfasciculären Räume und sind ebenso wie die Wurzelbündel nur von einer einschichtigen arachnoidealen Zellage begleitet. Sie dringen schließlich in die konkave Fläche des Ganglions ein. Auffallend sind die weiten Venen, deren Wand nur aus dem endothelialen Rohr und dem erwähnten Überzug zu bestehen scheint (FERNER). Die aus dem Foramen jugulare austretenden Hirnnerven und Ganglien erhalten feine Gefäßäste von der A. pharyngica ascendens. Vor allem ist das Ggl. nodosum reichlich versorgt. Innerhalb der Schädelhöhle dienen dem 9. und 10. Hirnnerven als Quellen der Blutversorgung hauptsächlich die A. cerebelli post. inf., einzelne feine Zweige der A. basilaris und der A. vertebralis sowie der Aa. spinales ant. Zum Facialis und zum Ggl. geniculi gehen die Gefäße von der A. auditiva interna aus.

Die Blutversorgung der cervicalen Spinalganglien ist gegenüber den anderen Ganglien dadurch gekennzeichnet, daß die sie querende Wirbelarterie (A. vertebralis) auf ihnen oder in ihrer Nähe mit anderen Ästen anastomosiert, wobei der Reichtum und die Inkonstanz der Versorgungsquellen auffällt (TONKOFF). Die Besonderheit der Gefäßbeziehungen der meisten Halsganglien ist darin gelegen, daß in der Umgebung derselben viele Arterien verlaufen, von denen die eine öfter, die andere selten mittels kleiner Äste die Ganglien erreichen. Ganz anders ist die Versorgung der übrigen Spinalganglien: hier kann jedes Ganglion nur von einer Arterie Blut erhalten, wobei das 2. Thorakalganglion sowie das 5. Lumbalganglion auszunehmen sind, da sie von Ästen verschiedener Arterien versorgt werden. Die übrigen Spinalganglien stehen mit der dem betreffenden Körpersegment entsprechenden parietalen Arterie in Beziehung (im Brustteil mit der A. intercostalis, im Lendenteil mit einer A. lumbalis, im Sacralteil mit der A. sacralis), insbesondere mit den Ästen (Rami spinales post.), die an den Ganglien zum Rückenmark und zu den Wänden des Wirbelkanals hinziehen, um in die Wirbel einzutreten. Diese teilen sich noch während ihres Verlaufes zwischen den hinteren Wurzelfasern in je einen Ramus descendens und ascendens und geben feine Äste ab, welche die hinteren Wurzelbündel und das Ganglion selbst versorgen (Aa. radicinae post.). Die Arterien, welche sich an der Oberfläche des Ganglions verästeln, durchbrechen die bindegewebige Umhüllung des Ganglions an den Polen und an der übrigen Peripherie. Sie bilden Anastomosen untereinander und dringen gegen das Innere des Ganglions in feinen Verästelungen vor. Nur selten begibt sich ein starker Ramus nutritiens unmittelbar zur Tiefe. Zur Zeit der Entstehung der Unipolarität der Ganglienzellen sollen die einzigen nachweisbaren Blutgefäße noch unterhalb der Ganglienkapsel liegen (CAJAL, HANSTRÖM). Im fertig entwickelten Spinalganglion ist die Capillarisierung eine so weitgehende, daß fast jede Ganglienzelle (mitunter zwei oder drei zusammen) von einer Capillare umgeben ist. Diese Verhältnisse lassen sich an Benzidinpräparaten (PICKWORTH) zur Darstellung bringen. Die graue

Substanz ist wesentlich reicher vascularisiert als die weiße. Die Capillaren zeigen oft perlen- oder ampullenartige Erweiterungen beim Menschen (BERGMANN und ALEXANDER).

Alle Teile der Ganglien und Wurzelnerven stehen also in Beziehung zum Blut, das in innervierter Blutbahn fließt und Gewebsflüssigkeit abgibt, wie auch empfängt. Dieser Austausch findet nur in den terminalen Teilen der Blutbahn statt durch Vorgänge, an denen nicht nur die Capillaren, sondern auch vor- und nachgeschaltete Strecken (der „Gefäße") teilnehmen. Cerebrospinale Ganglien sind im Lebenden mikroskopisch noch nicht untersucht worden. Das Verhalten ihrer Blutbahn kann daher nur erschlossen werden, was mit Hilfe der an anderen Organen gewonnenen Kenntnisse gelingt. In diesem Zusammenhang ist darauf hinzuweisen, daß die normalen Ganglien und Wurzelnerven Mastzellen und Lymphocyten in geringer Zahl enthalten (MEYER, OPALSKI u. a.). Es ist anerkannt, daß diese Zellen mindestens zum Teil aus der Blutbahn stammen, die sie zusammen mit einer geringen Menge von Flüssigkeit verlassen. Wir wissen vom Experiment, daß diese zellige Diapedese aus den Venulae bei langsamer Blutströmung stattfindet. Die gleiche langsame Blutströmung läßt aus den Capillaren klare Blutflüssigkeit austreten. Die angegebenen Merkmale charakterisieren die peristatische Hyperämie leichten Grades, die durch einen leichten Grad der Enge der Arterien unterhalten wird. Diese ist graduell etwas stärker als die ohne sichtbare zellige und flüssige Exsudation verlaufende peristatische Hyperämie (z. B. der normalen Haut und der Leber). Sie steht derjenigen nahe, die als etwas stärker die „seröse Entzündung" kennzeichnet. Nach dem Verhalten in anderen Organen muß man annehmen, daß im Ganglion und Wurzelnerv zur Zeit der Ruhe eine schwächere Stufe des Verhaltens der Strombahn, nämlich Ischämie ohne sichtbare Exsudation besteht. Diese geht bei der Tätigkeit, d. h. wenn sich Erregungen im sensiblen System vollziehen, in jenen hyperämischen Zustand mit Exsudation über. Wir haben *im Ganglion und Wurzelnerv* also *mit einer peristatischen Hyperämie leichten Grades als organspezifischem Verhalten zu rechnen.* Intravenös einverleibtes Trypanblau färbt demgemäß die Ganglien und Wurzelnerven schon unter normalen Bedingungen (jedenfalls beim Tier), was im Vergleich zum Zentralnervensystem den Schluß nahelegt, daß im Ganglion und Wurzelnerv keine „Blut-Gewebsschranke" besteht und die Austauschmöglichkeit von Stoffen gegenüber dem Zentralnervensystem erhöht ist.

III. Pathologische Anatomie der cerebrospinalen Ganglien.

Allgemeines.

An den Ganglien können wie am übrigen peripheren Nervengewebe noch 2 Tage nach dem Tode gültige Untersuchungen vorgenommen werden, da *autolytische Veränderungen* erst nach dieser Zeit auftreten. Diese sind, wie MASSIG bei Vergleichsuntersuchungen für das Ggl. nodosum feststellte, durch schlechte Färbbarkeit des Gewebes mit Hämatoxylin, Eosin und Sudan gekennzeichnet. An spät fixiertem Material fand er alle Zellen geschrumpft, eckig und von der Kapsel retrahiert. Die Zellen färbten sich schmutzig, ihre Kerne waren nur als pyknotische Reste erkennbar. Einige Zellen mit blaß-rötlich gefärbtem, feinkörnig zerfallenem Cytoplasma hatten verwaschen sichtbare, aber noch bläschenförmige Kerne. Die Kernkörperchen waren bereits aufgelöst. Bei der Silberfärbung fand sich das Fibrillengerüst in eine tiefschwarze, verklumpte Masse umgewandelt. Die Befunde waren vielfach nur in der peripheren Zone des Ganglions vorhanden.

Die wichtigsten, intra vitam auftretenden *Gestaltsänderungen der Nervenzellen* in den cerebrospinalen Ganglien bestehen in Vergrößerung und Verkleinerung ihres Volumens sowie in Veränderungen der Form durch Auflösungserscheinungen der ganzen Zelle. Zu diesen Gestaltsänderungen treten solche des Cytoplasmas, der Nissl-Substanz, des Kerns und Kernkörperchens sowie der Neurofibrillen und des Zellfortsatzes, schließlich verschiedenartige Ablagerungen hinzu. Bei alleiniger Verwendung der NISSLschen Methode bleibt die Erfassung der Zellveränderungen unvollständig, da sich das Aussehen der nicht streng voneinander getrennten Zelltypen unter krankhaften Verhältnissen noch weiter verwischt. Zudem erschwert die unregelmäßige Verteilung der Zellen über die einzelnen Ganglien eine Wertung von Abweichungen in der Zellzahl. Auch wird in Anbetracht des Normalvorkommens kleiner Zelltypen die Entscheidung über das Auftreten einfacher atrophisierender Veränderungen an der Einzelzelle schwierig. Die Verwendung der Silbermethode kann die Beurteilung solcher Fragen erleichtern.

1. Die „einfache“ oder reine (lediglich quantitative) Atrophie (= erworbene typische Hypoplasie) an Spinalganglienzellen ist im Nissl-Bild nur dann festzustellen, wenn die sie kennzeichnende Verkleinerung des ganzen Zellkörpers unter Beibehaltung der Form und Verringerung der Nissl-Substanz eine große Zahl von Zellen betrifft. Es ist bekannt, daß diese „*einfache*“ Atrophie zumeist nicht „rein“ verläuft, sondern mit Ablagerung von Stoffwechselprodukten (Pigment) im Cytoplasma einhergeht und zu einer geringen Hyperplasie der Kapselzellen führt. Letztere unterscheidet sich nur graduell von derjenigen Kapselzellvermehrung, die der schnell verlaufenden Ganglienzellauflösung zugeordnet ist. Die durch einfache Atrophie gekennzeichneten Zellveränderungen sind mit einem Teil der als *sog.* „*atypische Zellformen*“ beschriebenen Bilder zu identifizieren. Unter diesem Begriff werden im Schrifttum Zellen mit „*gefensterten*“ Randzonen und fadenförmigen Fortsätzen beschrieben, die nur deshalb als „*atypisch*“ betrachtet werden, weil sie schon unter „normalen“ Verhältnissen zu finden sind. Sie werden um so zahlreicher, je höher das Alter des Individuums ist, woraus zu entnehmen ist, daß ihrer Entstehung ein Rückbildungsvorgang zugrunde liegt. Nach BIELSCHOWSKY sollen „*atypische*“ Zellen beim gesunden Erwachsenen des 3. Dezenniums etwa 6—8% der Gesamtzahl der Zellen eines Ganglions ausmachen. *Unter krankhaften Bedingungen* können „*atypische*“ *Zellen in recht beträchtlicher Menge* auftreten; sie sind auch hier als Ergebnis regressiver Vorgänge aufzufassen, die durch verschiedene Ursachen zustande kommen. Die „*atypischen*“ Zellen sind also uncharakteristische Gestaltsänderungen der Ganglienzellen als Resultat sehr verschiedener Vorgänge. Sie werden bei allen zu Atrophie führenden Prozessen ausgebildet.

Bei den „*gefensterten Zellen*“ handelt es sich um Elemente, deren cytoplasmatische Randzone durchlöchert ist, was durch eine charakteristische Umrahmung der Zelloberfläche von bogen- oder henkelförmigen Neurofibrillenstreifen zustande kommt. In den „*Fensteröffnungen*“ sieht man vergrößerte Kapselzellen. Da die Randbogen dieser Zellformen sich in der wunderlichsten Weise aufspalten und wieder vereinigen können, werden recht komplizierte Formen ausgebildet. So kommt es zur Bildung henkelförmiger *(ansiformer)*, oberflächlich arrodierter und fein durchlöcherter *(reticulärer)*, kollateralartig ausgehöhlter *(dendriformer)* und zentral durchlöcherter *(perforierter)* Zellformen, welche insgesamt als CAJALs *células fenestradas* bezeichnet werden. Gefensterte Zellen sind meist verkleinert, geschrumpft und stehen mit der Kapsel nur durch die Fensterrahmen in Verbindung. Besonders eingehend hat CAJALs Schüler DE CASTRO die verschiedenen „*atypischen*“ Zellformen für die Ganglien geschildert. Vor einer Überwertung solcher Bilder hat OPALSKI gewarnt und betont, daß die Silberfärbung vor allem an den großen Zellen starke Verzerrungen und Schrumpfungen der äußeren Form hervorbringt. Die Bemerkung betrifft wohl in erster Linie die sog.

„zerklüfteten“ Zellen *(células desgaradas)*, weniger diejenigen Formen, bei denen fortsatzartige Auswüchse des Cytoplasmas ausgebildet werden. Diese *Zellen mit fadenförmigen Fortsätzen* sind dadurch gekennzeichnet, daß aus ihren Rändern zarte Fäden hervorgehen, die nach längerem oder kürzerem Verlauf mit kugelförmigen Anschwellungen endigen. Auch bei diesen Befunden weist die überwiegende Zahl der betroffenen Zellen regressive Veränderungen auf, denen wie bei den gefensterten Exemplaren hyperplastische Erscheinungen an den Kapselzellen gegenüberstehen.

Was MASSIG u. a. im Gegensatz zur postmortalen Schrumpfung, bei der es zu einer starken Retraktion des Cytoplasmas von der Kapsel kommt, als physiologische intravital entstehende Schrumpfung beschreiben, dürfte zum Teil mit den atrophischen Zellbefunden übereinstimmen, teilweise aber dem Bild der Ganglienzellschrumpfung entsprechen. Letzteres wird von der Atrophie abgegrenzt, weil die atrophische Zelle sich mit der Zeit immer heller färbt, die postmortal geschrumpfte aber immer dunkler färbbar wird. Nach MASSIG bleiben bei dem Vorgang, den er „physiologische“ Schrumpfung nennt, die verkleinerten, nicht von der Kapsel retrahierten Zellen transparent, so daß ihre Kerne und deren Veränderungen gut erkennbar sind. Sie liegen oft etwas exzentrisch und zeigen alle Übergänge von der Norm bis zum stärksten Grade der Deformierung, Schrumpfung und Pyknose. Das Cytoplasma färbt sich homogen, die Nissl-Substanz ist vermindert. Bei stärkerer Zellschrumpfung ist der Kern noch lange Zeit rundlich, feinzackig begrenzt, aber nicht zerfallen oder verdickt. Bei noch stärker veränderten Exemplaren wird er immer kleiner, stäbchen -oder spindelförmig und hyperchromatisch, um schließlich mit Verlust des Kernkörperchens pyknotisch zu werden. Nicht immer gehen Kern- und Zellschrumpfung parallel. Auch bei normaler Zellgröße kann die Kernschrumpfung und Pyknose weit voranschreiten. Das kernhaltige Hüllplasmodium ist bei dieser Art der Gestaltsänderung der Ganglienzellen nur gering vermehrt oder unverändert. Die geschrumpften Zellen enthalten fast immer gehäuftes Pigment. Im Silberbild ergeben sie etwas vergrößerte Fibrillen und eine Verdichtung ihres Gerüstes, während Zerfall oder Zerstörung derselben nicht beobachtet wird.

2. Die „retrograd“ genannte Zellveränderung *(„primäre Reizung* NISSLS*)*, welche nach Verletzung des Achsenzylinders beobachtet wird, ist seit langem zum Studium des Faserverlaufs und der Zellzugehörigkeit des Spinalganglions benutzt worden. Sie tritt besonders an den großen hellen Zellen auf, während die kleinen dunklen Zellen sich meist refraktär verhalten. Die verschiedenen Phasen der Entwicklung dieser Zellbefunde sind von LUGARO am Spinalganglion, von NELIS am Ggl. nodosum studiert worden, wobei festgestellt wurde, daß die Veränderungen mit einem staubförmigen Zerfall der Nissl-Substanz beginnen, während zugleich der Kern an die Peripherie verlagert wird. Beim Fortschreiten des Vorgangs löst sich die staubförmige Nissl-Substanz im Inneren der Zelle auf und bildet einen peripheren, perinucleär dichteren Saum. Die Zelle selbst ist gebläht, geschwollen, mitunter in die Länge gezogen. Auch der peripherwärts verlagerte Kern ändert seine Gestalt, indem er sich an der Oberfläche faltet oder runzelt und schließlich kleiner wird. Allmählich verschwinden auch die restlichen Nissl-Schollen, so daß sich das Cytoplasma nur noch diffus bläulichviolett anfärbt. An anderen Zellen verläuft der Vorgang von vornherein unter dem Bilde der Chromatolyse, vor allem an den ganz kleinen Zellen. Bei den Zellformen mit konzentrischer Schichtung der grobscholligen Nissl-Substanz zeigt sich zunächst eine Verklumpung der Schollen, die sich als konzentrische Ringe um den Kern lagern. Erst dann setzt der Zerfall in feinste Stäubchen ein und die konzentrische Anordnung geht verloren, so daß die Zugehörigkeit solcher

Zellen zu einem bestimmten Typ nicht mehr zu erkennen ist. Nach der Durchschneidung der Nervenfasern finden sich die verschiedensten Phasen der „*retrograden*“ Zellveränderung meist nebeneinander. Beim Beginn des Vorgangs wandert der Kern nicht immer zur Peripherie; andererseits können auch Zellen mit randständigem Kern noch völlig normale Anordnung und Beschaffenheit der Nissl-Schollen aufweisen. Daraus ergibt sich eine große Schwierigkeit für die Beurteilung der Bilder, die noch dadurch erhöht wird, daß eine exzentrische Kernlagerung bereits in normalen Zelltypen vorkommt, besonders im Ggl. Gasseri (Opalski). *Bei krankhaften Vorgängen* findet sich die Kernverlagerung aber *regelmäßiger und stärker* ausgeprägt. Sodann lassen sich normale Zellen mit exzentrisch gelagerten Kernen von krankhaften Zellformen durch das Verhalten der Nissl-Substanz unterscheiden, da bei „retrograd“ geschädigten Zellen — sofern überhaupt noch Nissl-Granula vorhanden sind — der zwischen dem „Randschollenkranz“ und der äußersten Cytoplasmagrenze bestehende schmale lichte Saum von Nissl-Substanz ausgefüllt ist. Zellbilder, welche der „*retrograden*“ Zellveränderung zuzuordnen sind, kommen bei verschiedenen Krankheiten vor, so bei der Tabes, der Polyneuritis, bei Carcinommetastasen usw.

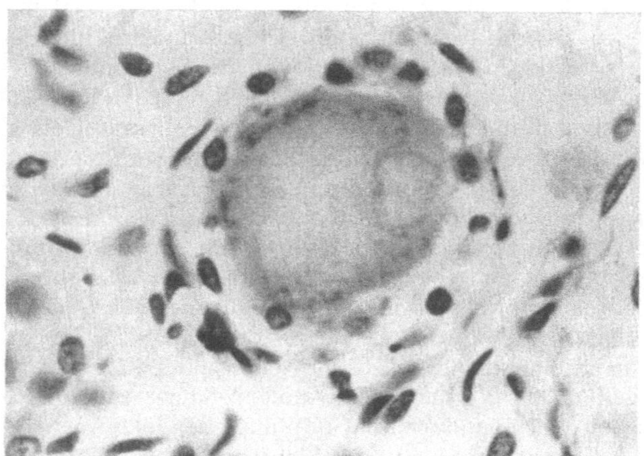

Abb. 4. Sogenannte „retrograde“ Zellveränderung im Spinalganglion. (Nissl-Färbung.)

3. Schwere Zellveränderung. Bei dieser *Veränderung* ist das Cytoplasma fein bestäubt oder die Nissl-Substanz ist klumpig auf einen Bezirk am Rande der Zelle zusammengedrängt. Dabei ist der Kern dunkel, vergrößert oder verkleinert, der Nucleolus geschwollen. In späteren Phasen wird das Cytoplasma wabigschaumig, die Zellkontur verwischt sich und der Kern löst sich homogen auf. Nicht selten ist eine Häufung und Verschiebung des Pigments innerhalb der Zelle festzustellen. Der schweren Zellerkrankung ist offenbar auch jener eigenartige Zellbefund anzureihen, den Opalski im Ggl. Gasseri als voluminöse Vergrößerung von Einzelzellen feststellen konnte, während zugleich andere Ganglienzellen das Bild der „schweren Zellveränderung“ zeigten. Zur „schweren Zellerkrankung“ der Ganglien gehören weiterhin Befunde, bei denen außer der Zellblähung der granuläre Plasmazerfall mit Schwund der Neurofibrillen, Pyknose und Auflösung des Zellkerns im Vordergrund steht. Man trifft die genannten Befunde vor allem bei exogenen und endogenen Intoxikationen.

4. Die sog. homogenisierende Zellerkrankung Spielmeyers findet sich in den Ganglien seltener. Auch bei dieser Zellerkrankung löst sich der Kern auf, so daß nur eine homogene, schlecht färbbare Plasmascheibe übrigbleibt. Die Kapselzellen sind dabei in geringem Umfange gewuchert. In Exemplaren mit vermehrtem Pigment bleibt die Stelle des Zellkerns als farbloser Bezirk ausgespart. Das Auftreten der homogenisierenden Zellerkrankung ist nicht gebunden an Krankheiten, für die eine Kreislaufstörung als nachgewiesen anerkannt ist. Sie ist auch neben der schweren Zellerkrankung an zahlreichen Zellen zu finden

(DÖRING), so daß es möglich ist, daß die „schwere Zellveränderung" und die sog. „homogenisierende Zellerkrankung" nur verschiedene Formen oder Stadien eines gleichartigen Verflüssigungsvorganges sind.

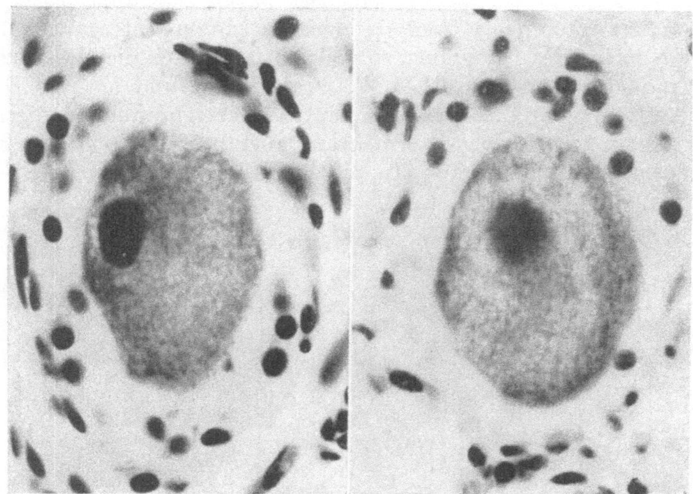

Abb. 5. „Schwer" veränderte Spinalganglienzellen mit Kernzerfall. (Nissl-Färbung.)

Neben den Gestaltsänderungen der Ganglienzellen sind *Befunde des Hüllplasmodiums* von Bedeutung für die Beurteilung der krankhaften Umwandlungen in cerebrospinalen Ganglien. Das Hüllplasmodium ist die Glia der Ganglien, die

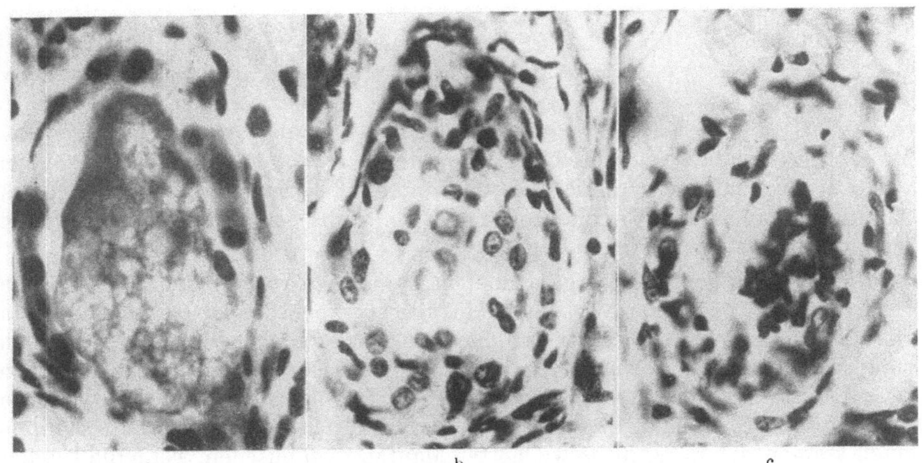

Abb. 6a—c. Stadien der Auflösung einer „schwer" veränderten Spinalganglienzelle mit Vacuolenbildung (a) bei gleichzeitiger Wucherung des Hüllplasmodiums (b), das sich an die Stelle der aufgelösten Ganglienzelle setzt (c). (Nissl-Färbung.)

sich wie Bindegewebe in anderen Organen verhält. Auch für das Hüllplasmodium, das schon normalerweise in Form von Trabantzellen, Satelliten oder Kapselzellen eine Häufung um die Nervenzellen der Ganglien erfährt, muß — wie für das Bindegewebe — eine zellige und faserige Hyperplasie unterschieden werden. Zu dieser kann eine Teilnahme der bindegewebigen Anteile (septales und adventitielles Bindegewebe) hinzutreten. Die *Hyperplasie des Hüllplasmodiums* betrifft nicht allein die Mantelzellen, sondern auch die übrigen Gliaanteile. Die Vermehrungsvorgänge werden in unmittelbarer Nachbarschaft der Nervenzellen besonders deutlich, weil hier Glia als „*Kapsel*" der Nervenzellen bereits normalerweise gehäuft vorhanden ist. Die *Mantelzellenhyperplasie* hat schon immer besonders interessiert, weil sie beim Parenchymuntergang auftritt. Wie an der übrigen Glia des Ganglions, so vollzieht sich auch die Mantelzellenhyperplasie in graduell unterschiedlicher Weise als zellige und faserige Hyperplasie. Wenn die Auflösung der Ganglienzellen langsam fortschreitend erfolgt, so kommt nur eine geringe, rein faserige Vermehrung zustande, während die zellige Vermehrung zurücktritt oder fehlt. In diesen Fällen wird *das Bild der „Neuro-*

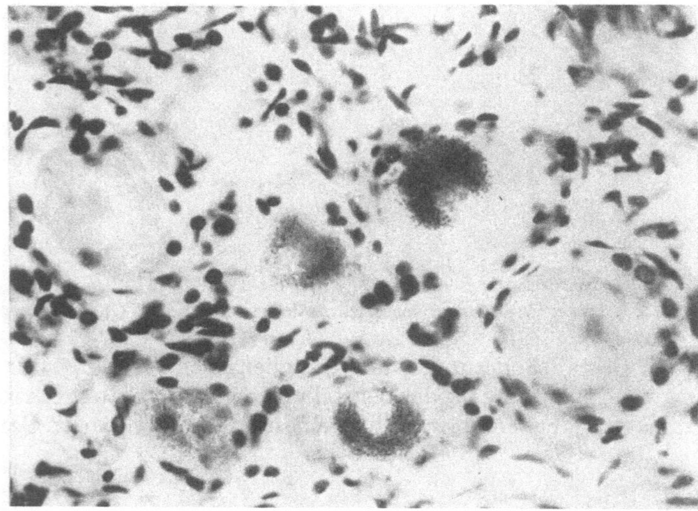

Abb. 7. „Homogenisierende" Ganglienzellauflösung, teilweise mit perinucleärer Pigmenthäufung. (Nissl-Färbung.)

cytophagie" und des „*Restknötchens*" vermißt. Die überwiegend faserige Gliahyperplasie wird beispielsweise beobachtet, wenn „*retrograd*" veränderte Ganglienzellen der langsamen Atrophie anheimfallen oder bei den physiologischen Rückbildungsvorgängen der Ganglienzellen, die gleichfalls den Bedingungen des langsamen Schwundes unterstellt sind.

Diesen Befunden und Vorgängen steht die schnell verlaufende Auflösung der Ganglienzellen gegenüber, bei der nicht alles Gewebe des Ortes der Sequestrationsnekrose anheimfällt. Hier kommt es zu ausgesprochen zelliger Gliavermehrung, wobei sich die gewucherten, protoplasmareichen Zellen um die Ganglienzelle häufen und gleichzeitig eine zellige Hyperplasie des Bindegewebes der Kapseln wie des übrigen Interstitiums auftritt. Auch Leukocyten und Lymphocyten können sich unter die gewucherten Mantelzellen mischen, wenn die Ursache der Krankheit zugleich eine Exsudation solcher Zellen aus der Blutbahn hervorruft. Unter den hyperplasierten Zellen finden sich auch großkernige, vielgestaltige Elemente mit umfangreichem, langgezogenem oder lappigem Protoplasma von schaumiger, zuweilen vacuoliger Struktur, die SANTHÁ für „*progressiv*" veränderte Plasmazellen hält, und die er auch im übrigen Zwischengewebe nachweisen konnte. In den verschiedenen gewucherten Zellen treten synthetisch die aus den durch die Sequestration alterierten Nervenzellen und Markscheiden gelöst austretenden Stoffe zu einer geringen Menge von Lipoiden und Fett zusammen, auch werden in ihnen argentophile Körnchen nachweisbar.

Die bei dem geschilderten Vorgang, der als „*Neuronophagie*“ oder als „*Neurocytophagie*“ bezeichnet wird, sich vermehrenden Zellen werden im Schrifttum als „*Neuronophagen*“ bezeichnet. Eine eigentliche phagische Tätigkeit dürfte ihnen aber nicht zukommen, auch nicht den aus dem Blut exsudierten Leukocyten, welche nach ihrem Austritt sehr schnell zerfallen. Von einer „*phagischen*“

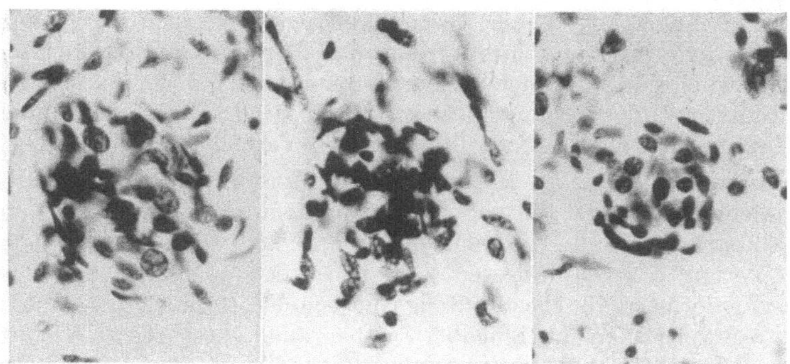

Abb. 8. Ganglienzellauflösung im Spinalganglion bis zur Restknötchenbildung (bei Polyneuritis). An die Stelle der Ganglienzelle, welche der Auflösung anheimfällt, tritt eine zellige Hyperplasie des gliösen Hüllplasmodiums und bindegewebiger Elemente. Die anfangs cytoplasmareiche Zellwucherung wird im Verlauf des Vorgangs cytoplasmaarm. (Nissl-Färbung.)

Tätigkeit der Leukocyten kann höchstens in dem Sinne gesprochen werden, daß deren Fermente zur Verflüssigung des untergehenden Gewebes zusätzlich beitragen. Das Vorkommen der sog. „*echten*“ *Neurocytophagie* wird von Opaslki

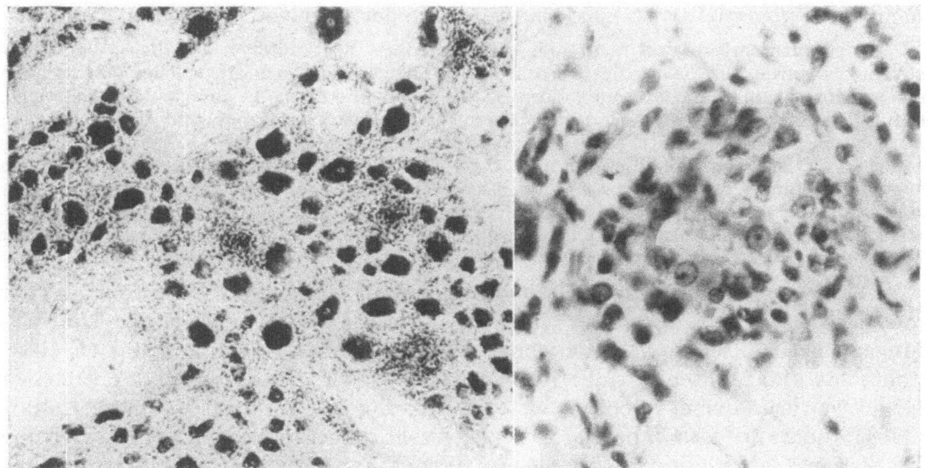

Abb. 9. Ganglienzellauflösung im Spinalganglion bei Poliomyelitis (experimenteller Befund). (Nissl-Bild.)

für das Gasserche Ganglion in Zweifel gezogen, wobei der Autor auf Wohlwill, Terplan und Herzog hinweist, die in sympathischen Ganglien eine „*primäre*“ Neurocytophagie nur äußerst selten nachweisen konnten. Wir können die auf Marinesco und Marburg zurückgehende Unterscheidung der „Neurocytophagie“ in eine sog. „*echte*“ (= *primäre*) und in eine sog. „*Pseudoneuronophagie*“ (häufig auch nur „*einfache Umklammerung*“ genannt) nicht anerkennen. Die verschiedenen Befunde lassen sich nur graduell unterscheiden, auch kann an ihrem Vorkommen in den spinalen und Hirnnervenganglien ebensowenig ein

Zweifel sein, wie an dem Auftreten der zelligen und faserigen Vermehrung der übrigen Glia und des Bindegewebes der Ganglien. Die Ursache der Mantelzellenhyperplasie sehen wir nicht im Parenchymuntergang im Sinne einer „Vakatwucherung" oder „reaktiven" Wucherung. Da es sich um Mehranlagerung von Gewebe handelt, kann man die Gliahyperplasie nur von Alterationen der Blutströmung herleiten, die ihrerseits wieder von der Art des ursächlich krankhaften Einflusses abhängig ist. Diese Zusammenhänge sind hier im einzelnen nicht zu erörtern, doch muß erwähnt werden, daß Parenchymuntergang und Bindegewebs-Gliawucherung nebengeordnete Erscheinungen sind, die auf einen gleichartigen Blutströmungsvorgang zurückzuführen sind. Dabei geht hochdifferenziertes Gewebe zugrunde, minderdifferenziertes vermehrt sich (in allen Organen).

Die ausgesprochen zellige Hyperplasie der Mantelzellen ist in enger Mischung mit Blutelementen zuerst für die Lyssa, später auch für die Poliomyelitis und andere Infektionen und Intoxikationen (s. S. 282) beschrieben worden. Im weiteren Verlauf des geschilderten Vorganges vermindert sich die Zahl der beigemengten geformten Blutbestandteile sehr schnell, so daß nur gewucherte Glia- und Bindegewebszellen übrigbleiben. Aber auch diese schwinden allmählich, wobei sie sich immer dichter, manchmal konzentrisch zusammenlagern und an der Stelle der aufgelösten Ganglienzelle das sog. *Rest- oder Residualknötchen* („*nodule residuelle*" NAGEOTTEs) als einfache Kernglomerate bilden, die von feinen Bindegewebs- und Gliafasern durchwebt sind. Zuweilen finden sich im Innern der Knötchen noch die letzten Trümmer der Ganglienzelle. Die anfänglich kernreichen Residualknötchen schrumpfen mehr und mehr unter fortschreitender Bildung von Gliafasern und fibrillärem Bindegewebe. Aber auch diese Faserhyperplasie nimmt allmählich ab, so daß schließlich ein Teil der Knötchen nicht mehr abgrenzbar ist, sondern fließend in der vernarbten Umgebung aufgeht.

Es ist anzumerken, daß nicht alle vorkommenden Restknötchen auf diese Weise entstehen; es wurde nur die häufigste Form des Vorgangs berücksichtigt. Sicher gibt es auch einen mehr chronisch einsetzenden Vorgang, welcher von Anfang an eine weniger zellreiche, dafür faserreiche Glia- und Bindegewebsvermehrung zustande bringt und bei langsamem Parenchymschwund auftritt. Das Ergebnis dieses zuletzt genannten Vorgangs muß das gleiche sein, als wenn der Befund über die zellige Vermehrung und Rückgang derselben zustande kommt. OPALSKI erwähnt auch isolierte Mantelzellwucherungen ohne Ganglienzellbefund für das Ggl. Gasseri. Dabei können kissen- und polsterartige Mantelzellvermehrungen entstehen. Auch lokale hyperplastische Befunde an einzelnen Mantelzellen mit Mitosen hat OPALSKI beobachtet.

Der Vermehrung der Mantelzellen beigeordnet ist das Auftreten *pericellulärer und perinodulärer Knäuelbildungen (sog. Faserkörbe)*, d. h. faseriger Umwicklungen, welche teils um veränderte Ganglienzellen, teils um celluläre Restknötchen und Achsenzylinder in wechselnd großer Zahl erscheinen. In einer Reihe sehr gründlicher Arbeiten wiesen NAGEOTTE und MARINESCO, später BARRIS (1934) und WEIN (1943) darauf hin, daß diese Geflechte bei den verschiedensten Einflüssen zustande kommen. Sie treten nach experimenteller Transplantation, nach mechanischer oder chemischer Schädigung, nach Nervenfaserverletzung in der Nähe des Ganglions, bei Infektionen, Intoxikationen und Geschwulsteinlagerungen auf, wobei sie nach DE CASTRO eine besonders umfangreiche Entwicklung erfahren können. Die Faserknäuel bestehen aus stärkeren oder aus feinen bis feinsten Fasern, zwischen denen es alle möglichen Mischungen gibt. Der Faserreichtum der einzelnen Körbe ist verschieden. Neben unentwirrbaren Faserknäuel finden sich äußerst faserarme. Der Verlauf der Fasern ist parallel oder überkreuzt. Die Einzelfaser kann sich verzweigen und keulenförmige Endanschwellungen aufweisen. Letztere sind solid bzw. homogen oder erscheinen strukturiert durch lokale Blähungen, wobei die Fibrillen auseinandergedrängt werden. Die größten Endanschwellungen sind meist die strukturiertesten, während die kleineren die homogen-schwarz tingierten Endkügelchen darstellen (SCHAFFER). MISKOLCZY will eine Markumkleidung der Faserkonvolute beobachtet haben.

Im Schrifttum ist vermerkt, daß die Knäuelfasern von einem atrophierenden Zellkörper als faserige Auswüchse hervorgehen können oder als kollateralartige Fasern aus dem Achsenzylinder entspringen. Sie können aber auch von einer benachbarten Ganglienzelle ihren Ursprung nehmen. Wie erwähnt, sind die pericellulären Faserkörbe in normalen menschlichen Ganglien sehr selten, während sie bei verschiedenen krankhaften Einflüssen besonders stark ausgebildet werden. In besonderem Maße finden sie sich um sog. Restknötchen, die sie in einen dichten Faserkorb einfassen können. Die Faserknäuel sind deshalb in mensch-

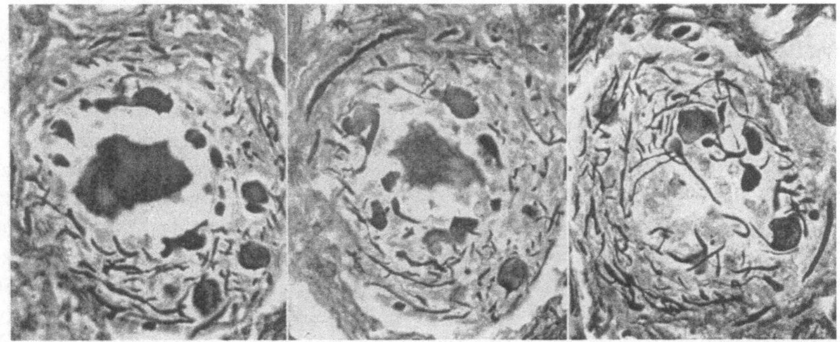

Abb. 10. Pericelluläre Neubildung argyrophiler Fasern bei Ganglienzellauflösung und Kapselzellhyperplasie. Die neugebildeten Fasern sind teilweise mit kolbigen Anschwellungen versehen. (Bielschowsky-Färbung.)

lichen Spinalganglien als ausgesprochen krankhafte Bildungen aufzufassen, deren Entwicklung eine dem Parenchymuntergang und der Vermehrung des Hüllplasmodiums beigeordnete Erscheinung ist. Sie treten nicht bei jeder Form des Parenchymunterganges auf und werden vermißt bzw. erscheinen in nur geringfügiger Zahl bei der langsam verlaufenden einfachen Atrophie. So fehlen sie beim physiologischen Altersvorgang, wie auch bei Krankheiten, die als allgemeine (Diabetes, Sepsis, gewisse Intoxikationen) nur eine geringe Wirkung auf die Spinalganglien haben. Des weiteren werden Faserkörbe nicht gefunden, wenn sich Veränderungen im Nervensystem in weiter Entfernung vom Ganglion abspielen. Auch dabei ist die Wirkung auf das Spinalganglion im allgemeinen schwach. In Übereinstimmung damit steht die Feststellung, daß die Durchtrennung von Nervenfasern in einiger Entfernung vom Ganglion keine Vermehrung der Faserkörbe bewirkt (BARRIS). Sie treten sehr reichlich auf bei der Durchtrennung des peripheren Nerven dicht am Ganglion (BARRIS), auch hatte WEIN nach der Durchtrennung der hinteren Wurzel den Eindruck, daß mehr Faserkörbe als normalerweise vorhanden waren (Versuche an der Katze), desgleichen nach Entfernung des sympathischen Grenzstranges. Eine besonders üppige Entwicklung der Faserknäuel ist bei allen direkten Einwirkungen auf das Spinalganglion beschrieben worden (NAGEOTTE, BARRIS, WEIN). Die Besonderheiten der Faserkorbentwicklung ist mit dem *Phänomen der* PERRONCITO*schen Spiralen* zu vergleichen, welche sich an der Durchtrennungsstelle von Nervenfasern und in nächster Nachbarschaft (am häufigsten in der äußeren Narbenschicht) ausbilden, niemals aber in weiter Entfernung von der Schädigungsstelle entstehen. Auch dem Auftreten der PERRONCITOschen Spiralen ist eine zellige Hyperplasie der SCHWANNschen Zellen zugeordnet.

Faserkörbe bleiben nach unseren Erfahrungen noch lange Zeit um aufgelöste Ganglienzellen bestehen und können damit auch in den Endstadien einer Krankheit beobachtet werden (Döring). Ihrem Nachweis dürfte daher bei Berücksichtigung der Bedingungen ihres Auftretens eine Mitbedeutung für die Entscheidung der Frage zukommen, ob eine Ganglienveränderung durch direkte Wirkung eines ursächlichen Einflusses auf das Ganglion selbst entstanden oder als eine von anderen Teilen des Nervensystems fortgeleitete aufzufassen ist.

Die Deutung der geschilderten Wucherungserscheinungen um der Auflösung entgegengehende *Ganglienzellen* ist im Schrifttum verschieden gewesen. Dabei hat die Auffassung Nageottes nur noch historische Bedeutung, weil sie die cellulartheoretische Vorstellung von der „*Nutrition*" der Ganglienzellen beleuchtet. Nageotte neigte zu der Annahme, „daß faserige Zellauswüchse von den gewucherten Kapselzellen auf Grund von chemotaktischer Wirkung angezogen würden". Er stützte sich auf Cajals Lehre von der „*neuro-satellitären Symbiose*", ferner auf die Hypothese von Holmgren, welche ein Netz von Fortsätzen der Satelliten (das „*Trophospongium*") annahm, dessen Aufgabe der Transport von Nährsubstanzen unmittelbar in den Körper der Ganglienzelle wäre. Auf Grund dieser Hypothese schien es Nageotte möglich, „*daß die perinodulären Knäuel solche Wurzeln darstellen, mit deren Hilfe gewisse Neuronen ihr Nährgebiet vergrößern, wozu sie die Satellitenanhäufungen benutzen, die infolge des Todes der Ganglienzelle zwecklos geworden sind. Die pericellulären Knäuel scheinen eine dem „Trophospongium" ähnliche Rolle zu spielen, indem sie die Berührungsoberfläche zwischen dem Neuron und seinen eigenen Satelliten vergrößern*" (zit. nach Schaffer). In dieser Auffassung erkennt man, wie anatomische Bilder zur Stütze der Anschauung von der sich selbst ernährenden Zelle gedeutet worden sind. Schaffer hat bereits bemerkt, daß den Kapselzellen keine „*nutritive*" Funktion zuzuschreiben sei, weshalb auch die pericellulären Faserknäuel nicht als „*Nutritionsorgane*" betrachtet werden können. Die Auffassung, wonach die Knäuelbildungen das Ergebnis einer „*regenerativen*" Tendenz sind, ist vor allem von Bielschowsky vertreten worden. Dazu bemerkt Schaffer unter Bezugnahme auf Nageottes experimentelle Untersuchungen an transplantierten Spinalganglien, „*daß es sich wohl um einen ‚regenerativ' orientierten Vorgang handelt, um einen Prozeß, der auf krankhafte Reizung entsteht und der gleichzeitig pro- und regressiv ist, der einen Faserüberschuß als luxuriöse Vegetationen scheinbar ohne Zweck und Ziel produziert*". Bei der *Wertung* dieser „*maßlosen Faserproduktion*" verweist Schaffer auf Cajals Regenerationsarbeiten, die ergeben, daß in Fällen von traumatischer Schädigung des zentralen wie des peripheren Nervensystems dieses mit lokalen Schwellungen des Neurons und mit Axonsprossungen reagiert. Während aber die Peripherie funktionsfähige Neubildungen entstehen läßt, neigen jene des Zentralnervensystems schnell zum Untergang. Das Spinalganglion verhalte sich wie die Peripherie, seine Parenchymzellen reagieren auf traumatische Eingriffe oder auf andere schädigende Einflüsse mit Wucherungen, deren Gestaltung von lokalen Verhältnissen abhängt.

Nach *unseren* Erfahrungen sind die *Faserknäuel streng zu unterscheiden von den Excrescenzen der Ganglienzellen.* Sie entstehen unabhängig von diesen und haben innige Beziehungen zur Vermehrung des Hüllplasmodiums. Ob sie Produkt des letzteren sind, ist wahrscheinlich, zumal der von Wein geführte Nachweis, daß die neugebildeten Fasern innerhalb des Cytoplasmas des Hüllplasmodiums liegen, für diese Auffassung spricht. Wir werten die Faserknäuel weder im Sinne eines „*regressiven*" noch „*regenerativen*" Vorgangs, sondern stellen lediglich die *Zuordnung der Faserkorbentwicklung zur Hyperplasie der Glia* fest. Ihr Auftreten ist an Vorgänge geknüpft, die auch die Vermehrung der Glia hervorbringen, Vorgänge, die in anderen Organen zur Bindegewebswucherung bei gleichzeitigem Parenchymuntergang führen und bei Kreislaufänderungen zustande kommen, die nicht zum Untergang des Gewebes des ganen Ortes führen. Sie kommen nicht zustande bei Kreislaufstufen, welche die „seröse Entzündung" kennzeichnen oder dem Vorgang der Hypotrophie zugeordnet sind.

Die mannigfaltigen *Veränderungen des Ganglienstromas* betreffen nicht nur das Hüllplasmodium, sondern auch die Gefäße und ihren Inhalt sowie das interstitielle Bindegewebe. Die Gefäße werden eng oder erweitert gefunden, mit roten Blutkörperchen gefüllt. Alle Blutbestandteile können frei im Gewebe auftreten. Dabei ist eine Entscheidung zwischen „normalen“ und „krankhaften“ Befunden im Ganglion besonders schwierig, weil mit höherem Alter eine Vermehrung der schon normalerweise in geringer Menge vorhandenen Lymphocyten und Mastzellen auftritt. Das bedeutet allerdings nicht, daß ihre erhebliche Vermehrung, besonders in Verbindung mit Plasmazellen und Glia- und Bindegewebsvermehrung nicht bewertet werden kann. Bei einem vermehrten Austritt geformter Blutbestandteile ins Zwischengewebe, dem erfahrungsgemäß ein solcher von klarer, eiweißreicher oder eiweißarmer Blutflüssigkeit beigeordnet ist, sind

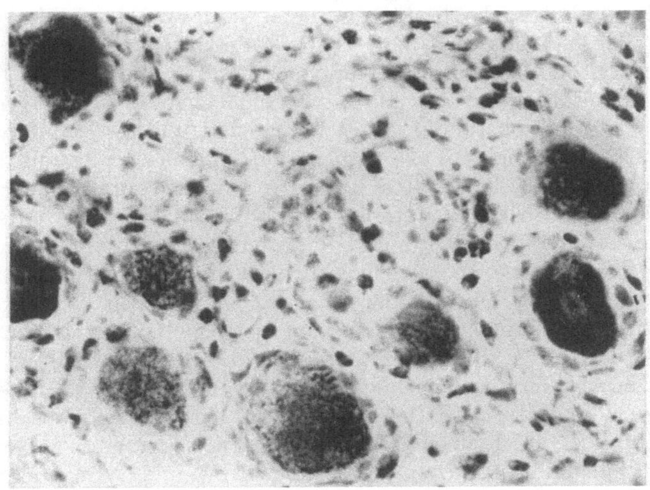

Abb. 11. Spinalganglion bei akuter Encephalomyelitis. Wucherung des gliösen Zwischengewebes. (Nissl-Färbung.)

die kleinen „Blutgefäße“ stark erweitert und von mehrreihigen Zellansammlungen stellenweise mantelförmig umgeben. Diese können aus Lymphocyten, Plasmazellen oder Leukocyten bestehen, während Erythrocyten selten nachweisbar werden, da sie der schnellen Auflösung anheimfallen. Die ausgetretenen Formelemente des Blutes verteilen sich diffus oder fleckweise im Zwischengewebe und mischen sich später unter die wuchernden ortsständigen Zellen. Auch großkernige Zellen mit schaumigem oder vacuolärem, metachromatischem Plasma werden gefunden. Schließlich kommen auch Maulbeerzellen vor. Sodann sind große Zellen von länglicher oder unregelmäßiger Form mit hellen Kernen nachgewiesen worden, die in Nissl-Bildern mit grünen Körnchen beladen sind. Wir bezeichnen sie als *Mastzellen (células accumulativas*, sog. „*Speicherzellen*“, células cebadas). Unter krankhaften Verhältnissen sind sie besonders zahlreich in oberflächlichen Teilen der Ganglien, unmittelbar unter der bindegewebigen Umhüllung und im angrenzenden Fettgewebe, jedoch auch an Stellen zugrunde gegangener Nervenfaserbündel im Inneren zu beobachten.

Wie die Umwandlung der zelligen Gliahyperplasie in eine faserreiche vor sich geht, so wird auch die zellige Bindegewebsvermehrung allmählich immer faserreicher und zellärmer. Das Bindegewebe kann sogar auffällig zellarm werden und einen breiten Bezirk einnehmen, so daß die noch vorhandenen Ganglienzellen weit auseinander liegen. Solche Ganglien, die verödet aussehen, fallen schon an van Gieson-Präparaten durch ihre intensive Rotfärbung auf. Mikroskopisch findet sich in ihnen eine Vermehrung des fuchsinophilen Bindegewebes. Die Feststellung einer krankhaften Bindegewebsfaserwucherung ist oft sehr subjektiv. Sie hat die Schnittstelle des Ganglions wie die schon normalerweise unterschiedliche Anordnung des Bindegewebes und die Faservermehrung des Alters zu berücksichtigen.

Spezielle pathologische Anatomie der Spinal- und Hirnnervenganglien.

1. Mißbildungen der Spinalganglien.

Beim Fehlen des Medullarrohres können die Spinalganglien wie die zugehörigen Nerven fast zu normaler Entwicklung gelangen. Diese Tatsache hat MANZ 1870 als erster registriert, indessen hat erst v. MONAKOW auf die prinzipielle Bedeutung dieses Befundes hingewiesen. GADE, SCHÜRHOFF, PETRÉN, RIBBERT, EDINGER, v. LANGE, SOKOLANSKY u. a., welche sich später mit dieser Frage befaßten, konnten die Ausbildung der Spinalganglien bei verschiedenen Formen von Anencephalie und Amyelie bestätigen. Sie werden auch nach experimenteller Entfernung der ganzen Hirnanlage bei Froschlarven (SCHAPER) normal entwickelt. Makroskopisch präsentieren sie sich allerdings nicht so wie völlig normale Ganglien. Ihre Zahl kann auf 11 und weniger reduziert sein, wobei einzelne Ganglien oft nur unvollständig abgeschnürt sind und perlschnurartig zu 2—4 aneinandergelötet erscheinen. In Fällen von Amyelie treten die Nervenfasern von den Ganglien teils distalwärts durch die Intervertebrallöcher aus, teils verlaufen sie nach hinten zu. Letztere — den hinteren Wurzeln entsprechend — passieren die Rudimente der Dura und verlaufen an der hinteren Fläche derselben, um hier frei zu endigen. In solchen Fällen ist die Muskultur *normal* gebildet. Wie v. LANGE betont, beweist der augenscheinlich ganz normal verlaufende Myelinisationsprozeß in den Ganglien und peripheren Nerven bei der Amyelie den alten Satz von HIS über die Unabhängigkeit der Entwicklung der spinalen Ganglien nach Abtrennung der Ganglienleiste vom Medullarplättchen. Auch die Kopfganglien können trotz totalen Defektes des Hirns ausgebildet sein (v. LANGE, VERAGUTH) und ziemlich normal weiterwachsen, sogar eine vorgerückte Reife erlangen (zit. nach v. MONAKOW). Bei Beobachtungen von Amyelie mit fehlenden Teilen der Wirbelsäule waren keine Spinalganglien, keine peripheren Nerven und keine Muskulatur in den entsprechenden Segmenten entwickelt (CLARK und ARNOLD, zit. nach PETRÉN).

Als nur mikroanatomisch nachzuweisende Entwicklungsstörungen deutet SIBELIUS die Koloniebildung und die Mehrkernigkeit der Ganglienzellen, welche auf Einwirkungen verschiedener Schädlichkeiten (vor allem bei Lues) zustande kommen sollen. Das Persistieren zweier oder mehrerer Nucleolen in den Ganglienzellkernen bei Neugeborenen und Kleinkindern stellt er als Zeichen „verspäteter Entwicklung" dem Befund der Koloniebildung an die Seite. Zweikernige Ganglienzellen im Spinalganglion sind schon von KÖLLIKER und COURVOISIER sowie von SANÓ, MARBURG, WATANABE und SCHAFFER beschrieben worden. Nach MARBURG, dem sich WATANABE anschließt, sind die mehrkernigen Zellen als Wirkung einer gestörten Entwicklung im Embryonalleben anzusehen. Sie können nach Abschluß desselben erhalten bleiben. Auch SCHAFFER deutet die Befunde von Zwillingszellen, welche er bei amaurotischer Idiotie fand, als Zeichen der „Fehlbildung" und zählt sie zu den „Mikrodegenerationsstigmen".

2. Die Cerebrospinalganglien während der Rückbildungsphase, nach Durchtrennung von Nervenfasern, nach Transplantation und in der Kultur sowie nach direkter örtlicher Schädigung.

a) Altersbedingte Veränderungen.

Die Wachstumsgeschwindigkeit der cerebrospinalen Ganglienzellen, welche im Embryonalstadium relativ schnell ist, fällt im postnatalen Leben stark ab (PILATI 1938). Noch bis zum Alter von 20—25 Jahren sollen sich die Zellen vergrößern (MARINESCO, VAN BIERVLIET); dann erleiden sie nach einer längeren oder kürzeren Stillstandsphase Rückbildungserscheinungen. Während der Rückbildungsphase, die MARINESCO studiert hat, kommt es zur Umfangsabnahme der Zellen ohne gleichzeitige Retraktion von der „Kapsel", zu Kernveränderungen bis zur Pyknose, zur Verringerung der Nissl-Substanz, zur Vacuolenbildung im Cytoplasma und zur Verminderung des Fibrillengehaltes. Dabei prägt sich an den Zellen die „Fenestration" im Silberbild deutlich aus, auch kommt es zur Ausbildung zackiger neurofibrillärer Knospen und Excrescenzen (células desgaradas). Der Kern, welcher seine Lage im Zentrum der Zelle behält, zeigt erst in geschrumpften Elementen eine entrundete, ungleiche Form; er färbt sich mit Thionin dunkelblau. Die Zellveränderungen gehen mit einer Vermehrung des

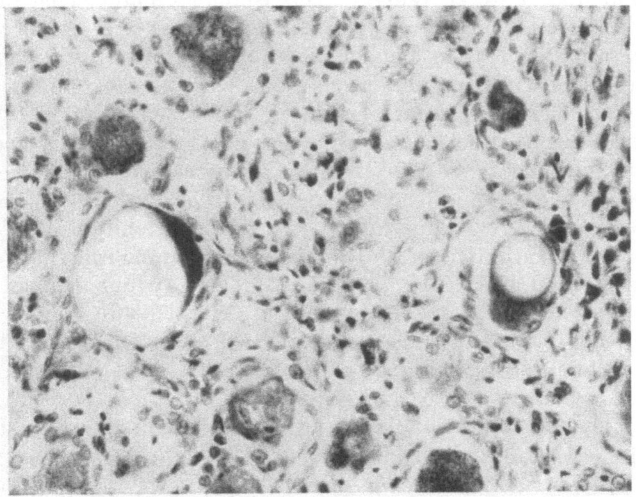

Abb. 12. Vacuolen in Spinalganglienzellen, deren Bedeutung unbekannt ist. Wucherung des gliösen und bindegewebigen Zwischengewebes, vermehrte Lymphocyten. (Grundleiden: maligne Thymusgeschwulst.)

Lipofuscins und mit geringer, überwiegend faseriger Vermehrung des Hüllplasmodiums einher. An einzelnen Zellen können die Veränderungen bis zu völligem Schwund fortschreiten. Lange Zeit kann die Pigmenthäufung die einzige Veränderung der Zellen bleiben, doch ist Pigment auch in veränderten Ganglienzellen völlig vermißt worden. So erwähnt WATANABE Beobachtungen an alten Individuen, bei denen die Ganglienzellen fast pigmentfrei waren, während im Stroma reichlich Pigment abgelagert war. Andererseits können geschrumpfte Zellen mit Vacuolenbildung (WATANABE) sowie gefensterte und zackige Zellen (MARINESCO 1906, LEVI, ROSSI, DE CASTRO) auch bei gesunden Jugendlichen gefunden werden. Die Häufung der Befunde im Senium ist aber nicht zu bezweifeln. Eine Faserkorbentwicklung wird im Alter nicht nachweisbar.

Bei diesen Befunden sprach man früher von „Pigmentdegeneration", doch kann von Entartung keine Rede sein. Neuerdings hat man die Bezeichnung „Pigmentatrophie" gewählt, was zu falscher Deutung der Befunde geführt hat. Zweifellos handelt es sich bei den Zellbefunden um das Ergebnis des physiologischen Altersvorganges, also um altersbedingte Hypotrophie bzw. Atrophie der Nervenzellen, die in allen Altersstufen vorkommt, sich aber im Senium häuft. Die Pigmentansammlung hat als Produkt des Stoffwechsels für die sonstigen Veränderungen der Zelle keine ursächliche Bedeutung, da diese bei starkem Pigmentgehalt auch völlig fehlen können. Am Zellfortsatz und an den Nervenfasern sind im Alter gleichfalls Veränderungen beschrieben worden, und zwar Schwund einzelner Fasern (ARTHAND, KETSCHER) und Bildung neurofibrillärer Knospen (DE CASTRO). Das Bindegewebe der Ganglien zeigt im Alter eine geringe Verbreiterung, es wird zellarm und faserreich, desgleichen das Hüllplasmodium. Über Gefäßveränderungen siehe unten. — Über das Verhalten der Ganglien nach Entziehung der Nahrung ist im Schrifttum nichts bekannt.

Cystenbildungen in den Spinalganglien und Wurzelnerven, die wahrscheinlich mit altersbedingten Vorgängen im Zusammenhang stehen, wurden von MARBURG (1902), KÜRSTEINER (1913), HERZOG (1920), WATANABE (1923) und von HINRICHS (1932) beschrieben. Sie sind teilweise für das Auftreten von Pemphigus (MARBURG), Zoster (MARBURG, KÜRSTEINER) und Sklerodermie verantwortlich gemacht worden. WATANABE, der diese Bildungen in 40 von 150 genauer untersuchten Fällen nachweisen konnte, hält die Schlußfolgerungen der genannten Autoren für nicht zutreffend. Die Cysten von 4, 6—10 mm Durchmesser, welche vor allem an den Thorakal- und Lumbalganglien in wechselnder Zahl, vereinzelt auch an sämtlichen Ganglien eines Falles vorkamen, wurden besonders bei älteren Individuen beobachtet. Sie lokalisieren sich zwischen Spinalganglion und hinterer Wurzel. Das Spinalganglion erscheint häufig verdrängt, die hinteren Wurzeln liegen dann scheinbar frei in dieser cystischen Bildung. In anderen Fällen bleiben sie auf die hintere Wurzel beschränkt, während eigentliche intraganglionär gelegene Cysten eine große Seltenheit bilden. Mikroanatomisch bestehen sie aus einem endothelialen einschichtigen Belag, auf den nur wenig lockeres, gefäßloses Bindegewebe folgt. Selten sind Cysten mit dickerer bindegewebiger Wand. Lymphocytenaustritte in der unmittelbaren Nachbarschaft der Cysten wurden gefunden. Irgendwelche Veränderungen der Ganglien oder Wurzelnerven durch die Cystenbildung fehlten. WATANABE trennt diese Bildungen ab von den nach Blutung und Erweichung innerhalb des Ganglions entstehenden Cysten (s. S. 280) und hält sie für Ausbuchtungen der weichen Häute, in engerem Sinne der Arachnoidea. Er sieht in ihnen „Äquivalente der Zisternen des Hirns“. Daß solche auch im Bereich der Trigeminuswurzel (Cisterna n. trigemini) vorkommen, wurde erwähnt.

b) Veränderungen nach Durchtrennung von Nervenfasern.

Nach der Durchschneidung der hinteren Wurzel sind die Befunde an den Spinalganglienzellen auffällig gering oder fehlen völlig, jedenfalls in der ersten Zeit nach dem Eingriff. Sie stehen in deutlichem Gegensatz zu den viel beträchtlicheren Veränderungen, welche sich nach der Durchtrennung der peripheren Nervenfasern einstellen. Dieses unterschiedliche Verhalten ist von allen Autoren (DARKSCHEWITSCH, FLEMMING, LUGARO, VAN GEHUCHTEN, WARRINGTON und GRIFFITH, NELIS, RANSON, COX, ROSIN, CASSIRER, KLEIST, BUMM, KÖSTER, RICHTER, HIRT, BIELSCHOWSKY, MARINESCO, PENFIELD, DE CASTRO u. a.) nachgewiesen worden. Eine befriedigende Erklärung des Gefundenen konnte indes nicht gegeben werden.

Veränderungen der Spinalganglienzellen nach Durchschneidung der peripheren Nervenfasern sind schon nach einigen Tagen feststellbar. Sie bestehen in „retrograder“ Zellveränderung. Je weiter die Durchschneidungsstelle vom Ganglion entfernt ist, desto geringfügiger und später treten die Veränderungen auf. So fand CASSIRER u. a. nach Durchschneidung des N. ischiadicus dicht unterhalb des Foramen ischiadicum in den zugehörigen Ganglien nur geringe Veränderungen, während HIRT in Übereinstimmung mit RANSON nach Durchtrennung dicht am Spinalganglion Befunde an 85% der Zellen anchweisen konnte. Die Angaben der einzelnen Untersucher lassen auffällige Differenzen hinsichtlich der Quantität der Ganglienzellbefunde erkennen, die sich im wesentlichen aus der gewählten Entfernung der Durchschneidungsstelle vom Ganglion erklären dürften. Die Veränderungen erreichen etwa um den 15. Tag ihren Höhepunkt. Während FLATAU und SANÓ beim Menschen noch 3—7 Monate nach der Nervenläsion die Ganglienzellen im Stadium der Chromatolyse fanden, geben CASSIRER, MARINESCO und KÖSTER an, daß dem Höhepunkt der „retrograden“ Zellveränderung eine langsam verlaufende Phase der Wiederherstellung folgt, wobei ein Teil der veränderten Zellen zur „Norm“ zurückkehren soll. An Volumen abnehmend, unter Verdickung und Vermehrung der Nissl-Substanz und Rückkehr des Kerns in seine zentrale Lage erreiche die Zelle etwa am 100. Tage wieder ihre normale Größe. Erst dann werde ein Teil der Zellen langsam aufgelöst und verschwinde (KÖSTER). Für andere Zellen hat sich nur eine Abnahme des Volumens feststellen lassen, so daß sich das Spinalganglion insgesamt kleiner fand (Befund nach 188 Tagen, KÖSTER). KLEIST stellte 3 Monate nach der Durchschneidung mittels Osmiumfärbung fest, daß $^1/_3$ der Zellen aufgelöst war, während die erhaltenen Zellen „einfache Atrophie“ zeigten. Er erwähnt die Entwicklung von „Hohlräumen“

in den tigrolysierten Zellen (sog. *Kernringzellen*) mit Übergang in Atrophie. Auch CASSIRER hat solche Befunde beschrieben, bei denen das ganze Zellbild aus einer ungefärbten Masse bestand, an deren Rand sich eine schmale halbmondförmige Zone von Nissl-Substanz und der Kern zusammengedrängt hatten. MARINESCO ist der Meinung, daß die Rückkehr zur „Norm" nur zustande kommt, wenn eine Verlötung der durchtrennten Nerven stattfindet; andernfalls atrophiere die Zelle. VAN GEHUCHTEN konnte das nicht bestätigen und betont, daß alle Zellen unabhängig von der Wiedervereinigung des Nerven zur „Norm" zurückkehren.

COX will an den Spinalganglien des Kaninchens nach Durchschneidung des peripheren Nervenstammes verschiedene Erkrankungsformen (an den 2 unterschiedenen Zelltypen) auch unter Berücksichtigung zeitlicher Verhältnisse festgestellt haben. Diejenigen Zellen, welche zuerst erkranken, sollen mit den peripheren, durchtrennten Nervenfasern in direktem Zusammenhang stehen, während die anderen „sekundär" erkranken. Da es bei den sehr weitgehenden Zellveränderungen unmöglich ist, noch von einer „Reaktion" bestimmter Zelltypen zu sprechen, sind die Angaben von COX nur mit Vorsicht zu werten.

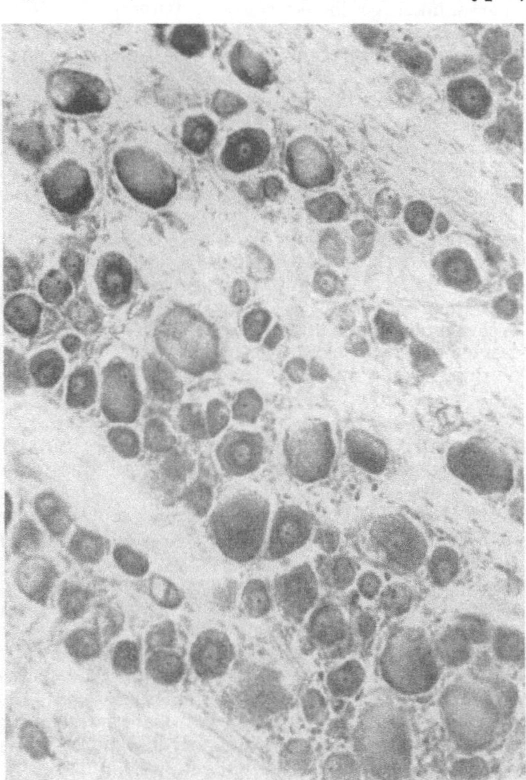

Abb. 13. Spinalganglion nach Durchtrennung des peripheren Nerven dicht unter dem Ganglion. Schwellung des Cytoplasmas mit Pigmentauflösung sowie Kernverlagerung an den großen Ganglienzellen (sog. „retrograde" Zellveränderung). (Nissl-Färbung.)

Über das *Verhalten der Nervenfasern nach Durchtrennung des peripheren Nerven* unterhalb des Ganglions sind nur spärliche Angaben gemacht worden. CASSIRER fand danach Veränderungen in den hinteren Wurzeln nicht vor dem 20. Tage, REDLICH erst vom 30. Tage ab und KÖSTER meist erst nach 60 Tagen. Geringe Veränderungen in den Hintersträngen des Rückenmarks traten erst nach dem 15. Tage auf und zeigten sich am 30. Tage voll entwickelt (CASSIRER, REDLICH u. a.). Bei diesen Befunden war stets nur ein kleiner Teil der Fasern betroffen. BARRIS erwähnt, daß die Durchschneidung in einiger Entfernung vom Ganglion keine Vermehrung von „atypischen" Zellen bewirkt, während direkte Einschnitte ins Ganglion eine starke Vermehrung pericellulärer und periglomerulärer Faserkörbe zustande bringen. Letztere treten auch bei der Durchtrennung dicht am Ganglion auf.

In *Amputationsfällen* wurden die Spinalganglien nur selten untersucht (HOMÉN, SANÓ SIBELIUS, THOMAS), wobei Atrophie und Zahlverminderung der Hinterwurzelfasern und der Rückenmarkshinterstränge beobachtet wurde. Beim Tier fand HOMÉN Hypotrophie und Atrophie der Spinalganglienzellen. DE CASTRO beschreibt nach Gliedamputation die Ausbildung cytoplasmatischer Fortsätze der Zellen, deren Auftreten intensiver und schneller vor sich gehen soll, je näher die Läsion an das Ganglion heranreicht.

An den *Spinalganglien nach der Durchschneidung der hinteren Wurzel* haben LUGARO, VAN GEHUCHTEN und NELIS keine wesentlichen Veränderungen feststellen können, wie vor ihnen schon BIDDER, VEJAS, JOSEPH, SINGER und MUENZER. Es wurde deshalb eine völlige (VEJAS) oder eine partielle Unabhängigkeit (JOSEPH, FRIEDLÄNDER und KRAUSE) der Hinterwurzelfasern vom Spinalganglion angenommen. Später konnten jedoch BUMM, KLEIST und KÖSTER nachweisen, daß die Zerstörung der hinteren Wurzel sehr langsam verlaufende Veränderungen in den Ganglien zur Folge hat, welche anfänglich unscheinbar sind oder ganz fehlen können. Nach HIRT, der 14 Tage nach der Hinterwurzeldurchtrennung untersuchte, kommt eine Veränderung nur in 4,46—7,36% der Zellen zustande. Als einzige auffällige Erscheinung beobachtete KÖSTER innerhalb der ersten 80 Tage nach Wurzelzerstörung nur eine abnorme Pigmentation der Ganglienzellen. Zwischen dem 80. und 200. Tage fand er Atrophie und „Degeneration“ der Nervenzellen und erst wesentlich später konnte eine mehr oder weniger ausgedehnte Verödung des Ganglions festgestellt werden. Wein hat nach Hinterwurzeldurchtrennung keine Ausfallserscheinungen an den im Ganglion (der Katze) als präexistent angenommenen Nervenfaserkörben der Zellen nachweisen können, es schienen sogar mehr Faserkörbe als normalerweise vorhanden zu sein. Auch Cajal (1913) hat die Überschußbildung „pericellulärer Nervensträhnen“ (= Faserkörbe) in Ganglien nach Hinterwurzelverletzung festgestellt.

Dem *Verhalten der Nervenfasern nach Hinterwurzeldurchschneidung* ist vielfache Aufmerksamkeit geschenkt worden. Richter hat festgestellt, daß die Abbauvorgänge im intra- und extramedullären Abschnitt der Hinterwurzel nicht in gleichmäßiger Weise und im selben Tempo verlaufen, wenn eine Lumbalwurzel extradural durchschnitten wurde (Untersuchungen 10 bzw. 18 Tage nach Durchtrennung). In Übereinstimmung mit Stroebe konnte er nachweisen, daß der Abbauprozeß im extramedullären Abschnitt einen viel schnelleren Verlauf nimmt als im intramedullären. Die Grenze, welche den Intensitätsunterschied markiert, liegt an der Redlich-Obersteinerschen Stelle. Nach Gagel und Förster bleiben in den Hinterwurzelfasern nach der Durchschneidung nur dünnkalibrige markhaltige Nervenfasern erhalten (Befund beim Menschen 5 Jahre nach dem Eingriff), welche als „efferente Hinterwurzelfasern“ angesprochen worden sind. Über das *Verhalten des peripheren Nerven nach Hinterwurzeldurchtrennung* liegen nur wenige Beobachtungen vor. Während die Nervenfasern bis weit in das Ganglion hinein schon nach einigen Monaten deutlichen Markzerfall zeigen und schließlich völlig zugrunde gehen, finden sich im peripheren Nerven distal vom Ganglion erst vom 3.—4. Monat ab geringe Veränderungen (Köster). Sie beginnen in den Nervenendigungen und machen an den größeren Nervenstämmen halt. Auch Roux und Heitz fanden nach Durchschneidung hinterer Wurzeln Markscheidenauflösung in den peripheren Verzweigungen nach 240 Tagen, während nach 338 und 382 Tagen nur noch zahlreiche leere „Nervenscheiden“ nachweisbar waren.

Die *Durchschneidung der Rami communicantes und des sympathischen Grenzstranges* (Marinesco, Warrington-Griffith, Ranson, Hirt) bewirkt an einer kleinen Zahl von Spinalganglienzellen deutliche Tigrolyse, was dahingehend gedeutet wurde, daß zahlreiche Fasern des sympathischen Systems als Fortsätze der Spinalganglienzellen aufzufassen seien. Auch Hirt (1926) hat nach Entfernung der Niere und nach Durchschneidung der Nn. splanchnici min. festgestellt, daß zahlreiche mittlere und kleinere Nervenzellen der Spinalganglien tigrolysiert waren, während bei den großen Zellen nur an wenigen diese Erscheinung anzutreffen war. In allen mit Eingriffen am Sympathicus einhergehenden Versuchen fand Hirt in den Kontrollganglien der nicht operierten Seite ebenfalls tigrolytische Zellen, deren Zahl ein Maximum von 2,77% erreichte, und zwar dann, wenn auf der operierten Seite ein höherer Prozentsatz von Zellen ausfiel. Zur Erklärung dieses Befundes stellt Hirt fest, daß sich normalerweise in jedem Spinalganglion eine gewisse Zahl von Tigrolysen (bis 1%) finde, die als „Ermüdungsformen“ aufzufassen seien. Der Anstieg der Tigrolysen nach dem Eingriff in den unberührt gebliebenen Ganglien der Gegenseite stehe entweder mit einer doppelseitigen Innervation in Beziehung oder müsse bei streng einseitiger Innervation als „Kompensationserscheinung“ aufgefaßt werden.

Auch nach *Durchtrennung vorderer Rückenmarkswurzeln* sind Veränderungen an Spinalganglienzellen festgestellt worden, so durch Förster und Gagel, die den Schwund einzelner Zellen und Restknötchenbildung nachgewiesen haben. In dem distal von der Durchschneidung gelegenen Wurzelabschnitt war eine beträchtliche Zahl von Nervenfasern erhalten, wobei es sich um dünnkalibrige, markhaltige und um feine marklose Fasern handelte. Sie wurden als Elemente des „afferenten Vorderwurzelsystems“ aufgefaßt.

Nach der *Querdurchtrennung des Rückenmarks* zeigten die Zellen der spinalen Ganglien keine Veränderungen (Bok).

Für die *Ganglien der Hirnnerven* sind Veränderungen bisher nur nach Durchschneidung oder Ligatur des peripheren Nervenstammes festgestellt worden. So hat Nelis für das *Ggl. nodosum* des Kaninchens nachgewiesen, daß die ersten Befunde 25—30 Std nach Durchtrennung dicht unter dem Ganglion auftreten. Sie bestehen in Kernverlagerung und Auflösung der Nissl-Substanz des Zentrums. Die Veränderungen, welche in den kleinen Zellen stärker ausgeprägt sind, erreichen, zunehmend, ihren höchsten Grad zwischen dem 5. und 6. Tage. Zu dieser Zeit sind die Nisslschen Granula fast völlig geschwunden, so daß das Cytoplasma bei Anilinfärbung wie eine blaugefärbte Blase aussieht und nur noch einen schmalen Saum Nisslscher Körnchen in der Peripherie aufweist. Vom 7. Tage an beginnt eine Rückbildung der Nissl-Substanz, auch tritt der Kern wieder ins Zentrum der Zellen, so daß der Chromatolyse meist wieder der „normale“ Zustand der Zelle folgt. In einigen Fällen wurde aber die Chromatolyse von einem Untergang mehr oder minder zahlreicher Ganglienzellen gefolgt. Van Gehuchten fand 83—92 Tage nach Vagusdurchschneidung beim Kaninchen den größten Teil der Zellen im Ggl. nodosum aufgelöst, während MARINESCO 6 Monate nach Durchschneidung des N. vagus in der Halsgegend feststellten, daß alle Zellen des Ganglions wieder zur „Norm" zurückgekehrt waren. Auch NELIS konnte sich bei Tieren, welche 153—186 Tage nach Vagusdurchschneidung in der Halsgegend gelebt hatten, nicht von einer deutlichen Zahlverminderung der Zellen im Ggl. nodosum überzeugen. DE CASTRO hat 6 Tage nach Durchtrennung des menschlichen Vagus dicht unter dem Ggl. nodosum die Umbildung fast aller Ganglienzellen in „multipolare" Elemente mit knollenförmiger Verästelung und Anschwellung beschrieben. Die Fortsätze entsprangen in dem untersuchten Fall vom Zellkörper und Achsencylinder; sie erreichten eine Länge von 1 mm. Einige Zellen ähnelten fast den sympathischen Elementen. Für das *Trigeminusganglion* sind die Verhältnisse nicht eindeutig geklärt. IRI konnte nach Durchschneidung peripherer Trigeminusäste beim Kaninchen nichts Sicheres über die Verteilung der Zellveränderungen im GASSERschen Ganglion aussagen, weil sie außerordentlich schwach ausgefallen waren. Er vermochte die gesunde von der kranken Seite nicht zu unterscheiden. Bei Oberkieferaplasie und völligem Zahnmangel hat OPALSKI keine Ausfälle in beiden Ganglien des Trigeminus feststellen können. Befunde nach Durchschneidung der Trigeminuswurzel beim Affen (STRIBBE) führten zum Zweifel an der bisherigen Auffassung, wonach die Ganglienzellen des GASSERschen Ganglions die Ursprungszellen der sensiblen Trigeminuswurzel darstellen sollen. Bei der Durchtrennung der äußeren Hälfte der sensiblen Wurzel nahe der Pons fand sich ein fast vollständiger Untergang der Nervenfasern peripher von der Durchtrennungsstelle. Andererseits konnte festgestellt werden, daß die Durchschneidung der Trigeminuswurzel dicht proximal vom Ganglion keinen nennenswerten Faserausfall in der proximalen Wurzel hervorruft. Diese Befunde sprechen nach STRIBBE gegen die Auffassung, daß die Ursprungszellen für die Fasern der Trigeminuswurzel allein im GASSERschen Ganglion liegen. STRIBBE sucht eine Erklärung darin, daß die sensible Trigeminuswurzel zentral vom Ganglion bis zur Brücke Ganglienzellen enthält, wodurch der Untergang des Nerven nach Durchschneidung an der Brücke verhindert werden soll. Ganglienzellen in der Nähe der Brücke hat STRIBBE auch beim Menschen nachgewiesen.

c) Veränderungen nach Transplantation.

Nach Transplantation eines Spinalganglions an andere Körperstellen (Homotransplantation) haben NAGEOTTE und MARINESCO, VAN GEHUCHTEN, dessen Schüler und viele andere Untersucher ein Überleben von Ganglienzellen und die Ausbildung argyrophiler Fortsätze beobachtet. NAGEOTTE, der Ganglien unter die Haut des Kaninchenohres verpflanzte, fand das Ganglion anfangs geschwollen, „blutreicher" und schon am Ende des ersten Tages mit der bindegewebigen Umgebung verlötet. Nach etwa 14 Tagen war das Ganglion abgeplattet, später völlig aufgelöst. Mikroanatomische Befunde ergaben in den ersten Tagen eine üppige Neubildung von Fortsätzen, die am Cytoplasma der Ganglienzellen, ferner am Glomerulus des Axons und im weiteren Verlauf des Achsenzylinders auftraten. Am Zellkörper kamen besonders monströse Bildungen mit Verästelung und knollenförmigen Endbildungen zur Beobachtung, welche vom Ganglioplasma als breite, plumpe Fasern ausgingen und sich in wechselnd starke Äste teilten. Weiterhin wurden sog. gelappte Zellen beobachtet, deren Form bei unverändertem Achsenzylinder in mehrere lappenförmige Segmente geteilt war. Endlich kamen nach der Transplantation an den Ganglienzellen gleichkalibrige und fortsatzähnliche Auswüchse vor, die von der Ursprungszelle fortziehend, sich dichotomisch teilten. Aus dem Glomerulus des Axons kamen Seitenäste zustande, welche diesen umwickelten *(pélotons périglomérulaires)* oder eine terminale Verzweigung *(„arborisation nodulaire")* um benachbarte aufgelöste Ganglienzellen bzw. um die an ihrer Stelle befindlichen Residualknötchen bildeten. Ähnliche Beobachtungen hat DE CASTRO gemacht, der Spinalganglien bei jungen Katzen in die Halsmuskulatur als freie oder als gestielte Transplantate mit Nerven und Gefäßverbindung verpflanzte. Die Transplantate gediehen in der quergestreiften Muskulatur sehr gut. Noch nach 60 Tagen zeigten sie ein lebensfrisches Bild, so daß die Vermutung nahe lag, solche Transplantate seien in ihrer neuen Umgebung unbegrenzt lebensfähig. Die Zellen und ihre Fortsätze zeigten die bereits geschilderten Neubildungen. Gegenüber Transplantationsversuchen mit sympathischen Ganglien hat DE CASTRO festgestellt, daß die Parenchymelemente der Spinalganglien eine gewisse Unabhängigkeit besitzen, so daß sie auch in Isolation vom Zentralnervensystem längere Zeit erhalten bleiben.

Um „*überlebende*“ *Spinalganglienzellen und ihre Wachstumserscheinungen* beobachten zu können, haben MARINESCO und MINÉA die von HARRISON begonnene und von BURROWS weiter ausgebaute Methode zur Untersuchung frischer Ganglienstücke im Blutplasma auf dem hohlen Objektträger angewandt. Bei Beobachtungen vom 2.—16. Tage ließ sich an den Spinalganglien, die besser überlebten als die Ganglienzellen des Zentralnervensystems, ein Auswachsen neuer Nervenfasern über das Ganglion hinaus, ferner am Ende dieser Fasern die Bildung pericellulärer Netze um Nachbarzellen feststellen. Dieses Auswachsen ging besser vor sich, wenn die Fasern sich an proliferierte Spindelzellen und an andere Elemente (Fibrinnetz des geronnenen Plasmas) anlegen konnten. HENNEGUY hat ähnliche Resultate erreicht, ebenso SHOREY, LEGENDRE und MINOT, BRAUS, LEVI und DELORENZI, LEVI und MEYER, WEISS und HSI WANG u. a.

d) Veränderungen nach direkter örtlicher Schädigung.

Örtliche Einwirkung physikalischer und chemischer Einflüsse im Experiment ohne Unterbrechung der anatomischen Integrität der Nervenfasern verursachen gleichfalls Veränderungen der Spinalganglienzellen. So hat WEIN an einem leicht und ohne Schädigung freilegbaren Ganglion (C 2) bei erwachsenen Katzen direkte Eingriffe durch Koagulation kleiner Oberflächenbezirke mittels Nadelelektrode und Diathermie vorgenommen. 1—2 Tage nach dem Eingriff zeigte sich eine starke Zunahme der Faserkörbe im ganzen Ganglion. Vor allem waren die neugebildeten Faserkonvolute an den großen Zellen ausgebildet. Andererseits konnte nach oberflächlicher mechanischer oder thermischer Schädigung schon 48 Std später ein stäbchenförmiger Zerfall von Fasergeflechten weit entfernt von der Läsionsstelle beobachtet werden. Auf die Vermehrung der pericellulären Faserkörbe bei direkten traumatischen, toxischen und „nutritiven“ Störungen des Ganglions hat auch BARRIS hingewiesen, besonders im Gegensatz zum Ausbleiben dieser Erscheinung nach Durchtrennung der Nervenfasern in einiger Entfernung vom Spinalganglion.

Tierversuche sowie Erfahrungen am Menschen lehren, daß der 70—100%ige *Alkohol* an Ganglien und Nerven schwere Zerfallserscheinungen hervorruft. Er bewirkt eine lokale Koagulationsnekrose, die auf der wasserentziehenden, fettlösenden und eiweißfällenden Eigenschaft des Alkohols beruht (FINKELNBURG, BÉZIEL, GORDON, FREY u. a.). Von 50%igem Alkohol abwärts wird das Gewebe selbst bei wiederholter Einspritzung nicht mehr verändert (BAUMGARTEN). In Tierversuchen ist festgestellt worden, daß nach Alkoholeinwirkung Zerfallserscheinungen der peripheren Nervenbündel mit starken Blutungen unter die Nervenscheiden auftreten (FINKELNBURG), während der Nervenfaserschwund zentralwärts nicht wesentlich fortschreitet. Auch die Ganglienzellen erliegen der Alkoholeinwirkung. BRISSAUD und SICARD machten Alkoholinjektionen ins GASSERsche Ganglion beim Hund und fanden vollständige „Degeneration“. MAY fand am Ggl. Gasseri der Katze nur lokale Veränderungen an der Stelle der unmittelbaren Alkoholeinwirkung. Das Ganglion mit einer einzigen Alkoholinjektion zu durchtränken und zur Nekrose zu bringen, gelang ihm nicht. HEILMANN fand nach Alkoholeinspritzung in menschliche Ganglien eine Verminderung der pigmentreichen, kernpyknotischen Ganglienzellen, sowie kleine streifige Schwielen mit Bindegewebsvermehrung. An der Stelle der Schwielen bestanden streifige Lichtungen der Markscheiden mit Schlängelung und kolbiger Auftreibung. Die Achsenzylinder waren fragmentiert, zum Teil fehlten sie völlig. Das Zwischengewebe war teils sehr zellreich durch gewucherte SCHWANNsche Zellen und Fibroblasten. In den beiden untersuchten Fällen fand HEILMANN Eisenpigmentablagerungen im Ganglion sowie in den peripheren und zentralen Ästen.

Über *Ganglienbefunde nach Elektrokoagulation* liegen nur Berichte von ZENKER vor, doch beschränken sich diese Untersuchungen auf Eingriffe an Ganglien der Leiche, wobei topographische Studien über das Ausmaß der Koagulationsherde mit zentraler Verkohlung um die elektrische Sonde gemacht wurden.

Insgesamt ergibt sich aus den dargelegten Einzelfeststellungen, daß *die Befunde im Ganglion ausgesprochener sind, wenn die Schädigung das Ganglion direkt trifft oder die Nervenfasern unmittelbar proximal vom Ganglion erfaßt werden.* In beiden Fällen ist die Ausbildung von Faserkörben intensiv, während sie zurücktritt oder fehlt, je weiter sich der Ort der Schädigung vom Ganglion entfernt. Wie erwähnt, hat das konträre Verhalten der Spinalganglienzellen bei der Wurzeldurchtrennung einerseits und bei der Durchschneidung des peripheren Nerven andererseits bisher keine befriedigende Erklärung gefunden. Auch wenn es sich als Tatsache erweisen sollte, daß die Mehrzahl der Ganglienzellen der cerebrospinalen Ganglien 2 Fortsätze hat, so kann die sog. „retrograde“ Zellschädigung noch immer nicht allein aus Cellulärem (Kern-Plasmarelation usw.) erklärt werden, insbesondere nicht deren Folgen, die ausbleiben oder gering sein können, oder in Zellauflösung bestehen und den Bedingungen des langsamen Schwundes unterstellt sind. Unzweifelhaft muß die Abtrennung eines Zellanteils Änderungen im Ganglioplasma und am Kern zustande bringen. Für die Spinalganglienzellen ist dabei zu beachten, daß die Abtrennung unmittelbar distal vom Ganglion beide Achsenzylinder betreffen kann, wenn es sich als richtig erweisen sollte, daß diese sich erst distal vom Ganglion X- oder Y-förmig aufteilen. Daß bei der Durchschneidung unmittelbar unterhalb des Ganglions die Wirkungen am Ganglioplasma stärker sein müssen als bei der Zerstörung im Bereich des Wurzelnerven, wo nur ein Zellfortsatz betroffen wird, ist verständlich. Bei jeder Nervendurchtrennung oder -ausreißung ist aber auch zu beachten, daß diese die Blutgefäße sowie vegetative Fasern mitverletzt, und daß die Nervendurchtrennung Kreislaufänderungen mit Gewebsfolgen zustande bringt. Für das Spinalganglion nach Abtrennung seiner Nerven ist dies bisher nicht beachtet worden. Da das Spinalganglion seine Blutversorgung aus der Peripherie durch die Aa. radicinae post. erhält, bewirkt die Durchschneidung unmittelbar proximal vom Ganglion die Abtrennung der Blutgefäße, während das Ganglion nach Wurzeldurchschneidung mit einer fast normalen Zirkulation in Beziehung bleibt. Bei einer weit distal vom Ganglion gelegenen Nervendurchschneidung dürfte die Durchblutung des Ganglions nicht schwerer verändert werden, wenn auch die Mitverletzung petaler vegetativer Fasern nicht ohne Wirkung auf das Ganglion ist. Das kontralaterale Auftreten von Tigrolysen (HIRT) nach der Sympathicusdurchtrennung einer Seite ist nicht — wie HIRT will — als „Kompensationserscheinung“ zu erklären, sondern als Wirkung über die erwiesene kontralaterale Blutgefäßinnervation. Im einzelnen sind die komplizierten Verhältnisse noch nicht genauer zu übersehen. Vielleicht läßt sich bei Beachtung der hier angeführten Hinweise in Zukunft auch eine Erklärung für die besonderen Verhältnisse des GASSERschen Ganglions herbeiführen, da dieses eine vielseitige Blutversorgung hat.

3. Die Spinalganglien bei groben Gefäßwandveränderungen.

In der spärlichen Literatur der pathologischen Anatomie der Spinalganglien finden sich über *Gefäßwandveränderungen und deren Folgen* besonders wenige Angaben. Daß solche vorkommen, wird vereinzelt berichtet, doch liegt eine systematische Untersuchung darüber nur von WATANABE vor. Dieser Autor hat in 26 Fällen von stärker ausgesprochener allgemeiner Arteriosklerose (Individuen des 4.—9. Dezenniums) an den Gefäßen der Spinalganglien nur ganz selten eine geringgradige Wandveränderung, besonders der Adventitia gefunden. Watanabe bemerkt, daß „mit ganz verschwindenden Ausnahmen die Arteriosklerose vor den Spinalganglien halt macht". Als Veränderungen, die mit der Arteriosklerose im Zusammenhang stehen sollen, erwähnt er „Schrumpfungen, Vacuolenbildung mancher Ganglienzellen, Zusammenfließen von Nervenzellen und hier und da Wucherung von Kapselzellen".

Die Bezeichnung „*Spinalganglienapoplexie*" hat Marburg (1902) — nicht ganz zutreffend — zur Kennzeichnung der bei Pemphigus, Zoster usw. in den Ganglien vorkommenden Blutungen benutzt. In einem Fall, der mit einem Pemphigus einherging, fand er Erweichungen und von einer bindegewebigen Wand umgebene ältere Cysten mit serösem Inhalt. In den Erweichungsherden oder in deren nächster Umgebung waren keine Spuren älterer oder frischerer Blutungen nachweisbar. Nur an den relativ unveränderten Ganglien fanden sich „Kapselblutungen". Marburg hat zur Deutung der Cysten die Erweichung herangezogen. „Multiple Apoplexien in den Spinalganglien" hat auch Orsós (1914) bei einem 76jährigen Mann beschrieben, bei dem sich in den meisten Ganglien kleinere, interstitielle und größere, teils frische, teils schon ältere Blutungen fanden. Als Quelle einer der größeren Blutaustritte konnte die Berstung eines miliaren Aneurysmas in der Stufenserie erkannt werden. Da zugleich an mehreren Gefäßen Zeichen von Ausbuchtung und Verdünnung der Wandung vorhanden waren, nimmt Orsós an, daß sämtliche größeren Blutungen dieses Falles durch Gefäßruptur entstanden seien. Die Ganglien waren zum Teil auf das Dreifache vergrößert. In sämtlichen Ganglien fand sich eine Sklerose und Hyalinisierung der kleinen Arterien und oft auch der Capillaren, eine diffuse Zellvermehrung, Untergang von Achsencylindern und Markscheiden, sowie Verdickung und Hyalinisierung der Schwannschen Scheiden bis zur Bildung dickwandiger hyaliner Hülsen um stark regressiv veränderte Achsenzylinder oder kaum erkennbare Reste derselben. Die Ganglienzellbefunde entsprachen der senilen Veränderung mit Schrumpfung der Zellen, doch fiel ihr zahlenmäßiger Reichtum auf. Die Kapselzellen waren an den veränderten Ganglienzellen gewuchert, die „Kapseln" zum Teil von dem geschrumpften Zellkörper durch Erythrocytenansammlungen abgedrängt. Dabei hatten die Blutmassen die Kapseln extrem (bis zur vierfachen Größe) erweitert und die Zelle in Form einer schmalen, reich pigmentierten Sichel zusammengedrängt. Klinisch hat in dem Orsósschen Fall weder ein Zoster noch ein Pemphigus bestanden, doch wird über wochenlang bestehende Parästhesien und Mißempfindungen in allen Gliedmaßen sowie über ataktische Erscheinungen und Paresen, vor allem der Arme berichtet. Der Tod trat kurze Zeit nach einer Massenblutung in die linke Hirnhälfte ein. Die Arteriosklerose wird an den Hirnarterien als mäßig ausgeprägt beschrieben, das Rückenmark fand sich unverändert.

Orsós weist darauf hin, daß „das Bestehen von Parästhesien, Paresen und Koordinationsstörungen bei Individuen mit Arteriosklerose, bei welchen die Autopsie im Zentralnervensystem keine zufriedenstellenden Veränderungen aufdecken konnte, eine systematische Untersuchung der Spinalganglien erfordert". Klinisch sind solche Syndrome bei älteren Personen gut bekannt. In jüngster Zeit konnten dafür osteochondrotische Veränderungen der Wirbelsäule mit Einengung der Foramina intervertebralia verantwortlich gemacht werden (Duus, Kahlau, s. auch S. 329).

Größere oder kleinere Blutaustritte in den Spinalganglien sind bei verschiedenen Krankheiten, namentlich bei Zoster, Lyssa, Pemphigus, selten auch bei der Paralyse beobachtet worden. Meist handelt es sich — mit Ausnahme der

Zosterfälle — um kleinste, nur mikroskopisch erkennbare Erythrome. Orsós erwähnt, daß kleine Kapselblutungen nicht gerade selten und ohne jede tiefere Veränderung, auch „selbständig" an den Spinalganglien vorkommen. Bei 40 verdächtigen Arteriosklerosefällen fand er 2mal Blutungen in Hanfkorngröße, einmal solitär, einmal in 2 oberen Brustganglien. In einem anderen Fall konnte in dem auf das Doppelte vergrößerten 7. rechten Halsganglion eine erbsgroße, glattwandige Cyste ohne Pigmentation und mit serösem Inhalt nachgewiesen werden. Ganz analoge Cysten, wie sie schon Marburg beschrieben hat, erwähnt Orsós für 3 weitere Fälle seines Materials.

Die Veränderungen der Gefäßwandungen als Folge ursächlich verschiedener Krankheiten (Thrombangiitis, Periarteriitis nodosa) werden in den folgenden Abschnitten dargestellt werden.

4. Die Ganglien bei Infektionen und Intoxikationen.

a) Infektionen.

Ganglienbefunde sind bei fast allen Infektionskrankheiten beschrieben worden, vor allem bei solchen des Nervensystems. Sie sind aber im Rahmen der Gesamtkrankheit oft von untergeordneter Bedeutung.

Bei der *Lyssa* hat Golgi als erster eine starke Beteiligung der Ganglien beobachtet und Vacuolenbildung des Cytoplasmas und Randständigkeit des Kerns der Zellen beschrieben. Diese Befunde haben van Gehuchten und Nelis, Schaffer, Babes, Daddi, Sanó u. a. wesentlich ergänzt. Sie stellten vor allem fest, daß bei der Lyssa oft viele Ganglienzellen des Spinalganglions, des Ggl. nodosum und des Gasserschen Ganglions vollständig aufgelöst werden und eine starke Hyperplasie des Hüllplasmodiums auftritt. Später hat Negri die nach ihm benannten runden und ovalen Körperchen auch im Cytoplasma der Ganglienzellen gefunden, insbesondere bei langsam verlaufenden Fällen. Während bei der Tollwutinfektion die Anhäufung von „Rundzellen" (im älteren Schrifttum sind damit auch Gliazellen gemeint) um Nervenzellen des Zentralnervensystems schon durch Nepveu, Kolesnikoff, Coats, Babes u. a. als wenig konstanter Befund erwähnt worden war, haben van Gehuchten und Nelis 1900 derartige Befunde in besonders großer Ausdehnung in den cerebrospinalen und sympathischen Ganglien erhoben, und zwar bei der Straßenlyssa, nicht bei der fixen Viruslyssa. Nach Babes können diese Veränderungen wenig ausgesprochen sein oder ganz fehlen. Van Gehuchten und Nelis erwähnen „Achromatose des Protoplasmas und Hyperchromatie des Kerns" als Zeichen der Ganglienzellauflösung sowie die beträchtliche Vermehrung der Kapselzellen bis zum Bild „charakteristischer Knötchen aus kleinen aufgeschichteten Zellen". Diese Knötchen erschienen van Gehuchten so typisch für die Lyssa, daß er sie als „*Nodules rabiques*" bezeichnete. Sie entsprechen den später von Nageotte beschriebenen Restknötchen (auch Babessche Knötchen genannt) bzw. den zellreichen Vorstadien dieser. Van Gehuchten hat seine ursprüngliche Auffassung in einer späteren Handbuchdarstellung revidiert und bemerkt, daß die „Knötchen" keine Besonderheit der Tollwutinfektion sind. Sie seien nach Untersuchungen von Buck, Crocq und Marinesco ebenso bei Diphtherieinfektionen, beim Krebs, beim Diabetes usw. zu beobachten. Die bei der Lyssa nachgewiesenen Befunde hat van Gehuchten „als eine besondere Art von Neuronophagie" bezeichnet, „welche jedesmal Platz greift, wenn eine Zelle tief und schnell in ihrer inneren Konstitution verändert wird". Soweit diese Aussage Tempo und Grad der Schädigung betrifft, kommt ihr auch heute noch Gültigkeit zu, nicht nur bei der Lyssa, sondern bei allen Vorgängen, die zu schneller Auflösung der Ganglienzellen führen. Im jüngsten Schrifttum hat sich vor allem Herzog (1942) mit den Ganglienveränderungen bei Tollwut beschäftigt. Er wies darauf hin, daß das Ggl. nodosum besonders konstante Veränderungen aufweist. Während die Negri-Körperchen sich häufig auch bei positiver Tollwut nicht finden, sind die Vagusganglienveränderungen konstant und unabhängig von der Zeit der Tötung der Tiere bzw. vom Stadium der Krankheit.

Bei der *Poliomyelitis (anterior)* ist eine Auflösung der Parenchymzellen und Wucherung der Mantelzellen in den Ganglien seltener als bei der Tollwutinfektion. Solche Befunde können auch ganz fehlen (Kalm). Häufiger trifft man „interstitielle Rundzellanhäufungen ohne tiefere Veränderungen (Forssner und Sjövall, Redlich, Marburg, Flexner, Clark und Amoss) im Inneren des

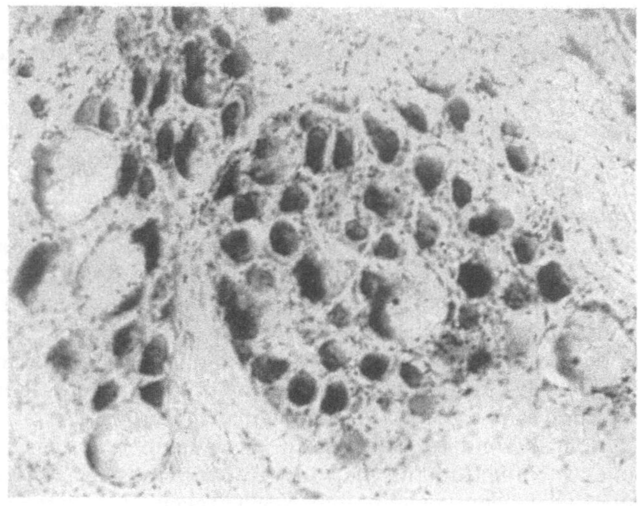

Abb. 14. Vacuolen in Spinalganglienzellen bei experimenteller Lyssa (Kaninchen). (Nissl-Färbung.)

Ganglions. Forssner und Sjövall sagten auf Grund der Spinalganglienbefunde, „daß die Poliomyelitis keineswegs eine für die Vorderhörner spezifische Krankheit sei". Pette erwähnt in Übereinstimmung mit Hurst für die Spinalganglien bei experimenteller Poliomyelitis „mehr oder weniger starke Lymphocyteninfiltrate und Amphicytenwucherung in den meisten Fällen, unabhängig davon, ob die Impfung intracerebral oder intraneural erfolgte". Seltener fand er Leukocytenansammlungen. Das Gassersche Ganglion verhielt sich bei seinen mit Demme und Környey durchgeführten Experimenten wie die Spinalganglien, d. h. es wurden Zellansammlungen diffus im Gewebe, aber keine Ganglienzellauflösungen festgestellt. Auch in den Ganglien der nichtgeimpften (kontralateralen) Seite fanden sie schon sehr frühzeitig nach der Impfung leuko-lymphocytäre Zellanhäufungen. Auch schwerere Veränderungen in den Ganglien sind bei der Poliomyelitis nachgewiesen worden (Peabody mit Draper, Dochez und Taylor mit Amoss, Harbitz und Scheel, Strauss, Flexner, Lewis, Landsteiner mit Levaditi). Sie bestanden in Ansammlungen von geformten Blutbestandteilen in der Umgebung stark erweiterter Capillaren, zu denen eine Auflösung der Ganglienzellen sowie eine zellige Hyperplasie des Hüllplasmodiums hinzutrat. In älteren Stadien der Krankheit ist auch Zellvermehrung des Bindegewebes festgestellt worden. Die exsudierten wie die gewucherten Zellen des Ortes werden zum Teil eng miteinander gemischt gefunden, sie häufen sich an der Stelle stark veränderter oder bereits aufgelöster Ganglienzellen. Beim weiteren Verlauf der Krankheit vermindert sich die Zahl der ausgetretenen Blutbestandteile, so daß nur gewucherte Bindegewebs- und Mantelzellen zurückbleiben, welche schließlich, von zarten Bindegewebsfasern durchwebt, an der Stelle der untergehenden Ganglienzelle das sog. Restknötchen bilden. Dieses wird allmählich zellarm und faserreich. In der Umgebung der nicht mehr erweiterten kleinen und kleinsten Gefäße bleiben Lymphocyten noch längere Zeit liegen. Stärker waren die Veränderungen in den Spinalganglien auch bei Untersuchungen, die DREXLER (1940) durchgeführt hat, sowie in den Beobachtungen von STAEMMLER (1944 und 1949). Letzterer beschreibt den Untergang von Spinalganglienzellen mit Neuronophagie und Kapselzellwucherung sowie ausgedehnte Lymphocytenansammlungen. In einem Fall war die Spinalganglienveränderung ausgeprägter und zum Teil örtlich schwerer als in den Vorderhörnern.

Unter der Bezeichnung „*Poliomyelitis posterior*" ist früher der Zoster beschrieben worden (s. S. 291 und 300). Man wollte damit diese Krankheit der Poliomyelitis anterior gegenüberstellen. Vor allem gingen HEAD und CAMPBELL bei der Wahl dieser Bezeichnung davon aus, daß die sensiblen Neurone der Spinalganglien die funktionellen Gegenspieler der motorischen Vorderhornzellen wären, mithin eigentlich dem Rückenmark zugehörten. BIELSCHOWSKY billigte später diese Namengebung, um die Hauptzüge der Zosterveränderungen zu kennzeichnen (s. auch bei WOHLWILL, DÜRCK u. a.). Gegen die Bezeichnung eines außerhalb des Rückenmarks ablaufenden Entzündungsvorganges mit „Poliomyelitis" haben LHERMITTE und NICOLAS (1927) Stellung genommen. Wenn sie trotzdem den Zoster eine „Téphromyélite posterieure aigue" nannten, so deshalb, weil sie ähnlich wie SCHEER aus bestimmten Gründen das Krankheitszentrum in das Hinterhorn des Rückenmarks verlegten. Aus ähnlichen Überlegungen benannte SÁNTHA (1933) den Fall einer „subakuten Pseudotabes" infolge einer generalisierten Entzündung der Spinalganglien, also eine „Polyganglionitis", mit der Bezeichnung „Poliomyelitis posterior". KÖRNYEY übernahm diese Bezeichnung (1936) bei der Schilderung des SÁNTHAschen Falles in seinem Artikel „Myelitis" im Handbuch der Neurologie. Im Falle SÁNTHAS fanden sich außer den Ganglienbefunden weitgehende Entmarkungen der hinteren Wurzeln und der Hinterstränge des Rückenmarks. Ein zum Vergleich herangezogener Fall BODECHTELS hatte gleichfalls einen subchronischen Verlauf. Da SÁNTHA ausdrücklich Veränderungen in den Vorderhörnern des Rückenmarks beschreibt, die an HEINE-MEDINsche Krankheit erinnern: „Mächtige perivasculäre Infiltrate, diffuse Gliavermehrung, Zelluntergang und poliomyelitische Knötchen" und diese Befunde in seiner Abb. 10 zur Darstellung bringt, so treten — wie STAEMMLER bemerkt hat — erhebliche Zweifel auf, ob der Fall SÁNTHAS nicht doch zur Poliomyelitis zu rechnen ist, sich aber durch eine besonders starke Beteiligung der Spinalganglien am poliomyelitischen Prozeß auszeichnet. Der von STAEMMLER beschriebene 3. Fall seiner Beobachtungen wies Ähnlichkeiten mit dem Fall SÁNTHAS auf, nur war er in etwa 8 Tagen akut abgelaufen, so daß Entmarkungen noch vermißt wurden. Wenn SCHAFFER später die Befunde seiner beiden Schüler KÖRNYEY (Elektivität der Poliomyelitis, Gangliocytotropie) und SÁNTHA (Poliomyelitis posterior) als eindrucksvolle Beweise für seine Lehre von der Systemwahl nochmals eigens herausstellte so übersah er, daß SÁNTHAS Fall neben dem Hinterhorn-Ganglienprozeß auch einen Befall des Vorderhorns aufwies.

Auch bei der *Bornaschen Krankheit der Pferde* sind Ganglienbefunde, vor allem im Tierexperiment, erhoben worden. Diese sind wichtig für allgemein-pathologische Fragen, insbesondere im Vergleich zu den Schwesternkrankheiten, der Lyssa und der Poliomyelitis. Wie PETTE und KÖRNYEY festgestellt haben, finden sich nach der Verimpfung des Bornavirus in einem gemischten peripheren Nerven beim Kaninchen und Affen zuerst Veränderungen in den Spinalganglien, doch sind solche zugleich auch im peripheren Nerven, in den Nervenwurzeln und in den Meningen feststellbar. In den frühesten Phasen der Krankheit sind diese Befunde aber ebensowenig obligat wie bei der experimentellen Poliomyelitis, während sie nach Ausbreitung der Veränderungen im übrigen Nervengewebe in den Ganglien — auch in denen der nicht geimpften Seite — besonders intensiv werden und sich sogar bei intracerebraler Impfung finden. Auch im Experiment erreicht der Prozeß im Ganglion immer nur eine bestimmte Stufe. Von Anfang an bestehen die Zellanhäufungen nur aus Lymphocyten, zu denen später vor allem Plasmazellen hinzutreten. Leukocyten fehlen im Unterschied zur Poliomyelitis und Lyssa selbst in den frühesten Krankheitsphasen, auch werden Blutaustritte nicht beobachtet. Eine Auflösung von Ganglienzellen kommt nicht zustande, somit werden auch keine „neurocytophagischen" Bilder feststellbar. Ein erneutes Studium der Bornapräparate PETTES und KÖRNYEYS hat uns gelehrt, daß in den stark veränderten Spinalganglien viele Ganglienzellen mit randständigen Kernen ohne Auflösung der Nissl-Substanz vorhanden sind. Die Zelleinstreuungen sind oft streng auf die Gebiete des Hüllplasmodiums beschränkt, während die durch das Ganglion hindurchziehenden Nervenfaserbündel im wesentlichen frei bleiben. Die Intensität der Zellansammlungen innerhalb des Hüllplasmodiums erschwert eine Aussage über den Grad der Gliawucherung und der Bindegewebsvermehrung, die vor allem in etwas älteren Fällen einen gewissen Anteil an die starken Zellvermehrung zu haben scheinen, wofür auch die stellenweise sichtbaren Amphicytenwucherungen sprechen.

Wie aus den anatomischen Befunden zu erschließen ist, erreicht der Prozeß bei der Bornaschen Krankheit während seines ganzen Verlaufs nur einen lymphodiapedetischen Grad. Diesem ist auch in anderen Organen des Körpers kein Untergang von Parenchym

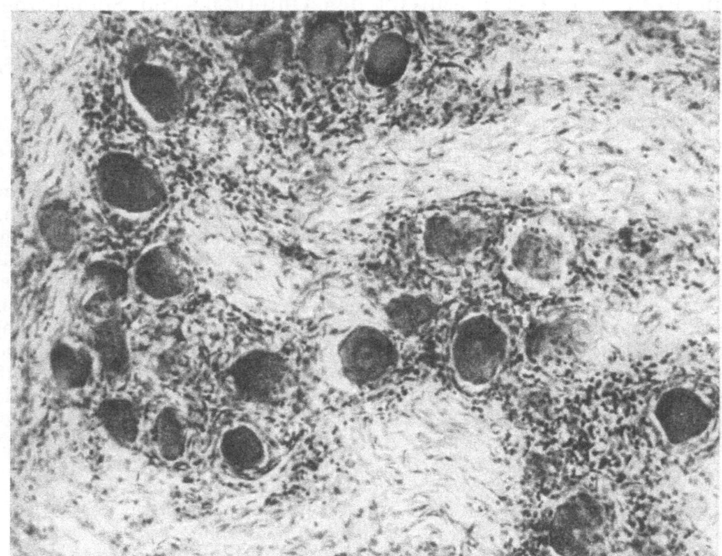

Abb. 15. Spinalganglion bei Bornascher Krankheit. Rundzelleinstreuung, vor allem im „Grau", bei gleichzeitiger Hyperplasie der Hüllplasmodien. (Nissl-Färbung.)

und keine Capillarvermehrung zugeordnet. Auch im Nervensystem kommt dabei keine Auflösung von Ganglienzellen zustande, wenn auch infolge der geringen Gliahyperplasie isolierte Kapselzellwucherungen auftreten, wie sie NICOLAU und GALLOWAY beschrieben haben. Unsere Aussagen erstrecken sich nur auf die experimentelle Bornasche Krankheit, welche, im Vergleich zu den Befunden von SPATZ und SEIFRIED, hinsichtlich der Intensität der Gliawucherung von der Spontankrankheit graduell different zu sein scheint.

Encephalitis epidemica. Starke Veränderungen in den spinalen Ganglien bei der epidemischen Encephalitis erwähnt REICHELT (1923), ohne diese näher zu beschreiben. Er weist darauf hin, daß das Freibleiben der Spinalganglien bei der epidemischen Encephalitis bisher als Merkmal zur Abgrenzung gegen die Poliomyelitis galt, bei welcher FLEXNER und LEWIS die Beteiligung der Ganglien nachgewiesen hatten. Zellansammlungen in der Hinterwurzel und im Ganglion mit vereinzelten „Neurocytophagien" bei und nach Encephalitis epidemica haben WEIMANN, NETTER, GUIZETTI und BÉZIEL in Fällen erhoben, die gleichzeitig einen Zoster boten. Diese Befunde sind hinsichtlich ihrer Zugehörigkeit zur epidemischen Encephalitis sehr umstritten. WOHLWILL bemerkt dazu, daß sie sich in genau der gleichen Weise bei der ECONOMOschen Krankheit finden, wenn sie nicht mit Zoster verbunden ist. Andererseits ist zu den 16 Fällen, die NETTER (1930) zusammenstellte, anzumerken, daß bei diesen die Hautmanifestationen oft früher auftraten als die Erscheinungen der Encephalitis. So erschien in dem Fall von THALMIER die Somnolenz erst 4 Wochen nach Auftreten des Zosters, bei der Beobachtung von SCHIFF und BRAIN sowie derjenigen von BIGGART und FISHER setzten encephalitische Symptome 4 Tage bzw. 5 Wochen später ein als die Hauteruption und in einem Fall von MAGNUSSON trat Kopfschmerz am Tage nach Beginn der Hautveränderung auf. Es hat sich demnach um zentrale Veränderungen bei Zoster gehandelt und nicht um epidemische Encephalitis, wie ein Teil der Autoren annimmt.

Für das *Fleckfieber*, das gelegentlich zu polyneuritischen Lähmungsbildern führt, haben SPIELMEYER, DAWIDOWSKY, LICEN u. a. Ganglienbefunde mitgeteilt. MARINESCO und CRACIUM erwähnen für das Peri- und Endoneurium perivasculäre Infiltrationen um die kleinen Venen, vor allem Lymphocyten und Leukocyten, mitunter blasenförmige Elemente, sowie Plasmazellansammlungen. Beim Fleckfieber ist analog dem Zoster die Frage erhoben worden, ob zwischen den Ganglienbefunden und der Hautveränderung ein Abhängigkeitsverhältnis besteht. VERSÍN hat bei der Prüfung dieser Frage in den Nerven lediglich leichte perivasculäre Zellansammlungen ohne Nervenfaserveränderungen festgestellt während er in den Ganglien ähnliche Veränderungen wie in der Haut, d. h. herdförmige perivasculäre Zellhäufungen mit sehr starker Leukocytenbeimengung fand. Nur in einem Fall wurde eine diffuse Zelleinstreuung im Ganglion beobachtet, wobei gleichzeitig in der Haut entsprechend starke Leukocytenherde vorhanden waren. Auch frühere beim Pemphigus angestellte Vergleichsuntersuchungen zwischen Haut- und Ganglienbefunden haben keine Gesetzmäßigkeiten auffinden lassen.

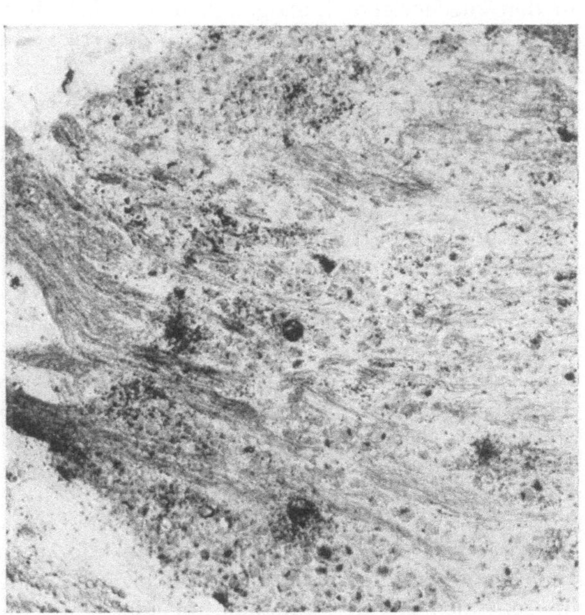

Abb. 16. Spinalganglion bei Fleckfieber (Oxydasecarmin). [Aus VERSIN: Boll. Soc. Biol. Concepción 8/9 (1934/35).]

Bei der *Lepra* treten die Veränderungen des Spinalganglions als Folge der häufigen Nervenfaserschädigung auf. Es ist aber auch mit Veränderungen zu rechnen, die wenigstens teilweise durch direkte Einwirkung der Leprabacillen auf die Ganglien zustande kommen, da SODAKEWITSCH und BABES sowie LIE Leprabacillen im Inneren der Spinalganglienzellen selbst nachweisen konnten. Die Parenchymzellen gehen bei der Lepra allmählich zugrunde und die Mantelzellen wuchern in geringem Umfange.

Die *afrikanische Schlafkrankheit* bewirkt in den Spinalganglien immer einige chronische Veränderungen. W. H. HOFFMANN erwähnt „die Wucherung des Endothels der Lymphräume um die Ganglienzellen“, verbunden mit Lymphocytenanhäufung im Interstitium. Da im alten Schrifttum die Kapselzellen des Hüllplasmodiums für „Endothelien von Lymphräumen“ gehalten wurden, dürfte es sich in HOFFMANNS Befunden um Kapselzellhyperplasien gehandelt haben.

Lues. Bei *progressiver Paralyse* ohne Rückenmarks- und Wurzelveränderungen beschreiben ROSSI, ARNDT und MARBURG regressive Veränderungen der Ganglienzellen mit Schwellung der Kerne und Nucleolen. Die Kapselzellen waren unverändert oder gering gewuchert. R. O. STERN fand außerdem häufig Lymphocyten und Plasmazellen perivasculär oder diffus im Gewebe. In den GASSERschen Ganglien und im Vagus haben TOLOTSCHINOW und MARINA bei Paralyse zum Teil schwere Veränderungen nachgewiesen. Letzterer fand in 3 von 16 untersuchten Fällen eine „so weitgehende Chromatolyse und pyknotische Alteration, die Kerne so stark betroffen", daß „mit Sicherheit von einer Erkrankung der Ganglien" gesprochen werden konnte. In anderen Fällen waren die Befunde normal oder zweifelhaft. Bei Paralysefällen, die mit einem Zoster einhergingen, stellten HEAD und CAMPBELL teils keine, teils die gewöhnlichen Zosterbefunde in den zugehörigen Spinalganglien fest, bei einer Taboparalyse Veränderungen an den hinteren Wurzeln, die nur im Zostersegment auf die Kapsel des Ganglions und auf dieses selbst übergegriffen hatten. Sie glaubten, daß die nachgewiesenen Veränderungen dem tabischen Prozeß zugehören.

In der pathologischen Anatomie des Spinalganglions hat die *Tabes* seit mehreren Jahrzehnten großes Interesse beansprucht. Vor allem richtete sich die Aufmerksamkeit auf das Spinalganglion seit der von P. MARIE vertretenen Hypothese, daß eine Strangerkrankung nur auf Grund einer Läsion der Ursprungszellen (des sog. „trophischen" Zentrums) entstehen kann und folglich bei der Tabes das primum movens im Spinalganglion und seinen Zellen zu suchen sei. Die ersten positiven Befunde haben REDLICH, WOLLENBERG und STROEBE mitgeteilt. Sie fanden Pigmenthäufung, Vacuolenbildung und Schrumpfung der Zellen, abnorme Färbbarkeit des Kerns und auch Zerfall ganzer Zellen, deren Stelle durch proliferierte Kapselzellen eingenommen wird. BABES und KREMNITZER haben außerdem an solchen Zellen den Schwund pericellulärer Fasergeflechte nachgewiesen und glauben, daß die primäre Lokalisation des tabischen Prozesses in einem spinalen Neuron stattfinde, dessen Fasern terminale Endnetze um die Spinalganglienzellen bilden. Erst infolge „Degeneration" dieser Netze trete die Krankheit des sensiblen Neurons hervor. HOMÉN hat eine starke Atrophie der ins Ganglion eintretenden Hinterwurzelfasern, sowie eine Verdichtung des Bindegewebes nebst Kernvermehrung festgestellt, Veränderungen, die im zentralen Teil der Ganglien am ausgeprägtesten sind. Wenn die zugehörige Wurzel völlig zerstört ist, erstreckt sich der Faseruntergang bis zum peripheren Ende des Ganglions. Spätere Untersuchungen haben den genannten Befunden nur Einzelheiten über die verschiedenen Phasen des Myelin- und Achsencylinderzerfalls hinzugefügt. Außerdem haben sie den Nachweis der Neubildung markloser Fasern um untergehende Markfasern erbracht. NAGEOTTE und MARINESCO hielten das massenhafte Auftreten dieser Gebilde als für den tabischen Prozeß charakteristisch. Die neugebildeten marklosen Fasern, die auch später nicht markreif werden sollen, fanden sich vor allem medullarwärts, doch soll ihre Zahl am Pol der Ganglien bereits stark abnehmen, so daß nur vereinzelte Fasern in den hinteren Wurzeln vorkommen bzw. hierhin gelangen.

Die *Zellbilder in den Ganglien bei der Tabes* unterscheiden sich nach KÖSTER und RICHTER nicht von den experimentell gewonnenen Befunden nach Wurzeldurchtrennung. Schon frühzeitig fallen Pigmentverschiebungen auf; dieses lagert sich exzentrisch in einem Teil der Zelle oder kranzartig um den Kern herum. Später fällt der Reichtum an pigmentierten Zellen in den tabischen Ganglien auf. Die pericelluläre Pigmentansammlung, die schon REDLICH und HOMÉN erwähnten, bezeichnet RICHTER als typisch für tabische Ganglien. Sie ist aber auch bei anderen Krankheiten häufig und erweist sich als uncharakteristischer Befund, der mit zunehmendem Alter oder schon frühzeitig nach schweren Infektionen und bei allen Zehrkrankheiten auftritt. Als Initialbefund der Tabes beschreibt RICHTER weiterhin die Auflösung der NISSLschen Granula sowie Schwellung des Zellkörpers. In vorgeschrittenen Fällen fand er, wie ältere Autoren vor ihm, aufgelöste Ganglienzellen und Restknötchen. Im Silberbild werden zahlreiche „atypische“ Zellformen, Fensterzellen und Zellen mit fadenförmigen Fortsätzen sichtbar (DE CASTRO).

Die Angaben des Schrifttums über die Ganglienzellbefunde bei der Tabes sind immer sehr unterschiedlich gewesen. Besonders schwere Befunde wurden von STROEBE, MARINESCO, KÖSTER u. a. beschrieben, während OPPENHEIM-SIEMERLING, REDLICH, SPITZER, HASSIN und R. O. STERN nur geringere erheben konnten und auf die Inkonstanz dieser hinwiesen. Völlig negativ waren die Untersuchungen von JULIUSBURGER und MEYER sowie von SCHAFFER, der keine als bestimmt pathologisch anzusehenden Nervenzellen in tabischen Ganglien fand. SCHAFFER konnte auch den Untergang der Nissl-Substanz in den Zellen nicht bestätigen und hat die Meinung vertreten, daß Spinalganglienzellen mit scheinbarem Schwund der NISSLschen Granula dem hellen Typus entsprechende Zellen seien. Aus den wechselvollen, zum Teil geringfügigen oder negativen Befunden hat sich die allgemeine Anschauung gebildet, ,,daß die Spinalganglienzellen beim tabischen Prozeß zwar unverändert sein können, daß diese Veränderungen aber nicht als die eigentliche Ursache des Hinterstrangprozesses, sondern vielmehr als sekundäre Auswirkung des Wurzelprozesses aufgefaßt werden dürfen“ (BODECHTEL). Hinsichtlich dieses Wurzelprozesses war man anfangs der Meinung, daß dabei der REDLICH-OBERSTEINERschen Zone eine besondere Bedeutung im Sinne des ,,Locus minoris resistentiae“ zukomme, an welchem die im Liquor enthaltenen Noxen ,,angreifen“ oder an welcher sich der Druck der luisch veränderten Pia schädigend auswirkt (OBERSTEINER, REDLICH). NAGEOTTE hat diese Auffassung abgelehnt, weil die nachgewiesenen pialen Veränderungen in keinem Verhältnis stehen zur Schwere des tabischen Prozesses der Nervenfasern. Er hat demgegenüber den sog. ,,Wurzelnerven“ als die für die Tabeshistogenese wichtige Örtlichkeit bezeichnet. An dieser Stelle, welche durch eine gemeinsame Durahülle ausgezeichnet ist, soll sich nach ihm als Folge einer syphilitischen Meningitis eine Wurzelneuritis abspielen. Diese sei durch Schädigung der hinteren Wurzeln als primärer Ausgangspunkt des tabischen Hinterstrangsprozesses anzusehen. NAGEOTTE konnte dabei Lymphocyten und Plasmazellen nachweisen, während RICHTER, der die NAGEOTTEsche Anschauung weiter ausgebaut hat, nur bindegewebige Wucherungen ohne Lymphocyten und Plasmazellen feststellte. Nach ihm bilden sich sog. ,,*Wurzelgranulome*“, welche vorwiegend aus Fibroblasten bestehen und durch Einbruch in den Wurzelnerven dessen Schädigung sowie die Hinterstrangsveränderungen bewirken sollen. JACOB und HASSIN haben dieselben Veränderungen beschrieben, sie konnten auch Lymphocyten und Plasmazellen nachweisen. Außerdem fanden sie die gleichen Veränderungen in der Pia-Arachnoidea an der REDLICH-OBERSTEINERschen wie an der NAGEOTTEschen Stelle, konnten aber keinen Beweis für die Verstärkung des Faserunterganges infolge der Wurzelschädigung erbringen. Die Auffassung RICHTERs, die zu einer einheitlichen Histogenese der Tabes gelangt, hat nicht allgemein überzeugen können, zumal sie beim tabischen Opticusprozeß nicht anwendbar und auch pathologisch-anatomisch unzureichend begründet ist. Außer WOHLWILL hat vor allem R. O. STERN bemerkt, daß die ,,Wurzelgranulome“ eine einfache Wucherung arachnoidealer Zellen darstellen, die sich auch bei anderen Krankheiten des Nervensystems (SPITZER, BIELSCHOWSKY), sogar bei nervengesunden Menschen finden (GRODCSKY). Gegenüber diesen Einwänden betont RICHTER, daß nur das tabische Wurzelgranulom in die Hinterwurzeln eindringt und so die Nervenfasern schädigt, was das Charakteristische des tabischen Prozesses sei.

Für die tabischen Hirnnervenläsionen (mit Ausnahme des Opticus, der keinen eigentlichen subarachnoidealen Raum hat) sind gleichfalls Bindegewebswucherungen und aus dem Blut exsudierte Zellen am intrakraniellen, extracerebral gelegenen Abschnitt beschrieben worden, so für die sensible Trigeminuswurzel vor ihrem Eintritt ins Gassersche Ganglion, für das Ggl. jugulare und nodosum bei Tabes mit Magenkrisen (Scharapow) und für den N. octavus (C. Mayer). Auch bei diesen zellarmen Bindegewebshyperplasien der Hirnnervenwurzeln muß damit gerechnet werden, daß es sich um Wucherungen arachnoidealer Zellen handelte, die als nur sekundäre dem Prozeß lediglich beigeordnet sind, aber keine ursächliche Bedeutung für die tabische Strangerkrankung haben.

Wenn die pathologische Anatomie zum Problem der Tabesgenese auch unmittelbar wenig beitragen kann, so vermag sie für den Einzelfall doch darüber zu entscheiden, ob der Prozeß im Hirnstrang des Rückenmarks oder in Ganglionnähe begonnen hat. Die bisherigen Schrifttumsbefunde, die meist ohne Silbermethoden gewonnen wurden, genügen aber noch nicht, unter Zugrundelegung des Befundes von Faserkörben in Spinalganglien eine generelle Feststellung darüber zu treffen, wie häufig der Beginn des tabischen Prozesses im Hinterstrang und wie häufig in Ganglionnähe anzunehmen ist. Unseres Erachtens kann die Tabes an jeder der genannten Stellen zugleich oder nacheinander und unabhängig voneinander beginnen.

Über *gummöse Veränderungen* der cerebrospinalen Ganglien liegen einzelne Angaben vor (Sarbó, Jaensch, Westhoff). Dabei kann ein Gumma der Nachbarschaft die Ganglien erreichen, was vor allem für das Gassersche Ganglion bekannt ist (s. bei Sarbó); oder es kommt zur isolierten Gummibildung innerhalb eines Ganglions (Westhoff, Szathmáry).

Das Auftreten einer *luischen Wurzelneuritis* als selbständiges Leiden wird von Nonne, Foerster, Steiner und Sarbó abgelehnt. Tatsächlich handelt es sich (auch nach unseren Erfahrungen) meist um die Ausbreitung einer Lues der Rückenmarkshäute, welche an gewissen Stellen die Wurzeln und Spinalganglien in Mitleidenschaft zieht. So fanden Jürgens, Alzheimer, Baumgarten, Schmaus, Staemmler u. a. ein Übergreifen des luischen Granulationsgewebes von den Rückenmarkshäuten auf das Perineurium der Wurzeln, sowie gummöse Verkäsungen innerhalb der Nerven *(Perineuritis und Neuritis gummosa)*. Es gibt aber auch Beobachtungen, bei denen der Befall der Wurzeln besonders stark entwickelt ist und gegenüber der relativ geringfügigen luischen Meningealaffektion ganz im Vordergrund zu stehen scheint. Kahler hat dieser „*syphilitischen multiplen Radikularneuritis*“ auf Grund eines eigenen Falles und eines solchen von Buttersack eine besondere Beschreibung gewidmet. In beiden Fällen war bei geringen meningealen Veränderungen der spezifische Prozeß der Wurzeln zu einer ansehnlichen Entwicklung gekommen, so daß die Wurzeln verdickt waren. Verändert fanden sich vorzugsweise die Hirnnerven und Spinalwurzeln. Bei der luischen Wurzelneuritis gehen die Veränderungen von den Blutgefäßen der pialen Scheide aus und durchsetzen die Bündel der Nervenwurzeln, welche dabei auseinandergedrängt werden. Auch ins Innere der Bündel, zwischen die einzelnen Nervenfasern, kann das luische Gewebe vordringen. Die Nervenfasern werden dabei atrophisch, während die Wurzeln als ganzes infolge der Wucherung der äußeren und inneren bindegewebigen Scheiden kolbig-knotige oder perlschnurartige Verdickungen zeigen. Die Veränderungen an den spinalen Wurzeln sind auf ihren intraduralen Verlauf beschränkt.

Bei der noch umstrittenen *syphilitischen Polyneuritis* (Strümpell, Steinert, Margulis, Simon und Bernam, J. Hoffmann, Oppenheim, Nonne, Petrén, Sarbó, Popow), die ausschließlich im Sekundärstadium der Lues zur Entwicklung kommt, wird über das Verhalten der spinalen Ganglien nichts berichtet. Wahrscheinlich handelt es sich um salvarsanbedingte Polyneuritis.

Tuberkulose. WATANABE beschreibt bei Lungentuberkulose (in 7 von 10 Fällen) in einzelnen Spinalganglien „chronisch-entzündliche Veränderungen“ in geringer Ausdehnung, aber keine Auflösung von Ganglienzellen und Nervenfasern. In 2 Fällen gelang ihm der Nachweis gefäßloser Tuberkel im Ganglion und hinterer Wurzel. In dem einen Fall hatte eine Meningitis tuberculosa bestanden, im anderen waren die Meningen unverändert. Der Autor hält es für möglich, daß manche, vielfach unbestimmten Störungen der Sensibilität bei Phthisikern auf Prozessen in den hinteren Wurzeln und Ganglien beruhen. Stärkere Befunde entwickeln sich als *Perineuritis und Neuritis tuberculosa* der Nervenwurzeln durch Fortleitung einer Pachymeningitis interna tuberculosa im Rahmen der spezifischen Wirbel- und Rippencaries, wie auch bei tuberkulöser Pleuritis (STROEBE). Die Miterkrankung der häufig in dicke Exsudatmassen eingebetteten Nervenwurzeln entsteht, indem das tuberkulöse Granulationsgewebe vom pialen Überzug der Wurzel auf die perineuralen Scheiden der Nervenfaserbündel und schließlich auf das Innere der Bündel selbst übergreift. Quellung und Zerstörung der Nervenfasern in wechselndem Maße sind die Folge der tuberkulösen Wurzelerkrankung, bei welcher sich auch in den Wurzeln miliare Tuberkel entwickeln können (HOCHE, FR. SCHULTZE, DREHER). Dabei kann Zoster auftreten, wie in Fällen von CHARCOT, HEAD-CAMPBELL, KOBRO u. a.

Bakterielle Meningitis. Exsudatmassen werden bei der bakteriellen Meningitis auf dem Wege der Lymphgefäße längs der Nervenwurzeln resorbiert. Dabei finden sich auch im Innern der Nervenwurzeln exsudierte Zellen um die Blutgefäße. Die Nervenfasern können intakt bleiben oder erleiden einen geringen Zerfall. WATANABE fand bei eitriger Streptokokkenmeningitis nur einen „ausgesprochenen Mangel an Tigroidschollen der Spinalganglienzellen“, sonst keine Veränderungen am Ganglion.

Sepsis. WAIL hat Ganglienbefunde bei der Sepsis vor allem für das Bindegewebe und die Gefäße beschrieben, während das Parenchym nur wenig alteriert war. Die Ganglienzellen zeigten Pyknose, Zellschrumpfung oder Vacuolisierung, meist waren sie unverändert, desgleichen deren Fortsätze. Im Ganglion wie im umgebenden Bindegewebe fanden sich Blutungen mit oder ohne „entzündliche“ Veränderungen. Bedeutende Blutungen konnte WAIL im periganglionären Gewebe beim Bestehen eitriger Herde im Ganglion beobachten. Auch Thromben, die wandständig oder obturierend waren, sowie eitrige Thromben, starke gallertartige Quellung und fibrinoide Nekrose der Gefäßwände hat er gefunden, außerdem als ältere Befunde Sklerose der Ganglien. WAIL bringt die Befunde mit „Hyperergie“ in Zusammenhang, wobei er auf die „typischen proliferativen Veränderungen in Form kleinzelliger perivasculärer Infiltrate und auf die Gefäßwandschädigung mit nachfolgender Sklerose“ besonders hinweist. JUNGHANS erwähnt für das GASSERsche Ganglion bei Sepsis „entzündliche“ Veränderungen in der Umgebung der Gefäße. Weitere Befunde sind bei Polyneuritis nach und bei Sepsis (MARGULIS u. a.) mitgeteilt worden.

Bei *chronischen Infekten, bei chronischen Infektionskrankheiten sowie bei malignen Tumoren* fand VEITH (1949) fast regelmäßig eine unspezifische, interstitielle granulierende Entzündung, die vorwiegend auf den distalen Anteil des Wurzelnerven (Radikulitis) beschränkt war. Im Epi- und Perineurium bestand eine granulierende, zur Verschwielung neigende Entzündung. Sie kann sich auf das Endoneurium der Nervenfaserbündel ausdehnen. Oder es entwickelt sich im Endoneurium eine vorwiegend „seröse Entzündung“, der eine Sklerose folgen kann. Im gleichen Wurzelnerven können frühe Stadien des Entzündungsvorganges neben fortgeschrittenen vorkommen. VEITH ist der Meinung, daß der von ihm gefundene Prozeß dem bei der Tabes dorsalis beobachteten entspricht, obwohl in seinen Fällen ein Ausfall oder eine schwere Schädigung der Markfasern nicht vorlag.

Beim *Tetanus* haben BENEDEK und JUBA (1939) auf Veränderungen der Spinalganglien und Wurzelnerven hingewiesen. Sie fanden bei akuten und perakuten Fällen leuko-lymphocytäre und plasmacelluläre Ansammlungen in den Meningen und Wurzelnerven, die nach 2—3tägiger Krankheitsdauer beträchtliche, bei 5tägiger Dauer der Krankheit bereits geringe waren. Die Veränderungen der Ganglienzellen (Tigrolyse, Auflösung, Schrumpfung, Kernverlagerung) werden als tiefgreifender im Vergleich zu denen der Rückenmarksvorderhornzellen geschildert. Eine Bevorzugung bestimmter spinaler Segmente wurde nicht nachgewiesen, so daß kein Zusammenhang zwischen der Segmentlokalisation der Hautverletzung und der Topik der Befunde im Nervensystem bestand. Die peripheren Nerven waren ohne Veränderungen. *Bei „chronischen" Fällen* (7—15tägige Krankheitsdauer) wurden Zellansammlungen nur in 3 Fällen nachgewiesen, und zwar spärlich verstreute und einzeln gelegene Lymphocyten und Plasmazellen (nur in 1 Fall Leukocyten) im Bereich der Wurzelnerven, nicht in den Rückenmarkshüllen. Veränderungen der Spinalganglienzellen waren noch seltener. Die Spärlichkeit der Befunde bei etwas längerer Krankheitsdauer erklären Benedek und Juba mit einer schnellen Änderung und Rückbildung der initialen Tetanusbefunde; zur Erklärung wird auch die Wirkung der antitoxischen Serumbehandlung herangezogen, welche die „Genesung" (im histologischen Sinne) gefördert haben könne. Die Autoren schränken ihre Feststellung selbst dadurch ein, daß in einem Fall mit kurzer Krankheitsdauer (2 Tage) keine exsudierten Zellen und in einem 15 Tage dauernden Fall Leukocyten gefunden wurden. Die Befunde von Benedek und Juba müssen, wie Környey betont, mit Reserve betrachtet werden. Da sie nur in solchen Fällen nachgewiesen wurden, die „intralumbale" oder „intradurale" Serumgaben (bis auf einen Fall, in dessen Krankengeschichte nur intravenöse Seruminjektionen verzeichnet sind) erhalten hatten, vermutet Környey, daß die Befunde Folgen der Seruminjektion und nicht das Substrat des Tetanus darstellen. Der gleiche Einwand ist gegen die Arbeit von Draganesco erhoben worden. Für das Gassersche Ganglion hat Marina in Tetanusfällen mit Trismus „eine vollständige Achromatose von $^3/_4$ der Zellen bei meistens zentralgelagerten Kernen" und wabenartige Beschaffenheit des Ganglioplasmas festgestellt. Der Autor registriert diesen Befund, wertet ihn aber nicht für die Deutung des Trismus, weil sich gleichartige Veränderungen bei der akuten gelben Leberatrophie ohne Trismus gefunden hatten.

b) Intoxikationen, Stoffwechselkrankheiten.

Die Berichte über Ganglienbefunde bei exogenen und endogenen Intoxikationen (Stoffwechselstörungen) sind spärlich. Unter endogen entstehenden Einflüssen ist vor allem die *Hämatoporphyrie* (Bostroem, Környey) bekannt, die zur Polyneuritis führen kann, unter den exogenen Giften (organischen und anorganischen Verbindungen) der Äthylalkohol, Sulfonal, Trional (Wien, Erbslöh, Marburg), Blei, Arsen und Quecksilber.

Für die *Alkoholintoxikation* (bei Polyneuritis mit Markscheidenabbau) hat Bielschowsky u. a. in den Spinalganglien starke Chromatolyse und exzentrische Lage der Kerne festgestellt. Viele Zellen bildeten ganz homogene schwarze Kugeln. Auffällig war — im Gegensatz zu den Tabikerganglien — das Fehlen gefensterter Zellen, sowie solcher mit fädigen Fortsätzen. Die beträchtliche Zahl der veränderten Ganglienzellen ließ eine Erkärung allein aus der Leitungsunterbrechung im peripheren Nerven nicht zu, sondern machte einen örtlich wirkenden Einfluß wahrscheinlich. Markscheiden und Achsenzylinder der intraganglionären Nervenfasern fanden sich in starkem Zerfall, an den Kapselzellen fehlten progressive Erscheinungen, was Bielschowsky in dem Sinne deutet,

„daß eine örtlich wirkende Noxe ihre reaktive Proliferation lahmgelegt hat“. Die Intimakerne der Gefäße waren gewuchert.

Über das Verhalten der Spinalganglienzellen bei menschlicher *Blei- und Arsenvergiftung* ist wenig bekannt. Zumeist wurde nur das Zentralnervensystem und die peripheren Nerven untersucht. LUGARO beschreibt bei mit Arsen- und Bleisalzen vergifteten Hunden eine „periphere Chromatolyse“ der Spinalganglienzellen für das Arsen und einen Zerfall der Chromatinschollen zu einem feinen Pulver für das Blei. Das Ganglioplasma fand sich hell, homogen und mit feinen Körnchen bestreut. LUGARO nimmt an, daß die Gifte zuerst die chromatische Substanz schädigen, während der Kern erst später und nur bei tiefgreifenden Schäden mitbeteiligt werde. Literaturberichte über Ganglienbefunde bei Einwirkung von Thallium, Schwefelkohlenstoff, Sulfamide, Triorthokresylphosphat usw. liegen nicht vor.

5. Zoster.

Die Kenntnis der Beziehung des Zoster zum Nervensystem datiert seit dem Beginn des vorigen Jahrhunderts. Nachdem MEHLIS im Jahre 1818 eine Sympathicusläsion für das Leiden verantwortlich gemacht hatte, wurde auch von anderen Autoren der Zoster mit Vorgängen im Nervensystem in Zusammenhang gebracht. Vor allem hat ROMBERG, der Autor des ersten Lehrbuchs der Neurologie, auf die enge Beziehung des Zoster zur Intercostal- und Lumbalneuralgie hingewiesen.

Die *Lokalisation der Hautveränderung* betrifft im allgemeinen nur neurale Segmente einer Körperhälfte, doch gibt es Ausnahmen von dieser Regel. Nicht selten erstreckt sich der Hautausschlag auf 2 oder mehrere benachbarte Segmente derselben Seite, auch werden Eruptionen in räumlich getrennten Hautabschnitten beobachtet, die freie Segmentzonen zwischen sich lassen. Die letztgenannten Fälle können in mehreren Schüben verlaufen (ACHARD). Selten tritt der Zoster bilateral symmetrisch (LESSER, RECKZEH, KLAUSSNER) oder bilateral in je zwei getrennten symmetrischen Zonen (KRÖSL) auf. Selten sind auch die Fälle von sog. generalisierter Gürtelrose (HASLUND, COLOMBINI, v. ZUMBUSCH, NOBL, AFZELIUS, JEANSELME und BLOCH, PARONNAGIAN und GOODMAN, HINZE u. a.), bei welchem ausgedehnte Hautpartien betroffen werden, nachdem ein segmentaler Zoster voraufgegangen war. Bei dieser Form, welche vor allem alte und schwächliche Individuen betrifft, kann die Umgebung des „primären“ Zostersegmentes von der allgemeinen Eruption verschont bleiben. Viele Fälle von generalisiertem Zoster treffen mit Leukämie zusammen (FREUND, DAMM). Der Zoster kann an jeder Stelle der Körperoberfläche auftreten. Bevorzugt ist der Rumpf (nach BLASCHKO in 60%), dem an Häufigkeit der 1. Trigeminusast folgt. Relativ selten sind Zostereruptionen am Hals und an den Extremitäten. Ausnahmsweise werden auch Schleimhäute befallen, am häufigsten die des Mundes beim Zoster im 2. und 3. Trigeminusast. Zoster der Harnblase ist von DUBOIS, SATANI, DARGET, CHESTERMANN u. a. beschrieben worden. Sog. „aberrierende Bläschen“ kommen nach TENNISON in 90% aller Fälle vor, nach MOLINIÉ bei allen schweren und vielen leichten Fällen, nach SCHÖNFELD dagegen weniger häufig. Die Einzeleruptionen sind dabei teils regellos über die Körperoberfläche verstreut (Übergänge zum Zoster generalisatus) oder in der Nachbarschaft des Zostersegments gelegen.

Die nur *klinisch zu gewinnenden Kenntnisse der Zosterpathologie* lehren, daß dem Ausbruch des Hautausschlages initiale Symptome vorausgehen, die in allgemeinem Krankheitsgefühl, intestinalen Beschwerden, regionärer Lymphknotenschwellung, Leukocytose des Blutes und Temperaturerhöhung (in 25%) bestehen. Vor allem aber treten fast regelmäßig (stunden- bis tagelang vorher) Schmerzen oder deren Vorstufen (Jucken, Brennen) in denjenigen Hautgebieten auf, wo später die Bläschen hervortreten. Mit dem Rückgang der Temperaturerhöhung entstehen die Hautveränderungen zunächst als eine einzige, mehr oder weniger ausgedehnte, leicht erhabene Rötung oder in Form mehrerer solcher Herde. Auf diesem geröteten und geschwollenen Grunde können dann punktförmige Bläschen auftreten, die schnell an Zahl und Umfang zunehmen und innerhalb von 2—3 Tagen ihre volle Entwicklung erreichen. Nur selten dauert die Eruptionsphase 6—8 Tage. In den ersten Tagen stellte SCHILF eine geringe Blutdrucksenkung fest, die mit dem Freiwerden von H-Substanzen in der Peripherie in Zusammenhang gebracht wird. Die Bläschen, deren Inhalt anfangs klar, später milchig getrübt ist, trocknen schließlich unter bräunlicher Schorfbildung ein, um nach Abstoßung der Schorfe nur schwach pigmentierte Hautbezirke zu hinterlassen, die in Wochen verschwinden können. Der Zoster läßt also nach seinem Ablauf das Gewebe mit nur geringfügigen Veränderungen zurück. Dieser Verlauf ist der gewöhnliche. Es kommen aber sowohl geringere wie auch stärkere Hautveränderungen vor. Die geringeren bestehen darin, daß in der vom Kranken als sehr schmerzhaft bezeichneten Haut nur eine Rötung und Schwellung auftritt, in deren Bereich keine oder nur einzelne kleinste Knötchen sichtbar werden. In diesen Fällen, bei denen offenbar nur Hyperämie und Austritt zellfreier Flüssigkeit bestanden hat, schilfert die Haut ohne Krustenbildung ab. Da man bei Zosterepidemien (Saal- und Hausinfektionen) auch Fälle ohne Hauterscheinungen mit nur segmental lokalisierten Sensibilitätsstörungen beobachtet hat, muß angenommen werden, daß es auch einen Zoster ohne Hautbeteiligung gibt (MINET, SICARD, WIDAL, MACKENZIE, OPPENHEIM, STERN, PETTE, SCHALTENBRAND). Als Extrem stehen diesen Beobachtungen die schwersten Grade der Hauterscheinungen gegenüber, bei denen größte Blasen gebildet werden, welche nach Abstoßung breite Geschwürsflächen zurücklassen *(Zoster bullosus)*, oder bei denen der Bläscheninhalt von Anfang an hämorrhagisch ist *(Zoster haemorrhagicus)* und sich nach stärkerer Leukocytendiapedese *(Zoster gangraenosus)* schließlich als schwarzbraune Krusten abstoßen. Bei diesen Formen kommt es zu mehr oder minder tiefen Gewebsnekrosen am Grunde der Blasen, welche tiefe, oft breitflächige, stark pigmentierte Narben hinterlassen.

Die *pathologische Anatomie* des Zoster ist durch die Arbeiten FELIX V. BÄRENSPRUNGs in einer ersten Annäherung aufgeklärt worden. Dieser hatte 1848 zunächst rein deduktiv die These „*Zoster nervos (scil. periphericos) non sequitur*“ postuliert. Im Jahre 1861/63 konnte er dann auf Grund eines eigenen Sektionsfalles einen Beleg für seine Voraussage beibringen und feststellen, daß die Gürtelrose auf einer „infektionsartigen Krankheit der Intervertebralganglien“ beruht, sich nicht nach peripheren Nervenbezirken, sondern nach Wurzelgebieten auf der Haut verbreitet. Nach BÄRENSPRUNGs Publikation sind bestätigende Befunde mitgeteilt (CHARCOT und COTARD, WEIDNER) und auch entsprechende Veränderungen in den GASSERschen Ganglien beim Gesichtszoster (KAPOSI, WYSS, LESSER) nachgewiesen worden. Zur gleichen Zeit stellten LESSER und DUBLER fest, daß die Ganglienbefunde beim Zoster auch vollkommen fehlen bzw. nur von Krankheiten des umgebenden Gewebes forgeleitet sein können. Auch wurde darauf hingewiesen, daß sich die Zostereruption von anderen Teilen des Nervensystems herleiten kann, so von den peripheren Nerven und vom Rückenmark (CURSCHMANN-EISENLOHR, PITRES und VAILLARD). Sodann wurde geltend gemacht, daß der Hautausschlag nicht neural entsteht, sondern die Folge einer lokalen Infektionskrankheit der Haut ist, welche das Nervengewebe erst sekundär in Mitleidenschaft zieht. Dabei wurde auf Befunde im peripheren Nerven und auf negative Ganglienbefunde hingewiesen. Auch wurden Veränderungen in den peripheren Endverästelungen der Nerven beim Pemphigus (PITRES und VAILLARD, SAUGSTER und MOTT), beim Decubitus (DÉJÉRINE und LELOIR, PITRES und VAILLARD) und beim Mal perforant (PITRES und VAILLARD) zum Beweis für die Existenz einer ascendierenden Neuritis angeführt, die sich weit über die unmittelbare Nachbarschaft der Hautveränderungen, sogar bis zu den Nervenstämmen des Oberschenkels erstrecken kann (LUGARO). Zu diesen älteren Schrifttumsangaben ist anzumerken, daß es beim Zoster auch in späteren Untersuchungen nicht möglich war, den Prozeß vom Hautgebiet bis zum Spinalganglion und Wurzelnerv zu varfolgen. Andere Autoren, so A. THOMAS (1907) ziehen in ihren Fällen einen im Vorderhorn gefundenen entzündlichen Herd zur Erklärung heran.

Die Auffassung von v. BÄRENSPRUNGs festigte sich erst durch die Untersuchungen von HEAD und CAMPBELL (1900), die sich auf ein großes klinisches Material und auf 21 von ihnen anatomisch untersuchte Fälle bezogen, bei denen 19mal Veränderungen im Spinalganglion festgestellt wurden. In 2 Fällen waren die Befunde völlig negativ, doch ist eine ausgedehnte Untersuchung des gesamten Nervensystems nicht vorgenommen worden. Die englischen Autoren haben die Art des Ganglienprozesses genau geschildert, sowie seine Entwicklung bei Fällen angegeben, die zwischen dem 8. und 240. Tage nach dem Auftreten der Hautveränderung zur Sektion gekommen waren. Sie haben festgestellt, daß sich die Ganglien in frischen Fällen im Zustand einer „hämorrhagischen Entzündung" finden, die zur Vernichtung der Ganglienzellen und Nervenfasern führt. In leichten Fällen können alle Zeichen der Entzündung spurlos abklingen, in den schweren hingegen findet sich an Stelle des zerstörten Parenchyms später neugebildetes Bindegewebe. Das Verdienst von HEAD und CAMPBELL besteht vor allem auch darin, daß sie die „Theorie der metameren Anordnung des Zoster" genutzt und zur Grundlage für die Aufteilung der Körperoberfläche in Segmente, in ganglionäre bzw. radikuläre Metameren gemacht haben. Das von ihnen angegebene Schema ist auch heute noch als zutreffend anzuerkennen, zumal O. FOERSTER auf Grund von Reizversuchen an hinteren Wurzeln zu Ergebnissen gelangt ist, die sich weitgehend mit dem Schema von HEAD und CAMPBELL decken.

Pathologisch-anatomisch haben HEAD und CAMPBELL ihre Untersuchungen allzusehr auf das Spinalganglion beschränkt. Sie haben zwar nachgewiesen, daß sich der Prozeß des Ganglions auch auf den angrenzenden Teil des peripheren Nerven erstrecken kann; die zentralwärts reichenden Veränderungen sind ihnen aber entgangen. In den ersten Jahren nach der Veröffentlichung von HEAD und CAMPBELL wurden deshalb nur Ganglienbefunde mitgeteilt (MARBURG 1902, DELILLE und CAMUS 1903, LAUBER 1903, SEUBERT 1904, HOWARD 1905). Erst als auch andere Teile des Nervensystems bei den Untersuchungen berücksichtigt wurden, stellte man fest, daß die Veränderungen viel ausgedehnter sind, und daß neben den entsprechenden Ganglien und peripheren Nerven auch die hintere Wurzel (bzw. Hirnnervenwurzel), sowie angrenzende Teile des Rückenmarks oder Hirnstamms in Mitleidenschaft gezogen sind. Die erste vollständige Untersuchung des Rückenmarks beim Zoster wurde von HEDINGER (1903) durchgeführt. Ihr sind weitere, bestätigende Publikationen gefolgt (EDINGER 1905, MAGNUS 1906, DÉJÉRINE und THOMAS 1907, THOMAS und LAMINIÈRE 1907, FRISCH 1908, DE BESCHE 1910, GILARDINI 1910, KÜRSTEINER 1913, SUNDE 1913, BIELSCHOWSKY 1914, v. ZUMBUSCH 1914, NIEUWENHUIJSE 1914, STUURMANN und VAN DER SCHEER 1916, SCHLESINGER 1919, NYÁRI 1921). Im Jahre 1924 hat dann WOHLWILL 10 neue Zosterfälle systematisch untersucht und die Mannigfaltigkeit der Veränderungen, sowie deren Lokalisation gezeigt, welche kaum je auf das Spinalganglion beschränkt ist. Außer diesem und der hinteren Wurzel fanden sich das Rückenmark mitsamt seinen Häuten, seltener auch die vordere Wurzel und schließlich der periphere Sympathicus in unterschiedlichem Ausmaß verändert. Auf die Beteiligung der vorderen Wurzel hatten bereits DÉJÉRINE und THOMAS, auf Veränderungen im Sympathicus BIELSCHOWSKY aufmerksam gemacht. Befunde im sympathischen Nervensystem hat WOHLWILL nie vermißt, er hat sie auch im Ggl. sphenopalatinum erhoben und damit bestätigt, was THOMAS und HEUYER beim Zoster ophthalmicus für das Ggl. ciliare nachgewiesen hatten. Den Befunden von WOHLWILL sowie seiner Darstellung der pathologischen Anatomie des Zoster im Handbuch der Neurologie 1936 konnte auch durch die spätere Kasuistik nichts grundlegend Neues hinzugefügt werden. Nach ihm betrifft der Zoster zwar vorwiegend das sensible System, verschont aber auch andere nahegelegene Teile des

Nervensystems nicht. Im Mittelpunkt des Prozesses steht das *Spinalganglion*, welches makroskopisch mitunter Rötung und Schwellung zeigt, ein Befund, der schon von Charcot und Cotard erwähnt wird. Das Ganglion ist vor allem in dem der vorderen Wurzel abgewandten Teil betroffen. Charakterisiert ist der Prozeß „*durch eine mehr oder minder weitgehende Exsudation geformter Blutelemente aus den Gefäßen . . . und durch eine Koagulationsnekrose*[1] *der Parenchymbestandteile, insbesondere der Ganglienzellen*“ (Bielschowsky).

Da die experimentellen Grundlagen der Zosterforschung unsicher und nicht zu verwerten sind, kann die Darstellung der Zosterpathologie nur von Befunden

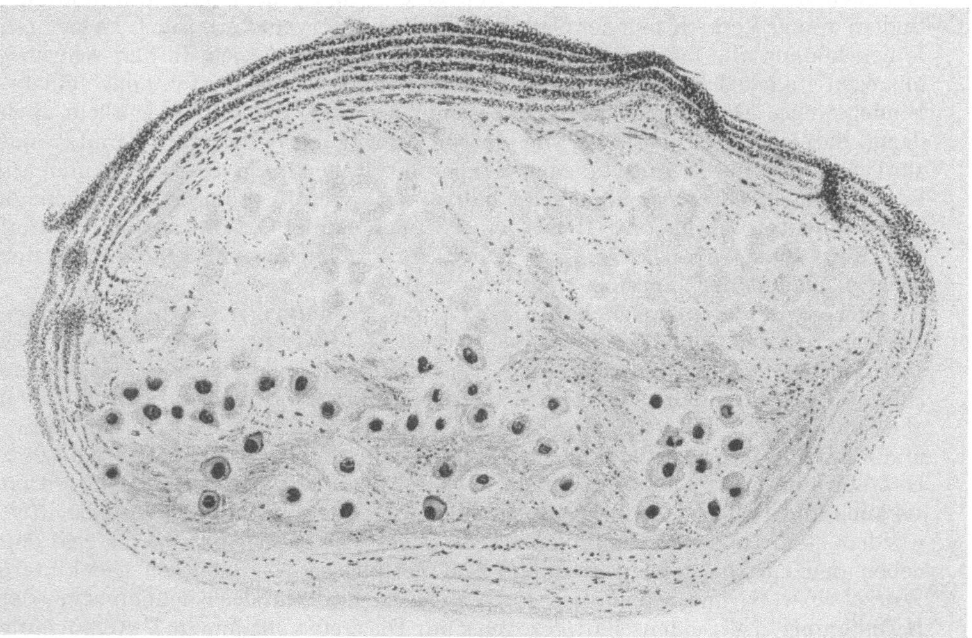

Abb. 17. Der Fall Bielschowskys mit Nekrose des dorsalen Teiles des Spinalganglions. Anhäufung exsudierter Zellen in der bindegewebigen Kapsel des Ganglions. (Aus Lewandowskys Handbuch der Neurologie.)

ausgehen, die zumeist erst Tage bis Wochen nach Beginn der Krankheit erhoben wurden. *Der stärkste Befund beim Zoster* ist der der Nekrose im Ganglion. Er spielt in den Untersuchungen von Head und Campbell eine große Rolle und ist auch von anderen Autoren (Dürck, Bielschowsky, Freund, Wohlwill, Marburg, Kaposi, Hebra, Hedinger, Nyáry, Döring u. a.) immer wieder nachgewiesen worden. Wie die frischen Befunde (Guszmann, Orthner) lehren, handelt es sich um eine hämorrhagische Nekrose, die auf Dauerstase nach Infarzierung durch Erythrocytenaustritt zustande kommen dürfte. Dieser Befund, der Marburg veranlaßte, von „*Spinalganglienapoplexie*“ zu sprechen, bedeutet nichts anderes als das Auftreten der stärksten entzündlichen Kreislaufänderung in terminalen Strombahnteilen, was in kurzer Zeit herbeigeführt wird. Durch Auflösung der Erythrocyten kann die hämorrhagische Infarzierung in „anämische“ Nekrose übergehen, wobei sich der nekrotische Bezirk völlig strukturlos oder mit den Schatten der Ganglienzellen und mit Kerntrümmern angefüllt findet. Um die Gefäße des nekrotischen Gebietes finden sich Haufen einkerniger und gelappter

[1] Besser spricht man von Sequestrationsnekrose, da das Gewebe durch den ursächlichen Einfluß nicht koaguliert, sondern durch Sequestration vom Blute her zerstört wird.

Leukocyten, stellenweise auch größere Mengen extravasierter Erythrocyten, die stellenweise die Kapseln der veränderten Ganglienzellen durchbrechen. Im Fall von Bielschowsky waren zudem die Bindegewebshüllen von zahlreichen Leukocyten durchsetzt. Am Rand der Nekrose sind vacuolisierte, kernlose Ganglienzellen von gewucherten Kapselzellen umgeben, oder sie fehlen in breiter Umgebung des nekrotischen Bezirkes. Im letzteren Fall trifft man stattdessen eine zellige Hyperplasie des Interstitiums, welches auch Fettkörnchenzellen, Lymphocyten und Plasmazellen enthält. Kleinere Blutungen sowie Eisenpigmentablagerungen sind in der Umgebung gleichfalls nachgewiesen. In der Grenzzone begegnet man

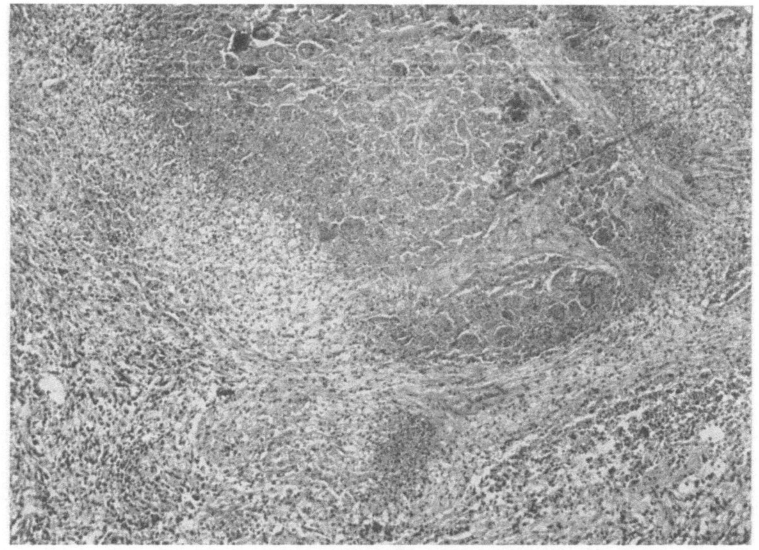

Abb. 18. Ganglion Gasseri bei Zoster gangraenosus des Gesichts. Hämorrhagische Sequestrationsnekrose eines Ganglionteiles. In den übrigen Ganglionabschnitten teils kleinere Erythrocytenaustritte, teils Anhäufung von Leukocyten, Lymphocyten, Plasmazellen und Körnchenzellen. (Hämatoxylin-Eosin.)

ferner den Bildern der „Neurocytophagie,“ wobei exsudierte weiße Blutzellen und gewucherte Kapselzellen gemischt miteinander auftreten.

Die Nekrose im Ganglion kann frühzeitig beobachtet werden (am 2. Tage nach Bläscheneruption, Orthner), so früh wie irgendein anderer schwächerer Gewebsbefund. Aus den bekannt gewordenen Befunden ist nicht zu entnehmen, daß die Nekrose über ein eitriges Stadium zustande gekommen ist. Andererseits fehlen Befunde, aus denen geschlossen werden kann, daß das Gewebe beim Zoster in Eiter aufgeht, daß also fortschreitende Eiterung auftritt, die erst zur Nekrose des Gewebes (Vereiterung) führt. Dies geschieht nur in seltenen Fällen (Wyss, Sunde, Bezi), bei denen die „sekundäre“ Ansiedlung von Bakterien nachgewiesen ist; sie dürfen der allgemeinen Darstellung des Zoster nicht zugrunde gelegt werden. Da auch Thrombose oder Embolie als Grundlage der Sequestrationsnekrose nicht festgestellt wurden (Hedinger), läßt sich aus den stärksten Gewebsbefunden beim Zoster nur schließen, daß hier *die Nekrose keine Komplikation, sondern ein anatomischer Anfangsgewebsbefund* ist. Die Thrombosierung von Gefäßen, wie sie Nyáry u. a. gefunden haben, kann unseres Erachtens nicht als Ursache der starken Kreislaufstörung, sondern nur als Teilerscheinung derselben aufgefaßt werden, da sie von der sehr beträchtlichen Verlangsamung des Venenblutes im prästatischen Zustand abhängt, und da der Zoster mit arteriitischen und phlebitischen Veränderungen einhergeht. Die hämorrhagische Infarzierung betrifft zumeist nur einen Teil des Ganglions, im Falle BIELSCHOWSKYs den gesamten dorsalen Abschnitt desselben (Abb. 17). Wie erwähnt, sind in diesem Bezirk beim Zoster auch schwächere Gewebsbefunde bevorzugt lokalisiert, eine topische Eigentümlichkeit, die ebenso ungeklärt ist wie das überwiegende Befallenwerden der dem N. ophthalmicus zugehörigen Abschnitte des GASSERschen Ganglions. Was von größeren oder kleineren, zusammenhängenden Teilen des Ganglions gilt, trifft unverändert auch für kleinste, herdförmige Abschnitte desselben zu.

Den beschriebenen Veränderungen beim Zoster stehen *schwächere Gewebsbefunde* gegenüber, die in den verschiedensten Graden, diffus oder fleckweise

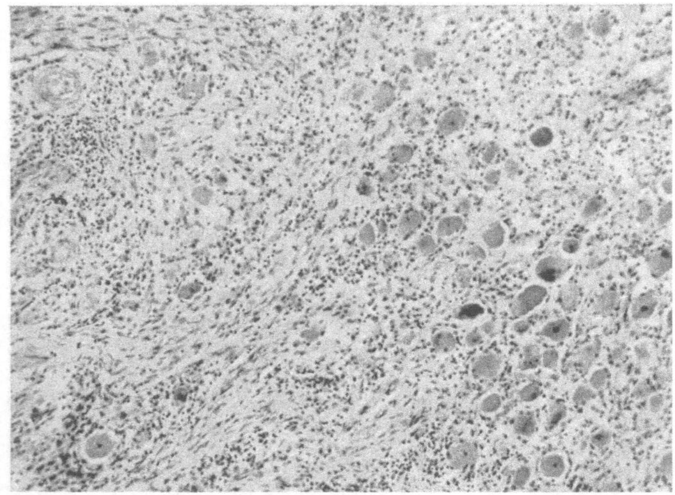

Abb. 19. Gleicher Fall wie Abb. 18. Aus den nichtnekrotischen Teilen des Trigeminusganglions. Fleckförmige Lymphocytenansammlung zwischen den erhaltenen Ganglienzellen und zwischen den austretenden Nervenfasern. Wandveränderungen (Quellung und Nekrose) der mittleren und kleinsten Arterien. (Nissl-Färbung.)

geordnet, zu beobachten sind. Das Gewebe ist dabei von Erythrocyten, Leukocyten, Lymphocyten und Plasmazellen durchsetzt, zu denen Fettkörnchenzellen hinzutreten können. Wie anzunehmen, können alle schwächeren Befunde aus roter Stase hervorgegangen oder mit schwächeren entzündlichen Kreislaufänderungen eingesetzt haben; jedenfalls dürfte ihnen — gemessen an der roten Dauerstase — schwächere Kreislaufänderungen zugrunde liegen. Da Leukocyten im Gewebe nur im Anfang nachgewiesen und im Liquor nur vorübergehend als Initialbefund nachweisbar werden können, ist zu schließen, daß die Phase, in welcher der Leukocytenaustritt erfolgt, nur kurz ist. Das Fehlen von Leukocyten und das Überwiegen von Lymphocyten und Plasmazellen bei Wochen alten Zosterfällen will daher nicht viel besagen, zumal Leukocyten im Gewebe sehr schnell untergehen. In den Fällen, in welchen rote Blutkörperchen fehlen, ist die Stase offenbar besonders schnell über ein kürzestes Stadium eingetreten.

Eine *nekrotisierende Arteriitis* ist beim Zoster nach den im Schrifttum niedergelegten Befunden in den zosterisch befallenen Organen (Haut, im Auge, in den Spinalganglien) wiederholt gesichtet und abgebildet, jedoch nicht weiter gewürdigt worden. FEYRTER wertet sie als *zosterische Arteriitis* und beschreibt auch eine *zosterische Capillaritis*. Die zosterische Natur scheint ihm gesichert durch einen innigen Zusammenhang mit wohlgekennzeichneten zosterischen Zellveränderungen, insbesondere im Epithel der befallenen Örtlichkeit, zu denen namentlich die Riesenzellbildung und das Auftreten von sog. Zosterkörperchen in den Kernen der befallenen Zellen gehören. Die zosterische Arteriitis ist eine solche mit fibrinoider Verquellung und fibrinoider Nekrose der inneren Wandschichten, „ganz vom Typus der sog. Periarteriitis nodosa, demnach noch eindrucksvoller als die zosterische Capillaritis eine besondere Form der hyperergischen Entzündung" (FEYRTER).

Die Befunde, welche als Kennzeichen des weiteren Verlaufs der Krankheit zu gelten haben und als solche beobachtet werden, ergeben sich aus dem, was für andere Organe nach schneller Überwindung starker und stärkster entzünd-

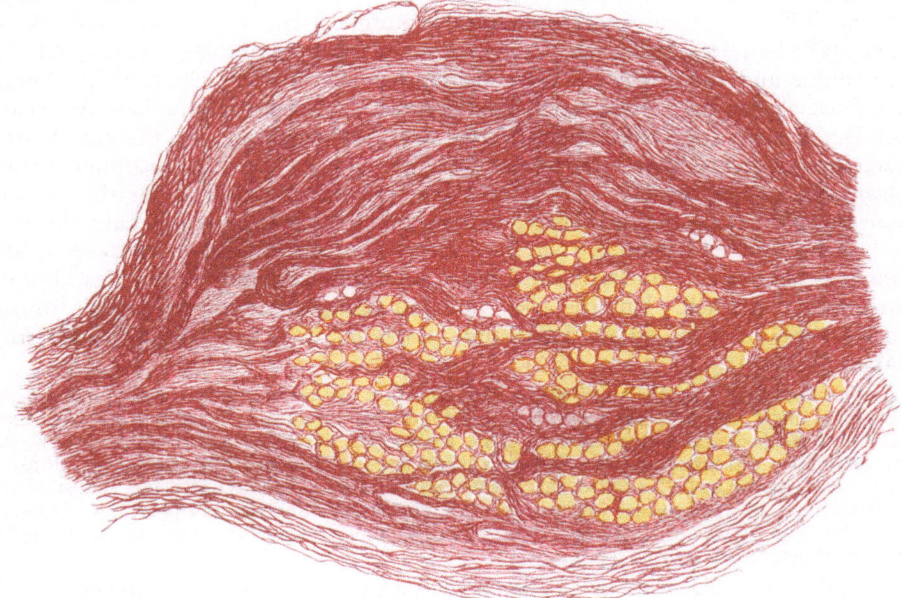

Abb. 20. Ein älterer Zosterfall aus der Arbeit von HEAD und CAMPBELL mit bindegewebiger Sklerose des gesamten dorsalen Ganglionteiles (Spinalganglion).

licher Kreislaufstufen ermittelt worden ist. Was in diesen für das Bindegewebe zutrifft, gilt im Nervensystem für die Glia, wozu eine Teilnahme des adventitiellen Bindegewebes hinzutritt. Da bei schwächeren Kreislaufstufen nicht das ganze Gewebe des Ortes der Nekrose anheimfällt, sondern nur Parenchymteile — als empfindlicher — in unterschiedlichem Ausmaß aufgelöst werden, während zugleich Glia und Bindegewebe wuchern, ergeben sich auch beim Zoster anatomische Bilder, die denen anderer Organe zu analogisieren sind. Das wesentliche Kennzeichen des Verlaufs ist die zellige Wucherung der Glia und des interstitiellen Bindegewebes. Dieses gewucherte Gewebe tritt an die Stelle von Ganglienzellen, die der Auflösung anheimfallen; es umgibt auch zerfallene Achsenzylinder und aufgelöste Markscheiden. Da immer wieder beschrieben wird, daß „Neurocytophagien" beim Zoster nicht zum typischen Bild gehören, während dieser Befund für die Poliomyelitis mehr oder minder typisch sei, muß betont werden, daß MARBURG bei vergleichenden morphologischen Betrachtungen gerade diese Befunde beim Zoster so charakteristisch fand, daß er sie als Beleg für die „primäre Neurocytophagie" herangezogen hat. Gleiches hat BIELSCHOWSKY für den Zoster mitgeteilt. Es ist zu erwähnen, daß die Bildung von „Neurocytophagien" eine Frage der Quantität des Prozesses, nicht der Qualität ist. Bei solchen Gewebsbildern entstehen auch neugebildete marklose Fasern um Ganglienzellen sowie Perroncitosche Spiralen um untergehende Nervenfasern (Déjérine und Thomas, Bielschowsky). Nach Rückgang der zelligen Hyperplasie und Verschwinden der exsudierten Zellen tritt Faserbildung der Glia und des Bindegewebes auf, wonach mehr oder minder ausgedehnte narbige Bezirke mit fehlenden Parenchymteilen zurückbleiben können, in denen auch die Gefäße des Ortes geschwunden oder vermindert sind (Abb. 20).

Nicht in allen Zosterfällen sind die Veränderungen so schwer, wie es beschrieben wurde. Auch inmitten stark vermehrter ortsständiger wie exsudierter Zellen können die Ganglienzellen und Nervenfasern ihre Struktur vollkommen behalten, was nach Erfahrungen von Wohlwill ein häufiger Befund sein soll. Diese Beobachtungen beweisen, daß nicht der Austritt von festen und flüssigen Bestandteilen des Blutes und auch nicht die Vermehrung der Glia die Ursache der Schädigung des Parenchyms sind, sondern daß das Wesentliche die Aufhebung bzw. Änderung der Beziehungen des strömenden Blutes zum Nervengewebe ist, die zum Untergang des letzteren führt. Zu dieser tritt die unmittelbar virusbedingte Protoplasma-Kernschädigung hinzu. Schwächere Gewebsbefunde sind vor allem in den benachbarten Ganglien des Zosterganglions gefunden worden, doch kann der Prozeß auch in jenen stärker sein als in diesen (Stuurmann und van der Scheer). Die schwächeren Veränderungen können verschwinden und lassen das Gewebe unverändert zurück. Nur die schweren und schwersten Gewebsbefunde führen zu Narbenbildungen, wie sie Head und Campbell in 11 von 13 Fällen gefunden haben.

Was von den Ganglien gilt, trifft auch für den *peripheren, gemischten Nervenstamm*, besonders dicht unterhalb des Ganglions, und für die Hinterwurzel zu, wo die Gewebsbefunde stärkste bis schwächste sein können. Eine schwere hämorrhagische Neuritis (teils in der Hinterwurzel, teils im peripheren Nerven) mit frischen und älteren Blutungen ist von Curschmann und Eisenlohr, Nachtnebel, Freund, Wohlwill, Nieuwenhuijse, Thomas und Laminière u. a. beschrieben worden. Die hintere Wurzel und der periphere Nerv können auch frei von Veränderungen sein, wie sie auch ohne Befunde im zugehörigen Ganglion verändert gefunden werden (Wohlwill).

Auch in den *Ganglien des Sympathicus* und in den Rami communicantes sind wiederholt erhebliche Veränderungen nachgewiesen worden (Thomas und Laminière, Déjérine und Thomas, Bielschowsky, Wohlwill, Orthner u. a.). So fand Bielschowsky bei seinem Fall mit ausgedehnter Nekrose des 6. Thorakalganglions das korrespondierende Sympathicusganglion bereits makroskopisch rostbraun gefärbt, während sich histologisch das Bild einer schweren hämorrhagischen Entzündung mit größeren und kleineren streifenförmigen Leukocytenherden nachweisen ließ. Die nekrotische Seite des Prozesses trat im sympathischen Ganglion zurück, doch fand sich eine größere Zahl untergegangener Ganglienzellen. „Der Modus der Destruktion der im Bereich der Exsudationsbezirke zugrunde gehenden Zellen war hier ein viel langsamerer“ (Bielschowsky), wobei die „Fenestration“ an Sympathicuszellen zu grotesken Formationen führte. Feyrter betont, daß die bisherigen Ergebnisse dafür zu sprechen scheinen, daß die Grenzstrangganglien wohl genau so wie die Spinalganglien bzw. Gasserschen Ganglien erdrückend häufig, jedoch nicht ausnahmslos (Lesser 1883, Head und Campbell 1900, Fall 6) ergriffen sind. Auch scheine die Art des Befalls in Form einer hämorrhagischen Entzündung wesentlich die gleiche zu sein (Orthner 1948). Arteriitische Veränderungen seien bisher nicht beschrieben worden. Die Halsganglien seien beim Zoster im Versorgungsbereich des Trigeminus und beim Zoster des Halses bisher nicht untersucht worden, außer von Head und Campbell in ihrem Fall 6. Wohl aber wurde das Ganglion ciliare (Sattler, André-Thomas und Heuyer) und einmal auch das Ganglion sphenopalatinum (WOHLWILL 1936) beim Trigeminuszoster histologisch durchmustert. LAUBER fand das Ganglion ciliare frei von Veränderungen.

Die *vordere Wurzel* ist wesentlich seltener Sitz von Veränderungen. Die hier erhobenen Befunde bestanden vor allem in Zellansammlungen innerhalb der arachnoidealen Scheiden um die Wurzelbündel. Geringe Veränderungen sind auch in den *Ganglien der Gegenseite* bei stärkeren Befunden im Ganglion der Zosterseite nachgewiesen worden (HEDINGER, MAGNUSSON und WOHLFAHRT).

Häufiger wieder finden sich Veränderungen im *Rückenmark* und in der *Medulla oblongata*. Von klinischer Seite ist bereits früher bemerkt worden, daß der Zoster von meningealen Erscheinungen begleitet ist (CHAUFFARD und FROIN 1902, CHAUFFARD und RENDU 1907), auch sind wiederholt Pleocytosen im Liquor und Rückenmarksbefunde (HEDINGER 1903, DE BESCHE 1910, MAGNUS 1907, THOMAS und LAMINIÈRE, NIEUWENHUIJSE 1914 u. a.) beschrieben worden[1], doch hat erst WOHLWILL 1924 darauf hingewiesen, daß die Rükkenmarksbefunde beim Zoster mit großer Regelmäßigkeit auftreten. Nach ihm haben LHERMITTE und NICOLAS 1927 der Frage der Beteiligung des Rükkenmarks beim Zoster eine besondere Studie gewidmet und auf Grund ihrer Befunde den Begriff der „*Zostermyelitis*" geprägt. Dabei finden sich Zellansammlungen in den weichen Häuten, die über dem Eintritt der erkrankten hinteren Wurzel am stärksten ausgeprägt sind. Auch die Rückenmarkssubstanz zeigt vornehmlich in der grauen Substanz der Zosterseite (geringer kontralateral) Veränderungen, welche sich oralwärts auf die nächstgelegenen Segmenthöhen fortsetzen können. Sie betreffen das Hinterhorn stärker als das Vorderhorn, wobei auch die CLARKEsche Säule beteiligt sein kann (HEDINGER, v. ZUMBUSCH). Die im Zentralnervensystem nachgewiesenen Befunde betreffen schwächste Veränderungen (WOHLWILL, SCHLESINGER, LHERMITTE und NICOLAS) mit perivasculären Zellanhäufungen bei fehlenden Parenchymveränderungen, sowie rein gliöse Reaktionen (ORTHNER), doch sind auch stärkste Gewebsbefunde mit Ganglienzellauflösung, Gliazellwucherung, Ansammlung

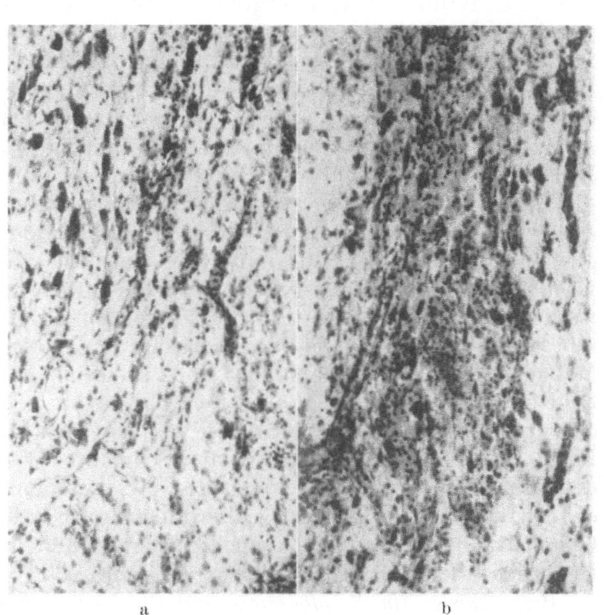

Abb. 21 a u. b. Befunde im Zentralnervensystem bei Zoster im Trigeminusgebiet. Zellige Exsudation aus erweiterten Capillaren, zellige Gliahyperplasie im Kerngebiet des motorischen Trigeminus (a) und des sensiblen Trigeminus (b). (Nissl-Färbung.)

[1] Über die Liquorbefunde beim Zoster herrscht noch keine einheitliche Auffassung, da sehr viele Fälle zum Dermatologen kommen und der Liquor nicht untersucht wird. Nach unseren eigenen Erhebungen geht dem Bläschenausschlag der Haut eine starke Pleocytose bis 1000/3 Zellen vorauf, auf der Höhe des Bläschenausschlages sind die Liquorzellen bereits wieder auf 100—200/3 abgesunken. SCHALTENBRAND hat auf das langsame Abklingen von Zostermeningitiden hingewiesen, des weiteren hat BRÜCKEL eine Pleocytose bei Zoster noch am 145. Krankheitstag gefunden.

von Blutbestandteilen und Fettkörnchenzellen (HEDINGER, DE BESCHE, LHERMITTE und NICOLAS, WOHLWILL) und hämorrhagische Entzündungserscheinungen (THOMAS und LAMINIÈRE, NIEUWENHUIJSE) bekannt, die als „*Poliomyelitis posterior*" bezeichnet und dem Befund der Poliomyelitis anterior acuta gegenübergestellt worden sind (s. auch S. 283). Die Veränderungen können ausnahmsweise auch größere Ausdehnung annehmen und auf weite Strecken des Rückenmarks (MAGNUS), des verlängerten Marks (DE BESCHE, DÜRCK), der Brücke (BELLAVITIS), der Hirnschenkel (THALMIER) und des Chiasmas (MAGNUSSON und WOHLFAHRT) übergreifen. Die weite Ausdehnung der Zosterbefunde im Zentralnervensystem wurde auch von HEDINGER, NIEUWENHUIJSE, LHERMITTE, CAIN und TRELLES (1934), LHERMITTE und AJURIAGUERRA (1928), DÜRCK, BELLAVITIS, MAGNUSSON und WOHLFAHRT u. a. mitgeteilt. Prinzipielle Bedeutung dürfte den Mitteilungen von FAVRE und DECHEAUME (1931), sowie von BIGGART und FISHER (1938) zukommen. Die Befunde der ersteren (die gemeinsam mit LHERMITTE erhoben wurden) und auch der Fall von BIGGART und FISHER können die Annahme einer *Zosterencephalitis* stützen, fanden sich doch gerade bei dem Zosterfall der letztgenannten Autoren außer den Veränderungen des Spinalganglions Lymphocytenansammlungen über Rückenmark und Hirnstamm bis zur Großhirnrinde hinauf ausgebreitet. Auch LHERMITTE und BUSSIÈRE DE ROBERT weisen neuerdings nach, daß der Zoster mindestens in schweren Fällen nicht nur peripher am Nervensystem wirksam ist, sondern daß er auch nacheinander Metencephalon, Mesencephalon und Diencephalon zu befallen vermag. Das Schrifttum bestätigt also, was auch FEYRTER betont, daß eine Beschränkung der entzündlichen Veränderungen rein auf das zugehörige Segment nicht die Regel ist. Ein Befall benachbarter Segmente ist recht häufig. Verglichen mit dem Befall des Spinalganglions, des GASSERschen Ganglions und der Ganglien des Truncus sympathicus ist allerdings der Befall des Rückenmarks und der Oblongata bzw. der Pons ungleich seltener und meist um vieles geringer, gelegentlich aber doch auch stärkeren Grades.

Beim *Zoster im Kopfbereich* sind die Verhältnisse für den *Gesichtszoster* am besten klargestellt. Hier ist das Ggl. Gasseri der Sitz der Veränderungen (WYSS, KAPOSI, SUNDE, SATTLER, LAUBER, BEZI, INGVAR, WOHLWILL u. a.), die sich vor allem in denjenigen Abschnitt des Ganglions lokalisieren, der topisch dem vom Ausschlag betroffenen Gesichtsbereich entspricht. Das GASSERsche Ganglion sowie der Trigeminusstamm können die ganze Skala der für das Intervertebralganglion geschilderten Gewebsbefunde, stärkste bis schwächste in reiner und gemischter Form aufweisen, wobei sich der Prozeß nicht selten auf den peripheren Nerven fortsetzt. Der Zoster ophthalmicus, der besonders häufig als hämorrhagische Form verläuft, zieht fast immer das Auge *(Panophthalmie)* in Mitleidenschaft. So finden sich ciliare und konjunktivale Hyperämien, Hornhautveränderungen mit Bläschenbildung, Trübung, Eiterung, Blutung und Nekrose bis zur Geschwürsbildung und Perforation der Cornea, schwerste und leichtere Veränderungen in den vorderen Abschnitten der Uvea, sowie Aderhautveränderungen mit „tuberkuloiden" Strukturen (MELLER). Auch das *Ggl. ciliare* und die Ciliarnerven sind verändert (MELLER, GILBERT, GARDILCIC) oder die Befunde setzen sich mit den Ciliargefäßen in Form einer Periarteriitis (MELLER, GARDILČIČ) in den Bulbus fort. In den korrespondierenden Gebieten der Brücke sind kleine herdförmige Zellansammlungen, Blutungen und kleinste Erweichungen in der Nachbarschaft der Gefäße, sowie Gefäßneubildungen beschrieben worden. Diese lokalisieren sich vornehmlich in die Kerngebiete des Trigeminus, können aber auch weit darüber hinausgreifen. Die Mitbeteiligung benachbarter Hirnnerven (II, III, IV, VI und VII) ist eine seltene Komplikation, die sich aus der Fortleitung des

Prozesses aus der Nachbarschaft ergibt und am häufigsten den Oculomotorius, vorzugsweise dessen Fasern für den Levator palpebrae betrifft. Relativ häufig ist auch die Beteiligung der Fasern des M. sphincter pupillae (ESSEN-MÖLLER), die auch durch im Zentralnervensystem sich ausbreitende Veränderungen zustande kommen kann.

Wenig gesichert ist die pathologische Anatomie des *Zoster oticus* (KÖRNER), dessen Ausbreitungsgebiet dem vom N. intermedius versorgten Haut- und Schleimhautbezirk entspricht. Er ist häufig durch eine reihenweise Erkrankung mehrerer

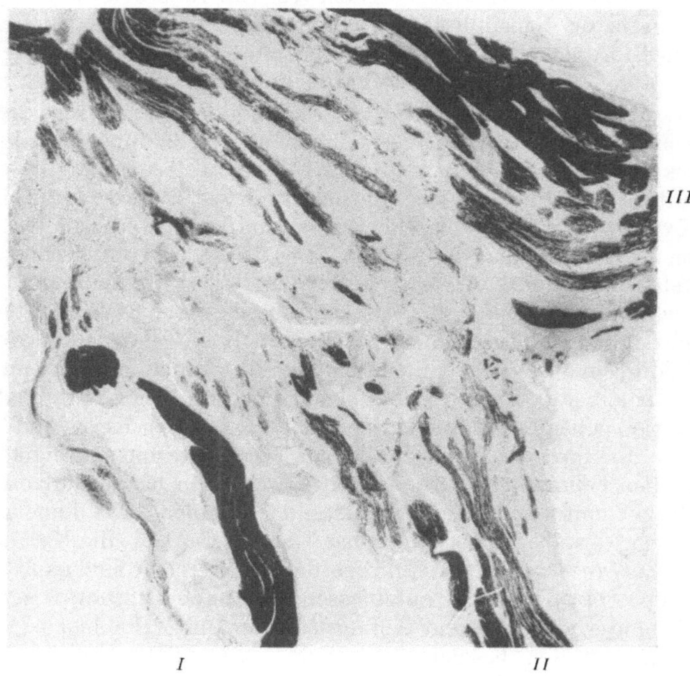

Abb. 22. Trigeminusganglion bei Zoster des 2. und 3. Trigeminusastes. Schwerer Markzerfall im 2. und 3. peripheren Trigeminusstamm und in den zugehörigen intraganglionären Teilen. Der 1. Trigeminusast und ein Teil des 3. Astes sind unverändert. (Markscheidenbild.)

benachbarter (auch motorischer) Hirnnerven, wie auch der obersten cervicalen Spinalnerven kompliziert (PETTE, MINKOVSKY). Als Grundlage wird seit HUNT eine Veränderung im Ggl. geniculi vermutet, die bisher nur von MAYBAUM und DRUSS festgestellt worden ist. Der Prozeß im Ggl. geniculi und seiner Nachbarschaft kann die häufige Miterkrankung des N. facialis (in 60% der Fälle) verständlich machen, sowie die Mitbeteiligung des Vestibularis und Cochlearis. Darüber hinaus ist klinisch aber auch das Versorgungsgebiet des Glossopharyngicus und des Vagus häufig mitbefallen. HUNT hat in einem derartigen Fall von Zoster occipitocollaris mit Facialislähmung 87 Tage nach Beginn der Hautveränderungen „Reste alter Entzündung“ mit Bindegewebswucherung und Markabbau in den zugehörigen Hinterwurzeln sowie im N. intermedius im Bereich der Facialiswurzel gefunden. Auch in der Wurzel des VIII. Hirnnerven fanden sich Marchi-Schollen. Das Ggl. geniculi konnte nicht untersucht werden, sein Befall konnte jedoch durch Befunde im N. intermedius wahrscheinlich gemacht werden. Auch das Ggl. petrosum, das Ggl. jugulare und die Acusticusganglien sollen nach HUNTs Meinung erkranken können.

Mikroanatomische Befunde beim „*Zoster sine herpes*" sind unbekannt. Dieses bisher nur klinisch beobachtete Bild (Oppenheim, P. Marie, Hunt, Widal, Pette Schaltenbrand, Guthauer) kommt vor allem im Bereich der Kopfganglien wie auch am Rumpf und an den Gliedmaßen vor. Vielleicht gehört hierher auch ein Teil der von Frankl-Hochwart beschriebenen Fälle von „*Polyneuritis cerebralis menièriformis*", die keinen Bläschenausschlag hatten, sowie Fälle, bei denen nur kleine rote Knötchen oder diffuse erysipelartige Hautrötungen auftraten. Für die Zuordnung solcher Beobachtungen zum Zoster ist der Beginn mit Schmerzen zu fordern, sodann der Nachweis von Liquorveränderungen und segmental begrenzten Sensibilitätsstörungen. Im Trigeminusbereich können mitunter auch Störungen der Pupilleninnervation die Diagnose wahrscheinlich machen, Symptome, die auf eine Veränderung im Ciliarganglion zurückzuführen sind.

Die *Veränderungen im Bereich der Haut* können wie die des Nervensystems recht wechselnd sein und von der einfachen Papelbildung auf hyperämischem Grund bis zur Nekrose reichen. Bevor die charakteristische Blase ausgebildet ist, kommt es zur Quellung des Epithels und zur Bildung kernreicher Riesenzellen (Kyrle). Die Zosterbläschen selbst sind von der kernlosen Hornschicht sowie von 1—2 Retezellagen bedeckt. Der Bläschengrund wird von den restlichen Retezellen oder von nackten Papillen oder subpapillärem Bindegewebe gebildet, welche von Leukocyten, Kerntrümmern und Erythrocyten durchsetzt sind. Bei den gangränösen Formen findet man tiefgehende Nekrosen und Geschwürsbildungen bis in die Subcutis. Die ein- oder mehrkammerigen Blasen, welche innerhalb des Epithels entstehen, sind mit einer eiweißhaltigen, keine Fibrinreaktion gebenden Flüssigkeit gefüllt, welcher sich Kern- und Zelltrümmer, Leukocyten, Erythrocyten und vor allem desquamierte und mannigfach veränderte Reteepithelien beimischen. Diese Epithelien können bis zu 30 Kerne enthalten, welche durch amitotische Teilung zustande kommen. Die kugelige, ovale bis birnenförmige Gestalt solcher Zellen hat Unna veranlaßt, die Veränderungen als „*ballonierende Degeneration*" des Epithels darzustellen. Sie sind nach Kopytowsky nur als Typus einer Nekrose aufzufassen und nach Bielschowsky „Produkte einer Nekrobiose, die in ihrem Anfangsstadium mit erheblichen Proliferationserscheinungen an den Kernen einhergeht". Solche Veränderungen der Cutis kommen, wie Unna erwähnt, auch bei anderen Krankheiten, z. B. bei den Pocken, bei Varicellen und beim Herpes simplex vor, wenn auch nirgends so ausgesprochen wie beim Zoster. Die Bilder, der im Zosterbläschen der Auflösung anheimfallenden Retezellen sind verschieden: neben Zellen mit geschrumpften, gut färbbaren Kernen finden sich aufgequollene Zellen mit Kerntrümmern. Daneben sind Zellen mit bläschenförmigen, hellen oder ungefärbten Kernen festzustellen, deren Kern-chromatin sich staubförmig an der Kernmembran ansammelt, des weiteren die schon erwähnten kernreichen Zellen und endlich Zellschatten, deren Kern und Plasma nicht mehr färbbar ist. Die im Epithel der Zosterblasen auftretenden Riesenzellen faßt Orthner als extreme Varianten der „chromatokinetischen Nekrose" auf.

In den zugrunde gehenden wie auch in gewucherten Epithelien und einzelnen Bindegewebszellen hat Lipschütz nach Fixierung in Sublimatalkohol und bei Giemsa-Färbung Kernveränderungen nachgewiesen, die er als „*Zosterkörperchen*" bezeichnete. Es sind kompakte, rundliche oder ovale Gebilde, die sich ausgesprochen acidophil, insbesondere eosinophil verhalten und bei Heidenhain-Färbung als aus feinsten Körnchen zusammengesetzt erweisen. Die Darstellung der Zosterkörperchen gelingt bereits bei gewöhnlicher Formolfixierung und Hämatoxylin-Eosinfärbung in frischen Zosterbläschen (Luger und Lauda). Ihr Vorkommen wurde wiederholt bestätigt, so von Marinesco und Draganesco, Luger und Lauda, Paschen, Goodpasture, Doerr u. a. Marinesco und Draganesco wollen gleichartige Bildungen auch im Protoplasma der Epidermiszellen gesehen haben. Die Zosterkörperchen sind — wie die „balloniernde Degeneration" auf den Bläschenbezirk beschränkt; im Nervensystem sind sie bisher nicht nachgewiesen. Lipschütz rechnet die geschilderten Einschlußkörperchen zu den *Chlamydozoen* v. PROWAZEKS, welche spezifische Produkte der Zellen auf das Virus, insbesondere Kernzerfallsprodukte darstellen und die vermeintlichen Erreger die „*Strongyloplasmen*" enthalten sollen. MARINESCO und DRAGANESCO erkennen die Chlamydozoennatur der Zosterkörperchen an, während GOODPASTURE, DOERR, PASCHEN und vor allem LUGER und LAUDA in ihnen nur „degenerative" Kernveränderungen sehen wollen, die nicht zu unterscheiden seien von denbei Herpes simplex und bei Varicellen vorkommenden. LUGER und LAUDA haben solche Einschlüsse auch bei der Karpfenpocke und bei Salvarsandermatitis nachgewiesen und geben an, daß der Befund nur das Zeichen eines „degenerativnekrobiotischen" Prozesses sei, welcher durch Zusammenballung der oxychromatischen Kernsubstanz mit Verdrängung der basichromatischen an die Kernmembran („oxychromatische Zellkerndegeneration") zustande kommen soll. Der zugrunde liegende Vorgang sei der von HEIDENHAIN beschriebenen „Chromatolyse" verwandt, aber nicht mit dieser identisch. Die Beziehungen der LIPSCHÜTZschen „Zosterkörperchen" zu den von PASCHEN gefundenen „*Elementarkörperchen*" (s. unter Ätiologie) sind bis heute nicht hinreichend klargestellt.

In der Haut finden sich außer den regressiven Veränderungen am Epithel *exsudative Erscheinungen im Corium, besonders im Papillarkörper und im subcutanen Gewebe.* Während UNNA diese erst als Folge der Vorgänge im Epithel dargestellt hat, sind sie nach Untersuchungen von KOPYTOWSKY, HOFFMANN und FRIBOES schon vorher vorhanden und werden auch ohne Bildung von Zosterblasen beobachtet. Es kommt dabei zu einer starken Erweiterung der papillären cutanen und subcutanen „Gefäße", welche prall mit Blut gefüllt und von Zellansammlungen umgeben sind. Unter letzteren finden sich zahlreiche Leukocyten, vor allem dicht am Grunde der Bläschen, an der Strombahn der Papillarkörper und der zugrunde gehenden Haarfollikel sowie an den subpapillären „Gefäßchen" im Bereich der Zosterblase. In den tieferen, subcutanen Schichten nehmen die Zellanhäufungen mehr lymphocytär-plasmacellulären Charakter an. Sie setzen sich weit in das subcutane Fettgewebe (HOFFMANN und FRIBOES) und auch in Nervenfaserbündel fort, doch zeigen die Nerven keine besondere Bevorzugung. Die Gefäße können sehr schwere Veränderungen im Sinne einer „*Panarteriitis*" und „*Panphlebitis*" bis zur Wandnekrose aufweisen (WOHLWILL, FEYRTER), auch kommen Thrombenbildungen in enger Mischung mit gewucherten, das Lumen einengenden Intimazellen vor.

Eine häufige Begleiterscheinung des Zoster sind die von BLASCHKO zuerst erwähnten *Lymphknotenschwellungen*, welche bei Lokalisation der Bläschen am Rumpf die Lymphknoten der Achselhöhle wie auch die der Leistenbeuge betreffen können. Die Höhe des 7. Thorakalsegments bildet die Grenze in dem Sinne, als bei einem darüberliegenden Zoster die Lymphknoten der Achselhöhle, bei dem darunter lokalisierten die der Leistenbeuge in Mitleidenschaft gezogen werden. Beim Zoster im Halsbereich sind die Lymphknoten der Nackengegend, beim Zoster des Gesichts die des Kieferwinkels angeschwollen. Sie können von Anbeginn der Krankheit, auch vor Auftreten der Hauteruption (BICHELONNE, LEBEL, RAMOND, CUÉNOD und NATÁF) sowie doppelseitig (STERN) vorhanden sein, was auf die unmittelbare Mitwirkung der Zosternoxe hinweist. Es handelt sich um druckempfindliche Lymphknotenschwellungen, die niemals zur Vereiterung kommen. Pathologisch-anatomisch sind sie nur selten untersucht worden. HEAD und CAMPBELL fanden Rundzellansammlungen in den Trabekeln und im Parenchym, gelegentlich wurden Kokken nachgewiesen, doch werden diese nicht in unmittelbare Beziehung zum Zoster gesetzt. Auch Hämorrhagie und Nekrose kommen vor. Die hämorrhagische Nekrose tritt in Form von Herden auf, die von histiocytären und retikelzelligen Säumen umgeben erscheinen (MARGAROT, RIMBAUD und IZARN).

Für *die inneren Organe* hat F. FEYRTER neuerdings an Hand von 7 Fällen mitgeteilt, daß der Zoster auch diese mit „wohlgezeichneten zosterischen Zellveränderungen" befällt. Die Befunde seien, genau so wie der Zoster der Haut, gekennzeichnet durch entzündliche Veränderungen mit oder ohne Hämorrhagie und Nekrose, mit oder ohne Arteriitis. In frischen Fällen seien am Epithel gewisser innerer Organe, genau so wie im Epithel der Zosterblasen, massenhaft Riesenzellen, ballonförmig degenerierte Elemente und reichlich Zosterkörperchen in den Kernen befallener Zellen vorhanden. Im übrigen Schrifttum liegt ein Wissen über Veränderungen innerer Organe beim Zoster *nicht* vor und es fragt sich für einige der von FEYRTER mitgeteilten Fälle, ob der frische, meist erst vor dem Tode auftretende Zoster ein solcher ,,symptomatischer" Art bei generalisierter Gefäßkrankheit war, ein Einwand, den FEYRTER sich selbst macht. Für die von FEYRTER aufgeworfenen wichtigen Fragen, vor allem für die Beziehungen des Zoster zur Periarteriitis nodosa usw. muß weiteres Material gesammelt werden.

a) Ursächliche Beziehungen.

Das Problem der ursächlichen Beziehung des Zoster ist auch heute nicht restlos aufgeklärt. HEAD und CAMPBELL haben ursächlich 2 Arten von Zoster unterschieden: den *idiopathischen Zoster*, welcher auf einer hämorrhagischen, durch unbekannten Erreger hervorgerufenen Entzündung des Spinalganglions beruht, und den *symptomatischen Zoster*, welcher keine einheitliche Ursache habe. Diese, später vor allem von JADASSOHN vertretene Auffassung, daß ,,der Zoster ein morphologisch und pathogenetisch identischer, ätiologisch multipler Symptomenkomplex" sei, ist durch die Hypothese von einer einheitlichen infektiösen Ursache aller Zosterformen (unitarische Auffassung) zwar noch nicht widerlegt, aber von verschiedenen Gesichtspunkten her unwahrscheinlich geworden. Die Annahme einer einheitlichen infektiösen Ursache, der man die aufdringlichen Faktoren des symptomatischen Zoster als nur pathogenetisch bedeutungsvoll unterordnet, beseitigt viele Schwierigkeiten, ist aber nicht endgültig bewiesen.

α) Sog. „idiopathischer" Zoster. Daß dieser eine Infektionskrankheit ist, wird heute allgemein angenommen, wofür als Beweis der fieberhafte Beginn, die Allgemeinerscheinungen, die regionäre Lymphknotenschwellung, die gelegentlich nachgewiesene Ansteckungsfähigkeit (NETTER und ERNOUL, GUTHAUER) sowie das seltene Auftreten kleiner Epidemien (NELIGAN, TILBURY, FOX, LANDOUZY, LANGE, KAPOSI, SACHS, ZIMMERLIN, SVENSON u. a.) und die meist zurückbleibende Immunität angeführt werden. Die *Immunität* soll keine absolute sein; es kommen gelegentlich (wenn auch selten) Neuerkrankungen vor. In kürzerer Zeit sich wiederholende Bläschenausschläge in wechselnden Segmenten (KEINING) oder im gleichen Segment (VASS, STERN, OBERMEYER) sind — vor allem wenn neurologische Symptome fehlen — immer verdächtig auf Herpes simplex, was PETTE für 2 sonst typische ,,Zosterfälle" mit regelmäßigem Auftreten im gleichen Gebiet durch corneale Verimpfung sichern konnte und auch von uns in weiteren Fällen immer wieder bestätigt wurde. Auch NICOLAU, PORTOCALA und MOTOC ermittelten, daß der rezidivierende ,,Zoster" durch Erreger hervorgerufen wird, die bei Tieren die gleichen Erscheinungen erzeugen wie das Virus des Herpes simplex.

Die Noxe des ,,idiopathischen" Zoster ist auch heute noch nicht mit letzter Sicherheit entdeckt. Mannigfache Bakterien und Virusarten sind früher als Erreger beschrieben worden. Die von PFEIFFER als Erreger angesprochenen *Coccidien* haben sich als falsch gedeutete ,,ballonierende Degeneration" der Epithelien herausgestellt. Gelegentliche Eiterkokkenansammlungen im Bläscheninhalt werden als sekundär aufgefaßt. Für die wiederholt erhobenen Befunde von Pneumokokken im Spinalganglion (MAGNUS, SUNDE, WOHLWILL, BEZI) ist schwer zu entscheiden, ob es sich um einen Zufall oder um einstweilen nicht zu klärende Beziehungen des Pneumococcus zum Erreger bzw. zum Prozeß des Zoster handelt (WOHLWILL).

Seit 1933 ist man dem ätiologischen Problem etwas nähergekommen durch den Nachweis von *Elementarkörperchen* im Inhalt der Zosterbläschen (PASCHEN). Es handelt sich dabei um unregelmäßige, polygonale bis kugelförmige Gebilde, die auch von HERZBERG und AMIES beim Zoster gefunden wurden und den Elementarkörperchen der Varicellen (PASCHEN 1918) nahestehen sollen. Sie sind viel kleiner als die Pockenelementarkörperchen (PASCHEN 1909) und zeigen häufig eine zentrale runde Verdichtung, sehen etwas wolkig aus oder haben kleinere Defekte an ihrer Außenkontur. Auf Grund von Analogieschlüssen zu den Pocken und anderen Viruskrankheiten wird angenommen, daß diese Gebilde die „Erreger" des Zoster sind. Sowohl die Elementarkörperchen des Zoster wie die der Varicellen werden nach PASCHEN von Zoster- wie von Varicellen-Rekonvaleszentenserum agglutiniert (über gegenteilige Befunde mit Schorfextrakten und Blaseninhalt beider Krankheiten s. unten die Untersuchungen von HASSKÓ, VÁMOS und THORACZKAY). Das Zostervirus soll mit dem der Varicellen und wahrscheinlich auch dem des Herpes simplex eine Gruppe bilden (RUSKA und KAUSCHE), die einer anderen Gruppe mit quaderförmigem Virus und Bildung von Zelleinschlüssen im Protoplasma (Pockenvirus, Vaccine, Molluscum contagiosum, Kanarienpocken, Ektromelie und Kaninchenmyxom) gegenübersteht.

Die *Beziehungen der Elementarkörperchen zu den von* LIPSCHÜTZ *beschriebenen Zosterkörperchen* sind noch nicht eindeutig geklärt. Immerhin können letztere heute nicht mehr als in ursächlicher Hinsicht bedeutungslos bezeichnet werden, wie noch PASCHEN, LUGER und LAUDA, PETTE u. a. bemerkt haben. Wenn auch über das Wesen der Einschlußkörperchen im allgemeinen keine volle Einigung herrscht und an dem Gedanken, daß sie Zellprodukte seien, festgehalten wird, so haben doch die neueren Untersuchungen von GOODPASTURE, WOODRUFF und HERZBERG Verbindungen zwischen Elementar- und Einschlußkörperchen sichergestellt. Diese für Psittakose, Vaccine und Ektromelie durchgeführten Untersuchungen sprechen dafür, daß die Einschlußkörperchen durch ein sich in der Zelle auf dem Wege der Reduplikation vermehrendes Virus zustande kommen, welches teilweise mit einer Hülle umgeben wird. Beim Zoster sind diese Vorgänge nicht untersucht worden.

Gewebskulturen mit Zostervirus sind von GLAUBERSOHN und BARG hergestellt worden, wobei sich das Zostervirus 4 Tage bei 37° und weitere 2 Tage bei Zimmertemperatur „virulent" hielt. Nach diesen Autoren soll sich das Zostervirus 4—6 Tage in 4%igem Glycerin auf Eis halten. Die japanischen Autoren HIROTA, HOSOKAWA, KYO und KIN geben an, daß das Zostervirus ein Berkefeld-N-Filter passiert und auf dem chorioallantoiden Häutchen eines Hühnerembryos gezüchtet werden kann. Das tierische Gewebe soll seine Ansteckungsfähigkeit in Glycerin oder physiologischer Kochsalzlösung 3 Monate hindurch erhalten.

Die *Übertragung des Zoster auf das Tier* ist wiederholt versucht worden, insbesondere mit der von GRÜTER 1920 für den Herpes simplex so erfolgreich angewandten Impftechnik in die Cornea des Kaninchens. Nachdem zunächst KRAUPA 1920 sowie BAUM und LÖWENSTEIN 1920 damit negative Ergebnisse hatten, berichtete LIPSCHÜTZ 1921 über positive Impfresultate in 4 von 7 Versuchen. Die Befunde, welche in Ödem des Cornealepithels und umschriebenen Veränderungen der Epithelzellen der BOWMANschen Kapsel mit anschließender Pustelbildung und leichter Erosion bestanden, erreichten am 4. Tage ihren Höhepunkt. Den Beweis für die gelungene Virusübertragung erblickt LIPSCHÜTZ in dem Nachweis von „Zosterkörperchen". Er hält seine Befunde für bestätigt (1925) durch spätere Untersuchungen von BLANC und CAMINOPETROS 1922, MARIANI 1922, MARINESCO 1922, TRUFFI 1922, MARINESCO und DRAGANESCO 1923. Es muß aber darauf hingewiesen werden, daß BLANC und CAMINOPETROS, die ihre eigenen Resultate für negativ bzw. für nicht beweisend hielten, ausdrücklich betont haben, daß die Möglichkeit der Übertragung des Zoster auf Tiere nach wie vor eine offene Frage sei. Sie stützten sich auf ein Material von 9 Zosterfällen, das nicht nur corneal, sondern auch in das Auge und die Conjunctiva, die Haut, das Gehirn und Rückenmark von Kaninchen, Mäusen, Tauben, Hunden und Affen verimpft wurde. Des weiteren hat MARIANI den Standpunkt vertreten, daß seine Resultate zu irgendwelchen Schlußfolgerungen *nicht* berechtigen. COLE und KUTTNER 1925 haben die vermeintlich als positiv zitierten Literaturberichte einer Kritik unterzogen und bemerkt, daß außer LIPSCHÜTZ nur MARINESCO und DRAGANESCO Veränderungen mit Zosterkörperchen gefunden haben, welche als positiv gewertet werden können. MEINERI glaubt durch intracerebrale Verimpfung von Zosterbläscheninhalt eine Encephalitis beim Meerschweinchen hervorgerufen zu haben und CIPOLLA erlebte auffälligerweise beim „symptomatischen" Zoster ziemlich regelmäßig, beim „spezifischen, idiopathischen" nur ausnahmwseise Hornhauterscheinungen. Alle diese Versuche, die nicht durch eine Weiterübertragung auf andere Tiere gestützt werden können, sind nicht beweisend für eine tatsächlich erfolgte Virusüberimpfung (DOERR). In jüngster Zeit wird von japanischen Autoren (HIROTA, HOSOKAWA, KYO und KIN) über positive Impfergebnisse an der Kaninchencornea mit dem Nachweis von Zelleinschlußkörperchen berichtet.

Durch präputiale Impfung mit Bläscheninhalt von Zosterfällen erhielten FREUND und HEYMANN 1927 beim Meerschweinchen in $^1/_3$ ihrer Versuche Knötchen und Bläschen, manchmal an von der Impfstelle weit entfernten Orten. Die Weiterübertragung von Tier auf Tier ist ihnen einmal gelungen. Da FREUND und HEYMANN bei 60 Kontrollen zweimal analoge Resultate (Blutserum eines Falles von Lues latens, Bläscheninhalt von Dermatitis herpetiformis) hatten, wird der Wert ihrer Beobachtungen verringert. Die Impfung auf die Meerschweinchenvorhaut ist von anderer Seite noch nicht nachgeprüft worden. Schließlich haben OTA und MUIRA 1936 Zosterbläscheninhalt intratestikulär auf Kaninchen geimpft und in 4 Versuchen Befunde erzielt, die mit denen von Vaccine, Varicellen und Molluscum contagiosum verglichen werden. Dabei ließen sich 4 Passagen durchführen, die der Kritik deshalb nicht standhalten, weil es sich um die Verimpfung von Hirnmaterial gehandelt hat. Äußerst kritisch zu betrachten sind auch, wie WOHLWILL und KÖRNYEY betont haben, die Versuche von ECKSTEIN, der nach intracerebraler Verimpfung von Zosterbläscheninhalt auf Affen neben Gefäßveränderungen Erweichungsherde mit wechselnd starkem Achsencylinderzerfall, in einem Fall eine „nichteitrige Encephalitis" erzeugt hat.

Den „positiven" Impferfolgen steht eine Mehrzahl negativer Resultate gegenüber (KOOY 1921, LUGER und LAUDA 1921, TEISSIER, GASTINEL und REILLY 1922, NETTER und URBAIN 1924, BLOCH und TERRIS 1924, SIMON und SCOTT 1924, DOERR 1925, BASTAI und BUSSACA 1925, LEVADITI 1926). Sehr eingehende Untersuchungen haben vor allem COLE und KUTTNER 1925 durchgeführt, die 9 Zosterfälle studierten und Impfmaterial aus frühen Krankheitsstadien sowie excidierte Hautstückchen verwandten. Die Impfungen, welche bei Kaninchen, Meerschweinchen und Affen vorgenommen wurden, und zwar corneal, intracutan, intratestikulär, intracerebral und intraperitoneal sowie intraspinal und in peripherische Nervenstämme, waren vollkommen negativ, ebenso eine cutane Impfung bei einem erwachsenen Menschen, der weder Zoster noch Varicellen durchgemacht hatte.

Übertragungsversuche des Zoster auf den Menschen sind mit negativen bzw. nicht zu verwertenden Resultaten (MEINERI, COLE und KUTTNER, LAUDA und STÖHR, SIEGL) und mit positiven Ergebnissen bei Kindern und Erwachsenen (KUNDRATITZ, FREUND, VAN DIEL, MARINESCO und SAGER, GLAUBERSOHN und WILFAUD) gemacht worden. Vor allem hat KUNDRATITZ erfolgreiche Übertragungen ausgeführt bei dem Versuch, Säuglinge und Kinder unter 5 Jahren mit Zosterbläscheninhalt gegen Varicellen zu immunisieren. Bei diesen Kindern, die sich später als immun gegen Varicellen erwiesen, traten innerhalb von 9—15 Tagen nach der Impfung lokale (nicht ausgesprochen segmentale) Bläscheneruptionen oder generalisierte varicelliforme Exantheme auf. LIPSCHÜTZ konnte bei diesen Fällen „Zosterkörperchen" in Epithelien und Bindegewebszellen nachweisen. Bei einem tödlich ausgehenden Fall wurden die Spinalganglien ohne Veränderungen gefunden. GLAUBERSOHN und BARG haben die Virulenz ihrer Zosterkulturen durch Verimpfung auf Kinder geprüft, wobei sich eine Blase bildete. Obwohl dieses Verfahren als „unschädlich" bezeichnet wird, ist es unseres Wissens nicht wieder durchgeführt worden.

Auf die *Beziehungen des Zoster zu den Varicellen* hat zuerst PFEIFFER, später vor allem v. BOKAY hingewiesen. In diesem Sinne spricht die oft gemachte Beobachtung, daß Zostererkrankungen während einer Windpockenepidemie gehäuft beobachtet werden, und daß von Zosterkranken Varicelleninfektionen ausgehen können. Solche Fälle wurden wiederholt mitgeteilt, in den letzten Jahren unter anderen von SCHRAUBE, P. P. LEVY, PÁGANY, PADOVANI, ARMAND-DELILLE F. WERNER. Häufiger ist das Auftreten von Varicellen nach Kontakt mit Zosterkranken, seltener die umgekehrte Aufeinanderfolge, wie sie NAVARRO, HAMNE u. a. beschrieben haben. Noch seltener ist das Auftreten von Varicellen nach Zoster bei ein und demselben Kranken, wie es WERNER beobachtete. NOHARA hat 32 Fälle im Schrifttum ausfindig gemacht, bei denen bei der gleichen Person gleichzeitig Zoster und Varicellen bestanden. Diesen kann ich eine eigene derartige Beobachtung (Zoster und Varicellen bei der gleichen Person) anreihen, von der ich mir 12 Tage nach Übernahme der Behandlung eine Zosterinfektion zuzog; fast zur gleichen Zeit trat bei meinem jüngsten Kind eine Varicellenerkrankung auf, während 3 weitere Kinder, die bereits Varicellen durchgemacht hatten, gesund blieben. NOHARA hat ferner 6 Schrifttumsfälle von Zoster im Trigeminusgebiet mit Windpockenausbildung am Körper ermittelt. Aus Beobachtungen dieser Art auf die Identität des Zostervirus mit dem der Windpocken zu schließen, wie es unter anderen von E. S. STERN, MONTICELLI vertreten wird, ist nach Ansicht von WOHLWILL verfrüht. Alle Hilfshypothesen wie die von der „abgeschwächten Virulenz“, einer „partiellen Immunität“ usw., die man zur Klärung der komplizierten Beziehungen zwischen beiden Krankheiten, vor allem ihrer Unterschiede, aufgestellt hat, ändern daran nichts. Auch die Brauchbarkeit einer *Komplementbindungsreaktion* (die Extrakte wurden aus Schorfen von Varicellen oder Zosterbläschen hergestellt) wird sehr verschieden beurteilt. THOMSEN hatte in 88 Zoster- und 14 Varicellenfällen nicht ein einziges positives Resultat. In jüngster Zeit haben HASSKÓ, VÁMOS und THOROCZKAY durch serologische Untersuchungen erneut eine Aufklärung dieses Problems versucht. Sie prüften, ob in den Patientensera der beiden Krankheiten komplementbindende Antikörper nachweisbar seien, und zwar bei 40 Varicellen- und 60 Zosterkranken. Als Varicellenantigen wurde ein aus Schorf bereiteter Extrakt, als Zosterantigen entweder der Inhalt von Zosterbläschen oder ebenfalls ein Schorfextrakt verwandt. Mit dem Varicellenantigen wurde in 92,5% der Varicellensera eine positive Komplementbindungsreaktion erzielt, am stärksten nach Abklingen des Exanthems. Das Zosterantigen lieferte in 88% der Fälle positive Resultate, und zwar sowohl im Beginn als auch noch Monate nach Abklingen der Krankheit. Was aber für die Problemstellung entscheidend ist: wurde Zosterserum mit Varicellenantigen in Verbindung gebracht oder umgekehrt, so zeigte sich in keinem Falle eine vollständige Hemmung der Hämolyse. Eine serologische Identität zwischen Zoster und Varicellen war demnach nicht nachweisbar. Die Frage der Identität des Virusproteins beider Krankheiten, die von NETTER und URBAIN angenommen wird, ist also auch heute noch nicht entschieden, obwohl es naheliegt, die Unterschiede nicht so sehr in der ursächlichen Noxe als im Verhalten des wachsenden und erwachsenen Körpers des Menschen zu suchen.

Für die Frage der *Beziehung des Zoster zum Herpes simplex* wird heute angenommen, daß beide, jedenfalls in typischen Fällen, voneinander zu trennen sind (DOERR). Diese Annahme wird vor allem durch klinische Unterschiede und anatomische Befunde beim Menschen gestützt. Es gibt aber Grenz- und Übergangsfälle, die in das Gebiet der DARIERschen zosteriformen Eruptionen gehören (FREUND), andererseits will HOWARD bei Herpes simples facialis Veränderungen bis zu Nekrosen im GASSERschen Ganglion nachgewiesen haben, Befunde, die WOHLWILL bestätigt, aber nur mit Zurückhaltung gewertet wissen will. Ob eine Verwandtschaft gewisser Fälle von Herpes simplex und Zoster besteht, ist auch nach dem, was wir experimentell wissen, ungeklärt. Eine Gruppenverwandtschaft der Viren beider Krankheiten wird von RUSKA und KAUSCHE heute als wahrscheinlich angenommen.

β) „Symptomatischer“ Zoster. Dem „idiopathischen“ Zoster steht eine große Zahl von Fällen gegenüber, bei denen mehr oder minder typische Hauteffloreszenzen in segmentaler Lokalisation als Begleit- oder Folgeerscheinung anderer Krankheiten auftreten. Dieser „symptomatische“ Zoster (auch als „*deuteropathischer*“ oder „*sekundärer*“ bezeichnet) wird bei recht heterogenen Krankheiten beobachtet, deren morphologische Befunde, soweit sie die Ganglien betreffen, in den übrigen Kapiteln bereits abgehandelt sind. Die örtlichen und zeitlichen Beziehungen der Gürtelrose zu verschiedenartigsten Einflüssen sind von jeher so auffällig gewesen, daß die Lehre von einer einheitlichen Ursache des Zoster lange Zeit als unzutreffend abgelehnt wurde (JADASSOHN). Heute vertreten viele Autoren die Anschauung der ätiologischen Einheitlichkeit des Zoster, was von NETTER und URBAIN für Fälle von Arsenzoster und auch für andere symptomatische Formen mit serologischen Beziehungen zu den Varicellen und von P. WEBER durch die seltene Beobachtung der Ansteckung begründet worden ist. Diese Feststellungen können aber, besonders im Hinblick auf oben Gesagtes, noch nicht verallgemeinert werden, da die Mehrzahl der Publikationen die serologischen Erhebungen vermissen läßt, vor allem aber angesichts der neueren Untersuchungen von HASSKÓ, VÁMOS und THORACZKAY, wonach eine serologische Testung von Zoster und Varicellen gar nicht möglich ist. Der Auffassung von der ätiologischen Einheitlichkeit des Zoster ist vor allem entgegenzuhalten, daß beim symptomatischen Zoster *Rezidive* besonders häufig beobachtet werden (nach Arsengaben: FORDYCE, MEZEI, STARK; nach Salvarsanverabreichung: SERRANO und SAINZ DE AJA, NAEGELI, nach Jodkali: JACQUET, 4 Jahre später bei erneuter Jodkalizufuhr), während die Immunität doch gerade beim „idiopathischen" Zoster eine wesentliche Stütze für die Lehre der Infektiosität bildet. GRÜNBAUER meint, daß die rezidivierende Gürtelrose vielleicht gar nicht so selten ist, sondern daß „die bekanntgewordenen Fälle nur so gründlich gesiebt wurden, da sie zu der neueren Auffassung, daß Zoster ausschließlich eine Infektionskrankheit sei, nicht recht passen wollen, weil sie gegen die Erwerbung einer Immunität sprechen". Es ist auffällig, daß bei den als „symptomatisch" veröffentlichten Zosterformen atypische Hauterscheinungen häufiger gefunden werden als unter den „idiopathischen"[1]. Zweifellos lassen sich einige dieser Fälle als Herpes simplex aufklären, doch bleiben Beobachtungen von Bläscheneruptionen, vor allem bei Nerven- und Ganglionschädigung mit neurologischen Ausfällen, deren „Zosternatur" oft nur deshalb bestritten wird, weil die Hautveränderungen „nicht charakteristisch" waren.

Für die genannte Auffassung sind auch im älteren Schrifttum immer wieder Beobachtungen von „*traumatischem Zoster*" angeführt worden. Diese Mitteilungen sind zu verwerten, sofern es sich um Verletzungen zentralen Nervengewebes gehandelt hat, die dem Zosterausbruch in engem zeitlichen Zusammenhang voraufgegangen sind. Fälle, bei denen der Zoster in einem traumatisch geschädigten Hautabschnitt (sog. „*reflektorisch-traumatischer*" *Zoster*) auftrat, können dagegen nicht als Beweis für die obige Annahme zitiert werden, sofern die Infektion nicht sicher erwiesen ist wie im Fall NETTER-ERNÓUL. SCHÖNFELD hat sich vor allem mit dieser Frage auseinandergesetzt. Er hält nur einen Zoster nach zentralem Trauma für möglich, wobei unter „zentral" eine Einwirkung auf das Rückenmark, die Spinalganglien oder die funktionell gleichstehenden Ganglien des Kopfes zu verstehen ist. Überzeugend liegen diese Fälle vor allem dann, wenn durch Röntgenuntersuchung die Verletzung des Spinalganglions wahrscheinlich wurde. So weitgehend durchuntersuchte Fälle sind jedoch selten. Unseres Erachtens müssen hierher auch Bläschenbildungen gerechnet werden, welche nicht segmental lokalisiert auftreten, sondern sich im Versorgungsgebiet eines peripheren Nerven nach dessen Verletzung einstellen und mit Reizerscheinungen (Kausalgie) einhergehen (W. MITCHELL, FOERSTER, MOREHOUSE, KEAN u. a.), sofern sie nicht als dyshidrotische Veränderungen gesichert werden. Als Zoster nach Verletzungen, bei denen wahrscheinlich ein Ganglion betroffen wurde, können die von BLASCHKO (2 Fälle), BOUVIER, THIBIERGE, DARIER, AGAZZI, ISELIN, STERN (2 Fälle), BOURSIER und DUCASTAING sowie von DUPONT und TROISIER veröffentlichten Beobachtungen gelten. Bei diesen bestand ein Intervall zwischen Trauma und Zosterausbruch von 1—35 Tagen. Die Fälle von ISELIN, STERN und BOURSIER und

[1] Die Feststellung von FEYRTER, daß eine grundsätzliche Übereinstimmung der histologischen Befunde beim sog. idiopathischen und beim sog. symptomatischen Zoster besteht, widerspricht den Berichten des Schrifttums.

Ducastaing sind die wichtigsten, weil bei diesen die Spinalganglienverletzung sicher war. Vielleicht gehört hierher auch noch ein Fall von Tschermak (Zoster bullosus) und der von Quard und Jean, der wegen zweier segmental angeordneter Hautstreifen ohne Exanthembildung als Zoster sine exanthemate zu bezeichnen ist. Des weiteren sind hier *Bläschenbildungen der Haut* anzufügen, die als häufiges Vorkommen *nach operativen Eingriffen am Trigeminus und seinem Ganglion* beobachtet werden (Peet, Cushing, Hertz). Die Herpes simplex-Natur ist für diese wiederholt ausgeschlossen worden.

Wenn Jadassohn vielleicht doch Recht hat, daß der Zoster eine morphologisch und pathogenetisch einheitliche, ätiologisch aber uneinheitliche Krankheit ist, so müßten zu der ursächlichen Irritation des peripheren Nerven und der Ganglien noch weitere, recht heterogene Dinge gerechnet werden, wie *Frakturen und Wirbelcaries* (Charcot, Wagner, Head und Campbell, Kobro) sowie *Kyphoskoliose* (Lesser). Auch *Geschwulstmetastasen*, welche die Ganglien (Charcot und Cotard, Mumme) und peripheren Nerven (Carrière, Wohlwill) komprimieren und durchsetzen, *multiple Myelome* (v. Bonhard), *metastasierende Rundzellsarkome* (Fahr, Morton) sowie *pleuritische Exsudate und Schwarten des Brustraumes*, welche die Intercostalnerven komprimieren, können den mechanischen Läsionen angereiht werden. Hierher gehört offenbar auch das Auftreten des Zoster bei *Leukämien*, besonders bei lymphatischer[1], bei der *Lymphogranulomatose und Lymphosarkomatose*, was nach Feststellungen von Pancoast und Pendergrass sowie Craver und Haagensen häufig ist, besonders in Form des Zoster generalisatus. Wohlwill hat in 2 derartigen Fällen (lymphatische Leukämie bzw. Lymphosarkom) in den Ganglien Lymphzellansammlungen, aber keine Plasmazellen gefunden, ein Befund, der auch sonst bei Leukämien (Trömner und Wohlwill) und bei Lymphogranulom (Ginsburg) nicht selten ist. In anderen Sektionsfällen von Zoster sollen neben der leukämischen bzw. lymphosarkomatösen Zellansammlung noch „entzündliche" Veränderungen bestanden haben (Head und Campbell), doch scheint eine genaue Differenzierung wohl kaum möglich zu sein, so auch in den Beobachtungen von Fischl, Nyáry, Freund, Damm, v. Zumbusch, Ferreira u. a. Wohlwill ist geneigt, im Hinblick auf die Tatsache, daß bei den gewöhnlich zahlreiche Segmente betreffenden Veränderungen ein generalisierter Zoster besonders häufig ist, den leukämischen Zellansammlungen einen unmittelbaren Einfluß auf die Entstehung des Hautausschlages einzuräumen. „Symptomatischer" Zoster ist des weiteren beobachtet worden im Gefolge von *groben Verschlüssen einer Spinalarterie* (Wohlwill, Charcot), wobei schwere Zerfallsprozesse an den Nervenfasern der Ganglien und peripheren Nerven bei spärlichen Exsudationsvorgängen nachgewiesen wurden. Daß grobe Zirkulationsstörungen nicht obligat mit Zoster verbunden sind, zeigen die Beobachtungen von Orsós u. a. Nach *Röntgenbestrahlung* sahen im Bereich der bestrahlten Ganglien Grödel und Schreus einen Zoster, letzterer bei einem Lymphogranulomfall.

Von *Intoxikationen*, bei welchen Zoster beobachtet wird sind vor allem diejenigen mit *Arsen* (Hutchinson, Lewandowsky, Nielsen, Netter und Urbain, P. Weber), *Salvarsan* (Bettmann, Crawford, Löwenberg, Schönfeld), *Quecksilber* (Audry und Laurent), *Wismut* (Galliot, Sézary), *Jodkali* (Jacquet), *Ergotin* (Druelle, Neu), *Morphium* (Ehrmann), *Diseptal C* (Altmeyer), *Tuberkulin* (Dufour, Hoke, Moro), bei *Kohlenoxydvergiftung* (Leudet) Sattler), bei *Cyanamidvergiftung* (Laurentier), bei *Alkoholneuritis* (Brissaud, Eichhorst) zu nennen. Auch bei *Diabetes* (Fabre, Hoffmann) und *Urämie* (Méresse)

[1] Die Beziehungen zur infektiösen Lymphocytose sind noch ungeklärt.

ist Zoster beschrieben worden. Soweit wir über morphologische Befunde unterrichtet sind, unterscheiden sich diese kaum von denen des „idiopathischen" Zoster.

Beim Zusammentreffen des Zoster mit *Infektionskrankheiten* nehmen die Tuberkulose und Lues in allen ihren Verlaufsformen die erste Stelle ein. Für die *Tuberkulose* kommt das Übergreifen tuberkulösen Granulationsgewebes aus der Nachbarschaft (Wirbelcaries) auf das Nervengewebe in Betracht (KOBRO). Derartige grobe Beziehungen sind aber nicht immer nachweisbar. WALLGREEN nimmt auch an, daß das Toxin des Tuberkelbacillus einen Reizzustand im Ganglion erzeugen kann, der eine „Fixierung" des Zostervirus begünstigt. Hinsichtlich der Ganglienbefunde bei Tuberkulose kann auf frühere Abschnitte verwiesen werden. Für die *Lues* ist Zoster beobachtet worden bei *frühluischer Meningitis* (BONER, JUILLIEN, STEINMEYER), bei *Rückenmarkssyphilis* (ALDERSON, HUSLER), *Tabes dorsalis* (ALEFELD, FASSBENDER, HEAD und CAMPBELL, HAUTEFEUILLE und DUPRET, KÖSTER, IMMERMANN, RAUSCHKE, SHELDON, WESTPHAL u. a.), bei der *Paralyse* (DANLOS, DUPAU, GONNERET, IMMERMANN, KAISER, ORTHNER u. a.) und bei *Gumma der Ganglien* (SZATHMÁRY).

Es gibt wohl kaum eine Infektionskrankheit, bei der nicht Gürtelrose beschrieben worden ist, doch sind diese Vorkommnisse ziemlich selten. So liegen einige Beobachtungen vor bei der *Influenza bzw. Virusgrippe* von WILBRAND und SÄNGER, JOSEPH, ARNSTEIN, BARTHÉLEMY, CURTIN, HOLLANDER, bei der *Pneumonie* von HOWARD, CLÉMENT, TALAMON, bei der *epidemischen Cerebrospinalmeningitis* von EINHORN, beim *Erysipel* von BLASCHKO, beim *Tetanus* von MASTRI, bei der *Lepra* von PETER, LABERNADIE, bei der *epidemischen Encephalitis* von GUNDERSEN, NETTER, SCHAFFIR, GUIZETTI und BÉZIEL, bei der *Parotitis epidemica* von ROGER und MARGAROT, bei den *Rubeolen* von BÉNARD, bei der *Malaria* von PETER, COGLIEVINA, ARNSTEIN, WINFIELD, SCHLESINGER und bei *Febris recurrens* von SPITZ. Auch im Anschluß an *Pockenschutzimpfung* (DUMONT, CHATELLIER, GLAUBERSOHN, ROCH und MOZER) sowie nach *Typhusschutzimpfung* (GRUNELLE) ist Zoster beobachtet worden. Über die Ganglienbefunde bei den genannten Krankheiten ist teilweise oben berichtet worden.

Bei *spinalen Krankheiten* ist der Zoster gleichfalls selten. WEIDNER hat Zoster bei *myelitischen Prozessen*, HEAD und CAMPBELL, ALAJOUANINE und GRIFFITH bei *multipler Sklerose*, CHARCOT bei *chronischer Spinalmeningitis* beobachtet. Letzterer hat das Auftreten des Zoster mit einer meningealen Einschnürung der hinteren Wurzel in Zusammenhang gebracht. Auch bei der *Syringomyelie und -bulbie* (HAYMANN), bei *Rückenmarkstumoren und -cysten* (KAMMANN) sowie bei *intramedullärem Absceß* (eigene Beobachtung) ist Zoster bekannt geworden. Noch seltener ist der Zoster bei *cerebralen Leiden*. DUNCAN hat bei Hemiplegie derartige Beobachtungen gemacht, wobei der Zoster auf der gelähmten Seite auftrat, diese aber niemals vollständig einnahm. Gleiche Mitteilungen liegen von MARINESCO und DRAGANESCO sowie von MANN vor. Letzterer sieht dabei in der vasomotorischen Störung ein den Zosterausbruch begünstigendes Moment. BAUDOUIN und DARIER sahen Zoster nach Kopfverletzung, insbesondere nach *Commotio*. Zu den zentral einwirkenden Noxen, in deren Gefolge Zoster beobachtet worden ist, kann auch die *Lumbalpunktion* zählen (ACHARD, SCHÖNFELD), sowie *intralumbale Injektionen* (DARGEIN, ONDARD und PERVÈS, PANTRIER und SIMON, SCHÖNFELD) und *durale bzw. subarachnoideale Blutungen* (ADIE, SZATHMÁRY).

Als *„reflektorischer" Zoster* werden Bläschenbildungen *bei Krankheiten innerer Organe* bezeichnet, welche in deren korrespondierenden Hautdermatomen auftreten. Am häufigsten ist dieses Ereignis bei Nierenkrankheiten, wobei der Zoster in D 10—12 auftritt (BITTORF, ADRIAN). Bei Gallenkoliken kommt Zoster in

D 9 vor, bei Angina pectoris im Bereich von C 8 bis D 4 (ORTHNER, SEVERIN, WERTHEIMER, SPILANE und WHITE). In den Beobachtungen von PARSONNET, AARON und HYMANN und in 2 Fällen von SPILANE und WHITE entwickelten sich die anginösen Erscheinungen erst *nach* dem Zoster.

Wie erwähnt, sind auch Lungen- und Pleuraerkrankungen als mit Zoster verbunden beschrieben worden, ohne daß lokale Beziehungen eindeutig waren. Hierhergehörige Beobachtungen sind auch bei Carcinomen des Digestionstraktes, bei Appendicitis, Ileus, Typhus, Milz-, Blasen- und Uteruskrankheiten gemacht worden (SEVERIN, ARNSTEIN, MANN).

Aus den zahlreichen Mitteilungen über „symptomatischen" Zoster ergibt sich, daß die Frage noch unentschieden ist, ob die verschiedenen Einflüsse die eigentliche Ursache für das Zustandekommen des Bläschenausschlages sind, oder ob sie nur nosogenetische Hilfsfaktoren darstellen, welche für die Lokalisation einer spezifischen Virusinfektion und deren Wirkung in gegliederten Hautabschnitten bedeutungsvoll werden. Letztere Annahme, die erst auf einen spezifischen Virusreiz den Zoster hervorgehen läßt, ist eine im heutigen Schrifttum als selbstverständlich auftretende Behauptung, welche zwar das Zosterproblem vereinfacht, für die aber der Beweis als nicht erbracht zu bezeichnen ist. Des noch ausstehenden Beweises muß sich die Forschung bewußt bleiben, anstatt ein nicht hinreichend nachgewiesenes Virus als Ursache aller Zosterformen einzuführen. Es könnten, wie auch WOHLWILL erwogen hat, durchaus verschiedene endogene und exogene Noxen in Betracht kommen.

Die pathologische Anatomie kann zur Klärung dieser Frage nichts beitragen, da sie nicht in der Lage ist, aus der Beschaffenheit der Befunde beim „symptomatischen" Zoster irgendwelche Folgerungen für die Ursache zu ziehen; vor allem ist es nicht möglich, von einem für „spezifisch" oder „typisch" gehaltenen Gewebsbefund etwas über eine spezifische Noxe auszusagen. Es ist unbestreitbar, daß es autoptische Beobachtungen von „symptomatischem" Zoster gibt, bei denen Ganglien- und Nervenveränderungen auftreten, die denen des „idiopathischen" Zoster sehr nahestehen und in älteren Fällen von ihnen nicht zu unterscheiden sind. Andererseits kennen wir Beobachtungen, bei denen die Ganglienveränderungen mit den Befunden der Grundkrankheit völlig übereinstimmen. Schließlich ist darauf hinzuweisen, daß bei den bekannt gewordenen Sektionsfällen von „symptomatischem" Zoster das Überwiegen der Ganglienaffektion durchaus nicht so augenfällig ist, wie es die Lehrbücher darstellen. Recht häufig finden sich auch Veränderungen der peripheren Nerven und des Rückenmarks bei intakten Ganglien.

b) Pathogenese.

Die Auffassung von F. FEYRTER, daß der Zoster ein hämatogenes entzündliches Geschehen mit vorzüglicher Festsetzung des Zostervirus in einem Metamer sei, ist neu. Sie hat jedoch manche Argumente für sich, nicht zuletzt die Erfahrung, daß die Mehrzahl der Viruskrankheiten ein Generalisationsstadium hämatogener Art hat. Vereinbar mit der Anschauung FEYRTERs sind Einzelheiten älterer Darlegungen, vor allem daß der Befall neuraler Zentren an der Hautmanifestation teil hat, jedoch nicht in dem Sinne, daß die Irritation von Spinalganglienzellen *alleinige* Ursache der Hautveränderungen ist.

Bisher war man der Auffassung (und ich selbst habe diese Meinung vertreten), daß das Nervensystem in der Pathogenese des Zoster eine hervorragende Rolle spielt, zumal die klinische Beobachtung lehrte, daß neurale Symptome die Krankheit im Bereich der später segmental lokalisierten Hautveränderungen einleiten und dieser Stunden bis Tage vorausgehen. Es bestand wenig

Übereinstimmung in der Beantwortung der Frage, ob die Bläscheneruption durch den Nervenprozeß allein veranlaßt werden kann, oder ob an beiden Orten immer ein besonderer Reiz, ein „Virus“ wirksam wird, welches die Bläschen mit sich bringt. WOHLWILL hat dies dahingehend beantwortet, daß die „Zostereruption entsteht durch die Wirkung einer spezifischen, zu den neurotropen Virusarten gehörenden Noxe auf die Haut, und zwar in einem ... Hautbezirk, dessen vasomotorische ... Innervation durch eine mit Reizwirkung einhergehende Erkrankung im Bereich des zugehörigen visceralsensiblen Reflexbogens gestört ist. Diese nervöse Erkrankung, der zweite Koeffizient in der Zosterpathogenese, wird in den meisten Fällen ebenfalls durch das auf noch unbekanntem Wege ins Nervensystem eingedrungene Virus erzeugt, kann aber vielleicht gelegentlich auch durch eine unspezifische Affektion — Tumoren u. dgl. — im selben Gebiet bedingt sein“. Diese Anschauung gilt meines Erachtens auch heute noch mit vollem Recht, insbesondere angesichts der von FEYRTER postulierten hämatogenen Verbreitung des Zostervirus.

Die Theorie vom „Zoster als einer reflektorischen Angioneurose“ (KREIBISCH) wird man jedoch als erledigt betrachten müssen, da die reflektorische Reizung efferenter Gefäßnerven nicht ausreichend erklären kann, warum in der Peripherie mehr oder minder typische anatomische Änderungen eintreten. Wenn auch feststeht, daß die Hautvorgänge in der Mehrzahl der Fälle zur Bläschenbildung auf geschwollenem, hyperämischem Grund führen und daß daneben schwerere Grade mit Nekrose und Hämorrhagien vorkommen, so wird doch zu wenig berücksichtigt, daß sich der Hautprozeß in Hyperämie ohne Bläscheneruption erschöpfen, ja sogar völlig fehlen kann. Natürlich ist zu erwägen, ob solche Fälle mit fehlendem Hautbefund überhaupt zur Krankheit „Zoster“ gerechnet werden sollen, was wir mit anderen Autoren bejahend annehmen möchten.

6. Polyneuritis[1].

Die Darstellung der Polyneuritis im Rahmen der Pathologie der Ganglien und Wurzelnerven wird durch Ergebnisse der letzten 20 Jahre veranlaßt, die zu der Auffassung geführt haben, daß es sich bei der Polyneuritis (insbesondere derjenigen bei und nach Infektionen) nicht nur um einen Befall des peripheren Nerven handelt — wie noch LEYDEN, REMAK, LUGARO u. a. annahmen —, sondern um eine Affektion, die vom Wurzelnerven und Ganglion ihren „primären“ Ausgang nimmt. Diese Meinung wurde auf Grund klinischer Befunde entwickelt und hat durch morphologische Feststellungen eine gewisse Stütze erfahren. Bei der Aufstellung dieser Lehre wurde angenommen, daß der Liquor dem radikulären Nerven und dem Ganglion die Noxe (Erreger und Toxine) zuführt, während der Blutweg, der für die exogen-toxischen Neuritiden der ausschließliche sei, für die „infektiös-toxischen“ Formen weniger in Betracht komme. Diese vor allem von MARGULIS inaugurierte Theorie hat mit der Auffassung, die sog. „infektiöse“ Polyneuritis sei eine „*Ganglionitis*“ bzw. „*Ganglioradiculoneuritis*“, Eingang ins Schrifttum gefunden. Sie gab auch Anlaß, in einem Teil der Fälle der unbekannten Noxe der Krankheit eine „spezifische Affinität“ zum Ganglion und Wurzelnerv zuzusprechen, so daß man ein Virus als Erreger vermutete. Da die Befunde im Ganglion und Wurzelnerv bei der „infektiös-toxisch“ genannten Polyneuritis aber nur ein Teil des Ganzen sind und auch völlig fehlen können, lassen sich die genannten Theorien nicht aufrechterhalten.

[1] Der Terminus „*Neuritis*“ braucht nicht durch „*Neuropathie*“ (F. H. LEWY) oder „*periphere Neuropathie*“ (WECHSLER) ersetzt werden. „Neuritis“ ist an sich ein Adjektivum: den Nerven betreffend; zu Nosos gesetzt, würde es Nervenkrankheit, nicht Nervenentzündung bedeuten: in diesem Sinne wird Neuritis lediglich durch Übereinkunft gebraucht.

Aus dem Komplex „Polyneuritis" können hier lediglich jene Beobachtungen dargestellt werden, die mit den Ganglien und Wurzelnerven in eine engere Beziehung gebracht worden sind. Dies sind Fälle nach Intoxikationen, vor allem durch Fremdserum und Eiweißkörper, sodann Krankheitsfälle, welche im Schrifttum als *Polyradikuloganglionitis* (auch als *gangliitisch-wurzelneuritische Form* der LANDRYschen Paralyse bezeichnet) und als GUILLAIN-BARRÉsche *Polyradikulitis* (bei und nach Infektionskrankheiten sowie mit noch unbekannter Ursache) niedergelegt sind. Die letzteren werden im jüngsten Schrifttum auch als *„seröse"* (EDERLE) oder *„rheumatische"* (BANNWARTH) *Neuroradiculomyelitis* bezeichnet.

a) Geschichte der Polyneuritislehre.

Das von LANDRY im Jahre 1859 als *„essentielle Lähmung mit negativem anatomischen Befund"* beschriebene Krankheitsbild einer akut, meist aufsteigend verlaufenden und vorwiegend die Motilität betreffenden Lähmungsform ist, wie wir heute wissen, nur ein klinisches Syndrom bestimmter Verlaufsart. Es kann bei Krankheiten des Rückenmarks (Poliomyelitis, Lyssa, Encephalomyelitis) und seiner Hüllen (epidurale Eiterungen) ebenso auftreten wie bei solchen der peripheren Nerven und Ganglien (nach Infektionen und Intoxikationen). Unter den von LANDRY angeführten Beobachtungen waren bereits Fälle von Polyneuritis, deren negativen Rückenmarksbefund der Autor hervorhebt. Seit LANDRY hat in der Geschichte der Polyneuritislehre bei allen Publikationen die Frage im Vordergrund gestanden, wo die Topik der anatomischen Befunde zu suchen ist, auf welche die Symptome zu beziehen sind. LEYDEN, der noch 1875 die Lähmungen nach Diphtherie, Typhus usw. unter die Krankheiten des Rückenmarks rechnete, hat dann 1880 die *Lehre von der peripheren Lokalisation der Polyneuritis* begründet. Er bemerkte, daß die Kenntnis der pathologischen Anatomie der Poliomyelitis dazu geführt habe, alle ähnlichen Muskelatrophien auf Rückenmarksveränderungen zu beziehen, wobei man sich auch mit geringfügigen Veränderungen im Rückenmark zufrieden gab. Das periphere Nervensystem sei entweder ganz vernachlässigt worden oder man habe dort vorgefundene Veränderungen selbstverständlich als sekundäre gedeutet. Anschließend entwickelte sich eine unübersehbare Literatur, welche Befunde im peripheren Nervensystem vorlegte (OPPENHEIM, STRÜMPELL, EICHHORST, EISENLOHR, DÉJÉRINE-GÖTZ, ROTH, KREWER, ROLLY, CENTANNI, HARTOGH u. a.). Im Jahre 1898 betonte jedoch HEILBRONNER, daß seit LEYDEN zuviel Gewicht auf die peripheren Nerven gelegt worden sei: die meist gleichzeitig zu beobachtenden Veränderungen im Rückenmark seien weder Ursache noch Folge der peripheren Veränderungen, sondern beide hätten an der Entstehung der Polyneuritis den gleichen Anteil. In den folgenden Jahren wurden keine entscheidenden Gesichtspunkte zur Polyneuritislehre beigebracht, so daß die Lehrbuchdarstellung OPPENHEIMS (1913) als maßgebend für die Anschauung der damaligen Zeit anzusehen ist: Die Polyneuritis ist eine Krankheit des peripheren Nervensystems. Am meisten betroffen sind die peripheren Endverzweigungen des Nervensystems. „Degeneration" sowie „entzündliche" Erscheinungen sind in wechselnder Kombination anzutreffen. Die häufig auch im Rückenmark zu findenden Veränderungen sind viel zu geringfügig, um als Ursache des Symptomenkomplexes gelten zu können.

Zu neuen Auffassungen gelangte man erst unter dem Einfluß klinischer Ergebnisse, insbesondere bei Beachtung der Liquor- und Sensibilitätsbefunde. ROEMHELD hatte 1909 einen Fall von Polyneuritis nach Diphtherie veröffentlicht, bei dem eine Vermehrung des Gesamteiweiß in der Cerebrospinalflüssigkeit, dagegen kaum vermehrter Zellgehalt festgestellt werden konnte. Mit der Besserung der Krankheitserscheinungen gingen die Veränderungen im Liquor zurück. Gleiche Feststellungen machten FEER (1910) und QUECKENSTEDT (1917). Letzterer glaubte die Liquorveränderungen durch mechanische Stauungen im Gebiet des Durchtritts der Rückenmarkswurzeln durch die Foramina intervertebralia erklären zu müssen und lehnte das Vorliegen einer „Entzündung" wegen der fehlenden Zellvermehrung ab. WALTER (1918), der die Befunde bestätigte, wies jedoch daraufhin, daß die fehlende Zellvermehrung keineswegs gegen „Entzündung" spreche, zumal er bei der Polyneuritis nach Diphtherie an einzelnen Stellen der Rückenmarkshüllen kleine Lymphocytenansammlungen nachweisen konnte. WALTER, der vor allem auch die Besonderheiten der Sensibilitätsstörungen bei der Polyneuritis erörtert hat, kam zu dem Ergebnis, daß die Auffassung der Polyneuritis als Krankheit der peripheren Nerven nicht zu halten sei. Sie müsse sich vielmehr in der Hauptsache in die austretenden Wurzeln lokalisieren, weiterhin sei sie „entzündlicher" Natur. Fast zur gleichen Zeit (1916) hatte das französische Schrifttum Berichte vorgelegt, die auf Grund eines für Polyneuritisfälle charakteristischen Liquorbefundes, der *Dissociation albumino-cytologique* (GUILLAIN-BARRÉsches Syndrom) auf die proximalen Nervenabschnitte als „Sitz der Krankheit" hinwiesen.

b) Ganglien- und Wurzelnervbefunde, vor allem des älteren Schrifttums.

Nach seinen eigenen Worten hat STAHL im Jahre 1921 „zum erstenmal den Beweis erbracht, daß der von klinischer Seite geforderte primäre Sitz der Erkrankung in den spinalen Wurzeln tatsächlich vorkommt". Anatomische Befunde in den Ganglien und Wurzelnerven waren aber schon vor STAHL zur Zeit der Publikation der grundlegenden Arbeiten über die normale Anatomie des Spinalganglions bekannt geworden. So hat PAL (1891) Spinalganglienveränderungen (Blutaustritte und Zellvermehrung im interstitiellen Gewebe) beschrieben und SPILLER (1900) in den Lumbalganglien eine „intensive Zellinfiltration", sowie proliferierte Kapselzellen festgestellt, die sich vereinzelt an Stelle der Ganglienzellen fanden. SPILLER weist auf die Ähnlichkeit der Veränderungen zur Tollwut hin; er erwähnt noch kleine Blutungen in den Ganglien und intensive Zellansammlungen im Zentralnervensystem. In den vorderen und hinteren Wurzeln hatten EICHHORST (1877), ROTH (1883), NAUWERCK und BARTH (1889) Befunde erhoben. Im Falle von ROTH war die akute Polyneuritis im Zusammenhang mit einer eitrigen Parotitis aufgetreten, wobei sich in fast allen Nerven, einschließlich der Hirnnerven ausgesprochene interstitielle und parenchymale Veränderungen fanden. NAUWERCK und BARTH beschreiben bei LANDRYscher Paralyse als hauptsächlichsten Befund eine interstitielle Neuritis der N. ischiadici, aber noch mehr der Nerven der Cauda equina mit „hochgradiger Kernvermehrung, Rundzelleninfiltration und Proliferation der Zellen des Endoneuriums bei einfacher Atrophie der Nervenfasern ohne Abbau des Myelins zu Neutralfetten". Nach der Jahrhundertwende hat vor allem SCHWEIGER (1909) auf Veränderungen in den Wurzeln und Ganglien hingewiesen und diese mit den „Neurocytophagien" der Poliomyelitis verglichen. Die von SCHWEIGER angeführten Abbildungen sind allerdings nicht überzeugend. Auch WIDAL und LE SOURD (1902) beschreiben bei LANDRYscher Lähmung „Wurzelneuritis". In einem Fall von WOCHENIUS, den er als „Polyneuritis acuta infectiosa" bezeichnet, fand sich eine hochgradige „interstitielle und parenchymale Neuritis". Die Veränderungen waren in allen Nerven, in cerebrospinalen wie sympathischen und spinalen Ganglien und in den Rückenmarkswurzeln zu beobachten.

Wenn im Schrifttum der letzten 20 Jahre betont wird, daß erst die Liquordiagnostik zu der Erkenntnis verholfen habe, die Strukturveränderungen bei der Polyneuritis nicht in den peripheren, sondern in den proximalen, die Liquorräume durchziehenden Teilen des Nerven (Wurzelnerven) sowie in den spinalen Ganglien zu suchen, und wenn MARGULIS (1927) das Verdienst zugesprochen wird, erstmalig auf derart lokalisierte Befunde hingewiesen zu haben, so bedarf diese Behauptung der Richtigstellung. Schon vor MARGULIS waren Befunde bekannt, welche auch später durch die Untersuchungen von MARINESCO-DRAGANESCO, PETTE und KÖRNYEY, GÄRTNER, DEMME und in den letzten Jahren von PETERS-SCHEID, BENEDEK-JUBA, JUBA-KOVÁCS, GILPIN, MOERSCH und KERNOHAN u. a. nur bestätigt und erweitert worden sind. Die älteren Autoren haben aus den Befunden allerdings nicht gefolgert, daß das Wesentliche der Ganglien- und Wurzelprozeß sei, der als „primärer" den Ausgang der „Krankheit" im Nervensystem darstellen soll. Diese Behauptung ist erst durch MARGULIS aufgestellt worden, der den Gedanken aussprach, die Infektion dringe bei der „idiopathischen" oder „primär-infektiösen" Polyneuritis in den Liquor auf lymphogenem Wege durch perineurale Lymphräume peripherer und Hirnnerven ein und überwinde auf hämatogenem Wege die Blutliquorschranke. MARGULIS läßt die Krankheit also in allen Fällen auf dem Liquorweg entstehen, die sich vom Wurzelnerv ausgehend später in zentraler und peripherer Richtung ausbreite. Im Material seiner 1. Mitteilung finden sich Beobachtungen mit Pyramidenbahnzeichen, deren Zugehörigkeit zur Polyneuritis abzulehnen ist. So ergab sich auch bei dem einen (Fall 9) der beiden autoptisch untersuchten Fälle, welcher klinisch mit Blasenstörungen und Pyramidenbahnzeichen begonnen hatte, eine „exsudativ-proliferative Myelitis" bei gleichzeitig vorhandenen schweren Veränderungen der Ganglien und Wurzelnerven. Ohne Begründung nimmt MARGULIS auch in diesem Fall den Ausgang der Befunde vom Wurzelnerv an. Es scheint, daß die Darstellung einseitig zugunsten einer Hypothese erfolgt ist, die auch durch MARGULIS' spätere Veröffentlichung (1932) wesentlich älterer Fälle nicht gestützt erscheint. Nach der 1. Mitteilung von MARGULIS wurde die Frage der Wurzelnervveränderungen beständig geprüft und von PETTE-KÖRNYEY, GÄRTNER, DEMME, HOLLÄNDER-KAROLINI, JUBA, PAVLJUTSCHENKO, PETERS-SCHEID u. a. bestätigt. In den letzten Jahren wurden solche auch für die Polyneuritis nach bekannten Infektionskrankheiten wiederholt mitgeteilt (zuletzt von VEITH), so daß auch diese in die Gruppe der „Radiculitis" bzw. „Ganglioradikuloneuritis" einbezogen wurden. Es ist aber nicht zu übersehen, daß bei den verschiedenen Veröffentlichungen immer wieder schwere und schwerste Befunde in den peripheren Nerven gefunden wurden (s. auch HAYMAKER und KERNOHAN), deren Deutung als nur „sekundäre" nicht zugestimmt werden kann, vor allem nicht im Hinblick auf den zeitlichen Ablauf der im peripheren Nerven nach Wurzelläsion auftretenden Befunde (s. oben).

c) Die Gliederung der Polyneuritis nach klinischen Gesichtspunkten.

Vor kurzem wurde noch eine klinisch charakterisierte akute, foudroyant oder protrahiert verlaufende, in der Regel zum Tode führende Form *(gangliitisch-wurzelneuritische Form der* LANDRY*schen Lähmung)* von einem sich langsamer entwickelnden und verlaufenden, fast immer in Heilung ausgehenden Syndrom („*Syndrome radiculo-névritë aigue curable*" GUILLAIN-BARRÉ) unterschieden. Letzteres, das häufig gleichfalls die Tendenz des aufsteigenden Verlaufs erkennen läßt, wurde ursächlich als eine besondere Form gewertet. Außer diesen akuten oder subakuten Polyneuritiden gibt es *chronische Formen*, welche erst im neueren Schrifttum erwähnt werden (HIGIER, PETTE, BANNWARTH, DÖRING, REISNER u. a.). Diese verlaufen schubförmig und hinterlassen jeweils klinische Defekte. Das Schrifttum ist heute der Meinung, daß die verschiedenen klinischen Verlaufsarten im Prinzip wesensgleich sind (PETTE, VAN-BOGAERT u. a.), jedenfalls wird dies für die sog. „entzündlichen" Formen angenommen. Sie differenzieren sich nur in bezug auf die Intensität und auf das Entstehen in zeitlicher Beziehung, indem die Krankheit akut oder perakut, in anderen Fällen mehr subakut oder chronisch abläuft. Dieser Erkenntnis der letzten Jahre haben sich auch GUILLAIN und BARRÉ nicht mehr verschließen können (zit. nach PETTE).

Das verständliche Bestreben der Klinik, die Krankheitsbilder möglichst weitgehend nach ursächlichen Gesichtspunkten zu trennen, hat zur *Unterscheidung von Polyneuritiden „toxischer" Herkunft und solcher „infektiöser" bzw. „infektiös-toxischer" Ursache* geführt. In der Gruppe der toxischen (nach BODECHTEL der „*rein toxischen*") finden sich sehr verschiedenartige klinische Bilder zusammen, die teilweise so charakteristische Symptome bieten, daß allein diese ein bestimmtes Gift oder einen Kreis möglicher Ursachen erschließen lassen. Die infektiösen und postinfektiösen Polyneuritiden sind dagegen symptomatisch wesentlich ähnlicher, so daß eine Polyneuritis nach Pneumonie oder Malaria nicht von einer solchen nach Ruhr, Typhus usw. und auch nicht von der sog. „idiopathischen" (mit nicht nachgewiesener Ursache) Polyneuritis unterschieden werden kann. Nur der Polyneuritis nach Diphtherie haben einzelne Autoren wegen gewisser klinischer Eigenheiten eine Sonderstellung zuerkannt, die sie gegen die übrigen „infektiös-toxischen" Polyneuritiden abheben sollte. SCHEID will sie auch neuerlich noch wegen der im Frühstadium nachweisbaren zentralen Symptomatik sowohl von den „infektiös-toxischen" wie von den „toxischen" Formen abgetrennt und als Sonderform behandelt wissen, während EDERLE sie zur „serösen Neuroradiculomyelitis" vermutlich allergischer Genese rechnet.

Klinisch ist auch heute noch keine Übereinstimmung in der Einteilung der Polyneuritiden erzielt worden. Gegen die Aufteilung in „infektiös-toxische" und „infektiöse" Formen hat PETTE geltend gemacht, daß den Polyneuritiden bei und nach Infektionskrankheiten und den sog. „idiopathischen" Formen gemeinsame klinische und anatomische Merkmale eigen sind, die sie als „entzündliche" kennzeichnen und daher von den „toxischen" unterscheiden lassen. Diese Auffassung wurde vor allem deshalb gewonnen, weil BANNWARTH und Pette den „entzündlichen“ Polyneuritiden eine gleiche oder doch eine ähnliche pathogenetische Grundlage zukommen lassen. Nicht den verschiedenartigen Erregern und ihren Toxinen könne die Polyneuritis unmittelbar zur Last gelegt werden, sondern die Nervenkrankheit sei der Ausdruck eines „allergisch-hyperergischen“ Vorganges, der sich vor allem im Wurzelgebiet abspielt. Die Aussage von Pette betrifft also die gemeinsame Pathogenese der Polyneuritis bei ursächlich verschiedenen Grundkrankheiten. Sie darf aber nicht zur Unterscheidung in „entzündliche und „toxische Polyneuritiden führen, weil „Entzündung ‘ und „Toxin“ nicht gegenübergestellt werden können, sich vor allem gegenseitig nicht ausschließen. Betrifft doch das „Toxin“ etwas Ursächliches und „Entzündung“ einen Vorgang im Gewebe, der durch ein „Toxin“ zustande kommen kann. Scheid hat vor allem geltend gemacht, daß das Liquorsyndrom (Guillain-Barré), das bei den neueren Erörterungen über die Pathogenese der Polyneuritis eine so besondere Wichtigkeit erlangt hat und auf den „entzündlichen“ Wurzelprozeß unmittelbar hindeuten soll, auch bei toxischen Polyneuritiden — entgegen einer verbreiteten Ansicht — gleichfalls nicht selten, wenn auch in geringerem Ausmaß vorkommt (desgleichen Kazmeier).

Die Polyneuritis betrifft in der überwiegenden Zahl der Beobachtungen die Extremitäten und den Rumpf. Das Vorkommen einer vorwiegend *kranialen Lokalisation* war lange Zeit strittig. Vom klinischen Standpunkt wurde diese Annahme bejaht, lagen doch Beobachtungen vor (Guillain und Kreis, van Bogaert und Maere, Glavan, Günther und Stern), welche es wahrscheinlich machten, daß eine Polyneuritis auch isoliert die Kopfnerven befallen kann. Mit anatomischen Befunden hat Döring die Existenz dieser „*Polyneuritis cranialis*“ sichern können. Offenbar gehören hierher auch Fälle von unilateraler Polyneuritis cerebralis (Frankl-Hochwart, Günther und Stern).

d) Pathologische Histologie der Polyneuritis[1].

Topik der Befunde. Die pathologische Histologie der Polyneuritiden ist in den letzten 20 Jahren etwas einseitig durch die „Ganglienbrille“ betrachtet worden, auch hat es im Anschluß an Margulis nicht an Versuchen gefehlt, die Veränderungen in den distalen Nervenabschnitten als lediglich „sekundäre“ anzusehen. Das ist für einen Teil der Befunde im Sinne des Wallerschen Nervenfaserschwundes denkbar, niemals für die schon früh zur Beobachtung gelangenden Veränderungen. Mit Recht hat Dansmann 1940 auf die Vernachlässigung der Untersuchung des peripheren Nerven hingewiesen und bemerkt, daß in der Verteilung und Häufung der Befunde im peripheren Nerven, Wurzelnerven und spinalen Ganglion keine Bevorzugung bestimmter Abschnitte erkennbar sei. Will man auf Grund der Schrifttumsbefunde zu einem klaren Bild über die Topik der Befunde gelangen, so ergibt sich, daß nur wenige Fälle wirklich verwertbar sind, da die Ganglien vielfach nicht untersucht wurden oder über ihren Befund nichts mitgeteilt wird. In anderen Fällen vermißt man die Untersuchung der peripheren Nerven. Brauchbare Befunde sind aber nur dann zu gewinnen, wenn das gesamte periphere Nervensystem (einschließlich des sympathischen) untersucht wird und möglichst der gesamte periphere Nerv zu übersehen ist. Letzteres ist nach dem Vorgehen von Köppen nur dadurch zu erreichen, daß die kleineren Nerven spiralig aufgerollt und insgesamt eingebettet werden. Die größeren Nervenstämme können nur streckenweise untersucht werden.

Überblickt man ein derartig untersuchtes Material von Polyneuritisfällen, so fällt die *Uneinheitlichkeit der Topik der anatomischen Befunde* auf. Relativ oft werden die Ganglien und Wurzelnerven völlig unverändert, auch frei von exsudierten Zellen gefunden und lediglich hyperämisch angetroffen, während der Nervenstamm distal vom Ganglion schwere Veränderungen zeigt. Befunde im Ganglion und radikulären Nerven kommen zwar häufiger vor, doch sind sie nicht regelmäßig nachweisbar. Auch die einzelnen Ganglien sind sehr unterschiedlich beteiligt, die lumbosacralen meist stärker und häufiger als die thorakalen und cervicalen. Vordere und hintere Rückenmarkswurzel können in gleicher Weise

[1] Es werden hier zusammenfassend Befunde erörtert, die bei und nach Infektionskrankheiten gemacht worden sind, sodann die der sog. „idiopathischen“ Polyneuritis. Weiterhin sind der Darstellung Befunde zugrunde gelegt, die auf die verschiedensten Ursachen (Fremdserum und andere Eiweißkörper, bakteriogene Stoffe, alimentäre Intoxikationen) hin entstehen.

verändert sein, nur selten ist das Freibleiben der vorderen Wurzel (SANTHÁ) mitgeteilt worden. Da auch Veränderungen im peripheren Nerven als alleinige Befunde vorkommen, ist zusammenfassend festzustellen, daß von einer „elektiven Erkrankung der Spinalganglien und Wurzelnerven“ *nicht* gesprochen werden kann. Bei der Polyneuritis der Hirnnerven ist gleichfalls keine einheitliche Bevorzugung einer bestimmten Strecke zwischen radikulärem und distalem Nervenabschnitt festzustellen. In dem von DÖRING mitgeteilten Fall bestanden im Trigeminus schwere Befunde, vor allem im GASSERschen Ganglion und in den peripheren Trigeminusstämmen bei unveränderter Trigeminuswurzel. Der Vagus hingegen bot in seinen Ganglien, in der Wurzel und im proximalen Teil des peripheren Nerven nur sehr geringe Befunde, hingegen schwere in einzelnen peripheren Stämmen, so im N. laryngeus inf. Wieder anders waren die Befunde im N. facialis, wo das Ggl. geniculi gering, der proximale Nerv unterhalb desselben hingegen stark verändert war. Die Anschauung von der primären Lokalisation der Krankheit in den Wurzelnerven ist also nicht aufrechtzuerhalten; diese Lokalisation ist — wie auch NEIDINGER und RUBINSTEIN neuerdings betonen — nur eine mögliche.

Auch die *Art der Befunde* ist sehr unterschiedlich, wobei sich ergibt, daß nicht alles, was als Polyneuritis (auch unter „infektiöser“, sog. „echt entzündlicher“) beschrieben wurde, -itis-Befunde zur Grundlage hat. *Die frühesten Befunde*, welche bei der Polyneuritis erhoben wurden, waren schwächste und stärkere, selten stärkste, in Nekrose gipfelnde, wie sie beim Zoster und bei schweren Vergiftungen beobachtet werden. Die *schwächsten Befunde* bestehen in Erweiterung der Capillaren und Venolen, die mit Erythrocyten angefüllt sind, sowie in Ansammlungen korpuskulärer und flüssiger Blutbestandteile bei fehlenden regressiven Veränderungen an Markscheiden und Achsenzylinder. Dabei finden sich die exsudierten Zellen perivasculär oder frei im Gewebe in diffuser oder herdförmiger Verteilung. Vor allem handelt es sich um Lymphocyten, auch sind Leukocyten — entgegen der Darstellung des Schrifttums — nachgewiesen worden (GÄRTNER, DANSMANN, SCHWEIGER u. a.). Als Initialbefunde in Fällen von Radikuloneuritis verschiedener Ursache konnte BIEMOND nur „etwas Ödem in den Nerven und Nervenwurzeln, sodann Hyperämie der Arachnoidea, aber nur geringe Infiltrationen“ feststellen. Frühbefunde haben auch DANSMANN und DEMME mitgeteilt. DANSMANN beschreibt bei einem $3^1/_2$ Tage alten Fall (nach „Erkältung“) im peripheren Nervensystem und angrenzenden Binde- und Fettgewebe „regellos verteilte Lymphocyten“ bei unverändertem Parenchym, DEMME (nach Angina) 5 Tage nach Erkrankung ausgedehnte Lymphocytenansammlungen im Spinalganglion und peripheren Nerven bei Fehlen neutralfettiger Abbauprodukte. EPPINGER fand 7 Tage nach Beginn einer schweren ascendierend verlaufenen Lähmung im Gefolge alimentärer Intoxikation nur „ein starkes Ödem, im Rückenmark besonders um die Gefäße, in den peripheren Nerven aber noch keine osmio-reduktive Substanzen“. SCHWEIGER hat noch 7 Tage nach Beginn der Lähmungen starke Hyperämie der Wurzeln mit Blutaustritten und Infiltraten (im Ganglion auch Leukocyten und gewucherte Kapselendothelien) bei negativen Marchi-Befunden festgestellt; im N. vagus, N. phrenicus, N. ischiadicus und N. tibialis konnte er eine starke „interstitielle Neuritis“ nachweisen. Weitere derartige Frühbefunde sind von SICARD und LHERMITTE (Ödem im Bereich der Wurzelnerven) und HALLERVORDEN (am 7. Tage spärliche Lymphocyten in Wurzeln, Ödem der Nervenbündel, zahlreiche RENAUTsche Körperchen ohne nachweisbare Nervenfaserschädigung) erhoben worden. HALLERVORDEN hat noch weitere Frühbefunde für polyneuritische Syndrome (wahrscheinlich infektiöser Ursache) mitgeteilt: in einem Fall (5 Tage) fand er ausgesprochen lymphocytäre und plasmacelluläre Infiltrate in den Nerven, in den Wurzeln nur unbedeutende Infiltrate, einzelne geschädigte Fasern und einige Fettkörnchenzellen an den Gefäßen, in einem anderen Fall (6 Tage) nur spärliche lymphocytäre Infiltrate und Ödem

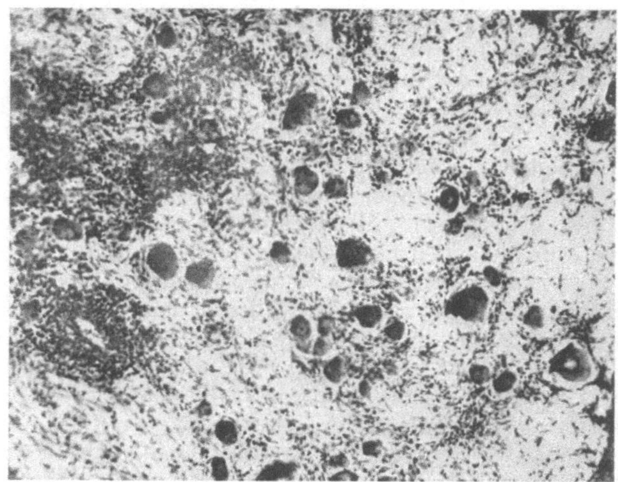

Abb. 23. Spinalganglion bei Polyneuritis mit Einstreuung zahlreicher Rundzellen. (Nissl-Färbung.)

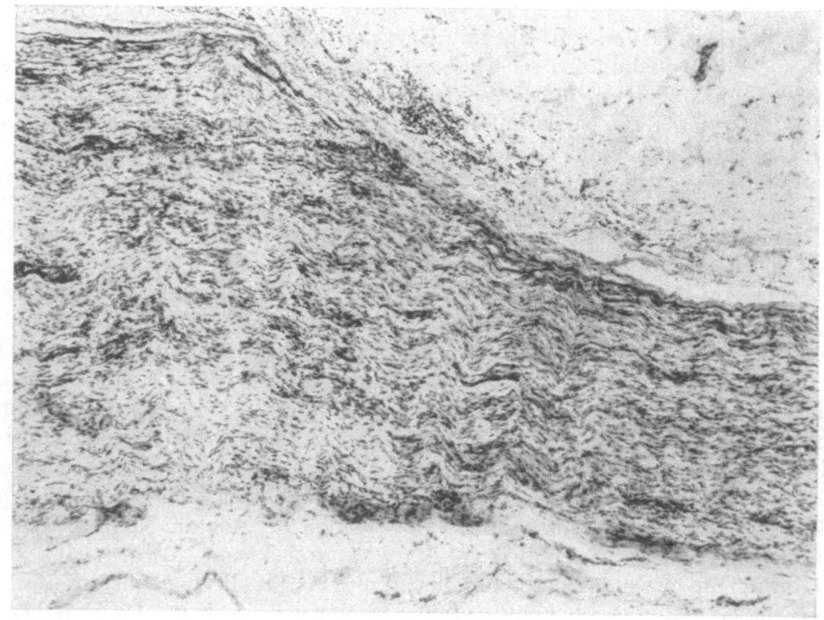

Abb. 24. Hintere Wurzel und Wurzelnerv bei Polyneuritis (Cervicale II). Wucherung der Schwannschen Zellen, geringe lymphocytäre Infiltration, auch im umgebenden Fettgewebe perivasculäre Zellansammlungen. (Nissl-Bild.)

in den Nerven bei freien Wurzeln, aber gleichzeitig verschiedene „Nekrosebefunde in der Brücke und im Hirn infolge von Kreislaufstörungen“.

Sofern bei den Frühbefunden überhaupt Parenchymveränderungen der Ganglien vorhanden waren, erwiesen sich diese als geringfügig. Ein nennenswerter Markscheidenuntergang findet noch nicht statt und auch die Marchi-

Methode ergibt meist nur wenige osmioreduktive Körnchen. Die Silberbilder zeigen außer seltenen spindeligen Auftreibungen der Achsenzylinder keine Veränderungen. Wandveränderungen der erweiterten Capillaren und Venolen, insbesondere Lockerung derselben und Endothelschwellung sowie Auflockerung des umgebenden Gewebes mit Ansammlung von Flüssigkeit, auch solcher plasmatischen und zelligen Gehaltes sind in den letzten Jahren wiederholt nachgewiesen worden.

Stärkere Befunde bei der Polyneuritis, insbesondere solche am Parenchym- können *ebenso früh wie schwächste Befunde* erhoben werden. Wir führen die Fälle von PETTE und KÖRNYEY als Beispiel an; die Autoren fanden 7 Tage nach

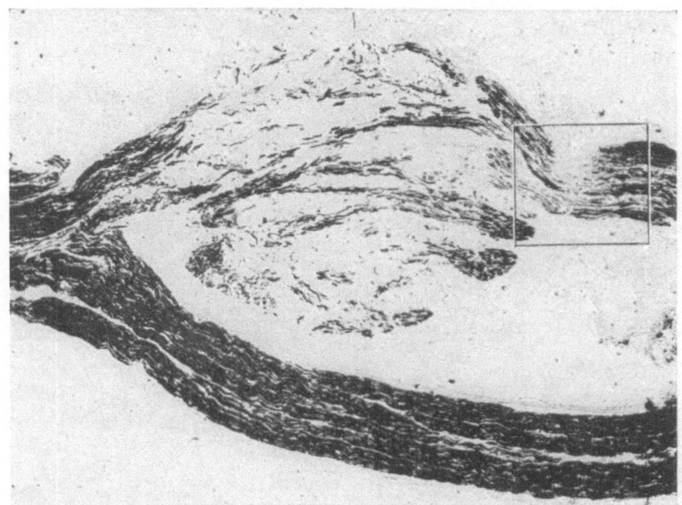

Abb. 25. Spinalganglion bei Polyneuritis. Regressive Parenchymbefunde nur im Wurzelnerv innerhalb des markierten Bezirkes. (Markscheidenfärbung.)

Erkrankung neben starken Lymphocytenanhäufungen im Gewebe bereits weit vorgeschrittene „degenerative“ Veränderungen an Markscheiden, Achsenzylinder und Ganglienzellen sowie Vermehrungsvorgänge der Glia und des Bindegewebes. In einem anderen 6 Tage alten Fall stellten sie vorwiegend starke Parenchymbefunde bei nur sehr spärlichen Lymphocytenansammlungen, aber bereits deutliche Bindegewebs- und Gliahyperplasie fest. Stärkere Frühbefunde im Ganglion und Nerven sind vor allem auch bei der Polyneuritis nach Diphtherie nachgewiesen worden, so von GLASER, der 4 Tage nach Krankheitsbeginn in den vorderen und hinteren Wurzeln starke Parenchymveränderungen bei „unbedeutender“ Wucherung der SCHWANNschen Elemente in den Nervenwurzeln und Fehlen exsudierter Zellen nachweisen konnte, gleichzeitig die Gefäße der Armplexusstränge „strotzend mit Blut gefüllt“ und stellenweise neben dem Markzerfall auch Blutungen fand. In einem weiteren Diphtheriefall (Lähmungsbild, das sich innerhalb von 2 Wochen fortschreitend entwickelt hatte) wies GLASER in den Nervenwurzeln starke Lymphocytenherde und Wucherungen der SCHWANNschen Zellen, aber erst „mäßigen Markscheidenzerfall“ nach. GLASER fand die „Gefäße der Rückenmarkswurzeln strotzend mit Blut gefüllt“ und erklärt, daß „die ringförmigen Blutungen um die Gefäße in der Pia des Kleinhirns wahrscheinlich Folge von Zirkulationsstörungen sind, während die starke Blutfüllung und Erweiterung der Gefäße an verschiedenen Orten sicher teilweise auf die Entzündung zurückzuführen ist“. v. VILLAVERDE schildert für die akute Diphtherieparalyse

Hyperämie, beträchtliche Blutungen und Infiltrate und bemerkt, daß bei der postdiphtherischen Polyneuritis der „parenchymale“ Typ der Neuritis vorherrsche.

Zu einer wesentlich späteren Zeit (3 Wochen bis 6 Monate) erhobene Befunde bei Polyneuritis verschiedener Ursache sind noch wechselvoller als die Frühbefunde. Hier tritt in der Mehrzahl der Fälle neben den stärker entwickelten regressiven Parenchymveränderungen der Ganglien meist eine deutliche Hyperplasie der Schwannschen Zellen und des Bindegewebes hervor, während die exsudierten Blutbestandteile, insbesondere die zelligen mehr und mehr abnehmen und zurücktreten können (Fälle von Juba-Kovacz, Peters-Scheid,

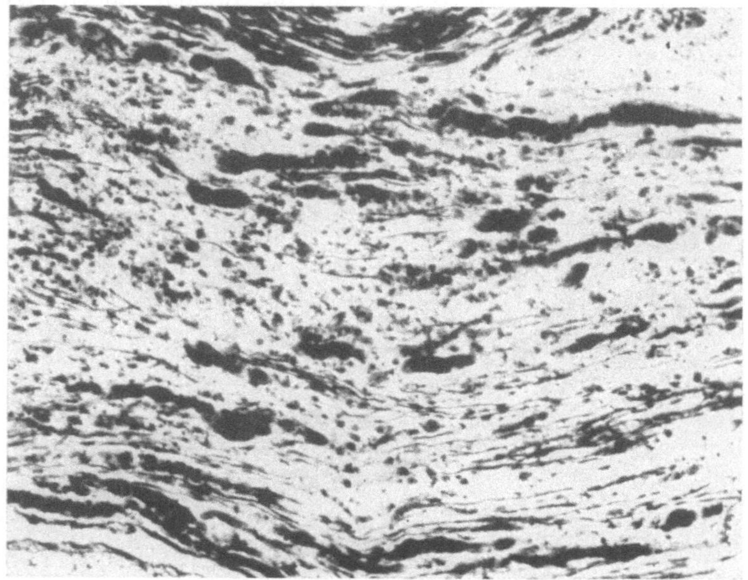

Abb. 26. Stärkere Vergrößerung der in Abb. 25 gekennzeichneten Stelle mit schweren Parenchymveränderungen: Auflösung der Markscheiden mit bröckligem und scholligem Zerfall. (Markscheidenfärbung.)

Margulis, Dansmann, Gärtner u. a.). Gärtner erwähnt außer Rundzellinfiltraten strotzend mit Blut, teils stark mit Leukocyten gefüllte Capillaren. Nur im Vagus beiderseits fanden sich Leukocyten frei im Gewebe. Hechst beschreibt bei Lähmung nach Diphtherie (3 Wochen) unter anderem schwere Mark- und Nervenfaserveränderungen im Ganglion, Wurzelnerven und peripheren Nerveu geringe Vermehrung der Lemnocyten, aber Fehlen von Zellen, die aus der Blutbahn stammen. Die im Gewebe befindlichen Blutelemente können aber auch längere Zeit bestehenbleiben (Marinesco-Draganesco 4 Monate, in diesem Fall ist Lues nicht auszuschließen), wie sie auch völlig fehlen können (Mirus 6 Monate). Andererseits sind Fälle bekannt, bei denen nach 4 Wochen die Befunde nur schwach waren und lediglich Lymphocytenherde, hier und da auch geringen Markscheidenzerfall im Ganglion, Wurzelnerv und gemischten Nervenstamm ergaben (Dansmann, Fall 13). Solche Feststellungen hat auch W. Müller bei Polyneuritis nach Diphtherie gemacht; Rosenblath erwähnt negative Befunde. Staemmler hat fast durchweg schwere degenerative Zerfallsprozesse an den Markscheiden und Achsenzylindern des Spinalganglions und Wurzelnerven gefunden.

Ein Vergleich der Befunde, die nach 3—4 Wochen dauernder Krankheit erhoben wurden, zeigt, daß eine Wucherung der Schwannschen Zellen und des Bindegewebes mit stärkeren und schwächsten Parenchymveränderungen im

Ganglion vorkommt. Die Parenchymbefunde sind die bekannten des Unterganges mit Auflösung der *Markscheiden* und neutralfettigem Zerfall. Die aus der Markscheide gelöst austretenden Stoffe können bereits am 6. Tage teilweise in Körnchenzellen nachweisbar sein. Auch in Bindegewebszellen sieht man feine Fetttröpfchen, vor allem in solchen des adventitiellen Gewebes. Die *Achsenzylinder* zeigen im Silberbild Auftreibungen, Aufsplitterung und Schlängelung. Bei schweren Befunden tritt bröckliger Zerfall auf. Die *Ganglienzellen* zeigen, sofern sie überhaupt verändert sind, die verschiedensten Befunde: exzentrisch gelagerten Kern, Fenestration, Auflösung der Nissl-Substanz und Schwellung des Cytoplasmas. Die Zellen können auch stark verkleinert gefunden werden. Wichtig

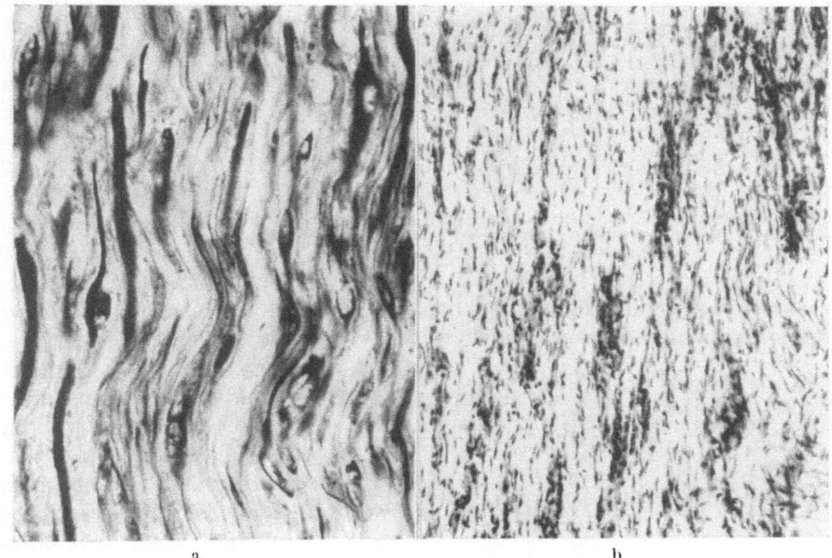

Abb. 27a u. b. Wurzelnerv bei Polyneuritis. Achsenzylinder (a) teilweise geschwollen, kolbig aufgetrieben, aber nicht körnig zerfallen oder aufgelöst. Hyperplasierte SCHWANNsche Zellen (b) in zusammenhängenden Bändern. Bielschowsky- (a) bzw. Nissl-Färbung (b).

ist der Nachweis von Wucherungen oder Schwellungen der kapsulären Hüllplasmodien, wie auch der Befund untergehender oder bereits aufgelöster Ganglienzellen. Eine Kapselzellhyperplasie geringen Grades um „intakte" Ganglienzellen ist häufig zu finden, während eine stärkere Hyperplasie selten ist. Wo sie auftritt, ist zugleich die Auflösung von Ganglienzellen, bei noch längerer Dauer der Vorgänge der Befund von Restknötchen feststellbar. Die im Silberbild nachzuweisenden Excrescenzen der Ganglienzellen halten sich bei der Polyneuritis in geringen Grenzen. Auch nach längerer Dauer der Krankheit können die Ganglienzellbefunde gering sein (KUBA-KOVACS). Stärkere Befunde an den Ganglienzellen hat vor allem SANTHÁ in einem chronisch verlaufenen Fall beschrieben (s. S. 283), desgleichen DÖRING bei einer chronisch, schubweise sich entwickelnden Polyneuritis. Das Pigment der Zellen ist bei der Polyneuritis vermehrt, auch finden sich Pigmente, die bei der Markscheidenfärbung schwarze Tinktion ergeben. Um die Ganglienzellen kann es zur Faserkorbentwicklung kommen, welche der Hyperplasie des Hüllplasmodiums parallel geht. Sie kann aber auch fehlen oder gering sein, entsprechend der geringen oder fehlenden Vermehrung des Hüllplasmodiums. Bei Zerstörung der Achsenzylinder innerhalb des Ganglions treten auch PERRONCITOsche Spiralen auf. — Bei der Lähmung nach Diphtherie hat MEYER an den Zellen der Ganglien keine deutlichen Veränderungen festgestellt. Hechst fand nur einen Teil der Zellen aufgebläht, homogen gefärbt mit geschrumpftem Zellkern, einen weiteren Teil der Zellen geschrumpft, zu dunkelgefärbten Gebilden zusammengeballt. Die Ganglienzellen waren mit einer mäßigen Menge scharlachpositiver Lipoide beladen. Etwas mehr Fett war in den Kapselzellen festzustellen. Stellenweise waren Ganglienzellen aufgelöst und durch Kapselzellen ersetzt; eine erhebliche Verminderung der Zellzahl wurde nicht beobachtet. Das Maß des Markscheidenunterganges übertraf bei weitem den auf Grund der Nervenzellveränderungen zu erwartenden Umfang; die Achsenzylinder waren weniger deutlich verändert.

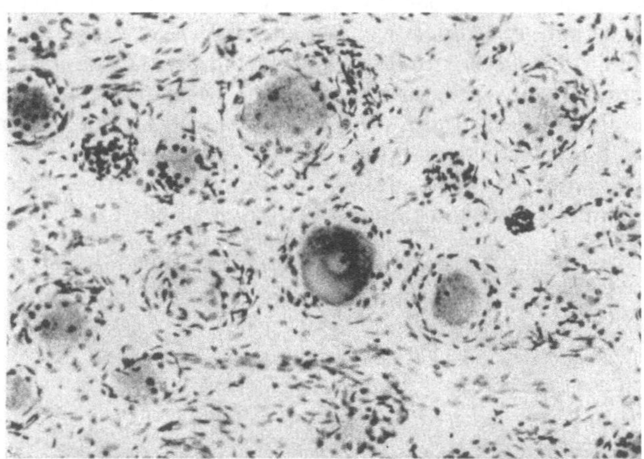

Abb. 28. Spinalganglion bei Polyneuritis (mehrere Wochen alter Befund). Ganglienzellauflösung und Kapselzellhyperplasie bis zur Bildung von Restknötchen. (Nissl-Bild.)

Gefäßwandbefunde, die über Weiteänderungen, ödematöse Quellung und Endothelschwellung hinausgehen, sind uns nur bei Polyneuritiden nach eitrigen, insbesondere septischen Prozessen begegnet. Sie wurden auch von Margulis in einem Fall als partielle Gefäßwandnekrose, Verengerung oder totale Obliteration des Lumens durch Intimawucherung und Thrombose beschrieben. In derartigen Fällen finden sich verschiedenartige Befunde nebeneinander: prall gefüllte Gefäße mit gequollenem, kubischem Endothel, das durch Exsudate abgehoben sein kann, sowie homogene Arterionekrose und schließlich die Bildung einer ausgesprochenen Granulationsgewebes in der Wand mit Übergang in Skleroseveränderungen und Obliteration des Lumens. Auch im umgebenden Binde- und Fettgewebe habe ich Arterionekrose mit beträchtlichen flüssigen, zellarmen Exsudaten und Umbau des Fettgewebes beobachtet. Die Veränderungen, die in gleicher Weise in der Muskulatur zu finden sind, überschreiten das Maß der durchschnittlichen Befunde und stehen denen von Marcus („*Polyneuritis perivasculitica*", wie denen der *Arteriitis und Phlebitis nodosa,* Wohlwill,

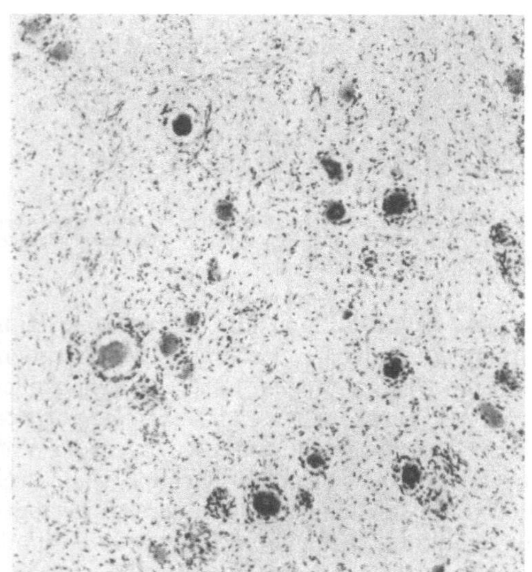

Abb. 29. Spinalganglion bei chronischer Polyneuritis mit klinischen Defekten. „Verödung" des Ganglions in Fleckform, unter Bildung eines zellarmen, faserreichen Zwischengewebes. Restknötchen. (Nissl-Färbung.)

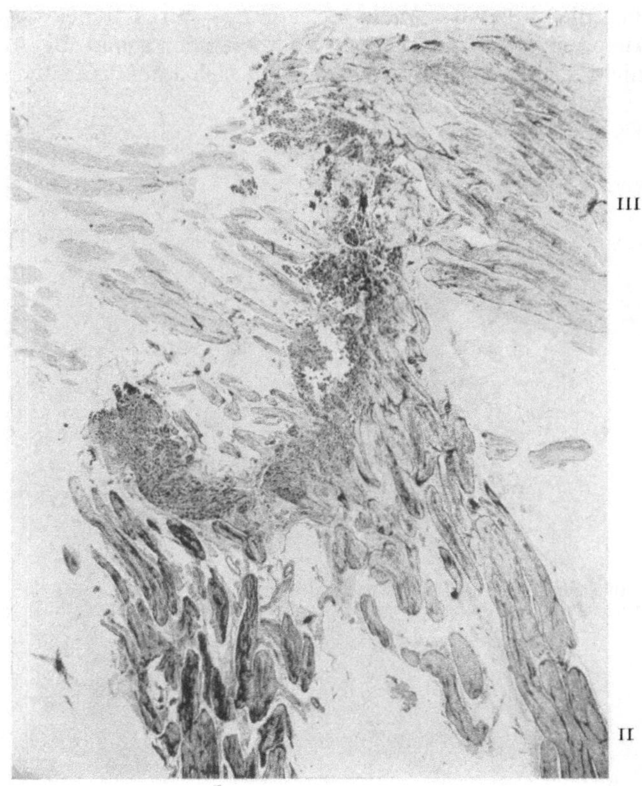

Abb. 30. Ganglion Gasseri bei akuter Polyneuritis der Hirnnerven. Regressive Parenchymveränderungen und Wucherung SCHWANNscher Zellen, vor allem im 1. und 2. peripheren Trigeminusstamm. Die Trigeminuswurzel ist fast unverändert. (Thioninfärbung.)

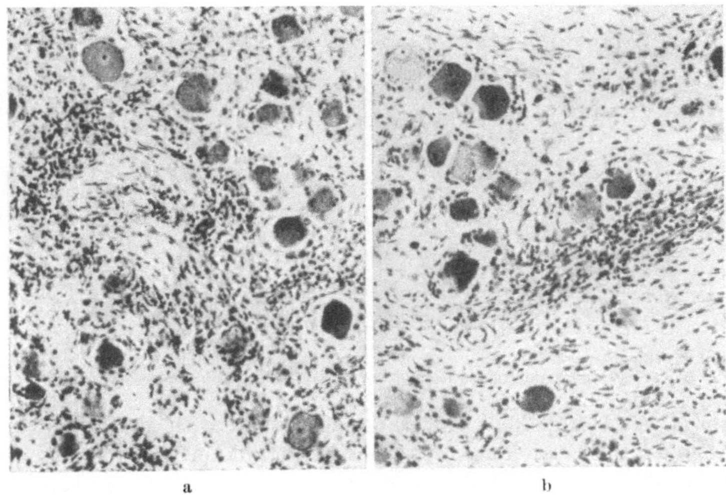

Abb. 31 a u. b. Polyneuritis der Hirnnerven. (a) Ggl. Gasseri und (b) Ggl. jugulare und N. vagus mit fleckförmiger, teils perivasculärer Lymphocyteninfiltration. (Nissl-Färbung.)

Pette) nahe, die ihrerseits wieder Übergänge zur Polyneuromyositis zeigen. Die Übergänge zur *Arteriitis nodosa* sind fließende, zumal die Arterienprozesse bei dieser nicht immer Grade erreichen, daß sich knötchenartige Verdickungen

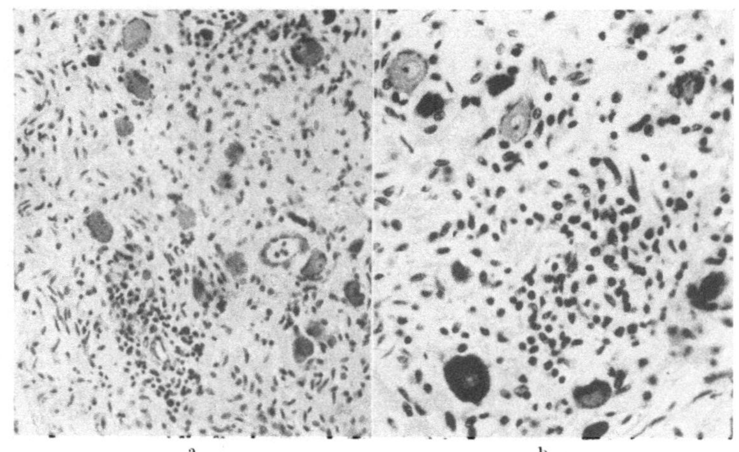

Abb. 32a u. b. Ganglion nodosum bei Polyneuritis der Hirnnerven. a Capillarerweiterung und perivasculär Lymphocytenansammlung. b Lymphocyten frei im Gewebe und geringe Hyperplasie des interstitiellen Gewebes.

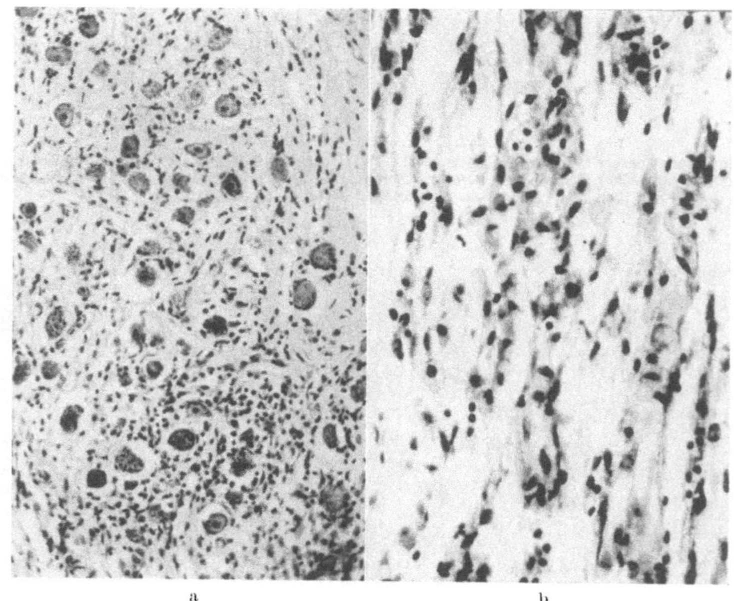

Abb. 33a u. b. Ganglion geniculi (a) mit zelliger Exsudation ins Gewebe und N. facialis (b) mit regressiven Parenchymveränderungen bei Polyneuritis der Hirnnerven. (Nissl-Färbung.)

einstellen. Ihre Ähnlichkeit untereinander wird auch dadurch verständlich, daß die Arteriitis nodosa keine selbständige Krankheit ist, sondern ein Begleit- oder Folgezustand an muskulösen Arterien (meist mittleren Kalibers) in ursächlichem Zusammenhang mit Infektionskrankheiten im weitesten Sinne (K. Dietrich). Einen bemerkenswerten Fall von Polyneuritis bei *Thrombo-*

angiitis obliterans" haben ERBSLÖH und KAZMEIER (1950) beschrieben. Für die Spinalganglien erwähnen sie in Höhe des unteren Halsmarkes nur wenige, frischere und ältere Ganglienzellnekrosen, vorwiegend in den Randpartien der Ganglien. Andere Ganglienzellen waren schwer geschrumpft, bis auf geringe Plasmareste zerstört, ihr Raum durch gewucherte Kapselzellen ausgefüllt. Das interstitielle Bindegewebe war wechselnd vermehrt. Die zu- und abführenden Nervenfaserbündel zeigten eine Lichtung ihres Markbestandes, doch fehlten Zeichen des Myelinabbaus und des Transportes von Fettsubstanzen. Einzelne Markscheiden, besonders zwischen den Ganglienzellen, waren aufgetrieben und frakturiert. Im Bereich der hinteren Wurzeln war das Zwischengewebe durch

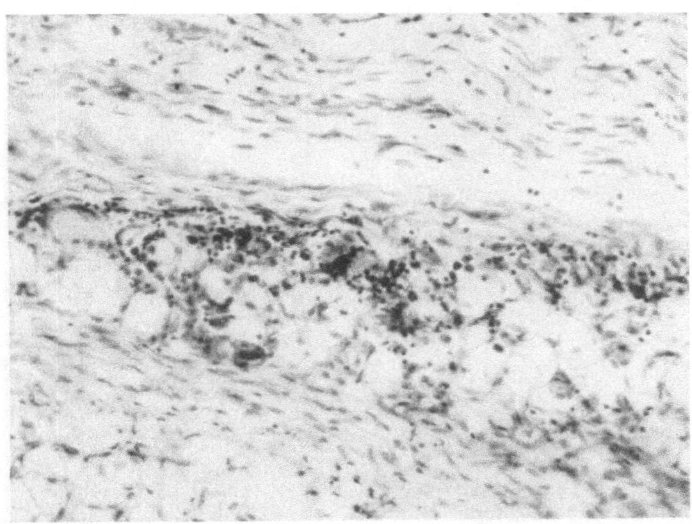

Abb. 34. Wurzelnerv mit anhaftendem Fettgewebe. In letzterem fleckförmige Zellhyperplasie, zum Teil auch exsudierte Zellen. Verringerung der Zahl der Fettzellen unter Zerfall des einheitlichen Fetttropfens in kleinere. (Kresylviolett-Paraffin.)

ein chronisch interstitielles Ödem aufgetrieben und gelockert. Erheblich intensiver — entsprechend der Stärke der Gefäßveränderungen — waren die Parenchymschäden in einem Lumbalganglion. Das gesamte Ganglion mitsamt seinen zu- und abführenden Nervenfaserbündeln war geschrumpft. Es erschien infolge der bedeutenden interstitiellen Fibrose und sehr weitgehenden Markscheidenschwundes mit bindegewebigem Ersatz der ausgefallenen Nervenfasern recht zellreich. Im Parenchym fand sich kaum noch eine intakte Ganglienzelle. Die Befunde zeigten hier an, daß es sich im wesentlichen um ältere Parenchymschäden handeln muß. — Die Befunde sind ungewöhnlich und stellen eine Rarität dar.

In der *Muskulatur* fanden MARINESCO-DRAGANESCO, PETTE-KÖRNYEY geringe Lymphocytenherde, während PETERS-SCHEID solche vermißten. DANSMANN sah zahlreiche Anhäufungen von Lymphocyten und erörtert für seinen Fall die Stellung zur Polymyositis. Die im Muskel auftretenden Umbauvorgänge sind die gleichen wie die nach der Nervendurchtrennung, Befunde, welche durch Hypotrophie des Muskelparenchyms und geringe Bindegewebs- und Sarkolemmkernwucherung ausgezeichnet sind. Bei der Polyneuritis nach Diphtherie sind im Muskel keine besonderen Befunde erhoben worden (HECHST), so daß die Annahme von HOCHHAUS, nach welcher die Lähmungen durch eine primäre Schädigung der Muskeln bedingt sein kann, keine Stütze gefunden hat.

Die Veränderungen des *Fettgewebes in der Nachbarschaft der Ganglien und Wurzelnerven* bedürfen der besonderen Erwähnung. An den Capillaren und Venolen dieses Gewebes sind sehr häufig Zellaustritte (Lymphocyten und Erythrocyten) festzustellen, auch kann man beobachten, daß das Fettgewebe fleckförmig in unmittelbarer Beziehung zu den exsudativen Vorgängen eine Verringerung der Zahl der Fettzellen auf Kosten einer zellig-faserigen Bindegewebswucherung aufweist. Die exsudativen Phänomene können in einzelnen Fällen beträchtliche Ausmaße erreichen; im allgemeinen sind die Befunde, vor allem in gradueller Hinsicht, geringer als im Nerven.

In den *Ganglien des Sympathicus* trifft man Lymphocyteneinstreuungen, allerdings nicht so häufig wie im Spinalganglion. GÄRTNER beschreibt außerdem stark erweiterte, mit Erythrocyten oder Leukocyten gefüllte Capillaren in den Ganglien des Sympathicus, in den Nervenfasern desselben und im umgebenden Fettgewebe. MARINESCO-DRAGANESCO haben Lymphocyten und Plasmazellen auch in den Nervenfasern und um die Ganglienzellen der Nebennieren nachgewiesen.

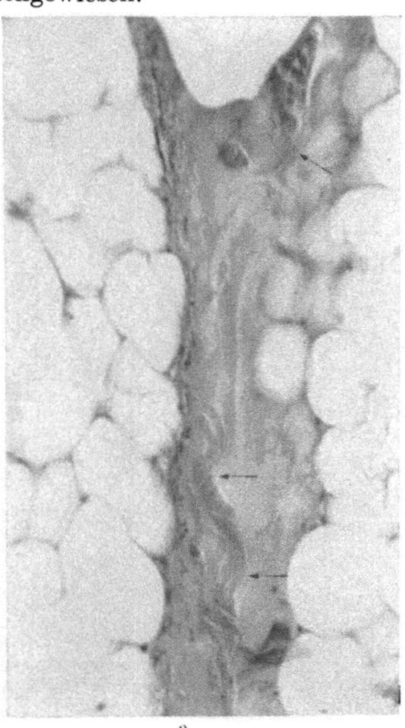

a

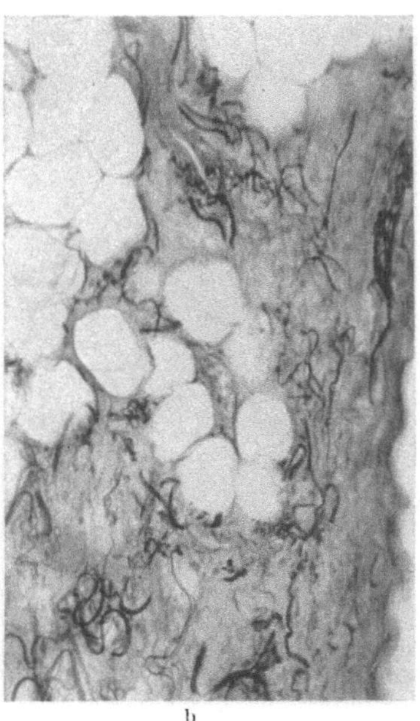

b

Abb. 35a u. b. Fettgewebe der unmittelbaren Umgebung des Spinalganglions bei Polyneuritis. In den im van-Gieson-Bild schmutzig bis hellgelb gefärbten flüssigen Exsudatmassen im Fettgewebe sind bei a zahlreiche resorcin-fuchsinophile (elastische) Fasern und bei b fuchsinophile (kollagene) Fasern ausgefallen. Keine exsudierten Zellen, keine Wucherung ortsständiger Zellen bei b erscheinen im gefärbten Schnitt die durch Pfeile markierten Ausfällungen leuchtend rot in den schmutzig-gelb gefärbten übrigen Massen. (Elastica-van-Gieson-Färbung.)

Die *Hirn- und Rückenmarkshüllen*, sowie das *Hirn und Rückenmark* selbst können ohne Befunde sein. Vielfach sind jedoch bei „strotzend gefüllten Blutgefäßen, vor allem in der grauen Rückenmarkssubstanz" (SCHWEIGER) geringe bis mittlere Ansammlungen von Lymphocyten und Plasmazellen in der Pia und Arachnoidea aller Hirn- und Rückenmarksabschnitte, besonders häufig im Bereich der ein- und austretenden Wurzeln, wie auch im Hirn-Rückenmarksgewebe selbst, perivasculär und verstreut, frei im Gewebe festgestellt worden. Im Nervengewebe können dabei geringe Gliahyperplasien, vor allem der Mikroglia, bestehen. Ganglienzellveränderungen fehlen, abgesehen von leichten „retrograden" Veränderungen der großen motorischen Zellen des Rückenmarks und etwas stärkeren Veränderungen dieser bei postinfektiösen Formen (Diphtherie u. a.). Bei der Diphtherie ist auch Schwund in Fasersystemen (Hinterstränge usw.) beobachtet worden (HECHST), doch fehlte dieser in anderen Fällen. Bei der Polyneuritis anderer Ursache sind derartige Rückenmarksbefunde nur selten beschrieben worden (DANSMANN), wenngleich sie in Spätfällen zu erwarten waren. Nur im Fall von SANTHÁ, der als Sonderfall des Schrifttums aufgeführt wird, und eine mögliche Analogie zu einem von BODECHTEL beschriebenen Fall hat, war ein schwerer Nervenfaserschwund in der sensiblen Trigeminuswurzel, ein geringer auch in der Glossopharyngicus-Vaguswurzel und im Hinterstrang des Rückenmarks vorhanden. Nekrosebefunde im Hirn als Frühbefunde bei Polyneuritis hat HALLERVORDEN (6. Tag) und GLASER für die Polyneuritis nach Diphtherie beschrieben.

Hinsichtlich der Befunde im peripheren Nerven verweisen wir auf die Darstellung KRÜCKES. *Ganglienbefunde nach klinischer Restitution des Lähmungsbildes* sind bisher nicht mitgeteilt. Der älteste Fall, der klinisch in Remission begriffen war, ist der von MIRUS (s. oben), bei dem die anatomische Untersuchung $^1/_2$ Jahr nach Krankheitsbeginn möglich wurde. Ein eigener Fall von klinisch vollremittierter Polyneuritis vom LANDRY-Typ zeigte in den Spinalganglien verschiedener Höhen eine fleckförmige Hyperplasie des interstitiellen Zwischengewebes, vor allem waren auch die Hüllplasmodien um untergegangene oder teilgeschädigte Ganglienzellen deutlich vermehrt. Sie zeigten ausgeprägte

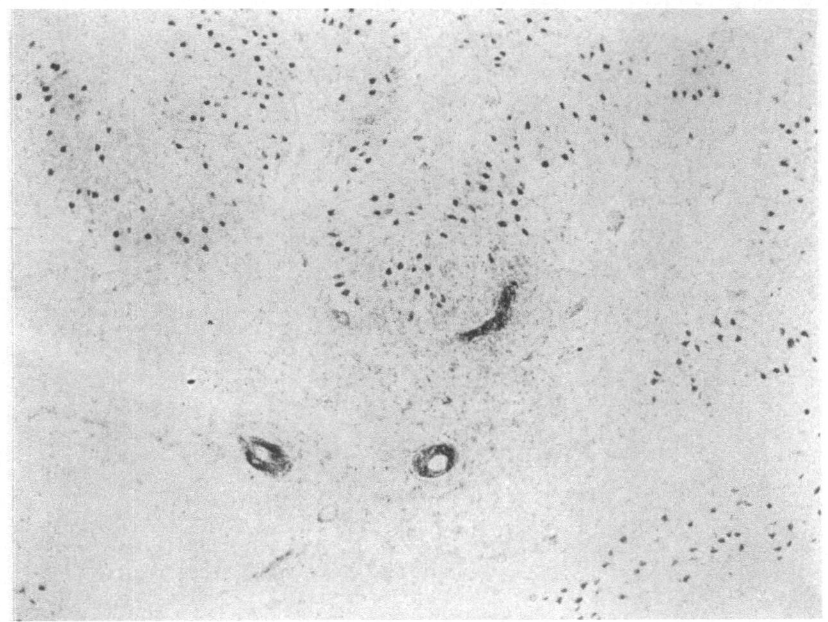

Abb. 36. Perivasculäre Zellansammlung und geringe Gliawucherung im Olivengebiet bei Polyneuritis. (Nissl-Bild.)

„Faserkorbbildungen". Markscheiden und Achsenzylinder im Ganglion waren intakt. Das Zwischengewebe wies eine sehr starke Mastzellenvermehrung auf.

Über die *Ganglienbefunde bei Polyneuritis nach Intoxikation und im Rahmen von Stoffwechselkrankheiten* ist nur sehr wenig bekannt, da in der Regel nur der periphere Nerv untersucht wurde. Die für die Ganglien bekannt gewordenen Befunde sind auf S. 290 dargestellt worden. Da die Befunde in den peripheren Nerven bei Polyneuritis im Rahmen dieses Handbuches gesondert aufgeführt werden, muß die Darstellung der „Krankheit Polyneuritis" vom Aspekt der Ganglien her ein „amputiertes" Gebilde bleiben.

7. Mono- und Plexusneuritis sowie Wurzelneuritis.

Über Befunde in den Ganglien und Wurzelnerven bei den sog. Mononeuritiden, wie auch bei der Wurzelneuritis und Plexusneuritis ist wenig bekannt. A. THOMAS fand die Wurzeln und spinalen Ganglien ohne Veränderungen, den peripheren Nerv hingegen verdickt durch eine starke zellige Hyperplasie des Interstitiums. DOYLE hat in seinem Fall mit Rundzellinfiltration im Ischiadicusstamm die Ganglien nicht untersucht. Im *N. facialis* stellte MINKOWSKI bei einer 8 Wochen alten „rheumatischen“ Facialisparese eine weit fortgeschrittene „Degeneration“ fest, welche distal am stärksten, proximal schwächer war, sich aber bis zum *Ganglion geniculi* verfolgen ließ. Der Wurzelnerv und das Ganglion waren ohne Veränderungen. DÉJÉRINE und THEOHARI, die bei „rheumatischer“ Facialislähmung in den distalen Nerventeilen schwere Mark- und Achsenzylinderveränderungen fanden, haben sich die Untersuchung des Ganglions entgehen lassen. Der Wurzelnerv war in ihrem Fall unverändert. Im *Ganglion Gasseri* hat JUNGHANS bei „Rheumatikern“ vor allem die Venen und Arterien des Peri- und Endoneuriums von Lymphocyten, Plasmazellen und einzelnen Leukocyten durchsetzt gefunden. Er hat auch „großzellige Granulationen“ sowie Lympho-

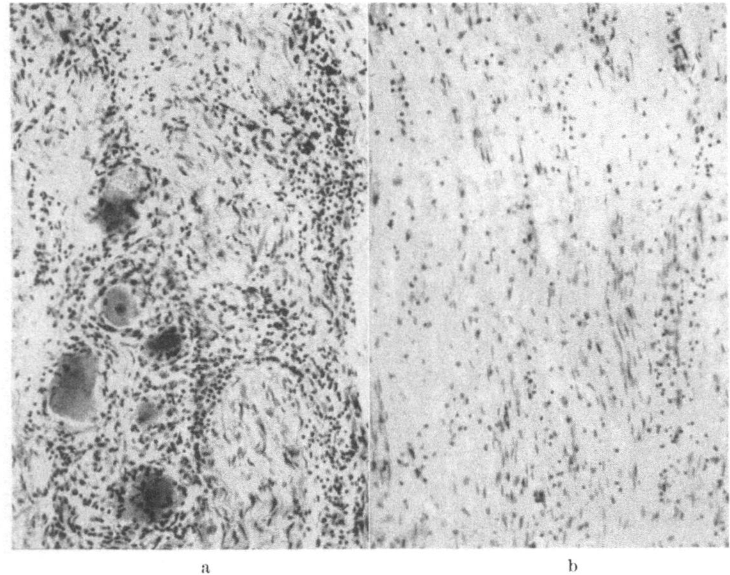

Abb. 37a u. b. Spinalganglion L 2 (a) und peripherer Nervenstamm (b) bei „Neuritis lumbosacralis“ mit Lymphocyten und Plasmazellen im interstitiellen Gewebe. Im peripheren Nerven außerdem Schwellung der SCHWANNschen Zellen und Quellung des Endoneuriums. (Nissl-Färbung.)

cyten und Plasmazellen zwischen den einzelnen Ganglienzellen, aber keine „rheumatischen Granulationen“ festgestellt. Diese hat auch KÖPPEN im peripheren Nerven bei fieberhaftem „Rheumatismus“ vermißt. JUNGHANS faßt die Phlebitiden und Arteriitiden als „rheumatische“ Schäden des Ganglions auf.

Bei der früher *sog.* „*Neuritis ischiadica*“ hat LAPINSKY „Entartung und Obliteration der Vasa vasorum, starke Hyperämie der wenigen degenerierten Gefäße, zellige Infiltration im Epi- und Endoneurium sowie stellenweise Myelinauflösung“ beschrieben. DÖRING hat bei „Neuritis lumbosacralis“ (nach zweimonatiger Krankheitsdauer und Rückgang der klinischen Erscheinungen) in den lumbalen Ganglien starke Blutfüllung der Gefäße, Leukocyten und Plasmazellen perivasculär und frei im Gewebe, sowie polsterartige Amphicytenwucherungen um Spinalganglienzellen gefunden. In den Wurzelnerven und im proximalen Teil des peripheren Nervenstammes waren Lymphocyten im Endo- und Perineurium, vor allem perivasculär bei Schwellung der Capillarendothelien vorhanden. Die Markscheiden und Achsenzylinder waren unverändert.

In den letzten Jahren ist durch zahlreiche Arbeiten von klinischer Seite fraglich geworden, ob es als Grundlage der lumbosacralen und cervicalen Plexusneuralgien überhaupt einen selbständigen Prozeß am Wurzelnerven und am

Ganglion gibt, oder ob die klinischen Bilder nicht doch ausschließlich durch mechanische Ursachen bei Krankheiten der Wirbelsäule zustande kommen. Die Situation ist nicht restlos aufgeklärt. THIEBAUT hat versucht, die Unzulänglichkeit der „Bandscheibentheorie der Ischias“ zu begründen und nimmt an, daß Schmerzen durch prolabiertes Bandscheibengewebe nur dann zustande kommen, wenn die Wurzelnerven entzündlich verändert seien. IRSIGLER hat gemeinsam mit EICKE bei „Kreuzschmerzen und Ischialgie“ an den stark verdickten Caudawurzeln (4. und 5. Lumbalwurzel) in einem Fall (*ohne* Discusprolaps) eine „interstitielle herdförmige Radikulitis“ mit Rundzellinfiltration, Fibroblastenwucherung und stellenweise Bindegewebsvermehrung festgestellt.

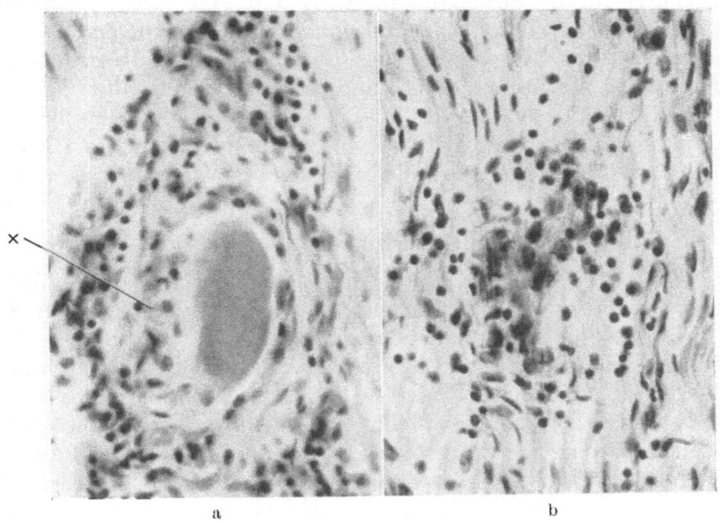

Abb. 38a u. b. Neuritis lumbosacralis (gleicher Fall wie Abb. 37). Bei a Hyperplasie des gliösen Hüllplasmodiums und des Endoneuriums, Plasmazellansammlungen im Spinalganglion (×). b Aus peripherem Nervenstamm dicht unter dem Ganglion Endothelschwellung der Capillaren und perivasculäre Anhäufung von Lymphocyten und Plasmazellen. (Nissl-Färbung.)

Da das Ausssehen, die Größe und der Charakter der an den Infiltraten beteiligten Zellen an sog. „rheumatische Knötchen“ erinnerten, möchte IRSIGLER von einer „rheumatischen Radikulitis der Caudawurzeln“ sprechen. In einem 2. Fall, bei dem ein „Discusprolaps“ entfernt werden konnte, fanden sich im Markscheidenbild der Wurzeln wesentlich verbreiterte, zum Teil auseinandergeflossene Nervenfasern bei umschriebener Bindegewebsvermehrung (Narbe) mit einigen Infiltraten. Für diese Beobachtung nimmt IRSIGLER einen bereits älteren Prozeß an, der zu einer Schwiele (Sklerose) des interstitiellen Bindegewebes geführt hat.

STROEBE hat nachgewiesen, daß „sowohl die Nervenwurzeln als auch die Spinalnerven und Ganglien in den Intervertebrallöchern bei Frakturen und Luxationen der Wirbelsäule im Gebiet der Verletzung heftige Zerrungen und Quetschungen erfahren können“, deren Folge Blutungen und andere Befunde in Wurzelnerven und Ganglion sind. DUUS konnte als Ursache neuralgischer Beschwerden im Bereich des Schulter- und Beckengürtels sowie der Extremitäten, die vorher lange Zeit als Rheumatismus, Wurzelneuritis, Plexusneuritis und ähnliches erfolglos behandelt worden waren, bei 50 Fällen röntgenographisch eine *Einengung der Foramina intervertebralia infolge degenerativer Wirbelsäulenprozesse (Osteochondrose)* nachweisen und berichtete auch über anatomische Befunde. Durch die Einengung der Foramina intervertebralia infolge Zusammen-

und Hineinquetschen der hinteren seitlichen Wirbelkörperkanten und dadurch bedingter Verschiebung der Wirbelkörper zueinander kommt es zu einem Zusammenpressen der Nervenwurzeln und Gefäße auf engstem Raum mit zum Teil schweren histologisch nachweisbaren Veränderungen. An den Nervenwurzeln fand er dabei das epineurale Bindegewebe vermehrt und hyalin umgewandelt, desgleichen das perineurale Bindegewebe. Gelegentlich fanden sich auch Zellvermehrungen (wahrscheinlich Fibrocytenwucherungen), regelmäßig wurden in dem vermehrten kollagenen Bindegewebe Corpora amylacea und gelegentlich auch Renautsche Körperchen nachgewiesen. Eine Vermehrung des endoneuralen Bindegewebes war weniger konstant, in einigen Fällen waren die Faserbündel der Wurzelnerven auseinandergerückt und von zarten kollagenen oder nichtkollagenen Fasern und locker liegenden spindelkernigen Zellen erfüllt. Im Falle sehr starker Einengung der Foramina wird Faseruntergang beobachtet, auch wird Markscheidenschwund beschrieben. In allen Fällen zeigten die Arteriolen und Capillaren des peri- und endoneuralen Bindegewebes eine meist starke hyaline Wandverdickung, oft mit einer Lumeneinengung. Die Capillaren des die Nerven umgebenden Fett- und Bindegewebes waren hingegen immer zart.

8. Ganglienbefunde bei der amaurotischen Idiotie.

Über die Veränderungen, welche die Spinalganglien im Verlaufe der infantil-amaurotischen Idiotie erleiden, unterrichten die Untersuchungen von Schaffer und seines Schülers E. Frey, aus denen hervorgeht, daß die für diese Krankheit charakteristische ubiquitäre Nervenzellveränderung sich auch an den Spinalganglienzellen findet. Die von Frey (1913) mitgeteilten Befunde bei der Tay-Sachs-Schafferschen Form ließen ihn eine „neuronophagische Wirkung der subkapsulären apolaren Glia“ annehmen, wobei schließlich Gliaknötchen in großer Zahl entstehen. Als auffallend bezeichnete Frey an solchen Residualgebilden das Auftreten eines feinfaserigen Knäuels, „welches als dichtes Geflecht die ganze Ganglienzelle umgibt, ohne aber mit ihr in engere Beziehung zu treten. Dieses feinfaserige Knäuel, welches mit dem Knäuel von Dogiel identisch ist, wird durch die Satelliten von dem Zellkörper abgegrenzt — die feinen Fäserchen zeigen häufig spindelförmige Anschwellungen.“ Nach einer späteren eingehenden Schilderung der Veränderungen durch Schaffer bestehen die initialen Veränderungen in einer „Aufdunsung“ der Zelle, welche aber nirgends zu ballon- oder ampullenförmigen Auftreibungen führt, wie sie für zentrale Ganglienzellen so charakteristisch sind. Die Schwellungen an den Spinalganglienzellen sind besonders an den Netzlücken des Fibrillensystems der Zelle zu erkennen, welche kreisrund klaffen und dadurch der Zelle ein schwammiges Aussehen verleihen. Die auseinandergetriebenen Lücken enthalten das gequollene Cytoplasma, in welchem später lecithinoide Körnchen gefällt werden. Diese für das zentrale Nervensystem bei Tay-Sachsscher Krankheit so charakteristischen Körnchen kommen in den Spinalganglienzellen nur in höchst spärlicher und angedeuteter Weise in Form von einigen blau gefärbten, allerfeinsten Pünktchen vor. Um die gequollenen und teils mit lecithinoiden Körnchen beladenen Ganglienzellen vermehren sich die Kapselzellen. Im weiteren Verlauf des Vorgangs kommt es zu einer fortschreitenden Verminderung der Zellen bei gleichzeitiger Kapselzellwucherung und unter Ausgang in Atrophie der Ganglienzelle zur Entstehung von Restknötchen. Während dieser Vorgänge bilden sich die verschiedensten Ganglienzellformen aus, welche im Silberbild die Charakteristika der „células fenestradas“ zeigen. Die Zellen werden schließlich aufgelöst, so daß nur Nageottesche Restknötchen resultieren. Dabei entwickeln sich fein- bzw. derbfaserige Knäuel, die teils an den Ganglienzellen, teils an den Achsenzylindern entstehen. SCHAFFER weist darauf hin, daß die Spinalganglienzellen bei der infantil-amaurotischen Idiotie fast alle Veränderungen aufweisen, wie sie bei der experimentellen Ganglientransplantation des Kaninchens auftreten und auch bei den allerverschiedensten Einwirkungen auf die Ganglien entstehen.

9. Neubildungen der cerebrospinalen Ganglien, vor allem des Ganglion Gasseri und der Trigeminuswurzel.

Die Geschwülste cerebrospinaler Ganglien sind selten. Am bekanntesten sind *die Neubildungen des* GASSER*schen Ganglions und der Trigeminuswurzel.* COOPER fand unter 5000 Geschwulstfällen des Nervengewebes nur 4 Trigeminusneubildungen und CUSHING hat unter 550 intrakraniellen Geschwülsten nur 8 des Trigeminus beobachtet. Auch innerhalb der Krankheiten des Trigeminus treten sie wegen ihrer Seltenheit zurück. Nach FRAZIER kommen auf 300 Fälle von Trigeminusneuralgie nur 3 Geschwülste des GASSERschen Ganglions. ALTMANN hat 90 hierhergehörige Mitteilungen des Schrifttums zusammengestellt. KRAYENBÜHL und WILDE haben die Literaturübersicht bis zum Jahre 1936 fortgeführt. Viele Geschwülste der Gangliongegend waren zweifellos *Endotheliome der Dura* oder auch des MECKELschen Raumes. Sie beeinträchtigen das Ganglion oder den Trigeminiusstamm nur sekundär (HOMÉN, HAGELSTAMM) und müssen von den eigentlichen Gangliongeschwülsten getrennt werden. Im älteren Schrifttum sind aber viele, vom Ganglion selbst ausgehende Neubildungen irrtümlich als „Endotheliome“ beschrieben worden, da man die Kapselzellen des Ganglions, von welchen diese Geschwülste hergeleitet wurden, für „Endothelien der Lymphsinus“ hielt. Dadurch ergeben sich bei der Bestimmung und Ordnung der Geschwülste des Ganglions große Schwierigkeiten. Wenige Fälle wurden als *Sarkome* (Myxosarkome, Fibrosarkome) beschrieben und mögen vom interstitiellen Bindegewebe des Ganglions oder der Wurzel hervorgegangen sein (HELLSTEN). Andere wurden identifiziert als aus gewucherter Glia oder anderen neuralen Elementen bestehend (Gliosarkom, Neurogliom, Neurocytom). ALTMANN hat die Gasserigeschwülste eingeteilt in Neurinome und Neurocytome, woran mit geringer Abweichung festzuhalten ist. Er hat 26 wirkliche primäre Neubildungen des Ganglions im Schrifttum auffinden können.

Das *Neurinom*[1] geht vom GASSERschen Ganglion oder vom distalen Teil der Trigeminuswurzel, meist vom sensiblen Anteil aus. Hierher gehören Fälle von BLESSIG, PETRINA-KLEBS, HELLSTEN, SÖDERBERGH, GJERTZ-HELLERSTRÖM, GLASER, KRAYENBÜHL, BIRKMEYER-SILBERPFENNIG, die als Neurinome oder Neurofibrome beschrieben wurden oder als solche zu deuten sind. Ein Ausgang vom motorischen Trigeminus konnte meist ausgeschlossen werden, so daß also auch hier — analog den Verhältnissen beim Acusticus — eine Tendenz der Neurinomentstehung von der hinteren Wurzel zu erkennen ist, was für die spinalradikulär lokalisierten Neurinome typisch ist (ANTONI). Die Neurinome der Gangliongegend sind scharf begrenzt; sie vergrößern sich (entlang der Nervenwurzel in die hintere Schädelgrube) durch Wachstum und Vermehrung ihrer Elemente, wodurch sie sich vom „Neurocytom“ dieser Gegend unterscheiden. Das histologische Bild ist bekannt, es gleicht dem der Neurinome anderer Lokalisation. Zu unterscheiden ist das *Neurinom*, das aus peripherer Glia (SCHWANNsche Zellen)

[1] Im älteren Schrifttum hat man von „*Gliomen des peripheren Nerven*“ gesprochen (LITTLE, SOULIER), was als richtig anerkannt werden muß, da die SCHWANNschen Zellen periphere Glia darstellen. Die den Verhältnissen zweifellos besser gerecht werdende Bezeichnung „*peripheres Gliom*“ wird sich an Stelle von „Neurinom“ aber wohl kaum durchsetzen.

und Nervenfasern, aus neugebildeten Capillaren und aus den Gefäßen des Mutterbodens besteht, von dem *Neurofibrom*, bei dem vorzugsweise das zwischen den einzelnen Fasern gelegene Bindegewebe hyperplasiert, oft ohne Wucherung der peripheren Glia. Letzteres kann als „*diffuses Neurofibrom*" außerdem dauernd durch Umwandlung des Gewebes der Umgebung in Geschwulstgewebe an Größe zunehmen. Im Falle des Neurinoms, das in seiner einmal erreichten Größe viele Jahre lang bestehenbleiben kann, tritt durch Kreislaufstörungen, Nekrose, Verfettung und Verflüssigung ein, so daß neben Arterionekrose Gewebslockerungen (sog. „*reticulierte Neurinome*") und Cystenbildungen resultieren können.

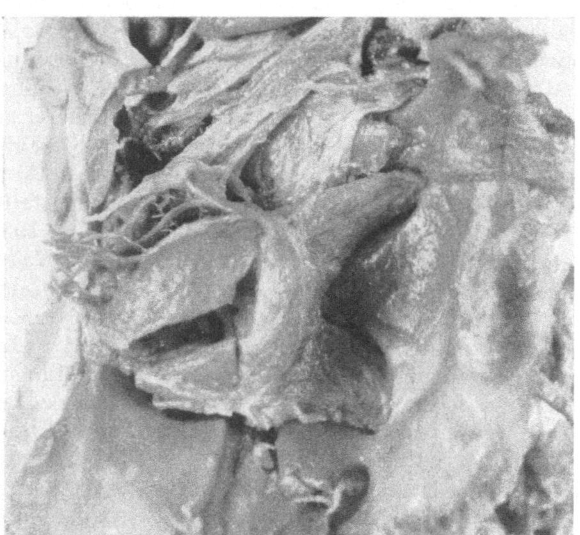

Abb. 39. Neurinom des GASSERschen Ganglions.

Neuroepitheliom der Ganglien. Die Kenntnis dieser Geschwulst geht auf MARCHAND (1907) zurück, der als „*Neurocytom*" bei einem 56jährigen Mann einen kleinwalnußgroßen Tumor der hinteren Schädelgrube beschrieb, welcher wahrscheinlich vom Ganglion Gasseri ausging und zu beträchtlicher Verdickung der Trigeminusäste bis in die peripheren Verzweigungen (bei unveränderter motorischer Portion) geführt hatte. Mikroanatomisch zeigte die Geschwulstperipherie parallel verlaufende Bündel aus dicht gedrängten, spindelförmigen Zellen mit länglichen Kernen und spärlichen Fasern. Diese Bündel gingen nach dem Zentrum der Geschwulst in Zellreihen und -stränge epithelialen Aussehens über. Noch weiter zentral bildeten diese unregelmäßig gestaltete Haufen und schließlich eine dichte zellige Masse. Das Gewebe entsprach im allgemeinen dem Aussehen eines ziemlich großzelligen Rundzellsarkoms, an vielen Stellen aber durch epitheliale Formen dem einer epithelialen Neubildung. Die gewucherten Zellen umgaben mantelartig die abgeflachten und „degenerierten" Ganglienzellen. Die Trigeminusstämme waren von der Geschwulst durchsetzt. MARCHAND erwägt die Herkunft der Neubildung von den Kapselzellen des Ganglions und nimmt an, daß sie von einer noch indifferenten Ganglionanlage herzuleiten ist, weshalb er die Bezeichnung „Neurocytom" vorgeschlagen hat. Ähnliche Fälle der älteren Literatur wurden von GOODHAERT (1886), HANSCH (1886), DERCUM, KEEN und SPILLER (1900), VERGER und GRENIER (1905) sowie von HOFMEISTER und MEYER (1906) beschrieben. Auch die nach MARCHAND erfolgten Mitteilungen von SPILLER (1908), GIANI (1908), FRAZIER (1918), RAND (1925) und RUSSEL (1925) gehören offenbar hierher.

Die Neuroepitheliome nehmen im Ganglion selbst ihre Entstehung. Sie erreichen im allgemeinen die Größe einer Kirsche oder einer kleinen Walnuß, während die Neurinome größer oder doppelt so groß werden können. Sie vergrößern sich durch Umwandlung des Gewebes der Umgebung in Geschwulstgewebe und erhalten durch die Ausbreitung auf die Umgebung (Dura, Nasenrachenraum usw.) einen „malignen" Charakter. Es kann zur Metastasenbildung in den

Halslymphknoten und andernorts kommen (FRAZIER und SPILLER). In einem zweifelhaften Fall von VERGER und GRENIER werden Metastasen in der Leber und in den lumbalen Lymphknoten erwähnt. OMODEI-ZORINI (1923) haben ein malignes „Neuroblastom" beider Ganglien mit Metastasen im Occipital- und Temporallappen sowie im Plexus mitgeteilt.

Auch *Ganglioneurome* des GASSERschen Ganglions kommen vor. So beschreibt RISEL (1909) bei einer 20jährigen Frau multiple Ganglioneurome im Trigeminusganglion und in anderen Hirnnerven (III, IV und X). Die graurötliche Geschwulstmasse erwies sich als Gliawucherung mit spärlichen Bindegewebsfasern und

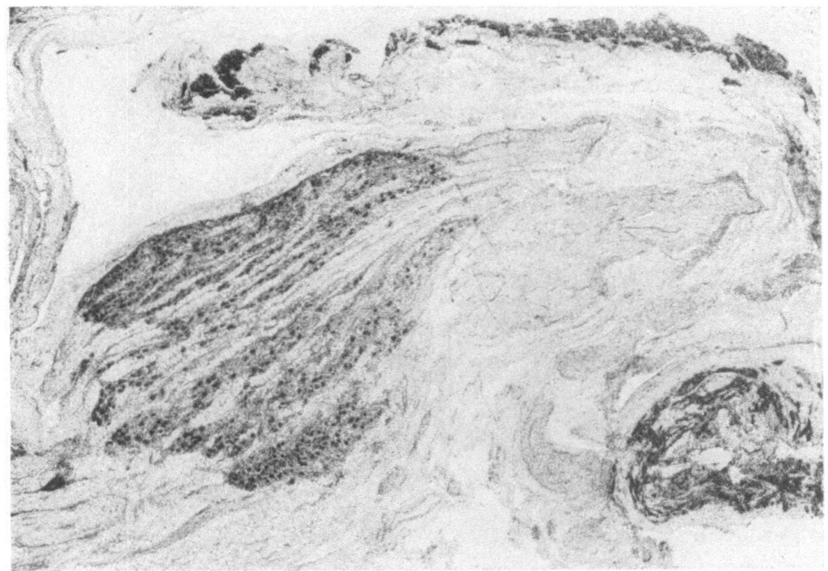

Abb. 40. Carcinom in den Lymphgefäßen des periganglionären und periradikulären Bindegewebes (bei primärem Prostatacarcinom). Klinisch: heftige Schmerzen in den Armen, „trophische" Störungen mit Cyanose und ödematöser Schwellung der glatten, atrophischen Haut beider Hände, vermehrtes Nagelwachstum. (Nissl-Färbung.)

reichlichen Ganglienzellen ohne Scheidenzellen. Zwischen diesen stellenweise gehäuft liegenden Ganglienzellen fanden sich kleinere Zellformen, die mehr epithelähnlich und rundlicher als die Ganglienzellen waren. Markhaltige Nervenfasern waren spärlich vorhanden, dagegen massenhaft Neurofibrillen, stellenweise auch als intracelluläres Netz innerhalb der Ganglienzellen.

Für die *übrigen Ganglien der Hirnnerven* und für die *Intervertebralganglien* ist über das Vorkommen primärer Geschwülste wenig bekannt. Noch am häufigsten werden solche bei der universellen Neurofibromatose (v. RECKLINGHAUSEN) gefunden (BRUNS). Dabei kommt es zur Erweiterung der Intervertebrallöcher (Neurinom der Spinalganglien) und der Austrittslöcher der Hirnnerven (BRUNS). WESTPHAL fand in einer solchen vom 5. Cervicalnerven ausgehenden Neubildung noch stark pigmentierte Ganglienzellen; andere Ganglien waren im Zustande „fibröser Umwandlung." Der Nervus vagus mitsamt seinen Ganglien ist bei der Neurofibromatose oft (THOMSEN), und zwar meist außerhalb des Schädels in diffuser oder knotiger Weise verändert. Die sog. Ganglioneurome (BORST, BENEKE) nehmen ihren Ausgang offenbar weniger vom Spinalganglion als vom sympathischen Ganglion, obwohl das Spinalganglion in die Geschwulst einbezogen sein kann, wie im Falle von BORST.

Metastasen in den Cerebrospinalganglien entstehen durch Einbeziehung der Ganglien in eine Geschwulstmetastase der Umgebung oder auf dem Blut-, Lymph- oder Liquorweg. Solche Beobachtungen sind für das Ggl. Gasseri und für die Spinalganglien bekannt. *Per continuitatem* hat im Falle von Seiler ein „Sarkom“ der Brücke zu Metastasenbildung unter anderem im Gasserschen Ganglion geführt. Bei Sternberg ist es eine Carcinommetastase im rechten Schläfenbein, die das Ganglion und seine Äste umschließt und bei Saenger und Wilbrand

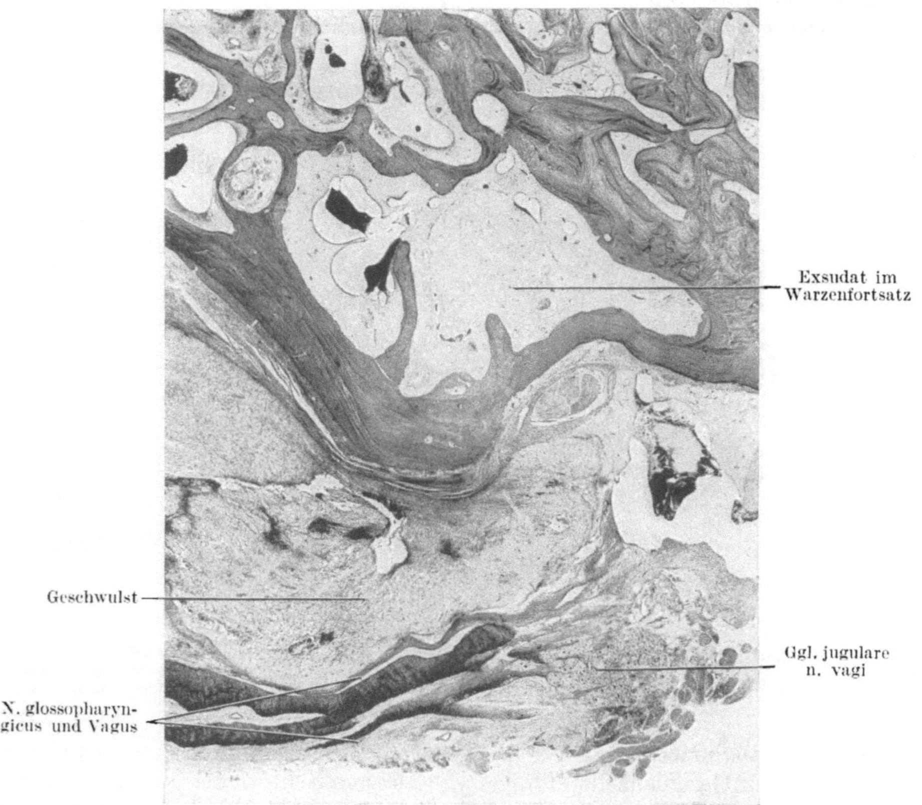

Abb. 41. Ggl. jugulare n. X. N. glossopharyngicus und N. vagus von Geschwulstgewebe (Rethotelsarkom) an der Schädelbasis dicht umgeben. In den pneumatischen Zellen des Warzenfortsatzes Exsudat. (Hämatoxylin-Eosin.)

eine Metastase an der Hirnbasis (bei Mammacarcinom), in welcher das Ganglion und seine Äste einbezogen waren. Auch die Fälle von Oppenheim, Rothmann und Wallenberg sind hier zu nennen. In einem Fall von Mumme war es bei der Metastasierung eines Seminoms in retroperitoneale Lymphknoten zur völligen Auflösung einzelner Lumbalganglien und zum Zoster in den entsprechenden Segmenten gekommen. Im Bereich der Spinalganglien geben meist Knochenmetastasen (Carcinome, Myelome) die Grundlage für die unmittelbare Einbeziehung der Ganglien ab (Charcot und Cotard, v. Bomhard). Auch bei der *Lymphogranulomatose* der Wirbelsäule, die von den retroperitonealen Lymphknoten (Askanazy, Loustre, Thibaut-Valliere-Vialeix) oder vom Wirbel selbst (Kimpel) ausgeht, können Ganglien und Wurzelnerven von den Veränderungen betroffen werden. In Fällen von Simons, Weber und Bode, Blackesbee, East und Lightwood, Eichhorst, Ginsburg, Koelichen, Schaeffer-

HOROWITZ, KONOWALOW und CHONDKARIAN wurde lymphogranulomatöses Gewebe im epiduralen Raum gefunden, das über ein Wachstum durch Wurzeln und Ganglien dorthin gelangt war.

Die *Metastasierung auf dem Blutweg in die Ganglien* muß für die *Carcinomfälle* von MARBURG, BIELSCHOWSKY, DE CASTRO u. a. angenommen werden, sowie für eine Beobachtung von FAHR, in welcher ein *großzelliges Rundzellensarkom* zu Metastasen in mehreren Ganglien und ins Rückenmark geführt hatte (ähnlich MORTON). Die Metastasierung eines *Lymphosarkoms* in die Ganglien hat WOHLWILL beschrieben. Sie ist auch bei Leukämien besonders häufig, insbesondere bei der *lymphatischen Leukämie* (TRÖMNER und WOHLWILL, HEAD und CAMPBELL, FISCHL, DAMM, FREUND, CRAVER und HAAGENSEN). HENNEBERG beschreibt die Metastasierung eines initialen „Lymphoms" in beide GASSERschen Ganglien und betont bei der Erörterung des Metastasenweges die örtlichen Beziehungen der Lymphominfiltrate zu den kleinsten Gefäßen. Diese Eigenheit spreche für eine Entstehung durch Diapedese, durch Leuko- und Lymphodiapedese, welche vor allem bei der Entstehung von Lymphomen in Organen ohne vorgebildetes lymphoides Gewebe zur Geltung kommen. „Von diesen werde in irgendeiner Weise (Innervationsveränderungen der Gefäßwand?) das ausgesprochene Auftreten der Lymphocyteninfiltrate in symmetrisch gelegenen Organen abhängig sein" (HENNEBERG).

Auf dem *Weg über die perineuralen Lymphgefäße* kann eine Geschwulst die Ganglien und Wurzelnerven von der Peripherie her erreichen, wobei eine Umscheidung des Nervengewebes durch die Geschwulstmassen zustande kommt und zum Anlaß heftigster Schmerzen wird. Auch *über den Liquorweg* kommen diese Bilder zustande, besonders bei Carcinose der Rückenmarkshäute (LILIENFELD und BENDA, REHN u. a.). Die Geschwulst kann dabei auf die Lymphräume lokalisiert bleiben oder das Gewebe der Spinalganglien und Wurzelnerven einbeziehen. MISKOLCZY hat die Ausbreitung über den Liquorraum bei einem Sarkom der Rippe mit Hirnmetastase besonders eingehend studiert und die Ganglien durch Geschwulstmassen seitlich verschoben oder inmitten dieser gefunden. Er hat auch beobachtet, daß das Ganglion durch die Geschwulst in kleine Gruppen aufgeteilt war. Die Spinalganglien selbst wiesen alle Übergänge von leichten bis zu schwersten, in Nekrose bestehenden Veränderungen auf. Über die verschiedenen Befunde an den Ganglienzellen bei Carcinommetastasen im Ganglion hat DE CASTRO besonders eingehende Mitteilungen gemacht. In den Wurzelnerven hat KALM bei metastasierenden Hirngeschwülsten (Medulloblastomen, Spongioblastomen) die regressiven Parenchymbefunde untersucht und ermittelt, daß sie nicht allein mechanisch (durch Druckschädigung der kleinen Metastasen) erklärt werden können, da sich die Abbauvorgänge in den langen Caudanerven allgemein stärker fanden als in den Wurzelnerven innerhalb der Intervertebrallöcher.

Anhang: Trigeminusneuralgie.

Die Neuralgie im Ausbreitungsgebiet des N. trigeminus wird von jeher mit dem GASSERschen Ganglion und dem Wurzelnerv in eine engere Beziehung gebracht. OLIVECRONA vertrat die Meinung, daß nur Schädigungen der Trigeminuswurzel vom Ganglion bis zum Eintritt in die Brücke eine Neuralgie des Trigeminus hervorrufen und vermutete diese in erster Linie als durch leichte Dehnung bzw. leichte mechanische Reizung der Wurzel zustande gebracht. Als seltene mechanisch wirkende Ursache kommen hier kleine erbs- bis haselnußgroße Meningeome, gelegentlich arteriovenöse Aneurysmen und Cholesteatome des Brückenwinkels in Betracht, während große Geschwülste, welche die Trigeminuswurzel komprimieren (Acusticusneurinome) nur äußerst selten eine Trigeminusneuralgie hervorrufen (bei 200 Acusticusgeschwülsten nur 2 Fälle mit Neuralgie, Olivecrona). Pappenheim sah eine Trigeminusneuralgie durch Druck der arteriosklerotisch veränderten Arteria basilaris auf den Trigeminusstamm entstehen, ein seltener Befund, den auch wir in einem ganz gleichartigen Fall gesehen haben (s. Abb. 42). Zuweilen kommen auch Neubildungen des Gasserschen Ganglions selbst und andere grob-anatomische Veränderungen dieser Region als Ursache der Neuralgie in Betracht. Bei der operativen Durchschneidung der Trigeminuswurzel von der hinteren Schädelgrube aus fand Olivecrona wiederholt Gefäßschlingen, und auch Dandy berichtete, daß in vielen Fällen die Trigeminuswurzel von ausgedehnten Gefäßschlingen umgeben war. Olivecrona hält es für möglich, daß die der Wurzel anliegenden Gefäßschlingen eine Reizung derselben hervorrufen können.

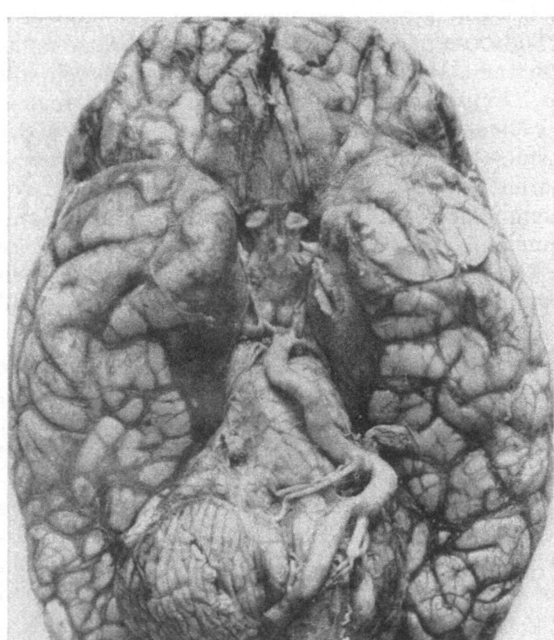

Abb. 42. Trigeminusneuralgie infolge Kompression des Trigeminusstammes durch die hochgradig arteriosklerotisch veränderte, nach links verlagerte A. basilaris.

Da die Trigeminusneuralgie nie vor der Pubertät und nur äußerst selten zwischen diesem Alter und dem 25. Lebensjahr auftritt, also ausschließlich nach Abschluß der Wachstumsperiode des Körpers und mit zunehmendem Alter an Häufigkeit zunehmend vorkommt, wird auch die Möglichkeit erörtert, ob erst mit zunehmender Versteifung der Gefäße in höherem Lebensalter die Voraussetzung für eine mechanische Reizung der Trigeminuswurzel eintreten könne. In sehr vielen Fällen fanden sich aber keine Gefäße, welche für eine mechanische Wurzelreizung in Betracht gekommen wären. Für die Hypothese von der mechanischen Reizung der Trigeminuswurzel (als der „einzigen mit Sicherheit bekannten Noxe") erwägt Olivecrona deshalb weitere in Betracht kommende Faktoren, welche sich nach Abschluß des Wachstums durch Verkürzung der Wirbelsäule infolge Zusammenpressung der Zwischenwirbelscheiben (wobei das Hirn im Laufe der Zeit etwas nach dem Hinterhauptsloch zurücksinke) allmählich geltend machen sollen, und die sowohl auf die am Trigeminusganglion fixierte Wurzel wie auch auf den Glossopharyngicus (die im Unterschied zu anderen Hirnnerven einen caudalwärts gerichteten Verlauf nehmen) wirken.

So sehr von der klinischen Symptomatik her der Eindruck entsteht, daß die Mehrzahl der Trigeminusneuralgien des höheren Lebensalters, welche nach Ausschluß der selteneren grob-anatomischen Veränderungen der Ganglion-Wurzelgegend übrigbleiben, eine besondere Einheit bilden, scheint doch die Erklärung Olivecronas zu eng, insbesondere in der Zurückführung der typisch paroxysmalen Neuralgie (mit der pathophysiologischen Eigenheit der Schmerzauslösung vom peripheren Innervationsgebiet des Trigeminus her) auf lediglich mechanisch wirkende Reizeinflüsse auf die Nervenwurzel. Denn bei mechanischer Behinderung des GASSERschen Ganglions und des Wurzelstammes sowie bei zentralen Vorgängen im Thalamusgebiet und im Bereich der supranucleären Trigeminusbahn entsteht meist ein anhaltender Schmerz ohne die für die Neuralgie meist so typischen Paroxysmen.

Mit pathologisch-anatomischen Befunden ist das Wesen der Trigeminusneuralgie nicht aufzuklären, doch könnten bestimmte anatomische Befunde sehr wohl die Grundlage dafür abgeben, daß der pathophysiologische „Kurzschluß" (Umwandlung des Berührungsreizes in einen Schmerzreiz) zustande kommt. Eine ausreichende morphologische Basis ist bisher nicht ermittelt worden, zumal viele Untersuchungsbefunde aus der älteren Zeit stammen und meist Fälle betreffen, die mit Injektionen behandelt worden waren. COENEN (1902) untersuchte nichtoperierte Fälle mit negativem Ergebnis. GUARCH (1923) fand in 2 Fällen chronisch-degenerative Veränderungen, die er für nicht pathognomonisch für Trigeminusneuralgie hielt, da sie auch unter anderen Bedingungen zustande kommen können. Bei der früher häufig durchgeführten Exstirpation des GASSERschen Ganglions ist den meisten Operateuren aufgefallen, daß *die Ganglien stark atrophisch* waren, auch in nicht mit Injektionen vorbehandelten Fällen, was RÖMER dahingehend deutet, daß die jahrelang sich wiederholenden Schmerzanfälle mit Atrophie des Ganglions enden. Auch F. KRAUSE (1895) hat in schweren Fällen sklerotische und atrophische Befunde an den Ganglienzellen, in den peripheren Ästen des Trigeminus hingegen nur geringfügige Veränderungen angetroffen. LIGNAC V. D. BRUGGEN hatte unter einem Material von 21 Fällen 2, die vor der Operation nicht behandelt waren. Er berichtet folgende Befunde:

Veränderungen der Form und Färbbarkeit der Ganglienzellen, Basophilie, Vacuolenbildung, Schwellung des Zellkörpers, Auftreten kolloidähnlicher Massen, perinucleäre Pigment- und Hofbildung, Pyknose, Chromatolyse, Karyolyse mit totalem Verschwinden der Zellen aus den Kapseln, Kernschwellung mit Verlust des Nucleolus. An den Fasern: Schwellung der Markscheiden, feine und grobe Körnchenbildung, Auftreten grober Markballen, die sich mit Hämatoxylin gut oder schlecht färbten, Verminderung oder Verlust der Färbbarkeit der Markscheiden, abnorm dünne, dunkle Fasern. Im Interstitium: Zellinfiltrate in Form von Lymphocyten, Plasmazellen, Eosinophilen, Veränderungen der perineuralen „Lymphscheiden" mit Wucherung der Endothelien, der Kapselzellen und der SCHWANNschen Zellen, Bindegewebswucherungen usw.

HUGHES fand hypertrophische Obliteration der Arterien des Ganglions infolge Hypertrophie der Muscularis, ähnlich wie sie bei RAYNAUDscher Krankheit und bei Erythromelalgie als Spätfolgen bekannt geworden seien. Er schließt aus diesen Befunden auf voraufgegangene Angiospasmen. JUNGHANS hat das Ggl. Gasseri bei „Rheumatismus" untersucht. Unter seinem Material waren 3 Fälle von Trigeminusneuralgie (6.—8. Lebensjahrzehnt). Ganz gleichgültig, ob klinische Erscheinungen bestanden hatten oder nicht, fand sich im Ganglion beiderseits eine auffallende Infiltration der Venen und der Arterien, deren Wände von Lymphocyten und Plasmazellen sowie von vereinzelten Leukocyten durchsetzt waren. Gelegentlich wiesen sie großzellige Granulome auf. Derartige Befunde konnten vor allem auch bei unbehandelter Trigeminusneuralgie nachgewiesen werden. Da die granulierende Arteriitis und Phlebitis im Ganglion auch unabhängig von klinischen Symptomen seitens des Trigeminus gefunden wurden, drängt sich die Annahme auf, daß die erwähnten anatomischen Befunde allein das Auftreten der Neuralgie nicht erklären können. — Die Mehrzahl der Autoren (KULENKAMPFF, JABOULAY und JONESCO, HUGHES, WERNOE, LUX, WEXBERG, SUNDER-PLASSMANN, HILLENBRAND und RÖMER) nimmt heute funktionelle

Störungsvorgänge in vegetativen Innervationsgebieten der kleinen Gefäße des Ganglions als Grundlage der Trigeminusneuralgie an. Diese „vasoneurotische“ Theorie haben DÖRING und MAGUN einer Kritik unterzogen und sie für unhaltbar erklärt. Sie haben auf Grund klinischer Beobachtungen nachgewiesen, daß ein

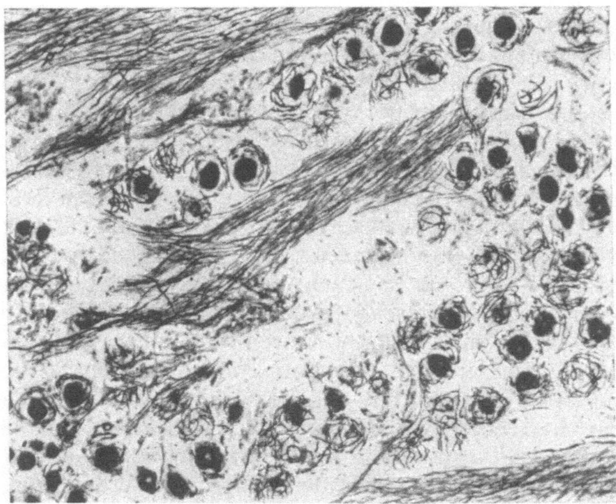

Abb. 43. GASSERsches Ganglion bei Trigeminusneuralgie. Zahlreiche Faserkorbbildungen. (Bielschowsky-Gross.)

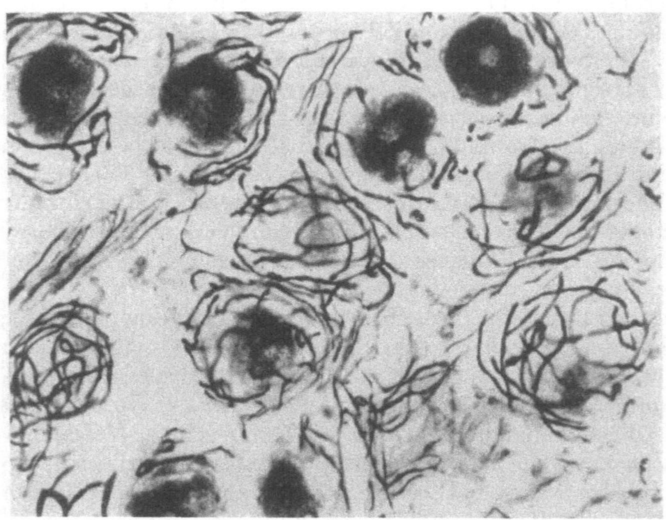

Abb. 44. Faserkorbbildungen im GASSERschen Ganglion bei Trigeminusneuralgie. (Bielschowsky-Gross.)

großer Teil der von Trigeminusneuralgie befallenen Personen des höheren Lebensalters zum Personenkreis der Hypertoniker gehört. Die nachgewiesene Hypertonie als Grundkrankheit machten sie für das Zustandekommen der Basis der Neuralgie ebenso verantwortlich, wie Diabetes, Arsen, Blei (Gicht, Alkohol usw.). Es wurde angenommen, daß das arterio-hypertonische Grundleiden die geweblichen Bedingungen im GASSERschen Ganglion herbeigeführt, durch deren Bestehen der pathophysiologische Vorgang der Neuralgie möglich wird.

Anatomische Präparate von Personen, die an Trigeminusneuralgie gelitten haben, sind selten, insbesondere Präparate, für die eine zusätzliche Schädigung (durch die Therapie) ausgeschlossen werden kann. Döring und Magun haben einen Fall veröffentlicht, der eine 32 Jahre alte Frau betraf, die während einer Schwangerschaft an typischer Trigeminusneuralgie erkrankte. Als Behandlung war nur eine Alkoholinjektion in den peripheren N. infraorbitalis vorgenommen worden, die jedoch ohne Wirkung auf den Schmerzzustand war. Die Schwangerschaft als solche war komplikationslos verlaufen. In dem genannten Fall fand sich das Gassersche Ganglion der kranken Seite stark atrophisch. Im Zwischengewebe des Ganglions wurden reichliche Lymphocyten und Plasmazellen in fleckförmiger Häufung nachgewiesen, so daß man von einer „Ganglionitis" sprechen konnte. Die Zellinfiltrate fanden sich vor allem im Bereich des Ganglionabschnittes, welcher dem 2. Ast zugeordnet ist. Sie überstiegen das Maß der im Gasserschen Ganglion gewöhnlich vorkommenden Zelleinstreuung erheblich. Im Bereich der Infiltrationen waren die Hüllplasmodien stark vermehrt. Am auffälligsten war dabei in den mittleren Ganglionpartien (wo auch die Zelleinstreuungen am stärksten waren) eine hochgradige Faserkorbbildung um die einzelnen Ganglienzellen (s. Abb. 43 und 44). Auf der gesunden Gegenseite wurden solche Befunde vermißt, nur gelegentlich traf man einen Faserkorb, wie er schon in der Norm vorzukommen pflegt. In der Radix descendens des N. trigeminus der kranken Seite konnte eine leichte zellige Gliavermehrung nachgewiesen werden. Die peripheren Nervenäste unterhalb des Ganglions waren intakt, auch die Wurzel bot keine Auffälligkeiten. Mit Silbermethoden waren bisher Ganglien bei der Trigeminusneuralgie nicht untersucht worden. Döring und Magun nehmen an, daß die Grundlage für den pathophysiologischen „Kurzschluß" durchaus im Ganglion gelegen sein kann, daß insbesondere die Wucherung des Hüllplasmodiums mit Faserkorbvermehrung und Kapselzellwucherung um die Ganglienzellen die Grundlage für den „Kurzschlußvorgang" der Trigeminusneuralgie abgeben, zumal auch Kornmüller in seiner Abhandlung über „Erregbarkeitssteuernde Elemente und Systeme des Nervensystems" zu ähnlichen Auffassungen hinsichtlich der Bedeutung der Hüllplasmodien für die Erregbarkeit, insbesondere auch im Hinblick auf Neuralgien kam. Die Wucherung der Hüllplasmodien mit Faserkorbbildung kann im Ganglion viele Ursachen haben und durch verschiedene Grundkrankheiten zustande kommen. Es bleibt abzuwarten, ob sich die Annahme der genannten Autoren bestätigen wird.

Literatur.

Für *Zoster, Polyneuritis, Radikulitis, Trigeminusneuralgie* gesondert aufgeführt.

Adamkiewicz: Die Blutgefäße des menschlichen Rückenmarks. Sitzgsber. Akad. Wiss. Wien, Math.-naturwiss. Kl. **84/85** (1881/82). — Altmann, Fr.: Zur Kenntnis der primären Geschwülste des Trigeminus und des Ganglion Gasseri. Beitr. path. Anat. **80**, 361 (1928). — Alzheimer: Ein Fall von luetischer Meningomyelitis. Arch. f. Psychiatr. **29** (1897). — Antoni, N.: Über Rückenmarkstumoren und Neurofibrome. München u. Wiesbaden 1920. — Tumoren des Rückenmarks, seiner Wurzeln und Häute. In Handbuch der Neurologie, Bd. 14. Berlin 1936. — Arndt, R.: Untersuchungen über die Ganglienkörper der Spinalganglien. Arch. mikrosk. Anat. **11**, 140 (1875). — Aronso: Beiträge zur Kenntnis der zentralen und peripheren Nervenendigungen. Diss. Berlin 1886. — Arthand: Sur la pathogénie des neurites périphériques. Soc. Biol. **1886**. — Askanazy: Communication sur le lymphogranulome vertébral. Soc. méd. de Genève **1921**. — Verh. dtsch. path. Ges. **1921**.

Babes, V.: Studien über die Wutkrankheit. Virchows Arch. **110**, 562 (1887). — Untersuchungen über den Leprabacillus und über die Histologie der Lepra. Berlin 1898. — Babes, V., et Kremnitzer: L'anatomie microscopique des ganglions spinaux et la pathogenie du tabes. Arch. Sci. méd. 1896. — Barris, R. W.: The frequency of atypical neurones in the spinal ganglia under normal conditions and after lesions of the roots, nerves or ganglia. J. comp.

Neur. 59, 325 (1934). — BAUMGARTEN: Zit. nach SARBÓ. — BENEDEK-JUBA: Die Bedeutung der Wurzelveränderungen bei der menschlichen Tetanusinfektion. Arch. f. Psychiatr. 108, 609 (1938). — Verh. internat. neur. Kongr. 65 (1939). — BENEKE: Über gangliöse Neurome. Zbl. Path. 1898, 29. — BERGMANN, L., and A. ALEXANDER: Vascular supply of the spinal-ganglia. Arch. of Neur. 46, 761 (1941). — BETHE, A.: Allgemeine Anatomie und Physiologie des Nervensystems. Leipzig 1903. — BIDDER: Zit. nach VAN GEHUCHTEN. — BIELSCHOWSKY, M.: Über den Bau der Spinalganglien unter normalen und pathologischen Verhältnissen. J. Psychol. u. Neur. 11 (1908). — Pathologische Histologie des Nervensystems. In Handbuch der Neurologie, Bd. I. Berlin 1912. — BIERVLIET, VAN: La substance chromophile pendant le cours du développement de la cellule nerveuse. Névraxe 1 (1900). — BIGGART, J. H., and J. A. FISHER: Meningoencephalitis complicating Herpes zoster. Lancet 1938, 944. — BIRKMEYER, W., u. J. SILBERPFENNIG: Über 2 Fälle von Trigeminustumoren mit Zwischenhirnsymptomen. Arch. f. Psychiatr. 108, 255 (1938). — BLACKESBEE: Spinal compression in HODGKIN's disease. Arch. of Neur. 1928, No 20. — BLESSIG: Klinische Beiträge zur Lehre von der Sehnervenentzündung. St. Petersbg. med. Z. 10, 65 (1866). — BODECHTEL, G.: Die Krankheiten des Rückenmarks. In Handbuch der inneren Medizin, Bd. V/2. 1939. — BOMHARD, H. v.: Ein Beitrag zum Myelom. Z. klin. Med. 80, 506 (1914). — BOK, S. T.: Das Rückenmark. In Handbuch der mikroskopischen Anatomie, Bd. IV/1. 1928. — BORST: Ein Fall von wahrem Neuroma ganglionare. Sitzgsber. physik.-med. Ges. Würzburg 1897. — BOSTROEM, A.: Über toxisch bedingte aufsteigende Lähmung mit Hämatoporphyrie. Z. Neur. 56, 181 (1920). — BRAUS, H.: Mikro-Kino-Projektion von in vitro gezüchteten Organanlagen. Naturforscherverslg Karlsruhe 1911. — BRUNS, L.: Hirngeschwülste und Hirnparasiten. In Handbuch der pathologischen Anatomie des Zentralnervensystems von FLATAU, MINOR u. JACOBSOHN. Berlin 1904. — Neurome und Neurofibromatosis. Encyclop. Jb. ges. Heilk. 3. — DE BUCK: Zit. nach VAN GEHUCHTEN, Pathologische Anatomie der Nervenzellen. In Handbuch der pathologischen Anatomie des Nervensystems, Bd. I, S. 158. 1904. — BÜHLER, A.: Untersuchungen über den Bau der Nervenzellen. Verh. med.-physik. Ges. Würzburg 31, 1 (1898). — BUMM: Die experimentelle Durchtrennung der vorderen und hinteren Wurzel des zweiten Halsnerven usw. Sitzgsber. Ges. Morph. u. Physiol. Münch. 1902. — BUNÕ, W.: Speicherzellen der Rückenmarkswurzeln und phagocytäre Zellen des medullären Ependyms. An. Fac. Med. Montevideo 19, 313 (1934). — BUTTERSACK: Neuritis syphilitica der Rückenmarksnerven. Arch. f. Psychiatr. 17 (1886).

CAJAL, RAMON Y: Pequeñas communicaciones anatómicas. Sobre la existencia de termiancones nerviosas pericellulares en los ganglios raquideanos. Barcelona 1890. — Um sencillo método decoloracion del riticulo protoplásmico y sus efectos en los diversos órganos. Trab. Labor. Invest. biol. Univ. Madrid 2 (1903). — Die Struktur der sensiblen Ganglien des Menschen und der Tiere. Erg. Anat. 16, 177 (1906). — Fenomenos de excitación neuro-cládica en los ganglios y radices nerviosas consecutivamente al arrancamiento del ciatico. Trab. Labor. Invest. biol. Univ. Madrid 11 (1913). — Algunas variaciones fisiológicas del aparato reticular de Golgi. Trab. Labor. Invest. biol. Univ. Madrid 12 (1914). — Significacion probable de las neuronas de los invertebrados. Boll. Soc. Biol. sper. 1915.

CARGNELLO, D.: Das reticulo-histiocytäre System in den Nerven und den Spinalganglien. Riv. Neur. 13, 242, 275 (1940). — CASSIRER, R.: Über Veränderungen der Spinalganglienzellen und ihrer zentralen Fortsätze nach Durchschneidung der zugehörigen peripheren Nerven. Z. Nervenheilk. 14, 150 (1899). — CASTRO, F. DE: Estudio sobre los ganglios sensitivos del hombre en estado normal y patológico. Trab. Labor. Invest. biol. Univ. Madrid 19 (1922). — Estudio sobre los ganglios sensitivos del hombre en estado normal y patológico. Formas celulares tipicas y atipicas. Archivos Neurobiol. 3 (1922). — Sensory Ganglia of the cranial and spinal nerves (normal and pathological). In PENFIELD, Cytology and cellular pathology of the nervous system, S. 91. New York: B. Hoeber 1932. — Sobre el comportamiento y significacion de la oligodendroglia en la substantia gris central y de los gliocitos en los ganglios nerviosos perifericos. Arch. Histol. Normal y Pat. 3, 317 1946). — CHODOS, CH. G.: Histopathologie der sympathischen Ganglien bei akuten Infektionen. Z. Neur. 135, 358 (1931). — CLARK u. ARNOLD: Zit. nach PETRÉN, Die Entwicklungsanomalien des Rückenmarks. — CLARK, S. L.: Nissl granules of primary afferent neurones. J. comp. Neur. 41, 425 (1926). — COATS: Zit. nach VAN GEHUCHTEN. — CONRADI: Zit. nach OPALSKI. — COOPER, M. J.: Tumours of the Gasserian Ganglion. J. med. Sci. 185, 315 (1933). — COURVOISIER: Über die Zellen der Spinalganglien. Arch. mikrosk. Anat. 4 (1868). — COWDRY, E. V.: Mitochondria and other cytoplasmic constituents of the spinal ganglion cells of the pigeon. Anat. Rec. 6 (1912). — The comparative distribution of mitochondria in spinal ganglion cells of vertebrates. Amer. J. Anat. 17, 1 (1914). — COX: Der feinere Bau der Spinalganglienzelle des Kaninchens. Anat. H. 10 (1898). — CRAVER, F. L., and C. HAAGENSEN: A note on the occurrence of Herpes zoster in Hodgkins disease, Lymphosarcoma and the leukemias. Amer. J. Canc. 16, 502 (1932). — CROCQ: Les lesions anatomo-pathologiques de la rage sont-elles specifiques ? J. de Neur. 1900, 241. — CUSHING, H.: The major trigeminal neuralgias an their surgical treatment, based on experiences with 332 Gasserian operations. J. med. Sci. **160**, 156 (1920).

DADDI: Contributio all'anatomia pathologica della rabia nell'homo. Boll. Soc. med.-chir. Pavia **1897**. — DAMM, P.: Über den ätiologischen Zusammenhang zwischen generalisiertem Zoster, Leukämie und Windpocken. Ugeskr. Laeg. (dän.) **1931**, 1279. Ref. Zbl. Neur. **63**, 536. — DARKSCHEWITSCH: Arch. f. Psychiatr. **24**. — DAWIDOWSKY: Pathologische Anatomie und Pathologie des Fleckfiebers, Bd. I. 1920. — DAVIDA: Zbl. med. Wissensch. **1880**, **464**. — DISSE: Über die Spinalganglien der Amphibien. Verh. anat. Ges. **1893**. — DERCUM, KEEN und SPILLER: Endothelioma of the Gasserian Ganglion. J. med. Assoc. **34**, 1926 (1900). — DÖRING, G.: Über Retothelsarkome des Nasenrachenraumes mit neurologischen Komplikationen. Z. Neur. **168**, 432 (1940). — Zur normalen und pathologischen Anatomie der cerebrospinalen Ganglien. Z. Nervenheilk. **156**, 243 (1944). — Über die Faserkörbe der Spinalganglien. Allgemeinpath. Schriftenreihe Heft **7**, 28 (1948). — Allgemeinpathologisches zur Poliomyelitislehre. Allgemeinpath. Schriftenreihe Heft 8, 82 (1951). — DOGIEL, A. S.: Der Bau der Spinalganglien des Menschen und der Säugetiere. Jena: Gustav Fischer 1908. — DRAGANESCO, ST.: Sur les lésions histologiques nerveuses du tétanos humain. Revue neur. **70**, 634 (1938). — DREHER: Tuberkulöse und eitrige Meningomyelitis. Z. Nervenheilk. **15**. — DREXLER: Diss. München 1940.

EAST and LIGHTWOOD: Compression paraplegia in lymphadenoma. Lancet **1927**, 807. — EDINGER, L.: Ein Neugeborener ohne Gehirn und Rückenmark. Ärztl. Verein Frankfurt 1911. (1913 beschrieben von MODENA, Z. Nervenheilk.). — EHRLICH, P.: Über die Methylenblaureaktion der lebenden Nervensubstanz. Dtsch. med. Wschr. **1886**. — EICHHORST, H.: Über Erkrankung des Nervensystems im Verlauf der Leukämien. Arch. klin. Med. **61**, 519 (1898). — Beitrag zur Pathologie der Nerven und Muskeln. Virchows Arch. **1892**. — ELZE: Anatomie des Menschen, Bd. IV. Berlin 1940. — ERBSLÖH: Zur Pathologie und pathologischen Anatomie der toxischen Polyneuritis nach Sulfonalgebrauch. Z. Nervenheilk. **23**, 18 (1903).

FAHR, TH.: Kurzer Beitrag zur Frage des Herpes zoster. Dermat. Wschr. **64**, 285. — FERNER: Über den Bau des Ganglion seminulare Gasseri und der Trigeminuswurzel beim Menschen. Z. Anat. **110** (1940). — Zur Anatomie der Intrakranialen Abschnitte des Nervus Trigeminus. Z. Anat. **114**, 108 (1948). — FICK, W.: Z. mikrosk.-anat. Forschg **2** (1925). — FISCHL, FR.: Herpes zoster generalisatus bei Leukaemia lymphatica. Arch. f. Dermat. **118**, 553 (1913). — FLATAU: Über Veränderungen des menschlichen Rückenmarks nach Wegfall größerer Gliedmaßen. Dtsch. med. Wschr. **1889**. — FLEISCHER, H.: Über ein regelmäßig vorhandenes Ganglion accessorium trigemini. Z. Anat. **110**, 755 (1940). — FLEMMING, R. A.: The effect of „ascending degeneration“ on the nerve cells of the ganglia on the posterior nerve roots. Edinburgh med. J. **1897**, 279. Ref. Zbl. Neur. **17**, 14 (1898). — Notes on two cases of peripheral neuritis with comparative results of experimental nerve degeneration and changes in nerve cells. Brain **20** (1897). — FLEMMING, W.: Vom Bau der Spinalganglienzellen. Festschr. für HENLE, Bonn 1882, S. 12. — Über den Bau der Spinalganglienzellen bei Säugetieren und Bemerkungen über den der zentralen Zellen. Arch. mikrosk. Anat. **46**, 19 (1895). — FLEXNER and LEWIS: The transmission of acute poliomyelitis to monkeys. J. Amer. med. Assoc. **53**, 1639, 1913 (1909). — FLEXNER-CLARK and AMOSS: Pathology of epidemic poliomyelitis. J. of exper. Med. **19**, 205. — FOERSTER, O.: Die Leitungsbahnen des Schmerzgefühls. Wien u. Berlin 1927. — FORSSNER, G., u. E. SJÖVALL: Über die Poliomyelitis acuta samt einem Beitrag zur Neuronophagiefrage. Z. klin. Med. **63**, 1 (1907). — FRAZIER, CH. H.: An operable tumor involving the Gasserian Ganglion. Amer. J. med. Sci. **156**, 483 (1918). — FREUND, H.: Zoster generalisatus und Leukämie. Dermat. Wschr. **1929**, 375. — FREY, E.: Zur Histopathologie der infantilen Form der familiär-amaurotischen Idiotie. Virchows Arch. **213** (1913). — FRIEDLÄNDER u. KRAUSE: Über Veränderungen der Nerven und des Rückenmarkes nach Amputationen. Fortschr. Med. **1886**, Nr 23. — FRORIEP, A.: Entwicklungsgeschichte des Wirbeltierkopfes. Verh. anat. Ges. **1902**. — FUCHS: Über die Spinalganglienzellen und Vorderhornzellen einiger Säuger. Anat. H. **21**, Nr 66.

GADE: Norsk. Mag. Laegevidensk. **1894**, 715. — GAGEL, O.: Zur Frage der Existenz efferenter Fasern in den hinteren Wurzeln des Menschen. Z. Neur. **126**, 405 (1930). — Ganglienzellveränderungen im Rückenmarksgrau nach Hinterwurzeldurchschneidung. Z. Neur. **130**, 371 (1930). — GAGEL, O., u. O. FOERSTER: Z. Neur. **138**, 1. — GEHUCHTEN, VAN: Contribution à l'étude des ganglions cérébrospinaux. Cellule 8, 211 (1892). — Le phénomène de chromatolyse consecutif à la lésion pathologique ou expérimentale de l'axone. Bull. Acad. Méd. Belg. **11**, 805 (1897). — Les phénomènes de la réparation dans les centres nerveux après la section des nerfs périphériques. Presse méd. **1899 I**. — Pathologische Anatomie der Nervenzellen. In Handbuch der pathologischen Anatomie des Nervensystems von FLATAU, MINOR u. JACOBSOHN. Berlin 1904. — GEHUCHTEN, VAN, et NELIS: Quelques points concernant la structure des cellules des ganglions spinaux. Bull. Acad. Méd. Belg. **1898**. — Les lésions histologiques de la rage chez l'homme et chez les animaux. Névraxe 1 (1900). — GIANI: Über einen Fall von Endotheliom des Ganglion Gasseri. Mitt. Grenzgeb. Med. u. Chir. **19**, 457 (1908). — GINSBURG: Hodgkins disease with predominant localisation in the nervous system. Arch. int. Med. **39** (1927). — GJERTZ u. HELLERSTRÖM: Tumeur du Ganglion de Gasser. Acta med. scand. (Stockh.). **63**, 7 (1923). — GLASER, M. A.: Tumours arising from the sensory root of the trigeminal nerve in the posterior fossa. Perineurial fibroblastom. Ann. Surg. **101**, 146 (1935). — GOLGI, C.: Über die pathologische Histologie der Rabies experimentalis. Berl. klin. Wschr. **1894**, 325. — Sulla struttura della cellule nervose dei gangli spinali. Arch. di Biol. **30**, 60 (1898). — GOODHAERT: Fibrosarcoma of the left Gasserian Gianglon. Trans. path. Soc. Lond. **37**, 21 (1886). — GRODZSKY: Ref. Zbl. Neur. **51** (1929). — GRIGOREWSKY, I. M.: Zur Anatomie der die Kopfnerven ernährenden Arterien. Z. Anat. **87**, 728 (1928). — GUIZETTI u. BÉZIEL: Zit. nach A. NETTER.

HAGELSTAMM: Lähmung des Trigeminus und Entartung seiner Wurzeln infolge einer Neubildung in der Gegend des Ganglion Gasseri. Z. Nervenheilk. **13**, 205 (1898). — HANSCH: Neurogliom des Ganglion Gasseri. Münch. med. Wschr. **1886**, 702. — HANSTRÖM: Some points on the phylogenesy of nerve cells of the central nervous system of invertebrates. J. comp. Neur. **46** (1928). — HARBITZ u. SCHEEL: Akute Poliomyelitis und verwandte Krankheiten. Christiania 1907. — Dtsch. med. Wschr. **1907**, 1992. — HARRISON, R. G.: The outgrowth of the nerve fibre as a mode of protoplasmic movement. J. of exper. Zool. **9**, 787. — HASSIN, G. B.: Beitrag zur Histopathologie der Tabes. Zbl. Neur. **33** (1914). — Tabes dorsalis. Pathology and Pathogenesis. Arch. of Neur. **21** (1929). — HEAD and CAMPBELL: The pathology of herpes zoster and its bearing on sensory localisation. Brain **23**, 353 (1900). — HELD, H.: Die Entwicklungsgeschichte des Nervengewebes bei den Wirbeltieren. Leipzig 1909. — HELLSTEN, M.: Ein Fall von Ganglion Gasseri-Tumor. Z. Nervenheilk. **52**, 290 (1914). — HENNEBERG, R.: Doppelseitige Trigeminusneuralgie infolge von Lymphom beider GASSERschen Ganglien. Klin. Wschr. **1922**, 2479. — HENNEGUY: Survie des ganglions spinaux. Bull. Acad. Méd. Paris, III. s. **68**, 119 (1912). — HERZOG, E.: Zur Pathologie der Achsenzylinder peripherer Nerven. Virchows Arch. **253**, 402 (1924). — Beitrag zur normalen und pathologischen Histologie des Sympathicus. Z. Neur. **103**, 1 (1926). — Eine zuverlässige Methode zur schnellen Diagnose der Tollwut. Klin. Wschr. **1942**, 749. — HERZOG, M.: Über cystische Degeneration der Spinalganglien und der hinteren Wurzeln bei progressiver Sklerodermie. Schweiz. med. Wschr. **1920**, Nr 31. — HINRICHS: Intraradiculäre Cysten an Spinalganglien. Virchows Arch. **287**, 242 (1932). — HIRT, A.: Zur Analyse des Spinalganglions. Verh. anat. Ges. **1927**, Ref. Zbl. Anat. **63** (Erg.-H.) 165 (1928). — Über den Aufbau des Spinalganglions und seine Beziehungen zum Sympathicus. Z. Anat. **87**, 275 (1928). — HIS, W.: Histogenese und Zusammenhang der Nervenelemente. Arch. f. Anat. **95** (1890). — HOCHE: Zur Lehre von der Tuberkulose des Zentralnervensystems. Arch. f. Psychiatr. **19** (1888). — Zit. nach POLLAK, Handbuch der Neurologie, Bd. I, S. 271. — HOFFMANN, J.: Über syphilitische Polyneuritis. Zbl. Neur. **1912**, H. 17. — HOFFMANN, W. H.: Wesen und Ursache der afrikanischen Schlafkrankheit. Erg. Path. **1912** I, 373. — HOFMEISTER u. MEYER: Operierter Tumor des Ganglion Gasseri. Z. Nervenheilk. **30**, 206 (1906). — HOLMGREEN, E.: Zur Kenntnis der Spinalganglienzellen von Lophius piscatorius Linn. Anat. H. **12**, Nr 38 (1899). — Studien in der feineren Anatomie der Nervenzellen. Anat. H. **15** (1900). — Weitere Mitteilungen über die Saftkanälchen der Nervenzellen. Anat. Anz. **1900**. — HOMÉN: Die histologischen Veränderungen in den peripherischen Nerven, den Spinalganglien und dem Rückenmark infolge von Amputation. Zbl. Neur. 1888, VII, 3. — HOMÉN, E. A.: Strang- und Systemerkrankungen des Rückenmarkes. In Handbuch der pathologischen Anatomie des Nervensystems von FLATAU, MINOR u. JACOBSOHN, Bd. II, S. 892. Berlin 1904. — HORTEGA, P. RIO: Estudios sobré el centrosoma de las céllulas nerviosas y neuroglias de los vertebrados en sus formas normales y anormales. Trab. Labor. Invest. biol. Univ. Madrid **14**, 117 (1916). — Estudio sobre la neuroglia. La glia de escasas radiaciones (oligodendroglia). Archivos Neurobiol. **2** (1921). — HORTEGA, P. DEL RIO, M. POLAK y M. PRADO: Investigaciones sobre la neurologia de los ganglios sensitivos. Arch. Histol. Normal y Pat. **1**, 233 (1942). — HUBER, G. C.: The spinal ganglia of Amphibia. Anat. Anz. **12** (1896). — HURST, E. W.: The histology of experimental poliomyelitis. J. of Path. **32**, 457 (1929). — A further contribution to the pathogenesis of experimental poliomyelitis; inoculation into the sciatic nerve. J. of Path. **33**, 1133 (1930). — HYRTL: Österr. med. Jb. **19**, 446.

IRI, A.: Experimentelle Beiträge zur Anatomie des Trigeminus. Z. Anat. **70**, 336 (1922).

JACOB, A.: Einige Bemerkungen zur Histopathologie der Paralyse und Tabes mit besonderer Berücksichtigung der Spirochätenbefunde. Arch. f. Psychiatr. **65**, 191 (1922). — JAENSCH: Störungen der Augenbewegungen bei Erkrankungen des Zentralnervensystems. Fortschr. Neur. **1937**, 115. — JOSEPH: Zur Physiologie der Spinalganglien. Du Bois' Arch. **1887**, 296. — Neur. Zbl. **6** (1887). — JÜRGENS: Über Syphilis des Rückenmarks und seiner Häute. Charieté-Ann. **10** (1885). — Neur. Zbl. **1885**. — Zwei Fälle von Syphilis der Wirbelsäule und der Rückenmarkshäute. Dtsch. med. Wschr. 1888, 508. — JULIUSBURGER, O.,

u. E. Meyer: Beitrag zur Pathologie der Spinalganglienzelle. Neur. Zbl. **17**, 151 (1898). — Junghans, E.: Das Ganglion semilunare (Gasseri) beim Rheumatismus. Virchows Arch. **291**, 643 (1933).

Kahler: Die multiple syphilitische Wurzelneuritis. Z. Heilk. 8 (1887). — Kalm: Über die Metastasierung von Hirngeschwülsten in die Liquorräume. Z. Nervenheilk. **159**, 397 (1948). — Ketscher: Zur pathologischen Anatomie der Paralysis agitans, gleichzeitig ein Beitrag zur pathologischen Anatomie des senilen Nervensystems. Z. Heilk. **13**, 445 (1892). — Key u. Retzius: Studien in der Anatomie des Nervensystems. Arch. mikrosk. Anat. **9**, 308 (1873). — Kimpel: Localisations osseuses au cours de la granulomatose maligne. Thèse de Paris. 1927. — Klebs: Beiträge zur Geschwulstlehre. Prager Vjschr. Heilk. **133**, 1 (1877). — Kleist: Die Veränderungen der Spinalganglienzellen nach der Durchschneidung des peripherischen Nerven und der hinteren Wurzel. Virchows Arch. **173**, 466 (1903). — Experimentell-anatomische Untersuchungen über die Beziehungen der hinteren Rückenmarkswurzeln zum Spinalganglion. Virchows Arch. **175** (1904). — Kobro, M.: Tuberkulöse Spondylitis und regionär auftretender Zoster. Norsk. Mag. Laegevidensk. **95**, 27 (1934). Ref. Zbl. Neur. **72**, 714. — Zoster and tuberculosis of the spine. Acta med. scand. (Stockh.) **82**, 300 (1934). — Further observations on zoster and spinal diseases. Acta med. scand. (Stockh.) **104**, 1 (1940). — Koelichen: Un cas de lymphogranulomatose avec métastase dans le canal rachidien. Revue neur. **1927**, 1. Kölliker, A.: Handbuch der Gewebelehre, Bd. 2, Leipzig 1896. — Környey, St.: Aufsteigende Lähmung und Korsakowsche Psychose bei Lymphogranulomatose. Z. Nervenheilk. **125**, 129 (1932). — Die akut entzündlichen Krankheiten des Nervensystems. Fortschr. Neur. **13**, 83 (1941). — Köster: Zur Physiologie der Spinalganglien und der trophischen Nerven, sowie zur Pathogenese der Tabes dorsalis. Leipzig: Wilhelm Engelmann 1904. — Köppen: Virchows Arch. **286**, 303 (1932). — Kohn: Über die Scheidenzellen (Randzellen) peripherer Ganglienzellen. Anat. Anz. **30** (1907). — Kolesnikoff: Zit. nach van Gehuchten. — Kolmer, W.: Über die Entwicklung der peripheren Nerven bei jugendlichen menschlichen Embryonen. Z. Anat. **87**, 354 (1928). — Konowalow, N. W., u. O. A. Chondkarian: Zur Klinik und pathologischen Anatomie der Rückenmarksläsionen bei Lymphogranulomatose. Arch. f. Psychiatr. **95**, 350 (1931). — Kopsch: Die Darstellung des Binnennetzes in spinalen Ganglienzellen und anderen Körperzellen mittels Osmiumsäure. Sitzgsber. preuß. Akad. Wiss., Physik.-math. Kl. **1902**. — Das Binnengerüst der Zellen einiger Organe des Menschen. Z. mikrosk.-anat. Forschg **5** (1926). — Krayenbühl, H.: Primary tumours of the root of the fifth cranial nerve: their distinction from tumours of the Gasserian ganglion. Brain **58**, 337 (1936). — Kürsteiner: Zur Pathologie des Herpes zoster. Korresp.bl. Schweiz. Ärzte **1913**, Nr 45. — Kuré, Ken: Die histologische Darstellung der parasympathischen Fasern in den hinteren Rückenmarkswurzeln der Lumbalsegmente. Pflügers Arch. **218**, 573 (1928). — Die vierfache Muskelinnervation. Berlin u. Wien 1931.

Landsteiner et Levaditi: Ann. Inst. Pasteur **24**, 833 (1910). — Lange, L. v.: Arch. f. Psychiatr. **46** (1910). — Legendre et Minot: Essais de conservation hors de l'organisme des cellules nerveuses des ganglions spinaux. Bull. Muséum d'hist. nat. **1**, 40; **6** (1911). — Formation de nouveaux prolongements par certaines cellules nerveuses des ganglions spinaux conservés hors de l'organisme. Anat. Anz. **38**, 554 (1911). — Lenhossék, M. v.: Zur Kenntnis der Spinalganglien. Beitrag zur Histologie des Nervensystems und der Sinnesorgane. Wiesbaden: J. F. Bergmann 1894. — Centrosom und Sphäre in den Spinalganglienzellen des Frosches. Arch. mikrosk. Anat. **46** (1895). — Über den Bau der Spinalganglienzellen des Menschen. Arch. f. Psychiatr. **29** (1896). — Zur Kenntnis der Spinalganglienzellen. Arch. mikrosk. Anat. **69** (1906). — Levi, G.: La struttura dei gangli cerebrospinali nei Selaci e nei Teleostei. Monit. zool. ital. **17** (1906). — La capsula delle cellule dei gangli sensitive. Monit. zool. ital. **18** (1907). — Struttura e istogenesi dei gangli cerebrospinali dei Mammiferi. Anat. Anz. **30** (1907). — Levi, G., e E. Delorenzi: Espianti di gangli spinali. Boll. Soc. Biol. sper. **9**, 103 (1934). — Levi, G., u. H. Meyer: Anat. Anz. **83**, 401 (1937). — Licen: Riv. Pat. nerv. **1920**, 1. — Lie, H. P.: Lepra im Rückenmark und den peripheren Nerven. Wien u. Leipzig 1904. — Über pathologische Veränderungen im Zentralnervensystem bei Lepra. Med. Rev. **1929**. — Lilienfeld u. Benda: Ein Fall von multipler metastatischer Carcinose der Nerven und Hirnhäute. Berl. klin. Wschr. **1901**, 729. — Little: Intracranial tumor; glioma of the fifth nerve. Dublin J. med. Sci. **33**, 94 (1873). — Longet: Zit. nach Chodos. — Louste, Thibaut et Vallière-Vialfix: Sur un cas de la maladie de Hodgkin ayant présenté au cours de son évolution des lésions osseuses d'interprétation difficile. Bull. Soc. méd. Hôp. Paris **1924**. — Lugaro, E.: Allgemeine pathologische Anatomie der Nervenfasern, Bd. I, S. 162. — Allgemeine pathologische Anatomie der Neuroglia, Bd. I, 188. — Pathologische Anatomie der peripherischen Nerven, der Plexuserkrankungen und der Spinalganglien. In Handbuch der pathologischen Anatomie des Nervensystems von Flatav, Jacobsohn u. Minor, Bd. II, S. 1113. Berlin 1904. — Sulla alterazioni degli elementi nervosi negli avelenamenti per arsenico e per piombo. Riv. Pat. nerv. 2, Nr 2. Ref. Zbl. Neur. **14**, 954 (1898). — Sulla patologia delle cellule dei gangli sensitive. Riv. Pat. nerv. **6**, **7**, **8** (1901—1903).

Anciennes et nouvelles recherches sur les fibres centrifuges des racines postérieures. Schweiz. Arch. Neur. **31**, 284 (1933). — Fibre mieliniche e fibre amieliniche nelle radici posteriori. Riv. Pat. nerv. **43**, 104 (1934).

Magnusson u. Wohlfart: Beitrag zur Klinik und Pathologie der Zostererkrankung mit besonderer Berücksichtigung des Vorkommens meningoencephalitischer Veränderungen. Z. Nervenheilk. **153**, 225. — Manz, W.: Das Auge der hirnlosen Mißgeburten. Virchows Arch. **51**, 313 (1870). — Marburg, O.: Zur Pathologie der Spinalganglien. Arb. neur. Inst. Wien **8**, 103 (1902). — Pathologie der Poliomyelitis acuta. Wien. klin. Rdsch. **1909**, Nr 47. — Poliomyelitis, Sclerosis multiplex und Paralysis agitans. Jkurse ärztl. Fortbildg **10**, 13. — Marchand: Beitrag zur Kenntnis der Geschwülste des Ganglion Gasseri. Festschr. für Rindfleisch. Leipzig 1907, S. 265. — Margulis, M. S.: Über syphilitische Polyneuritis. Z. Nervenheilk. **155** (1930). — Marie, P.: Leçons sur les Maladies de la Moelle. Paris 1892. — Marinesco, G.: Über Veränderungen der Nerven und des Rückenmarks nach Amputation. Beitrag zur Nerventrophik. Neur. Zbl. **1892**, 463. — Sur les phénomenes de reparation dans les centres nerveux après la section des nerfs périphériques. Presse méd. **2**, 201 (1898). — Mecanisme de la sénilité et de la mort des cellules nerveuses. C. r. Acad. Sci. **1900**. Ref. Revue neur. **1900**, 758. — Essai de la localisation dans les ganglions spinaux. Neur. Zbl. **23** (1904). — Recherches sur les changements des neurofibrilles consécutifs aux differents troubles de nutrition. Névraxe **8** (1906). — Quelques recherches sur la morphologique normale et pathologique des cellules des ganglions spinaux et sympathiques de l'homme. Névraxe **8** (1906). — Contribution à l'étude de l'histologie et de la pathogènie du tabes. Semaine méd. **26** (1906). — Quelques mots à propos du travail de M. Nageotte: Recherches expérimentales sur la morphologie des cellules et des fibres des ganglions rachidiens. Revue neur. **15** (1907). — Plasticité et amiboisme des cellules des ganglions sensitifs. Revue neur. **15** (1907). — Recherches expérimentales et anatomo-pathologiques sur les cellules des ganglions spinaux et sympathiques. J. Psychol. u. Neur. **13** (1908). — La cellule nerveuse, Bd. 1/2. Paris: Gaston Doin 1909. — Etude sur l'état physique des cellules des ganglions spinaux. C. r. Soc. Biol. Paris **72**, 292 (1912). — Essai de biocytoneurologie au moyen de l'ultramicroscopie. Nouv. Icon. Salp. **25**, 193 (1912). — Sur la structure de certains éléments constitutifs des cellules nerveuses. C. r. Soc. Biol. Paris **72**, 294 (1912). — Recherches sur les lésions du système nerveux central dans le typhus exanthématique. Le rôle de la névrite ascendante dans le mécanisme de ces lésions. Ann. Inst. Pasteur **36**, 201 (1921). — Marinesco, G., et E. Crazium: Lésions du système nerveux dans le typhus exanthématique et leurs rapports avec la nevrite ascendante. C. r. Acad. Sci. Paris **1921**. — Marinesco, G., et J. Minea: Etudes des cellules des ganglions spinaux de la grenouille, à l'aide du paraboloide de Zeiss. C. r. Soc. Biol. Paris **71**, 202 (1911). — Essai de culture des ganglions spinaux de mammifères „in vitro". Anat. Anz. **42**, 161 (1912). — Nouvelles recherches sur le culture „in vitro" des ganglions spinaux de mammifères. Anat. Anz. **46** (1914). — Marina, A.: Studien über die Pathologie des Ciliarganglions beim Menschen. Vergleichende Studien mit dem Ganglion Gasseri und cervicale supremum. Z. Nervenheilk. **20**, 369 (1901). — Massig, E.: Beitrag zur Histopathologie des Ganglion nodosum. Beitr. path. Anat. **96**, 375 (1935/36). — Mayer, C.: Vier klinisch und histologisch untersuchte Fälle von Tabes dorsalis nebst Bemerkungen über die Bedeutung des Cortiorganes für das Hören. Beitr. Anat. usw. Ohr usw. **21** (1924). — Meyer, E.: Plasmazellen im normalen Ganglion Gasseri des Menschen. Anat. Anz. **28**, 81 (1906). — Miskolczy, D.: Arch. f. Psychiatr. **90**, 268 (1930). — Morton, H. H. P.: A case of herpes zoster apparently due to invasion of the ganglia by round-cell sarcoma. J. of Neur. **1926**, 297. — Mumme, E.: Beiträge zur Frage des „symptomatischen Zoster". Z. Nervenheilk. **152**, 67 (1941). — Monakow, J. v.: Mißbildungen des Nervensystems. Erg. Path. **1920**.

Nageotte, J.: Note sur les formations cavitaires par perinévrite dans les nerfs radicularies. Soc. de Biol. **1902**. — Pathogenie de Tabes dorsale. Paris: C. Naud 1903. — Régeneration collatérale de fibres nerveuses terminées par des massues de croissance, à l'état pathologique et à l'état normal: lésions tabétiques des racines medullaires. Nouv. Icon. Salp. **19** (1906). — Note sur l'apparation précorce d'arborisations périglomerulaires, formées aux dépens de collatérales des glomérules dans les ganglions rachidiens greffés. C. r. Soc. Biol. Paris **62** (1907). — Recherches expérimentales sur la morphologie des cellules et des fibres des ganglions rachidiens. Revue neur. **1907**. — Etude sur la greffe des ganglions rachidiens; variations et tropismes du neurone sensitif. Anat. Anz. **39**, 9 (1907). — Variations du neurone sensitif périphérique dans un cas d'amputation récente de la partie inférieure de la cuisse. C. r. Soc. Biol. Paris **63** (1907). — Nelis: Un nouveau détail de structure du protoplasme des cellules nerveuses (état spirimateux du protoplasme). Bull. Acad. Sci. Belg. **1899**. — Netter, A.: Bull. Soc. méd. Hôp. Paris **54**, 793 (1930). — Nepveu: Zit. nach van Gehuchten. — Nicolaus, S., and J. A. Galloway: Borna Disease and Enzootic Encephalo-Myelitis of Sheep and cattle. London 1928. — Nonne, M.: Anatomische Untersuchung von 10 Fällen von Tabes dorsalis mit besonderer Berücksichtigung des Verhaltens der peripheren Nerven. Jb. Hamburg. Stadtkr.haus **1889**. — Anatomische Untersuchung eines Falles von

Erkrankung motorischer und gemischter Nerven und vorderer Wurzeln bei Tabes dorsalis. Arch. f. Psychiatr. **19**. — Syphilis und Nervensystem. Berlin: S. Karger 1910. — NONNE, M., u. H. LUCE: Pathologische Anatomie der Gefäße. In Handbuch der pathologischen Anatomie des Nervensystems von FLATAU, JACOBSOHN u. MINOR, S. 202. Berlin: S. Karger 1904.

OBERSTEINER: Über das hellgelbe Pigment in den Nervenzellen und das Vorkommen weiterer fettähnlicher Körper im Zentralnervensystem. Arb. neur. Inst. Wien **10** (1903). — Die Innervation der Hirngefäße. Jb. Psychiatr. **16**, 215 (1897). — OMODEI-ZORINI: Tumore del ganglio di Gasser. Giorn. Accad. Med. Torino **29**, 68 (1923). — OPALSKI, A.: Zur normalen und pathologischen Anatomie des Ganglion Gasseri. Z. Neur. **124**, 383 (1930). — OPPENHEIM: Lehrbuch der Nervenkrankheiten. Berlin 1913. — OPPENHEIM u. SIEMERLING: Beitrag zur Pathologie der Tabes. Arch. f. Psychiatr. **18**. — ORSÓS, F.: Multiple Apoplexien der Spinalganglien. Verh. dtsch. path. Ges. **1914**, 510.

PEABODY-DRAPER-DOCHEZ: A clinical study of acute Poliomyelitis. Monogr. Rockefeller Inst. med. Res. **1912**, 97. — PENFIELD, W.: Alterations of the Golgi-apparatus in nerve cells. Brain **43**, 390 (1920). — Cytology and cellular Pathology of the Nervous System. New York 1932. — PENTA, P.: Osservazioni sulla capsula nei gangli spinali. Riv. Pat. nerv. **43**, 509 (1934). — PETRÉN, K.: Sur la question de la polyneurite syphilitique ou mercurielle. Lunds Univ. Aeroskrift, N. F. Ard. **14**. — Die Entwicklungsanomalien des Rückenmarks. In Handbuch der pathologischen Anatomie des Nervensystems von FLATAU, JACOBSOHN u. MINOR, S. 827. Berlin: S. Karger 1904. — PETRÉN, K., u. G.: Beitrag zur Kenntnis des Nervensystems und der Netzhaut bei Anencephalie und Amyelie. Virchows Arch. **151**, **346**, **438**. — PETRINA: Klinischer Beitrag zur Lokalisation der Gehirntumoren. Prager Vjschr. prakt. Heilk. **133**, 95; **134**. — PETTE, H.: Poliomyelitis. In Handbuch der Neurologie, Bd. XIII. Berlin 1936. — Die akut entzündlichen Erkrankungen des Nervensystems. Stuttgart: Georg Thieme 1942. — PETTE, H., H. DEMME u. ST. KÖRNYEY: Studien über experimentelle Poliomyelitis. Z. Nervenheilk. **128**, 125 (1932). — PETTE, H., u. ST. KÖRNYEY: Über die Pathogenese und die Histologie der Bornaschen Krankheit im Tierexperiment. Z. Nervenheilk. **136**, 20 (1935). — PIETRA, V. DELLA: Beitrag zur histologischen Kenntnis der Spinalganglien. Riv. Neur. **10**, 588 (1937). — PILATI, L.: Statistische Untersuchungen über das Wachstum der Nervenzellen der menschlichen Spinalganglien. Z. mikrosk.-anat. Forschg **44**, 1 (1938). — PILCZ, A.: Beitrag zur Lehre von der Pigmententwicklung in der Nervenzelle. Arb. Obersteiners Inst. **3**, 123 (1895). — POLJAK, ST.: Arb. neur. Inst. Wien **23** (1922).

RAND: Tumor of the left Gasserian Ganglion. Surg. etc. **40**, 49 (1925). — RANSON, S. W.: Alterations in the spinal ganglion cells following neurotomy. J. comp. Neur. **19** (1909). — Apreliminary note on the non medullated nerve fibres in the spinal nervs. Anat. Rec. **3** (1909). Nonmedullated nerve fibres in the spinal nerves. Amer. J. Anat. **12** (1911). — The structure of the spinal ganglia and of the spinal nerves. J. comp. Neur. **22** (1912). — Transplantation of the spinal ganglion with observations on the significance of the complexe types of spinal ganglion cells. J. comp. Neur. **24** (1914). — RANVIER, L.: Les tubes nerveux en T et leur relation avec les cellules ganglionaires. C. r. Acad. Sci. **81** (1875). — RATTONE: Internat. Mschr. Anat. **1884**, 53. — REDLICH: Die hinteren Wurzeln des Rückenmarks und die pathologische Anatomie der Tabes. Jb. Psychiatr. **11** (1892). — Pathologische Anatomie der Poliomyelitis acuta anterior. Wien. klin. Wschr. **1894**, 287. — Pathologie der tabischen Hinterstrangserkrankung. Jena 1897. — REHN: Über echte und falsche Strangdegenerationen bei sekundärer Carcinomatose der Rückenmarkshäute. Virchows Arch. **186**, 307 (1906). — REICHELT, K. E.: Über die Entstehungsweise der Schlafkrankheit nach Grippe (Encephalomyelitis epidemica). Z. Neur. **78**, 153 (1922). — RETZIUS, G.: Untersuchungen über die Nervenzellen der Cerebrospinalganglien und der übrigen peripheren Kopfganglien. Arch. f. Anat. **1880**, 369. — Zur Kenntnis der Ganglienzellen der Spinalganglien. Biol. Unters., N. F. **4**. (1892). — Weiteres zur Frage von den freien Nervenendigungen und anderen Strukturverhältnissen in Spinalganglien. Biol. Unters., N. F. **9** (1900). — RICHETR, H.: Pathogenese der Tabes dorsalis. In Handbuch der Neurologie, Bd. XII. Berlin 1935. — Zur Anatomie und Physiologie der FOERSTERschen Radicotomie. Z. Neur. **21**. — RIO, A. DEL: Contribucion al estudio del pigmento lipoidico en los ganglios nerviosos perifericos. Bol. Biol. Concepcion, Chile **19**, 25 (1944). — RISEL: Über multiple Ganglioneurome der GASSERschen Ganglien und der Hirnnerven. Verh. dtsch. path. Ges. (13. Tgg) **1909**, 341. — RONDININI, R.: Art und Weise des Wachstums der Nervenzellen der Spinalganglien bei den Säugetieren und nach der Geburt (Mus musculus). Arch. ital. Anat. **36**, 145 (1936). — ROSIN: Verh. Ver. inn. Med. Berl. **17**, 386 (1897/98). — ROSSI, O.: Über einige morphologische Besonderheiten der Spinalganglien bei den Säugetieren. J. Psychol. u. Neur. **11** (1908). — ROTHMANN: Dtsch. med. Wschr. **1893**, 923. — ROUX u. HEITZ: Neur. Jber. **1904**, 230; **1905**, 201. — RUSSEL: Two primary tumors of the Gasserian Ganglion. J. Amer. med. Assoc. **84**, 413 (1925).

SANÓ: Un cas de rage humain suivi d'autopsie. J. de Neur. **1898**, 132. — SANTHÁ, K. v.: Über einen Fall von Polyganglionitis (Poliomyelitis post.) unter dem klinischen Bild einer subakuten Pseudotabes. Arch. f. Psychiatr. **100**, 398 (1933). — SARBÓ: Die syphilitische

Neuralgie, Wurzelneuritis und Polyneuritis. In Handbuch der Neurologie, Bd. XII. Berlin 1935. — SCHAFFER, K.: Das Verhalten der Spinalganglienzellen bei Tabes auf Grund Nissls Färbung. Neur. Zbl. **17** (1910). — Über Fibrillenbilder tabischer Spinalganglien. Z. Neur. **1** (1910). — SCHAFFER, K.: Lyssa. In LEWANDOWSKYS Handbuch, Bd. III. 1912. — Contributions à l'histopathologie des ganglions rachidiens dans l'idiotie amaurotique (Tipo Tay-Sachs). Trab. Labor. Invest. biol. Univ. Madrid **20** (1922). — Beiträge zur Histopathologie der Spinalganglienzellen. Arch. f. Psychiatr. **67**, 398 (1923). — Über das morphologische Wesen und die Histopathologie der hereditär-systematischen Nervenkrankheiten. Monographien Neur. **1926**, Nr 46. — SCHAEFER et HOROWITZ: Les accidents nerveux dans la maladie de Sternberg. Presse méd. **1930**, 403. — SCHAPER: Experimentelle Studien an Amphibienlarven. Arch. Entw.mechan. **6**, 151 (1898). — SCHARAPOW: Zur pathologischen Anatomie der Tabes dorsalis. Z. Neur. **133** (1931). — SCHARENBERG, K.: Glia und SCHWANNsche Elemente des GASSERschen Ganglions beim Menschen. Erscheint in den Annalen des CAJALschen Instituts, Madrid. — SCHIFF and BRAIN: Lancet **1930** 70. — SCHIMERT, J.: Der Nervus intermedius und das Ganglion geniculi nervi facialis. Z. mikrosk.-anat. Forschg **39**, 35 (1936). — SCHMAUS: Pathologische Anatomie des Rückenmarks. 1901. — SCHÜRHOFF, C.: Zur Kenntnis des Zentralnervensystems der Hemicephalen. Bibl. Med. Abt. C **1894**. — SCHULTZE, FR.: Meningomyelitis, Neuritis tuberculosa. Virchows Arch. **68**. — Arch. klin. Med. **25**. — Arch. f. Psychiatr. **19**. — SEILER: Ein Fall von Geschwulstbildung in der Brücke mit Metastasen usw. Diss. Zürich 1901. — SHOREY, M. L.: A study of the differentiation of neuroblasts in artificial culture media. J. of exper. Zool. **10**, 85 (1912). — SIBELIUS, CH.: Zur Kenntnis der Entwicklungsstörungen der Spinalganglienzellen bei hereditär-syphilitischen, mißbildeten und anscheinend normalen Neugeborenen. Z. Nervenheilk. **20**, 35 (1901). — SIMON, A., and S. BERNAM: Syphilitic Polyneuritis. Arch. of Neur. **42**, 273 (1939). — SIMONS: HODGKINS Krankheit als Tumor der Dura spinalis verlaufend. Z. Nervenheilk. **59**, 289 (1918). SINGER u. MUENZER: Beiträge zur Anatomie des Zentralnervensystems, insbesondere des Rückenmarks. Denkschr. ksl. Akad. Wiss. Wien, Math.-naturwiss. Kl. **1890**. — SJÖVALL, E.: Über Spinalganglienzellen des Igels. Anat. H. **18** (1901). — Über Spinalganglienzellen und Markscheiden. Anat. H. **30** (1916). — SMIRNOW: Einige Beobachtungen über den Bau der Spinalganglienzellen bei einem viermonatlichen menschlichen Embryo. Arch. mikrosk. Anat. **59** (1902). — SODAKEWITSCH: Beiträge zur pathologischen Anatomie der Lepra. Beitr. path. Anat. **2**, 188. — SÖDERBERGH: Ein Fall von Trigeminustumor mit Symptomen von Kleinhirnbrückenwinkel. Nord. med. Ark. (schwed.), Abt. I **1909**, H. 34. — SOKOLANSKY, G.: Zur Mikromorphologie und Pathogenie der Amyelie. Arch. f. Psychiatr. **92**, 354 (1930). — SOULIER: Tumor an der Austrittsstelle des Trigeminus. Lyon méd. **1872**. — SPATZ, H., u. O. SEIFRIED: Die Ausbreitung der encephalitischen Reaktion bei der Bornaschen Krankheit der Pferde und die Beziehungen zu der Encephalitis epidemica, der HEINE-MEDINschen Krankheit und der Lyssa des Menschen. Z. Neur. **124**, 317 (1930). — SPIEGEL u. ADOLF: Beiträge zur Anatomie und Pathologie des autonomen Nervensystems. Arb. neur. Inst. Wien **23** (1920). — SPIELMEYER, W.: Zur Frage der sog. spezifischen Ganglienzellerkrankungen. Z. Neur. **5** (1912). — Die zentralen Veränderungen beim Fleckfieber und ihre Bedeutung für die Histopathologie der Hirnrinde. Z. Neur. **47** (1919). — Histopathologie des Nervensystems. Berlin: Springer 1922. — SPILLER: Tumors of the Gasserian Ganglion. J. Amer. med. Assoc. **136**, 712 (1908). — SPIRLAS: Zur Kenntnis der Spinalganglien der Säugetiere. Anat. Anz. **11** (1896). — SPITZER, B.: Die Veränderungen des Ganglion Gasseri nach Zahnverlust. Arb. neur. Inst. Wien **18** (1910). — Zur Pathogenese der Tabes dorsalis. Arb. neur. Inst. Wien **28**, 227 (1926). — Experimentelles Ergebnis zur Frage der dentalen Neuritis des Trigeminus. Arb. neur. Inst. Wien **34**, 83 (1932). — STAEMMLER, M.: Über syphilitische Myelose. Beitr. path. Anat. **99**, 834 (1937). — Über Veränderungen der Spinalganglien bei akuter Poliomyelitis. Z. Nervenheilk. **156**, 122 (1944). — STEINER, G.: Beitrag zur pathologischen Anatomie der peripheren Nerven bei den metasyphilitischen Erkrankungen. Arch. f. Psychiatr. **1912**, 667. — STEINERT, H.: Über Polyneuritis syphilitica. Münch. med. Wschr. **1909**, Nr 39. — STERN, R. O.: A study of the Histopathology of Tabes dorsalis with special reference to RICHTERS theory of its pathogenesis. Brain **52**, 29, 51 (1929). — STÖHR jr., PH.: Das peripherische Nervensystem. In v. MÖLLENDORFS Handbuch der mikroskopischen Anatomie, Bd. IV/1, S. 202. 1928. — Vegetatives Nervensystem. Berlin 1928. — STRAUSS, J.: The pathology of acute poliomyelitis. J. nerv. Dis. **1910**, No 6. — STREETER, G. L.: The peripheral nervous system in the human embryo at the end of the first month. Amer. J. Anat. **8**, 285 (1908). — Die Entwicklung des Nervensystems. In KEIBELS Handbuch der Entwicklungsgeschichte, Bd. 2/1. 1911. — STRICHT, N. VAN DER: La sphére attractive dans les cellules nerveuses des mammiféres. Bull. Acad. Méd. Belg. **20**, 275 (1906). — STROEBE: Über Veränderungen der Spinalganglien bei Tabes. Beitr. path. Anat. **13** u. **15**. — Zbl. Path. **1894**. — STROEBE, H.: Erkrankungen der Wirbelsäule und der Rückenmarkshüllen. In Handbuch der pathologischen Anatomie des Nervensystems von FLATAU, JACOBSOHN u. MINOR, Bd. II, S. 738. Berlin: S. Karger. — STRÜMPELL, AD.: Beitrag zur Pathologie und pathologischen Anatomie der multiplen Neuritis. Dtsch. Arch. klin. Med. **64**, 146 (1899). —

SZATHMÁRY, S.: Herpes zoster im Anschluß an luische Erkrankung des Ganglion Gasseri. Orv. Hetil. (ung.) **69**, 93 (1925). Ref. Zbl. Neur. **43**, 442.

TAKEDA, G.: Über das Vorkommen der Ganglienzellen in der Portio minor des N. trigeminus. Fol. anat. jap. **2** (1924). — Über die multipolaren Zellen im Ganglion Gasseri. Fol. anat. jap. **2** (1924). — Über die gefensterten Zellen und Zellen mit Vacuolen im Ganglion semilunare. Fol. anat. jap. **3** (1925). — TAYLOR and AMOSS: Carriage of the virus of poliomyelitis with subsequent development of the infection. J. of exper. Med. **26**, 745 (1917). — TERPLAN, K.: Zur Frage histopathologischer Veränderungen in sympathischen Ganglien und deren Bedeutung. Virchows Arch. **262** (1926). — THALMIER, W.: Arch. of Neur. **12**, 73 (1924). — THOMAS: Examen des ganglions rachidiens par méthode de RAMON Y CAJAL dans un cas d'amputaton. C. r. Soc. Biol. Paris **60** (1906). — THOMSON, A.: On neuroma and neurofibromatosis. Edinburgh 1900. — TIMOFEEW: Betrachtungen über den Bau der Nervenzellen der Spinalganglien und des Sympathicus beim Vogel. Mschr. Anat. u. Physiol. **1898**, 259. — TOKURA: Zit. nach CHODOS. — TOLOTSCHINOW: Zit. nach MARINA. — TOMASELLI, A:. Alcune particolarita de struttura delle cellule nervose dei gangli spinali e cefalici di Ammocoetes branchialis e di Petromyzon Planeri. Anat. Anz. **30** (1907). — TONKOFF, W.: Die Arterien der Intervertebralganglien und der Cerebrospinalnerven des Menschen. Mschr. Anat. u. Physiol. **15**, 353 (1898). — TRÖMNER u. WOHLWILL: Über Erkrankungen des Nervensystems, insbesondere der Hirnnerven bei Leukämie. Z. Nervenheilk. **100**, 233 (1927). — TROLARD: Arch. Physiol. norm. et Path. **1888**, 190.

VEITH, G.: Über die unspezifische, interstitielle, granulierende Entzündung der Wurzelnerven. Arch. f. Psychiatr. **182**, 400 (1949). — VEJAS: Ein Beitrag zur Anatomie und Physiologie der Spinalganglien. Diss. München 1883. — VERAGUTH, O.: Zit. nach v. MONAKOW. — VERGER et GRENIER DE CARDENAC: Neuralgic faciale et tumeur du Ganglion de Gasser. Revue neur. **14**, 704 (1905). — VERSÍN: Bol. Soc. Biol .Concepcion Chile, 8/9 (1924/35).

WAIL, S. S.: Über die Veränderungen des Rückenmarks und der intervertebralen Ganglien bei der Sepsis. Virchows Arch. **295**, 414 (1935). — WALLENBERG: Z. Nervenheilk. **9**. — WATANABE, T.: Zur Pathologie der Spinalganglien, mit besonderer Berücksichtigung der Cystenbildung. Z. Nervenheilk. 78, 146 (1923). — WARRINGTON and GRIFFITH: On the cells of the spinal ganglia and on the relationship of their histological structure to the axonal distribution. Brain **27** (1904). — WEBER and BODE: Abdominal lymphogranulomatosis maligna with high blood, eosinophilia and lymphogranulomatosis infiltration of the epidural fat. Lancet **1927**, 804.—WEIMANN: Mschr. Psychiatr. **50**, 357. —WEIN, D.: Über die Nervenfaserkörbe der Spinalganglienzellen. Z. Zellforschg **32**, 87 (1943). — WEISS, P., and HSI-WANG: Anat. Rec. **67**, 105 (1936) — WEN-CHAO-MA: Zit. nach STÖHR jr. — WESTHOFF: Solitäres Gumma des Ganglion Gasseri. Ann. d'Ocul. **14** (1895). — WESTPHALEN, H.: Multiple Fibrome der Haut, der Nerven und Ganglien mit Übergang in Sarkom. Virchows Arch. **114**, 29. — WIEN: Berl. klin. Wschr. **1898**. — WILBRAND-SAENGER: Neurologie des Auges, S. 277. Wiesbaden 1901. — WILDE, B.: Geschwülste des Ganglion Gasseri. Diss. Würzburg 1936. — WOHLWILL, FR.: Zur pathologischen Anatomie des Nervensystems beim Herpes zoster. Z. Neur. **89** (1924). — Zur pathologischen Anatomie des peripherischen Sympathicus. Z. Nervenheilk. **107**, 124 (1928). —Herpes zoster. In Handbuch der Neurologie, Bd. XIII. Berlin 1936. — WOLLENBERG, R.: Untersuchungen über das Verhalten der Spinalganglien bei Tabes. Arch. f. Psychiatr. **24** (1892).

ZAKARAJA, E. P.: Zur Frage des Mechanismus der segmentären Affektionen des Nervensystems und deren Folgen. Z. exper. Med. **80**, 670 (1932). — ZAPPERT, J.: Die Spinalganglien im Kindesalter. Arb. neur. Inst. Wien **19** (1912). — ZIEHEN: Anatomie des Zentralnervensystems. Jena 1898.

Zoster.

ACHARD, CH.: Zona. Paris méd. **1924**, 169. — Zona et herpès. Paris: Baillère & Fils 1925. — ADIE, W.: Herpes zoster in spontaneous subarachn. haemorrhag. Lancet **1926** I, 124. — ADRIAN: Hyperalgetische Zonen und Herpes zoster bei Nierenerkrankungen. Z. Urol. 8, 477. — AFZELIUS: Herpes zoster generalisatus. Acta dermato-vener. (Stockh.) **2**, 389 (1921). Ref. Z. Hautkrkh. usw. **4**, 435 (1922). — AGAZZI, B.: Herpes zoster del plesso cervicale superficiale consecutivo ad una ferita d'arma da fucco attraversante il collo. Riv. ital. Neuropat. ecc. **1919**, 169. — ALAJOUANINE et B. GRIFFITH: Sclérose en plaques précédée d'une éruption zostérienne avec paralysie crurale. Revue neur. **38**, 84 (1931). — ALDERSON, H. E.: Herpes zoster bei einem Kranken mit spinaler Syphilis. J. Cut. Dis. incl. Syph. **32**, 230 (1914). Ref. Arch. f. Dermat. **122**, 46 (1918). — ALEFELD, A. H.: Zwei Fälle von Herpes zoster bei Tabes dorsalis. Inaug.-Diss. München 1906. — ALTMEYER, J.: Zoster symptomaticus nach Disephal C. Arch. f. Dermat. **179**, 279 (1939). — AMIES: The elementary bodies of Varicella and their aglutination in pure suspension by the serum of chicken-pox patients. Zit. nach PASCHEN (2). — ARMAND-DELILLE, P. FOHANNO et GAVOIS: Nouvelles observation d'épidémies de varicelle survenues après des cas de zona. Bull. méd. **1934**, 313. — ARNSTEIN, A.: Herpes zoster und innere Erkrankungen. Wien. Arch. inn. Med. **4**, 441

(1922). — Audry u. Laurent: Herpes zoster im Verlauf einer Hydrargyrose. J. Malad. Cut. et Syph. **1901**, 175. Ref. Mh. Dermat. **32**, 572 (1901).

Bärensprung, F. v.: Die Gürtelkrankheit. Ann. Charité-Krankenh. **9**, 40 (1861). — Fernere Beiträge zur Kenntnis des Zoster. Ann. Charité-Krankenh. **10**, 37 (1862). — Beiträge zur Kenntnis des Zoster. Ann. Charité-Krankenh. **11**, 96 (1863). — Barthélemy, M.: Note sur l'adénopathie zostérienne. Bull. Soc. franç. Dermat. **1892**. Ref. Ann. de Dermat. **1892**, 168. — Bastai, P., u. A. Busacca: Herpes. Sua patogenesi e pretesi rapporti colla encefalite epid. Schweiz. Arch. Neur. **16**, 56 (1925). — Baudouin, E.: Les troubles moteures dans le zona. Le syndrôme du ganglion géniculé et considération sur le rôle sensitif du nerf facial. Thèse de Paris. 1920/21. — Baum, O.: Dermat. Wschr. **1920**, 70. — Bellavitis, C.: Nevrassite da herpes zoster. Riv. Neur. **4**, 337 (1931). Ref. Zbl. Neur. **62**, 830. — Bénard, R.: Les complicatons nerveuses de la rubéole. (Méningite, myélite, névrite et zona.) Bull. med. **1921**, Nr 31, **1443**. Ref. Zbl. Neur. **28**, 30 (1922). — Besche, de: Herpes zoster mit pathologisch-anatomischen Veränderungen im Rückenmark. Z. Path. **21**, 897 (1910). — Bettmann, S.: Über Hautaffektionen nach innerlichem Arsenikgebrauch. Arch. f. Dermat. **51**, 203 (1900). — Herpes zoster nach Salvarsaninjektion. Dtsch. med. Wschr. **1911**. — Bézi, St.: Gesichtszoster im Gebiet des ersten und zweiten Trigeminusastes. Tagg Dtsch. Path. Ges. 1929, S. 138. — Bichelonne: Bull. méd. **1907**, 277. — Bielschowsky, M.: Herpes zoster. In Handbuch der Neurologie von Lewandowsky, Bd. 5, S. 315. 1914. — Biggart, J. H., and J. A. Fisher: Meningo-Encephalitis complicating Herpes zoster. Lancet **1938 II**, 944. — Bittorf, A.: Herpes zoster und Nierenkolik. Dtsch. med. Wschr. **1911 I**, 291. — Blanc, G., et J. Caminopetros: Contribution à l'etude experimentale de zona. Bull. Soc. franç. Dermat. **29**, 294 (1922). Ref. Zbl. Hautkrkh. **7**, 250 (1923). — Blaschko, A.: Beiträge zur Topograhpie der äußeren Hautdecke. (I. Herpes zoster.) Arch. f. Dermat. **43**, 37 (1889). — Verh. dtsch. dermat. Ges. **1901**. — Herpes zoster. In Handbuch der Hautkrankheiten von Mraček, Bd. 1, S. 677. Wien: Alfred Hölder 1902. — Bloch, M., et E. Terris: Zona et herpès. Nouvelles essais de transmission à l'animal. C. r. Soc. Biol. Paris **90**, 1394 (1924). — Bokay, I.: Auftreten von Varicellen unter eigentümlichen Verhältnissen. Oro. Arch. **1892**. Zit. Arch. Kinderheilk. **1892**. — Über den ätiologischen Zusammenhang der Varicellen mit gewissen Fällen von Herpes zoster. Wien. klin. Wschr. **1909 II**, 1323. — Über die Herpes zoster-Varicellenfrage. Jb. Kinderheilk. **105**, 8 (1924). — Gürtelrose und Windpocken. Jb. Kinderheilk **119**, 127 (1928). — Bomhard, H. v.: Ein Beitrag zum Myelom. Z. klin. Med. **80**, 506 (1914). — Boner: Contribution à l'étude du zona. Thèse de Paris. — Boursier, R., et R. Ducasting: Zona consécutif à un traumatisme de la colonne vertébrale. (Eclat d'abus.) Revue neur. **1917**, 294. — Bouvier: J. Malad. Cut. et Syph. **1897**, 41. — Brückel, K.: Zosteraffektion und Rheumatismus. Dtsch. med. Wschr. **1948**, 198. — Brissaud: Le zona du tronc et sa topographie. Bull. méd. **8**, 27 (1896). Zit. nach Achard.

Carrière: Herpes zoster femuro-cutaneus im Verlaufe des Carcinoma uteri. Semana méd. **1895**, 42. Ref. Mh. Dermat. **21**, 575 (1895). — Charcot: Névralgie consécutive à une lésion traumatique et accompagnée d'une éruption de vésicules d'herpès, in surquelques cas d'affection de la peau dépendant d'une influence du système nerveux. J. Physiol. et Path. gén. **2**, 113 (1859). — Charcot et Cotard: Sur un cas de zona. C. r. Soc. Biol. Paris **1865**. — Chatelier, L.: Vaccine et zona vaccinal dans le territoire cutané correspondant à la vaccination. Bull. Soc. franç. Dermat. **1825**. Ref. Dermat. Wschr. **1925**, 1549. — Chauffard et Froin: Deux cas de zona avec lymphocytose du liquide céphalorachidien. Bull. Soc. méd. Hôp. Paris **19**, 944 (1902). — Chauffard et Rendu: Méningite zonateuse tardive dans un cas de zona ophthalmique. Bull. Soc. méd. Hôp. Paris **24**, 141 (1907). — Chestermann, C. C.: Brit. med. J. **1932**, 1, 563. — Cipolla, G.: Ann. Clin. med. e Med. sper. **1923/24**, 13, 175. — Clement: Zona et pneumonie. Gaz. hebd. Méd. et Chir. **44**, 967 (1897). Ref. Arch. f. Dermat. **50**, 282 (1899). — Coglievina, B.: Herpes zoster und latente Malaria. Wien. klin. Wschr. **1925 II**, 1034. — Cole, R., and A. Kuttner: The problem of the etiology of herpes zoster. J. of exper. Med. **42**, 799 (1925). — Colombini: Caso singolarissimo di Herpes zoster universale. Siena 1893. — Craver, F. L., and C. Haagensen: A note on the occurrence of herpes zoster in Hodgkins disease, Lymphosarcoma and the leukemias. Amer. J. Canc. **16**, 502 (1932). — Crawford: Herpes zoster following treatment with arsphenamin. Pittsburgh dermat. Soc. **1922**. — Arch. of Dermat. **5**, 550 (1922). Ref. Zbl. Hautkrkh. **6**, 29 (1923). — Cuénod et Natáf: Bull. Soc. franç. Ophthalm. **46**, 201 (1933). — Curschmann, H., u. C. Eisenlohr: Zur Pathologie und pathologischen Anatomie der Neuritis und des Herpes zoster. Dtsch. Arch. klin. Med. **34**, 409 (1884). — Curtin, R. G.: Herpes zoster und dessen Beziehung zu inneren Enztündungsorganen und Erkrankungen, namentlich solchen der serösen Membranen. Amer. J. med. Sci. **1902**. Ref. Mh. Dermat. **35**, 393 (1902). — Cushing, H.: Perineal zoster with notes upon cutaneous segmentation postaxial to the lower limb. Amer. J. med. Sci. **127**, 375 (1904).

Damm, P.: Über den ätiologischen Zusammenhang zwischen generalisiertem Zoster, Leukämie und Windpocken. Ugeskr. Laeg. (dän.) **1931 II**, 1279. Ref. Z. Neur. **63**, 536. — Dargein, Oudard et Pervès: Un cas de zona avec éruption vésiculeuse généralisée. Bull.

méd. Soc. Paris **20**, 847 (1923). — DARGET, R.: J. d'Urol. 8, 62 (1929). — DARIER: Précis de dermatologie, Bd. 3, S. 177. Paris: Masson & Co. 1923. — DANLOS: Paralysie générale et zona. Gaz. hebd. Méd. et Chir. **1896**, 67. Ref. Arch. f. Dermat. **47**, 452 (1899). — DÉJÉRINE et ANDRÉ-THOMAS: Les lésions radiculo-ganglionaires du zona. Revue Neur. **15**, 469 (1907). — DÉJÉRINE et LELOIR: Zit. nach LUGARO. — DELILLE, A., et J. CAMUS: Ein Fall von Herpes zoster von radikulärer Topographie mit Autopsie. Soc. Neur. Paris **1903**. — DIEL, B. M. VAN: Die Verwandtschaft zwischen Zoster und Varicellen. Münch. med. Wschr. **1927 II**, 1541. — DÖRING, G.: Zur normalen und pathologischen Anatomie der cerebrospinalen Ganglien. Z. Nervenheilk. **156**, 243 (1944). — Der Zoster in relationspathologischer Betrachtung. Fortschr. Neur. **1949**, 115. — DOERR, R.: Ergebnisse der neueren experimentellen Forschungen über die Ätiologie des Herpes simplex und des Zoster. Zbl. Hautkrkh. **13**, 417; **15**, 1, 129, 289; **16**, 481 (1925). — Herpes zoster und Encephalitis. In KOLLE-WASSERMANNS Handbuch der pathogenen Mikroorganismen, Bd. 8, Liefg 45, S. 1415. 1930. — DRUELLE: Über einen Fall von Herpes zoster des Oberschenkels nach Einnahme von Ergotin. Prog. méd. **1901**, 18. Ref. Mh. Dermat. **34**, 44 (1902). — DUBLER: Über Neuritis bei Herpes zoster. Virchows Arch. **96** (1884). — DÜRCK, H.: Zur pathologischen Anatomie des Herpes zoster. Z. Neur. **151**, 130. — DUFOUR, H.: Sur la réproduction expérimentale de certaines dermatoses par la tuberculine. Soc. Hôp. **30**, **4** (1909). Ref. Gaz. Hôp. **82**, 639 (1909). — DUMONT, I.: Vaccine et zona. Bull. Soc. méd. Hôp. Paris **33**, 1036 (1922). — DUNCAN: Zit. nach BIELSCHOWSKY. — DUPAU: Du zona au cour de la paralysie générale. Gaz. hebd. Méd. et Chir. **1898**. — DUPONT et I. CROISIER: Plaie perforante craue dans la région occipitale. Polyurie, dysphagie, tachycardie et zona cervical. Guérison. Bull. Soc. méd. Hôp. Paris **1915**, 21.

ECKSTEIN, A.: Klinische und experimentelle Untersuchungen zur Frage der Varicellenencephalitis. Z. Neur. **149**, 176 (1934). — EDINGER, E.: Beitrag zur Lehre vom Herpes zoster. Dtsch. Z. Nervenheilk. **24**, 305 (1905). — EHRMANN, A.: Zit. nach SCHÖNFELD. — EICHHORST: Herpes zoster und Facialislähmung. Zbl. inn. Med. **18**, 425 (1897). — Beiträge zur Kenntnis der Alkoholneuritis. Dtsch. Arch. klin. Med. **121**, 1 (1917). — EINHORN: Zit. nach BIELSCHOWSKY. — ESSEN-MÖLLER, L.: Ein Fall von Zoster ophthalmicus mit Komplikationen. Nord. med. Tidskr. **1936**, 2082.

FABRE, P.: Über die Semiotik und Diagnose des Herpes zoster. J. Praticiens **1904**, Nr 21/22. — Ref. Mh. Dermat. **40**, 354 (1905). — FAHR, TH.: Kurzer Beitrag zur Frage des Herpes zoster. Dermat. Wschr. **19**, 285. — FASSBENDER, H.: Ein Fall von Herpes zoster recidivus bei Tabes dorsalis. Inaug.-Diss. Bonn 1914. — FAVRE et DECHEAUME: Soc. méd. Hôp. Lyon **27**, 1 (1931). — FERREIRA, M. J.: Herpes zoster generalisatus bei Leukämie. Arch. f. Dermat. **167**, 295 (1937). — FEYRTER, F.: Über das Wesen des Zoster. Virchows Arch. **325**, 70 (1954). — Über das Problem des Zoster. Zbl. Path. **91**, 279 (1954). — FISCHL, FR.: Herpes zoster generalisatus bei Leukaemia lymphatica. Arch. f. Dermat. **118**, 553 (1913). — FOERSTER, O.: Handbuch der Neurologie von LEWANDOWSKY, Erg.-Bd. II. — FORDYCE, J. A.: Zoster following arsphenamin. New York. Dermat. Soc. **1924**. Ref. Arch. of Dermat. **10**, 808 (1924). Ref. Zbl. Hautkrkh. **16**, 842 (1925). — FRANKL-HOCHWART, L. v.: Erfahrungen über Diagnose und Prognose des MÉNIÈREschen Symptomenkomplexes. Jb. Psychiatr. **25**, 283 (1905). — FREUND, H.: Spezifische Lokalreaktionen nach Zosterinokulation. Klin. Wschr. **1928 I**, 980. — Zoster generalisatus und Leukämie. Dermat. Wschr. **1929 I**, 375. — FREUND, H., u. B. HEYMANN: Untersuchungen über Herpes simplex und Zoster. Z. Hyg. **107**, 592 (1927). — FRISCH, AMÉLIE: Über Herpes zoster nach Beobachtungen auf der Med. Univ.-Klinik in Zürich. Inaug.-Diss. Zürich 1908.

GALLIOT, A.: Deux cas de zona survenus chez la malades somnis au Traitement bismuthé. Bull. Soc. franç. Dermat. **1927**, Nr 1, 27. — GARDILCIC: Perineuritis und Periarteriitis ciliaris bei einem frischen Fall von Herpes zoster ophthalmicus. Z. Augenheilk. **92**, 35 (1937). — GILARDINI, G.: Über die Pathogenese des Herpes zoster. Morgagni **1910**. Ref. Mh. Dermat. **51**, 235 (1910). — GILBERT, W.: Herpes und Auge. Erg. Path. **21** (Erg.-Bd. II) 1. — GINSBURG: Hodgkins disease with predominant localisation in the nerv. system. Arch. inn. Med. **39**, 571 (1929). Zit. nach CRAVER u. HAAGENSEN. — GLAUBERSOHN, S. A.: Beiträge zur Zosterfrage. Dermat. Wschr. **1928**, 141. — GLAUBERSOHN, S. A., u. G. S. BARG: Beitrag zur Erforschung des Zostervirus. Acta med. scand. (Stockh.) **82**, 579 (1934). Ref. Zbl. Neur. **73**, 219. — GLAUBERSOHN, S. A., u. R. A. VIFAND: Dermat. Wschr. **89**, 1299 (1929). — GONNERET: Sur quelques cas de zona chez les paralytique générales. Thèse de Paris. 1888/89. GOODPASTURE, E. W.: Intranuclear inclusions in herpetic experimental lesions of rabbits Amer. J. of Path. **1**, 1 (1925). — GOODPASTURE, E. W., u. WOODRUFF: Zit. nach SEIFFERT. Virus und Viruskrankheiten. Dresden-Leipzig 1938. — GROEDEL: Kongr. Dtsch. Ges. Röntgenther. 1926. Zit. nach SCHREUS. — GRÜNBAUER, W.: Über den traumatischen Herpes zoster. Allg. Z. Psychiatr. **103**, 240 (1935). — GRÜTER, W.: Mschr. Augenheilk. **65**, 398 (1920). — Münch. med. Wschr. **1924**, 1058. — GUIZETTI u. BÉZIEL: Zit. nach A. NETTER. — GUNDERSEN, E.: Ein Fall von Myeloencephalitis epidemica mit ausgebreitetem Herpeszoster-Ausschlag. Norsk. Mag. Laegevidensk. **1925**, 2, 105. Ref. Zbl. Hautkrkh. **18**, 208 (1925). — GUSZMANN, J.: Beitrag zur pathologischen Anatomie des Herpes zoster. Zbl. Hautkrkh. **64**, 100 (1940). — Guthaner, E.: Rarer manifestations of herpes zoster. Brit. med. J. **1948**, 4549, 521.

Hamne, B.: Der Zusammenhang zwischen Herpes zoster und Varicellen. Sv. Läkartidn. **1938**, 1479. — Haslund, A.: Zona als akute Infektionskrankheit. Arch. f. Dermat. **1900**, 169. Kaposi-Festschr. — Hasskó, Vamós u. Thoroczkay: Über die Komplementbildung der Sera von Herpes und Varicellen. Z. Immun.forschg **93**, 80 (1938). — Hautefeuille et Dupret: Crises gastriques et zona. Arch. des Mal. Appar. digest. 8, 338 (1914). Ref. Zbl. inn. Med. **11**, 650 (1914). — Hay, W. G.: Zur Ätiologie des Zoster. J. for cut. a. genit.-urinary dis. **1898**. Ref. Arch. f. Dermat. **50**, 283 (1899). — Haymann, L.: Über Zostererkrankungen im Ohrgebiet usw. Z. Hals- usw. Heilk. **1**, 396 (1922). — Über Herpes zoster und herpetische Erkrankungen im Ohrgebiet. Münch. med. Wschr. **1934 I**, 137, 164. — Head, H., and A. W. Campbell: The Pathologie of Herpes zoster. Brain **23**, 353 (1900). — Hedinger, E.: Beitrag zur Lehre vom Herpes zoster. Dtsch. Z. Nervenheilk. **24**, 305 (1903). — Hertz, C. W.: Zur Genese des neurogenen Herpes. Diss. Hamburg 1947. — Hertzberg, K.: Die Ätiologie der Gürtelrose. Klin. Wschr. **1934 II**, 1294. — Heusinger: Caspers Wschr. **1845**; **1848**. — Hinze, F.: Herpes zoster generalisatus — Herpes zoster varicellosus. Arch. of Dermat. **52**, 670 (1927). — Hirota, Hosokawa, Kyo and Kin: A report on animal inoculation of Herpes zoster virus. Jap. J. of Dermat. **44**, 39 (1938). Ref. Zbl. Hautkrkh. **61**, 109 (1939). — Hoffmann, E.: Zur Frage der Identität des Zoster- und Varicellenvirus usw. Dtsch. med. Wschr. **1926**, Nr 21, 864. — Hoffmann, E., u. W. Frieboes: Beitrag zur Histopathologie des Herpes zoster. Arch. f. Dermat. **113**, 443 (1912). — Hoke, E.: Seltene Vorkommnisse im Verlaufe der diagnostischen und therapeutischen Anwendung des Tuberkulins. (Herpes zoster.) Z. Tbk. **38**, 346 (1923). — Hollander, L: Herpes zoster nach Influenza. J. Amer. med. Assoc. **80**, 470 (1923). Ref. Zbl. Hautkrkh. **9**, 204 (1923). — Howard: Observations on the relation of lesion of the Gasserian and posterior root ganglia to herpes occuring in pneumonia an cerebrospinalmeningitis. Amer. J. med. Sci. **1905**. — Hunt, J. R.: On herpetic inflammations of the geniculate ganglion etc. J. nerv. Dis. **34**, 73 (1907). — Rev. of Neur. **1906**. — A further contribution to the herpetic inflammations of the geniculate ganglion. Amer. J. med. Sci. **136**, 226 (1908). — The paralytic complications of Herpes zoster etc. J. Amer. med. Assoc. **53**, 1456 (1909). — Huller: Herpes zoster, spinale Kinderlähmung oder luische Myelitis. Münch. Ges. für Kinderheilk. 1926. Ref. Münch. med. Wschr. **1927**, Nr 1, 43. — Hutchinson: A few curious facts respecting herpes zoster. Med. Tim. a. Gaz. **1868**. — Cases of stingles produced by arsenic. Med. Tim. a. Gaz. **1869**.

Immermann, S. L.: Herpes zoster bei Tabes dorsalis und allgemeiner Paralyse. J. Amer. med. Assoc. **1917**, No 22. Ref. Dermat. Wschr. **1919**, 649. — Ingvar, S.: Zur Kenntnis des morphologischen Problems des Zoster. Acta med. scand. (Stockh.) Suppl. **34**, 177 (1930). Ref. Z. Neur. **58**, 488. — Irsai, A., u. V. Barbesiu: Experimentelle Beiträge zur Lehre vom Einfluß des Nervensystems auf die pathologischen Veränderungen der Haut. Vjschr. Dermat., 9. Reihenf. **14**, 431 (1882). — Iselin: Schweiz. med. Wschr. **1932**.

Jacquet: Zona ophthalmique et névralgie du facial, sans paralysie, due à l'iodure de potassium. Semaine méd. **1898**, 216. — Jadassohn, J.: Herpes zoster. In Krankheiten der Haut. Handbuch der praktischen Medizin von Ebstein u. Schwalbe, Bd. 3, Teil 2, S. 302. Stuttgart: Ferdinand Enke 1901. — Jeanselme et M. Bloch: Zona et éruption vesiculeuse généralisées. Bull. Soc. méd. Hôp. Paris **1923**, Nr 3, 131. Ref. Zbl. Hautkrkh. **8**, 452 (1923). — Joseph, M.: Beiträge zur Lehre der trophischen Nerven. Virchows Arch. **107**, 119 (1887). — Die Häufigkeit des Herpes zoster. Philad. med. J. **25**, 10 (1902). Ref. Mh. Dermat. **36**, 323 (1903). — Joseph, W.: Herpes zoster usw. als Folgeerscheinungen der Grippe. Dtsch. med. Wschr. **1929 I**, 657. — Juillien, L.: Zona et syphilis. Festschr. für Schwimmer-Budapest. Arch. f. Dermat. **47**, 117 (1899).

Kaiser: Herpes zoster bei progressiver Paralyse. Münch. med. Wschr. **1921**, Nr 36, 1153. — Kammann, G.: Herpes zoster as an early symptom of spinal cord tumor. J. Amer. med. Assoc. **91**, 320 (1928). — Kaposi: Lehrbuch der Hautkrankheiten. Wien. med. Jahrbücher 1876. — Keining, E.: Beitrag zur Zosterfrage unter besonderer Berücksichtigung des Zoster generalisatus. Dermat. Wschr. **1928 I**, 665. — Klaussner, E.: Ein Fall von Herpes zoster bilateralis der oberen Extremitäten. Arch. Dermat. **112**, 113 (1917). — Kobro, M.: Tuberkulöse Spondylitis und regionär auftretender Zoster. Norsk. Mag. Laegevidensk. **95**, 27 (1934). Ref. Z. Neur. **72**, 714. — Further observations an zoster and spinal diseases. Acta med. scand. (Stockh.) **104**, 1 (1940). — Zoster and tuberculosis of the spine. Acta med. scand. (Stockh.) **82**, 300 (1934). — Körner, O.: Über den Herpes zoster oticus. Münch. med. Wschr. **1904 I**, 6. — Környey, St.: Die primär-neurotropen Infektionskrankheiten des Menschen. Fortschr. Neur. **11**, 82 (1939). — Köster, G.: Zur Physiologie der Spinalganglien und der trophischen Nerven usw. Leipzig: Wilhelm Engelmann 1904. — Kooy, J. M.: Mbl. Augenheilk. **66**, 75 (1921). — Kopytowsky, W.: Zur pathologischen Anatomie des Herpes zoster. Arch. f. Dermat. **113**, 443 (1912). — Kraupa, E.: Münch. med. Wschr. **1920**, 67, 1236. — Krösl, H.: Ein Fall von doppelseitigem und gleichhohem Herpes zoster usw. Dermat. Wschr. **1923 II**, 1267— Kürsteiner, W.: Zur Pathologie des Herpes zoster. Korresp.bl. Schweiz.

Ärzte **1913**, 45, 1438. — Kundratitz, K.: Über die Ätiologie des Zoster und über seine Beziehungen zu den Varicellen. Wien. klin. Wschr. **1925 I**, 499. — Experimentelle Übertragung von Herpes zoster auf den Menschen. Z. Kinderheilk. **39**, 379 (1925).

Labernadie: Trois cas de zona survenus chez des lépreux eu cours de traitement. Bull. Soc. franç. Dermat. **1927**, 8, 762. — Landouzy: Fièvre zoster et exanthèmes zostériformes. Semaine méd. **1883**. Zit. nach Schönfeld. — Lange, C. de: Herpes zoster varicellosus Bokay und Varicellen. Klin. Wschr. **1923 I**, 879. — Lauber: Ein Fall von Herpes zoster ophthalmicus. Arch of Ophthalm. **55**, 564 (1903). — Lauda, E., u. Stöhr: Zur Frage des varicellösen Zoster usw. Mschr. Kinderheilk. **34**, 97 (1926). — Laurentier, Ch.: Sur le zona, généralisé et ses variétés gangréneuses (avec une note sur les toxidermies par la cyanamide). Ann. de Dermat. **1925**, Nr 2, 134. — Lebel, R.: L'adenite primitive du zona. Thèse de Paris. 1920. — Lesser: Beiträge zur Lehre vom Herpes zoster. Virchows Arch. **86**, 391 (1881). — Weitere Beiträge zur Lehre vom Herpes zoster. Virchows Arch. **93**, 506 (1883). — Leudet: Recherches sur les troubles des nerfs périphériques et surtout des nerfs vasomoteures consécutif à l'asphyxie par vapeur de carbon. Arch. génér. **1**, 1865. Zit .nach Bielschowsky. Levaditi, C.: Herpès et le zona. Ectodermoses neurotropes. Paris: Masson & Co. 1926. — Lévy, P. P.: Herpes zoster und Varicellen. Bull. Soc. Pédiatr. Paris **31**, 302 (1933). — Lewandowsky, F.: Hautkrankheiten und Nervensystem. Z. Neur. Ref. **2**, 241 (1913). — Lhermitte, J., et Ajuriaguerra: La myélite extensive du zona. Revue neur. **66**, 515 (1936). — Revue neur. **1938**, 45, 282. — Lhermitte, J., et Bussière de Robert: Sur un cas de zona à évolution extensoprogressive. Revue neur. **73**, 177 (1941). — Lhermitte, J., A. Cain et J. O. Trelles: La poliomyélite zostérienne. Rev. Neur. **411**, 380 (1934). — Lhermitte, J., et Nicolas: Les lésions spinales du zona. Soc. Neur. Paris **1924**. — Revue neur. **1924**, 3, 361. — La myélite zostérienne. Encéphale **22**, 313 (1927). — Lipschütz, B.: Arch. f. Dermat. **136**, 428 (1921). — Löwenstein, A.: Mh. Augenheilk. **64**, 15 (1920). — Lugaro: Some points bearing on the association of sensory disorders and visceral disease. Brain **1893**, 243. — Luger, A., u. E. Lauda: Ein Beitrag zur Frage der Übertragbarkeit des Herpes zoster auf das Kaninchen. Z. Hyg. **94**, 206 (1921). — Zur Ätiologie des Herpes zoster. Zbl. Bakter. I Orig. **91**, 205 (1924). —

Magnus, W.: Herpes zoster mit Veränderungen im Rückenmark. Norsk. Mag. Laegevidensk. **1906**. Ref. Zbl. Path. **18**, 712 (1907). — Magnusson u. Wohlfart: Beitrag zur Klinik und Pathologie der Zostererkrankung. Z. Nervenheilk. **153**, 225. — Magnusson, J. H.: Studien über Zoster. Acta paediatr. (Stockh.) **28**, 207, 323 (1941). — Magnusson, S.: Herpes zoster and tuberculosis. Tubercle **6**, 482 (1925). — Mann, W.: Über Herpes zoster und seine Beziehungen zu inneren Organen. Z. klin. Med. **118**, 630 (1931). — Maragarot, P.: Zona et méningite. Thèse de Montpellier. 1919. — Marburg, O.: Zur Pathologie der Spinalganglien. Arb. neur. Inst. Wien 8, 103 (1902). — Mariani, G.: Experimentelle Untersuchungen und kritische Erwägungen über die Ätiologie der Herpeserkrankungen. Arch. f. Dermat. **147**, 259 (1924). — Marie, P.: Leçons sur les Maladies de la Moelle. Paris 1892. — Marinesco, G.: Nouvelles contributions à la pathogénie et à la physiologie du zona. Ann. de Dermat. (VII) **2**, 641 (1931). — Bull. Acad. Méd. Paris 88, 487 (1922). — Marinesco, G., et St. Draganesco: Contribution à la pathogénie et à la physiologie pathologique du Zona zoster. Revue neur. **1923 I**, 30. — Nouvelles contributions à la pathogénie et à la physiologie pathologique du zona zoster. Presse méd. Nr 67. — Marinesco, G., et O. Sager: Presse méd. **1927**. Zit. nach Marinesco u. Draganesco. — Mastri, C.: Herpes zoster quale complicanza di tetano traumatico. Riforma med. **1901**. Ref. Arch. f. Dermat. **63**, 433 (1902). — Maybaum, J. L.. and J. G. Druss: Geniculate gangliomitis. (Hunts syndrome.) Arch. of Otolaryng. **19**, 574 (1934). Ref. Zbl. Neur. **73**, 519. — Mehlis: Commentarius de morbis hominis dextri et sinistri. Inaug.-Diss. Göttingen 1818. Zit. nach Schönfeld. — Meineri: Encephalite nella cavia da injezione intracranica di liquido di vesicule di herpes zoster. Pathologica (Genova) **1** (1922), — Meller, J.: Zur Klinik und pathologischen Anatomie des Zoster uveae. Z. Augenheilk. **43**, 450 (1910). — Méresse, M. S.: Du zona dans les intoxications et en particulier dans l'urméie. Thèse de Paris Nr 196, 1900. — Mezei, K.: Beitrag zum Zusammenhang zwschen Herpes zoster und Arsen. Münch. med. Wschr. **1920**, Nr 29, 844. — Minet: Du zona sans éruption. Prov. med. **1910**, 8. Ref. Zbl. inn. Med. **31**, 1163 (1910). — Minkovsky, A.: Über die Natur des Syndroms Herpes zoster oticus. Arch. Ohr- usw. Heilk. **138**, 131 (1934). — Mitchell, Weir: Injuries of nerves and their consequentes. Philadelphia 1872. Zit. nach Tschermak. — Molinié: Zit. nach v. Zumbusch. — Monticelli, M.: Über die Beziehungen zwischen Zoster und Windpocken. Bull. Soc. ital. Pediatr. **3**, 183 (1934). — Morehouse-Kean: Zit. nach Thibierge. — Moro, E.: Erythema nodosum und Tuberkulose. Münch. med. Wschr. **1913**, Nr 21, 1142. — Morton, H. H. P.: A case of herpes zoster apparently due to invasion of the ganglia by roundcell sarcoma. J. of Neur. **6**, 297 (1926). — Mumme: Über symptomatischen Zoster. Z. Nervenheilk. **156** (1944).

Nachtnebel, O.: Beiträge zur Pathologie des Herpes zoster. Magy. orv. Arch. **32**, 102 (1931). Ref. Zbl. Neur. **61**, 830. — Naegeli: Über die Verwendung des Silbersalvarsans. Münch. med. Wschr. **1920**, Nr 48, 1372. — Navarro, J. C., y F. Egozcue: Zoster und Varicellen. Arch. argent. Pediatr. 4, 889 (1933). — NELIGAN: Zit. nach BIELSCHOWSKY. 1852. — NETTER, A.: Eruptions zostériennes dans l'encéphalite-léthargique. Bull. Soc. méd. Hôp. Paris 23, 1028 (1922). Ref. Zbl. Hautkrkh. Bd. 8, 37 (1923). — NETTER, A., et J. ERNÒUL: Zona dans le territoire du médian gauche. Bull. Soc. méd. Hôp. Paris 50, 798 (1934). — NETTER, A., et A. URBAIN: Nouvelles recherches sur la déviation du compliment dans le zona. C. r. Acad. Sci. Paris 90, 461 (1924). — NEU, M.: Herpes zoster im Wochenbett einer Eklamptischen. Mh. Geburtsh. 21, 446 (1905). — NICOLAU, PORTOCALA u. MOTOC: L'herpès recidivant. Rev. Ştiinţ. med. (rum.) 30, 289 (1941). Ref. Zbl. Hautkrkh. 68, 388 (1942). — NIELSEN: Über das Auftreten von Herpes zoster während Arsenbehandlung. Mh. Dermat. 11, 302 (1890). — NIEUWENHUIJSE, P.: Die pathologisch-anatomische Untersuchung eines Falles von Herpes zoster. Z. Neur. 22, 45 (1914). — NOBL, G.: Zur Kenntnis des Herpes zoster generalisatus. Wien. klin. Wschr. 1911 I, 14. — NOHARA, F. S.: Beobachtungen von Zoster gleichzeitig mit Varicellenausschlag bei demselben Kranken. Dermatologica 79, 29 (1 939). — NYARY, L.: Beiträge zur Pathologie des Herpes zoster. Z. Nervenheilk. 68, 242 (1921).

OBERMEYER, M.: Zur Frage der Immunität nach Herpes zoster. Dermat. Wschr. 1928 I, 297. — OPPENHEIM: Lehrbuch der Nervenkrankheiten. Berlin: S. Karger 1908. — ORSOS, F.: Multiple Apoplexien der Spinalganglien. Verh. dtsch. path. Ges. 1914, 510. — ORTHNER, H.: Zur pathologischen Anatomie des Herpes zoster. Z. Nervenheilk. 160, 251 (1948). — ORTNER: Herpes zoster bei Angina pectoris. Ges. für inn. Med. u. Kinderheilk., Wien 1911. Ref. Wien. klin. Wschr. 1911, Nr 46, 1618. — OTA, M., et O. MUIRA: C. r. Soc. Biol. Paris 121, 1189 (1936).

PADOVANI, S.: Augenzoster und Windpocken. Lett. oftalm. 11, 475 (1934). — PANCOAST and PENDERGRASS: The occurence of Herpes zoster in Hodgkin disease. Amer. J. med. Sci. 168, 326 (1924). — PAROUNAGIEN, M. B., and H. GOODMAN: Herpes zoster generalisatus. Arch. of Dermat. 7, 439 (1923). Ref. Zbl. Hautkrkh. 9, 204 (1923). — PARSONNET, AARON and S. HYMAN: Herpes zoster und Angina pectoris. Ann. int. Med. 3, 883 (1930). Ref. Z. Neur. 58, 488. — PASCHEN, E.: Chlamydozoenbefunde bei Herpes zoster usw. Arch. Schiffs- u. Tropenhyg. 25, 150 (1921). — Zur Frage Malaria-Herpes zoster. Z. Neur. 112, 79 (1928). — PAUTRIER et CL. SIMON: Aseptische, eitrige, meningeale Reaktion im Anschluß an eine Rachitistovainisation. Anschließender Herpes zoster. Bull. Soc. med. Hôp. Paris 1907. Ref. Mh. Dermat. 49, 515 (1909). — PEET, M.: Postherpetic trigeminal neuralgia etc. J. Amer. med. Assoc. 92, 1503 (1929). — PETER, F.: Herpes zoster bei Lepra. Dermat. Wschr. 1927 I, 220. — Zur Frage Malaria-Herpes zoster. Z. Neur. 112, 79 (1928). — PETTE, H.: Tierexperimentelle Studien zur Frage der Viruswanderung im Nervensystem. I. Dtsch. Z. Nervenheilk. 121, 113; II: 121, 144; III: 122, 209; IV: 122, 221 (1931). — Infektion und Nervensystem. Verh. Ges. dtsch. Nervenärzte 17, spez. S. 37 (1929). — Die akut entzündlichen Erkrankungen des Nervensystems. Leipzig 1942. — PFEIFFER, L.: Über Parasiten im Bläscheninhalt von Varicellen und Herpes zoster. Mh. Dermat. 6, 589 (1887). — PITRES et VAILLARD: Contribution à l'étude des névrites péripheriques non traumatiques. Arch. de Neur. 5, 191 (1883). Zit. nach LUGARO. — POGÀNY, E.: Herpes zoster und Varicellen. Börgyógyasz. Szemle (ung.) 2, 80 (1933).

QUARD et JEAN: Arch. Méd. et Pharmac. 114, 357.

RAMOND: Thermoanaestesie bei Herpes zoster. Gaz. Hôp. 1910, 1951. Zit. nach SALOMON. — RAUSCHKE: Ein Fall von Herpes zoster bei Tabes dorsalis. Zbl. Nervenheilk. 1905, 352 (Sitzgsber.). — RECKZEH, P.: Doppelseitiger Herpes zoster. Dtsch. med. Wschr. 1920, 1306. — ROCH et MOZER: Méralgie paresthésique consécutive à un zona·vaccinal. Bull. Soc. méd. Hôp. Paris 36, 1651 (1926). — ROGER, H.: Le zona. Gaz. Hôp. 1923, 221. — ROGER, H., et I. MARAGOT: Le Zona ourlien. Rev. Méd. 1909, 826. Ref. Zbl. inn. Med. 31, 656 (1910). — ROMBERG: Klinische Ergebnisse. 1846, 186. Zit. nach E. WAGNER, Arch. Heilk. 11. — RUSKA: Klin. Wschr. 1943, 703. — RUSKA u. KAUSCHE: Zbl. Bakter. 150, 311 (1943).

SACHS, D.: Beitrag zum Studium des Herpes zoster und Beschreibung einer in Breslau beobachteten Zosterepidemie. Z. Heilk. 1906, Nr 12. — SATANI: An herpes zoster in the mucosa of the blader. Jap. J. of Dermat. 26, 64 (1926). — SATTLER: Herpes zoster nach Co-Vergiftung. Mschr. Dermat. 8, 476 (1889). — SAUGSTER u. MOTT: Zit. nach LUGARO. — SCHAFFIR, G.: Encéphalite léthargique et zona. Thèse de Toulouse, Nr 70, 1922/23. — SCHALTENBRAND: Chronische lymphocytäre Meningitis. Nervenarzt 1949. — SCHEER, W. M. v. D.: Beitrag zur Frage der Bedeutung des Herpes zoster und der HEADschen hyperalgetischen Zonen. Z. Nervenheilk. 16. — SCHEER, W. M. v. D., u. F. J. STUURMANN: Ein Fall von Herpes zoster mit anatomischen Befund. Z. Neur. 34, 119 (1916). — SCHILF, E.: Zwei Studien über Herpes zoster. Z. Nervenheilk. 160, 43 (1948). — SCHLESINGER, H.: Zur Lehre vom Herpes zoster. Arb. neur. Inst. Wien 22, 171 (1919). — Herpes zoster und Malaria. Wien. klin. Wschr. 1920, 348. — SCHÖNFELD, W.: Herpes zoster und intralumbale Eingriffe usw. Arch. f. Dermat. 150, 16. — Zoster. JADASSOHNS Handbuch der Haut- und Geschlechtskrankheiten, Bd. 7/1, S. 1. Berlin: Springer 1928. — SCHRAUBE, K.: Herpes zoster und Varicellen. Münch. med. Wschr. 1933 II, 1438. — SCHREUS, H. TH.: Herpes zoster nach Röntgenbestrahlung. Dermat. Wschr. 1926 II, 1606. — SERRANO u. SAINZ DE AJA: Herpes zoster als Nebenwirkung des Salvarsans. Actas dermosifiliogr. 3, Nr 4 (1911).

Ref. Dermat. Wschr. **54**, 37 (1912). — SEUBERT, M.: Über Spinalganglienerkrankung bei Herpes zoster. Inaug.-Diss. Würzburg 1904. — SEVERIN, J.: Herpes zoster bei inneren Organerkrankungen. Dtsch. med. Wschr. **1926 I**, 906. — SÉZARY, PERNET et GALLERAND: Existe-t'il un „zona bismuthique". Bull. Soc. franç. Dermat. **1926**, Nr 8, 654. — SHELDON, T. W.: A case of herpes zoster complicating tabes. Clin. J. **1921**, 1338, 139. Ref. Zbl. Hautkrkh. 1, 431 (1921). — SIEGL, J.: Zum ätiologischen Zusammenhang von Herpes zoster und Varicellen. Münch. med. Wschr. **1927**, 189. — SIMON, C. E., and J. M. SCOTT: Amer. J. Hyg. 4, 675 (1924). — SICARD: Discussion sur la lymphocytose du zona. Bull. Soc. méd. Hôp. Paris **25**, 6 (1906). — SPILANE and WHITE: Herpes zoster und Angina pectoris. Brit. Heart J. **1**, 291 (1939). — SPITZ, B.: Die Recurrensepidemie in Breslau im Jahre 1879. Inaug.-Diss. Breslau 1879. — SPITZER, L.: Neuere Erfahrungen über den Herpes zoster. Zbl. Grenzgeb. Med. u. Chir. **4** (1902). — STARK: Kasuistische Beiträge zu Hautaffektionen nach innerlichem Arsengebrauch. Mh. prakt. Dermat. **32**, 397 (1911). — STEIMEYER, O.: Herpes zoster und Syphilis. Inaug.-Diss. Berlin 1908. — STER, A.: Über Eigentümlichkeiten des Herpes zoster usw. Dtsch. med. Wschr. **1920 I**, 832. — Über einige Beobachtungen bei Schußverletzungen im Umkreis der Wirbelsäule und des Rückenmarks. Z. Neur. **34**, 550 (1915). — STERN, E. S.: Der Mechanismus des Herpes zoster und seine Beziehungen zu den Varicellen. Brit. J. Dermat. **49**, 263 (1937). — SUNDE, A.: Herpes zoster frontalis mit Bakterienbefund im Ganglion Gasseri. Dtsch. med. Wschr. **1913 I**, 849. — SVENSON, L. S.: Über die Zosterinfektion einiger Hirnnerven. Arch. Ohr.- usw. Heilk. **138**, 89 (1934). — SZATHMÀRY, S.: Herpes zoster im Anschluß an luische Erkrankung des Ganglion Gasseri. Orv. Hetil. (ung.) **69**, 93 (1925). Ref. Z. Neur. **43**, 442.

TALAMON: Pneumonie et zona. Ref. Arch. f. Dermat. **62**, 137 (1902). — THALHIMER, W.: Herpes zoster. Central nervous system lesions similar to those of epedimic encephalitis. Arch of Neur. **12**, 73 (1924). — THEISSIER, P., P. GASTINIL u. J. REILLY: C. r. Soc. Biol. Paris **96**, 73 (1922). — THIBIERGE, G.: Sur le zona traumatique. Gaz. Hôp. **1923**, Nr 97, 1555 (Literatur). Ref. Zbl. Hautkrkh. **19**, 766 (1926). — THOMAS et LAMINIÈRE: Les lésions radiculaires du zona. Revue neur. **15**, 693 (1907). — THOMSEN, O.: Komplementbindungsuntersuchungen bei Zoster und Varicellen. Z. Immun.forschg **82**, 88 (1934). — TILBURY-FOX: Zit. nach BIELSCHOWSKY. — TRUFFI, A.: Encephalite nel coniglio da inoculazione di Herpes zoster. Pathologica (Genova) **15**, 565 (1922). Zit. nach BASTAI u. BUSACCA. — Radioterapia nell'herpes zoster. Atti. Soc. lombarda Sci. med. e biol. **14**, 380 (1925). Ref. Z. Neur. **45**, 347. — TSCHERMAK, A.: Herpes zoster nach Schußverletzung eines Nerven. Arch. f. Dermat. **122**, 337 (1918).

UNNA, P. G.: Hautkrankheiten. In Lehrbuch der pathologischen Anatomie von ORTH, S. 154. Berlin: August Hirschwald 1894.

VASS: Über einen seltenen Fall von rezidivierendem Herpes zoster bei einem 8monatigen Säugling. Wien. klin. Wschr. **1931 I**, 706.

WAGNER, E.: Arch. Heilk. **1869**, u **1870**. Zit. nach SPITZER. Neuere Erfahrungen über den Herpes zoster. Zbl. Grenzgeb. Med. u. Chir **4**, 497, 545 (1901). — WALLGREN, A.: Considérations cliniques sur quelques problèmes, qui soulève l'herpès zoster etc. Acta paediatr. (Stockh.) 8, 241 (1928). Ref. Zbl. Neur. **53**, 519. — WEBER-PARKES: Zwei Fälle von Herpes zoster mit einer generalisierten Eruption varicellaähnlicher Flecke. Brit. J. Dermat. **1916**. Ref. Dermat. Wschr. **64**, 23 (1917). — WEIDNER: Drei Fälle von Herpes zoster. Berl. klin. Wschr. **1870**. — WERNER, F.: Über ein Fall von Varicellen nach mehrfachem Auftreten von Herpes zoster. Z. Dermat. **73**, 204 (1936). — WERTHEIMER, R.: Herpes zoster bei Angina pectoris. Wien. klin. Wschr. **1927 I**, 623. — WESTPHAL: Ein Fall von Tabes mit Herpes. zoster. Berl. klin. Wschr. **1897**, 428. — WIDAL: (a) Thèse de Rallion. — (b) Le zona fruste. J. Méd. et Chir. prat. **1907**. — WILBRAND, H., u. A. SAENGER: Die Neurologie des Auges, Bd. 2. Wiesbaden 1901. — WOHLWILL, FR.: Herpes zoster bei Carcinose des Intercostalnerven. Dermat. Wschr. **64**, 569 (1917). — Über Herpes zoster. Dermat. Wschr. **1923**, 249. — Zur pathologischen Anatomie des Nervensystems beim Herpes zoster usw. Z. Neur. **89**, 171 (1924). — Pathologisch-anatomische Beiträge zur Frage Varicellen und Nervensystem. MARINESCO-Festschr. 1933, S. 683. — Herpes zoster. In Handbuch der Neurologie, Bd. 13/1. Berlin 1936. — WYSS: Beitrag zur Kenntnis des Herpes zoster. Arch. Heilk. **12**, 261 (1871). Zit. nach WILBRAND u. SAENGER.

ZIMMERLIN: Eine Herpesepidemie im Basler Bürgerspital. Korresp.bl. Schweiz. Ärzte **1883**, 138. — ZUMBUSCH, L. v.: Über Herpes zoster generalisatus mit Rückenmarksveränderungen. Arch. f. Dermat. **118**, 823 (1913).

Polyneuritis.

ARNHEIM: Anatomische Untersuchungen über diphtherische Lähmungen. Arch. Kinderheilk. **1897**.

BANNWARTH, A.: Die entzündliche Polyneuritis mit dem Liquorsyndrom von GUILLAIN-BARRÉ (Polyradiculitis) im Rahmen einer biologischen Krankheitsbetrachtung. Arch. f. Psychiatr. **115**, 566 (1943). — BELLONI, G. B.: Contributto alla conescenza del processo neuritico. Riv. Pat. **31** (1926). — BENEDEK, L., u. A. JUBA: Beitr. zur Pathologie der Polyradiculitiden. Z. Nervenheilk. **148**, 205 (1939). — BIEMOND, A.: Ätiologische Grundlage des GUILLAIN-BARRÉschen Syndroms. J. belge Neur. **38**, 231 (1938). — BODECHTEL, G., Zur Klinik und Pathogenese der Neuralgie und Neuritis. Med. Klin. **45**, 8 (1942). — BOGAERT: L. VAN: Les polyradicolonévrites. J. belge Neur. **1938**, H. 3/4. — BOGAERT, L., et M. MAERE: Die doppelseitige Polyradiculoneuritis der Hirnnerven. J. belge Neur. **38**, 275 (1938).

CENTANNI: Ein Fall von LANDRYscher Paralyse. Beitr. path. Anat. **8**, 358 (1890). — CHARCOT et VULPIAN: Gaz. Sci. méd. Bordeaux **1863**.

DAGNÉLIE, J.: Les polyradiculonévrites. J. belge Neur. **1938**, H. 3/4. — III. Congr. neur. internat. Kopenhagen 1939, S. 867. — DAMASCHINO: Zit. nach HECHST. — DANSMANN, W.: Beitrag zur Pathologie und Pathogenese der LANDRYschen Paralyse. Z. Neur. **170**, 373 (1940). DEBRÉ, R., LHERMITTE et P. UHRY: Les lésions anatomiques des paralyses diphtériques. Revue neur. **1934 I**. — DÉCHAUME: Revue neur. **1932 I**, 403. — DÉJÉRINE et GÖTZ: Note sur un cas de paralysie ascendante aigue. Arch. de Physiol. **18**, 312 (1876). — DEMME, H.: Zur Pathogenese der entzündlichen Form der LANDRYschen Paralyse. Z. Nervenheilk. **125**, 1 (1932). — DÖRING, G.: Zur normalen und pathologischen Anatomie der cerebrospinalen Ganglien. Z. Nervenheilk. **156**, 243 (1944). — Zur Polyneuritislehre, insbesondere zur Entstehung der morphologischen Befunde. Fortschr. Neur. **1950**, 283. — DOINIKOW, B.: Beitrag zur Histologie und Histopathologie der peripheren Nerven. Histol. Arb. Großhirnrinde **4** (1911). — Zur Histopathologie der Neuritis mit besonderer Berückischtigung der Regenerationsvorgänge. Z. Nervenheilk. **46**, 20 (1913).

EDERLE, W.: Allergie und Nervensystem. Beih. Med. Mschr. **1947**. — EICHHORST, H.: Neuritis acuta progressiva. Virchows Arch. **69**, 265 (1877). — EISENLOHR: Über progressive atrophische Lähmungen, ihre zentrale oder periphere Natur. Neur. Zbl. **1884**. — Dtsch. med. Wschr. **1890**, 38; **1892**, 49. — EPPINGER, H.: Seröse Entzündung. Wien 1935.

FEER: Veränderungen des Liquor cerebrospinalis bei diphtherischen Lähmungen. Dtsch. med. Wschr. **1910**, 967. — FLATAU, E.: Anatomischer und pathologisch-anatomischer Teil: Neuritis und Polyneuritis. In NOTHNAGELs Handbuch der speziellen Pathologie und Therapie. Wien 1900. — FLEMING: The peripheral theory of nerve regeneration with special reference to peripheral neuritis. Scott. med. J. **1902**. — FRANKL-HOCHWART, L. v.: Erfahrungen über Diagnose und Prognose des MÉNIÈREschen Symptomenkomplexes. Jb. Psychiatr. **25**, 283 (1905).

GÄRTNER, W.: Poly-Neuro-Radiculitis ascendens. Z. Nervenheilk. **123**, 18 (1932). — GILPIN, S. F., F. P. MOERSCH and J. W. KERNOHAN: Arch. of Neur. **35**, 937 (1936). — GLASER, J.: Zur Histologie und Pathogenese der diphtherischen Lähmungen. Z. Neur. **164**, 707 (1939). — GLAVAN, I.: Beitrag zur Kenntnis der Polyneuritis cerebralis idiopathica. Z. Neur. **164**, 699 (1939). — GUILLAIN, G.: Zusammenfassende Bemerkungen zur Diskussion. J. belge Neur. **38**, 323 (1938). — GUILLAIN, G., et BARRÉ: Sur un syndrome de radiculonévrite avec hyperalbuminose du liquide céphalo-rachidien sans réactions cellulaires. Bull. Soc. méd. Hôp. Paris **1916**, 1462. — GUILLAIN, G., et B. KREIS: Über 2 Fälle von Polyradiculoneuritis mit Hyperalbuminose im Liquor ohne celluläre Reaktion. Paris méd. **1937 II**, 244. — GSELL: Schweiz. med. Wschr. **1946**, 237. — GUDDEN: Klinische und anatomische Beiträge zur Kenntnis der multiplen Alkoholneuritis. Arch. f. Psychiatr. **1896**, 28. — GÜNTHER, M., u. F. STERN: Über gehäuftes Auftreten eigenartiger entzündlicher Erkrankungen in der hinteren Schädelgrube. Arch. f. Psychiatr. **83**, 1 (1828).

HADDEN: Zit. nach LUGARO. — HALLERVORDEN: Encephalitis und Polyneuritis. Nervenarzt **1943**, 417. — Bericht über „Encephalitis und Polyneuritis". Berat. Kongr. Berlin 1943. — HARDY, M.: Du Zona. Gaz. Hôp. **1876**, 819, 827 spez. S. 828. — HARTOGH: Beitrag zur Ätiologie der LANDRYschen Paralyse. Mitt. hambg. Staatskrk.anst. **1900/02**. — HAYMAKER and KERNOHAN: The LANDRY-GUILLAIN-BARRÉ-Syndrome. Medicine **28** (1949). — HECHST, B.: Über pathologisch-anatomische Veränderungen im Nervensystem bei postdiphtherischen Nervenerkrankungen. Arch. f. Psychiatr. **101**, 1 (1934). — HEILBRONNER, K.: Rückenmarksveränderungen bei der multiplen Neuritis der Trinker. Mschr. Psychiatr. **3**, 459; **4**, 1 (1898). — HIGIER: Zur Klinik der rezidivierenden Formen der Polyneuritis. Z. Neur. **104**, 453 (1926). — HOCHHAUS: Virchows Arch. **124** (1891). — HOLLÄNDER u. KAROLINI: Münch. med. Wschr. **1928 II**. — HOLMES, G.: Brit. med. J. **37**, 2950 (1917).

JUBA, A.: Über die akute aufsteigende Polyradiculoneuritis. Z. Nervenheilk. **144**, 290 (1937). — JUBA, A., u. F. KOVÁCS: Beiträge zur Gliederung der Polyradiculitiden. Z. Nervenheilk. **147**, 274 (1938). — JUBA, A., u. A. SZATMÁRI: Landryartige Polyradiculoganglionitis bei einem Syphilitiker. Z. Nervenheilk. **142**, 28 (1937).

KAZMEIER: Zur Pathogenese des GUILLAIN-BARRÉschen Syndroms. Z. Nervenheilk. **159** (1949). — KIMURA, O.: Über De- und Regenerationsvorgänge bei der sog. „Reisneuritis" der Vögel. Z. Nervenheilk. **1919**. — KÖPPEN: Virchows Arch. **286**, 303 (1932). — KÖRNYEY, ST.: Aufsteigende Lähmung und KORSAKOWsche Psychose bei Lymphogranulomatose. Z. Nervenheilk. **125**, 129 (1932). — Über den Hirnbefund in 2 Fällen von akutem katatonem Erregungszustand bei Bleischädigung. Z. Nervenheilk. **122**, 18 (1931). — Myelitis. In Handbuch der

Neurologie, Bd. 13. Berlin 1936. — Die akuten entzündlichen Krankheiten des Nervensystems. Fortschr. Neur. **1939**, 82; **1941**, 83. — KRAUS: Zit. nach HECHST. — KREWER: Zur pathologischen Anatomie und Ätiologie der akuten aufsteigenden Spinalparalyse (LANDRY). Z. klin. Med. **32**, 115 (1897). — KRÖNIG: Jb. Kinderheilk. **135** (1932).

LANDOUZY: Zit. nach HECHST. — LANDRY, O.: Note sur la paralysie ascendante aigue. Gaz. hebd. **1857**. — LAPIQUE et LEGENDRE: Altérations des fibres nerveuses amyeliniques sur l'action des anestésiques. Bull. Mus. Hist. natur. **1914**. — LEWY, F. H.: Virchows Arch. **1922**, 238. — Z. Neur. **106**, 198 (1926). — Arch. of Neur. **38**, 222 (1937). — LEYDEN, v.: Lehrbuch der Rückenmarkskrankheiten. 1874/76. — Über Poliomyelitis und Neuritis. Z. klin. Med. **1**, 387 (1880). — Die Entzündung der peripheren Nerven, deren Pathologie und Behandlung. Berlin 1888. — LONGO, V.: Riv. Pat. nerv. **51**, 313 (1938). — LUGARO, E.: Pathologische Anatomie der peripherischen Nerven (cerebrospinalen und sympathischen), der Plexuserkrankungen und Erkrankungen der Spinalganglien. In Handbuch der pathologischen Anatomie des Nervensystems von FLATAU, JACOBSOHN u. MINOR. S. 1113. Berlin 1904.

MARCUS, H.: Polyneuritis perivasculitica. Acta psychiatr. (Københ.) 8 (1933). — MARGULIS, M. S.: Pathologie und Pathogenese der akuten primären infektiösen Polyneuritis. Z. Nervenheilk. **99**, 165 (1927). — Pathologische Anatomie, Ätiologie und Pathogenese der akuten primären infektiösen Polyneuritiden. Arch. f. Psychiatr. **96**, 95 (1932). — MARINESCO, G.: Sur une forme spéciale d'ataxie aiguë relevant de la lésion inflammatoire des ganglions spinaux et des nerfs périphériques avec participation de la moelle et du bulbe. Revue neur. **1927 II**, 337. — MARINESCO, G., et E. CRAZIUM: Lésions du système nerveux dans le typhus exanthématique et leurs rapports avec la nevrite ascendante. C. r. Acad. Sci. Paris **1921**. — MARINESCO, G., u. ST. DRAGANESCO: Beitrag zum Studium der primären infektiösen diffusen Neuritiden. Z. Nervenheilk. **112**, 44 (1930). — MENDEL: Zur Lehre von den diphtherischen Lähmungen. Berl. klin. Wschr. **1885**. — MEYER: Anatomische Untersuchungen über diphtherische Lähmung. Virchows Arch. **85** (1881). — MIRUS, E.: Beitrag zur Frage der Stellung des GUILLAIN-BARRÉschen Syndroms im Rahmen der Polyneuritis. Z. Nervenheilk. **150**, 39 (1940). — MÜLLER, W.: Postdiphtherische Polyneuritis. Unveröffentlicht.

NAUWERCK u. BARTH: Zur Pathologie der LANDRYschen Paralyse. Beitr. path. Anat. **5**, 1 (1889). — NEIDINGER, M., i B. RUBINSTEIN: Sekundäre Polyneuritiden. Nevropat. (russ.) **9**, 22 (1940). — NONNE, M., u. H. LUCE: Pathologische Anatomie der Gefäße. In Handbuch der pathologischen Anatomie des Nervensystems von FLATAU, JACOBSOHN u. MINOR, Bd. I, S. 202. Berlin 1904.

OERTEL: Experimentelle Untersuchungen über Diphtherie. Dtsch. Arch. klin. Med. **1871**. — Über das diphtherische Gift und seine Wirkungsweise. Dtsch. med. Wschr. **1890**. — OPPENHEIM: Zur Pathologie der multiplen Neuritis und Alkohollähmung. Z. klin. Med. **11**, 232 (1886). — Lehrbuch der Nervenkrankheiten. Berlin 1913. — Beitrag zur Polyneuritis. Z. Nervenheilk. **62** (1918). — OPPENHEIM u. SIEMERLING: Beitrag zur Pathologie der Tabes dorsalis und der peripherischen Nervenerkrankungen. Arch. f. Psychiatr. **18**.

PAL, J.: Über multiple Neuritis, S. 22. Wien: Alfred Hölder 1891. — PAVLJUTSCHENKO, E. M.: Zur Klinik und pathologischen Anatomie der akuten aufsteigenden LANDRYschen Paralyse. Arch. f. Psychiatr. **89**, 570 (1930). — PENFIELD: Cytology and cellular pathology of the nervous system. New York 1932. — Arch. of Neur. **27**, 30 (1932). — Amer. int. Med. **7**, 303 (1933). — PETERS u. SCHEID: Zur Klinik und Anatomie der nach dem Typus der LANDRYschen Paralyse verlaufenen Poly-Ganglio-Radiculo-Neuritis. Z. Neur. **163**, 367 (1938). — PETTE, H.: Zur Klinik und Anatomie der Periarteriitis nodosa. Zbl. Neur. **49** (1928). — Die akut entzündlichen Erkrankungen des Nervensystems. Leipzig 1942. — PETTE, H., u. ST. KÖRNYEY: Zur Histologie und Pathogenese der akut entzündlichen Formen der LANDRYschen Paralyse. Z. Nervenheilk. **128**, 390 (1930).

QUECKENSTEDT: Über Veränderungen der Spinalflüssigkeit bei Erkrankung peripherer Nerven, insbesondere bei Polyneuritis und Ischias. Z. Nervenheilk. **57**, 316.

REISNER, H.: Die akute Polyneuritis und Polyradiculitis. Wien: Wilhelm Maudrich 1949. REMAK: Neuritis und Polyneuritis. In NOTHNAGELS Handbuch der speziellen Pathologie und Therapie, Bd. XI/3, S. 429. Wien 1900. — RISER et PLANQUES: Les polyradiculonévrites. J. belge Neur. **1938**, 135. — RISER et SOL: De la névrasite zostérienne. Encéphale **28**, 380 (1933). — ROEMHELD, L.: Zur Klinik postdiphtherischer Pseudotabes. Dtsch. med. Wschr. **1909**, 669. — ROGER, Y., POURSINES et M. RECORDIER: Revue neur. **1934**, 1078. — ROLLY: Zur Kenntnis der LANDRYschen Paralyse. Münch. med. Wschr. **1903**, 1283. — ROSENBLATH, W.: Beitrag zur Pathologie der Polyneuritis. Z. Nervenheilk. **9**, 311 (1897). — ROSS u. BURRY: On peripheral neuritis. 1893. — ROTH: Neuritis disseminata acutissima. Korresp.bl. Schweiz. Ärzte **13**, 317 (1883).

SCHEID, W.: Zur nosologischen Stellung der postdiphtherischen Polyneuritis. Arbeiten zur Psychologie, Neurologie und Grenzgebiete. Festschr. für K. SCHNEIDER. Heidelberg: Scherer 1947. — SCHWEIGER, L.: Über Veränderungen der Spinalganglien in einem Fall von LANDRYscher Paralyse. Z. Nervenheilk. **37**, 35 (1909). — SPILLER, W.: Remarks on the importance of the so-called specific lesions in rabies. Univ. Med. Mag. **13**, 776 (1901). —

STAEMMLER. M.: Die Spinalganglien und Rückenmarkswurzeln bei Poliomyelitis und Polyneuritis. Klin. Wschr. **1949**, 56. — STAHL, R.: Zur Pathogenese und Lokalisation der Polyneuritis. Z. Nervenheilk. **72**, 129 (1921). — STIEFLER, G., u. E. TROYER: Klin. Wschr. **1931 I**, 1302. — STRÜMPELL, AD.: Beitrag zur Pathologie und pathologischen Anatomie der multiplen Neuritis. Dtsch. Arch. klin. Med. **64**, 146 (1899).

VEITH, G.: Über die unspezifische, interstitielle, granulierende Entzündung der Wurzelnerven. Arch. f. Psychiatr. **182**, 400 (1949). — VILLAVERDE, M. DE: Histopathologie der Neuritis und Polyneuritis. In Handbuch der Neurologie, Bd. IX. Berlin 1935.

WAIL, S. S.: Über die Veränderungen des Rückenmarks und der intervertebralen Ganglien bei Sepsis. Virchows Arch. **295**, 414 (1935). — WALTER, F. K.: Studien über den Liquor cerebrospinalis. Mschr. Psychiatr. **28** (Erg.-H.) 80 (1910). — Zur Frage der Lokalisation der Polyneuritis. Z. Neur. **44**, 150 (1918). — WECHSLER, J. S.: Arch. of Neur. **29**, 813 (1933). — J. Amer. med. Assoc. **110**, 1910 (1938). — Med. J. a. Rec. **1930**, 440. — WOHLWILL: Periarteriitis nodosa und Nervensystem. Zbl. Neur. **34**.

Radikulitis.

DÉJÉRINE, J., et A. THEOHARI: Un cas de paralysie faciale périphérique dite rhumatismale ou „afrigore“ suivi d'autopsie. C. r. Soc. Biol. Paris **49**, 1033 (1897). — DÖRING, G.: Zur Histopathologie der Neuritis lumbosacralis. Z. Nervenheilk. **148**, 171 (1939). — DOYLE, J. B.: Amer. J. med. Sci. **185**, 484 (1933). — DUUS, P.: Die Einengung der Foramina intervertebralia infolge degenerativer Wirbelsäulenprozesse als Ursache von neuralgischen Schmerzzuständen im Bereich der Schulter und des Beckengürtels sowie der Extremitäten. Nervenarzt **1948**, 489. — Welche pathogenetische Bedeutung hat der Bandscheibenvorfall im Bereich der Lendenwirbelsäule? Bruns' Beitr. **180**, 1 (1950) — Zur neurologischen Differentialdiagnose der Wirbelsäulenerkrankungen. Allg. Z. Psychiatr. **124**, 188 (1949).

IRSIGLER: Kreuzschmerz und Ischialgie bei lumbosacralen Bandscheibenprolapsen. (Im Manuskript.)

JUNGHANS, E.: Das Ganglion Gasseri beim Rheumatismus. Virchows Arch. **291**, 643 (1933).

KÖPPEN: Virchows Arch. **286**, 303 (1932).

LAPINSKY: Ein Fall von doppelseitiger Ischias bei akuter parenchymatöser Nephritis. Neur. Zbl. **20** (1898). — LOCKE, C. E., and H. C. NAFFZIGER: The cerebral subarachnoid system. Arch. of Neur. **12**, 411 (1924).

MINKOWSKI: Zur pathologischen Anatomie der rheumatischen Facialislähmung. Arch. f. Psychiatr. **23**, 586 (1892).

STROEBE: Über Veränderungen der Spinalganglien bei Tabes. Z. Path. **1894**. — Beitr. path. Anat **13**; **15**.

THIEBAUT, F.: Ist die Bandscheibenhernie die Ursache oder die Folge der Ischias? Med. Rdsch. **1947**, Nr 7, 26.

Trigeminusneuralgie.

COENEN: Arch. klin. Chir. **67** (1902).

DANDY: Ref. Zbl. Neur. **73**, 211 (1934). — DÖRING, G., u. R. MAGUN: Trigeminusneuralgie und Arteriohypertonie. Z. Nervenheilk. **165**, 196 (1951).

GUARCH, F. S.: Histopathologie des Ganglion Gasseri bei Trigeminusneuralgie. Virchows Arch. **249**, 495 (1923).

HILLENBRAND: Behandlung der Trigeminusneuralgien. Med. Klin. **1946**, 605. — HUGHES: The radical treatment of trigeminal neuralgia etc. Brit. med. J. **1926**, 823.

JONESCO: Traitement de la névralgie faciale etc. C. r. Acad. Sci. Paris **173**, 746 (1921). — JUNGHANS, E.: Das Gewebsbild des fieberhaften Rheumatismus, das Ganglion semilunare Gasseri beim Rheumatismus. Virchows Arch. **291**, 643 (1933).

KORNMÜLLER: Erregbarkeitssteuernde Elemente und Systeme des Nervensystems. Fortschr. Neur. **1950**, 437. — KRAUSE, F.: Die Physiologie des Trigeminus. Münch. med. Wschr. **1895**, Nr 25. — Neuralgie des Trigeminus. Leipzig: F. C. W. Vogel 1896. — KULENKAMPFF, D.: Über die Behandlung der Trigeminusneuralgie. Erg. Chir. **14**, 355 (1921). — Zbl. inn. Med. **33**, 665 (1924). — Münch. med. Wschr. **1925**, 224.

LUX: Über Wesen und Therapie der Trigeminusneuralgie. Wien. klin. Wschr. **1932**, 1472.

OLIVECRONA, H.: Die Trigeminusneuralgie und ihre Behandlung. Nervenarzt **1941**, 49. — Arch. klin. Chir. **164**, 196 (1931).

PAPENHEIM: Trigeminusneuralgie durch Druck der arteriosklerotisch veränderten Arteria basilaris usw. Wien. med. Wschr. **1926**, 104.

RÖMER, H.: Zur Behandlung der Trigeminusneuralgie. Med. Klin. **1947**, 689.

SUNDER-PLASSMANN: Zbl. Chir. **66**, 2234 (1939).

WERNOE: Acta psychiatr. (Københ.) **1**, 311 (1926). — WEXBERG, E.: Neuralgien. In Handbuch der Neurologie, Bd. IX, S. 192. 1935.

C. Erkrankungen des vegetativen Nervensystems.

Histopathologie des vegetativen Nervensystems.

Von

Ernst Herzog-Concepción (Chile).

Mit 131 Abbildungen.

Daß ein System wie das vegetative Nervensystem durch seine ungeheure Verzweigung im gesamten Organismus und seine Verbindung mit allen Geweben im Dienste der vitalsten Funktionen besonders kompliziert sein muß, liegt auf der Hand und es ist verständlich, wenn wir nicht nur mit der funktionellen Deutung seiner morphologischen Strukturen, sondern vor allem auch seiner Physiologie und Pathologie noch sehr am Anfang stehen. So kann auch für die Pathologie eigentlich nur die Betrachtung seiner Ganzheit in Frage kommen, denn wir können keine spezielle pathologische Anatomie im alten Sinne erwarten, sondern nur eine Mitbeteiligung am krankhaften Geschehen. Da jedoch Wissenschaft immer an analytische Methoden gebunden ist, müssen wir auch hier, ausgehend von gewissen Gegebenheiten der allgemeinen Pathologie und anknüpfend an bewährte Ergebnisse der Forschung des cerebrospinalen Nervensystems, uns erst mit Einzelheiten vertraut machen. Das ist nicht gleichbedeutend mit dem engen Festhalten an Begriffen wie z. B. des Neurons und der Zelle, die, wenn auch in vieler Hinsicht schon gewandelt, so lange noch Erklärungsweisen darstellen, bis durch objektiv erbrachte Tatsachen neue Formen und Wege gefunden werden. So ist auch diese erstmalige Darstellung einer Histopathologie des vegetativen Nervensystems nur ein bescheidener und unvollkommener Versuch, viele mühsam gewonnene Einzelarbeit kritisch zu sammeln, sie zu deuten und zu versuchen, für künftige Synthese ein Fundament zu legen und Richtung zu weisen.

I. Vegetative Zentren (zentrale Regulationsstätten).

Die sog. vegetativen Zentren umfassen die vegetativen Kerngruppen im *Zwischenhirn*, *Mittelhirn* und im *Rückenmark*. Während man früher annahm, daß den einzelnen vegetativen Funktionen jeweils auch ganz bestimmte Kerngruppen im Zentralnervensystem entsprächen, kann dies auch morphologisch nicht bestätigt werden. Wie Gagel (1928, 1948) ganz mit Recht sagt, liegen auf engem Raum in diesen sog. Zentren derartig viele Kerngruppen beieinander, daß es praktisch kaum vorkommt, daß pathologische Veränderungen in diesen Teilen so eng umschrieben bleiben können. Darin besteht schon eine wesentliche Schwierigkeit für die Pathologie und eigentlich kann man überhaupt nicht von einer speziellen Pathologie der vegetativen Zentren sprechen (Josephy). In der Tat überrascht es daher nicht, wenn man in den verschiedenen Publikationen große Widersprüche findet und die Fälle gar nicht selten sind, wo das anatomische Ergebnis keinerlei Grundlage für die klinischen Symptome aufweist. Die

Beobachtungen sind zahlreich, wo der Kliniker ausgesprochene vegetative Krankheitsbilder vor sich hatte und die Sektion bzw. die histologische Untersuchung stark enttäuschte; andererseits fand man auch häufig histopathologische Veränderungen ohne die entsprechenden klinischen Symptome. Trotzdem ist die histopathologische Untersuchung der zentralen Teile des vegetativen Nervensystems von großer Bedeutung und das um so mehr noch, als ihr im Verhältnis zur Erforschung der übrigen Teile des Nervensystems noch wenig Interesse

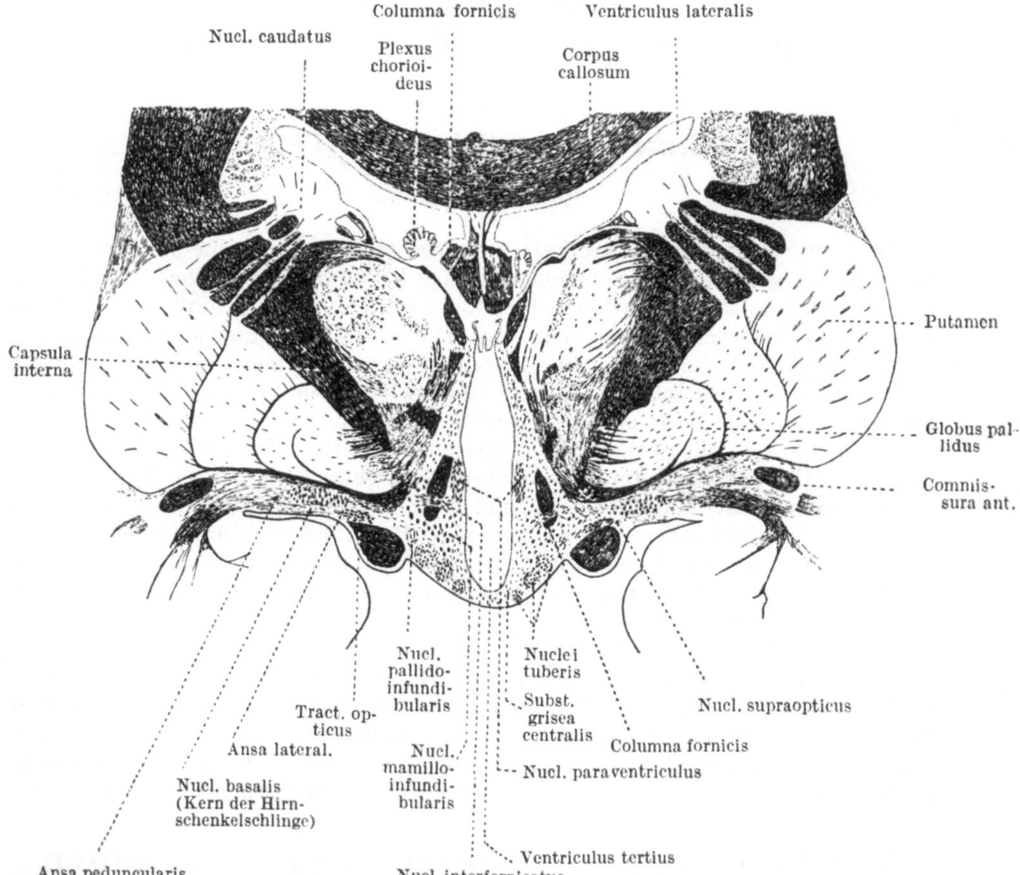

Abb. 1. Frontalschnitt durch das Tuber cinereum mit schematisch eingezeichneten Zellgruppen in der Zwischenhirnbasis und den Wandungen des 3. Ventrikels. (Nach Greving 1935.)

entgegengebracht wurde. Eine besonders empfindliche Lücke in der Literatur dieses Gebietes bedeutet vor allem der nahezu völlige Mangel kombinierter Untersuchungen des *zentralen* und *peripheren* vegetativen Nervensystems unter anatomischem und klinischem Gesichtswinkel, um Klarheit über das Zusammenwirken von Zentren und Peripherie zu bekommen. Aber auch sonst ergeben sich in den Arbeiten auf diesem Gebiet häufig Unstimmigkeiten, die man mit Wohlwill in folgendem Satz ausdrücken kann: „Teils handelt es sich um Verallgemeinerungen von Einzelergebnissen, teils um Überwertung geringfügiger, kaum abnorm zu nennender Befunde, teils ergibt eine Nachprüfung schlankweg die Unrichtigkeit der Angaben.“ Dazu kommt oft noch die ungenügende Kenntnis der normalhistologischen Tatsachen und falsche Deutung von Befunden am Tier.

Da manche wichtigen normalen Einzelheiten in der Literatur verstreut sind, scheint es uns von Interesse, vor der Schilderung der bisher bekannten pathologischen Veränderungen der vegetativen Zentren kurz auf einige normale Details einzugehen, sowie auf artefizielle Zellbilder, die nicht mit krankhaften verwechselt werden dürfen.

Entwicklungsgeschichte.

Ursprünglich besteht durch den rohrförmigen Bau des Zentralnervensystems (Neuralrohr) keine ausgesprochene Abgrenzung der später so wichtigen

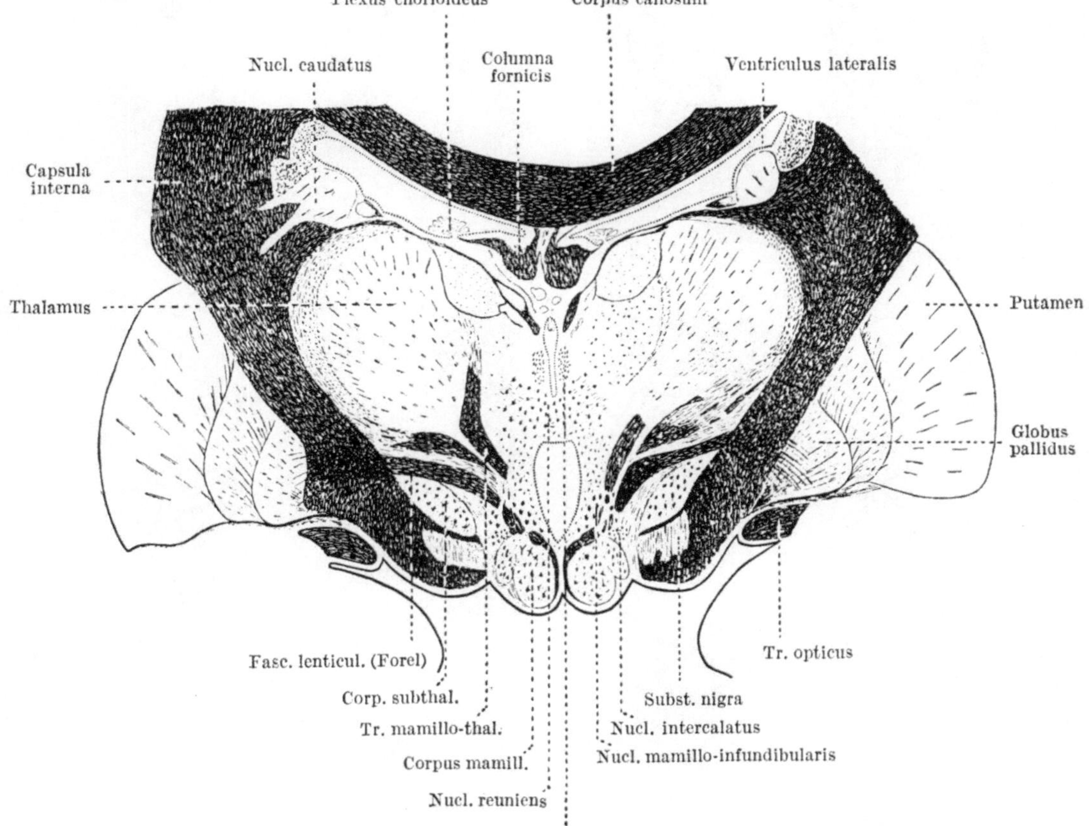

Abb. 2. Frontalschnitt durch die Corpora mamillaria mit schematischer Einzeichnung der Zellgruppen im Hypothalamus und in den Wandungen des 3. Ventrikels. (Nach GREVING 1935.)

einzelnen Abschnitte. Erst nach und nach gliedern sich durch komplizierte Einschnürungen und Krümmungen des Rohres die primitiven Hirnbläschen, die dem Vorderhirn, Mittelhirn und Rautenhirn entsprechen. Durch die mächtigen seitlichen Ausstülpungen des Vorderhirns, die sich zu den Hemisphären entwickeln, kommt das spätere Zwischenhirn völlig nach innen zu liegen und wird vom Großhirn derartig überlagert, daß es nirgends mehr an die dorsale Oberfläche tritt; ähnlich werden auch Mittelhirn und Nachhirn überwölbt. Durch das starke Wachstum der Sehhügel wird der Hohlraum des Zwischenhirns stark eingeengt und abgeplattet, während sein Boden sich trichterförmig zum Infundibulum und Recessus opticus ausweitet. Durch Verdickung in der Wand des Infundibulums bildet sich das Tuber cinereum und die Corpora mamillaria. Das

Zwischenhirn erfährt die geringsten Formveränderungen, nur daß seine Lichtung durch Dickenzunahme der Wände allmählich zum Aquaeductus cerebri eingeengt wird. Komplizierter ist die Entwicklung des primären Rautenhirns, aus dem sich Medulla oblongata, 4. Ventrikel, Rautengrube und Brücke bilden.

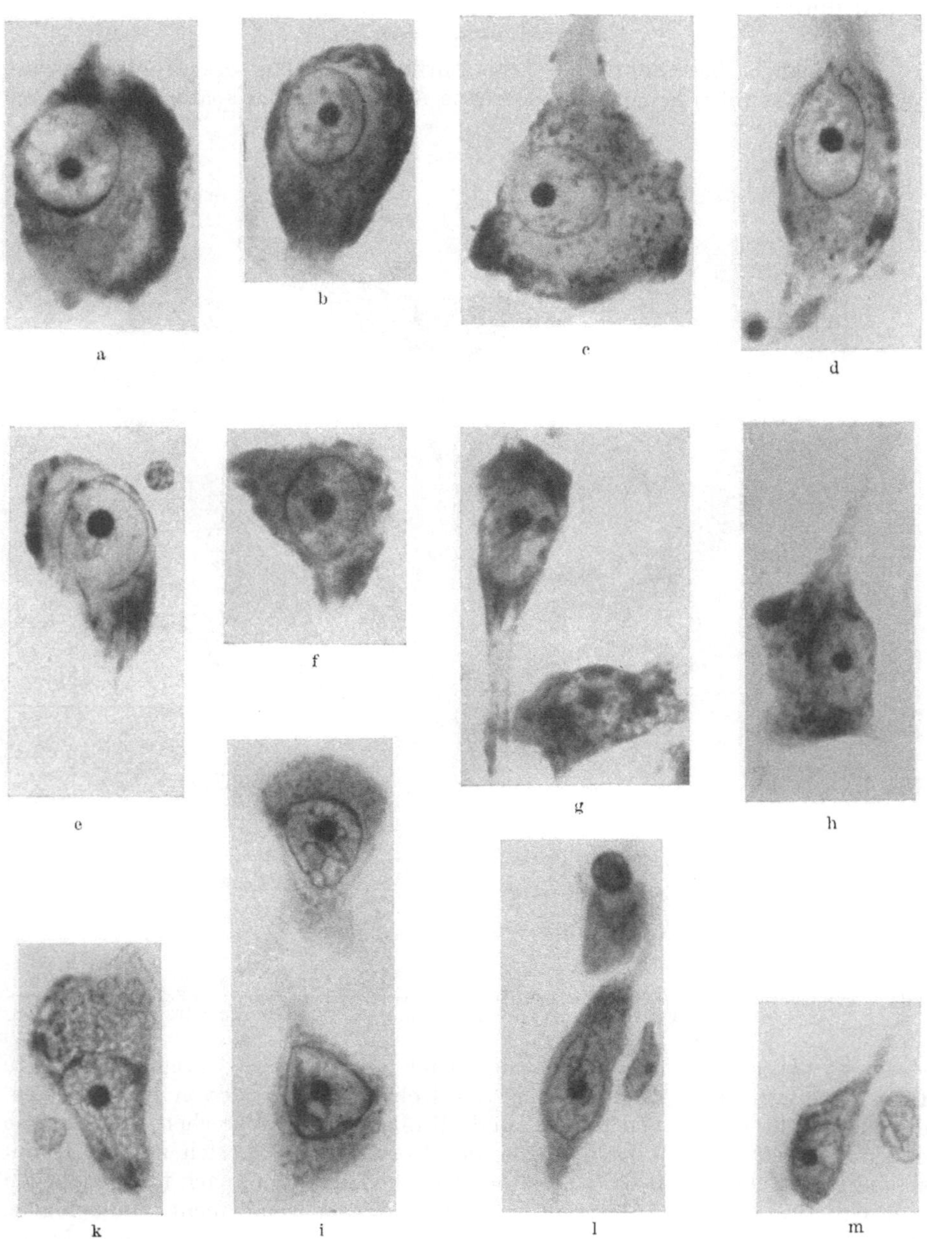

Abb. 3a—m. a Zelle aus dem Nucleus supraopticus; b Zelle aus dem Nucleus paraventricularis; c Zelle aus dem Nucleus tubero-mamillaris; d Zelle aus dem Nucleus reuniens; e Zelle aus dem Westphal-Edinger-Kern; f Zelle aus dem Nucleus intercalatus; g Zellen aus dem Nucleus paramedianus; h Zelle aus dem medialen Kern des Corpus mamillare; i Zellen aus einem Tuberkern; k Zelle aus dem Corpus subthalamicum; l Zelle aus dem Nucleus cinereus des Corpus mamillare; m Zellen aus dem zentralen Höhlengrau. Vergr. 1200fach. [Aus Gagel: Z. Anat. **87** (1928).]

1. Zwischenhirn — Diencephalon (Hypothalamus).

Normale Anatomie.

Im Hypothalamus handelt es sich im wesentlichen um folgende Kerngruppen, über deren Lokalisation die beiden schematischen Abb. 1 und 2 nach GREVING (1931, 1935) Aufschluß geben: *1. Nucleus supraopticus, 2. Nucleus paraventricularis, 3. Nucleus tubero-mamillaris (mamillo-infundibularis), 4. Nuclei tuberis laterales* (MALONE), *5. Corpus mamillare, 6. Nucleus paramedianus, 7. Nucleus reuniens, 8. Corpus subthalamicum, 9. Substantia grisea centralis* (*Nucleus tuberis infundibularis* SPATZ). Diesen Kernen entsprechen histologisch ganz bestimmte Zellbilder, über die beigefügte Zusammenstellung (Abb. 3) von GAGEL (1928) besonders gut orientiert.

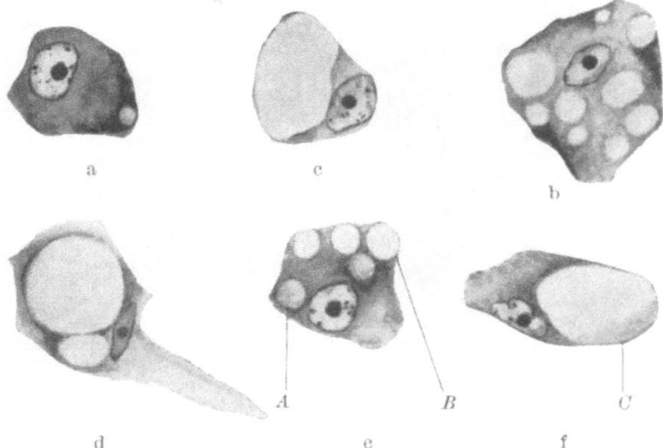

Abb. 4. Kolloidgefüllte und leere Vacuolen in den Zellen des Nucleus paraventricularis und supraopticus. Zeichnung. Bei *A* leere Vacuole, bei *B* kolloidgefüllte Vacuole, bei *C* halbmondförmiger kolloider Randschleier. [Aus PETERS: Z. Neur. **154** (1935).]

Es muß hier ein physiologischer Vorgang Erwähnung finden, der heute nach den Untersuchungen von SCHARRER, GAUPP jr., ROUSSY und MOSINGER, DIVRY und PETERS als wahrscheinlich gelten kann, nämlich die Produktion eines kolloidartigen Stoffes in den Nervenzellen des Nucleus paraventricularis und supraopticus, seltener auch im Nucleus tubero-mamillaris. SCHARRER hat diese sezernierenden Nervenzellen als „Zwischenhirndrüse" bezeichnet, MASSON, ROUSSY und MOSINGER nennen den Vorgang *Neurokrinie.* Die Abb. 4 und 5 von PETERS gibt ein klares Bild dieser sekretorischen Zellen mit ihren Vacuolen bzw. Kolloid im Protoplasma, die man danach nicht, wie das öfter geschehen ist, als pathologische Zellveränderungen werten darf. BARGMANN hat kürzlich (1949) einwandfrei mit der GOMORIschen Färbung die neurosekretorische Tätigkeit der Nervenzellen des Nucleus paraventricularis und supraopticus und den Stofftransport auf dem Nervenwege zur Neurohypophyse bei Hund und Katze dargestellt. PETERS hat ferner gezeigt, daß diese Sekretionsvorgänge in den vegetativen hypothalamischen Kernen etwa vom 40. Lebensjahr an intensiver sind. Neuerdings hat ZIESCHE in den Ganglienzellen des von SPATZ, BUSTAMANTE, WEISSCHEDEL experimentell als Sexualzentrum erwiesenen Tuber cinereum auch solche Sekretionsphänomene nachgewiesen.

Pathologie.

Was nun die krankhaften Veränderungen im Bereich des Hypothalamus betrifft, so muß auf Grund der bisher vorliegenden Untersuchungen unbedingt

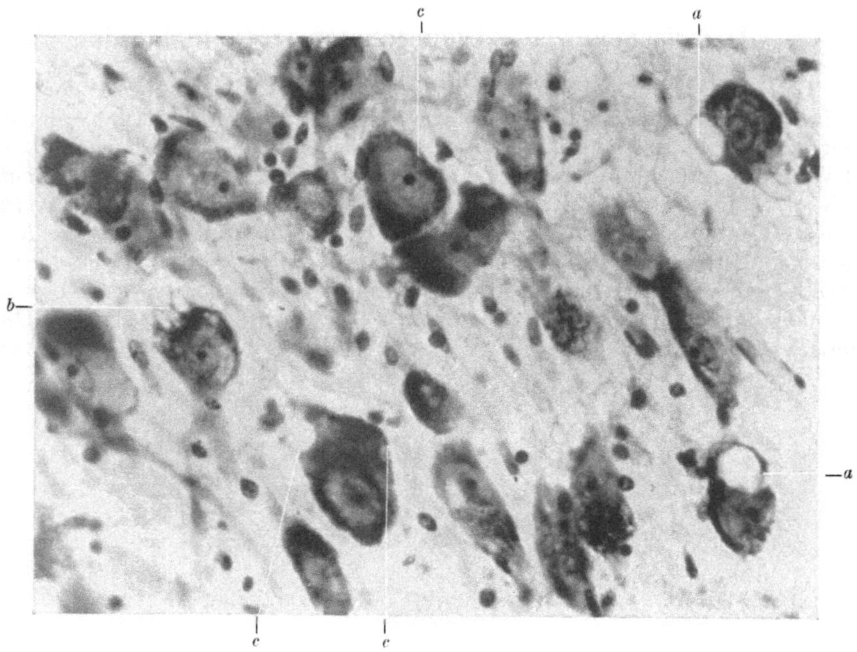

Abb. 5. Bei *a* größere leere Vacuolen, bei *b* kleinere, sich vorbuchtende Vacuolen. Die kleinsten beginnenden Vacuolen sind auf dem Bild schwer von in den Zellen häufig vorkommenden Lückenbildungen im Tigroid zu unterscheiden. Bei *c* sichere kleinste Vacuolen an der Zellperipherie. Färbung nach van Gieson. [Aus Peters: Z. Neur. **154** (1935).]

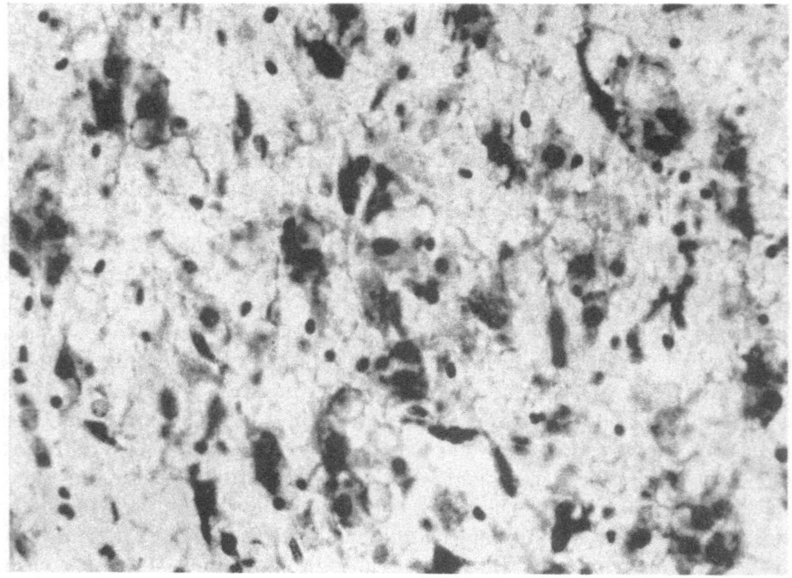

Abb. 6. Stark „vacuolisierte" Zellen des Nucleus mamillo-infundibularis bei einem 6 Wochen alten Kinde, die nicht als pathologisch angesehen werden können. Derartig veränderte Zellen sind innerhalb dieses Kerns auch beim Erwachsenen häufig anzutreffen. [Aus Bodechtel u. Gagel: Z. Neur. **132** (1931).]

daran festgehalten werden, daß die Mehrzahl derselben in dem von Nissl und Spielmeyer für das Zentralnervensystem aufgestellten Formenkreis untergebracht werden kann. Auch hier gilt nach BODECHTEL und GAGEL ebenso wie im Zentralnervensystem im allgemeinen, daß gleiche Zellerkrankungsformen bei den verschiedensten Schädigungen vorkommen. Grundtypen der Zellerkrankung

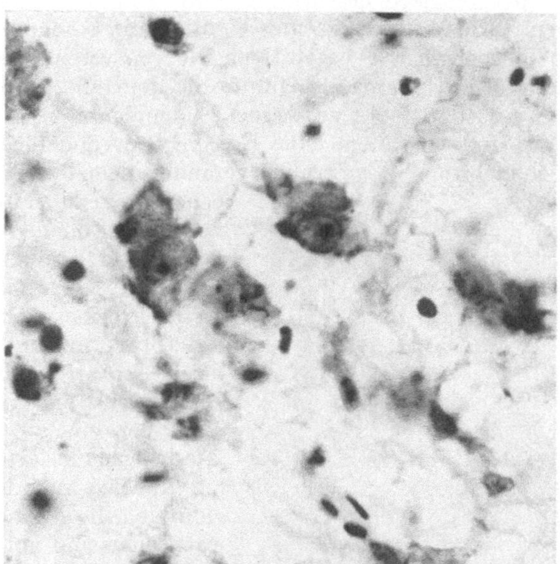

Abb. 7. Nicht als pathologisch anzusehende Zellen aus dem Nucleus mamillo-infundibularis bei einem jungen Mann. Unscharfe Zellgrenzen, die an Zellverflüssigung erinnern könnten, werden an diesem Kern häufig beobachtet. (Nach BODECHTEL u. GAGEL 1931.)

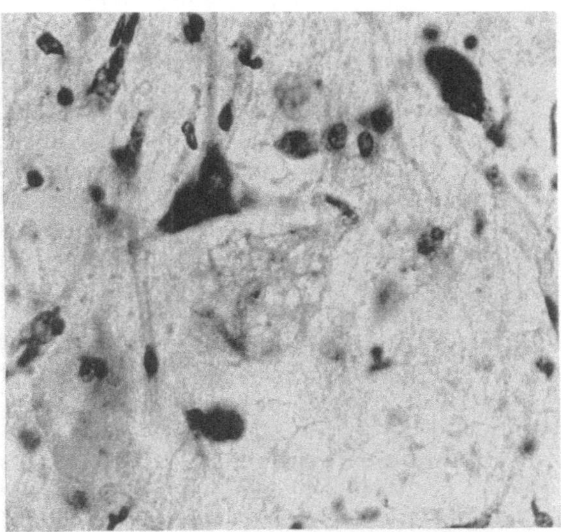

Abb. 8. Enorme Zellblähung an einer Zelle des Nucleus mamillo-infundibularis mit starker Vacuolisierung des Protoplasmas. Der Kern ist gleichfalls vergrößert und gebläht. Polioencephalitis. (Nach BODECHTEL u. GAGEL 1931.)

sind nach SPIELMEYER die Zellschwellung, die Zellverflüssigung, die ischämische oder homogenisierende Zellerkrankung und die Zellschrumpfung. Nach BODECHTEL und GAGEL muß die ALZHEIMERsche Fibrillenveränderung und die dabei auftretenden Plaques, die GRÜNTHAL massenhaft im Tuber cinereum fand, nicht unbedingt als krankhaft aufgefaßt werden, sondern steht wohl mit den physiologischen Altersveränderungen in Beziehung. Da leider immer wieder bei Beschreibung von Beobachtungen das bisher Bekannte außer acht gelassen und manches als pathologisch beschrieben wird, was noch physiologisch ist, so möchten wir ebenso wie BODECHTEL und GAGEL ganz besonders unterstreichen, daß ebenso wie im peripheren vegetativen Nervensystem die Veränderungen am Kern und Kernkörperchen maßgebend für die Beurteilung der Zellerkrankung sind. Es ist immer wieder davor zu warnen, Vacuolenbildung in der Ganglienzelle ohne weiteres und vor allem ohne Kernveränderung für pathologisch anzusprechen, um so mehr noch als Strukturveränderungen des Protoplasmas weitgehend reversibel und in erster Linie von funktionellen Zuständen abhängig sind (BODECHTEL und GAGEL). Auch muß gerade im Hypothalamus an Sekretionsphänomene (SCHARRER, SCHARRER und GAUPP) im Sinne der Neurokrinie gedacht werden. BODECHTEL und GAGEL haben bereits bei einem 6 Wochen alten Kinde vacuolisierte Ganglienzellen im Nucleus mamillo-infundibularis gefunden, die ebenso häufig beim Erwachsenen sind und nicht als pathologisch zu gelten haben (s. Abb. 6); möglicherweise handelt es sich hier auch um Neurokrinie. Auf alle Fälle muß man jedoch dabei auch an weitgehende Abhängigkeit von äußeren Einflüssen wie Sektionszeit, Fixierung usw. denken. Ebenso warnen BODECHTEL und GAGEL davor, die Auflösung der Nissl-Granula ohne weiteres als tigrolytische Zellerkrankung zu betrachten (s. auch SPIELMEYER). Auch weisen dieselben Autoren darauf hin, daß im Nucleus mamillo-infundibularis häufig gezackte Zellformen mit unscharfen Zellgrenzen beobachtet werden, wie es die Abb. 7 zeigt und die als normal betrachtet werden müssen. Es kommen jedoch andererseits gerade im Nucleus paraventricularis sowie im Corpus mamillare und im zentralen Höhlengrau nach BODECHTEL und GAGEL eigenartige, oft sehr hochgradige Zell- und Kernblähungen vor, die von den Autoren in Fällen von Polioencephalitis gefunden wurden und die sicher pathologisch, jedoch nicht einzureihen sind in eines der bekannten degenerativen Bilder. Wahrscheinlich gehören sie doch zum Formenkreis der schweren Zellerkrankung (s. Abb. 8, 9 und 10).

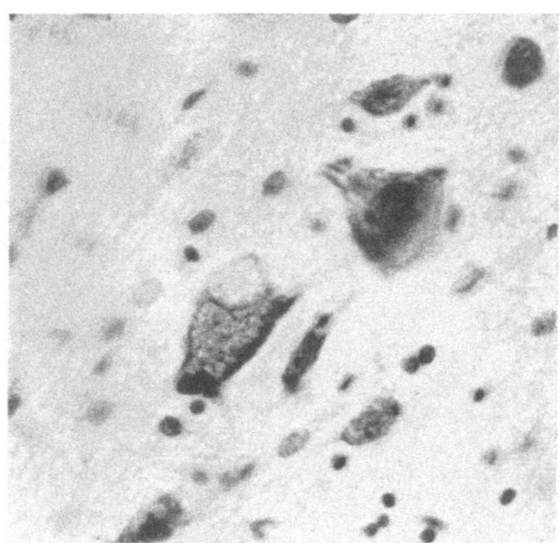

Abb. 9. Kernblähung an einer Zelle des Nucleus paraventricularis. Der Kern buchtet die Zellperipherie vor. (Nach BODECHTEL u. GAGEL 1931.)

Wichtig ist ferner das Auftreten von *Pigment* und zwar in erster Linie Lipoidpigment in den Kernen des Zwischenhirns. Darüber verdanken wir vor allem BODECHTEL und GAGEL genauere Daten. GAGEL hatte bereits in der feineren Histologie der vegetativen Kerne des Zwischenhirns festgestellt, daß vor allem die Ganglienzellen der Tuberkerne sowie des Corpus subthalamicum lipoides Pigment enthalten. BODECHTEL und GAGEL fanden dann weiter, daß diese Zellen bis zur Pubertät kein Pigment enthalten, was ihnen ein ganz anderes Aussehen verleiht.

In welchen Fällen finden sich nun einwandfreie morphologische Schädigungen an den Zellen der vegetativen Kerne im Zwischenhirn und inwiefern kommt diesen klinisch eine Bedeutung zu, d. h. wie weit entsprechen sie vegetativen Symptomen?

a) Altersveränderungen der vegetativen Hirnzentren.

Mühlmann (1925) will im Tuber cinereum und Corpus Luysii senile Veränderungen in Form von fettiger Pigmentierung (Lipoidosomie), Chromatinschwund, Verfettung der Gefäßendothelien und hyaliner Degeneration der Media beobachtet haben. Seine Schlußfolgerung, daß die senile Degeneration der Ganglienzellen für den Tod an Altersschwäche verantwortlich sei, ist jedoch entschieden zu weit gegriffen.

b) Entwicklungsstörungen.

Gaupp jr. (1936) hat kurz einen Fall von ererbtem Diabetes insipidus mitgeteilt mit dominantem Erbgang, wobei nur im Hypothalamus Veränderungen

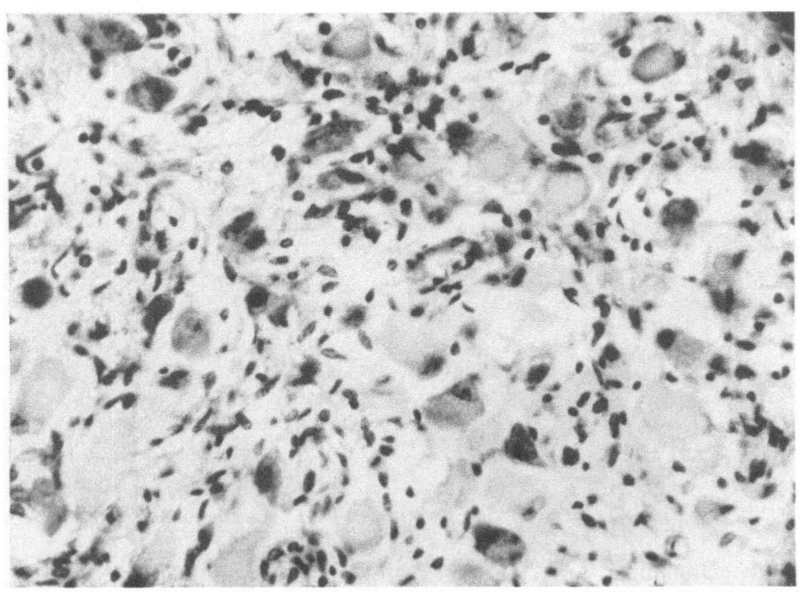

Abb. 10. Enorme Zellblähung an Zellen des Corpus mamillare, die an große gemästete Gliazellen erinnern bei einem Fall von Polioencephalitis, wo nur das Corpus mamillare befallen war. Diese Veränderung war vollkommen gleichmäßig über das ganze Corpus mamillare ausgedehnt. (Nach Bodechtel u. Gagel 1931.)

beobachtet wurden, und zwar in Gestalt einer echten Hypoplasie des Nucleus supraopticus und paraventricularis. Dieser Fall spricht eindeutig für einen zwischenhirnbedingten Diabetes insipidus. Neuerdings haben Driggs und Spatz eine hyperplastische Mißbildung des Tuber cinereum bei einem $2^3/_4$ Jahre alten Jungen beobachtet, die Pubertas praecox hervorrief, wobei jedoch die Zirbeldrüse völlig unverändert war, ein typisches Beispiel von rein hypothalamischer Pubertas praecox. Eine analoge Beobachtung bringt J. E. Meyer (1948). Sonstige Fälle von Entwicklungsstörungen sind uns nicht bekannt.

c) Kreislaufstörungen in den vegetativen Zentren des Hypothalamus.

Die im Hypothalamus zur Beobachtung kommenden Kreislaufstörungen unterscheiden sich anatomisch natürlich nicht von den an anderen Stellen des Zentralnervensystems beschriebenen; es kommt ihnen jedoch die Bedeutung eines Experimentes zu, wenn sie sich an umschriebenen Stellen in den vegetativen Zentren lokalisieren. Aus diesem Grunde sollten alle Beobachtungen dieser Art gesammelt und genauestens untersucht werden.

Blutungen können auf mannigfaltigste Weise und an den verschiedensten Stellen des Hypothalamus zustande kommen. Gagel (1936) macht mit Recht darauf aufmerksam, daß man frische Blutungen nicht für langsam verlaufende Krankheitserscheinungen verantwortlich machen darf, vielfach sind sie ja auch Ausdruck finaler Gefäßkrisen. Bei der Gegenüberstellung anatomischer Befunde und klinischer Bilder ist die Berücksichtigung der zeitlichen Verhältnisse ein sehr wesentlicher Faktor (Gagel). Molitoris beobachtete in den verschiedenen Kernen des Zwischenhirns degenerative Veränderungen, hervorgerufen durch Ventrikelblutung infolge eines eingebrochenen Erweichungsherdes. Schwab sah

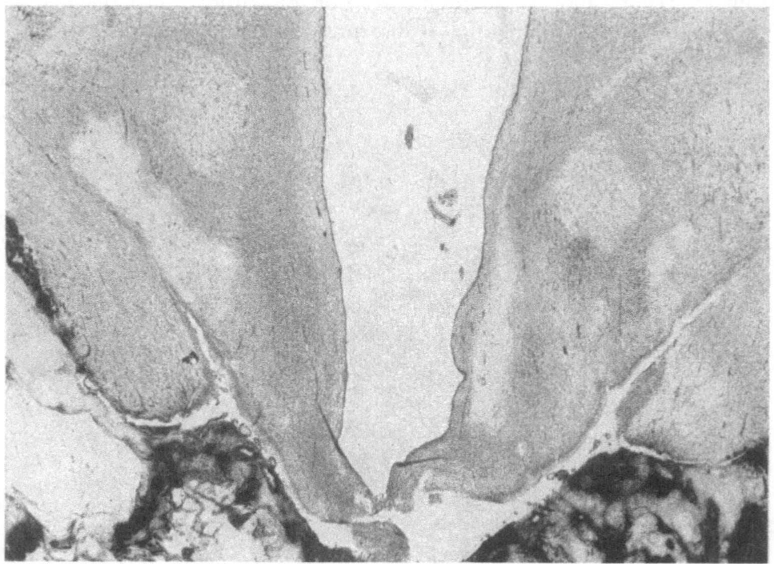

Abb. 11. Erbleichungsherde in der Gegend der Nuclei tuberis und des zentralen Höhlengraues bei einem Fal von tuberkulöser Meningitis. (Nach Bodechtel u. Gagel 1931.)

in 2 Fällen Blutungen am Übergang vom Zwischen- zum Mittelhirn mit ausgesprochener Schlafsucht und Augenmuskelstörung.

Erweichungsherde sind ebenfalls schon verschiedentlich beschrieben worden, so schon 1875 von Gayet (zit. nach Gagel) am Übergang vom Zwischen- zum Mittelhirn, in der Nähe der Oculomotoriuskerne, klinisch charakterisiert durch monatelange Schlafsucht mit Augenmuskelstörungen. Auch Pette fand bei einem 38jährigen Alkoholiker einen Erweichungsherd in der Hirnschenkelhaube mit Einbeziehung des Nucleus ruber, wobei Schlafsucht, Hyperhidrose des ganzen Körpers, Speichelfluß und Fettglanz des Gesichtes auftraten. In diesem Falle wurde die Läsion des zentralen Höhlengraus für den Schlafzustand verantwortlich gemacht. Lucksch beobachtete in einem Falle von Endocarditis lenta einen embolischen Erweichungsherd im Höhlengrau des 3. Ventrikels und im angrenzenden Hypothalamus und Thalamus mit 14 Tage dauerndem Schlafzustand. Interessant sind auch die Beobachtungen von Bodechtel und Gagel von thrombotischem Gefäßverschluß durch tuberkulöse Meningitis der Gehirnbasis. Dabei kommt es zu typischen Erweichungs- und Erbleichungsherden, wie die Abb. 11 sehr anschaulich zeigt. Gerade dieses Beispiel verdient hier besonders angeführt zu werden, da die Verfasser davor warnen, derartige, nach Spielmeyer nur Stunden oder wenige Tage alte Herde, für länger beobachtete vegetative Störungen, wie z. B. die bei solchen Fällen von tuberkulöser Meningitis gesehene Abmagerung, verantwortlich zu machen. Andererseits will Gagel die für die tuberkulöse Meningitis charakteristischen Temperatursteigerungen mit den genannten anatomischen Veränderungen in Beziehung bringen. Wichtig ist außerdem, daß die vegetativen Zentren im allgemeinen weniger empfindlich gegenüber Sauerstoffmangel sind als andere Teile des Gehirns.

d) Rein degenerative Prozesse an den vegetativen Kernen des Hypothalamus.

Beim *chronischen Alkoholismus* wurden 2 eigenartige Zustandsbilder beobachtet, denen auch anatomisch besondere Veränderungen in den vegetativen Kernen entsprechen. Das eine ist das sog. KORSAKOWsche Syndrom, ein anamnestisches Zustandsbild, das nach den Untersuchungen von GAMPER, die später durch SPATZ, NEUBÜRGER, KANT, BODECHTEL und GAGEL u. a. bestätigt und erweitert wurden, in degenerativen Veränderungen in den sog. vegetativen Kernen des Hypothalamus, besonders in den Corpora mamillaria besteht. Neuerdings haben auch KÖRNYEY und SAETHRE in KORSAKOW-Fällen im Zwischen- und Mittelhirngebiet schwere degenerative Veränderungen mit fettigem Abbau beobachtet. Das andere Bild entspricht der sog. *Polioencephalitis haemorrhagica superior* (WERNICKE 1882), das nach allgemeiner Ansicht heute nicht mehr als entzündlich betrachtet werden kann (GAMPER, SPATZ, BODECHTEL und GAGEL). Bei dieser Erkrankung kommt es zu starker Gefäßproliferation, die ihrerseits zu Erbleichungen, d. h. Nekrosen des nervösen Parenchyms führt. Außerdem findet man dabei starke Gliaproliferationen. Der Prozeß spielt sich hauptsächlich im Zwischenhirn, und zwar in den medialen periventrikulären Gebieten ab. Am schwersten sind der Nucleus supraopticus und die Tuberkerne geschädigt, auch die Corpora mamillaria sind fast immer verändert. In den Nekroseherden findet man gelegentlich nach BODECHTEL und GAGEL aus den Gefäßen austretende Leukocyten, die lediglich als Reaktion auf den örtlichen Gewebstod aufzufassen sind, wie man das ja auch sonst an anderen Organen kennt. Interessant sind bei dieser Erkrankung die ischämischen und homogenisierenden Ganglienzellveränderungen (s. Abb. 12 und 13). BODECHTEL und GAGEL beschreiben außerdem auch noch in ihrer sehr gründlichen Arbeit verschiedene Typen eigenartiger Kern- und Zellblähungen wie Abb. 8, 9 und 10 zeigen, die zweifellos ebenso wie die anderen Veränderungen Ausdruck schwerer degenerativer Prozesse sind, jedoch nicht unter die aus den Untersuchungen NISSLs und SPIELMEYERs bekannten Zellerkrankungsformen fallen. Bei den beobachteten Fällen von sog. Polioencephalitis kommt es zu ausgesprochener Schlafsucht und meist auch Augenmuskelstörungen. Auch in Medulla und Ponsgebiet werden dabei ähnliche Veränderungen beobachtet (hintere Vierhügel, Oculomotoriuskern, dorsaler Vaguskern, Nucleus triangularis vestibularis; s. dort). Eigenartigerweise hat TANAKA in Japan bei Brustkindern mit Frauenmilchvergiftung genau die gleichen Veränderungen beobachtet wie bei Polioencephalitis, und zwar sowohl quantitativ wie qualitativ.

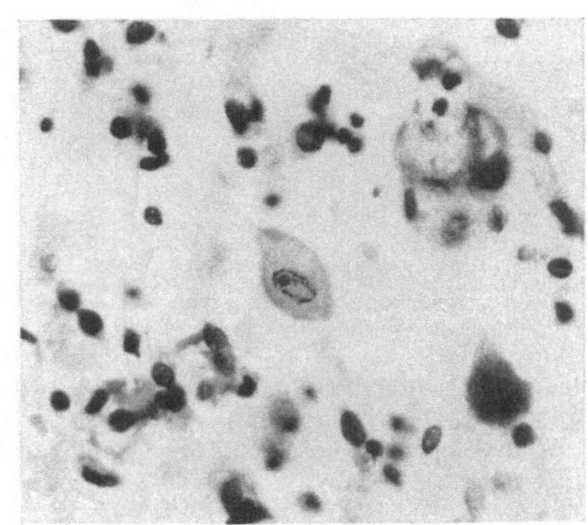
Abb. 12. Typische homogenisierende Zellerkrankung aus dem Nucleus paraventricularis. Polioencephalitis. (Nach BODECHTEL u. GAGEL 1931.)

Multiple Sklerose. Hierbei kann der Degenerationsprozeß sich natürlich gelegentlich auch in den vegetativen Zentren lokalisieren. So kann es z. B. durch Entmarkungsherde in der Infundibulargegend zu schweren Schlafstörungen kommen, wie sie LHERMITTE beobachtet hat. In dem von GAGEL mitgeteilten Falle von MEYER haben die zahlreichen kleinen Entmarkungsherde im Hypothalamus (s. Abb. 14) in den letzten Wochen vor dem Tode ebenfalls Schlafsucht hervorgerufen.

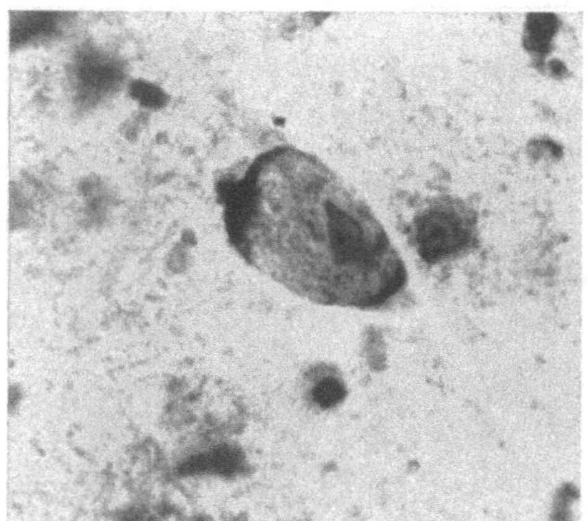

Abb. 13. „Ischämisch" veränderte Zellen aus dem Nucleus paraventricularis bei Polioencephalitis. Auch in diesen Zellen sind randständig verbackene NISSL-Schollen erhalten. (Nach BODECHTEL u. GAGEL 1931.)

Epilepsie. Die amerikanischen Autoren MORGAN und HUGH glaubten schwere Veränderungen der Ganglienzellen des Hypothalamus, vor allem der Tuberkerne, mit starker Reduktion der Nervenzellen für alle möglichen Formen der Epilepsie verantwortlich machen zu können, was jedoch noch keine Bestätigung gefunden hat (BODECHTEL).

Diabetes insipidus. Da wir durch die neuesten experimentell-morphologischen Untersuchungen von BARGMANN, ORTMANN und Mitarbeitern (1949, 1950, 1951) wissen, daß im Nucleus paraventricularis und supraopticus durch Neurosekretion eine Substanz, wahrscheinlich das Adiuretin selbst (ORTMANN 1951) gebildet wird, die auf neuralem Wege zur Hypophyse gelangt und den Wasser- und Salzhaushalt reguliert, können wir nun auch pathologische Veränderungen in den genannten Kernen besser deuten. BIGGART beobachtete Schwund der Ganglienzellen des Nucleus supraopticus und gleichzeitig Atrophie des Hypophysenhinterlappens bei einem Patienten, der 30 Jahre lang einen Diabetes insipidus hatte. Nach GAGEL (1936) ist Diabetes insipidus eines der häufigeren Symptome bei Zwischenhirntumoren und Zwischenhirnerkrankungen. So rufen unter anderem auch encephalitische Herde im Hypothalamus oft Polyurie und Polydipsie hervor (s. auch S. 370). Über Diabetes insipidus bedingt durch Entwicklungsstörungen s. S. 365 (GAUPP).

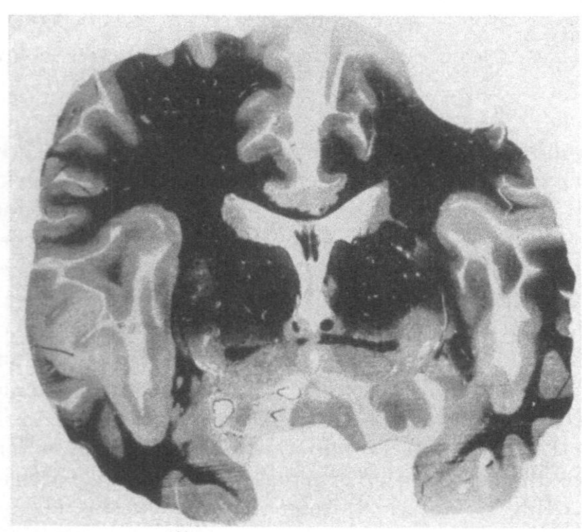

Abb. 14. Ausgedehnte Entmarkung im Hypothalamus, sonst noch kleinere Entmarkungen im Balken, in dem einen Temporalpol und ventrikelnah. (Markscheidenbild in Höhe des Chiasma opticum, überlassen von Herrn Prof. MEYER, Baltimore.) (Nach GAGEL 1936.)

Diabetes mellitus. Auch bei dieser Krankheit wurden Veränderungen in den vegetativen Kernen des Hypothalamus gesucht. Diese wurden auch an den Zellen des Nucleus mamillo-infundibularis von einer Reihe von Autoren beschrieben (NICOLESCU und RAILEANU, URECHIA und NITESCU, INABA, MEDWEDEFF u. a.). BODECHTEL und GAGEL haben dies jedoch widerlegt, da sie einerseits gerade am Nucleus mamillo-infundibularis in gewissen Fällen schwerste Schädigungen an den Ganglienzellen beobachtet haben ohne Diabetes und andererseits konnten sie zeigen, daß die von den anderen Autoren bei Diabetes an den Ganglienzellen beschriebenen Veränderungen physiologisch sind, wie z. B. die Bilder scheinbarer primärer Reizung, worauf wir schon hinwiesen (s. S. 364). Auch eine von GAGEL (1941) im Gebiete des Hypothalamus beobachtete Granulationsgeschwulst zeigte keinerlei Erscheinungen eines Diabetes mellitus. Auch PETERS (1935) konnte bei 9 Fällen von Coma diabeticum keine pathologischen Veränderungen an den vegetativen hypothalamischen Kernen finden, ebensowenig BRANDMÜLLER in 3 Diabetesfällen.

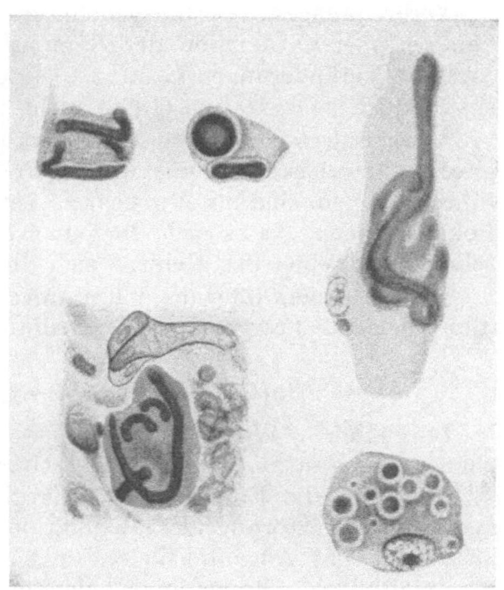

Abb. 15. „LEWYsche Körperchen" aus den Zellen des vegetativen Oblongatakerns. (Ausschnitt aus einer Abbildung von F. H. LEWY in LEWANDOWSKYs Handbuch der Neurologie, Bd. 3. 1930.)

Pellagra. Die bei dieser Avitaminose von OSTERTAG mitgeteilten Befunde von degenerativen Schädigungen am Nucleus supraopticus und mamillo-infundibularis sind nur Teilerscheinungen einer Allgemeinerkrankung des Gehirns. Auch BEYER hat neuerdings bei 3 Pellagrafällen an den Hypothalamuskernen, vor allem am Nucleus paraventricularis supraopticus, paramedianus und den Tuberkernen Ganglienzellveränderungen in Form von primärer Reizung, Tigrolyse, Vacuolenbildung und Zellschrumpfung beschrieben, jedoch leider ohne Abbildungen, so daß doch gewisse Zweifel bestehen, ob die genannten Veränderungen als pathologisch zu betrachten sind. Jedenfalls sind die bisherigen Beobachtungen noch zu spärlich und zu unsicher, um entsprechende Schlüsse zu ziehen.

Pemphigus. Die bisher vorliegenden Untersuchungen sind ebenfalls noch recht spärlich und bedürfen noch ausgedehnter Kontrollen, wobei auch auf das übrige Nervensystem und vor allem das periphere vegetative System Rücksicht genommen werden muß. BUSCHKE und OLLENDORF, sowie JOSEPHY berichten in ihren beiden Fällen von degenerativen Veränderungen am Nucleus paraventricularis, jedoch handelte es sich um ältere Individuen mit deutlicher Arteriosklerose der kleinen Gefäße im Falle JOSEPHY, so daß ätiologisch keine sichere Differenzierung möglich ist. Die gründlichste Studie verdanken wir HECHST (1933), der in 5 Fällen von Pemphigus nicht nur das Nervensystem an den verschiedensten Stellen untersuchte, sondern auch in 3 Fällen den peripheren Sympathicus. Sowohl in den vegetativen Zentren als im Sympathicus konnten keine wesentlichen pathologischen Veränderungen beobachtet werden.

Paralysis agitans. Von besonderem Interesse ist es zweifellos, daß F. H. LEWY zuerst bei Paralysis agitans schwere degenerative Verquellungen und Homogenisierungen der Ganglienzellen und Nervenfasern im Zentralnervensystem beobachtete, und zwar vor allem in den vegetativen Zentren, d. h. im Nucleus paraventricularis, im dorsalen Vaguskern und in der Substantia inominata thalami (s. Abb. 15). Bei derselben Krankheit wurden später die gleichen Veränderungen im Sympathicus von mir (E. Herzog 1926) gefunden und später von Wohlwill bestätigt (s. Sympathicus S. 416, 417 u. 478). Leider sind bisher keine weiteren Untersuchungen erfolgt, die sich systematisch auf das gesamte vegetative Nervensystem bezogen hätten. Daß die gefundenen Veränderungen nicht spezifisch für die Paralysis agitans sind, haben wir bereits damals ausgesprochen, immerhin haben wir sie in dieser Intensität und Ausdehnung sonst nicht wieder zu Gesicht bekommen.

Verbrennungen. Bei ausgedehnten Verbrennungen hat man ebenso wie an den peripheren Ganglien des Sympathicus, auch an den vegetativen Kernen toxische Veränderungen gesucht. Die darüber vorliegenden spärlichen Befunde sind jedoch nach Gagel (1936) nicht beweisend.

Arteriosklerose. Hypothalamusveränderungen durch mehr oder weniger hochgradige Arteriosklerose, die wie im Falle Gagel (1936) zu starker Abmagerung führen können, sind mit Vorsicht zu bewerten, vor allem hinsichtlich bestimmter Lokalisationen, da es sich doch meist um einen ausgedehnteren, in den verschiedenen Teilen des Gehirns sich abspielenden Prozeß handelt.

Hydrocephalus internus kann durch hochgradige Kompression der Infundibulargegend diese bis zur Papierdünne atrophieren lassen.

e) Entzündliche Prozesse im Hypothalamus.

Encephalitis. Wohl das klassischste Beispiel der Entzündung mit ausgesprochener Lokalisation in den vegetativen Zentren ist seit den Untersuchungen v. Economos die Encephalitis lethargica, bei der ja auch noch das Hauptsymptom die Störung des Regulationsmechanismus für Schlaf und Wachsein zusammen mit Augenmuskelstörungen ist. Das Wesen dieser Erkrankung ist ein entzündlicher Prozeß im Höhlengrau des Aquäduktes im caudalen Abschnitt des Zwischenhirns, in den Wänden des 3. Ventrikels bis zur Infundibulargegend und im vorderen Teile des Oculomotoriuskernes. Nach Smell und Rowntree wissen wir außerdem, daß die Encephalitis, wenn sie im Hypothalamus lokalisiert ist, Polyurie und Polydipsie aufweisen kann. Auch Hechst (1934) beschreibt einen Fall von Diabetes insipidus nach Encephalitis epidemica mit ausgesprochenen Veränderungen an den Kernen des Hypothalamus. Es geht jedoch aus allen bisher vorliegenden, klinisch-anatomischen und tierexperimentellen Untersuchungen hervor, daß nicht etwa ein eng umschriebenes Zellareal für die Steuerung von Schlaf und Wachsein verantwortlich zu machen ist, sondern daß dafür eine größere Anzahl von Zellgruppen in Frage kommt, die im Boden und in den Wänden des 3. Ventrikels und am Übergang vom Zwischen- zum Mittelhirn in der Umgebung des Aquäduktes gelegen sind (Gagel).

Poliomyelitis anterior acuta. Auch hierbei wurden entzündliche Infiltrate in den vegetativen Zentren beobachtet, und zwar hat Horanyi Hechst solche im Nucleus paraventricularis, reuniens, paramedianus und im Corpus subthalamicum gefunden.

Paralyse. Soviel gerade die allgemeine Paralyse neurohistologisch studiert ist, so gering ist die Anzahl der Untersuchungen der vegetativen Zentren bei dieser Krankheit, was um so mehr auffällt, als dabei doch eine ganze Anzahl vegetativer Symptome auftritt, vor allem die hochgradige Kachexie bzw. der Marasmus und häufig plötzliche Todesfälle ohne deutliche Todesursache. Stief und Hechst (1930) haben vor allem das Verdienst, in einer ganzen Anzahl von Paralysefällen besonders das Zwischenhirn studiert zu haben. Die dabei auftretenden Veränderungen bestehen außer in perivasculären Zellinfiltraten,

Gliawucherung und Zellausfall im zentralen Höhlengrau und besonders im Nucleus paraventricularis und supraopticus, auch vor allem in degenerativen Prozessen an den Ganglienzellen in Form von Vacuolenbildung, vesiculärer Degeneration, fissurierten Ganglienzellen, Neuronophagie usw. Diese Veränderungen an den beiden Kernen sollen nach HECHST (1930) den paralytischen Marasmus, die an den Zellen der Tuberkerne die Störung der Wärmeregulation und die Veränderungen an den Zellen des Höhlengraus und des Thalamus die pathologischen Schlafzustände erklären. Diese Arbeit wurde von BODECHTEL und GAGEL einer Kritik unterworfen, vor allem erscheinen ihnen die vacuolären und vesiculären Degenerationen der Nervenzellen sowie die fissurierten Ganglienzellen von HECHST noch im Bereich des Normalen zu liegen bzw. gehören sie nach ihrer Meinung auch zu Artefakten. Jedenfalls scheint uns der Einwand von BODECHTEL und GAGEL um so mehr berechtigt, als im Sinne SPIELMEYERs für wirklich krankhafte Zellveränderungen gleichzeitig auch Kernveränderungen gefordert werden müssen. Die genannten Autoren haben außerdem im Hypothalamus bei ihren zahlreichen Untersuchungen ganz ähnliche Zellformen beobachtet, die als normal zu gelten haben. Neuerdings haben aber auch DIVRY und PETERS (1935) bei Paralytikern feststellen können, daß die in den Ganglienzellen des Hypothalamus beobachteten Vacuolen keineswegs pathologisch, sondern Ausdruck einer Sekretion sind (Neurokrinie). Damit scheint die Frage der Vacuolen geklärt zu sein.

Tollwut (Lyssa). Ähnlich wie die Encephalitis bevorzugt auch die Tollwut die ventrikelnahen Kerngebiete in Form von Entzündungs- und Degenerationsherden, die eine ganze Reihe klinischer vegetativer Symptome, wie Glykosurie, Schwitzen, Speichelfluß usw. gut erklären. Die stärksten Veränderungen sitzen jedoch nach SÜKRÜ und SPATZ im Zwischen- und Mittelhirn, und zwar in der Substantia nigra, wie auch unser Schüler CORS an zahlreichen Tierfällen zeigen konnte. Auch SLOTWER beschrieb encephalitische Herde bei Lyssa in der Substantia nigra, im Nucleus supraopticus und paraventricularis, sowie in der Substantia grisea centralis und im Corpus Luysii, neuerdings auch TRELLES und Mitarbeiter. Wegen Einzelheiten und Literatur verweisen wir auf das entsprechende Kapitel von SÜKRÜ in diesem Handbuch.

Auch die *Bornasche Krankheit* der Pferde zeigt nach SEIFRIED und SPATZ mit Vorliebe Entzündungsherde in den vegetativen Kernen des Zwischenhirns.

f) Spezifische Entzündungsprozesse im Hypothalamus.

Wir haben schon bei den Zirkulationsstörungen erwähnt, daß BODECHTEL und GAGEL am Beispiel der *tuberkulösen Meningitis* zeigen konnten, daß die vegetativen Kerngebiete des Zwischenhirns durch thrombotische Gefäßverschlüsse schwer geschädigt werden können, so daß sie sie als Schulbeispiele für sichere pathologische Veränderungen dieser Kerngebiete anführen. Die schweren Degenerationsprozesse im Tuber cinereum werden von BODECHTEL und GAGEL für die bei tuberkulöser Meningitis charakteristischen hohen Temperatursteigerungen verantwortlich gemacht. Daß auch in seltenen Fällen *Solitärtuberkel* in den Zwischenhirnkernen auftreten können, braucht nicht besonders erwähnt zu werden.

Meningoencephalitis syphilitica. Diese Erkrankung mit vorwiegend basalem Sitz ruft nach PETTE entzündlich-degenerative Veränderungen in der Infundibulargegend hervor, wobei auch Schlafsucht beobachtet wird.

g) Geschwülste des Hypothalamus.

Da die Geschwülste an anderer Stelle gesondert besprochen werden (s. Beitrag HENSCHEN (Teil 3), möchten wir auf ihre morphologische Struktur im einzelnen nicht eingehen. Es handelt sich dabei um suprasellare Craniopharyngeome,

Choristome, Hypophysengeschwülste, Meningeome des Tuberculum sellae, Ependymgeschwülste, Tumoren der Ganglienzellen- und Gliareihe, sowie kleine umschriebene Tumormetastasen und Solitärtuberkel (nach Gagel 1936). Da sie jedoch gerade wegen ihrer Lokalisation in den vegetativen Zentren oft sehr interessante Experimente der Natur darstellen, wollen wir im folgenden aus der Fülle der vorliegenden Beobachtungen einige wesentliche Beispiele herausgreifen. Das Studium der Literatur dieses schwierigen Gebietes zeigt trotz mancher sehr instruktiver und eindeutiger Beobachtungen doch oft genug große Widersprüche. So ist es z. B. für den, der Gelegenheit hat, klinisch sehr gut beobachtete Fälle mit ausgesprochenen vegetativen Symptomen zu sezieren, gar keine Seltenheit, ebenso wie der Kliniker überrascht zu sein von dem völlig negativen Ergebnis der Sektion, oder zum mindesten eine ganz andere, oder viel ausgedehntere Lokalisation der Geschwulst zu finden, als man nach den klinischen Symptomen vermutet hätte. Gagel (1936) erwähnt auch in seiner Symptomatologie der Erkrankungen des Hypothalamus, daß es rätselhaft anmutet, wenn z. B. ein histologisch absolut gleichgebauter Tumor bei genau der gleichen Lokalisation im Hypothalamus bei dem einen Kranken eine Fettsucht, bei dem anderen jedoch eine Kachexie erzeugt. Ebenso fiel es Cushing schon auf, daß z. B. eine kleine, engumschriebene Schädigung im Hypothalamus vegetative Symptome hervorrufen kann, während größere Tumoren, die fast den ganzen Hypothalamus zerstört haben, unter Umständen symptomlos verlaufen. Gagel weist deshalb mit Recht darauf hin, daß einmal die vegetativen Zentren des Zwischenhirns übergeordnet sind und ihre Funktionen von entsprechenden untergeordneten Zentren im Mittelhirn, in der Medulla oblongata und vielleicht auch im Rückenmark übernommen werden können. Außerdem hält er für wesentlich für die vollkommene Funktionsübernahme durch tiefere Zentren das Tempo des Prozesses und das Alter des Kranken. So können langsam verlaufende Prozesse zuweilen ganz ohne vegetative Symptome verlaufen, während sie bei rasch fortschreitenden Fällen in der gleichen Gegend deutlich in Erscheinung treten (Gagel). Je kleiner die Herdveränderung ist, sei es umschriebene Blutung, Solitärtuberkel oder solitäre Tumormetastase, desto mehr kann über die Funktion der betreffenden Zentren ausgesagt werden. Solche Fälle sind natürlich nicht nur an sich sehr selten, sondern können auch leicht entgehen. Gagel (1936) hatte Gelegenheit, eine vereinzelte Metastase eines bronchogenen Carcinoms in der Gegend des rechten Nucleus supraopticus zu beobachten (s. Abb. 16), wobei der Kranke an neurogenem Fieber (Hyperthermie) litt. Die Tumormetastase hatte die Tuberkerne vollkommen, den Nucleus supraopticus und paraventricularis sowie das zentrale Höhlengrau teilweise zerstört. Der Fall ist besondere lehrreich, weil er zeigt, daß schon einseitige Schädigung der thermoregulatorischen Kerngebiete im Hypothalamus genügt, um Störungen der Temperaturregulation hervorzurufen. Andererseits gibt es Fälle, (zit. von Gagel 1947), von Tumoren mit Zerstörung des Hypothalamus und der Regio diencephalica ohne Störung der Temperaturregulation. Die Thermoregulation ist also nicht allein vom Hypothalamus abhängig und es erfolgt Anpassung, wenn die Störung langsam erfolgt (durch andere Zentren). Bei den Störungen der Steuerung des Schlaf-Wachseins können ebenfalls Tumoren genau so wie Erweichungsherde, sklerotische Herde oder Blutungen im Hypothalamus eine Rolle spielen. Die anatomischen Beobachtungen haben jedoch auch hier in Übereinstimmung mit dem Tierexperiment gezeigt, daß nicht ein eng umschriebenes Zentrum in Gestalt eines Kernes als Schlaf- und Wachzentrum verantwortlich zu machen ist, sondern daß es sich um eine größere Anzahl von Zellgruppen handeln dürfte, die im Boden und in den Wänden des 3. Ventrikels und am Übergang vom Zwischen- zum Mittelhirn in der Umgebung des Aquäduktes gelegen sind (GAGEL 1936). Die Abb. 17 zeigt ein suprasellares Craniopharyngeom im 3. Ventrikel mit völliger Zerstörung seines Bodens. Dabei stand im Vordergrund des Krankheitsbildes eine wochen-

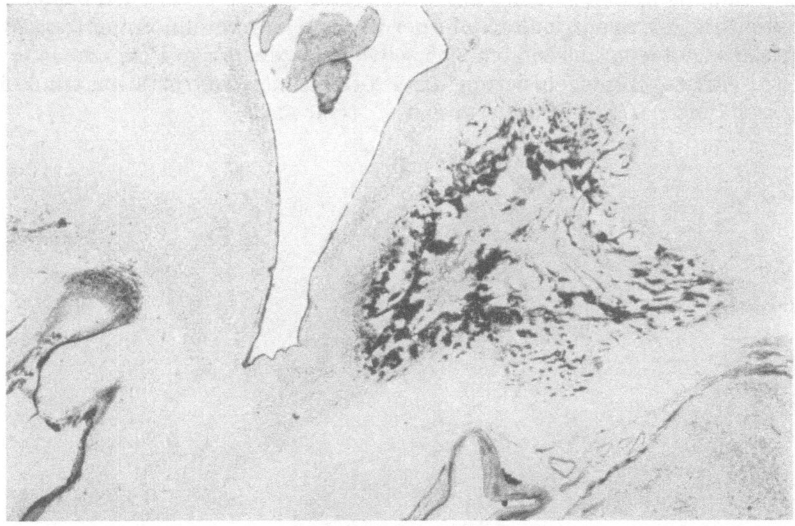

Abb. 16. Metastase eines bronchogenen Carcinoms in der Gegend des rechten Nucleus supraopticus. Der Kranke litt an neurogenem Fieber. (NISSL-Bild.) (Nach GAGEL 1936.)

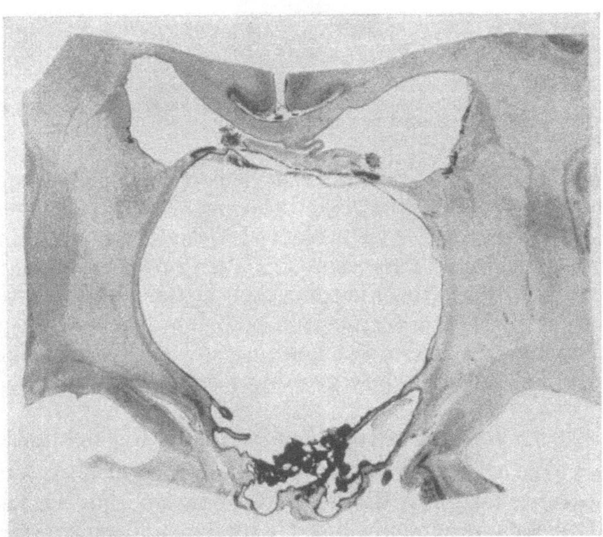

Abb. 17. Ein suprasellares Craniopharyngeom mit großer Cyste, die den 3. Ventrikel ausfüllt; der Hypothalamus ist weitgehend zerstört. Die Kranke bot neben Schlafstörungen vorübergehend Polydipsie und Polyurie (NISSL-Bild.) (Nach GAGEL 1936.)

lang andauernde, periodisch abwechselnde, Schlafsucht und Schlaflosigkeit, zusammen mit vorübergehender Polydipsie und Polyurie und zeitweise auftretenden vasomotorischen Anfällen. Interessant ist auch, daß die verschiedentlich beschriebenen Tumoren der Infundibulargegend sowohl Fettsucht als auch Abmagerung hervorrufen können bei gleicher histologischer Struktur. Ein sehr schönse

Beispiel extremster Abmagerung durch ein Gliom des Tubergebietes gibt Cushing. Auch der von Gagel (1936) beobachtete Fall eines Medulloblastoms des 3. Ventrikels ist sehr instruktiv (s. Abb. 18). Dabei waren die Tuberkerne und der Nucleus reuniens in den Tumormassen aufgegangen; an den Zellen beider Nuclei supraoptici und paraventriculares, ferner der Nuclei mamillo-infundibulares und des zentralen Höhlengraus zeigten sich schwere degenerative Phänomene in Form von Kernpyknose, Homogenisierung des Protoplasmas, Inkrustation von Zellfortsätzen, ischämischer Zellveränderung usw. (Gagel).

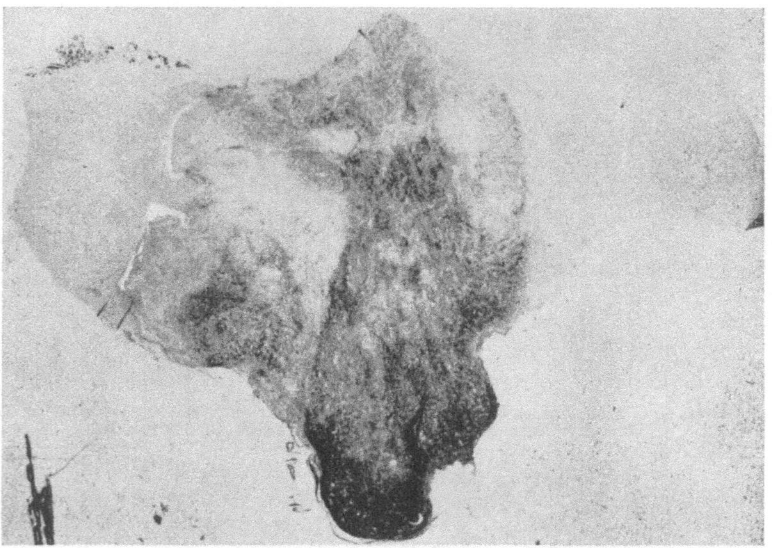

Abb. 18. Medulloblastom des 3. Ventrikels, das den 3. Ventrikel ausfüllt und den Boden des 3. Ventrikels weitgehend zerstört hat. Der Kranke litt an starker Abmagerung, leichter Polyurie und Polydipsie, Polyphagie und psychischen Störungen nach der manischen Seite. (Nissl-Bild.) (Nach Gagel 1936.)

Man könnte ebensogut noch ähnliche Beispiele der Störungen im Kohlenhydrathaushalt, der vasomotorischen Störungen, der Störungen der Schweißsekretion, des Wachstums, der Genitalentwicklung usw. anführen, hervorgerufen unter anderem auch durch Tumoren. Bei allen hat die genaue klinische Beobachtung, kontrolliert durch den anatomischen Befund und durch das Tierexperiment, ergeben, daß es sich niemals um eng umschriebene Regulationszentren handelt, sondern um mehr oder weniger ausgedehnte Kerngruppen, deren Funktion im geeigneten Falle durch untergeordnete Zentren übernommen werden kann.

h) Beziehung der vegetativen Zentren zum Geschwulstwachstum.

Mühlmann (1931, 1934, 1935) hat in verschiedenen Arbeiten in reichlich spekulativ-theoretischer Form die Ansicht vertreten, daß die vegetativen hypothalamischen Zentren regelmäßig bei der malignen Geschwulstbildung beteiligt sind. Er hat vor allem bei Krebsfällen wiederholt eine Atrophie der hypothalamischen Zentren festgestellt und glaubt daraus schließen zu dürfen, daß dadurch eine Störung des Stoffwechsels hervorgerufen wurde, die einerseits zur Krebskachexie führe. Andererseits soll der veränderte Stoffwechsel den hemmenden Einfluß der vegetativen Zentren auf unbeschränktes Wachstum aufheben und dadurch sei das stärkere Geschwulstwachstum zu erklären. Abgesehen davon, daß die Schlußfolgerungen recht vage sind und auch bis jetzt keine Bestätigung gefunden haben, muß doch immer in Betracht gezogen werden, daß in den meisten Fällen noch andere Krankheiten für atrophische Prozesse in den Zentren verantwortlich gemacht werden können. PETERS (1935) konnte an Serienschnitten von Zwischenhirnen von Individuen mit malignen Geschwülsten die MÜHLMANNschen Befunde in keiner Weise bestätigen.

2. Mittelhirn (Mesencephalon).

Wie BODECHTEL mit Recht betont, wissen wir über die vegetativen Zentren dieses Gebietes noch recht wenig. Sichergestellt sind zweifellos die Zentren der Pupilleninnervation und der Akkommodation.

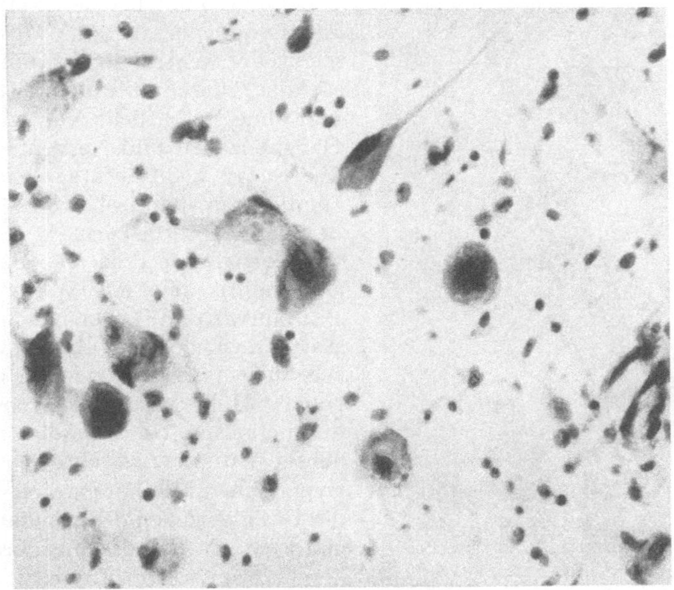

Abb. 19. Verschiedene Stadien der Zellerkrankung an den kleinen Zellen des vegetativen Oculomotoriuskerns. (NISSL-Bild.) [Nach GUIZETTI: Z. Neur. 141 (1932).]

Die wichtigsten Kerne dieses Hirnabschnittes sind folgende: 1. Vegetativer Trochleariskern (JAKOBSOHN) (Nucl. med. und lat. annuli aquaeductus von ZIEHEN). 2. Kleinzelliger Mediankern des Nucl. oculomotorius von PERLIA. Dazu kommen noch der Nucl. DARKSCHEWITSCH, der eine kleine Nervenzellansammlung oral und lateral vom Nucl. med. sup. des kleinzelligen Oculomotoriuskerns darstellt, außerdem einige kleine vegetative Zellgruppen ohne scharfe Abgrenzung, wozu auch der kleinzellige Oculomotoriuskern (Nucl. EDINGER-WESTPHAL) gehört, im sog. zentralen Höhlengrau um den Aquädukt.

Nach STERN, dem wir eine ausführliche Monographie über das Mittelhirn verdanken, ist die Beurteilung pathologischer Zellveränderungen in dieser Gegend besonders schwer wegen der Kleinheit der Zellen. Es finden sich deshalb in der Literatur nur wenige zuverlässige Arbeiten pathologisch-anatomischen Inhalts.

Postmortale Veränderungen. STERN macht darauf aufmerksam, daß man z. B. im Nucl. DARKSCHEWITSCH in den Ganglienzellen selten eine tadellose NISSL-Zeichnung zu sehen bekommt.

Altersveränderungen. In den vegetativen Augenmuskelkernen, besonders dem vegetativen Trochleariskern, soll nach STERN eine besondere Neigung zur Pigmentatrophie zu beobachten sein. Auch soll bisweilen die ALZHEIMERsche

Fibrillenveränderung vorkommen, ebenso Drusen im Bereich des Aquädukts im zentralen Höhlengrau.

Zirkulationsstörungen. Bei der tuberkulösen Meningitis kommt es durch Panarteriitis uund Panphlebitis zu mehr oder weniger schweren Zirkulationsstörungen, die sich in Form der von Spielmeyer beschriebenen homogenisierenden Zellveränderung geltend machen (Bodechtel und Gagel). Stern teilt ferner schwere Zirkulationsstörungen in Fällen von Apoplexien oder Tumormetastasen in den Augenmuskelkernen mit.

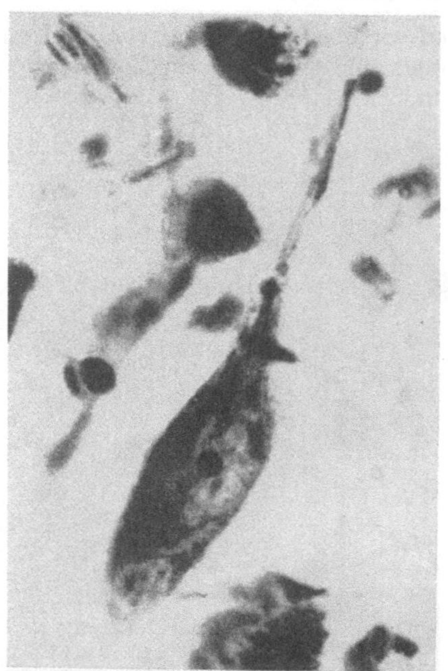

Abb. 20. Zellen aus dem dorsalen Vaguskern. [Nach Gagel u. Bodechtel: Z. Anat. **91** (1929).]

Entzündliche Prozesse. Nach Bodechtel findet man bei den verschiedensten Entzündungen an der Mittelhirnhaube mehr oder weniger starke Infiltrate hauptsächlich gliöser und mesodermaler Natur und ohne wesentliche Veränderungen der Ganglienzellen und Nervenfasern. Sükrü und Spatz beobachteten bei Lyssa entzündliche unspezifische Herde in der Nähe des Oculomotoriuskerns.

Degenerative Prozesse. Bei der Polioencephalitis superior (Wernicke) haben Bodechtel und Gagel in den vegetativen Augenmuskelkernen ebenso wie im Zwischenhirn (s. dort) sowie im übrigen zentralen Höhlengrau dieselben schweren degenerativen Zellschädigungen beobachtet. Guizetti berichtet von einer elektiven ischämisch-homogenen Erkrankung der Ganglienzellen des vegetativen Oculomotorius-, Trochlearis- und dorsalen Vaguskernes, wie es Abb. 19 zeigt, die er allerdings nur in einem einzigen Falle von einer pathogenetisch nicht ganz geklärten schweren Colitis beobachtet hat. Als Erklärung gibt er eine besondere Empfindlichkeit der vegetativen Zentren dieser Gegend gegenüber gewissen giftigen Stoffwechselprodukten an.

Bei reflektorischer Pupillenstarre und anderen Pupillenstörungen hat man natürlich gerade besonders im Edinger-Westphalschen Kern nach anatomischen Veränderungen gesucht. So hat Lenz geglaubt, die dort von ihm gefundenen Veränderungen für die Pupillenstörungen verantwortlich machen zu können, jedoch sind seine Befunde nicht einwandfrei, da er sich nur der Bielschowsky-Färbung bedient hat.

3. Verlängertes Mark und Brücke-Rautenhirn (Medulla oblongata, Pons-Rhombencephalon).

Über die Zugehörigkeit gewisser Kerngruppen in diesem Hirngebiet sind wir noch sehr wenig unterrichtet und deshalb existieren sowohl in der anatomischen wie physiologischen Literatur verschiedene Bezeichnungen und Deutungen über ihre Funktion. Für die Pathologie dürfte daher im wesentlichen nur der *dorsale Vaguskern* von Bedeutung sein, da über ihn genügend bekannt ist. Die Abb. 20 zeigt uns die normale Struktur der Ganglienzellen des dorsalen Vaguskernes. Über die anderen kleinen Kerngruppen, wie z. B. den *Nucl. funiculi teretis*

(JAKOBSOHN), *Nucl. paramedianus dorsalis, Nucl. paramedianus superior,* sowie die Zugehörigkeit der *Substantia reticularis* zu den vegetativen Kernen ist bis

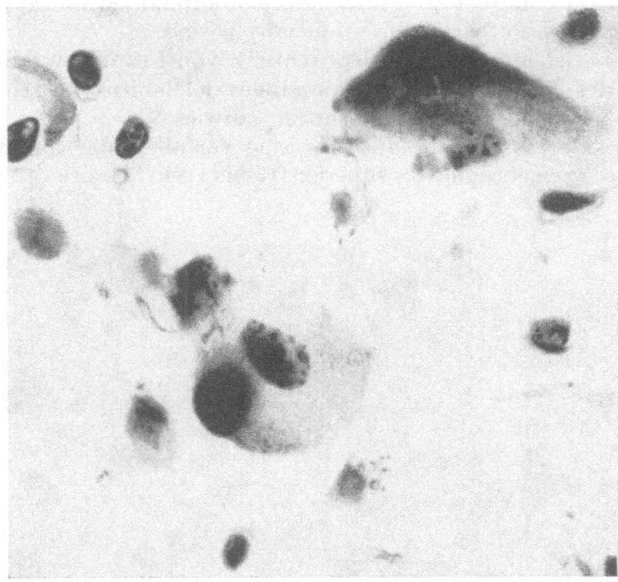

Abb. 21. Schwere Zellerkrankung einer Zelle des dorsalen Vaguskerns bei Polioencephalitis superior. Vergr. 980fach. [Nach GAGEL u. BODECHTEL: Z. Anat. **91** (1929).]

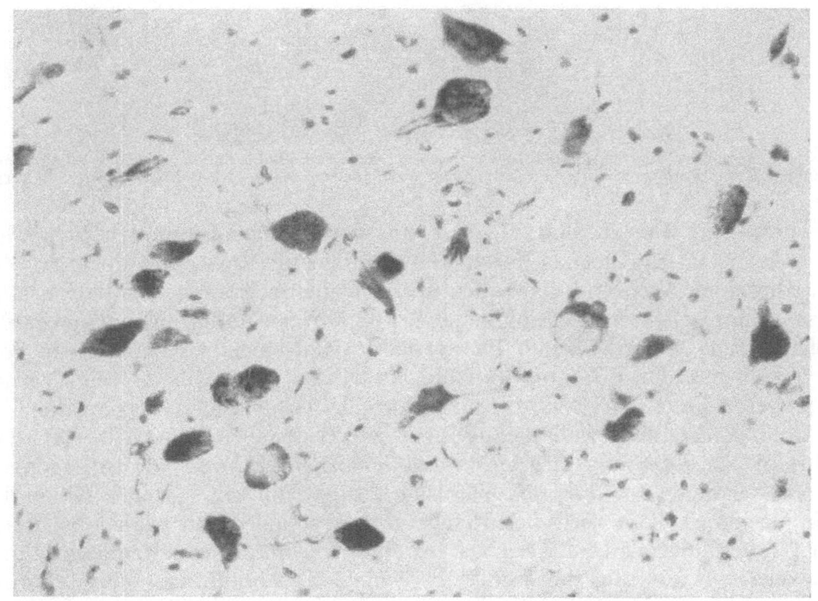

Abb. 22. Der dorsale Vaguskern mit geblähten, siegelringartigen Zellen. Vergr. 120fach. [Nach GAGEL u. BODECHTEL: Z. Anat. **91** (1929).]

jetzt noch sehr wenig bekannt. GAGEL (1931) hält die kleineren, den Intermediärzellen ähnlichen Zellen der Formatio reticularis für vegetativ und betrachtet sie als Zellelemente des oblongatären Atem- und Vasomotorenzentrums.

Es soll hier nur angeführt werden, worauf BODECHTEL hinweist, daß Zellbilder mit der typischen primären Reizung von NISSL in der Substantia reticularis durchaus als normal zu gelten haben, während sie im Nucl. dorsalis vagi ohne allen Zweifel als pathologisch zu werten sind.

Interessant ist eine seltene Beobachtung von LINDENOW einer *angeborenen Hypoplasie* der Medulla oblongata und des Kleinhirns bei einem 11jährigen Kinde, das bei Lebzeiten Atemstörungen aufwies.

Von *degenerativen Zellveränderungen* sind vor allem die von BODECHTEL und GAGEL bei der Polioencephalitis superior (WERNICKE) beschriebenen zu erwähnen.

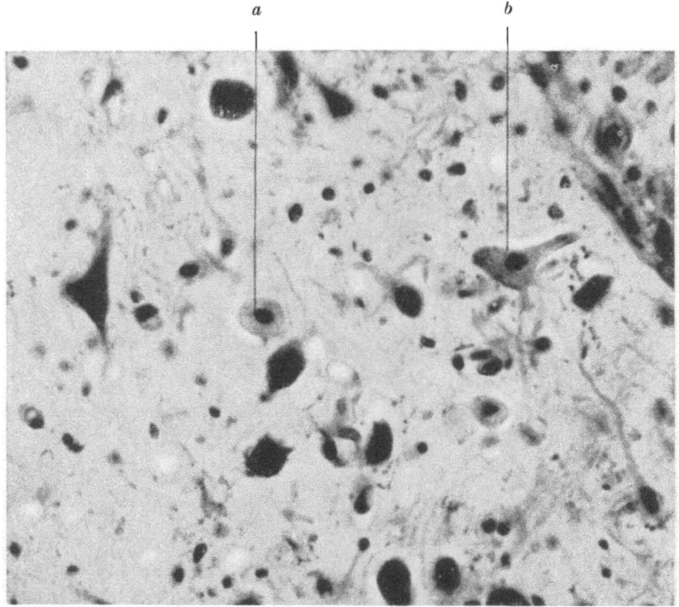

Abb. 23. Homogenisierende Zellerkrankung am dorsalen Vaguskern. Bei *a* nur noch helle Protoplasmascheibe mit dunklem Kern. Bei *b* vergrößerte Kernkörperchen in veränderten Zellen. (NISSL-Bild.) (Nach GUIZETTI 1932.)

Diese bestehen, wie die Abb. 21 zeigt, aus der homogenisierenden ischämischen Zellveränderung und der schweren Zellveränderung NISSLs am dorsalen Vaguskern. Dieselben Autoren haben auch im Falle einer schweren Zirkulationsstörung infolge ischämischer Erweichung bei einem 63jährigen Manne eigenartige geblähte, siegelringartige Ganglienzellen im dorsalen Vaguskern beobachtet, die gewisse Ähnlichkeit mit der primären Reizung aufweisen, wie Abb. 22 zeigt. Auch in dem zitierten Falle von GUIZETTI mit schwerer *Colitis* kamen am dorsalen Vaguskern homogenisierende Zellerkrankungen zur Beobachtung (s. Abb. 23). DANCZ beschreibt bei *Luminal-, Morphin- und Somnifenvergiftung* akute degenerative Zellveränderungen am dorsalen Vaguskern, zum Teil mit mäßiger Gliareaktion. Die klinischen, vasomotorischen Erscheinungen sollen damit erklärt werden und einen Beweis darstellen für die Existenz eines Vasomotorenzentrums im dorsalen Vaguskern, was uns nach den wenig überzeugenden Abbildungen und den wenigen Fällen recht unwahrscheinlich erscheint. BODECHTEL macht ganz mit Recht darauf aufmerksam, daß die verschiedensten Erkrankungen relativ wenige und recht gleichartige anatomische Bilder verursachen, die durch immer wiederkehrende pathologische Zelltypen charakterisiert sind. Es ist daher unmöglich, aus einer bestimmten Zellerkrankung das anatomische Substrat für ein bestimmtes klinisches Symptom herauslesen zu wollen. In diesem Sinne lehrreich ist auch ein Fall von GAGEL und BODECHTEL eines Tumors in der Rautengrube mit Kompression und deutlichen Zellveränderungen des dorsalen Vaguskerns, jedoch ohne entsprechende klinische Symptome.

Von *entzündlichen Prozessen* ist in erster Linie die *Tollwut* zu erwähnen, die gerade am Boden des 4. Ventrikels, vor allem im Gebiet des dorsalen Vaguskerns und in der Medulla oblongata starke Veränderungen hervorruft, wie sie von verschiedenen Autoren und auch von unserem Mitarbeiter CORS, sowie KRINITZKY

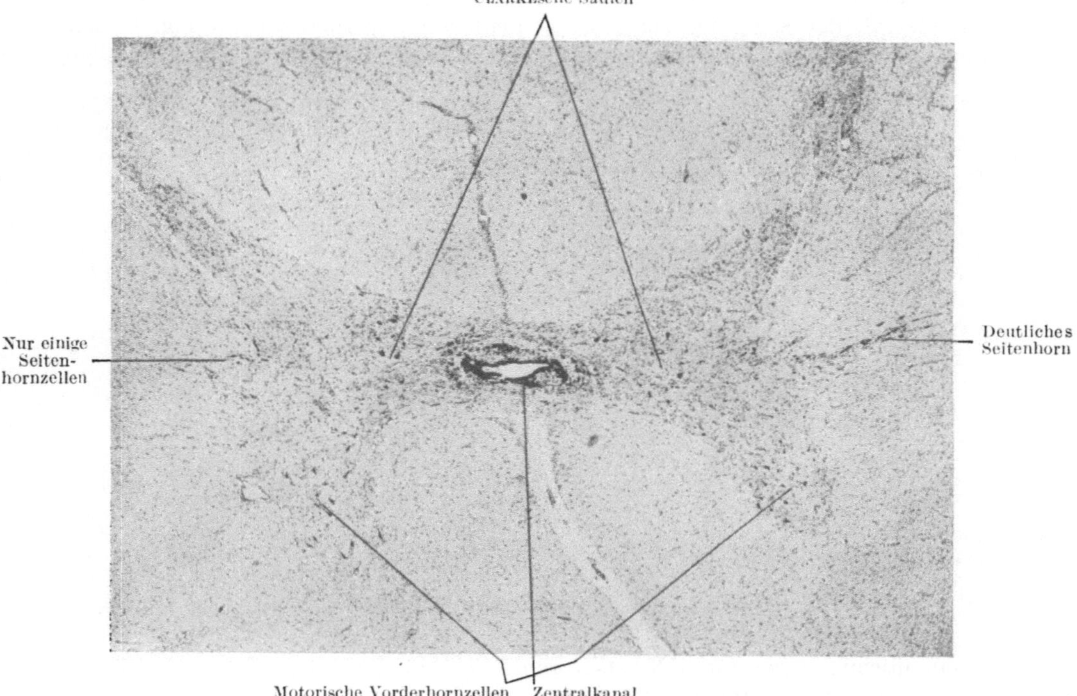

Abb. 24. 5. Thorakalsegment. Vergr. 25,5fach. (Nach GAGEL 1931.)

mit Regelmäßigkeit beobachtet wurden (Näheres s. im Kapitel Lyssa von SÜKRÜ). Bei *progressiver Paralyse* will DANCZ (1932) vor allem im Gebiet des dorsalen Vaguskerns Zellerkrankungen und Zellausfall sowie perivasculäre Infiltrate gefunden haben, die jedoch nicht sehr überzeugend sind (BODECHTEL 1935/36).

Auch beim *Fleckfieber* wurden von verschiedenen Autoren und auch von uns anläßlich von Epidemien in Chile zahlreiche encephalitische Herde im verlängerten Mark, vor allem in der Olivengegend beobachtet (HERZOG 1935), die nach den Erfahrungen des letzten Weltkrieges von ASCHENBRENNER und VON BAEYER für die zentral bedingten schweren Kreislaufstörungen verantwortlich gemacht wurden. Bei 16 Fällen von *essentieller Hypertonie* konnten RUCKERT und DEILMANN in der Medulla oblongata, vor allem in der Substantia reticularis grisea keinerlei Veränderungen finden, was gegen den zentrogenen Hochdruck spricht.

4. Rückenmark (Medulla spinalis).

Die vegetativen Zellgruppen im Rückenmark liegen in den sog. Seitenhörnern und in der sog. Intermediärzone zwischen Vorder- und Hinterhorn (JAKOBSOHN, GAGEL, GREVING). Das Seitenhorn findet sich nicht gleichmäßig im ganzen

Rückenmark und beginnt erst in der distalen Hälfte des 8. Cervicalsegmentes in Form von 2 seitlichen Ausziehungen an der Basis des Vorderhorns (s. Abb. 24). Nach GAGEL ist es am zweckmäßigsten, den im Brustmark gelegenen Kern als *Nucl. intermedio-lateralis superior* zu bezeichnen, der sich von C_2—L_3 erstreckt. Eine Fortsetzung erfolgt dann im sog. *Nucl. intermedio-lateralis inferior* von S_2—S_4, dessen Zellen im lateralen Winkel zwischen Vorder- und Hinterhorn liegen (GAGEL). Die Zellen der Intermediärzone liegen weniger dicht als die der Seitenhörner, sind jedoch durch das ganze Rückenmark zu verfolgen. Die Gestalt der Seitenhornzellen ist keulenförmig, spermatozoenförmig, birnenförmig oder oval; die Zellen sind multipolar und haben deutliche, unregelmäßige,

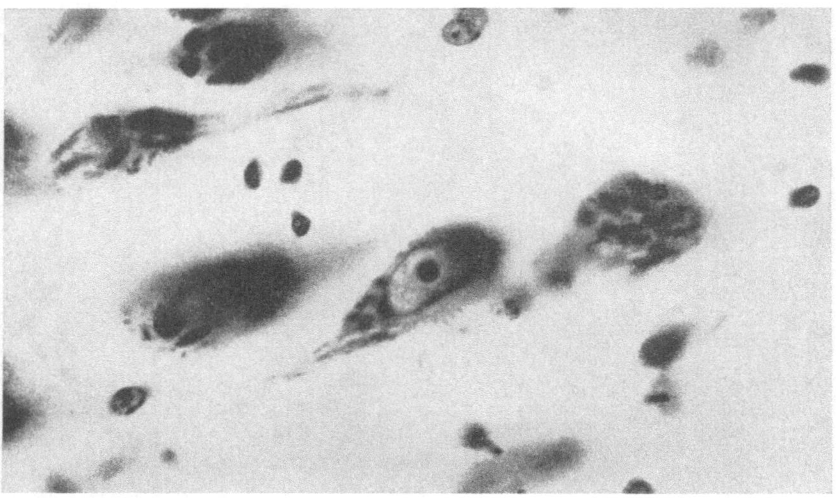

Abb. 25. Seitenhornzellen aus dem oberen Brustmark. Vergr. 840fach. (Nach GAGEL 1931.)

streifenförmig angeordnete NISSL-Granula (s. Abb. 25). Die Zellen der Intermediärzone zeigen eine ähnliche Struktur. Wichtig für pathologische Untersuchungen ist die Tatsache, daß im obersten Dorsalmark, in der Höhe von D_3—D_5 und an der Grenze von Dorsal- zu Lumbalmark (D_{11}—L_1) ein Anschwellen des Seitenhorns zu beobachten ist, was auffallend ist, da gerade zwischen D_6 und D_{10} der Hauptanteil des N. splanchnicus entspringt. Die Zugehörigkeit der genannten Zellen zum vegetativen System ist durch eine Reihe experimenteller Arbeiten bewiesen, die nach Exstirpation der sympathischen Hals- oder Grenzstrangganglien bzw. Nervendurchschneidung retrograde Degeneration der entsprechenden vegetativen Zellen im Rückenmark feststellen konnten (BIEDL, HOEBEN, HUET, HERRING, ONUF und COLLINS, CASSIRER und LAPINSKY, LAIGNEL-LAVASTINE, TOSHIKIKI (zit. nach GAGEL 1931). GAUPP jr. (1939) will in den vegetativen Zellen des Rückenmarks Kolloidtropfen beobachtet haben im Sinne einer Neurokrinie.

Pathologie.

Die sog. *retrograde Degeneration*, die ja im cerebrospinalen Nervensystem genügend bekannt ist, ist im vegetativen System bisher nur in ganz wenigen Fällen beim Menschen beobachtet worden. JAKOBSOHN-LASK hat als erster einen entsprechenden Fall beschrieben, der klinisch und anatomisch gut beobachtet ist. Es handelte sich dabei um ein linksseitiges Mammacarcinom mit Zerstörung des Plexus brachialis. Außer einer schlaffen Lähmung des linken Armes lag auch das typische oculo-pupilläre Symptomenbild vor. Histologisch fanden sich degenerierte Seitenhornzellen, vor allem der gleichen Seite. Nach GAGEL (1932) ist der Befund jedoch nur mit Einschränkungen zu verwerten, da auch die motorischen Fasern mitgeschädigt waren. Neuere Beobachtung von GAGEL (1953) nach Durchschneidung des lumbosacralen Grenzstrangs.

GAGEL (1931) konnte am Affen nach Exstirpation des Ganglion cervicale craniale der einen Seite retrograde Degeneration der Seitenhornzellen derselben Seite beobachten. Die Befunde sprechen zugunsten einer Unterbrechung der präganglionären Fasern im sympathischen Ganglion und damit gleichzeitig für die Neuronentheorie.

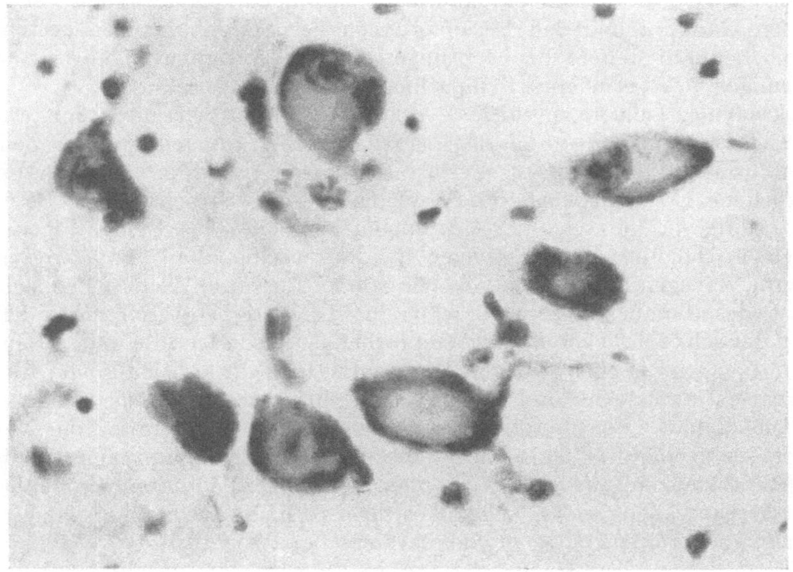

Abb. 26. Seitenhornzellen aus dem 9. Thorakalsegment bei stärkerer Vergrößerung, bieten das Bild der primären Reizung. (NISSL-Bild.) [Nach GAGEL u. WATTS: Z. klin. Med. 122 (1932).]

Wir selbst (E. HERZOG 1938) haben bei 4 Fällen von *Fleckfieber* an den Seitenhörnern des obersten Thorakalmarks vereinzelte oder gruppenförmige Veränderungen in Form einer primären NISSLschen Reizung beobachtet, ohne entzündliche Herde in der Umgebung, die dafür hätten verantwortlich gemacht werden können. In den übrigen Ganglienzellen fanden sich keine Veränderungen. Es blieb daher nur der Schluß übrig, daß es sich um retrograde Degeneration infolge Schädigung in der Peripherie handelte. In der Tat konnten wenigstens in der Hälfte der Fälle in den oberen sympathischen Halsganglien entzündliche Veränderungen im Sinne der von uns beschriebenen, für Fleckfieber charakteristischen, fokalen Sympathicoganglionitis beobachtet werden (s. auch S. 444/445). Die sympathischen Ganglienzellen zeigen dabei auch nur geringe degenerative Schädigungen. Die Geringfügigkeit der Veränderungen sowohl in den sympathischen Ganglien, als auch in den vegetativen Zellen des Rückenmarks steht im Einklang mit den nur vorübergehenden vegetativen klinischen Symptomen. Diese Befunde am Menschen bestätigen jedenfalls die Experimente.

RAYNAUDsche Krankheit. GAGEL und WATTS haben zum ersten Male eindeutig die Beteiligung der Seitenhornzellen bei RAYNAUD gefunden. Sie sahen bei einem 48jährigen Manne mit symmetrischen Zirkulationsstörungen angiospastischer Natur an Händen und Füßen in den Seitenhornzellen des Rückenmarks fast in seiner ganzen Ausdehnung, nicht aber in den Zellen der Intermediärzone an den meisten Ganglienzellen das typische Bild der primären Reizung (s. Abb. 26).

Dem Einwand, daß die primäre Reizung nur eine frische Veränderung darstelle, begegnen sie mit der Beobachtung von Gagel, der nach Vorderwurzeldurchschneidung beim Menschen primäre Reizung an den Vorderhornzellen noch nach Monaten und Jahren beobachten konnte. Da die Raynaudsche Krankheit durch Störungen der Gefäßinnervation, vor allem Angiospasmen charakterisiert ist, glauben die Verfasser nach ihrer Beobachtung es für wahrscheinlich halten zu dürfen, daß beim Menschen die Seitenhornzellen vasoconstrictorische Zentren darstellen. Ob prinzipiell ein kausaler Zusammenhang zwischen der symmetrischen Gangrän und den Veränderungen der Seitenhornzellen besteht, muß erst noch durch weitere Beobachtungen seine Bestätigung finden (s. auch Veränderungen des peripheren Sympathicus bei Raynaud).

Akrodynie, Pellagra, perniziöse Anämie. Bei den genannten 3 Krankheiten haben Orton und Bender degenerative Veränderungen an den Zellen der Seitenhörner (Chromatolyse), Verlust der zugehörigen Nervenfasern und ausgesprochene Ersatzgliawucherung beobachtet. Sie betrachten ihre Befunde als Substrat für die klinischen Erscheinungen von seiten des Sympathicus. Leider erstrecken sich ihre Beobachtungen nur auf je einen Fall von Akrodynie und Pellagra, dagegen auf 5 Fälle von perniziöser Anämie. Weitere Beobachtungen dürften deshalb auch hier angebracht sein, vor allem bei Akrodynie und Pellagra wegen der sehr spärlichen und widersprechenden bisherigen Befunde. Neuerdings haben die französischen Autoren Péhu und Déchaume 20 Fälle von Akrodynie anatomisch untersucht und haben dabei nur bisweilen in den Seitenhörnern des Rückenmarks Chromatolyse der Ganglienzellen, Proliferation der Neuroglia, geringe kleinzellige Infiltrate und im einzelnen leichte Hämorrhagien beobachtet. Da die Veränderungen sich nur in einem Teil der Fälle und dabei offenbar nicht sehr ausgesprochen fanden, scheint es doch recht zweifelhaft, ob ihnen größere Bedeutung zukommt (s. auch Sympathicus bei Raynaud).

Bei *Hypertonie* wurden auch im Blutdruckzentrum in der Substantia reticularis von Nordmann und Müller Veränderungen gesucht, jedoch nicht gefunden.

II. Peripheres vegetatives Nervensystem.

Das periphere vegetative Nervensystem zerfällt im wesentlichen in die 3 Hauptgruppen, nämlich den Sympathicus, den Parasympathicus und die Paraganglien.

A. Sympathicus.

Topographie, Sektions- und histologische Technik.

Der beiderseits der Wirbelsäule gelegene Grenzstrang des Sympathicus, der sich aus marklosen und markhaltigen Nervenfasern, sowie Ganglien zusammensetzt, steht mit den ebenfalls gemischten dünnen Rami communicantes mit den cerebrospinalen Nerven in Verbindung (s. Abb. 27). In seinem Verlauf sind besonders im Halsteil drei größere Ganglien in Form von Anschwellungen eingelassen. Etwa in der Nähe der Bifurkation der A. carotis communis, zumeist jedoch höher oder auch tiefer gelegen, findet sich das größte, das sog. Ganglion cervicale craniale. Dieses hat meist ausgesprochene Spindelgestalt, ist je nach Alter meist einige Zentimeter (2—3 cm) lang und etwa 3—7 mm dick. Am leichtesten zu finden ist es nach der Herausnahme der Halsorgane, wobei man aber die Carotis zweckmäßigerweise zur Orientierung noch im Körper läßt. Während der Nervus vagus als etwas dickerer weißer Strang, mehr lateral und unterhalb der A. carotis verläuft, ist der Sympathicus als dünnerer, mehr graurötlicher Strang medial vom Vagus und knapp hinter der

Arterie zu finden. Hat man ihn, so ist es ein leichtes, das Ggl. cerv. cran. als große spindelförmige Anschwellung in der Tiefe zu finden. Das Ggl. cerv. medium ist dagegen beim

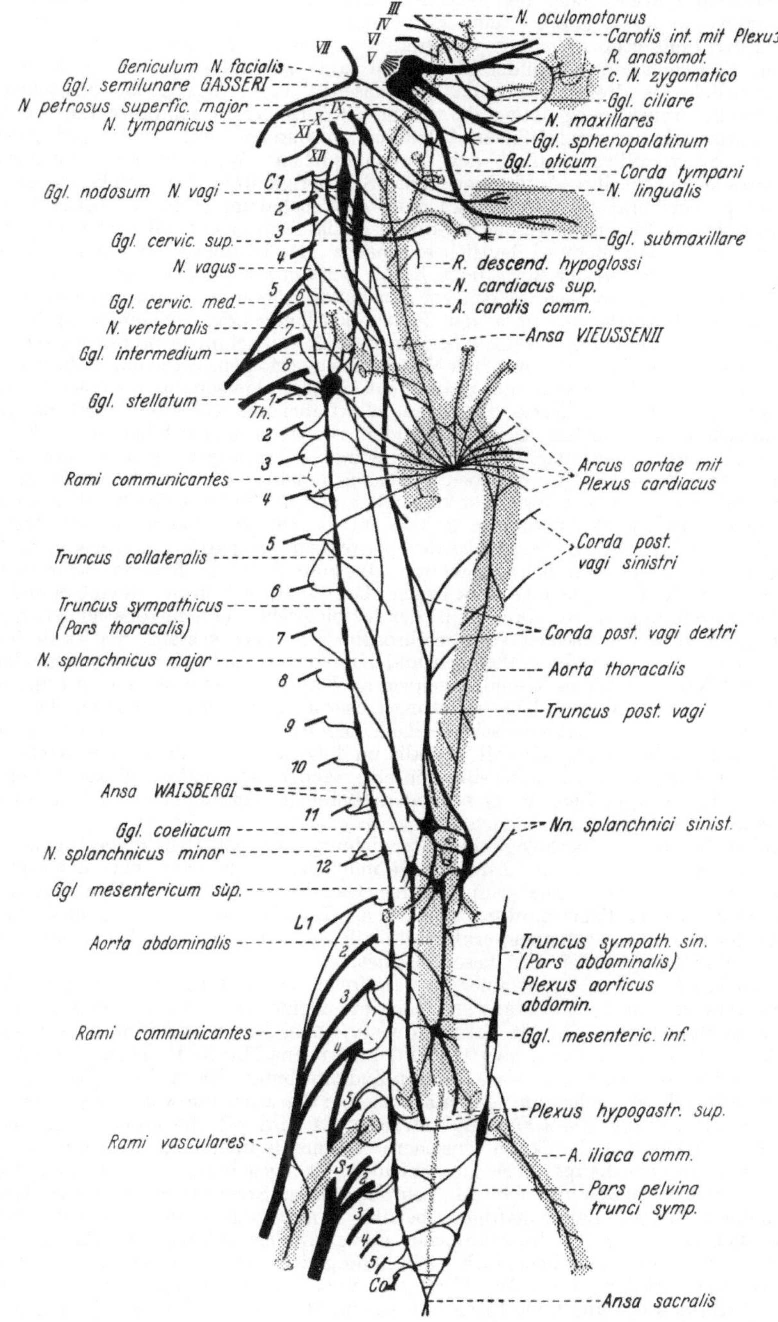

Abb. 27. Schema des peripheren vegetativen Nervensystems. [Aus BRÄUCKER: Nervenarzt 6, H. 9 (1933).]

Menschen recht inkonstant, meist liegt es in der Höhe der Schilddrüse über der A. thyreoidea caud., jedoch ist es viel kleiner als das obere und in der Form variabel, oval oder rundlich. Das dritte der Halsganglien, das Ggl. cerv. caud., auch stellare wegen seiner Sternform genannt, ist ebenfalls nach der Herausnahme der Hals- und Brustorgane am leichtesten zu finden, entweder, wenn man an dem Brustgrenzstrang zieht und nach oben bis zur A. subclavia präpariert, oder den Halsgrenzstrang bis zur A. subclavia verfolgt; es liegt knapp am Kopfe der 1. Rippe. Seine Form und Größe variiert sehr, durchschnittlich ist es etwa 1,5:0,7 cm groß. Vielfach verschmilzt es auch noch mit dem ersten thorakalen Ganglion. Es folgen dann die in der Brusthöhle paravertebral gelegenen, durch die parietale Pleura deutlich als dreieckige, beim Erwachsenen etwa linsengroße Knötchen durchschimmernden Grenzstrangganglien, die wie die Glieder eines Rosenkranzes durch den eigentlichen Grenzstrang in regelmäßigen Abständen verbunden sind. Sie liegen genau über den Aa. costovertebrales, oberhalb der Rippenköpfchen. Wenn man die darüberliegende Pleura abzieht, macht ihre Auffindung keine Schwierigkeiten. Das größte, in der Bauchhöhle und prävertebral gelegene Ganglion ist das coeliacum (Ganglia coeliaca) genannte. Da es mit dem sog. Plexus solaris eng verknüpft ist, ist seine eigene, oft auch noch variierende Form bei der Sektion nicht so deutlich ersichtlich. Da es unmittelbar unterhalb des Abgangs der A. coeliaca auf der Aorta liegt, hat es sich am praktischsten erwiesen, es nach der Herausnahme der Brustorgane, jedoch vor den Bauchorganen herauszupräparieren. Am einfachsten ist die Methode, den unter der Pleura deutlich schräg von hinten nach vorne auf der Wirbelsäule verlaufenden weißen Strang des N. splanchnicus präparatorisch bis zum Durchtritt durch das Zwerchfell nahe der Mittellinie zu verfolgen. Ohne ihn zu durchschneiden, hebt man ihn mit der Pinzette an und zieht leicht. Währenddessen durchschneidet man direkt neben dem Durchtritt des Nervs das Zwerchfell. Dabei und vor allem durch das Anziehen des N. splanchnicus major hebt sich das Ganglion coeliacum deutlich hervor und kann so gut herausgeholt werden. Auf der linken Seite gelingt es im allgemeinen leichter als rechts, wo die Leber im Wege ist. Auf die noch folgenden mesenterialen und Beckenganglien gehen wir nicht weiter ein, da sie schwieriger zugänglich und nur in besonderen Fällen vom Pathologen gesucht werden. Wir verweisen deshalb auf die entsprechenden anatomischen Werke.

Bei der *histologischen Untersuchung* des peripheren Sympathicus ergeben sich für den Pathologen eine Reihe von Schwierigkeiten, die einmal in der feineren, sehr vielseitigen und zum Teil recht launischen Technik liegen, dann aber auch in der unvollkommenen oder einseitigen Darstellung dieses Kapitels in der histologischen und histopathologischen Fachliteratur, ganz zum Unterschied vom cerebrospinalen Nervensystem. Es ist deshalb kein Wunder, wenn von seiten der Pathologen und Kliniker oft nicht mit der genügenden Sachkenntnis und Kritik an dieses besonders schwierige Kapitel herangegangen wird und andererseits der normale Histologe in Überschätzung einseitiger, oft minutiös ausgebildeter Technik und ohne Kenntnisse des pathologischen Allgemeingeschehens sich an die Deutung einzelner pathologischer Bilder wagt. Es soll deshalb im folgenden der Versuch gemacht werden, die absolut notwendigen Grundbegriffe für eine sachgemäße pathologische Untersuchung klarzustellen und die im Bereich der normalen Histologie vorhandenen Lücken auszufüllen, soweit es in diesem Rahmen möglich ist.

Es gelten für die histopathologische Untersuchung dieselben Regeln wie für das cerebrospinale Nervensystem, d. h. die Anwendung möglichst zahlreicher, einander ergänzender Methoden (s. Spielmeyer). Die sympathischen Ganglien z. B. nur mit Hämatoxylin-Eosin, nach van Gieson oder Bielschowsky zu färben, ist völlig unzureichend, findet sich aber immer wieder in der Literatur und erklärt deshalb leicht den geringen Wert vieler Arbeiten der älteren und neueren Zeit auf diesem Gebiet.

Unumgänglich notwendig zu einer einwandfreien Darstellung sind folgende Methoden am Gefrierschnitt: Nissl, Bielschowsky oder irgendeine ihrer zahlreichen Modifikationen, vor allem empfehlenswert die von Bielschowsky-Gros, ferner sind je nach Notwendigkeit die Methoden von Spielmeyer, van Gieson, Alzheimer-Mann, Bielschowsky-Maresch, Feyrter, sowie natürlich die Hämatoxylin-Sudanfärbung, Eisen- und Oxydasereaktion u. a. m. anzufügen. Als sehr gute Gegenfärbung bei der Bielschowsky-Gros-Methode hat sich uns die Alzheimer-Mann-Färbung bewährt. Es wird oft die große Launenhaftigkeit der Silbermethoden und damit die Unsicherheit eines brauchbaren Resultates angeführt, um von vornherein überhaupt auf sie zu verzichten. Demgegenüber kann nur gesagt werden, daß ohne Silbermethoden die feinsten neurofibrillären Strukturen gar nicht festgestellt werden können. Was die Launenhaftigkeit betrifft, so nimmt sie progressiv mit der Erfahrung des Untersuchers ab, was ja die zahlreichen einwandfreien Befunde zuverlässiger Autoren beweisen. Selbst wenn manchmal nicht jede Zelle gleich gut mit Silber dargestellt werden kann, was sogar bei der großen Anzahl oft von Vorteil ist, so ergibt doch das Positive bei mittlerer Technik stets eine Fülle Interessantes und Wesentliches. Notwendig scheint es uns auch, Stufenschnitte durch die Ganglien zu machen, um möglichst viele nervöse Elemente zu erfassen. Neuerdings (1953) hat die von Jabonero verbesserte Llombartsche Variante der Bielschowsky-Gros-Methode mit Silbercarbonat ausgezeichnete, vor allem sehr gleichmäßige und konstantere Färbungen sowohl der Ganglien, wie vor allem der äußersten Peripherie ergeben. Bei experimentellen Studien und dem Nachweis der feinsten Endapparate kann man nicht auf Versilberung im Block mit und ohne Einschluß in Paraffin nach BIELSCHOWSKY, sowie vor allem CAJAL und DE CASTRO verzichten, die zwar langwieriger sind, aber gleichmäßigere Resultate ergeben.

Fixation: In der Mehrzahl der Fälle kommt man mit 10% Formalin, nicht neutralisiert sehr weit, selbst die vereinfachte NISSL-Methode mit Kresylviolett fällt dabei meist noch recht gut aus, abgesehen von wenigen Ausnahmen.

Entwicklungsgeschichte.

Während über die Entwicklung der genannten zentralen Anteile des vegetativen Nervensystems im allgemeinen Klarheit besteht, ist die des Sympathicus bis heute noch umstritten. Es stehen sich dabei vor allem 2 Theorien gegenüber. Die eine, bereits 1877 von BALFOUR begründete und von STREETER, KUNTZ, GOORMAGHTIGH, VAN CAMPENHOUT u. a. gestützte, besagt, daß der Sympathicus ektodermaler Abstammung ist und durch Verschiebung von Zellmaterial aus dem cerebrospinalen Nervensystem entsteht. Ein Teil der Autoren tritt dabei mehr für eine Entstehung des Sympathicus aus dem motorischen Anteil der cerebrospinalen Nerven, ein anderer mehr für eine solche aus dem sensiblen Anteil, d. h. der sog. Ganglienleiste ein (Einzelheiten s. bei FISCHEL und STÖHR jr.). Nach dieser Auffassung enthalten die aus der Ganglienleiste entstandenen Spinalganglien auch die zur Bildung der Sympathicuszellen bestimmten Zellen, die Sympathicoblasten. Später wandern diese Zellen entlang des Stammes der Rückenmarksnerven, bis sie an der Vorderfläche der Wirbelkörperanlage angelangt sind, wo sie kleine Ganglien bilden. Da sie dicht beieinander liegen, bilden sie bereits einen Strang, die Anlage des Grenzstranges des Sympathicus. Durch die Entsendung von Fortsätzen der Ganglienzellen nach kranial und caudal entstehen einzelne Abschnitte am Grenzstrang, die sog. Grenzstrangganglien. Zuerst bildet sich das obere und untere Halsganglion (O. SCHULTZE 1897) am Ende der 4. Woche, dann erscheinen die Brustganglien, während die Kopfganglien im Anschluß an die Halsganglien entstehen (nach STÖHR jr.). Die andere, von REMAK 1847 entwickelte Theorie, der sich PATERSON, O. SCHULTZE, FUSARI, TELLO, SZANTROCH u. a. anschlossen, besagt, daß der Sympathicus dem Mesoderm entstammt, und zwar durch Ausdifferenzierung von mesenchymatischen Zellen, die an Ort und Stelle bereits vorhanden sind. Beide Theorien zählen eine ganze Reihe Anhänger, jedoch hat es den Anschein, als ob die ektodermale Entstehung des Sympathicus mehr Verbreitung gefunden hätte. Nach der mesodermalen Auffassung sitzen die Darmganglien ursprünglich schon in der Darmwand und wandern erst später dorsal gegen die Radix mesenterii vor. Ebenso sind die Ursprungszellen der Grenzstrangganglien ursprünglich in der Nähe der dorsolateralen Wand der Aorta gelegen und wandern erst später gegen die vorderen Rückenmarkswurzeln zu.

1. Normale Histologie.

Wegen der bestehenden Lücken in den Werken über die normale Histologie des Sympathicus halten wir es für notwendig, auf einige Einzelheiten einzugehen, verweisen jedoch im übrigen auf die zusammenfassenden Darstellungen von STÖHR jr. (1928, 1941, 1944, 1951, 1952), sowie DE CASTRO (1932, 1951).

Ganglien (periphere Regulationsstätten).

a) Stroma und Gefäße.

Zwischen den einzelnen größeren sympathischen Ganglien bestehen abgesehen von der äußeren Form im histologischen Bild erhebliche strukturelle Unterschiede (DE CASTRO 1932, 1951). So findet man z. B. im Ggl. cervicale craniale den größten Polymorphismus und Größenunterschied der nervösen Elemente, während das Ggl. coeliacum vorwiegend größere, sternförmige Ganglienzellen aufweist. In den intramuralen Ganglien des Verdauungsschlauches finden wir dagegen vor allem die zwei Zelltypen Dogiels mit langen, bzw. kurzen Fortsätzen.

Intraganglionäres Bindegewebe. Alle Ganglien besitzen eine mehr oder weniger ausgeprägte bindegewebige Kapsel, die sich in Form gröberer und feinerer Trabekel in die Tiefe senkt und so das Ganglion in einzelne Läppchen unterteilt. Das qualitative und quantitative Bild der Bindegewebsverteilung wechselt natürlich stark je nach der Form der Ganglien, der Schnittführung und dem Alter des Individuums. Diese Tatsachen werden häufig vergessen und man findet

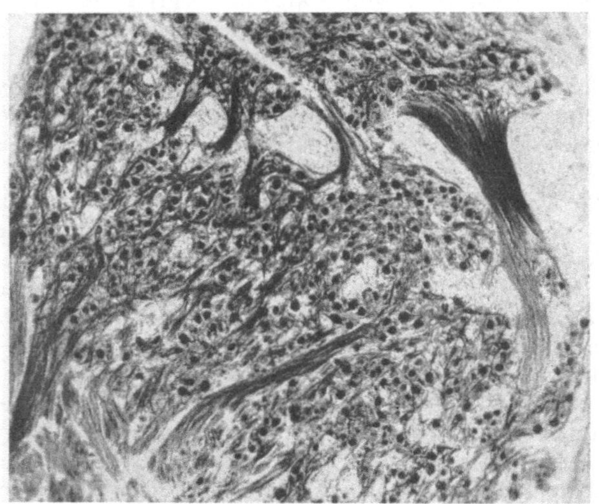

Abb. 28. Ganglion stellatum, ♂, 69 Jahre. Typische Anordnung der Nervenzellen in Feldern, abgeteilt durch Bindegewebssepten, in denen die größeren Nervenstämme verlaufen. Färbung Bielschowsky-Gros. Mikrophoto. Vergr. 36fach.

daher immer wieder die Angabe von Vermehrung des Bindegewebes. Man sollte damit wesentlich zurückhaltender sein, zumal eine Bindegewebswucherung objektiv sehr schwer festzustellen ist. Wir haben im Jahre 1937 diese Frage durch unseren Schüler Martin bearbeiten lassen. Es konnte dabei festgestellt werden, daß außer dem Ggl. cerv. cran. sowie den thorakalen Grenzstrangganglien mit Ausnahme des ersten derselben die äußere Form und Größe sehr variiert, wodurch natürlich auch im Schnitt die Bindegewebsverteilung beeinflußt wird. Fernerhin ist es auch innerhalb ein und desselben Ganglions sehr unterschiedlich, ob man mehr an der Oberfläche oder in der Mitte schneidet. Im ersteren Falle bekommt man schon durch die Ganglienkapsel mehr Bindegewebe. Bei Schnitten durch die mittleren Teile der größeren sympathischen Ganglien tritt eine deutliche gröbere *Felderung* durch dickere Bindegewebssepten hervor, was man besonders gut mit Spezialfärbungen, besonders nach Bielschowsky-Maresch oder Perdrau zu Gesicht bekommt. In diesen Bindegewebsbalken verlaufen, wie man in der Abb. 28 sieht, vor allem die Nervenfaserbündel. Befindet man sich mit der Schnittebene in der Höhe der Ein- bzw. Austrittsstelle der Nervenbündel (prä- und postganglionäre Fasern), erhält man natürlich größere und breitere Bindegewebszüge. In der Mitte der Ganglien, besonders im Ggl. cerv. cran. kann man manchmal je nach der Schnittführung ein größeres Bindegewebsbälkchen bemerken, in dem sich oft ein bisweilen mehrmals getroffener kleiner Arterienast befindet. Auch sonst enthalten die Trabekel zahlreiche arterielle oder venöse Gefäße.

Nach den Untersuchungen von TROSTANETZKY besitzen die kleinen Ganglien der Darmgeflechte keine bindegewebige Kapsel, was jedoch nicht den Tatsachen entspricht (DE CASTRO, HERZOG 1954). Bei Feten und Kindern ist das Bindegewebe noch recht spärlich im Verhältnis zur Masse der Ganglienzellen (SPIEGEL und ADOLF) und die Ganglienzellen liegen dicht nebeneinander. Über die Vermehrung des Bindegewebes im Alter und bei krankhaften Prozessen siehe den entsprechenden Abschnitt (S. 405). Auffallend häufig trifft man in der bindegewebigen Kapsel der Ganglien, dem intraganglionären Bindegewebe, ferner in der Nähe der Gefäße und selbst zwischen den Nervenstämmen *Mastzellen*, worauf mehrfach hingewiesen wurde (MOGILNITZKY, TERPLAN, HERZOG 1926, 1931, 1938, 1948, HERZOG und SEPÚLVEDA 1940). HIRT nahm eine direkte Stoffabgabe der Mastzellen in den Nervenstämmen an, wogegen Mastzellen in unmittelbarer Nähe der Ganglienzellen nach unseren Beobachtungen mit SEPÚLVEDA selten sind. Die bekannte Annahme, daß die Mastzellen wegen ihres Gehaltes an gerinnungshemmendem Heparin eine besondere Beziehung zum Blut haben, ließe ja auch eine Einwirkung über das Blut auf das nervöse Gewebe zu bzw. direkt oder indirekt eine Beziehung zu seiner Funktion, wenn nicht gar noch eine andere, noch unbekannte Substanz in den Mastzellen enthalten ist.

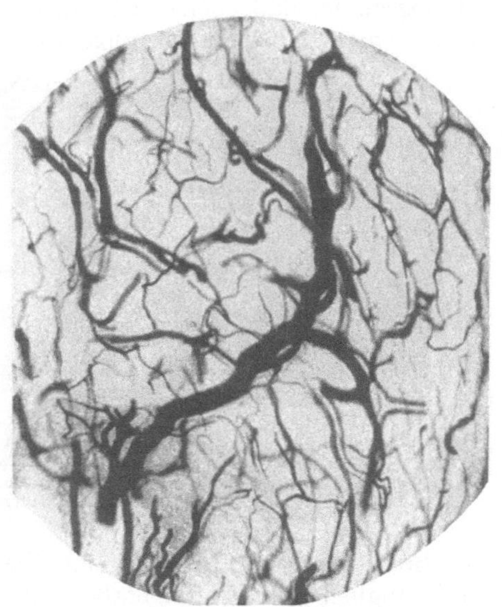

Abb. 29. Feinstes Capillarnetz des Ggl. cerv. cran. der Katze, injiziert mit Carmingelatine. Originalpräparat von Prof. DE CASTRO (Madrid). Vergr. 160fach.

Blutgefäße. Es ist auffallend, daß trotz der Bedeutung und gewisser Besonderheiten der die sympathischen Ganglien versorgenden Gefäße in sämtlichen Monographien gar keine oder nur sehr spärliche Daten hierüber enthalten sind. Auf die gründliche Arbeit über die arterielle Versorgung des peripheren vegetativen Nervensystems von MACHADO DE SOUZA, über die venöse von SOLERVICENS, sowie die neueren Arbeiten von PATTERSON, ferner CHUNGCHAROEN, BURGH DALY und SCHWEITZER sei besonders verwiesen. Wir haben bereits erwähnt, daß man in den größeren Ganglien venöse Gefäßäste und häufig kleinere Arterien im Zentrum des Ganglions findet. Weiterhin ist aber noch auffallend, daß die feinere Vascularisation innerhalb der Ganglien ungemein reich ist, und zwar in Gestalt eines weitverzweigten Venen- und Capillarnetzes (s. Abb. 29) mit vielfach unmittelbar an den Ganglienzellen vorbeiführenden Ästen. RANVIER hat als erster darauf aufmerksam gemacht auf Grund von Injektionsversuchen, die er in seinem Lehrbuch der Histologie im Jahre 1888 abbildete. Er deutete die Venennetze als Sinus, was aber nach SOLERVICENS nicht der Fall ist. Wir selbst haben wiederholt darauf hingewiesen und vor allem die Bedeutung dieser Vascularisation für den besonderen Stoffwechsel der Ganglien ausgiebig erörtert (E. HERZOG 1931, 1938). Auch scheint uns das Vorhandensein *arterio-venöser Anastomosen*, die NONIDEZ (1942) als einziger nachweisen konnte, von großer funktioneller Bedeutung. Neuerdings (1950) hat DE CASTRO durch Carmininjektionen die reichen Gefäßnetze des AUERBACHschen Plexus im Magen darstellen können und erörtert die Möglichkeit einer großen Bedeutung der auf dem humoralen Wege transportierten Substanzen für die Auslösung gewisser funktioneller Automatismen im Verdauungstrakt, unabhängig von den nervösen Zentren und ohne kurze Reflexe. Daß diese so interessanten Tatsachen nach der Entdeckung durch RANVIER fast ganz in Vergessenheit gerieten, liegt wohl hauptsächlich daran, daß ohne Zirkulationsstörungen in Gestalt von aktiver oder passiver Hyperämie die Gefäßnetze nur schwer zu erkennen sind.

Lymphgefäße. Über die Lymphgefäße im peripheren vegetativen Nervensystem findet man in den einschlägigen anatomischen Werken auffallend wenig. In der älteren Literatur erwähnen lediglich KEY und RETZIUS in ihrer bekannten Monographie, daß ebenso wie an den cerebrospinalen Nerven die perineuralen Räume nicht mit dem Lymphgefäßsystem im Zusammenhang stehen. ROUVIÈRE

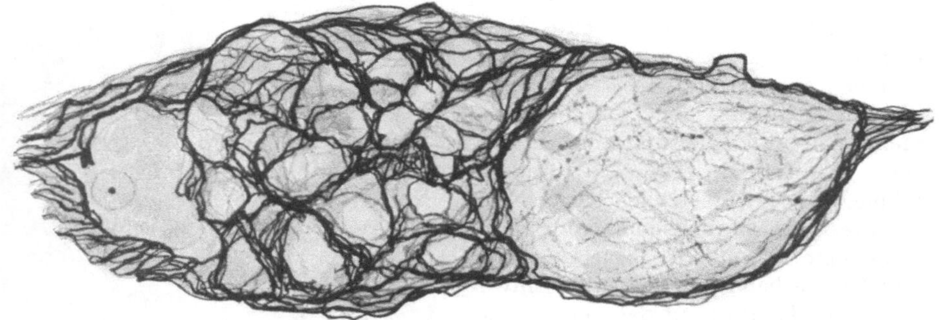

Abb. 30. Ganglion cervicale craniale. Bindegewebskapsel um Ganglienzellen. Links geöffnet mit Nervenzelle im Grund; rechts feines Bindegewebsnetz, läßt die Kerne der Scheidenzellen durchscheinen. In der Mitte Löcher zum Durchtritt der Zellfortsätze. Färbung PERDRAU und Hämatoxylin. Vergr. 1600fach. [Aus HERZOG und GÜNTHER: Z. Zellforschg **31** (1941).]

beschreibt dagegen als erster eine überaus reiche Versorgung der sympathischen Halsganglien mit Lymphgefäßen, die ebenso wie die reiche Blutversorgung zugunsten einer besonders aktiven Tätigkeit dieser Organe spricht. Die Lymphgefäße der sympathischen Halsganglien haben ihren Abfluß in den regionären Lymphknoten. TROITSKY konnte ähnliches an den Ganglia coeliaca feststellen, während ORTS-LLORCA und BOTÁR die Lymphgefäße in den Grenzstrangganglien bei Neugeborenen studiert haben. Dagegen ist die Mitteilung OTTAVIANIs über Lymphräume um die Ganglien des AUERBACHschen Darmplexus sehr wenig überzeugend. Von den Pathologen konnte WOHLWILL erstmalig im Plexus solaris bei einem Magencarcinom die Ausfüllung der endo- und perineuralen Lymphräume durch Krebszellen beobachten (s. Abb. 131), und zwar in der gleichen Weise wie ERNST an den cerebrospinalen Nerven. Auch wir haben unterdessen in verschiedenen Fällen von Carcinommetastasen in sympathischen Ganglien derartige Bilder bestätigen können. Recht bemerkenswert sind die neuesten experimentellen Ergebnisse von FISCHER und KAISERLING, die durch Seruminjektion in die Lymphgefäße der Organe des kleinen Beckens beim sensibilisierten Kaninchen an den großen prävertebralen Ganglien eine diffuse Ganglionitis erzeugen konnten und damit den Beweis für den lymphogenen Weg der Infektion lieferten.

b) Scheidenzellen (Gliocyten) und Bindegewebshüllen.

Kapseln. Die Ganglienzellen des Sympathicus sind multipolare Zellen, die von einer aus feinsten Bindegewebsfibrillen gebildeten Kapsel umgeben werden, d. h. in das die Ganglien durchziehende Bindegewebe sind ungefähr kugelförmige oder ovale Hohlräume verschiedener Größe, entsprechend dem Umfang der

Ganglienzellen eingelassen. Die innerste Bindegewebsschicht besteht aus sich überkreuzenden Fibrillen, die man am besten nach BIELSCHOWSKY-MARESCH oder PERDRAU (s. Abb. 30) darstellen kann. Diese Schicht, die erst zur Darstellung

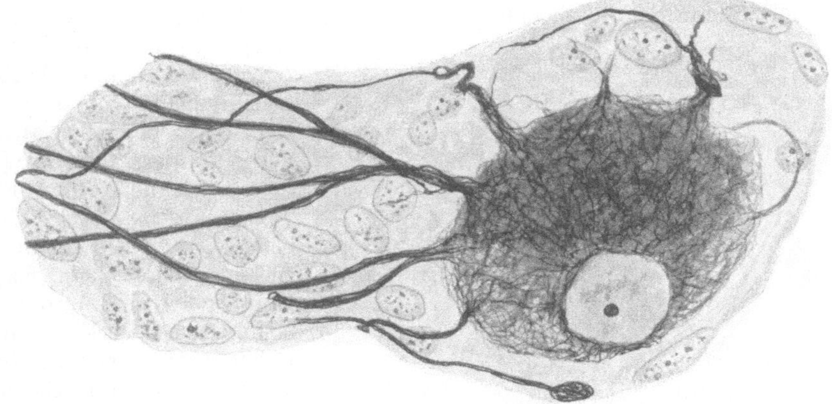

Abb. 31. Ganglion cervicale craniale. Normale Ganglienzelle mit langen Fortsätzen, rings umgeben von Scheidenzellen. Färbung BIELSCHOWSKY-GROS und ALZHEIMER-MANN. Vergr. 1790fach. (Nach HERZOG und GÜNTHER 1941.)

kommt, wenn die gröbere Ganglienzellkapsel angeschnitten ist (s. Abb. 30), wird erst bei stärksten Vergrößerungen sichtbar und besteht aus einem allerfeinsten Netzwerk, wie Abb. 30 zeigt. Zwischen den Maschen dieses Netzes sieht man dann

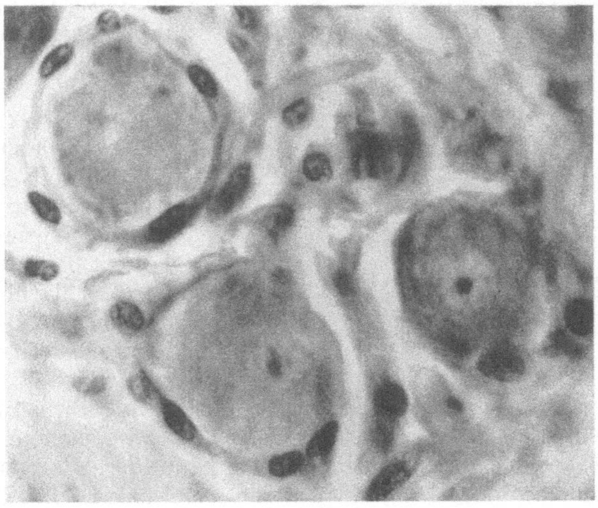

Abb. 32. Ganglion cervicale craniale, ♂, 65 Jahre. Drei nicht retrahierte Ganglienzellen ohne Kapselraum (5 Std p. m. fixiert). Färbung VAN GIESON. Vergr. 800fach. Mikrophoto.

erst die Kerne der eigentlichen Kapselzellen (Scheidenzellen) durchschimmern. Erst auf diese folgt dann der Körper der Ganglienzelle. Bei der Anwendung von Silbermethoden bekommt man nur bei Gegenfärbungen mit Kernfarbstoffen usw. zwischen den Bindegewebsfasern der Kapseln zahlreiche größere, rundliche oder ovale chromatinreiche Kerne zu Gesicht, die zum Teil auch ein deutliches Kernkörperchen besitzen.

Die eigentliche Form der zu diesen Kernen gehörigen Zellen ist mit den gewöhnlichen Methoden und im allgemeinen auch mit Silbernitratfärbungen nicht zu entscheiden, auch sieht man keine Zellgrenzen. Aus diesem Grunde wurde von den meisten Autoren ein protoplasmatisches Syncytium bzw. Plasmodium angenommen. Man hat diese Zellen Kapselzellen, Satelliten (CAJAL 1905, 1911), Amphicyten, Scheidenzellen (STÖHR 1939) und Trabantzellen genannt, die nicht nur den Zellkörper der Ganglienzellen, sondern auch ihre Fortsätze umschließen (s. Abb. 31). Normalerweise besteht zwischen Ganglienzelle und den Scheidenzellen kein Kapselraum (s. Abb. 32), der erst sekundär durch Schrumpfung entsteht (SZANTROCH, STÖHR 1939, HERZOG 1941). Da die Silberfärbungen, wenn sie gelingen, die Scheidenzellen i.a. nicht darstellen, muß man Gegenfärbungen wie Hämatoxylin oder die ALZHEIMER-MANN-Färbung anwenden, die sich uns besonders bewährte (HERZOG 1938, 1941) und die besonders durch den Kontrast mit dem Schwarz der Silberfärbung sehr gut wirkt. Während früher diese Zellen als endotheliale Zellen bezeichnet wurden, obwohl schon verschiedene Forscher ihren ektodermalen Ursprung vermuteten, besteht heute wohl kein Zweifel mehr darüber und daß sie den Oligodendrogliazellen des Zentralnervensystems gleichzusetzen sind. Ihre genaue Darstellung ist unabhängig RIO HORTEGA und PRADO sowie DE CASTRO und SALA im selben Jahre gelungen (1941), die sie *Gliocyten* nennen. Man kann sie sowohl mit Methylenblau als auch besonders mit der HORTEGAschen Silbercarbonatmethode darstellen, wenn auch diese Methode noch sehr viel launenhafter ist als die zur Darstellung der nervösen Elemente. Wir selbst konnten sie gelegentlich sogar besonders gut mit der BIELSCHOWSKY-GROS-Methode färben (1954). Neuerdings ist auch KUNTZ (1947) ihre Färbung mit Eisengallensäure nach QUADE gelungen. Danach handelt es sich um hochkomplizierte Strukturen, wie man aus der Abb. 33 von RIO HORTEGA sieht und die variieren, je nachdem sich die Zellen an der Oberfläche des Ganglienzellkörpers oder an den Fortsätzen befinden. Sie bilden um die letzteren Spiralen und können oft auf lange Strecken verfolgt werden, es kann daher von einer syncitialen Natur keine Rede sein, allenfalls handelt es sich um Syndesmien (DE CASTRO 1951). Die Homo-

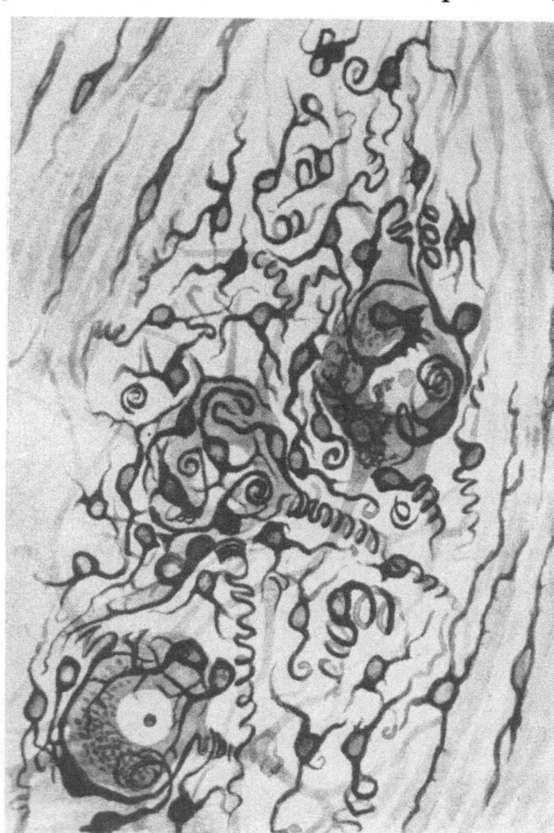

Abb. 33. Sympathisches Ganglion. Form und Lage der ektodermalen Scheidenzellen. Färbung: Silbercarbonatmethode nach DEL RIO HORTEGA. [Aus DEL RIO HORTEGA u. J. M. PRADO: Rev. Soc. argent. Biol. **17** (1941) und Arch. Histol. Norm. y Patol. Buenos Aires **1** (1942).]

logie mit der Oligodendroglia in den Zentren der grauen Substanz des Gehirns ist auffallend (DE CASTRO 1946). Wir können deshalb auch ohne weiteres von der *peripheren Glia* sprechen und müssen natürlich auch die SCHWANNschen Zellen mit einbeziehen, deren Kernform als Begleiter von Längsfasern natürlich mehr spindelförmig, oval sein muß, was natürlich nicht ausschließt, daß den einzelnen Formen auch verschiedene funktionelle Leistungen entsprechen. Endokrine Funktionen der Glia wurden verschiedentlich schon seit langem vermutet, schon NAGEOTTE, ACHUCARRO, RIO HORTEGA, MAWAS, DE CASTRO (1920) u. a. haben an diese Möglichkeit gedacht. DALE und Mitarbeiter konnten dann später beweisen, daß bei Reizung der präganglionären Fasern Acetylcholin frei wird und an der Synapse entstehen muß. LORENTE DE NÓ hat allerdings in späteren Versuchen gezeigt, daß die Entstehung von Acetylcholin keineswegs nur an die Synapse gebunden ist. Wir selbst haben in Gemeinschaft mit GÜNTHER (1938, 1941) die Möglichkeit erwogen, daß es in Ermangelung sicherer Zeichen von Neurosekretion im peripheren vegetativen System wahrscheinlicher ist, daß Substanzen wie das Acetylcholin beim Durchgang der nervösen Impulse chemisch erzeugt werden und DE CASTRO (1950) verlegt den Ort der Entstehung des Acetylcholins in die Scheidenzellen, die ja auch der Ort der Synapsen sind. SULKIN und KUNTZ (1948) haben dagegen experimentell die Gegenwart von Vitamin C, d. h. Ascorbinsäure, sowohl in den sympathischen Ganglienzellen (gebunden an den Golgi-Apparat) als auch in den Scheidenzellen nachgewiesen, das bei zunehmender andauernder Reizung sich vermindert. Bei Cholesterinämie und bei exstirpierten menschlichen Ganglien von Hypertonikern beobachteten sie ebenfalls eine Verminderung von Ascorbinsäure. Die Bedeutung dieser für die Funktion der autonomen Ganglien steht demnach fest. Dieselben Autoren (1947) konnten bei Katzen und Hunden an den sympathischen Ganglien durch faradische Reizung der präganglionären Fasern, periganglionäre Alkoholapplikation und subcutane sterile Diphtherietoxininjektion eine deutliche Hyperplasie der Scheidenzellen mit Amitosen beobachten. Beim Menschen wollen sie besonders bei Tuberkulose und Pneumonie häufig solche Hyperplasie gesehen haben, die sie durch toxische Reizung erklären. Bisweilen runden sich solche Kapselzellen ab und dringen in das Neuroplasma der Ganglienzellen ein, wobei sie Auflösung des Neuroplasmas hervorrufen. Diesen Vorgang wollen die genannten Autoren lieber *Neuronocytolyse* nennen statt des mißverständlichen der *Neuronophagie* (s. S. 430). Wir haben uns schon früher (1926) mit dem Stoffwechsel dieser Zellen, d. h. ihrer Vermittlung zwischen Blutgefäßsystem und Ganglienzellen beschäftigt und uns auch neuerdings wieder dazu geäußert (1938) im Zusammenhang mit den in den Ganglienzellen zur Beobachtung kommenden Pigmenten (s. dort). Auch hier besteht weitgehende Analogie zum cerebrospinalen Nervensystem, was den Stofftransport betrifft. Außerdem kommt diesen Zellen wohl eine sehr wesentliche Rolle im Übertragungsmechanismus der Impulse zu, wobei elektrische Vorgänge (Aktionsströme) sich zweifellos mit chemischen verbinden. Nach den grundlegenden morphologisch-physiologischen Experimenten DE CASTROs (1937, 1942, 1945) ist das Substrat der Synapse die Scheidenzelle, aber wesentlich komplizierter als es die starre Neuronentheorie sowie auch LANGLEY angenommen hat, und zwar in diffuser Form *(diffuse Synapse)* wie im Kleinhirn (DE CASTRO 1942, 1945). Wie sich im einzelnen dieser höchst komplizierte Vorgang vollzieht, wissen wir noch nicht, jedoch könnte man sich denken, daß z. B. infolge des Stromdurchgangs auch gewisse chemische Substanzen wie z. B. Acetylcholin oder Adrenalin frei werden, die auf die Funktion fördernd oder hemmend wirken (s. auch Abschnitt e, S. 398). Eine eigentliche Neurosekretion ist bisher nicht bewiesen und auch nicht wahrscheinlich gemacht, dagegen spricht die überaus reiche Vascularisation der sympathischen Ganglien für eine Beeinflußbarkeit durch hormonale Substanzen usw. auf dem Blutwege. Riegele will in den Scheidenzellen des sympathischen Darmplexus oxydasehaltige Körnchen nachgewiesen haben, was ebenfalls für einen lebhaften Stoffwechsel spräche, aber bisher noch nicht bestätigt werden konnte. Die Scheidenzellen, neurogene Nebenzellen (Kohn) zu nennen, halten wir nicht für zweckmäßig, da hierdurch eine Verwässerung des ursprünglich enger gesteckten Begriffes von Kohn erfolgt, wozu keine Notwendigkeit besteht. Neurogene Nebenzellen sind lediglich einzelne oder Gruppen paraganglionärer, meist chromaffiner Zellen, wie sie beim Fet noch in den sympathischen Ganglien gefunden werden, beim Erwachsenen aber nicht mehr vorhanden sind, auch beim Tier wurden sie von Blotevogel in den uterinen Ganglien, vor allem während der Schwangerschaft, gefunden. Andere neurogene Nebenzellen sind in den sympathischen Ganglien nicht bekannt. Von Bedeutung und als Beweis ihrer besonderen Funktion ist die Tatsache, daß diese Scheidenzellen, besonders die Kapselzellen, viel empfindlicher gegen postmortale Einflüsse sind als die Ganglienzellen und sich sehr schnell retrahieren, wodurch künstlich Protoplasmabrücken zwischen ihnen und den Ganglienzellen entstehen und ebenso auch die Kapselräume (s. Abb. 44) sichtbar werden. Wir haben ebenso wie Rio Hortega und de Castro ganz besonders auf die höhere Empfindlichkeit der Scheidenzellen aufmerksam gemacht.

c) Ganglienzellen.

Trotz des großen Formenreichtums der durchwegs multipolaren Nervenzellen lassen sich doch für die größeren Ganglien 3 Haupttypen, was Größe betrifft, feststellen, und zwar ein großer Zelltyp von durchschnittlich 35—55 μ, ein mittlerer von 25—32 μ und ein kleiner von 15—22 μ. Genaue Daten hierüber verdanken wir de Castro (1932, 1951), der auch die quantitative Verteilung der einzelnen Zellen in den verschiedenen Ganglien untersuchte und die mittelgroßen Zellen in allen Ganglien am reichlichsten, d. h. in 50—70% vertreten fand. Alle sympathischen Nervenzellen besitzen im allgemeinen einen großen bläschenförmigen Kern, der nur sehr wenig Chromatin, jedoch stets 1 oder 2 größere Kernkörperchen enthält. Der Befund von mehrkernigen Ganglienzellen bis zu 6 und 8 Kernen ist beim Fet, beim Kind und in Geschwülsten keine Seltenheit (de Castro 1923, 1932, Herzog 1926, 1931), beim Erwachsenen ist er jedoch weniger häufig (Spiegel und Adolf). Die Bedeutung dieses Phänomens ist viel diskutiert worden, jedoch besteht bis heute keine Klarheit darüber. Stöhr (1941, 1947) hat dazu ausführlich Stellung genommen und neigt zur Annahme, daß es eine angeborene konstitutionelle Minderwertigkeit des Nervengewebes oder eine später manifest werdende Erkrankung sei, wobei als Mechanismus die Amitose eine Hauptrolle spielt, wie Tschernjachiwsky annimmt und wie es Stöhr (1947) in einer Abbildung zeigt. Auffallend ist jedenfalls, daß nach Watzka (1928) im Samenblasengeflecht 20% aller Ganglienzellen mehrkernig sind, was eventuell als Ausdruck einer spät einsetzenden Differenzierung zu betrachten wäre (Stöhr). Wenn allerdings Stöhr (1947) angibt, daß er bei seinen Untersuchungen an Asthma- und Raynaud-Kranken gemeinsam mit Hagen und Schmitz am Halsgrenzstrang ein gehäuftes Auftreten mehrkerniger Ganglienzellen beobachtete und Hagen außerdem von 755 mehrkernigen Ganglienzellen sogar 86% als ausgesprochen degenerativ geschädigt gefunden hat, was als Zeichen einer konstitutionellen Minderwertigkeit gedeutet wird, so können wir diese Befunde und Schlußfolgerungen nicht ohne weiteres bestätigen, um so weniger als die Mehrkernigkeit z. B. beim normalen Kaninchen ungemein häufig ist. Teilweise hat man es auch als Zeichen einer Zellregeneration aufgefaßt, was nach unseren

Erfahrungen bisher nicht bewiesen werden konnte. Die Lage des Kernes ist keineswegs, auch in ganz normalen Fällen, immer zentral, da ja die äußere Form der Ganglienzellen sehr variabel ist. Daher darf seine periphere Lage keineswegs von vornherein als pathologisch gewertet werden. Die sog. NISSL-Substanz findet man im Sympathicus nicht in der regelmäßigen Verteilung und Form wie im Zentralnervensystem, d. h. im Sinne eines grobscholligen Tigroids, sondern nur in Form feinerer und gröberer Körner, die sich oft netzförmig um den Kern gruppieren, bei starken Vergrößerungen den Maschen des wabigen Protoplasmas anliegend. Häufig werden die Körner am Rande der Zelle gröber und häufen sich dort an (s. Abb. 34). Wie auch schon SPIEGEL und ADOLF betonen, gibt es nun alle Übergänge bis zum peripher gehäuften Randtigroid. Die Quantität und Verteilung des Chromatins in der Zelle und im Kern ändert sich je nach der Funktion. KUNTZ glaubte, von der Verteilung des Tigroids und der Färbbarkeit des Zellkerns bei frischen menschlichen sympathischen Ganglien, die durch Operation gewonnen waren, sowie bei solchen von Obduktionsfällen, auf Aktivität oder Ermüdung der Ganglienzellen schließen zu können, wobei er sich vor allem auf die experimentellen Ergebnisse von DOLLEY an Tieren stützt. Es erscheint uns nun von vornherein recht unzweckmäßig, die Ergebnisse von experimentellen Beobachtungen am Tier mit variablem menschlichen Material vergleichen zu wollen, bei dem eine Reihe von Faktoren mitspielen, die wir überhaupt nicht ermessen können. Aus diesem Grunde ist es auch verfehlt, aus dem wechselnden NISSL-Bild der sympathischen Ganglienzellen rein willkürlich verschiedene, aufeinanderfolgende Funktionsstadien herauslesen zu wollen, wie es KUNTZ in seiner Monographie tut. DOLLEYs Arbeiten über Ermüdung sind vor allem am Kleinhirn des Hundes gewonnen und zeigen, daß die chromatische Substanz der Nervenzellen während der Arbeit aufgebraucht und durch das Chromatin des Kerns und Kernkörperchens ersetzt wird. Zu Beginn der erhöhten Tätigkeit beobachtet man Hyperchromatose, bei Fortdauer derselben bzw. bei der Ermüdung kann es schließlich ganz aus der Zelle verschwinden. Am Sympathicus liegen jedoch bisher außer unseren Beobachtungen (HERZOG und SCHÜLER) keine vor, die durch Ermüdung unter physiologischen Bedingungen einerseits und einwandfreier neurohistologischer Technik andererseits erhalten worden sind. Wir konnten durch Aufhängen des chilenischen Ochsenfrosches an den vorderen Extremitäten das Tier zu anhaltenden Bewegungen in bestimmten Zeitintervallen bis zu 36 Std veranlassen, die schließlich zu hochgradiger Ermüdung führten. Dabei zeigte sich nach anfänglicher Hyperchromatose Schrumpfung der sympathischen Ganglienzellen unter Bildung großer Maschen des Protoplasmas und unregelmäßiger Konturen des Kerns und Kernkörperchens (s. Abb. 35). Der Kernplasmakoeffizient verschiebt sich in der 1. Phase nach 2—18 Std zugunsten des Protoplasmas und in den Endstadien nach 24—36 Std zugunsten des Kerns. Das Tigroid wird erst hyperchromatisch (nach 2—24 Std), nimmt dann aber ab und die Zelle wird blaß (32—36 Std). Sämtliche Veränderungen sind in diesen Stadien völlig reversibel. Außerdem ist das Verhalten des Lipoidstoffwechsels bemerkenswert. Während sich nämlich im Ruhezustand beim Kontrolltier stets feinste Lipoidtröpfchen hauptsächlich in den Kapselzellen und nur in geringem Maße in den Ganglienzellen finden, beobachtet man zu Anfang der Ermüdung nach 2—24 Std nur eine Zunahme des Lipoids in

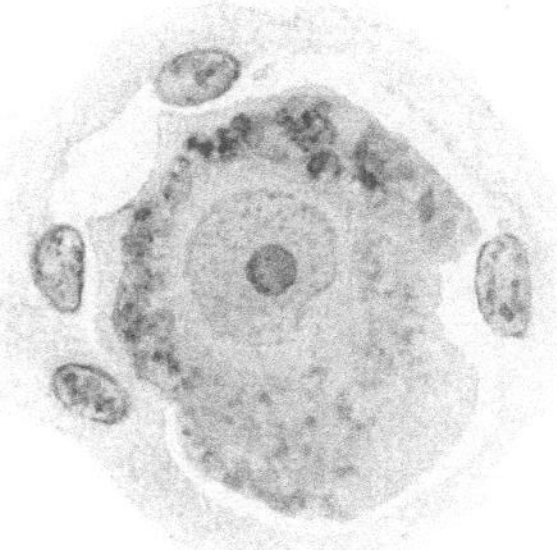

Abb. 34. Normale Ganglienzelle aus dem Ganglion cervicale craniale. Tigroid am Rande angehäuft. Färbung NISSL. (Aus HERZOG: In L. R. MÜLLER 1931.)

den Nervenzellen, welches aber nach starker Ermüdung nach 30—36 Std wieder abnimmt. Die Kapselzellen werden bei starker Ermüdung flacher trotz Schrumpfung der Ganglienzellen. Über gleichzeitig vorkommende Fibrillenhypertrophie s. S. 420.

Alle Ganglienzellen besitzen ein feines Neurofibrillennetz, das nur die Kernzone freiläßt und in die Fortsätze übergeht. Bisweilen hat man sowohl bei

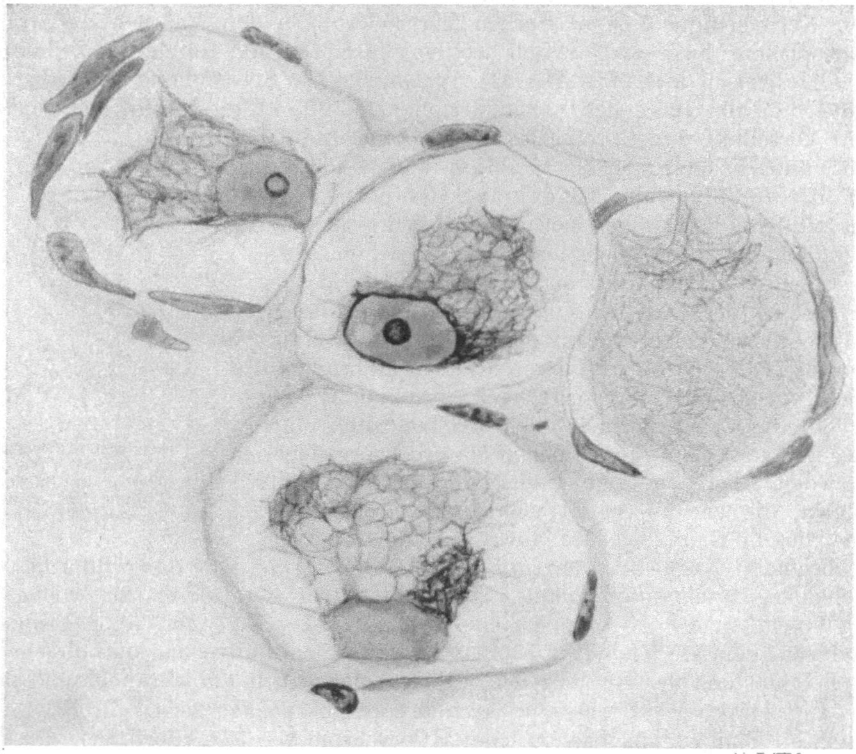

Abb. 35. Verschiedene Formen sympathischer Ganglienzellen vom chilenischen Ochsenfrosch nach 36 Std Ermüdung. Zellschrumpfung, Tigrolyse, Kernchromatolyse und Kernwandhyperchromatose, Vacuolen bzw. großwabiges Protoplasma. Färbung Nissl. Vergr. 1625fach. [Aus Herzog u. Schüler: Beitr. path. Anat. **106** (1941).]

den Ganglienzellen auf Anschnitten als auch bei Querschnitten der Fortsätze den Eindruck einer relativ oberflächlichen Lage der Neurofibrillen, während der übrige Raum von Neuroplasma ausgefüllt ist. Bei Anschnitten der Fortsätze haben wir früher (1926, 1931) schon den sog. *Hohlzylinder-* oder *Federkielcharakter* beschrieben, der jedoch auch infolge Quellung des Neuroplasmas eine pathologische Erscheinung sein kann. Ebenso wie die Nervenzellen werden die Zellfortsätze jeweils eng von Scheidenzellen umgeben.

d) Zellformen und Fortsätze.

Die Vielgestaltigkeit der Ganglienzellen, die natürlich erst mit Silberimprägnation sichtbar wird, ist in erster Linie durch die Form und Zahl der Zellfortsätze bedingt. Es scheint uns von großer Bedeutung zu sein und worauf de Castro (1932) als einziger aufmerksam gemacht hat, daß sehr bedeutsame quantitative und qualitative Unterschiede zwischen den einzelnen vegetativen Ganglien bestehen, was zweifellos mit ihrer verschiedenen Funktion zu tun hat (s. auch DE CASTRO 1942, 1945, 1951). Aus diesem Grunde werden wir auch in der Pathologie ein unterschiedliches Verhalten finden. Es erübrigt sich, hier auf alle die zahllosen histologischen Einzelheiten einzugehen und es sei daher besonders auf die Monographien und Einzelarbeiten von CAJAL (1904, 1911), DOGIEL, LEVI, DE CASTRO, L. R. MÜLLER, STÖHR jr. u. a. verwiesen. Wir folgen hinsichtlich der Einteilung der Hauptzelltypen, die natürlich nicht alle vorkommenden Formen umfassen, der Bearbeitung DE CASTROs im Handbuch von PENFIELD. Danach haben wir zu unterscheiden:

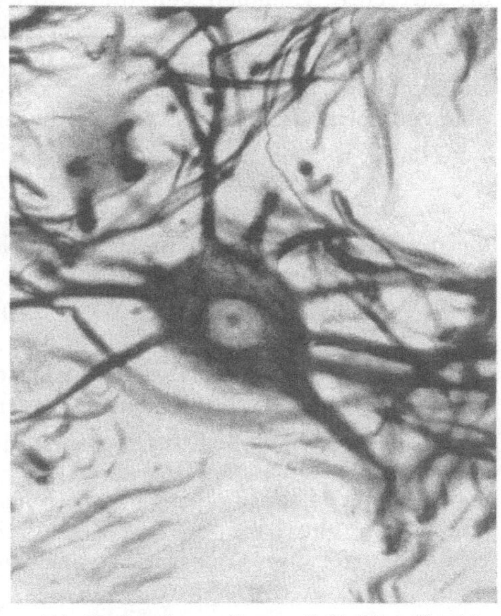

Abb. 36. Ganglion coeliacum, ♀, 24 Jahre (Sepsis). Normale Ganglienzelle mit langen Fortsätzen. Färbung BIELSCHOWSKY-GROS. Mikrophoto. Vergr. 510fach.

α) Zellen mit langen Fortsätzen.

Die letzteren sind in der Hauptsache lange *Dendriten*, die zur Verbindung (s. Abb. 36) mit anderen Ganglienzellen desselben Ganglions dienen. Was nun den langen *Axonfortsatz* oder den sog. *Neuriten* betrifft, so ist es vielfach unmöglich, ihn besonders bei gut gelungenen Präparaten unter der Fülle der verschiedensten Fortsätze als solchen zu erkennen, jedoch ist an der Tatsache seiner Existenz seit den klassischen Beobachtungen von CAJAL, DOGIEL und ihrer Schule nicht zu zweifeln. Wir selbst konnten ihn ebenso wie andere Autoren öfters auf größere Strecken verfolgen innerhalb des Ganglions, bis er sich zuweilen in dichten Bündeln postganglionärer Fasern verliert (s. Abb. 38). Besonders deutlich sieht man dies in den intramuralen Ganglien, wie z. B. im Verdauungstrakt beim Typ I von DOGIEL.

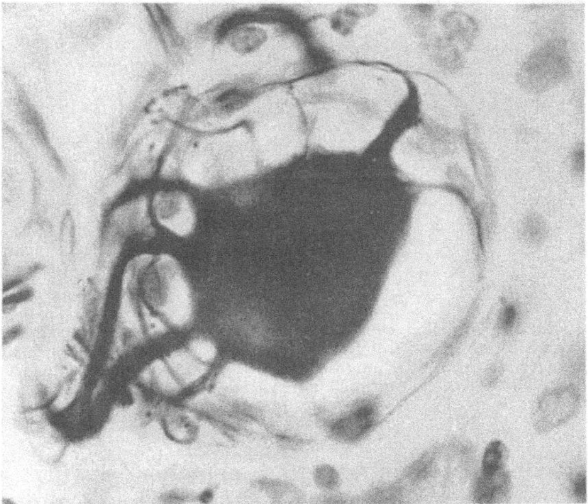

Abb. 37. Ganglion cervicale craniale, ♀, 70 Jahre. Normale Ganglienzelle mit kurzen, intrakapsulären Fortsätzen, sog. Kronenzelle. Färbung BIELSCHOWSKY-GROS und Hämatoxylin. Mikrophoto. Vergr. 820fach.

β) Zellen mit kurzen oder akzessorischen Fortsätzen.

Hierzu gehören in erster Linie die sog. CAJALschen Kronenzellen mit ihren zahlreichen kurzen, henkelförmigen Fortsätzen, die oft noch innerhalb der Kapsel umkehren (s. Abb. 37), bisweilen in kleinen Knöpfchen endigen oder auch Schlingen wie echte Faserknäuel um die Zellen und ihre Fortsätze bilden können. Es kommt bei gewöhnlichen, nicht spezifischen

Färbungen leicht vor, daß zwischen den schwach angefärbten T-förmigen Dendriten innerhalb der Kapsel kleine Hohlräume sichtbar werden, die schon oft für echte Vacuolen gehalten wurden und worauf wir schon früher (1931) hingewiesen haben (s. Abb. 76). Im Verdauungstrakt findet man an den kurzen Fortsätzen der Ganglienzellen vom Typ I von DOGIEL lamellenartige Verbreiterungen (*Dendritenlamellen* LAWRENTJEWs), die von Gliocyten umgeben werden, aber nicht in deren Protoplasma liegen (DE CASTRO 1951).

γ) Kleine Zellen der sympathischen Ganglien.

Diese Ganglienzellen, die durchschnittlich 15—22 μ groß sind, sind in den meisten Ganglien mit Ausnahme des Plexus solaris relativ häufig und besitzen meist einige längere Fortsätze und häufig auch reichlich Pigment. Man muß vorsichtig sein, sie nicht mit geschrumpften Zellen zu verwechseln.

e) Endigungen der Dendriten (Dendritengeflechte bzw. Glomeruli), der prä- und postganglionären Fasern (Synapsen). Äußerste Peripherie.

Es ist selten, daß Ganglienzellen durch direkte Fortsetzung ihres Neuroplasmas in Gestalt einer Brücke miteinander in Verbindung stehen (STÖHR 1941), meist bestehen Verbindungen untereinander entweder durch *Dendritengeflechte (Glomeruli)*, die 2 bis mehrere Zellen miteinander vereinigen (Kontakt), oder in Gestalt langer Fortsätze mit verschiedenen Endapparaten, z. B. in Form von Kolben oder Birnen usw. auf kürzere oder weitere Entfernung innerhalb desselben Ganglions (s. DE CASTRO 1932). Wir haben die Verbindung mehrerer Ganglienzellen durch Dendritengeflechte (Glomeruli), die nach CAJAL (1913) der Oberflächenvergrößerung der nervösen Substanz dienen, *Zellaggregate* (s. Abb. 38) genannt (HERZOG 1938, KIRSCHE 1954). Nach der Auffassung der CAJALschen Schule, vor allem nach DE CASTRO (1932, 1937, 1942, 1945), aber auch der Russen unter Führung von LAWRENTJEW, BARON, FEDOROW sowie LEVI, HILLARP, HERZOG (1938, 1941, 1945, 1948) und zahlreichen anderen wird auf Grund von Silber- und Methylenblaufärbungen und vor allem gestützt auf physiologisch gut kontrollierte Experimente an der alten Auffassung LANGLEYs einer Unterbrechung der präganglionären Fasern in den Ganglien festgehalten in Form von *Synapsen*, wobei allgemein die alte starre Neuronentheorie, sowie die Annahme einer Kittsubstanz zwischen den Neuronen verlassen ist. Danach verliert die präganglionäre Faser ihre Markscheide im Ganglion, verläuft aber stets innerhalb eines Scheidenplasmas (s. Abb. 39). Sie kann sich außerordentlich verzweigen, was der alten Annahme LANGLEYs von der *pluricellulären Innervation* entspricht, d. h. daß eine einzige

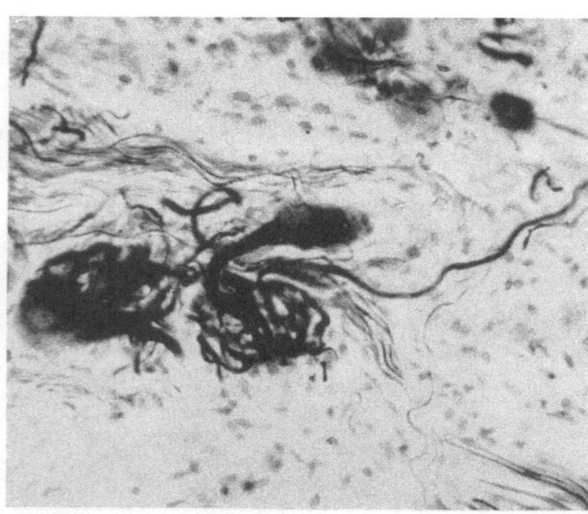

Abb. 38. Ganglion cervicale craniale, ♀, 70 Jahre. Zellaggregat von 3 Nervenzellen mit Dendritengeflecht (Glomerulus) und einem langen Neuriten. Färbung BIELSCHOWSKY-GROS und Hämatoxylin. Mikrophoto. Vergr. 290fach. [Aus HERZOG u. GÜNTHER: Z. Neur. **160** (1938).]

präganglionäre Faser mit zahlreichen Ganglienzellen synaptisch in Verbindung tritt. BILLINGSLEY und RANSON (1918) haben in sehr exakter Weise experimentell nachweisen können, daß bei der Katze im oberen Cervicalganglion die Beziehung zwischen präganglionären Fasern und Ganglienzellen 1:32 ist. Diese Beziehung schwankt sehr je nach den betreffenden Ganglien und hat in erster Linie mit der verschiedenen Funktion zu tun. Die größten Ganglienzellen besitzen die meisten Synapsen (DE CASTRO und HERREROS). Nach DE CASTRO und HERREROS (1945) haben BISHOP und HEINBECKER (1932) und vor allem ECCLES (1935) physiologisch einwandfrei für jede Gruppe von Ganglienzellen eine unterschiedliche funktionelle Charakteristik durch Reizung der präganglionären Fasern feststellen können, die sich in der Leitungsgeschwindigkeit, der Refraktärperiode, der Synapsenverzögerung und dem Reizumbral äußert. DE CASTRO und HERREROS zählen zur ersten Gruppe die großen Ganglienzellen, denen im Ggl. cerv. cran. die Innervation der Organe der Orbita entspricht (Nickmembran, MÜLLERscher Muskel und Pupillenerweiterer), der zweiten, weniger zahlreichen Zellgruppe (mittelgroße Zellen) entspricht wahrscheinlich die Vasoconstriction und Piloarrektion, während für die kleinste Zellgruppe noch nicht feststeht, worin ihre Funktion besteht. Die spanischen Autoren betonen ausdrücklich, daß die Zellverteilung in den Ganglien absolut willkürlich ist und keine systematische Cytoarchitektonik besteht, was, wie wir sehen werden, durchaus mit den Ergebnissen der Pathologie übereinstimmt.

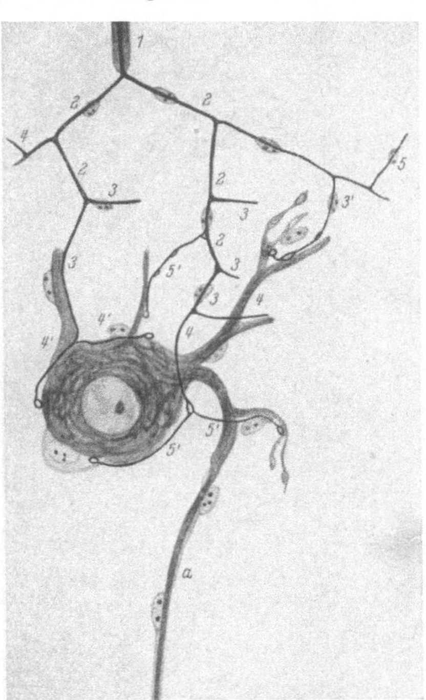

Abb. 39. Schema zur Veranschaulichung der Verzweigung und Endigung einer präganglionären Faser (*1*) in einem sympathischen Ganglion; die Fasern **2** und *3* zeigen im allgemeinen keine Endknöpfchen (*3'*), dagegen die Fasern *4* und *5* (*4'* u. *5'*); *a* Axonfortsatz, eine postganglionäre Faser bildend. [Aus DE CASTRO: Trab. Labor. Invest. Biol. Madrid **31** (1936/37).]

Wir müssen nun noch ein paar Worte zu dem viel umstrittenen Gebiet der eigentlichen *Endigungen der präganglionären Fasern* sagen, worüber DE CASTRO ausführlich in seinem Referat in Wiesbaden (1951) berichtet hat. Die Tatsache, daß darüber keine Einigkeit besteht, erklärt sich damit, daß wir damit morphologisch an die Grenze der Sichtbarkeit gelangt sind, da die Endigungen im allgemeinen sehr feine sind und außerdem die Launenhaftigkeit bzw. Unspezifität der verschiedenen Methoden oft zu entgegengesetzter Interpretation führt. Die sehr dünnen und eben noch sichtbaren präganglionären Fasern (0,2—0,3 μ) in ihrem Endabschnitt in den Ganglien bieten nun nach den grundlegenden experimentellen Arbeiten DE CASTROs (1937, 1942, 1945) keineswegs das Bild, wie wir es z. B. von den Endigungen an den motorischen Zellen des Rückenmarks kennen, d. h. es gibt weniger *umschriebene* als *diffuse Synapsen*, ähnlich wie im Kleinhirn, und zwar derart, daß die feinsten Fasern oft sogar auch in größerer Anzahl die Zellfortsätze der Ganglienzellen umwinden (s. Abb. 39, 40), wobei sie von kleinen, in ihrem Verlauf gelegenen Ringen oder Spindeln begleitet sein können. Andernfalls bilden sie feinste Schleifen oder auch unvollständige pericelluläre Endapparate (HILL, HILLARP) (s. Abb. 40 u. 41), was jedoch sehr inkonstant ist und in

Form und Größe sehr variiert. In wieder anderen Fällen endigen die präganglionären Fasern in Form *umschriebener Synapsen* mit feinsten Ringen oder Kolben an den Dendriten oder am Zellkörper (s. Abb. 59, 60 und S. 441) und schließlich sieht man sie häufiger zwischen den Dendritengeflechten (s. Abb. 42). Auch kommen hie und da spiralige oder sogar knäuelförmige Bildungen präganglionärer Fasern um Nervenzellen vor. Auch hat DE CASTRO (1932) sog. *Receptorplatten* beschrieben,

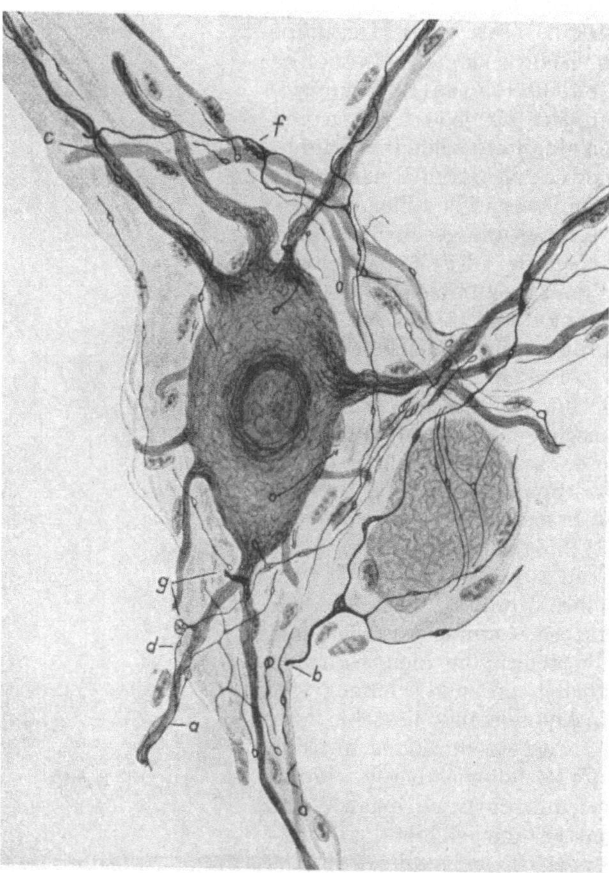

Abb. 40. Große Nervenzelle des Ganglion cervicale superior der erwachsenen Katze; Beziehungen der Nervenfasern und ihrer Endigungen zum Zellkörper und den Dendriten. *a, b, d, f* verzweigte präganglionäre Fasern verschiedenen Kalibers, einige mit ringförmigen oder knopfförmigen Endigungen; *c* Kletterfaser eines Dendriten; *g* kurze Auswüchse der Dendriten (Receptorplatten). Färbung nach CAJAL (nach vorheriger Fixierung in Somniphen), Vergoldung und Kernfärbung mit Karmalaun. [Aus DE CASTRO: Trab. Labor. Invest. Biol. Madrid **31** (1936/37).]

wo sich feinste präganglionäre Fasern mit kleinen Dendritenreceptoren vereinigen (s. Abb. 40). Selbstverständlich ist die Darstellung dieser zarten Gebilde sehr schwer und oft von der Laune der Technik abhängig und dann muß man in Rechnung ziehen, daß man ganze Nester von Ganglienzellen finden kann ohne umschriebene Synapsen, da ja erfahrungsgemäß ihre Anzahl sehr viel geringer ist als im cerebrospinalen Nervensystem. Wichtig ist nun, daß die ganzen Endapparate, vielfach auch pericelluläre Apparate genannt, stets im Plasma der Scheidenzellen eingebettet sind und dort, d. h. an der Synapse, vollzieht sich wohl teils elektrisch, teils chemisch humoral die Impulsübertragung, wie man annimmt. Nach DE CASTRO (1951) sind die Cytoplasmen der Nervenzellen und der Gliocyten physikalisch verschieden, sie grenzen nur aneinander durch eine physikalische Oberfläche mit den Eigenschaften einer semipermeablen Membran. In außerordentlich exakten Durchschneidungsexperimenten präganglionärer sympathischer Nervenfasern an den Halsganglien der Katze konnte DE CASTRO (1930—1945) morphologisch erst die Degeneration der feinsten intraganglionären Endapparate feststellen und dann auch die homogene oder heterogene Regeneration, wobei das Verschwinden und die Wiederkehr der Funktion genau physiologisch am lebenden Tier geprüft wurde. Es wurde dadurch einwandfrei die Unterbrechung der präganglionären Fasern im Ganglion in Form von Synapsen

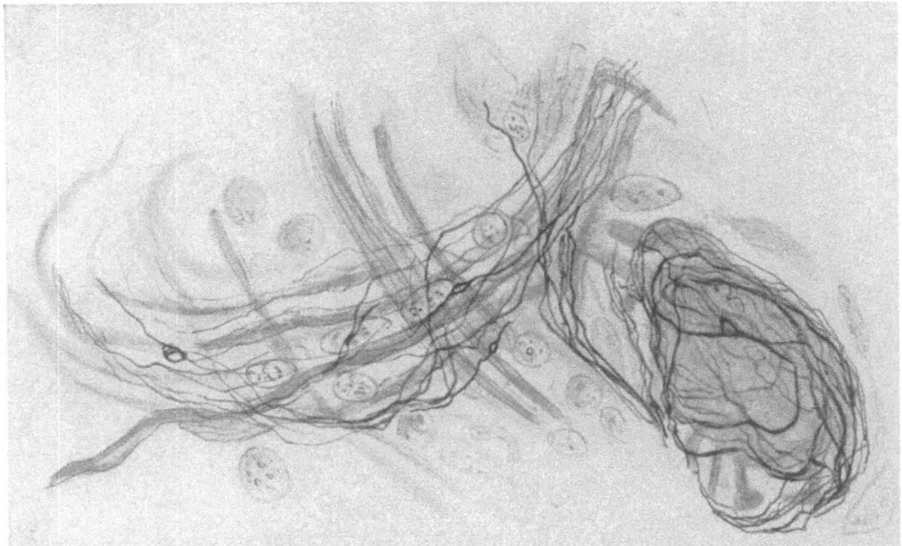

Abb. 41. Ganglion stellatum, ♂, 37 Jahre († an Mitralfehler). Ganglienzelle mit feinstem pericellulärem Endapparat. Präganglionäre Fasern mit Ösen und Ringen, Dendriten begleitend (diffuse Synapsen). Färbung DE CASTRO. Vergr. etwa 2000fach.

bewiesen und damit die Unhaltbarkeit der Annahme eines ubiquitären, diffusen Terminalreticulums. Durch Ramisektion konnte DE CASTRO (1945) ferner die genaue Herkunft der präganglionären Fasern für das Ganglion cerv. cran. feststellen (s. auch Referate DE CASTROs 1951 und 1952). Daß in der äußersten Peripherie morphologisch nicht ohne weiteres zwischen afferenten und efferenten, sowie sympathischen und parasympathischen Fasern zu unterscheiden ist, ist reichlich bekannt, jedoch kann nach den neuesten außerordentlich klaren morphologisch-experimentellen Beobachtungen DE CASTROs (1950) am Magen als gesichert gelten, daß die parasympathischen, efferenten vagalen Fasern in den Ganglien des Plexus myentericus und submucosus mit Endapparaten unter Bildung von Synapsen endigen, die nach doppelseitiger Vagusdurchschneidung degenerieren. Die zum Magen verlaufenden sympathischen Fasern dagegen haben nichts mit den genannten Plexus zu tun und bilden keine Synapsen mit seinen Neuronen, es sind postganglionäre Fasern, die nur die Gefäße innervieren. Außerdem konnte DE CASTRO myelinhaltige afferente, sensible Fasern sowohl im Parasympathicus, als im Sympathicus verlaufend feststellen, die mit besonderen Endapparaten unter der Mucosa endigen. STÖHR und Mitarbeiter leugnen vollkommen die Existenz pericellulärer Endapparate und der Synapsen, d. h. einer Unterbrechung der Impulse, weil sie nach ihrer Interpretation als Endigung ein schleierförmiges diffuses, ubiquitäres Netz *(Terminalreticulum)* annehmen, das sowohl mit dem Neuroplasma der Nervenzellen, als auch mit den Scheidenzellen in engstem kontinuierlichem Zusammenhang steht. Dadurch ist natürlich die Übertragung distinkter Impulse verschiedener Qualität völlig ausgeschlossen. Wir halten daran fest, daß der Beweis einer Leitungsunterbrechung, d. h. von

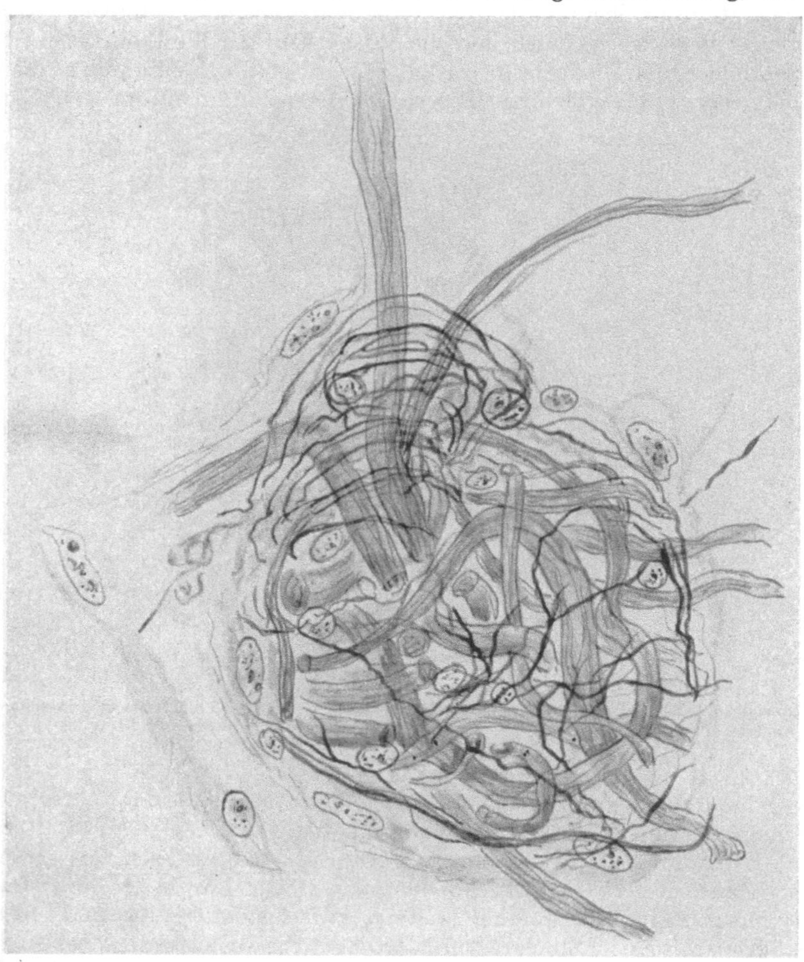

Abb. 42. Ganglion stellatum, ♂, 42 Jahre († an Alkoholismus). Dendritengeflecht (Glomerulus) mit feinen präganglionären, diffuse Synapsen bildenden Fasern (tiefschwarz). Färbung DE CASTRO. Vergr. etwa 2000fach.

Synapsen, sowie verschiedener Funktionen gewisser nervöser Zelltypen experimentell morphologisch und physiologisch geführt ist und vor allem an der Existenz pericellulärer Endapparate nicht gezweifelt werden kann.

Unter der *äußersten, vegetativen nervösen Peripherie* versteht man die Endstrecken des vegetativen Systems in den verschiedenen Geweben bzw. Organen. Nach den klassischen neurohistologischen Arbeiten kennen wir in der Peripherie die immer feiner werdenden nervösen Plexus, die ihrerseits stets in protoplasmatischen SCHWANNschen Scheiden verlaufen. Am besten sind sie im Verdauungsschlauch studiert, weil sie dort sehr zahlreich und übersichtlich sind. Ihr Ausbreitungsgebiet ist ungeheuer groß und durch Verzweigungen und Kreuzungen kann man sie, wie z. B. die AUERBACHschen Plexus, mit einem riesigen Netzwerk vergleichen. Es ist jedoch sehr unzweckmäßig, sie nervöses Endnetz zu nennen, wie das neuerdings FEYRTER tut, da der Ausdruck „Endnetz“ oder „Terminalreticulum“ (STÖHR, REISER) bereits schon festgelegt ist, wenn er auch leider keiner klaren Definition entspricht, vorzuziehen wäre nach unserem Vorschlag (HERZOG 1954) „*Terminalplexus*“ (LAWRENTJEW 1936), d. h. also syncytiale, vacuoläre Protoplasmastränge mit darin verlaufenden Nervenfasern (s. Abb. 43). Die feineren Verzweigungen der Plexus (Plexus 3. Ordnung) hat BOEKE mit „*sympathischen Grundplexus*“ bezeichnet, wovon feinste Äste zu den Erfolgsorganen abgehen können

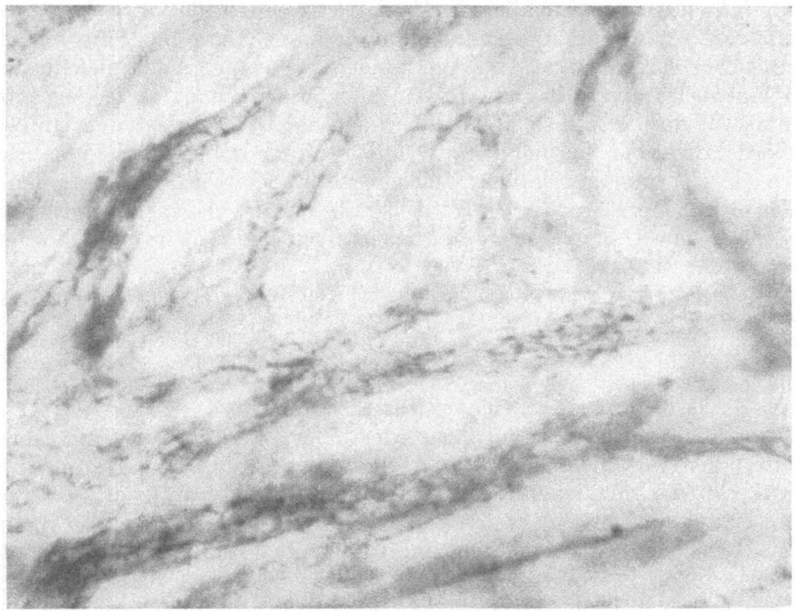

Abb. 43. Menschlicher Appendix, Längsschnitt. Verzweigte nervöse Protoplasmastränge des submukösen Terminalplexus. Deutliche vacuoläre Struktur, nur vereinzelt varicöse, intraprotoplasmatische Nervenfasern sichtbar. Färbung JABONERO-Methode, Objektiv: Zeiss-Winkel, Fluorit, Imm. 100, n. Ap. 1,3. Okular: K 12,5mal. Vergr. 1100mal, Mikrophoto. (Aus E. HERZOG; Arch. Neuroveget. **10** (1954.)

und z. B. in der glatten Muskulatur Endknöpfchen und in der quergestreiften das gerade noch sichtbare „*periterminale Netz*“ BOEKEs bilden, was aber nach KIRSCHE (1951) nur eine wabige Protoplasmastruktur ist. STÖHRs „*Terminalreticulum*“ entspricht dagegen nur in seinem proximalen Teil BOEKEs sympathischem Grundplexus und ebenso auch REISERs „*präterminalem Netz*“ und es soll sich in ein feinstes, ubiquitäres, diffuses nervöses Netz fortsetzen ohne Bildung von Endapparaten, was wir neuerdings einer besonderen Kritik unterzogen haben (HERZOG 1954). Nach JABONERO (1953), bestätigt durch uns (1954), besteht zwischen seinen „*nervösen Protoplasmafasern*“, die LAWRENTJEWs und unserem „*Terminalplexus*“ entsprechen, dem „*sympathischen Grundplexus*“ BOEKEs und REISERs „*präterminalem Netz*“ eine völlige Identität, wozu man auch FEYRTERs „*nervöses Endnetz*“ rechnen kann. BOEKE, DE CASTRO, HERZOG, KIRSCHE, JABONERO u. a. lehnen das Vorhandensein eines sich daran anschließenden, noch feineren, diffusen nervösen Netzes (distaler Teil des STÖHR-REISERschen Terminalreticulums) ab. BOEKE verwahrt sich mit Recht gegen die Identifizierung seines umschriebenen, im Protoplasma gewisser Erfolgsorgane gelegenen periterminalen Netzes mit STÖHRs (distalem) diffusen Terminalreticulum. Es besteht jetzt offenbar auch Einigkeit darüber, daß umschriebene Endapparate in Gestalt von Endknöpfchen und Ösen nur Ausnahmen darstellen, da im wesentlichen diffuse Synapsen vorhanden sind. Ausführlich wurde zu diesen Fragen neuerdings vor allem von JABONERO in seiner Monographie (1953), sowie von HERZOG (1954) und KIRSCHE (1954), teilweise auch vorher schon von FEYRTER (1951) Stellung genommen. In etwas subjektiver Weise berücksichtigt auch STÖHR in seiner Neubearbeitung in den Ergebnissen der Anatomie 1952 die Auffassungen einiger seiner Gegner. DE CASTRO spricht den Endverzweigungen der feinen peripheren Plexus die Rolle diffuser Synapsen zu, ähnlich wie den präganglionären Fasern innerhalb der Ganglien, wobei die begleitenden Gliocyten die Vermittler der nervösen Impulse sind. Er läßt dabei ausdrücklich die Möglichkeit gelten, daß zwischen einzelnen Nervenfasern Anastomosen bestehen und daß auch einzelne Neuriten sich in netzartige fibrilläre Stränge auflösen können, was aber nicht gleichbedeutend ist mit einem Terminalreticulum bzw. fehlender Unabhängigkeit der einzelnen Nervenfasern und was erst noch experimentell bewiesen werden müßte. Es ist außerdem verschiedentlich angezweifelt worden, ob alle die von den Anhängern des Terminalreticulums angegebenen netzartigen Formationen nicht bisweilen Reticulinfasern (NONIDEZ 1936/37) oder wabigen Plasmastrukturen entsprechen können. STÖHR selbst hat das letztere seinerzeit für durchaus möglich gehalten, wenn er sagt[1]:

„Man könnte gegen meine morphologische Schilderung des Terminalreticulums einwenden, daß es sich bei den waben- und alveolenartigen Bildungen um ein auf Formolfixierung zurückzuführendes Artefakt handelt, ein Einwand, den ich mir schon des öfteren gemacht habe..... Ich halte es immerhin noch im Bereich des Möglichen liegend, daß es eines Tages mit Hilfe verbesserter Methoden am lebenden Objekt gelingen könnte, die vacuoligen Strukturen des Terminalreticulums als ein Artefakt nachzuweisen."

Die widersprechenden Deutungen der feinsten nervösen Endausbreitung von seiten der verschiedenen Forscher findet also wohl in der Hauptsache ihre Erklärung in der fehlenden Selektivität und Unvollständigkeit unserer derzeitigen Darstellungsmethoden, vor allem haftet dieser Mangel der besonders von den Reticulisten gebrauchten, im übrigen vortrefflichen BIELSCHOWSKY-GROS-Methode an (s. Referat DE CASTRO 1951; HERZOG, KIRSCHE 1954). Wir selbst haben uns bei der Darstellung der neurofibrillenhaltigen Protoplasmastränge in der Peripherie mit verschiedenen Methoden wie der von BIELSCHOWSKY-GROS und JABONERO davon überzeugt (1954), daß die vorangehende Formalinfixierung eine besonders wabige Struktur des Protoplasmas zeigt, wobei dann durch Adsorption des Silbers an den Wabenwänden leicht ein netzförmiges Bild entsteht. Schließlich müssen wir noch erwähnen, daß die feinsten Verzweigungen der Plexus, die von einem geschlossenen, syncytialen, protoplasmatischen Zellnetz (sog. interstitielle Zellen CAJALs) begleitet werden, zweckmäßig als *Terminalplexus* (LAWRENTJEW 1936, HERZOG 1954) zu bezeichnen sind und von ihnen kein weiteres Netz bzw. distales Terminalreticulum abgeht. Während BOEKE, LLEUWE, JABONERO, MEYLING u. a. an dem nervösen Charakter der sog. interstitiellen Zellen festhalten, vertreten LAWRENTJEW, STÖHR, DE CASTRO und wir die Ansicht, daß es sich um Lemmoblasten, d. h. also modifizierte SCHWANNsche Zellen, bzw. Gliocyten handelt. In deren vacuolärem Protoplasma, das nicht vom Neuroplasma zu unterscheiden ist, verlaufen die Endstrecken der vegetativen Nerven und ebenso wie innerhalb der Ganglien ist hier vielleicht der Ort der eigentlichen Synapse zu suchen, wobei die Annahme der Erzeugung bestimmter chemischer Stoffe in den Gliocyten sehr naheliegend ist. JABONERO spricht direkt von einer diffusen plexiformen Synapse. Es würde zu weit führen, auf die noch völlig im Fluß befindlichen, oft sich widersprechenden Forschungsergebnisse weiter einzugehen, da dieses Gebiet für die Pathologie erst dann Bedeutung haben kann, wenn eine experimentelle, mor-

[1] STÖHR: Z. Zellforsch. **16**, 136 (1932).

phologisch-physiologische Forschung in der Lage ist, exakte Grundlagen zu legen. Phantasievolle Deutungen wie die FEYRTERs (1951), wonach die nervöse Erregung im Endgebiet analog zum Capillarkreislauf in Gestalt eines Strombogens von den efferenten zu den afferenten Neuriten verläuft, stehen vorläufig noch nicht mit den experimentellen und physiologischen Tatsachen im Einklang.

2. Allgemeine Pathologie.

Bei der Betrachtung der pathologisch-anatomischen Veränderungen des vegetativen Nervensystems kann nicht genug vor einseitiger Technik, sei es z. B. mit der üblichen Hämatoxylin-Eosinfärbung, oder gar mit einer Silbermethode allein gewarnt werden. Verwendet man aber mehrere ergänzende Methoden in Analogie zum Zentralnervensystem, dann muß man auch bei der histologischen Analyse sein Augenmerk auf die verschiedenen Bestandteile des Ganglions oder der Nerven richten. Dabei ist es natürlich von Wichtigkeit, den physiologischen Spielraum zu kennen und zu unterscheiden zwischen intravitalen, agonalen bzw. postmortalen Prozessen, wogegen leider immer wieder verstoßen wird, zumal es naturgemäß nicht einfach ist. Die systematische Einteilung der Veränderungen entspricht im wesentlichen der des cerebrospinalen Nervensystems, wie sie in vorbildlicher Weise in SPIELMEYERs Histopathologie des Nervensystems niedergelegt ist. Im allgemeinen besteht besonders weitgehende Ähnlichkeit zwischen der Pathologie der spinalen und sympathischen Ganglien (s. auch DE CASTRO 1932). Es ist selbstverständlich, daß dazu gewisse Eigentümlichkeiten des vegetativen Nervensystems kommen, die hier besonders berücksichtigt werden sollen.

a) Postmortale Veränderungen.

Es ist auffallend, daß bei der großen Bedeutung, die den postmortalen Veränderungen zukommt, sehr zum Unterschied vom Zentralnervensystem nur vereinzelte Angaben in den Arbeiten über das vegetative Nervensystem existieren. So finden sich verschiedentlich Beobachtungen über eine größere Resistenz des peripheren vegetativen Systems autolytischen und Fäulnisprozessen gegenüber, während lediglich CHODOS von frühzeitigen postmortalen Veränderungen spricht. Wir selbst haben früher (HERZOG 1926) schon beobachtet, daß selbst an Leichen, die oft mehrere Tage im Wasser gelegen hatten und auch bei Erhängten die feinsten Neurofibrillen im Sympathicus mit Silberfärbungen noch nachweisbar waren, selbst vielfach noch die Nissl-Schollen und Markscheiden, wenn auch nicht gleichmäßig. Mit der Deutung einer unvollständigen Imprägnierung mit Silber muß man jedoch sehr vorsichtig sein, da diese oft auf technischen Unvollkommenheiten beruht. Wie CHODOS ganz mit Recht einwendet, spricht der genannte Befund natürlich nur für eine relative Resistenz, da die anderen Bestandteile der Zellen im allgemeinen weniger widerstandsfähig sind. Da die allgemeinen Bedingungen und die Herkunft des dem Pathologen zur Verfügung stehenden Materials außerordentlich schwanken und dadurch die Unterscheidung zwischen intravitalen und postmortalen Prozessen sehr erschwert werden kann, haben wir neuerdings in Gemeinschaft mit einem unserer Mitarbeiter (HERZOG und SEPÚLVEDA) versucht, feste Normen für das vegetative Nervensystem zu gewinnen, die vor Irrtümern schützen. Es wurde dabei auch studiert, ob der Einfluß des Wassers nach dem Tode ähnlich wie im Zentralnervensystem zu Schwellungen der Ganglienzellen führt. Es konnte dies selbst bei Material, was nach der Sektion 8—24 Std im Wasser oder in der feuchten Kammer lag, nicht nachgewiesen werden, wohl aber eine Retraktion der Ganglienzellen von der Kapsel. Diese Schrumpfung ist jedoch kein untrügliches Zeichen einer Veränderung nach dem Tode, sondern nur eine Begleiterscheinung, die auch durch andere Faktoren wie z. B. Fixierung bedingt sein kann. Die sichersten Zeichen einer postmortalen Veränderung bestehen nach unseren Erfahrungen vor allem in einer Auflockerung des Protoplasmas der Gliocyten und Pyknose ihrer Kerne (s. Abb. 44) sowie in diffuser und verwaschener Färbung vor allem der NISSL-Substanz der Nervenzellen mit Kernpyknose bis zum völligen Schwund beider. SPIEGEL und ADOLF geben an, daß die Nervenzellen in den Ganglien halbkugelige Einbuchtungen zeigen, wodurch Pseudovacuolen entstehen. In vorgerückten Stadien der Autolyse bzw. Fäulnis sind alle Färbungen verwaschen und schmutzig und es kommen dazu eventuell noch Fäulnisbakterien im Gewebe. Die Neurofibrillen können lange dem Zerfall widerstehen, jedoch in vorgerückten Stadien der Fäulnis färben sie sich ebenfalls schlecht und unvollkommen, oder man erhält bei Silberfärbungen eine klumpige Inkrustation der Neurofibrillen. Der autolytische Prozeß beginnt unter gewöhnlichen Verhältnissen nicht in der Peripherie der Ganglien und nicht in diffuser, sondern mehr fleckförmiger Weise. Unter durchschnittlichen Verhältnissen, d. h. wenn es sich nicht um Leichen mit septisch-eitrigen Prozessen handelt und auch kein Einfluß von Wärme die Fäulnis begünstigt, braucht man am peripheren vegetativen Nervensystem vor 24 bis 36 Std keine wesentlichen postmortalen Veränderungen zu fürchten. Natürlich gilt das nicht für die kleinen intramuralen Ganglien des Verdauungsschlauches, die selbstverständlich viel eher solchen Faktoren ausgesetzt sind. Wir müssen noch erwähnen, daß ein Kapselraum zwischen Kapselzellen und Ganglienzellen im allgemeinen bei nicht komplizierten Fällen und bereits schon mehrere Stunden nach dem Tod in 10% Formalin fixiertem Material meist nicht zu sehen ist.

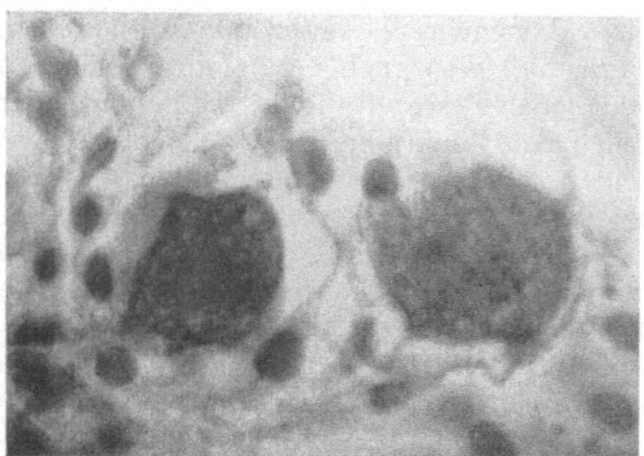

Abb. 44. Ganglion cervicale craniale, ♂, 65 Jahre (5 Std p. m. seziert; Ganglion 8 Std im Wasser vor der Fixation). Autolyse mit Auflockerung und Pyknose der Kapselzellen. Färbung VAN GIESON. Vergr. 700fach. [Aus HERZOG u. SEPÚLVEDA: Bol. Soc. Biol. Concepción (Chile) **14** (1940).]

b) Stoffwechselstörungen.

Den wichtigsten Platz unter den Stoffwechselstörungen nimmt natürlich die *Atrophie* ein, da mit ihr verschiedene, allgemein bedeutende Prozesse wie z. B. die Pigmentierung verknüpft sind und auch gewisse Zell- und Fortsatzveränderungen. Eine strenge Abgrenzung zwischen reinen Altersveränderungen und krankhaften Veränderungen ist naturgemäß außerordentlich schwierig, wenn nicht unmöglich (STÖHR 1947, FEYRTER 1949). Während wir gewohnt sind, mit vorgerücktem Alter an den meisten Organen unseres Körpers die sog. *Altersatrophie* zu beobachten, verhält sich der Sympathicus darin etwas anders. TERPLAN ist wohl der einzige, dem es aufgefallen ist, daß das Ggl. cerv. cran. vor allem bei älteren, oft mit Arteriosklerose behafteten Individuen nicht atrophisch, sondern sogar besonders groß ist, was wir ebenfalls bestätigen können. Wenn man es auch nicht als Regel hinstellen kann, daß im Alter eine Vergrößerung des Ganglions konstant ist, so ist es jedenfalls eine Tatsache, daß es keine deutliche Atrophie zeigt. Unser Schüler SEPÚLVEDA konnte eine durchschnittliche Länge von 3,2—3,5 cm und eine Breite von etwa 0,7 cm des Ggl. cerv. cran. bei Gewichten zwischen 47 und 60 g feststellen, die vom Alter kaum beeinflußt werden. Über die übrigen sympathischen Ganglien liegen keine diesbezüglichen Angaben vor, doch haben wir nicht den Eindruck, daß dort die Verhältnisse anders liegen. TERPLAN erwähnt jedoch, daß er die Konsistenz der Ganglien in der Jugend weicher und ihre Farbe grau oder gelblichgrau gefunden habe, während sie im Alter härter und von mehr bräunlicher Farbe sind. Im übrigen muß man jedoch wissen, daß Größe, Form und Lage der sympathischen Ganglien schon unter normalen Verhältnissen gewissen Schwankungen unterliegen, so daß man, worauf auch CHODOS hinwies, mit Bezeichnungen wie Schrumpfung oder Vergrößerung sehr vorsichtig sein muß. In diesem Zusammenhang gewinnt natürlich die Verteilung und Quantität des Bindegewebes der Ganglien stark an Bedeutung. Leider haben viele, die sich mit der Pathologie des Sympathicus beschäftigen, von seiner normalen Struktur nur sehr unvollkommene Vorstellungen, so daß man sich nicht wundert, wenn man z. B. immer wieder Angaben über starke *Bindegewebsvermehrung* in den Ganglien findet. Außer LUBIMOFF und TERPLAN haben auch wir öfter auf diese Fehlerquelle aufmerksam gemacht und ebenso auf die Wichtigkeit vergleichender Schnitte in verschiedenen Höhen ein und desselben Ganglions (TERPLAN). Es besteht jedoch kein Zweifel, daß im höheren Alter das Bindegewebe in den Ganglien zunimmt. Man vergleiche nur ein Ganglion eines Neugeborenen oder Kindes mit dem eines Greises, um sich davon zu überzeugen. Man darf jedoch nie außer acht lassen, daß sich während des Lebens die Ganglien immer noch weiter differenzieren und auch der Gruppen- bzw. Feldercharakter der nervösen Substanz immer ausgeprägter wird, während beim Kind die Nervenzellen viel dichter beieinander liegen. Wie weit im Alter vor allem nervöses Gewebe zugrunde geht und durch Bindegewebe ersetzt wird, ist noch nicht geklärt, jedoch scheinen die Ganglien älterer Individuen weniger Ganglienzellen zu enthalten (STÖHR 1947). Auf keinen Fall kann man den Untergang des nervösen Parenchyms allein für die Bindegewebswucherung verantwortlich machen (TERPLAN). In den größeren sympathischen Ganglien kann man außer im Alter auch bei Arteriosklerose, chronischer Stauung, chronischen Stoffwechselerkrankungen, Amyloidose, Schrumpfnieren, Geschwülsten, Lebercirrhose usw. eine mehr oder weniger deutliche, vor allem perivasculäre Sklerose beobachten (TERPLAN, HERZOG). Hinsichtlich einer sonstigen Beteiligung des nervösen Gewebes an den physiologischen *Altersprozessen* muß man vor allem eine Zunahme der kurzen Fortsätze und Dendritengeflechte erwähnen. TERNI, DELORENZI und LEVI haben immer wieder darauf hingewiesen, daß die sympathischen Ganglienzellen fast während des ganzen Lebens einem dauernden Wachstum und einer ständigen Differenzierung unterworfen sind. Schon DE CASTRO wies nach, daß die kurzen Fortsätze und Dendritengeflechte erst kurz vor der Geburt sich zu entwickeln beginnen, sie bilden jedoch fast während des ganzen Lebens kompliziertere Geflechte (TERNI, LEVI). Auch SZANTROCH macht darauf aufmerksam, daß die höchste Entfaltung der pericellulären Faserapparate erst im 6. und 7. Lebensjahrzehnt erfolgt. Nach ihm findet man im 8. und 9. Jahrzehnt vor allem Regressionsvorgänge mit Volumenabnahme der Nervenzellen und ihrer Bestandteile, auch die Zellfortsätze werden dabei dünner (CONTI). Infolge der starken individuellen Unterschiede ist es jedoch unmöglich, nach dem histologischen Bild eine genaue Zeitbestimmung der Altersveränderungen vorzunehmen (s. auch STÖHR 1941). Hinsichtlich der *Atrophie der Ganglienzellen* selbst ist es schwer, sie stets einwandfrei als solche festzustellen, zumal ihre Größe sehr variiert und man den kleinen Zelltyp daher leicht mit atrophischen Zellen verwechseln könnte. Als sicheres Zeichen der Zellatrophie kann die kompensatorische Kapselwucherung gelten, oder regressive Phänomene an den Fortsätzen, auch können die Kerne pyknotisch werden und Spindelform annehmen (s. Abb. 47). STÖHR nimmt neuerdings (1941) ausführlich Stellung zum Problem der Altersveränderungen (Fortsatzwucherung, eventuell auch hypertrophierende Glomeruli (Dendritengeflechte), die sich jedoch überall in den Ganglien finden müßten, aber es ist schwer auszuschließen, daß dabei nicht auch die krankhaften Prozesse mit eine Rolle spielen.

Hypertrophie der Ganglienzellen. Allen Untersuchern ist aufgefallen, daß hin und wieder besonders große Ganglienzellen vorkommen, die bisweilen sogar groteske Formen annehmen können (Herzog 1926). Solche hypertrophischen Nervenzellen fanden wir auch gar nicht selten bei älteren Menschen, wo wir eher eine Atrophie erwartet hätten. Conti hat nun neuerdings als erster festgestellt, daß bei Herzhypertrophie, auch bei jungen Individuen, gerade die Ganglienzellen

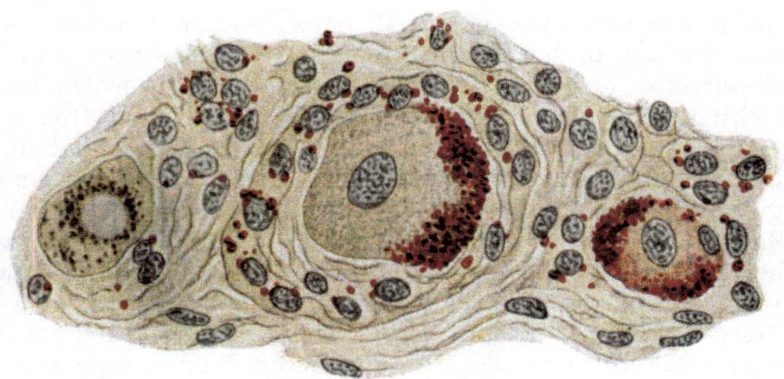

Abb. 45. Sympathische Nervenzellen mit lipoidem Pigment, auch in den Kapselzellen. Färbung Hämatoxylin-Sudan. Präparat Prof. Terplan.
(Nach L. R. Müller: Lebensnerven und Lebenstriebe, 3. Aufl. Berlin: Springer 1931.)

der intramuralen Herzganglien eine deutliche Volumenzunahme aufweisen, der sich auch noch eine Hypertrophie der Fortsätze mit Fensterbildung und pericellulären Geflechten anschließen kann. Die Hypertrophie wird als eine Oberflächenvergrößerung in Beziehung zur erhöhten Funktion betrachtet. Auch Benninghoff (1951) konnte bei künstlicher Stenose am Dünndarm von Ratten und Katzen oberhalb der Ligatur nicht nur eine Hypertrophie und Hyperplasie der Darmwand, sondern auch eine Vergrößerung des Plexus myentericus auf das 5—9fache beobachten. Die Kernvolumina der Ganglienzellen nahmen im hypertrophierten Teil des Darmes zu, unterhalb der Ligatur jedoch waren sie auf die Hälfte reduziert. Diese Befunde sprechen deutlich zugunsten einer Leistungshypertrophie der vegetativen Nervenzellen.

Schon seit langem diskutiert ist auch die *Pigmentierung* der Nervenzellen. Wir wissen heute allgemein, daß mit fortschreitendem Alter, aber auch bei jüngeren kranken Individuen, vor allem bei Kachexie, die Nervenzellen des Sympathicus mehr oder weniger reichlich Pigment enthalten, dessen Lage und Ausdehnung in den Zellen sehr verschieden ist, entweder an einem Pol, kreis- oder hufeisenförmig (s. Abb. 45), bisweilen auch die ganze Zelle mit Ausnahme des Kerns anfüllend. Ausführlich haben sich damit vor allem Spiegel und Adolf, Herzog (1926, 1931, 1938) sowie Zeglio und unser Schüler Skewes beschäftigt. Wenn nun auch die Zunahme des Pigmentes im Alter feststeht, so konnten wir andererseits schon früher zeigen, daß man keineswegs regelmäßig im Alter die höchsten Grade von Pigmentierung findet. Zeglio berichtet sogar von einem Falle eines 81jährigen Mannes, bei dem er in den sympathischen Ganglien Pigment völlig vermißte. Im allgemeinen handelt es sich bei dem Pigment um 2 verschiedene Erscheinungsformen, nämlich ein solches mit blaßgelber bis dunkelgelber Eigenfarbe, das sich meist auch mit Sudan färbt und allgemein mit *Lipofuscin* identifiziert wird, und andererseits ein mehr dunkel- bis schwarzbraunes, das meist auch noch aus gröberen Körnern besteht und das man wegen seiner chemischen Reaktionen als *Melanin* (s. Abb. 46) bezeichnet hat. Während nun SPIEGEL und ADOLF die Ansicht vertreten, daß das lipoide Pigment mit dem Alter auf Kosten des dunkleren verschwindet, können wir das in Übereinstimmung mit TERPLAN nicht bestätigen, da wir gerade bei älteren Individuen zwischen 70 und 100 Jahren oft ein Überwiegen des lipoiden Pigmentes fanden oder in manchen Fällen ebensoviel lipoides wie dunkles Pigment. Wir haben schon wiederholt die Ansicht vertreten (1938), daß die einzelnen Pigmente wahrscheinlich lediglich *verschiedene Phasen desselben Stoffwechsels* darstellen, während BIELSCHOWSKY, DE CASTRO, MARINESCO u. a. an der morphologischen und chemischen Verschiedenheit der Pigmente festhalten. DIDE nimmt in einer neueren Arbeit an, daß beide Pigmente aufeinanderfolgende Entwicklungsstadien und Stoffwechselprodukte der Zellen sind. Wir selbst konnten sogar helles und dunkles Pigment nebeneinander in ein und derselben Zelle nachweisen. Sehr schwierig ist es, mit Sicherheit zu entscheiden, ob es sich bei den Pigmenten um Stoffwechselschlacken handelt, bzw. ob man, wie es die meisten tun, von sog. Abnutzungspigmenten sprechen kann, oder ob es möglicherweise Reservestoffe bzw. für den Stoffwechsel der Nervenzelle benötigtes Material sein können, wie neuerdings ALTSCHUL annimmt und worin ihm auch STÖHR (1941) beipflichtet. Was nun das chemische Verhalten der beiden Pigmente angeht, so stimmen unsere Erfahrungen im großen und ganzen mit dem überein, was man über Lipofuscin und Melanin weiß, jedoch halten wir die Argentophilie, die HUECK als besondere Eigenschaft des Melanins angibt, nicht für ausschlaggebend, da auch Lipofuscin sich mit Silber imprägnieren läßt, worauf schon LUBARSCH, KUTSCHERA-AICHBERGEN, STÄMMLER und KÖNIG aufmerksam machten. So wird bei der Versilberung nach CAJAL z. B. alles Pigment schwarz dargestellt. Es erklärt sich dies offenbar rein chemisch-physikalisch durch Adsorption. ITO sowie BETHE und FLUCK sprechen neuerdings von einer eiweißhaltigen Grundsubstanz mit einem Pigment und einer die Fettfärbung gebenden Substanz. Eben diese Lipoidhülle begünstigt oder beeinträchtigt die Silberfärbung. Interessant ist, daß nach HUECK die Grenzen zwischen Melanin und Lipofuscin keine allzu scharfen sind, was auch mehr zugunsten unserer Auffassung verschiedener Phasen spricht. Sehr interessant und wesentlich für die Frage der Bedeutung des Pigmentes im Sympathicus ist nun auch die Zeit des ersten Auftretens. Schon LUBIMOFF, dann DE CASTRO und neuerdings ZEGLIO konnten lipoides Pigment auch bei menschlichen Feten feststellen, und zwar schon vom 5.—7. Monat ab. Auch wir fanden lipoides Pigment bei Neugeborenen, jedoch tritt es zweifellos an Quantität ganz erheblich hinter dem späteren Lebensalter zurück. Nach ZEGLIO ist das Alter, in dem das Pigment auftritt, je nach der Gegend und Art der Nervenzellen sehr verschieden; am frühesten findet man es schon im 7. Monat des intrauterinen Lebens in den Ganglienzellen des Ggl. cerv. cran. und im 1. Monat nach der Geburt ist es in diesem Ganglion bei jedem Individuum feststellbar. Über das erste Auftreten des dunklen Pigmentes ist sehr wenig bekannt, nur DIDE äußert sich dahin, daß die sympathischen

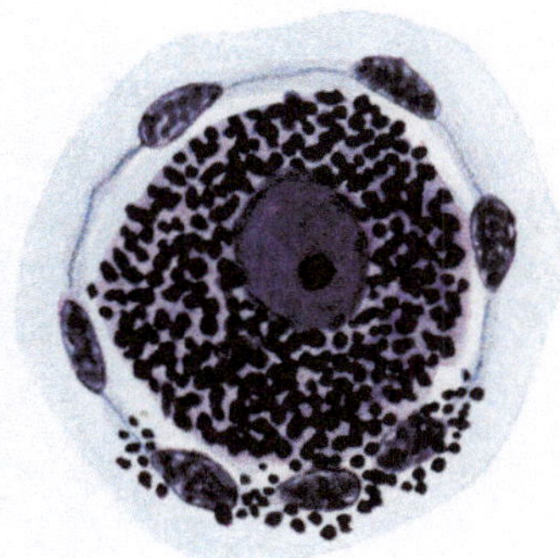

Abb. 46. Ganglion cervicale craniale, ♂, 69 Jahre. Melaninpigment in einer Ganglienzelle und in den Kapselzellen. Färbung Hämatoxylin. Vergr. 1200fach.

Ganglienzellen sowie die pigmentierten Mittelhirnzellen in den ersten Lebensmonaten ungefärbte Lipoide enthalten, die erst gegen Ende des 1. Lebensjahres teilweise durch Melaninkörnchen ersetzt werden. Die Menge dieser wechselt wenig zwischen dem 15. und 50. bzw. 60. Lebensjahr, während sie in der senilen Involution zunimmt. Bemerkenswert ist auch die Beobachtung de Castros, wonach das dunkle Pigment sehr selten in den sympathischen Ganglien der kleinen Säuger ist, während es sehr reichlich in den entsprechenden Ganglienzellen der Wiederkäuer und Einhufer und ganz speziell bei Affen vorkommt. Beim Menschen tritt es niemals in großer Menge auf, nur im Alter und unter krankhaften Bedingungen finden wir es vermehrt. Zwischen den größeren sympathischen Ganglien besteht hinsichtlich des Pigmentvorkommens kein allzu großer Unterschied, auch beteiligen sich innerhalb der Ganglien alle Zelltypen an der Pigmentierung, jedoch hat es den Anschein, als ob die kleineren und mittleren Zellen innerhalb der größeren Ganglien häufiger und intensiver pigmentiert wären (Herzog 1938). Eine bemerkenswerte Tatsache ist jedoch, daß es Mühe kostet, in den intramuralen Ganglien Pigment ungefärbt nachzuweisen. Ito fand in den Ganglienzellen des Appendix allerfeinste Pigmentgranula mit hellgelber Eigenfarbe, wenn auch in geringerer Quantität. Wir selbst konnten in den Herzganglien und Uterusganglien (Zülch) auch Lipoidpigment nachweisen. Zuweilen sieht man innerhalb der sympathischen Ganglien eine völlige Verfettung mit sekundärer Atrophie der Ganglienzellen, wie sie von manchen als *Fettatrophie* (Spielmeyer) oder fettige Degeneration bezeichnet wird (s. Abb. 47). Es besteht jedoch keine Berechtigung, jede Nervenzelle mit vollständiger Pigmentierung als degeneriert zu betrachten wegen der fehlenden Neurofibrillen, wie Stöhr meint (1941), sondern die Fibrillen werden oft bei starkem Lipoidgehalt nicht gefärbt (s. auch S. 420). Wie Terplan mit Recht bemerkt, ist die Feststellung einer wirklich degenerativen Verfettung sehr schwierig, da man entweder kaum degenerative Kernveränderungen zu sehen bekommt oder aber durch die starke Lipoidansammlung der Kern völlig verdeckt wird. Da häufig die kleinsten Ganglienzellen am stärksten verfettet sind, ist es schwer, wirkliche Atrophie von Verfettung zu unterscheiden. Auch ältere Autoren, wie Lubimoff und Graupner, halten eine pathologische Verfettung für selten. Von prinzipieller Bedeutung ist die *Beteiligung der Kapselzellen (Gliocyten) an der Pigmentierung* als Ausdruck eines Stoffwechsels zwischen Kapsel- und Nervenzellen und dies besonders in Analogie zu den Gliazellen im Zentralnervensystem. Das Vorhandensein von Pigment in den Kapselzellen könnte vor allem Aufschluß über solches in den Nervenzellen geben. Spiegel und Adolf, wohl die ersten, die sich gründlich mit dieser Frage beschäftigt haben, sind zum Schluß gekommen, daß die Kapselzellen im Stoffwechsel der Ganglienzellen, im Sinne

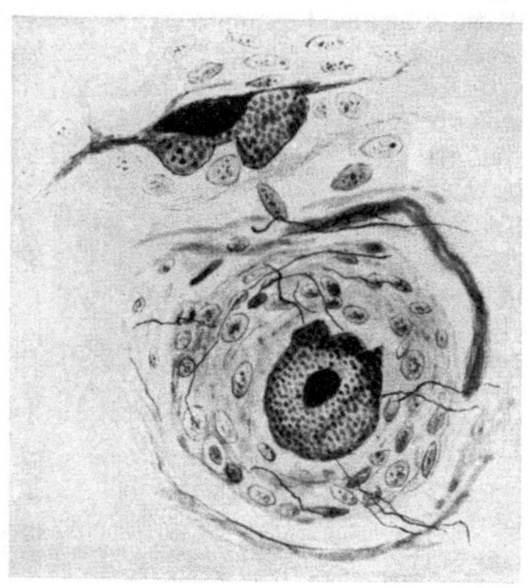

Abb. 47. Ganglion stellatum, ♂, 71 Jahre (Ösophaguscarcinom, generalisierte Arteriosklerose, Kachexie). Zwei atrophisch pigmentierte Ganglienzellen mit Kernpyknose und konzentrischer Kapselwucherung der unteren, sowie sekundärer Neurotisierung. Färbung Bielschowsky-Gros. Vergr. 1200fach. (Aus Herzog: Klin. Wschr. **1948**.)

eines Abtransportes des in ihnen enthaltenen Pigmentes zum Unterschied der zentralen Gliazellen keine Rolle spielen. Sie glauben daher, daß das gelbe Lipoidpigment mit höherem Alter wahrscheinlich infolge fehlenden Abtransportes möglicherweise durch Oxydation in schwarzes Pigment umgewandelt wurde. Diese Auffassung kann jedoch heute nicht mehr aufrechterhalten werden, denn MOGILNITZKY, TERPLAN, WOHLWILL, HERZOG (1938), HECHST und NUSSBAUM konnten Pigment auch in den Kapselzellen nachweisen. Dabei muß allerdings die Einschränkung gemacht werden, daß diese Stoffwechselprozesse geringer sind als im Zentralnervensystem (TERPLAN). So haben bisher lediglich WOHLWILL in einem Fall unklarer Kachexie und HECHST und NUSSBAUM in einem Fall von Hochdruck mit Arteriosklerose sowie wir selbst in vereinzelten Fällen (s. Abb. 46) innerhalb der Ganglien- und gleichzeitig auch in den umgebenden Kapselzellen Melaninpigment gefunden. Die Behauptung MOGILNITZKYs, daß bei akuten Infektionskrankheiten degenerative Verfettung der Ganglienzellen mit starker Lipoidspeicherung in den Kapselzellen häufig sei, hat Nachprüfungen durch TERPLAN, HERZOG und WOHLWILL nicht standgehalten. Es besteht jedoch kein Zweifel, daß die Kapselzellen bisweilen Lipoid enthalten können, wie z. B. die Abb. 45 von TERPLAN zeigt und was wir auch bestätigen können, und zwar meist in gewisser Abhängigkeit von chronischen, mit Kachexie einhergehenden Krankheiten. Dabei ist jedoch auffallend in Übereinstimmung mit HECHST und NUSSBAUM, daß zwischen dem Lipoidgehalt der Nervenzellen und dem der Kapselzellen kein strenger Parallelismus besteht. Auch wir haben oft feststellen können, daß die Kapselzellen bisweilen reichlich Lipoidkörnchen enthalten, ohne daß die zugehörigen Ganglienzellen auch nur Spuren von lipoidem Pigment aufweisen und umgekehrt. Das gleiche konnten wir auch im Ggl. nodosum feststellen (s. dort Abb. 113). Auch im umgebenden Gewebe können sich Speicherzellen mit Lipoidpigment finden, ebenso wie in den genannten Fällen mit Melanin, jedoch ist dieser Befund zu selten, um eine prinzipielle Bedeutung für den Stoffwechsel zu haben. Auch TERPLAN erwähnt ausdrücklich die Seltenheit von Fettkörnchenzellen in den sympathischen Ganglien. Ob nun im Falle des Vorhandenseins von Lipoidpigment in den Ganglienzellen bei gleichzeitigem Auftreten in den Kapselzellen und im Interstitium ein Abtransport des Pigmentes von der Ganglienzelle aus sich vollzieht oder der umgekehrte Weg erfolgt, wofür Abb. 113 sprechen könnte, ist schwer zu beweisen, zumal auch die Gefäße im allgemeinen frei von Fettkörnchenzellen sind. Eine Entstehung des Pigmentes in den Kapselzellen ist vorläufig noch unbekannt. Ob den genannten Pigmenten eine wichtige Rolle für die Funktion der Ganglienzellen zukommt, ist nicht zu entscheiden, zumal da das Vorhandensein in den Kapselzellen kein generelles Phänomen ist. Im übrigen müssen wir natürlich in Anbetracht des Fehlens weiterer histochemischer Methoden die Möglichkeit gewisser grundlegender Stoffwechselvorgänge durchaus offenlassen. Interessant ist auch, daß der Lipoidreichtum im Vagus größer ist als im Sympathicus.

Auf der anderen Seite haben uns Lebend- und Frischuntersuchungen des peripheren Sympathicus beim chilenischen Ochsenfrosch (Calyptocephalus Gayi) an die Bedeutung einer Stoffwechselbeziehung zwischen Nerven- und Kapselzellen denken lassen, da bei diesem Tier die Ganglienzellen meist ein sehr feinstäubiges lipoides Pigment enthalten, das sich ebenfalls konstant in den Kapselzellen findet, und zwar häufiger im Frühjahrs- und Sommer- als beim Winterfrosch (HERZOG und SCHÜLER) im Gegensatz zu MATWEJEWA, die nach STÖHR (1941) in den Ganglienzellen des Darmkanals bei Winterfröschen Pigmentspeicherung fand.

Zu der *Ablagerung besonderer lipoider Substanzen*, die man zu den *Lecithinen* rechnet, haben wir das Auftreten sog. lecithinoider Körnchen zu erwähnen, die eine besondere Affinität zu Hämatoxylin besitzen, und zwar in Fällen von juveniler amaurotischer Idiotie. Solche Beobachtungen am Sympathicus konnten erstmalig von Sántha erhoben werden, und zwar vor allem in intramuralen Ganglienzellen. Nach ihm hat Marinesco bei derselben Krankheit, ebenfalls in den intramuralen Ganglien, innerhalb der geblähten Nervenzellen mit Scharlachrot gefärbte (jauneorange) Körnchen gefunden, ebenso auch Marthen (Hallervorden). Spielmeyer vertritt die Ansicht, daß zwischen dem normalen Ganglienzellpigment und dem bei amaurotischer Idiotie gefundenen Zusammenhänge bestehen müssen, jedenfalls ist die bei infantiler amaurotischer Idiotie von Schaffer beobachtete Hämatoxylinreaktion sowie die sehr schwache Färbung mit Scharlachrot beachtenswert. Nach Feyrter (1939) handelt es sich um zweifellos lipoidige, zur Gruppe der Phosphatide oder Cerebroside gehörige Einlagerungen, die sich mit seiner Einschlußmethode metachromatisch dunkelrot färben.

Das Vorkommen von *Amyloid* innerhalb von Ganglienzellen war bisher überhaupt nicht bekannt, erst Plenge hat darüber bei einem Fall von ungewöhnlicher Amyloidose berichtet. Hierbei fand sich Amyloid teils feinschollig, teils diffus innerhalb der Nervenzellen im Ggl. coeliacum abgelagert, wobei der Kern meist frei blieb, daneben fanden sich jedoch auch Zellen mit Amyloid im Kern, jedoch nicht in der Zelle. Auch beobachtete er teilweise eine so hochgradige Amyloidablagerung, daß weder Zellplasma noch Kern zu sehen waren. Auch in den Nervenbündeln in der Umgebung des Ggl. coeliacum fand sich Amyloid in Form kleinerer oder größerer Schollen, und zwar innerhalb der Fasern selbst. Dieser im Sympathicus bisher unbekannte Prozeß hat aber noch keine weitere Bestätigung gefunden.

Die Anwesenheit von *Glykogen* im sympathischen Nervensystem ist ebenfalls etwas recht Seltenes. Chodos gibt an, bei einem 5jährigen Kinde mit Masern Glykogen in Form feinster Körnchen in vereinzelten Nervenzellen des Ggl. cerv. cran. gefunden zu haben, dagegen will er in einer Reihe akuter Infektionskrankheiten Glykogen auch in den Kapselzellen, im Stroma und in den Gefäßendothelien, beobachtet haben. Eigenartig ist die Angabe von Toryn, der bei Pferden in den sympathischen Ganglien konstant Glykogen gefunden haben will, und zwar gebunden an die Nissl-Schollen der Ganglienzellen, aber auch innerhalb der Dendriten. Bis jetzt fehlt jedenfalls eine Bestätigung dieses Befundes. Wir selbst (1936) haben erstmalig die Frage des Glykogenvorkommens systematisch untersucht, einmal an einer größeren Anzahl von Fällen verschiedener Krankheiten, aber auch gesunder verunglückter Individuen, deren vegetative Ganglien schon wenige Stunden nach dem Tode konserviert werden konnten. In allen diesen Fällen wurde nicht ein einziges Mal Glykogen nachgewiesen. Andererseits konnten wir jedoch auch eine Serie von 15 sicheren Diabetesfällen mit und ohne Koma untersuchen, bei der das Resultat im Sympathicus völlig negativ war. Fehler der Technik konnten ausgeschaltet werden, da das bei Diabetesfällen in den Leukocyten enthaltene Glykogen stets gut zur Darstellung kam.

Kalkablagerungen in den Nervenzellen sind weder von anderen Autoren, noch von uns im Sympathicus beobachtet worden. Wir fanden nur eine Notiz von Cajal (1914), der bei experimentellen Transplantaten von sympathischen Ganglien bei Katzen nach 7—8 Tagen in der Tiefe auch verkalkte nekrotische Ganglienzellen beobachtete.

c) Kreislaufstörungen.

Besonders interessant sind die Bilder von *Hyperämie* in den sympathischen Ganglien, sei es bei akuten entzündlichen Prozessen oder in passiver Form bei allgemeinen Kreislaufstörungen, besonders bei Herzfehlern, da man nur dann wie in Injektionspräparaten die reiche Gefäßversorgung zu Gesicht bekommt. In der Abb. 48 sieht man deutlich, wie bei allgemeiner Stauung das ungeheuer fein verzweigte Capillarnetz, sowie die zahlreichen, stark erweiterten Venen einen

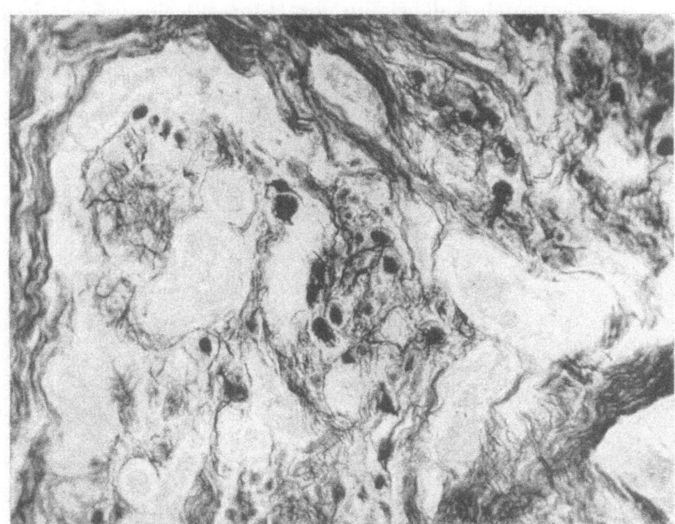

Abb. 48. Ganglion cervicale craniale, ♂, 70 Jahre. Stark erweiterte kleine Venen und Capillaren zwischen den Ganglienzellgruppen bei allgemeiner Stauung und Mitralstenose. Färbung BIELSCHOWSKY-GROS und Hämatoxylin. Mikrophoto. Vergr. 77fach. [Aus HERZOG: Beitr. path. Anat. **101** (1938).]

beträchtlichen Teil des Ganglions einnehmen. Die Ganglienzellgruppen liegen in solchen Fällen wie Inseln zwischen den überfüllten Gefäßen, man bekommt

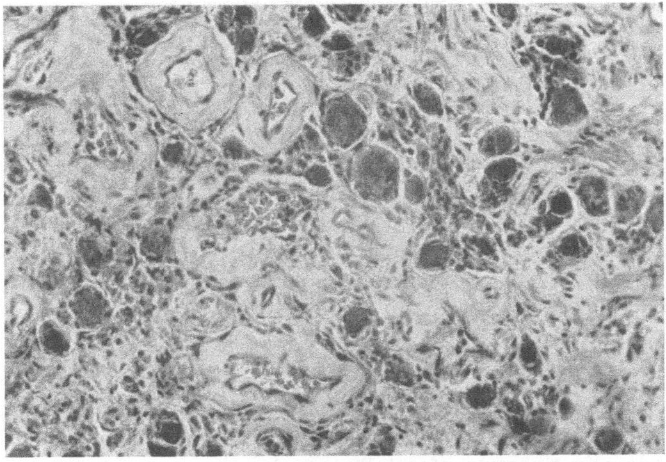

Abb. 49. Ganglion cervicale craniale, ♂, 65 Jahre (generalisierte Arteriosklerose). Starke Hyalinablagerung in der Gefäßwand. Färbung VAN GIESON. Mikrophoto. Vergr. 320fach.

dabei auch eine gute Vorstellung von den engen Beziehungen der Gefäße zu den Ganglienzellen. Daß bei entzündlichen Prozessen oft eine sehr starke Leukocytose und Schwellung der Endothelien sowie Ödem auftritt, braucht nicht besonders erwähnt zu werden. Bemerkenswert sind jedoch die hin und wieder bei toxisch-infektiösen Krankheiten beobachteten *Blutungen* in den Ganglien, die man bisweilen schon makroskopisch erkennt und wie wir sie z. B. beim Fleckfieber im Ggl. cerv. cran. beobachtet haben (HERZOG 1935, s. dort). Schließlich müssen wir auch noch erwähnen, daß man bei Herzfehlern, perniziöser Anämie, Arteriosklerose usw. zuweilen auch Ablagerung von Hämosiderinpigment in den Ganglien finden kann (LUBIMOFF, ABRIKOSSOFF, TERPLAN). Bei Arteriosklerose beobachtet man nicht sehr häufig in den Arteriolen der Ganglien typische Intima- und Mediaverfettung mit Intimawucherung (TERPLAN), wohl aber mehr oder weniger starke Hyalinablagerung (TERPLAN, MARTIN), wie die Abb. 49 zeigt. Auch bei chronischer

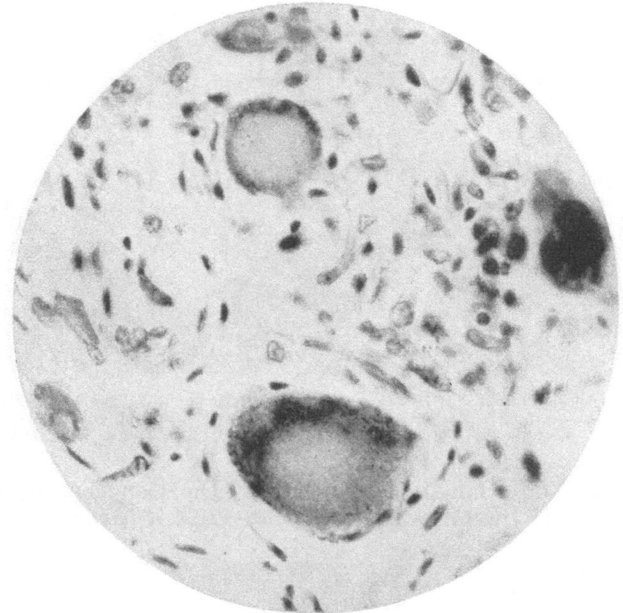

Abb. 50. Ganglienzellen des Ganglion coeliacum mit I. Reizung NISSLs bei Einwachsen eines Magencarcinoms. [Nach WOHLWILL: Dtsch. Z. Nervenheilk. **107** (1928).]

Stauung ist es ähnlich und es können dabei auch die Venen ganz von Hyalin eingescheidet sein (TERPLAN). Infarktbildungen bzw. durch Zirkulationsstörungen bedingte Veränderungen am nervösen Parenchym sind mit Ausnahme der sog. ischämischen Zellveränderung (s. im nächsten Abschnitt) nicht bekannt, was wohl zum Teil durch die vorhandenen arterio-venösen Anastomosen (NONIDEZ 1942) erklärt werden könnte.

d) Degenerative Prozesse.

Obwohl wir uns selbst schon in unserem Beitrag über die pathologische Histologie des vegetativen Nervensystems in L. R. MÜLLERs Lebensnerven bemüht hatten, ein gewisses System aufzustellen, auch wenn es durchaus noch lückenhaft war, so hat dies in den später erschienenen Arbeiten wenig Widerhall gefunden. Auch DE CASTRO hat mit seiner 1932 erschienenen Monographie in PENFIELDs Werk ein ähnliches Schicksal erlitten. Wir möchten noch einmal darauf hinweisen, daß wir als Fundament für pathologische Studien das von NISSL und SPIELMEYER aufgestellte System auch für das vegetative Nervensystem durchaus für brauchbar halten, wenn sich auch gewisse Abweichungen vom Zentralnervensystem ergeben, außerdem besteht weitgehende Ähnlichkeit mit der Pathologie der sensiblen

Ganglien (DE CASTRO 1932, sowie DÖRING in diesem Handbuch). Man kann also aus diesem Grunde im allgemeinen dieselben technischen Ausdrücke gebrauchen.

SPIELMEYER hat für die pathologischen bzw. degenerativen Veränderungen der Ganglienzellen 4 Hauptgruppen aufgestellt, nämlich *Schwellung*, *Schrumpfung*, *Verflüssigung* und *Gerinnung*. Charakteristisch für alle degenerativen Prozesse an den Ganglienzellen ist die mehr oder weniger ausgesprochene Beteiligung des Kerns und Tigroids.

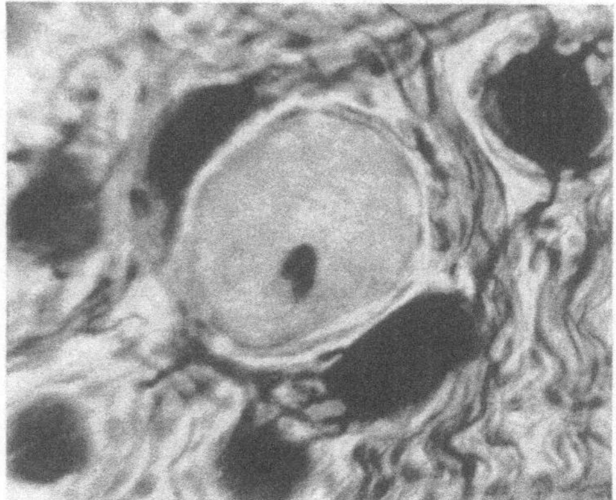

Abb. 51. Ganglion lumbale, ♂, 43 Jahre. Thrombangitis obliterans. Hochgradige Schwellung einer Ganglienzelle mit granulärer Degeneration und Verschwinden der Fortsätze. Färbung BIELSCHOWSKY-GROS. Mikrophoto. Vergr. 490fach.

α) Schwellung der Ganglienzellen.

1. Die von NISSL im Zentralnervensystem erstmalig beschriebene *akute Zellschwellung* (sog. *I. Reizung*) besteht in der Hauptsache in einer Vergrößerung der Zelle mit zentraler Tigrolyse und Randverlagerung des Kernes, zunächst ohne Beteiligung der Neurofibrillen und des Kerns. Im Sympathicus ist dieses Bild zuerst von WOHLWILL beobachtet worden, wie die Abb. 50 zeigt. In dem von ihm mitgeteilten Falle handelt es sich um ein in den Plexus solaris einwachsendes Carcinom. Ob diese Veränderung sich im Sympathicus ebenfalls innerhalb von 48 Std wie im Zentralnervensystem entwickeln kann, ist noch unbekannt, wir wissen jedoch von DE CASTRO und LAWRENTJEW und auch aus den früheren Arbeiten von

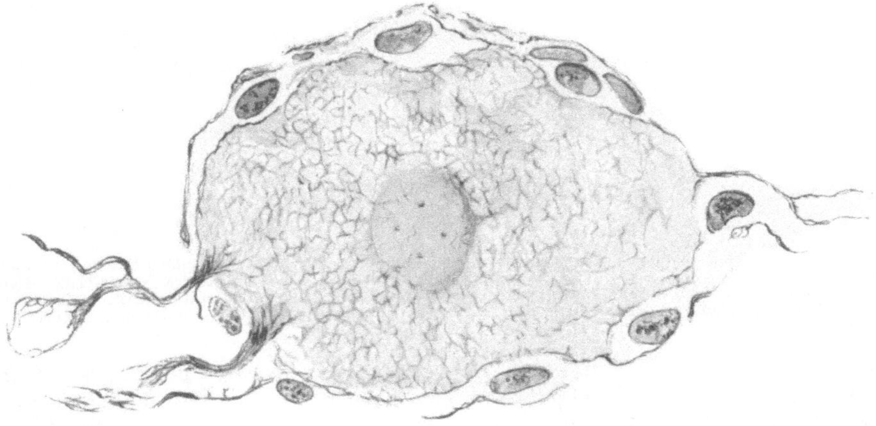

Abb. 52. Geschwollene Ganglienzelle in Degeneration. Schwache Färbbarkeit der Neurofibrillen. Schwellung und Chromatolyse des Kerns, teilweise Abschmelzung und Atrophie der Fortsätze. Färbung BIELSCHOWSKY-GROS. (Aus HERZOG: In L. R. MÜLLER 1931.)

STERNSCHEIN, daß 2—3 Tage nach Durchschneidung der prä- und vor allem der postganglionären Fasern in den Nervenzellen des Ggl. cerv. cran. die typischen Veränderungen der primären Reizung auftreten. Außerdem ist bekannt, daß, solange die Neurofibrillen und der Kern nicht schwerer verändert sind, der ganze Prozeß reversibel ist (SPIELMEYER). Es dürfte jedoch in manchen Fällen Vorsicht am Platze sein, jedes Bild sog. primärer Reizung als sicheres pathologisches Phänomen zu deuten, zumal wir ja gerade von den vegetativen Zentren wissen (s. dort), daß an manchen Stellen Ganglienzellen schon unter normalen Verhältnissen das Bild der primären Reizung darbieten können. Andererseits sieht man bisweilen schon körnigen Zerfall der Neurofibrillen im Zentrum und es liegt kein Grund vor, anzunehmen, daß nicht alle Übergänge zur schweren Zellveränderung Nissls, d. h. bis zum völligen Untergang vorkommen können.

2. Ein entschieden häufigeres Bild, das man oft als Zufallsbefund bei den verschiedensten Erkrankungen und selbst bisweilen sogar bei offenbar ganz

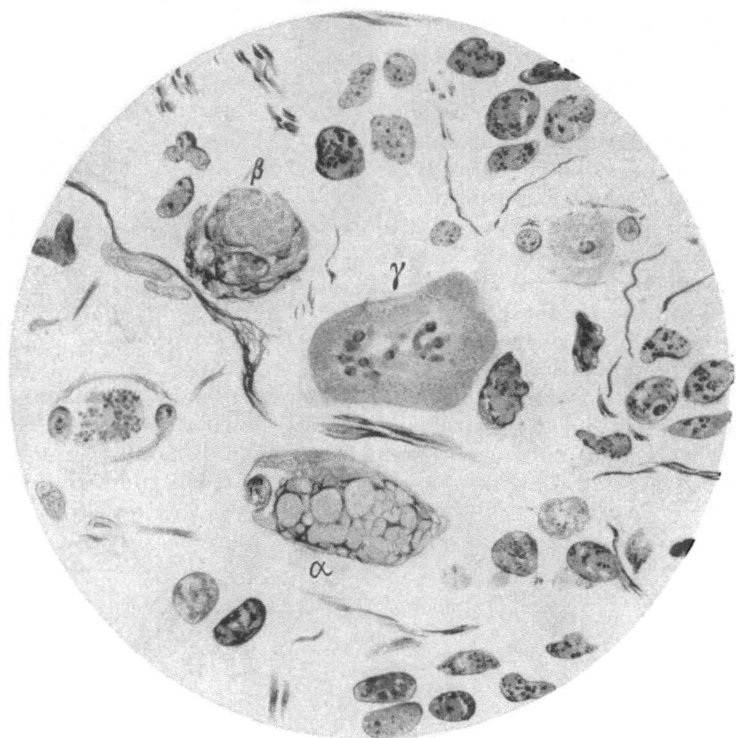

Abb. 53. Nervenzellen und -fasern des Ganglion cervicale craniale in Degeneration in einem Fall von Carcinommetastase im Ganglion. α Geschwollene Nervenzelle mit unregelmäßigen Maschen des Neurofibrillennetzes; β Zelle mit verdickten Neurofibrillen und pyknotischem Kern; γ Zelle mit granulärer Degeneration des Kernes und der Fibrillen. In der Nachbarschaft Krebszellen. (Aus Herzog: In L. R. Müller 1931.)

gesunden Individuen erheben kann, sind vereinzelte, sehr *große*, *geschwollene Zellen* mit oder ohne deutliche Zeichen schwererer Zellschädigung. Oft sieht man periphere Tigrolyse bei erhaltenem Kern oder völliges Verschwinden der Nissl-Substanz (Chromolyse) mit degenerativer Kernveränderung (Pyknose usw.), sowie körnigem Fibrillenzerfall, wie es die Abb. 51 und 52 zeigen und ebenso die Abb. 53 mit verschiedenen Stadien des Zellzerfalls in einem Falle von Carcinommetastase im Ggl. cerv. cran. Solche degenerativen Formen werden in der Literatur hin und wieder erwähnt, und zwar bei ganz verschiedenen Krankheiten, auch Terplan hat an seinem großen Material derartige geschwollenen Zellen beobachtet. Diese Veränderung dürfte auch dem entsprechen, was de Castro in den sensiblen Ganglien, vor allem bei Septicämie als *vacuogranuläre Degeneration* beschrieben hat.

Wohl etwas ähnliches, wenn nicht dasselbe, ist eine Form, die SCHAFFER als *endogene Schwellung* bezeichnet und die er und SPIELMEYER vor allem bei der juvenilen amaurotischen Idiotie im Zentralnervensystem beobachtet haben. DE CASTRO hat dies auch im Sympathicus bei Delirium tremens gesehen und mit dem Namen *hydropische Degeneration* bezeichnet. MARTHEN (HALLERVORDEN) ist die einzige, die solche Veränderungen bei der juvenilen amaurotischen Idiotie im Sympathicus beschrieben hat. Dabei werden die Maschen der teilweise veränderten intracellulären Neurofibrillen auseinandergedrängt durch angeblich hyaline Massen, die sich in ihnen ansammeln. Nach SPIELMEYER und SCHAFFER handelt es sich bei der amaurotischen Idiotie um eine lipoide bzw. *lecithinoide Substanz,* die die Wabenstruktur sowohl der Ganglienzellen als ihrer Fortsätze bedingt. Während das Auftreten von lecithinoider Substanz in den Ganglienzellen bisher nur bei der amaurotischen Idiotie gefunden wurde (s. Abb. 107), so kann man die Bildung einer grobmaschigen Wabenstruktur des intracellulären Neurofibrillennetzes bisweilen auch bei anderen Fällen beobachten, wie z. B. bei Carcinommetastasen im Ganglion (s. Abb. 53) in Gestalt sog. *Gitterkörper* (HERZOG 1926, 1931), die auch im Verlauf von Nervenfasern auftreten(s. Abb. 87). Da Zellen und Fortsätze dabei geschwollen sind, könnte man sich vorstellen, daß z. B. mit Quellung verbundene Prozesse im Neuroplasma zur Auseinanderdrängung des Fibrillennetzes führen [s. auch STÖHR (1934) bei Magenulcus, sowie HERZOG und MARTÍNEZ (1944, 1946), ferner HERMANN (1949) an den Herzganglien].

β) Zellschrumpfung.

Im Gegensatz zur Schwellung steht die Schrumpfung, die man häufiger beobachten kann, jedoch muß man scharf zwischen postmortaler bzw. artefizieller, durch die Technik bedingter und krankhafter unterscheiden, wie wir bereits gesehen haben (s. S. 403). Eine diffuse Altersschrumpfung gibt es in den sympathischen Ganglien nicht. Vereinzelte kleine atrophische Zellen sind schwer von dem kleinen Zelltyp zu unterscheiden, allenfalls durch Messung. Die pathologische Schrumpfung äußert sich außer durch eine ausgesprochene Retraktion des Zellkörpers von der Kapsel durch gleichzeitige, mehr oder weniger schwere Kern- und Tigroidveränderungen (s. Abb. 54), öfter auch kombiniert mit Vacuolen und eventuell Fibrillolyse. Als Beispiel hierfür dient die Abb. 76. Man muß sich hüten, vor allem mit nicht spezifischen Färbungen Zellanschnitte mit Atrophie zu verwechseln. Nach SPIELMEYER findet man Zellschrumpfung im Zentralnervensystem häufig bei chronischen Krankheiten, im Sympathicus haben wir derartig veränderte Nervenzellen in den Ganglien meist nur vereinzelt gefunden, jedoch auch vorzugsweise bei Individuen mit chronisch-kachektischen Prozessen. Eine sehr deutliche Zellschrumpfung erzielten auch DE CASTRO und LAWRENTJEW an den Ganglienzellen des Ggl. cerv. cran. nach experimenteller Durchschneidung der prä- und postganglionären Fasern. Von Kalkinkrustationen kennen wir nur den bereits schon zitierten Fall von CAJAL (s. S. 410).

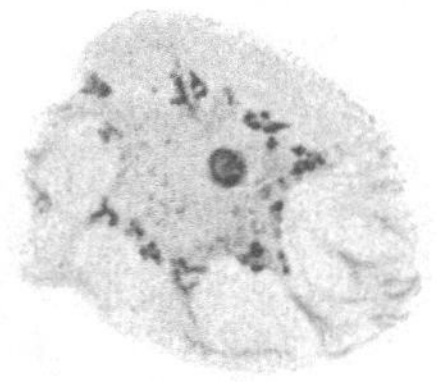

Abb. 54. Degenerative Schrumpfung einer Ganglienzelle des Ganglion coeliacum in einem Fall von Tuberkulose. Färbung BIELSCHOWSKY-GROS. (Aus HERZOG: In L. R. MÜLLER 1931.)

γ) Verflüssigungsprozesse.

Im Sinne NISSLs und ALZHEIMERs und wie sie SPIELMEYER als besondere Gruppe der degenerativen Veränderungen im Zentralnervensystem beschreibt, sind Verflüssigungsprozesse bis jetzt im Sympathicus noch nicht mit Sicherheit beobachtet worden. Es ist jedoch möglich, daß die Fälle mit Bildung von Vacuolen (s. S. 429) und die der nächsten Gruppe zum Teil hierher gehören. Wenn Spielmeyer selbst zugibt, daß der strikte Beweis einer Verflüssigung schwer zu erbringen sei, so kann man sich vorstellen, daß die Feststellung dieser Zellveränderung im Präparat auf Schwierigkeiten stoßen muß.

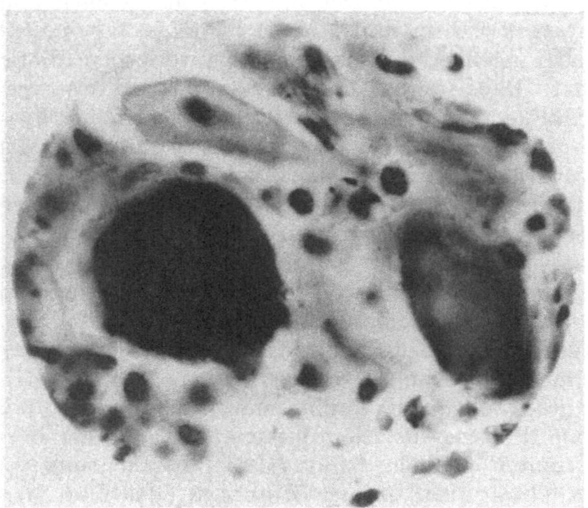

Abb. 55. Ischämische Veränderung von Ganglienzellen aus dem Ganglion coeliacum am Rande eines Abscesses. Färbung Nissl. [Aus Wohlwill: Dtsch. Z. Nervenheilk. **107** (1928).]

δ) Gerinnungsvorgänge.

Als Prototyp führt Spielmeyer die sog. *ischämische Zellveränderung* an, die auf einer Koagulationsnekrose durch Gefäßverschluß beruht. Während im Zentralnervensystem dies Bild bekannt ist und selbst experimentell zu erzielen war, sind die Beobachtungen im Sympathicus noch recht spärlich. Wohlwill hat erstmalig, wie die Abb. 55 zeigt, im Ggl. coeliacum am Rande eines Abscesses derartig veränderte Nervenzellen beobachtet und neuerdings will auch Stöhr jr. (1932) bei Magengeschwür ähnliches gesehen haben, ist sich selbst jedoch nicht ganz sicher. Die charakteristischen Züge dieser Veränderung bestehen darin, daß der Zelleib meist langgezogen und mehr oder weniger unfärbbar wird. Der Kern wird dabei dreieckig, zipfelig ausgezogen und färbt sich sehr dunkel, außerdem kann man in ihm oft noch das große, an den Rand getretene Kernkörperchen unterscheiden (Spielmeyer), bis er in zahlreiche Körnchen und kleine Klümpchen zerfallen ist.

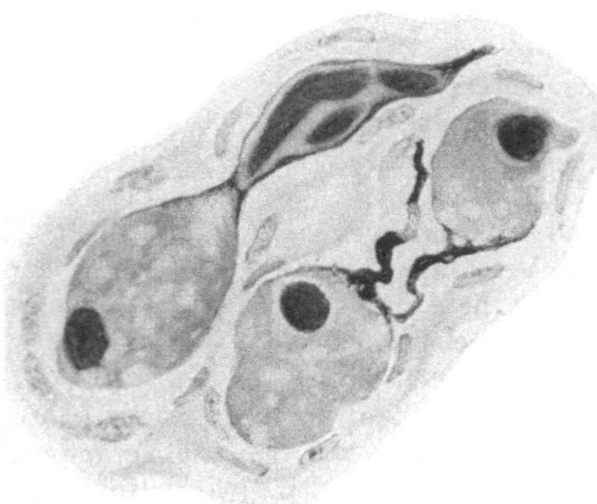

Abb. 56. Degenerative Homogenisierung des Neuroplasmas von] Ganglienzellen und ihrer Fortsätze mit Schwellung bei Paralysis agitans. Färbung Bielschowsky-Gros. (Aus Herzog: In L. R. Müller 1931.)

Eine weitere degenerative Zellveränderung ist eine eigenartige *Quellung mit Homogenisierung*, eventuell auf Gerinnung beruhend, von Teilen oder der ganzen Ganglienzelle sowie ihrer Fortsätze und auch der Nervenfasern, die man hin und wieder bei älteren Individuen vereinzelt, bei der Paralysis agitans jedoch in sehr ausgedehntem Maße (Herzog 1926, 1931), findet. Sie hat nichts gemein mit der von Spielmeyer besonders an den Purkinje-Zellen beschriebenen homogenisierenden Erkrankung; ob es sich möglicherweise um einen Gerinnungsprozeß oder um Ablagerung einer abnormen Substanz (Spielmeyer) handelt, ist schwer zu entscheiden. F. H. Lewy hat diese eigenartige Erkrankung erstmalig in den vegetativen Zentren (s. dort) bei Paralysis agitans beschrieben und wir im peripheren Sympathicus bei derselben Krankheit. Es handelt sich dabei um zweifellos schwere Veränderungen, wobei Neuroplasma und Fibrillen in gleicher Weise betroffen werden und meist auch die Zellkerne degenerieren (s. Abb. 56). Färberisch lassen sie sich in der verschiedensten Weise darstellen, so zeigen sie mit Silber eine ausgesprochene Argentophilie, mit Gold färben sie sich violett, mit Kongorot bisweilen schwachrot, mit Kresylviolett und Thionin bzw. Toluidinblau blau oder metachromatisch rötlichviolett, mit Eisenhämatoxylin unter Umständen schwarzblau, nach VAN GIESON rötlichgelb. Ganz besonders schön färbt sich nach ALZHEIMER-MANN das Zentrum bzw. bei Nervenfasern der axiale Strang leuchtend rot, die Randzone dagegen bläulich, wie

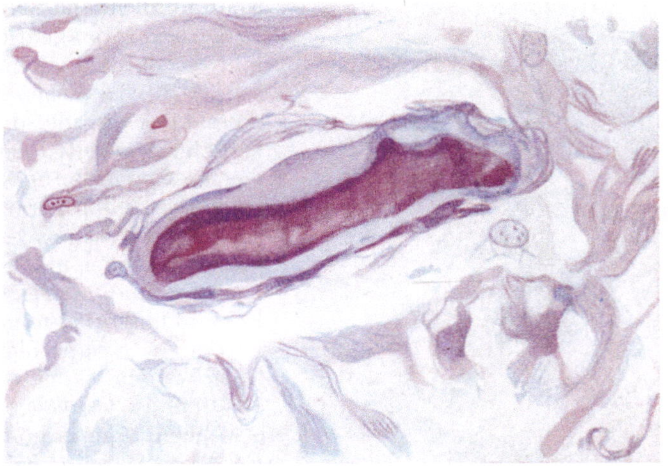

Abb. 57. Starke Schwellung mit Homogenisierung einer Nervenfaser im Ganglion cervicale craniale bei Paralysis agitans. Färbung ALZHEIMER-MANN. (Aus HERZOG: In L. R. MÜLLER 1931.)

Abb. 57 zeigt. Mit BESTschem Carmin und auch mit Jod tritt keine Färbung ein. WOHLWILL sowie HECHST und NUSSBAUM konnten unsere Befunde bei Paralysis agitans bestätigen, ebenso auch DE CASTRO (1932), jedoch kommt ihnen eine Spezifität nicht zu, da wir selbst die gleichen Befunde, wenn auch lange nicht in dieser Ausdehnung bei Arteriosklerose, ferner auch bei Coronarsklerose an den Herzganglien (s. dort S. 452ff.), dann auch neuerdings HERMANN (1949) und WOHLWILL bei Asthma bronchiale erheben konnten, ebenso wie andere Autoren bei anderen Fällen. Die genannten Gebilde haben zweifellos, vor allem wenn sie in Gestalt rundlicher, konzentrisch geschichteter Einschlüsse innerhalb der Nervenzellen auftreten, große Ähnlichkeit mit den im Zentralnervensystem von BIELSCHOWSKY, SPIELMEYER, LAFORA, STÜRMER, F. H. LEWY und WESTPHAL beschriebenen *Corpora amylacea* und möglicherweise bestehen fließende Übergänge zwischen ihnen und den genannten Quellungen. Die chemisch-färberischen Reaktionen sind jedenfalls die gleichen, vor allem Argentophilie und Rotfärbung nach ALZHEIMER-MANN. STÜRMER nimmt an, daß die sog. Corpora amylacea durch Fällung eines Kolloids aus einer übersättigten Lösung in Anwesenheit eines Elektrolyten entstehen, wodurch auch die eigenartige Schichtung und Tropfenbildung zu erklären ist. Möglicherweise handelt es sich um eine Mischung von Sphingomyelinen mit einem glykogen- oder sonst kohlenhydratähnlichen Körper unter Beteiligung irgendeiner beim Abbau der Lipoide freiwerdenden Fettsäure (Stürmer). Lafora und Westphal fanden diese Ablagerungen auch bei Myoklonusepilepsie im Zentralnervensystem. Manchmal, vor allem, wenn die ganzen Zellen ergriffen werden, hat man den Eindruck von Entmischungsprozessen durch das Auftreten von Tropfen im Innern der Ganglienzellen (s. Abb. 56). Danach könnte man an einen Verflüssigungsprozeß mit Gerinnung denken. Spielmeyer hat die Corpus amylaceum-Bildungen als Ablagerungen betrachtet.

e) Spezielle Fibrillenerkrankungen.

Diese sehr wichtigen Veränderungen können selbstverständlich nur mit Silbermethoden sichtbar gemacht werden. Die besonders starke Färbbarkeit der Neurofibrillen zählt Spielmeyer zu den sog. Imprägnationen und gibt an, daß vor allem bei der sog. Alzheimerschen *Fibrillenerkrankung* gerade die starke Imprägnierung (Argentophilie) das Bestimmende und Wesentliche des Zellprozesses sei. In der Literatur ist uns bisher kein Fall von seniler und präseniler Demenz und Alzheimerscher Erkrankung bekannt geworden, bei der der Sympathicus untersucht worden wäre. De Castro (1930) und Lawrentjew (1925) erwähnen in dem schon zitierten Falle von Durchschneidung der prä- oder postganglionären Fasern eine stärkere Imprägnierung der intracellulären Neurofibrillen. Im übrigen finden sich hin und wieder in der Literatur Angaben über stärkere Imprägnierung bzw. Verdickung der Neurofibrillen, die meist jedoch auf nicht einwandfreier Technik beruhen. Eine gewisse Ähnlichkeit mit dem Befund bei der Alzheimerschen Krankheit hat die *starke Imprägnierung der Neurofibrillen* bei der Tollwut, die von Cajal und de Castro (1932) als *Fibrillenhypertrophie* bezeichnet wird. Diese imponieren dabei als dicke Drähte, die teils Netzform aufweisen, teils konzentrisch die Ganglienzelle durchziehen, bisweilen aber auch nur in der Randzone verdickt sind, während nach innen zu schon ein Zerfall einsetzen kann (s. Abb. 58, s. auch Parasympathicus). Diese Veränderung wurde ursprünglich bei Hund und Kaninchen von Cajal und García als typisch für die Tollwut, und zwar in den spinalen und vor allem in den Vagusganglien sowie im Zentralnervensystem beschrieben. Später wurde sie von Marinesco auch am Sympathicus bestätigt. Wir selbst haben sie in zahlreichen Tollwutfällen konstant gefunden. Marinesco konnte dieselbe Veränderung auch nach Einwirkung von Tetanustoxin feststellen. Interessant ist jedoch, daß Cajal selbst sowie sein Mitarbeiter Tello und später auch Marinesco die Fibrillenhypertrophie bei winterschlafenden Tieren im Nervensystem

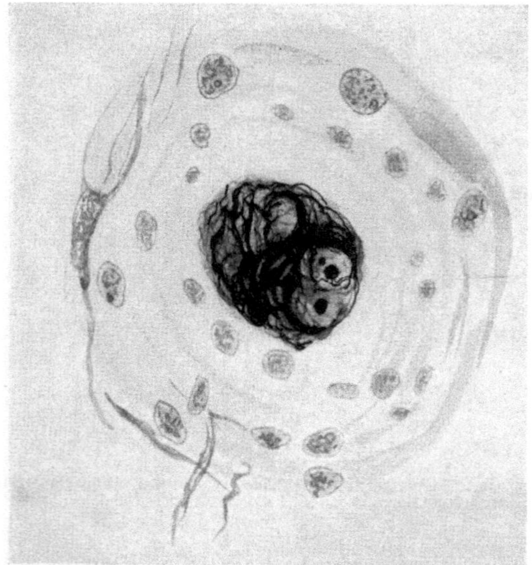

Abb. 58. Ganglion cervicale craniale, ♀, 35 Jahre († an Tollwut). Ganglienzelle mit Neurofibrillenhypertrophie (Cajal) und Kapselwucherung. Färbung Bielschowsky-Gros. Vergr. 1200fach.

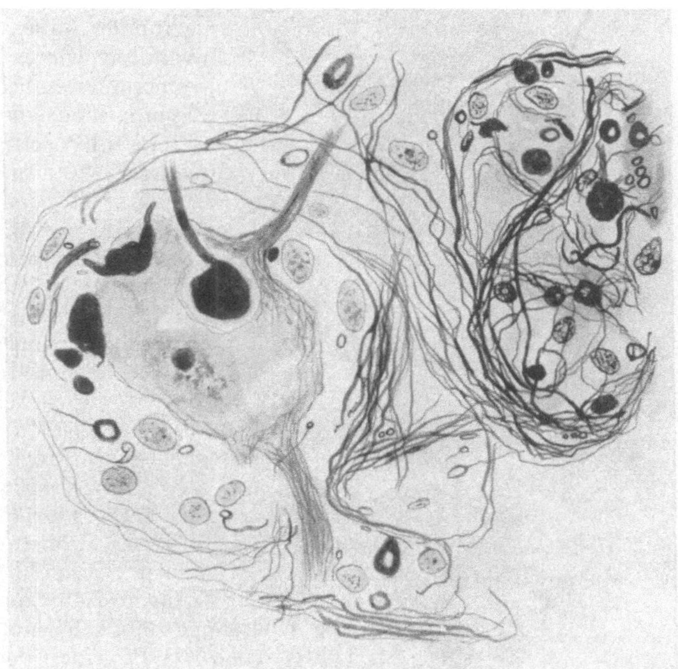

Abb. 59. ♀, 29 Jahre († an chronischer Nephritis). Sympathische Nervenzellen aus dem Nebennierenmark mit ringförmigen, sowie kugel- und keulenförmigen Endapparaten, die letzteren zum Teil auch mit entsprechender Ausbuchtung des Zellkörpers. Färbung BIELSCHOWSKY-GROS. Vergr. 1300fach. [Aus HERZOG: Rev. sudamer. Morf. 3 (1945).]

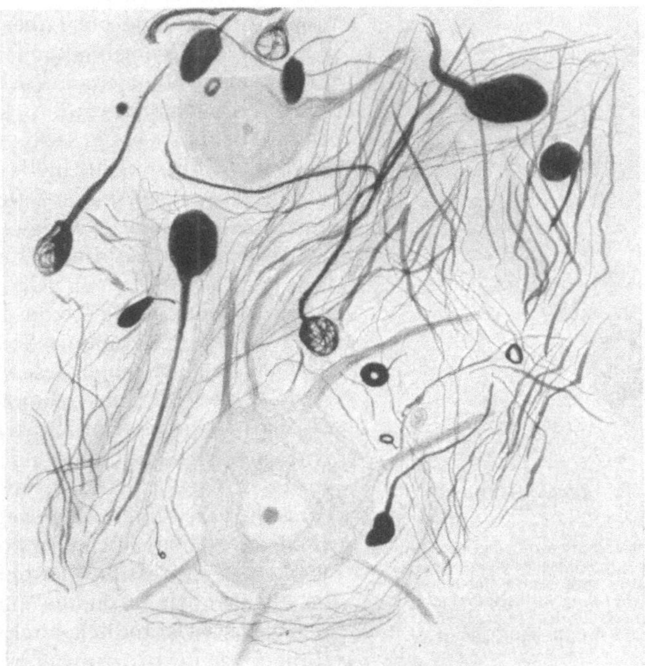

Abb. 60. Ganglion coeliacum, ♀, 22 Jahre († an Eklampsie). Zahlreiche Kugeln und Keulen, sowie Ringe am Ende von Zellfortsätzen und präganglionären Fasern. Färbung BIELSCHOWSKY-GROS. Vergr. 1300fach. [Aus HERZOG: Rev. sudamer. Morf. 3 (1945).]

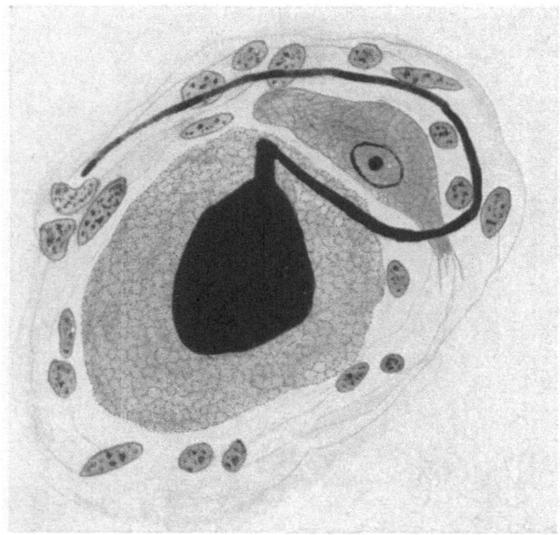

Abb. 61. Ganglion cervicale craniale, ♀, 36 Jahre († an Sepsis). Riesenkugel, endigend an einer Nervenzelle Färbung BIELSCHOWSKY-GROS und Hämatoxylin. Vergr. 1000fach.

gefunden haben. Neuerdings konnten wir in Ermüdungsexperimenten bei Fröschen im Sympathicus ebenfalls leichte Fibrillenhypertrophie feststellen (HERZOG und SCHÜLER). Wichtig ist jedenfalls, daß die genannte Veränderung auch ohne Degeneration der Ganglienzellen vorkommen kann und ihr Nachweis nur mit Silberfärbungen gelingt.

Das Gegenteil der abnormen Imprägnierbarkeit der Neurofibrillen ist die besonders bei ausgesprochen degenerativen Prozessen in Erscheinung tretende *Fibrillolyse* (SPIELMEYER), wobei die Fibrillen einem allmählichen Auflösungsprozeß verfallen, auch alle Übergänge möglich sind. So beobachtet man z. B. eine deutliche Verklumpung, wie Abb. 53 bei Carcinommetastasen im Ganglion zeigt, und schließlich Fragmentierung und feinkörnigen Zerfall, wie aus der Zelle γ derselben Abbildung sowie aus Abb. 54 bei Tuberkulose ersichtlich ist. Andererseits kann aber auch der Fibrillenzerfall durch eine schlechtere Färbbarkeit eingeleitet werden, jedoch verlangt diese Diagnose eine absolut einwandfreie Technik. Zum Schluß bleiben nur noch geringe Reste argentophiler Substanz eventuell in der Zellperipherie übrig (s. Abb. 54) oder schließlich überhaupt nichts mehr (sog. Zellschatten, s. Abb. 120). Ob die von SOSA neuerdings an Stellen von Pigmentanhäufung in den Ganglienzellen des Zentralnervensystems nachgewiesene Atrophie bzw. Zerfall der Fibrillen (lipochrome-neurofibrilläre Degeneration, SOSA) auch im Sympathicus vorkommt, ist noch nicht nachgewiesen, jedoch ist auffallend, daß das neurofibrilläre Netz an solchen Stellen meist nicht darstellbar ist. Man könnte dabei sowohl an Kompressionsatrophie der Fibrillen als auch an einen chemischen Prozeß denken, selbstverständlich auch an technische Mängel der Versilberung, bedingt durch das Pigment. Von großem theoretischem und praktischem Interesse ist die von DE CASTRO (1932/33) erstmalig experimentell an transplantierten sympathischen

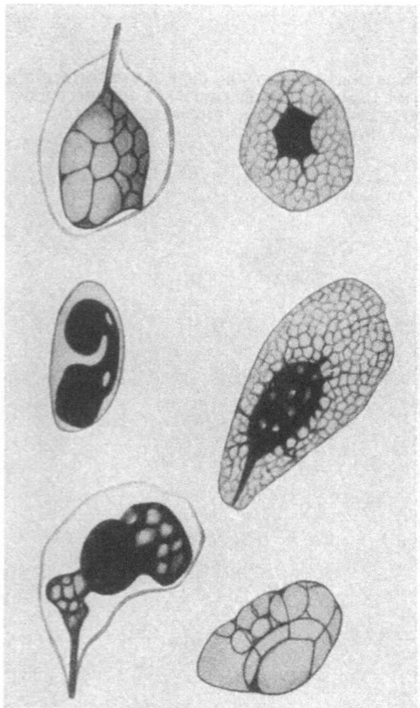

Abb. 62. Vacuoläre und netzförmige Endigungen von Fortsätzen sympathischer Nervenzellen des Ganglion cervicale craniale in einem Fall von KORSAKOW. Färbung: Silberimprägnation. [Nach ACHÚCARRO: Trab. Labor. Invest. Biol. Madrid 12 (1914) u. L. R. MÜLLER 1931.]

Ganglien erbrachte Tatsache, daß die verschwundenen *intracellulären Neurofibrillen* sich wieder *regenerieren* können.

f) Veränderungen der Zellfortsätze (Proliferations- bzw. Reizphänomene).

Die kurzen Zellfortsätze (Dendriten) können die verschiedensten Veränderungen eingehen, die nur im Silberbild sichtbar sind. So kann an ihren Enden, sei es an den intrakapsulären Fortsätzen, oder an denen weiter entfernter Zellen Kugelbildung auftreten mit ausgesprochener Argentophilie, die als solche besonders von LAWRENTJEW und LASOWSKY beschrieben wurde, aber schon CAJAL (1914) bekannt war und von DE CASTRO (1932/33) bei transplantierten Ganglien erwähnt wird. Der alte Begriff Endplättchen erscheint uns nicht sehr glücklich, da

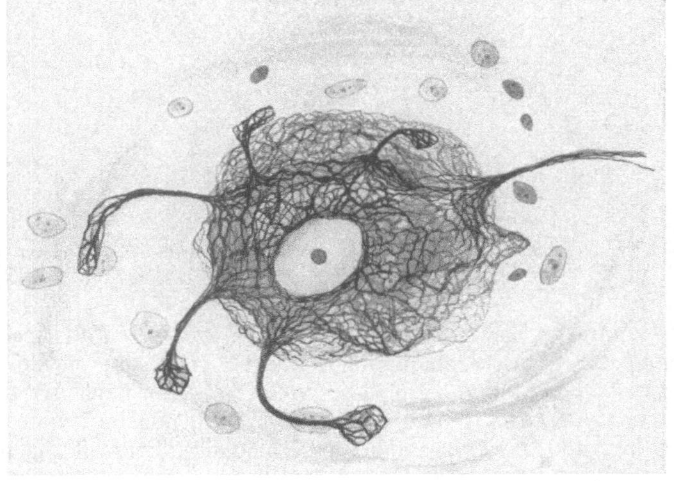

Abb. 63. Ganglion cervicale craniale, ♂, 74 Jahre (Carcinom des Choledochus). Ganglienzelle mit kurzen Fortsätzen, endigend in retikulierten Hohlkörpern. Färbung BIELSCHOWSKY-GROS. Vergr. 1500fach.

er den Anschein besonderer Endapparate erwecken könnte, was wohl nur ausnahmsweise vorkommt, wie z. B. im Nebennierenmark (STÖHR 1935, HERZOG 1945) (s. Abb. 59). Es steht heute fest, daß das sog. *Kugelphänomen*, das nur an freien Enden von Nervenfasern oder Fortsätzen vorkommt, in Analogie zu den Wachstums- bzw. Retraktionskugeln durchschnittener Nerven (CAJAL 1914) meist eine pathologische Bildung ist (LAWRENTJEW und LASOWSKY, HERZOG 1942, 1945, STÖHR 1947 u. a.) und bei den verschiedensten Krankheiten und Altersstufen (HECHST und NUSSBAUM, CHODOS, BOROWSKY, RIEDER, MIYAKI usw.) auftritt. Die Kugeln sind unterschiedlich groß (s. Abb. 60), zuweilen werden sogar Riesenkugeln beobachtet (DE CASTRO 1932, STÖHR 1941, 1947, HERZOG 1942) (s. Abb. 61). Oft sind diese Gebilde auch mehr birnenförmig. Da man sie bisweilen am Ende feinster Nervenfasern neben den Ganglienzellen beobachtet, kann natürlich nicht ausgeschlossen werden, daß sie auch zu präganglionären Fasern gehören können (DE CASTRO 1932, HERZOG 1942), was aber im Einzelfall schwer zu beweisen ist (s. S. 398).

Andererseits beobachtet man jedoch auch an den kurzen Zellfortsätzen vacuoläre (s. auch DE CASTRO 1930 nach Durchschneidung postganglionärer Fasern) und ampullenartige Bildungen (ACHÚCARRO) (s. Abb. 62), bei chronischem Alkoholismus (DE CASTRO 1932), und auch sonst (HERZOG 1931) (s. Abb. 63). In anderen Fällen können sie homogene argentophile Scheiben zeigen (HERZOG 1949) (s. Abb. 64). Weitere Veränderungen sind bizarre Verbreiterungen oder hirschgeweihartige

Sprossungen (s. Abb. 65), die als sichere Reizphänomene zu deuten sind (Stöhr 1936). In Form von Sprossen können sie natürlich auch an den langen Zellfortsätzen vorkommen. De Castro (1932) hat bei Einwachsen von Carcinommetastasen in die sensiblen Ganglien solche eigenartigen Auswüchse beschrieben, aber die Ursachen können auch entzündlicher Natur sein (de Castro 1932).

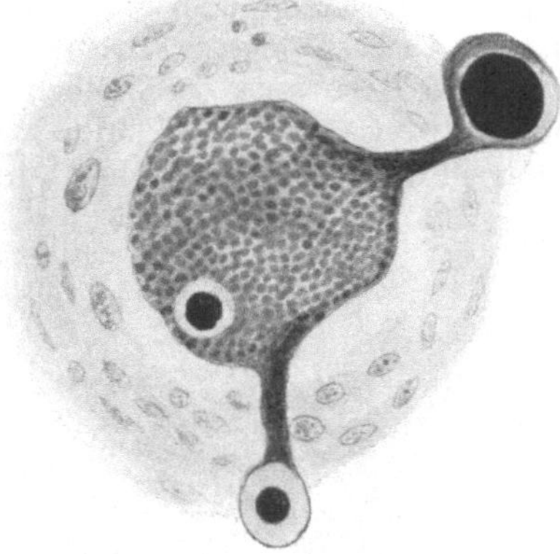

Abb. 64. Ganglion stellatum, ♂, 71 Jahre († an Oesophaguscarcinom und generalisierter Arteriosklerose). Ganglienzelle mit Lipoidpigment, abgeschmolzenen Fortsätzen, sowie zwei mit argentophiler Kugelbildung. Pyknotischer Kern, Kapselzellwucherung. (Aus Herzog: Klin. Wschr. 1948.)

Ebenso kommt es bisweilen zur Bildung *akzessorischer Fortsätze,* was teilweise ein physiologisches Altersphänomen (s. dort), teils eine pathologische Reizerscheinung ist. Es entstehen auf diese Weise Zellbilder nach Art eines Medusenhauptes, wie sie Hagen (1949) sehr schön bei Endarteriitis beschrieben und abgebildet hat und wie wir sie bei verschiedenen Erkrankungen (s. Abb. 66)

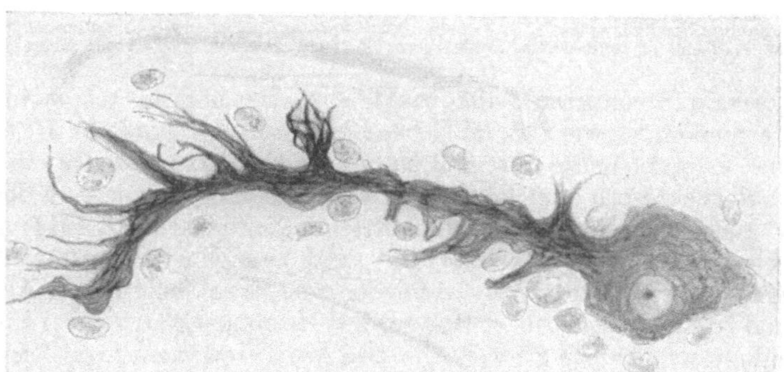

Abb. 65. Ganglion stellatum, ♀, 60 Jahre († an chronischer Bronchitis, Bronchiektasen, Arteriosklerose). Ganglienzelle mit hirschgeweihartigem hypertrophischem Fortsatz und Excrescenzen. Färbung Bielschowsky-Gros. Vergr. 1200fach.

bestätigen konnten, und zwar vereinzelt oder in größerer Zahl. Stöhr (1948) hat an den Ganglienzellen des Oesophagus vom Typ I (Dogiel) bis zu 60—70 kurzer Fortsätze gegen 20—30 normal gezählt. Zu dieser *Fortsatzhyperplasie* kann sich dann auch noch eine *Hypertrophie* in Form von Verdickung der Fortsätze gesellen (s. Abb. 67). Beide führen zu einem disharmonischen Zerrbild, was Stöhr *Fortsatzdisharmonie* genannt hat. Wir halten es jedoch für absolut falsch, wenn Stöhr von einer degenerativen Zellveränderung spricht. Es sind im wesentlichen proliferative Reizerscheinungen, die oft an nicht degenerierten Zellen erfolgen; natürlich gibt es auch Fälle, wo es noch an der schon nekrotischen Zelle zu abortiven Sprossungen kommt und schließlich kann es schwer sein, festzustellen, ob die Wucherung an der schon geschädigten Zelle erfolgt ist oder ob die proliferierte Zelle nachträglich der Degeneration verfallen ist. Wieweit bei dieser Wucherung des Neuroplasmas die Scheidenzellen aktiv beteiligt sind oder hormonale Einflüsse mitspielen, kann bis jetzt noch nicht entschieden werden.

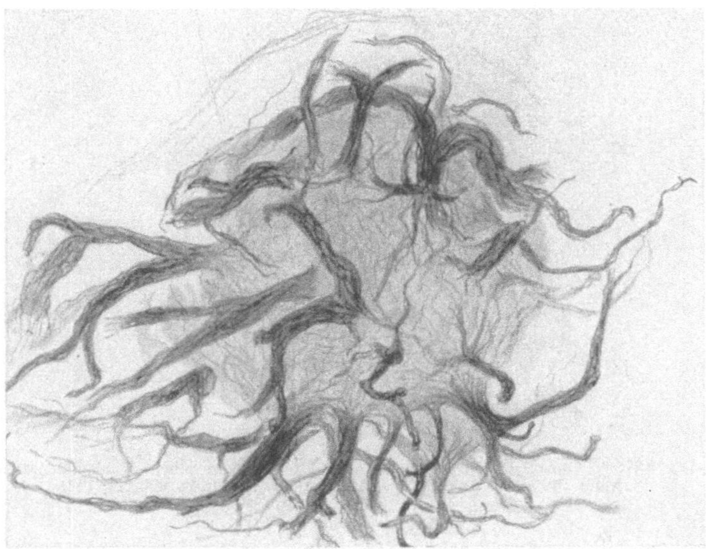

Abb. 66. Ganglion coeliacum, ♂, 56 Jahre († an Magencarcinom und Kachexie). Medusenhauptartige Fortsatzhyperplasie (akzessorische Fortsätze) und Hypertrophie einer Ganglienzelle. Färbung BIELSCHOWSKY-GROS. Vergr. 1500fach.

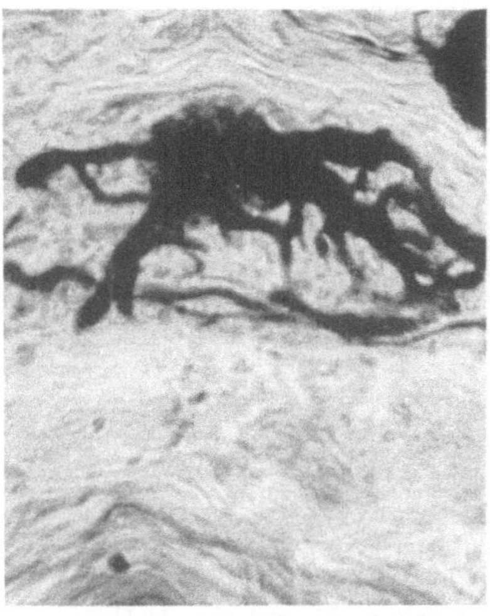

Abb. 67. Ganglion cervicale craniale, ♀, 80 Jahre (generalisierte Arteriosklerose, Nephrosklerose, Marasmus). Nervenzelle mit ausgesprochener Fortsatzhypertrophie. Färbung BIELSCHOWSKY-GROS. Mikrophoto. Vergr. 510fach.

Schließlich kann auch das Gegenteil erfolgen, d. h. eine *Atrophie* oder ein *Abschmelzen* bzw. völliges Verschwinden *der Fortsätze* bei schwer degenerativen Zellveränderungen, wie z. B. der sog. vacuogranulären Degeneration und Zellschwellung (s. Abb. 51, 52) aus verschiedenen Anlässen. Auffallend ist jedoch, daß offenbar die Neuriten sich am längsten halten, was uns erklärt, warum man so wenig degenerative Faserveränderungen in den Nervenbündeln findet. In manchen Fällen kommt es auch zu einer Schwellung der Fortsätze, offenbar durch Verflüssigungs- oder ähnliche Prozesse im Neuroplasma, von STÖHR als Ödem bezeichnet, wobei sich die Neurofibrillen an der Oberfläche ansammeln und so

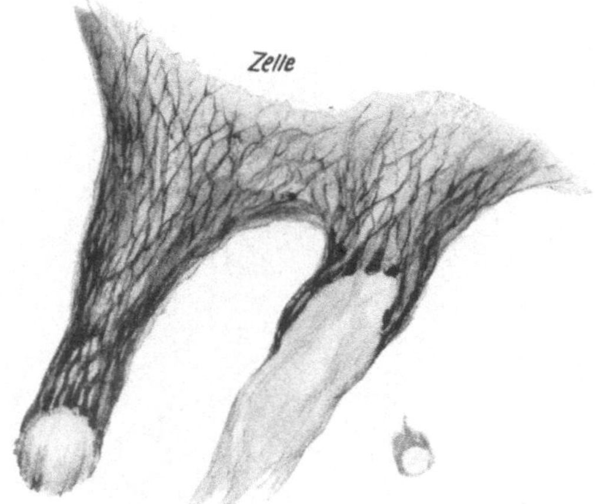

Abb. 68 a. Zwei Zellfortsätze einer Ganglienzelle mit ausgesprochenem Hohlzylindercharakter. Färbung BIELSCHOWSKY-GROS. (Aus HERZOG: In L. R. MÜLLER 1931.)

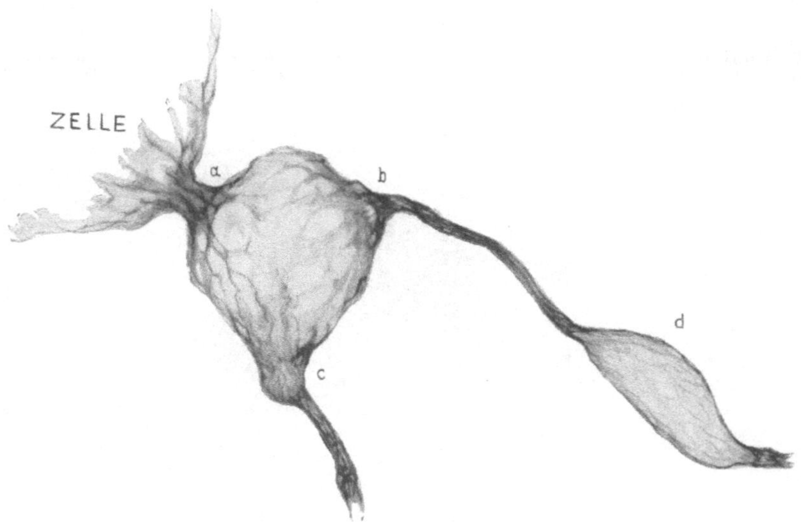

Abb. 68 b. Verzweigter Fortsatz einer Ganglienzelle mit Hohlkugelbildung und éffilochement (*d*). Färbung BIELSCHOWSKY-GROS. (Aus HERZOG: In L. R. MÜLLER 1931.)

im Querschnitt Bilder entstehen, wie wir sie als *Hohlzylinder* oder federkielähnlich bezeichnet haben (HERZOG 1926, 1931, 1951) (s. Abb. 68a und b). Außerdem können vacuolenartige Lückenim neurofibrillären Verband entstehen (s. Abb. 69).

Ein weiteres sehr interessantes, wohl in der Hauptsache pathologisches Reizphänomen, das ebenfalls auf Wucherung des fibrillären Neuroplasmas beruht, ist die Bildung sog. *pericellulärer Faserknäuel* bzw. Faserkörbe. Diese Bildungen sind schon lange bekannt, vor allem in den sensiblen, aber auch sympathischen

Ganglien (CAJAL 1914, ACHÚCARRO, NAGEOTTE, DE CASTRO 1923 u. a.) und wurden von CAJAL (1914) schon als pathologisch aufgefaßt. CAJAL dachte in

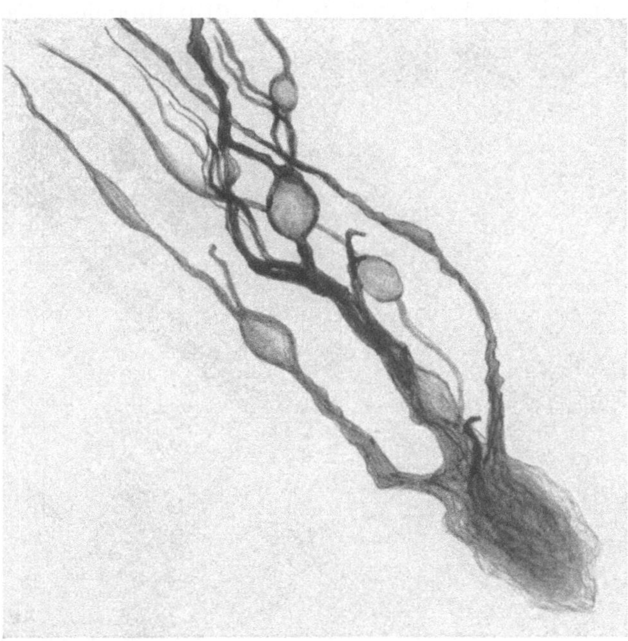

Abb. 69. Ganglion cervicale craniale, ♂, 57 Jahre (Pneumonie, Meningitis, leichte Arteriosklerose). Ganglienzelle mit Hypertrophie und Vacuolenbildung der Fortsätze. Färbung BIELSCHOWSKY-GROS. Vergr. 1000fach.

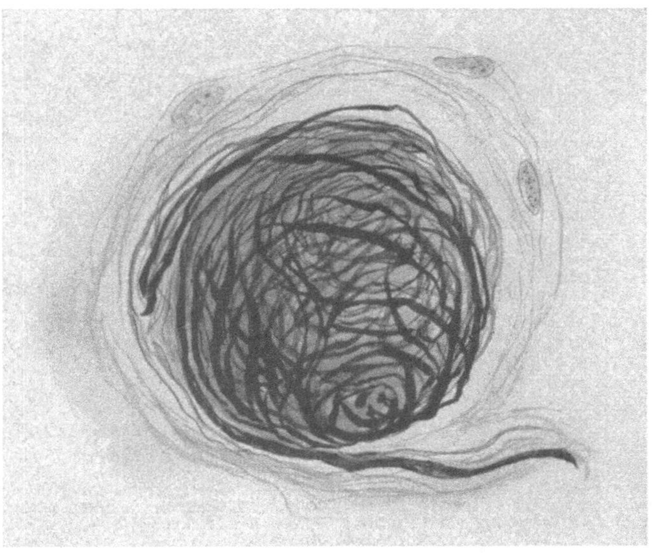

Abb. 70. Ganglion coeliacum, ♀, 53 Jahre († an Lebercirrhose, Glomerulonephritis, Urämie). Pericelluläres dickes Faserknäuel mit zuführender Faser. Färbung BIELSCHOWSKY-GROS. Vergr. 800fach.

erster Linie an eine Entstehung am Ende von präganglionären Fasern. Auch ist experimentell bewiesen, daß es durch bestimmte Reize, wie z. B. Durchschneidung,

Entzündung, Transplantation von Ganglien usw. zur Bildung solcher Knäuel kommt (de Castro 1930; Wein, Döring an Spinalganglien). Diese Knäuel sind sehr verschieden, bisweilen dickfaserig (s. Abb. 70) und in anderen Fällen aus dünnen

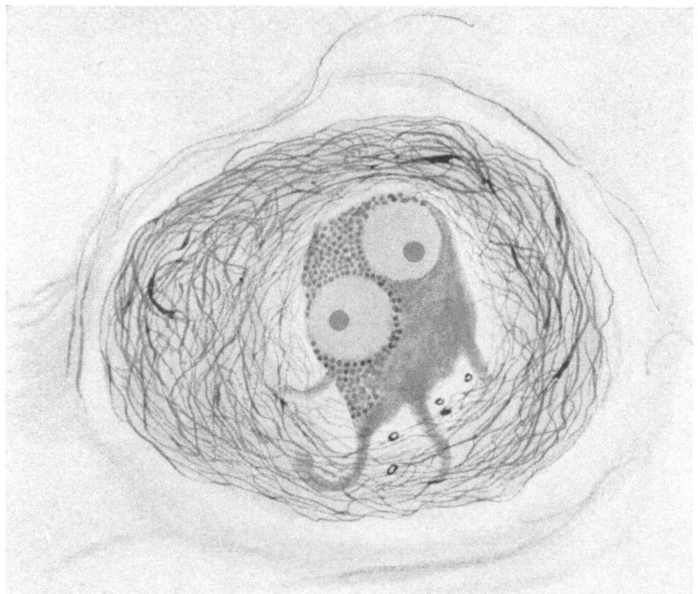

Abb. 71 a. Ganglion cervicale craniale, ♀, 32 Jahre (Endokarditis, Pneumonie, leichte Arteriosklerose). Kokonartiges, feinstes, pericelluläres Faserknäuel um pigmentierte zweikernige Zelle. Feinste ringförmige Endigungen unten. Färbung Bielschowsky-Gros. Vergr. 850fach.

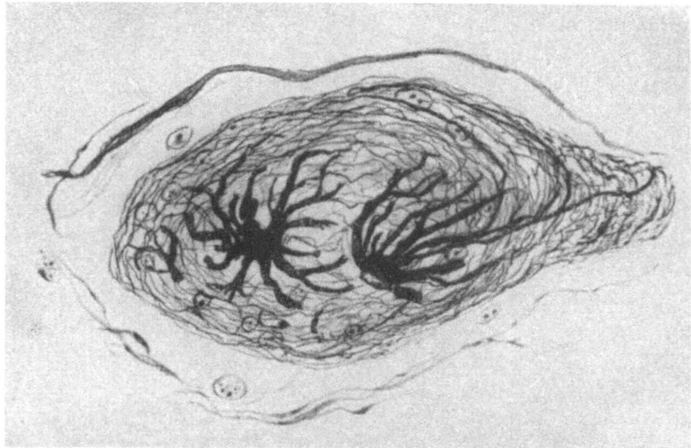

Abb. 71 b. Ganglion cervicale craniale, ♂, 70 Jahre (starke Arteriosklerose). Intrakapsuläre pericelluläre Knäuelbildung um atrophische Ganglienzelle mit Fortsatzhyperplasie. Färbung Bielschowsky-Gros. Vergr. 800fach. (Aus Herzog: Klin. Wschr. 1948.)

Fasern bestehend (kokonartig nach Greving) (s. Abb. 71a u. b). Hin und wieder kann man feststellen, wie die das Knäuel bildende Faser aus kurzen oder langen Zellfortsätzen entspringt (s. Abb. 72), in anderen Fällen zweifellos aus einer präganglionären Faser (s. Abb. 73), die man auf lange Strecken verfolgen kann. Wenn

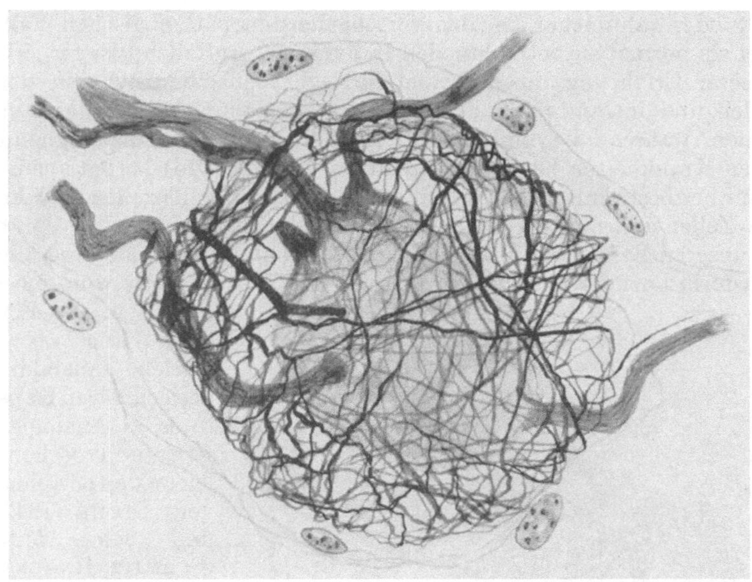

Abb. 72. Ganglion cervicale craniale, ♀, 44 Jahre (Dysenterie). Pericelluläres Faserknäuel. Färbung BIELSCHOWSKY-GROS. Vergr. 1450fach.

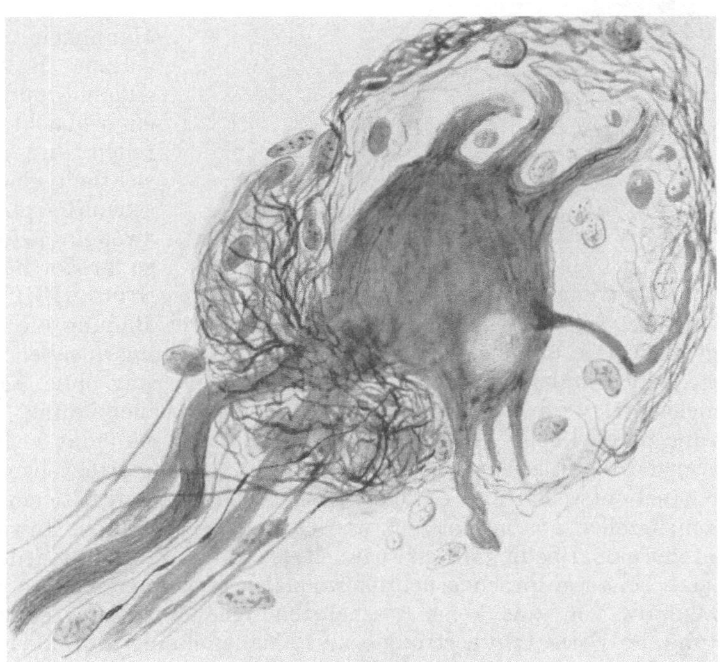

Abb. 73. Ganglion stellatum, ♀, 60 Jahre (Magenulcus). Pericelluläres Faserknäuel, gebildet von feiner präganglionärer Faser mit Varicositäten. Färbung BIELSCHOWSKY-GROS. Vergr. 1400fach.

man viele sympathische Ganglien durchmustert hat, fällt einem auf, daß diese Knäuel bei Kindern ausgesprochen selten sind, beim Erwachsenen jedoch vereinzelt oder zahlreicher bei den verschiedensten pathologischen Fällen und selbst bei als normal zu betrachtenden Individuen. Auffallend ist fernerhin, daß nach unserer Erfahrung diese Knäuel im Ggl. coeliacum sowie in den paravertebralen und intramuralen Ganglien des Verdauungsschlauches nur selten vorkommen, während sie von Hermann (1948, 1951) in den Herzganglien bei verschiedenen Krankheiten beobachtet wurden. Cajal (1914) betont ausdrücklich, daß sie nur bei bestimmten Zellformen, wie z. B. den Kronenzellen, den kometenförmigen Zellen und nur selten an den großen sternförmigen Zellen vorkommen, was mit unseren Erfahrungen übereinstimmt und daher nicht als eine allgemeine Reaktionsform anzusprechen ist. Die Erklärung hierfür dürfte wohl mechanisch sein, d. h. die Knäuelbildung hängt ab von der starken Ausbildung des pericellulären Kapselapparates in Analogie zu den Perroncitoschen Spiralen an den peripheren Nerven. Stöhr (1943, 1948) und seine Mitarbeiter (Schmitz, Hagen) messen dieser Erscheinung neuerdings besondere Bedeutung bei, vor allem weil sie dieselbe mit gewisser Häufigkeit bei Bronchialasthma, Raynaud sowie Alkohol- und Nicotinabusus beobachtet haben. Wir teilen ihre Ansicht hinsichtlich eines pathologischen Reizphänomens, bezweifeln jedoch, daß ihm so große Bedeutung zukommt, selbst wenn z. B. beim Bronchialasthma nach Stöhr (1942) $^1/_5$—$^2/_5$ aller Ganglienzellen solche Knäuel zeigen. Daß bei ihrer Bildung die Kapselzellen beteiligt sind, d. h. daß sie einen Reiz auf ihre Entstehung ausüben, ist durchaus möglich, jedoch finden wir auch starke Kapselwucherung ohne Knäuelbildung und umgekehrt, wenn auch im allgemeinen der Knäuelbildung eine Kapselwucherung parallel geht. Diese Knäuel können auch sekundär zerfallen (Stöhr 1943, Herzog 1948), außerdem können auch um degenerierte Zellen solche abortiven Knäuel entstehen und es können sogar richtige Restknötchen nachträglich von Nachbarzellen aus neurotisiert werden (de Castro 1932). Inwieweit es sich um neurohormonal bedingte Reize handelt, ist völlig unbekannt, jedoch ist interessant, daß bei ausgesprochen neurohormonalen Krankheitsbildern wie Addison und Basedow von uns keine vermehrten Knäuel beobachtet wurden. Die Bedeutung der Fortsatzhypertrophie und Knäuelbildung muß als eine Tendenz zur Vergrößerung der nervösen Oberfläche betrachtet werden, als Reizeffekt bzw. Ausdruck einer erhöhten Tätigkeit.

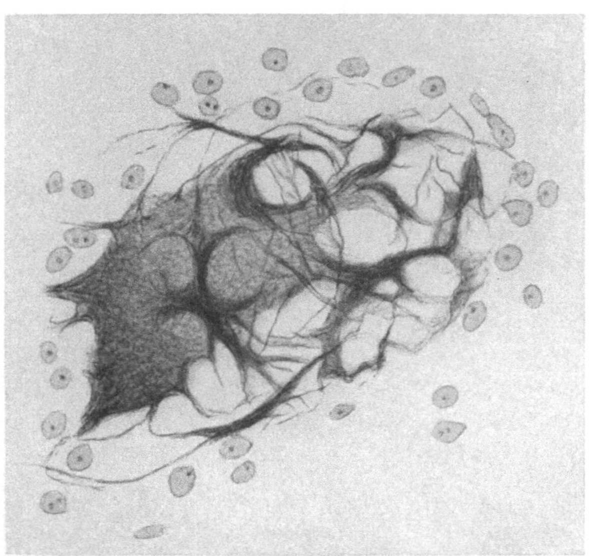

Abb. 74. Gefensterte sympathische Nervenzelle. Präparat Prof. Bielschowsky. (Aus L. R. Müller 1931.)

Die sog. *Fensterbildung* von seiten der intracellulären Neurofibrillen bzw. der kurzen Fortsätze gehört auch zu der Gruppe der Reizphänomene, wenn auch nach den Untersuchungen von Cajal 1914, de Castro 1932, Conti 1948 u. a. auch bisweilen unter normalen Verhältnissen derartige Bildungen beobachtet werden, wie auch bei Tieren (LEVI), neuerdings erwähnt sie auch STÖHR (1941). BIELSCHOWSKY hat bei Herpes zoster des öfteren an den sympathischen Ganglienzellen Fensterbildungen gesehen, wie Abb. 74 zeigt. Wir selbst fanden sie auch bei Tabes (1926) und Lyssa (s. dort Abb. 121), sowie in den Herzganglien (s. Abb. 98).

g) Vacuolenbildung.

Das Vorkommen von Vacuolen in den sympathischen Ganglienzellen ist kein allzu seltenes Ereignis, jedoch muß man mit ihrer Bewertung recht vorsichtig sein. Wir haben schon bei der Besprechung der normalen Histologie darauf hingewiesen, daß sowohl bei Anschnitten der Nervenzellen, als auch durch die zwischen den kurzen Fortsätzen gelegenen freien Räume leicht Vacuolen vorgetäuscht werden können (s. Abb. 76), vor allem bei nicht spezifischen Färbungen. Auch kommt es bisweilen, offenbar unter Ansammlung von Flüssigkeit im Kapselraum (s. dort) durch einseitige Einbuchtung der Ganglienzelle zur Bildung großer Blasen (s. Abb. 75), die natürlich außerhalb liegen, jedoch auch unter Umständen echte Vacuolen vortäuschen können. Zum Unterschied davon liegen die echten Vacuolen entweder vereinzelt oder in Mehrzahl innerhalb des Zelleibes. Ihre Größe schwankt beträchtlich, so sind die kleinsten etwa von der Größe eines Kernkörperchens und die größten können in Gestalt von Solitärvacuolen den größten Teil der Zelle einnehmen.

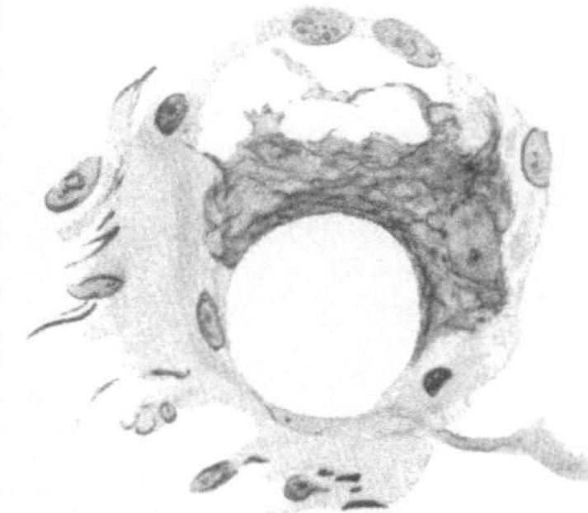

Abb. 75. Ganglion cervicale craniale, ♂, 22 Jahre (Traumatismus). Retrahierte Ganglienzelle, offenbar durch Flüssigkeitsansammlung im Kapselraum. Färbung BIELSCHOWSKY-GROS. (Aus HERZOG: In L. R. MÜLLER 1931.)

Wie weit solche Gebilde als pathologisch zu betrachten sind, ist nicht immer leicht zu entscheiden, maßgebend dürfte jedoch das gleichzeitige Vorkommen von Kernveränderungen sein. Interessant ist zweifellos die Frage, ob schon normalerweise im Sympathicus kleine, Flüssigkeit enthaltende Vacuolen vorkommen, wie es GAUPP jr. in Analogie zu dem Befund an den vegetativen Kernen (s. dort) (SCHARRER, GAUPP) im Sinne eines Sekretionsmechanismus nachzuweisen geglaubt hat. Wir haben auf Grund langjähriger Erfahrung keinen sicheren Anhaltspunkt dafür gewinnen können, zum mindesten steht die geringe Häufigkeit kleiner Vacuolen bei normalen Individuen in keinem Verhältnis zu einem etwaigen Sekretionsmechanismus, der doch allgemeinere biologische Bedeutung haben müßte. Auch BÜCHNER lehnt die Neurokrinie nach ausgedehnten Untersuchungen am Ganglion stellatum ab. Die Abb. 76 zeigt einwandfreie pathologische Vacuolenbildung an einer geschrumpften Zelle mit mehr oder weniger schweren Kernveränderungen. Die großen Solitärvacuolen liegen meist exzentrisch und bilden teilweise den Zellrand (s. Abb. 77). Im Innern sieht man häufig offenbar geronnene Flüssigkeit, in der manchmal noch feine Fibrillenzüge oder weitmaschige fibrilläre Netze liegen (s. Abb. 77). Bei Silberfärbungen kommt es durch entsprechenden Anschnitt der Ganglienzellen

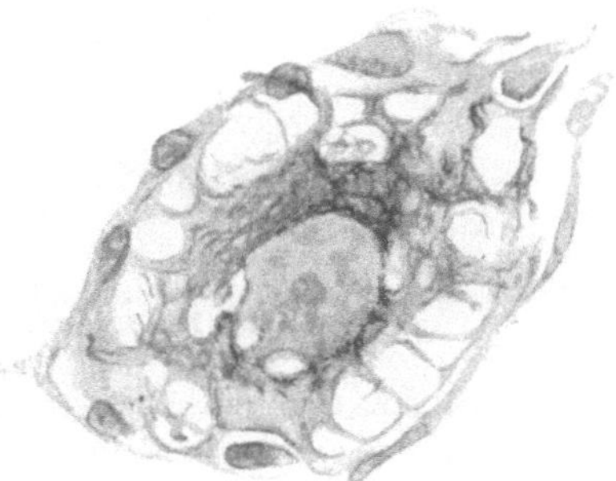

Abb. 76. Ganglion cervicale craniale, ♂, 35 Jahre (Taboparalyse). Ganglienzelle mit Schrumpfung, intracellulären Vacuolen, Pseudovacuolen zwischen den Fortsätzen und Kerndegeneration. Färbung BIELSCHOWSKY-GROS. (Aus HERZOG: In L. R. MÜLLER 1931.)

zuweilen vor, daß ein weißer Hohlraum sichtbar wird, in den am Rande die abgerissenen Fibrillen hineinragen. Diese künstlichen Bildungen dürfen keineswegs mit pathologischer Vacuolenbildung verwechselt werden, auch wenn Kernveränderungen vorhanden sind, da sie durchaus zu unserer schon entwickelten Vorstellung passen, daß das Fibrillennetz häufig nur an der Oberfläche der Zellen und Fortsätze sich befindet (s. S. 394). Im allgemeinen kann man Vacuolen mit und ohne degenerative Zellveränderungen bei den verschiedensten Prozessen beobachten und man kann daher nicht von einer vacuolären Zellerkrankung im Sinne

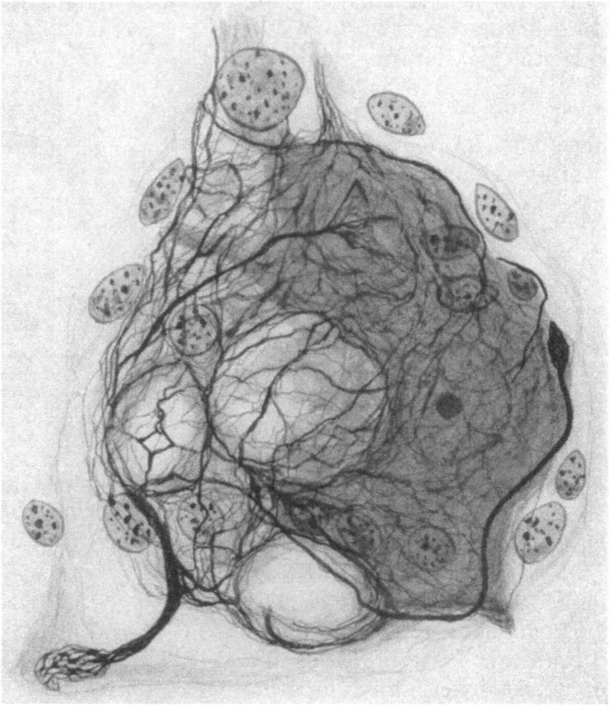

Abb. 77. Ganglion cervicale craniale, ♂, 65 Jahre (Arteriosklerose, Emphysem). Große intracelluläre Vacuolen Färbung BIELSCHOWSKY-GROS und ALZHEIMER-MANN. Vergr. 2000fach.

eines selbständigen Krankheitsbildes sprechen, sondern nur eines Teilsymptoms, das zu den verschiedenen pathologischen Veränderungen hinzutreten kann (SPIELMEYER). Die Ansicht von ABRIKOSSOFF, daß Vacuolen für die akuten Infektionen charakteristisch seien, können wir nicht teilen. In der Literatur finden wir in allen Arbeiten das Vorkommen von Vacuolen erwähnt. Es muß zugegeben werden, daß in einem Teil der wirklich pathologischen Fälle die Vacuolenbildung eine Teilerscheinung einer Verflüssigung des Zellprotoplasmas darstellen kann. Die vacuogranuläre Degeneration DE CASTROs (1932), die wir bereits erwähnt haben (s. S. 414), sollte in engerem Sinne nicht zur Vacuolenbildung gerechnet werden, da hierbei lediglich durch Quellung oder Verflüssigung die Maschen des Fibrillennetzes auseinandergetrennt werden und die Zelle davon gleichmäßig betroffen wird.

h) Neuronophagie.

Im Gegensatz zum Zentralnervensystem ist die echte *Neuronophagie* (MARINESCO), *Neuronocytolyse* (KUNTZ) im vegetativen Nervensystem recht selten. Wir verstehen darunter in Übereinstimmung mit BIELSCHOWSKY und SPIELMEYER eine

Reaktionsform der Glia bzw. der Kapselzellen, wobei diese in die zerfallenden Nervenzellen eindringen und dort eine cytophagische Tätigkeit entfalten (s. Abb. 78). Bisweilen können auch Leukocyten die gleiche Rolle übernehmen, wie wir selbst bei Fällen von Tollwut am Vagus (s. Abb. 122) beobachten konnten. In der Literatur ist dieses Phänomen öfters beschrieben worden, zuerst wohl von SPIEGEL und ADOLF, LAIGNEL-LAVASTINE, HERZOG (1931), CRAIG und KERNOHAN, KUNTZ,

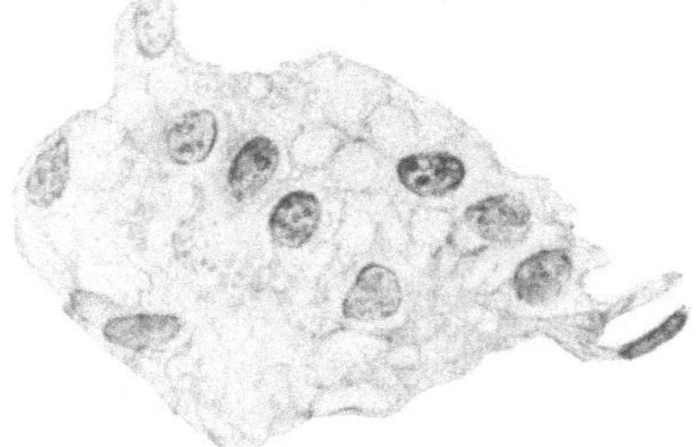

Abb. 78. Neuronophagie einer sympathischen Ganglienzelle durch Kapselzellen. Färbung NISSL. (Aus HERZOG: In L R. MÜLLER 1931.)

WOHLWILL u. a. Es fällt dabei auf, daß mit Ausnahme von TERPLAN und HERZOG (1931) die meisten Autoren die Neuronophagie im Sympathicus als etwas häufiges bezeichnen. Eine Erklärung hierfür ist vielleicht darin zu finden, daß es eine ganze Reihe Bilder gibt, die mit Neuronophagie verwechselt werden können und das um so leichter, je weniger spezifische Methoden angewandt

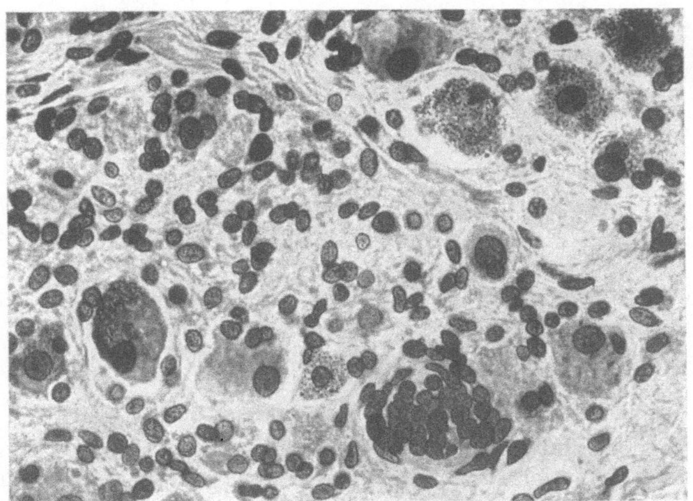

Abb. 79. Ganglion cervicale craniale. Sog. TERPLANsches Knötchen (rechts unten), wahrscheinlich durch Tangentialschnitt der Kapsel. Präparat Prof. TERPLAN. (Aus HERZOG: In L. R. MÜLLER 1931.)

wurden. So ist es z. B. sehr leicht möglich, in Fällen von Tangentialschnitten die angeschnittenen Kapselzellen als Ausdruck einer Neuronophagie zu deuten. Es werden durch Anhäufung von Kernen der Kapselzellen sog. Knötchen gebildet, auf die besonders TERPLAN in diesem Zusammenhang aufmerksam gemacht hat (s. Abb. 79). Man muß jedenfalls sehr vorsichtig sein, solche Zellhaufen als Neuronophagie zu deuten, wenn man keine Kapselzellen im Körper der degenerierten Ganglienzelle findet. Eine Einteilung in eine primäre Neuronophagie entzündlicher Natur und eine sekundäre, durch nichtentzündliche primäre Schädigung der Ganglienzellen bedingte nach der alten Auffassung von MARBURG (s. BIELSCHOWSKY) wird von Autoren wie SPIEGEL und ADOLF sowie von KUNTZ aufrechterhalten, jedoch erscheint sie uns für die Praxis zu schwierig und ohne größeren Wert (BIELSCHOWSKY). Wir können jedenfalls weder SPIEGEL und ADOLF noch KUNTZ beistimmen, daß die sekundäre Neuronophagie im Sympathicus vor allem beim physiologischen Involutionsmechanismus der Ganglienzellen etwas sehr häufiges sei. Auf der anderen Seite ist es erwiesen, daß die nekrotischen Nervenzellen auf fermentativem Wege von den Scheidenzellen und Leukocyten

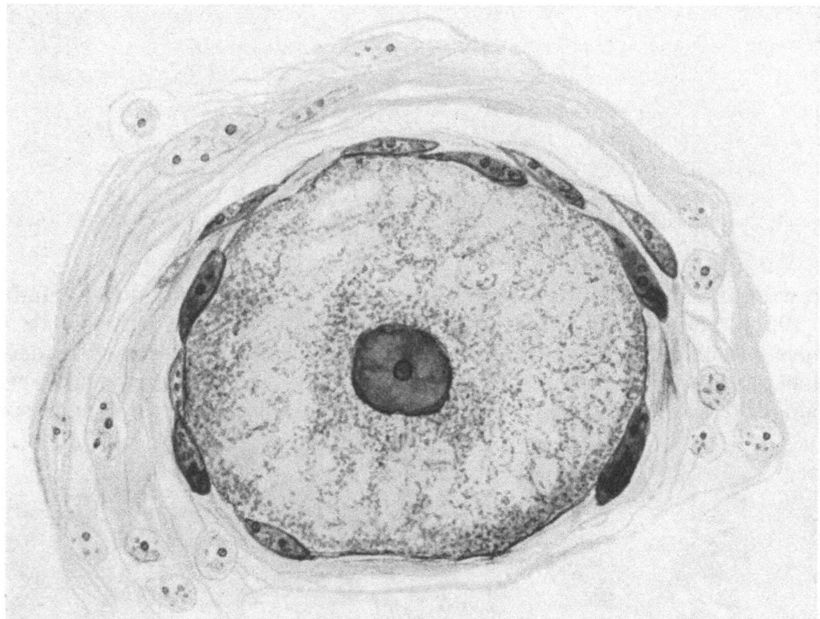

Abb. 80. Ganglion cervicale craniale, ♂, 51 Jahre. Degenerative Schwellung einer Ganglienzelle mit granulärer Degeneration der Neurofibrillen, Kernpyknose, sowie Abplattung der Kapselzellen. Färbung BIELSCHOWSKY-GROS und ALZHEIMER-MANN. Vergr. 1560fach. [Aus HERZOG u. GÜNTHER: Z. Zellforsch. **31** (1941).]

resorbiert werden, wie es CAJAL (1914) bei transplantierten Ganglien sah und wir bei Tollwut am Ggl. nodosum (s. dort); KUNTZ und SULKIN (1947) schlagen dafür neuerdings den Ausdruck *Neuronocytolyse* vor.

i) Veränderungen der Kapselzellen (Gliocyten).

Es ist auffallend, daß im Verhältnis zur Bedeutung der Scheiden- bzw. Kapselzellen bisher so wenig auf ihre Pathologie geachtet wurde. Außer SPIEGEL und ADOLF, TERPLAN, HERZOG (1931, 1938, 1941, 1948), CHODOS, KUNTZ, STÖHR und Mitarbeiter haben sich nur wenige Autoren damit befaßt. Auf die postmortalen Veränderungen haben wir schon hingewiesen (s. S. 404), ebenso auf das Auftreten von Pigment (s. S. 406). In Fällen von krankhaften Veränderungen der Ganglienzellen beteiligen sich bisweilen auch die Kapselzellen (SPIEGEL und ADOLF), z. B. in Form von Abrundung, Abplattung und Schwellung besonders in Fällen von Verflüssigung der Ganglienzellen (CHODOS) oder auch in Gestalt von starker Retraktion unter Stehenbleiben feiner Protoplasmabrücken, die nicht mit Zellfortsätzen verwechselt werden dürfen, und schließlich auch mit Zerfall der Kerne und Vacuolenbildung. Durch Retraktion der Ganglienzellen bildet sich ein mehr oder weniger großer Kapselraum aus, der normalerweise nicht vorhanden ist. Die Ansammlung von Flüssigkeit im Kapselraum, die keineswegs immer mit krankhaften Veränderungen der Kapsel- noch Ganglienzellen verbunden zu sein braucht, wird hin und wieder auch unter scheinbar normalen Verhältnissen beobachtet (s. Abb. 75) und hat bisher noch keine befriedigende Erklärung gefunden. Bei echter akuter Ganglionitis, wie z. B. bei der Tollwut, sieht man vor allem im Ggl. nodosum zuweilen Leukocyten in den Kapselzellen (s. Abb. 122). Die Form der Kapselzellen schwankt stark, während sie normalerweise groß, rund oder oval sind, nehmen sie flache, spindelige Formen an, vor allem, wenn sich die Nervenzelle vergrößert (s. Abb. 80). Sehr viel häufiger wird in der Literatur die *Proliferation* der Kapselzellen erwähnt. Man beobachtet diese vor allem bei länger andauernden Entzündungsprozessen oder auch bei Tumoren, wobei man in den Kapselzellen selbst häufiger Mitosen zu Gesicht bekommt, die normalerweise sehr spärlich sind. Solche Kapselwucherungen können bisweilen so hochgradig sein, daß mehrere konzentrische Schichten gebildet werden (s. Abb. 47). Im allgemeinen wird Kapselproliferation bei ganz verschiedenen Krankheiten erwähnt (Spiegel und Adolf, Terplan, Herzog, Wohlwill, Chodos, Stöhr 1943, 1948 u. a.). Während im allgemeinen die Ansicht besteht, daß es sich um eine Reaktionserscheinung bei chronischen Prozessen handelt, vertritt Chodos die Auffassung auf Grund seiner Beobachtungen bei zahlreichen Infektionskrankheiten, daß es eine gewöhnliche Erscheinung bei akuten Infektionen ist. Wir möchten jedoch darauf aufmerksam machen, daß man in der Feststellung einer Kapselwucherung sehr vorsichtig sein muß (s. auch Chodos), da man vor allem ohne Silberfärbungen zuweilen an einem Pol der Ganglienzellen eine starke Anhäufung der Kapselkerne feststellen kann, wie sie sich natürlich an der Austrittsstelle der Fortsätze an einem Pol bzw. eines Dendritengeflechtes finden müssen. Daß gerade diese, im Sympathicus nicht häufigen Kernanhäufungen, die Terplan als *Knötchen* bezeichnet hat und als tangentiale Anschnitte gewucherter oder normaler Kapseln deutet, leicht mit echten Knötchen, den nodules résiduels von Nageotte verwechselt werden können, liegt auf der Hand, jedenfalls dürften sie als wirklich pathologische Gebilde, d. h. an Stelle zugrunde gegangener Nervenzellen, wie auch Chodos angibt, bei akuten Infektionen, mit Ausnahme der Tollwut (s. Abb. 119) sehr selten sein. Wie Feyrter mit Recht bemerkt, sieht man solche Knötchen seltener in den lumbalen Ganglien als in den cervicalen. Weiterhin muß auch dringend davor gewarnt werden, das Anliegen der Kapselzellen mit Ausbuchtung der Ganglienzellen jeweils als Neuronophagie zu deuten.

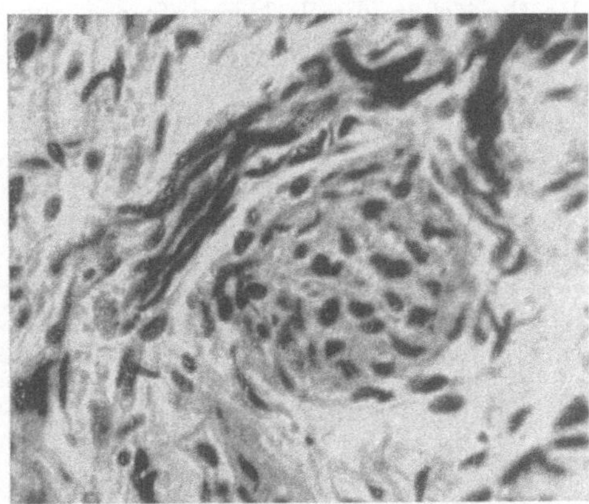

Abb. 81. Ganglion stellatum. ♂, 71 Jahre († an Oesophaguscarcinom, starke Arteriosklerose). Sog. Restknötchen. Färbung Bielschowsky-Gros und Hämatoxylin. Mikrophoto. Vergr. 450fach

Einen engen Zusammenhang zwischen Kapselzellen und Ganglienzellen unter normalen und pathologischen Bedingungen hat Cajal (1914) betont, indem er von einer funktionellen neurono-neurogliären Symbiose spricht, ebenso vertraten diese Ansicht Marinesco, Nageotte, Levi, de Castro u. a. Bielschowsky (1935) weist auf alte experimentelle Untersuchungen von Nageotte an transplantierten Spinalganglien hin, wobei die stürmischen Sprossungserscheinungen der absterbenden Zellkörper in unverkennbarer Weise von den Kapselzellen beeinflußt werden. Bielschowsky nimmt also, wie wir selbst (s. auch Herzog 1949) an, daß die Scheidenzellen proliferieren, wenn die zugehörigen Ganglienzellen degenerieren, wobei die Proliferation auf die Ausfüllung des leer gewordenen Raumes und auf die Entfernung der Abbauprodukte gerichtet ist. Zum Unterschied von Stöhr und Mitarbeitern sowie Sunder-Plassmann halten wir es nicht für möglich, daß die Scheidenzellen selbst neurofibrilläre Substanz bilden (in Analogie zu den Schwannschen Zellen), wohl aber, daß sie einen Reiz auf deren Bildung durch die Ganglienzellen bzw. ihre Fortsätze ausüben, wie z. B. bei der Bildung pericellulärer Knäuel. De Castro hat eine *Neurotisierung* von Restknötchen durch Nervenfasern aus Nachbarzellen beobachtet, wovon auch

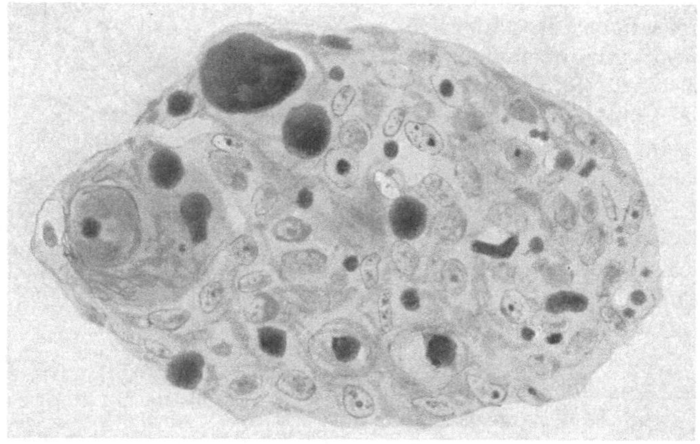

Abb. 82. Ganglion stellatum, ♂, 71 Jahre (Oesophaguscarcinom, starke Arteriosklerose). Größeres ovales Knötchen aus gewucherten Scheidenzellen, dazwischen Reste homogenisierter Fortsätze, links Ganglienzelle. Färbung Bielschowsky-Gros. Vergr. 800fach.

Stöhr neuerdings (1943) berichtet (s. Abb. 47). Die Bildung von sog. Nageotteschen *Restknötchen*, etwa von der Größe der mittleren Ganglienzellen, erfolgt auf Degeneration der Ganglienzellen hin (s. Abb. 81 und 82). Bei proliferativen Prozessen von seiten der Ganglienzellen mit Bildung von pericellulären Knäueln oder akzessorischen Fortsätzen (Fortsatzhyperplasie) usw. sind die Scheidenzellen in der Regel auch vermehrt, was ja durchaus verständlich ist bei den engen Beziehungen. Wieweit wirklich hormonale Einflüsse (Stöhr, Sunder-Plassmann) für die Scheidenzellproliferation verantwortlich zu machen sind, entzieht sich noch unseren Kenntnissen. Wir möchten jedoch darauf hinweisen, daß 3 Wege in Frage kommen, einmal der Blutweg, auf dessen große Bedeutung wir im Zusammenhang mit der ungewöhnlichen Vascularisierung der Ganglien hingewiesen haben, dann aber auch die Scheidenzellen, in denen zweifellos unter anderem für die synaptischen Funktionen chemische Mittlersubstanzen entstehen können, die man aber bis heute in diesen Zellen morphologisch noch nicht hat nachweisen können (s. auch das entsprechende Kapitel S. 391) und als letztes Reize, die von den geschädigten Nervenzellen ausgehen.

k) Veränderungen der Nervenfasern.

Da sowohl die prä- wie postganglionären Nervenfasern sowie der Stamm des Sympathicus sich aus markhaltigen und marklosen Fasern verschiedener Kaliber zusammensetzen, sind im Prinzip die gleichen pathologischen Veränderungen zu erwarten, die wir an den peripheren cerebrospinalen Nerven kennen.

Diese sind degenerativer, proliferativer oder entzündlicher Natur, wobei natürlich eine scharfe Trennung oft nicht möglich ist. Die Veränderungen bestehen im wesentlichen in Zerfall und *Fragmentation* der *Markscheiden* und *Achsenzylinder*, sowie *Sprossungserscheinungen*, *entzündlichen Infiltraten* usw. Wegen Einzelheiten sei auf das entsprechende Kapitel der peripheren Nerven verwiesen.

Als Besonderheit der feinen Myelinfasern innerhalb der Ganglien muß erwähnt werden, daß im Markscheidenpräparat die Konturen oft auch in ganz normalen Fällen unregelmäßig, wie gezahnt oder mit spindelförmigen Verbreiterungen versehen sind. Die Achsenzylinder sind im allgemeinen glatt, können jedoch hin

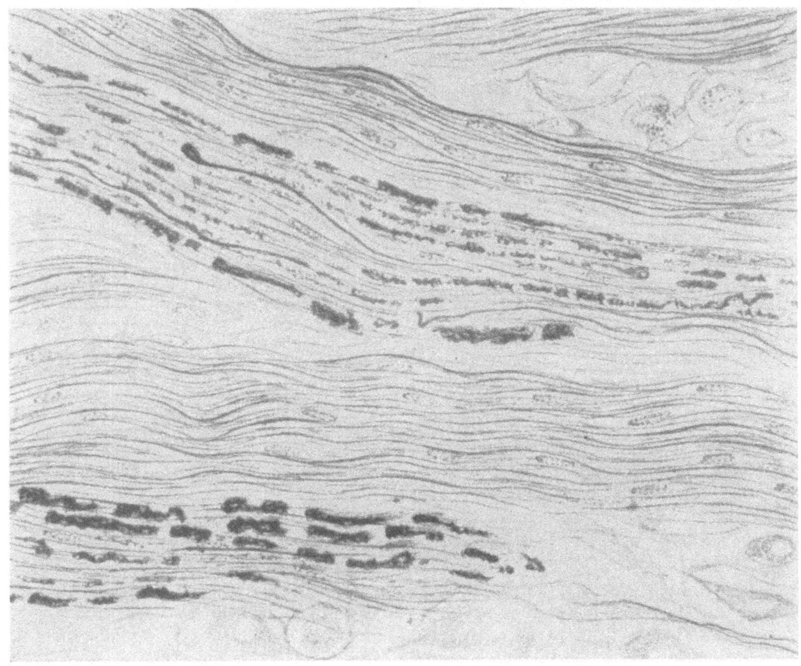

Abb. 83. Ganglion cervicale craniale, ♂, 5 Jahre (Diphtherie). Körniger Zerfall intraganglionärer Nervenfaserbündel. Färbung CAJAL-DE CASTRO. [Aus CHODOS: Z. Neur. **135** (1931).]

und wieder in regelmäßigen Abständen spindelförmige Verbreiterungen zeigen. Es fällt in der gesamten Literatur über die Pathologie des Sympathicus auf, daß man den Nervenfasern weniger Beachtung geschenkt hat und daß auch im Verhältnis zu den Schädigungen der Ganglienzellen die Nerven weniger verändert gefunden wurden. Den älteren Arbeiten, bei denen hin und wieder, wie z. B. von LUBIMOFF und FLEINER, fettiger Zerfall beschrieben wurde, kommt nur wenig Bedeutung zu, weil keine spezifischen, neurohistologischen Methoden angewandt wurden. Auch die neueren Angaben MOGILNITZKYs von starkem Myelinzerfall der REMAKschen Fasern bei akuten Infektionskrankheiten haben einer Kritik nicht standgehalten (WOHLWILL, TERPLAN, HERZOG). CHODOS dagegen hat unter 47 Fällen verschiedener akuter Infektionen 15mal deutliche Faserveränderungen in den sympathischen Ganglien beobachten können. Allerdings handelt es sich dabei stets nur um einzelne Fasern oder Faserbündel. Die Veränderungen bestehen im körnigen Zerfall (s. Abb. 83), vor allem der dickeren Fasern, außerdem Fragmentierung, Quellung, Abschnürungen, stark gewundenem Verlauf. Die gequollenen Fasern imprägnieren sich mit Silber stärker und zeigen auch varicöse Anschwellungen, bisweilen in Rosenkranzform (s. Abb. 84). Chodos fand pathologische Ansammlungen Elzholzscher Körperchen sowohl in den markhaltigen Fasern der Ganglien als auch in den Rami internodiales. Die Schwannsche Scheide soll ebenfalls bei akuten Infektionen mit Schwellung und Wucherung reagieren. Chodos hat außer Silbermethoden auch die Marchi-Methode zum Nachweis des Faserzerfalls verwendet. Die letztere dürfte, da sie ja nur für das erste Degenerationsstadium von der 1.—3. Woche ab in Frage kommt und außerdem launisch, teuer und langwierig ist, im allgemeinen für den Pathologen weniger in Frage kommen, zumal er ja, wie das Chodos sehr schön zeigte, mit der Silberimprägnation den Faserzerfall ebenfalls schon früh darstellen kann. Für die späteren Zerfallsprodukte

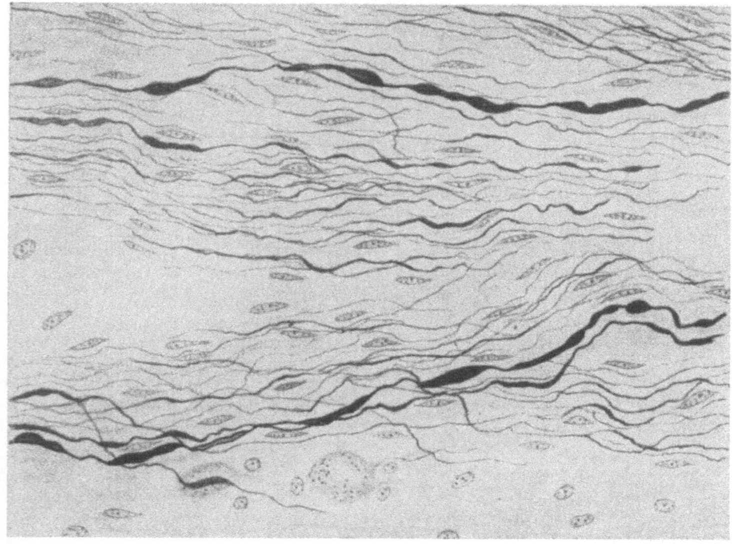

Abb. 84. Ganglion carvicale craniale, ♂, 8 Monate (Masern). Varicöse Schwellung einiger Nervenfasern und stärkere Imprägnation derselben. [Aus Chodos: Z. Neur. 135 (1931).]

tritt dann die Markscheidenfärbung nach Spielmeyer und Fettfärbung in ihr Recht. Bei einwachsenden Tumoren, Lymphogranulomatose und leukämischen Infiltraten in den sympathischen Ganglien hat Wohlwill einwandfrei den degenerativen Zerfall sowohl markloser als auch markhaltiger Nervenfasern beobachten können. Als sicherstes Zeichen des Myelinzerfalles kann außer der Fragmentierung der Markscheide das Auftreten von Fettkörnchenzellen gelten, die jedoch niemals so reichlich wie im cerebrospinalen Nervensystem sind. Wohlwill fand bei Herpes zoster und Landryscher Paralyse zahlreiche Fettkörnchenzellen am Grenzstrang (s. Abb. 85). Im übrigen geht jedoch aus Untersuchungen an größerem Material (Herzog 1948, Terplan) hervor, daß stärkere degenerative Prozesse an Markfasern nicht häufig sind. Übereinstimmend geben die meisten Autoren an, daß nicht nur Ganglienzellen, sondern auch Nervenfasern bei den verschiedensten, sekundär die sympathischen Ganglien befallenden Prozessen recht widerstandsfähig sind. So konnten Herzog (1926) und Wohlwill bei einwachsenden Carcinomen oder bei entzündlichen Prozessen, wie z. B. bei Abscessen (Wohlwill), tuberkulösen Darmgeschwüren (Borowsky), Fleckfieber (Herzog 1935) und vor allem beim chronischen Magengeschwür (Rieder, Stöhr jr.) eine beachtliche Resistenz selbst der feinsten Nervenfasern feststellen, die oft nur auseinandergedrängt waren. Das Fehlen ausgedehnterer degenerativer Erscheinungen an den sympathischen Nervenfasern, vor allem bei deutlichen pathologischen Veränderungen der Ganglienzellen, wird von allen Autoren besonders vermerkt.

Die pathologischen Veränderungen der *marklosen Nervenfasern* bestehen in *Fragmentierung, körnigem Zerfall, Verdickungen, Rosenkranzbildung* (s. Abb. 86),

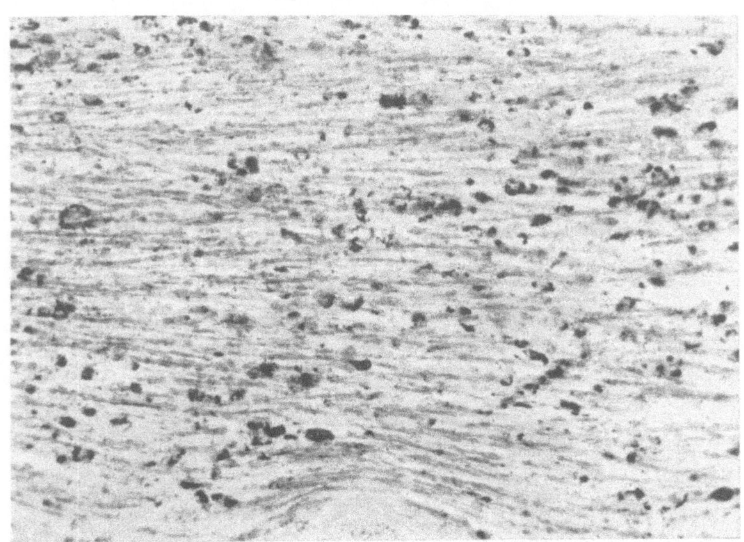

Abb. 85. Sympathischer Grenzstrang, fettiger Zerfall der Nervenfasern und Fettkörnchenzellen in einem Fall von Herpes zoster und spastischer Paralyse (LANDRY). Präparat Prof. WOHLWILL.

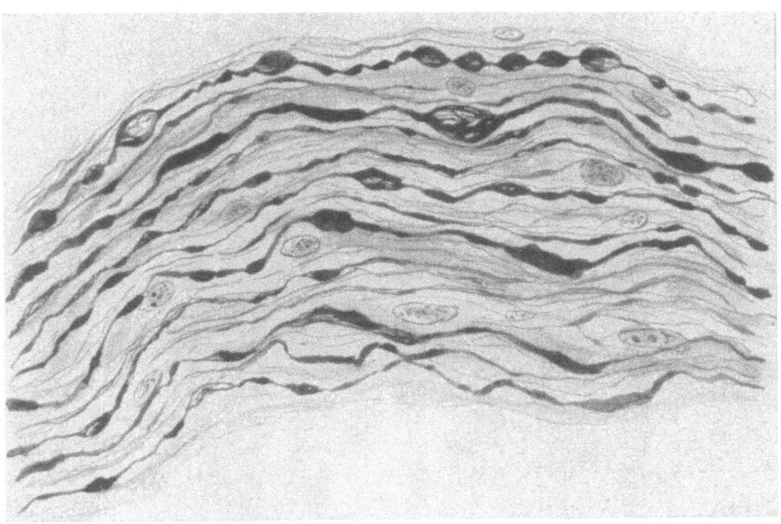

Abb. 86. Kleiner Nervenstrang eines intrakardialen Ganglions. ♂, 71 Jahre (Oesophaguscarcinom und allgemeine Arteriosklerose). Degenerative Nervenfaserveränderungen. Färbung BIELSCHOWSKY-GROS. Vergr. 800fach. [Aus HERZOG u. MARTÍNEZ: Rev. sudamer. Morf. 4 (1946).]

während wir die lokale Aufbündelung der Fibrillen, sog. éffilochement CAJALs so häufig sehen, daß es ein normales oder wahrscheinlicher technisch bedingtes Phänomen sein muß. Aufblähung mit Bildung sog. *Gitterkörper* (HERZOG 1926, 1931) (s. Abb. 87a und b) dagegen ist zweifellos pathologisch, auch wird bisweilen

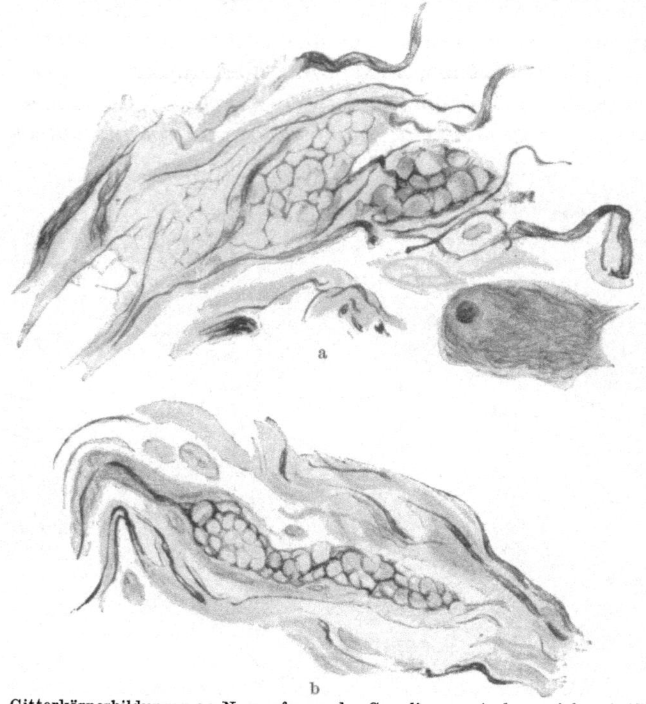

Abb. 87 a u. b. Gitterkörperbildungen an Nervenfasern des Ganglion cervicale craniale, ♂, 17 Jahre (Sepsis). Färbung BIELSCHOWSKY-GROS. (Aus HERZOG: In L. R. MÜLLER 1931.)

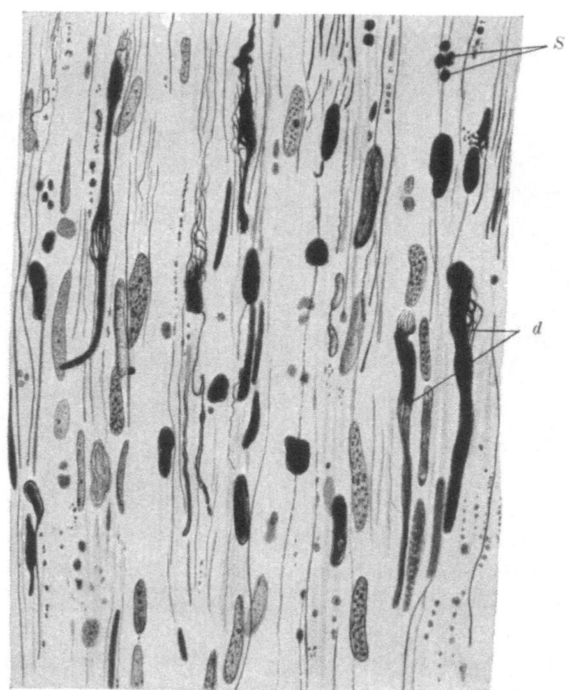

Abb. 88. Degenerations- und abortive Regenerationsphänomene an sympathischen Nervenfasern an einem Magengeschwür. *d* Hypertrophische Achsenzylinder mit aufgelockerten Fibrillen; *S* zerfallende SCHWANNsche Kerne. Färbung BIELSCHOWSKY-GROS. Vergr. 1200fach, auf $^2/_3$ verkleinert. [Aus STÖHR: Virchows Arch. **292** (1934).]

bei degenerierenden Nervenfasern eine schlechtere Imprägnierbarkeit mit Silber erwähnt, die jedoch nur in der Hand des Geübten bei zuverlässiger Technik Wert besitzt. STÖHR beschreibt derartiges am MEISSNERschen Plexus im Ulcusbereich des Magens, bis schließlich innerhalb des SCHWANNschen Leitgewebes keine Achsenzylinder mehr gefunden werden oder nur noch Reste in Form feiner argentophiler Körnchen. Solche Bilder können jedoch auch leicht durch Launen der Technik bedingt sein. Starke Schwellungen mit *Homogenisierung* der Nervenfasern und Umwandlung in wurstförmige Gebilde mit stärkerer zentraler Imprägnierung sind von

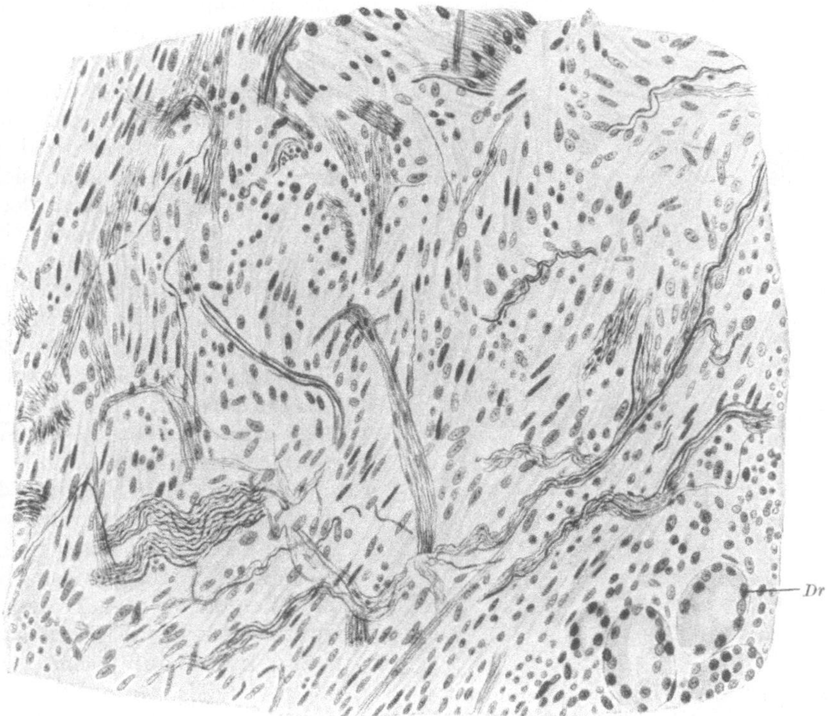

Abb. 89. Hyperplasie regellos gewucherter Nervenbündel in einem Muskelfaserzug am Ulcusrand. *Dr* Drüsen. Färbung BIELSCHOWSKY-GROS. Vergr. 350fach auf $^7/_{10}$ verkleinert. [Aus STÖHR: Virchows Arch. **292** (1934).]

uns zuerst in ausgedehnterem Maße bei der Paralysis agitans beobachtet worden, wo wir die gleichen schweren Veränderungen auch an den Ganglienzellen und ihren Fortsätzen sahen (s. S. 416/17). Später konnten wir diesen Befund vereinzelt auch bei Arteriosklerose und anderen Krankheiten erheben und WOHLWILL, HECHST und NUSSBAUM, HERMANN u. a. haben dies unterdessen bestätigt. In der Peripherie der verschiedenen Organe hatte man bisher den feineren vegetativen Nervenfasern wenig Beachtung geschenkt. STÖHR jr. (1932) ist einer der wenigen, der sich bestrebte, diese Lücke durch sorgfältige Studien an den feineren Geflechten des MEISSNERschen und AUERBACHschen Plexus im Magen auszufüllen, vor allem beim Ulcus ventriculi. Er konnte dabei die verschiedensten, zum Teil wohl durch entzündliche Prozesse bedingten degenerativen Veränderungen nachweisen. Daneben finden sich auch proliferative Regenerationsphänomene in Gestalt von *Achsenzylinderhypertrophie*, *Ring- und Ösenbildung*, wie es die Abb. 88 zeigt. Auch kann es schließlich zu regelloser Wucherung von Nervenbündeln am Ulcusrand kommen (s. Abb. 89). Auch RIEDER berichtet beim

Magenulcus von Zunahme der Achsencylinder und SCHWANNschen Zellen. Wir sind mit STÖHR jr. darin einig, daß die Feststellung einer Zunahme der Achsenzylinder sehr große Erfahrung und einwandfreie Silberimprägnationstechnik erheischt. Eine Art abortives Regenerationsphänomen konnte von WOHLWILL bei Krebsmetastasen an sympathischen Nervenfasern in Form von Sprossenbildung beobachtet werden, wie es HERZOG (1924) bei Krebsinfiltration peripherer Nerven sah. Die Bildung sog. PERRONCITOscher Spiralen als Ausdruck eines Reizphänomens ist im Sympathicus nur selten beobachtet worden. Wir sahen es bei einem Fall von Tabes und sonst auch hier und da am langen Fortsatz von Nervenzellen.

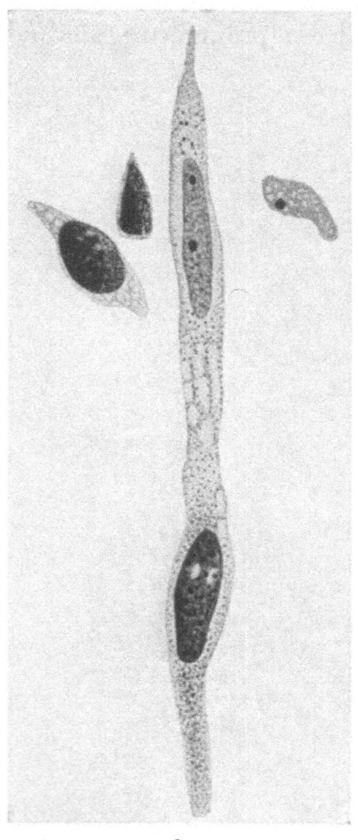
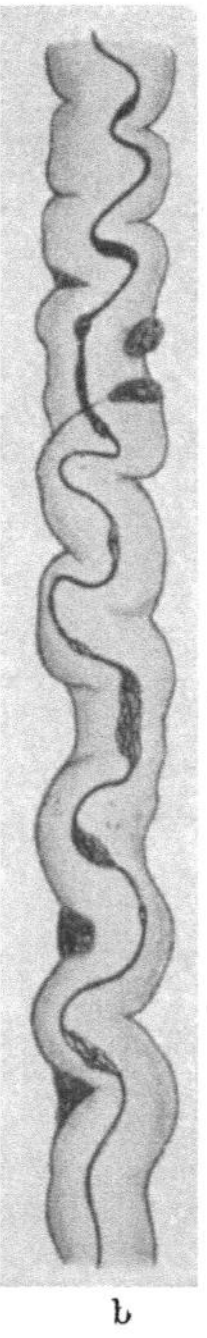

Abb. 90 a u. b. a SCHWANNsches, in Degeneration befindliches Leitgewebe. Achsenzylinder nicht mehr imprägnierbar. Ulcusrand. BIELSCHOWSKY-Methode. 1300fach vergrößert, auf $^3/_4$ verkleinert. b Achsenzylinder in ödematöser Hülle. Submucosa, $13^1/_2$ cm vom Ulcus entfernt. BIELSCHOWSKY-Methode. 650fach vergrößert, auf $^4/_5$ verkleinert. [Aus PH. STÖHR jr.: Z. Zellforsch. **16**, (1932).]

Zu den genannten Veränderungen der Achsenzylinder kann sich eine entsprechende Reaktion des Leitgewebes (SCHWANNsche Scheide) gesellen in Form von ödematöser Quellung (STÖHR, SUNDER-PLASSMANN) (s. Abb. 90 a und b). Auch können die Zellen des Leitgewebes degenerieren und Vacuolen aufweisen (STÖHR, FEYRTER), in anderen Fällen sieht man Schwellung und Wucherung (STÖHR, CHODOS). Interessant sind auch echte *Neurombildungen* wie sie STÖHR jr. am AUERBACHschen Plexus des Magens im Grunde eines chronischen Ulcus sah (s. Abb. 91) und auch schon STÖRK, ASKANAZY, OKKELS, HOLSTI und KATSURASHIMA haben früher auf solche Neurombildungen als proliferative Vorgänge im Geschwürsgrund aufmerksam gemacht. Auch bei der neurogenen Appendicitis (MASSON) und der chronischen Cholecystitis (RIOPELLE) kommt es zu Wucherungsprozessen.

Schließlich müssen wir noch die sich an den *allerfeinsten Endigungen* der *präganglionären Fasern* innerhalb der Ganglien, sowie der *postganglionären* in der *äußersten Peripherie* sich abspielenden Veränderungen erwähnen. Leider besteht, wie wir schon sahen, zwischen den verschiedenen Schulen noch keine Einigkeit über die Art der Endigungen, was in der Hauptsache auf der Anwendung nicht selektiver Methoden und vielfach auch der Schwierigkeit der Darstellung beruht. Aus diesem Grunde kann über die Pathologie noch wenig ausgesagt werden, auch sind die diesbezüglichen Arbeiten hierüber noch sehr vereinzelt und umstritten. Die *pericellulären Endapparate* verschwinden, wie die Experimente LAWRENTJEWs (1925, 1929, 1934) und DE CASTROs (1930—1950) nach Durchschneidung der präganglionären Fasern gezeigt haben, schon innerhalb von 24—48 Std, zusammen mit den feinsten Verzweigungen der präganglionären Fasern. Unmittelbar darauf folgt die retrograde, granuläre Degeneration der gröberen präganglionären Fasern, und damit auch eine deutliche, funktionell nachweisbare Unterbrechung der

Synapsen, was auch von GIBSON (1940) bestätigt wurde. Bei der später erfolgenden Regeneration mit völliger Wiederherstellung der Funktion sprossen die präganglionären Fasern mit feinen Endknöpfchen (DE CASTRO 1937, 1942) aus. In der menschlichen Pathologie bekommen wir naturgemäß solche frühen Stadien der Degeneration kaum zu sehen, jedoch wäre es falsch, aus dem Nichtvorhandensein der Endapparate ohne weiteres auf ihre Degeneration zu schließen, da, wie wir gesehen haben, die Darstellungsmethoden nicht selektiv genug sind und andererseits die Zahl der Endigungen außerordentlich schwankt.

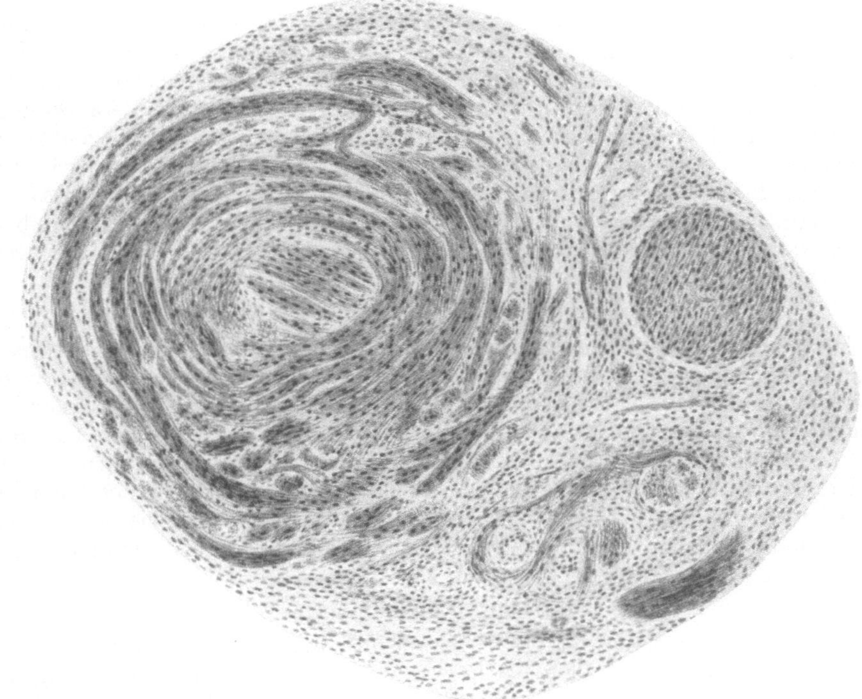

Abb. 91. Neuromartige, vom AUERBACHschen Plexus ausgehende Bildung. Grund eines alten Magenulcus. Färbung BIELSCHOWSKY-GROS. Vergr. 130fach, auf 4/5 verkleinert. [Aus STÖHR: Virchows Arch. **292** (1934).]

Neuerdings haben jedoch WEBER, BARBEY-GAMPERT, DANON und TSCHENG (s. Referat E. HERZOG 1952) schon unter normalen Verhältnissen auch an menschlichem Material verschiedene, nach ihrer Auffassung unter physiologischen Bedingungen cyclisch verlaufende Veränderungen feststellen können. So fanden sie, daß die von LAWRENTJEW, DE CASTRO und uns (s. Abb. 40, 59) normalerweise beobachteten feinsten ringförmigen Endigungen von 1—2 μ oder auch kleinsten argentophilen Knöpfchen in gröbere Ringe von 2—4 μ Durchmesser, Spiralen usw. sich verwandeln, um dann schließlich granulär zu zerfallen und sich wieder zu regenerieren. Sie sind der Ansicht, daß diese Endstrukturen keine fixen, sondern sich ständig wandelnde sind. Obwohl noch eine Bestätigung dieser Befunde aussteht, haben wir wiederholt, vor allem im Ggl. coeliacum bei abdominalen Prozessen, wie Nephropathien, akuter Pankreasnekrose, Eklampsie, Magenerkrankungen usw. solche groben Ringbildungen gehäuft am Ende feinster, wohl präganglionärer Fasern beobachtet (s. Abb. 60) und erneut (1952) auf ihre, sehr wahrscheinlich pathologische Bedeutung aufmerksam gemacht. Schon früher (1931) konnten wir neben solchen Bildungen auch kleine reticulierte Hohlkörper am Ende feinster Nervenfasern in der Nähe von Ganglienzellen des Ggl. coeliacum bei genuiner Schrumpfniere nachweisen. Ob die argentophile Kugelbildung an präganglionären Fasern hierbei auch eine Rolle spielt, sei noch dahingestellt. Es bestehen auch hinsichtlich der Pathologie der präganglionären Endapparate gewisse Analogien zum cerebrospinalen Nervensystem.

Schwieriger ist die Frage degenerativer Phänomene im Bereich der Endigungen der *postganglionären Fasern* in der *äußersten Peripherie*, vor allem wo umschriebene Endapparate selten sind. STÖHR selbst hat im Grunde eines Magengeschwürs den angeblich degenerativen körnigen Zerfall des Terminalreticulums dargestellt (1934). Auch hier dürfte es schwierig sein, aus dem Fehlen des Terminalreticulums auf seine Degeneration zu schließen, allein schon aus technischen Gründen. JOHN beschreibt wohl als einziger degenerative Veränderungen (vacuolären Zerfall, Verklumpung) des Terminalreticulums nach Röntgenbestrahlungen und bei Sklerodermie. Wesentlich leichter ist die Feststellung der Degeneration des BOEKEschen Grundplexus bzw. präterminalen Plexus (REISER) oder Terminalplexus (LAWRENTJEW, HERZOG), dessen körnigen Zerfall innerhalb des SCHWANNschen Plasmodiums man ohne weiteres feststellen kann (FEYRTER, JABONERO).

l) Entzündliche Prozesse.

Der Sympathicus nimmt ebenso wie das cerebrospinale Nervensystem an entzündlichen Prozessen teil, sei es bei Allgemeininfektionen oder bei fortgeleiteter Entzündung aus der Nachbarschaft. Man kann deshalb bei Entzündungen der Ganglien von *Sympathicoganglionitis* und bei solcher des Stammes von *Sympathiconeuritis* sprechen. Es muß jedoch ausdrücklich davor gewarnt werden, vereinzelten Rundzelleninfiltraten, vor allem in den Ganglien, ebensowenig wie in anderen Organen, größere Bedeutung zuzusprechen, zumal sie sich häufiger finden, und zwar bei den allerverschiedensten Fällen (HERZOG, TERPLAN).

α) Akute Entzündungen.

Schon den frühesten Untersuchern des Sympathicus, wie LUBIMOFF und GRAUPNER, sind die vor allem bei den akuten Infektionskrankheiten allgemein bekannten, am Blutgefäß-Bindegewebsapparat sich abspielenden entzündlichen Veränderungen nicht entgangen. Makroskopisch ist den Ganglien meist nichts anzusehen, bisweilen jedoch erscheinen sie geschwollen, ödematös und blutreich und manchmal finden sich auch frische Blutungen und Abscesse. Es liegen darüber schon eine ganze Reihe von Einzelbeobachtungen sowie auch einige zusammenfassende Ergebnisse vor, zum großen Teil jedoch ohne Anwendung spezieller neurohistologischer Methoden. Folgende Autoren haben sich vor allem damit befaßt: GIUZETTI, BIELSCHOWSKY, DÉJERINE, LAMINIÈRE, SPIEGEL und ADOLF, SPIEGEL, ABRIKOSSOFF, MOGILNITZKY, STÄMMLER, LAIGNEL-LAVASTINE, DAWYDOWSKIE, TEIZO, HERZOG, TERPLAN, WOHLWILL, CHODOS, HECHST und NUSSBAUM, KAISERLING. Es erübrigt sich, mit ganz wenigen Ausnahmen, auf die einzelnen Befunde einzugehen, da alle geläufigen akuten Infektionskrankheiten vertreten sind. Da trotz der Verschiedenheiten der Krankheiten das histologische Bild nicht stark variiert, soll es hier zusammen besprochen werden. Im Vordergrund stehen dabei einmal die im Endo- und Perineurium, sowie im bindegewebigen Stroma der Ganglien und Nerven auftretenden Erscheinungen, wie Hyperämie, Leukocytose der Gefäße, bisweilen auch kleine Blutungen, Ödem, Leukocytenaustritt, fokale, meist perivasculäre oder mehr diffuse entzündliche Infiltrate. Auch werden hier und da Kokkenembolien beobachtet, so bei Sepsis und Endocarditis septica, wie z. B. von STÄMMLER und TERPLAN, ebenso auch von LUBIMOFF, LAIGNEL-LAVASTINE und CHODOS, teilweise entsprechen sie jedoch agonalen Embolien. Das Vorkommen von *Abscessen* in den sympathischen Ganglien wird von LUBIMOFF, MOGILNITZKY und WOHLWILL erwähnt. Besonders instruktiv ist der von WOHLWILL beobachtete Fall, wobei es sich um eine sehr deutliche Absceßbildung im Ggl. coeliacum bei Staphylokokkensepsis mit Endocarditis handelte. Hierbei ist es natürlich auch zu ausgesprochenen Schädigungen des nervösen Parenchyms gekommen. Die meisten Autoren haben bei entzündlichen Prozessen mehr oder weniger starke degenerative Schädigungen der Ganglienzellen und Nervenfasern mit Kapselschwellung oder Proliferation beschrieben. In einer ganzen Reihe, vor allem der älteren Arbeiten, sind die Ergebnisse zweifellos überschätzt worden und mancher Irrtum in der Deutung der Befunde kommt auf Rechnung der ungenügenden Technik. TERPLAN, dem wir die kritischste Arbeit auf Grund eines sehr großen Materials, darunter auch viele Infektionskrankheiten, verdanken, kommt ebenso wie wir zu dem Schlusse, daß im allgemeinen die Veränderungen nicht so ausgesprochen sind, daß sie sichere Schlüsse über ihre klinische Bedeutung zulassen. Ebensowenig ist es bis jetzt möglich, aus der histologischen Form der Entzündung auf den Prozeß als solchen zu schließen, wie es ABRIKOSSOFF und MOGILNITZKY getan haben. Außerdem ist die Mehrzahl der von dem letzteren bei Infektionskrankheiten als typisch aufgestellten Befunde von einer Reihe von Nachuntersuchern wie WOHLWILL, TERPLAN, HERZOG u. a. nicht bestätigt und zum Teil stark angezweifelt worden. So hat z. B. MOGILNITZKY den Begriff der sog. Gruppenveränderung in den sympathischen Ganglien geprägt. Von keinem der Nachuntersucher konnte jedoch eine gruppenförmige Schädigung der Ganglienzellen bestätigt werden. Die Annahme MOGILNITZKYs, daß bei infektiösen Erkrankungen, die in bestimmten Organen lokalisiert sind, die nächstliegenden Ganglien stärker verändert seien, wie z. B. beim Typhus abdominalis und Dysenterie die Ganglia coeliaca, hat ebenfalls noch keine Bestätigung gefunden, mit Ausnahme der stärkeren Teilnahme der Halsganglien bei Diphtherie, wie auch CHODOS angibt. Die von MOGILNITZKY bei Sepsis beschriebene hochgradige Verfettung von Ganglienzellen und ihren Kapseln sowie Myelinzerfall der Nervenfasern wird von TERPLAN, WOHLWILL und HERZOG abgelehnt, mit Ausnahme des gelegentlichen Zerfalls einiger Nervenfasern wie z. B. bei Abscessen. CHODOS, dem wir eine sehr genaue Untersuchung des Sympathicus bei 43 Fällen ganz verschiedener Infektionen verdanken, hält die Beteiligung der Ganglien für eine gewöhnliche Erscheinung im Sinne einer Ganglioneuritis. Die Veränderungen schwanken allerdings in ihrer Intensität sehr stark. Die Ganglienzellen fanden sich hauptsächlich geschwollen, auch kamen andere degenerative Veränderungen vereinzelt zur Beobachtung, sowie Schädigungen der Nervenfasern, Kapselproliferation und Infiltrate. Interessant ist, daß CHODOS im Gegensatz zu anderen Autoren es nicht für unwahrscheinlich hält, daß das anatomische Substrat eines großen Teils der vegetativen Störungen bei schweren akuten Infektionen in den Veränderungen der Ganglien zu suchen ist. FISCHER und KAISERLING konnten zum ersten Male an sensibilisierten Kaninchen durch Seruminjektion in die Lymphgefäße der Beckenorgane eine diffuse Ganglionitis der großen prävertebralen Ganglien hervorrufen und haben damit eine *lymphogene Sympathicoganglionitis* bewiesen, der eine wesentliche Rolle in der eventuell zum Tode führenden Vasomotorenschädigung zukommt. Ehe man jedoch die komplizierten Funktionen des vegetativen Nervensystems kennt, scheint es uns noch verfrüht zu sein, morphologische Veränderungen an ihm stets in Kausak Beziehung zu bestimmten klinischen Symptomen zu bringen.

Im folgenden sollen entzündliche Veränderungen der sympathischen Ganglien zur Sprache gebracht werden, die mit einer gewissen Konstanz bei bestimmten Krankheiten auftreten und die durch Quantität und Qualität eine gewisse Berechtigung verleihen, sie zum Teil in direkte Beziehung zu den klinischen Symptomen zu setzen.

Fleckfieber. Den Russen war dank des großen zur Beobachtung gekommenen Materials von Fleckfieber schon lange bekannt, daß das vegetative Nervensystem dabei besonders betroffen ist. Lubimoff war der erste, der in einem einzigen Falle von Fleckfieber die starken Infiltrate in den sympathischen Ganglien beschrieb. Auch Abrikossoff hat besonders auf die charakteristischen, starken, vor allem perivasculären Plasmazelleninfiltrate und die bekannten knötchenförmigen Granulome der Gefäße hingewiesen. Der Charakter der Entzündung ist nach ihm zuweilen diffus, häufiger aber herdförmig und er hat deshalb dafür den Namen Sympathoganglionitis geprägt, den wir zweckmäßiger in *Sympathicoganglionitis* umändern möchten. Neben diesen infiltrativen Prozessen beobachtete er auch degenerative an Ganglienzellen und Nervenfasern. Auf Einzelheiten geht er jedoch nicht ein, auch hat er keine speziellen Methoden angewendet. Entschieden die ausführlichsten Daten über das vegetative Nervensystem beim Fleckfieber gibt Dawydowskie in seinem Referat auf Grund zahlreicher eigener Beobachtungen. Makroskopisch ist ihm an den Ganglien außer einer leichten Schwellung, Hyperämie und hier und da punktförmigen Blutungen nichts aufgefallen, dafür sind aber die histologischen Befunde um so ausgeprägter. Über die Anzahl der untersuchten Fälle und die angewandte Technik wird nichts erwähnt, es scheint aber, daß spezielle Methoden nicht angewendet wurden, außerdem kamen hauptsächlich die oberen Halsganglien zur Untersuchung. Die gefundenen Veränderungen bestehen in Atrophie, Chromatolyse und Schwellung der Ganglienzellen, vor allem in der Gegend der Knötchen, die besonders perivasculär gelegen sind und aus meso- und ektodermalen Elementen bestehen. Ferner konnte er die von Fraenkel als charakteristisch für das Fleckfieber beschriebene partielle Endothelnekrose, Proliferation und Desquamation der Endothelien sowie Thrombenbildung beobachten. In einer Reihe von Fällen fand er auch ausgiebige Blutaustritte in die perivasculären Räume und in einem Falle außerhalb der Knötchen ganze Bündel degenerierter Nervenfasern. Sehr interessant sind die Angaben Dawydowskies, daß die Schädigung der Ganglien einer solchen des Zentralnervensystems vorausgeht. Die Veränderungen finden sich schon vom 3.—4. Tage an und erreichen schon am Schlusse der ersten Woche ihren Höhepunkt in den Ganglien. Mit der 3. Woche beginnen die Sympathicusveränderungen zu verschwinden. Dieselben sind weit intensiver und ausgedehnter als in den übrigen Gebieten des Nervensystems. Trotzdem sind bisher keine Fälle bekannt, wo Reste der Entzündung in Form von Narben usw. zurückbleiben. Die späteren Mitteilungen von Einzelbeobachtungen, wie von Chodos sowie von Daniélopolu, Lupu, Nicolau und Petresco am Ggl. stellatum stimmen damit überein. Erst unsere ausgedehnten Untersuchungen (Herzog 1935) an 80 Fällen einer größeren Fleckfieberepidemie in Chile konnten mit spezieller Methodik vor allem an den Halsganglien eine Reihe wesentlicher Einzelheiten beibringen. Danach erkrankt der Sympathicus beim Fleckfieber mit großer Regelmäßigkeit, und zwar in 87% der untersuchten Fälle in Form einer meist disseminierten, herdförmigen Sympathicoganglionitis, die in einzelnen Fällen auch diffusen Charakter annehmen kann und die sogar zu diagnostischen Zwecken verwendet werden kann. Stets treten die pericapillären Infiltrate in Knötchen- oder Mufform deutlich hervor. Wesentlich ist, daß es uns gelang, mit der Oxydasereaktion nachzuweisen, daß den polynucleären Leukocyten eine dominierende Rolle zukommt

(s. Abb. 92), und zwar in den ersten beiden Wochen, erst dann werden sie von Plasmazellen und Lymphocyten abgelöst. Die untersuchten Fälle stammten fast alle aus der 1. und 2. Krankheitswoche und nur 5 aus der 3. Woche. Die histologischen Befunde bestätigen also auch die klinisch zuerst im Vordergrunde stehende Leukocytose. In Übereinstimmung mit einigen der Autoren konnten wir auch stärkere Hyperämie, Leukocytose, Randstellung und Emigration sowie vereinzelte perivasculäre Blutungen feststellen. In solchen Fällen sind auch die stark dilatierten Capillaren besonders deutlich zu sehen. Außerdem beobachtet man starke Schwellung und Desquamation der Capillarendothelien sowie hier und da sektorenförmige Nekrose der Capillarwand und Thrombenbildung, jedoch viel spärlicher als in der Haut. Im Verhältnis zur Häufigkeit und Ausdehnung des Entzündungsprozesses findet man degenerative Schädigungen des nervösen Parenchyms nur in geringem Maße. Es war uns wohl möglich, innerhalb der Infiltrate oder in ihrer Nachbarschaft Ganglienzellen in den verschiedenen Stadien der Degeneration nachzuweisen, jedoch ohne entsprechende Veränderungen der Nervenfasern. Die gerade beim Fleckfieber klinisch so häufig beobachteten vegetativen Störungen wie der Vasomotoren der Haut (Rötung und Cyanose), Sekretionsstörungen (Hyperhidrose, Speichelfluß), unregelmäßige Pupillen usw. könnten eventuell gut durch die morphologischen Veränderungen erklärt werden. Außerdem steht der ausgesprochen vorübergehende Charakter der nervösen Symptome durchaus mit der geringen Parenchymschädigung im Einklang, die im allgemeinen nicht einmal Narben hinterläßt. Über die Beteiligung der vegetativen Zentren sowie des Vagus s. die entsprechenden Abschnitte.

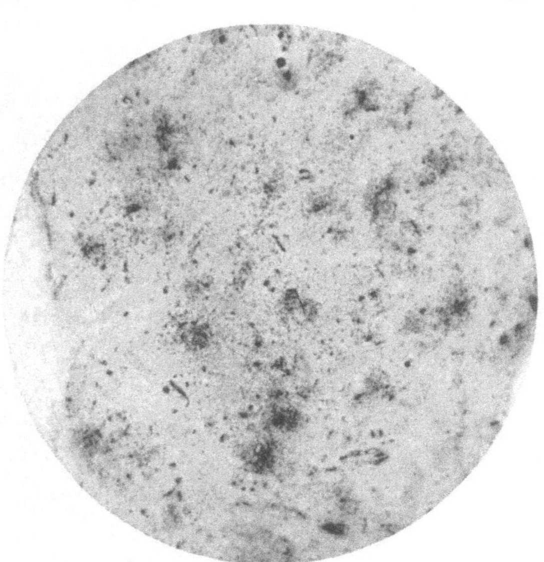

Abb. 92. Ganglion cervicale craniale. Akute fokale, disseminierte Sympathicoganglionitis exanthematica. Färbung Oxydase-Carmin. Mikrophoto. Vergr. 10fach. [Aus HERZOG: Virchows Arch. **296** (1936).]

Herpes zoster. Bei dieser Erkrankung bleiben die Veränderungen nicht nur auf die Intercostalnerven und Spinalganglien beschränkt, sondern sie finden sich auch in den Grenzstrangganglien in Form ausgedehnter Leukocyteninfiltrate, wie die Abb. 93 von BIELSCHOWSKY zeigt. Derselbe Autor fand dabei schon makroskopisch auf dem Schnitt die Ganglien rostbraun verfärbt, was mikroskopisch einer schweren hämorrhagischen Entzündung mit Schädigung des Parenchyms entsprach. Ob allerdings die dabei von BIELSCHOWSKY beschriebene Fensterbildung der Ganglienzellen (s. Abb. 74) regelmäßig ist, wissen wir nicht, man könnte sie jedoch als Zeichen einer entzündlichen Reizung auffassen, allerdings ist Derartiges bei anderen akuten entzündlichen Prozessen noch nicht beobachtet worden. DÉJERINE und THOMAS sowie THOMAS und LAMINIÈRE konnten ebenfalls in 2 Fällen von Herpes zoster das Übergreifen des Entzündungsprozesses auf die Rami communicantes des Sympathicus nachweisen und glaubten deshalb, daß bei dieser Krankheit auch sympathische Fasern mitergriffen sind.

WOHLWILL hat ebenfalls bei Herpes zoster eine Mitbeteiligung des Sympathicus beobachtet.

Poliomyelitis. WAALER ist der einzige Autor, der eine größere Anzahl peripherer sympathischer Ganglien, auch der Darmwand, bei dieser Krankheit untersuchte, aber im Darm keine und sonst nur uncharakteristische Veränderungen gefunden hat. Die Befunde sprechen gegen die Annahme, daß die Infektion vom Darm über das vegetative Nervensystem zum Rückenmark fortschreitet.

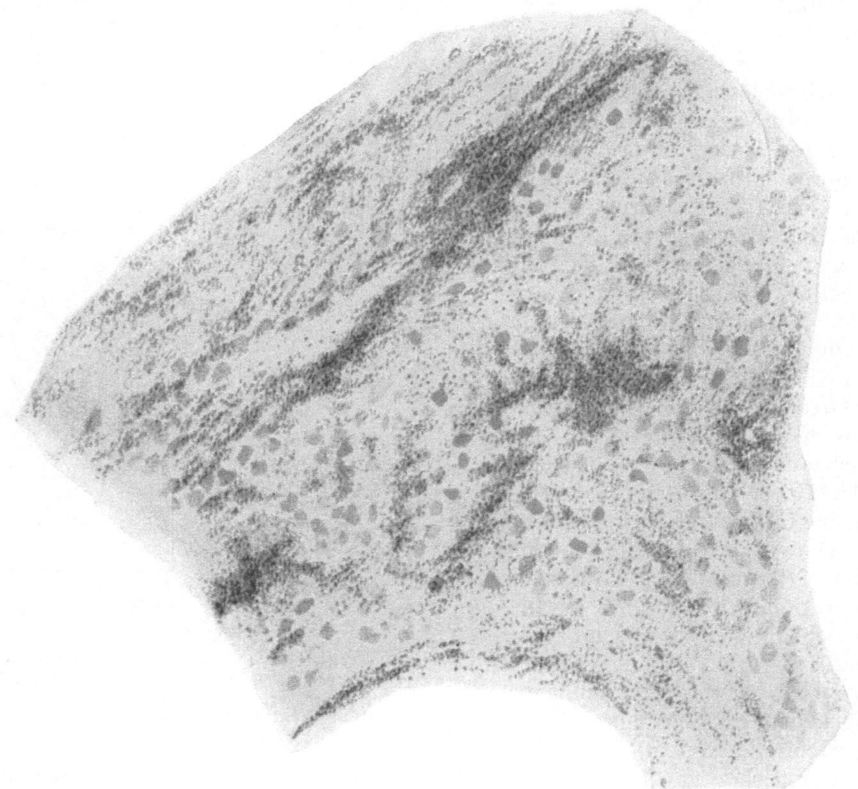

Abb. 93. Akute Sympathicoganglionitis bei Herpes zoster. Färbung NISSL. Präparat von Prof. BIELSCHOWSKY. (Aus HERZOG: In L. R. MÜLLER 1931.)

Lyssa. Als erster hat KOLOSNIKOW bei Tollwut in den sympathischen Ganglien lymphocytäre Infiltrate sowie Blutungen und Endothelwucherungen in den kleinen Gefäßen beschrieben. Eine gründlichere Studie stammt von VAN GEHUCHTEN und NÉLIS, die in den sympathischen Ganglien chronisch entzündliche Veränderungen mit schwerer Degeneration der Ganglienzellen und starker Wucherung der Zellkapseln beschreiben. Diese kann so hochgradig sein, daß nach völligem Zugrundegehen der dazugehörigen Ganglienzellen und Neuronophagie an ihre Stelle die Kerne der gewucherten Kapsel treten, die auf diese Weise die sog. BABESschen Knötchen bilden. Während diese von den Autoren für spezifisch gehalten wurden, ist von späteren Untersuchern gezeigt worden, daß dies nicht zutrifft. CHACHINA verdanken wir eine sehr genaue Untersuchung von 10 menschlichen Tollwutfällen, die schon wenige Stunden nach dem Tode zur Sektion kamen und wobei vor allem die NISSL-Methode zur Anwendung kam. Er beobachtete neben starker Hyperämie und Leukocytose der Capillaren sowie

Blutungen vor allem starke Rundzelleninfiltrate der Venenwände. Diese sind zum Unterschied vom Fleckfieber nicht stark begrenzt, sondern verbreiten sich in das umgebende Gewebe besonders in schweren Fällen in diffuser Form und unter Verwischung der Struktur der Ganglien im Sinne einer diffusen Sympathicoganglionitis. Die Infiltrate setzen sich hauptsächlich aus lymphoiden Zellen zusammen, zu denen Fibroblasten und in der Peripherie noch größere, unregelmäßig geformte Zellen unbekannter Herkunft hinzutreten, während Plasmazellen und Mastzellen selten sind. Die in der Nähe der Infiltrate gelegenen Ganglienzellen zeigen die verschiedensten Formen der Degeneration und durch Wucherung der Gliocyten auch Neuronophagie. Zelleinschlüsse *(Negri-Körper)* werden nicht erwähnt und sind auch von anderen Autoren nicht beobachtet worden, dürften aber ebenso vorkommen wie im Parasympathicus (s. dort). Trotz mancher gemeinsamer Züge bestehen doch deutliche Unterschiede gegen das Fleckfieber. Die Veränderungen sollen in den Hals- und obersten Brustganglien stärker sein, jedoch bedeutend geringer im Plexus solaris. Die Stärke des Prozesses hängt nicht von der Dauer der Inkubationszeit oder der Krankheit selbst ab und eine Spezifität kommt den Veränderungen nicht zu. In den verschiedenen Tollwutfällen wurden außerdem bedeutende Schwankungen in der Stärke des Prozesses beobachtet. An einem großen Material von 72 menschlichen Tollwutfällen haben DAWYDOWSKIE und DWIJKOFF auch den Sympathicus untersucht. Sie stellten dabei fest, daß in 40—50% ihrer Fälle eine starke herdförmige und diffuse Ganglionitis mit vorwiegend lymphocytären Elementen im Vordergrund steht. Bisweilen lokalisieren sich die Entzündungsherde auch subkapsulär oder sie verbreiten sich perineural längs der sich abzweigenden Nervenstämme. In 30% der Fälle fanden sie nur angedeutete oder völlig fehlende infiltrative Vorgänge, jedoch mit atrophischen und degenerativen Veränderungen der Ganglienzellen. In den restlichen 30% der Fälle wurden schließlich überhaupt keine Veränderungen nachgewiesen. Im allgemeinen sollen die pathologischen Prozesse weniger intensiv als im Zentralnervensystem sein. Die Ganglia coeliaca wurden meist unverändert gefunden, ähnlich wie beim Fleckfieber (DAWYDOWSKIE). Ein Zusammenhang der Veränderungen mit dem Alter, Virus, Art des Bisses, Inkubation, Dauer der Erkrankung und der Behandlung konnte nicht festgestellt werden. Die Beobachtungen von CHODOS an einem Fall von Tollwut stimmen im wesentlichen mit denen der anderen Beobachter überein. Von seiten der Ganglienzellen erwähnt er Verflüssigungsvorgänge bis zur schweren Zellerkrankung NISSLs mit Kapselwucherungen und Neuronophagie sowie das Auftreten von Residualknötchen, außerdem auch Veränderungen der Nervenfasern. Wir selbst konnten in eigenen Beobachtungen von einigen menschlichen Tollwutfällen sowie zahlreichen Hunden und anderen Tieren, nicht nur die Befunde der zitierten Autoren bestätigen, sondern auch die schon erwähnte (s. S. 418) von CAJAL und GARCÍA erstmalig beschriebene und auch von DE CASTRO gefundene Fibrillenhypertrophie der Ganglienzellen erneut feststellen. Während sie allerdings im Ggl. cerv. cran. nicht immer sehr ausgesprochen ist, ist sie in den Vagusganglien sehr hochgradig (s. dort). Wenn auch die Fibrillenhypertrophie im Zentralnervensystem auch noch bei anderen Prozessen beobachtet worden ist, so gewinnt sie beim Fehlen von anderen Anhaltspunkten für die Tollwutdiagnose wie in unseren Fällen und gar erst beim Tier bei zu früher Tötung oder bei Fäulnis des Gehirns und dadurch bedingtem Fehlen der NEGRI-Körper, zusammen mit der schweren Entzündung ausgesprochen diagnostischen Wert im Sympathicus (HERZOG 1942, 1945, s. auch JÖST). Wir möchten noch besonders hervorheben, daß die entzündlichen Infiltrate vorwiegend aus leukocytären Zellen neben Lymphocyten und Histiocyten bestehen. Auffallend ist ferner trotz der Ausdehnung des entzündlichen Prozesses und der meist ausgesprochenen Degeneration der Nervenzellen die nur geringe Beteiligung der Nervenfasern. Echte Residualknötchen mit Resten zugrunde gegangener Ganglienzellen haben wir ebenfalls öfter nachweisen können (s. auch Vagus), jedoch kann ohne solche Zellreste eventuell eine Verwechslung mit Kapselanschnitten vorkommen. Die Veränderungen im Ggl. cerv. cran. könnten zum Teil wohl die Hyperhidrose und den Speichelfluß erklären.

β) Chronische, spezifische Entzündungen.

Tuberkulose. Trotz der Häufigkeit dieser Krankheit finden sich nur wenige Beobachtungen tuberkulöser Veränderungen des Sympathicus. Die älteren Mitteilungen, wie die von Eulenburg und Guttmann über Tuberkulose beider Semilunarganglien, von Colomiatti von verkästen Tuberkeln in einem Thorakalganglion und im Ramus communicans sind wohl die ersten Beobachtungen auf diesem Gebiet. Schmorl konnte in einem Falle von Tuberkulose im Plexus coeliacus Tuberkel nachweisen (briefliche Mitteilung). Wir selbst sahen bei einer 29jährigen Frau mit acinöser Tuberkulose der Lungenspitzen, tuberkulöser Pleuritis und Peritonitis und vor allem ausgedehnter käsiger Tuberkulose der Halslymphdrüsen einen erbsengroßen tuberkulösen Käseherd im linken Ggl. cerv. cran., wie die Abb. 94 zeigt. Histologisch wiesen Ganglienzellen und Nervenfasern am Rande des Käseherdes nur geringe degenerative Schädigungen auf. Wir können uns Wohlwill anschließen, dem es aufgefallen ist, daß trotz der sehr zahlreichen Tuberkulosefälle die Beteiligung des Sympathicus recht selten ist. Laignel-Lavastine will bei schwerer Tuberkulose toxische Zelläsionen, Atrophie usw. in den Ganglia coeliaca gesehen haben. Manteuffel-Szöge hat in Fällen von Lungentuberkulose, speziell bei gleichzeitiger Darmtuberkulose durch Druck der in unmittelbarer Nachbarschaft der sympathischen Ganglien befindlichen tuberkulösen Lymphknoten an Nervenstämmen und Ganglien entzündliche Infiltrate und starke Bindegewebsproliferation beobachtet. Als stabile Veränderung werden Verdickungen und Quellungen der Achsencylinder angegeben, jedoch handelt es sich hierbei höchstens um sekundäre Erscheinungen. Chasanow hat neuerdings über degenerative Veränderungen von intramuralen Ganglienzellen und Nervenfasern bei Lungentuberkulose, besonders ulceröser Bronchialwandtuberkulose berichtet. Mit der Untersuchung der sympathischen Darmganglien bei Darmtuberkulose haben sich bis jetzt nur 2 Autoren befaßt. Die eine Arbeit stammt von Leupold, der allerdings auch ohne spezielle Methodik den Auerbachschen Plexus bei 23 Fällen von ulceröser Darmtuberkulose untersuchte. Dabei fand er lediglich ausgedehnte entzündliche Infiltrate in der Umgebung des Plexus, leider aber wird über Einzelheiten etwaiger Veränderungen am nervösen Parenchym nichts erwähnt. Leupold hält es wohl für möglich, daß durch eine ausgedehntere Schädigung des Auerbachschen Plexus der Darm mit vermehrter Peristaltik, d. h. Durchfällen antwortet, jedoch bei der Kompliziertheit der Darminnervation läßt er auch noch andere Möglichkeiten offen. In gewissem Sinne ergänzend ist die Arbeit von Borowsky, der den Auerbachschen Plexus bei Darmtuberkulose mit der Cajal- und Nissl-Methode untersucht hat. Trotz der tuberkulösen Infiltrate sind Nervenfasern und Ganglienzellen meist gut erhalten. Der Autor weist

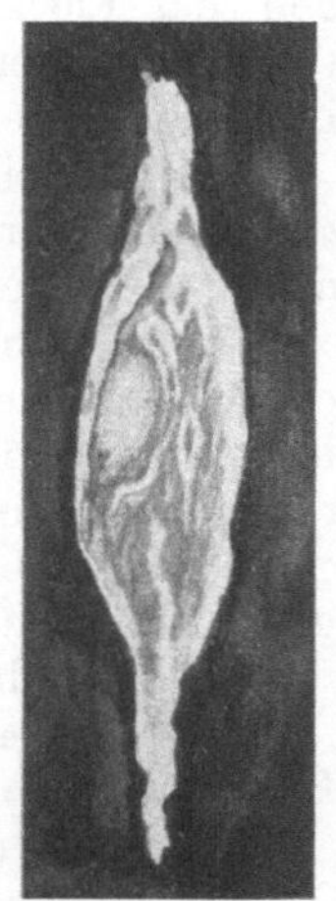

Abb. 94. Ganglion cervicale craniale mit tuberkulösem Käseherd. ♀, 29 Jahre, mit Drüsentuberkulose des Halses. Natürliche Größe.

allerdings darauf hin, daß es besonders mit der NISSL-Methode schwer ist wegen der schnellen Fäulnis am Darm, zuverlässige Bilder von sicher pathologischen Schädigungen der Ganglienzellen zu erhalten. Zweifellos müssen auf diesem Gebiete noch exakte Untersuchungen durchgeführt werden.

Syphilis. Auch hierbei ist der Sympathicus nicht sehr häufig untersucht worden. Ein Teil der Forscher, wie PETROW, LUBIMOFF, DUPÉRIÉ, DANISCH und MARCOZZI, haben sich ausschließlich mit der kongenitalen Lues befaßt, BENVENUTI, MOGILNITZKY, MARINA und KISSELEW dagegen mit der erworbenen Lues. Während den früheren Beobachtungen infolge der unvollkommenen Methodik keine größere Bedeutung zukommt, gelang es jedoch vor allem DUPÉRIÉ und DANISCH, das Vorhandensein von Spirochäten in den sympathischen Ganglien bei kongenitaler Lues nachzuweisen. Der Gehalt an diesen ist jedoch sehr schwankend, was nach DANISCH möglicherweise mit der antisyphilitischen Therapie zusammenhängen könnte. Er konnte jedenfalls in einer großen Anzahl sicherer Luesfälle keine Spirochäten finden. Sowohl er wie DUPÉRIÉ untersuchten die Ganglia coeliaca, der letztere auch die Halsganglien. Nach beiden Autoren finden sich die Erreger vor allem im interstitiellen Bindegewebe bzw. in der Bindegewebskapsel, in den Nervenbündeln, in den Kapseln und in der Nachbarschaft der Ganglienzellen, niemals aber in diesen selbst. Ferner werden Infiltrate von Plasmazellen, Fibroblasten und Mastzellen, oft perivasculärer Lokalisation beschrieben, sowie Wucherung der Scheidenzellen der Nervenfasern, beides ist jedoch nach DANISCH sehr gering. Interessant ist auch die Angabe DUPÉRIÉs von der Wucherung der Kapselzellen, die sich zum Teil in den Leib der Ganglienzellen einbuchten und so Bilder von scheinbarer Neuronophagie erzeugen; immerhin scheinen die degenerativen Veränderungen am nervösen Parenchym nicht sehr stark zu sein. Außer Verdickung der Gefäßwände und perivasculären Infiltraten finden sich im Gegensatz zu MOGILNITZKY keine endarteriitischen Prozesse. Beachtenswert ist die Angabe DANISCHs, daß es bei den positiven Luesfällen zu einer ausgesprochenen Unterentwicklung der Ganglienzellen, d. h. einem Stehenbleiben auf dem Neuroblastentyp, entsprechend etwa dem 8.—9. Fetalmonat, kommt mit gleichzeitiger starker Vermehrung des interstitiellen Bindegewebes, jedoch ohne wesentliche Infiltrate. Entsprechend diesem Befunde werden die Ganglien von DANISCH makroskopisch als häufig verkleinert verhärtet, und von eigenartiger Transparenz bezeichnet, auch MOGILNITZKY beschreibt sie als klein und verhärtet. Wie DANISCH mit Recht bemerkt, erlaubt nur der sichere Spirochätenbefund, von syphilitischen Veränderungen zu sprechen, während alles übrige auch bei anderen Krankheiten zur Beobachtung kommt. Ob allerdings das Vorhandensein von Spirochäten und die davon abhängigen degenerativen und Entwicklungsstörungen im Sympathicus die Dystrophie, Dysfunktion und vasomotorischen und trophischen Störungen bei den Neugeborenen mit kongenitaler Lues erklären, wie DANISCH meint, ist nicht ohne weiteres zu beweisen. Wir selbst haben durch einen unserer Schüler 23 Feten im Alter von 6—9 Monaten und intrauterinem Tod mit sicherer kongenitaler Lues untersuchen lassen und dabei nur in 5 Fällen Spirochäten in den größeren sympathischen Ganglien gefunden, sonst jedoch keine wesentlichen Veränderungen. Es ist jedoch zu beachten, daß es sich in unserem Falle um passive, im Falle DANISCHs jedoch um aktive Lues handelte, zumal der letztere Neugeborene von wenigen Wochen bis zu mehreren Monaten untersuchte. Bei *erworbener Syphilis* kommen nur in ganz seltenen Fällen schon makroskopisch sichtbare Gummen vor (Gumma im Ggl. coeliacum, unveröffentlichter Fall SCHMORLs). Leider liegen jedoch sonst keine zuverlässigen Arbeiten mit spezieller Technik vor. WOHLWILL erwähnt das Übergreifen einer schwieligen Syphilis der Nieren auf das Ggl. coeliacum. Bei progressiver Paralyse hat BENVENUTI in einigen Fällen in den oberen Hals- und den übrigen paravertebralen Ganglien mehr oder weniger zahlreiche Spirochäten nachweisen können. Von Interesse ist, daß bei seinen Kranken vegetative klinische Symptome, wie z. B. HORNERsches Symptom, Hyperhidrose, Vasomotorenstörungen beobachtet wurden, die er in Beziehung bringt zu den morphologischen Schädigungen des Sympathicus, was uns jedoch noch keineswegs erwiesen scheint. Ebensowenig befriedigend erscheinen uns die Befunde von degenerativen Zellveränderungen am Ggl. ciliare bei Tabikern nach MARINA im Sinne eines kausalen Zusammenhanges mit der reflektorischen Pupillenstarre. Auch KISSELEW will

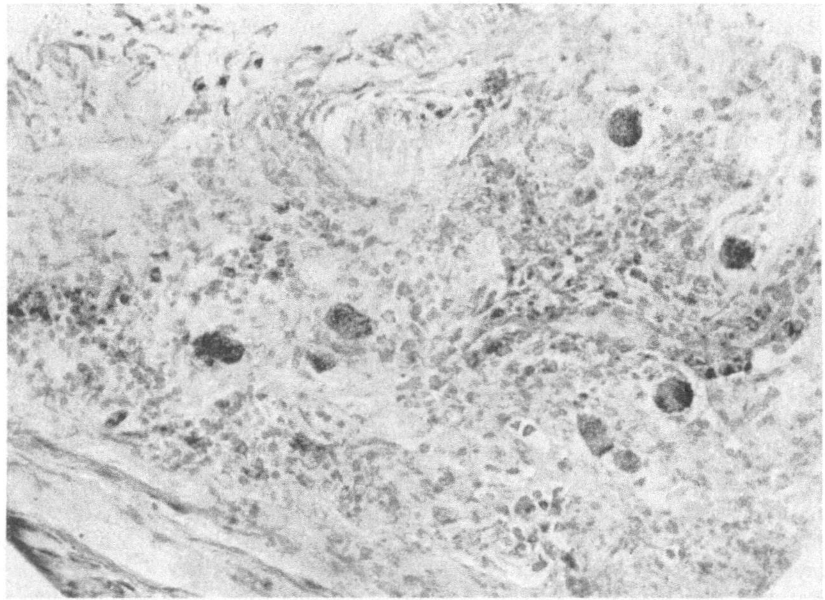

Abb. 95. Invasion des Ganglion coeliacum durch Granulationsgewebe bei maligner Lymphogranulomatose. Präparat von Prof. WOHLWILL. (Aus HERZOG: In L. R. MÜLLER 1931.)

bei Paralytikern am Ggl. ciliare degenerative Veränderungen an Ganglienzellen festgestellt haben, jedoch erscheinen seine Angaben über akute Schwellung und primäre Reizung der Ganglienzellen sowie Sklerose derselben sehr wenig wahrscheinlich.

Lymphogranulomatosis maligna (HODGKIN). Der einzige Fall von Lymphogranulomatose mit Beteiligung des Sympathicus wurde von WOHLWILL beschrieben. Nach seinen Beobachtungen besteht gerade bei dieser Krankheit eine gewisse Tendenz, den Sympathicus in Mitleidenschaft zu ziehen. Er konnte zeigen, wie die granulomatösen Wucherungen vom Rande her längs der Gefäße in die Nervenbündel des Ggl. coeliacum hineinwachsen (s. Abb. 95). WOHLWILL macht darauf aufmerksam, daß auch die Kapselzellen innerhalb der Infiltrate zugrunde gehen bzw. in den Wucherungen aufgehen. Derselbe Autor berichtet auch von einem Fall von HODGKIN mit Infiltration des Ggl. cerv. cran., wobei klinisch ein deutliches HORNERsches Syndrom auf der erkrankten Seite auftrat. In einem anderen Fall von Lymphogranulomatose des Ggl. coeliacum standen Magenbeschwerden in Gestalt von Übelkeit, Erbrechen und Appetitlosigkeit im Vordergrund. Solche guten Einzelbeobachtungen besitzen natürlich besonderen Wert für die Physiopathologie des Sympathicus, um so mehr als die Mehrzahl der anatomisch untersuchten Fälle nur Zufallsbefunde darstellen, oder aber so komplizierte Prozesse vorliegen, daß es schwierig ist, den Beweis eines kausalen Zusammenhangs zu erbringen.

Lepra. In erster Linie verdienen unter den sehr spärlichen Daten die sehr gründlichen Studien von TAKINO und Mitarbeitern Erwähnung. Danach finden sich bei der Nervenlepra relativ wenige Bacillen in den sympathischen Ganglien und Nervenstämmen. Außerdem kommt es zu Infiltratbildung und sekundärer Degeneration der Ganglienzellen, jedoch nur in unmittelbarer Nähe der Infiltrate, während die Markscheiden der Nerven offenbar resistenter sind. Bei der Knotenlepra dagegen findet man viel häufiger und viel zahlreichere Bacillen, die auf dem Wege der Saftbahnen vordringen. Man beobachtet sie aber nicht nur im Interstitium, wo sie entzündliche Infiltrate und Granulationsbildungen hervorrufen, sondern auch innerhalb von Ganglienzellen, Kapselzellen, SCHWANNschen Zellen, Markscheiden und Achsencylindern. Durch das Eindringen von Bacillen, vor allem in die dickeren Nervenfasern und ihre Vermehrung daselbst bilden sich in ihnen Globi, die aber auch in Ganglienzellen auftreten können, ja es können sich sogar ganze Ganglienzellen zu Globi umbilden. Auch hier gehen Ganglienzellen und Nervenfasern vor allem im Bereich der häufigen Infiltrate zugrunde. Es werden nach den japanischen Autoren in erster Linie die Hals- und sacralen Ganglien befallen, dabei soll das Ggl. cerv. cran. bisweilen stark vergrößert sein. Die von NATALI geäußerte Ansicht auf Grund der Veränderungen im Ggl. coeliacum bei 2 Leprafällen, wonach durch die diffuse Lymphocyteninfiltration im Ganglion und dadurch bedingte Lymphstauung durch die mechanische Kompression und den geschädigten Stoffwechsel erst sekundär Degeneration und Atrophie des nervösen Parenchyms entstünde, scheint uns weniger wahrscheinlich und die positiven Befunde von TAKINO sind außerdem viel beweiskräftiger. Ob man in Übereinstimmung mit den pathologischen Veränderungen im Ggl. coeliacum bei Lepra nach MOCUTERO von einem abdominalen Syndrom des Sympathicus reden darf, erscheint uns noch fraglich, zum mindesten ist es nicht ganz überzeugend, die zahlreichen Symptome wie Koliken, Diarrhoen, Albuminurie, profuse Schweiße, Hyperkeratose, Dystrophie der Knochen und Gelenke, Gastralgien und Herzarrhythmien allein mit den oft nicht ausgedehnten anatomischen Veränderungen in den sympathischen Ganglien erklären zu wollen.

3. Spezielle Pathologie.

Beteiligung des sympathischen Nervensystems bei Erkrankungen bestimmter Organsysteme.

Erkrankungen des Herzens und der Gefäße.

Es liegt auf der Hand, daß man in Fällen von Angina pectoris sowie vor allem in zahlreichen Fällen von Herzinsuffizienz ohne sichtbare Myokard- oder Klappenschädigung auch an Veränderungen des extra- und intramuralen Herznervensystems gedacht hat. Trotzdem sind die anatomischen Untersuchungen auf diesem wichtigen Gebiet sehr spärlich und dazu ist noch eine große Anzahl nicht mit speziellen Methoden ausgeführt worden. So erwähnt z. B. STEGEMANN in einer ausführlichen Arbeit über das Scharlachherz entzündliche Veränderungen an den Herzganglien mit Verfettung und Nekrose der Ganglienzellen, sowie eine auffallende Abnahme der Menge und Größe der NISSL-Körperchen, was aber nach unseren heutigen Kenntnissen keineswegs einer Kritik standhalten dürfte. Auch die Beobachtung ASKANAZYs, eines Falles von plötzlichem Tod bei einem Individuum mit chronischem Herzleiden in Form von Hypertrophie und Dilatation beider Ventrikel mit sog. Neuritis und Perineuritis an kleinen, im epikardialen Fettgewebe verlaufenden Nervenästen gibt uns wenig Aufschluß über sichere kausale Zusammenhänge zwischen Herzinsuffizienz und Erkrankung des Herznervensystems. Die Beobachtungen von Mogilnitzky am extra- und intramuralen Herznervensystem bei Scharlach und Diphtherie sind sehr vage und ohne exakte Technik durchgeführt und haben außerdem von allen Nachuntersuchern Ablehnung erfahren. Die wenigen einwandfreien Beobachtungen weisen leider einen Nachteil auf, daß nämlich niemals das gesamte extra- und intramurale Herznervensystem gleichzeitig untersucht wurde. Die erste wertvollste Arbeit ist die mit modernen Methoden ausgeführte von Lasowsky. Der russische Autor hat in 45 Fällen von Coronarsklerose mit Myomalacie und Kardiosklerose sowie Endokarditis die Herzganglien mit den verschiedenen neurohistologischen Methoden untersucht. Zur Beobachtung kamen die Herzganglien nach der topographischen Einteilung von Worobiew, und zwar vom arteriellen Conus, vom rechten Vorhof zwischen Vena cava inferior und superior, von der Hinterwand des linken Vorhofs zwischen den hinteren Lungenvenen und dem Sinus coronarius, von der Vorderwand des linken Vorhofs und schließlich von der Hinterwand des linken Vorhofs zwischen den vorderen Stämmen der Lungenvenen (siehe Abb. 96). Interessant ist die Angabe, daß die sog. Altersveränderungen, die in den extramuralen Ganglien doch deutlich ausgesprochen sind, bei den intramuralen Herzganglien stark zurücktreten. Auffallend ist im Alter bisweilen die Größe (Hypertrophie) der Ganglienzellen (45—50 μ) sowie die große Zahl der von der ganzen Zelloberfläche entspringenden Fortsätze. Von Pigmenten erwähnt der Autor bisweilen nur Lipofuscin, das sich aber im Alter nur in unbedeutender Menge findet ganz im Gegensatz zu den größeren extramuralen Ganglien. Ebenso ist der Befund von geschrumpften Zellen im Alter sehr viel seltener. Bemerkenswert ist jedoch, daß in Fällen schwerer Coronarsklerose sogar schon bei jüngeren Individuen reichlich Lipofuscin in den Ganglienzellen auftritt und dabei auch häufiger Schrumpfung derselben beobachtet wird. Als ausgesprochene Altersveränderung, die er allerdings nur einmal bei einer 85jährigen Frau mit nur mäßiger Arteriosklerose sowohl der Aorta als der Kranzgefäße fand, beschreibt er eigentümliche homogene Verquellungen der Nervenfasern sowie der Zellfortsätze und homogener, wie Corpora amylacea aussehender Bildungen in Nervenzellen selbst. Wir haben bereits im allgemeinen Teil bei der Besprechung der Veränderungen der Neurofibrillen und Zellfortsätze (s. S. 416) diese eigenartigen Veränderungen erwähnt, die besonders häufig bei der Paralysis agitans sind, jedoch auch vereinzelt in anderen Fällen zur Beobachtung

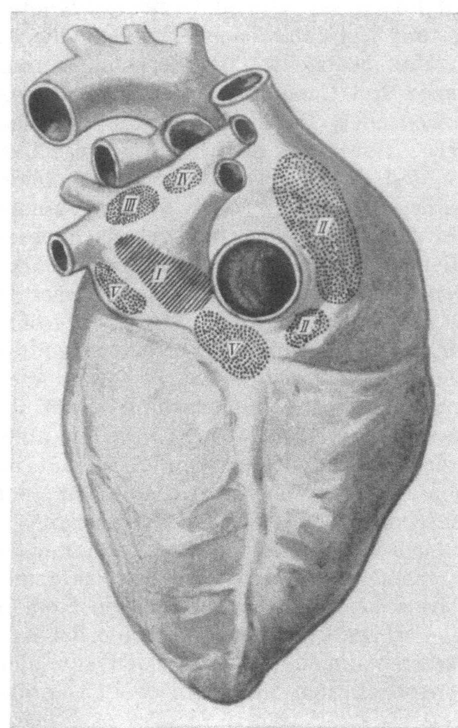

Abb. 96. Ansicht des Herzens von hinten nach J. Tandler mit eingezeichneten vegetativen Ganglienfeldern nach Worobiew. [Aus Herzog u. Martínez: Rev. sudamer. Morf. 2 (1944).]

kamen. Als besonders charakteristisch für die Coronarsklerose beschreibt LASOWSKY das ebenfalls schon erwähnte CAJALsche Kugelphänomen in Gestalt kleiner argentophiler Kugeln oder Birnen an den Zellfortsätzen der Ganglienzellen (s. Abb. 97). Bisweilen lassen dieselben auch einen feinen fibrillären Bau erkennen und können auch von Kapselzellen umgeben sein. Diese Gebilde sind bei hochgradiger Coronarsklerose sehr häufig. Ein weiteres Phänomen, das man besonders oft bei Fällen mit starker Myokardsklerose findet, ist die Knäuelbildung der Zellfortsätze (Dendritenglomeruli) in unmittelbarer Nähe oder etwas weiter entfernt von den Ganglienzellen. Beide Erscheinungen werden als pathologische

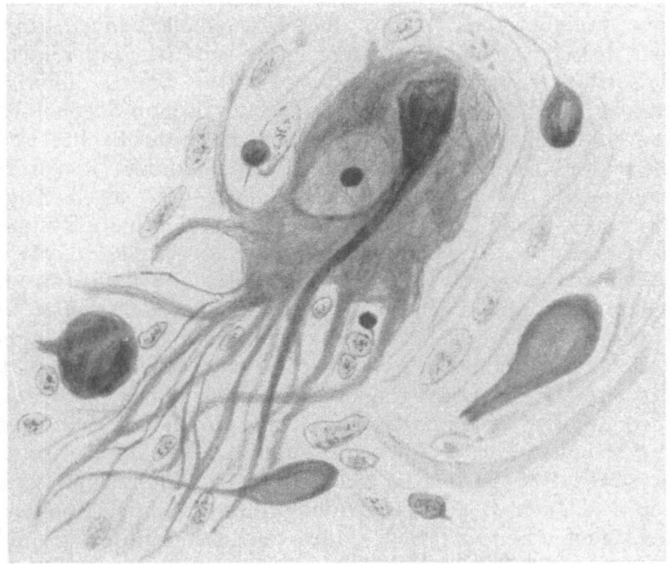

Abb. 97. Argentophile Kugeln um eine Nervenzelle eines Herzganglions (Feld II). ♂, 70 Jahre (Tod durch Ertrinken, leichte Arteriosklerose). Färbung BIELSCHOWSKY-GROS. Vergr. 800fach. [Aus HERZOG u. MARTÍNEZ: Rev. sudamer. Morf. 4 (1946).]

Wucherungen der Zellfortsätze gedeutet. Zur Erklärung fügt LASOWSKY an, daß die postganglionären Fasern bzw. die Zellfortsätze durch myomalacische Prozesse oder Narben degenerieren und die Zellen mit Reizbildungen in Form von Knäueln oder Kugeln an den Fortsätzen antworten. Außerdem werden Veränderungen in der Verteilung der intracellulären Neurofibrillen beschrieben, die sich im Zentrum besser färben, während in der Peripherie Vacuolen auftreten. Dabei kommt es auch zu Zellatrophie mit und ohne Vacuolen sowie Chromatolyse und Kernveränderung. Auch kann man hier und da starke Zellschwellungen mit vacuogranulärem Zerfall beobachten. Besonders bemerkenswert ist, daß die Veränderungen um so schwerer sein sollen, je stärker die Coronarsklerose und die Schädigung des Herzmuskels ist. Der Gehalt an lipoidem Pigment der Ganglienzellen nimmt ebenfalls sehr stark zu. Der russische Autor geht so weit, daß er annimmt, daß die Atrophie der Ganglienzellen so hochgradig werden kann, daß in bestimmten Gebieten des Herzens die kleinen intramuralen Ganglien ganz verschwinden. Dieser Schluß scheint uns nach den allgemeinen Erfahrungen nicht sehr wahrscheinlich, zumal bei histologischen Untersuchungen die winzigen Ganglien, die außerdem nicht mit absoluter Regelmäßigkeit immer an derselben Stelle liegen, leicht entgehen können. Bei *Endokarditiden* sind die Ganglienveränderungen nur unbeträchtlich und bestehen hauptsächlich in Hypertrophie einzelner Nervenzellen sowie kugeligen Verdickungen und Knäueln ihrer Fortsätze. Bei *Perikarditiden* dagegen findet man wieder stärkere Veränderungen in Gestalt von Kugelbildungen und vor allem stärkerer Schrumpfung der Ganglienzellen. Dies ließe sich vielleicht am besten mit der oberflächlichen Lage der Ganglien erklären. Leider fehlen noch umfassende Untersuchungen auf diesem besonders wichtigen Gebiet unter Einbeziehung der extramuralen Ganglien und bei klinisch gut untersuchten Fällen. Wir selbst hatten Gelegenheit, bei einer 60jährigen Frau mit allgemeiner starker Arteriosklerose, auch Coronarsklerose, jedoch ohne Schwielenbildung im Herzmuskel, aber Übergreifen auf die Aortenklappen, einige kleinere Herzganglien zu untersuchen. Diese zeigten an der Mehrzahl der Ganglienzellen hochgradige Homogenisierungen, auch der Fortsätze, sowie Kugelbildungen. Besonders interessant ist, daß klinisch Asystolie, Tachykardie sowie Arrhythmie bestanden. Bei der *Angina pectoris* sind früher von Lanceraux und Peter (zit. nach Lasowsky) schon degenerative Veränderungen an den im Myokard liegenden Nervenstämmen beobachtet worden, womit man auch die sekundären Kugelbildungen erklären könnte. Die von verschiedener Seite vorgenommene histologische Untersuchung der wegen Angina pectoris operativ entfernten Ganglien hat bisher keine eindeutigen Resultate ergeben. Eine gewisse Ergänzung der Befunde von Lasowsky stellen die Beobachtungen von Awdejew, Waimberg, Wyropajew, Gordon und Lasowsky an 31 Fällen von plötzlichem Tod infolge akuter Herzinsuffizienz dar. Leider wurden dabei nur die extrakardialen Ganglien, d. h. die sympathischen Halsganglien, das Ggl. stellatum und das Ggl. nodosum, und zwar nur nach Silberimprägnation und mit Sudan untersucht. Das Material gliedert sich in 3 Gruppen, von denen die größte Fälle mit Coronarsklerose, die zweite solche mit plötzlicher Herzinsuffizienz ohne Coronarsklerose und die dritte Fälle mit syphilitischer Mesaortitis umfaßt. Vor allem in der ersten Gruppe fanden sich fast regelmäßig Kugelbildungen an den Zellfortsätzen und auch in den Faserbündeln und reichlich lipoides Pigment in den Ganglienzellen. Ferner wurde stärkere Zellschrumpfung und Vacuolenbildung in erster Linie bei allgemeiner Arteriosklerose und starker Coronarsklerose im höheren Alter beobachtet. Daneben fanden sich in den Ganglien Bindegewebswucherung, Rundzelleninfiltrate und arteriosklerotische Veränderungen an den kleinen Arterien. Bei der zweiten Gruppe ohne sichere Coronarsklerose, wobei als Todesursache ein Krampf der Coronararterien angenommen wurde, waren die Veränderungen der Fortsätze und Nervenfasern sehr viel geringer, Zellschrumpfung und Pigmentanhäufung wurde vermißt. In der dritten Gruppe fanden sich keine nennenswerten Veränderungen. Die Autoren messen lediglich dem Kugelphänomen pathologische Bedeutung zu, zumal sie es bei gesunden Personen nicht beobachtet haben und glauben, damit die bei den meisten aufgetretenen Beschwerden der Angina pectoris erklären zu können. Sie sind ferner der Ansicht, daß das Zustandekommen von Kugeln und Knäueln an den Fortsätzen, das sie immer zusammen mit Schädigungen der Vagusfasern beobachtet haben, die Folge der Schädigung des Vagus seien. Nach unserer Ansicht müssen jedoch noch systematische Untersuchungen des Nervensystems einsetzen, um diese Frage, vor allem das Zustandekommen des Kugelphänomens zu klären. In den letzten Jahren sind weitere Untersuchungen über diesen Gegenstand von uns und unserem Mitarbeiter Martínez (Herzog und Martínez 1944 und 1946) erfolgt. In diesem Material figurieren außer den Kontrollen von Kinderherzen in der Hauptsache Herzen von Erwachsenen, in der Mehrzahl in höherem Alter, mit Coronarsklerose verschiedener Intensität, sowie mit und ohne davon abhängigen Herzmuskelschädigungen. Sehr zum Unterschied von Lawrentjew und Lasowsky konnte keinerlei quantitative oder qualitative

Beziehung zwischen den Veränderungen der Ganglienzellen der Herzganglien und der Schwere der Coronarsklerose bzw. der Herzmuskelveränderungen gefunden werden. Das sog. Kugelphänomen am Ende der kurzen Zellfortsätze

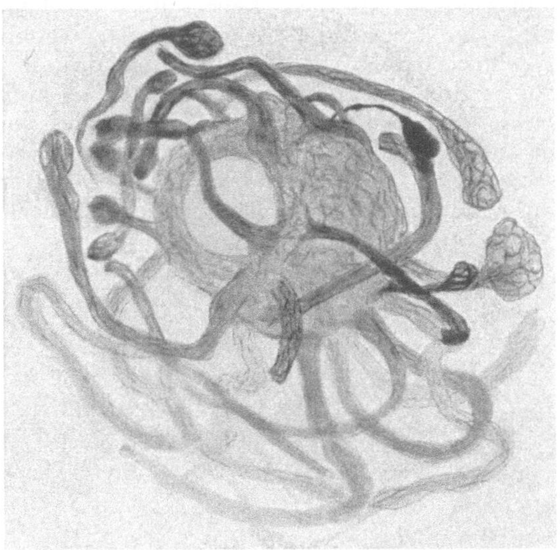

Abb. 98. Ganglienzelle aus einem Herzganglion mit Hyperplasie und Hypertrophie der kurzen Zellfortsätze, die zum Teil in Kugeln und Gitterkörpern endigen. Fensterbildung. ♀, 45 Jahre (Schädelfraktur, Arteriosklerose). Färbung BIELSCHOWSKY-GROS. Vergr. 800fach.

und auch der präganglionären Fasern ist konstant, jedoch ohne bestimmte quantitative Beziehung zu den verschiedenen Herzveränderungen, aber zweifellos häufiger im Alter, während es bei Kindern praktisch fehlt. Die Annahme der

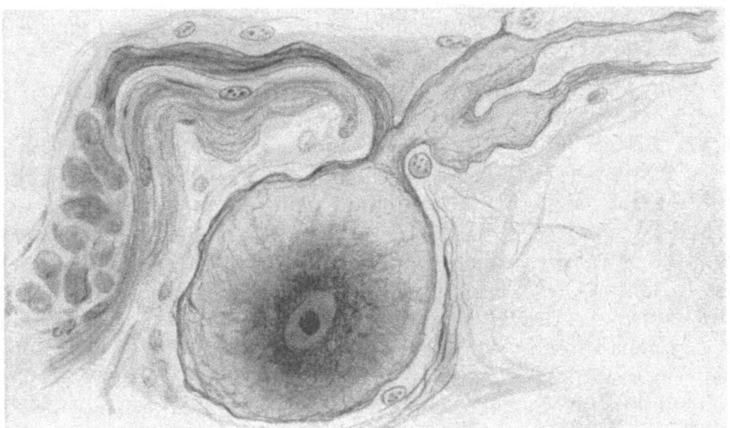

Abb. 99. Geschwollene Nervenzelle mit Hypertrophie und Schwellung ihrer Fortsätze, (links einer mit zahlreichen angeschnittenen Windungen). Periphere Auflockerung der Fibrillen. Aus einem Herzganglion. ♀, 65 Jahre (Arteriosklerose, Coronarsklerose, Herzschwielen, Mesaortitis syphilitica).

genannten russischen Autoren, daß bei Myokardschwielen die postganglionären Fasern im Herzen beschädigt würden und daher als Reizphänomen mehr Kugeln an den kurzen Fortsätzen zur Beobachtung kommen, konnte von uns nicht bestätigt werden. Reizerscheinungen in Form von sekundärer Fortsatzwucherung

(Fortsatzhyperplasie) (s. Abb. 98) und hochgradiger Dendritenknäuel (Glomeruli) sowie Fensterbildungen sind nicht sehr häufig zum Unterschied von den extrakardialen Ganglien. Feine Ringe am Ende dünnster, zweifellos präganglionärer Fasern wurden unabhängig in allen Lebensaltern nachgewiesen. Als ausgesprochen pathologische Erscheinung haben netzartige hohlkugelförmige Erweiterungen von Zellfortsätzen (Abb. 98) zu gelten, die ab und zu auftreten ohne Beziehung zu bestimmten Herzveränderungen. Als auffallende Veränderungen fanden wir in den meisten Ganglien eines Falles von Arteriosklerose Ganglienzellen mit ausgesprochener Schwellung auch der Fortsätze (s. Abb. 99) und in den verschiedensten Stadien teils mit, teils ohne Kern- und Tigroidveränderungen, sowie mit und ohne Schädigung des intracellulären Fibrillen-

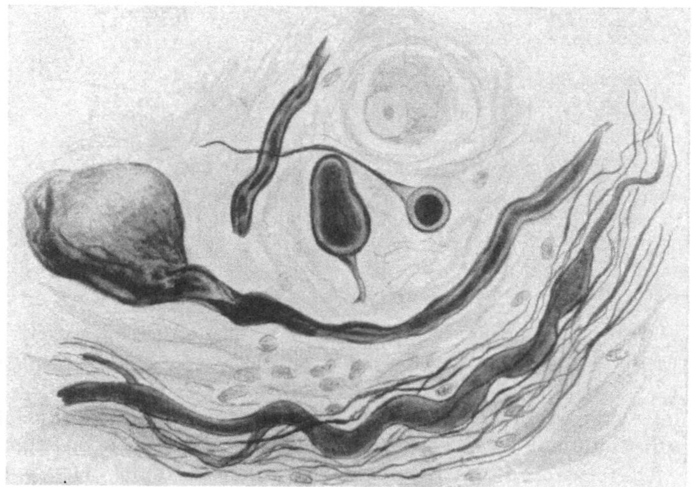

Abb. 100. Homogenisierung einer Ganglienzelle, von Fortsätzen und Nervenfasern, sowie Kugelphänomen. Herzganglion. ♂, 71 Jahre (Ösophaguscarcinom, Arteriosklerose, Kachexie). Färbung BIELSCHOWSKY-GROS. Vergr. 800fach.

netzes bis zum vacuogranulären Zerfall. Bei den leichten Stadien hat man den Eindruck einer möglicherweise noch reversiblen Veränderung, bei den degenerativen Bildern kommt es jeweils auch zur Hypertrophie, Hohlzylinderbildung oder Abschmelzung der Zellfortsätze. Auffallenderweise wurde in den Herzganglien keine sichere Zellatrophie beobachtet. Homogenisierung von Ganglien- und Nervenfasern (s. Abb. 100) fand sich vor allem im höheren Alter, jedoch nicht konstant und ohne Abhängigkeit vom Grad der Arteriosklerose. Als besonders neuartiger Gesichtspunkt hat bei unseren Untersuchungen die gleichzeitige Kontrolle des Ggl. cerv. cran. inf. (stellatum) und nodosum zu gelten. In den genannten sympathischen Halsganglien fanden sich ähnliche Veränderungen wie in den Herzganglien, jedoch konnten auch hier weder quantitative, noch qualitative Beziehungen zu bestimmten Krankheiten des Herzens, noch zum Alter aufgestellt werden. Im Ggl. nodosum waren keine wesentlichen Veränderungen nachzuweisen und es fiel besonders auf, daß die in den anderen Ganglien gefundenen Homogenisierungen völlig fehlten, was mit den experimentellen Befunden von HEIMBECKER und O'LEARY zu erklären wäre, daß nämlich die präganglionären Fasern der Herzganglien nicht im Ggl. nodosum, sondern im medullären Vaguskern entspringen. Pigmentierung findet sich in den extrakardialen Ganglien häufiger und stärker als in den intrakardialen. CONTI (1948) hat an einem größeren Material (60 Fälle) die Herzganglien von

Menschen aller Altersklassen, vom Neugeborenen bis zum 75jährigen teils ohne Herzleiden, teils mit Herzhypertrophie mit Silberimprägnation untersucht. Danach ist ein postnatales Wachstum der Ganglienzellen bis zum 50. Jahr sicher, wobei aber nicht alle Elemente gleichmäßig beteiligt sind. Es handelt sich um Volumenvergrößerung der Nervenzellen und auch Vermehrung der Paraphyten (Fensterbildung, Keulenbildung der Fortsätze, endokapsuläre Knäuel, Dendritenwucherung). Danach käme den beschriebenen Proliferationsphänomenen sowohl eine physiologische Bedeutung zur Oberflächenvergrößerung bei vermehrter Beanspruchung, als auch eine pathologische bei Herzhypertrophie zu. HERMANN hat in verschiedenen Arbeiten (1949, 1951), die mehr oder weniger den gleichen Stoff behandeln, an einem großen Material, vor allem bei älteren Individuen mit Coronarsklerose, auch bei Endokarditis, rheumatischer Myokarditis, tuberkulöser Perikarditis, Arrhythmia perpetua, paroxysmaler Tachykardie und Hypertonie die Herzganglien mit der BIELSCHOWSKY-GROS-Methode untersucht und bei allen 61—84% pathologische Veränderungen der Ganglienzellen festgestellt. Diese stimmen im Prinzip mit den anderer Autoren überein, nur fällt einmal die große Häufigkeit pericellulärer Faserkörbe auf und daß vor allem bei Coronarsklerose die Ganglienzellen in der überwiegenden Mehrzahl „degenerative" Phänomene aufweisen sollen. Das Überwiegen degenerativer Veränderungen läßt sich bei HERMANN in Übereinstimmung mit der kritischen Arbeit ENGELBRECHTs unschwer damit erklären, daß die Deutung wirklich degenerativer Strukturveränderungen nicht nach den üblichen Kriterien der Neuropathologie vorgenommen wurde und eine Beurteilung derselben nur auf Grund von Silberfärbungen unzureichend ist. Andererseits besteht Einigkeit darüber, daß die bei Coronarsklerose gefundenen Veränderungen nicht spezifisch sind, jedoch wird von HERMANN geltend gemacht, daß sie wahrscheinlich einen kausalen Faktor für die Coronarsklerose abgeben. HERMANN (1948) hat ebenfalls mit der BIELSCHOWSKY-Methode die Herzganglien eines 8jährigen Kindes untersucht, das an *Tetanus* gestorben war, und hat dabei auch an 77% der untersuchten Ganglienzellen toxisch-degenerative Veränderungen an Kern, Plasma und Fortsätzen beobachtet. Was am meisten auffällt, ist, daß sich häufiger pericelluläre Faserkörbe (s. Abb. 101) fanden, sowie akzessorische Fortsätze, also in erster Linie Reizphänomene, während die „degenerativen" Veränderungen zurücktraten und vielfach nicht als solche überzeugen. Es erhebt sich die Frage, ob in kurzer

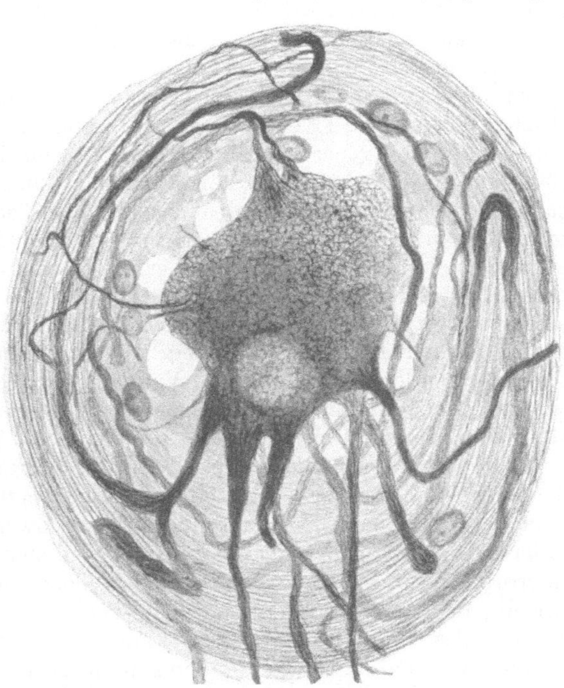

Abb. 101. Pericellulärer hyperplastischer Faserkorb um eine Nervenzelle eines Herzganglions eines 8jährigen Kindes mit Tetanus. Färbung BIELSCHOWSKY-GROS. Vergr. 1240fach, auf $^3/_4$ verkleinert. [Aus HERMANN: Dtsch. Z. Nervenheilk. **159** (1948).]

Zeit von wenigen Tagen durch einen toxischen Prozeß wie den Tetanus solche Bildungen möglich sind, was natürlich nur in weiteren Fällen zu entscheiden ist. Ein von uns neuerdings beobachteter Tetanusfall eines 11jährigen Kindes hat jedenfalls weder an den Herz- noch Halsganglien etwas Ähnliches gezeigt.

Arteriosklerose. Unter den zahlreichen Faktoren, die man als Ursachen für das Zustandekommen der Arteriosklerose heranzog, figuriert auch das erkrankte vegetative Nervensystem. So hat wohl Stämmler als erster die in den sympathischen Ganglien gefundenen degenerativen und entzündlichen Veränderungen, die er auf bakterielle Giftwirkungen zurückführte, verantwortlich zu machen gesucht für Funktionsstörungen im vasomotorischen Reflexapparat. Er meinte, daß es dadurch zu abnormen Blutdruckverhältnissen komme, die schließlich zur Arteriosklerose führen müßten. Leider sind seine ganzen Befunde auf unspezifischen Methoden gegründet und halten einer Kritik nicht stand, wie wir (1926), Wohlwill, Terplan u. a. zeigen konnten. Danisch suchte die Annahme Stämmlers bei experimenteller Sklerose beim Kaninchen durch Nicotin- und Cholesterininjektionen zu erhärten, jedoch sind diese ebensowenig beweisend, ganz abgesehen von seiner nicht spezifischen Technik. Neuere Untersuchungen meines Schülers Martin haben eine nochmalige Prüfung dieser Frage zum Ziele gehabt, und zwar wurden dabei außer den Halsganglien auch die Thorakalganglien untersucht mit Rücksicht auf die Innervation der Aorta. Die Lokalisation arteriosklerotischer Herde wurden bei einer großen Anzahl älterer Individuen genau vermerkt, jedoch konnten in den entsprechenden Ganglien keinerlei segmentale oder gruppenförmige Veränderungen festgestellt werden. Unter den untersuchten Fällen befand sich auch ein solcher von schwerer Arteriosklerose eines 12jährigen Mädchens, den wir seinerzeit gesondert veröffentlicht haben und der wegen des Fehlens von Altersveränderungen und anderem gerade besonders beweiskräftig hätte sein können. Dabei zeigten die sympathischen Ganglien keinerlei krankhafte Veränderungen, ebensowenig wie ein Fall jugendlicher Sklerose von Wohlwill. Das einzige, was sich in den Ganglien von Arteriosklerotikern fand, waren isolierte Rundzelleninfiltrate sowie ebenfalls ganz vereinzelte degenerative Ganglienzellen und Sklerose der interganglionären Arteriolen, alles Befunde durchaus sekundärer Natur. Es muß jedoch besonders erwähnt werden, daß sowohl in den genannten Fällen, wie in zahlreichen anderen, aber auch ohne Arteriosklerose und vor allem bei älteren Individuen, häufiger mit Silberfärbungen das Kugelphänomen in den Ganglien von uns beobachtet wurde. Daß dieses trotz seiner zweifellos pathologischen Natur (s. S. 421) nicht im Sinne einer kausalen Beziehung für die Entstehung der Arteriosklerose verwertet werden kann, scheint uns sicher zu sein. Es spricht dafür nicht nur das völlige Fehlen bei kindlicher Sklerose, sondern auch bei zahlreichen typischen Arteriosklerosefällen von Erwachsenen. Jedenfalls scheint durch unsere Untersuchungen bewiesen zu sein, daß die Arteriosklerose nicht, wie Stämmler, Danisch u. a. annahmen, durch eine primäre Schädigung der sympathischen Ganglien zustande kommt.

Periphere Durchblutungsstörungen (vasomotorisch-trophische Neurosen).

Bei der großen Bedeutung der Vasomotoren für die normale und pathologische Physiologie des Kreislaufs haben natürlich auch morphologische Veränderungen des Gefäßnervensystems besonderes Interesse. Das geht auch aus den verschiedenen operativen Eingriffen am peripheren vegetativen Nervensystem hervor, wie sie durch die Methoden von Leriche, Brüning und Stahl, Kümmell, Bräucker, Rieder, Vosschulte u. a. bekannt sind. Leider werden vielfach die exstirpierten Nerven und Ganglien nicht genügend histologisch kontrolliert und vor allem in den meisten Fällen nicht durch wirklich erfahrene Kenner dieser schwierigen Materie. Die bisherigen Resultate sind daher nicht nur widerspruchsvoll, sondern sie haben auch bei zuverlässigen Untersuchern keine großen Ergebnisse gezeitigt. Es haben darüber unter anderen WOHLWILL, RIEDER, SUNDER-PLASSMANN und RICHTER, CRAIG und KERNOHAN, KUNTZ, HAGEN, STÖHR, SKOOG und FEYRTER berichtet. Wir wollen im folgenden die wichtigsten Krankheitsbilder herausgreifen, die in direkter Beziehung zum vegetativen Nervensystem stehen.

Symmetrische Gangrän (RAYNAUD). Bei dieser an sich nicht sehr häufigen Krankheit, von der meist nur Einzelfälle veröffentlicht wurden, kommen anatomisch nur die wenigsten in Frage, wegen unzulänglicher Technik. Aus diesem Grunde kann der von STÄMMLER mitgeteilte Fall unberücksichtigt bleiben. RIEDER, der in einem sicheren Falle von RAYNAUD das untere Hals- und erste Brustganglion histologisch untersuchen konnte, fand nur geringfügige Infiltrate und vereinzelte degenerierte Ganglienzellen, denen er aber in kausaler Hinsicht keine wesentliche Bedeutung beimißt. In einer neueren Arbeit haben GAGEL und WATTS einen Fall von RAYNAUD mit Befallensein von Händen und Füßen mitgeteilt, bei dem außer den Halsganglien auch noch die thorakalen Ganglien bis zum 7. und vor allem das Rückenmark untersucht wurden. Dabei konnten im Sympathicus keine wesentlichen Veränderungen festgestellt werden, wohl aber in den Seitenhörnern des Rückenmarks (s. dort S. 381). Im Gegensatz dazu beschreibt SUNDER-PLASSMANN (1940) einige Fälle, bei denen die exstirpierten Ganglien, allerdings leider nur nach BIELSCHOWSKY untersucht wurden. Besonderes Interesse verdient derjenige einer 27jährigen Patientin, der sich weitgehend nach Exstirpation der Ganglia stellata gebessert hat. Dabei konnten in den untersuchten Ganglien diffuse Veränderungen der Ganglienzellen beobachtet werden in Form von Chromatolyse, Kern- und Kernkörperchendegeneration, Neurofibrillenzerfall, Vacuolenbildung, Zellschwellung, degenerative Veränderungen der Nervenfasern und der SCHWANNschen Scheiden. Der Autor gibt dort an, daß 4 weitere Fälle mit ähnlichen Resultaten von K. H. BAUER, BRÄUCKER, COENEN und RIEDER beobachtet wurden. Interessant ist jedoch, daß die operativen Erfolge meist nicht von Dauer oder zum wenigsten unvollständig sind und es oft zu Rezidiven kommt, was sehr zugunsten weitgehender Unabhängigkeit des peripheren vegetativen Nervensystems spricht. Außerdem beobachtet man bei RAYNAUD hormonale, endokrine Störungen, die nach SUNDER-PLASSMANN im Sinne einer Gesamtstörung des neurovegetativen hormonalen Systems aufzufassen sind. Zu einem ganz anderen Ergebnis an einem großen Material von 50 Fällen von RAYNAUDscher Krankheit sind die Amerikaner CRAIG und KERNOHAN gelangt, die nach der chirurgischen Exstirpation der Ganglia cerv. caud. sowie der thorakalen und lumbalen Ganglien dieselben einer genauen neurohistologischen Untersuchung unterzogen. Die dabei gefundenen geringfügigen Veränderungen der Ganglienzellen, wie z. B. Vacuolen, Kapselwucherungen usw., fassen sie im wesentlichen als Altersveränderungen und keineswegs als spezifisch für RAYNAUD auf. Sie schließen daraus, daß die sympathischen Ganglien lediglich als Relaisstationen höher gelegener Zentren funktionieren. Während die meisten Autoren sich nur mit der Untersuchung der sympathischen Ganglien befaßt haben (Operationsmaterial), konnten SCHARAPOW und neuerdings auch GAGEL und WATTS außerdem auch das Rückenmark untersuchen und dabei degenerative Veränderungen feststellen (s. dort). Die späteren Beobachtungen von KUNTZ bei 2 Fällen von RAYNAUD zeigten keine wesentlichen histologischen Veränderungen. Erst HAGEN, STÖHR, STÖHR und SCHMITZ und

FEYRTER haben bei operativ entfernten Ganglien (hauptsächlich Ggl. cerv. caud.) einzelner Fälle von RAYNAUD in der Hauptsache Proliferationsphänomene in Form von Fortsatzhypertrophie und -hyperplasie (Fortsatzdisharmonie STÖHRs), hyperplastische Knäuelbildungen der Fortsätze (s. Abb. 102) sowie pericelluläre Faserkörbe mit Kapselwucherung, Knötchenbildung der Kapselzellen, Kugelphänomen der Fortsätze und Hohlzylinderbildung derselben, sowie andererseits

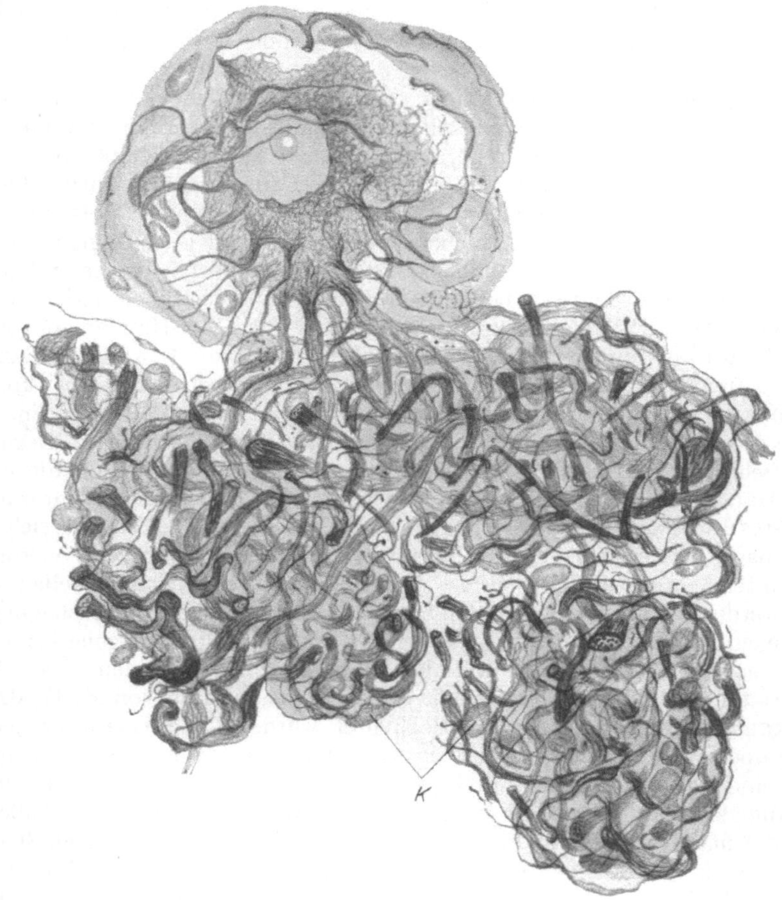

Abb. 102. Ganglienzelle mit Knäuelbildung gewucherter Fortsätze [hypertrophische Dendritenknäuel (Glomeruli)]. Ganglion cervicale caudale, ♂, 42 Jahre (RAYNAUDsche Gangrän). *K* Kerne der Scheidenzellen. Färbung BIELSCHOWSKY-GROS. Vergr. 1300fach, auf $^9/_{10}$ verkleinert. [Aus HAGEN: Z. Anat. **114** (1949).]

ausgesprochene degenerative Zeichen mit pathologischen Kernveränderungen und Zellzerfall beobachtet. Es handelt sich bei allen Fällen ausschließlich um Operationsmaterial und es war kein Vergleich möglich mit den anderen sympathischen Ganglien, ferner wurde von HAGEN und STÖHR nur die Silbermethode angewandt, die zur Beurteilung degenerativer Kernveränderungen, wie STÖHR selbst angibt, wenig geeignet ist. Leider wird in keiner Arbeit etwas über das genaue quantitative Verhältnis der verschiedenen Veränderungen der nervösen Elemente ausgesagt, obwohl betont wird, daß sie zahlreicher seien als in „normalen" Fällen und oft in allen Schnitten vorhanden. Nur FEYRTER hat sich der Mühe unterzogen, Leichenmaterial anderer Fälle zum Vergleich heranzuziehen, jedoch kommt er zum Schluß, daß die gefundenen Veränderungen bei RAYNAUD bei Erwachsenen höheren Alters auch sonst mit zunehmender Häufigkeit beobachtet werden. Trotzdem betrachtet er sie, vor allem im Hinblick auf ihr Vorkommen bei jüngeren Individuen, als zweifellos pathologisch und nicht mit den physiologischen Altersphänomenen verknüpft. Es mutet jedoch seltsam an, wenn FEYRTER (1949) von „schweren" Veränderungen spricht und den Ausdruck von degenerativer Hypertrophie wählt. Unsere eigenen Erfahrungen an ebenfalls exstirpierten Ganglien (Ggl. cerv. caud. und thorac.) haben zwar die von den genannten Autoren beschriebenen Veränderungen bestätigt, d. h. es finden sich stets in solchen Ganglien proliferative und degenerative Veränderungen, jedoch nie so hervortretend, daß man an eine kausalgenetische Beziehung denken könnte. Es scheinen jedenfalls noch weitere Erfahrungen dringend nötig, um zu bindenden Schlüssen zu gelangen.

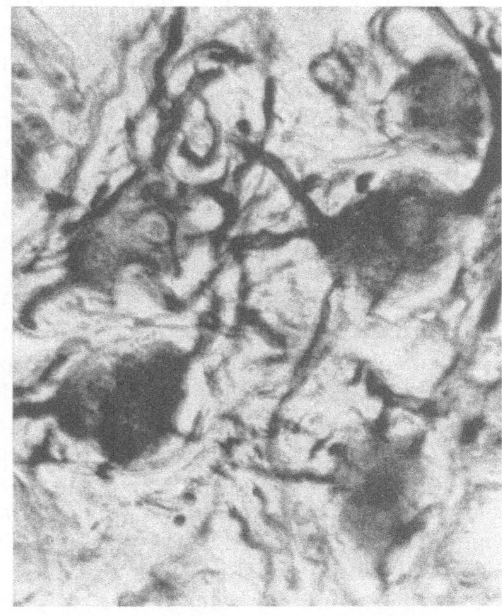

Abb. 103. Gruppe von Nervenzellen aus einem (operierten) Ganglion lumbale. ♀, 27 Jahre, mit vasomotorischen Störungen im linken Bein. Starre, federkielartige, geschwollene Zellfortsätze. Färbung BIELSCHOWSKY-GROS. Mikrophoto, Vergr. 410fach.

Trophische Beingeschwüre. Wir wollen nur noch einige Worte zu anderen vasomotorischen Störungen in den Extremitäten wie z. B. den trophischen Beingeschwüren sagen, bei denen doch auch vegetative Störungen angenommen werden müssen. Wir haben verschiedene operativ entfernte Lumbalganglien bei solchen Fällen untersuchen und dabei auch keine eindeutigen Befunde erheben können. Es fiel uns auf, daß z.B. die pericelluläre Knäuelbildung in den paravertebralen Ganglien außerordentlich selten und das Kugelphänomen selbst in ausgesprochenen Fällen oft sehr gering entwickelt ist. Hie und da fällt eine relativ große Anzahl geschwollener, aber nicht immer ausgesprochen degenerativ veränderter Ganglienzellen sowie Schwellung der starren Fortsätze mit Hohlzylinder- oder Federkielcharakter (s. Abb. 103) auf. In anderen Fällen sieht man einen geschlängelten Verlauf der Fortsätze und Nervenfasern wie „gezupfte Wollefäden" (HAGEN) (s. Abb. 104). Bestünde ein direkter kausalgenetischer Zusammenhang, so müßten mindestens die klinisch charakteristischen bzw. schweren

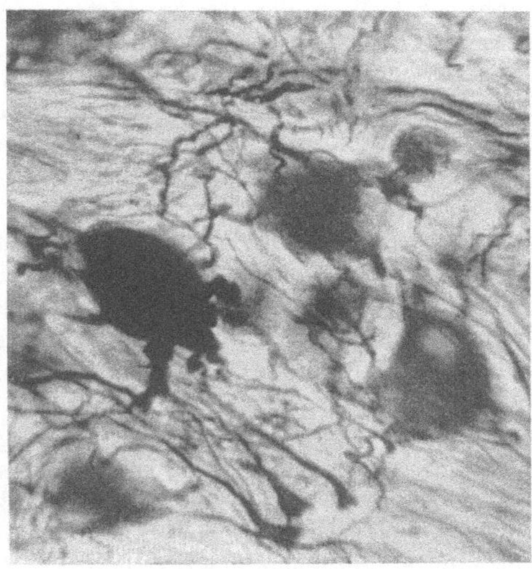

Abb. 104. Gruppe von Ganglienzellen aus einem operierten Ganglion lumbale eines Mannes von 59 Jahren, mit vasomotorischen Beinstörungen. Zellfortsätze und Nervenfasern stark geschlängelt (wie gezupfte Wollefasern). Färbung BIELSCHOWSKY-GROS. Mikrophoto, Vergr. 410fach.

Fälle einwandfreie und mehr oder weniger hochgradige pathologische Veränderungen der Ganglien zeigen.

Quinckesches Ödem. Man sollte erwarten, daß eine so ausgesprochene vasomotorische Neurose wie das Quinckesche Ödem auch deutliche Veränderungen im vegetativen Nervensystem aufweist, jedoch sind die bisherigen Beobachtungen in dieser Hinsicht recht negativ. Andererseits ist es ja auch nicht zu verwundern, daß nur wenige Fälle anatomisch untersucht wurden, da die Krankheit keineswegs häufig ist und nur selten zum Tode führt. Panofsky und Stämmler haben einen typischen Fall genau beschrieben, allerdings leider nur mit unspezifischen Methoden. Trotz sehr geringfügiger Befunde in den oberen und unteren Halsganglien in Form von starker Hyperämie, geringen Rundzelleninfiltraten und vereinzelten degenerativen Ganglienzellen glauben die Verfasser doch eine ursächliche Beziehung zwischen diesen Veränderungen und dem Ödem aufstellen zu dürfen. Es scheint uns dies nicht nur wegen der sehr geringfügigen Befunde, der unspezifischen Technik und der einzigen Beobachtung sehr gewagt, sondern es fehlen auch noch systematische Untersuchungen des ganzen vegetativen Nervensystems. Andererseits zeigt uns aber auch der von Ruhemann mitgeteilte Fall Assmanns, daß selbst bei sehr ausgesprochenen klinischen, vegetativen Symptomen der anatomische Befund sehr unbefriedigend sein kann. Gerade solche negativen Ergebnisse sprechen jedoch sehr deutlich dafür, daß die Funktion des vegetativen Nervensystems sich in anderer Weise abspielen muß als im Zentralnervensystem, und ermahnen uns dazu, die anatomische Untersuchung gründlicher und systematischer zu gestalten.

Sklerodermie. Bei dieser ebenfalls seltenen Hauterkrankung, die gewisse Beziehungen zur Raynaudschen Krankheit hat und die trotz ihrer Zugehörigkeit zu den vasomotorischen Neurosen ätiologisch noch recht unklar ist, wurden ebenfalls die sympathischen Ganglien untersucht. Das Resultat ist in der Mehrzahl der Fälle völlig negativ gewesen (Stämmler, Brüning, Leriche und Fontaine, Craig und Kernohan). Das größte bisher untersuchte Material ist das aus der Mayo-Klinik von Craig und Kernohan, die in 16 Fällen von Sklerodermie die exstirpierten thorakolumbalen Ganglien sowie die Ganglia stellata untersuchen konnten, ohne jedoch wesentliche Befunde erheben zu können. Leriche und Fontaine gehen sogar auf Grund ihrer 4 negativen Fälle so weit, der Sympathektomie in diesen Fällen den Wert als kausaler Therapie abzusprechen. Lediglich Sunder-Plassmann und Jäger berichten bei 2 Fällen von Sklerodermie, die allerdings mit Raynaud kombiniert waren, von deutlichen degenerativen Prozessen an Ganglienzellen und Nervenfasern des Ggl. cran. caud. Wir möchten jedoch auch diese Befunde, um so mehr noch als es sich um kombinierte Fälle handelt, mit Zurückhaltung betrachten, solange bis reichere Erfahrungen vorliegen, die außerdem das gesamte vegetative Nervensystem berücksichtigen. Auf die Veränderungen der vegetativen Peripherie bei der Sklerodermie (John) sind wir schon eingegangen (s. S. 442).

Swift-Selter-Feersche Krankheit, kindliche Akrodynie oder spezifisch vegetative Neuropathie des Kleinkindes. Diese mit ausgesprochen vegetativen Symptomen einhergehende Krankheit des Kleinkindes ist bis heute ätiologisch noch nicht genügend geklärt. Die bisher anatomisch untersuchten Fälle sind zum größten Teil recht widerspruchsvoll. Feer selbst hat neuerdings noch einmal die bisherigen Ergebnisse zusammengefaßt. Er weist darauf hin, daß unter den anatomisch untersuchten Fällen die wenigsten von erfahrenen Fachpathologen untersucht wurden. Die von vereinzelten Autoren erwähnten entzündlichen Infiltrate oder degenerativen Veränderungen in sympathischen Ganglien können bei kritischer Beurteilung in ätiologischer Hinsicht nicht in Frage kommen.

Auch in den vegetativen Zentren hat man positive Befunde erheben wollen (s. dort). Nach FEER handelt es sich um toxisch-degenerative Veränderungen im ganzen vegetativen Nervensystem. Auch die neuere Monographie von GLANZMANN kommt zu keinen weiteren Schlüssen hinsichtlich des Ergebnisses der pathologischen Forschung. Wichtig ist allerdings nur ein einziger, von WOHLWILL mitgeteilter Fall, und zwar deswegen, weil technisch einwandfrei untersucht und außer dem Sympathicus auch Gehirn und Rückenmark berücksichtigt wurden. Das Resultat ist dabei auch negativ, mit Ausnahme von im Verhältnis zum frühen Alter des Kindes — es handelte sich um einen Säugling — auffallenden interstitiellen Lymphocyteninfiltraten im Ggl. coeliacum. SOMMER konnte ebenfalls neuerdings in 2 Fällen von FEERscher Krankheit an den sympathischen Ganglien und Nerven, ebensowenig wie im Zwischenhirn Veränderungen nachweisen. Im Gegensatz hierzu steht das an einem großen Material von 20 Fällen neuerdings von den französischen Autoren PÉHU, DECHAUME und BOUCOMONT erhaltene Ergebnis. Es wurde dabei das ganze vegetative Nervensystem untersucht und es fanden sich, allerdings ganz unterschiedlich, in den cervicalen und lumbalen Ganglien sowie im Plexus solaris degenerative Veränderungen an den Ganglienzellen, sowie geringe perivasculäre Infiltrate. Die Autoren sprechen deshalb von einer Pansympathitis.

Thrombangitis obliterans (WINIWARTER-BÜRGER). Hierbei liegen die Verhältnisse ganz ähnlich wie bei RAYNAUD, hinsichtlich des negativen oder nur dürftigen Befundes von seiten verschiedener Autoren, wie KERNOHAN und CRAIG (97 Fälle), ORIA (2 Fälle) und SKOOG (2 Fälle), während vor allem SUNDER-PLASSMANN in seiner Monographie sowie in einer Arbeit mit RICHTER speziell über Thrombangitis obliterans des Gehirns und der Extremitäten berichtet, wobei in einem einzigen Falle die sympathischen Hals- bzw. Grenzstrangganglien hochgradigste, und zwar diffuse, degenerative Zellschwellung zeigten. HAGEN (1949) erwähnt einen Fall mit gewissen degenerativen, aber auch proliferativen Veränderungen. Diese Befunde sind insofern von besonderem Interesse, da schwere, diffuse, degenerative Prozesse in den vegetativen Ganglien mit Ausnahme von akuten Entzündungen oder toxischen Prozessen außerordentlich selten sind. Außerdem hat man bisher bei der Thrombangitis obliterans ätiologisch entzündliche Momente der Gefäßwand verantwortlich gemacht, jedoch nicht neurovegetative. FEYRTER berichtet in mehr summarischer Form von ähnlichen Befunden bei Thrombangitis obliterans, wie sie STÖHR und SUNDER-PLASSMANN erheben konnten, im Sinne proliferativer und degenerativer Phänomene, jedoch hebt er nicht diffuse Degenerationen der Ganglienzellen hervor. Wir selbst (1951) haben in 16 Fällen wegen Thrombangitis obliterans operativ entfernter Ganglien (Ggl. cerv. caud. und lumb.) bei Individuen zwischen 30 und 60 Jahren nur proliferative Reizphänomene mit vereinzelten argentophilen Kugeln und nur ausnahmsweise pericellulären Faserkörben, jedoch kaum Zelldegeneration beobachtet. Auch ENGELBRECHT (6 Fälle) lehnt den vorwiegend degenerativen Charakter der auch von ihm beobachteten Veränderungen ab und betrachtet sie als Reizphänomene oder zum Teil weitgehend reversible Vorgänge. Sein besonderes Verdienst ist, mit sehr verschiedener, sich ergänzender neurohistologischer Technik qualitativ und quantitativ nachgewiesen zu haben, daß die STÖHRsche Schule vor allem in der Deutung ihrer Befunde einer einseitigen Übertreibung zum Opfer gefallen ist. Nur in einem Falle eines 37jährigen Mannes mit Amputation beider Arme fanden wir im Ggl. cerv. caud. neben Proliferationsphänomenen vereinzelt, jedoch in jedem Schnitt große, geschwollene, degenerierte Ganglienzellen, Restknötchenbildung, Verminderung der Gesamtzahl der nervösen Elemente, größere Rundzelleninfiltrate und Bindegewebswucherung.

Bei **Hyperhidrose und Hypertonie** hat Hagen über pathologische, teils proliferative, teils degenerative Veränderungen berichtet, die jedoch quantitativ offenbar nicht stärker hervortraten als bei zahlreichen anderen Krankheiten. Engelbrecht sah ebenso wie wir in Fällen von Hypertonie pathologische Veränderungen an den Nervenzellen, die aber in der überwiegenden Mehrzahl als proliferative Reizphänomene und nicht als degenerative zu deuten sind. Truex konnte neuerdings in 44 wegen Hypertonie exstirpierten thorakalen und lumbalen Ganglien von 17 Kranken zwischen 30 und 59 Jahren mit verschiedenen neurohistologischen Methoden nichts Wesentliches finden.

Bei der **Kausalgie** hat J. E. Meyer an 30 operativ entfernten Ggl. cerv. caud. von hauptsächlich jugendlichen Kranken zwischen 20 und 32 Jahren eine sehr genaue histologische Untersuchung der Ganglien mit einwandfreier neurohistologischer Technik vorgenommen und kommt zu dem Ergebnis, daß sämtliche von Stöhr, Hagen, Sunder-Plassmann u. a. gefundenen Veränderungen auch zu beobachten sind, jedoch nicht in dem Maße und in der Regelmäßigkeit, daß man an kausalgenetische Beziehungen denken könnte und er deutet sie daher als Veränderungen innerhalb der physiologischen Variationsbreite, zumal er dieselben auch bei 11 „normalen“ Kontrollen fand.

Blutkrankheiten.

Lediglich Wohlwill berichtet über Blutkrankheiten, daß er nämlich bei Leukämien häufig eine Infiltration der sympathischen Ganglien beobachtet habe. Er betont aber ausdrücklich, daß auch dabei wie so häufig bei Infiltraten die Ganglienzellen relativ wenig geschädigt werden, jedoch sah er öfter eine Rarefizierung der Nervenfasern. Die Kapselzellen werden nach seinen Angaben durch die leukämischen Zellen ersetzt oder wenigstens stark mit ihnen untermischt. Seine Anregung, in der Klinik gerade bei solchen Fällen auf vegetative Symptome zu achten, ist recht beherzigenswert, da man auf diese Weise doch Anhaltspunkte über die wirkliche Funktion der einzelnen Ganglien gewinnen könnte.

Erkrankungen der Bronchien und der Lungen.

Asthma bronchiale. Vor allem in der ersten Zeit der Sympathektomie versprach man sich von der Exstirpation der sympathischen Halsganglien, in erster Linie des Ggl. stellatum, große Erfolge auch beim Bronchialasthma. Von den wenigen genauen histologischen Untersuchungen in solchen Fällen besitzen hauptsächlich die von Wohlwill Wert, da er eine größere Anzahl von Cervicalganglien, und zwar alle, die in der Klinik von Kümmell in Hamburg operiert wurden, neurohistologisch untersuchte. Er fand dabei Nekrose von Ganglienzellen, starke Kapselzellwucherungen sowie eigenartige homogene Schwellungen von Achsencylindern und Zellfortsätzen, wie wir sie vor allem bei Paralysis agitans beschrieben haben (s. dort), diese jedoch meist nur vereinzelt, so daß er nicht wagt, sich über ihre Bedeutung für die Pathogenese des Asthmas zu äußern. Wohlwill betont allerdings, daß die genannten Schwellungen, die er in einem Fall sogar in größerer Anzahl fand, schon stärkere Störungen verursachen könnten, da sie doch eine größere Anzahl von nervösen Elementen in Mitleidenschaft ziehen, jedoch sind sie nicht spezifisch. Wohlwill gibt ferner noch an, daß er bei Sektionen von Asthmatikern im Sympathicus meist ähnliche, aber quantitativ und qualitativ sehr ungleiche Veränderungen gefunden habe. Leriche und Fontaine haben nur in einem von 5 Fällen exstirpierter Asthmatikerganglien schwere Veränderungen gefunden. Das übrige vegetative Nervensystem wurde dabei nicht untersucht, mit Ausnahme des Vagus von Wohlwill, jedoch ohne Ergebnis.

In den letzten Jahren haben besonders STÖHR, sowie seine Mitarbeiter SCHMITZ und HAGEN über die histologische Untersuchung einer größeren Anzahl operativ entfernter Halsganglien (Ggl. cerv. caud.) von Patienten im Alter von 21—66 Jahren berichtet. Die gefundenen Veränderungen bestehen in der Hauptsache aus Hypertrophie und Hyperplasie der Fortsätze (Fortsatzdisharmonie STÖHRs) mit und ohne hyperplastischen pericellulären Knäuelbildungen stets in Gemeinschaft mit Proliferation der Kapselzellen, ferner Wucherung akzessorischer kurzer Fortsätze, Mehrkernigkeit von Ganglienzellen, die als Produkt von Amitosen und bei Zellen mit minderwertiger oder krankhafter Funktion erklärt werden. Außerdem wurde oft das Kugelphänomen an den Fortsätzen, sowie reichliches Auftreten von Pigment und hie und da chronische Rundzelleninfiltrate beobachtet, während Ring- und Ösenbildung seltener sind und auch keine ausgesprochenen Nervenfaserveränderungen auftreten. Schließlich wurden degenerative Zellveränderungen mit und ohne Schwellung, verschwindende Fortsätze und Kerndegenerationen beschrieben, die im Silberbild bekanntlich schwer zu beurteilen sind. Im allgemeinen tragen die Veränderungen vorwiegend proliferativen Reizcharakter. Die Zahl der erkrankten Ganglienzellen ist nach STÖHR (1942, 1943, 1947) bei den verschiedenen Kranken starken Schwankungen unterworfen, jedoch auch aus technischen Gründen schwer festzustellen, in manchen Ganglien sind nach STÖHR $^1/_5$—$^2/_5$ aller Zellen erkrankt, während bisweilen in manchen Schnitten durch ein Ganglion keine einzige gesunde Nervenzelle zu finden ist. In dem STÖHRschen Material fanden sich auch 3 Fälle, bei denen nur sehr wenig und sehr vereinzelte Veränderungen gefunden wurden. Obwohl nach STÖHR und Mitarbeitern die genannten Veränderungen nicht spezifisch sind und auch bei RAYNAUD, Alkoholismus, sowie Nicotinmißbrauch und selbst im geringen Grade auch bei sog. normalen Individuen vorkommen, wird doch an die Möglichkeit einer kausalgenetischen Beziehung zum Asthma gedacht. Unsere eigenen Beobachtungen bei einigen Sektionsfällen von Asthma bronchiale, wobei wir außer dem Ggl. cerv. caud. auch die meisten anderen größeren Ganglien untersuchen konnten, haben uns ähnliche Bilder gezeigt, nur erscheinen uns genau so wie seinerzeit WOHLWILL die Veränderungen im allgemeinen stets zu geringgradig und vereinzelt, um an kausale Beziehungen denken zu können. Interessant ist jedoch, daß die pericelluläre Knäuelbildung, auf die die STÖHRsche Schule so großen Wert legt, entschieden häufiger im Ggl. cerv. cran. und caud. zu finden ist, dagegen praktisch sehr selten in den thorakalen Grenzstrangganglien und im Ggl. coeliacum, und das nicht nur bei Asthma bronchiale.

Bronchiektasen. SUNDER-PLASSMANN ist wohl der einzige, der bei einer Reihe von SAUERBRUCH operierten Fällen von Bronchiektasen die intramuralen sympathischen Plexus der Bronchien allerdings nur mit Silbermethoden untersuchen konnte. Er will dabei stark degenerativ veränderte Ganglienzellen beobachtet haben, außerdem sollen die Nerven der Schleimhaut und Submucosa durch Bildung eines Schwielengewebes stark degenerativ verändert gewesen sein. Die Befunde sind jedoch sehr wenig überzeugend und wurden auch von HIRT angezweifelt, vor allem wegen der nicht einwandfreien Methode. Es fehlen jedenfalls noch systematische Untersuchungen auf diesem Gebiet, zumal anzunehmen ist, daß die intramuralen Ganglien der Bronchialwand durch den chronischen Prozeß zum mindesten sekundär geschädigt werden können.

Lungen- und Kehlkopftuberkulose. Leider liegen hierüber noch sehr wenig brauchbare Ergebnisse vor. Die wenigen Untersuchungen von BOROWSKY erlauben keinerlei Schlüsse auf irgendeine beachtenswerte Beteiligung des Sympathicus bei der Tuberkulose. CHASANOW teilt neuerdings bei verschiedenen Formen chronischer Lungentuberkulose, vor allem bei geschwüriger Bronchialerkrankung degenerative Veränderungen an den Ganglienzellen der intramuralen Bronchialwandganglien, stärker noch an den Nervenfasern mit, die aber auch ohne Bronchialtuberkulose vorkommen. Daß man stärkeres Auftreten von Pigment in den Ganglien beobachtet, ist wie bei allen mit Kachexie einhergehenden Erkrankungen selbstverständlich. Wir selbst haben an einem größeren unveröffentlichten Material von Lungen- und Kehlkopftuberkulosen in den extramuralen sympathischen Ganglien keinerlei besondere Veränderungen nachweisen können, die auf engere Beziehungen zu dieser Krankheit schließen lassen. Über das gelegentliche Vorkommen von tuberkulösen Herden in den größeren Ganglien haben wir an anderer Stelle schon berichtet (s. S. 448). Wail dagegen hat bei 42 Fällen vorwiegend produktiver Lungentuberkulose vor allem im Ggl. cerv. cran. und nodosum, in geringerem Grade auch im Ggl. coeliacum und in den lumbalen Ganglien Quellung, Vacuolisierung, Schrumpfung, Pyknose und Nekrobiose der Ganglienzellen gefunden, die er für die vegetativen nervösen Symptome verantwortlich machen will.

Magen- und Duodenalulcus.

Es nimmt wunder, daß trotz des noch ungelösten Problems der Ulcusentstehung einerseits und der positiven Ergebnisse der experimentellen Forschung durch Eingriffe am vegetativen Nervensystem andererseits, sowie der neurogenen Theorie v. Bergmanns nur wenige Autoren sich mit der Untersuchung des vegetativen Nervensystems beim Menschen in Fällen von Ulcus befaßt haben. Die früheren Arbeiten ohne spezifische Technik erwähnen meist nur nebenbei das Vorhandensein von Nerven im Geschwürsgrund bzw. im Narbengewebe. Perman, Askanazy, Nicolaysen, sowie Okkels sprechen von Neuritis und Perineuritis im Geschwürsgrund, die sekundär durch das Ulcus hervorgerufen wurden. Auch das Vorkommen kleiner Neurome an den Nerven im Geschwürsgrund ist von mehreren Autoren wie Störk, Askanazy, Okkels, Holsti, Katsurashima und Scherer beschrieben worden. Die von Mogilnitzky mitgeteilten degenerativen Veränderungen am ganzen vegetativen Nervensystem bei Magenulcus haben der Kritik nicht standgehalten (s. Wohlwill, Terplan, Herzog, Stöhr jr.). Erst in den letzten Jahren konnten vor allem Stöhr jr. und Rieder an einem großen Material wertvolle Einzelheiten beibringen. Stöhr jr. hat über 60, in der Hauptsache wegen chronischem Ulcus resezierte Mägen genauestens histologisch untersucht, und zwar nicht nur im Geschwürsbereich, sondern in der ganzen Magenwand. Rieder verfügte über das Operationsmaterial von über 70 Fällen und ist bei der Untersuchung in ähnlicher Weise vorgegangen wie Stöhr. Bedauerlich ist lediglich, daß außer den Silbermethoden keine anderen Färbungen angewandt wurden. Die Ergebnisse sind, obwohl völlig unabhängig, doch weitgehend übereinstimmend. So konnte einwandfrei gezeigt werden, daß die Ganglienzellen des Auerbachschen und Meissnerschen Plexus in allen Fällen von chronischem Ulcus in der gesamten Ausdehnung des resezierten Stückes mehr oder weniger, vorwiegend degenerative Veränderungen aufwiesen. Diese bestehen in Schwellung oder Atrophie des Kernes, Hyperchromatose, Pyknose, Kernwandhyperchromatose, auch Veränderungen der Kernform, Defekt der Kernmembran und stark exzentrische Lage des Kernes. Auch an den Neurofibrillen der geschädigten Ganglienzellen sieht man körnigen Zerfall oder Verdichtung des fibrillären Gefüges, sowie Vacuolen im Zellinnern. Stöhr konnte auch abortive Sprossungen an den Fortsätzen feststellen, jedoch ebensowenig wie Miyake Kugelbildung, die dagegen Rieder beschreibt. Neuronophagie ist dagegen selten. Im Geschwürsgrund trifft man sowohl gut erhaltene nervöse Elemente als auch degenerierte, ja es kann sogar zum Schwund ganzer Ganglien kommen. Dabei können Rundzelleninfiltrate gleichzeitig vorhanden sein oder auch fehlen. Die Nervenfasern verhalten sich ähnlich, d. h. im Geschwürsgrund sind sie entweder degeneriert oder aber oft auch erstaunlich resistent (s. auch S. 436). STÖHR (1934) fand nun, was von besonderem Interesse ist, daß auch außerhalb der Geschwürszone bis zu 13 cm oralwärts bei Pylorusgeschwüren noch im gesunden Gewebe wahllos in Haufen liegend oder einzeln verstreut im AUERBACHschen oder MEISSNERschen Plexus auch noch degenerierte Ganglienzellen vorhanden sind. Auch bei Duodenalulcus beobachtete STÖHR in der Magenwand degenerierte Ganglienzellen. Von besonderer Bedeutung scheint uns auch die Bemerkung RIEDERs zu sein, daß selbst bei normalen Mägen hie und da in den Nervenplexus pathologische Veränderungen an den Ganglienzellen zur Beobachtung kommen. Das mahnt entschieden zur Vorsicht bei der Beurteilung von Stellen der Magenwand, die außerhalb des Geschwürsbereiches liegen, um so mehr noch, als STÖHR und RIEDER angeben, daß Qualität und Quantität der Veränderungen keineswegs in einem bestimmten regelmäßigen Verhältnis zur Topographie stehen, d. h. daß es nicht nötig ist, daß in weiterer Entfernung vom Geschwür geringere Zellveränderungen auftreten. Leider lassen alle bisher vorliegenden Arbeiten die Variationsbreite der physiologischen bzw. Alters- und Abnutzungsveränderungen vermissen, so daß Schlußfolgerungen über den Gesamtmagen usw. noch etwas verfrüht erscheinen. Als gesichert müssen wir jedoch die pathologischen Veränderungen im Geschwür selbst und in seiner unmittelbaren Nähe betrachten. Was nun die Nervenfasern beim chronischen Ulcus betrifft, so geht ja schon aus der älteren Literatur zur Genüge hervor, daß dieselben relativ resistent sind. Weiterhin aber kommt es zweifellos auch durch den Entzündungsreiz zu progressiven Phänomenen. So haben STÖRK, OKKELS, ASKANAZY, SCHERER, STÖHR jr. u. a. an den nervösen Plexus Neurinome bzw. Neurome beobachtet. KATSURASHIMA erklärt sogar die Schmerzen und Spasmen der Ulcuskranken mit den Neuromen. STÖHR spricht von einem regenerativen, zur Hypertrophie führenden Phänomen in Form von Vermehrung der SCHWANNschen Zellen und Hypertrophie der Achsencylinder. Diese Regenerationserscheinungen können sich im Geschwürsgrund selbst oft neben Degenerationserscheinungen finden und abortiver Natur sein. Der Japaner KATSURASHIMA hat mit einer Silbermethode speziell die Nerven beim chronischen Ulcus studiert und ist zu ähnlichen Ergebnissen gekommen. Er betont auch degenerative und vor allem regenerative Vorgänge im Geschwürsgrund, die sich in Hypertrophie der Achsenzylinder zwischen den Muskelschichten in Ulcusnähe äußern bis zur Neurombildung im Narbengewebe oder in der Muskulatur. Stellenweise beobachtete er auch Einwachsen von Nervenfasern in das Granulations- und Narbengewebe des Ulcus, sowie hyperplastische Veränderungen am AUERBACHschen Plexus. Über das Vorhandensein degenerativer Prozesse an den Nerven in einiger Entfernung vom Geschwür gehen die Meinungen etwas auseinander. Während STÖHR außerhalb des Ulcus keine veränderten Nerven fand, beobachtete RIEDER weit außerhalb des Ulcusbereiches in zahlreichen Fällen Degenerationen der Nervenfasern. Es handelt sich dabei vor allem um unregelmäßige, klumpige oder kolbenartige Verdickungen an den Nervenfasern, teilweise auch rosenkranzartige in regelmäßigen Abständen, sowie vacuoläre Auftreibungen der Achsenzylinder. Die Abbildungen RIEDERs lassen uns jedoch nach unseren persönlichen Erfahrungen Zweifel aufkommen, ob die von ihm als pathologisch beschriebenen Bildungen wirklich alle degenerativer Natur sind, da wir sie auch öfter bei Gesunden beobachtet haben. STÖHR äußerte dieselben Zweifel wie wir, während KATSURASHIMA für ihre krankhafte Natur eintritt. STÖHR ist wohl der einzige, der sich bisher auch mit den Veränderungen der Endverzweigungen der Nervenfasern in der Muskulatur des Magens befaßt hat. Da die Muskelfasern, die unmittelbar im Geschwürsbereich liegen, der Degeneration verfallen, müssen auch die innervierenden feinsten Nervenfasern zugrunde gehen. Stöhr glaubt, den Zerfall dieses von ihm so benannten Terminalreticulums mit Silbermethoden an den degenerierenden Muskelfasern nachgewiesen zu haben. Mit Sicherheit kann bisher als erwiesen gelten, daß beim Magen- und Duodenalulcus degenerative und regenerative Prozesse am nervösen Apparat des Auerbachschen und Meissnerschen Plexus vorkommen, deren Intensität schwankt und die teilweise auch mit entzündlichen Erscheinungen vergesellschaftet sind. Ob allerdings die von Stöhr und Rieder beschriebenen degenerativen Veränderungen an dem nervösen Apparat auch in weiterer Entfernung vom Geschwür zum Bilde der Ulcuskrankheit zu rechnen sind, müssen noch weitere Vergleichsuntersuchungen an normalen Mägen lehren. Stöhr lehnt nun einerseits, und zwar mit vollem Recht ab, auf die immer wieder gestellte Frage einzugehen, ob die Nervenveränderungen im Geschwür primärer oder sekundärer Natur sind. Es ist ganz klar, daß man aus anatomischen Präparaten, auch wenn sie noch so einwandfrei sind, derartige Schlüsse nicht ziehen kann. Andererseits neigt jedoch Stöhr ebenso wie Rieder dazu, vor allem in erster Linie wegen der diffusen Erkrankung des Magennervensystems bei Geschwürsfällen der von Bergmannschen Theorie, von einer Disharmonie des vegetativen Nervensystems als Ursache des Ulcus beizustimmen. Zum mindesten glauben sie, daß die gefundenen Tatsachen sich gut damit vereinen lassen. Daß das Magennervensystem an ganz verschiedenen Stellen gleichzeitig erkrankt, erklärt Stöhr mit seiner syncytialen Theorie des vegetativen Nervensystems, wonach man weder von erkrankten Ganglienzellen noch Nervenfasern sprechen dürfte. Nach ihm sind die beschriebenen pathologischen Veränderungen nur als anatomisch faßbare Teilerscheinungen des in seiner Gesamtheit erkrankten intramuralen Nervenapparates des Magens zu betrachten. Auch die sonst aufgeführten Gefäß- und Sekretionsstörungen, sowie Muskelspasmen dürfen nicht als Einzelphänomene, sondern in direkter Abhängigkeit der die betreffenden Organe innervierenden vegetativen Nerven betrachtet werden. Da aber Stöhrs Auffassung noch nicht allgemein anerkannt wird, müssen wir seinen Schlußfolgerungen gegenüber noch Zurückhaltung bewahren. Nach den neuesten experimentellen Arbeiten de Castros (1950) stehen die motorischen Nervenzellen des Auerbachschen und Meissnerschen Magenplexus, d. h. die Zellen vom Typ I (Dogiel) in synaptischer Verbindung mit dem Vagus, während der Typ II offenbar nur der Assoziation der Nervenzellen in verschiedenen Ganglien dient. Die Magenmotilität ist also nur vom Vagus abhängig. Die zum Magen gelangenden sympathischen Fasern sind postganglionär, bilden also keine Synapsen mit den Ganglienzellen der Plexus und innervieren nur die Gefäße. Es gibt dagegen eine doppelte sensible, afferente Innervation vom Sympathicus und Vagus. Bisher ist die Abhängigkeit der Magensekretion vom Nervensystem noch unklar und erfolgt zum Teil wahrscheinlich humoral. Daß der primären Erkrankung des vegetativen Nervensystems eventuell eine ursächliche Rolle bei der Entstehung des Ulcus zufallen könnte, ist von vornherein nicht von der Hand zu weisen. Da wir aber bis heute noch keine klare Vorstellung über die Funktion dieses Systems besitzen, ist es schwer, über seine Pathologie eine feste Meinung zu gewinnen. Wir müssen andererseits aber stets im Auge behalten, daß der entzündlich nekrotisierende, ulceröse Prozeß selbst sowohl degenerative als auch proliferative Veränderungen hervorrufen kann. So besteht auch kein Zweifel, daß z. B. die Neurombildung teils durch Entzündung, teils durch Narbenbildung bedingt ist. Die Erkrankung weiter entfernter Ganglien ließe sich auch durch die Verbindung gewisser Zellen bzw. Zellgruppen untereinander oder durch Ausfall ihres

Funktionsreizes usw. erklären. Ganz besonders erwähnenswert und bedeutungsvoll für die Frage einer primären Erkrankung des vegetativen Magennervensystems sind 3 Fälle von RIEDER und einer von STÖHR mit ausgesprochener klinischer Ulcusanamnese und Magenresektion wegen Ulcusverdachtes. Die beiden Autoren haben bei genauer histologischer Untersuchung des Magens nicht einmal eine sichere Gastritis gefunden. Andererseits beobachteten sie in den verschiedensten Regionen mehr oder weniger starke degenerative Veränderungen an den Ganglienzellen, die allerdings, wie STÖHR ausdrücklich erwähnt, nicht zahlreich waren. RIEDER will außerdem degenerative Veränderungen an den Nervenfasern beobachtet haben, jedoch sind seine diesbezüglichen Abbildungen nicht sehr überzeugend. Die 4 genannten Fälle werden natürlich von den Autoren in erster Linie als Beweis dafür angeführt, daß weder eine Gastritis noch ein Ulcus für die gefundenen Prozesse verantwortlich sein kann und also mehr an eine primäre Schädigung des vegetativen Nervensystems zu denken ist. RIEDER gibt leider das Alter der 3 Patienten nicht an, während es in STÖHRs Fall sich um einen 38 Jahre alten Mann handelte. Man kann jedenfalls nicht völlig ausschließen, zumal ja die gefundenen Veränderungen durchaus nicht so häufig wie bei den klassischen Ulcusfällen sind, daß dieselben noch in den Bereich des Physiologischen fallen. HIRT und LEHMANN haben sich nun die interessante Aufgabe gestellt, experimentell durch Magenresektion beim Hund festzustellen, ob die Behauptung STÖHRs, daß nämlich eine sekundäre Degeneration von Ganglienzellen durch den ulcerösen Prozeß unwahrscheinlich sei, zu Recht besteht. Sie fanden zwar degenerierte Ganglienzellen im AUERBACHschen Plexus gehäuft in Narbennähe, aber auch noch in einer Entfernung von 10 cm von der Nahtstelle. Damit wird STÖHRs Behauptung widerlegt und die Autoren erklären sich alle gefundenen degenerativen Veränderungen lediglich als Folge der Resektion durch den Eingriff an dem geschlossenen Netz des intramuralen Nervensystems. Ob das allerdings ein sicherer Beweis für die geschlossene Netznatur des vegetativen Nervensystems ist im Sinne der syncytialen Theorie von STÖHR, erscheint uns noch recht zweifelhaft.

Sonstige pathologische Veränderungen des Magens und der Speiseröhre.

Gastritis (ohne Ulcus). RIEDER hat 6 Fälle von einfacher Gastritis mit der BIELSCHOWSKY-Methode untersucht und fand dabei dieselben degenerativen Zell und Nervenveränderungen wie beim Ulcus, jedoch nicht so stark ausgesprochen; allerschwerste diffuse Degenerationen wie bei manchen Ulcusfällen konnten bei Gastritis nicht nachgewiesen werden. MIYAKE, der bei einer Reihe von Ulcusfällen übrigens die Befunde von STÖHR und RIEDER bestätigt hat, konnte ebenfalls einige Fälle reiner Gastritis untersuchen und feststellen, daß die Veränderungen des Nervengewebes der Magenwand hauptsächlich durch die Gastritis bedingt sind, zumal ja dabei die entzündlichen Prozesse meist bis in die Muscularis propria hineinreichen. Wie wir schon darlegten, dürfte es im allgemeinen recht schwer sein, hierbei zwischen primären und sekundären Veränderungen zu unterscheiden, zumal ja jede Entzündung als solche ein Gewebe sekundär schädigen kann.

Magencarcinom. Im Verhältnis zum Ulcus sind die Magennerven beim Carcinom nicht so häufig untersucht worden. Wir möchten uns hier lediglich auf die Arbeiten beziehen, die mit spezifischer Technik ausgeführt wurden. KATSURASHIMA, RIEDER und MIYAKE haben in erster Linie im Geschwulstbereich stärker degenerierte Nervenfasern und Ganglienzellen gefunden, jedoch kann man ähnlich wie beim Ulcus verstreut im ganzen Magen, aber nur vereinzelt solche Befunde erheben. KATSURASHIMA betont, daß man vor allem im Ulcuscarcinom stärkere regenerative Prozesse an den Nerven bis zur Neurombildung beobachtet, wobei auch die Resistenz der neugebildeten Nervenfasern gegenüber dem infiltrierenden Carcinom auffällt. Zum Unterschied davon überwiegen beim primären Magencarcinom die degenerativen Prozesse am nervösen Apparat. RIEDER betont, daß er in allen 5 untersuchten Fällen auch in den carcinomfernen Partien des Magens degenerierte Zellen gefunden hat und gelegentlich auch starke Veränderungen an einzelnen Nervenfasern, die jedoch nach seinen Abbildungen zu schließen, nicht sehr überzeugend sind. Besonders starke Veränderungen sah er bei zerfallenen und sekundär infizierten Geschwülsten und macht dafür die sekundäre Infektion verantwortlich. CHASANOW hat bei 41 Magencarcinomen sowohl die intra- wie extramuralen Ganglien (Ggl. nodosum, coeliacum, cerv. cran.) untersucht und Veränderungen wie Vacuolenbildung, Kugelphänomen, Fortsatzhyperplasie und teilweise auch Zerfall von Nervenfasern beobachtet, die als Folge der allgemeinen Geschwulstintoxikation erklärt werden.

Veränderungen des Ganglion coeliacum bei Erkrankungen des Magens und anderer abdominaler Organe. Es liegt natürlich auf der Hand, bei Erkrankungen des Magens außer in den nervösen Plexus dieses Organs auch im Ggl. coeliacum nach Veränderungen zu suchen. Da die Mehrzahl der Untersuchungen an resezierten Mägen ausgeführt wurde, kam dies natürlich nicht in Frage. Die wenigen Sektionsfälle, in denen das Ggl. coeliacum mit spezieller Methodik untersucht wurde, stammen von WOHLWILL, HERZOG, TERPLAN, HECHST und NUSSBAUM, während die Beobachtungen von MOGILNITZKY zu vage und durch keine Abbildungen belegt sind. Die Ergebnisse sind jedoch insgesamt recht dürftig. Mit Ausnahme von TERPLAN, der in 2 Fällen von Ulcus ventriculi keine Veränderungen im Ggl. coeliacum feststellen konnte, geben die übrigen Autoren an, daß man unbedeutende und nur vereinzelte degenerative Zellveränderungen sowie Rundzelleninfiltrate usw. beobachten kann, die man aber auch sonst häufig findet. WOHLWILL beschreibt außerdem noch in einem Fall von Magencarcinom Bilder von primärer NISSLscher Reizung an den Ganglienzellen im Plexus coeliacus, jedoch äußert er sich leider nicht über die Zahl der veränderten Zellen. Wir selbst haben bei einer größeren Anzahl von Fällen mit Magencarcinom und einigen von Ulcus ventriculi im Ggl. coeliacum fast stets in diffuser Form das Kugelphänomen an den Zellfortsätzen bzw. präganglionären Fasern beobachtet, was jedoch auch sonst recht häufig ist. Zum mindesten kann aus den bisherigen, wenn auch spärlichen Beobachtungen noch nicht auf ätiopathogenetische Beziehungen geschlossen werden, obwohl die Ergebnisse einiger Tierexperimente, wie z. B. die von GUNDELFINGER, mit Schädigung oder Reizung des Ggl. coeliacum und nachfolgender Geschwürsbildung am Magen dafür zu sprechen scheinen. Die Experimente GUNDELFINGERs konnten jedoch von anderen nicht bestätigt werden.

Auch bei anderen abdominalen Erkrankungen wie *Nephropathien*, *Lebercirrhose* und *akuter Pankreasnekrose* ist uns die Häufigkeit des Kugelphänomens und grober Ringbildungen aufgefallen, während sie beim Kinde fehlen (HERZOG 1945). Fernerhin sahen wir in mehreren Fällen von *Eklampsie* bei jungen Frauen neben den argentophilen Kugeln zahlreichere große, geschwollene Nervenzellen, wenn auch nicht in allen Fällen, sowie grobe Ringbildung am Ende feinster, wohl präganglionärer Fasern (s. Abb. 60). WAALER (1945) erwähnt einen Fall von *akuter Porphyrie* mit starkem abdominalem Schmerz, Obstipation und akuter Magendilatation. Dabei zeigte das Ggl. coeliacum sehr ausgesprochene, entzündliche Infiltration mit zahlreichen degenerierten Ganglienzellen und Neuronophagie.

Kardiospasmus und Megaoesophagus. HURST hat zuerst als das Wesentliche des Megaoesophagus eine fehlende Erschlaffung der Kardia erkannt, die er als

Achalasie bezeichnete, während andere von einem Kardiospasmus sprechen. Er vermutete damals schon eine primäre Schädigung des AUERBACHschen Plexus, während andere Autoren, wie z. B. RIEDER, eine Schädigung des Vagus dafür verantwortlich zu machen suchen. RAKE sowie HURST und RAKE konnten dann die Vermutung HURSTS durch den Nachweis degenerativer Veränderungen am AUERBACHschen Plexus bestätigen. Es folgten dann weitere morphologische Arbeiten von MOSHER, AMORIM, CORREA NETO und ETZEL, die zu den gleichen Schlüssen kamen. Vor allem ETZEL,der mit der BIELSCHOWSKY-GROS- und NISSL-Methode gearbeitet hat, konnte bei der in Brasilien häufigen Krankheit von 16 Fällen allein 8 histologisch genau untersuchen. Im Gegensatz zu MOSHER,

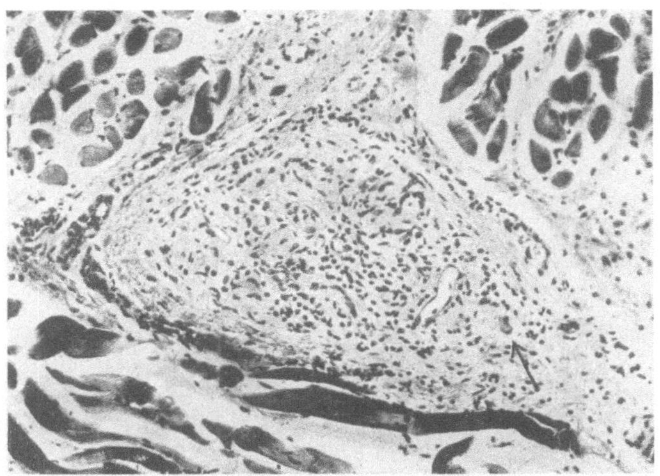

Abb. 105. Fall von Megaoesophagus. Sklerose des AUERBACHschen Plexus im oberen Drittel des Oesophagus mit völligem Verschwinden der nervösen Elemente, mit Ausnahme einer Ganglienzelle (Pfeil). Neugebildete Gefäße und Rundzelleninfiltrate. [Aus ETZEL: Guy's Hosp. Rep. 87 (1937).]

der die entzündlichen Veränderungen bei Megaoesophagus als primär betrachtet, schließt sich ETZEL den meisten Autoren an hinsichtlich einer primären Schädigung des nervösen Apparates. Diese bestehen in sehr weitgehenden und in allen Fällen beobachteten degenerativen Veränderungen, vor allem an den Ganglienzellen des AUERBACHschen Plexus im unteren Drittel des Oesophagus und in geringerem Maße auch an den dazugehörigen Nervenfasern. In manchen Fällen kommt es durch Granulations- bzw. Narbengewebe zur völligen Verödung der kleinen Ganglien (s. Abb. 105). Interessant ist außer den bekannten Kern- und Neurofibrillenschädigungen das häufige Vorkommen der von CAJAL beschriebenen argentophilen Kugeln an den Fortsätzen der Ganglienzellen bzw. an den Nervenfasern, eine Erscheinung, die von den brasilianischen Autoren als degenerativ gewertet wird. Außerdem hat ETZEL den Vagus untersucht (ohne das Ggl. nodosum), jedoch ohne positives Ergebnis. ETZEL deutet seine Befunde als primäre Schädigung des vegetativen Nervensystems, d. h. nicht bedingt durch entzündliche Prozesse in der Schleimhaut, da er solche nicht, oder nur in sehr geringer Form nachweisen konnte. Weiterhin führt er als Beweis eine langdauernde, experimentelle Ligatur des Oesophagus bei Hunden kurz oberhalb der Kardia an, die zum Bilde des Megaoesophagus führte ohne morphologische Veränderungen des AUERBACHschen Plexus. Hinsichtlich der Ätiologie fußt ETZEL auf den experimentellen Arbeiten MACCARRISONS, der bei B_1-Avitaminose bei Tauben und Affen Beriberi mit Megaoesophagus erzeugen konnte. Etzel nahm daher eine enge Beziehung zwischen Beriberi und Megaoesophagus an und suchte auch die von ihm beobachteten Fälle als Ausdruck einer Mangelkrankheit zu deuten, zumal die Ernährung der beobachteten Kranken einseitig vitaminarm gewesen sei. Zur Beweisführung erzeugte er bei Tauben Beriberi und fand dabei auch im Oesophagus ausgesprochene Veränderungen (s. Abb. 106) an den Ganglienzellen, die uns jedoch im Vergleich mit unseren Ermüdungsexperimenten am Frosch (s. S. 394) durchaus reversibel erscheinen. Er glaubte daraus schließen zu dürfen, daß wegen der Ähnlichkeit der Bilder am Auerbachschen Plexus des Oesophagus in den menschlichen Fällen und im Tiermaterial, der Megaoesophagus als B_1-Avitaminose zu betrachten sei. Dagegen ist

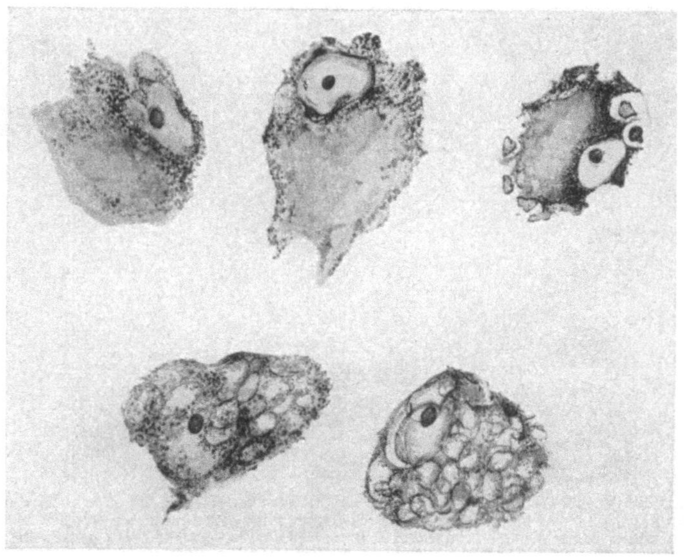

Abb. 106. Fall von Megaoesophagus. Ganglienzellen aus dem unteren Drittel des Oesophagus (Auerbachscher Plexus) mit zentraler Chromatolyse und Vacuolisierung der Ganglienzellen. Färbung Nissl. (Nach Etzel 1937.)

allerdings geltend zu machen, daß diese Krankheit (Beriberi) allgemein das Nervensystem schädigt und auch im Falle Etzels der Tod der Tiere eher eintrat, als es zur Ausbildung eines Megaoesophagus kam. Weiterhin kann schließlich der Einfluß entzündlicher Veränderungen keineswegs ganz von der Hand gewiesen werden, zumal, wie auch die Fälle Etzels zeigen, häufig Granulations- und Narbenbildung in den Ganglien beobachtet wird. Es besteht offenbar ebenso wie beim Appendix die große Schwierigkeit, einwandfrei festzustellen, welches die primären und welches die sekundären Veränderungen sind. Im Gegensatz zu Etzel kommt Rieder durch Experimente an Hunden sowie auch von Beobachtungen zweier menschlicher Fälle zur Auffassung, daß der Kardiospasmus vagusbedingt sei. So hat er schon wenige Tage nach der Durchschneidung des Vagus bzw. bestimmter Vagusfasern der entsprechenden Oesophagusabschnitte beim Hund verschieden starken Zerfall der intramuralen Ganglien und Nerven an der Kardia beobachtet. Dasselbe Bild ergab sich auch in 2 Fällen von menschlichem Kardiospasmus. Leider sind die angeführten, nur mit der Bielschowsky-Methode gewonnenen Veränderungen der Ganglienzellen nicht ganz eindeutig; auch läßt sich die gefundene Zweikernigkeit einzelner Ganglienzellen keineswegs als degeneratives Phänomen aufrechterhalten. Es bleibt bei den menschlichen Fällen von Kardiospasmus unklar, auf welche Weise das intramurale Nervensystem geschädigt wird. RIEDER ist jedenfalls in seiner Schlußfolgerung, daß das im Experiment und in den beiden menschlichen Fällen gefundene gemeinsame pathologisch-anatomische Substrat als kausal verantwortlich zu machen sei, noch vorsichtig und erwartet noch weitere Aufschlüsse von anderen Krankheitsfällen.

Oesophaguscarcinom. Wir selbst haben in 6 Fällen von Oesophaguscarcinom bei älteren Individuen zwischen 58 und 71 Jahren systematisch die Ganglia coeliaca, cerv. caud. und cerv. sup. sowie die Vagusganglien untersucht. Die dabei erhaltenen Befunde erlauben keinerlei kausalgenetischen Rückschluß. Neben vereinzelten degenerativen Phänomenen fanden wir auch solche proliferativer Natur, teils dem Alter entsprechend, teils in Gestalt der pericellulären Knäuel mit und ohne Kapselzellwucherung, stärkerer Pigmentanhäufung, Kugelphänomen usw. Nur in einem Falle eines 71jährigen waren die degenerativen Erscheinungen, ferner Homogenisierungen, Restknötchenbildung, Zellatrophie und Faserveränderungen sehr hochgradige und diffuse. Der Patient hatte jedoch außer dem Carcinom auch noch eine sehr hochgradige allgemeine Arteriosklerose. Über die gefundenen Vagusveränderungen s. das entsprechende Kapitel.

Beim **Pylorospasmus** der Säuglinge verdanken wir HERBST die Untersuchung von 2 Fällen mit der BIELSCHOWSKY-GROS-Methode. Der Verfasser kommt zu einem ähnlichen Ergebnis wie STÖHR beim Magengeschwür, d. h. er fand die verschiedensten Grade der Zell- und Nervendegeneration des AUERBACHschen Plexus nicht nur am Pylorus, sondern auch im übrigen Magen. Das Vorhandensein noch gesunder Zellen will er sich mit der verschiedenen Widerstandsfähigkeit der Ganglienzellen erklären. Der MEISSNERsche Plexus wurde nicht untersucht. Seine sehr guten Abbildungen zeigen einwandfreie, zum Teil sehr starke Schädigungen der Ganglienzellen mit und ohne Vacuolenbildung, Kernveränderungen, Fibrillenveränderungen usw., bis zum völligen Zerfall. Auch kommt es zur Zerstörung ganzer Ganglien und man findet dabei, sowie auch in den Nervenstämmchen mehr oder weniger ausgedehnte Infiltrate. Neben degenerativen Schädigungen der Achsenzylinder wird auch die Hypertrophie beschrieben. Von der Beobachtung von echter Neuronophagie von Nervenfasern durch SCHWANNsche Zellen kann man sich nach den Abbildungen schwer überzeugen, auch ist der Begriff der Neuronophagie bisher nur für die Nervenzellen angewendet worden. Von Interesse ist es, daß HERBST in den Kontrollen gesunder Säuglingsmägen auch vereinzelte Degenerationserscheinungen am nervösen Apparat beobachtet hat. BOON VON OCHSÉE untersuchte den resezierten Magen in 8 Fällen von Pylorospasmus bei Erwachsenen, ohne Magengeschwür, jedoch nur im Pylorusteil. Er macht die gefundenen neuritischen und degenerativen Veränderungen der Ganglienzellen für den Pylorospasmus verantwortlich, jedoch haben seine Beobachtungen nur beschränkten Wert, da er keine Spezialtechnik angewandt hat.

Erkrankungen des Darmes und Bauchfells.

Megacolon. Diese Veränderung des Dickdarms wird sehr häufig, wie aus der Literatur hervorgeht, zusammen mit Megaoesophagus gefunden. HURST hat deshalb seinerzeit auch dabei an eine primäre Schädigung des AUERBACHschen Plexus gedacht, was CAMERON später histologisch bestätigen konnte und dann auch ETZEL sowie andere. Der letztere nimmt in gleicher Weise wie beim Megaoesophagus als Ursache eine B_1-Avitaminose an, die zu einer Schädigung des intramuralen Plexus führt. Wir verdanken der Liebenswürdigkeit des Kollegen WENGER in Sucre (Bolivien), wo Megacolon auch ohne Megaoesophagus recht häufig ist, das Material von 4 menschlichen Fällen (Erwachsenen). Wir konnten dabei sowohl das Ggl. coeliacum als auch den nervösen Apparat des Darmes untersuchen, ohne einen wesentlichen Befund erheben zu können. Die Ganglienzellen zeigten lediglich reichlich Lipoidpigment, zum Teil auch Melanin, auch enthielten die Kapselzellen teilweise Lipoid, Kugelphänomen wurde nur vereinzelt beobachtet, Mastzellen fanden sich regelmäßig. Im übrigen scheint uns die Ätiologie des Megacolon ebensowenig wie die des Megaoesophagus im Sinne einer Avitaminose geklärt zu sein. Stöhr (1944, 1948, 1952) hat am Auerbachschen Plexus eines wegen Megacolon resezierten Darmstückes starke degenerative Veränderungen gesehen.

Bei der **Hirschsprungschen Krankheit,** d. h. dem angeborenen bzw. idiopathischen Megacolon der Kinder liegen vereinzelte histologische Untersuchungen der Darmganglien vor von Tittel, Della Valle, Cameron, Robertson und Kernohan, Tiffin, Zülzer und Wilson u. a. Die beste Übersicht geben neuerdings Bodian, Stephens und Ward, die an 15 Fällen, teils Operations-, teils Sektionsmaterial, stets Abwesenheit der Ganglienzellen des Auerbachschen und Meissnerschen Plexus feststellen konnten, und zwar im verengten, distalen Segment, während der proximale, dilatierte und hypertrophische Abschnitt des Colon normale Nervenzellen enthielt. Als Erklärung dieses Verhaltens geben sie an, daß es durch Fehlen der parasympathischen Funktion, d. h. einer koordinierten Bewegung des distalen, ganglienzellfreien Segmentes zur ungehemmten sympathischen Aktivität mit Spasmen kommt und die dadurch entstehende Obstruktion im distalen Teil führt dann zur sekundären Dilatation und Hypertrophie des proximalen Colonsegmentes. Diese Feststellung ist wichtig, da man dann die Plexusveränderungen nicht im erweiterten Teil suchen darf. Nach ihrer Ansicht handelt es sich beim *Hirschsprung* um eine angeborene Agenese der Darmganglien und nicht um eine entzündliche Ätiologie (s. auch Hüther, 1954).

Peritonitis und Darmparalyse. Obwohl gerade hierbei Veränderungen im peripheren vegetativen Nervensystem zu erwarten wären, sind die bisherigen Beobachtungen sehr spärlich, was seinen Grund wohl darin hat, daß gerade im Darm die autolytischen Prozesse besonders rasch einsetzen. Eine ältere Arbeit von Walbaum, der bei eitriger Peritonitis in zahlreichen Fällen die intramuralen Nervengeflechte untersuchte, ist trotz der Anwendung nicht spezifischer Färbemethoden wegen ihrer Gründlichkeit von großem Interesse, vor allem, da er in Kontrollen Leichenveränderungen ausschloß. Danach zeigen die Ganglienzellen Schrumpfungen des Zelleibes, Vacuolenbildung, Quellung, kombiniert mit mehr oder weniger starken Kernveränderungen. Walbaum betrachtet die gefundenen Veränderungen als sekundär infolge der schweren Ernährungsstörungen. Askanazy suchte die Atonie der Darmschlingen bei Peritonitis durch ein Ödem im Plexus coeliacus zu erklären. Wohlwill sowie Herzog haben in einigen Fällen von Darmparalyse die Ggl. coeliaca mit spezifischer Technik untersucht, jedoch ohne Erfolg.

Typhus abdominalis. Guizetti will dabei in den sympathischen Ganglien Typhusknötchen beobachtet haben. Abrikossoff beschreibt eine diffuse oder mehr fokale Lymphocyteninfiltration, jedoch liegen keine weiteren bestätigenden Befunde vor, vor allem fehlen Untersuchungen mit spezifischer Technik.

Dysenterie. Lediglich Lorentzen hat sich der Mühe unterzogen, dabei die Ganglienzellen des Darmes, allerdings nur mit unspezifischen Methoden zu untersuchen. Er fand schlechte Färbbarkeit und Vacuolenbildung der Ganglienzellen bis zur völligen Nekrose, diese aber nur dann, wenn die Schorfbildung nahe an die Nervenzellen heranreichte, jedoch wiesen auch weiter entfernte Zellen schon Schädigungen auf. Wenn der Prozeß sich bis zur Muskulatur erstreckte, waren auch die Ganglienzellen des Auerbachschen Plexus verändert. Die Motilitätsstörungen sollen damit erklärt werden und eventuell sogar bei abgeheilten Fällen. Diese Schlußfolgerungen scheinen uns vorläufig noch nicht berechtigt, ehe nicht systematische Untersuchungen vorliegen.

Darmtuberkulose. Dabei sind bisher die intramuralen Darmganglien überhaupt noch nicht mit spezifischer Technik untersucht worden. Auf die nicht speziell verwertbaren Befunde LEUPOLDs und BOROWSKYs haben wir schon hingewiesen (s. S. 448).

Cholera. Über Veränderungen der Darmganglien bei dieser Krankheit liegen eine Anzahl älterer Arbeiten russischer Autoren, wie IWANOWSKY, SAWTSCHENKO, STOMMA, LEONTJEW u. a. vor, die aber, abgesehen von der unspezifischen Technik, zu keinen verwertbaren Resultaten geführt haben.

Appendicitis. Bei der Ätiologie dieser so häufigen Darmaffektion hat man ebenso wie beim Magengeschwür eine nervöse Komponente vermutet, und zwar in Gestalt einer primären Erkrankung der nervösen Elemente. Trotz der überaus zahlreichen Arbeiten über die Appendicitis gibt es nur sehr wenige, die sich an Hand von speziellen Methoden mit dem Studium der pathologischen Veränderungen der Appendixnerven und Ganglien beschäftigt haben. Die zweifellos brauchbarste Studie ist die von REISER, da sie mit einwandfreier Technik, wenn auch nur mit der BIELSCHOWSKY-Methode an einem größeren Material durchgeführt wurde. Bei der *akuten Appendicitis* sind Degenerationsprozesse an den Ganglienzellen nicht regelmäßig nachzuweisen und im allgemeinen nie so stark wie bei chronischen Fällen. Bei der *chronischen Appendicitis* kommt es dagegen in den meisten Fällen mit klinisch sicheren Symptomen und daher chirurgischer Entfernung zu weitgehenden Veränderungen an den Ganglienzellen, jedoch ohne entsprechende Beteiligung der Nervenfasern. REISER konnte dabei eine Intensität der Zellschädigung zwischen 15 und 70% der untersuchten Ganglienzellen nachweisen. Dieselben bestehen in den meisten Fällen zunächst in den bekannten Kernveränderungen, aber auch das Zellplasma beteiligt sich in Gestalt von Vacuolen bis zum vollständigen Zellzerfall mit körnigem Zerfall der Neurofibrillen. Dabei ist wichtig, daß sich neben völlig degenerierten Zellen oft noch ganz normale finden. Auch wird angegeben, was ja auch von anderen Organen, wie z. B. dem Magen, bekannt ist, daß man in ganz unveränderten Appendices hin und wieder einzelne degenerierte Ganglienzellen beobachtet. Im allgemeinen ist es schwieriger, den submukösen MEISSNERschen als den intramuralen AUERBACHschen Plexus darzustellen, schon allein wegen der geringeren Größe der Ganglienzellen in der Submucosa. Leider erfährt man auch nichts über die NISSL-Granula. Auch SUNDER-PLASSMANN konnte bei Fällen von akuter wie chronischer Appendicitis die Befunde REISERs bestätigen, jedoch sind seine Abbildungen alles andere als überzeugend. Die Annahme, daß bei dem akuten appendicitischen Anfall das Bakterientoxin die Ganglienzellen schädigt, „sich im nervösen Kolloid derselben verankert und sie lähmt“, ist vorerst noch durch nichts bewiesen, ganz im Gegenteil sprechen die meisten Beobachtungen des vegetativen Nervensystems bei akuten Entzündungen von einer großen Resistenz von Ganglien zellen und Nervenfasern. Daß es ausgerechnet bei der akuten Appendicitis zu einem irreversiblen Zersetzungsvorgang in den Ganglienzellen durch das Bakterientoxin kommen soll, erscheint uns nur an Hand von Silberpräparaten recht unwahrscheinlich. Die Annahme, daß das einmal durch einen entzündlichen Prozeß geschädigte intramurale Nervensystem des Wurmfortsatzes eine schlechte Motilität dieses Organs hervorruft und daher Rezidive begünstigt, ist theoretisch durchaus einleuchtend, aber vorerst durch morphologische Befunde noch keineswegs bewiesen, ist ja auch die Frage der Darminnervation auch vom physiologischen Standpunkt aus noch nicht restlos geklärt. Experimentell ist es FISCHER und KAISERLING gelungen, nach Durchschneidung des Splanchnicus bzw. Vagus und Entfernung der großen paravertebralen Ganglien beim Kaninchen den Ablauf einer allergisch-hyperergischen Appendicitis zu beschleunigen, um so mehr noch als der Sympathicus am Darm vorwiegend die Zirkulation beeinflußt, während der Vagus Motilität, Resorption und Sekretion ändert. Die Verfasser glauben damit die Abhängigkeit des Reaktionsablaufes von vasoneurotischen Einflüssen bewiesen zu haben, auch fanden sie bei der experimentellen allergischen Entzündung des Wurmfortsatzes frühe degenerative Schädigungen des Auerbachschen Plexus, die sie auch für den beschleunigten Ablauf der hyperergischen Gewebsreaktion verantwortlich machen. Leider erscheinen uns die Plexusveränderungen recht wenig beweisend. Die klinisch beobachteten Beschwerden bei *chronischer Appendicitis* werden heute auf Veränderungen des nervösen Plexus, vor allem zwischen Schleimhaut und Muscularis mucosae zurückgeführt. Außer Masson (appendicite neurogène) haben sich Maresch, Rössle, Urech, Schweizer, Hosoi und Kijoshi u. a. mit dieser Frage befaßt. Rössle spricht von einer muskulärnervösen Hyperplasie der Submucosa und betont mit Recht die Einheit des neuromuskulären Bewegungsapparates, der durch Entzündungsprozesse auf Kosten der Schleimhaut bzw. des lymphatischen Apparates hypertrophiert. Dabei kommt es, gleichgültig, ob es sich um obliterierende Formen der chronischen Appendicitis handelt oder nicht, in der Mucosa sehr leicht zu Neurombildungen, mit denen man die typischen Beschwerden, vor allem die Schmerzen bei chronischer, auch rezidivierender Appendicitis erklärt hat. Während die meisten Autoren früher die Appendixneurinome in Analogie zu den Amputationsneuromen durch Zerstörung nervöser Elemente bei ulcerösen Appendicitiden deuteten, hält Masson dies für zu einseitig, gerade im Hinblick auf sein sehr ausgedehntes Material von mehreren hundert Fällen und glaubt, daß auch durch leichtere entzündliche Reize die Epithelzellen der Schleimhaut am Boden der Krypten, besonders die Kultschitzky-Zellen zur Wucherung nach der Tiefe zu veranlaßt werden. Diese ihrerseits bringen durch eine Art Sekretionsphänomen (Neurokrinie) die umgebenden Fasern des periglandulären Plexus zur Wucherung, die bis zur Neurombildung gehen kann. Auf diese Weise bestünde eine enge verwandtschaftliche Beziehung zu den Paraganglien. Überraschend ist der sehr hohe Prozentsatz von solchen Veränderungen im Material von Masson (86,4% neuroargentaffine Hypertrophie bei obliterierten Appendices). Der Ansicht Massons, daß die vom Darm eingewanderten gelben Zellen eine ganglienzellartige und neurogliöse Umwandlung erleiden und daß daher das Nervengeflecht der Schleimhaut entodermaler Herkunft sei, können wir in Übereinstimmung mit Feyrter nicht beistimmen und halten die Annahme Feyrters einer Endophytie des Gelbe-Zellen-Organes in das Neurointestinum für wahrscheinlicher. Feyrter nimmt an, daß die Wanderung chemotaktisch von seiten des Nervengewebes ausgelöst wird. Neuerdings hat Gerling (Stöhr) einen interessanten Fall mit typischen appendicitischen Symptomen, aber ohne jegliche Entzündung beschrieben, wobei die feinsten, nervösen Endplexus in der Submucosa auffallende Wucherung zeigten, jedoch nicht auszuschließen ist, daß das angeblich gewucherte nervöse Terminalreticulum zum Teil proliferierten Reticulinfasern entspricht. Es ist zweifellos, daß auch in der Peripherie die Endgeflechte, sowohl in ihrer neurofibrillären Komponente, als auch in ihrem Scheidenapparat (periphere Glia) außerordentlich leicht auf Reize der verschiedensten Art reagieren und daher in vielen Fällen echte Tumoren (Neurome Feyrters) entstehen.

Erkrankungen des Uterus und der Tuben.

Beobachtungen über Veränderungen der intramuralen Ganglien der Gebärmutter liegen bis jetzt nur sehr wenige vor, und zwar von Naiditsch und unserem Schüler Zülch, die dieselben morphologischen Einzelheiten zeigen wie die anderen Ganglien, jedoch ohne Beziehung zu bestimmten Krankheiten, worüber noch weitere Untersuchungen angestellt werden müssen. Bei *Salpingitis* hat BEAUFAYS fragmentären Zerfall der feinsten vegetativen Nervenfasern des sog. Terminalreticulums beobachtet.

Cholecystitis und Cholelithiasis. So wichtig es wäre, die Beziehungen zwischen etwaigen Veränderungen der intramuralen Ganglien der Gallenblase und Entzündungen derselben mit und ohne Steinbildung zu kennen, so wenig ist bisher darüber veröffentlicht. So hat SZÁNTHO angeblich sowohl an Nervenfasern wie Ganglienzellen geringe degenerative Veränderungen beobachtet, jedoch erlaubt die Arbeit selbst keine weiteren Schlüsse. Neuerdings hat HERMANN bei Cholelithiasis an den Ganglienzellen der Gallenblasenwand verschiedene, auch sonst vorkommende pathologische Veränderungen beobachtet. Bei chronischer Cholecystitis kommt es nach RIOPELLE zu Proliferation an den feinen vegetativen Nervenfasern in der Gallenblase.

Veränderungen des Sympathicus bei Erkrankungen der Drüsen mit innerer Sekretion.

Trotz der zweifellos sehr engen Beziehungen zwischen den endokrinen Drüsen und dem vegetativen Nervensystem und trotz der großen Fortschritte auf dem Gebiet der Endokrinologie sind die morphologischen Ergebnisse im vegetativen Nervensystem bei Störungen der inneren Sekretion noch äußerst dürftig und zweifelhaft.

ADDISONsche Krankheit. Gerade bei dieser Erkrankung der Nebennieren und damit des Adrenalinsystems sollte man eigentlich stärkere Rückwirkungen auf das vegetative Nervensystem erwarten, wie das ADDISON selbst schon seinerzeit vermutete. Aus der älteren Literatur liegen zwar schon eine ganze Reihe von Beobachtungen vor, jedoch sind die Ergebnisse zum größten Teil von geringer Bedeutung oder widerspruchsvoll. Wir selbst haben einige Fälle von ADDISON gesehen, bei denen wir keinerlei wesentliche Befunde in den sympathischen Ganglien erheben konnten. SPIEGEL und ADOLF, die vor allem die älteren Arbeiten kritisch beurteilen, kommen auf Grund dieser und eigener Beobachtungen zum gleichen Schlusse. Es fehlen jedoch auf diesem Gebiet immer noch systematische Untersuchungen des gesamten vegetativen Nervensystems.

Basedow. Auch hierbei sind die bis jetzt vorliegenden Resultate von sehr geringer Bedeutung und zum großen Teil widersprechend. Die Befunde von SUNDER-PLASSMANN in Gestalt von weitgehenden degenerativen Schädigungen des effektorischen sympathischen Terminalreticulums in der Schilddrüse selbst durch das pathologische Sekret sind zu problematisch, da an sich sogar die Existenz des Terminalreticulums keineswegs allgemein anerkannt wird und z. B. unvollkommene technische Darstellung durch die Silberfärbung meistens auf Konto der schwierigen Darstellbarkeit geht und nicht mit pathologischen Veränderungen verwechselt werden darf. Wir selbst haben in einigen BASEDOWfällen an den größeren sympathischen Ganglien keine charakteristischen Befunde erheben können, was bei den engen neurohormonalen Beziehungen zu erwarten gewesen wäre.

Diabetes mellitus. Es wurde verschiedentlich, vor allem von SPIEGEL und ADOLF, aber auch von TERPLAN, HERZOG u. a. nach Veränderungen im Sympathicus, vor allem im Ggl. coeliacum gefahndet, jedoch ebenfalls mit negativem Ergebnis.

Postoperative Tetanie. In einem einzigen Falle von parathyreopriver Kachexie mit Impetigo herpetiformis hat DANISCH das Ggl. coeliacum untersucht und berichtet über Verminderung der Zahl der Ganglienzellen, starke Pigmentierung und degenerative Veränderungen, jedoch ohne entzündliche Infiltrate. Obwohl er den Befund nicht für charakteristisch hält, glaubt er doch an die Möglichkeit einer veränderten Funktion des vegetativen Nervensystems. Das sehr dürftige Ergebnis eines einzigen Falles scheint uns jedoch gänzlich ungeeignet für irgendwelche Schlußfolgerungen.

Dermatosen.

Über die Beziehungen des vegetativen Nervensystems zu den Dermatosen ist kaum noch etwas bekannt. Auf die *Sklerodermie* sind wir bereits schon kurz eingegangen. Neuerdings haben John und Ormea in einem Falle von *Pityriasis rubra pilaris* vorwiegend proliferative Veränderungen an den Nervenzellen und Fasern der paravertebralen Ganglien mitgeteilt, es müssen jedoch noch weitere Beobachtungen abgewartet werden.

Beteiligung des Sympathicus bei degenerativen Erkrankungen des extrapyramidalen Systems.

Paralysis agitans. Bei dieser Krankheit konnte F. H. Lewy erstmalig in den vegetativen Kernen im Zentralnervensystem typische Veränderungen nachweisen (s. dort), die völlig denen gleichen, die wir bei derselben Krankheit in den sympathischen Ganglien beobachteten (Herzog 1926, 1931). Bei mehreren Fällen von Paralysis agitans fanden sich die gleichen Veränderungen in sämtlichen sympathischen Ganglien in großer Zahl mit Ausnahme der intramuralen Ganglien, die nicht untersucht wurden. Wohlwill konnte die Befunde später bestätigen. Es handelt sich, wie wir bereits schon erwähnten (s. S. 416), um eigenartige, wurstförmige, homogene Verquellungen der Zellfortsätze und Achsencylinder, sowie auch um Homogenisierungen von ganzen Nervenzellen oder nur Teilen derselben (s. Abb. 57). Auf die färberische Eigenart dieser Gebilde haben wir ebenfalls bereits schon hingewiesen. In manchen Fällen sieht man auch deutlich, wie sich innerhalb des Zellkörpers Teile der Fibrillen oder des Neuroplasmas verklumpt haben, oder aber es treten rundliche, bisweilen konzentrische Zelleinschlüsse nach Art der Corpora amylacea auf. In anderen Fällen findet man im Inneren der gequollenen Nervenzellen Tropfen bzw. Vacuolenbildung, wie wir sie z. B. vom Schilddrüsenkolloid kennen und die auf einem verschiedenen Lösungsgrad des betreffenden Mediums bzw. auf einen besonderen Entmischungsvorgang hinweisen könnten (s. Abb. 56). Es ist jedenfalls auffallend, daß diese Veränderungen gerade bei der Paralysis agitans in so großer Anzahl und diffus im ganzen sympathischen Nervensystem auftreten. Daß sie nicht spezifisch sind, geht sowohl aus unseren eigenen Beobachtungen wie denen von Wohlwill, Hechst, Nussbaum, Stöhr jr., Hagen, Hermann u. a. hervor, die sie auch bei anderen Krankheiten, wie z. B. Arteriosklerose, Ulcus ventriculi, Tabes, Asthma bronchiale u. a. fanden, jedoch niemals so häufig wie bei Paralysis agitans. Einen direkten Zusammenhang mit der Arteriosklerose besitzen sie auch nicht, da man sie oft bei sehr schweren Arteriosklerosefällen überhaupt nicht findet. Neuerdings haben wir sie auch vereinzelt in den intramuralen Herzganglien bei Coronarsklerose beobachtet (s. dort Abb. 100). Weiterhin ist noch recht interessant, daß wir diese Veränderungen niemals in Fällen von postencephalitischem Parkinsonismus nachweisen konnten trotz der gleichen klinischen Symptome. Die Schwere des anatomischen Bildes, an der nicht zu zweifeln ist, könnte ganz gut die klinischen vegetativen Störungen in Gestalt von Schweißausbruch, Salbengesicht und Speichelfluß erklären, jedoch wäre es wünschenswert, noch ausgedehntere vergleichende klinisch-anatomische Studien in dieser Richtung vorzunehmen.

Heredo-degenerative Erkrankungen des Zentralnervensystems, amaurotische Idiotie (Tay-Sachs-Schaffer). Während die Literatur über die Histopathologie des Zentralnervensystems bei den heredodegenerativen Erkrankungen, insbesondere der verschiedenen Formen von amaurotischer Idiotie, recht ausgedehnt ist, haben sich nur wenige Autoren bisher mit der Untersuchung des vegetativen Nervensystems beschäftigt. Bielschowsky, Tschugunoff, Marinesco und neuerdings von Sántha, Hallervorden und Marthen sowie Feyrter (1939) haben in einzelnen Fällen dieser seltenen Krankheit auch die sympathischen Ganglien, und zwar in der Hauptsache die intramuralen untersucht. Es liegt jedoch keine Arbeit vor, die das ganze vegetative Nervensystem systematisch berücksichtigt hat. Übereinstimmend haben die genannten Autoren festgestellt, daß die sympathischen Ganglienzellen dieselben degenerativen Veränderungen

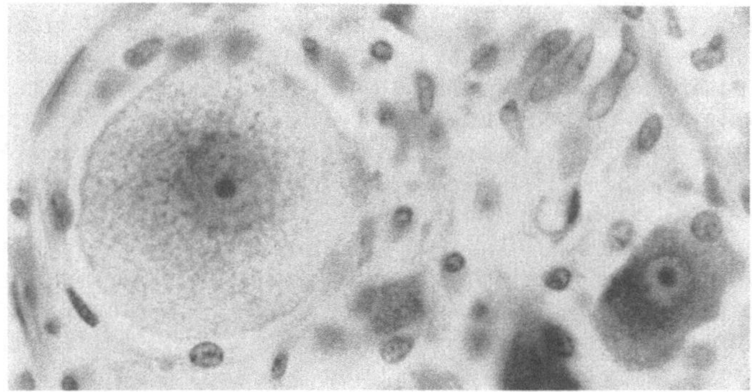

Abb. 107. Schwellung einer Ganglienzelle in einem sympathischen Ganglion des Fettgewebes eines Skeletmuskels bei juveniler amaurotischer Idiotie. Färbung Nissl. Vergr. 800fach. (Aus Marthen 1935.)

aufweisen wie die Nervenzellen im Zentralnervensystem (s. auch Spielmeyer) Diese bestehen in einer Blähung der Zellen mit Abrundung und Wabenbildung des Protoplasmas, das oft massenhaft lecithinoide bzw. lipoidige Körnchen enthält. Der Zellkern liegt bisweilen an der Zellperipherie, weist aber im allgemeinen keine schwereren degenerativen Prozesse auf (s. Abb. 107). Feyrter (1939) beobachtete auch bei dieser Krankheit sowie bei Niemann-Pickscher Erkrankung eine ausgesprochene chromotrope granuläre (lipoidige und lipoproteidige) Entartung markloser Nervenfasern und des vegetativen Endnetzes.

Vergiftungen.

Blei. Während über die Veränderungen des Zentralnervensystems und der peripheren Nerven durch Blei schon eine Reihe zum Teil grundlegender Arbeiten vorliegen, ist das vegetative Nervensystem entschieden zu kurz gekommen. Petri gibt in ihrer Handbuchbearbeitung der Vergiftungen eine kurze Übersicht über die bis zum Jahre 1931 bekannten, durch Blei hervorgerufenen Veränderungen im Sympathicus. Die Beobachtungen stimmen bei Tier und Mensch überein und erstrecken sich hauptsächlich auf den Plexus coeliacus und allenfalls noch den Plexus myentericus des Darmes, da man sich in erster Linie für die Bleikolik interessierte. Schon Maier war makroskopisch die Härte und weißliche Färbung des Plexus coeliacus und myentericus bei Bleivergiftungen aufgefallen. Derselbe Autor beobachtete ferner bei den mit Blei vergifteten Tieren in den Ganglien des gesamten Darmrohres Vacuolenbildung, Atrophie und scholligen Zerfall neben Homogenisierung und Verhärtung des Bindegewebes, die er für die bekannten Bleikoliken verantwortlich machte. Die Mehrzahl der Autoren, wie Bonome,

Freifeld, Kussmaul und Maier, Ravenna erklärt die gefundenen Veränderungen als rein degenerativer Natur. Es ist jedoch zu bemerken, daß die meisten Untersuchungen ohne spezifische Technik durchgeführt wurden; man müßte daher mehr mit besserer Technik und auch bei Untersuchung ausgedehnterer Teile des vegetativen Nervensystems erwarten. In einer neueren Arbeit von Freifeld werden vor allem die sehr starken atrophischen Prozesse am nervösen Parenchym hervorgehoben mit sekundärer Kapselzellwucherung. Daneben weisen aber auch die Lymphgefäße entzündlich proliferative Vorgänge auf. Freifeld erklärt sich den Mechanismus der Ganglienzellschädigung durch Resorption von Blei von seiten der geschädigten Dickdarmschleimhaut. Die Koliken sind Folge der Ganglienschädigung. In den Halsganglien konnten von derselben Autorin keine Veränderungen nachgewiesen werden. Im übrigen fehlen auch hier noch exaktere Kontrolluntersuchungen an größerem Material, um so mehr noch, als Freifeld sich nur auf 2 Fälle stützt. Experimentell hat Grünberg an Katzen, die 3 Wochen bis 4 Monate mit Blei vergiftet wurden, in den gesamten paravertebralen sympathischen Ganglien, im Ggl. coeliacum und nodosum mit der Nissl- und Bielschowsky-Methode unter anderem degenerative Veränderungen gesehen, die hauptsächlich in zentraler Tigrolyse bestanden, aber den Abbildungen nach mehr den Eindruck leichter reversibler Schädigungen machen. Im Ggl. nodosum waren dieselben viel geringer.

Nicotin. Obwohl gerade die klassischen physiologischen Experimente Langleys der Leitungsunterbrechung in den sympathischen Ganglien durch Nicotinbepinselung sowie die Beobachtungen über menschliche Nicotinvergiftung ganz besonders eine Erforschung des Sympathicus nahelegen, haben sich doch nur wenige Autoren besonders mit dieser Frage beschäftigt. Außerdem handelt es sich meist um Arbeiten ohne ausreichende neurohistologische Technik und auffallenderweise wurden nur die Herzganglien kleiner Laboratoriumstiere berücksichtigt. So sind die Untersuchungen von Vas, Zebrowski, von Otto, Mozikuchi nur von beschränkter Bedeutung, um so mehr noch, als trotz intravenöser, länger und kürzer dauernder Injektion von Nicotin die gefundenen angeblich degenerativen Zellveränderungen an den sympathischen Ganglienzellen nicht nur sehr geringfügig, sondern auch teilweise zweifelhaft sind. Danischs Experimente am Kaninchen können nicht als reine Nicotinvergiftung gewertet werden, da die Nicotininjektionen mit Cholesterinöl oder Adrenalin kombiniert waren. Neuerdings konnten wir (Herzog 1933) und unabhängig von uns Delorenzi bei intravenös und subcutan während Wochen und Monaten durchgeführten Injektionen von Nicotin bei Kaninchen und Hunden keine Veränderungen am Sympathicus nachweisen. Delorenzi kam auch im Gehirn, Rückenmark und Spinalganglien zu dem gleichen negativen Ergebnis. Wir selbst haben auch den Langleyschen Versuch mit kurzdauernder Nicotinbepinselung wiederholt und ebenso sympathische Ganglien einige Zeit direkt in Nicotinlösung eingelegt, ohne positives Ergebnis. Ebensowenig fanden wir Veränderungen an den sympathischen Ganglien von 70 Katzen, die akut mit pharmakologisch verschieden wirksamen Substanzen, wie Ergotin, Gynergen, Ephetonin, Ergotamin, Ergotoxin, Clavipurin, Suprarenin, Secacornin, Extractum secale u. a. vergiftet worden waren. Wenn auch zu erwarten ist, daß derartig kurzdauernde Vergiftungen auf intravenösem oder subcutanem Wege oder durch Bepinselung der Ganglien höchstens vorübergehende, eventuell nur an der lebenden Zelle nachweisbare bzw. funktionelle Veränderungen hervorrufen, wie sie z. B. Yoshizumi an sympathischen Ganglienzellen von Kaninchen und Kröten nach Lähmung durch Nicotin in Form einer Rötlichfärbung der Granula gesehen haben will, so überrascht andererseits doch die Tatsache, daß chronische Nicotinvergiftung gar keine Veränderungen in den sympathischen Ganglien hervorruft. STÖHR (1943) hat bei Hingerichteten mit Nicotinabusus in den sympathischen Halsganglien unter anderen degenerativen und vor allem proliferativen Phänomenen auch pericelluläre Faserkörbe beschrieben, jedoch ist es schwierig, diese mit Sicherheit auf Konto einer Nicotinvergiftung zu setzen.

Salvarsan. Es berichten lediglich SPIEGEL und ADOLF von einem einzigen Falle eines 21jährigen Mannes mit Salvarsanvergiftung. Ohne genauere Beschreibung, von welchen sympathischen Ganglien das Material stammte, geben sie an, daß an den Ganglienzellen Tigrolyse, homogene Plasmaschwellung, Randstellung des Kerns mit Vorbuchtung der Zellkontur, Neuronophagie, perivasculäre Infiltrate und Bildung von dunklem Pigment gefunden wurden. Da bisher noch keine weiteren Fälle untersucht wurden, scheint uns Zurückhaltung am Platze.

Arsen. Auch bei einem Fall von Arsenvergiftung haben SPIEGEL und ADOLF an den sympathischen Ganglienzellen homogene Schwellung des Protoplasmas mit Austritt des Kerns, Zerfall oder Lösung der NISSL-Granula peripher oder perinucleär mit Kernveränderungen beobachtet. Leider fehlen auch in diesem Falle nähere Angaben und er kann ebensowenig Anspruch auf größere Bedeutung erheben.

Schwefelkohlenstoff. In einem von KÖSTER beschriebenen und von SPIEGEL und ADOLF zitierten Falle von chronischer Schwefelkohlenstoffvergiftung sollen ähnliche Veränderungen wie bei der Arsenvergiftung vorkommen, jedoch noch ausgedehnter und mit Vacuolenbildung.

Vergiftungen durch *Schwefelsäure*, *Phosphor*, *Sublimat*, *Kalmotin und bei chronischem Morphinismus* sollen nach ONUMA degenerative Veränderungen an den sympathischen Ganglienzellen hervorrufen mit Tigrolyse und Vacuolenbildung. Leider handelt es sich meistens um Einzelbeobachtungen mit nicht spezieller Technik, so daß die Befunde vorläufig keinen größeren Wert besitzen.

Chronischer Alkoholismus. Sowohl von ACHÚCARRO als DE CASTRO (1932) sind bei chronischem Alkoholismus, vor allem echtem KORSAKOW eigenartige vacuoläre Verbreiterungen der Endigungen der kurzen Zellfortsätze der sympathischen Ganglienzellen, keulenförmige Verbreiterungen und Kugelphänomen sowie vacuoläre Degeneration der Zellen selbst beobachtet worden. Das Auftreten von Faserkörben an Ganglienzellen der Halsganglien bei Individuen mit Alkoholabusus will STÖHR neuerdings (1943) auch in ätiologische Beziehung bringen. Wir selbst haben an einem größeren Material von schweren Alkoholikern (zum Teil mit Delirium tremens) die verschiedensten vegetativen Ganglien untersucht, aber außer den auch sonst häufig zu findenden, vorwiegend proliferativen Prozessen keine sicheren Beziehungen zum Alkoholismus feststellen können. Leider fehlen noch ausgedehntere und systematische Untersuchungen.

Verbrennung. SPIEGEL und ADOLF konnten bei einem 40jährigen, an Verbrennung 1. und 2. Grades verstorbenen Manne an zahlreichen Ganglienzellen des Ggl. cerv. cran. Chromatolyse, Verklumpung des Tigroids und Homogenisierung des Protoplasmas feststellen, jedoch liegen leider keine weiteren Beobachtungen vor. KOROLENKO studierte experimentell an Kaninchen, die er verschieden lange Zeit der Verbrühung mit Wasserdampf aussetzte, den Einfluß auf den Plexus solaris. Dabei soll bei hochgradigen, zum Tode führenden Fällen eine starke Retraktion der Ganglienzellen mit Koagulation des Protoplasmas auftreten, in schwächeren Fällen dagegen soll es zu Blasen- und Vacuolenbildung im Zelleib kommen. Die angegebenen Veränderungen müssen jedoch auch hier wegen unvollständiger Technik der histologischen Darstellung mit großer Zurückhaltung gewertet werden.

B. Parasympathicus.

Während physiologisch der Parasympathicus ganz bestimmte, in der Hauptsache zum Sympathicus antagonistische Funktionen zu erfüllen hat, ist es rein morphologisch sehr schwer, die Nervenzellen und Nervenfasern dieses Systems als solche zu erkennen. Der Parasympathicus ist ein physiologischer, jedoch kein anatomischer Begriff. Wir möchten jedoch deshalb nicht so weit gehen und den Parasympathicus als Objekt anatomischer Forschung ausschließen. Wenn man schon gewisse Teile des vegetativen Nervensystems als parasympathisch bezeichnet und auch ganz bestimmte physiologische und pharmakologische Reaktionen dieses Systems kennt, so muß man zum mindesten sich auch bemühen, das entsprechende morphologische Substrat zu studieren. Für den Pathologen entstehen zweifellos dieselben Schwierigkeiten wie für den Anatomen bzw. Histologen, aber es ist doch schließlich nicht von der Hand zu weisen, daß bestimmte mit parasympathischen Symptomen einhergehende Erkrankungen an irgendeiner Stelle des Systems morphologische Veränderungen erwarten lassen. Selbstverständlich müssen wir solche der sensiblen Vagusbahn in erster Linie in den Vagusganglien und solche der visceromotorischen im dorsalen Vaguskern suchen. Wir dürfen jedoch nicht vergessen, daß gewisse Elemente, wie z. B. die Ganglienzellen der intrakardialen Ganglien sowie die Nervenzellen vom Typus I der intramuralen Ganglien des AUERBACHschen und MEISSNERschen Plexus des Verdauungsschlauches nach unserer üblichen Auffassung rein morphologisch sympathischer Struktur sind, jedoch funktionell im Dienste des Parasympathicus (Vagus) stehen. Folgende Nerven und Ganglien gehören nach unseren heutigen Vorstellungen zum parasympathischen System:

1. *N. oculomotorius* mit dem *Ggl. ciliare*, das für die Iris und den Ciliarmuskel von Bedeutung ist und sich aus multipolaren Nervenzellen vom Typ der sympathischen zusammensetzt. Es bestehen jedoch deutliche morphologische Unterschiede zwischen dem Ciliarganglion und den sympathischen Ganglien (L. R. MÜLLER, LEVI, PINES, SLAVICH) insofern, als die Ganglienzellen ebenso wie die des Ggl. sphenopalatinum und oticum sehr zahlreiche endokapsuläre Dendriten und oft feinste pericelluläre Geflechte besitzen und die langen Dendriten fehlen. SLAVICH hat außerdem festgestellt, daß im postfetalen Leben, vor allem später im Greisenalter, keine progressiven Umwandlungen der Fortsätze erfolgen, wie wir das von den anderen sympathischen Ganglien kennen. Außerdem fehlt auffallenderweise die Pigmentierung der Ganglienzellen (SLAVICH). Trotz der relativ leichten Zugänglichkeit des etwa 2 mm großen Ganglions liegen bis jetzt keine pathologisch-anatomischen Arbeiten darüber vor.

2. Im Zusammenhang mit dem N. facialis ist das *Ggl. pterygopalatinum* (MECKEL) wichtig für die Tränensekretion und die Funktion der Drüsen der Nasenschleimhaut und weiterhin

3. davon abhängig das *Ggl. submandibulare* und *sublinguale* für die Innervation der entsprechenden Speicheldrüsen, die sämtliche zum Parasympathicus zählen, sich aber morphologisch aus multipolaren Elementen zusammensetzen. Für die pathologische Anatomie dürften sie jedoch wegen ihrer schweren Auffindbarkeit und Kleinheit nur selten in Frage kommen, auch liegen bisher noch keine Arbeiten über ihre Pathologie vor.

4. Im Anschluß an den Facialis ist auch noch das verborgene parasympathische *Ggl. geniculi* zu erwähnen, das aus Spinalganglienzellen besteht und teils an der Geschmacksempfindung, teils ebenfalls an der Funktion der beiden Speicheldrüsen Submaxillaris und Sublingualis beteiligt ist, das aber für den Pathologen schwer zugänglich ist.

5. Als letztes für den Pathologen ebenfalls schwer erreichbares und daher noch nicht untersuchtes Ganglion ist das des N. hypoglossus, das *Ggl. oticum*, zu erwähnen, das für die Sekretion der Parotis Bedeutung gewinnt.

6. Der bedeutendste Vertreter des parasympathischen Systems und Antagonist des Sympathicus ist zweifellos der *N. vagus* mit seinen beiden Ganglien, dem *Ggl. jugulare*, das noch innerhalb des Foramen jugulare im Knochen gelegen ist, und dem *Ggl. nodosum* (oder plexiforme), das unmittelbar unterhalb des Austrittes des N. vagus aus der Schädelbasis liegt und deshalb für pathologisch-anatomische Untersuchungen bevorzugt wird. Der Vagusstamm setzt sich histologisch aus markhaltigen und marklosen Fasern aller Kaliber zusammen und die beiden Ganglien weisen den Bau von Spinalganglien auf. Bei der großen Bedeutung, die der Vagus hinsichtlich der Innervation der meisten Organe des Halses, der Brust- und Bauchhöhle hat und andererseits bei der leichten Auffindbarkeit des Nerven, vor allem

im Halsteil, wenn man bei der Herausnahme der Halsorgane die A. carotis, hinter der er verläuft, in situ läßt, ist es verständlich, daß über die Histopathologie mehr Arbeiten vorliegen.

Entwicklungsgeschichte.

Aus dem im Mittelhirn gelegenen Kern des N. oculomotorius wachsen Fasern mit diesem zum Ganglion ciliare. Ähnlich ist es auch im Rautenhirn, wo aus dem Nucleus salivatorius sup. Fasern mit dem N. facialis und N. petrosus superfic. major zum Ganglion pterygopalatinum oder mit der Chorda tympani zum Ganglion submandibulare ziehen. Ferner wachsen aus dem Nucleus salivatorius inf. Fasern mit dem N. glossopharyngicus zum Ganglion oticum. Schließlich stammen aus dem in der Rautengrube gelegenen dorsalen Vaguskern die parasympathischen (visceromotorischen) Fasern für den Vagus. Die motorischen Anteile dieses

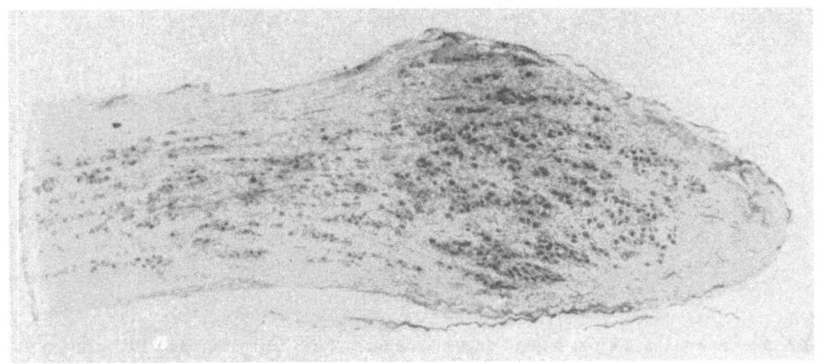

Abb. 108. Ganglion jugulare und nodosum, ♂, 37 Jahre. Färbung NISSL. Vergr. 12fach.

gemischten Nerven wachsen aus den im hinteren Abschnitt der Rautengrube gelegenen beiden motorischen Kerngruppen des Nucleus ambiguus und dorsalis aus, wozu noch die spinalen Ursprünge des N. accessorius kommen, während der sensible Anteil aus dem hintersten Kopfganglion, dem sog. Ganglion nervi vagi stammt, das sich dann in das Ganglion jugulare und nodosum teilt.

1. Topographie und Histologie der Vagusganglien.

Es sei in erster Linie auf das entsprechende Kapitel der Spinalganglien und peripheren Nerven in diesem Handbuch verwiesen, jedoch möchten wir einiges herausgreifen, was für den Pathologen besonderes Interesse hat. — Das *Ggl. jugulare* (*j*), das sich direkt in das Ggl. nodosum fortsetzt, zeigt histologisch eine gruppenförmige Anordnung der Ganglienzellen, während im *Ggl. nodosum* (*n*) eine deutliche Reihenform besteht (s. Abb. 108). In sehr wenigen Fällen tritt das *Ggl. nodosum* bei der Sektion als solches hervor in Form einer leichten Anschwellung des Vagus unterhalb seines Austritts aus dem Schädel und auch in seiner Längenausdehnung ist es im allgemeinen schlecht abgegrenzt. Will man es daher bei der Sektion sicher erfassen, so muß man am besten nach der Herausnahme der Halsorgane, indem man jedoch die A. carotis als Wegweiser im Körper läßt, den N. vagus unmittelbar bei seinem Austritt aus dem Knochen abschneiden, wobei dann das abgeschnittene Ende in etwa 1—2 cm Ausdehnung dem Ggl. nodosum entspricht. Auf Schnitten fällt dann zum Unterschied vom Ggl. cerv. cran. des Sympathicus auf, daß die Ganglienzellen in parallel zur Nervenfaserrichtung verlaufenden Längsreihen angeordnet und getrennt sind durch Nervenbündel und Bindegewebe. Obwohl auch hier eine reichliche Vascularisation vorhanden ist (s. Abb. 109), tritt sie doch gegenüber den sympathischen Ganglien etwas zurück. Was die Nervenzellen selbst

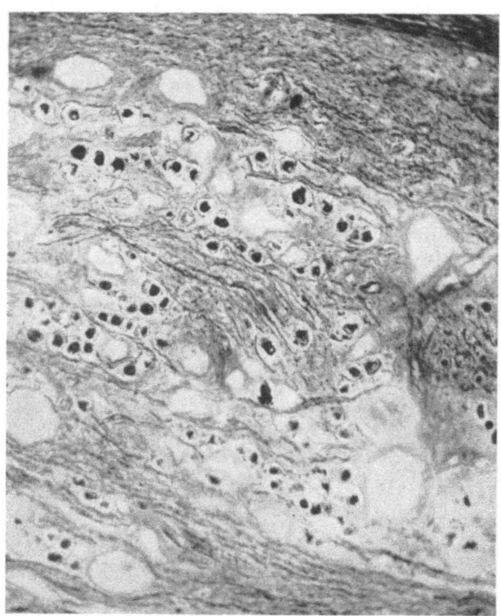

Abb. 109. Starke Stauung der Gefäße im Ganglion nodosum. ♀, 67 Jahre. Färbung Bielschowsky-Gros. Vergr. 50fach.

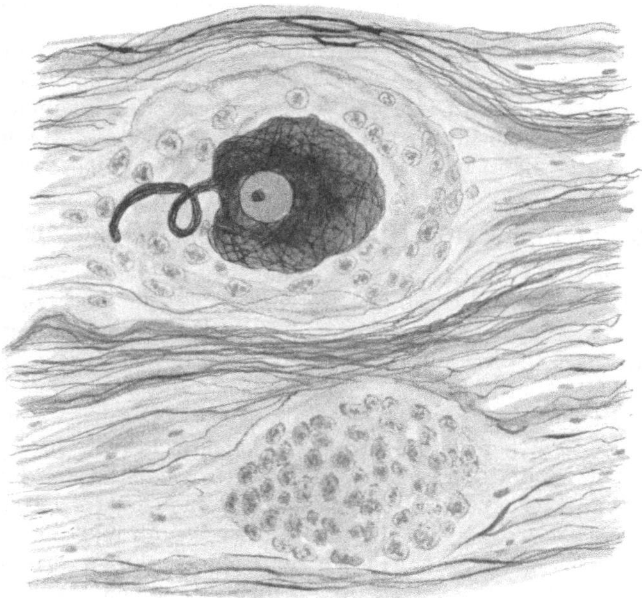

Abb. 110. Ganglion nodosum. Normale Ganglienzelle mit Kapselzellen, unten tangential geschnittene Kapsel in Knötchenform (normal). ♂, 43 Jahre. Färbung Bielschowsky-Gros und Alzheimer-Mann. Vergr. 760fach.

betrifft, so fehlt der im Sympathicus beobachtete Polymorphismus, sie sind im allgemeinen größer, heller, von rundlicher, ovaler oder Birnenform und unipolar.

Im allgemeinen kann man einen kleineren, etwa 20—30 μ großen und einen größeren, etwa bis 80 μ großen Zelltyp unterscheiden. Auch hier wie im Sympathicus werden die einzelnen Ganglienzellen nach innen von ektodermalen Kapselzellen (Gliocyten) umgeben, die hier noch mächtiger entwickelt sind, bei dem kleinen Zelltyp jedoch stark zurücktreten. Nach außen folgt dann eine feine Bindegewebskapsel (DE CASTRO). Unter normalen Verhältnissen liegen die Ganglienzellen unmittelbar der Kapsel an, d. h. ein Kapselraum ist dann nicht sichtbar (s. Abb. 110). Da die Ganglienzellen des Ggl. nodosum und jugulare im allgemeinen unipolar sind und der Fortsatz in einiger Entfernung von der Zelle oder unmittelbar um sie herum mehr oder weniger zahlreiche Windungen macht, stets umgeben von Scheidenzellen, so findet man an einem Pol bisweilen eine stärkere Anhäufung von Kapselzellen, was oft in der Literatur zu Verwechslung mit Kapselzellwucherung Anlaß gegeben hat (s. Abb. 111). Bei Tangentialschnitten der Kapseln bekommt man häufiger als im Sympathicus sog. Knötchen zu sehen, jedoch noch viel ausgesprochener (s. Abb. 110). Die in den Vagusganglien vorhandenen Nerven sind zum größten Teil markhaltig, ebenso auch die Zellfortsätze, wodurch sich auch die stärkere, diese umgebende Scheide erklärt. Dazu kommen auch oft noch aus dem Sympathicus stammende feine, marklose Nervenfasern. Vor allem um die größeren Ganglienzellen bilden sich oft dicke, oder dünne, aus markhaltigen oder marklosen Fasern bestehende Schleifen. Ähnlich wie in den sympathischen Ganglien findet man im Ggl. nodosum zwischen den Nervenfasern und Ganglienzellen mehr oder weniger reichliche Mastzellen. Außerdem beobachtet man wie bei den spinalen Nerven an den Polen der SCHWANNschen Zellen der markhaltigen Nervenfasern zahlreiche REICHsche Granula, die sich mit Kresylviolett metachromatisch leuchtend rot färben zum Unterschied der oft dicht daneben liegenden Mastzellen mit ihren kleineren und violetten Granula. Wie wir zusammen mit unserem Schüler SEPÚLVEDA zeigen konnten, besteht keine sichtbare Beziehung zwischen den beiden. Wir hatten den Eindruck, daß die REICHschen Granula bei chronisch-kachektischen Prozessen zahlreicher sind. Hin und wieder haben wir selbst bei ganz gesunden Individuen Bilder von scheinbaren Riesensolitärvacuolen in den Ganglienzellen beobachtet, wir halten diese jedoch für Zellanschnitte, da nach unserer Auffassung das Neurofibrillennetz nicht immer die ganze Zelle durchsetzt.

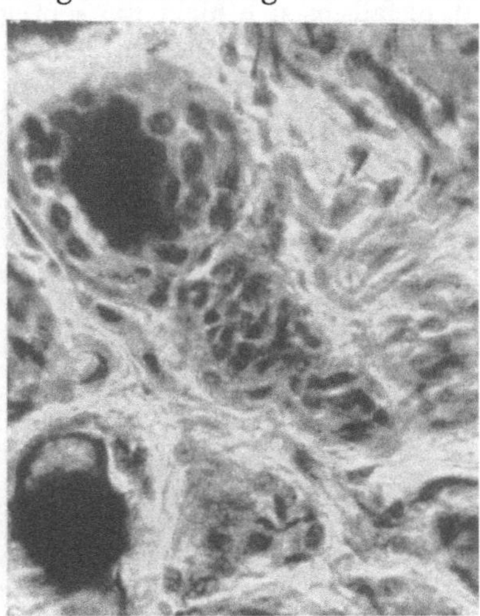

Abb. 111. Falsche Kapselzellwucherung, vorgetäuscht durch die Scheidenzellen des Zellfortsatzes, unmittelbar im Zusammenhang mit der Ganglienzelle. Ganglion nodosum, ♂, 48 Jahre. Färbung BIELSCHOWSKY-GROS. Vergr. 500fach.

2. Pathologie.

Systematische Arbeiten über die pathologische Histologie des Vagus liegen bis jetzt noch nicht vor, jedoch finden sich die hauptsächlichsten Veränderungen des neurofibrillären Apparates in den grundlegenden Monographien DE CASTROS (1922, 1932) über die sensiblen Ganglien, worin auch verschiedentlich Bezug genommen wird auf Erkrankungen der Vagusganglien und neuerdings auch in einigen Arbeiten von STÖHR jr. (1943, 1948) (s. auch den betreffenden Abschnitt über die Pathologie der sensiblen Ganglien in diesem Handbuch). Zweifellos besteht in manchem Übereinstimmung mit dem, was an den nervösen Zellen des cerebrospinalen Nervensystems und des Sympathicus festgestellt wurde, jedoch finden sich eine Reihe Besonderheiten, auf die wir im folgenden eingehen wollen.

a) Postmortale Veränderungen.

In gemeinschaftlichen Beobachtungen mit unserem Schüler Sepúlveda konnten wir die gleichen Ergebnisse erzielen wie am Sympathicus (s. dort S. 403), d. h. falls es sich nicht um septisch-pyämische Prozesse oder Einfluß der Wärme auf die Leiche handelt, sind vor etwa 36 Std post mortem keine wesentlichen autolytischen Veränderungen zu erwarten. Bei frühzeitiger Sektion nnd unkomplizierten Fällen im obigen Sinne findet sich auch an den Ganglienzellen des Vagus kein Kapselraum. Sein Vorhandensein infolge Zellschrumpfung kann jedoch keineswegs allein als sicheres kadaveröses Zeichen verwendet werden. Wohl das sicherste Symptom der Autolyse ist die Auflockerung des Protoplasmas der Kapselzellen mit einer Pyknose der Kerne, wobei zwischen ihnen und den geschrumpften Ganglienzellen feine, an den Ganglienzellen klebende Protoplasmabrücken auftreten, wie Abb. 112 zeigt. Außerdem wird sehr bald die Färbung verwaschen, und schließlich bei hochgradiger Autolyse erfolgt überhaupt keine präzise Färbung mehr. Die Neurofibrillen können dagegen verklumpt oder längere Zeit noch darstellbar sein. Cajal hat bereits schon in Autolyseversuchen auf die stärkere Resistenz der Neurofibrillen aufmerksam gemacht, während die Markscheide bald zerfällt. Unsere Untersuchungen stimmen zum großen Teil mit denen Massigs überein. Das von demselben Autor erwähnte Vorkommen von dunklen und hellen Zellen ist schon lange bekannt und vielleicht nach Levi und Scharrer mechanisch als Folge der Fixierung zu deuten, oder könnte allenfalls funktionell bedingt sein.

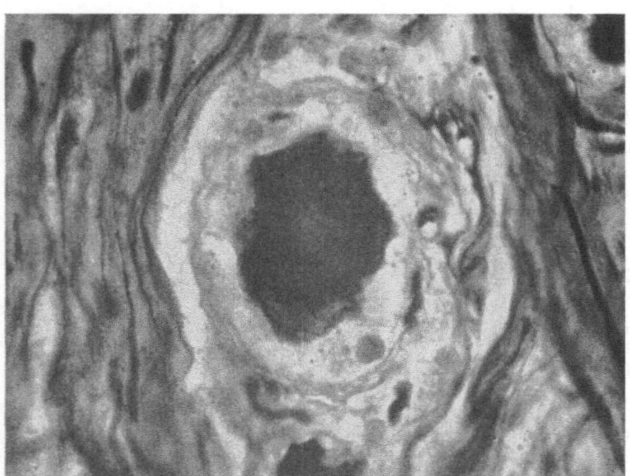

Abb. 112. Geschrumpfte Nervenzelle. Kapselzellen mit gequollenem und aufgelockertem Protoplasma und Kerndegeneration. Ganglion nodosum, ♂, 65 Jahre. (Vor Fixierung 18 Std im Wasser!) Färbung Bielschowsky-Gros. Vergr. 680fach.

b) Stoffwechelstörungen.

Eine besondere Bedeutung kommt gerade im Vagus dem *Pigment* zu. Ähnlich wie in den sympathischen Ganglienzellen nimmt es mit höherem Lebensalter zu und ebenso bei kachektischen Krankheiten, besteht jedoch im Gegensatz zum Sympathicus und zu den Angaben von Massig nur aus Lipofuscin. Man kann gerade im Ggl. nodosum des öfteren völlig mit Pigment gefüllte Zellen beobachten ohne degenerative Kernveränderungen und dicht daneben solche ohne Pigment. Besonders auffallend ist dabei jedoch, wie auch Abb. 113 zeigt, daß die Kapselzellen meist dann reichlich Lipoidpigment enthalten, wenn die zugehörigen Ganglienzellen frei sind. Dieses Phänomen, sowie überhaupt die Beteiligung der Kapselzellen an der Pigmentierung scheint nach unseren Beobachtungen im Vagus viel ausgesprochener und häufiger als im Sympathicus zu sein. Die Unabhängigkeit der Lipoidspeicherung in den Kapsel- und Ganglienzellen könnte eventuell für getrennte Funktionen sprechen, falls man nicht annehmen will, daß im Stoffwechsel der Zellen verschiedene chemische Formen möglich sind, die morphologisch bis jetzt nur teilweise erfaßt werden können (Herzog und Sepúlveda). Das seltene Vorhandensein von Lipoiden im Interstitium und in den Gefäßen spricht ebenfalls nicht gegen ihr Vorhandensein in anderer chemischer Fom (Bielschowsky). Über den Lipoidstoffwechsel an der lebenden Nervenzelle haben wir schon beim Sympathicus (s. S. 409) berichtet. Es findet sich ferner noch in den Bindegewebszellen des Stromas ein nicht lipoides Pigment mit gelblicher oder bräunlicher Eigenfarbe, ähnlich wie in den Spinal-

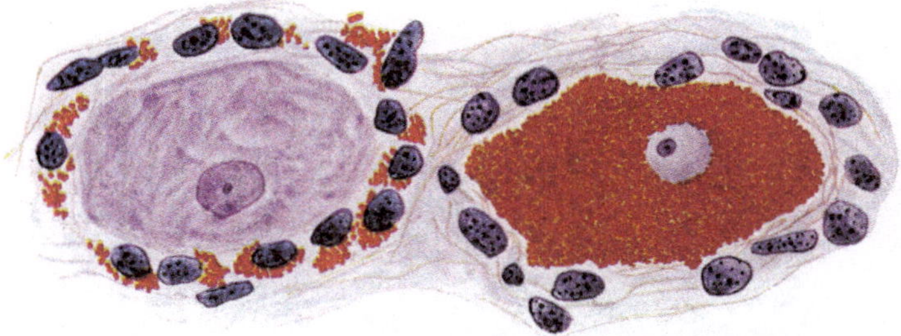

Abb. 113. Ganglienzellen und Kapselzellen mit Lipoidspeicherung. Ganglion nodosum, ♂, 43 Jahre, perforiertes Ulcus ventriculi. Färbung Hämatoxylin-Sudan. Vergr. 900fach.

ganglien (s. dort), das auch nicht argyrophil ist und das unser Mitarbeiter del Rio beschrieben hat.

Ebensowenig wie die sympathischen Ganglien enthalten die des Vagus bei Diabetes bisweilen *Glykogen* (Herzog 1936).

Über ausgesprochene *Altersveränderungen* liegen bisher keine speziellen Arbeiten vor. Cajal gibt lediglich an, daß in den Vagusganglien gefensterte und zackige Nervenzellen häufiger sind. Wir selbst haben keine nennenswerte *Atrophie* der Ganglienzellen im Alter feststellen können, dagegen nimmt zweifellos, wie schon erwähnt, das lipoide Pigment in den Ganglienzellen zu, während Melanin fehlt.

c) Degenerative Prozesse.

Rein *degenerative Zellveränderungen* mit Tigrolyse und Kernschädigung bis zur vollständigen Nekrose bekommt man in herdförmiger, disseminierter Form bei akuten toxischen Prozessen, wie z. B. der Tollwut, regelmäßig zu Gesicht, sonst sieht man bei den allerverschiedensten Krankheiten und Altersstufen vereinzelte oder mehrere degenerierte Zellen, besonders die auch im Sympathicus auftretende degenerative Zellschwellung. Die zugrunde gehende Zelle wird durch die wuchernden ektodermalen Kapselzellen offenbar auf fermentativem Wege absorbiert und es bleibt dann häufig ein kleines, aus diesen Zellen bestehendes *Knötchen* übrig, das Nageotte *Restknötchen* genannt hat. Das Aussehen dieser Knötchen wechselt sehr, entweder sind die Kerne rund oder oval, groß und hell oder kleiner, dunkel, pyknotisch und schließlich können sie auch durch Bindegewebe ersetzt werden. Findet man Reste zerfallener Zellen darin, besteht kein Zweifel, daß es sich um eine solche krankhafte Bildung handelt, jedoch muß man sich vor tangentialen Kapselanschnitten hüten und außerdem darf man nicht den in den Vagusganglien häufigen kleinen Zelltyp vergessen. Stöhr (1943) beschreibt diese Knötchen ebenfalls im Ggl. nodosum. *Degenerative Faserveränderungen* an Achsenzylindern und Markscheiden kommen in verschiedener Form zur Beobachtung, jedoch unterscheiden sie sich nicht von den sonst im Nervensystem bekannten. Es ist den Beobachtern immer aufgefallen, daß im Verhältnis zu den Zellveränderungen die der Nervenfasern meist geringfügiger sind, wie das auch im Sympathicus bekannt ist. Homogenisierung der Nervenzellen und -fasern in der von uns im Sympathicus, vor allem bei Paralysis agitans beschriebenen Form haben wir weder selbst beobachten können, noch in der Literatur gefunden. Auch die Vacuolenbildung erscheint uns weniger häufig als im Sympathicus.

d) Proliferative Prozesse.

Wesentlich interessanter sind die allerdings nur mit den Silbermethoden darstellbaren *proliferativen Veränderungen* in den Vagusganglien. Diese müssen in

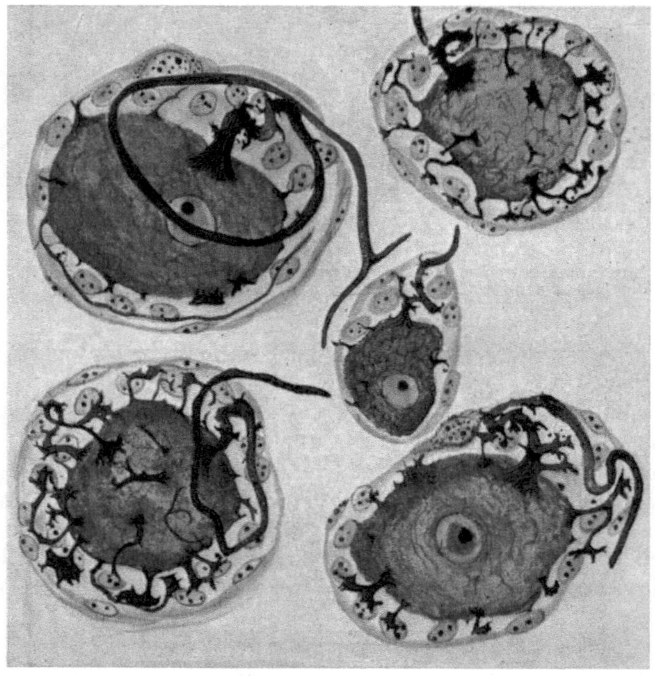

Abb. 114. Sog. gereizte Ganglienzellen aus dem Ganglion jugulare eines Alkoholikers. (Aus DE CASTRO: In Handbuch von PENFIELD, 1932.)

erster Linie als Reizphänomene aufgefaßt werden und sind wohl nur zum geringsten Teil als Alterserscheinungen zu werten. Sehr häufig folgt eine Reaktion des Neuroplasmas auf einen destruktiven Prozeß. Schon BIELSCHOWSKY hat sich dahingehend geäußert, daß die Regeneration oft eine Begleiterscheinung der Nekrobiose ist. Selbstverständlich sind diese mehr abortiven Regenerationsphänomene an absterbenden Zellen keineswegs die Regel, da es offenbar genau wie im Sympathicus durch unbekannte Reize auch bei den verschiedenartigsten Krankheiten zu Wucherungen des Neuroplasmas kommt.

Die sog. *gefensterten Zellen*, die CAJAL und DE CASTRO gerade im Ggl. nodosum des Menschen nicht nur bei den verschiedensten pathologischen Prozessen und im Alter, sondern auch bei offenbar normalen und jugendlichen Individuen beobachtet haben und die auch von MARINESCO, NAGEOTTE, BIELSCHOWSKY, SCHAFFER u. a. in zunehmendem Maße bei ganz verschiedenen Krankheiten auftreten sollen, sind nach STÖHR und unserer eigenen Erfahrung doch recht selten. Die genannte Veränderung, die wir auch bei Tieren normalerweise treffen, besteht in endokapsulären Henkelbildungen der Neurofibrillen an der Zelloberfläche und auch am Axonfortsatz. DE CASTRO beschreibt verschiedene pathologische Formen proliferativer Phänomene an den Ganglienzellen, die mit Zellschrumpfung und Kerndegeneration verbunden sein können in Form der sog. corroded cells oder der sog. zackigen Zellen (ragged cells) bzw. der células desgarradas CAJALs, außerdem erwähnt er eine dritte Form der *gereizten Zellen* (irritated cells), wobei es zu starker Proliferation in Form von Pseudodendriten und auch Fensterbildung kommt (s. Abb. 114). DE CASTRO fand die letzteren vor allem beim chronischen Alkoholismus im Ggl. jugulare, nicht aber im Ggl. nodosum, selbst sogar vereinzelt bei Kindern und scheinbar gesunden Erwachsenen. Es erscheint uns wenig zweckmäßig, zu viele Typen von Reizphänomenen an den Ganglienzellen aufzustellen, die im übrigen auch nicht häufig sind. In der Hauptsache handelt es sich um Proliferation des fibrillären Neuroplasmas in Form von kurzen Pseudodendriten. Eine andere Wucherungserscheinung zweifellos pathologischer Art ist das ja auch vom Sympathicus bekannte *Kugelphänomen*, was jedoch in den Vagusganglien sehr viel ausgesprochener ist. Schon CAJAL nahm an, daß es in der Hauptsache eine pathologische Reizerscheinung ist, wenn auch hin und wieder Zweifel bestehen könnten, ob nicht vereinzelte solcher Kugeln gewissen Endapparaten entsprechen könnten. Diese Kugeln finden sich in verschiedener Größe innerhalb oder außerhalb der Kapseln, in der Ein- oder Mehrzahl klein oder gigantisch groß und manchmal sogar von eigenen Scheidenzellen umhüllt. Hin und wieder beobachtet man auch einzelne Kugeln innerhalb der Faserbündel, es ist jedoch kein Zweifel, daß sie sich nur an freien Faserenden bilden können. Wir haben zu dieser Bildung bereits früher (1942) Stellung genommen, neuerdings haben darüber auch HARTING und STÖHR (1948) geschrieben. HARTING suchte beim Kaninchen experimentell durch Vagusdurchschneidung die Natur des Kugelphänomens zu erforschen und kam dabei zu der Feststellung, daß auf der operierten Seite das Kugelphänomen häufiger war als auf der gesunden, so daß er es als einen Neubildungsvorgang betrachtet, der an bestimmten Ganglienzellen schnell stattfindet. Da jedoch die Kugeln auch normalerweise vorkommen, können wir nichts Endgültiges über ihre Bedeutung aussagen. Als letzte Wucherungserscheinung muß noch die Bildung *pericellulärer Faserkörbe* (s. Abb. 115a, b) beschrieben werden, die in der Literatur der spinalen und sympathischen Ganglien genügsam bekannt ist. Wenn wir nicht die oft sehr ausgesprochene pericelluläre Schlingenbildung des Axonfortsatzes in Betracht ziehen, sind es dünn- oder dickfaserige Knäuel, die besonders ins Auge fallen und die vor allem DE CASTRO in erster Linie bei chronischem Alkoholismus usw. und Durchschneidung des Vagus beschrieben hat. Letzthin konnte STÖHR dies auch bestätigen bei Individuen, in deren Vorgeschichte Alkohol- und Nicotinabusus figurierten. Dabei kommt es meist zu gleichzeitiger Wucherung der Kapselzellen. Es ist schwierig, die Herkunft der Knäuel festzustellen, sie entstehen wohl meist aus marklosen Kollateralen des Axonfortsatzes (DÖRING). Normalerweise werden sie nicht in den Vagusganglien beobachtet und wir haben sie auch unter krankhaften Bedingungen sehr viel seltener als im Sympathicus gefunden.

Daß bestimmte Reize, wie z. B. Durchschneidungen in der Nähe des Ganglions zu ausgesprochenen proliferativen Phänomenen an den Ganglienzellen führen, zeigt eine interessante Beobachtung DE CASTROs bei einem 49 Jahre alten Manne, bei dem anläßlich einer Halsoperation der Vagus der einen Seite unmittelbar unterhalb des Ggl. nodosum durchschnitten wurde. Der Patient starb 6 Tage darauf und es wurden bei der histologischen Untersuchung des Ggl. nodosum vor allem sehr typische Umwandlungen der unipolaren Zellen in multipolare.

sympathicusähnliche beobachtet infolge hochgradiger Sprossung kurzer Fortsätze. Die letzteren endigten oft in Form kleiner Anschwellungen bzw. Keulen, innerhalb oder außerhalb der Kapseln.

Was die gleichzeitige Beteiligung des sympathischen und parasympathischen Systems an bestimmten Krankheitsprozessen betrifft, liegen bisher noch nicht genügend einwandfreie systematische Untersuchungen vor. STÖHR, von seiner

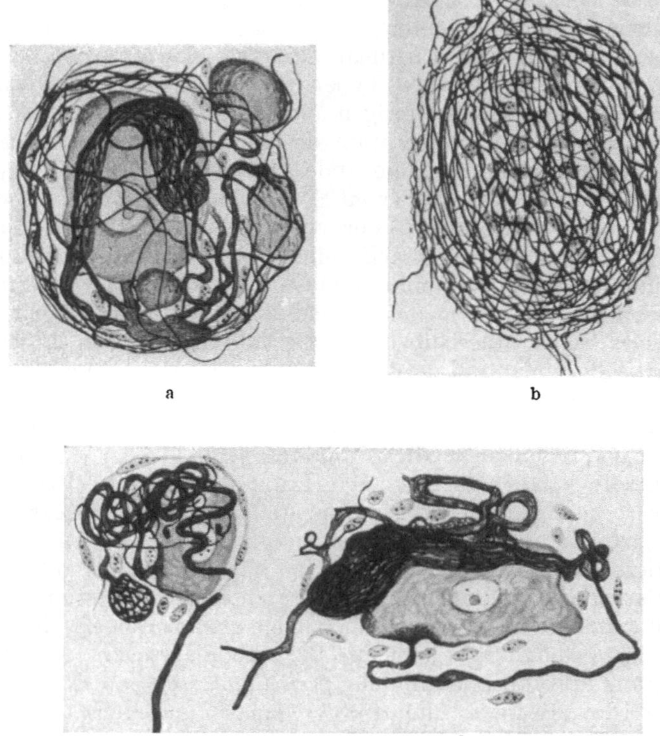

Abb. 115 a—d. Verschiedene Formen pathologischer Veränderungen (Kugelphänomen, Knäuelbildung usw.) an Ganglienzellen des Ganglion nodosum bei chronischem Alkoholismus mit Delirium tremens. (Aus DE CASTRO: In Handbuch von PENFIELD, 1932.)

Theorie eines untrennbaren Übergangs der beiden Systeme in der Peripherie ausgehend, hat bei einzelnen Fällen die Ansicht vertreten, daß die Veränderungen im Sympathicus und Vagus sich die Waage halten. Aber ehe darüber nicht genaue quantitative Untersuchungen vorliegen, ist es noch zu früh, diesen Schluß zu ziehen.

e) Beteiligung des Vagus bei bestimmten Erkrankungen.

Im folgenden möchten wir auf einige Krankheitsbilder eingehen, bei denen einwandfreie pathologische Veränderungen am Vagus beobachtet wurden.

Chronischer Alkoholismus. Nach den Beobachtungen DE CASTROs sieht man bei Delirium tremens dünnere oder dickere kurze Zellfortsätze, die bisweilen auch direkt vom Hauptfortsatz entspringen und oft in riesigen, subkapsulären Keulenbildungen endigen, welche zuweilen degenerative Veränderungen, wie hydropische Schwellung, Vacuolisation, granulären Fibrillenzerfall und auch

Fibrillenhypertrophie aufweisen können. Auch findet man bei derselben Erkrankung feine gewucherte Zellfortsätze, die die Kapsel durchbrechen und bisweilen auf längere Strecken im Ganglion zu verfolgen sind, um schließlich in kleinen Keulen oder Kolben zu endigen (s. Abb. 115a—d). Da ja CAJAL, wie wir bereits erwähnten, gerade im normalen Ggl. nodosum des Menschen häufiger auch große Keulenbildung am Ende von kleinen Zellfortsätzen beschreibt, wir wie sie ebenfalls fanden, bedarf es noch einer Nachprüfung, ob es bei Delirium tremens zu vermehrtem Auftreten von Keulen kommt, oder ob dabei die degenerativen, von DE CASTRO beobachteten Veränderungen an diesen merkwürdigen Gebilden

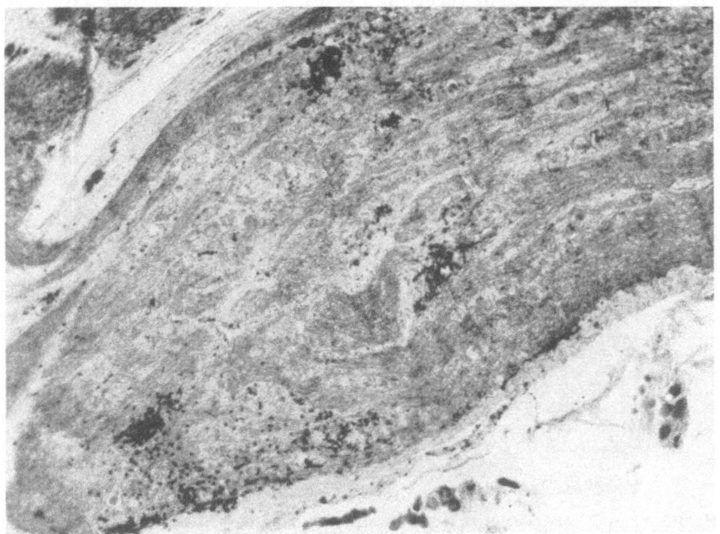

Abb. 116. Fokale akute Ganglionitis exanthematica. Ganglion nodosum, ♀, 60 Jahre. Färbung Oxydase-Carmin. Vergr. 29fach.

charakteristisch sind. Auch STÖHR erwähnt neuerdings (1943) bei Individuen mit alkoholischen Antezedenzien degenerative und proliferative Phänomene, sogar Knäuelbildung im Ggl. nodosum.

Fleckfieber. Der Vagus hat merkwürdigerweise bei dieser Krankheit wenig Beachtung gefunden. MORGENSTERN ist der einzige, der in 2 Fällen von Fleckfieber mit plötzlichem Kollaps in der Rekonvaleszenz im Stamm des Vagus starken Markzerfall mit frischen Blutungen und entzündlichen Infiltraten im Endo- und Perineurium beobachtet haben will, jedoch macht er keine näheren Angaben. CHODOS erwähnt einen einzigen Fall von Fleckfieber mit starker Erweiterung und Leukocytose der Gefäße im Ggl. nodosum sowie muffartigen perivasculären Infiltraten mit vorwiegend Plasmazellen. Wir selbst haben anläßlich einer größeren Fleckfieberepidemie in Chile in den Jahren 1932—1935 Gelegenheit gehabt, in Gemeinschaft mit unserem Schüler OYARZÚN in 50 Fällen den Vagus zu untersuchen, wobei wir ganz ähnliche Befunde wie im Sympathicus erheben konnten. Die Veränderungen bestanden in der Hauptsache aus einer ausgesprochen disseminierten, fokalen, nur selten diffusen Ganglionitis des Ggl. nodosum in etwa 84% der untersuchten Fälle, wobei die Intensität geringer ist als im Sympathicus. Die teils knötchen-, teils mufförmigen perivasculären Infiltrate setzen sich in der Hauptsache, wie die Oxydasereaktion ergab, aus polynucleären Leukocyten zusammen (s. Abb. 116), denen sich histiocytäre Elemente, Lymphocyten und einige Plasmazellen zugesellen. Die Capillaren zeigen ausgesprochene Leukocytose und neben der starken Endothelschwellung bisweilen die von FRAENKEL als typisch beschriebene sektorenförmige Endothelnekrose. Die vorwiegend leukocytäre Reaktion steht mit der Tatsache in Einklang, daß es sich bei unserem Material hauptsächlich um Kranke der beiden ersten Krankheitswochen handelte, wobei man klinisch zum Unterschied vom Abdominaltyphus Leukocytose beobachtet. Erst in späteren Stadien treten die Leukocyten zugunsten der Plasmazellen zurück. Im Vagusstamm sind die Veränderungen wesentlich geringgradiger in Gestalt von einigen knötchenförmigen Infiltraten im Endoneurium. Besonders beachtenswert ist, daß degenerative Schädigungen des Parenchyms stark zurücktreten. Während wir an den Nervenfasern des Vagusstammes mit den entsprechenden Färbungen keinen Zerfall feststellen

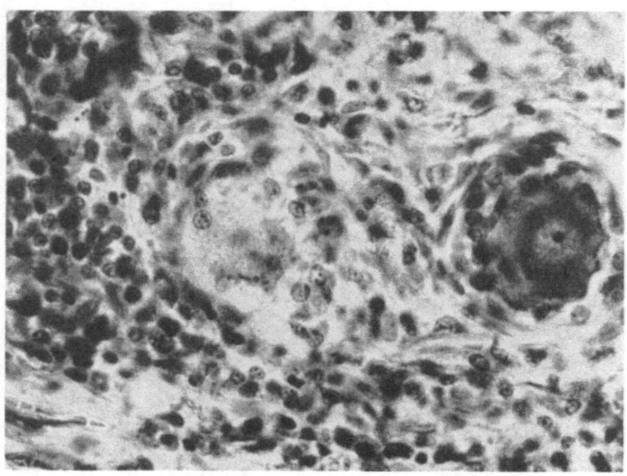

Abb. 117. Herdförmiges Fleckfieberinfiltrat im Ganglion nodosum, daneben Ganglienzelle mit Chromolyse und Kapselwucherung. Färbung NISSL. Vergr. 410fach. [Aus HERZOG: Virchows Arch. **296** (1936).]

konnten, gelang es uns nur hie und da im Ggl. nodosum, vor allem in der Umgebung größerer Entzündungsherde vereinzelte degenerierte Ganglienzellen zu beobachten (s. Abb. 117). Diese Tatsache steht im Einklang mit den Beobachtungen an anderen Organen beim Fleckfieber, wobei es nirgends zu stärkeren Parenchymschädigungen kommt. Damit können auch die nur vorübergehenden vegetativen Störungen, die wir schon beim Sympathicus erwähnten, erklärt werden.

Tollwut (Lyssa). Ebenso wie im Zentralnervensystem (s. auch vegetative Zentren) und im Sympathicus ruft das ausgesprochen neurotrope Virus der Tollwut auch in den Spinalganglien (s. auch dort) starke Veränderungen hervor. Da die Schädigungen im Ggl. nodosum des Vagus konstant und ganz besonders hochgradig sind und außerdem diagnostische Bedeutung haben, sollen sie hier Erwähnung finden. VAN GEHUCHTEN und NÉLIS (zit. nach CAJAL und GARCÍA) beschrieben zuerst bei Mensch und Tier die Beteiligung des Ggl. nodosum, das neben den spinalen Ganglien ganz besonders betroffen ist. Die hauptsächlichste Veränderung besteht außer einer diffusen entzündlichen Infiltration in einer sehr starken Wucherung der Satelliten in Knötchenform, was in erster Linie den vorher von BABES beschriebenen nodules rabiques entsprechen dürfte. Nach ihrer Meinung degenerieren die Ganglienzellen erst sekundär infolge der Kapselzellwucherung. Heute ist jedenfalls als gesichert zu betrachten, daß den sog. BABESschen Wutknötchen kein pathognomonischer Wert zukommt, da man sie auch bei anderen Krankheiten findet, bei denen es zum Zelluntergang kommt.

Im allgemeinen nimmt man heute an, daß die Kapselzellen in der Hauptsache wuchern, wenn die Nervenzellen geschädigt sind, wobei man richtige Neuronophagie beobachten kann. Zum Schluß, nach Untergang der Ganglienzelle, bleibt dann ein aus gewucherten Kapselzellen bestehendes Knötchen übrig, wie es NAGEOTTE bei transplantierten Ganglien öfter gefunden und als Restknötchen (nodule résiduel) bezeichnet hat, ein Prozeß, der also nicht auf die Tollwut beschränkt bleibt. Weiterhin wurden von VAN GEHUCHTEN und NÉLIS starke Degenerationserscheinungen an den Ganglienzellen beobachtet. Noch charakteristischer scheint uns aber der von CAJAL und GARCÍA am Ggl. nodosum des tollwütigen Hundes und Kaninchens erstmalig erhobene Befund von starker

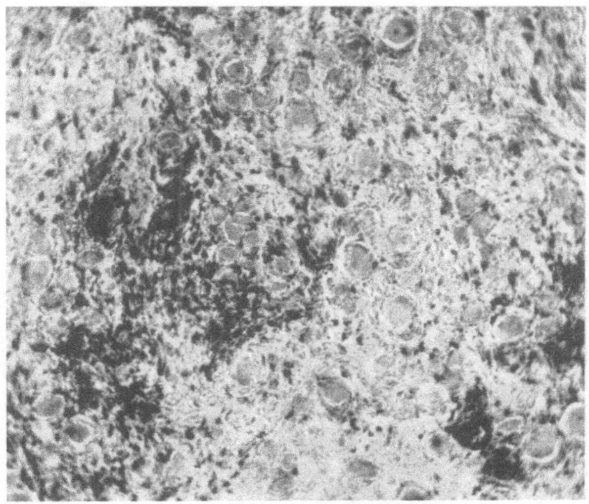

Abb. 118. Akute Ganglionitis des Ganglion nodosum, ♀, 35 Jahre (Tollwut). Färbung Oxydase-Carmin. Vergr. 66fach. (Nach HERZOG 1942.)

Hypertrophie der intracellulären Neurofibrillen bis zur Zopfbildung, Verklumpung und schließlichem Zerfall zu sein. MARINESCO bestätigte kurz darauf diesen interessanten Befund CAJALs und schloß sich ihm auch hinsichtlich der diagnostischen Bedeutung an. Ebenso hat später DE CASTRO gerade im Ggl. nodosum des Menschen die Neurofibrillenverdickung, verbunden mit mehr oder weniger ausgedehnten degenerativen und entzündlichen Schädigungen als charakteristisch für die Tollwut geschildert. Vor der Entdeckung der NEGRI-Körperchen im Ammonshorn wurde die Tollwutdiagnose auf Grund der genannten degenerativen Veränderungen in den peripheren Ganglien (auch Spinalganglien, GASSERschen Ganglien usw.) gestellt. Auch JÖST weist auf den zweifellos großen diagnostischen Wert für den Veterinär hin, zumal es nicht selten ist, daß selbst in positiven Tollwutfällen keine NEGRI-Körper im Ammonshorn gefunden werden, ganz besonders, wenn die befallenen Tiere zu früh getötet werden, und schließlich in Fällen, wo das Gehirn zur histologischen Untersuchung nicht mehr verwendet werden kann. Wir wissen zwar heute, daß die Fibrillenverdickung bisweilen bei anderen Krankheiten beobachtet wird, also nicht für Tollwut spezifisch ist, jedoch gilt dies praktisch mehr für das Zentralnervensystem (s. den Abschnitt über Tollwut von SÜKRÜ), da wir weder am Sympathicus, wo die gleiche Veränderung auftritt, noch am Vagus bei anderen Krankheiten ähnliches gefunden haben. Wir waren sogar in der Lage, an 3 menschlichen Fällen von Tollwut, die als solche nicht erkannt worden waren, lediglich auf Grund des typischen Befundes am

Vagus und Sympathicus die Diagnose zu stellen. An einem 4. Fall war wegen Fäulnis des Gehirns keine histologische Diagnose möglich, wohl jedoch in dem viel resistenteren Vagus und Sympathicus, wozu noch die positive Kontrolle durch das Tierexperiment kam. Insgesamt konnten wir und unser Schüler Melo am Ggl. nodosum immer wieder eine mehr oder weniger starke, herdförmige oder mehr diffuse, jedoch nicht ausgesprochen perivasculäre Ganglionitis feststellen, die im Vagus im allgemeinen hochgradiger als im Sympathicus ist, zuweilen

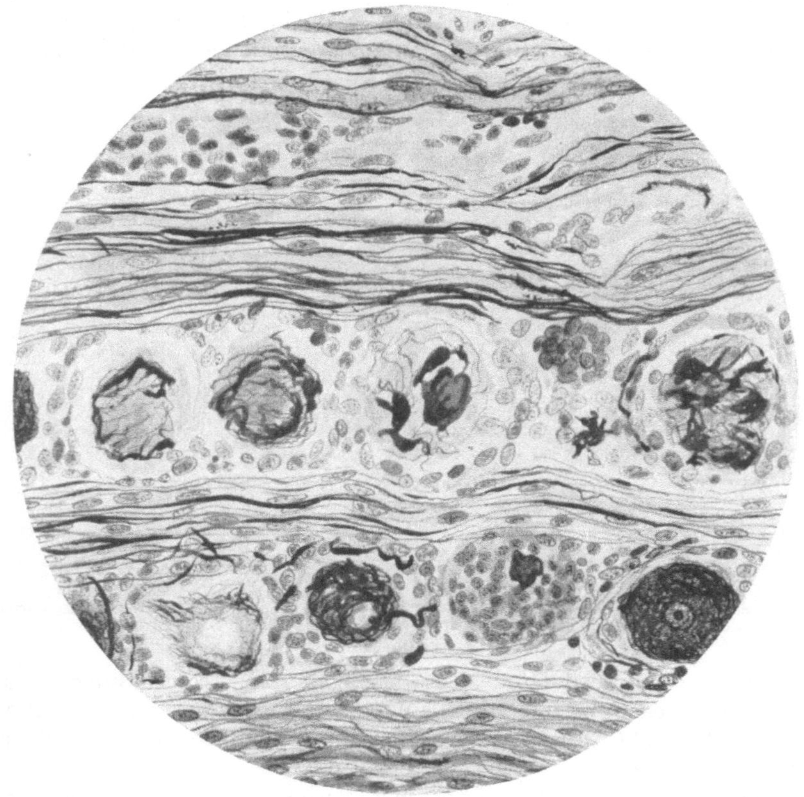

Abb. 119. Gruppe degenerativ veränderter Ganglienzellen mit teilweiser Fibrillenhypertrophie und Restknötchen, Ganglion nodosum, ♀, 38 Jahre (Tollwut). Färbung Bielschowsky-Gros und Hämatoxylin. Vergr. 505fach. (Aus Herzog: Klin. Wschr. 1942.)

jedoch völlig zurücktritt gegenüber den toxischen Nervenzellschädigungen. Bei den Infiltraten ist die Beteiligung der Leukocyten wechselnd, was wahrscheinlich vom Stadium abhängt. In einem unserer Fälle handelte es sich um eine junge Frau im 7. Schwangerschaftsmonat, die 3 Monate vorher von einem Hund gebissen worden war und sich nur einige Seruminjektionen gegen Tollwut machen ließ. Sie kam ins Krankenhaus in starkem motorischem Excitationsstadium und starb nach 3 Tagen, ohne daß die Diagnose auf Tollwut gestellt wurde. Histologisch fanden sich im Ggl. nodosum mit der Oxydasereaktion ausgedehnte größere und kleinere Leukocytenherde mit teilweisem Übergreifen auf die Kapseln der Ganglienzellen und Neuronophagie durch Leukocyten (Abb. 118). Außerdem haben wir noch lymphocytäre und adventitielle Zellen in den Infiltraten beobachtet, jedoch wenig Plasmazellen, sowie einige frische Blutungen. Die übrigen degenerativen Veränderungen und Fibrillenhypertrophie waren die gleichen wie in den anderen Fällen. Im allgemeinen hat man bei ausgesprochenen Tollwutfällen den Eindruck schwerer disseminierter oder diffuser degenerativer Schädigungen des Ganglions, wie die Übersicht der Abb. 119 zeigt. Immerhin

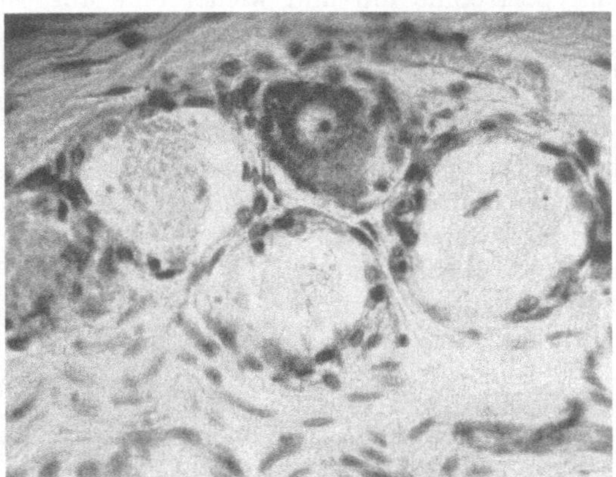

Abb. 120. Ganglion nodosum, ♀, 38 Jahre (Tollwut). Dre degenerierte Ganglienzellen mit Chromolyse und Zellschattenbildung; oben eine normale Zelle. Färbung NISSL. Vergr. 230fach. (Nach HERZOG 1942.)

finden sich immer noch zahlreiche erhaltene Zellen neben solchen mit ausgesprochenen Veränderungen. Die Abb. 120 zeigt ferner deutlich, wie schließlich im NISSL-Bild von den Ganglienzellen nur noch Zellschatten übrigbleiben. Dabei

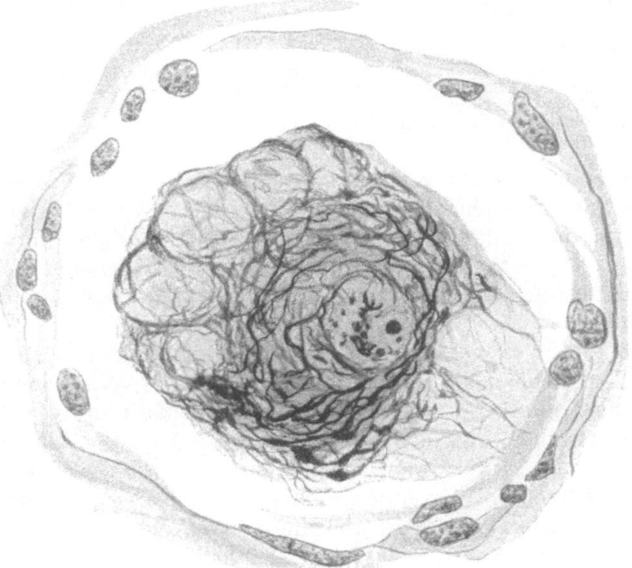

Abb. 121. Ganglion nodosum, ♀, 35 Jahre (Tollwut). Ganglienzelle mit Fensterung und CAJALscher Neurofibrillenhypertrophie. Färbung BIELSCHOWSKY-GROS. Vergr. 2000fach.

ist auch klar zu sehen, daß die Kapselzellen, solange die Zellform noch erhalten ist, nicht wuchern, sondern erst, wenn der völlige Zerfall eingesetzt hat. Trotz der schweren, über das ganze Ganglion verteilten Veränderungen begegnet man eigentlich kaum Achsencylinderzerfall, vor allem nicht in den größeren Faserbündeln. Markzerfall ist nach SPIELMEYER und mit Scharlachrot bzw. Sudan ebenfalls nicht nachzuweisen, vermutlich, weil die Veränderungen bei dem schnellen Verlauf der Krankheit noch nicht über das Marchi-Stadium hinaus sind. Leider liegen darüber noch keine Untersuchungen vor. Zu erwähnen ist neben der Fibrillenhypertrophie hin und wieder eine ausgesprochene Fensterbildung an den Ganglienzellen (s. Abb. 121) und bisweilen auch Neuronophagie (Neuronocytolyse) (s. Abb. 122). Mit der Lentz-Färbung konnten wir auch in den Ganglienzellen des Ggl. nodosum typische Negri-Körperchen nachweisen (s. Abb. 123). Zweifellos könnten die klinischen Symptome der Hydrophobie mit dem starken subjektiven Durstgefühl und den brennenden Schmerzen im Hals sowie Schlundkrämpfen mit den morphologischen Schädigungen des Vagus in Zusammenhang gebracht werden, während der starke Speichelfluß und die Hyperhidrose mit den im Sympathicus gefundenen Veränderungen im Einklang steht.

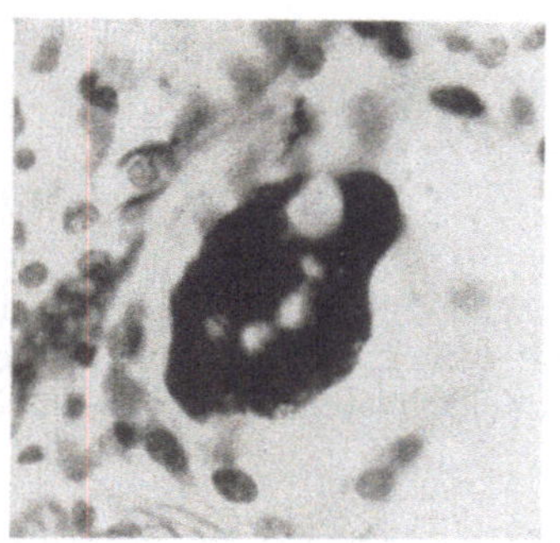

Abb. 122. Ganglion nodosum, ♀, 35 Jahre (Tollwut). Degenerierte Ganglienzelle mit Neuronophagie (die weißen Flecke entsprechen eingedrungenen Kapselzellen u. Leukocyten). Färbung Bielschowsky-Gros. Vergr. 520fach.

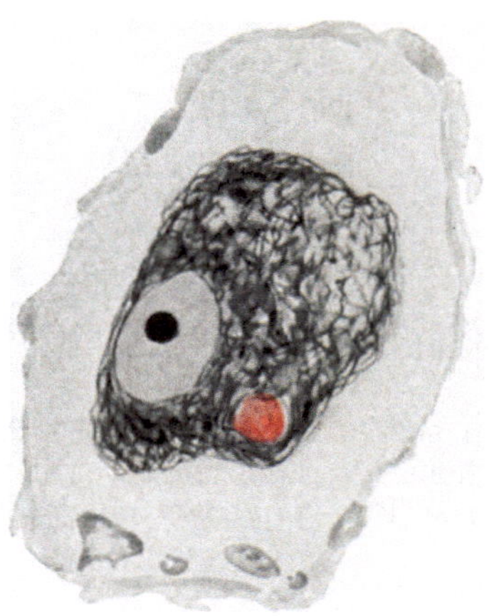

Abb. 123. Ganglion nodosum, Hund (Tollwut). Ganglienzelle mit Negri-Körperchen. Färbung Lentz. Vergr. 1600fach.

In verschiedenen Mitteilungen (Herzog 1942, 1945) haben wir darauf hingewiesen, daß für die schnelle Diagnose der Tollwut die Untersuchung des Ggl. nodosum in der von uns angegebenen Weise trotz ihrer Unspezifität viel konstantere Resultate ergibt als die Suche der Negri-Körperchen im Ammonshorn, zum mindesten aber *beide Methoden kombiniert* als absolut sicher zu betrachten sind.

Die übrigen Daten in der Literatur über Vagusveränderungen sind äußerst spärlich und dazu noch meist negativ oder recht vage. Wir können uns daher recht kurz fassen. So müssen wir vor allem in Übereinstimmung mit Wohlwill ausdrücklich feststellen, daß den Befunden Mogilnitzkys, die leider immer wieder zitiert werden, keine wesentliche Bedeutung zukommt, da sie nicht nur mit völlig unzureichender Technik ausgeführt, sondern auch in ganz unkritischer Weise verwertet wurden. Aus diesem Grunde ist es zwecklos, auf die Befunde Mogilnitzkys bei *Infektionskrankheiten*, wie Scharlach, Diphtherie, Recurrens und bei *Erkrankungen der endokrinen Drüsen* einzugehen.

Magen- und Duodenalulcus. Auffallend ist, daß bei der allgemeinen, recht interessanten Frage eines Zusammenhanges zwischen Vagusschädigung und *Magengeschwür*, die doch teilweise durch das Tierexperiment (Gundelfinger) in positivem Sinne entschieden wurde, am menschlichen Material bisher keine wesentlichen Untersuchungen vorliegen. Von klinischer Seite hat Singer auf gewisse Zusammenhänge zwischen Magenbeschwerden, sowie Magen- und Duodenalulcus und Vagusschädigung aufmerksam gemacht. Marburg hat diese

Fälle anatomisch kontrolliert und entzündlich-atrophische Veränderungen des Vagusstammes durch Übergreifen von tuberkulösen Prozessen nachgewiesen. Diese Möglichkeit bleibt entschieden für einzelne Fälle bestehen, aber auf die große Mehrzahl der Magengeschwüre bei nichttuberkulösen Individuen findet sie keine Anwendung. Systematische Kontrollen des Vagusstammes, seiner Ganglien und zentralen Kerne fehlen leider noch ganz. Beim *Kardiospasmus* will RIEDER den Vagus für die Schädigung der intramuralen Ganglien verantwortlich machen, zumal er bei Hunden experimentell nach Durchschneidung des Vagus bzw. bestimmter Vagusfasern schon nach wenigen Tagen einen starken Zerfall der intramuralen Nerven und Ganglien an der Kardia fand. ETZEL dagegen, der ein größeres Material menschlicher Fälle mit *Megaoesophagus* beobachtet hat, fand am Vagus keine deutlichen Veränderungen, wohl aber an den intramuralen Ganglien, die er als primär auffaßt (s. Sympathicus).

Bei FEER*scher Krankheit* wollen PÉHU, DECHAUME und BOUCOMONT zuweilen am Vagusstamm Myelindegeneration beobachtet haben, die uns jedoch zweifelhaft erscheint.

Bei passiver *angeborener Lues* konnte unser Schüler AGUAYO keine nennenswerten Veränderungen am Ggl. nodosum und Vagusstamm feststellen. — Bei *Asthma bronchiale* hat WOHLWILL keine pathologischen Befunde am Vagus erheben können. STÖHR erwähnt beim Asthma vor allem das Kugelphänomen.

In Fällen von *Coronarsklerose* und *Angina pectoris* dagegen wollen die russischen Autoren AWDEJEW, WAINBERG, WYROPAJEW, GORDON und LASOWSKY mit Silberfärbungen ausgesprochene Kugelbildungen an den akzessorischen Fortsätzen der Ganglienzellen des Ggl. nodosum sowie starke Knäuelbildung um die Nervenzellen und kolbenförmige Auftreibungen an den Achsencylindern im Verlauf des Vagusstammes beobachtet haben. Ganz abgesehen davon, daß das Kugelphänomen schon von CAJAL im Ggl. nodosum teilweise als normal bezeichnet wurde, machen die Abbildungen der genannten Arbeit einen sehr wenig beweiskräftigen Eindruck, zum mindesten aber scheint uns das einseitige Vertrauen in die Silbermethoden nicht gerechtfertigt. Außerdem haben aber HEIMBECKER und O'LEARY experimentell gezeigt, daß die Vagusfasern für das Herz im Vaguskern ihren Ursprung nehmen und im Ggl. nodosum nicht unterbrochen werden.

Bei Lungen- und Kehlkopftuberkulose haben LAWRENTJEW und FILATOWA den Vagusstamm nebst Ggl. nodosum sowie den N. laryngeus sup. und inf. sowie deren Endigungen in den Kehlkopfmuskeln untersucht und sind dabei zu interessanten Ergebnissen gelangt. So finden sich bei Kehlkopftuberkulose je nach dem Stadium und der Form der Tuberkulose Reizerscheinungen an den motorischen Nervenendigungen der Kehlkopfmuskeln mit Kugelphänomen und in vorgeschrittenen Stadien degenerative Veränderungen der Muskeln, Nervenendigungen und der Nervenstämme. Die Reizerscheinungen der Nerven bestehen in Aufblähung, kollateralen Sprossen und PERRONCITO'schen Spiralen. Von Bedeutung ist es, daß die genannten Veränderungen bei exsudativer Tuberkulose viel stärker als bei produktiver sind und außerdem sich auf der Seite stärker entwickeln, wo die Kehlkopfveränderung ausgesprochener ist. In den entsprechenden Fällen fand sich im Ggl. nodosum Atrophie und Zelldegeneration mit und ohne starke Vacuolenbildung, teilweise Kapselzellwucherung und Restknötchenbildung sowie sehr starke lipoide Pigmentierung der Ganglienzellen. Die Reizerscheinungen an den Nervenfasern sind dagegen im Ganglion viel geringer, wohl aber findet man solche an den Nervenzellen, wenn auch nicht sehr zahlreich, in Form von akzessorischen kurzen Zellfortsätzen mit kugelförmigen, zum Teil recht großen Gebilden (Kugelphänomen). Auch am Vagusstamm fanden sich die gleichen Veränderungen wie an den Nervi laryngei, d. h. varicöse

Erweiterungen, Sprossungen und Spiralbildung, wobei die Veränderungen bei produktiver Tuberkulose geringer als bei exsudativer sind. Leider stehen noch Bestätigungen dieser Befunde, auch unter Anwendung der NISSL-Methode aus. FILATOWA und LAWRENTJEW schließen aus ihren Befunden, daß diese zum großen Teil nicht mehr reversiblen Prozesse den Ausgang der Krankheit entscheidend beeinflussen könnten. BOROWSKY konnte bei Lungen- und Kehlkopftuberkulose am Ggl. nodosum keine Veränderungen feststellen, dagegen WAIL (s. S. 466). Unser Mitarbeiter EMHART hat in 25 Fällen von Lungen- und Kehlkopftuberkulose das Ggl. jugulare und nodosum beiderseits untersucht und fand pathologische Veränderungen meist herdförmig, vereinzelt oder in Gruppen, willkürlich über die Ganglien verteilt, teils degenerativer, teils proliferativer Natur an den Ganglienzellen. Hierbei ist es interessant, daß bei einseitiger Tuberkulose die Veränderungen sich nur auf der gleichen Seite vorfanden, bei doppelseitiger jedoch auf beiden und außerdem mehr ausgesprochen bei exsudativen als bei produktiven Formen. Die degenerativen Veränderungen der Ganglienzellen bestehen in primärer Reizung bis zur völligen Nekrose, Vacuolenbildung, sowie Zellatrophie mit Kapselwucherung und schließlich Bildung von Restknötchen. Das Kugelphänomen kommt auch häufig zur Beobachtung. Leichte entzündliche Infiltrate, jedoch unspezifischer Natur, wurden ab und zu gefunden.

Über die äußerst seltenen *Geschwülste des Parasympathicus*, vor allem des Vagus, s. das nächste Kapitel III.

C. Paraganglien.

Paraganglien des Sympathicus. Nach KOHN versteht man unter Paraganglien Nebenorgane des Sympathicus mit inkretorischem Charakter (s. a. WATZKA), die jedoch entwicklungsgeschichtlich gleichen Ursprungs sind. So wandern nach der ektodermalen Theorie mit den Sympathicoblasten auch noch besondere, größere und hellere Zellen aus, die man wegen ihrer Färbung mit Chromsalzen als chromaffine oder phäochrome Zellen bezeichnet hat. Nach der mesodermalen Theorie entstehen sie lokal mit dem Sympathicus. Die schon in den Spinalganglien enthaltenen Mutterzellen dieser, die sog. Chromaffinoblasten treten zuerst schon bei 17 mm langen Embryonen auf (FISCHEL). Da diese chromaffinen Zellen im Verbreitungsgebiet des Sympathicus überall in größeren oder kleineren Gruppen auftreten, hat man von Paraganglien des Sympathicus oder chromaffinen Körpern gesprochen. Während diese Paraganglien bei Feten und sogar auch zum Teil noch bei Neugeborenen recht zahlreich und auch im Tierreich in wechselnder Menge während des ganzen Lebens zu finden sind, sind sie beim erwachsenen Menschen stark zurückgebildet mit Ausnahme des Paraganglion suprarenale. Das letztere wird durch Einwandern der chromaffinen Zellen in die Nebennierenanlage zum Nebennierenmark. Diese Paraganglien besitzen außerdem noch besondere Bedeutung, da aus ihnen Geschwülste, die sog. Paragangliome hervorgehen können (s. Geschwülste).

Neuerdings unterscheiden WATZKA sowie CLARA auch noch sog. *parasympathische Paraganglien*, nämlich das Glomus caroticum und das Paraganglion supracardiale (PENITSCHKA), da deren Zellen nicht chromaffin sind und ihre Innervation vom Parasympathicus, d. h. dem IX. und X. Hirnnerven erfolgt, von dem auch entwicklungsgeschichtlich ihr Anlagematerial abstammt. Während eine inkretorische Funktion im Sinne echter Paraganglien bisher noch in keiner Weise sichergestellt ist, wissen wir heute einwandfrei durch die hervorragenden morphologisch-experimentellen Untersuchungen DE CASTROS und die experimentell-physiologische Bestätigung durch HEYMANS und Mitarbeiter, daß es sich um *sensitive Rezeptionsorgane (Chemoreceptoren)* handelt.

Es stehen sich also 2 Auffassungen gegenüber, einmal diejenige, wonach das Nebennierenmark, die verstreut längs der Wirbelsäule und an den Beckenorganen vorkommenden kleinen, inkonstanten Paraganglien, sowie das größere, ungefähr in Höhe der Aortenteilung gelegene sog. ZUCKERKANDLsche Organ zu den sympathischen, chromaffinen Paraganglien gehören, jedoch das Glomus caroticum und das Parganglion supracardiale zu den parasympathischen, nicht chromaffinen Paraganglien. Das früher auch zu den Paraganglien gerechnete Glomus coccygeum (Steißdrüse) und die in der Haut der Fingerspitzen vorkommenden Körperchen, sog. Glomus cutanés von MASSON, gehören nicht hierzu, sondern zu den arterio-venösen Anastomosen. Nach dieser Ansicht ist es verständlich, wenn man die Paraganglien auch unter den endokrinen Drüsen abgehandelt hat (s. auch den entsprechenden Abschnitt von DIETRICH und SIEGMUND im Bd. VIII dieses Handbuches). Die andere Auffassung jedoch, der wir uns anschließen, erkennt als echte Paraganglien nur die chromaffinen, d. h. das Nebennierenmark, das ZUCKERKANDLsche Organ und die kleinen, verstreuten Paraganglien als solche an. Glomus caroticum und Paraganglion supracardiacum können trotz ihrer Innervierung durch den Parasympathicus nicht als Paraganglien betrachtet werden, da sie in erster Linie Chemoreceptoren sind, die qualitative Veränderungen in der Blutzusammensetzung perzipieren. Ihre epithelähnlichen Zellen sind ektodermaler Herkunft und ähnlicher Art wie z. B. die der GRANDRYschen Körperchen. Aus diesem Grunde haben wir davon abgesehen, das Glomus caroticum sowie das Paraganglion supracardiale hier abzuhandeln, ebensowenig die bekannten Glomustumoren. Das Vorkommen sympathischer Mikroganglien am Glomus caroticum wird erklärt mit der Innervation des glomerulären Gefäßapparates des Glomus und es wird daher verständlich, daß man bei den Geschwülsten dieser Gegend auch Übergänge von Glomustumoren zu Sympathicusgeschwülsten erwarten kann.

III. Die Geschwülste des vegetativen Nervensystems.

Geschwülste der vegetativen Zentren. In den jeweiligen Abschnitten über die Pathologie der vegetativen Zentren haben wir bereits kurz auf die Tumoren Bezug genommen, im übrigen sei jedoch besonders auf das Kapitel Geschwülste von HENSCHEN in diesem Handbuch (Bd. XIII, Teil 3) verwiesen.

Geschwülste der peripheren Anteile des vegetativen Nervensystems. Da ein großer Teil der Geschwülste des peripheren Sympathicus und Parasympathicus morphologisch mit denen der peripheren Nerven identisch ist und dort abgehandelt wird, können wir zum Teil auf die Beschreibung der Einzelheiten hier verzichten und auf die entsprechenden Kapitel hinweisen.

A. Primäre Geschwülste.

1. Geschwülste mesodermaler Abstammung, d. h. von der bindegewebigen Nervenscheide (Endoperineurium) ausgehend.

Es handelt sich bei dieser Gruppe um perineurale Fibrome, Rankenneurofibrome, plexiforme Neurofibrome (VERNEUIL), Spindelzellen-, Fibro- und Myxosarkome, wie sie an den verschiedensten Stellen vom Peri- oder Endoneurium ausgehen können (s. auch GAGEL). Da diese mit Ausnahme der Neurofibromatose nicht häufig vorkommen und auch keine größere praktische Bedeutung haben und da sie meist Nebenbefunde sind, verweisen wir auf ihre histologische Beschreibung im Kapitel der peripheren Nerven.

Multiple Neurofibrome (VON RECKLINGHAUSEN).

Wir können hier auf das genaue Bild der Neurofibromatose nicht eingehen und verweisen auf das entsprechende Kapitel. Es sei hier nur erwähnt, daß bei der allgemeinen Neurofibromatose selbstverständlich auch das periphere vegetative Nervensystem beteiligt sein kann, was gar nicht einmal so selten ist, und zwar sowohl der Grenzstrang mit seinen Ganglien wie auch die intramuralen Ganglien und schließlich auch der Vagus. Die dabei auftretenden Geschwülste können bekanntlich histologisch einen sehr unterschiedlichen Bau aufweisen. So sind es einmal gewöhnliche Neurofibrome, das andere Mal Neurinome oder Mischformen von beiden, manchmal sogar auch echte Ganglioneurome. ASKANAZY hat isolierte Neurofibrome des Magens und Darms beobachtet, die er aus dem AUERBACHschen Plexus ableitete. SPÜHLER beobachtete 10 eigene Fälle und erwähnt, daß von diesen und den 23 in der Literatur beschriebenen es sich nur einmal um generalisierte Neurofibromatose handelte. Auch BROSCHER berichtet über 3 Fälle von isolierter Neurofibromatose des Sympathicus, und zwar des Brust- und Bauchsympathicus sowie des Magens. Während im allgemeinen diese Geschwülste symptomlos bleiben und häufig nur Zufallsbefunde sind, können sie in besonderen Fällen zuweilen auch ausgesprochene klinische Erscheinungen hervorrufen, wie z. B. der von SIEBNER beschriebene Fall eines Neurofibroms des Vagus, das Störungen der Respiration und der Herztätigkeit hervorrief. Auch hat PICK einen interessanten Fall von partiellem Riesenwuchs des Appendix durch ein Neurofibrom bei RECKLINGHAUSENscher Krankheit mitgeteilt. Hierher gehören vielleicht auch die Fälle sog. *Ganglioneuromatose* mit Riesenwuchs des Appendix. Über diese seltenen Fälle hat OBERNDORFER in diesem Handbuch Bd. IV/3 berichtet. Unterdessen sind in der Literatur zu den 6 bekannten noch 2 hinzugekommen, und zwar einer von MASSON und BRANCH und einer von MARTINEZ in Chile bei einem 18jährigen Jungen, wobei der Appendix die größte Länge von 41 cm und 4 cm Durchmesser erreichte. Gemeinsam ist fast allen Fällen, daß alle Schichten des Organs an der Hyperplasie teilnehmen, auch die nervösen Plexus mit ihren Ganglienzellen, die oft besonders groß sind. OBERNDORFER nimmt als wesentlich eine Hamartie an, da in einer Reihe von Fällen Erblichkeit (Neurinomatose von Verwandten) beobachtet wurde. MASSON äußert sich dahingehend, daß eine Hamartie in Form einer Überschußbildung reifer Ganglienzellen vorhanden sein muß, die durch einen chronischen Entzündungsprozeß zu einer nervösen und gleichzeitig auch muskulären Hyperplasie führt. Der seltene Fall eines Neurofibroms am Pylorus mit Kompressions- bzw. Stenoseerscheinungen ist ebenfalls bekannt (GAGEL). Wir selbst haben einen typischen Fall von diffuser Neurofibromatose bei einem 56jährigen Manne beobachtet, wobei der Grenzstrang des Sympathicus und die oberen Halsganglien durch Bindegewebswucherung etwas verdickt waren, in viel stärkerem Maße jedoch der Vagus mit dem Ggl. nodosum (fast kleinfingerdick), wobei es jedoch nicht zu einem wesentlichen Ausfall von nervösem Parenchym kam. Leider wurde uns in diesem Falle nicht bekannt, ob nervöse Störungen von seiten des Vagus und Sympathicus klinisch festgestellt worden waren. Neuerdings berichtet KÜHL über den äußerst seltenen Fall von Riesenharnblase *(Megacystis)* infolge Neurofibromatose.

2. Geschwülste ektodermaler Abstammung, von der SCHWANNschen Scheide bzw. der peripheren Glia ausgehend.

Unter diese Gruppe fallen vor allem die von dem ektodermalen Teil der Nervenscheide abstammenden sog. *Neurinome*, auch Neurilemmome oder Schwannome genannt wegen ihrer Herkunft von den SCHWANNschen Zellen. Der Streit über die wirklich ektodermale Abstammung dieser Geschwülste ist noch nicht abgeschlossen. Während ein großer Teil der Autoren sich der Ansicht VEROCAYs angeschlossen hat, treten heute PENFIELD u. a. wieder mehr für ihre mesodermale Entstehung ein. Die Gründe liegen einmal darin, daß häufig diese Geschwülste nicht einheitlich aufgebaut sind, d. h. oft eine fibromatöse Komponente aufweisen. Andererseits aber erlauben unsere derzeitigen Färbemethoden noch keine exakte Differenzierung, wenn man sich auch im allgemeinen daran gewöhnt hat, die gelblichbraune oder graubraune Färbung der Neurinome nach VAN GIESON als Beweis ihrer ektodermalen Natur anzusehen. Der histologische Aufbau ist entweder durch einen mehr fibrillären oder mehr reticulären Gewebstyp (ANTONI) charakterisiert. Besonders typisch sind die fibrillären Bänder bzw. Bündel, die in ihrer Anordnung starke Ähnlichkeit mit Myomen besitzen und die sehr zahlreiche, längliche, stäbchenförmige Kerne haben, die zuweilen in Palisadenform parallel gelagert sind. Am Sympathicus sind Neurinome an den verschiedensten Stellen vereinzelt beobachtet worden, am Vagus dagegen sind sie zweifellos viel seltener. Sie können sowohl isoliert als auch multipel bei der VON RECKLINGHAUSENschen Krankheit auftreten. Die große Mehrzahl stellt Zufallsbefunde dar, die klinisch kaum in Erscheinung treten, wie z. B. hanfkorn- bis kirschkerngroße Knötchen im Darm. Andererseits können sie jedoch auch beträchtlich größer werden, wie z. B. in den von BAUMEISTER beschriebenen Fällen eines straußeneigroßen Neurinoms des Magens, sowie von 3 hühnereigroßen bis faustgroßen Neurinomen des Dünndarms und Coecums. Mehrfach sind auch in der chirurgischen Literatur Neurinome des Magens erwähnt (KÖNIG, zit. nach BAUMEISTER), die bisweilen Kindskopfgröße erreichen und im allgemeinen gut reseziert werden können. Je nach ihrem Sitz und ihrer Größe können die verschiedenartigsten Störungen hervorgerufen werden. So beschreibt DIEBOLD 2 Fälle, und zwar einen von einem hühnereigroßen Neurinom an der linken Halsseite im Zusammenhang mit dem Halssympathicus, jedoch ohne klinische Symptome. In dem anderen Falle handelte es sich um ein walnußgroßes Neurinom neben dem Kehlkopf, ebenfalls mit dem Grenzstrang zusammenhängend, jedoch Schmerzen und Schluckbeschwerden durch Druck auf den Oesophagus verursachend. Auch kann in seltenen Fällen ein Neurinom des Pylorus, wie im Falle von LERICHE Stenoseerscheinungen machen. Ebenso haben in dem Falle von BAUMEISTER mit dem straußeneigroßen Tumor der großen Kurvatur, der nur mit einem schmalen Stiel mit dem Magen zusammenhing, ausgesprochene Magenbeschwerden bestanden. Histologisch handelte es sich dabei um ein typisches Neurinom, als dessen Ausgangspunkt nur der Sympathicus oder Vagus in Frage kam. KREKELER berichtet über ein Neurinom des Rectums. Vielfach beschrieben wurden auch die Neurinombildungen vor allem in dem obliterierten Appendix (OBERNDORFER, MASSON, MARESCH, SCHMINCKE, URECH, SCHWEIZER). Während die Neurinome in der weitaus überwiegenden Mehrzahl gutartig sind, kommen in seltenen Fällen auch maligne Formen zur Beobachtung, wie der von FROMME und WACHS mitgeteilte. Dabei handelte es sich um einen kindskopfgroßen, retroperitonealen Tumor bei einer 38jährigen Frau mit Magenbeschwerden, Schmerzen, Aufstoßen, Druck- und Völlegefühl sowie Gewichtsabnahme. Der gut operierbare, 1550 g schwere, knollige Tumor zeigte histologisch das typische Bild eines Neurinoms. Nachdem die Beschwerden nach der Operation verschwunden waren, erschien ungefähr 1 Jahr später ein kindskopfgroßes Rezidiv mit Einwachsen in das Mesenterium des Dünndarms und Metastasen in den regionären Drüsen und in der Leber, deren histologisches Bild ein malignes Neurinom ergab.

Am *Vagus*, und zwar in seinem Halsteil wurde lediglich von SEKIGUCHI und TAKEO der sehr seltene Fall eines 6 cm langen Neurinoms mitgeteilt, das sie zwar wegen seiner Struktur als sarcomatodes bezeichnen, das aber ihrer Beschreibung nach wohl zu den gutartigen Neurinomen zu rechnen ist. Ein weiterer Fall eines Vagusneurinoms bei Recklinghausenscher Krankheit wurde von Lundt mitgeteilt.

Feyrter schlägt neuerdings für die gesamten Geschwülste des peripheren Nervengewebes die Bezeichnung *Neurome* vor, da man damit die Tumoren unverbindlich nach der histologischen Erscheinungsform ihrer Elemente bezeichnen könne, zumal eine Ordnung nach ihrer Abstammung nicht immer leicht ist. Außerdem krankt die alte Nomenklatur an der etwas unglücklichen Unterscheidung zwischen wahren und falschen Neuromen, wobei gerade die ersteren, die Ganglioneurome sehr selten sind, während die Fibrome des Endoperineuriums, die Neurofibrome und die Geschwülste der Schwannschen Scheide, die Neurinome, die häufigsten sind. Feyrter hat in einer groß angelegten Untersuchung an über 3000 nicht ausgewählten Leichen aller Altersstufen nach neurogenen Geschwülsten des Magen-Darmschlauches gefahndet. Dabei wurden unter 1500 Erwachsenen über 45 Jahren 120 Fälle mit 150 kleinen neurogenen Geschwülstchen des Magens und Darmes beobachtet. Die Häufigkeit nimmt mit dem Alter zu. Es werden verschiedene Formen aufgestellt. Die häufigste ist das *fusiforme Neurom* (syn. Neurinom) in 4% des Untersuchungsgutes Feyrters vorkommend, und zwar überwiegend im Darm in der Tunica muscularis propria. Diese Geschwülste können sehr leicht mit Myomen verwechselt werden, bei Vornahme der Feyrterschen Einschlußfärbung mit einem Weinsteinsäure-Thioningemisch erhält man jedoch metachromatisch infolge des Gehaltes an chromotropen, erythrochromen Lipoiden eine rosenrote Farbe statt der Blaufärbung z. B. der Muskulatur. Es folgt dann das *multiforme Neurom (syn. Neurinom)*, etwa 9%, dann das *mikrocytäre Neurom* (5%), das *granuläre Neurom* (syn. Myoblastenmyom) (4%), das *makrocytäre Neurom* (1,6%) und das *reticuläre Neurom* (0,8%). Der Sitz der verschiedenen Tumoren innerhalb der Magen-Darmwand ist ein besonderer, so finden sich die granulären Neurome ausschließlich im Meissnerschen Plexus, die makrocytären Neurome ausschließlich an der Papilla duodeni, die Myoneurome im Meissnerschen und Auerbachschen Plexus, alle übrigen ausschließlich im Auerbachschen Plexus. Die Neurome des Magen-Darmschlauches kommen überwiegend in der Einzahl vor. Die Größe ist stets unbeträchtlich, d. h. von Hirsekorn-Linsengröße bis Kirschkerngröße. Feyrter will diese Neurome den Gliomen vergleichen, deren Muttergewebe nicht ubiquitäre Schwannsche Zellen, sondern örtlich verschiedene Schwannsche Scheidenzellen des nervösen Endgebietes oder bisher nicht näher erforschte besondere neurogene Beizellen im Bereiche der nervösen Endstrecken sein sollen. Da die Geschwülstchen sich erst im vorgerückten Alter entwickeln, kann es sich nicht um Keimversprengungen handeln, sondern ihre kausale Genese verdanken sie flächenhaft angreifenden, jedoch herdförmig sich auswirkenden Schädlichkeiten an den nervösen Geflechten (Feyrter). Im übrigen verweisen wir hinsichtlich der neurogenen Geschwülste des Darmes auf die entsprechende Darstellung Oberndorfers in diesem Handbuch (Bd. IV/3).

Schließlich müssen wir hier auch die in ihrer Histogenese so viel umstrittenen Naevi der Haut erwähnen, da schon Soldan (1899), neuerdings aber auch Masson (1926, 1951) und Feyrter (1938) für eine neurogene Abstammung eintreten. Während Masson annimmt, daß die Schwannschen Zellen die Naevi bilden, will sie Feyrter vom Neuroendothel (Endoperineurium) ableiten, jedoch haben diese Auffassungen noch keine allgemeine Bestätigung erfahren.

3. Primäre Sympathicusgeschwülste (Sympathicoblastome), vom nervösen Parenchym ausgehend.

Unter diese Gruppe fallen in erster Linie die primären, aus der Sympathicusanlage entstehenden Geschwülste, die in Übereinstimmung mit der Mehrzahl der Forscher als ektodermalen Ursprungs zu betrachten sind (s. entwicklungsgeschichtliche Einleitung). Um den Aufbau der Sympathicusgeschwülste zu verstehen, ist es zweckmäßig, sich an Hand eines Schemas die verschiedenen Entwicklungsstufen der Sympathicusanlage klarzumachen, aus denen sich unschwer die entsprechenden Geschwülste ableiten lassen (s. Schema 1). Betrachten wir

Schema 1. *Histogenetische Entwicklung der Geschwülste des Sympathicus und der Paraganglien nach* E. Herzog.

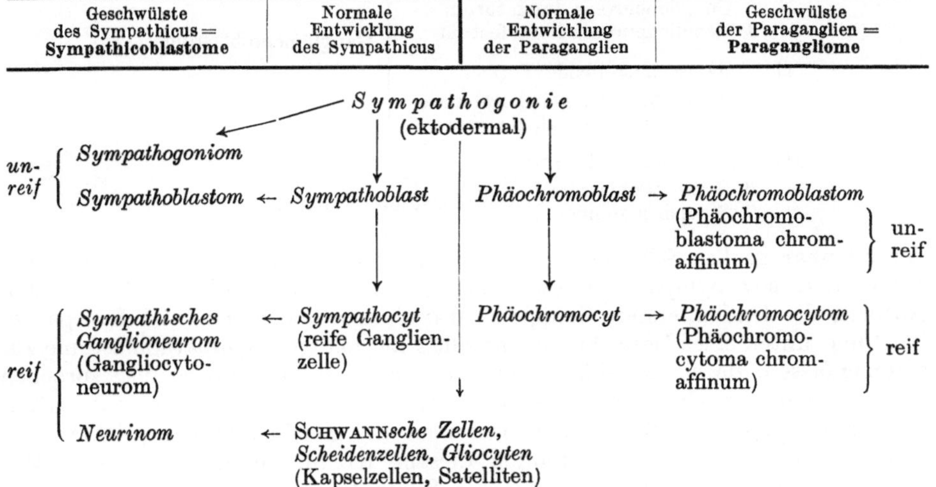

die Sympathicusgeschwülste nach ihrem Reifegrad, so müssen wir die aus den Stammzellen (Sympathogonien) hervorgehende als die unreifste und daher bösartigste Form auffassen, die wir als *Sympathogoniom* (syn. Neuroblastom) bezeichnen. Als nächste Stufe folgt das sog. *Sympathoblastom* (Ganglioneuroblastom), das sich aus Sympathoblasten zusammensetzt, und schließlich folgt das am weitesten ausgereifte *Ganglioneurom*, das aus mehr oder weniger differenzierten Ganglienzellen und Nervenfasern besteht. Diese Einteilung haben auch Bielschowsky (1932) sowie Gagel (1935) als die zweckmäßigste angegeben. Es ist jedoch zur Genüge bekannt, daß sehr häufig Zwischenstufen auftreten und damit auch das biologische Verhalten der Geschwülste sehr schwankt. Um diesen Formen ebenfalls gerecht zu werden, hat früher schon von Fischer eine sehr zweckmäßige Einteilung vorgenommen und sie auf ein Schema gebracht (siehe Schema 2). Del Rio Hortega teilt unsere Ansicht, daß die von Fischersche Einteilung in histologischer Hinsicht zweifellos die vollständigste darstellt, daß aber für die Praxis doch entschieden eine Vereinfachung, d. h. eine Beschränkung auf die klassischen Typen empfehlenswert sei (s. auch Bielschowsky), dazu kann dann leicht mit einem entsprechenden Hinweis noch die Wachstumstendenz und die Verbindung mit gleichzeitig noch vorhandenen Zelltypen vorgenommen werden. So ist es auch nicht verwunderlich, wenn man gerade die Kombinationsformen häufiger sieht, die natürlich ein Ausdruck vorgeschrittener Reife sind, gleichzeitig aber auch anzeigen, daß z. B. ausgereift erscheinende, also gutartige Geschwülste, sofern sie noch unreife Sympathogonien oder Sympathoblasten aufweisen, immer noch im gegebenen Falle eine maligne Tendenz entwickeln können. — Als synonym zu betrachten sind maligne sympathische Neuroblastome (LANDAU, BÜLBRING), embryonale Sympathome (PICK), Sympathoblastome oder embryonale sympathische Gangliome (PICK und BIELSCHOWSKY), worunter sowohl Sympathogoniome als auch Sympathoblastome fallen. Leider wechselt jedoch in der Literatur die Bezeichnung sehr, was sich natürlich besonders erschwerend auf die statistische Erfassung dieser interessanten Geschwülste auswirkt. Grundsätzlich ist noch zu bemerken, daß bei

Schema 2. *Sympathicusgeschwülste nach* R. F. v. FISCHER.

I. Ausreifende Formen:
1. Ganglioneuroma simplex
2. Ganglioneuroma immaturum
3. Ganglioneuroma imperfectum

II. Teilweise ausreifende Formen:
4. Neuroblastoma gangliocellulare
5. Wucherndes Ganglioneurom

} Ganglioneuroblastome.

III. Nicht ausreifende Formen:
6. Sympathoblastom
7. Sympathogoniom
} Neuroblastoma simplex.

der offenbar großen Seltenheit reiner Sympathoblastome, d. h. aus der zweiten Stufe, den sog. Sympathoblasten hervorgehenden Geschwülsten, die meisten Autoren die beiden ersten Gruppen, also Sympathogoniome und Sympathoblastome unter einer Bezeichnung, nämlich als maligne Sympathoblastome zusammenfassen, da sie ja beide wegen ihres geringen Reifegrades ausgesprochen maligne sind. Falsch erscheint es uns jedoch, wenn man bald von Sympathoblastomen, bald von Sympathicoblastomen im gleichen Sinne spricht; auch GAGEL scheint in seiner Einteilung diesem Irrtum verfallen zu sein. Wir schlagen daher vor, ganz generell die Sympathicusgeschwülste, einerlei, ob sie benigne oder maligne sind, als *Sympathicoblastome* zu bezeichnen und unter diesen die 3 genannten Gruppen zu unterscheiden oder im gegebenen Falle bei Mischformen der ausführlicheren Einteilung VON FISCHERs zu folgen.

Historische Entwicklung des Begriffes der Sympathicusgeschwülste.

Bekannt sind die Geschwülste des Sympathicus schon seit 1880, seit der ersten Mitteilung eines malignen Falles bei einem 5 Wochen alten Mädchen durch PARKER, jedoch kannte man damals, vor allem bedingt durch das Fehlen spezifischer Färbungen, noch nicht die wahre Natur dieser Geschwülste. So nimmt es nicht wunder, daß in dieser ersten Epoche die aus kleinen, lymphocytenähnlichen Rundzellen mit dunklem Kernchromatin und schmalem basophilem Protoplasmasaum bestehenden Geschwülste als Rundzellensarkome gedeutet wurden. PARKER, der die ganze Leber von Geschwulstmassen eingenommen fand, glaubte noch an ein primäres, kongenitales Lebersarkom, ebenso HEATON. Die späteren Untersucher fanden jedoch den Ausgangspunkt meist in den Nebennieren mit Metastasen in Leber, Lymphknoten und Pankreas. In diese Periode fallen die Beobachtungen von DALTON, DE RUYTER, SOPETOFF, PICK, ORR, PEPPER, AMBERG, RICHARDS, BRUCK, TILESTON und WOLBACH, SHUKOWSKY, WILKE. Dabei ist es jedoch interessant, daß bereits MARCHAND (1880) eine kirschgroße Geschwulst in der rechten Nebenniere eines 9 Monate alten Mädchens beschrieb und die dabei auftretenden Rundzellen als erster mit den fetalen sympathischen Ganglienzellen in Verbindung brachte. Er drückte sich dabei folgendermaßen aus: „Die Zellen befinden sich in einem indifferenten Stadium und es ist wohl denkbar, daß sich im Laufe des späteren Lebens, wenn dasselbe erhalten geblieben wäre, deutliche Ganglienzellen aus einem Teil derselben entwickelt haben würden. Andererseits könnten bei zunehmender Wucherung der Geschwulst die indifferenten Zellformen so sehr überhand nehmen, daß das Bild eines kleinzelligen Rundzellensarkoms entstünde.“ Auch KRETZ äußerte (1904) die Ansicht, daß die sog. kongenitalen Sarkome der Leber und Nebennieren von den Sympathicusbildungszellen ausgehen. Erst 1905 setzte eine zweite Epoche der Auffassung der bösartigen Sympathicusgeschwülste mit KÜSTER ein, der wegen des Vorhandenseins einer feinfaserigen Zwischensubstanz und teilweiser Rosettenbildung der Zellen dieselben für Glia hielt und daher die Geschwülste zu den Gliomen zählte. Es bleibt ihm jedoch das Verdienst, sie vom Sympathicus abgeleitet zu haben. Darin folgten ihm auch LAPOINTE und LECÈNE sowie SCHILDER, trotzdem bereits WIESEL zu der Arbeit KÜSTERs bemerkte, daß die Tumorzellen ganz den von ihm beobachteten Sympathogonien gleichen, die im embryonalen Nebennierenmark auch Rosetten, ähnlich wie in den Geschwulstzellen bilden und die er als Markballen bezeichnet hatte. Erst WRIGHT hat 1910 in einer dritten Epoche die Gliomtheorie abgelehnt, indem er den histogenetischen Beweis erbrachte, daß es sich tatsächlich um Geschwülste der Sympathicusanlage handelte, die er deshalb als erster *Neuroblastome* nannte. Ihm folgten dann mehrere Autoren, so vor allem PICK und BIELSCHOWSKY, die 1911 ein System der Neurome aufstellten. LANDAU hat dann in einer Arbeit aus dem Jahre 1912 verschiedene Grade der neurofibrillären Differenzierung dieser sog. Neuroblastome angegeben. Der erste, dem es aber wirklich gelang, mit der Bielschowsky-Methode die Nervenfasern exakt nachzuweisen, war HERXHEIMER (1914). Er erbrachte vor allem den Nachweis, daß die feinfaserige Zwischensubstanz aus Nervenfasern bestand. Seine grundlegende Arbeit enthält außerdem ein ausführliches Verzeichnis aller bis dahin bekannten Fälle. Es folgten darauf zahlreichere weitere Beobachtungen und 1922 die Einteilung der Sympathicusgeschwülste durch VON FISCHER. Erst BÜLBRING, RINSCHEID und neuerdings BUTZ gelang es durch die Anwendung der Bielschowsky-Methode nicht nur die HERXHEIMERschen Befunde zu bestätigen, sondern auch festzustellen, daß die neugebildeten Nervenfasern im Zusammenhang mit den Ganglienzellen stehen. Damit ist wohl der alte Streit über die diskontinuierliche Entstehung der Nervenfasern, d. h. ohne Einfluß von seiten der Nervenzellen hinfällig geworden.

Unreife Sympathicusgeschwülste (maligne Sympathicoblastome, Sympathogoniome und Sympathoblastome).

Unreife Sympathicusgeschwülste mit unvollkommener Gewebsdifferenzierung sind im allgemeinen recht selten. So berichtet BÜLBRING im Jahre 1928 von etwa 34 Fällen, wozu noch 16 weitere in der deutschen Literatur bis zum Jahre 1940 kommen. LEWIS und GESCHICKTER haben 1934 allein 40 Fälle mitgeteilt, die sie im John-Hopkins-Hospital in Baltimore beobachten konnten und ASKIN und GESCHICKTER geben die in der Weltliteratur bis 1935 vorhandenen Fälle auf über 100 an, jedoch dürften es heute schon weit mehr sein.

Ausgangspunkt. Die weitaus überwiegende Mehrzahl hat ihren Ursprung im Mark einer oder sogar beider Nebennieren, oft findet man auch nur die Angabe eines retroperitonealen Tumors, wobei der Ausgangspunkt häufig das Ggl. coeliacum ist. Außerdem kommt natürlich noch der Grenzstrang in seiner ganzen Ausdehnung, sowie vor allem die oberen (LAND) und unteren Halsganglien, die paravertebralen Ganglien (LLOYD, SCOTT, PALMER) und der Plexus lumbalis bzw.

hypogastricus in Betracht. Gagel beobachtete sogar bei einer 32jährigen Frau die äußerst seltene Lokalisation in einem Ovarium (briefliche Mitteilung). Auch das Mesenterium und die intramuralen Ganglien können beteiligt sein. Die Größe dieser Geschwülste schwankt beträchtlich von der einer Erbse bis zu der eines Kindskopfes und mehr. In vielen Fällen sind sie sogar durch Bindegewebe deutlich abgekapselt, in anderen jedoch zeigen sie eine undeutliche Begrenzung und ausgesprochen infiltratives Wachstum. Die Bevorzugung eines Geschlechtes hat sich nicht bestätigt. Die Angabe, daß die linke Körperseite häufiger befallen sein soll, wird von manchen Autoren betont, wie auch neuerdings wieder von Bufe.

Beziehung zum Lebensalter. Immer wieder konnte festgestellt werden, daß eine zweifellose Bevorzugung des kindlichen Alters für die bösartigen Sympathicusgeschwülste besteht und daher trifft man sie zuweilen schon angeboren, mit wenigen Monaten, oder im Kindesalter bis zu etwa 12—16 Jahren. Ausnahmen von dieser Regel bei Erwachsenen sind vereinzelt auch beobachtet worden (s. S. 508). Aus der ausführlichen neuesten Aufstellung von Weber geht hervor, daß die Altersgrenze der Sympathogoniome beim Ende des 1. Lebenshalbjahres, der Sympathoblastome beim vollendeten 2. Lebensjahre, der Ganglioneurome am Ende des 2. Lebensjahrzehntes liegt. Es besteht also eine deutliche Parallelität zwischen Alter und Tumorreife. Das biologische Verhalten richtet sich ganz nach dem Reifegrad, jedoch kann die Beurteilung bisweilen dadurch recht erschwert sein, daß in ein und demselben Tumor verschiedene Grade der Differenzierung festzustellen sind. Das hängt damit zusammen, daß die Entwicklung der sympathischen Ganglienzellen im Gegensatz zum cerebrospinalen Nervensystem mit der Geburt nicht abgeschlossen ist, zumal nach Poll die Bildung von sympathischen Ganglienzellen aus Sympathogonien bis ins 10. Lebensjahr und nach Wiesel sogar bis über die Pubertät hinaus andauern kann. Danach bleiben Sympathicusbildungszellen unausgereift im Schlummerzustande liegen. Diese „unvollkommene Beschaffenheit des sympathischen gegenüber dem cerebrospinalen Nervensystem" soll nach Beneke eine größere Organdisposition zur Tumorbildung geben. Schließlich hat man für die formale Genese der Sympathicusgeschwülste auch Fehler der embryonalen Anlage verantwortlich gemacht (Robertson), was ja um so verständlicher ist. als ja die ontogenetische Entwicklung des Sympathicus reichlich kompliziert und dezentralisiert ist. Aus diesem Grunde sind auch Herxheimer und Jaffé für die dysontogenetische Natur der Nebennierenmarktumoren eingetreten, die angeboren sind und deren Ursache in einer Keimversprengung zu suchen ist. Über die kausale Genese wissen wir leider auch nicht mehr als über die Mehrzahl der sonstigen Geschwülste. Daß zuweilen ein Zusammenhang mit anderen Entwicklungsstörungen vorkommt, beweist der von Mittelbach und Szekely mitgeteilte Fall eines malignen Sympathicustumors bei einem 2 Monate alten Kinde mit Cheilognatopalatoschisis, Gehirnatrophie und Balkenmangel. In gleichem Sinn zu verwerten ist schließlich das gleichzeitige Vorkommen multipler ähnlicher Geschwülste beim gleichen Individuum wie im Falle von Wahl und Craig, wo bei einem 28jährigen Neger ein retroperitoneales Neuroblastom in der rechten Fossa iliaca mit Metastasen in den angrenzenden Lymphknoten, ein zum Teil cystisches Ganglionneurom am Sigmoid und rechten Beckenrand und ein Ganglioneuroblastom an der rechten Beckenfascie gefunden wurden. Albertini und Willi fanden nebeneinander bei einem $2^1/_2$jährigen Mädchen ein benignes Ganglioneurom der einen und ein malignes Sympathoblastom der anderen Nebenniere. Besonders interessant ist der von Zimmermann mitgeteilte Fall eines bösartigen Ganglioneuroblastoms eines $1^1/_2$ Jahre alten Mädchens mit multiplen gleichartigen Tumoren im gesamten Grenzstrang, in beiden Nebennieren und an der Aorta mit ausgedehnten

Metastasen in Leber, Pankreas und Skelet. Ein Halbbruder war auch an einem malignen Ganglioneuroblastom gestorben und der Vater beider Kinder hatte seit Kindheit ein gutartiges Sympathicoblastom in der Brusthöhle. Es konnte festgestellt werden, daß bei beiden Kindern die Tumoren multizentrisch entstanden sind. Es besteht in den genannten Fällen zweifellos eine erbliche Differenzierungshemmung der Sympathicusbildungszellen und eine Beziehung zur RECKLINGHAUSENschen Krankheit. STEIN nimmt neuerdings eine Systemwucherung des Sympathicus an wie bei Neurofibromatose.

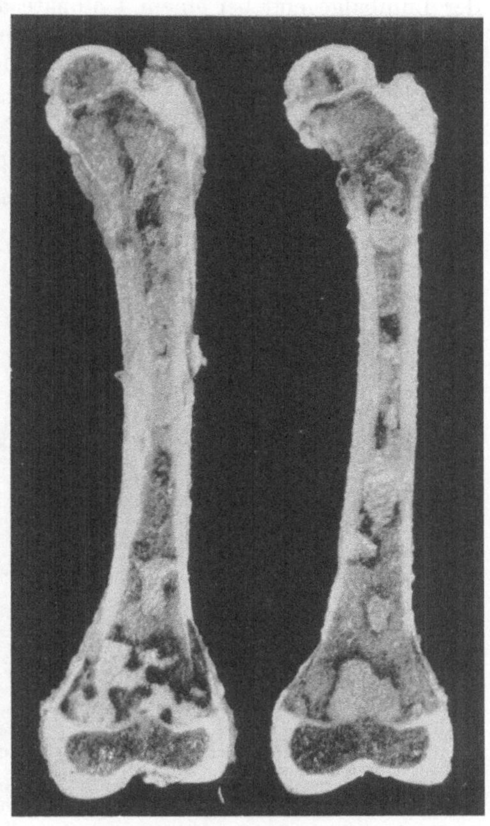

Abb. 124. Metastasen eines Sympathogonioms der Nebenniere im Femur. ♂, $2^1/_2$ Jahre. [Aus ALBERTINI u. WILLI: Ann. Paediatr. **152** (1938).]

Metastasenbildung. Bei der Häufigkeit der Geschwülste in den Nebennieren bzw. deren Umgebung findet man Metastasen vor allem in den paraaortalen Drüsengruppen und in der Leber. Außerdem ist aber noch die besonders häufige Metastasierung ins Knochensystem, vor allem in die Schädelknochen, Orbita mit charakteristischem Exophthalmus (LEWIS und GESCHICKTER, HOFFMANN, ALBERTINI und WILLI), sowie in Rippen, Sternum, Becken und Femur (HERWEG, ESSER) (s. Abb. 124) zu erwähnen. Gerade bei den Knochenmetastasen können klinisch Bilder wie das eines Chloroms (HERWEG) oder der perniziösen Anämie (ESSER) entstehen. Auch im Falle von ALBERTINI und WILLI von einem malignen Sympathicoblastom der rechten Nebenniere bei einem $2^1/_2$ Jahre alten Mädchen war das Blutbild das einer Anämie, während das Knochenmarksbild sehr wechselnd war, was charakteristisch für Knochenmarkstumoren sein soll. — Die in der amerikanischen Literatur vielfach übliche klinische Unterteilung in zwei besondere Erscheinungstypen der malignen Sympathicusgewächse, nämlich den Typ PEPPER, wesentlich häufiger, maligner und bei jüngeren Individuen mit vorzugsweise Metastasen in der Leber und in den Lymphknoten und den Typ HUTCHINSON mit Metastasen im Knochensystem und vor allem im Schädel hat sich nicht eingeführt, da beide Formen von Metastasierung oft nebeneinander vorkommen.

Seltener Sitz der Metastasen. OTTEN beschreibt ein primäres Sympathogoniom beider Nebennieren bei einem 7jährigen Mädchen mit Metastasen in beiden Nieren, im Pankreas, linken Ovar, Magen, Duodenum, Peritoneum sowie vor allem in Herz und Schilddrüse, während Leber, Lymphknoten sowie Knochensystem auffallenderweise frei blieben. Herzmetastasen werden sonst nur noch von EVANGELISTI erwähnt. Von Thymusmetastasen berichtet BUFE, von solchen in der Haut SPRENG, GONÇALVES und von Hypophysenmetastasen BLUMENSAAT. Der Portugiese GONÇALVES berichtet unter anderen von Metastasen in der

Zunge. Die Amerikaner Drake und Hellwig haben 2 Fälle von retroperitonealen Sympathicoblastomen bei Kindern mitgeteilt, einen mit Metastasen in der Lunge und den anderen mit Gehirn- und Arachnoideametastasen, was bisher noch nicht in der Literatur bekannt war.

Fälle von kontinuierlichem Einwachsen in die Intervertebrallöcher und in den Wirbelkanal. Anitschkow berichtet über ein retroperitoneales Sympathogoniom der Lumbalgegend bei einem 4 Monate alten Mädchen mit Einwachsen in den Wirbelkanal durch die Intervertebrallöcher, jedoch ohne Metastasen. Capaldi erwähnt einen ähnlichen Fall eines histologisch zweifellos malignen Sympathicus-

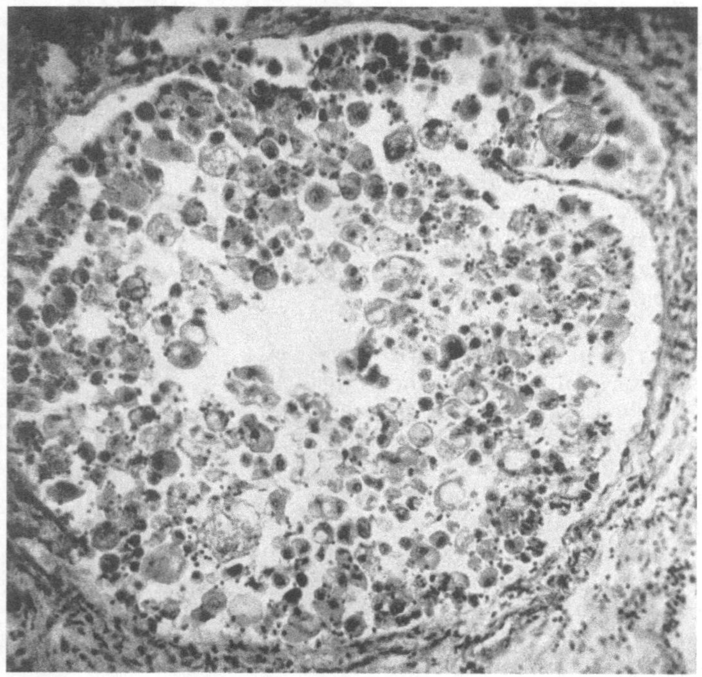

Abb. 125. Sympathoblasten in einem Blutgefäß. Primäres Sympathoblastom des Plexus coeliacus bzw. der Nebenniere. ♀, 23 Jahre. Präparat von Prof. Bianchi (Buenos Aires).

tumors bei einer 44jährigen Frau in der Gegend der unteren Halsganglien, ebenso Lloyd ein malignes Sympathicoblastom des zweiten dorsalen sympathischen Ganglions mit Einwachsen in den Wirbelkanal und anschließender Kompressionsmyelose.

Außergewöhnliche Fälle von malignen Sympathicusgeschwülsten bei Erwachsenen. Der Befund maligner Sympathicustumoren bei Erwachsenen gehört zu den größten Seltenheiten, was man damit erklären kann, daß der Sympathicus im allgemeinen ausdifferenziert und die Wachstumsintensität herabgesetzt ist (Butz). Derartige Geschwülste beim Erwachsenen sprechen natürlich gegen die Keimversprengungstheorie (Butz). Barnewitz hat ein malignes Sympathogoniom der rechten Nebenniere bei einer 37jährigen Frau mitgeteilt mit Einwachsen in die V. cava und Vv. spermaticae und mit Metastasen in den Ovarien und Hiluslymphknoten. Blumensaat berichtet über eine primäre maligne Sympathicusgeschwulst in beiden Nebennieren bei einem 47jährigen Manne mit Metastasen in den paraaortalen Lymphknoten, in Leber, Lunge, Hoden, Nebenhoden, Prostata und Hypophyse. Im Falle von Heinrici handelt es sich um ein malignes, wenig differenziertes Ganglioneurom des linken Bauchsympathicus bei einem 32jährigen Manne mit Metastasen in Lymphknoten, Leber und Knochen. EVANGELISTI beschreibt bei einem 69jährigen Manne ein Sympathogoniom beider Nebennieren mit Metastasen im Herz und Magen. Der neueste uns bekannte Fall ist der von BUTZ, eines malignen Sympathicoblastoms eines 25jährigen Mannes mit Metastasen in Leber, Lymphknoten, Duodenum und retroperitonealem Gewebe. Wir selbst können noch einen liebenswürdigerweise von Herrn Kollegen BIANCHI in La Plata (Argentinien) zur Verfügung gestellten Fall hinzufügen, der eine 23jährige Frau betrifft, bei der sich ein ausgedehnter, retroperitoneal in der Gegend der linken Nebenniere und des Plexus coeliacus gelegener maligner Sympathicustumor fand mit Übergreifen auf die hintere Magenwand. Histologisch zeigte er hauptsächlich die Struktur eines Sympathoblastoms mit Einbruch in die Blutgefäße (s. Abb. 125) und mit Metastasen im Peritoneum, großem Netz und in den mesenterialen und retroperitonealen Lymphknoten. Eine besondere Stellung nimmt der von NÖTZEL jüngst mitgeteilte Fall eines mannskopfgroßen Sympathogonioms bei einer 52jährigen Frau ein, ausgehend von der linken Nebenniere mit Metastasen in den Lymphknoten entlang dem Ureter, in der Leistengegend, in der Wand des Magens und Colons sowie vor allem in der Großhirnrinde und in den Stammganglien. Die Geschwulst enthielt außer Sympathogonien auch noch Sympathoblasten. Das Besondere des Falles bestand jedoch in dem starken Gehalt der Sympathoblasten an melaninhaltigem Pigment, weshalb bei der Probeexcision aus einer Leistendrüse die Diagnose eines Melanosarkoms gestellt wurde. Vielleicht gehört hierher auch der von MILLAR mitgeteilte Fall eines malignen Sympathicoblastoms des thorakalen Grenzstranges mit melaninhaltigen Zellen. Diese Beobachtung stellt zweifellos ein interessantes Bindeglied zwischen den Geschwülsten des Sympathicus und den eigentlichen Paraganglien dar.

Makroskopisches Aussehen der malignen Sympathicusgeschwülste.

Sowohl Sympathogoniome wie Sympathoblastome zeigen äußerlich das gleiche Bild. Daß ihre Größe sehr schwankt, haben wir bereits erwähnt und ebenso, daß sie bisweilen eine Kapsel besitzen können, meist jedoch ohne scharfe Grenzen infiltrativ in das umgebende Gewebe übergehen. Auf dem Schnitt sind sie graurot, meist nicht von harter Konsistenz und je nachdem es zu den relativ häufigen Blutungen oder Nekrosen gekommen ist, haben sie ein buntes, von braunen, roten oder gelben fleckigen Herden durchsetztes Aussehen. Sitzt die Geschwulst in der Nebennierengegend bzw. geht sie von dort selbst aus, wie es sehr häufig beim Sympathogoniom der Fall ist, so sind die Nebennieren meist weitgehend zerstört und gehen völlig in den ausgedehnten Geschwulstmassen auf.

Histologische Struktur der Sympathicusgeschwülste.

a) Unreife Sympathicusgeschwülste.

Sympathogoniome.

Im histologischen Schnitt findet man mehr oder weniger stark ausgesprochene nestförmige Anhäufungen von kleinen Rundzellen, ähnlich den Lymphocyten. Dieser alveoläre Charakter wird bedingt durch grobfaserige Bindegewebssepten, die sich zwischen den Rundzellen oft als feinste Fibrillen fortsetzen. Die Geschwulstzellen, deren Größe mit etwa 6—7 μ angegeben wird, zeichnen sich durch ihre runde Form, einen intensiv färbbaren Kern und einen oft kaum sichtbaren schmalen Protoplasmahof aus, wodurch sie stark den Lymphocyten ähneln. Man kann daher leicht verstehen, daß sie früher, ehe man spezifische Färbungen anwandte, für Rundzellensarkome bzw. Lymphosarkome gehalten wurden. Vergleicht man diese Zellen mit frühen Stadien der Sympathicusanlage bzw. der Nebenniere, so gleichen die dabei vorhandenen Sympathogonien völlig den genannten Geschwulstzellen (Wiesel). Bisweilen legen sie sich auch in Rosettenform zusammen und in dem entstehenden Hohlraum findet man ein feines Fasernetzwerk. Schilder bezeichnete diese Bildungen noch als Gliaballen und Gliarosetten, Pick nannte sie dagegen Sympathogonienkapseln. Die Größe ihres Durchmessers beträgt nach Dietrich und Siegmund 30—40 μ. Mit Silberfärbungen bekommt man in diesem Stadium noch keine Darstellung der Neurofibrillen, obwohl nach Bielschowsky in den Sympathogonien schon sehr feine, mit Silber nicht darstellbare Fibrillen auftreten sollen. Mit der Nissl-Färbung erhält man nach Gagel an den Kernen der Sympathogonien eine deutliche Chromatinzeichnung mit mehreren gröberen Chromatinkörperchen. Diese Zeichnung kommt besonders bei starker Differenzierung sehr gut zum Vorschein und außerdem ist bisweilen auch eine Kernmembran angedeutet. Mit Silberfärbungen färben sich die Zellen im ganzen dunkel. Gagel gibt ferner noch an, daß nach der Perdrau-Methode zwischen den Geschwulstzellen feine Fibrillen sichtbar werden, wozu noch die größeren Bindegewebssepten kommen. Diese Zwischensubstanz erscheint je nachdem mehr feinfaserig oder körnig. Bisweilen sieht man feinste Fibrillen von bedeutender Länge (Dietrich und Siegmund), die unter Umständen zu Bündeln wechselnder Breite und Länge zusammentreten und die Zellhäufchen miteinander verbinden. Da sich die feinen Fasern nach van Gieson hellgelb und nach Mallory rötlich färben, hielt man sie früher für Glia (Küster, Schilder). Landau und Pick haben sich jedoch schon dahingehend geäußert, daß es sich dabei um eine primitive fibrilläre Differenzierung des Plasmas neuroektodermaler Zellen handle. Herxheimer hat dann als erster mit der Bielschowsky-Methode den endgültigen Beweis erbracht, daß es sich tatsächlich um feinste embryonale Nervenfasern handelt. Auch Mittelbach und Szekely haben in einem Sympathogoniom eines 2 Monate alten Kindes Neurofibrillen nachgewiesen. Es braucht natürlich nicht besonders erwähnt zu werden, daß der Gehalt an Nervenfasern außerordentlich wechselt und bei den sehr wenig differenzierten Formen ganz fehlen kann. Auch die Rosettenbildung der Sympathogonien ist keineswegs ein konstantes Zeichen.

Sympathoblastome.

Diese Spielart der unreifen Sympathicusgeschwülste ist in ihrer reinen Form recht selten, während Übergangsformen sowie vor allem Mischformen sehr viel häufiger vorkommen. So kann man sowohl in den Ganglioneuromen als auch in den Sympathogoniomen Gruppen von Sympathoblasten antreffen. Aus diesem Grunde wird auch von manchen Forschern eine Unterscheidung zwischen Sympathogoniomen und Sympathoblastomen abgelehnt und statt dessen von unreifen Sympathicusgewächsen bzw. Sympathicoblastomen gesprochen (Butz). Wir haben schon an anderer Stelle darauf hingewiesen, daß wir aus didaktischen Gründen eine genauere Einteilung vorziehen, obwohl wir uns bewußt sind, daß dies in der Praxis nicht immer durchführbar ist. Wir möchten deshalb auch als Beispiele reiner Formen von Sympathoblastomen den von Rinscheid bei einem 7 Monate alten Kinde in der rechten Nebenniere beobachteten Fall mit Lymphknotenmetastasen und den von Capaldi bei einem 2jährigen Mädchen am Brustgrenzstrang gefundenen, apfelgroßen Tumor mit kontinuierlichem, expansivem Wachstum in den Wirbelkanal herausgreifen. Der letztere hatte zwar keine Metastasen gemacht, ist jedoch ebenfalls seiner Struktur nach als maligne zu betrachten. Makroskopisch und hinsichtlich der Lokalisation zeigen die Sympathoblastome weitgehende Ähnlichkeit mit den Sympathogoniomen und kommen ebenfalls wie diese in erster Linie bei neugeborenen Kindern vor. Einer von den seltenen Fällen bei Erwachsenen ist der von BIANCHI bei einer 63jährigen Frau beobachtete Fall mit Lokalisation an der Vorderwand des Magens, jedoch

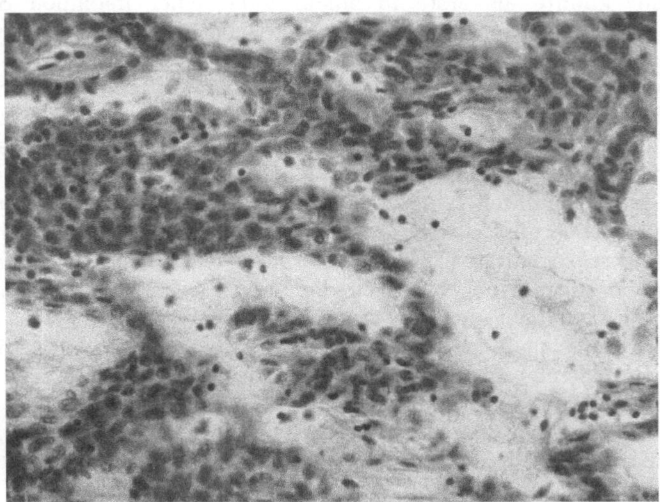

Abb. 126. Inseln von Sympathoblasten und Sympathogonien in einem Sympathoblastom des Magens. ♀, 63 Jahre [Aus BIANCHI: Bol. y Trab. Soc. argent. Cir. (B. Air.) **18** (1934).]

ohne Metastasen und sonstige Zeichen einer Malignität (s. Abb. 126). Histologisch ist charakteristisch die höhere Differenzierung der Sympathoblasten mit relativ

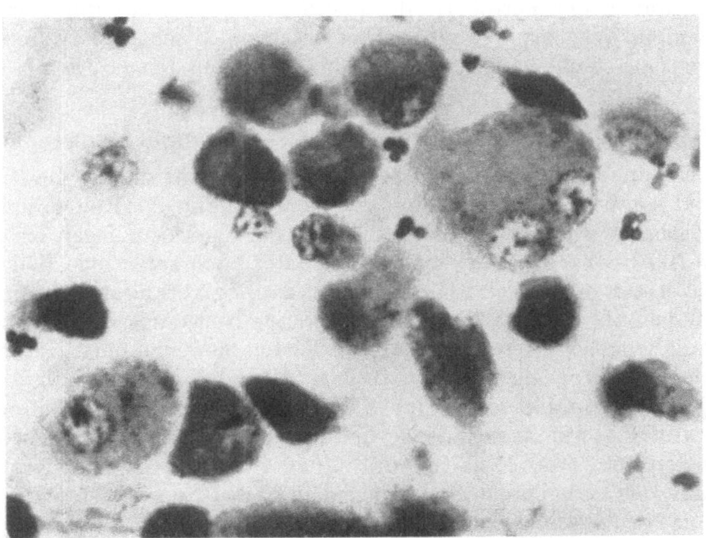

Abb. 127. Sympathoblasten aus einem Sympathoblastom bei stärkerer Vergrößerung (zum Teil mehrkernig) Färbung NISSL. Vergr. 420fach. (Aus GAGEL: In BUMKE-FOERSTERS Handbuch der Neurologie, Bd. IX. Berlin: Springer 1935.)

großem Zelleib, der sich nach NISSL im allgemeinen diffus anfärbt, bisweilen jedoch schon feine Granulabildung zeigt. Außerdem werden schon etwa 2—3 deutliche Zellfortsätze sichtbar. Der große helle Kern liegt meist exzentrisch und hat schon mehr Ähnlichkeit mit dem bläschenförmigen Kern der definitiven

Ganglienzellen, jedoch besitzt er eine deutliche Chromatinzeichnung und es kann sehr häufig das Kernkörperchen fehlen, während jedoch auch 2 Kernkörperchen auftreten können (s. Abb. 127). Nervenfasern können vorhanden sein oder fehlen.

BÜLBRING konnte als erste in einem Falle einer malignen Sympathicusgeschwulst eines 4jährigen Knaben, die histologisch zwischen Sympathoblastom und Ganglioneurom steht, mit der Bielschowsky-Gros-Methode nicht nur zahlreiche Nervenfasern darstellen, sondern auch das Vorhandensein intracellulärer Neurofibrillen und den Übergang der Zellfortsätze in die Nervenfasern beweisen. Wenn RINSCHEID in ihren Fällen lediglich auf Grund des Ergebnissse der Silberfärbung 2 verschiedene Typen von Sympathoblastomen aufstellen will, und zwar solche mit extracellulären Nervenfasern, Korbgeflechte um die Ganglienzellen bildend, und solchen mit feinsten intracellulären Neurofibrillen, bei Fehlen extracellulärer Fasern, so halten wir dies nicht für zweckmäßig. Diese feinen Unterschiede können zum Teil wohl durch die Launenhaftigkeit der Silbermethoden erklärt werden, zum Teil aber läßt das Geschwulstwachstum selbst die verschiedensten Variationen zustande kommen. Es ist jedenfalls daran festzuhalten, daß die Sympathoblasten schon verschiedene, deutliche Zeichen der definitiven Ganglienzellen aufweisen können, darunter auch die Neurofibrillen. Interessant ist es, daß bis jetzt von allen Autoren übereinstimmend betont wird, daß sowohl in den Sympathogoniomen wie in den Sympathoblastomen niemals weder an den Nervenfasern noch an den Ganglienzellen die sog. Scheidenzellen beobachtet worden sind. Diese Tatsache hat HERXHEIMER angeführt, um zu beweisen, daß die extracellulären Nervenfasern nicht aus den SCHWANNschen Scheiden entstanden sein können. In den Metastasen stimmt die histologische Struktur, wie auch sonst bei anderen Geschwülsten, weitgehend mit dem Primärtumor überein. BUTZ erwähnt, daß man dabei im Zentrum meist ausgereifte Zellen im Zerfall und in der Peripherie die unreifsten Stufen mit infiltrierendem und destruierendem Wachstum findet. Das bösartige Wachstum ist auf alle Fälle an die Sympathogonien und Sympathoblasten gebunden (BUTZ).

b) Reife Sympathicusgeschwülste (Ganglioneurome).

Diese Gruppe von Sympathicusgeschwülsten umfaßt die am meisten differenzierten und somit ausgereiften Tumoren, jedoch kann ihr Reifegrad und damit ihr biologisches Verhalten sehr wechseln. In der Literatur liegen bis jetzt schon weit über 100 Beobachtungen vor und darunter auch zahlreiche Fälle, die einen malignen Verlauf genommen haben. Das ist damit zu erklären, daß sich in diesen im allgemeinen aus markhaltigen und marklosen Nervenfasern sowie ausdifferenzierten Ganglienzellen bestehenden Geschwülsten bisweilen noch Herde von Sympathogonien und vor allem Sympathoblasten finden können. Von diesen kann dann zu jedem Zeitpunkt ein malignes Wachstum einsetzen. Aus diesem Grunde hat auch VON FISCHER verschiedene Untergruppen von Ganglioneuroblastomen unterschieden, und zwar je nach dem Reifungsgrad: das Ganglioneuroma simplex immaturum, das Ganglioneuroma imperfectum, das Neuroblastoma gangliocellulare und das wuchernde Ganglioneurom. Ihre Lokalisation ist ähnlich wie die der anderen Sympathicusgeschwülste, und zwar meist vom Grenzstrang des Sympathicus in seinem ganzen Verlauf ausgehend, wobei nach der Ansicht mancher Autoren die linke Seite bevorzugt sein soll. ROBERTSON bezeichnet mit Ganglioneuroblastom diejenige Form, welche reife und unreife Elemente in wechselndem Verhältnis zeigt. Für die vom Halssympathicus ausgehenden Ganglioneurome gibt BUFE an, daß sie wohl in allen Lebensaltern vorkommen (jüngster Fall einer Totgeburt bis zum ältesten einer 73jährigen Frau), aber doch überwiegend bei Kindern, offenbar häufiger beim weiblichen als beim männlichen Geschlecht. In der Bauchhöhle liegen sie meist retroperitoneal, kommen oft im kleinen Becken, aber auch im Nebennierenmark vor. Im allgemeinen sind sie abgekapselt und von Haselnuß- bis über Mannskopfgröße. Auf dem Schnitt sind sie meistens grauweißlich, faserig und derb, bisweilen sogar gelappt und zeigen hin und wieder Cystenbildung und Verkalkung. In seltenen Fällen beobachtet man sie auch in der Haut und dann auch multipel wie in dem interessanten Falle von KNAUSS, der bei einem 11jährigen Mädchen zahlreiche Knoten von Kirsch- bis Apfelsinengröße in der Haut von Rumpf, Hals, Brust, Rücken und Oberschenkeln fand, die seit dem 3. Lebensjahre nur langsam gewachsen und weiter keine Beschwerden hervorgerufen hatten (s. Abb. 128). Histologisch bestanden sie aus Ganglienzellen sowie markhaltigen und marklosen Nervenfasern. In diesem Falle besteht zweifellos eine Beziehung zur Neurofibromatose. Die weitaus überwiegende Mehrzahl der Ganglioneurome wurde bei Erwachsenen gefunden, was im Einklang mit ihrer durchschnittlich höheren Differenzierung steht. Von den selteneren Fällen bei Kindern können wir einen von uns selbst beobachteten Fall bei einem $3^1/_2$ Jahre alten Mädchen erwähnen, bei dem sich ein überkindskopfgroßer retroperitonealer, offenbar von der linken Nebenniere ausgehender Tumor fand, der bei dem sonst gesunden Kinde offenbar durch Druck starke Durchfälle auslöste. Nach der operativen Entfernung der Geschwulst verschwanden alle Beschwerden restlos und noch 10 Jahre nach der Operation ist das Kind rezidivfrei geblieben. Histologisch fand sich das typische Bild eines ausgereiften Ganglioneuroms des Sympathicus mit zahlreichen Bündeln markloser Nervenfasern und den verschiedensten Formen sympathischer Nervenzellen, darunter auch Sympathoblasten. Die Ganglienzellen zeigten zum Teil deutliche intracelluläre Neurofibrillen und vielfach auch mehrere Kerne (s. Abb. 129). Trotz der hohen Differenzierung fanden sich auch hier keine Kapselzellen. Bisweilen bildet das Bindegewebe auch innerhalb der Geschwülste gröbere Balken, die teilweise Gefäße enthalten. Trotz der normalerweise sehr ausgesprochenen Vascularisierung der sympathischen Ganglien findet man in den Ganglioneuromen ebensowenig wie in den anderen Sympathicusgeschwülsten ein deutliches Gefäßnetz und auch keine Wucherung der vasculären Komponente. Es ist uns nur ein von KOPRIWA mitgeteilter Fall eines kindskopfgroßen, retroperitonealen Ganglioneuroms bei einem 55jährigen Manne bekannt, das ausgesprochen teleangiektatischen Charakter trug und wobei es auch durch die erweiterten Gefäße zu Kavernenbildung kam. Bisweilen können die Ganglienzellen auch schon Pigment enthalten, wohl in der Hauptsache Lipoide. Der Charakter der Nervenfasern ist wohl im allgemeinen marklos (Ganglioneuroma amyelinicum), bisweilen jedoch auch markhaltig (Ganglioneuroma myelinicum). Vereinzelt werden innerhalb der Geschwülste regressive Metamorphosen angegeben wie im Falle von BUFE, wo sich bei einem 4jährigen Mädchen ein kleinfaustgroßes Ganglioneurom des Halssympathicus fand mit Nekrosen und ausgedehnten Verkalkungen. Auch

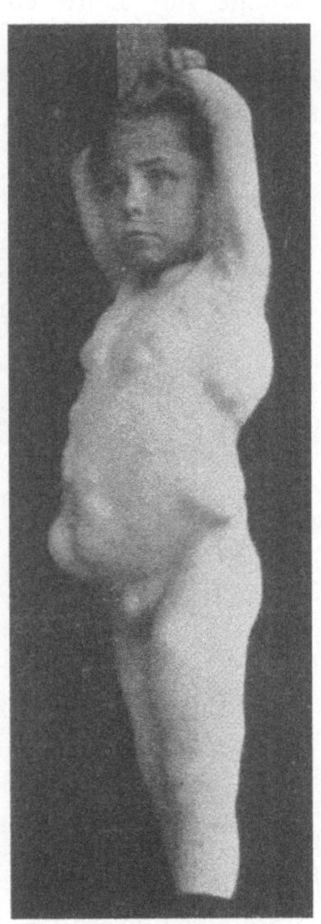

Abb. 128. Multiple Ganglioneurome der Haut des Rumpfes und des linken Oberschenkels. ♀, 11 Jahre. [Aus KNAUSS: Virchows Arch. **153** (1898).]

MARTIUS beschreibt in seinem Falle eine Verkalkung innerhalb des Tumors, jedoch vorwiegend der Gefäße in der Umgebung einer Nekrose. Sonst findet sich nur eine Mitteilung von Verkalkung innerhalb des Parenchyms bei MAC FARLAND. Die Ganglioneurome können durch ihren Sitz klinisch ausgesprochene Kompressionserscheinungen hervorrufen, wie z. B. am Hals Trachealstenose und HORNERsches Syndrom (BUFE) oder im Thorax Verdrängung der Lungen, wie im Falle von HOFFMANN von einem 1750 g schweren Ganglioneurom der linken Pleurahöhle. Außerdem aber kommen auch hier wie bei den unreiferen Formen solche mit Einwachsen entlang der Rami communicantes in den Wirbelkanal

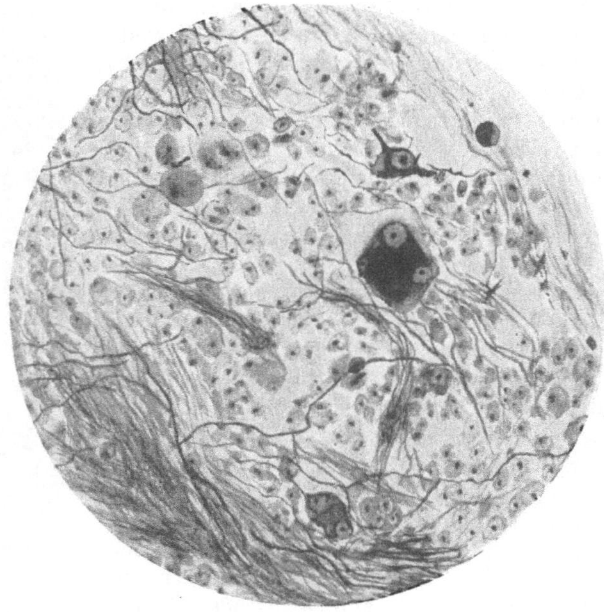

Abb. 129. Neuroblasten, Neurocyten und Nervenfasern aus einem retroperitonealen Ganglioneurom. ♀, $3^1/_2$ Jahre. Färbung BIELSCHOWSKY-GROS. Eigene Beobachtung.

und anschließender Kompression des Rückenmarks vor. So beschreibt BUFE einen großen, 210 g schweren abdominalen Sympathicustumor bei einem 3jährigen Mädchen, der rechtsseitig, retroperitoneal lag, gut abgekapselt war, jedoch mit einem zapfenförmigen Fortsatz in den Wirbelkanal hineinragte durch Vermittlung eines Intervertebralloches. Histologisch handelte es sich um Ganglioneurom mit teils ausgereifteren, teils unausgereifteren Partien, ausgedehnten Blutungen, Nekrosen und Verkalkung. Besonders interessant ist jedoch der von CUSHING und WOLBACH mitgeteilte Fall von einem wenig differenzierten, sarkomähnlichen Sympathicustumor eines $1^1/_2$ Jahre alten Knaben, der in der Gegend des Processus transversus des 6. Halswirbels saß und operativ entfernt werden konnte. Zehn Jahre später wurde bei demselben Patienten bei bestehender Paraplegie der Beine eine erneute Operation vorgenommen und dabei eine Geschwulst entfernt, die extramural saß und durch das Foramen intervertebrale durchwuchs nach der Stelle der früheren Geschwulst. Histologisch hatte sie dieses Mal teils den Charakter eines Neurinoms, teils den eines Ganglioneuroms. Das Eigenartige dieser Beobachtung besteht darin, daß eine ursprünglich maligne Sympathicusgeschwulst nach 10 Jahren erst rezidiviert, dann jedoch einen völlig gutartigen Charakter zeigt, d. h. den eines ausgereiften Ganglioneuroms. Mit

Recht macht BUFE darauf aufmerksam, daß das Umgekehrte zweifellos viel häufiger ist. In der Tat kann die Beurteilung des biologischen Charakters eines Ganglioneuroms bisweilen recht schwierig sein, zumal sich sehr häufig an verschiedenen Stellen Sympathogonien finden können, die in der Literatur oft als Ansammlung von Lymphocyten beschrieben werden und von denen man nie wissen kann, ob sie im gegebenen Augenblick maligne Wucherungstendenzen entwickeln. Aus diesem Grunde ist die Mitteilung von OBERNDORFER von besonderem Interesse, da er am Rande eines Ganglioneuroms der Nebenniere deutlichere Zeichen der Unreife der Ganglienzellen beobachten konnte mit Einwachsen in das angrenzende Nebennierengewebe. Derartige Beobachtungen mahnen jedenfalls zur Vorsicht bei der Beurteilung solcher Geschwülste. Im allgemeinen kann man wohl sagen, daß die Gewebsdifferenzierung des Tumors mit dem Alter des Geschwulstträgers zunimmt und mit der Zunahme der Gewebsreife nimmt die Malignität der Geschwulst ab. Maligne Ganglioneurome bzw. Ganglioneuroblastome sind beschrieben worden von HEINRICI, MILLAR, BERNER, BUFE, ZIMMERMANN u. a. Ein weiterer Fall von TESTA verdient besondere Beachtung wegen seiner seltenen Lokalisation im *Parasympathicus*, und zwar vom Ggl. ciliare ausgehend und in die Orbita einwachsend. Leider wurde keine Sektion vorgenommen, jedoch klinisch viscerale Metastasen diagnostiziert. In diesem Falle eines 39jährigen Mannes steht die fortgeschrittene Differenzierung des Tumors (Ganglioneurom) in starkem Gegensatz zur Bösartigkeit. BENDA erwähnt ein gutartiges Ganglioneurom des rechten N. vagus am Halse bei einem jungen Individuum und CLAY vom Ggl. nodosum.

4. Paragangliome (Phäochromoblastome und Phäochromocytome).

Es handelt sich hierbei um recht seltene Geschwülste, die sich entwicklungsgeschichtlich ebenfalls von den sympathischen Stammzellen, d. h. von den Sympathogonien ableiten (s. Schema 1, S. 503). Wir müssen uns dabei vor Augen halten, daß nach der ursprünglichen KOHNschen Vorstellung (s. S. 498) die Paraganglien inkretorische Nebenorgane des Sympathicus sind, die den gleichen Ursprung haben.

Die von den Paraganglien ausgehenden Geschwülste werden seit ALEZAIS und PEYRON als *Paragangliome* bezeichnet und vielfach auch noch die Glomustumoren hinzugerechnet. Hält man aber an unserer Auffassung (s. S. 499) fest, so kann man von den vor allem im Nebennierenmark, ZUCKERKANDLschen Organ und Sympathicus vorkommenden Paragangliomen 2 Formen unterscheiden, die *Phäochromoblastome* und die *Phäochromocytome* wegen ihres Gehaltes an chromaffinem Pigment, das jedoch in gewissen Fällen, selbst bei ausgesprochenen Nebennierenmarksgeschwülsten sehr spärlich sein oder gar fehlen kann. Nach LIEBEGOTT (1953) sind diese Geschwülste dysgenetischen Ursprungs.

Allgemeines über die Paragangliome.

Obwohl es sich um seltene Geschwülste handelt, gibt GORMSEN bis zum Jahre 1932 doch schon etwa 100 Fälle in der gesamten Weltliteratur an, wovon allein 80 auf die Nebennieren, 16 auf den Sympathicus und sonstige Paraganglien, vor allem ZUCKERKANDLsches Organ fallen. EISENBERG und WALLERSTEIN (1932) zählen 53 Fälle von Phäochromocytomen des Nebennierenmarkes mit ihren Symptomen tabellarisch auf, von denen der erste von MANASSE (1893) beschrieben wurde. Die Zusammenstellung von BIANCHI (1939) weist allein schon über 100 Fälle von Paragangliomen der Nebennieren auf. WEBER (1949) gibt etwa 136 Fälle von Paragangliomen (ohne Glomustumoren) an mit einer sehr ausführlichen Quellenangabe. In der amerikanischen Literatur berichten BRINES und JENNINGS (1948) über 215 Fälle von Paragangliomen in der gesamten Weltliteratur. Nach BIANCHI ist die Lokalisation häufiger in der rechten Nebenniere, und zwar unter 103 Fällen 38mal und 21mal in der linken Nebenniere, in 17 Fällen beiderseits, im ZUCKERKANDLschen Organ 9mal, an der Aortenbifurkation 2mal, in der Gegend neben der linken Nebenniere 5mal, im thorakalen Sympathicus 2mal. WEBER berichtet von dem außergewöhnlichen Sitz eines Phäochromoblastoms am rechten Gaumenbogen eines 72jährigen. Hinsichtlich des Geschlechtes besteht nach BIANCHI kein allzu großer Unterschied. Was die Häufigkeit in den verschiedenen Altersstufen betrifft, so besteht ein deutlicher Unterschied gegen die Sympathicusgeschwülste, insofern, als nur 2 Kinder von $1^1/_2$ und $2^1/_2$ Jahren, 2 von 14 und je eines von 15 und 16 Jahren figurieren. Im übrigen wurden fast in jeder Altersstufe bis zu 80 Jahren solche Geschwülste beobachtet, wobei allerdings die größte Häufigkeit zwischen 40 und 48 Jahren liegt. Die überwiegende Mehrzahl der Paragangliome ist ausgereift und gutartig und nach BIANCHI sind bis jetzt nur 13 bösartige beobachtet worden; während die einseitigen meist gutartig sind, neigen die doppelseitigen zur Bösartigkeit. Die Größe schwankt ungefähr zwischen der eines Hühnereies und eines Kindskopfes und meist besteht eine deutliche Abkapselung. Eine besondere Rolle hat von jeher in der Literatur das Vorhandensein eines braunen Pigmentes innerhalb der Geschwulstzellen gespielt, zumal auf Grund des Vorhandenseins die Zugehörigkeit zum sog. chromaffinen System im allgemeinen erst ermöglicht wurde. MANASSE hat als erster einen solchen pigmentierten Tumor der Nebenniere beschrieben (1893), bzw. vorher schon F. FRÄNKEL (1886). Es ist zur Genüge bekannt, daß die aus der Sympathicusanlage stammenden Phäochromoblasten und Phäochromocyten, die das Nebennierenmark bilden, dieses chromaffine Pigment enthalten, das vor allem nach der sog. HENLEschen Reaktion mit Chromsalzen deutlich hervortritt. Die gleiche Reaktion erhält man auch bei den übrigen sympathischen Paraganglien. Wenn früher hin und wieder in den Zellen des Glomus caroticum chromaffines Pigment gefunden wurde (KOHN u. a.), so kann doch heute als erwiesen gelten, daß das nicht die Regel ist und sich nur in vereinzelten Zellen findet. So nimmt es deshalb nicht wunder, daß die meisten Untersucher in den Glomustumoren kein chromaffines Pigment nachweisen konnten, wohl aber in denen des ZUCKERKANDLschen Organs und hie und da auch in solchen der sympathischen Ganglien, wenn auch nur in geringer Quantität. Im allgemeinen hält sich das chromaffine Pigment nur kurze Zeit nach dem Tode, weshalb die Angaben der Literatur häufig widersprechend sind. Überraschend ist die Angabe PODLOUCKYs, der noch 24 Std nach dem Tode und trotz Formalinfixierung chromaffines Pigment in einem Phäochromoblastom nachweisen konnte, KOHN noch nach 36 Std und INGIER und SCHMORL sogar noch nach 48 und 72 Std. PODLOUCKY erwähnt auch, daß der in Formol aufbewahrte Tumor sich nach einigen Tagen diffus gelbbraun bis dunkelbraun färbte und auch das Formalin denselben Farbton annahm, was schon vorher HEDINGER, NORDMANN und LEBKÜCHNER sowie SCHRÖDER beobachtet hatten. Während man nun früher glaubte, daß das chromaffine Pigment mit Adrenalin identisch sei, ist man heute der Ansicht (KUTSCHERA V. AICHBERGEN), daß die Chromreaktion an ein Ferment gebunden ist, das zwar zur Adrenalinbildung notwendig, aber nicht mit diesem identisch ist. Außerdem konnten EWINS, ROSEMANN, FUNK u. a. (zit. nach PODLOUCKY) nachweisen, daß weder die HENLEsche, noch die VULPIANsche Reaktion für Adrenalin spezifisch ist und auch andere Brenzcatechinderivate die gleiche Reaktion geben. Nach PODLOUCKY können die genannten Stoffe als Ausgangssubstanzen für das Adrenalin in Frage kommen. Man darf deshalb nicht aus der Chromierbarkeit allein auf die Anwesenheit von Adrenalin schließen (PODLOUCKY). Ausschlaggebend für die Anwesenheit von

Adrenalin ist allein der physiologische Versuch, wobei die von PODLOUCKY erbrachte Tatsache von Wichtigkeit ist, daß Formol das Adrenalin nicht zerstört. Außerdem erhält man mit Silberimprägnationen vor allem in den Zellen des Nebennierenmarkes, nicht jedoch im Glomus caroticum argentophile Granula, die nicht beeinflußt werden durch die Zeit nach dem Tode. KUTSCHERA V. AICHBERGEN konnte diese Reaktion mit ammoniakalischer Silberlösung in vitro und vivo auch durch das Adrenalin selbst auslösen. Ob jedoch die argentaffine Reaktion mit Sicherheit auf das Adrenalin oder eine Vorstufe zurückzuführen ist, wie auch WHITE meint, scheint uns noch nicht sicher, zumal die Silberreduktion durch verschiedene Substanzen hervorgerufen werden kann. Neuerdings hat SEVKI die schon mit gewöhnlichen Färbungen in den Markzellen der Nebenniere sowie in den entsprechenden Tumoren vorhandenen feinen Granula mit einer etwas abgeänderten Giemsa-Färbung als eosinophile Körnchen darstellen können, selbst noch 52 Std nach dem Tode und nach Fixierung in Formol (ohne Chromierung). Das Prinzip dieser Färbung beruht auf der alten SCHMORLschen Technik (1928). SEVKI hält diese Reaktion für typisch und empfiehlt sie zur Erkennung der Phäochromocyten, da sie zuverlässiger als die Chromreaktion und auch dann noch nachweisbar ist, wenn die letztere versagt. KAHLAU empfiehlt eine etwas zuverlässigere Modifikation. Nach SEVKI soll die Granulation nicht identisch sein mit der die Chromreaktion gebenden. Nach THOMAS sollen die Träger des chrombraunen Pigmentes nicht die Granula, sondern das intergranuläre Protoplasma sein. LIEBEGOTT (1944 und 1953) beschreibt im Protoplasma der Nebennierenmarkzellen hyaline Tropfen, die wahrscheinlich dem Arterenol entsprechen. Solche wurden auch in Paragangliomen von ihm selbst, sowie z. B. in einem Falle von NORDMANN und LEBKÜCHNER, bei WEBER u. a. erwähnt. Auf jeden Fall scheint bis jetzt noch nicht das letzte Wort über die verschiedenen Granula gesprochen zu sein, solange nicht der exakte chemische Nachweis der entsprechenden Substanzen geführt ist. Alle chromaffinen Tumoren bzw. Paragangliome sind sehr gefäßreich und neigen daher zu Blutungen. Nach HERDE sind sie außerdem frei von Lipoiden. Erweichungen und Cystenbildung werden von SUZUKI, HEDINGER, HERDE und THOMAS beschrieben. HEDINGER hat deshalb, ausgehend von seiner Beobachtung einer sehr großen Cyste innerhalb des Nebennierentumors, die Bezeichnung Struma medullaris cystica suprarenalis gewählt. Von großer Bedeutung, vor allem für die Klinik, ist die Tatsache, daß in einer ganzen Anzahl von Fällen mehr oder weniger ausgesprochene Hypertonie, sog. *adrenaler Hochdruck* (LIEBEGOTT, HEIMBUCHNER) beobachtet wurde, was man im Sinne einer vermehrten Adrenalin- und Arterenolbildung von seiten der Geschwülste deutete. In diesem Sinne sind die von folgenden Autoren mitgeteilten Fälle zu erwähnen: HELLY 1913, ORTH 1914, HAUSMANN und GETZOWA 1922, LABBÉ, TINEL und DOUMER 1924, OPPENHEIMER und FISCHBERG 1924, BIEBL und WICHELS 1925, OBERLING und JUNG 1927, MAYO 1927, SCHRÖDER 1928, VAQUEZ, DANZELOT und GÉRAUDEL 1929, NORDMANN und LEBKÜCHNER 1931, PAUL 1931, BÜCHNER 1934, KAHLAU 1937, KAULBACH 1937, FINGERLAND 1942 CHAMOWITZ und FANGER 1949, WEBER 1949. PODLOUCKY (1940) stellte fest, daß von 20 Phäochromocytomen bzw. Phäochromoblastomen nur etwa die Hälfte klinische Erscheinungen, vor allem Hypertonie hervorgerufen haben. Als Erklärung nimmt er an, daß diese Tumoren minderwertiges Adrenalin erzeugen können und daß andererseits der Organismus über einen Regulationsmechanismus verfügt, der eine Überschwemmung mit Adrenalin verhindert. KNAKE (1942), die ein doppelseitiges gutartiges Phäochromocytom mit frühzeitiger Arteriosklerose bei einem 11jährigen Knaben beobachtete, setzt sich ausführlich mit der umstrittenen Adrenalinbildung in solchen Tumoren auseinander und hält sie noch nicht für bewiesen. Nach Liebegott wissen wir dagegen heute, daß solche Tumoren vermehrt Adrenalin und Arterenol produzieren. In klassischen Fällen bestehen die typischen Symptome chronischer Adrenalinvergiftung in Form von dauernder oder paroxysmaler Hypertonie (als Folgen: arteriosklerotische Veränderungen und Herzhypertrophie), Tachykardie, Hyperglykämie, Glykosurie, heftige Schmerzanfälle, Schweiße, starkes Zittern. Kalk konnte deshalb auf diese Symptome hin erstmalig einen solchen Nebennierentumor im Leben diagnostizieren, was durch Büchner anatomisch bestätigt wurde. Interessant ist auch der einzige uns bekannt gewordene Fall von Riemer (zit. nach Lewis und Geschickter) eines chromaffinen Nebennierentumors, verbunden mit Addison und Hypertonie. Hin und wieder ist eine Kombination solcher Tumoren mit Neurofibromatose beobachtet worden, wie in den Fällen von Chauffard, Marchand, Suzuki, Kawashima, Herxheimer u. a. und neuerdings von Brenner, Konzett und Nagl, was zugunsten einer konstitutionellen Anlage spricht. Sehr häufig findet man in der Literatur auch die Angabe, daß neben den chromaffinen Zellen auch Sympathogonien gefunden wurden, so daß Übergangsformen zu den Sympathicustumoren ebenso wie das schwankende biologische Verhalten leicht verständlich sind.

Die neuere Übersicht von Weber (1949) orientiert gut über 136 chromaffine Paragangliome der Weltliteratur, ebenso die ältere Statistik (53 Fälle) von Eisenberg und Wallerstein (1932), sowie die amerikanische Übersicht von Brines und Jennings (1948) über 215 Fälle.

a) Phäochromoblastom (Paraganglioma chromaffinum).

Diese am wenigsten differenzierten, unausgereiften und daher malignen Geschwülste zeigen innige Verwandtschaft mit den Sympathogoniomen und sind bisher nur selten beschrieben worden (9 Fälle nach Weber), ausgehend hauptsächlich von den Nebennieren, dem Zuckerkandlschen Organ und dem Sympathicus. Da jedoch auch hierbei, ähnlich wie bei den Sympathicusgeschwülsten, Übergänge häufig und eine Trennung oft nicht sehr leicht ist, ist es möglich, daß der eine oder andere von den bisher beschriebenen Fällen von Phäochromocytomen hierzu zählt. So glaubt auch Podloucky, daß der von Büchner als Phäochromocytom mitgeteilte Fall wegen des klinischen Verhaltens zu den Phäochromoblastomen gehört. In den bisher beobachteten Fällen handelt es sich vorwiegend um Erwachsene, nur Nordmann und Lebküchner erwähnen einen ihnen von Dietrich zur Verfügung gestellten Fall eines Kindes mit einem malignen Nebennierenmarktumor, den sie als Phäochromoblastom bezeichnen und bei dem sich Metastasen in Leber, Herz, Lungen, Rippen und Schädel fanden. Pigment war nicht nachzuweisen, es wurden jedoch keine spezifischen Reaktionen vorgenommen. Boucher, Barbier und Dechaume berichten über eine ähnliche Nebennierengeschwulst bei einer 56jährigen Frau, deren Zellen chromierbar waren und außerdem fanden sich hauptsächlich Gehirnmetastasen. Ein weiterer Fall eines malignen Paraganglioms des Nebennierenmarkes mit Pleurametastasen wird von Bonnamour, Doubrow und Montégue angeführt. Weiter verdient besonderes Interesse der Fall von Nordmann und Lebküchner eines mannsfaustgroßen braunen Phäochromoblastoms am sympathischen Grenzstrang in der Höhe der 7. und 8. Rippe bei einer 35jährigen Frau mit Zerstörung der Wirbelkörper und Kompression des Rückenmarks. Außerdem gehört hierher der von Büchner sowie Kalk beschriebene Fall eines doppelseitigen Nebennierentumors bei einer 46jährigen Frau mit ausgedehnten Metastasen in der Leber, in der rechten Schilddrüse und den Lymphknoten der rechten Halsseite

mit ausgesprochenen klinischen Erscheinungen, vor allem Hypertonie, den Büchner zwar als malignes Phäochromocytom bezeichnet, der aber, wie auch Podloucky vermutet, wohl als Phäochromoblastom zu gelten hat. Schließlich gehört zur gleichen Gruppe auch die Beobachtung von Podloucky eines kleinhühnereigroßen, gut abgekapselten Tumors, kurz oberhalb der Aortengabel, also offenbar vom Zuckerkandlschen Organ ausgehend, bei einem 51jährigen Manne, der sowohl histologisch als auch nach seinen chemischen Reaktionen alle Eigenheiten des unreifen Phäochromoblastoms zeigte, jedoch keine Metastasen aufwies. Nordmann und Lebküchner haben eine genaue Darstellung dieser Geschwulst

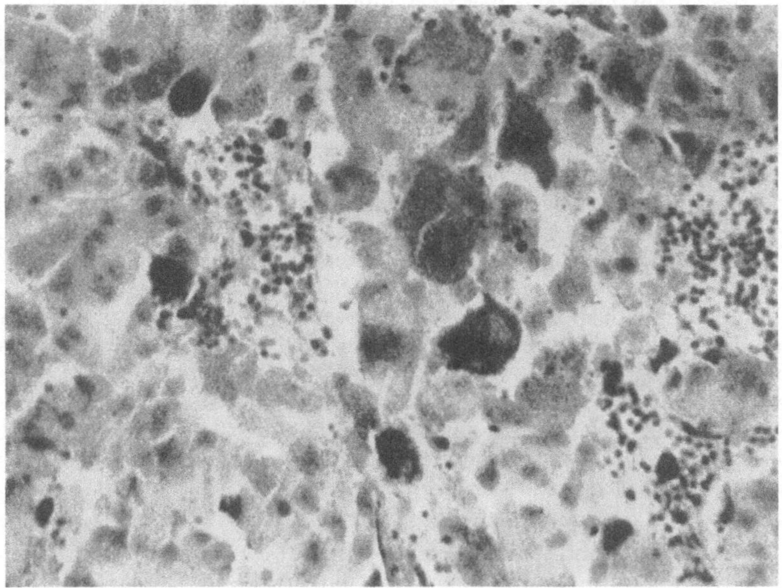

Abb. 130. Phäochromocytom des Zuckerkandlschen Organs. ♂, 53 Jahre. [Aus Nordmann u. Lebküchner: Virchows Arch. **280** (1931).]

gegeben. Eine sehr ausführliche und zuverlässige Beschreibung verdanken wir Podloucky, die auch weitgehend mit anderen Fällen übereinstimmt. Danach findet sich eine bindegewebige Kapsel, die in Form eines feinen, faserigen, besonders capillarreichen Stromas die Geschwulst durchzieht. Die Geschwulstzellen selbst zeigen in solchen unreifen Fällen keine ausgesprochene alveoläre Anordnung, sie sind wechselnd groß, im allgemeinen jedoch groß, unregelmäßig polyedrisch, ihr Protoplasma läuft bisweilen schwanzförmig aus, zeigt eine feinkörnige oder wabige Struktur und leicht gelblichbraune Färbung und ist im allgemeinen leicht basophil gefärbt (s. Abb. 130). Oft liegen die Zellen so dicht nebeneinander, daß keine scharfe Begrenzung vorhanden ist. Die Kerne liegen häufig exzentrisch, sind auffallend groß, rund oder nierenförmig, meist blaß, chromatinarm und zeigen eine deutliche Kernmembran und häufig 2 Kernkörperchen. Oft vereinigen sich mehrere, bis zu 8 Kernen und bilden Riesenzellen. Man findet abwechselnd Gebiete mit großen oder kleinen Zellen. Schon am ungefärbten Präparat zeigen alle Zellen eine mehr oder weniger starke diffuse Gelbfärbung. Die Fettfärbung ist im allgemeinen negativ. Infolge des sehr charakteristischen Gefäßreichtums (zum Unterschied von den Sympathicusgeschwülsten, Miller, Nordmann, Stangl, Podloucky) findet man auch häufig Blutungen. Mit Müllerscher Flüssigkeit erreicht man einen tiefbraunen Ton des Zellprotoplasmas (Henlesche Reaktion), mit der Vulpianschen Reaktion erfolgt eine schwache Grünfärbung, beide sind jedoch nicht spezifisch für Adrenalin.

b) Phäochromocytom.

Diese Geschwülste sind bereits höher differenziert und gehen von den Phäochromocyten aus, jedoch ist meist kein strenger Unterschied gegen die Phäochromoblastome vorhanden (Weber). Auch hierbei kommen die verschiedensten Lokalisationen entsprechend der Verteilung des paraganglionären Gewebes vor. Hedinger hat bei einer 37jährigen Frau in der linken Nebenniere eine gut abgekapselte, 10 cm im Durchmesser messende Geschwulst der linken Nebenniere mit großer Cystenbildung beobachtet, die er Struma medullaris cystica suprarenalis nannte und die histologisch die charakteristische Struktur des Nebennierenmarkes zeigte und auch positive Chromreaktion gab. Miller hat bei einer 33jährigen Frau ein 2 Kastanien großes gut abgegrenztes Paragangliom, d. h. reifes rostbraunes Phäochromocytom am Brustgrenzstrang des Sympathicus gefunden. Weiterhin muß als sicherer Fall eines reifen Paraganglioms der von Nordmann und Lebküchner mitgeteilte erwähnt werden, bei dem es sich um einen riesengroßen Tumor des Zuckerkandlschen Organs bei einem 53jährigen Mann handelte, auch die von Stangl, Hausmann und Getzowa, sowie Merkulow am gleichen Organ beobachteten Geschwülste. Schließlich gehören auch die von Kahlau und Popken mitgeteilten Fälle, ausgehend von der Nebenniere, hierher. Wir selbst haben einen solchen Fall als Nebenbefund bei einem 38jährigen Mann in der linken Nebenniere beobachtet (s. Herzog 1950). Eine seltene Lokalisation ist die von Bindslev mitgeteilte im Omentum minus, der Magenwand eingelagert bei einem 15jährigen Kinde.

Im wesentlichen zeigen diese Geschwülste, wie aus der klassischen Beschreibung von Hedinger und später auch von Miller, Nordmann und Lebküchner, Kahlau, Kaulbach u. a. hervorgeht, eine bindegewebige Kapsel und im Innern einen alveolären Bau. Diese Alveolen oder Zellstränge von Geschwulstzellen werden vielfach recht unscharf durch schmale Bindegewebssepten oder nur durch feine Capillaren voneinander getrennt. Die Geschwulstzellen selbst sind zum größten Teil mittelgroß und polyedrisch und zeigen ein feines granuliertes Protoplasma, ihre Größe schwankt vielfach zwischen 30—40 μ und dazwischen finden sich wohl artefizielle Lücken; oft auch sind die Zellgrenzen unscharf. Seltener trifft man auch spindelförmige Zellen. Die Kerne sind rundlich oder oval und zeigen ein deutliches Chromatingerüst, bisweilen trifft man auch große Zellen mit auffallend großen chromatinreichen Kernen, oft sogar mehrere, bis zu 10 Kernen enthaltend. Im allgemeinen zeigen diese Zellen nach der Chromierung eine ausgesprochen gelblichbraune Körnelung und Vacuolen, auch findet man als Sekrettropfen gedeutete scheibenförmige intracelluläre Gebilde, auch im Interstitium und in den Gefäßen. Hin und wieder wird auch von einzelnen Autoren (Popken und Kaulbach) das Vorkommen von Lipoidtröpfchen in den Geschwulstzellen beschrieben, jedoch scheint dieses keineswegs konstant zu sein. Außerdem werden infolge der sehr starken Vascularisation häufig auch Blutungen beschrieben und dadurch bedingt bisweilen auch das Vorhandensein von Eisenpigment. Hin und wieder finden sich auch Nester von Sympathogonien, was auf die nahe Verwandtschaft mit dem Sympathicus hindeutet und zum großen Teil doch wohl erklärt, weshalb ein Teil dieser Geschwülste maligne wird. Vielleicht gehört hierher auch der von Kahlau beschriebene Fall eines malignen Phäochromocytoms der linken Nebenniere bei einer 40jährigen Frau mit Geschwulstthrombose der linken Nebennierenvene und der Vena cava inferior und Metastasen in beiden Lungenunterlappen. Ein Teil der beschriebenen sog. malignen Phäochromocytome dürfte jedoch sicher der unreiferen Form, d. h. den Phäochromoblastomen entsprechen. Auch hier ist ähnlich wie bei den Sympathicusgeschwülsten die Feststellung des biologischen Verhaltens, gemessen am Reifegrad der Geschwulst, bisweilen recht schwierig. Außerdem bestehen Kombinationsformen mit Sympathicusgeschwülsten, die selbst höhere Reifegrade erreichen können, wie die sog. *Gangliophäochromocytome* (HEGGLIN, NABHOLZ und FISCHER).

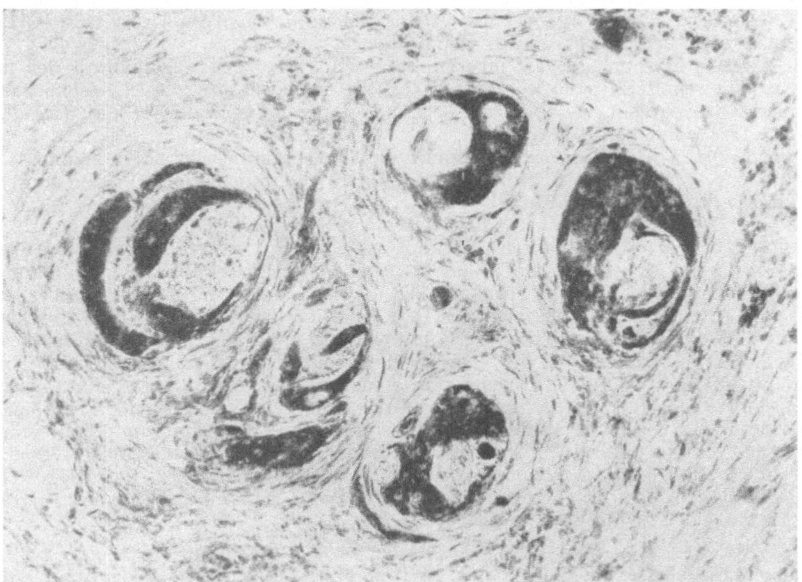

Abb. 131. Carcinommetastasen in den Lymphgefäßen des Plexus coeliacus, sog. Lymphangiosis carcinomatosa (Präparat Prof. WOHLWILL.) [Aus E. HERZOG in L. R. MÜLLER (1931)].

B. Metastatische Geschwülste.

Es nimmt wunder, daß bei den zahlreichen Metastasierungen maligner Geschwülste, zum mindesten solcher in der Nachbarschaft sympathischer oder parasympathischer Ganglien, nur so selten Geschwulstmetastasen im vegetativen Nervensystem beschrieben worden sind, obwohl sie sicher häufig vorkommen. Auf Metastasen in den vegetativen Zentren haben wir bereits schon hingewiesen. In der Peripherie haben wir unter anderen einen Fall einer Metastase eines Oesophaguscarcinoms im Ggl. cerv. cran. (s. Abb. 53) beobachtet, WOHLWILL einen solchen von Metastasen eines Pankreascarcinoms im Plexus coeliacus, sowie BIANCHI einen ähnlichen Fall. In diesen Fällen kommen oft gut die Lymphgefäße, gefüllt mit Geschwulstzellen zur Darstellung (s. Abb. 131) und außerdem mehr oder weniger ausgedehnte degenerative und auch abortive, regenerative Erscheinungen an den Ganglienzellen und Nervenfasern, worauf wir schon näher eingegangen sind. Es würde sich verlohnen, solche Beispiele besonders bezüglich der dadurch auftretenden klinischen Ausfallsymptome zu beobachten, die uns als Experiment der Natur Hinweise auf die komplizierte Funktion des vegetativen Nervensystems geben könnten.

Literatur.

Entwicklungsgeschichte.

Vegetative Zentren, Sympathicus, Parasympathicus und Paraganglien.

BALFOUR, F. M.: The development of elasmobranch fishes. Amer. J. Anat. **11**, 438 (1877). — BARGMANN, W.: Über die neurosekretorische Verknüpfung von Hypothalamus und Neurohypophyse. Z. Zellforschg **34**, 610 (1949).

CAMPENHOUT, E. v.: Historical survey of the development of the sympathetic nervous system. Quart. Rev. Biol. **5**, 217 (1930). — CLARA, M.: Entwicklungsgeschichte des Menschen. Leipzig: Quelle & Meyer 1938.

FISCHEL, A.: Lehrbuch der Entwicklung des Menschen. Wien u. Berlin: Springer 1929. — FUSARI, R.: Contribuzioni allo studio delle sviluppo della capsula surrenali o del simpatico nell pollo o nei mammiferi. Arch. Sci. med. **16**. — Arch. med. Biol. **18** (1893).

GOORMAGHTIGH, N.: Organogenèse et histogenèse de la capsule surrénale et du plexus coeliaque. Ann. et Bull. Soc. Méd. Gand, N. s. **5**.

KOHN, A.: Morphologie der inneren Sekretion. In BETHES Handbuch der normalen und pathologischen Physiologie, Bd. XVI/1. 1930. — KUHLENBECK, H.: Siehe zusammenfassende Darstellungen. — KUNTZ, A.: The autonomic nervous system, 3. Aufl. Philadelphia: Lea & Febiger 1934.

PATTERSON, A. M.: Development of the sympathetic nervous system in mammals. Philos. Trans. Roy. Soc. Lond. **181** (1890).—PENITSCHKA, W.: Paraganglion aorticum supracardiale. Z. mikrosk.-anat. Forschg **24** (1931).

REMAK, R.: Über ein selbständiges Darmnervensystem. Berlin 1847.

SCHULTZE, O.: Grundriß der Entwicklungsgeschichte des Menschen und der Säugetiere. Leipzig: Wilhelm Engelmann 1897. — STÖHR jr., PH.: Mikroskopische Anatomie des vegetativen Nervensystems. Berlin: Springer 1928. — W. v. MÖLLENDORFFS Handbuch der mikroskopischen Anatomie des Menschen, Bd. IV/1. Berlin: Springer 1928. — STREETER, G. L.: Die Entwicklung des Nervensystems. In KEIBEL-MALLS Handbuch der Entwicklungsgeschichte, Bd. II, 1. 1911. — SZANTROCH, Z.: Morphologie der Darmnerven beim Hühnchen. Extr. Bull. l'Acad. Polonaise **1927**. — L'histogenèse des ganglions nerveux du coeur. Extr. Bull. l'Acad. Polonaise **1929**. — Über den feineren Bau des REMAKschen Darmnerven. Z. Zellforschg **1933**.

TELLO, J. F.: Sur la formation des chaînes primaire et secondaire du grand sympathique dans l'embryon de poulet. Trab. Labor. Invest. biol. Univ. Madrid **23**, 1 (1925).

WATZKA, M.: Vom Paraganglion caroticum. Verh. anat. Ges. (Erg.-Bd.) **78**, 108 (1934). — Die Paraganglien. In W. v. MÖLLENDORFFS Handbuch der mikroskopischen Anatomie des Menschen, Bd. VI/4. Berlin: Springer 1939.

I. Vegetative Zentren.

Zusammenfassende Darstellungen über Anatomie, Histologie, Physiologie und Pathologie.

BARGMANN, W.: Das Zwischenhirn-Hypophysensystem. Berlin: Springer 1954. — BODECHTEL, G.: Anatomie, Physiologie, Pathologie und Klinik der zentralen Anteile des vegetativen Nervensystems, I. und II. Fortschr. Neur. **7**, H. 8 (1935); **8**, H. 4/5 (1936).

GAGEL, O.: Zur Topik und feineren Histologie der vegetativen Kerne des Zwischenhirns. Z. Anat. **87**, 558 (1928). — Zur Histologie und Topographie der vegetativen Zentren im Rückenmark. Z. Anat. **85**, 213 (1928). — Die vegetativen Zentren im Mittelhirn. In L. R. MÜLLER, Lebensnerven und Lebenstriebe, 3. Aufl. Berlin: Springer 1931. — Die vegetativen Zentren in der Medulla oblongata und im Ponsgebiet. In L. R. MÜLLER, Lebensnerven und Lebenstriebe, 3. Aufl. Berlin: Springer 1931. — Symptomatologie der Erkrankungen des Hypothalamus. In BUMKE-FOERSTERS Handbuch der Neurologie, Bd. V. Berlin: Springer 1936. — Bau und Leistung des vegetativen Nervensystems (Referat). Verh. dtsch. Ges. inn. Med. **54** (1948). — Dtsch. Arch. klin. Med. **195** (1949). — GAGEL, O., u. G. BODECHTEL: Die Topik und feinere Histologie der Ganglienzellengruppen in der Medulla oblongata und im Ponsgebiet mit einem kurzen Hinweis auf die Gliaverhältnisse und die Histopathologie. Z. Anat. **91**, 130 (1929). — Die vegetativen Zentren im Rückenmark. In L. R. MÜLLER, Lebensnerven und Lebenstriebe, 3. Aufl. Berlin: Springer 1931. — Die vegetativen Anteile des Rückenmarks. Z. Neur. **138**, 263 (1932). — GREVING, R.: Die zentralen Anteile des vegetativen Nervensystems. In W. v. MÖLLENDORFFS Handbuch der mikroskopischen Anatomie des Menschen. Bd. IV/1. Berlin: Springer 1928. — Die vegetativen Zentren im Zwischenhirn. In L. R. MÜLLER, Lebensnerven und Lebenstriebe, 3. Aufl. Berlin: Springer 1931. — Makroskopische Anatomie und Histologie des vegetativen Nervensystems. In BUMKE-FÖRSTERS Handbuch der Neurologie, Bd. I, S. 811. Berlin: Springer 1935. — Vegetatives System. In MOHR u. STAEHELINS: Handbuch der inneren Medizin, Bd. V/1. Berlin: Springer 1953. — Die Erkrankungen des vegetativen Systems. In MOHR und STAEHELINS Handbuch der inneren Medizin, Bd. V/2. Berlin: Springer 1953.

JOSEPHY, H.: Normale und pathologische Anatomie der vegetativen Zentren des Zwischenhirns, des Sympathicus und Parasympathicus. In M. HIRSCH: Handbuch der inneren Sekretion, Bd. I, S. 4. Leipzig: Kurt Kabitzsch 1928.

KUHLENBECK, H.: The human diencephalon. Confinia neur. (Basel) Suppl. **14** (1954). — KUNTZ, A.: The autonomic nervous system, 3. Aufl. Philadelphia: Lea a. Febiger 1947.

MÜLLER, L. R.: Lebensnerven und Lebenstriebe, 3. Aufl. Berlin: Springer 1931.

SPATZ, H.: Anatomie des Mittelhirns. In BUMKE-FÖRSTERS Handbuch der Neurologie, Bd. I. Berlin: Springer 1935. — SPIELMEYER, W.: Histopathologie des Nervensystems. Berlin: Springer 1922. — STERN, K.: Der Zellaufbau des menschlichen Mittelhirns. Z. Neur. **154**, 521 (1935).

TINEL, J.: Le système nerveux végétatif. Paris: Masson & Co. 1937.

Einzelarbeiten.

ASCHENBRENNER u. v. BAEYER: Epidemisches Fleckfieber. Stuttgart: Ferdinand Enke 1944.

BEYER, A.: Zur Histopathologie der Pellagra. Arch. f. Psychiatr. **98** (1932). — BIEDL: Zit. nach GAGEL. — BODECHTEL, G., u. O. GAGEL: Die Histopathologie der vegetativen Kerne des menschlichen Zwischenhirns am Beispiel der tuberkulösen Meningitis und Polioencephalitis. Z. Neur. **132**, 755 (1931). — BUSCHKE, A., u. H. OLLENDORF: Über den Zusammenhang des Pemphigus vulgaris mit Veränderungen im Nervensystem. Dermat. Wschr. **81**, 1591 (1925). — BUSTAMANTE: Zit. nach ZIESCHE.

CASSIRER u. LAPINSKY: Zit. nach GAGEL. — CORS, G.: La encefalitis en la rabia. Bol. Soc. Biol. Concepción (Chile) **16** (1942). — CUSHING, H.: Pituitary body, hypothalamus and parasympathetic nervous system. Baltimore: Charles C. Thomas 1932.

DANCZ, M.: Über histopathologische Veränderungen des Rhombencephalons bei progressiver Paralyse. Z. Neur. **142**, 264 (1932). — Zur Histopathologie des Rautenhirns bei organischen Erkrankungen des Zentralnervensystems, mit besonderer Berücksichtigung der Lokalisation der vegetativen Kerne. Z. Neur. **147**, 555 (1933). — DIVRY, P.: J. Belge Neur. **34**, 649 (1934). — DRIGGS, M., u. H. SPATZ: Pubertas praecox bei einer hyperplastischen Mißbildung des Tuber cinereum. Virchows Arch. **305**, 567 (1940).

ECONOMO, K. v.: Die Encephalitis lethargica. Jb. Psychiatr. **38** (1917).

GAGEL, O.: Zur Frage der vegetativen Zentren im Rückenmark. Z. Neur. **134**, 499 (1931). — Retrograde Degeneration an den Seitenhornzellen des Menschen nach Vorderwurzeldurchschneidung. Z. Neur. **135**, 565 (1931). — Eine Granulationsgeschwulst im Gebiete des Hypothalamus. Z. Neur. **172**, 710 (1941). — Die Diencephalose. Klin. Wschr. **1947**, 1189. — GAGEL, O., u. I. W. WATTS: Zur Pathogenese der RAYNAUDschen Gangrän. Z. klin. Med. **122**, 110 (1932). — GAMPER, E.: Zur Frage der Polioencephalitis haemorrhagica der chronischen Alkoholiker. Dtsch. Z. Nervenheilk. **102**, 122 (1928). — GAUPP jr., R.: Die histologischen Befunde und bisherigen Erfahrungen über die Zwischenhirnsekretion des Menschen. Z. Neur. **154**, 314 (1935). — Zur pathologischen Anatomie des Diabetes insipidus. Arch. f. Psychiatr. **106**, 972 (1936). — Die morphologischen Grundlagen zur Theorie der Neurosekretion des vegetativen Systems. Z. Neur. **165**, 273 (1939). — GAUPP jr., R., u. E. SCHARRER: Die Zwischenhirnsekretion bei Mensch und Tier. Z. Neur. **153**, 327 (1935). — GAYET: Zit. nach GAGEL. — GRÜNTHAL, E.: Pathologische Anatomie der senilen Demenz. In BUMKES Handbuch der Geisteskrankheiten, Bd. XI. 1930. — GUIZETTI, H. U.: Zur Frage der elektiven Empfindlichkeit vegetativer Zellgruppen. Z. Neur. **141**, 542 (1932.

HECHST, B.: Über das Verhalten der hypothalamischen vegetativen Zentren bei der progressiven Paralyse. Arch. f. Psychiatr. **91**, 319 (1930). — Gehirnanatomische Untersuchungen bei Pemphigusfällen. Arch. f. Dermat. **167** (1933). — Diabetes insipidus nach epidemischer Encephalitis mit histologischem Befund. Dtsch. Z. Nervenheilk. **134**, 182 (1934). — HERRING, P. T.: The spinal origin of the cervical sympathetic nervs. J. of Physiol. **29**, 282 (1903). — HERZOG, E.: Anat. e histol. patológica de las lesiones orgánicas de tifus exantemático. (Referat.) IX. Reunión de la Soc. Argent. de Patol. Regional. 1935. — Retrograde Degeneration der sympathischen Seitenhornzellen im Rückenmark beim Fleckfieber. Virchows Arch. **301**, 357 (1938). — HOEBEN: Zit. nach GAGEL. — HORÁNYI-HECHST, B.: Zur Histopathologie der menschlichen Poliomyelitis acuta anterior. Dtsch. Z. Nervenheilk. **137**, 1 (1935). — HUET: Zit. nach GAGEL.

INABA, CH.: Über Veränderungen im Gehirn, bei schwerem Diabetes mellitus. Arb. neur. Inst. Wien. Univ. **29**, 1315 (1927).

JACOBSOHN-LASK, L.: Über die Kerne des menschlichen Rückenmarkes. Abh. Preuß. Akad. Wiss., Physik.-math. Kl. **1908**. — Über den medialen Sympathicuskern des menschlichen Rückenmarks. Z. Neur. **134**, 649 (1931).

KANT, F.: Die Pseudoencephalitis Wernicke der Alkoholiker. (Polioencephalitis haemorrhagica superior acuta.) Arch. f. Psychiatr. **98**, 702. — KÖRNYEI, ST., u. H. SAETHRE: Die hypothalamische Lokalisation der histologischen Befunde in Korsakow-Fällen. Acta psychiatr. (København.) **12**, 491 (1937). Ref. Zbl. Neur. **89**, 475 (1938). — KRINITZKY, SCH. J.: Veränderungen im zentralen Nervensystem bei Tollwut. Virchows Arch. **261**, 802 (1926).

LAIGNEL-LAVASTINE: Zit. nach GAGEL. — LENZ, G.: Zit. nach BODECHTEL. — LEWY, F. H.: Paralysis agitans. In LEWANDOWSKYS Handbuch der Neurologie, Bd. 3. 1912. — LHERMITTE, J.: Zit. nach GAGEL. — LINDENOW: Verh. dän. otol. u. laryng. Ges. Ref. Zbl. Neur. **72**, 386 (1933). — LUCKSCH, F.: Über das Schlafzentrum. Z. Neur. **93**, 83 (1924).

MASSON, P., et L. BERGER: C. r. Acad. Sci. Paris **176**, 1758 (1923). —MEDWEDEFF: Zit. nach GAGEL. — MEYER, J. E.: Pubertas praecox bei einer hyperplastischen Mißbildung des Hypothalamus. Arch. f. Psychiatr. **179**, 378 (1948). — MOLITORIS, H. A.: Zur Pathologie der Ventrikelblutung, zugleich ein Beitrag zur Histopathologie der Wände des 3. Ventrikels. Dtsch. Z. Nervenheilk. **133** (1934). — MORGAN, L. O., and S. G. HUGH: Pathological changes in the region of the tuber cinereum in idiopathic epilepsy. Amer. J. Psychiatry **9**, 805 (1930).— MÜHLMANN, M.: Altersveränderungen der vegetativen Hirnzentren usw. Zbl. Path. **36**, 1 (1925). Vegetatives Nervensystem und Geschwulstbildung. Jena: Gustav Fischer 1931. — Weitere Studien über die Beziehungen des zentralen vegetativen Nervensystems zur Geschwulstbildung. Verh. dtsch. path. Ges. **27**, 85 (1934). — Über die Veränderungen der Neuroglia der vegetativen Zentren beim Krebs. Acta canc. Budapest **1**, 423 (1935).

NEUBÜRGER, K.: Über Hirnveränderungen nach Alkoholmißbrauch. Z. Neur. **135**, 159 (1931). — NICOLESCU u. RAILEANU: Zit. nach GAGEL.

ONUF, B., and J. COLLIN: Experimental researches on the central localisation of the sympathetic with a critical review of its anatomy and physiology. Arch. of Neur. **3** (1900). — ORTON, S., and L. BENDER: Lesions in the lateral horns of the spinal cord in acrodynia, pellagra and pernicious anemia. Bull. neur. Inst. N. Y. **1**, 506 (1931). — OSTERTAG, B.: Zur Pathologie der akuten Pellagrapsychose. Allg. Z. Psychiatr. **81**, 410 (1924).

PÉHU, J., DÉCHAUME et J. BOUCOMONT: Sur l'anatomie pathologique de l'acrodynie infantile. Bull. Acad. Méd. Paris **113**, 819 (1935). — Rev. franç. Pédiatr. **12**, 239 (1936). — PETERS, G.: Die Kolloidproduktion in den Zellen der vegetativen Kerne des Zwischenhirns des Menschen und ihre Beziehung zu physiologischen und pathologischen Vorgängen im menschlichen Organismus. Z. Neur. **154**, 331 (1935). — Die Beziehungen „sekretorischer" Vorgänge im Zwischenhirn zu Psychosen und innersekretorischen Erkrankungen. Dtsch. Z. Nervenheilk. **139**, 222 (1936). — PETTE, H.: Zur Klinik und Anatomie der Schlafregulationszentren. Dtsch. Z. Nervenheilk. **105** (1928). — Z. Neur. **98**, 346.

ROUSSY, G., et M. MOSINGER: Processus de sécrétion neuronale dans les noyaux végétatifs de l'hypothalamus chez l'homme. La neurocrinie. C. r. Soc. Biol. Paris **115** (1934). — RUCKERT, K. E., u. H. DEILMANN: Histologische Untersuchungen der Medulla oblongata bei Hypertonie. Beitr. path. Anat. **102**, 443 (1939).

SCHARRER, E. A.: Die Erklärung der scheinbar pathologischen Zellbilder im Nucleus supraopticus und Nucleus paraventricularis. Z. Neur. **145**, 462 (1933). — SCHARRER, E., u. R. GAUPP jr.: Neuere Befunde am Nucleus supraopticus und Nucleus paraventricularis des Menschen. Z. Neur. **148**, 766 (1933). — SCHWAB, E.: Zur Lokalisationsfrage des Schlafzentrums. Münch. med. Wschr. **1932 I**, 94. — SEIFRIED, O., u. H. SPATZ: Die Ausbreitung der encephalitischen Reaktion bei der Bornaschen Krankheit der Pferde usw. Z. Neur. **124**, 317 (1930). — SLOTWER, B. S.: Pathologisch-anatomische Veränderungen im Zwischenhirn bei der Lyssa. Virchows Arch. **261**, 787 (1926). — SMELL u. ROWNTREE: Zit. nach GAGEL. — SPATZ: Zit. nach ZIESCHE. — STIEF, A.: Über die anatomischen Grundlagen der vegetativen Störungen bei Geisteskrankheiten. Dtsch. Z. Nervenheilk. **97** (1927). — SÜKRÜ-AKSEL, I., u. H. SPATZ: Über die anatomischen Veränderungen bei der menschlichen Lyssa und ihre Beziehungen zu denen der Encephalitis epidemica. Z. Neur. **97**, 627 (1925).

TANAKA: Mitt. med. Fak. Fukuoka **9** (1924). Zit. nach BODECHTEL. — TOSHIKIKI: Zit. nach GAGEL. — TRELLES, J. O., S. D. ROEDENBECK y F. POLACK: Sobre tres casos anátomo-clinicos de rabia humana. Rev. Neur. Lima (Peru) **16** (1953).

URECHIA u. NITESCU: Zit. nach GAGEL.

WEISSCHEDEL: Zit. nach ZIESCHE.

ZIESCHE, K. TH.: Zur Histologie des Tuber cinereum. Z. Zellforschg **33** (1944).

II. Peripheres vegetatives Nervensystem.

A. Sympathicus.

Zusammenfassende Darstellungen.

BIELSCHOWSKY, M.: Allgemeine Histologie und Histopathologie des Nervensystems. In BUMKE-FÖRSTERS Handbuch der Neurologie, Bd. I. Berlin: Springer 1935.

DE CASTRO, F.: Sympathetic ganglia normal and pathological. In W. PENFIELD, Cytology and cellular pathology of the nervous system, Bd. I. New York: Paul B. Hoeber 1932. — Die normale Histologie des peripheren vegetativen Nervensystems. (Referat.) 34. Tagg der Dtsch. Ges. für Path. Wiesbaden 1950. Stuttgart: Piscator-Verlag 1951. — Aspects anatomiques de la transmission synaptique ganglionnaire chez les mammifères (Referat). Arch. internat. Physiol. **59**, 479 (1951).

FEYRTER, F.: Die Pathologie der vegetativen nervösen Peripherie. (Referat.) Verh. 34. Tagg der Dtsch. Ges. für Path. Wiesbaden 1950. Stuttgart: Piscator-Verlag 1951. — Über die Pathologie der vegetativen nervösen Peripherie und ihrer ganglionären Regulationsstätten. Wien: Wilhelm Maudrich 1951.

HERZOG, E.: Pathologische Histologie des vegetativen Nervensystems. In L. R. MÜLLER, Lebensnerven und Lebenstriebe, 3. Aufl. Berlin: Springer 1931. — Prinzipielles zur normalen und pathologischen Histologie des peripheren vegetativen Nervensystems. (Übersicht.) Klin. Wschr. 1948, Nr. 41/42, 641. — Die Pathologie der peripheren vegetativen Ganglien (Referat). 34. Tagg der Dtsch. Ges. für Path. Wiesbaden 1950. Stuttgart: Piscator-Verlag 1951.

JABONERO, V.: Der anatomische Aufbau des peripheren neurovegetativen Systems. Acta neurovegetativa (Wien) Suppl. **4** (1953).

KÖHLER, H.: Histologie und Histopathologie der wichtigsten vegetativen Ganglien unserer Haussäugetiere. Arch. exper. Veterinärmed. **6**, 373—478 (1952). — KUNTZ, A.: The autonomic nervous system, 3. Aufl. Philadelphia: Lea a. Febiger 1947.

LEVI, G.: Trattato di Istologia. Torino 1941.

MÜLLER, L. R.: Lebensnerven und Lebenstriebe, 3. Aufl. Berlin: Springer 1931.

RAMÓN Y CAJAL, S.: Histologie du système nerveux de l'homme et des vertébrés, Bd. II. Paris: A. Maloine 1911. — REISER, K. A.: Zur Lehre vom Feinbau der nervösen Substanz. Z. Neur. **175**, 485 (1943).

SPIELMEYER, W.: Technik der mikroskopischen Untersuchung des Nervensystems, 4. Aufl. Berlin: Springer 1930. — Histopathologie des Nervensystems, Bd. I. Berlin: Springer 1932. — STÖHR jr., PH.: Die peripherischen Anteile des vegetativen Nervensystems. In W. v. MÖLLENDORFFS Handbuch der mikroskopischen Anatomie des Menschen, Bd. I. Berlin: Springer 1928. — Mikroskopische Anatomie des vegetativen Nervensystems. Berlin: Springer 1928. — Studien zur normalen und pathologischen Histologie vegetativer Ganglien. I. Z. Zellforschg **32**, 587 (1943). — Studien zur normalen und pathologischen Histologie vegetativer Ganglien. II. Z. Zellforschg **33**, 109 (1943). — Studien zur normalen und pathologischen Histologie vegetativer Ganglien. III. Z. Anat. **114**, 14 (1948). — Zusammenfassende Ergebnisse über die normale und pathologische Histologie der sympathischen Ganglienzellen und der Endapparate im vegetativen Nervensystem. Erg. Anat. **33**, 135 (1941). — Zusammenfassende Ergebnisse über die mikroskopische Innervation des Magen-Darmkanals. Erg. Anat. **34**, 244 (1944) u. 2. erw. Aufl. 1952. — Lehrbuch der Histologie. Berlin: Springer 1951.

TINEL, J.: Le système nerveux végétatif. Paris: Masson & Co. 1937.

1. Normale Histologie und Experimente.

Einzelarbeiten.

ACHÚCARRO: Notas sobre la estructura y funciones de la neuroglia etc. Trab. Labor. Invest. biol. Univ. Madrid **11**, 187 (1913). — ARWATINAKI, A.: Reactions déclanchées sur un axone au repos par l'activité d'un autre axone au niveau d'une zone de contact. Condition de la transmission de l'excitation. C. r. Soc. Biol. Paris **133**, 39 (1939).

BARON, M.: Histophysiologische Forschung des heterogenen Regenerationsprozesses der pericellulären Apparate (Synapse). Z. mikrosk.-anat. Forschg **35** (1934). — BERTRAND, J., et J. GUILLAIN: La microglie et l'oligodendroglie ganglionnaires. C. r. Soc. Biol. Paris **113**, 382 (1933). — BLOTEVOGEL, W.: Sympathicus und Sexualzyklus. I. Z. mikrosk.-anat. Forsch. **13** (1928); **33** (1933). — BOEKE, J.: Die periphere Endausbreitung des sympathischen Systems. Nova Acta Leopold., N. F. **2**, 209 (1935). — Innervationsstudien. XII. Das Problem der interstitiellen Zellen in der nervösen Endformation. Acta neerland. Morph. **5**, 131 (1943). — The sympathetic endformation, its synaptology, the interstitial cells, the periterminal network, and its bearing on the neurone theory. Discussion and critique. Acta anat. 8, 18 (1949).

DE CASTRO, F.: Estudios sobre la neuroglia de la corteza cerebral del hombre y de los animales. Trab. Labor. Invest. biol. Univ. Madrid **18**, 1 (1920). — Evolución de los ganglios simpáticos vertebrales y prevertebrales. Trab. Labor. Invest. biol. Univ. Madrid **20**, 113 (1923). — Recherches sur la dégénération et la régénération du système nerveux sympathique. Quelques observations sur la constitution des synapses dans les ganglions. Trab. Labor. Invest. biol. Univ. Madrid **26**, 357 (1930). — Quelques recherches sur la transplantation de ganglions nerveux (cérébro-spinaux et sympathiques) chez les mammifères. Trab. Labor. Invest. biol. Univ. Madrid **28**, 237 (1932/33). — Sur la régénération fonctionnelle dans le sympathique (anastomoses croisées avec des nerfs de type iso-et hétéromorphes). — Une référence spéciale sur la constitutión des synapses. Trab. Labor. Invest. biol. Univ. Madrid **31**, 271 (1937). — Modelación de un arco reflejo en el simpático, uniéndolo con la raíz aferente central del vago. Nuevas ideas sobre la sinápsis. Trab. Labor. Invest biol. Univ. Madrid **34**, 217 (1942). — Sobre el comportamiento y significación de la oligodendroglia en la substancia gris central y de los gliocitos en los ganglios nerviosos periféricos. Arch. histol. norm. path. B. Air. **3**, 317 (1946). — Contribución al conocimiento de la inervación parasimpática y simpática del estómago. Memoria, Real Academ. Nac. de Medicina. Madrid 1950. — DE CASTRO, F., y M. L. HERREROS: Actividad funcional del ganglio cervical superior, en relación al número y modalidad de sus fibras preganglionicas. Modelo de la sinápsis. Trab.

Labor. Invest. biol. Univ. Madrid 37, 287 (1945). — De Castro, F., P. de Sala y J. M. Blanco: Las vías sensoriales periféricas del tubo digestivo. 2. Reunión de la Soc. Española de Patol. Digest. y de la Nutrición. Madrid 1948. Mem. r. Acad. Med. Madrid **1941**. — Chungcharoen, D., M. de Burgh Daly and A. Schweitzer: J. of Physiol. **118**, 528 (1952).

Dale, H.: Reizübertragung durch chemische Mittel im peripheren Nervensystem. Slg Vorträge der Nothnagel-Stiftung, H. 4. Berlin und Wien: Urban & Schwarzenberg 1935. — Dogiel, A. S.: Zur Frage über den feineren Bau des sympathischen Nervensystems bei den Säugetieren. Arch. mikrosk. Anat. **46**, 305 (1895). — Zwei Arten sympathischer Nervenzellen. Anat. Anz. **21** (1896). — Dolley, D. H.: The morphological changes in nerve cells resulting from overwork in relation with experimental anemia and shock. J. med. Res. **1**, 95 (1909). — The relation between functional activity and depression in nerve cells from anatomic analysis. Trans. Amer. med. Assoc., Sec. Path. a. Physiol. **1913**. — Fatigue of excitation and fatigue of depression. Internat. Mschr. Anat. u. Physiol. **31**, 35 (1914).

Fedorow, B. G.: Essai de l'étude intravitale des céllules nerveuses et des connexions interneuronales dans le système nerveux autonome. Trab. Labor. Invest. biol. Univ. Madrid **30**, 403 (1935). — Fedorow, B. G., et S. J. Matwejewa: La structure des connexions interneuronales dans le système nerveux autonome de la grenouille. Trab. Labor. Invest. biol. Univ. Madrid **30**, 379 (1935). — Fischer, E., u. H. Kaiserling: Experimentelle Sympathikoganglionitis. Z. klin. Chir. **251**, 525 (1939).

Gibson, W. C.: Degeneration and regeneration of sympathetic synapses. J. of Neurophysiol. **3**, 237 (1940). — Greving, R.: Zur feineren Anatomie der Endgeflechte präganglionärer Fasern im Ganglion cerv. sup. des Menschen. Z. Anat. **61**, 1 (1921).

Hagen u. Schmitz: Siehe Abschnitt Pathologie. — Herzog, E.: Beitrag zur normalen und pathologischen Histologie des Sympathikus. Z. Neur. **103**, 1 (1926). — Zur Frage des Pigments und einer möglichen Neurosekretion in den sympathischen Ganglien. Beitr. path. Anat. **101**, 390 (1938). — Contribución a las terminaciones nerviosas (sinapsis) en el ganglio celíaco humano. Rev. sudamer. Morfol. **3**, 137 (1945). — Bedeutung und Kritik des nervösen vegetativen Terminalreticulums (Stöhr). Acta neurovegetativa (Wien) **10**, 110 (1954). — Über die periphere Glia in den sympathischen Ganglien. Z. Zellforsch. **40**, 199 (1954). — Herzog, E., u. B. Günther: Das Synapsenproblem im Sympathikus. Z. Neur. **160**, 550 (1938). — Beitrag zum Problem der Synapsen und der Scheidenzellen in den sympathischen Ganglien. Z. Zellforschg **31**, 461 (1941). — Herzog, E., u. E. Schüler: Experimenteller Beitrag zur Frage der Ermüdung der sympathischen Ganglienzellen. Beitr. path. Anat. **106**, 178 (1941). — Hill, C.: A contribution to our knowledge of the enteric plexuses. Phil. Trans. roy. Soc. London, Ser. B **215**, 355 (1927). — Hillarp, N. A.: The structure of the synapse and the peripheral innervation. Apparatus of the autonomic nervous system. Acta anat. Suppl. **4**, Vol. 2 (1946). — Hortega, P., y M. Prado: Estudios sobre la neuroglia periférica. Bol. Soc. argent. Biol. **171**, 512 (1941). — Investigaciones sobre la neuroglia de los ganglios simpáticos. Arch. histol. norm. pat. B. Air. **1**, 183 (1942).

Jabonero, V.: Etude sur le système neurovégétatif periférique. Acta anat. **6**, 14 (1948).

Key, A., u. G. Retzius: Studien in der Anatomie des Nervengewebes und des Bindegewebes, 2. Hälfte. Stockholm 1876. — Kirsche, W.: Synaptische Formationen im Ganglion stellare des Menschen. Z. mikrosk.-anat. Forsch. **60**, 399 (1954). — Zur Morphologie und Funktion von Zellaggregaten im Ganglion stellare des Menschen. Morph. Jb. **94**, 151 (1954). — Kohn, A.: Morphologie der inneren Sekretion. In Handbuch der normalen und pathologischen Physiologie, Bd. 16. Berlin: Springer 1930. — Kuntz, A., and N. M. Sulkin: The neuroglia in the autonomic ganglia; cytologic structure and reactions to stimulation. J. comp. Neur. **86**, 467 (1947).

Langley, I. N.: A short account of the sympathetic system. Physiol.-Kongr. Bern 1895. — On axon-reflexe in the preganglionic fibres of the sympathetic system. J. of Physiol. **25**, 397 (1900). — Lawrentjew, B. I.: Zur Morphologie des Ganglion cerv. sup. Anat. Anz. **58**, 529 (1924). — Über die Erscheinungen der Degeneration und Regeneration im sympathischen Nervensystem. Z. mikrosk.-anat. Forschg **2**, 201 (1925). — Experimentelle morphologische Studien über den feineren Bau des autonomen Nervensystems. I, II, III u. IV. Z. mikrosk.-anat. Forschg **16**, 383 (1929); **18**, 233 (1929); **30**, 543 (1932); **35**, 71 (1934). — Lawrentjew, B. I., u. A. I. Borowskaja: Die Degeneration der postganglionären Fasern des autonomen Nervensystems und deren Endigungen. Z. Zellforsch. **23**, 761 (1936). — Leeuwe, H.: Zit. nach Boeke (1943—1949). — Llorca, F. Orts et J. Botár: Lymphatiques des ganglions de la chaîne sympathique chez le nouveau né. Ann. d'Anat. path. **9**, 818 (1932). — Lorente de Nó, R.: Limits of variation of the synaptic delay of motoneurons etc. J. of Neurophysiol. **1**, 187 (1938). — Analysis of the activity of the chains of internuncial neurons. J. of Neurophysiol. **1**, 207 (1938). — Liberation of acetylcholine by the superior cervical sympathetic ganglion and the nodosum ganglion of the vagus. Amer. J. Physiol. **121**, 331 (1938). — Transmission of impulses through cranial motor nuclei. J. of Neurophysiol. **2**, 402 (1939).

Machado de Souza, O.: Contribution a l'étude de la vascularisation du système nerveux organo-végétatif. Ann. d'Anat. Path. **9**, 975 (1932). — Martin, C.: Relaciones anátomopatológicas entre la arterioesclerosis aórtica y los ganglios simpáticos. Bol. Soc. Biol. Concepción (Chile) **11**, 45 (1937). — Mawas: Note sur la structure et la signification glandulaire probable des céllules neurogliques, du système nerveux central des vertebrés. C. r. Soc. Biol. Paris **69**, 45 (1910). — Meyling, H. A.: Structure and significance of the peripheral extension of the autonomic nervous system. J. Comp. Neur. **99**, 495 (1953).

Nageotte: Phénomènes de sécrétion dans le protoplasma des cellules neurogliques de la substance grise. C. r. Soc. Biol. Paris **68**, 1068 (1910). — Nonidez, J. F.: The nervous "terminal reticulum". A critique I, II, III. Anat. Anz. **82**, 321 (1936); **84**, 1, 18 (1937). — Arterio-venous anastomoses in the sympathetic chain ganglia of the dog. Anat. Rec. **82**, 593 (1942).

Ortiz Picón, J. M.: La oligodendroglia de los ganglios sensitivos. Rev. españ. Biol. **1**, 19 (1932). — Ottaviani, G.: Sugli spazi del plesso di Auerbach iniettabili col metodo del linfatici. Atti. Soc. med.-chir. Padova **12**, 438 (1934).

Patterson, E. L.: J. of Anat. **84**, 329 (1950).

Ramón y Cajal, S.: Las células del gran simpático del hombre adulto. Trab. Labor. Invest. biol. Univ. Madrid **4**, 79 (1904). — Ranvier, C.: Technisches Lehrbuch der Histologie. Leipzig: F. C. W. Vogel 1888. — C. r. Acad. Sci. Paris **106**, 574 (1888). — Riegele, L.: Beitrag zur Kenntnis des Scheidenplasmodiums im autonomen Nervensystem. Z. Zellforschg **15**, 374 (1932). — Rouvière: Sur les lymphatiques des ganglions sympathiques cerviceaux. Ann. d'Anat. path. **6**, 22 (1929). — Anatomie des lymphatiques de l'homme. Paris: Masson & Co. 1932.

Solervicens, E.: Contribución al estudio de las venas del simpático. Bol. Soc. Biol. Concepción (Chile) **18**, 37 (1944). — Spiegel, E. A., u. M. Adolf: Die Ganglien des Grenzstrangs. Arb. neur. Inst. Wien **23**, 67 (1920). — Sulkin, N., and A. Kuntz: Distribution of ascorbic acid in autonomic ganglia and its alteration in experimental and pathologic states. Anat. Rec. **101**, 33 (1948).—The neuroglia in the autonomic ganglia, cytologic structure and reactions to stimulation. J. comp. Neur. **86**, 467 (1947). — Stöhr jr., Ph.: Über Nebenzellen und deren Innervation in Ganglien des vegetativen Nervensystems, zugleich ein Beitrag zur Synapsenfrage. Z. Zellforschg **29**, 569 (1939). — Szantroch, Z.: Siehe Abschnitt Pathologie.

Troitsky, A.: Zit. nach Rouvière. — Trostanetzky, M. N.: Zur Frage des Baues der sympathischen Ganglien des Darmgeflechtes. Z. Zellforschg **8**, 458 (1929). — Tschernjachiwsky: Zit. nach Stöhr 1947.

Watzka: Über das Vorkommen vielkerniger Ganglienzellen in den Nervengeflechten der Samenblasen des Menschen. Anat. Anz. **66**, 321 (1928). — Wohlwill: Siehe Abschnitt allgemeine Pathologie.

2. Allgemeine Pathologie.

Abrikossoff, A. J.: Die pathologische Anatomie der sympathischen Ganglien. Virchows Arch. **240**, 281 (1923). — Achúcarro, N.: Alteraciones del ganglio cerv. sup. simpático en algunas enfermedades mentales. Trab. Labor. Invest. biol. Univ. Madrid **12**, 55 (1914). — Altschul, R.: Über das sog. Alterspigment der Nervenzellen. Virchows Arch. **301**, 273 (1938). — Amprino, R.: Modifications de la structure des neurones sympathiques pendant l'accroissement et la sénescence etc. C. r. Assoc. Anatomistes. 33. Reúnion 1938. — Askanazy, M.: Über Bau und Entstehung des chronischen Magengeschwürs sowie Soorpilzbefunde in ihm. Virchows Arch. **234**, 111 (1921).

Barbey-Gampert, A.: Acta anat. (Basel) **4**, 5 (1947/48).— Benninghoff, A.: Vermehrung und Vergrößerung von Nervenzellen bei Hypertrophie des Innervationsgebietes. Z. Naturforsch. B **6**, 38 (1951). — Bethe, A., u. M. Fluck: Über das gelbe Pigment der Ganglienzellen usw. Z. Zellforschg. **27** (1937). — Borowsky, M. L.: Beitrag zur Histopathologie des peripheren vegetativen Nervensystems bei Tuberkulose und Carcinom. Z. Neur. **146**, 692 (1933). — Büchner, F.: (Aussprache.) Verh. 34. Tagg Dtsch. Ges. für Path. Wiesbaden 1950. Stuttgart: Piscator-Verlag 1951.

de Castro, F.: Evolución de los ganglios simpáticos vertebrales y prevertebrales etc. Trab. Labor. Invest. biol. Univ. Madrid **20**, 113 (1923). — Recherches sur la dégénération et la régénération du système nerveux sympathique etc. Trab. Labor. Invest. biol. Univ. Madrid **26**, 357 (1930). — Quelques recherches sur la transplantation de ganglions nerveux (cérébro-spinaux et sympathiques) chez les mammifères. Trab. Labor. Invest. biol. Madrid **28**, 237 (1933). — Chodos, Ch. G.: Histopathologie der sympathischen Ganglien bei akuten Infektionen. Z. Neur. **135**, 358 (1931). — Conti, G.: Études sur la morphologie des cellules des ganglions sympatiques intramuraux du coeur humain. Acta Anat. **5**, 255 (1948).

Danon, D.: Variations de la structure des synapses dans les ganglions sympathiques chez l'homme. Acta anat. (Basel) **13**, 163 (1951). — De Lorenzi, E.: Modificazione dei neuroni simpatici dei mammiferi domestici in relazione all'accrescimento somatico ed alla senescenza. Arch. ital. Anat. **28**, 529 (1931). — Dide, M.: Les cellules végétatives mésocéphaliques dans les maladies mentales constitutionelles. C. r. Soc. Biol. Paris **120**, 1074 (1935).— Del Rio, A.: Contribución al estudio del pigmento lipoídico en los ganglios periféricos. Bol. Soc. Biol. Concepción (Chile) **19**, 25 (1944).

Engelbrecht, W.: Über Zahl und Deutung degenerierter Ganglienzellen in sympathektomierten Grenzstrangganglien. Klin. Wschr. **1951**, H. 3/4, 41.

Feyrter, J.: Zur Histopathologie der Ganglienzellen des Truncus sympathicus beim Menschen. Wien. med. Wschr. **1949**, Nr 15/16. — Fleiner, W.: Über die Veränderungen des sympathischen und cerebrospinalen Nervensystems bei zwei Fällen von Addisonscher Krankheit. Dtsch. Z. Nervenheilk. **2**, 265 (1892).

Gaupp jr., R.: Die Neurosekretion des Sympathikus. Z. Neur. **160**, 357 (1937). — Graupner, R.: Beiträge zur normalen und pathologischen Anatomie des sympathischen Nervensystems. Beitr. path. Anat. **24**, 255 (1898).

Hagen, E.: Beobachtungen zur pathologischen Histologie des vegetativen Nervensystems bei verschiedenen Erkrankungen des Gefäßapparates. Z. Anat. **114**, 420 (1949). — Hallervorden: Siehe Marthen. — Hechst, B., u. L. Nussbaum: Beiträge zur Histopathologie der sympathischen Ganglien. Arch. f. Psychiatr. **95**, 556 (1931). — Hermann, H.: Die Herzganglien des Kindes und ihre Veränderungen beim Tetanus. Dtsch. Z. Nervenheilk. **159**, 359 (1948). — Mikroskopische Beobachtungen an den Herzganglien des Menschen bei Coronarsklerose. Virchows Arch. **316**, 341 (1949). — Mikroskopische Befunde an menschlichen Herzganglien bei verschiedenen Erkrankungen. Dtsch. Z. Nervenheilk. **165**, 127 (1951). — Herzog, E.: Zur Pathologie der Achsenzylinder peripherer Nerven. Virchows Arch. **253**, 402 (1924). — Beitrag zur normalen und pathologischen Histologie des Sympathikus. Z. Neur. **103**, 1 (1926). — Histopathologische Veränderungen des Vagus und Sympathikus beim Fleckfieber. Virchows Arch. **296**, 403 (1935). — La participación morfológica del simpático y vago en el metabolismo de los hidratos de carbono y lipoides. Bol. Soc. Biol. Concepción (Chile) **10**, 65 (1936). — Zur Frage des Pigmentes und einer möglichen Neurosekretion in den sympathischen Ganglien. Beitr. path. Anat. **101**, 390 (1938). — El fenómeno de las bolas argentófilas en el sistema nervioso vegetativo periférico. Bol. Soc. Biol. Concepción (Chile) **16**, 37 (1942). — Contribución a las terminaciones nerviosas (sinapsis) en el ganglio celíaco humano. Rev. sudamer. Morf. **3**, 137 (1945). — Prinzipielles zur normalen und pathologischen Histologie des peripheren vegetativen Nervensystems. (Übersicht.) Klin. Wschr. **1948**, Nr 41/42, 641. — La Patología de las sinapsis en el simpático. Symposion über Neuron und Synapse: UNESCO, Montevideo, Okt. 1952. — Herzog, E., u. B. Günther: Das Synapsenproblem im Sympathikus. Z. Neur. **160**, 550 (1938). — Beitrag zum Problem der Synapsen und der Scheidenzellen in den sympathischen Ganglien. Z. Zellforschg **31**, 461 (1941). Herzog, E., u. E. Schüler: Experimenteller Beitrag zur Frage der Ermüdung der sympathischen Ganglienzellen. Beitr. path. Anat. **106**, 178 (1941). — Herzog, E., y H. Sepúlveda: Contribución al metabolismo y a las alteraciones postmortales del sistema vegetativo periférico. Bol. Soc. Biol. Concepción (Chile) **14**, 55 (1940). — Holsti, O.: Acta med. scand. (Stockh.) **76**, 316 (1931).

Ito, T.: Zytologische Untersuchungen über die intramuralen Ganglienzellen des Verdauungstraktes. Okajimas Fol. anat. jap. **14**, 621 (1936).

Katsurashima, T.: Über Nervenveränderungen im Bereich des Magengeschwürs bzw. Ulcuscarcinoms. Mitt. path. Inst. Univ. Sendai **7**, 285 (1932). — König, P.: Untersuchungen am Abnutzungspigment des Herzens und der Leber. Beitr. path. Anat. **75**, 181 (1926). — Kuntz, A.: Sympathetic ganglions removed surgically. Surg. etc. **28**, 1 (1934). — Histological variations in autonomic ganglions and ganglion cells associated with age and disease. Amer. J. Path. **14**, 783 (1938). — Kuntz, A., and N. M. Sulkin: Hyperplasia of peripheral neuroglia a factor in pathological changes in autonomic ganglion cells. J. of Neuropath. **6**, 323 (1947). — Kutschera-Aichbergen, H.: Über Melanin und über das braune Abnutzungspigment. Frankf. Z. Path. **27**, 21 (1922).

Lafora, G.: Über das Vorkommen amyloider Körperchen im Innern der Ganglienzellen. Virchows Arch. **205**, 295 (1911). — Las mioclonias y los cuerpos amilaceos en las células nerviosas. Arch. Neurobiol. (Madrid) **4** (1924). — Laignel-Lavastine, M.: Recherches sur le plexus solaire. Thèse de Paris 1903. — Pathologie du sympathique. Paris: Alcan 1924.— Lasowsky, J. M.: Normale und pathologische Histologie der Herzganglien des Menschen. Virchows Arch. **279**, 464 (1931). — Lawrentjew, B. I.: Über die Erscheinungen der Degeneration und Regeneration im sympathischen Nervensystem. Z. mikrosk.-anat. Forschg **2**, 201 (1925). — Experimentelle morphologische Studien über den feineren Bau des autonomen Nervensystems. II. Z. mikrosk.-anat. Forschg **18**, 233 (1929). — Experimentelle morphologische Studien über den feineren Bau des autonomen Nervensystems. IV. Z. mikrosk.-anat. Forschg **35**, 71 (1934). — Lawrentjew, B. I., u. J. M. Lasowsky: Über die Reizerscheinungen im autonomen Nervensystem usw. Z. Neur. 131, 585 (1931). — LEWY, F. H.: Paralysis agitans. In LEWANDOWSKYs Handbuch der Neurologie, Bd. II/3. 1912. — LUBARSCH, O.: Über das sog. Lipofuscin. Virchows Arch. 239, 491 (1922). — LUBIMOFF, A.: Beiträge zur Histologie und pathologischen Anatomie des sympathischen Nervensystems. Virchows Arch. 61, 145 (1874).

MARINESCO, G.: Zit. nach M. BIELSCHOWSKY. — Des lésiones primitives et de lésiones secundaires de la cellule nerveuse. C. r. Soc. Biol. Paris 1896. — Pathologie générale de la cellule nerveuse. Presse méd. 1897, Nr 6. — Lésions de neurofibrilles produites par la toxine tétanique. C. r. Soc. Biol. Paris 9, (1904). — Nouvelles recherches sur les neurofibrilles. Revue neur. 1904, Nr 15. — J. Psychol. u. Neur. 41 (1930). Zit. nach v. SÁNTHA. — MARTHEN, L.: Über juvenile amaurotische Idiotie und ihre Beziehung zum Lipoidstoffwechsel. Diss. Würzburg 1935. — MARTIN, C.: Relaciones anátomo-patológicas entre la arterioesclerosis aórtica y los ganglios simpáticos. Bol. Soc. Biol. Concepción (Chile) 11, 45 (1937. — McCRAIG, K. W., and J. W. KERNOHAN: The surgical removal and histological studies of sympathetic ganglia in Raynauds disease, thromboangitis obliterans chronica, infectious arthritis and scleroderma. Surg. etc. 56, 767 (1933). — MOGILNITZKY, B. N.: Die Veränderungen der sympathischen Ganglien bei Infektionskrankheiten. Virchows Arch. 241, 298 (1923).

NAGEOTTE, M. J.: Neurophagie dans les greffes des ganglions rachidiennes. Revue neur. 1907, Nr 77. — Etude sur la greffe des ganglions rachidiennes; variations et tropismes du neurone sensitif. Anat. Anz. 1907, Nr 9/10.

OKKELS, H.: Altérations pathologiques des nervs de la paroi gastrique dans l'ulcère chronique de l'estomac. Acta path. scand. (Københ.) 4, 89 (1927).

PLENGE, K.: Ungewöhnliche Amyloidose. Verh. dtsch. path. Ges. 31, 469 (1939).

RAMÓN Y CAJAL, S.: Variaciones morfológicas normales y patológicas del retículo neurofibrillar. Trab. Labor. Invest. biol. Univ. Madrid 3, 9 (1904). — Las células del gran simpático del hombre adulto. Trab. Labor. Invest. biol. Univ. Madrid 4, 79 (1905). — Estudios sobre la degeneración y regeneración del sistema nervioso, Bd. II. Madrid: Nicolas Moya 1914 und engl. Übers. von R. M. MAY. London: Humphrey Milford 1928. — RAMÓN Y CAJAL, S., y D. GARCÍA: Las lesiones del retículo de las células nerviosas en la rabia. Trab. Labor. Invest. biol. Univ. Madrid 3, 213 (1904). — RANVIER, C.: Technisches Lehrbuch der Histologie. Leipzig: F. C. W. Vogel 1888. — C. r. Acad. Sci. Paris 106, 574 (1888). — RIEDER, W.: Mikroskopische Untersuchung des intramuralen Plexus bei chirurgischen Erkrankungen des Magens. Dtsch. Z. Chir. 244, 471 (1935).

SÁNTHA, K. v.: Über drei reine, von NIEMANN-PICKscher Krankheit verschonte Fälle der infantil-amaurotischen Idiotie. Arch. f. Psychiatr. 93, 675 (1931). — SCHAFFER: Siehe SPIELMEYER 1932. — SKEWES, E.: El pigmento del simpático periférico. Bol. Soc. Biol. Concepción (Chile) 12, 5 (1938). — SOSA, J. M.: Modificaciones de la red neurofibrillar en correlación con la acumulación pigmentaria (lipofuscina) en las neuronas. Arch. Soc. Biol. Montev. 6, Nr 2 (1935). — SPIEGEL, E. A., u. M. ADOLF: Die Ganglien des Grenzstrangs. Arb. neur. Inst. Wien 23, 67 (1920). — STÄMMLER, M.: Zur Pathologie des sympathischen Nervensystems, im besonderen über seine Bedeutung für die Entstehung der Arteriosklerose. Beitr. path. Anat. 71, 388 (1923). — STERNSCHEIN, E.: Das Gangl. cerv. sup. nach prä- und postganglionärer Durchschneidung. Arb. neur. Inst. Wien 23 (1922). — STÖHR jr., PH.: Mikroskopische Studien zur Innervation des Magen-Darmkanals. II. Z. Zellforschg 16, 123 (1932). — Mikroskopische Beobachtungen am Nervenapparat des Magens bei Ulcus chronicum. Virchows Arch. 292, 595 (1934). — Zur Innervation der menschlichen Nebenniere. Z. Anat. 104, 475 (1935). — Über pathologisch-anatomische Veränderungen am Halsgrenzstrang bei Bronchialasthma. Allg. path. Schriftenr. 1942, H. 3/4, 44. — Studien zur normalen und pathologischen Histologie vegetativer Ganglien. III. Z. Anat. 114, 14 (1947). — STÖHR jr., PH., u. M. SCHMITZ: Über pathologisch-histologische Befunde an operativ entfernten sympathischen Halsganglien bei Asthma bronchiale. Z. Neur. 176, 98 (1943). — STÖRK, O.: Über Nervenveränderungen im Narbenbereich des Ulcus pepticum. Wien. klin. Wschr. 1921, Nr 10, 109. — STÜRMER, R.: Die Corpora amylacea des Zentralnervensystems. Nissl-Alzheimer Arb. 5 (1913). — SUNDER-PLASSMANN, P.: Die RAYNAUDsche Erkrankung und ihr Formenkreis. Dtsch. Z. Chir. 251, 125 (1938). — SZANTROCH, Z.: Kritische methodologische und entwicklungsgeschichtliche Untersuchungen über die Mikrostruktur des sympathischen Grenzstrangs und Versuch zu deren Deutung auf morphologischer Grundlage. Z. Zellforschg 23, 464 (1935).

TELLO, J. F.: Las neurofibrillas en los vertebrados inferiores. Trab. Labor. Invest. biol. Univ. Madrid 3, 113 (1904). — TERNI, T.: Ricerche sulla struttura e sull' evoluzione del simpatico dell' uomo etc. Monit. zool. ital. 33 (1922). — TERPLAN, K.: Zur Frage histopathologischer Veränderungen in sympathischen Ganglien und deren Bedeutung. Virchows Arch. 262, 431 (1926). — TORYN, Y.: Distribution of glycogen in the central and sympathetic nervous system of the horse, with reference to histochemical analysis of the relation between glycogen and Nissl bodies. Sci. Rep. Tohoku Univ. **4**, 12 (1937). — TSCHENG, K. T.: Acta anat. (Basel) **11**, 431 (1950).

WEBER, A.: Instabilité des terminaisons nerveuses dans les synapses intracellulaires du système végétatif. C. r. Soc. Biol. Paris **148**, 813 (1952). — Les terminaisons des fibres préganglionnaires sur les cellules nerveuses du système végétatif. C. r. Soc. Biol. Paris **146**, 883 (1952). — WESTPHAL: Über eigenartige Einschlüsse in die Ganglienzellen (Corpora amylacea) bei einem Falle von Myoklonus-Epilepsie. Arch. f. Psychol. **60** (1919). — WOHLWILL, F.: Zur pathologischen Anatomie des peripheren Sympathikus. Dtsch. Z. Nervenheilk. **107**, 124 (1928). — Pathologisch-anatomische Befunde an excidierten sympathischen Halsganglien bei Asthma bronchiale. Klin. Wschr. **1925**, 1708.

ZEGLIO, P.: Ricerche sulla distribuzione del pigmento giallo nel sistema nervoso dell' uomo nelle varietà. Arch. ital. Anat. **35** (1935).

Entzündliche Prozesse.

a) Akute infektiöse Prozesse (Entzündungen).

Fleckfieber, Herpes zoster, Poliomyelitis, Lyssa u. a.

ABRIKOSSOFF, A.: Die pathologische Anatomie der sympathischen Ganglien. Virchows Arch. **240**, 281 (1922).

BIELSCHOWSKY, M.: Herpes zoster. In LEWANDOWSKYS Handbuch der Neurologie, Bd. 5. 1910.

DE CASTRO, F.: Siehe zusammenfassende Arbeiten. — CHACHINA, S.: Veränderungen der sympathischen Ganglien bei Tollwut. Virchows Arch. **261**, 795 (1926). — CHODOS, GH. G.: Histopathologie der sympathischen Ganglien bei akuten Infektionen. Z. Neur. **135**, 358 (1931).

DANIÉLOPULO, LUPU, NICOLAU et PETRESCO: C. r. Congr. franç. Méd. **1927**. — DAWYDOWSKIE, J. E.: Pathologische Anatomie des Fleckfiebers. Erg. Path. **20**, II/2, 640 (1924). — DAWYDOWSKIE, J. E., u. P. T. DWIJKOFF: Beitrag zur Pathologie der Lyssa beim Menschen. Verh. dtsch. path. Ges. **23**, 427 (1928). (Erg.-H. z. Bd. **43**, Zbl. Path. **1928**.) — DÉJERINE et THOMAS: Revue neur. **10** (1907).

FISCHER, E., u. H. KAISERLING: Experimentelle Sympathicoganglionitis. Z. klin. Chir. **251**, 525 (1939).

GEHUCHTEN, A. VAN, et C. NÉLIS: Diagnostic histologique de la rage. An. Méd. vét. **49**, 243 (1900). — Les lésions histologiques de la rage chez les animaux et chez l'homme. Nevraxe **1**, 79 (1900). — GRAUPNER, R.: Beiträge zur normalen und pathologischen Anatomie des sympathischen Nervensystems. Beitr. path. Anat. **24**, 255 (1898).

HECHST, B., u. L. NUSSBAUM: Beitrag zur Histopathologie der sympathischen Ganglien. Arch. f. Psychiatr. **95**, 556 (1931). — HERZOG, E.: Siehe zusammenfassende Darstellungen. — Histopathologische Veränderungen des Vagus und Sympathikus beim Fleckfieber. Virchows Arch. **295**, 403 (1935). — Eine zuverlässige Methode zur schnellen Diagnose der Tollwut. Klin. Wschr. **1942**, Nr 34, 749. — El diagnóstico histólogico más seguro de la rabia. Rev. sudamer. Morf. **3**, 1 (1945). — Histologic diagnosis of rabies. Arch. of Path. **39**, 279 (1945).

JÖST, E.: Zentralnervensystem. In Handbuch der speziellen pathologischen Anatomie der Haustiere, 2. Aufl., Bd. II. Berlin: Richard Schoetz 1936.

KOLOSNIKOFF: Zit. nach CHACHINA, 1875.

LAIGNEL-LAVASTINE: Pathologie du sympathique. Paris 1924. — LEONTJEW: Diss. Petersburg 1910. Zit. nach L. R. MÜLLER. — LUBIMOFF, A.: Beiträge zur Histologie und pathologischen Anatomie des sympathischen Nervensystems. Virchows Arch. **61**, 145 (1874).

MANOUÉLIAN, Y.: Altérations massives du réseau neurofibrillaire dans la rage. Dégénérescence neuro-hyaline des cellules nerveuses des ganglions cérébre-spinaux. C. r. Soc. Biol. Paris **119**, 1021 (1935). — MOGILNITZKY, B.: Die Veränderungen der sympathischen Ganglien bei Infektionskrankheiten. Virchows Arch. **241**, 298 (1923). — Zur Frage über Pathologie und pathologische Anatomie des vegetativen Nervensystems bei Scharlach und Diphtherie. Z. Neur. **91**, 510 (1924).

RAMÓN Y CAJAL y D. GARCÍA: Las lesiones del retículo de las células nerviosas en la rabia. Trab. Labor. Invest. biol. Univ. Madrid **3**, 213 (1904).

SAWTSCHENKO: Zit. nach L. R. MÜLLER. — SPIEGEL, E.: Beiträge zur Anatomie und Pathologie des autonomen Nervensystems. II. Anat. Anz. **54**, 331 (1921). — SPIEGEL, M. A., u. M. ADOLF: Beiträge zur Anatomie und Pathologie des autonomen Nervensystems. I. Die Ganglien des Grenzstrangs. Arb. neur. Inst. Wien **23**, 67 (1920). — STAEMMLER, M.: Zur Pathologie des sympathischen Nervensystems usw. Beitr. path. Anat. **71**, 388 (1923).

TEIZO, O.: Über Veränderungen des sympathischen Nervensystems bei verschiedenen Krankheiten. Trans. jap. path. Soc. **15**, 79 (1925). — TERPLAN, K.: Histologische Befunde in sympathischen Ganglien. Münch. med. Wschr. **1926**, Nr 4, 150. — Zur Frage histopathologischer Veränderungen in sympathischen Ganglien und deren Bedeutung. Virchows Arch. **262**, 431 (1926). — THOMAS et LAMINIÈRE: Revue neur. **14** (1907).

WAALER, E.: The pathogenesis of acute poliomyelitis. Histologic examination of the peripheral sympathetic nervous system and the olfactory bulbs. Acta path. scand. (København.) 21, 846 (1948). — WOHLWILL, F.: Zur pathologischen Anatomie des peripheren Sympathikus. Dtsch. Z. Nervenheilk. 107, 124 (1928).

b) Chronische infektiöse Prozesse (spezifische Entzündungen).

Tuberkulose.

BOROWSKY, M. L.: Beitrag zur Histopathologie des peripheren Nervensystems bei Tuberkulose und Krebs. Z. Neur. 146, 692 (1933).

CHASANOW, A. T.: Über die Veränderungen im intramuralen Nervensystem der Bronchialwände bei Lungentuberkulose. Arch. Path. (Moskau) 11, 43 (1949). — COLOMIATTI, G.: Giorn. Real. Acad. Med. Torino 1878.

EULENBURG u. GUTTMANN: Pathologie des Sympathikus auf physiologischer Grundlage. Berlin 1873.

LAIGNEL-LAVASTINE: Recherches sur le plexus solaire. Thèse de Paris. 1903. — LEUPOLD, E.: Das Verhalten des AUERBACHschen Plexus bei nervöser Darmtuberkulose. Virchows Arch. 218, 317 (1914).

MANTEUFFEL-SZOEGE, L.: Pathologisch-anatomische Veränderungen der sympathischen Ganglien und Nerven usw. Gruźlika Pol. 9, 439 (1934). Ref. Zbl. Neur. 76, 677 (1935).

Syphilis.

BENVENUTI, M.: Über das Vorkommen der Spirochaeta pallida im vegetativen Nervensystem. Neopsichiatria 2, 165 (1936).

DANISCH, F.: Die sympathischen Ganglien bei Lues congenita. Verh. dtsch. path. Ges. (26. Tagg) 1928. — DUPÉRIÉ: Spirochäten in sympathischen Ganglien bei Lues congenita. C. r. Soc. Biol. Paris 97 (1927).

KISSELEW: Über Veränderungen der Nervenzellen des Ggl. ciliare bei progressiver Paralyse. Nevrozat (russ.) 1936. Ref. Zbl. Neur. 81, 559 (1936).

LUBIMOFF, A.: Beitrag zur Histologie und pathologischen Anatomie des sympathischen Nervensystems. Virchows Arch. 61, 145 (1874).

MARCOZZI: Giorn. ital. Dermat. 3 (1928). — MARINA, A.: Studien über die Pathologie des Ciliarganglions beim Menschen usw. Dtsch. Z. Nervenheilk. 20 (1901). — MOGILNITZKY, B.: Materialien zur Frage der Syphilis des vegetativen Nervensystems. Virchows Arch. 259, 489 (1926).

PETROW, N. S.: Über die Veränderungen des sympathischen Nervensystems bei konstitutioneller Syphilis. Virchows Arch. 57, 121 (1873).

Lepra.

MECUTERE: Zit. nach NATALI.

NATALI, C.: Reperti istologici e patogenesi dellesegguenti alterazione nella lepra. Sperimentale 88, 251 (1934).

TAKINO, M.: Die Veränderungen der vegetativen Nerven bei Lepra. Lepro 2, 1 (1931). Ref. Zbl. Neur. 63, 672 (1932). — TAKINO, M., u. S. MIYAKE: Die Veränderungen des vegetativen Nervensystems bei Lepra, besonders bei der infiltrativen Form. Acta Scholae med. Kioto 18, 85 (1935). — TAKINO, M., u. H. SAKURAI: Veränderungen der vegetativen Nerven bei Nervenlepra. Lepro 2, 41 (1931). Ref. Zbl. Neur. 64, 369 (1932).

3. Spezielle Pathologie.

Beteiligung des sympathischen Nervensystems bei Erkrankungen bestimmter Organsysteme.

Erkrankungen des Herzens und der Gefäße.

AWDEJEW, M. J., S. B. WAINBERG, D. N. WYROPAJEW, J. A. GORDON u. J. M. LASOWSKY: Die Histopathologie des extramuralen Herznervensystems bei plötzlichem (Herz-) Tode. Virchows Arch. 293, 351 (1934). — ASKANAZY, M.: Neuritis des Herzens. Virchows Arch. 254, 329 (1925).

DANISCH, F.: Die sympathischen Ganglien in ihrer Bedeutung für die Cholesterinsklerose des Kaninchens. Beitr. path. Anat. 79, 333 (1928).

HAGEN, E.: Beitrag zur Histopathologie des Halsgrenzstranges bei der RAYNAUDschen Erkrankung. Z. Zellforsch, 33, 68 (1944). — Beitrag zur pathologischen Histologie des vegetativen Nervensystems bei verschiedenen Erkrankungen des Gefäßapparates. Z. Anat. 114, 420 (1949). — HEIMBECKER, P., and I. O'LEARY: The mammalian vagus nerve. A functional and histological study. Amer. J. Physiol. 106, 623 (1933). — HERMANN, H.: Die

Herzganglien des Kindes und ihre Veränderungen beim Tetanus. Dtsch. Z. Nervenheilk. **159**, 359 (1948). — Mikroskopische Beobachtungen an den Herzganglien des Menschen bei Coronarsklerose. Virchows Arch. **316**, 341 (1949). — HERMANN, H.: Die menschlichen Herzganglien im 6. Jahrzehnt des Lebens und ihreVeränderungen bei Lues cordis. Virchows Arch. **318**, 688 (1950). — Mikroskopische Befunde an menschlichen Herzganglien bei verschiedenen Erkrankungen. Dtsch. Z. Nervenheilk. **165**, 127 (1951). — HERZOG, E., y A. MARTÍNEZ: Alteraciones patológicas de los ganglios vegetativos intra- y extracardiacos. Rev. sudamer. Morfol. **2**, 1 (1944). — Segunda contribución a la patología de los ganglios vegetativos intracardíacos. Rev. sudamer. Morfol. **4**, 152 (1946).

LANCERAUX: Zit. nach LASOWSKY. — LASOWSKY, J. M.: Normale und pathologische Histologie der Herzganglien des Menschen. Virchows Arch. **279, 464** (1930).

MARTIN, C.: Relaciones anátomopatológicas entre la arterioesclerosis aórtica y los ganglios simpáticos. Bol. Soc. Biol. Concepción (Chile) **11, 45** (1937). — MOGILNITZKY, B.: Zur Frage über Pathologie und pathologische Anatomie des vegetativen Nervensystems bei Scharlach und Diphtherie. Z. Neur. **91**, 510 (1924).

ORMOS, P.: Histologische Untersuchungen der sympathischen Ganglien von Kranken mit Angina pectoris. Dtsch. med. Wschr. **1924**.

PETER: Zit. nach LASOWSKY.

RAMOS, J., e J. ORIA: Clínica e histopatología de coracao em portadores de megaesofago e megacolo. Arqu. Cir. Clín. e Exper. Univ. S. Paulo **4**, 363 (1940).

STÄMMLER, M.: Zur Pathologie des sympathischen Nervensystems, im besonderen über seine Bedeutung für die Entstehung der Arteriosklerose. Beitr. path. Anat. **71**, 388 (1923). — STEGEMANN, A.: Die pathologisch-anatomischen Veränderungen des Myokards und der Herzganglien beim Scharlach. Jb. Kinderheilk. **80**, 491 (1914/15).

TERPLAN, K.: Zur Frage histopathologischer Veränderungen in sympathischen Ganglien und deren Bedeutung. Virchows Arch. **262**, 431 (1926).

WOHLWILL, F.: Siehe 2. Abschnitt: Allgemeine Pathologie. — WOROBIEW, W.: Zur Topographie der Nervenstämme und Ganglien des Herzens beim Menschen. Charkow 1917. (Russ.) Proc. first Congr. of Russian Zoologists, Anatomists and Histologists. Petrograd 1923.

Vasomotorische-trophische Neurosen.

Symmetrische Gangrän (RAYNAUD), QUINCKEsches Ödem, Sklerodermie, SWIFT-SELTER-FEERsche Krankheit (kindliche Akrodynie); Thrombangitis obliterans u. a.

ENGELBRECHT, W.: Siehe 2. Allgemeine Pathologie.

FEER, E.: Die spezifische vegetative Neuropathie des Kleinkindes (kindliche Akrodynie). Schweiz. med. Wschr. **1935**. — FEYRTER, F.: Zur Histopathologie der Ganglienzellen des Truncus sympathicus beim Menschen. Wien. med. Wschr. **1949**, Nr 15/16, 164.

GAGEL, O., u. J. W. WATTS: Zur Pathogenese der RAYNAUDschen Gangrän. Z. klin. Med. **122**, 110 (1932).— GLANZMANN, E.: Studien zur SELTER-SWIFT-FEERschen Krankheit. Volume jubilaire Luis E. C. Dapples, Vevey (Schweiz) (Monographie mit ausgedehnter Literatur).

HERZOG, E.: Los ganglios simpáticos en la trombangitis obliterante. Gaz. méd. portug. (Lisboa) **4**, 631 (1951) (Festschrift f. FR. WOHLWILL).

KUNTZ, A.: Sympathetic ganglions removed surgically. Arch. Surg. **28**, 920 (1934).

LAWRENTJEW, L., u. I. M. LASOWSKY: Über die Reizerscheinungen im autonomen Nervensystem. Z. Neur. **131**, 585 (1931). — LERICHE, R., et R. FONTAINE: Les lésions des ganglions sympath. dans la sclérodermie. Bull. Soc. franç. Dermat. **36** (1929).

MCCRAIG, W., and J. W. KERNOHAN: The surgical removal and histological studies of sympathetic ganglia in Raynauds disease, thromboangitis obliterans, chronic infectious arthritis and scleroderma. Surg. etc. **56**, 767 (1933).—MEYER, I. E.: Über Befunde am am Ganglion stellatum bei Kausalgie. Klin. Wschr. **1947**, 372.

ORIA, J.: Estudo histológico de ganglios simpaticos na trombo-angeite obliterante. Arqu. Cir. Clin. e Exper. Univ. S. Paulo **1**, 1 (1937).

PANOFSKY u. STÄMMLER: Zur pathologischen Anatomie des QUINCKEschen Ödems. Dermat. Wschr. **78**, 469 (1924). — PÉHU, J., A. DECHAUME et J. BOUCOMONT: Sur l'anatomie pathol. de l'acrodynie infantile. Bull. Acad. Méd. Paris **113**, (1935). — Etude anatomique de l'acrodynie infantile. Rev. franç. Pédiatr. **12**, 239 (1936).

RIEDER, W.: Klinik und Pathologie der RAYNAUDschen Erkrankung usw. Arch. klin. Chir. **159**, 1 (1930). — RUHEMANN, E.: Beitrag zur Pathologie der angioneurotischen exsudativen Diathese. Z. Neur. **115**, 443 (1928).

SCHARAPOW, B. I.: Über Veränderungen im sympathischen Nervensystem bei der spontanen Gangrän. Z. Neur. **121**, 584 (1929); **123** (1930). — SKOOG, T.: Histological Investigations of the resected sympathetic ganglia in two operated cases of thromboangitis obliterans, with observations on a number of vascular reactions. Acta chir. scand. (Stockh.)

94, 49 (1946). — SOMMER, K.: Neuer Beitrag zur FEERschen Krankheit (kindliche Akrodynie). Arch. Kinderheilk. 115, 232 (1938). — STÄMMLER, M.: Anatomische Befunde am sympathischen Nervensystem bei vasomotorischen Neurosen. Dtsch. med. Wschr. 1924, Nr 15. — STÖHR jr., PH.: Siehe zusammenfassende Arbeiten. — STÖHR jr., PH., u. M. SCHMITZ: Beitrag zur Histologie des Halsgrenzstranges bei der RAYNAUDschen Erkrankung. Z. Zellforschg 33, 68 (1944). — SUNDER-PLASSMANN, P.: Die RAYNAUDsche Erkrankung und ihr Formenkreis. Dtsch. Z. Chir. 251, 125 (1940). — Durchblutungsschäden und ihre Behandlung. Stuttgart: Ferdinand Enke 1943. — SUNDER-PLASSMANN, P., u. F. JÄGER: Raynaud-Sklerodermie. Dtsch. Z. Chir. 253, 263 (1940). — SUNDER-PLASSMANN, P., u. W. H. RICHTER: Beobachtungen am Nebenzellenplasmodium der Grenzstrangganglien von Hingerichteten und resezierten Grenzstrangganglien bei Endangitis obliterans des Gehirns und der Extremitäten. Dtsch. Z. Chir. 258, 133 (1943).

TRUEX, R. C.: The sympathetic ganglions of hypertensive patients. Arch. of Path. 51, 186 (1951).

WOHLWILL, F.: Zur pathologischen Anatomie des peripheren Sympathikus. Dtsch. Z. Nervenheilk. 107, 124 (1928).

Blutkrankheiten.

WOHLWILL, F.: Siehe oben.

Erkrankungen der Bronchien und Lungen.

CHASANOW, A. T.: Über die Veränderungen im intramuralen Nervensystem der Bronchialwände bei Lungentuberkulose. Arch. Path. (Moskau) 11, 43 (1949).

HAGEN, E.: Über pathologisch-anatomische Befunde der operativ entfernten Halsganglien bei Bronchialasthma. Dtsch. Z. Chir. 255, 667 (1942).

LERICHE et FONTAINE: Zit. nach WOHLWILL, J. de Chir. 30, 1.

STÖHR jr., PH.: Über pathologisch-anatomische Veränderungen am Halsgrenzstrang bei Bronchialasthma. Allg. path. Schriftenr. 1942, H. 3/4, 44. Siehe auch zusammenfassende Arbeiten. — STÖHR jr., PH., u. M. SCHMITZ: Über pathologisch-histologische Befunde an operativ entfernten sympathischen Halsganglien bei Asthma bronchiale. Z. Neur. 176, 98 (1943). — SUNDER-PLASSMANN, P.: Über pathologische Veränderungen des intramuralen Ganglienapparates bei Bronchiektasen. Arch. klin. Chir. 183, 168 (1935).

WAIL, S. S.: Über Veränderungen der Ganglien des vegetativen Nervensystems bei Tuberkulose. Russ. Arch. path. Anat. u. Physiol. 3, 43 (1937).

WOHLWILL, F.: Pathologisch-anatomische Befunde an exstirpierten sympathischen Ganglien bei Asthma bronchiale. Klin. Wschr. 1925, Nr 35, 1708. — Siehe oben.

Erkrankungen des Oesophagus, Magens und Duodenums.
Magen- und Duodenalulcus, Gastritis, Magencarcinom u. a.

ASKANAZY, M.: Über Bau und Entstehung des chronischen Magengeschwürs. usw. Virchows Arch. 234, 111 (1921).

BERGMANN, G. v.: Ulcus pepticum. In Handbuch der inneren Medizin, Bd. 3. Berlin: Springer 1926.

CASTRO, F. DE: Siehe 1. Normale Histologie und Experimente. — CHASANOW, A. T.: Über Veränderungen des vegetativen Nervensystems bei Magenkrebs. Russ. Arch. path. Anat. u. Physiol. 3, 38 (1937). Ref. Zbl. Path. 80, 27 (1943).

GUNDELFINGER, E.: Mitt. Grenzgeb. Med. u. Chir. 30, 189 (1918).

HECHST, B., u. L. NUSSBAUM: Beitrag zur Histopathologie der sympathischen Ganglien. Arch. f. Psychiatr. 95, 556 (1931). — HERZOG, E.: Siehe zusammenfassende Darstellungen. — Beitrag zur normalen und pathologischen Histologie des Sympathicus. Z. Neur. 103, 1 (1926). — Contribución a las terminaciones nerviosas (sinapsis) en el ganglio celiaco humano. Rev. sudamer. Morf. 3, 137 (1945). — HIRT, A., u. W. LEHMANN: Veränderungen im AUERBACHschen Plexus nach Magenresektion. Med. Verein, Greifswald 1937. Ref. Klin. Wschr. 1937, Nr 40, 1556. — HOLSTI, O.: Acta med. scand. (Stockh.) 76, 316 (1931). Zit. nach PH. STÖHR jr., Virchows Arch. 292, 595 (1934).

KATSURASHIMA, T.: Über Nervenveränderungen im Bereich des Magengeschwürs bzw. Ulcuscarcinoms. Mitt. path. Inst. Univ. Sendai 7, 285 (1932).

MIYAKE, H.: Veränderungen des intramuralen Nervenapparates bei chirurgischen Magenkrankheiten. Dtsch. Z. Chir. 247 (1936). — MOGILNITZKY, B. N.: Zur Frage der Entstehungsweise und Ursache neurogener Formen des runden Magengeschwürs. Virchows Arch. 257, 109 (1925).

NICOLAYSEN, K.: Pathologisch-anatomische und experimentelle Studien über die Pathogenese des chronischen Magengeschwürs. Dtsch. Z. Chir. 167, 145 (1921).

Okkels, H.: Altérations pathologiques des nerfs de la paroi gastrique dans l'ulcère chronique de l'estomac. Acta path. scand. (København.) **4**, 89 (1927).

Permann, E.: Über die Verteilung und den Verlauf der Vagusäste im menschlichen Magen. Ark. Zool. (schwed.) **10** (1916/17).

Rieder, W.: Mikroskopische Untersuchungen des intramuralen Plexus bei chirurgischen Erkrankungen des Magens. Dtsch. Z. Chir. **244**, 471 (1935). — Pathologische Veränderungen der intramuralen Geflechte beim sog. Cardiospasmus. Zbl. Chir. **62**, 130 (1935).

Scherer, H. A.: Zur Frage des Zusammenhangs zwischen Neurofibromatose (Recklinghausen) und umschriebenem Riesenwuchs. Virchows Arch. **289**, 127 (1933). — Stöhr jr., Ph.: Mikroskopische Studien zur Innervation des Magen-Darmkanals. II. Z. Zellforsch. **16**, 123 (1932). — Mikroskopische Studien zur Innervation des Magen-Darmkanals. V. Z. Zellforsch. **34**, 16 (1944). — Zusammenfassende Ergebnisse über die mikroskopische Innervation des Magen-Darmkanals. Erg. Anat. **34**, 244 (1944) u. 2. erw. Aufl. 1952. — Mikroskopische Beobachtungen am Nervenapparat des Magens beim Ulcus chronicum. Virchows Arch. **292**, 595 (1934). — Störk, O.: Über Nervenveränderungen im Narbenbereich des Ulcus pepticum. Wien. klin. Wschr. **1921**, Nr 10.

Terplan, K.: Zur Frage histopathologischer Veränderungen im sympathischen Ganglion und deren Bedeutung. Virchows Arch. **262**, 431 (1926).

Waaler, E.: Acute porphyria with changes in the coeliac ganglion and prominent abdominal symptoms. Acta path. scand. (København.) **22**, 231 (1945). — Wohlwill, F.: Siehe 2. Abschnitt: Allgemeine Pathologie.

Kardiospasmus, Pylorospasmus, Megaoesophagus, Oesophaguscarcinom.

Amorim, M., e A. Correa Neto: Histopatologia e patogenese e megarecto. Ann. Fac. Med. Univ. S. Paulo **8**, 101 (1932).

Boon von Ochsée: Beitrag zur Magenpathologie. Neuritis pylorica bei Ulcus ventriculi et duodeni. Arch. klin. Chir. **175**, 100 (1933).

Etzel, E.: Neuropatología de megaesôfago e megacolo. Ann. Fac. Med. Univ. S. Paulo **10**, H. 3 (1935). — Megaoesophagus and its neuropathology. Guy's Hosp. Rep. **87**, 158 (1935). — Os nervos pneumogástricos no megaesófago. Ann. Fac. Med. Univ. S. Paulo **10**, H. 3 (1935).

Herbst, Ch.: Mikroskopische Untersuchungen der intramuralen Magennerven beim Pylorospasmus. Z. Kinderheilk. **56**, 122 (1934). — Hurst, A. F.: The sphincteres of the alimentary canal and their clinical significance. Brit. med. J. **1**, 145 (1925). — Hurst, A. F., and G. W. Rake: Achalasia of the cardia (so called cardiospasmus). Quart. J. Med. **92**, (1930).

MacCarrison, R.: Pathogenesis of deficiency disease. III. The influence of dietaries deficient in accessory food factors in the intestines. Indian J. med. Res. **7**, 167 (1919). — Pathogenesis of deficiency disease. The general effects of deficients dietaries on monkeys. Indian J. med. Res. **7**, 308 (1919). — Mosher, H. P.: Involvement of the oesophagus in acute and chronic infection. Arch. of Otolaryng. **18**, 563 (1933).

Rake, W.: Guy's Hosp. Rep. **76**, 145 (1926); **77**, 141 (1927). — Rieder, W.: Pathologische Veränderungen der intramuralen Geflechte beim sog. Cardiospasmus. Zbl. Chir. **62**, 130 (1935).

Stöhr jr., Ph.: Siehe Abschnitt: Magen- und Duodenalulcus.

Erkrankungen des Darmes und Peritoneums:

Megacolon, Peritonitis, Darmparalyse, Typhus, Dysenterie, Tuberkulose, Cholera, Appendicitis.

Abrikossoff, A.: Siehe Abschnitt: Entzündliche Prozesse. — Askanazy, M.: Verh. dtsch. path. Ges. (3. Tagg) **1900**.

Bodian, M., F. D. Stephens and B. C. H. Ward: Hirschsprung's disease and idiopathic megacolon. Lancet **1949**, 6. — Borowsky, M. L.: Beitrag zur Histopathologie des peripheren vegetativen Nervensystems bei Tuberkulose und Krebs. Z. Neur. **46**, 692 (1933).

Cameron, J. A. M.: J. Laryng. a. Otol. **43**, 218 (1928).

Etzel, E.: Siehe vorhergehenden Abschnitt.

Feyrter, F.: Über diffuse endokrine epitheliale Organe. Zbl. inn. Med. **59**, 545 (1938). — Über die These von den peripheren endokrinen Drüsen. Wien. Z. inn. Med. **27**, 9 (1946). — Fischer, E., u. H. Kaiserling: Die experimentelle lymphogene allergisch-hyperergische Appendicitis. Virchows Arch. **297**, 146 (1936).

Gerling, R.: Neurohistologische Betrachtungen in der Schleimhaut des Processus vermiformis bei einer neuromatösen Appendicitis. Zellforsch. **34**, 124 (1948). — Giuzetti: Sulle alterazioni del sympatico nella tifoidea. Arch. Sci. med. **1898**.

Herzog, E.: Siehe L. R. Müller, Lebensnerven und Lebenstriebe. 1931. — Hüther, W.: Die Hirschsprungsche Krankheit als Folge einer Entwicklungsstörung der intramuralen Ganglien. Beitr.path.Anat. **114**, 161 (1954). — Hurst, A. F.: Siehe vorhergehenden Abschnitt. Hosoi and Kijoshi: Amer. J. Surg., N. s. **22**, 428 (1933). Zit. nach Sunder-Plassmann.

IWANOWSKY: Veränderungen des Nervensystems bei Cholera. Radnews J. (russ.) **1873**
KAISERLING, H.: Untersuchungen zur Frage der Beziehungen des Nervensystems zur allergisch-hyperergischen Entzündung. Virchows Arch. **301**, 111 (1938).

LEONTJEW: Diss. Petersburg 1911. Zit. nach L. R. MÜLLER. — LEUPOLD, E.: Das Verhalten des AUERBACHschen Plexus bei ulceröser Darmtuberkulose. Virchows Arch. **218**, 371 (1914). — LORENTZEN, W.: Beitrag zur Pathogenese der Bacillenruhr. Virchows Arch. **240**, 184 (1923).

MARESCH, R.: Über das Vorkommen neuromartiger Bildungen in obliterierten Wurmfortsätzen. Wien. klin. Wschr. **1921**, Nr 16. — MASSON, P.: Appendicite neurogène et carcinoides. Ann. d'Anat. path. **1**, 1 (1924).

REISER, K. A.: Der Nervenapparat im Processus vermiformis nebst einigen Bemerkungen über seine Veränderungen bei chronischer Appendizitis. Z. Zellforschg **15**, 761 (1932).
RÖSSLE, R.: Beitrag zur Kenntnis der Pathologie der motorischen Apparate des Wurmfortsatzes. Mitt. Grenzgeb. Med. u. Chir. **42**, 143 (1930).

SAWTSCHENKO: Zit. nach L. R. MÜLLER. — SCHWEIZER, P.: Über neuromartige Bildungen in obliterierten Wurmfortsätzen. Schweiz. med. Wschr. **1932**, Nr 49/50, 1201. — STÖHR jr., PH.: Studien zur normalen und pathologischen Histologie vegetativer Ganglien. Z. Anat. **114**, 14 (1948). — Siehe auch zusammenfassende Darstellungen Erg. Anat. **34**, 244 (1944) u. 2. Aufl. 1952. — STOMMA: Diss. Petersburg 1893. Zit. nach L. R. MÜLLER. — SUNDER-PLASSMANN, P.: Zur Ätiologie des Appendizitisrezidivs. Beitr. klin. Chir. **163**, 466 (1936).

TITTEL, DELLA VALLE, CAMERON, ROBERTSON und KERNOHAN, TIFFIN, ZÜLZER und WILSON: Zit. nach BODIAN, STEPHENS und WARD.

URECH, E.: L'appendicite neurogène de Masson. Rev. méd. Suisse rom. **48**, Nr 4/6 (1928).

WALBAUM, O.: Zur Histologie der akuten eitrigen Peritonitis. Virchows Arch. **162**, 501 (1900). — WOHLWILL, F.: Siehe Abschnitt: 2. Allgemeine Pathologie.

Erkrankungen der Gebärmutter und Tuben.

BEAUFAYS, J.: Die Endausbreitung des vegetativen Nervengewebes in der gesunden Tube und seine Veränderungen bei Entzündungen der Tube. Arch. Gynäk. **164**, 624 (1937).

NAIDITSCH, M. S.: Zur Frage der Topographie und der Morphologie der Nervenelemente der Gebärmutter des Weibes. Arch. Gynäk. **139** (1929).

ZÜLCH, W.: Contribución a la histologia normal y patológica de los ganglios vegetativos del útero. Bol. Soc. Biol. Concepción (Chile) **20**, 43 (1945).

Erkrankungen der Gallenblase.

HERMANN, H.: Das Nervensystem der menschlichen Gallenblase und seine Veränderungen bei Cholelithiasis. Virchows Arch. **322**, 17 (1952).

RIOPELLE, J. L.: Sur les proliférations nerveuses de la vésicule biliaire (neuromatoses vésiculaires). Zit. nach FEYRTER 1951.

SZÁNTHO, G.: Pathologisch-histologische Veränderungen der Nervenelemente der Gallenblase bei Gallensteinkrankheit. Orv. Hetil. (ung.) **1936**. Ref. Zbl. Neur. **84**, 409 (1937).

Erkrankungen der Drüsen mit innerer Sekretion.

DANISCH, F.: Impetigo herpetiformis bei postoperativer Tetanie und parathyreopriver Kachexie. Frankf. Z. Path. **38**, 290 (1929).

HERZOG, E.: Siehe in L. R. MÜLLER, Lebensnerven und Lebenstriebe, 3. Aufl. 1931.

SPIEGEL, E. A., u. M. ADOLF: Beitrag zur Anatomie und Pathologie des autonomen Nervensystems. Die Ganglien des Grenzstrangs. Arb. neur. Inst. Wien **23**, 67 (1920). — SUNDER-PLASSMANN, P.: Fortschritte auf dem Gebiete des vegetativen Nervensystems und ihre klinische, insbesondere neurochirurgische Bedeutung. Med. Klin. **1934**.

TERPLAN, K.: Zur Frage histopathologischer Veränderungen in sympathischen Ganglien und deren Bedeutung. Virchows Arch. **262**, 431 (1926).

Degenerative Erkrankungen des extrapyramidalen Systems.

Paralysis agitans.

HECHST, B., u. L. NUSSBAUM: Beiträge zur Histopathologie der sympathischen Ganglien. Arch. f. Psychiatr. **95**, 556 (1931). — HERZOG, E.: Siehe Abschnitt allgemeine Pathologie.

LEWY, F. H.: Siehe Abschnitt Allgemeine Pathologie.

WOHLWILL, F.: Siehe Abschnitt Allgemeine Pathologie.

Dermatosen.

JOHN, F., u. F. ORMEA: Über pathologische Veränderungen vegetativer Ganglien bei Dermatosen. Hautarzt **2**, (1951).

Amaurotische Idiotie.

BIELSCHOWSKY, M.: J. Psychol. u. Neur. **26** (1920); **36** (1928). Zit. nach v. SÁNTHA.

FEYRTER, F.: Zur Frage der TAY-SACHS-SCHAFFERschen amaurotischen Idiotie. Virchows Arch. **304**, 481 (1939).

HALLERVORDEN, J.: Zwei Fälle von juveniler amaurotischer Idiotie. Klin. Wschr. **1935**, 284.

MARINESCO, G.: Encéphale **1927**, Nr. 8. — J. Psychol. u. Neur. **41** (1930). Zit. nach v. SÁNTHA. — MARTHEN, L.: Über juvenile amaurotische Idiotie und ihre Beziehung zum Lipoidstoffwechsel. Inaug.-Diss. Würzburg 1935.

SÁNTHA, K. v.: Über drei reine, von NIEMANN-PICKscher Krankheit verschonte Fälle der infantil-amaurotischen Idiotie. Arch. f. Psychiatr. **93**, 675 (1931).

TSCHUGUNOFF: Arch. f. Psychiatr. **69** (1923). Zit. nach v. SÁNTHA.

Vergiftungen.

ACHÚCARRO, N.: Alteraciones del ganglio cerv. sup. simpático en algunas enfermedades mentales. Trab. Labor. Invest. biol. Univ. Madrid **12**, 55 (1914).

BONOME: Sulla patolog. dei plessi nerviosi dell'intestino. Arch. Sci. med. **14** (1890).

DE CASTRO, F.: Siehe zusammenfassende Darstellungen und Abschnitt Allgemeine Pathologie.

DANISCH, F.: Die sympathischen Ganglien in ihrer Bedeutung für die Cholesterinsklerose des Kaninchens. Beitr. path. Anat. **79**, 333 (1928). — DELORENZI, E.: L'avvelenamento acuto e cronico da nicotina non determina lesioni apprezabili nella struttura dei neuroni. Boll. Soc. Ital. Biol. sper. **6**, 840 (1931).

FREIFELD, H.: Zur Frage der pathologisch-anatomischen Veränderungen bei Bleivergiftung. Virchows Arch. **268**, 456 (1928). — Veränderungen des Nervensystems bei Bleivergiftung. Entstehung der Bleikolik. Virchows Arch. **287**, 549 (1933).

GRÜNBERG, F.: Zur Frage über morphologische Veränderungen im sympathischen Nervensystem bei experimenteller Bleivergiftung. Virchows Arch. **278**, 372 (1930).

HERZOG, E.: Experimentelle Studien über die Einwirkung des Nikotins und einiger anderer Gifte auf die peripheren sympathischen Ganglien. Z. Neur. **145**, 541 (1933).

KOROLENKO: Inaug.-Diss. Petersburg 1897. Ref. von MAXIMOW u. KOROWIN in Erg. Path. **5**, 775 (1898). — KUSSMAUL, A., u. MAIER: Zur pathologischen Anatomie des chronischen Saturnismus. Dtsch. Arch. klin. Med. **9**, 283 (1872).

LANGLEY, J. N., and DICKINSON: On the local paralysis of peripheral ganglia and on the connexion of different classes of nerves-fibres with them. Proc. roy. Soc. Lond. **46**, 423 (1889). — LISSAUER, M.: Über pathologische Veränderungen der Herzganglien bei experimenteller chronischer Alkoholintoxikation und bei Chloroformnarkose. Virchows Arch. **218**, 263 (1914).

MAIER, R.: Experimentelle Studien über Bleivergiftung. Virchows Arch. **90**, 455 (1882). — MOZIKUCHI: Mikroskopische Untersuchungen über die durch Nikotin verursachte Lähmung der Ganglienzellen des Herzens. Fukuoka Acta med. **21**, 85 (1928).

ONUMA, TEIZO: Zur normalen und pathologischen Histologie des sympathischen Nervensystems. Trans. jap. path. Soc. **17**, 463 (1929). — OTTO, C. v.: Über anatomische Veränderungen des Herzens in Folge von Nikotin (Experimentalstudie). Virchows Arch. **205**, 384 (1911).

PETRI, E.: Die pathologische Anatomie und Histologie der Vergiftungen. In HENKE-LUBARSCHS Handbuch der pathologischen Anatomie und Histologie, Bd. 10. 1931.

RAVENNA: Sulla patologia dei plessi nerviosi dell'intestino. Arch. Sci. med. **25** (1901).

SPIEGEL, E. A., u. M. ADOLF: Siehe Abschnitt allgemeine Pathologie. — STÖHR jr., PH.: Siehe zusammenfassende Darstellungen (1943).

VAS: Zur Kenntnis der chronischen Nikotin- und Alkoholvergiftung. Arch. exper. Path. u. Pharmakol. **33**, 141 (1894).

YOSHIZUMI, Y.: Über die Toluidinblaufärbung bei Lähmung der Ganglienzellen im sympathischen Nervensystem. Ref. Zbl. Neur. **58**, 170 (1931).

ZEBROWSKI, E.: Zur Frage über die Wirkung des Tabakrauches auf die Blutgefäße bei Tieren. Zbl. Path. **18**, 337 (1907). — Zur Frage vom Einfluß des Tabakrauches auf Tiere. Zbl. Path. **19**, 609 (1908).

B. Parasympathicus.

Zusammenfassende Darstellungen.

DE CASTRO, F.: Estudio sobre los ganglios sensitivos del hombre en estado normal y patológico. Arch. Neurobiol. **3**, 1 (1922). — Sensory ganglia of the cranial and spinal nerves. Normal and pathological. In W. PENFIELD, Cytology and cellular pathology of the nervous system, Bd. 1, Sect. III. New York: Paul B. Hoeber 1932. — Siehe auch bei *Sympathicus:* Zusammenfassende Darstellungen. — Bielschowsky, Kuntz, Müller, Tinel, Stöhr jr. (1943, 1948).

Ramón y Cajal, S.: Die Struktur der sensiblen Ganglien des Menschen und der Tiere. Erg. Anat. **16**, 177 (1907). — Histologie du système nerveux de l'homme et des vertébrés. Paris: A. Maloine 1911.

Einzelarbeiten.

Awdejew, M. I., S. B. Wainberg, D. N. Wyropajew, J. A. Gordon u. J. M. Lasowsky: Siehe bei Erkrankungen des Herzens und der Gefäße.

Bielschowsky, M.: Über den Bau der Spinalganglien unter normalen und pathologischen Verhältnissen. J. Psychol. u. Neur. **11** (1908). — Borowsky, M. L.: Siehe Abschnitt allgemeine Pathologie.

de Castro, F.: Siehe oben. — Chodos, Ch. G.: Siehe Abschnitt allgemeine Pathologie.

Döring, G.: Über die sog. Faserkörbe der Spinalganglien. Allg. path. Schriftenr. **7**, 26 (1948).

Emhart, O.: Participación de los ganglios nodoso y jugular del vago y de sus núcleos centrales en la tuberculosis pulmonar-laríngea y en la úlcera gástrica. Bol. Soc. Biol. Concepción (Chile) **16**, 45 (1942). — Etzel, E.: Os nervos pneumogástricos no megaesófago. Ann. Fac. Med. Univ. S. Paulo **10**, 3 (1934).

Filatowa, A. G., u. B. J. Lawrentjew: Über die pathologische Histologie der Nerven und Ganglien bei Kehlkopf- und Lungentuberkulose. Virchows Arch. **286**, 1 (1932).

Gehuchten, A. van, et C. Nélis: Les lésions histologiques de la rage chez les animaux et chez l'homme. Bull. Acad. Méd. Belg. **1900**, 31. — Gundelfinger, E.: Siehe Abschnitt Magen- und Duodenalulcus.

Harting, K.: Beitrag zur Kenntnis des Kugelphänomens (Cajal) im Ganglion nodosum. Z. Anat. **113**, 174 (1944). — Heimbecker, P., and J. O'Leary: The mammalian vagus nerve. A functional and histological study. Amer. J. Physiol. **106**, 623 (1933). — Herzog, E.: Histopathologische Veränderungen des Vagus und Sympathikus beim Fleckfieber. Virchows Arch. **296**, 403 (1935). — El fenómeno de las bolas argentófilas en el sistema nervioso vegetativo periférico. Bol. Soc. Biol. Concepción (Chile) **16**, 37 (1942). — Eine zuverlässige Methode zur schnellen Diagnose der Tollwut. Klin. Wschr. **1942**, Nr. 34, 749. — El diagnóstico más seguro de la rabia. Rev. sudamer. Morfol. **3**, 1 (1945). — Histologic diagnosis of rabies. Arch. of Path. **39**, 279 (1945). — Herzog, E., y H. Sepúlveda: Contribución al metabolismo y a las alteraciones postmortales del sistema vegetativo periférico. Bol. Soc. Biol. Concepción (Chile) **14**, 55 (1940).

Jöst, E.: Spezielle pathologische Anatomie der Haustiere, 2. Aufl., Bd. II, 2. Hälfte, S. 641. Berlin: Richard Schoetz 1936.

Levi, G.: I gangli cerebrospinali. Firenze: Nicolai 1908.

Marburg: Zit. nach Singer. — Marinesco, G.: Nouvelles recherches sur les neurofibrilles. Revue neur. **1904**, Nr 15. — Recherches experimentelles et anatomo-pathologiques sur les cellules des ganglions spinaux et sympathiques. J. Psych. et Neur. **13** (1908). — Sur la morphologie normale et pathologique de cellules des ganglions spinaux et sympathiques de l'homme. Nevraxe 8 (1906). — La cellule nerveuse. Paris: Gaston Doin 1909. — Du rôle des fermentes oxydants dans les phénomènes de la vie. Libro en honor de R. y Cajal 1, 361 (1922). — Marinesco, G., u. J. Minea: Essai de culture des ganglions spinaux de mammifères in vitro. Anat. Anz. **42** (1912); **46** (1914). — Greffe des ganglions plexiforme et sympathique dans les fois et transformation du réseau cellulaire. C. r. Soc. Biol. Paris **63** (1917). — Changements morphologiques des cellules nerveuses survivants a la transplantation des ganglions nerveux. C. r. Acad. Sci. Paris **144**, 656 (1907). — Massig, E.: Beitrag zur Histopathologie des Ganglion nodosum. Beitr. path. Anat. **96**, 375 (1935/36). — Melo, R.: Histopatología del ganglio nodoso del vago. Bol. Soc. Biol. Concepción (Chile) **13**, 5 (1939). — Mogilnitzky, B. N.: Siehe Abschnitt allgemeine Pathologie. — Morgenstern: Zit. nach Hirschberg, Fleckfieber und Nervensystem. Berlin: S. Karger 1932.

Nageotte, J.: Variations du neurone sensitif périférique dans un cas d'amputation récente de la partie inférieure de la cuisse. C. r. Soc. Biol. Paris **63** (1907). Siehe auch Abschnitt allgemeine Pathologie.

Oyarzún, R.: Alteraciones histopatológicas del nervio vago y su ganglio nodoso en el tifus exantemático. Bol. Soc. Biol. Concepción (Chile) **8/9**, 55 (1934/35).

Péhu, J. A., Dechaume et J. Boucomont: Siehe Abschnitt Vasomotorisch-trophische Neurosen. — Pines, J. L.: Zur Morphologie des Ganglion ciliare bei Menschen. Z. mikrosk.-anat. Forschg **10** (1927).

Ramón y Cajal, S.: Algunos experimentos de conservación y autolisis del tejido nervioso. Trab. Labor. Invest. biol. Univ. Madrid 8, 137 (1910). — Ramón y Cajal, S., y D. García: Las lesiones del retículo de las células nerviosas en la rabia. Trab. Labor. Invest. biol. Univ. Madrid **3**, 213 (1904). — Rieder, W.: Siehe Abschnitt Kardiospasmus. — del Río, A.:

Contribución al estudio del pigmento lipoídico en los ganglios nerviosos periféricos. Bol. Soc. Biol. Concepción (Chile) **19**, 25 (1944). — ROSSI, O.: Über einige morphologische Besonderheiten der Spinalganglien bei den Säugetieren. J. Psychol. u. Neur. **11** (1908).

SCHAFFER, K.: Über Fibrillenbilder tabischer Spinalganglienzellen. Z. Neur. **1** (1910). — SCHARRER, E.: On dark and light cells in the brain and in the liver. Anat. Rec. **72** (1938). — SÜKRÜ AKSEL, I.: Pathologische Anatomie der Lyssa. In HENKE-LUBARSCH' Handbuch der speziellen pathologischen Anatomie und Histologie, Bd. 13. — SINGER, G.: Peptisches Geschwür—Lungentuberkulose—anatomische Vaguserkrankung. Arch. Verdgs.krkh. **43**, 410 (1928). — SLAVICH, E.: Confronti fra la morfologia di gangli del parasimpatico encefalico e del simpatico ecc. Z. Zellforschg **15**, 688 (1932). — STÖHR jr., PH.: Studien zur normalen und pathologischen Histologie vegetativer Ganglien II. Z. Zellforschg. **33**, 109 (1943). — Studien zur normalen und pathologischen Histologie vegetativer Ganglien. III. Z. Anat. **114**, 14 (1948).

WAIL, S. S.: Siehe Erkrankungen der Bronchien und Lungen. — WOHLWILL, F.: Siehe Abschnitt allgemeine Pathologie.

C. Paraganglien.

Literatur über Entwicklungsgeschichte siehe dort (S. 522).

DE CASTRO, F.: Sur la structure et l'innervation de la glande intercarotidienne (Glomus caroticum) de l'homme et des mammifères, et sur un nouveau système d'innervation autonome du nerf glossopharyngien. Études anatomiques et experimentales. Trab. Labor. Invest. biol. Univ. Madrid **24**, 365 (1926). — Sur la structure de la synapse dans les chemocepteurs Leur mécanisme d'excitation et rôle dans la circulation sanguine locale. Acta physiol. scand. (Stockh.) **22**, 1 (1951).

HEYMANS, C., et J. J. BOUCKAERT: J. of Physiol. **69**, 254 (1930). — Erg. Physiol. **41**, 28 (1939).

KOHN, A.: Die Paraganglien. Arch. mikr. Anat. **62** (1903).

III. Geschwülste des peripheren vegetativen Nervensystems.

Zusammenfassende Darstellungen.

ANTONI: Über Rückenmarktumoren und Neurofibrome. München u. Wiesbaden: J. F. Bergmann 1920.

BIELSCHOWSKY, M.: Neuroblastic tumors of the sympathetic nervous system. In W. PENFIELD, Cytology and cellular pathology of the nervous system, Bd. 3, Abt. 24, S. 1083. New York: Paul H. Hoeber 1932.

DIETRICH, A., u. H. SIEGMUND: Die Nebenniere und das chromaffine System. In HENKE-LUBARSCHS Handbuch der speziellen pathologischen Anatomie und Histologie, Bd. VIII. Berlin: Springer 1926.

FEYRTER, F.: Über Neurome und Neurofibromatose, nach Untersuchungen am menschlichen Magen-Darmschlauch. Wien: Wilhelm Maudrich 1948.

GAGEL, O.: Tumoren der peripheren Nerven. In BUMKE-FÖRSTERS Handbuch der Neurologie, Bd. 9, S. 216. Berlin: Springer 1935. — Neurofibromatose. In BUMKE-FOERSTERS Handbuch der Neurologie, Bd. 16, S. 289. Berlin: Springer 1936.

HERZOG, E.: Pathologische Histologie des vegetativen Nervensystems. In L. R. MÜLLER, Lebensnerven und Lebenstriebe, 3. Aufl. Berlin: Springer 1931. — Tumores del sistema nervioso vegetativo. Bol. Soc. Biol. Concepción (Chile) **18**, 1 (1944). — Die Pathologie der peripheren vegetativen Ganglien. (Referat.) 34. Tagg der Dtsch. Ges. für Path. Wiesbaden 1950. Stuttgart: Piscator-Verlag 1951.

OBERNDORFER, S.: Die Geschwülste des Darmes. In HENKE-LUBARSCHS Handbuch der speziellen pathologischen Anatomie und Histologie, Bd. IV/3. Berlin: Springer 1929.

PENFIELD, W.: Tumors of the sheats of the nervous system. In W. PENFIELD, Cytology and cellular pathology of the nervous system, Bd. 3, Abt. 19, S. 953. New. York: Paul B. Hoeber 1932.

DEL RIO HORTEGA, P.: Tumores del sistema nervioso. III. Tumores del estirpe simpática. Actas del Congreso Internacional de lucha científica y social contra el cancer, S. 531—699. Madrid 1933.

SACK, H.: Das Phäochromozytom. Stuttgart: Georg Thieme 1951. — DA SILVA HORTA, J.: Tumores da cápsula suprarenal. Livraria Luso-Espanhola. Lissabon 1947.

A. Primäre Geschwülste.

1. Geschwülste der Nervenscheiden.

ASKANAZY, M.: Über multiple Neurinome in der Wand des Magen-Darmkanals. Arb. path.-anat. Inst. Tübingen **2** (1899).

Baumeister, K. H.: Über Neurinome im Verdauungstrakt. Inaug.-Diss. Göttingen 1934. — Broscher, J. E. W.: Isolierte Neurofibromatose im Sympathikus. Zbl. Path. **40**, 513 (1927).

Diebold, O.: Über Neurinome des Halssympathikus. Dtsch. Z. Chir. **245**, 58 (1935).

Feyrter, F.: Über eine eigenartige Geschwulstform des Nervengewebes im menschlichen Verdauungsschlauch. Virchows Arch. **295**, 480 (1935). — Über den Naevus. Virchows Arch. **301**, 417 (1938). — Über die granulären neurogenen Gewächse. Beitr. path. Anat. **110**, 181 (1949). — Fromme, A., u. E. Wachs: Über ein Neurinom des Bauchsympathikus. Zbl. Chir. **1937**, Nr 14, 799.

Krekeler: Über ein Neurinom in der Wand des Mastdarms. Inaug.-Diss. Bonn 1924. — Kühl, I.: Riesenharnblase bei v. Recklinghausenscher Neurofibromatose. Beitr. path. Anat. **112**, 303 (1952).

Leriche, R.: Über einen durch Neurofibromatose bedingten Fall von Pylorusstenose. Zbl. Chir. **111**, 314 (1911).

Maresch, R.: Über das Vorkommen neuromartiger Bildungen in obliterierten Wurmfortsätzen. Wien. klin. Wschr. **1926**. — Martinez, M.: Ganglioneuromatosis y gigantismo del apéndice. Rev. méd. Chile **71**, 780 (1943). — Masson, P.: Appendicite neurogène et carcinoide. Ann. d'Anat. path. **1** (1924); **3**, Nr 5 u. 7 (1926). — Les naevi pigmentaires, tumeurs nerveuses. Ann. d'Anat. path. **3** (1926). — Contribution to the study of the sympathetic nerves of the appendix. Amer. J. Path. **6**, 217 (1930). — Neural proliferations in the vermiform appendix. In W. Penfield, Cellular cytology and cellular pathology of the nervous system, Bd. 3, Abt. 25, S. 1095. New York: Paul B. Hoeber 1932. — My conception of cellular nevi. Cancer **4**, 9 (1951). — Masson, P., et A. Branch: Gigantisme et ganglioneuromatose de l'appendice. Rev. canad. Biol. **4**, 219 (1945).

Oberndorfer, S.: Partieller primärer Riesenwuchs des Wurmfortsatzes kombiniert mit Ganglioneuromatose. Z. Neur. **72** (1921).

Pick, L.: Über Neurofibromatose und partiellen Riesenwuchs usw. Beitr. path. Anat. **71**, 560 (1923).

Schmincke, A.: Diffuse Neurombildung in der Appendix. Zbl. Path. **33**, 17 (1922/23). — Schweitzer, P.: Über neuromartige Bildungen in obliterierten Wurmfortsätzen. Schweiz. med. Wschr. **1922**, Nr 49/50. — Sekiguchi, S., u. O. Takeo: Beitrag zum Vagustumor. Arch. klin. Chir. **143** (1926). — Siebner, M.: Vagustumor bei Recklinghausenscher Neurofibromatose. Dtsch. Z. Chir. **237**, 63 (1932). — Soldan: Arch. klin. Chir. **59**, 261 (1899). — Spühler, O.: Über Neurofibrome des Magens. Frankf. Z. Path. **48**, 149 (1935).

Urech, E.: L'appendicite neurogène de Masson. Rev. méd. Suisse rom. **48**, Nr 4/6 (1928).

Verocay: Zur Kenntnis der Neurofibrome. Beitr. path. Anat. **48**, 1 (1910).

2. *Sympathicoblastome (Sympathogoniome, Sympathoblastome und Ganglioneurome).*

Albertini, A., v. u. H. Willi: Neuroblastoma sympathicum der rechten Nebenniere mit Metastasierung nach dem Typus Hutchinson. Ann. Paediatr. (Basel) **152**, 129 (1938). — Amberg: Arch. of Pediatr. **21** (1904). — Anitschkow, N.: Zur Kenntnis der malignen Neuroblastome des Nervus sympathicus. Virchows Arch. **214**, 137 (1913). — Askin, J. A., and Ch. F. Geschickter: J. of Pediatr. **7**, 157 (1935). Zit. nach v. Albertini u. Willi.

Barnewitz: Zur Kenntnis des Neuroblastoma sympathicum. Frankf. Z. Path. **26**, 317 (1922). — Benda: Ganglioneurom des Nervus vagus. Verh. dtsch. path. Ges. **1904**, 266. — Beneke, R.: Zwei Fälle von Ganglioneurom. Beitr. path. Anat. **70**, 203 (1922). — Berner, J. H.: Ein Fall von malignem Ganglioneurom. Beitr. path. Anat. **70**, 203 (1922). — Bianchi, A. E.: Primer caso de simpatoma simpatoblástico gástrico registrado en la Argentina. Bol. y Trab. Soc. argent. Cir. B. Air. **18**, 1225 (1934). — Blumensaat, C.: Zur Kenntnis der Neuroblastome des Sympathikus beim Erwachsenen. Virchows Arch. **269**, 431 (1928). — Bruck: Jb. Kinderheilk. **62**, 84 (1905). — Bülbring, E.: Über das bösartige Neuroblastom des Sympathikus. Virchows Arch. **268**, 300 (1928). — Bufe, W.: Zur Diagnose der Geschwülste des Sympathikus. Dtsch. Z. Chir. **250**, 571 (1938). — Butz, H.: Über die Sympathicoblastome des Nebennierenmarkes. Virchows Arch. **306**, 360 (1940).

Capaldi, B.: Zwei Fälle von Sympathicoblastom. Frankf. Z. Path. **35**, 83 (1927). — Clay, R. C.: Ganglioneuroma of the nodose ganglion of the vagus. Ann. Surg. **132**, 1417 (1950). — Cushing, H., and S. B. Wolbach: The transformation of a malignant paravertebral sympathicoblastoma into a benign ganglioneuroma. Amer. J. Path. **3**, 203 (1927).

Dalton: Trans. path. Soc. Lond. **36**, 247 (1885). — Drake, R. L., and A. Hellwig: Retroperitoneal sympathicoblastoma without involvement of the adrenal glands. Arch. of Path. **33**, 922 (1942).

Esser: Inaug.-Diss. Köln 1925. Zit. nach Dietrich u. Siegmund, siehe zusammenfassende Darstellungen. — Evangelisti, T.: Per l'anatomia patologica e l'histogenesi dei blastomi immaturi del simpathico etc. Riv. Pat. nerv. **46**, 581 (1935). Ref. Zbl. Neur. **65** (1936).

Fischer, R. F. v.: Zur Kenntnis der Neurome des Sympathikus. Frankf. Z. Path. **28**, 603 (1922).

Gonçalves, A. F.: Um caso de simpatoblastoma bilateral das supra-renais com metástases extraordinárias (coraçao, estômago, pele e língua). Lisboa Médica **22**, 439 (1945).

Heaton: Congenital round cells sarcoma of liver. Trans. path. Soc. Lond. **49**, 140 (1898).— Heinrici, D.: Ein Fall von metastasierendem Ganglioneurom des Sympathikus. Zbl. Path. **58**, 1 (1933). — Herweg: Inaug.-Diss. München 1917. Zit. nach Dietrich u. Siegmund. — Herxheimer, G.: Über Tumoren des Nebennierenmarks, insbesondere das Neuroblastoma sympathicum. Beitr. path. Anat. **57**, 112 (1914). — Hoffmann, K.: Über einen Fall von intrathorakalem Ganglioneurom des linken Nervus sympathicus mit starker Einengung des Thoraxraumes. Inaug.-Diss. Marburg 1937.

Jaffé, R.: Ein Ganglioneurom der Nebenniere. Beitr. path. Anat. **65**, 363 (1919).

Knauss, K.: Zur Kenntnis der echten Neurome. Neuroma verum multiplex amyelinicum gangliosum. Virchows Arch. **153**, 29 (1898). — Kopriwa, G.: Ein Fall von Ganglioneuroma teleangiectaticum cysticum. Frankf. Z. Path. **37**, 348 (1929). — Kretz, R.: Pathologie der Leber. Erg. Path. 8/2 (1904). — Küster, H.: Über Gliome der Nebennieren. Virchows Arch. **180**, 117 (1905).

Land, F. T.: A malignant tumor (sympathicoblastoma) of the superior cervical ganglion. Brit. J. Surg. **23** (1935). — Landau, M.: Die malignen Neuroblastome des Sympathikus. Frankf. Z. Path. **11**, 26 (1912). — Lapointe et Lecène: Arch. Méd. exper. **19**, 69 (1907). — Lewis, D., and Ch. F. Geschickter: Tumors of the sympathetic nervous system. Arch. Surg. **28**, 16 (1934). — Lloyd, M. S.: Sympathicoblastoma of the second dorsal sympathetic ganglion. Amer. J. Surg. **39**, 477 (1935).

MacFarland, J., and S. W. Sappington: A ganglioneuroma in the neck of a child. Amer. J. Path. **11**, 429 (1935). — Marchand, F.: Über eine eigentümliche Erkrankung des Sympathicus, der Nebennieren und der peripherischen Nerven (ohne Bronzehaut). Virchows Arch. **80**, 471 (1880). — Martínez, M.: Ganglioneuromatosis y gigantismo del apéndice. Rev. méd. Chile **71**, 780 (1943). — Martius, K.: Maligner Sympathoblastentumor des Halssympathikus, teilweise ausdifferenziert zu gutartigem Ganglioneurom. Frankf. Z. Path. **12**, 442 (1913). — Millar, W. G.: A malignant melanotic tumor of ganglion cells arising from a thoracic sympathetic ganglion. J. of Path. a. Bacteriol. **35**, 3 (1932). — Miller, J.: Ein Fall von metastasierendem Ganglioneurom. Virchows Arch. **191**, 411 (1908). Mittelbach, M., u. P. Székely: Ein Fall von Neuroblastom des Nebennierenmarkes mit mehreren Mißbildungen. Frankf. Z. Path. **47**, 517 (1935).

Nötzel, H.: Ein Fall von melaninbildendem Sympathicoblastom. Frankf. Z. Path. **52**, 511 (1938).

Oberndorfer, S.: Beitrag zur Frage der Ganglioneurome. Beitr. path. Anat. **41**, 269 (1907). — Orr: Edinburgh Med. J. **8**, 221 (1900). — Otten, H. J.: Über einen Fall von Sympathogoniom der Nebennieren. Inaug.-Diss. Bonn 1938.

Parker: Trans. path. Soc. Lond. **31**, 290 (1880). — Pepper, W.: A study of congenital sarcoma of the liver and suprarenal. Amer. J. med. Sci. **121**, 287 (1901). — Pick, L.: Das Ganglioma embryonale sympathicum (Sympathoma embryonale). Berl. klin. Wschr. **1912**, 67. — Pick, L., u. M. Bielschowsky: Über das System der Neurome usw. Z. Neur. **6**, 391 (1911). — Poll, C.: Entwicklung der Nebennieren. In R. Hertwig, Handbuch der Entwicklungslehre, Bd. III/1. Jena: Gustav Fischer 1905.

Richards: Guy's Hosp. Rep. **59** (1905). — Rinscheid, J.: Zur Morphologie der Neuroblastome des Nebennierenmarkes. Virchows Arch. **297**, 508 (1936). — Robertson, H. E.: Das Ganglioneuroblastom, ein besonderer Typus im System der Neurome. Virchows Arch. **220**, 147 (1915). — de Ruyter: Arch. klin. Chir. **40**, 98 (1890).

Schilder, P.: Über das maligne Gliom des sympathischen Nervensystems. Frankf. Z. Path. **3**, 317 (1909). — Scott, E., and D. M. Palmer: Intrathoracic sympathicoblastoma. Amer. J. Canc. **16**, 903 (1932). — Shukowsky: Jb. Kinderheilk. **69**, 213 (1909). — Sopetoff: Arb. Petersburger kinderärztl. Ges. **24** (1896). — Spreng, A.: Ein Fall von Neuroblastoma sympathicum embryonale, Typus Pepper oder kongenitalem Sympathogoniom. Schweiz. med. Wschr. **1936**, 1192. — Stein, F.: Die angeborenen bösartigen sympathischen Nebennierengeschwülste im Licht ontogenetischer Betrachtungsweise. Virchows Arch. **317**, 266 (1949).

Testa, M.: Un caso di ganglioneuroma maligno del ganglio ciliare. Rass. Ter. e Pat. clin. **3**, 609 (1931). Ref. Zbl. Neur. **63** (1932). — Tileston and Wolbach: Amer. J. med. Sci. **135** (1908). Zit. nach Bülbring.

WAHL, H. R., and P. E. CRAIG: Multiple tumors of the sympathetic nervous system with a report of a case illustrating bot benign and malignant types. Amer. Assoc. Path. 1937. — Amer. J. Path. **13**, 670 (1937). — WEBER, H. W.: Beitrag zur Kenntnis der Tumoren des chromaffinen Systems und des Sympathicus. Frankf. Z. Path. **60**, 228 (1949). — WIESEL, J.: Nebennieren. In BETHES Handbuch der normalen und pathologischen Physiologie, Bd. XVI/1, S. 556. 1930. — WILKE: Jb. Kinderheilk. **70** (1909). — WRIGHT: J. of exper. Med. **12**, 556 (1910).

ZIMMERMANN, J.: Ganglioneuroblastome als erbliche Systemerkrankung des Sympathicus. Beitr. Path. **111**, 355 (1951).

3. Paragangliome (Phäochromoblastome, Phäochromocytome).

ALEZAIS et PEYRON: Un groupe nouveau de tumeurs épitheliales. Les paragangliomes. C. r. Soc. Biol. Paris **1908**, Nr 38.

BIANCHI, A. E.: Paraganglioblastomas (Pheocromoblastomas). An. Inst. Modelo Clín. méd. Buenos Aires **20**, 361 (1939). — BIEBL, M., u. P. WICHELS: Physiologische und anatomisch-pathologische Betrachtungen im Anschluß an einen Fall von Paragangliom beider Nebennieren. Virchows Arch. **257**, 182 (1925). — BINSLEV, A.: Ein Fall von Phaeochromocytoma ventriculi von Splenomegalie begleitet. Nord. med. Ark. **12**, 472 (1941). — BONNAMOUR, DOUBROW et MONTÉGUE: Sur le comportement des metastases pleurales des paragangliomes. Ann. d'Anat. path. **4**, 142 (1927). — BOUCHER, BARBIER et DECHAUME: Cancer double des surrénales a metastases multiples. Lyon méd. **134**, 220 (1924). — BRENNER, F., H. KONZETT u. F. NAGL: Über ein Phäochromozytom der Nebenniere. Münch. med. Wschr. **1938**, 914. — BÜCHNER, F.: Spezifische Tumoren des Nebennierenmarkes mit Hypertonie. Klin. Wschr. **1934**, 617.

CHAMOWITZ, J., and H. FANGER: Malignant phaechromocytoma and hypertension; a case report. Amer. J. clin. Path. **19**, 243 (1949). — CHAUFFARD: Zit. nach DIETRICH u. SIEGMUND (siehe zusammenfassende Arbeiten).

EISENBERG, A. A., u. H. WALLERSTEIN: Phaeochromocytoma of the suprarenal medulla (paraganglioma). Arch. of Path. **14**, 818 (1932). — EWIN: Zit. nach PODLOUCKY.

FINGERLAND, A.: Über 2 Fälle von Phächromocytomen. Virchows Arch. **309**, 218 (1942). FUNK: Zit. nach PODLOUCKY. — FRÄNKEL, F.: Virchows Arch. **103**, 244 (1886).

GORMSEN, H.: Chromaffine Tumoren außerhalb der Nebennieren. Bibl. Laeg. (dän.) **130**, 171 (1938). Ref. Zbl. Path. **71**, 55 (1938).

HAUSMANN u. GETZOWA: Ein Paragangliom des ZUCKERKANDLschen Organs. Schweiz. med. Wschr. **1922**, Nr 36, 889. — HEDINGER, E.: Struma medullaris cystica suprarenalis. Frankf. Z. Path. **7**, 112 (1911). — HEGGLIN, NABHOLZ u. FISCHER: Ref. Z. Krebsforschg **48**, 190 (1939). — HELLY, K.: Zur Pathologie der Nebenniere. Münch. med. Wschr. **1913**, 1821. — HERDE, M.: Zur Lehre der Paragangliome der Nebenniere. Arch. klin. Chir. **97**, 937 (1912). — HERWEG: Ein malignes Sympathoblastom der linken Nebenniere unter dem Bilde des Chloroms. Inaug.-Diss. München 1917. — HERXHEIMER, G.: Über Tumoren des Nebennierenmarkes, insbesondere das Neuroblastoma sympathicum. Beitr. path. Anat. **57**, 112 (1914).

INGIER u. SCHMORL: Über den Adrenalingehalt der Nebennieren. Dtsch. Arch. klin. Med. **104**, 125 (1911).

KAHLAU, G.: Über schwere Hypertonie durch Phäochromocytom einer Nebenniere mit Adenomen in anderen innersekretorischen Drüsen. Frankf. Z. Path. **50**, 86 (1937). — KALK, H.: Paroxysmale Hypertension, Blutdruckkrisen und Tumor des Nebennierenmarkes. Klin. Wschr. **1934**, 613. — KAULBACH, G.: Ein weiterer Beitrag zur Kenntnis der malignen Phäochromocytome. Zbl. Path. **67**, 49 (1937). — KAWASHIMA, K.: Über einen Fall von multiplen Hautfibromen mit Nebennierengeschwulst. Virchows Arch. **203**, 66 (1911). — KNAKE, E.: Über einen Fall von doppelseitigem Phäochromocytom der Nebenniere und die Bedeutung des Adrenalins im klinischen Bilde dieser Geschwülste. Virchows Arch. **308**, 615 (1942). — KUTSCHERA-AICHBERGEN, H.: Nebennierenstudien. Frankf. Z. Path. **28**, 262 (1922).

LABBÉ, TINEL et DOUMER: Crisis solaires et hypertension paroxistique en rapport avec une tumor surrénale. Bull. Soc. méd. Hôsp. Paris **38**, 982 (1922). — LEWIS, D., and CH. F. GESCHICKTER: Tumors of the sympathetic nervous system. Neuroblastoma, paraganglioma, ganglioneuroma. Arch. Surg. **28** (1934). — LIEBEGOTT, G.: Die Pathologie der Nebennieren (Referat). 36. Tagg der Dtsch. Ges. Path. Freiburg i. Br. 1952. Stuttgart: Gustav Fischer 1953.

MANASSE, P.: Über die hyperplastischen Tumoren der Nebenniere. Virchows Arch. **133**, 391 (1893). — MARCHAND, F.: Zit. nach DIETRICH u. SIEGMUND (siehe zusammenfassende Darstellungen). — MAYO: J. Amer. Med. Assoc. **1927**, 1047. Zit. nach BÜCHNER. — MERKULOW, G. A.: Ein Fall von einem aus den Nebenorganen von ZUCKERKANDL entstandenen Paragangliom. Zbl. Path. **59**, 274 (1933/34). — MILLER, J. W.: Paragangliom des Brustsympathikus. Zbl. Path. **35**, 85 (1924/25).

NORDMANN, M., u. E. LEBKÜCHNER: Zur Kenntnis der Paragangliome an der Aortengabel und am Grenzstrang. Virchows Arch. **280**, 152 (1931).

OBERLING u. JUNG: Bull. Soc. méd. Hôp. Paris **51**, 10 (1927). Zit. nach PAUL. — OPPENHEIMER and FISCHBERG: Arch. int. Med. **34**, 631 (1924); **38**, 882 (1926). Zit. nach PAUL. — ORTH, J.: Über eine Geschwulst des Nebennierenmarks mit Bemerkungen über die Nomenklatur der Geschwülste. Sitzgsber. preuß. Akad. Wiss., Physik.-math. Kl. **1914**, Nr 1.

PAUL, F.: Die krankhafte Funktion der Nebenniere und ihr gestaltlicher Ausdruck. Virchows Arch. **282**, 256 (1931). — PICK: Berl. klin. Wschr. **1912**, Nr 12. — PODLOUCKY, F. H.: Ein Phäochromoblastom des ZUCKERKANDLschen Organs. Virchows Arch. **306**, 372 (1940). — POPKEN, CL.: Über chromaffine Tumoren. Beitr. path. Anat. **97**, 337 (1936).

RIEMER, R.: Sobre un caso de sindrome de Addison producido por paraganglioma de la cápsula suprarrenal. Fol. med. (Napoli) 8, 33 (1927). Zit. nach LEWIS u. GESCHICKTER. — ROSEMANN: Zit. nach PODLUCKY.

SCHRÖDER, K.: Eine doppelseitige chromaffine Nebennierengeschwulst mit Hypertonie. Virchows Arch. **268**, 291 (1928). — SEVKI, K.: Über eine besondere Granulation der chromaffinen Markzellen der Nebennieren, ihre Beziehung zur Chromaffinität und ihr Vorkommen im Phäochromocytom. Virchows Arch. **294**, 65 (1934). — STANGL: Tumor der chromaffinen Nebenorgane des Sympathikus. Verh. dtsch. path. Ges. **5**, 250 (1920). — SUZUKI: Über zwei Tumoren aus Nebennierenmarkgewebe. Berl. klin. Wschr. **1910 II**, 1623.

THOMAS, E.: Ein chromaffiner Tumor der Nebenniere. Frankf. Z. Path. **16**, 376 (1915).

VAQUEZ, DANZELOT et GÉRAUDEL: Presse méd. **169** (1929). Zit. nach BÜCHNER.

WEBER, H. W.: Siehe unter 2. — WEGELIN, C.: Über einen chromaffinen Tumor der Nebennieren. Verh. dtsch. path. Ges. **1912**, 255.

B. Sekundäre Geschwülste.

BIANCHI, A. E.: Sobre ganglioneuromatosis y metástasis en ganglios simpáticos. Rev. Soc. argent. Biol. **1**, 3 (1925).

HERZOG, E.: Siehe zusammenfassende Darstellungen.

WOHLWILL, F.: Siehe Abschnitt Allgemeine Pathologie.

Pathologische Anatomie und Physiologie der hypophysär-hypothalamischen Krankheiten.

Von

Hans Orthner-Göttingen.

Mit 60 Abbildungen.

Die Stoffgliederung dieses Handbuchs folgt im allgemeinen morphologischen Gesichtspunkten. Denn die speziellen pathologisch-anatomischen Organveränderungen, ihre Ursachen und Entstehungsweisen sind Hauptgegenstand der Darstellung. Darüber hinaus hat die pathologische Anatomie aber noch eine unmittelbarere Aufgabe im Dienste der Nosologie; man erwartet von ihr die pathologisch-anatomische Ausdeutung klinischer Krankheitsbilder. Dieser Umstand hat die Autoren dieses Handbuchs schon immer zum Miterfassen pathophysiologischer Probleme genötigt; das streng morphologische Ordnungsprinzip versagt in Fällen von klinischer Krankheit ohne deutliches anatomisches Substrat, oder wenn die gleiche Krankheit von verschiedenen pathologischen Prozessen bewirkt werden kann. Die Beiträge auf den Gebieten der inneren Sekretion in Band 8 zeigen das besonders deutlich; sie stellen in ihrem Inhaltsaufbau meist ein Gemisch dar zwischen einer Einteilung nach pathologisch-anatomischen Prozessen und nach klinischen Krankheiten. Der hier zu bearbeitende Gegenstand verlangt einen ähnlichen Kompromiß.

Die Jahre seit dem Erscheinen des Bandes 8 sind gekennzeichnet durch das Vordringen ganzheitlicher Lehren in der Medizin. Störungen der Beziehungen zwischen den Organen, der Korrelationen und Regulationen, wurden als Krankheitsursachen erkannt. Das Interesse der nosologischen Forschung wandte sich nach einer Periode intensiver Organpathologie wieder mehr der Gesamtverfassung des Organismus zu. Die gleichzeitig zunehmende Kenntnis der Bedeutung zentraler hormoneller und nervöser Steuerungen für die vegetativen Abläufe brachte es mit sich, daß das Wesen vieler Krankheiten in einer Störung des als Steuerungsorgan erkannten „Hypophysen-Hypothalamus-Systems" erblickt wurde. So dehnte sich der Kreis der „hypophysär-hypothalamischen Krankheiten" über die morphologisch bekannten Veränderungen hinaus auf viele anatomisch noch wenig erforschte Zustände aus, bei denen klinische Befunde und tierexperimentelle Analogien eine gestörte vegetative Regulation als primum movens vermuten lassen.

Es war zu erwägen, ob der Erörterung solcher Zustände in einem Handbuch der pathologischen Anatomie Raum gegeben werden soll. Die Frage wurde in Übereinstimmung mit dem Herrn Herausgeber bejaht. Der pathologische Anatom kann sich der aus der Klinik kommenden Aufforderung zur Stellungnahme nicht verschließen. Er wird aber nur dann zu wesentlichen anatomischen Befunden vorstoßen können, wenn ihm neben der normalen Morphologie auch die klinischen und experimentalphysiologischen Ergebnisse vertraut sind. Es muß also versucht werden, ein Bild dessen zu entwerfen, was der Kliniker findet, wenn er an hypophysär-hypothalamische Störungen denkt; und es muß vor allem auf die richtungsweisenden Tierversuche eingegangen werden. Der eigentliche pathologisch-anatomische Teil scheint dadurch beinahe in den Hintergrund gedrängt. Dies liegt einmal daran, daß auf dem Gebiete der Hypophysenveränderungen alles bis 1926 Bekannte in dem vorbildlichen Artikel von KRAUS in Band 8 bereits zusammengefaßt ist und daß hinsichtlich der cerebralen Prozesse auf andere Beiträge in diesem Band verwiesen werden kann. Auch müssen auf einem jungen, erst in Entwicklung begriffenem Forschungsgebiet die Prämissen für erfolgreiches Arbeiten die Früchte der Arbeit notwendigerweise überwiegen.

Die sich aus solchen Erwägungen ergebende Gliederung ist eine Kombination des „klassischen" Handbuchartikels der speziellen pathologischen Anatomie mit einer Darstellung von Funktionsstörungen. Gleichsam eingeschachtelt in den klassischen Handbuchartikel, bestehend aus anatomischen Vorbemerkungen (Kapitel I) und systematischer Darstellung der Prozesse (Kapitel VI), liegen vier nach Grundfunktionen benannte Kapitel, die auf die Deutung von Krankheitsbildern hinzielen. *Wachstum* und *Fortpflanzung* sind die beiden Ausbreitungsweisen der Lebewesen; wieweit Störungen des Hypophysen-Hypothalamus-Systems beim Menschen in diese Leistungen eingreifen und zu bestimmten Krankheitsbildern führen, ist in den Kapiteln II und III dargelegt. Der *innere „Betrieb"* ist die dritte Komponente des vegetativen Lebens; seine Kompliziertheit verlangt eine detaillierte Betrachtung, soll der vielfältige Einfluß von Hypophyse und Hypothalamus richtig abgeschätzt werden (Kapitel IV); die Frage nach dem Anteil der Steuerungsorgane an bestimmten Krankheitsbildern des Betriebsstoffwechsels steht im Mittelpunkt des klinischen Interesses. Zum vegetativen „Leben" kommt bei den höheren Organismen und insbesondere beim Menschen psychisches „Erleben"; Tierversuche, klinische Analogien und pathologisch-anatomische Befunde zusammen weisen auf die Bedeutung des Hypophysen-Hypothalamus-Systems für die Phänomene des *Bewußtseins* und der *seelischen Grundstrukturen* hin. Die Erörterung dieser psychischen Seite der hypophysär-hypothalamischen Krankheiten ist einer ergänzenden Veröffentlichung vorbehalten; das Kapitel V enthält nur Hinweise.

„Vollständigkeit" in literarischer Hinsicht konnte bei der ungeheuren Fülle des Stoffes nicht angestrebt werden. Auf den Gebieten der anatomischen Grundlagen, der Tierexperimente und der klinischen Befunde wurde versucht, die verschiedenen für die morphologische Forschung wichtigen Auffassungen herauszuarbeiten, um dem Leser eigene Urteilsbildung und weitere Vertiefung an Hand der Literaturangaben zu ermöglichen. Eine gewisse Willkür in der Auswahl der zitierten Literatur war dabei nicht zu vermeiden. Nur die Arbeiten, die sich mit den für Hypophyse und Hypothalamus charakteristischen pathologisch-anatomischen Prozessen befassen, wurden so vollständig als möglich berücksichtigt, wenn auch manche Lücken wegen Zeitmangel und Schwierigkeiten der Literaturbeschaffung ungeschlossen blieben.

I. Anatomische Vorbemerkungen.

Unter „Hypothalamus" versteht man das gesamte Gebiet des Zwischenhirns, das „unter" dem Thalamus, also ventral vom Sulcus Monroi liegt. Bei einer Gliederung dieses Gebietes hat sich die Beachtung des Gehaltes an Markfasern bewährt. Die *Markarmut* ist nicht nur bei den peripheren Nerven, sondern auch im Zentralorgan ein wichtiges Merkmal des vegetativen Systems. Die primitiven vegetativen Regulationsstätten des Zwischenhirns liegen hauptsächlich im markarmen Teil des Hypothalamus. Die große Bedeutung dieser verhältnismäßig kleinen Hirnstelle hat es mit sich gebracht, daß sie oft schlechthin als „Hypothalamus" bezeichnet wird. Besser sagt man: *Hypothalamus im engeren Sinne.* Dieses Gebiet hat neben der Markarmut als weiteres Kennzeichen die direkte anatomische und funktionelle Verbindung mit der *Hypophyse.*

Der *markreiche Hypothalamus* hingegen weist keine unmittelbaren Beziehungen zur Hypophyse auf. Zu ihm rechnen wir mit SPATZ (1952) das *Corpus mamillare*. Für das restliche Gebiet des markreichen Hypothalamus hat sich der aus dem amerikanischen Schrifttum kommende Ausdruck *Subthalamus* trotz philologischer Bedenken eingebürgert.

A. Hypophyse.

Seit dem Beitrag von KRAUS (1926) in diesem Handbuch ist das anatomische und experimentell-morphologische Wissensgut über die Hypophyse stark angewachsen. Das umfangreiche Schrifttum darüber hat bis 1939 durch ROMEIS (1940) eine erschöpfende Würdigung gefunden, auf die hier verwiesen werden muß. Es soll nur auf jene neueren Veröffentlichungen eingegangen werden, die für das Verständnis der Funktion und Pathologie notwendig erscheinen.

1. Gliederung.

Die Verbindung zwischen Hypothalamus und Hypophyse geschieht durch die *Neurohypophyse*. Entwicklungsgeschichtlich ist die Neurohypophyse zwar ein Teil des Hypothalamus. Anatomisch gehört sie aber nicht zu diesem, sondern zur Hypophyse, da sie völlig anders differenziert ist als das übrige zentralnervöse Gewebe, nachdem sie sich *schon auf früher Entwicklungsstufe mit der aus dem Kopfdarm stammenden Adenohypophyse zu einem einheitlichen Organ vereinigt hat.*

Tabelle 1. *Einteilung der Hypophyse.* (Modifiziert nach SPATZ 1955.)

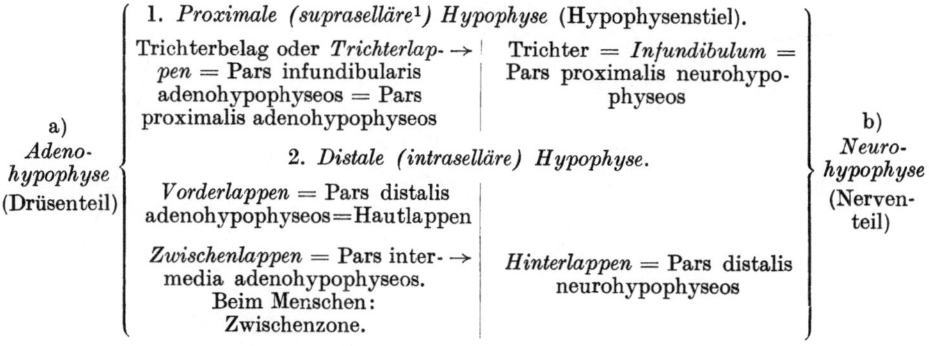

a) *Adenohypophyse* (Drüsenteil)	b) *Neurohypophyse* (Nerventeil)
1. *Proximale (supraselläre[1]) Hypophyse* (Hypophysenstiel).	
Trichterbelag oder *Trichterlappen* = Pars infundibularis adenohypophyseos = Pars proximalis adenohypophyseos →	Trichter = *Infundibulum* = Pars proximalis neurohypophyseos
2. *Distale (intraselläre) Hypophyse.*	
Vorderlappen = Pars distalis adenohypophyseos = Hautlappen	
Zwischenlappen = Pars intermedia adenohypophyseos. Beim Menschen: Zwischenzone. →	*Hinterlappen* = Pars distalis neurohypophyseos

→ bedeutet: adeno-neurohypophysäre Kontaktfläche.

Aus dieser Übersicht über die Hauptabschnitte der Hypophyse geht hervor, daß wir zwischen einem suprasellären = proximalen und einem intrasellären = distalen Teil der Hypophyse unterscheiden. Dieses geschieht im Gegensatz zu der Vorstellung, nach welcher der in der Sella gelegene Anteil allein die Hypophyse wäre, während der Hypophysenstiel nur einen Nervenstrang darstellen soll, und sein adenohypophysärer Belag als nebensächlich abgetan wird. Nach SPATZ kommt *der suprasellären Hypophyse trotz ihrer Kleinheit eine wichtige selbständige Bedeutung zu.*

Die proximale Neurohypophyse bezeichnen wir einheitlich mit *Infundibulum*, gleichgültig, ob sie durch den Recessus infundibularis des 3. Ventrikels hohl (= Trichter = Pars cava infundibuli, ROMEIS) oder kompakt (= Stiel = Pars compacta infundibuli, ROMEIS) ist. Die Ausdehnung des Recessus infundibularis schwankt von Art zu Art außerordentlich, und auch zwischen den Menschen gibt es beträchtliche Unterschiede. Bezüglich der histologischen Struktur spielt das keine Rolle; dadurch erscheint die Trennung in Trichter und Stiel für die funktionelle Betrachtung unwichtig.

Hingegen muß zwischen dem Infundibulum als einem Teil der Hypophyse und dem Tuber cinereum als einem Teil des Hypothalamus scharf unterschieden werden. Die Grenze ist an der

[1] In früheren Veröffentlichungen von SPATZ und seiner Schule auch „extraselläre Hypophyse" bezeichnet.

Hirnoberfläche durch eine Furche erkennbar, die das Infundibulum ringförmig umgibt: Sulcus infundibularis (SPATZ und Mitarbeiter 1948). Histologisch ist die Grenze beim Menschen zwar etwas verwischt, da Nervenzellen des Tuber gewöhnlich entlang dem Recessus infundibularis ein Stück weit in den Trichter hineinreichen (was in dem Schema Abb. 1 durch schräge Striche über die Grenzlinie angedeutet ist). Dennoch ist eine begriffliche Trennung notwendig und wichtig: Das Tuber cinereum gehört zum Gehirn und ist reich an dichtstehenden kleinen Nervenzellen; das Infundibulum gehört zur Hypophyse, enthält

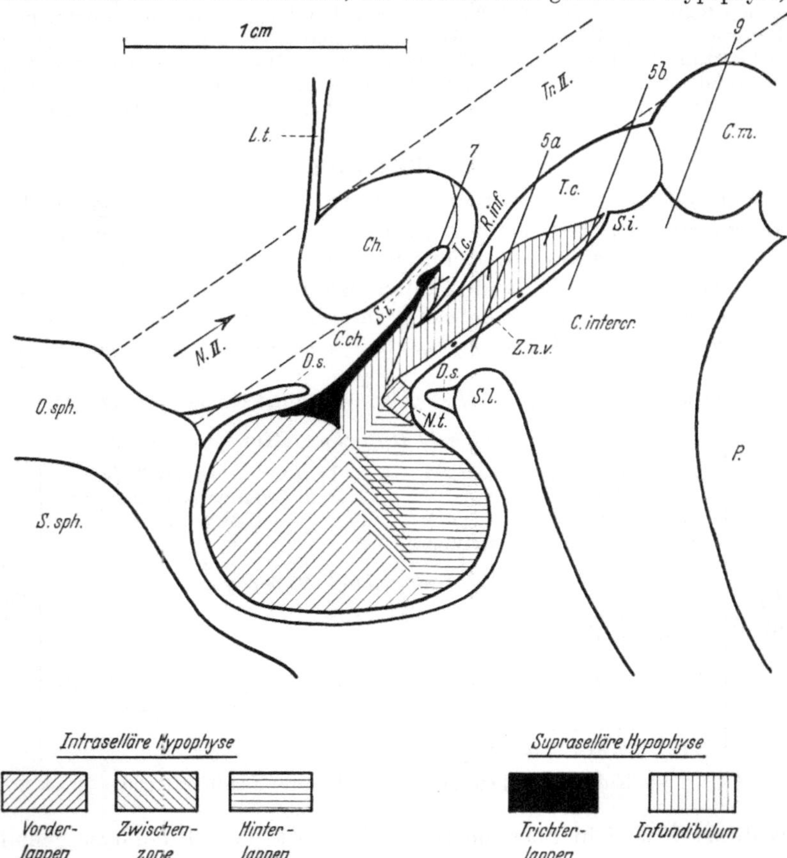

Abb. 1. Schema eines Sagittalschnittes, der im Bereich der Hypophyse median, im Bereich des Hypothalamus ein wenig paramedian liegt. Der Verlauf der (lateral von diesem Schnitt gelegenen) Sehnerven (*N. II.*) und Tractus optici (*Tr. II.*) ist mit unterbrochenen Linien eingezeichnet. Der Pfeil zeigt die Richtung, in welcher das Chiasma (*Ch.*) im Verlauf der Phylo- und Ontogenese vom Keilbein abgezogen wird, wobei Sehnerven und Hypophysenstiel in die Länge gezogen werden. *C.ch.* Cisterna chiasmatis; *C.intercr.* Cisterna intercruralis; *C.m.* Corpus mamillare; *D.s.* Diaphragma sellae; *L.t.* Lamina terminalis; *N.t.* Nackenteil des Vorderlappens; *O.sph.* Os sphenoidalis; *P.* Pons; *R.inf.* Recessus infundibularis; *S.i.* Sulcus infundibularis; *S.l.* Sattellehne; *S.sph.* Sinus sphenoidalis; *T.c.* Tuber cinereum; *Z.n.v.* Zona neurovascularis mit Trichterlappeninseln. *7* ungefähre Schnittrichtung der Abb. 7; *5a* ungefähre Schnittrichtung der Abb. 5a; *5b* ungefähre Schnittrichtung der Abb. 5b; *9* ungefähre Schnittrichtung der Abb. 9.

nur im Grenzgebiet einige Nervenzellen und hat eine vom sonstigen zentralnervösen Gewebe völlig abweichende Struktur.

Der Drüsenteil der proximalen Hypophyse ist der *Trichterlappen.* HOCHSTETTER (1943), SPATZ und Mitarbeiter sowie CLARA (1951) haben auf das Unzutreffende der offiziellen Bezeichnung Pars „tuberalis" hingewiesen, da das Gewebe des Trichterlappens nicht mit dem Tuber cinereum, sondern nur mit dem Infundibulum in direktem Kontakt steht. Man sollte *Pars infundibularis* sagen. Der Trichterbelag befindet sich beim Menschen hauptsächlich an der oralen Seite des Infundibulum. An der caudalen Seite des Infundibulum liegt die *neurovasculäre Zone* (GREEN 1948), die einzelne Inseln drüsigen Trichterlappengewebes enthält.

Die Grenze zwischen proximaler und distaler Hypophyse ist äußerlich ungefähr durch das Diaphragma sellae gegeben. Die *strukturelle Verschiedenheit* sowohl zwischen Trichterlappen und Vorderlappen als auch zwischen Infundibulum und Hinterlappen sei hervorgehoben.

Die distale Adenohypophyse besteht aus 2 Teilen, dem *Vorderlappen* und dem *Zwischenlappen*. Letzterer begrenzt bei vielen Tieren und beim jungen Menschenkeim die Hypophysenhöhle hinterlappenwärts. Beim erwachsenen Menschen ist die Hypophysenhöhle größtenteils obliteriert und der Zwischenlappen in die variable und vom Vorderlappen nicht mehr deutlich abzugrenzende *Zwischenzone* umgewandelt.

In der suprasellären Hypophyse sind die Beziehungen zwischen Drüsen- und Nerventeil eng und konstant: Es besteht stets eine flächenhafte Verbindung, die physiologisch bedeutsame *adeno-neurohypophysäre Kontaktfläche*. Hingegen ist die Zusammengehörigkeit der beiden Teile der intrasellären Hypophyse lockerer und phylogenetisch inkonstant. Der *Hinterlappen* ist bei einigen Arten, allerdings nicht beim Menschen, von der Adenohypophyse vollkommen getrennt: In diesen Fällen fehlt der Zwischenlappen; es besteht kein Kontakt, sondern eine bindegewebige Scheidewand.

2. Nomenklatorisches.

Ein schweres Hemmnis für die Verständigung bildet die bis heute noch fehlende Einigung über die Nomenklatur. Nur die wichtigsten Abweichungen von den in Tabelle 1 und Abb. 1 gebrauchten Bezeichnungen seien hier erwähnt; weitere Synonyma siehe bei Romeis und bei Rioch und Mitarbeitern (1940).

Die Neurohypophyse heißt im anglo-amerikanischen Schrifttum gewöhnlich „neural division“; ihr proximaler Teil, das Infundibulum, wird öfter mit dem aus der Tieranatomie übernommenen Ausdruck „median eminence“ belegt. Die distale Neurohypophyse, der Hinterlappen, wird wegen ihrer entwicklungsgeschichtlichen Herkunft „Processus infundibuli“ oder „infundibular process“ genannt. Für den Drüsenteil ist die Bezeichnung „Pars buccalis“ gebräuchlich. Auf die irreführende Benennung des Trichterlappens mit „Pars tuberalis“ wurde schon hingewiesen. Für den Vorderlappen liest man häufig „Pars distalis“. Der beim erwachsenen Menschen zur „Zwischenzone“ umgewandelte Zwischenlappen heißt auch „Pars intermedia“ oder „Zona intermedia“.

3. Zur Entwicklungsgeschichte.

Die Adenohypophyse entwickelt sich aus der oberen hinteren Tasche der ektodermalen Mundbucht (= Rathkesche oder Hypophysen-Tasche), die durch vordringendes Mesenchymgewebe eingeschnürt wird, so daß es schließlich zur Ausbildung eines dünnen, zunächst hohlen Stieles, des *Hypophysenganges*, kommt, der das *Hypophysensäckchen* mit der Rachenhöhle verbindet. Während das Hypophysensäckchen die *Hypophysenhöhle* umschließt, verliert der Hypophysengang später seine Lichtung und zerfällt in einzelne Teilstücke, die bis auf die Anlage der *Rachendachhypophyse* am ventralen Gangende verschwinden. Aus persistierenden Resten des dorsalen Gangendes leitet man die Erdheim*schen Plattenepithelnester* ab (Carmichael 1931). Da die Übergangsstelle des Hypophysenganges in das Hypophysensäckchen im Laufe der Entwicklung von ventral nach dorsal (hirnbasiswärts) verschoben wird (Hochstetter 1924), so finden sich die Plattenepithelnester ausschließlich im Trichterlappen und an der orodorsalen Oberfläche des Vorderlappens.

In früher Embryonalzeit berührt das Dach der Rathkeschen Tasche in einer mesenchymfreien Zone unmittelbar das Neuroepithel des Zwischenhirnbodens. An dieser Stelle bildet sich zunächst eine Verdickung des Zwischenhirnbodens, von der aus eine hohle Ausbuchtung, der *Processus infundibularis*, seinen Ursprung nimmt. Die mit der neuroepithelialen Ausstülpung in die Anlage gelangenden Neuroblasten verschwinden bald, so daß ein vom übrigen Zentralnervensystem verschiedenes nervenzelloses Organ entsteht, die *Neurohypophyse*. Der distale Teil verliert beim Menschen sein Lumen und wird zum *Hinterlappen*. Der proximale, suprasellare Teil, das *Infundibulum*, ist ursprünglich kurz und gedrungen. Im Verlauf der Entwicklung wird es allmählich zum *Trichter* und *Stiel* ausgezogen (s. S. 550).

Im 2. Embryonalmonat erhält der Hypophysensack die Form eines Körbchens, dessen nach oben offener Binnenraum durch einen von der Vorderwand ausgehenden Mittelwulst in 2 Hälften geteilt wird. Aus dem Mittelwulst entsteht der *Vorderlappen*, der die Hypophysenhöhle immer mehr einengt und durch sein Wachstum das Massenverhältnis zwischen Adeno- und Neurohypophyse zugunsten der ersteren verschiebt (Racadot 1949a). Zwei Aussackungen der Hypophysenhöhle, die als „Hörner der Adenohypophyse“ die Neurohypophyse von beiden Seiten umfassen, entwickeln sich später zum *Nackenteil*.

Nach Romeis entwickeln sich α-, β- und γ-*Zellen* als selbständige Zellarten aus den undifferenzierten Embryonalzellen der Vorderlappenanlage. Zuerst erscheinen die β-Zellen;

sie sind in menschlichen Embryonen schon von 30 mm Scheitel-Steißlänge nachweisbar. Die ersten γ-Zellen hat ROMEIS bei 44, die ersten α-Zellen bei 88 mm Scheitel-Steißlänge beobachtet. PEARSE (1953) sieht mit der PSL-Färbung (S. 552) in der 8. Woche erstmalig mucoproteinhaltige Zellen, also beträchtlich vor dem ersten Erscheinen der Acidophilen. — Im Gegensatz hierzu kam RACADOT (1949b) nach Untersuchungen am Schaf, Schwein und Rind zu dem Schluß, daß die eosinophilgranulierten α-Zellen zuerst auftreten.

Über die *Entwicklung des Zahlenverhältnisses* der 3 Zelltypen *von der Geburt bis zur Geschlechtsreife* unterrichten Studien von RASMUSSEN (1950), dem Begründer der quantitativen Hypophysenforschung, und von SHANKLIN (1953b). Nach RASMUSSEN machen die Basophilen, die eine besonders große individuelle Variabilität zeigen, bei der Geburt durchschnittlich 9% aus. Bei Knaben erfolgt ein leichter Anstieg um 2%, bei Mädchen ein Abfall um $2^1/_2$%, so daß mit 19 Jahren in den mittleren Werten ein Geschlechtsunterschied von $4^1/_2$% resultiert. Die Acidophilen steigen bei Knaben von 25% bei der Geburt auf 40% mit 19 Jahren, bei Mädchen entsprechend von 29 auf 49%. Die Chromophoben sinken bei Knaben von 65 auf 48%, bei Mädchen von 61 auf 43%. — Nach PEARSE spricht das Bild bei PSL-Färbung (S. 552) für ein allmähliches Ansteigen der Mucoproteinproduktion von der Geburt bis zur Pubertät.

Die dem Processus infundibularis anliegende Wand des Hypophysensäckchens bildet den *Zwischenlappen.* Bei den anthropomorphen Affen (PLAUT 1936, RASMUSSEN und RASMUSSEN) und beim Menschen entsteht im extrauterinen Leben aus dem Zwischenlappen die *Zwischenzone,* indem die Hypophysenhöhle zum Großteil verklebt (HABERMANN 1938). Die aus Hinterwand (Zwischenlappen) und Vorderwand (Vorderlappen) der Höhle hervorgehenden Zellen vermengen sich und bedingen so die unscharfe Grenze zwischen Vorderlappen und Zwischenzone. Auch an der caudalen Begrenzung der Zona intermedia, hinterlappenwärts, kommt es durch Einwuchern von Zellsträngen und Einwandern von basophilen Zellen in den Hinterlappen zu einer innigen Durchmischung der Gewebe. — Die ersten basophilen Intermediazellen lassen sich nach ROMEIS bei 17—18 Wochen alten menschlichen Embryonen feststellen.

Der *Trichterlappen* entwickelt sich aus dem vorderen oberen Rand des Hypophysenkörbchens. Seine Drüsenschläuche hängen nach den Untersuchungen von ROMEIS genetisch nicht mit der Hypophysenhöhle zusammen, sondern entstehen selbständig.

Bindegewebe und Blutgefäße. Aus dem diffusen Mesenchym an der Hirnbasis, in welchem die Hypophyse nach Lösung des Zusammenhanges mit der Rachenhöhle liegt, differenzieren sich dorsal *die weichen Hirnhäute.* Das piale Mesenchym steht im Zusammenhang mit dem lockeren Bindegewebe, das den Binnenraum des nach oben offenen Hypophysenkörbchens erfüllt. Das auf dieser Grundlage sich bildende *System der oberen Hypophysenarterien,* das die gesamte supraselläre Hypophyse und einen Großteil des Vorderlappens vascularisiert, ist demnach ein Teil des cerebralen, subarachnoidalen Gefäßnetzes (ESPINASSE). — Die funktionell bedeutsamen *Capillarschlingen des Infundibulum* (S. 563) beginnen nach eigenen Beobachtungen vom 5. Lunarmonat an aus dem Trichterlappen in die neurohypophysäre Anlage vorzusprießen, zunächst ganz ähnlich wie auch sonst die Gefäße von den Meningen in das Gehirn einwachsen. Schon im intrauterinen Leben entfalten sie aber ihre charakteristische Gestalt, die sie als „Spezialgefäße“ kennzeichnet. — Basal von den Leptomeningen entwickelt sich die *Dura,* die die distale Hypophyse einscheidet und den Hinterlappen und Teile der distalen Adenohypophyse mit Gefäßen versieht: *System der unteren Hypophysenarterie.* — Zwischen den beiden Netzen entstehen *Anastomosen,* insbesondere bekommen die sich überwiegend aus dem oberen System entwickelnden Sinuscapillaren des Vorderlappens reichlich Abflußmöglichkeiten nach den Venen des unteren Systems, den Blutleitern der Dura. WISLOCKI (1937), dem wir eingehende Studien zur Mesenchymentwicklung der Hypophyse verdanken, nimmt an, daß schließlich der Abfluß nach den pialen Venen vollkommen versiegt bzw. der Blutstrom in den ursprünglich nach oben abführenden Venen im Sinne des von ihm vertretenen „Pfortadersystem“ umgekehrt wird. Eine Erörterung dieser Theorie erfolgt auf S. 567. ASSENMACHER (1952) meint nach Studien an der Ente, daß sich die „Pfortadern“ und das gesamte Gefäßnetz der Adenohypophyse aus pialen, zum Sinus cavernosus abführenden Venulen entwickeln, die von den Wachstumsknospen der Hypophysenanlage sekundär umwuchert werden; im Sinne der Pfortaderhypothese seien die ersten Gefäße des Drüsenlappens bereits venöser Natur. — Siehe ferner NIEMINEVA (1950a, b) und BOERNER-PATZELT (1954).

4. Zur Morphologie des Türkensattels.

Der obere Abschluß der Sella wird durch das *Diaphragma* (= *Operculum*) *sellae* gebildet, eine Durafalte, die für den Durchtritt des Hypophysenstiels ein Loch freiläßt. Dieses „Foramen diaphragmatis“ kann eng sein und nur dem hier meist sehr dünnen Hypophysenstiel Platz geben. Oft ist es aber weiter; in diesen Fällen können Aussackungen der Basalzisterne, von einem arachnoidalen Netzwerk durchzogen, neben dem Stiel in die Sella hineinziehen. Gelegentlich ist das Loch so groß, daß vom Diaphragma nur ein schmaler ringförmiger Saum übrigbleibt.

Busch kam durch das Studium dieser Verhältnisse bei 728 Fällen ohne hypophysär-hypothalamische Erkrankung zu folgenden Prozentsätzen: *Enges Foramen* 41,9%, *mittelweites Foramen* 37,6%, *sehr weites Foramen* 20,5%. — Nach Ferner (1954) hat das Foramen die Tendenz, sich während des späteren Lebens zu vergrößern.

Für die Nachbarschaftsbeziehungen zwischen Sellainhalt und Gehirn ist ferner die *Festigkeit des Diaphragma* von Bedeutung. Ist das Operculum straff, so setzt es bei Druckunterschieden zwischen den beiden Höhlen einer Ausdehnung nach der einen oder anderen Richtung einen mehr oder weniger großen Widerstand entgegen; ist es weich und dehnbar, kann sich der Schädelinhalt leichter in den Sellaraum, der Sellainhalt leichter in den Schädelraum hinein ausbreiten. — Oft besteht das Diaphragma aus einer zentralen Pars flaccida und einer peripheren Pars densa. Ist die Pars flaccida sehr zart, dann nähert sich der funktionelle Effekt dem eines weiten Foramen (s. S. 860). — Physiologischerweise scheint vor allem in der *Schwangerschaft* der intraselläre Druck den intrakraniellen zu überwiegen: die Schwangerschaftshypophyse wölbt sich bei weitem Foramen oder dehnbarem Diaphragma in die Schädelhöhle vor (S. 840). Umgekehrt überwiegt mit *steigendem Lebensalter* — wahrscheinlich wegen der aufrechten Haltung — der von oben auf dem Diaphragma lastende Druck und führt, je nach Weite des Foramen und Festigkeit des Diaphragma, zu einer mehr oder weniger starken Ausweitung der Basalzisterne in den Sellaraum hinein und zu einer entsprechenden schüsselförmigen Verformung der intrasellären Hypophyse.

Die *seitliche Begrenzung der Sella* wird durch den Sinus cavernosus und den in diesem liegenden horizontalen Schenkel des Carotissiphons gebildet. Die Carotis liegt der medialen Sinuswand dicht an; im Alter beschreibt sie gewöhnlich eine gegen die Sella vorspringende Kurve, wodurch die Hypophyse seitlich zusammen gepreßt wird bzw. durch das pulsierende Gefäß laterale Dellen erhält. — Die *vordere, hintere und untere Begrenzung* wird vom Keilbeinknochen gebildet. — Gelegentlich beteiligt sich der Knochen in Form von Sellabrücken auch an der seitlichen Begrenzung, durch stärkere Neigung des Dorsum sellae nach vorne auch an der oberen Begrenzung des Türkensattels. Der Hypophysenhinterlappen liegt dann in einer Höhlung der Sattellehne, der Hypophysenstiel wird basal von den beiden Processus clinoidales posteriores zangenartig umfaßt.

Eine röntgenologisch abnorm kleine Sella läßt nur sehr bedingt den Schluß auf eine Unterentwicklung der Hypophyse zu (s. Marx und Mitarbeiter, Lemke 1953). Nach Busch ist das *Verhältnis der Sellakapazität zum Hypophysenvolumen* im höheren Alter und vor allem bei Frauen — wegen der Auswirkungen wiederholter Schwangerschaftshypertrophien auf den Knochen — stärkeren Schwankungen unterworfen.

Die *Beziehungen der Sella zur Keilbeinhöhle* sind außerordentlich variabel. Bei Kindern existiert gewöhnlich noch keine Höhle. Im späteren Leben bildet der verschieden weit gedeihende Pneumatisationsprozeß die Höhle am häufigsten gegen das Planum sphenoidale und die vordere Sellawand aus; er kann aber auch den ganzen Sellaboden, in seltenen Fällen sogar das Dorsum sellae unterminieren. Ein knöchernes Septum des Sinus sphenoidalis fand Busch in etwa der Hälfte der Fälle.

5. Die Lagebeziehungen zwischen Hirnbasismitte und Hypophyse.

Der Hypophysenstiel ist beim Menschen besonders lang. Seine Längsachse ist außerdem nach ventrooral gerichtet, nicht wie bei fast allen Säugetieren nach ventrocaudal. Das hat seinen besonderen entwicklungsgeschichtlichen Grund. Man kann nämlich im Verlauf der menschlichen Embryonalentwicklung eine

Verlagerung der Hirnbasismitte nach dorsocaudal von der Schädelbasismitte feststellen. Ursache dieser Verlagerung ist die für den rezenten Menschen charakteristische starke Entfaltung des Endhirns. Die im Wachstum zurückbleibende Hirnmitte, der Hypothalamus, wird vom Endhirn überwuchert, in die Tiefe verlagert („Suppression" nach Spatz 1949) und dadurch von der Schädelbasis abgedrängt. Es bildet sich ein größerer Liquorraum zwischen Schädelbasis und Hirnbasismitte, die Cisterna basalis (= Cisterna chiasmatis + intercruralis; Spatz und Stroescu 1934). Die Verbindung zwischen der in der Sella verankerten Hypophyse und dem Hypothalamus, der Hypophysenstiel, wird in die Länge gezogen. Da nun das Wachstum der frontalen Endhirnteile das der occipitalen überwiegt, wird die Hirnmitte außerdem nach occipital verschoben, und es kommt zu der erwähnten Richtungsänderung des Hypophysenstiels von ventrocaudal beim Tier und beim jungen Menschenembryo nach ventrooral beim reifen Menschen (Hochstetter 1943, Diepen 1948)[1]. Dadurch wird der Sulcus infundibularis, der die Grenze zwischen Tuber cinereum und Infundibulum äußerlich markiert, oral vertieft und caudal abgeflacht (Christ 1951 a, b). Auch das Chiasma, weil mit der Hirnbasis verbunden, wandert — gleichsam von den Zügeln der Tractus optici gezogen — occipitalwärts. Es liegt beim erwachsenen Menschen nicht vor der Sella (etwa in dem sog. „Sulcus chiasmatis" des Keilbeins), sondern befindet sich ohne Anlehnung an irgendein Gebilde der Schädelbasis über der hinteren Sella, von dieser durch die Cisterna basalis und das schräg hindurchlaufende Infundibulum getrennt (Abb. 1). *Diese Lagebeziehung ist bei der Beurteilung von pathologischen Prozessen an Hand von Röntgenbildern bedeutsam.*

Nun sind hier die Verhältnisse allerdings außerordentlich variabel (Brouwer 1936, Christ). Nach Zander schwankt die Länge der interkraniellen Sehnerven — und damit die Entfernung des Chiasma vom Keilbeinkörper — zwischen 6 und 21 mm. Die in Abb. 1 dargestellte Lage des Chiasma über den rückwärtigen Teil des Diaphragma sellae und der Sattellehne findet sich nach Schaeffer am häufigsten, nämlich in 79%. Vor dieser Mittellage wird das Chiasma in 17%, hinter dem Dorsum sellae in 4% angetroffen.

Die mehr oder weniger große Entfernung des Chiasma vom Keilbeinkörper erscheint nach dem bisher Gesagten als ein Gradmesser der überwiegend nach ventrooral gerichteten Wachstumstendenz des menschlichen Endhirns. Die Variabilität dieser Größe steht in eindrucksvollem Gegensatz zu den konstanten Verhältnissen bei den Tieren. Sie dünkt uns als ein Hinweis für eine ebenso große Variabilität der Endhirnentwicklung (Orthner 1950). Sie spricht für die aus anderen anatomischen Befunden abgeleitete Annahme von Spatz (1951a), daß die Endhirnentwicklung phylogenetisch noch nicht abgeschlossen ist. Denn große Modifikationsbreiten weisen in der Natur immer auf Unfertigkeit, auf eine in Gang befindliche Entwicklung hin (Conrad).

6. Zur Sektionstechnik.

Jede eingehende Untersuchung der suprasellären Hypophyse erfordert deren Fixierung im Zusammenhang mit dem Gehirn. Hierzu ist es zweckmäßig, bei der Herausnahme des Gehirns nach Anheben der Stirnlappen zunächst nur die Sehnerven, nicht aber die Carotiden zu durchtrennen. Unter ständigem Festhalten des Gehirns zur Entlastung des Hypophysenstiels legt man die Carotissiphone und die vordere und basale Fläche der intrasellären Hypophyse durch vorsichtige Meißelschläge frei. Der unter die Hypophyse geschobene Meißel durchtrennt schließlich die Sattellehne an deren Basis, worauf seitlich davon die Aa. carotides und die übrigen häutigen Verbindungen (Tentorium, Dura des Clivus usw.) mit der Schere durchschnitten werden; hierbei achte man darauf, daß die dahinterliegende A. basilaris und die Brücke nicht verletzt werden. Bei Formolfixierung des Gehirns im ganzen kann die Sattellehne bis nach Beendigung der Härtung an der Hypophyse belassen werden.

[1] Diese Entwicklung ist auch in der Phylogenese zu verfolgen. Bei den Säugetieren, abgesehen von den Primaten, ist das Infundibulum kurz, gedrungen und horizontal nach caudal gerichtet. Erst beim Affen bildet sich ein eigentlicher „Stiel" aus (Mahoney und Sheehan), der eine mehr oder weniger vertikale Richtung einnimmt. Die starke Verlängerung und ventroorale Richtung des Stiels ist nur dem Menschen eigentümlich.

Durch dieses Vorgehen bleiben sämtliche Gefäßverbindungen der Hypophyse zusammenhängend und die Gebilde im Umkreis der suprasellären Hypophyse in ihrer natürlichen Lage.

Kommt es auf eine Untersuchung der suprasellären Hypophyse nicht an, so kann man sich der gewöhnlichen Methode bedienen. Nach Durchtrennung der Sehnerven und Carotiden muß man das Gehirn unterstützen, da sonst der Hypophysenstiel abreißt, was meist an dem bindegewebearmen Ansatz des Infundibulum am Tuber cinereum oder im Tuber cinereum selbst erfolgt. Der Hypophysenstiel wird nach seiner Freilegung mit einer spitzen Schere durchtrennt. Die Durchtrennung kann im Subduralraum erfolgen, wenn die Arachnoidea genügend hoch am Hypophysenstiel ansetzt. Oft befindet sich die Insertion der Arachnoidea aber unmittelbar am Foramen diaphragmatis sellae oder gar erst intrasellär, indem eine Aussackung des Liquorraumes durch das Foramen bis an die Dorsalfläche der intrasellären Hypophyse reicht (S. 549). In diesem Falle muß der Subarachnoidalraum unterhalb des Chiasma eröffnet und der Stiel innerhalb der Cisterna basalis durchschnitten werden. Auch die Augenmuskelnerven durchtrennt man besser mit der Schere als mit dem Messer, knapp vor ihrem Eintritt in die entsprechenden Durakanäle; man vermeidet so eine Zerrung oder ein Einreißen der Wurzeln. Am herausgenommenen Gehirn beachte man, daß die die Cisterna intercruralis überbrückende Arachnoidea durch das Zurücksinken des Hirnstammes oft einen starken Zug auf das Infundibulum ausübt, dieses aufrichtet und sogar abreißen kann.

Die intraselläre Hypophyse wird auch in diesem Falle am besten mit der Sattellehne entfernt (OSTERTAG 1949b). Leichte Schläge mit dem Meißel durchtrennen die Basis der Sattellehne und die seitlich von den Carotiden nach rückwärts vorspringenden Processus alae parvae; dann faßt man die Sattellehne seitlich mit der Pinzette und schält die daran hängende Hypophyse mit ihren derben Hüllen aus der Sella heraus, wobei die Siphone der Carotiden (DEI POLI und ZUCHA) mitgenommen werden können.

Zur Untersuchung der *Rachendachhypophyse* entfernt man nach HABERFELD und CHRISTELLER aus der Mitte der Schädelbasis mit Meißel oder Stichsäge ein größeres würfelförmiges Stück, das vorne den Hinterrand des Vomer, hinten den Vorderrand der Rachentonsille enthält. Dazwischen liegt in dem derbfibrösen periostalen Bindegewebe der Keilbeinunterfläche in der Mittellinie die Rachendachhypophyse als ein 5 mm langer, 1 mm dicker von vorn nach hinten aufsteigender Strang; sie ist makroskopisch kaum darstellbar und muß deshalb in histologischen Serienschnitten untersucht werden.

7. Intraselläre Hypophyse.

a) Vorderlappen.

aa) Zur Steuerung der Vorderlappenfunktion.

Die Produktion der Vorderlappenhormone wird unter anderem durch das Prinzip der Selbststeuerung geregelt; d. h. der Konzentrationsabfall eines bestimmten Hormons wirkt fördernd auf dessen Produktion und umgekehrt. Deshalb senkt Vorderlappenextrakt die Mitosenaktivität der Adenohypophyse (HUNT 1951). Bei inkompletter Hypophysektomie hat CROOKE (1938) in dem zurückgebliebenen Organrest morphologische Anzeichen hormoneller Überaktivität beobachtet. Über die vielfältigen anderen hormonellen und nervösen Einflüsse auf die Vorderlappentätigkeit siehe die entsprechenden Abschnitte.

bb) Die Bildungsstätten der Vorderlappenhormone.

Mindestens 6 Hormone sind in Extrakten des Hypophysenvorderlappens enthalten. Fünf davon, nämlich das Wachstumshormon (Somatotropin), das Follikelstimulierungshormon (FSH), das Luteinisierungshormon (ICSH), das Lactationshormon (Luteotropin) und das adrenocorticotrope Hormon (ACTH) sind bereits in praktisch reiner Form isoliert worden; ihre chemische Struktur steht den Hauptzügen nach fest. Vom Thyreotropin (TSH) liegen hochgereinigte Präparate vor. Diese Erfolge der Biochemie haben das Interesse der anatomischen Forschung an der Darstellung des Entstehungsortes wach erhalten. Nur auf die wichtigsten Arbeiten vorwiegend des letzten Jahrzehnts kann hier eingegangen werden.

Die von ROMEIS durchgeführte Unterscheidung von 5 Zelltypen im Hypophysenvorderlappen, die mit den ersten 5 Buchstaben des kleinen griechischen Alphabetes (α—ε) bezeichnet werden, hat sich in der Weltliteratur weitgehend eingebürgert. Danach gibt es 2 Arten von „Eosinophilen" im alten Sinne, nämlich α- und ε-Zellen, und 2 Arten von Basophilen, die β- und δ-Zellen. Die Chromophoben heißen „γ-Zellen". Hinsichtlich der Unterscheidungsmerkmale mit Hilfe der Kresazanfärbung und anderer Methoden muß auf die Originalliteratur verwiesen werden. — Elektronenmikroskopische Studien (z. B. RINEHART und FARQUHAR 1953) versprechen neue Aufschlüsse.

α) Gonadotropine und Thyreotropin. EVANS und SIMPSON heben hervor, daß FSH und ICSH zwar aus Hypophysenextrakten als getrennte Stoffe isoliert werden können, daß aber noch keineswegs sicher sei, ob die Hypophyse tatsächlich die beiden gonadotropen Substanzen getrennt sezerniert, und ob beide notwendig sind für das normale Funktionieren der Geschlechtsorgane. Im Blutstrom und Urin des nicht schwangeren Organismus wurde bisher immer nur der follikelstimulierende Faktor nachgewiesen. Wegen dieser Unklarheiten stehen nicht nur die Vorstellungen über das morphologische Zusammenspiel „der" hypophysären Gonadotropine (S. 613f) noch auf unsicherem Boden, sondern auch die anatomischen Bemühungen um die Identifizierung der diese Stoffe erzeugenden Zellen.

Die Vermutung, daß die *Gonadotropinbildung* in den *basophilen Zellen* erfolgt (s. ROMEIS), hat KOCH (1941) durch Untersuchungen der Saisonveränderungen im Hypophysenvorderlappen der Taube weiterhin erhärtet. Nach FRIEDMAN und HALL ist der Gonadotropingehalt des basophilen Zentrums des Rindervorderlappens viel höher als der peripheren Drüsenabschnitte. HANKE und CHARIPPER fanden beim Goldhamster nach Kastration eine Zunahme und Vacuolisation der Basophilen. Ähnliches stellte PAYNE beim Huhn fest. In den Hypophysen kastrierter Mäuse sahen DICKIE und WOOLLEY spontane basophile Adenome[1]. Daß auch das *Thyreotropin* (TSH) in basophilen Epithelien entsteht, kann nach den Studien mit Hilfe der thyreostatischen Substanzen (S. 696) als gesichert gelten. So sind nach HENEGEAR und HIGGINS die Basophilen in der Hypophyse der Ratte nach 90 Tagen Thiobarbitalbehandlung von 29 auf 87,8% vermehrt. Umgekehrt ist die Hemmung der TSH-Produktion durch Jodpräparate (S. 696) mit einer Abnahme der Basophilen verbunden (E. M. SMITH und Mitarbeiter 1953).

Die basophilen Granula sind grampositiv, die Granula der eosinophilen Zellen hingegen gramnegativ (FOSTER und WILSON).

Schon seit vielen Jahren ist bekannt, daß die basophilen Granula sich stark mit Mucicarmin anfärben. Die Einschlußfärbung in wäßriger Thionin-Weinsteinsäure-Lösung nach FEYRTER (1936) läßt die Basophilen rosarot bis rot hervortreten (BIENWALD). HERLANT (1943) kam auf Grund der Toluidinblaufärbung zu der Überzeugung, daß die Substanz der basophilen Granula den Mucoproteinen nahestehen müsse. Nachdem sich herausgestellt hatte, daß die gonadotropen Hormone und das Thyreotropin Glykoproteine sind, ergab sich die Möglichkeit, sie mit Hilfe der *Perjodsäure-Leukofuchsin-(= PSL)-Methode* (MCMANUS, HOTCHKISS), direkt im Gewebe der Hypophyse nachzuweisen. Die Reaktion beruht auf der Fähigkeit der Perjodsäure, die Polysaccharide oxydativ in Aldehyde zu verwandeln, welche dann mit fuchsinschwefeliger Säure (SCHIFFschem Reagens) einen rotvioletten Farbstoff bilden.

Die Färbung kann natürlich bei der großen biologischen Verbreitung der Polysaccharide, Glykolipoide usw. (s. WISLOCKI und Mitarbeiter 1951, GEDIGK, GRAUMANN, GOMORI 1952) im Organismus nicht für die Glykoproteine unter den Hypophysenhormonen spezifisch sein. Indessen scheint nach den Untersuchungen von PEARSE, HERLANT u. a. eine intensive Reaktion im Bereich der *Adenohypophyse* doch im wesentlichen auf die kohlehydrathaltigen Vorderlappenhormone beschränkt zu sein. CATCHPOLE fand bei Ratten im Dioestrus, nach Kastration und nach Thyroidektomie eine Zunahme des PSL-positiven Materials, während des Oestrus eine Abnahme. HERLANT und LISON haben durch histophotometrische Messungen gezeigt, daß die Intensität der Reaktion in den basophilen Zellen der menschlichen Hypophyse im Laufe des Lebens entsprechend dem Anstieg der Gonadotropinkonzentration zunimmt. Zu einem ähnlichen Ergebnis kamen PEARSE (1953) und PROSDOMICI und OMNIS (1953). S. ferner STIGLIANI u. NOCENTINI (1952). BURT und VELARDO (1954) vermuteten auf Grund kombinierter chemisch-cytologischer Untersuchungen die Gonadotropinentstehung beim Menschen in schwach granulierten, PSL-positiven Amphophilen.

Im Bereich der Neurohypophyse ist auch das Produkt der Neurosekretion (S. 557ff) PSL-positiv (HERLANT 1949, WISLOCKI und LEDUC, SCHIEBLER 1952a, c), so daß die Me-

[1] In der Kastrationshypophyse des Kaninchens treten hingegen die Eosinophilen stärker hervor (SCHAEDE 1953).

thode zur Identifizierung der Gonadotropine, die vielleicht aus den infundibulären Gefäßschlingen in das Infundibulum übertreten (s. S. 585), nicht geeignet ist.

Auch die histochemische Differenzierung der beiden Glykoproteine unter den Hypophysenhormonen ist heute näher gerückt, nachdem GOMORI 1950 erkannte, daß sich mit einem Elasticafarbstoff, dem Aldehyd-Fuchsin (= AF), nur bestimmte Basophile färben, nämlich die β-Zellen im Sinne von ROMEIS. Hingegen nehmen die ebenfalls PSL-positiven δ-Zellen das AF nicht an. (ROMEIS benutzt mit seiner Kresazanmethode ebenfalls einen Elasticafarbstoff, das Kresofuchsin, zur Differenzierung der beiden Zelltypen.) HALMI kam auf Grund von Untersuchungen an Ratten nach Kastration, Thyroidektomie und verschiedenen Hormonbehandlungen zu folgenden Schlüssen: Nicht die β-Zellen, sondern die AF-negativen, PSL-positiven Zellen, also *die δ-Zellen* im Sinne von ROMEIS *enthalten das Gonadotropin,* zumindest das FSH. Sie sind es, die sich nach Kastration durch Vacuolenbildung in *Kastrationszellen* umwandeln. Die AF- und PSL-positiven *β-Granula* hingegen seien *die Speicherungsform des thyreotropen Hormons.* Bei Schilddrüsenmangel vergrößern sich die β-Zellen, sie schütten ihr Hormon aus und nehmen das färberische Verhalten von δ-Zellen an. Die „*Thyroidektomiezellen*" sind wie die Kastrationszellen vacuolisiert und AF-negativ, aber zum Unterschied von diesen auch PSL-negativ. In den Hypophysen radiothyroidektomierter Mäuse können sich destruierende Thyroidektomiezelltumoren bilden, die ihre thyreotrope Potenz auch nach Transplantation bewahren (HALMI und GUDE 1954, FURTH 1954).

PURVES und GRIESBACH (1951a—c), GRIESBACH (1953) sowie KRACHT und SPAETHE (1953) haben ähnliche Ergebnisse. Die von ihnen als „Gonadotrophs" bezeichneten δ-Zellen, die durch Oestrogenbehandlung gehemmt werden, liegen bei der Ratte im großen und ganzen in den Randgebieten des Vorderlappens. Die „Thyrotrophs" (β-Zellen), durch Thyroxin gehemmt, liegen mehr im Zentrum der Drüse. WILSON und EZRIN (1954) benutzen eine mit Methylblau modifizierte PSL-Methode; die β-Granula färben sich damit rot; die δ-Granula purpurn. — RENNELS (1953) verwendet saures Hämatein in Kombination mit Acridinrot zur Unterscheidung zwischen β- und δ-Zellen. — FARQUHAR und RINEHART (1954) schließen aus der elektronenmikroskopischen Untersuchung der Hypophyse kastrierter Ratten, daß FSH und ICSH in 2 verschiedenen Basophilentypen entstehen. — Die Befunde von SIPERSTEIN und Mitarbeitern (1954) an reifenden Ratten sprechen ebenfalls für 2 lokalisatorisch und morphologisch verschiedene gonadotrope Zelltypen; das Zellbild des Hypophysenvorderlappens lasse nach dem 49. Lebenstag eine Geschlechtsdiagnose zu.

Diese neuen Befunde sind noch keineswegs gesichert, und es fehlt nicht an widersprechenden Meinungen. So lehnt MORRIS (1952) eine Entstehung des Thyreotropins in den Basophilen auf Grund von Untersuchungen am Huhn ab — allerdings nur HE-Färbung — und hält die „Thyroidektomiezellen" für modifizierte Acidophile. — SCHARF und FÖRSTER (1954) nehmen zwar eine Thyreotropinbildung in den β-Zellen an, halten aber die Thyroidektomiezellen für modifizierte γ-Zellen, die durch eine feine, nur bei Susafixation erkennbare acidophile Granulierung den ε- und η-Zellen von ROMEIS (1940) nahestehen; die hypophysäre Steuerung der Schilddrüse und des extrathyroidalen, Thyroxin produzierenden Gewebes erfolge durch mindestens 2 verschiedene Typen von Vorderlappenzellen. — LADMAN und BARRNETT (1954) schließen auf Grund der histochemischen Darstellung von eiweißgebundenen Sulfhydryl- und Disulfidgruppen, daß nicht nur STH, ACTH und Luteotropin, sondern möglicherweise auch ICSH in acidophilen Zellen entsteht.

β) Wachstumshormon. C. BENDA vertrat bereits 1901 die Lehre, daß die Akromegalie durch eine spezifische Hypersekretion der eosinophilen Zellen des Hypophysenvorderlappens zustande komme. Die Folgezeit hat diese Ansicht immer wieder bestätigt. SMITH und SMITH stellten 1923 fest, daß die eosinophile Randzone des Rindervorderlappens eine viel stärkere Wirkung auf das Wachstum ausübt, als das mehr basophile Zentrum. CUSHING betonte 1927 an Hand eines großen Materials, daß Riesenwuchs und Akromegalie stets mit eosinophilen Adenomen verbunden seien. Nach P. BAILEY (1948) ist die Anwesenheit von eosinophilen Granulationen stets mit Zeichen von Akromegalie verbunden.

Bei chronischer exogener Zufuhr von Wachstumshormon kommt es nach KONEFF und Mitarbeitern (1948) zu einer Abnahme der Eosinophilen. Man kann heute mit großer Wahrscheinlichkeit annehmen, daß die Eosinophilen etwas mit der Produktion des Wachstumshormons zu tun haben. Ob von den beiden Eosinophilentypen die α- oder die ε-Zellen die Hormonproduktion besorgen, erscheint noch ungeklärt.

γ) Lactationshormon und Schwangerschaftshypophyse. Die cytologischen Veränderungen des Hypophysenvorderlappens während der Schwangerschaft sind von Art zu Art sehr verschieden. Dies ist begreiflich, wenn man die großen Unterschiede bedenkt, die hinsichtlich der hormonellen Einwirkung der Frucht auf den mütterlichen Organismus festgestellt wurden. In seiner großen Zusammenfassung kommt ROMEIS zu dem Ergebnis, daß die Schwangerenhypophyse wahrscheinlich *in gesteigertem Maße* hormonell tätig ist. Wenn man der Frage nachgeht, worin diese Tätigkeit besteht, dann ist zunächst an das ACTH zu denken, das als Anpassung an erhöhte Belastung sicher vermehrt gebildet wird (ELERT 1953). Vor allem wird die Aufmerksamkeit aber auf die Bildung und Ausschüttung des *Luteotropin* (= Prolactin) gelenkt. Die Bildung dieses Hormons kann man durch Oestrogen anregen, wobei in der Hypophyse ähnliche Zellveränderungen auftreten wie bei Schwangerschaft. Die Vergrößerung der Hypophyse nach Oestrogenzufuhr, die Steigerung der Mitosentätigkeit (HOHLWEG 1934, HUNT) und des Phosphatstoffwechsels (WESTMAN 1955) und die Vermehrung und Degranulierung der Eosinophilen (WOLFE 1949, FINERTY und MEYER 1950, SIPERSTEIN und Mitarbeiter 1954) dürften zumindest teilweise der Erzeugung von Luteotropin dienen. Nach OBERLING und Mitarbeitern kann man durch Implantation von Ovarien in kastrierte Rattenmännchen und durch chronische Zufuhr von Oestrogen Hypophysenadenome erzeugen, die aus „Schwangerschaftszellen" bestehen. Dementsprechend ist die Anreicherung des mütterlichen Organismus mit Oestrogen in der späteren Schwangerschaft mit einer Erhöhung des Luteotropingehaltes der Hypophyse verbunden. — Der Hypophysenvorderlappen von reifen nichtträchtigen Rattenweibchen ist nach BROLIN und LÖFGEN um durchschnittlich 61% schwerer als der gleichaltriger Männchen. Werden die Tiere kastriert, so gleicht sich der Unterschied aus, indem die Drüsen der Weibchen etwas abnehmen, die der Männchen aber beträchtlich zunehmen. Die Zunahme dürfte auf einer bei beiden Geschlechtern erhöhten Gonadotropinbildung (FSH und ICSH) beruhen, die aber bei den Weibchen durch die Verminderung der Luteotropinbildung mehr als ausgeglichen wird.

SCHOOLEY und RIDDLE haben bereits 1938 angenommen, daß das Prolactin in den *Eosinophilen* entsteht. Koch (1941) fand bei Tauben während der Brutzeit vermehrte Aktivität der acidophilen Zellen. Nach FRIEDMAN und HALL ist der Prolactingehalt in der eosinophilen Randzone der Rinderhypophyse etwas höher als im Zentrum der Drüse. Die Acidophilen bei Rattenweibchen 3 Tage nach dem Wurf sind beinahe um 100% vermehrt (EVERETT und BAKER), sie degranulieren während der Lactation zum Großteil und zeigen alle Erscheinungen erhöhter Aktivität (DESCLIN 1947). HANKE und CHARIPPER sahen beim Goldhamster eine Zunahme der Acidophilen in der späten Gravidität.

In den Hypophysen frisch entbundener Frauen beschreibt FLODERUS die *Schwangerschaftszellen* als bei HE-Färbung ungranulierte Elemente mit großen chromatinarmen Kernen und einem hellgrauen, zum Unterschied von den gewöhnlichen Chromophoben deutlich hervortretenden Zelleib. Die leuchtend roten *η-Granula* von ROMEIS hat FLODERUS nicht gesehen; doch erwähnt schon ROMEIS, daß die η-Granula sehr bald nach der Geburt verschwinden.

FRIEDGOOD und DAWSON sahen im Hypophysenvorderlappen der Katze bei Azanfärbung eine Zellart, von der man nicht sicher sagen kann, ob sie mehr der α- oder der ε-Zelle der menschlichen Hypophyse entspricht, die *Carminzelle.* Während ihre groben unregelmäßigen Granula der Form nach eher denen der ε-Zellen gleichen, sind sie nicht wie diese orange, sondern carminrot wie α-Granula gefärbt. Diese Zellen vermehren sich im Hypophysenvorderlappen unmittelbar nach dem Coitus der nur reflektorisch ovulierenden Katze, 4 Std später beginnen sie zu degranulieren und nach 14 Std ist die Reaktion vorüber. Die gleichen Zellen treten in großen Mengen in den späten Schwangerschaftswochen und der ersten Lactationszeit auf. Sie scheinen sich aus den Chromophoben zu differenzieren (DAWSON und FRIEDGOOD). DAWSON (1946) und WHITE (1949) ziehen aus diesen Befunden den Schluß, daß die Carminzellen das Luteotropin sezernieren.

Im ganzen erscheint es nicht unwahrscheinlich, daß die Carminzelle der Katze der menschlichen Schwangerschaftszelle mit ihrer eosinophilen η-Granulierung entspricht, und daß *die Schwangerschaftszelle einer gesteigerten Luteotropinproduktion dient.*

Eine konstante Erscheinung ist ferner eine starke Zunahme des mit der PSL-Methode nachweisbaren Mucoproteins in den Hypophysenepithelien der Schwangeren (PEARSE 1953); dieser Befund steht mit dem eher geringen Gehalt der Schwangerenhypophyse an FSH und ICSH (S. 619) in einem noch nicht geklärten Widerspruch (erhöhte TSH-Produktion ?).

δ) Adrenocorticotropes Hormon. Hinsichtlich des Entstehungsortes des ACTH wird einerseits auf Grund der Befunde beim Morbus Addison (CROOKE und RUSSELL, NICHOLSON, MELLGREN 1945) und beim Morbus Cushing (S. 781) vermutet, daß dieses Hormon in *basophilen Zellen* gebildet werde. Doch lassen die älteren tierexperimentellen Ergebnisse keine bestimmte Deutung zu (s. ROMEIS). J. M. MARSHALL lokalisiert auf Grund einer immunchemischen Methode das ACTH in die Basophilen. CASARINI und ROSSI meinen, daß ein Teil der basophilen Zellen, der PSL-negativ sei, das corticotrope Hormon produziere. Auch KALLMAN und GORDON (1954) und STEIN (1955) halten auf Grund ihrer Versuche die Basophilen für die Quelle des ACTH.

FINERTY und BRISENO-CASTREJON hingegen halten die *Acidophilen* für die Quelle des ACTH, weil diese Zellen nach einseitiger Adrenalektomie unreifer Ratten vermehrt waren. In einer weiteren Untersuchung an Ratten, die einem schweren „Stress" durch Eintauchen in Wasser von 70° ausgesetzt worden waren, fanden FINERTY und Mitarbeiter keinerlei Veränderung an den beiden basophilen Typen. Dagegen nahmen die Acidophilen und Chromophoben mit Methylenblau-Cytoplasma-Basophilie zu, wahrscheinlich infolge Vermehrung der Ribonucleinsäure. Die größte cytologische Veränderung nach Stress bestand in einer Vermehrung der Säurehämatein-positiven Granula im Cytoplasma der Acidophilen bei Färbung nach RENNELS. Auch ZAHLER (1950a), HEINBECKER und PFEIFFENBERGER, MANCINI und PASGUALINI (1951), MCCORMICK und Mitarbeiter (1951) und HERLANT (1953) sind der Ansicht, daß die Acidophilen das ACTH produzieren.

Bei diesen gegensätzlichen Ansichten muß die *Frage nach der Bildungsstätte des ACTH noch* als *völlig offen* angesehen werden.

cc) Besondere Befunde.

SHANKLIN (1948b) fand, daß *Konkremente* in den Follikeln der Adenohypophyse beim Neugeborenen häufig seien, in der frühen Kindheit abnehmen und im Alter wieder zunehmen.

HELLWEG (1952) und M. E. WILSON (1952) untersuchten das Verhalten der Vorderlappenzellen bei *Silberimprägnation* nach BODIAN.

GOLDBERG und CHAIKOFF stellen in der Hundehypophyse mit Hilfe einer modifizierten Hämatoxylin-Trichromtechnik neben den 5 Zelltypen von ROMEIS (α—ε) noch einen 6. Typus dar, die *ζ-Zelle*, deren funktionelle Bedeutung noch völlig unklar ist.

dd) Zur Innervation des Hypophysenvorderlappens.

Die technischen Schwierigkeiten, die feinen Nervenfasern einer Drüse histologisch darzustellen, sind bekanntlich groß. HAGEN (1950, 1954) fand mit der von PH. STÖHR jr. geübten modifizierten BIELSCHOWSKY-GROS-Methode feine marklose Nervengeflechte, die mit den Blutgefäßen oder selbständig durch die Kapsel in die Adenohypophyse eindringen und im Drüsengewebe als feinstes neurofibrilläres Netz endigen, wie das auch in anderen Drüsen der Fall ist. Außerdem sah die Autorin gelegentlich auch knotig verdickte und verästelte Nervenfasern die einzelnen Drüsenzellen mit einem korbartigen Maschenwerk umfassen, dessen feinste Fibrillen bis an die Kernmembran gelangen. Sie kann nicht entscheiden, ob es sich um receptorische, um sekretorische, efferente Bildungen oder um den Ausdruck eines abnormen Reizzustandes handelt; doch seien die Gebilde für die Hypophyse spezifisch. Ähnliche Strukturen hat bereits PINES beschrieben und ihnen eine sekretorische Funktion zugedacht.

METUZALS (1952) fand in der gonadotropen Zone der Adenohypophyse des Bitterlings eigenartige große Zellen mit spiralig gewundenen Fortsätzen, die die Zellen oft korbartig umweben. Er hält diese Gebilde für Nervenzellen, die der Selbststeuerung des Organs dienen, und deutet die von HAGEN erhobenen Befunde im menschlichen Hypophysenvorderlappen als ähnliche „Kreuzungsstellen zwischen endokrinem und nervösem System". BARGMANN (1953) hat im Vorderlappen des Dorsches Nervenzellen nachgewiesen.

Die *Herkunft* der Vorderlappennerven wird von den meisten Autoren aus dem *sympathischen Plexus caroticus* vermutet (PINES, GREVING, RASMUSSEN, ROMEIS,

BODIAN und MAREN, RASMUSSEN und RASMUSSEN) und ein stärkerer Zusammenhang mit den Fasern der Neurohypophyse abgelehnt. Nach oberer cervicaler Ganglionektomie sahen BROOKS und GERSH beim Kaninchen, nicht aber bei der Ratte, eine Verminderung der Nervenfasern im Vorderlappen. IFFT (1953) sah nach dem gleichen Eingriff bei der Ratte keine Änderung des Zellbildes und der gonadotropen Funktion der Adenohypophyse. Man muß dabei bedenken, daß dadurch nur ein Teil der sympathischen Fasern getroffen werden kann, da das Carotisgeflecht auch aus tieferen Grenzstrangbereichen postganglionäre Zuflüsse erhält. — ZACHARIAS fand an der Vereinigungsstelle des N. petrosus profundus mit dem N. petrosus superficialis major zum Nervus Vidianus ein kleines Ganglion, das „Vidian-Ganglion", von dem unter anderem dünne Nervenstränge zur Carotis und zur Kapsel des Hypophysenvorderlappens ziehen. ZACHARIAS nimmt an, daß es sich um ein peripheres *parasympathisches Ganglion* handelt, dessen präganglionäre Fasern aus dem oberen Speichelkern oder einer ähnlichen Zellgruppe stammen und über die Pars intermedia des N. facialis und den N. petrosus superficialis major zugeleitet werden. — Einen funktionell bedeutsamen Übertritt *hypothalamischer Nervenfasern* aus der Neurohypophyse in den Vorderlappen nehmen BROOKS (1938), BROOKS und GERSH, ROUSSY und MOSINGER, VAZQUEZ-LOPEZ (1950) sowie METUZALS (1954, 1955) an.

b) Zwischenlappen (Zwischenzone).

Der ausführlichen Darstellung von ROMEIS kann nur wenig Neues hinzugeführt werden. Allgemein gilt der Zwischenlappen als die Bildungsstätte des Melanophorenhormons; bei Tieren, wo der Zwischenlappen fehlt, hat der Vorderlappen diese Funktion (s. WARING und LANDGREBE).

Mit der Morphologie der *Cysten* in der menschlichen Hypophyse und dem Vorkommen von *Flimmerepithel* befassen sich Arbeiten von SHANKLIN. Das Kolloid der Zwischenzone hat nach KEMPE und MEYER-ARENDT (1954) Ultraviolett-Extinktionseigenschaften vom Typ der Serumglobuline, die reichlich Tyrosin und Tryptophan enthalten. — C. G. SCHMIDT (1952) geht der Herkunft und dem Schicksal der *basophilen Einwanderungszellen* im Hinterlappen nach. Die normologische und pathologische Bedeutung dieser Erscheinung ist weiterhin unklar (s. HANSTRÖM 1952). CH. BECK (1952) stimmt jenen älteren Autoren zu, die die „Herring-Körper" der Neurohypophyse als Umwandlungsprodukte der Einwanderungszellen und als Quelle der Hinterlappenhormone ansprachen. — Bezüglich des Vorkommens von *Lymphocyten* und *lymphatischem Gewebe* in der Zwischenzone stimmt SHANKLIN der Deutung zu, daß es sich um eine normale, in der entwicklungsgeschichtlichen Herkunft des Zwischenlappens von der Rachenschleimhaut begründete Erscheinung handelt.

Eine Reihe von Säugetieren, z. B. die Wale (s. WESTMAN und Mitarbeiter 1943), der indische Elefant (KLADETZKY), der Armadillo (WISLOCKI 1938) und einige andere, besitzt *keinen Zwischenlappen*, denn es gibt bei diesen Tieren keine Zone, die einen geschlossenen epithelähnlichen Bau in einer engen Lagebeziehung zum Hinterlappen aufweist; ein bindegewebiges Septum trennt Vorder- und Hinterlappen.

Was die *Nervenversorgung* der Zwischenzone anlangt, so gibt es nach HAGEN neben der sympathischen Innervation der Blutgefäße noch Fasern, die aus dem grobfaserigen Geflecht des Hinterlappens stammen und die Follikel der Zwischenzone versorgen, sowie Strukturen, die sensiblen Nervenendigungen ähnlich sehen. Ähnliche Befunde erwähnen bereits PINES (1926 b) und RASMUSSEN (1928).

Nach BARGMANN und Mitarbeitern, BARGMANN (1953) treten feinste Geflechte CHP-positiver Fasern (s. nächstes Kapitel) insbesondere bei den Teleostiern vom Hinterlappen her an den Zwischenlappen heran und dringen teilweise in das Epithel ein. EICHNER (1954) sah solches beim Goldhamster. Große Nervenzellen kommen im Zwischenlappen von Fischen vor. SCHARRER (1952) sah bei Scyllium stellare, einem Vertreter der Selachier, besonders reichliche terminale Anhäufungen von Neurosekret zwischen den Zellen der Pars intermedia. DAWSON (1953) wies das Neurosekret im Zwischenlappen des Frosches nach und fand, daß es sich gleichzeitig auch mit Aldehydfuchsin (S. 553) anfärbt.

Auf die Trophik des Zwischenlappens haben die infundibulären Nerven keinen fördernden Einfluß, denn nach Stieldurchtrennung bei der Ratte fanden BARRNETT und GREEP nur den Hinterlappen atrophiert; der Zwischenlappen erschien gewöhnlich sogar vergrößert[1], seine Zellen waren basophil. Einen ähnlichen Befund erhob BROOKS (1938) am Kaninchen. R. GAUPP jr. (1941) sowie STUTINSKY und Mitarbeiter haben gezeigt, daß nach Unterbrechung des Tractus supraoticohypophyseus beim Meerschweinchen bzw. Hund regelmäßig eine beträchtliche Hypertrophie des Zwischenlappens entsteht. Zusammen mit physiologischen Ergebnissen an niederen Tieren (S. 746) legen diese Befunde den Schluß nahe, daß die Nervenfasern des Hinterlappens bzw. die von ihnen produzierten Stoffe auf Trophik und Funktion des Zwischenlappens eher einen bremsenden Effekt haben.

c) Hypophysenhinterlappen und Neurosekretion.

Die Feststellung von CAJAL (1894, s. ROMEIS), daß der Hypophysenhinterlappen zahlreiche Nervenfasern enthält, deren Ursprung im Hypothalamus liegt, ist mehr als 3 Jahrzehnte fast unbeachtet geblieben. KRAUS wußte nichts von diesem Netz, als er seinen Beitrag für dieses Handbuch schrieb; er beschränkte sich bei der anatomischen Darstellung ganz auf die Glia. Erst durch KARY (1924), PINES und GREVING wurde mit der *Entdeckung des Tractus supraopticohypophyseus*[2] jene Entwicklung angebahnt, die zu der Erkenntnis führte, daß zentrale Nervenfasern mengenmäßig und funktionell den Hauptbestandteil der Neurohypophyse darstellen.

Die *Neuroglia* des Hypophysenhinterlappens unterscheidet sich in mancher Hinsicht von der des Gehirns. Eine Darstellung der verschiedenen *Pituicyten*-Formen (BUCY 1930) verdanken wir vor allem ROMEIS. Die Pituicyten entsprechen den Makrogliazellen des Gehirns. Die Mikroglia fehlt in der Neurohypophyse. Mit GERSH (1938, 1939) neigt ROMEIS zu der Anschauung, daß bestimmte Pituicyten, die „Adenopituicyten", maßgeblich an der Produktion der Hinterlappenhormone beteiligt seien. Die „Kernsekretion" der Pituicyten (BARGMANN 1943) spricht für besondere Stoffwechselaktivität. Nach GERSH erfolgt durch die über das Infundibulum kommenden Nervenfasern eine sekretorische Innervation.

Diese Vorstellung wird gestützt durch den Nachweis von Vasopressin in Gewebekulturen der Neurohypophyse (GEILING und LEWIS). Im Gegensatz hierzu berichten ANDERSON und HAYMAKER (1936), daß in solchen Kulturen nur die Zellen der Pars intermedia die Fähigkeit, ihr Hormon (das Intermedin) zu bilden, behalten, während das Oxytocin und das Antidiuretin aus der Kultur verschwinden. Die Untersuchungen von HILD (1954) haben bestätigt, daß die Pituicyten in vitro kein Hormon bilden.

ROMEIS weist in Übereinstimmung mit RASMUSSEN (1938) darauf hin, daß eine sekretorische Innervation des Hinterlappens und eventuell der Zwischenzone nicht eine so ungeheure Zahl von Fasern — nach RASMUSSEN und GARDNER beim Menschen mindestens 100000 — erfordern würde. Es läge nahe, in den Nervengeflechten des Hinterlappens eine Struktur mit sekretorischer Leistung zu erblicken. Doch vertritt er (1951) den Standpunkt, daß auch den Pituicyten, deren Zahl sehr groß sei, eine sekretorische Funktion zukomme.

Wenn man die Ursprungsorte dieser Fasern, die „besondere Kerngruppe" im vegetativen Hypothalamus zerstört oder die Verbindung dorthin durchtrennt, so versiegt die Hormonproduktion (FISHER und Mitarbeiter 1935, 1938b, STUTINSKY und Mitarbeiter); der Hinterlappen schrumpft, aber nicht auf Kosten der Pituicyten, die sich an Zahl sogar vermehren (gliöse Ersatzwucherung, KELLER und Mitarbeiter, RANSON und MAGOUN); *die Atrophie beruht vielmehr zunächst ausschließlich auf dem Schwund der Nervenfasern.* Daraus kann man schließen,

[1] Ähnlich BOGDANOVE u. HALMI (1953) nach Ausschaltung des vorderen Hypothalamus.

[2] BRUGSCH und Mitarbeiter erwähnen schon 1922 eine „Ganglienzellansammlung hinter der Sehnervenkreuzung", die ihre Fortsätze in die Hypophyse entsendet. LEWY berichtet 1924 über Tierversuche, durch die der Beweis erbracht wurde, daß vom „Ganglion parahypophyseos" (= Nucleus supraopticus) Nervenfasern in den Hypophysenstiel und Hinterlappen ziehen.

daß nicht die Pituicyten, sondern die Nervenfasern das funktionstragende Parenchym darstellen (GAUPP 1941, 1944, SPATZ 1951b, HANSTRÖM 1953a, SCHARRER 1953). Die Pituicyten erscheinen als Begleitzellen der Nervenfasern, die sich analog der Glia des übrigen zentralnervösen Gewebes verhalten. Die morphologische Verschiedenheit gegenüber dieser kann aus der verschiedenen funktionellen Beanspruchung (s. unten) erklärt werden.

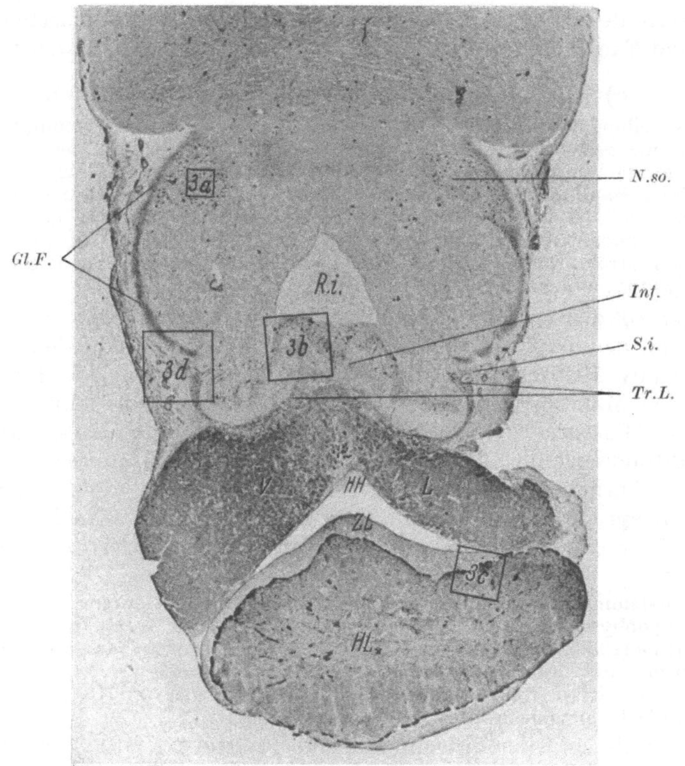

Abb. 2. Horizontalschnitt durch Tuber cinereum und Hypophyse der Katze. CHP-Färbung nach GOMORI. Darstellung der neurosekretorischen Bahn. Sowohl die Nervenzellen der Nuclei supraoptici (*N.so.*) als auch die Axone in der inneren Zone des Infundibulum (*Inf.*) als auch die Endigungen im Hypophysenhinterlappen (*HL*) haben sich elektiv dunkelblau gefärbt. Die rot gefärbte äußere Gliafaserdeckschicht (*Gl.F.*) hört beiderseits am Sulcus infundibularis (*S.i.*) auf. *HH* Hypophysenhöhle; *R.i.* Recessus infundibularis; *Tr.L.* Trichterlappen; *VL* Vorderlappen; *ZL* Zwischenlappen. Vergr. 15fach. (Präparat von Herrn Dr. NOWAKOWSKI.)

Die Annahme, daß bestimmte Neurone eine endokrine Tätigkeit entfalten (E. SCHARRER, B. SCHARRER, SCHARRER und GAUPP, DIVRY, R. GAUPP, MOSINGER 1950b, HANSTRÖM 1953, 1954b, SCHARRER und SCHARRER), wurde für die großzelligen Hypothalamuskerne, die mit der Neurohypophyse in direkter Faserverbindung stehen (GREVING, PINES), durch die Arbeiten von BARGMANN und seinen Mitarbeitern in vollem Maße bestätigt *(Neurosekretion)*. Neue Einsichten eröffnete vor allem die Anwendung der Chromhämatoxylin-Phloxin-(CHP)-Färbung nach GOMORI (1941). Mit dieser Methode werden Sekretgranula in den Zellen der Nuclei supraoptici und paraventriculares und von hier ausgehend eine neurosekretorische Bahn bis zu den Nervenendigungen im Hinterlappen durch Dunkelblaufärbung mit Chromhämatoxylin elektiv dargestellt. Der CHP-positive Stoff entsteht nach BARGMANN und HILD (1949) in den Nervenzellen auf Kosten der NISSL-Substanz. Die Axone des Tractus supraopticohypophyseus sind an verschiedenen Stellen mit oft perlschnurartig aneinandergereihten Tropfen beladen. Zweifellos stellt ein Großteil der von ROMEIS als x-, y- und z-Körper beschriebenen Strukturen (zum Teil identisch mit den „Herring-Körpern") solch CHP-positives Material dar (WINGSTRAND 1953a). Im Hinterlappen erfolgt

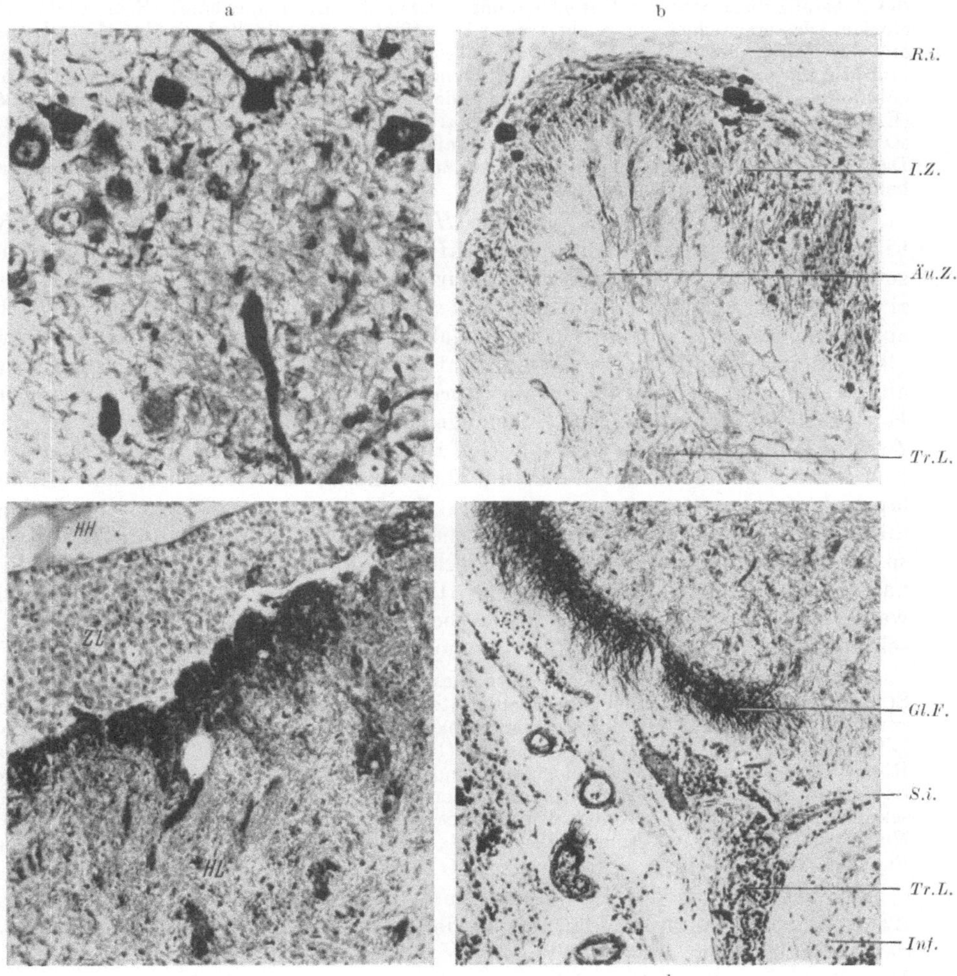

Abb. 3a—d. Ausschnittvergrößerungen aus Abb. 2. a Nucleus supraopticus. Viele Nervenzellen und Axone sind mit CHP-positiver Substanz beladen. Vergr. 336fach. b Infundibulum. Die innere, an den Recessus infundibularis (*R.i.*) grenzende Zone (*I.Z.*) enthält massenhaft CHP-positive Fasern und Tropfen. Die äußere Zone (*Äu.Z.*) ist CHP-negativ; in sie strahlen aus dem Trichterlappen (*Tr.L.*) die infundibulären Gefäßschlingen (Spezialgefäße) ein. Vergr. 91fach. c Diffuse feinkörnige Anreicherung der CHP-Substanz im Hinterlappen (*HL*), besonders an der Grenze zum Zwischenlappen (*ZL*) und in der Nachbarschaft der Gefäße. *HH* Hypophysenhöhle. Vergr. 124fach. d Die äußere Gliafaserdeckschicht (*Gl.F.*), die das zentralnervöse Gewebe an der äußeren Oberfläche abdichtet, hört an dem durch den Sulcus infundibularis (*S.i.*) markierten Beginn des Infundibulum (*Inf.*) auf, ein Ausdruck des humoralen Kontakts zwischen dem Trichterlappen (*Tr.L.*) und dem Infundibulum. Vergr. 85fach.

eine diffuse feinkörnige Anreicherung in unmittelbarer Nachbarschaft der Gefäße und an der Grenze zum Zwischenlappen (Abb. 2, 3c). Die Tröpfchen sammeln sich auch mitunter am Ufer des Recessus infundibularis, wo die innere Gliafaserdeckschicht fehlt und der Ependymüberzug lückenhaft ist (Abb. 3b, 6). BARGMANN und Mitarbeiter sahen einen Abtransport des Sekrets in den Ventrikelliquor (Hydrencephalokrinie) besonders bei Vögeln, Amphibien und Teleostiern.

Offenbar produzieren die Neurone der Nuclei supraoptici bzw. praeoptici *bei allen Wirbeltieren* ein CHP-positives Sekret (BODIAN 1951, STIGLIANI u. MONACI, GOSLAR 1952, STUTINSKY 1953, HANSTRÖM 1954, DIEPEN, AZZALI 1955).

Unterbricht man den Tractus supraopticohypophyseus experimentell, so verschwindet die Substanz distal von der Durchtrennung, proximal wird sie angehäuft (HILD 1951). Bei starker Wasserausscheidung reichert sie sich, offenbar mangels Bedarfs, im Hinterlappen an. Bei *Durst* schwindet sie; in diesem Falle zeigen die Pituicyten durch große Zellkerne und Mitosen erhöhte Tätigkeit an; die Nervenzellen der Nuclei supraoptici und paraventriculares bekommen große Nucleolen und andere Zeichen besonderer Stoffwechselaktivität (EICHNER, LEVEQUE 1953, KOVACZ und Mitarbeiter); schließlich erschöpfen sie sich (ORTMANN). Auch *Schmerzreize* regen den Verbrauch des Neurosekretes an (ROTHBALLER). — Das Neurosekret reichert sich in der *Schwangerschaft* an, um bald nach der Entbindung beträchtlich abzunehmen (STUTINSKY 1953).

Nach HILD und ZETLER sind die *Hinterlappenhormone* Antidiuretin, Oxytoxin und Vasopressin nicht nur im Hinterlappen, sondern auch im Nucleus supraopticus, im Nucleus paraventricularis und im Gebiet der zum Hinterlappen ziehenden Nervenbahn — und nur in diesen Gebieten — pharmakologisch nachzuweisen. Neurosekret und Hormongehalt gehen sowohl in der Neurohypophyse als auch im Hypothalamus in quantitativer Hinsicht parallel; d. h. man kann aus dem histologischen Bild auf die Hormonkonzentration Rückschlüsse ziehen. Entsprechend dem geringen Hormongehalt bei Neugeborenen (HELLER und ZAIMIS) fehlt hier oft eine CHP-positive Reaktion (BARGMANN und Mitarbeiter).[1] Das Neurosekret kann durch Alkohol oder Alkohol-Chloroform aus dem Hinterlappen extrahiert werden; es ist dann im Rückstand des abgedampften Alkohols mit der CHP-Methode färberisch darzustellen. Da die drei Hormone in dem so behandelten neurosekretfreien Hinterlappengewebe pharmakologisch deutlich nachweisbar sind, in dem extrahierten CHP-positiven Neurosekret jedoch nur sehr wenig, bezeichnen BARGMANN und Mitarbeiter, sowie HILD und ZETLER das Neurosekret als die *Trägersubstanz* der Hormone.

Die Erforschung der chemischen Natur des Neurosekrets steht noch am Anfang. Nach SCHIEBLER sind in ihm Lipoide, Kohlehydrate und Eiweiße vorhanden. Es handele sich vermutlich um einen Glykolipoproteinkomplex inkonstanter Zusammensetzung. Mittels Differentialzentrifugation ist es SCHIEBLER (1952b) gelungen, aus dem Hinterlappen des Rindes Granula mit den morphologischen und färberischen Eigenschaften der neurosekretorischen Granula in Gewebsschnitten zu isolieren. — Nach BARRNETT (1954) ist das Neurosekret disulfid-positiv. — Neben dem Neurosekret enthält der Hinterlappen andere, mit NISSL- oder HEIDENHAIN-Färbung darstellbare, CHP-negative Pigmente, ferner eisenhaltiges Pigment (RABL 1954b).

Bei der *Deutung* der Befunde nehmen BARGMANN und Mitarbeiter, BARGMANN und SCHARRER an, daß das in den Ganglienzellen entstandene Produkt dem Hinterlappen auf dem Wege der Axone zufließt *(Transporthypothese)*. Ein dauernder Strom von Sekret werde zum Hinterlappen fortgeleitet und in dessen Nervenfasergeflechten gestapelt (HILD, SCHIEBLER 1954). Deshalb will SCHIEBLER (1952b) den Ausdruck „Hypophysenhinterlappen-Hormone" durch „Hypothalamus-Hormone" ersetzen. HILD (1954) beobachtete an den Fortsätzen überlebender Nervenzellen der „besonderen Kerngruppe" in vitro eine peripherwärts gerichtete Cytoplasmaströmung, die nach funktioneller Belastung (Erhöhung des osmotischen Drucks des Kulturmediums) beschleunigt werden kann.

Demgegenüber betont SPATZ (1952) in Anlehnung an R. GAUPP jr. (1941), daß nicht nur die Zelle im hypothalamischen Kerngebiet, sondern das ganze Neuron — insbesondere die Endaufsplitterungen im Hypophysenhinterlappen — als Hormonproduzent aufzufassen sei. Die CHP-positiven „Herring-Körper" entsprechen „Achsenzylinderauftreibungen", wie sie SPATZ (1921b) an den zen-

[1] Beim Huhn ist sie nach WINGSTRAND (1953b) schon in der Embryonalzeit vorhanden.

tralen Nervenfasern nach experimenteller Rückenmarksdurchschneidung gefunden hat; man kann den Zusammenhang dieser Körper mit den Nervenfasern auch mit Silberimprägnationsmethoden darstellen (Nowakowski 1951). Wie bei jeder merokrinen Sekretion werden auch bei der Neurosekretion Teile des Cytoplasmas als Sekret abgestoßen. Die Besonderheit der Neurosekretion liegt in der von sonstigen Drüsenzellen völlig abweichenden Form der Nervenzellen mit ihren oft viele Millimeter langen Fortsätzen; die Sekretion kann auch an den Fortsatzenden erfolgen, was bei dem hier besprochenen System offenbar überwiegend der Fall ist. Nach Spatz (1953) ist der *Hypophysenhinterlappen nicht nur der Speicher, sondern auch überwiegender und konstanter Bildner der Hinterlappenhormone.* Damit soll nicht geleugnet werden, daß nicht auch zentralere Abschnitte des Neurons das Hormon abzugeben vermögen, vor allem um an Ort und Stelle in den Blut- oder Liquorweg zu gelangen. Daß das in den Kerngebieten gebildete Hormon in den Axonen gleichsam wie in Schläuchen peripherwärts fließt, erscheint nicht hinlänglich bewiesen. Jedenfalls dürfte dies nicht die einzige Möglichkeit des Hinterlappens sein, sich mit Neurosekret anzureichern.

Auch wenn die Sekretion ganz an der Peripherie erfolgt, sind in dem entfernt liegenden energetischen Zentrum des Neurons, dem Zellkern, die charakteristischen Veränderungen erhöhter Aktivität zu erwarten. Das ganze Neuron reagiert im Prinzip ähnlich wie bei künstlicher Abtrennung eines Fortsatzteiles: zentral von der Läsion entstehen die „primären" oder „retrograden" Faser- und Zellveränderungen, die in Regeneration übergehen, aber auch in retrograder Atrophie enden können. Das periphere Stück hingegen verfällt gesetzmäßig der (sekundären) *Degeneration.* Das Degenerat entspricht jenem Teil des Cytoplasmas, der bei jeder Form von merokriner Sekretion von der Zelle abgetrennt wird, dem Sekret. Auch der Ersatz erfolgt in ähnlicher Weise wie nach künstlicher Durchtrennung, durch eine vom Zentrum ausgehende *Regeneration.* Wegen dieser Analogie hat Spatz mit Nowakowski davon gesprochen, daß die Neurosekretion nach dem Prinzip einer „physiologischen Degeneration und Regeneration" ablaufe.

Die Rolle der *Glia* entspricht hierbei der von der experimentellen Neurophysiologie und Neuropathologie her bekannten. *Erstens* sind die Gliazellen als Begleitzellen der Nervenfasern schon normalerweise für deren Ernähung unbedingt nötig; sie werden erhöht tätig sein müssen, wenn für dauernde Stoffabgabe Ersatz geschaffen werden soll. Diese nutritive Aufgabe der Glia wird heute zuweilen in Ausdehnung des Sekretionsbegriffes auf Fälle des unmittelbaren Stoffübertritts von Zelle zu Zelle auch als eine „endokrine" bezeichnet (Kornmüller 1950)[1]. In diesem Sinne könnte man auch die Pituicyten als drüsig tätige Elemente bezeichnen; indem sie das nervöse Parenchym ernähren, beteiligen sie sich mittelbar an der Bildung des Neurosekrets.

Zweitens liegt eine weitere Funktion der Glia in der Speicherung und dem Abtransport von Stoffwechselprodukten. Manche Befunde in der Neurohypophyse sprechen für eine Beteiligung der Pituicyten an dem Abgabemechanismus des Neurosekrets (Hild 1951).

Es leuchtet ein, daß die Begleitglia von sekretorisch tätigen Neuronen anders aussehen muß als gewöhnliche Glia. Unseres Erachtens kann man die

---

[1] Der alte Begriff von Sekretion beschränkt sich auf die Abgabe von Stoffen aus dem Cytoplasma der Drüsenzellen in das extracelluläre Milieu, nämlich entweder nach außen bzw. in die Körperhöhlen (äußere Sekretion) oder in die Lymph- und Blutbahn (innere Sekretion).

Gliaformen der Neurohypophyse (ROMEIS 1940) und deren experimentell zu erzielenden Modifikationen (s. GERSH, HILD) mit den gegenüber dem übrigen zentralnervösen Gewebe erhöhten und veränderten Ernährungs- und Speicherungsaufgaben erklären.

Eine grundsätzliche Frage ist, ob die Glia ihrerseits einer „sekretorischen" Innervation bedarf, wie HILD im Falle der Pituicyten annimmt. Ein morphologischer Beweis für diese Anschauung erscheint nicht erbracht.

Zusammenfassung: Die Hormone des Hypophysenhinterlappens sind ein Produkt der Neurosekretion durch die von bestimmten großzelligen Kernen des Hypothalamus zum Hypophysenhinterlappen verlaufenden Neurone. Die Sekretion ist eine im wesentlichen merokrine. Sie dürfte aus allen Abschnitten der Neurone erfolgen können, scheint aber mindestens bei den Säugetieren überwiegend im Bereich der Endaufsplitterungen, also im Hypophysenhinterlappen, stattzufinden.

HAGEN und KNOCHE aus dem Mitarbeiterkreis von PH. STÖHR jr. denken außerdem an eine *holokrine Neurosekretion.* Diese Autoren fanden im Gesamtbereich der menschlichen Neurohypophyse veränderte Formen von Ganglienzellen, die als Substrat einer „physiologischen Degeneration" ganzer Neurone anzusehen seien, und betrachten die „Herring-Körper" als Produkte solcher Umwandlungen. CHRIST (1951) wendet dagegen ein, daß es schwer sein dürfte, zu entscheiden, ob es sich bei den gemeinten Gebilden um Reste untergegangener Nervenzellen handelt. Viel näher liegt jedenfalls deren Deutung als retrograde Faserveränderungen (Achsenzylinderauftreibungen) im Sinne von SPATZ. Eine holokrine Neurosekretion dürfte, wenn überhaupt, neben der merokrinen nur eine untergeordnete Rolle spielen; allerdings ist sie, da es heute eine Reihe von Hinweisen für Nervenzellenneubildung im Bereich des vegetativen Hypothalamus gibt, auch nicht völlig abzulehnen.

8. Supraselläre Hypophyse.

Die beim Menschen zu einem langen Stiel ausgezogene proximale Hypophyse weist hinsichtlich des Aufbaues sowohl ihres nervalen als auch ihres drüsigen Anteils Besonderheiten auf, die funktionell bedeutsam sind.

a) Das Infundibulum.

Der oberste Teil der intrasellären Neurohypophyse hat bereits den histologischen Bau des Infundibulum. Er wird von SPATZ als „Zwischenstück" bezeichnet (Abb. 1). Dann folgt nach oben der eigentliche Stiel (= Pars compacta infundibuli). Von proximal her reicht der Recessus infundibularis verschieden weit in das Infundibulum hinein: Pars cava infundibuli. Die Besonderheiten dieses Ventrikelufers werden in dem Abschnitt über den Nucleus infundibularis (S. 573) besprochen.

Bei vielen Tieren kann man am Infundibulum zwei Zonen unterscheiden, nämlich eine innere, an den Recessus grenzende und eine äußere, dem Trichterlappen anliegende (Abb. 3b). Die dicken Fasern des Tractus supraopticohypophyseus, die vielfach durch gröbere CHP-positive Anschwellungen gekennzeichnet sind, verlaufen in der *inneren Zone.* Für sie ist das Infundibulum im wesentlichen ein *Leitungsweg.*

Das Infundibulum ist aber auch *Endstation* von Nervenfasern, und zwar vor allem seine *äußere Zone.* SPATZ ist der Auffassung, daß die Nervenfasern, die bereits im Infundibulum endigen, meist nicht Kollaterale des Tractus supraopticohypophyseus sind, sondern als *Tractus tuberohypophyseus* aus Fortsätzen kleiner Nervenzellen im medialen Feld des Tuber cinereum bestehen. Sie sind schwierig zu verfolgen, weil sie kein geschlossenenes Bündel bilden. Sie sind CHP-negativ und endigen, wie z. B. NOWAKOWSKI an der Katze gezeigt hat, als besonders feiner Endplexus an der *Kontaktfläche* zwischen Infundibulum und Trichterlappen. *Diese adenoneurohypophysäre Kontaktfläche der proximalen Hypophyse dürfte ein Ort intensiver funktioneller Beziehungen zwischen den beiden genetisch verschiedenen Hypophysenanteilen sein.* Dafür spricht unteranderem das Fehlen einer äußeren Gliafaserdeckschicht die sonst das zentralnervöse Gewebe an seiner Oberfläche abdichtet (Abb. 2, 3d, 6).

Dafür spricht ferner das Verhalten der Gefäße. In deutlichem Zusammenhang mit dem Gefäßnetz des Trichterlappens und damit auch des Vorderlappens stehen nämlich *auffallend stark gewundene Capillaren, von denen man annehmen kann, daß sie*, zum Unterschied von den Capillaren des Hinterlappens, *adenohypophysäres Blut enthalten* (s. S. 567); sie unterscheiden sich durch weites Kaliber (Abb. 4), eine dichte Gitterfaserhülle, fehlende Gliagrenzmembran und erhöhte Permeabilität grundsätzlich von dem Netz des angrenzenden Tuber cinereum.

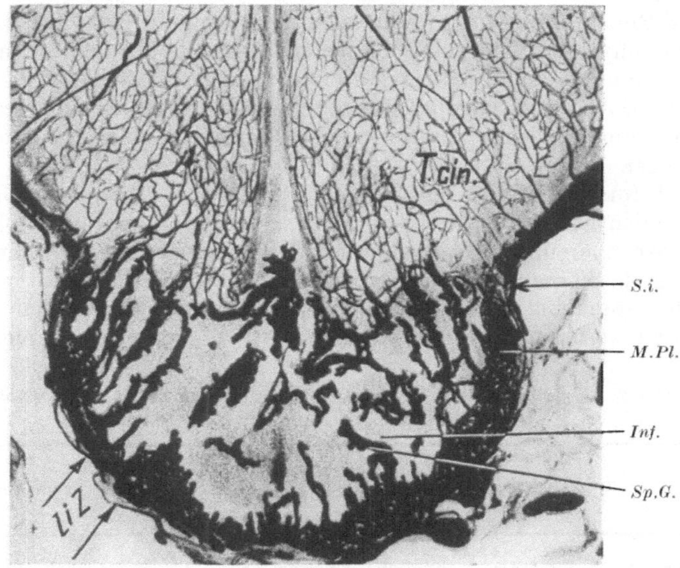

Abb. 4. Macacus rhesus. Man sieht, wie die infundibulären Spezialgefäße (*Sp.G.*) aus dem im Trichterlappen gelegenen Mantelplexus (*M.Pl.*) in das helle Infundibulum (*Inf.*) eindringen. Sie sind viel weitkalibriger als die Gefäße des angrenzenden Tuber cinereum (*T.cin.*). *S.i.* Sulcus infundibularis. Vergr. 27fach. (Injektionspräparat aus R. A. PFEIFER 1951 nach einer Wiedergabe von SPATZ 1952.)

Die ganze Hypophyse, also auch ihr zentralnervöser Anteil verhält sich hinsichtlich der *Gefäßpermeabilität* wie ein peripheres Organ; das haben die Untersuchungen von BAKAY mit Hilfe von radioaktivem Phosphor und von WISLOCKI und LEDUC mit Silbernitrat-Vitalfärbung erneut erhärtet.

SPATZ sieht in diesen Gefäßschlingen eine *Erweiterung der adenoneurohypophysären Kontaktfläche* und bezeichnet sie als „Spezialgefäße" des Infundibulum. In ihrer Gitterfaserhülle endigen ebenfalls feinkalibrige CHP-negative Nervenfasern aus dem Tractus tuberohypophyseus mit dichten Geflechten.

Soweit wir sehen, nimmt die Erweiterung der Kontaktfläche durch die Spezialgefäße in der Phylogenese zu; die Ausdehnung des flächenhaften Kontaktes zwischen Trichterlappen und Infundibulum tritt gegenüber der Oberflächenausdehnung der Spezialgefäße mehr und mehr zurück, womit ein gewisser Umbau einhergeht. Dies ist beim Menschen besonders ausgesprochen. *Man kann beim Menschen zwischen innerer und äußerer Zone nicht mehr unterscheiden* (CHRIST). Lange, im Inneren des Stiels aufliegende Spezialgefäße erfahren durch komplizierte glomerulusartige Windungen eine starke Oberflächenvergrößerung. Die Windungen liegen in den von GREVING beschriebenen „Inseln". Diese Inseln entsprechen funktionell der Außenzone des Infundibulum, denn sie vermitteln hauptsächlich den Kontakt mit der Adenohypophyse. Sie enthalten nach SPATZ Endigungen des Tractus tuberhypophyseus. Das Gewebe zwischen den Inseln, in welchem die groben Fasern des Tractus supraopticohypophyseus verlaufen, entspricht der Innenzone der Tiere.

Wir halten die Unterscheidung zwischen einem CHP-positiven und einem CHP-negativen Fasersystem im Infundibulum[1] *für wesentlich.* Das gelegentliche Vorkommen von CHP-positivem Material in der äußeren Zone bzw. an den Wandungen der Spezialgefäße erscheint funktionell nicht bedeutsam. Die Hauptaufgabe der infundibulären Gefäßschlingen liegt zum Unterschied von dem Hinterlappengefäßnetz sicher nicht in der Resorption der CHP-Substanz. Bei den funktionellen Beziehungen zwischen Infundibulum und Trichterlappen spielt die CHP-Substanz normalerweise keine Rolle, zum Unterschied von der adeno-neurohypophysären Kontaktfläche der intrasellären Hypophyse, an der sich die CHP-Substanz besonders stark anreichert. Allerdings weist die immer enger werdende Durchflechtung der beiden Systeme in der Säugetierreihe, die beim Menschen den höchsten Grad erreicht, auf noch unbekannte physiologische Beziehungen hin.

Das Infundibulum ist einerseits (wie die ganze Neurohypophyse) entwicklungsgeschichtlich ein Hirnteil; andererseits gehört es zur Hypophyse und muß vom Tuber cinereum als Teil des Hypothalamus scharf geschieden werden. Die Betonung des Trennenden ermöglicht die anatomische Orientierung und eine sinnvolle Nomenklatur; daß Tuber cinereum und Infundibulum funktionell untrennbar zusammengehören, darf dabei nicht vergessen werden.

Tabelle 2. *Unterscheidungsmerkmale zwischen Infundibulum und Tuber cinereum.* (Nach SPATZ 1952.)

	Parenchym	Gefäße	Äußere Oberfläche	Ektodermale Begleitzellen
Infundibulum (Teil der Neurohypophyse)	Zentrale Nervenfasern	Erhöht permeable, grobkalibrige Schlingen, aus dem Netz der Adenohypophyse hervorgehend = „Spezialgefäße“	Adeno-neurohypophysäre Kontaktfläche. Keine äußere Gliafaserdeckschicht	Pituicyten
Tuber cinereum (Teil des Hypothalamus)	Zentrale Nervenfasern und Nervenzellen	Beschränkt permeables, gewöhnliches zentralnervöses Gefäßnetz	Kein Kontakt mit der Adenohypophyse. Ausgeprägte äußere Gliafaserdeckschicht	Gewöhnliche Glia

Im proximalen Teil des Infundibulum, besonders in dem von NOWAKOWSKI als „Radix infundibuli“ bezeichneten Grenzgebiet zum Tuber cinereum findet man gewöhnlich *Nervenzellen.* Es handelt sich einerseits um kleine, zum Nucleus infundibularis des angrenzenden Tuber cinereum gehörige CHP-negative Elemente, andererseits um größere CHP-positive vom Typ der Nucleus supraopticus-Zellen. Beide Formen begleiten die von den beiden Kerngebieten ausgehenden Faserzüge und erscheinen damit als vorgeschobene Zellen der beiden Grisea.

b) Der Trichterlappen (Pars infundibularis adenohypophyseus).

Der Trichterlappen ist eine in der Säugetierreihe *sehr konstante Erscheinung.* Man kann ihn als Ausdruck der Tendenz betrachten, die von früher Embryonalzeit an vorhandenen Wechselwirkungen zwischen Drüsen- und Hirnteil zu

[1] Durch die Untersuchungen von KNOCHE (1953), HANSTRÖM (1953, a, b), STUTINSKY (1954) u. a. bestätigt.

erhalten und auszubauen. Während in der intrasellären Hypopyhse der Kontakt (zwischen Hinterlappen und Zwischenlappen) bei manchen Arten verlorengeht, bleibt er im suprasellären Bereich stets erhalten. Bei den meisten Tieren umgibt der Trichterbelag das Infundibulum allseits. Die Kontaktfläche zwischen den beiden Geweben wird oft noch durch das Eindringen zapfenartiger Epithelfortsätze in das infundibuläre Areal vergrößert. Der Trichterlappen grenzt nur an neurohypophysäres Gewebe, nirgends direkt an den Hypothalamus; oder anders ausgedrückt, soweit zentralnervöses Gewebe mit der Adenohypophyse in Kontakt kommt, entwickelt es sich zur Neurohypophyse. PFEIFER (1951) bezeichnet die Neurohypophyse als eine „Kontaktmetamorphose". Siehe auch MIEHLKE und DIEPEN 1951.

Umgekehrt kann man aus den Versuchen von BURCH (1947) schließen, daß eine regelrechte Entwicklung der Adenohypophyse nur bei deren Kontakt mit dem Infundibulum möglich ist. Nach HANSTRÖM (1953a) erhalten insbesondere Trichterlappen und Zwischenlappen ihre spezifische Struktur durch den formativen Reiz des angrenzenden zentralnervösen Gewebes.

Die physiologische Rolle des Trichterlappens, eine möglichst große Kontaktfläche zwischen Adenohypophyse und Zentralnervensystem zu gewährleisten, wird durch die schon erwähnten *Spezialgefäße des Infundibulum* (Abb. 4) ergänzt. Beim Menschen, wo nur der vordere Teil des Infundibulum einen Drüsenbelag aufweist, sind die Spezialgefäße besonders stark entwickelt. Es wäre aber verfehlt, den Trichterlappen des Menschen deshalb als rudimentäres oder bedeutungsloses Gebilde anzusehen (SPATZ 1952).

Die reichen Gitterfaserhüllen der Gefäße des Mantelplexus und des Infundibulum, von denen einzelne argyrophile Fibrillen in das Parenchym einstrahlen (CLARA 1951), sind der morphologische Ausdruck eines besonders intensiven Saftaustausches. Diese Art von „Binde"-Gewebe vermittelt den Kontakt, trennt nicht, sondern verbindet.

Hinsichtlich der *Innervation* des Trichterlappens betont GREEN, daß man häufig auf Nervenfasern stößt, die die Blutgefäße begleiten; es dürfte sich um periphere Gefäßnerven handeln. Außerdem scheinen aber auch einzelne Fasern aus dem Infundibulum in den Trichterlappen einzudringen, und zwar wohl überwiegend aus dem CHP-negativen Tractus tuberohypophyseus. Ein wesentlicher Übertritt CHP-positiver Substanz in den Trichterlappen kommt nicht vor. HAGEN (1954) sah vor allem beim Affen, wie sich aus dem infundibulären Nervengeflecht einzelne Fasern herauslösen, um in korbartigen fibrillierten Bildungen um Drüsenzellen zu endigen; es handele sich um sensible Organe, die im Sinne der afferenten Verknüpfungshypothese von SPATZ (S. 584) Impulse aus den Drüsenzellen zum Tuber cinereum leiten.

9. Die Gefäßversorgung der Hypophyse.

(Einzelheiten s. bei ROMEIS, FUMAGALLI, SPANNER, MCCONNELL.)

Die *arterielle Versorgung* des Hinterlappens und eines Teils des Vorderlappens erfolgt durch die *Arteria hypophyseos inferior*, die aus der Carotis interna innerhalb des Sinus cavernosus entspringt. Die supraselläre Hypophyse und ein Teil des Vorderlappens sind dem subarachnoidalen Kreislauf angeschlossen. Sie erhalten ihr Blut aus mehreren *Arteriae hypophyseos superiores*, die von der intrakraniellen Carotis oder vom Anfangsteil der Arteria communicans posterior abzweigen und zum Infundibulum konvergieren. Kleinere Äste ziehen innerhalb des Trichterlappens, die größeren außerhalb im Subarachnoidalraum abwärts; sie gelangen durch die Öffnung des Diaphragma in die Sella und über den „Hilus" des Vorderlappens oder beiderseits durch das Vorderlappenparenchym in den mittleren Bindegewebsstrang des Vorderlappens, der sich weiter unten in die beiden seitlichen Bindegewebsstränge gabelt. — Äste der unteren und oberen Hypophysenarterien sind durch *Anastomosen* in der Zona intermedia miteinander verbunden. Im Bereich dieses „Plexus intermedius" kommen auch arteriovenöse Anastomosen vor, deren arterielle Schenkel mit epitheloiden Quellzellen versehen sind.

Die *Capillaren* bilden im Hinterlappen des Erwachsenen ein dichtes Netzwerk, das in den „Verdichtungszonen" oder „Läppchen", in welchen die Endaufsplitterungen des Tractus supraopticohypophyseus hauptsächlich liegen, engmaschiger ist als in den „Zwischenstreifen", die mehr von den noch nicht aufgesplitterten Fasern eingenommen werden. Mit den Veränderungen, die die Gefäße des menschlichen Hypophysenhinterlappens im Laufe des Lebens eingehen, befaßt sich eine Arbeit von XUEREB. — Die *Sinuscapillaren* des Vorderlappens bilden ein überaus reich entwickeltes Netz außergewöhnlich weiter und dehnungsfähiger Gefäße, das eine allseitige Umspülung der Zellstränge und -haufen des Parenchyms ermöglicht.

Der *venöse Abfluß* aus dem Hinterlappen und einem Teil des Vorderlappens geschieht durch Sammelvenulen, die in die venösen Bluträume der Kapsel einmünden. Diese Kapselvenen umschließen die intraselläre Hypophyse nahezu allseitig; sie kommunizieren mit dem Sinus cavernosus; eine geringe Abflußmöglichkeit besteht auch in die Sinusoide im Knochenmark des Keilbeins. Ein Teil des Vorderlappenblutes fließt außerdem wahrscheinlich über die sog. Pfortadern in den Mantelplexus der suprasellären Hypophyse ab, der mit den Venen des Subarachnoidalraumes kommuniziert. Doch bestehen hierüber Meinungsverschiedenheiten, die im folgenden erörtert werden sollen.

Im Mittelpunkt des anatomischen und physiologischen Interesses liegen die sog. *Pfortadergefäße* der suprasellären Hypophyse. ROMEIS schildert 1940, wie scharf sich die Ansichten der einzelnen Autoren über das Verhalten dieser Gefäße gegenüberstehen; das Beobachtungsmaterial reiche zu einer endgültigen Stellung nahme nicht hin. Inzwischen sind zahlreiche neue Arbeiten erschienen, ohne daß eine Einigung erzielt worden wäre. Die Situation ist kurz folgende: Weite, dünnwandige Gefäße durchziehen der Länge nach den Trichterlappen und säumen das Infundibulum als *Mantelplexus* auch von der caudalen Seite her ein. Dieses System steht im Bereich des „Hilus" mit den Sinuscapillaren des Vorderlappens in breiter Kommunikation. Im Trichterlappen liegen also einerseits Äste der oberen Hypophysenarterien, andererseits die Gefäße des Mantelplexus. Man kann sie an der Wandbeschaffenheit leicht unterscheiden. Von diesem Gefäßmantel strahlen an vielen Stellen jene eigenartigen Capillarschlingen in das Infundibulum ein, die durch Weitkalibrigkeit und Ausbildung von Windungsknäuel auffallen; es kann kein Zweifel bestehen, daß sie nicht nur der gewöhnlichen Ernährung, sondern darüber hinaus einer besonderen Funktion dienen; deshalb die Bezeichnung *Spezialgefäße*.

Die von POPA und FIELDING 1931 erstmalig vertretene Auffassung, daß die Gefäße des Mantelplexus das Blut der Adenohypophyse *zum Hypothalamus* leiten, wo es in ein sekundäres Capillarnetz verteilt werde, glaubt C. G. SCHMIDT (1952b) an Hand von pathologisch-anatomischen Befunden bestätigen zu können. Unter den Bedingungen einer allgemeinen Hirndrucksteigerung oder örtlicher, sich an der Hirnbasis abspielender Prozesse entwickelt sich nämlich eine starke Stauungsblutfülle sowohl der suprasellären Hypophyse als auch des Vorderlappens. C. G. SCHMIDT meint, daß die venöse Hyperämie als eine Folge der Kompression des „sekundären Capillarnetzes" im Hypothalamus anzusehen sei; man könne deshalb annehmen, daß der Blutstrom in den „Pfortadern" normalerweise hypothalamuswärts gerichtet sei.

Es dürfte fraglich sein, ob es zur Erklärung der hypophysären Hyperämie bei Hirndruck der Annahme eines hirnwärts gerichteten „Pfortaderkreislaufs" bedarf. Zweifellos gibt es Anastomosen zwischen den infundibulären Gefäßen und dem Capillarnetz des Tuber cinereum (Abb. 4); sie erscheinen aber zu spärlich, um als nennenswerter Abflußweg aus der Hypophyse in Frage zu kommen. Man muß bei den Stauungserscheinungen in Betracht ziehen, daß der *Sinus cavernosus* das Hauptsammelbecken des hypophysären Blutes darstellt (C. G. Schmidt 1951). Eine bei Hirndruck zu erwartende *Druckerhöhung im Sinus cavernosus* — normalerweise herrscht hier ein Unterdruck = Sog — wird zur Erklärung der Stauungspapille im Auge herangezogen (s. Weigelin); sie dürfte auch für die Hyperämie in der Hypophyse verantwortlich sein.

Die nahezu entgegengesetzte Deutung der „Pfortadern" durch Wislocki und King (1936) wird heute von Green und Harris, Dawson, Wingstrand, de Groot, Hanström, McConnell u. a. vertreten. Diese Theorie besagt, daß die afferenten Schenkel der infundibulären Gefäßschlingen nicht aus Gefäßen des Mantelplexus, sondern aus den Arteriae hypophyseos superiores abzweigen, während die efferenten sich zu den *in den Vorderlappen* ableitenden „Pfortadern" vereinigen. Green beschreibt diese Verhältnisse beim Menschen und bei nicht weniger als 76 Arten aus allen Wirbeltierklassen. Green und Harris beobachteten an der lebenden Ratte, daß die Blutkörperchen in sämtlichen Gefäßen des Infundibulum nach distal strömen; es handele sich um weite, nicht pulsierende Gefäße, die nicht als Äste der Carotis angesehen werden könnten. Nach Merenyi erhält bei der Katze der Vorderlappen überhaupt nur „portales" und gar kein „arterielles" Blut. Nach Assenmacher (1952) und Benoit und Assenmacher (1951—1953) wird auch bei der Ente der gesamte Vorderlappen nur aus den „Pfortadern" gespeist.

Spatz (1952) lehnt die Deutung von Harris ab; er findet, daß die Schlingen des Infundibulum aus dem Capillarnetz des Trichterlappens hervorgehen, das wiederum mit dem des Vorderlappens zusammenhängt. Die Spezialgefäße müssen adenohypophysäres Blut enthalten; eine Ableitung dieses Blutes zum Hypothalamus (Popa und Fielding, C. G. Schmidt) sei allerdings mangels genügend reichlicher Verbindungen unwahrscheinlich. *Das Problem liegt also heute bei der Entscheidung, ob die Capillarschlingen des Infundibulum von arteriellem Blut aus den oberen Hypophysenarterien* (Harris) *oder von adenohypophysärem Blut aus den Sinuscapillaren des Vorderlappens* (Spatz) *durchspült werden.*

Es kann nicht geleugnet werden, daß im Infundibulum arterielle Gefäße vorkommen; insbesondere enthalten die langen, von der chromophoben Zone des Vorderlappens in das Zwischenstück der Neurohypophyse eintretenden und in der Längsrichtung des Stiels aufsteigenden Schlingen einen arteriellen Schenkel. Diese Arteriolen können nicht aus den Sinuscapillaren des Vorderlappens hervorgegangen sein. Ihre Muskelfasern haben nicht selten die Gestalt der epitheloiden Modifikation, wie sie Winterstein (1939) abbildet. Auch innerhalb der kürzeren Schlingen und Gefäßknäuel des Infundibulum stößt man gelegentlich auf Gefäße vom Wandtyp der Präcapillaren. Man muß aus diesen Befunden schließen, daß die Spezialgefäße von arterieller Seite Zufluß bekommen. Die Spärlichkeit dieser arteriellen Gefäßchen spricht aber dafür, daß der Zufluß sehr gering ist; er dient der Ernährung und Sauerstoffzufuhr des Gewebes und dürfte mit der Sonderfunktion der Spezialgefäße nichts zu tun haben. Die überwiegende Mehrzahl der infundibulären Schlingen weist eine rein capillare Wandbeschaffenheit auf. Es handelt sich nicht um arterielle Gefäßsprossen, sondern vielmehr um eine *Erweiterung des die Adenohypophyse durchziehenden capillaren Netzes in die Neurohypophyse hinein.* Denn auch die weiten Gefäße des Mantelplexus, die „Pfortadern", besitzen keine Muskelwand und keine Klappen, sind also trotz ihrer Weite eher als Capillaren, denn als Venen anzusprechen. *Bei dem ganzen zusammenhängenden, aus Sinuscapillaren, Mantelplexus und infundibulären Spezialgefäßen bestehenden System handelt es sich im Wesen um einen einzigen capillaren Blutraum.* In einem derart geräumigen Netz ist die Strömungsgeschwindigkeit sicherlich gering und wahrscheinlich richtungsmäßig nicht festgelegt. Es erscheint nicht zweckmäßig, einen Teil dieses Netzes als „Pfortadern" zu bezeichnen, selbst wenn an der durch das Foramen diaphragmatis sellae gegebenen Enge zwischen intra- und suprasellärem Teil die Elemente des Netzes zu einigen größeren Strängen zusammengedrängt werden. Sowohl der intra- als auch der supraselläre Teil des Netzes haben arterielle Zu- und venöse Abflußmöglichkeiten. Die Strömungsrichtung zwischen beiden Teilen hängt von den jeweiligen Zu- und Abflußgrößen ab. Betrachtet man zur Beurteilung derselben die Gefäße der suprasellären Hypophyse, dann erscheinen die spärlichen arteriellen Gefäße im Verhältnis zu den Abflußmöglichkeiten über die subarachnoidalen Venen gering[1]. Daraus würde sich eine überwiegend nach proximal gerichtete Strömung an der Kommunikationsstelle zwischen intra- und suprasellärem Teil ergeben. *Bei rein anatomischer Betrachtung erscheint jedenfalls die Möglichkeit gegeben, daß das den Vorderlappen durchspülende Blut teilweise in die supraselläre Hypophyse übertritt und in die Spezialgefäße des Infundibulum gelangt.* Doch ist die Erforschung dieser Verhältnisse noch keineswegs abgeschlossen.

10. Die Rachendachhypophyse

ist bei Romeis eingehend beschrieben. Die meist sehr spärliche Ausbildung chromophiler Zellen (Melchionna und Moore) entspricht einer geringen physiologischen Bedeutung. Tolins und Moore haben nach Einpflanzung von 1—4 menschlichen Rachendachhypophysen in unreife weibliche Meerschweinchen (Methode von Kunkel und Loeb) in keinem Falle irgendwelche Veränderungen erzielt, so daß *normalerweise* der Hormongehalt sehr gering sein dürfte.

B. Hypothalamus.

1. Zur Entwicklungsgeschichte.

Ob man im Bereich des Zwischenhirns zwischen Grundplatten- und Flügelplattenanteilen (His) unterscheiden darf wie im tieferen Hirnstamm, ist noch nicht entschieden. Ein Teil der Autoren (z. B. Kingsbury) nimmt an, daß es im Bereich des Zwischenhirns keine Grundplatte gebe. Kahle (1951) hingegen sieht in den von ihm geschilderten Gesetzmäßigkeiten des Matrixaufbrauches eine Stütze für die Ansicht, daß die Gliederung in Grund- und Flügelplatte auch für das *Zwischenhirn anwendbar sei.* Der *Subthalamus* sei analog zur Mittelhirnhaube als Grundplattenabkömmling aufzufassen, während der *markarme Hypothalamus* eine Sonderstellung einnehme.

Der Zustand der Matrix, jener aus dem Neuroepithel hervorgehenden Masse dichtstehender Zellen, aus der sich die Nerven- und Gliazellen differenzieren und jene dabei „aufbrauchen", kann als Gradmesser der Reifung gelten. Im *Matrixanstieg* proliferiert zunächst das Neuroepithel. Der *Matrixaufbrauch,* das ist die Erschöpfung der Zellneubildung, beginnt im Zwischenhirn menschlicher Embryonen von 30 mm Scheitel-Steiß-Länge und ist in solchen von 100 mm, also am Anfang des 4. intrauterinen Monats, bereits völlig abgeschlossen; dagegen erfolgt er im Bereich des Endhirns erst während des extrauterinen Lebens. Spatz (1949) betont, daß die „Retardation" der Evolution des Endhirns gegenüber der Zwischenhirnentwicklung mehr als $^1/_2$ Jahr beträgt.

Kahle zeigt andererseits, wie der tiefere Hirnstamm dem Zwischenhirn und dabei wieder die Grundplattenanteile dem Flügelplattengebiet in der Entwicklung vorauseilen. Bei einem Embryo von 11,5 mm Scheitel-Steiß-Länge aus dem 2. Monat befindet sich die Grundplatte einschließlich der Anlage des Hypothalamus im Stadium des Matrixanstieges, im Rückenmark ist er am weitesten fortgeschritten. In der Flügelplatte des Rückenmarks beginnt der Matrixanstieg, die Flügelplatte des Mittel- und Zwischenhirns ist noch unentwickelt.

[1] Pfeifer (1951) spricht den dünnkalibrigen Arteriolen des Infundibulum eine „Exhauster"-Rolle, d. h. eine Saugwirkung nach dem Muster einer Wasserstrahlpumpe zu.

Im 3. Monat (24 mm Scheitel-Steiß-Länge) hat der Matrixanstieg auch im Mittel- und Zwischenhirn die Flügelplatte ergriffen; in der Grundplatte aller Abschnitte wird die Matrix bereits aufgebraucht, und die einzelnen Zentren wie Corpus Luys und Globus pallidus beginnen sich zu differenzieren.

In der gleichen Reihenfolge, in der die Matrixphasen ablaufen, erfolgen auch die späteren Differenzierungsvorgänge, insbesondere die *Myelogenese* (FLECHSIG). Der caudo-orale Ablauf der Reifungsvorgänge, die allgemeine Retardation des Endhirns und das Vorauseilen der Grundplattenabkömmlinge vor den Flügelplattenabkömmlingen läßt sich bei der Markreifung in gleicher Weise feststellen. Der *Subthalamus* ist zur Zeit der Geburt bereits markreif, der *Thalamus* noch nicht. Das *Corpus mamillare* nimmt insofern eine Sonderstellung ein, als seine Markreifung erst in den ersten Wochen des extrauterinen Lebens, also *nach* der des Subthalamus erfolgt.

Im *markarmen Hypothalamus* weisen verschiedene Anzeichen (CHRIST 1951,) darauf hin, daß die Entwicklung auf einer frühen Stufe stehenbleibt. Der Umstand, daß im Bereich des Nucleus infundibularis die Nervenzellen die ursprüngliche ventrikelnahe Lage beibehalten haben und möglicherweise während des ganzen Lebens eine Regeneration von Nervenzellen erfolgt, könnte ein Hinweis dafür sein, daß hier Matrixanstieg und -aufbrauch gleichsam nie abgeschlossen werden. Die Nervenfasern dieses Gebietes bleiben marklos. Eine besondere Unreife des Nucleus infundibularis zur Zeit der Geburt fand AUER beim Goldhamster. In der Erkenntnis, daß die Entstehung der Neurohypophyse aus dem Zwischenhirnboden durch die Adenohypophyse induziert wird (s. S. 565), vermuten MIEHLKE und DIEPEN, daß die Sonderentwicklung des Tuber cinereum ebenfalls unter dem Einfluß der Adenohypophyse erfolge. Siehe ferner PAPEZ (1940).

Die Entwicklung des *Chiasma opticum* siehe bei BEJDL und PORTELE (1954).

2. Der markarme Hypothalamus.

Unter dem ,,markarmen Hypothalamus" verstehen wir jenes verhältnismäßig kleine, der Hypophyse benachbarte Areal, das sich makroskopisch durch seine graue Farbe von der Umgebung abhebt und als ,,Tuber cinereum" zwischen Chiasma opticum und Corpora mamillaria an die basale Hirnoberfläche tritt. Die Grenze gegen das Infundibulum der Hypophyse ist äußerlich durch den Sulcus infundibularis gegeben. Über die laterale Begrenzung geben die divergierenden Tractus optici einen ungefähren Anhalt; einzelne Areale dorsal vom Chiasma und den Tractus gehören allerdings noch zum markarmen Hypothalamus. Das Gebiet ist reich an Nervenfasern, die keine oder — in den Randgebieten — nur schwache Markscheiden besitzen. PACHE (1936) hat gezeigt, daß die *Markarmut* bei gleichzeitiger *Ventrikelnähe* allen zentralen Abschnitten des *vegetativen Nervensystems* eigentümlich ist. Aus diesen und anderen Gründen halten wir uns für berechtigt, die Ausdrücke ,,markarmer Hypothalamus" und ,,vegetativer Hypothalamus" gleichzusetzen. Die Marklosigkeit ist insofern ein Merkmal von großer physiologischer Bedeutung, als sie darauf hinweist, daß das Gebiet auf einer niedrigen Differenzierungsstufe stehengeblieben ist (SCHEIBE). *Der cytoarchitektonische Aufbau* des Gebietes erfährt in der Phylogenese verhältnismäßig wenig Änderung. Es scheinen hier nur Zentren elementarer Art zu liegen, die bei allen Tierformen gleich wichtig sind. Es bestehen unmittelbare Beziehungen zur *Hypophyse.*

In *topographischer Hinsicht* treten in der letzten zum Menschen führenden Entwicklung Verschiebungen ein, die durch dieselben Kräfte verursacht werden, welche auch die Lagebeziehungen der Hypophyse verändern (DIEPEN 1948, S. 550). Betrachtet man bei den Säugetieren das Tuber cinereum von der Basis her, dann findet man nicht nur die Achse des Infundibulum caudalwärts gerichtet, sondern auch, daß das Infundibulum stets in einem gewissen Abstand vom Chiasma entspringt. Zwischen Chiasma und Vorderrand des Infundibulum liegt die *Pars oralis tuberis,* auf die SPATZ und Mitarbeiter beim Kaninchen, SPULER beim Meerschweinchen und NOWAKOWSKI bei der Katze hingewiesen haben. In der menschlichen Ontogenese bewirkt die Verlagerung der Hirnmitte dorso-occipitalwärts nicht nur die erwähnte Verlängerung und Richtungsänderung der Hypophysenachse, sondern auch das Verschwinden einer makroskopischen Pars oralis tuberis (Christ): das Infundibulum liegt dem Chiasma an; die Pars oralis ist in der Vorderwand des Trichters aufgegangen (s. Abb. 1). Die Verlagerung der Hirnmitte bei gleichzeitiger Verankerung ihrer Basis in der Sella ruft *auch im Hirninneren* einen gewissen für den Menschen charakteristischen Umbau hervor. Dem Frontalschnitt durch das Säugergehirn entspricht beim Menschen im Bereich des Hypothalamus eine schräge, von vorn unten nach hinten oben in der Richtung des Hypophysenstiels gelegten Schnittführung.

Einer Einteilung von Spatz (1952) folgend, unterscheiden wir innerhalb des markarmen Hypothalamus, von der Zuordnung der Hypophyse ausgehend, drei Gruppen von Zentren: a) das hypophysennahe *ventromediale Feld des Tuber cinereum*, b) *hypophysenfernere Anteile mit festgestellten Faserbeziehungen zur Hypophyse* und c) *hypophysenfernere Anteile ohne direkte Faserbeziehungen zur Hypophyse.*

In dieser Gliederung werden 2 Gebiete wegen ihrer engen funktionellen Beziehungen dem vegetativen Hypothalamus zugerechnet, die anatomisch nicht zum Hypothalamus gehören, nämlich der *Prothalamus* (S. 580), der *wahrscheinlich* ein Endhirnabkömmling ist, und das dorsal vom Sulcus Monroi gelegene *Höhlengrau des Thalamus* (S. 579).

a) Das ventromediale Feld des Tuber cinereum.

Dieses hypophysennahe kleinzellige Gebiet ist der basale Teil des zentralen Höhlengraues des 3. Ventrikels (Abb. 5). Feremutsch bestreitet, daß beim Menschen eine morphologische Untergliederung des Höhlengraues möglich ist; wohl aber seien bei den Tieren in diesem Gebiet morphologische Einheiten voneinander abgrenzbar, und zwar bei den primitiven mehr als bei den höher entwickelten. Diese Ansicht stimmt mit der These von Grünthal (1929, 1930a) überein, daß der Hypothalamus im Laufe der phylo- und ontogenetischen Entwicklung abnehme.

Grünthal und Feremutsch bedienen sich bei der Abgrenzung von Zellarealen im Zentralnervensystem der *cytoarchitektonischen Methode.* Mit der gleichen Methode hatte Brockhaus aber eine besonders weitgehende Gliederung des zentralen Höhlengraues durchgeführt. Die Ursache der Verschiedenheit des Ergebnisses liegt offenbar daran, daß Brockhaus bereits strukturelle Unterschiede zwischen den Nervenzellen zur Differenzierung heranzieht, die nach Grünthal und Feremutsch noch nicht ausreichen, um den Eindruck einer unterschiedlichen Bauweise zu vermitteln. Die cytoarchitektonische Gliederung, für die lediglich Unterschiede in Gestalt, innerer Struktur und Größe der Nervenzellen maßgebend sind, hängt eben in hohem Maße von der subjektiven Handhabung der Methode ab.

In der Erkenntnis, daß die Funktion der Nervenzelle in besonderem Maße vom *Zellkern* abhängt, ziehen Bachmann und Mitarbeiter (Ernst, John) die Morphologie des Kerninhalts, vor allem die Lagebeziehungen des Nucleus und des von ihm ausgelagerten Chromatins zur Kernmembran bei der Abgrenzung von Arealen im Hypothalamus heran: *Karyoarchitektonik.*

Spatz und Mitarbeiter benutzen bei der Gliederung im wesenlichen eine *topographische Methode.* Das Gebiet wird nach topographischen Gesichtspunkten (Nachbarschaftsbeziehungen, Gruppierung der Nervenzellen zu mehr oder weniger scharf begrenzten Komplexen mit größerer Zelldichte, Faserverbindungen) aufgeteilt, wobei zellmorphologische (= cytoarchitektonische und karyoarchitektonische) Unterschiede zwar berücksichtigt werden, aber doch nicht die ausschlaggebende Rolle spielen. Um wahre morphologische Einheiten abzugrenzen, bedarf es der Beachtung einer Vielfalt von Merkmalen, nicht nur der durch die Nissl-Färbung dargestellten; und bei Nissl-Färbung ist die *Betrachtung mit Lupenvergrößerung* besonders wichtig, da hierbei die durch das dichtere Zusammenstehen von Nervenzellen gebildeten „Kerne" besser hervortreten als bei stärkeren Vergrößerungen.

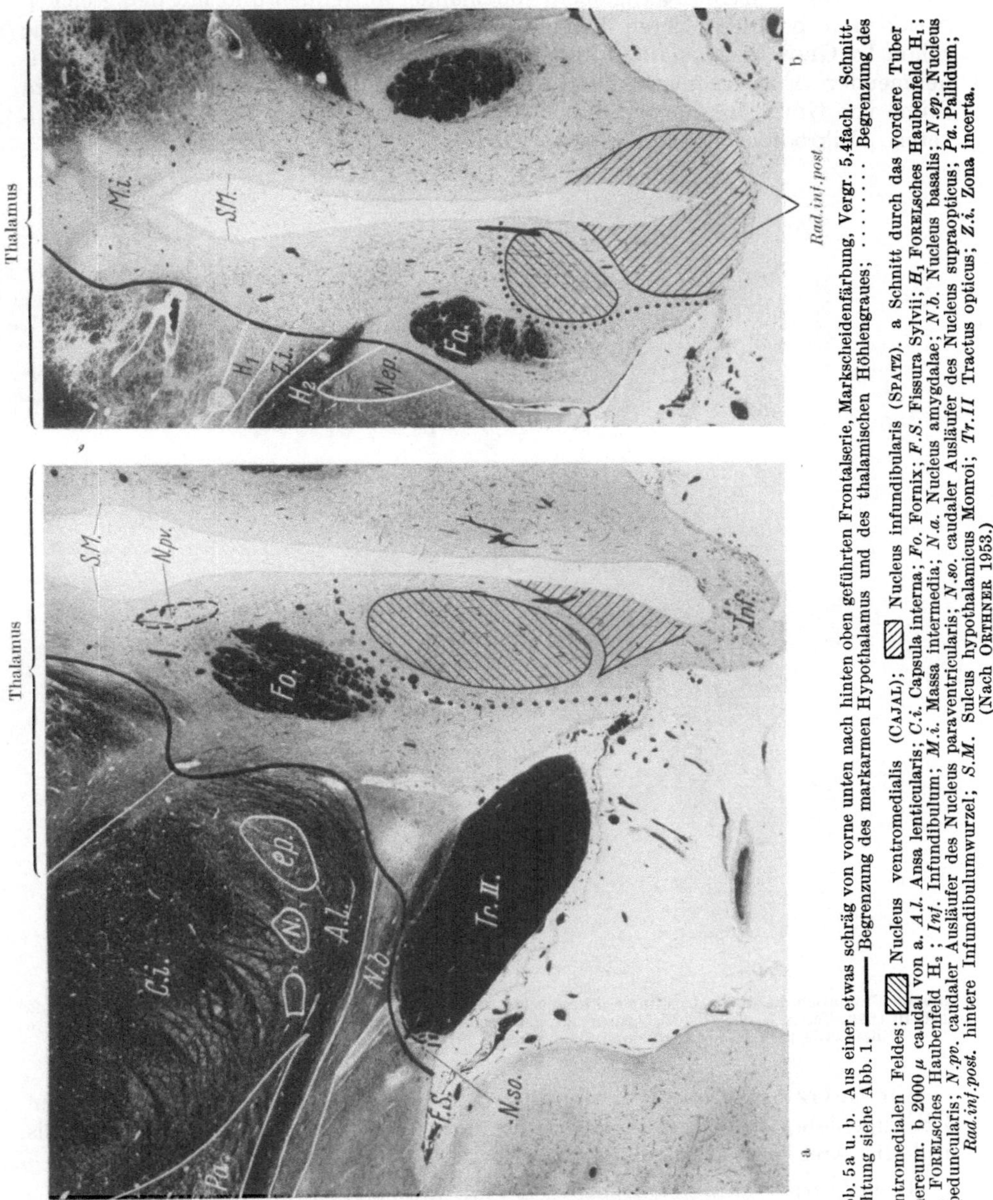

Abb. 5a u. b. Aus einer etwas schräg von vorne unten nach hinten oben geführten Frontalserie, Markscheidenfärbung, Vergr. 5,4fach. Schnittrichtung siehe Abb. 1. ——— Begrenzung des markarmen Hypothalamus und des thalamischen Höhlengraues; ········ Begrenzung des ventromedialen Feldes; [schraffiert] Nucleus ventromedialis (CAJAL); [schraffiert] Nucleus infundibularis (SPATZ). a Schnitt durch das vordere Tuber cinereum. b 2000 μ caudal von a. *A.l.* Ansa lenticularis; *C.i.* Capsula interna; *Fo.* Fornix; *F.S.* Fissura Sylvii; *H_1* FORELsches Haubenfeld H_1; *H_2* FORELsches Haubenfeld H_2; *Inf.* Infundibulum; *M.i.* Massa intermedia; *N.a.* Nucleus amygdalae; *N.b.* Nucleus basalis; *N.ep.* Nucleus peduncularis; *N.pv.* caudaler Ausläufer des Nucleus paraventricularis; *N.so.* caudaler Ausläufer des Nucleus supraopticus; *Pa.* Pallidum; *Rad.inf.post.* hintere Infundibulumwurzel; *S.M.* Sulcus hypothalamicus Monroi; *Tr.II* Tractus opticus; *Z.i.* Zona incerta. (Nach ORTHNER 1953.)

Wenn man auf diese Weise Hypothalamuspräparate von Tier und Mensch vergleicht, dann mag auf den ersten Blick das mediale Tuber cinereum beim Menschen einheitlich wirken, im Vergleich zu den schön abgesetzten Kernen bei den Tieren. Diese Einheitlichkeit ist aber nur eine scheinbare, nämlich durch das im Laufe der Phylogenese ganz allgemein zu beobachtende Auseinanderrücken der Zellen

(NISSL 1898) bedingt. Bei der zum Vergleich mit dem Tiergehirn geeigneten schrägen Schnittrichtung (S. 570) kann man, wie insbesondere CHRIST gezeigt hat, unschwer einzelne Kerngebiete voneinander abtrennen und mit den gleichen Strukturen bei den Tieren homologisieren. Diese Befunde sprechen — wie schon LE GROS CLARK (1936) betont hat — gegen die Annahme einer mit zunehmender Endhirnentwicklung vor sich gehenden Entdifferenzierung im Sinne von GRÜNTHAL, gegen die von einigen Untersuchern (z. B. SNOO) behaupteten „Mikrodiencephalie des Menschen".

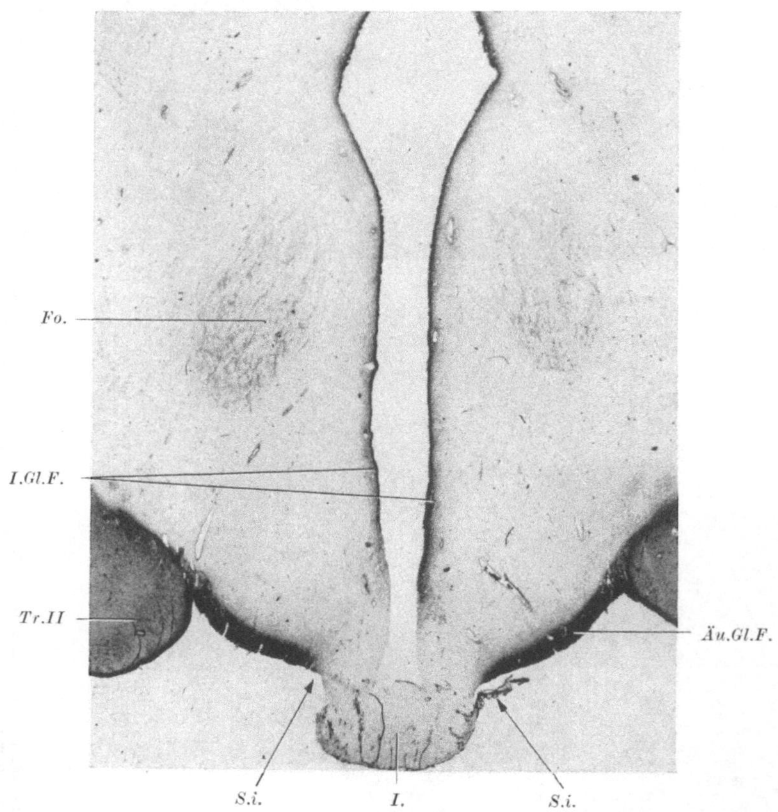

Abb. 6. Frontalschnitt durch das Tuber cinereum im caudalen Abschnitt des Infundibulum. Gliafaserfärbung nach HOLZER, Vergr. 7fach. *Äu.Gl.F.* äußere Gliafaserdeckschicht; *Fo.* Fornix; *I.* Infundibulum; *I.Gl.F.* innere Gliafaserdeckschicht; *S.i.* Sulcus infundibularis; *Tr.II* Tractus opticus. (Aus CHRIST 1951b.)

Mit SPATZ unterscheiden wir im ventromedialen Feld des Tuber cinereum 3 Kerngebiete, nämlich den Nucleus infundibularis, den Nucleus ventromedialis und die Area periventricularis posterior.

Der *Nucleus infundibularis* (SPATZ und Mitarbeiter), auch Nucleus arcuatus genannt, liegt ringförmig am Ansatz des Infundibulum. Er ist damit der einzige Kern, der direkt an das Infundibulum grenzt. Er besteht aus vorwiegend bipolaren kleinen Nervenzellen, deren Längsachse meist gegen das Infundibulum gerichtet ist. Die NISSL-Substanz in dem spärlichen Zelleib ist staubförmig verteilt; der Zellkern ist rundlich bis länglich-oval. Der Nucleolus kann mittel- oder randständig sein. Hier und da findet man „Kernkugeln". Die Zellen reichen unmittelbar an das Ependym des 3. Ventrikels heran (Abb. 8).

Im Bereich dieses Kernes und am Recessus infundibularis *fehlt die innere Gliafaserdeckschicht* (Abb. 6); das *Ependym* ist hier nicht wie sonst regelmäßig, einschichtig-kubisch, sondern flach, unregelmäßig mehrschichtig. An den basolateralen Ventrikelwinkeln sieht man von einer mehrschichtigen Ependymlage häufig dicke *Ependymfasern* in das Gewebe des Nucleus infundibularis und des

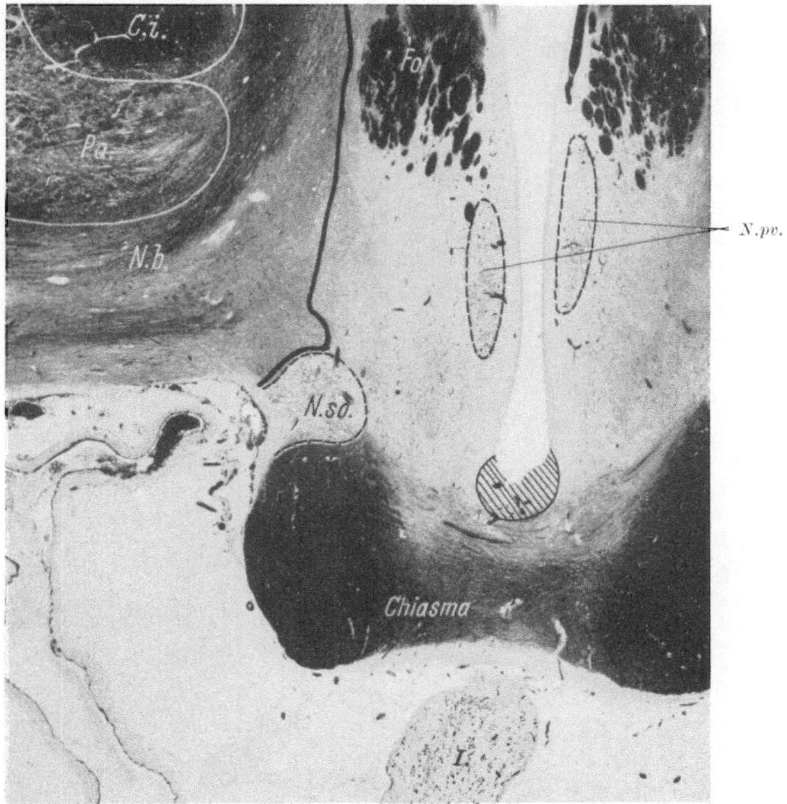

Abb. 7. Prothalamus. Aus der Serie Abb. 5, 2000 μ oral von Abb. 5a. Schnittrichtung siehe Abb. 1. Markscheidenfärbung, Vergr. 4,6fach. ——— Begrenzung des Prothalamus; – – – – Umrandung der „besonderen Kerngruppe"; [schraffiert] unpaarer oraler Teil des Nucleus infundibularis. *C.i.* Capsula interna; *Fo.* Fornix; *I.* Infundibulum; *N.b.* Nucleus basalis; *N.pv.* Nucleus paraventricularis; *N.so.* Nucleus supraopticus; *Pa.* Pallidum.

Infundibulum einstrahlen. Weiter distal wird der Ependymbelag des Recessus immer lückenhafter und verschwindet schließlich völlig.

Die Grenze des Nucleus infundibularis gegen das Infundibulum ist beim Menschen „verzahnt", weil nämlich kleinere Zellgruppen des Kernes in das Infundibulum zwischen die infundibulären Gefäßschlingen hineinreichen, ein Ausdruck der engen Beziehungen zwischen den beiden Geweben, an deren grundsätzlicher Unterscheidung gleichwohl festgehalten werden muß (S. 564). Clara (1951) schlägt für das Übergangsgebiet zwischen Tuber cinereum und Infundibulum die Bezeichnung „Zona interposita" vor.

Die Vitalfarbstoffexperimente von Wislocki und King haben ergeben, daß die *Gefäße* des Nucleus infundibularis wie diejenigen des übrigen Zentralnervensystems das Trypanblau *nicht* durchlassen, während die Farbe aus den Spezialgefäßen des Infundibulum, die keine Blutgehirnschranke besitzen, in das Gewebe des Infundibulum eintritt, worauf es zu einer Speicherung in den Pituicyten kommt. Die Gefäße des Nucleus infundibularis zeigen gegenüber denen des übrigen Zentralnervensystems keine Besonderheit (FINLEY 1940).

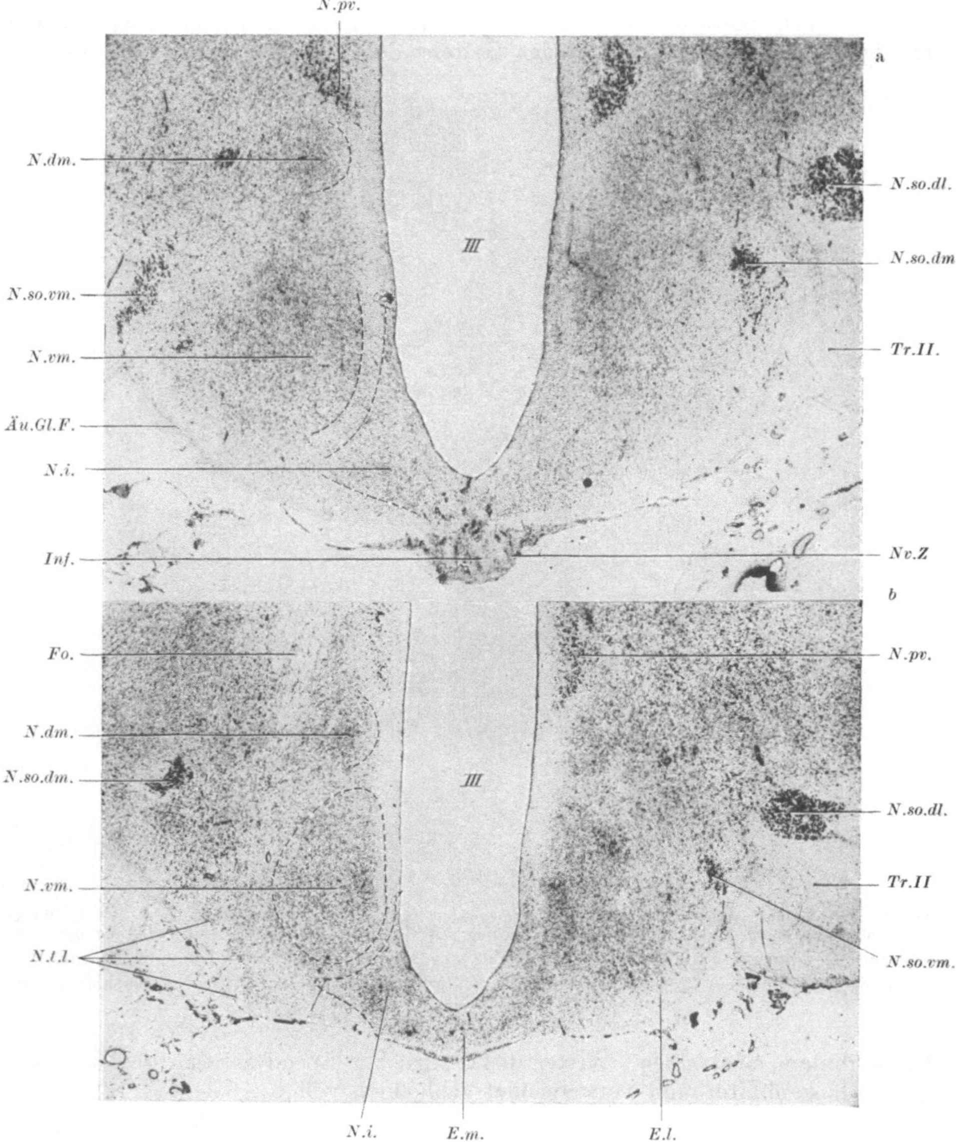

Abb. 8a u. b. Streng frontale Schnittrichtung. NISSL-Färbung, Vergr. 10fach. a Durch den caudalen Abschnitt des Infundibulum. b Durch die Regio caudalis tuberis. *Äu.Gl.F.* äußere Gliafaserdeckschicht; *E.m.* Eminentia mediana; *E.l.* Eminentia lateralis; *Fo.* Fornix; *Inf.* Infundibulum; *N.dm.* Nucleus dorsomedialis; *N.i.* Nucleus infundibularis (SPATZ); *N.pv.* Nucleus paraventricularis; *N.so.dl.* Nucleus supraopticus pars dorsolateralis; *N.so.dm.* Nucleus supraopticus pars dorsomedialis; *N.so.vm.* Nucleus supraopticus pars ventromedialis; *N.vm.* Nucleus ventromedialis (CAJAL); *Nv.Z.* neurovasculäre Zone; *N.t.l.* Nuclei tuberis laterales; *Tr.II* Tractus opticus; *III* 3. Ventrikel. (Aus CHRIST 1951b).

Die dorsale *Abgrenzung* des Nucleus infundibularis, durch einen deutlichen zellarmen Streifen markiert, ist bogenförmig (daher die Bezeichnung „Nucleus arcuatus"); ein sich nach oben verjüngender, dem Ventrikelependym dicht anliegender Ausläufer des Kernes umfaßt den Nucleus ventromedialis an dessen medioventraler Seite. Die Abgrenzung gegen das laterale Feld ist streckenweise nur auf Grund des Zellcharakters (cytoarchitektonisch) möglich, da hier eine deutliche zellarme Grenzzone fehlt. Oral vom Infundibulum beginnt der Nucleus infundibularis mit einem spärlichen, wenig zelldichten unpaaren Teil gleich hinter dem Chiasma (Abb. 7). Nach caudal zieht am Ventrikelboden ein zelldichter Ausläufer des Kernes bis dicht vor die Corpora mamillaria.

Der *Nucleus ventromedialis*, auch „Nucleus principalis tuberis" (CAJAL) genannt, ist der größte geschlossene Kern des Tuber cinereum. Er erfüllt ein eiförmiges, vom Ventrikel ein wenig abgerücktes Areal (Abb. 5 und 8), das ventromedial vom Nucleus infundibularis umfaßt wird. Seine Zellen sind merklich größer als die des Nucleus infundibularis und stehen im oralen Abschnitt des Kernes an der Peripherie dichter als im Zentrum. Die Abgrenzung nach lateral ist nicht sehr deutlich, während sich dorsal eine ziemlich breite, zellarme Zone zwischen ihn und den Nucleus dorsomedialis einschiebt. Der dorsocaudale Pol des Areals erreicht die Ebene des Vorderrandes des Corpus mamillare. Caudal ist die Begrenzung gegen das Zellgebiet der Area periventricularis posterior bei Lupenvergrößerung nicht deutlich, aber auf Grund des Zellcharakters ohne weiteres möglich.

Die *Area periventricularis posterior* bildet den caudalen Abschnitt des ventromedialen Feldes. Sie ist cytoarchitektonisch uneinheitlich und nicht scharf gegen die Umgebung abgesetzt. Dorsal gehen ihre Zellen in die des dorsomedialen Feldes, caudal in die des caudalen Höhlengraues über. Lateral läßt sich ebenfalls kaum eine bestimmte Grenze angeben, weil sich die Zellen der Area mit denen des lateralen Feldes im Grenzgebiet durchmischen. Die Zellen sind meist spindelförmig und eher noch kleiner als die des Nucleus infundibularis; sie stehen viel weniger dicht und reichen nicht unmittelbar an das Ventrikelufer heran wie die Infundibulariszellen.

Das ganze ventromediale Feld ist von einem dichten Netz feiner *markloser Nervenfasern* erfüllt, von dem die zahlreichen feinkalibrigen CHP-negativen Fasern des Infundibulum (S. 562) auszugehen scheinen. Dieser *Tractus tuberohypophyseus* (SPATZ) ist schwierig nachzuweisen; doch sprechen die nachbarlichen Beziehungen, die allgemeine Richtung des Faserverlaufes und die Einstellung der Längsachse der Nervenzellen dafür.

Das Verhalten des Tuber cinereum nach experimenteller Durchtrennung des Infundibulum ist bisher im Gegensatz zu der hypophysenferneren „besonderen Kerngruppe" (S. unten) nur wenig beachtet worden. FISHER und Mitarbeiter (1938b) sahen bei der Katze im Nucleus infundibularis teilweise eine geringe Zellverminderung. Das Durchschneidungsexperiment erscheint zum Nachweis des Tractus tuberohypophyseus wenig geeignet, weil viele Fasern schon hoch oben am Ansatz des Infundibulum proximal von einer möglichen Durchschneidungsstelle endigen.

HAGEN (1955) hat an Schnittpräparaten des menschlichen Tuber cinereum die zentralen Gefäßnerven dargestellt. Danach gibt es neben der peripher-vegetativen Gefäßinnervation direkte nervöse Verbindungen zwischen der Wand der Gefäße und dem umgebenden Hirngewebe.

b) Hypophysenfernere Anteile mit festgestellten Beziehungen zur Hypophyse (besondere Kerngruppe).

BROCKHAUS (1942) bezeichnet diese, im wesentlichen aus Nucleus supraopticus und Nucleus paraventricularis bestehenden und wahrscheinlich eine funktionelle Einheit bildenden Areale als „besondere Kerngruppe". Die Bezeichnung erscheint uns angebracht, weil dadurch das ganz Besondere des Systems, nämlich die neurosekretorische Tätigkeit, zum Ausdruck kommt. Der „besonderen Kerngruppe" entspricht bei den Fischen und Amphibien der *Nucleus praeopticus* (SCHARRER 1933, 1952, FRONTERA). Die Teilung in 2 Kerne tritt erstmals bei den Reptilien in Erscheinung (W. C. MEYER 1935).

Der *Nucleus supraopticus*, bekanntester aller Kerne im markarmen Hypothalamus (Abb. 8), im französischen Schrifttum „Nucleus tangentialis" genannt, besteht aus einem dorsolateralen, einem dorsomedialen und einem ventromedialen Teil (GREVING 1926b). Auf dem Frontalschnitt umgeben die 3 Teile die dorsale, mediale und basale Seite des Tractus opticus im Halbkreis. Der große und kompakte dorsolaterale Teil beginnt in Höhe der caudalen Chiasmafasern, also im prothalamischen Gebiet. Er sitzt den divergierenden Tractus optici dorsal als ein im Querschnitt halbmondförmiges Feld auf und reicht lateral an den Subarachnoidalraum der dorsal vom Tractus gelegenen tiefen Furche. Er verjüngt sich caudalwärts allmählich und endet mit einer fein ausgezogenen Spitze in der Frontalebene der Corpora mamillaria. Von ihm nimmt der Tractus supraopticohypophyseus seinen Ausgang, der medial um den Tractus opticus herumzieht und sich dabei mit den Fasern der kleineren am Rande des Tractus opticus liegenden dorsomedialen (Nucleus supraopticus accessorius, BARAZZONE 1951, GREGORETTI 1954) und ventromedialen Zellgruppen vereinigt. Sämtliche Fasern konvergieren an der Basis des Tuber cinereum zum Infundibulum, in welchem sie die dickkalibrigen Bündel in der inneren Zone bzw. in den Streifen zwischen den GREVINGschen Inseln bilden (S. 562). Die zu diesem System gehörigen großen Nervenzellen liegen in der dorsolateralen Zellgruppe dicht gedrängt, in den kleineren medialen Abschnitten zum Teil lockerer; einzelne Elemente sind in den Verlauf des Tractus supraopticohypophyseus bis ins proximale Infundibulum hinein eingestreut. Sie dürften alle von der gleichen Art sein, wenn sie auch in der Größe beträchtlich schwanken. Ihre Morphologie ist seit GREVING (1928) und GAGEL (1928) wiederholt eingehend beschrieben worden. Siehe die Abbildungen bei HERZOG in diesem Handbuch. Charakteristisch ist die unregelmäßige randständige Anhäufung der NISSL-Schollen, die manchmal an Nervenzellen im Zustand primärer Reizung erinnert. Endocelluläre Fibrillen lassen sich nicht oder doch weniger deutlich als in anderen großen Nervenzellen (KASTL 1954) nachweisen. Pigmente fehlen nach BARAZZONE (1951) auch im Greisenalter. Der große ovale Kern enthält relativ viel Chromatin in bröckeliger und netziger Anordnung. Der Nucleolus zeigt meist keine glatte, sondern eine unregelmäßig aufgerauhte Oberfläche oder Stechapfelform und besitzt kein sog. Kristalloid, jenen in Nucleolen größerer Nervenzellen gewöhnlich zu sehenden hellen Fleck. Die Rauhheit ist durch besonders zahlreiche Randkörperchen bedingt (OLSZEWSKI 1954). Mehrkernige Zellen (bis zu 7 Kerne in einer Zelle) kommen nach SCHARRER und GAUPP (1933) und GAUPP (1936b) vor, doch ist dies beim Menschen ein seltener Befund. HAGEN betont, daß die Elemente der Nuclei supraopticus und paraventricularis normalerweise Entartungserscheinungen aufweisen; sie seien im Sinne einer holokrinen physiologischen Degeneration in steter Umwandlung begriffen (s. S. 562). Hinsichtlich GOLGI-Apparat und Mitochondrien siehe ROMIEU und Mitarbeiter (1953). Die Zahl der Nervenzellen des Nucleus supraopticus einer Seite schätzen RASMUSSEN und GARDNER auf etwa 60000.

Der *Nucleus paraventricularis* (MALONE), im amerikanischen Schrifttum auch „Nucleus filiformis“ genannt, ist nicht einheitlich wie der vorige gebaut, sondern zerfällt nach BROCKHAUS in mehrere Unterabteilungen, nämlich in einen aus einem großzelligen und kleinzelligen Abschnitt bestehenden Hauptteil, eine gesonderte kleine orale Gruppe und einem caudalen Unterkern. Der Hauptteil bildet auf dem Frontalschnitt eine ovale Zellgruppe, die subependymal in der Seitenwand des 3. Ventrikels liegt (Abb. 7, 8). Wie der Nucleus supraopticus beginnt auch er im Gebiet des Prothalamus, und zwar in dessen medialem Feld. Er steigt, sich immer knapp am Ventrikel haltend, nach caudal allmählich an, kommt im Tuber cinereum dorsal vom Nucleus dorsomedialis zu liegen, kreuzt die absteigende Fornix-Säule medial und erreicht den Sulcus Monroi, in dessen

Bereich er etwas oral und basal von der Massa intermedia endet (Abb. 5a). Das Ependym weist im Bereich des Kernes zuweilen gewisse Unregelmäßigkeiten wie Mehrschichtigkeit und subependymale Epithelnester auf. BASIR spricht beim Hund von einer tubulären drüsenähnlichen Struktur des Ependyms. Die innere Gliafaserdeckschicht ist aber nicht unterbrochen, auch treten die Nervenzellen im allgemeinen nicht so nahe an das Ependym heran wie im Bereich des Nucleus infundibularis. Die Elemente des großzelligen Abschnitts des Hauptteils, der kleinen gesonderten oralen Gruppe und ein Teil des caudalen Unterkernes sind denen des Nucleus supraopticus sehr ähnlich, nur durchschnittlich etwas kleiner und schlanker. Ihre Axone, die vielfach bereits die färberischen Eigenschaften des Tractus supraopticohypophyseus zeigen (BARGMANN und Mitarbeiter), ziehen in einem nach ventromedial offenen Bogen in die Gegend des Nucleus supraopticus und schließen sich denen des Nucleus supraopticus an. Auf dem Wege zwischen Nucleus paraventricularis und Nucleus supraopticus liegt der kleine *Nucleus intermedius* mit Zellen ähnlicher Art.

Die Nuclei supraopticus und paraventricularis sind sehr arm an *Markfasern.* Auch die Axone des Tractus supraopticohypophyseus sind beim Menschen fast immer marklos (Ausnahmen s. ROMEIS), doch können sie sich unter pathologischen Umständen myelinisieren (ORTHNER und SCHIEBLER). Das Meerschweinchen und die Maus hingegen haben einen markhaltigen Tractus supraopticohypophyseus (SPULER, SPATZ 1954b, BECKER 1955).

Nucleus supraopticus und paraventricularis stellen die *am stärksten vascularisierten Hirngebiete* (FOLEY und Mitarbeiter) dar. Die Areale sind von vielfach gewundenen Capillaren durchzogen, welche die einzelnen Nervenzellen umfassen, sie eindellen, ja nach CLARA sogar durchbohren können. Diese Capillaren entspringen nach PFEIFER aus „Kraushaararterien", d. h. sie zweigen bei geringer Entwicklung des präcapillaren Abschnittes direkt aus düsenförmigen Ursprungskegeln größerer Arterien ab. Entgegen BASIR muß betont werden, daß dieses Gefäßsystem mit dem des Infundibulum nicht zusammenhängt. — Siehe ferner FINLEY (1940) und CRAIGIE (1940).

Nach PFEIFER entspricht die Angioarchitektonik des Nucleus supraopticus und paraventricularis besonders hohen Anforderungen an den *Gasaustausch,* während die Struktur der um ein Vielfaches weiteren infundibulären Spezialgefäße (S. 566) auf höchste Ansprüche an *Hydration und Dehydration* hinweist. Neben diesen auffälligen Unterschieden haben beide Capillargebiete auch gemeinsame Züge, nämlich das Fehlen der Gliagrenzmembran und an deren Stelle ein ausgeprägtes Gitterfasernetz (CLARA 1953), beides Zeichen eines besonders intensiven Stoffverkehrs.

Eine hohe Stoffwechselaktivität geht auch aus der *intensiven Phosphatasereaktion* hervor, die die „besondere Kerngruppe" aus dem übrigen Hypothalamus markant hervortreten läßt (SCHIEBLER, s. die Abb. 7 bei BARGMANN und Mitarbeitern 1950). Es kann heute als gesichert gelten, daß die großen Zellen dieses Systems neurosekretorisch tätig sind. Sie stellen die *Zwischenhirndrüse* (SCHARRER 1933) dar. In ihrem Cytoplasma bildet sich das mit der von BARGMANN eingeführten CHP-Methode nach GOMORI (1941) elektiv darzustellende *Neurosekret,* das nach Art einer merokrinen Sekretion die Zelle verläßt. Die Beschreibung der Zellmorphologie bei dieser Färbung s. bei BARGMANN und Mitarbeitern, die Veränderungen nach funktioneller Belastung des Wasserhaushaltes bei ORTMANN, ungefärbt im Phasenkontrastmikroskop bei PALAY und WISSIG (1953). Bei Mensch, Kaninchen, Meerschweinchen, Ratte, Maus, Schaf u. a. ist der Neurosekretgehalt der Nervenzellen im Vergleich zu Hund, Katze u. a. gering oder kaum vorhanden (DIEPEN 1955). Auch bei Hund und Katze tritt die CHP-positive Substanz zuerst und am stärksten im terminalen Bereich des Tractus supraopticohypophyseus auf (DIEPEN und Mitarbeiter 1954), was gegen die Transporthypothese von BARGMANN (S. 560) spricht. Während man früher im allgemeinen annahm, daß das Neurosekret im Kerngebiet selbst resorbiert wird, bzw. in den Liquor übertritt (Gaupp 1939), lehren die Befunde bei CHP-Färbung, daß der Hypophysenhinterlappen wenn nicht ausschließlicher, so doch überwiegender Resorptionsort des Neurosekrets ist (s. S. 562).

Das Vorhandensein des Tractus supraopticohypophyseus wurde von einigen Untersuchern auf Grund unterschiedlicher Ergebnisse von Durchschneidungsexperimenten lange Zeit angezweifelt (Gagel und Mahoney, Balado, Gusinde, Gagel). Heute liegt ein so erdrückendes Beweismaterial für die Existenz dieses mächtigen Bündels vor, daß ein Zweifel nicht mehr möglich ist. *Bei seiner Durchtrennung verfällt der Nucleus supraopticus gesetzmäßig einer hochgradigen retrograden Atrophie* (Kary 1924, Fisher und Mitarbeiter, Magoun und Ranson, Rasmussen und Gardner, Gaupp 1941).

Hinsichtlich des Nucleus paraventricularis sind die Ergebnisse der Durchschneidungsexperimente nicht so eindeutig. Fisher und Mitarbeiter sahen bei ihren Operationen an Katzen hochgradige Atrophie des Nucleus supraopticus und Diabetes insipidus, aber nur teilweise eine geringe Atrophie des Nucleus paraventricularis. Rasmussen und Gardner hielten bei einem $5^1/_2$ Monate nach einer operativen Hypophysenstieldurchtrennung verstorbenen Menschen, bei dem sich die Zellen des Nucleus supraopticus von ungefähr 60000 auf 9000 vermindert hatten, im Nucleus paraventricularis einen gewissen Verlust an großen Nervenzellen lediglich für möglich. Beim Affen sollen nach Stieldurchtrennung ungefähr 20% der Zellen des Nucleus paraventricularis degenerieren (Magoun und Ranson 1939). Frykman (1942) stellte nach kompletter Hypophysektomie bei der Ratte im Nucleus paraventricularis einen Zellverlust von ungefähr 35% fest. Bargmann und Mitarbeiter betonen, daß der Nucleus paraventricularis stets eine schwächere Neurosekretion aufweise als der Nucleus supraopticus. Seine kleinzelligen Abschnitte beteiligen sich an der Neurosekretion überhaupt nicht. Aber auch größere Zellen am caudalen und oralen Ende des Kernes gehören nach Bodian und Maren (1951) nicht zur Zwischenhirndrüse. Diese Umstände erschweren die Abgrenzung und damit die Feststellung einer Atrophie beträchtlich. Möglicherweise endigen bestimmte Neurone des Nucleus paraventricularis bereits im Nucleus supraopticus und werden daher bei der Stieldurchtrennung nicht erfaßt. Die größere Entfernung von der Neurohypophyse läßt außerdem erwarten, daß retrograde Reaktionen geringer ausfallen als in dem näheren Nucleus supraopticus. *Dies alles ist zur Erklärung der geringeren Erscheinungen im Nucleus paraventricularis nach Stieldurchtrennung oder Verlust der Neurohypophyse geeignet.*

Neuerdings glauben Bodian und Maren in sorgfältigen quantitativen Untersuchungen an der Ratte einen *trophischen Einfluß der Adenohypophyse auf die Zwischenhirndrüse* nachgewiesen zu haben. Es zeigte sich nämlich bei Verlust von Neurohypophyse *und* Adenohypophyse eine stärkere Atrophie der Zwischenhirndrüse, insbesondere des Nucleus paraventricularis, als bei Entfernung der Neurohypophyse allein. Eine Deutung dieses noch unbestätigten Befundes ist schwierig.

Zum Unterschied von der Adenohypophyse zeigen die neurosekretorischen Erscheinungen *keine mit den Brunstveränderungen der Geschlechtsorgane einhergehenden jahreszeitlichen Schwankungen* (Scharrer 1936b, Gaupp 1939). Beim Menschen nimmt nach Peters (1936b) die Intensität der Sekretion vom 40. Lebensjahr ab zu; es besteht kein Unterschied zwischen Männern und Frauen.

Es steht heute fest, daß die *Neurone der „besonderen Kerngruppe“ die eigentlichen Produzenten der Hormone des Hypophysenhinterlappens* sind. Auf welche Weise man sich die Absonderung dieser Stoffe von den Nervenzellen und deren Anhäufung im Hinterlappen denkt, ist auf S. 560f ausgeführt.

Nach Stehle (1938) sowie Waring und Landgrebe (1950) sind die Hinterlappenhormone einander eng verwandte Polypeptide mit einem Molekulargewicht von ungefähr 2000. Es ist heute noch unmöglich, zu entscheiden, ob sie getrennt entstehen oder ob das natürliche Produkt der Neurosekretion ein einziges Eiweißmolekül[1] ist, das diese Polypeptide enthält.

---

[1] v. Dyke und Mitarbeiter (1942) isolierten aus Ochsenhypophysen ein hochgereinigtes Eiweiß mit einem Molekulargewicht von ungefähr 30000, das alle Hinterlappenwirkungen in sich vereinigt.

Vier Wirkungen der Hinterlappenextrakte dürften physiologischer- oder pathologischerweise eine Rolle spielen; es sind dies die antidiuretische, die blutdrucksteigernde, die oxytocische und die milchauswerfende Wirkung. Chemisch lassen sich 2 Fraktionen voneinander trennen. Die eine hat eine überwiegend antidiuretische und blutdrucksteigernde (STEHLE 1949b), die andere eine überwiegend oxytocische und milchauswerfende Wirkung (WHITTLESTONE 1952). Darauf soll bei der Besprechung der einzelnen Funktionen eingegangen werden. Das anatomische Bild, das keinen deutlichen Unterschied zwischen den einzelnen neurosekretorisch tätigen Zellgruppen erkennen läßt, könnte eher im Sinne der *Einhormontheorie* (im Sinne von v. DYKE und Mitarbeitern 1942) sprechen. Doch muß die Entscheidung, ob es nicht doch mehrere Hinterlappenhormone gibt, dem Biochemiker überlassen bleiben.

SCHARRER (1936a, b, 1951), BARGMANN und HILD (1949) und HILD (1951) beschreiben *bei niederen Wirbeltieren noch andere neurosekretorische Systeme im Zwischenhirn*, die mit der „besonderen Kerngruppe" des Menschen nicht homologisiert werden können.

c) Hypophysenfernere Anteile ohne direkte Faserbeziehungen zur Hypophyse.

Dorsal, lateral, oral und caudal an das ventromediale Feld des Tuber cinereum (S. 570ff.) schließen Areale an, die durch vielfältige Faserbeziehungen mit dem ventromedialen Feld und damit indirekt mit der Hypophyse verbunden sind; ob von ihnen auch direkte Nervenleitungen zur Hypophyse ziehen, ist nicht sichergestellt. Sie stellen in einer zur Hypophyse hin orientierten Gliederung des markarmen Hypothalamus gleichsam den äußeren Ring eines Systems dar, in dessen Mittelpunkt der Ansatz des Infundibulum steht, dessen inneren Ring der Nucleus infundibularis bildet und in dessen mittlerem Bereich die beiden anderen Kerne des ventromedialen Feldes liegen. — Wir beschränken uns im wesentlichen auf die Beschreibung topographischer Zusammenhänge.

α) Dorsale Gebiete. Der Markfasergehalt des Höhlengraues nimmt dorsocaudalwärts allmählich zu. Gleichzeitig verschmälert sich das gesamte markarme Gebiet. Auf das praktisch markfreie hypophysennahe ventromediale folgt das schmälere *dorsomediale Feld*, das bereits von feinen Markfäserchen durchzogen ist. Das Gebiet ist kleinzellig, abgesehen von dem zur „besonderen Kerngruppe" zählenden *Nucleus paraventricularis* (S. 576). Zwischen diesem und dem Nucleus ventromedialis liegt der *Nucleus dorsomedialis*, eine sich bei Lupenvergrößerung meist ganz gut abhebende Ansammlung sehr kleiner spindelförmiger Nervenzellen, die aber nicht wie die des Nucleus infundibularis an das Ventrikelependym heranreichen. Sonst bietet das Areal nichts Bemerkenswertes.

Dorsal vom Sulcus Monroi geht es in das *Höhlengrau des Thalamus* (= Nuclei paramediani thalami) über, dessen Markgehalt noch größer ist. Obwohl nicht mehr zum Hypothalamus gehörig, sei dieses Gebiet wegen seiner wahrscheinlich engen Beziehungen zum vegetativen Hypothalamus hier erwähnt. In seinem Bereich vereinigen sich — beim Menschen sehr variabel (H. HOFF 1950, ZAWISCH, FEREMUTSCH und SIMMA 1953) — die beiden Thalami und bilden die *Massa intermedia* mit dem *Nucleus reuniens*, der vom ganzen Höhlengrau den höchsten Markfasergehalt und die am weitesten differenzierten Nervenzellen besitzt. Den dorsalen Abschluß des 3. Ventrikels und damit des Höhlengraues bildet die Lamina tectoria.

β) Laterale Gebiete. Auch nach lateral nimmt der Differenzierungsgrad zu. Auf den primitiven Nucleus infundibularis folgt der Nucleus ventromedialis mit schon etwas größeren Nervenzellen und vereinzelten Markfasern und auf diesen das *laterale Feld des Tuber cinereum*, das zwar als *markarm*, aber nicht mehr als marklos zu bezeichnen ist. Es ist im ganzen etwas weniger zelldicht als das mediale Feld. Das laterale Feld ist beim Menschen stärker entwickelt als bei den übrigen Säugern. DIEPEN (1952) vermutet hier Beziehungen direkter oder indirekter Art zur Großhirnrinde.

Am meisten treten die charakteristischen Zellen des sog. *Nucleus tuberomamillaris* (oft auch weniger zutreffend als „Nucleus mamilloinfundibularis" bezeichnet) hervor; sie bilden keinen umschriebenen „Kern", sondern einen über das ganze Areal ausgedehnten „Komplex" (BROCKHAUS) gleichgebauter Nervenzellen, die die größten Zellen des lateralen Feldes sind, aber nicht die durchschnittliche Größe des benachbarten Nucleus supraopticus erreichen. Als Hauptunterscheidungsmerkmal gegenüber den Nucleus supraopticus-Zellen kann gelten, daß der Nucleolus regelmäßig und rund und fast stets mit einem deutlichen hellen Fleck (Kristalloid) versehen ist. Die Zellen des Tuberomamillarkomplexes beginnen oral etwa in gleicher Höhe mit dem vorderen Pol des Nucleus ventromedialis. Caudal umgreifen sie ventral, lateral und dorsal das Corpus mamillare bis in Höhe des aufsteigenden Vicq d'Azyrschen Bündels (Abb. 9), ventral schieben sie sich zwischen den Nuclei tuberis laterales, welche sie allseitig umgeben, bis zur Basis des Tuber vor. Abgesehen von einzelnen Exemplaren erreichen sie lateral meist nicht ganz den ventromedialen Anteil des Nucleus supraopticus. Caudal vom Nucleus ventromedialis dringen sie nach medial in die Randgebiete der Area periventricularis posterior ein, gelangen jedoch nirgends bis zum Ventrikel. Dorsal erreichen sie die Höhe des oberen Randes der absteigenden Fornixsäule, die sie als „parafornikale Gruppe" völlig umgreifen, und dringen zum Teil auch zwischen deren Faserbündel ein. Die Zellen nehmen von oral nach caudal an Zahl zu.

Die *Nuclei tuberis laterales* (Abb. 8b) liegen an der Basis des lateralen Feldes als gut abgrenzbare, auf dem Frontalschnitt meist rundliche Gebilde. Sie kommen nur beim Affen und beim Menschen vor (Le Gros Clark 1936). Wie Christ (1951) und Rey-Bellet (1952) gezeigt haben, handelt es sich nicht um kugelige Kerne, sondern um diskontinuierliche, streckenweise nicht scharf voneinander geschiedene Zellsäulen, die an verschiedenen Stellen Anschwellungen aufweisen. Die Zellen sind kleiner als die des Tuberomamillarkomplexes, dreieckig oder polygonal mit 3—5 kräftigen Fortsätzen. Die Zelldichte ist geringer als in der Umgebung, und auch die Glia ist spärlicher; dadurch treten die Kerne bei Nissl-Färbung als helle Gebilde hervor. Sie sind praktisch markfrei und heben sich dadurch auch bei Markscheidenfärbung vom übrigen lateralen Feld ab. Sie sind nach unseren Befunden nicht stärker vascularisiert als das übrige Tuber cinereum. Man kann sie deshalb mit den gefäßreichen, wahrscheinlich neurosekretorisch tätigen Nuclei tuberis laterales der Fische nicht homologisieren (Diepen 1953). Einige Autoren, z. B. Green (1951), meinen, daß die Neurone der lateralen Tuberkerne zum Tractus tuberohypophyseus (S. 575) beitragen.

Seitlich *grenzt* das laterale Feld zunächst an den Tractus opticus und den diesem aufsitzenden Nucleus supraopticus, darüber an die diffusen Anteile des zum Endhirn rechnenden Basalkernes (= Nucleus substantiae innomminatae). Weiter caudal schließt die Fasermasse der Ansa lenticularis mit den in ihr verstreut liegenden Zellen des Nucleus entopeduncularis und darüber der mediale Rand der zwischen den beiden Haubenfeldern gelegenen Zellplatte der Zona incerta an das laterale Feld an. Nach dorsal reicht das laterale Feld bis zur Basis des markreichen Thalamus.

γ) Orale Gebiete. Der *Prothalamus* (Brockhaus 1942), auch „Area praeoptica" genannt, ist wahrscheinlich telencephaler Herkunft. Da aber die Beziehung zum übrigen Höhlengrau des 3. Ventrikels sehr eng ist und der Prothalamus eine vegetative Funktion haben dürfte, rechnen wir ihn zum markarmen Hypothalamus (Abb. 7).

Während das ventromediale Feld des Tuber cinereum am caudalen Rand des Chiasma seinen vorderen Abschluß findet, gehen laterales und dorsomediales Feld unmerklich in den Prothalamus über. Wir bezeichnen als Prothalamus alle markarmen grauen Gebiete, die den telencephalen Teil des 3. Ventrikels umsäumen. Als solchen kann man jenen Abschnitt ansehen, der ventral und oral vom Foramen Monroi und dorsal vom Chiasma liegt. (Falsch wäre es, die aufsteigende Fornixsäule als Grenze zwischen Tuber cinereum und Prothalamus anzusehen, da bei einer solchen Abgrenzung wesentliche Teile des Tuber zum Prothalamus gerechnet würden.)

Auch im Prothalamus kann man ein an den Ventrikel angrenzendes mediales Feld und ein laterales Feld unterscheiden, die sich cyto- und myeloarchitektonisch wie die entsprechenden Gebiete des Tuber cinereum verhalten, also ebenfalls sich nach außen zunehmend differenzieren. Das *mediale Feld des Prothalamus* entspricht indessen nicht dem ventromedialen, sondern dem dorsomedialen Feld des Tuber, da es nicht die Ependymbesonderheiten des Nucleus infundibularis, sondern eine regelmäßige Ventrikelauskleidung[1] aufweist. Seine Zellen reichen nicht bis unmittelbar an das Ependym heran; es wird, wie das dorsomediale Feld des Tuber, von einigen Markfasern durchzogen. Auch liegt in seinem Bereich, wie im dorsomedialen Feld des Tuber, der zur besonderen Kerngruppe zählende Nucleus paraventricularis.

Das *laterale Feld des Prothalamus* hat ähnlich wie das des Tuber zum Teil höher differenzierte Nervenzellen und einen Markfasergehalt, der es noch als markarm, aber nicht als marklos erscheinen läßt. — Der zur besonderen Kerngruppe gehörige Nucleus supraopticus liegt außerhalb des eigentlichen lateralen Feldes im Winkel zwischen Chiasma und Hirnbasis.

Der 3. Ventrikel wird oral durch die *Lamina terminalis* abgeschlossen. Basal, am Chiasmaansatz, ist die Lamina terminalis ein dünnes Häutchen, bestehend aus Pia und einer marklosen, 0,1—0,2 mm dicken Hirnlamelle mit Gliazellen, vereinzelten sehr kleinen Nervenzellen und einem flachen Ependymbelag. Dieser Aufbau wird einige Millimeter oberhalb

[1] Nach Shimizu und Kumamoto (1952) ist das Ependym des Recessus supraopticus besonders reich an Glykogen.

des Ansatzes durch die in der Medianlinie liegende 2—3 mm lange *Crista supraoptica* unterbrochen. Hier zeigt das Ependym Lücken und unregelmäßige Verwerfungen, die sich innerhalb der Lamelle mit einem aus der Pia einstrahlenden gefäßreichen Bindegewebe vermengen. Der Ort gehört zu den für Vitalfarbstoffe abnorm durchlässigen Hirnstellen (BEHNSEN, WISLOCKI und KING, WISLOCKI und LEDUC). Es handelt sich um das orale Ende des Neuralrohrs. Dorsal von dieser „Nahtstelle" bis zum Ansatz an der vorderen Commissur verdickt sich die Lamina terminalis allmählich und enthält auch in der Mittellinie reichlich primitive Nervenzellen. Von hier reicht das Areal des Prothalamus an der Vorderseite der vorderen Commissur bis in das mediale Gebiet des basalen Septum pellucidum, wo es den Recessus triangularis (= supracommissurialis) zuweilen mit einem Höhlengrau umsäumt.

Der Prothalamus liegt damit oral in der Nachbarschaft des Septumgraues und der Kerngruppen des diagonalen Bandes. Seitlich grenzt er in ganzer Ausdehnung an den diffusen Anteil des Basalkernes. Die dorsale Grenze bildet, abgesehen von dem vordersten im Septum endenden Ausläufer, die vordere Commissur und caudal davon die Pars libera columnae fornicis.

δ) Caudale Gebiete. Das Tuber cinereum reicht bis zum Vorderrand der Corpora mamillaria. Das Höhlengrau des über die Corpora mamillaria hinwegziehenden Ventrikels (caudales Höhlengrau) verschmälert sich allmählich auf ungefähr 1 mm Dicke, weil markreiche Bezirke des Subthalamus (Corpus Luys und Zona incerta) und die sie umgebenden Faserzüge näher heranrücken. Gleichzeitig rückt der Thalamus tiefer und verringert dadurch den hypothalamischen Anteil des Höhlengraues, während der thalamische zunimmt. Im caudalen Bereich des 3. Ventrikels taucht der Nucleus ruber des Mittelhirns basolateral vom Höhlengrau auf und drängt die Gebilde des Subthalamus seitlich ab, so daß schließlich der Thalamus medial direkt an das Mittelhirn grenzt[1]. Das caudale Höhlengrau geht am Eingang des Aquaeduct in das des Mittelhirns über. Es ist keineswegs einheitlich, sondern weist eine Anzahl unterschiedlich gestalteter Bezirke sehr verschiedener Zelldichte auf. Im ganzen ist es als markarm, nicht als marklos zu bezeichnen.

d) Die Faserbeziehungen des markarmen Hypothalamus.

Der markarme Hypothalamus wird nach allen Richtungen von zahlreichen marklosen oder markarmen Nervenfasern durchzogen, die zwischen den einzelnen Teilen ubiquitäre Verbindungen herstellen. Der Erregungsaustausch zwischen den beiden Seiten dürfte vor allem über die Commissura supraoptica suprema (GANSERsche Commissur, S. 588) erfolgen. Die wichtigsten Nervenwege zu den übrigen Hirnteilen sind folgende:

α) Unter dem *medialen Vorderhirnbündel* (Fasciculus medialis telencephali, KRIEG) versteht man bei den niederen Wirbeltieren die doppelläufigen markarmen Verbindungen der medialen und ventralen Wand der Hemisphäre (des *Paläopallium*) mit dem Hirnstamm, die hauptsächlich olfacto-visceralen Reflexen dienen. Das Bündel verändert sich in der Phylogenese wenig (LOO) und ist auch beim Menschen als *Tractus septohypothalamicus* vorhanden, der die Septumkerne und den Basalkernkomplex (im Sinne von BROCKHAUS) mit dem vegetativen Hypothalamus verknüpft und als *Fasciculus supraopticus* (RÖTHIG) in das Tuber cinereum eintritt.

LE GROS CLARK und MEYER sowie WALL und Mitarbeiter glauben beim Affen in Degenerationsversuchen in Übereinstimmung mit physiologischen Befunden (MCCULLOCH) *auch neopalliale Verbindungen* nachgewiesen zu haben, und zwar „eine ganz massive Projektion direkter corticohypothalamischer Fasern" sowohl von der hinteren Orbitalrinde als auch von der prämotorischen Rinde (Area 6) zum vegetativen Hypothalamus, hauptsächlich zum Nucleus ventromedialis. Es handelt sich um eine bilaterale Bahn, die im Balkenknie teilweise kreuzt und sich dem absteigenden Fornix oder dem medialen Vorderhirnbündel anschließt. Siehe ferner v. BONIN und GREEN. BECK und Mitarbeiter (1951) haben mit ähnlicher Methodik frontohypothalamische Verbindungen auch beim Menschen festgestellt.

β) Aus dem *Fornix*, dessen Hauptbündel die Hippocampusformation (das *Archipallium*) mit dem Corpus mamillare verbindet (S. 587), zweigen auch zahlreiche afferente Fasern zum markarmen Hypothalamus ab, die entweder vor der vorderen Commissur (Fornix praecommissurialis) oder hinter der vorderen Commissur (in der Fornixsäule) absteigen und

[1] Es erscheint verfehlt, die orale Portion des Nucleus ruber wegen dieser Lagebeziehung zum Zwischenhirn zu rechnen, wie es von physiologischer Seite (BARTORELLI) zuweilen geschieht.

sich im Prothalamus und Tuber verteilen. — Nach DAITZ enthält der subcallöse Fornix des Menschen 2700000 Fasern, die Fornixsäule unmittelbar über dem Corpus mamillare nur noch 912000; der zu den markarmen Hypothalamusgebieten abzweigende Anteil beträgt also ein Vielfaches von dem das Corpus mamillare erreichenden. Siehe ferner die Untersuchungen von GUILLERY (1955) an Katzen und Kaninchen. SPRAGUE und MEYER (1950 konnten jedoch in Degenerationsstudien an Kaninchen keine zum Tuber cinereum (mit Ausnahme des Nucleus perifornicatus) ziehenden Fornixfasern nachweisen. Näheres siehe bei ULE (1954).

γ) Auf dem Wege der *Stria terminalis* gelangt ein offenbar bedeutendes afferentes Bündel aus dem Nucleus amygdalae und dem Schläfenlappenpol zum medialen Feld des Tuber cinereum, insbesondere zum Nucleus ventromedialis (ADEY und MEYER).

δ) Unter der *hypothalamischen Opticuswurzel* versteht man Fasern, die vorwiegend aus dem Chiasma teils gekreuzt, teils ungekreuzt in anliegende hypothalamische Gebiete einstrahlen. Sie übertragen Lichtreize auf den vegetativen Hypothalamus und sollen daneben auch efferente Impulse zur Netzhaut leiten (MAGITOT). Wir können nicht bestätigen, daß die hypothalamische Opticuswurzel beim Menschen „mächtig entwickelt" sei, wie einige Autoren (E. FREY, SCHARRER 1937, CLARA 1942) betonen. BODIAN bestreitet ihre Existenz. FREY (1947) fand beim Meerschweinchen nach Entfernung eines Auges eine asymmetrische Atrophie des Höhlengraues vor allem im Prothalamus.

ε) Die *Fibrae thalamo-hypothalamicae* entspringen aus dem Höhlengrau des Thalamus, aus dem medialen Thalamuskern und möglicherweise noch aus anderen Thalamusteilen. Sie bilden im dorsalen Hypothalamus ein ziemlich dichtes und deutliches Faserlager, das zwischen Thalamus und den Kernen des Hypothalamus und Subthalamus doppelläufige Verbindungen herstellt.

ζ) Nach HASSLER (1949b) treten aus dem Nucleus supraopticus zahlreiche Faserbündel in den *unteren Thalamusstiel*, der Verbindungsbahn zwischen Basalkern und Thalamus, ein. PFUHL (1954) präparierte diese Bahn makroskopisch nach Abfaserung.

η) Die *Fibrae subthalamo-hypothalamicae* verbinden die Zentren des Subthalamus mit dem Hypothalamus doppelläufig. Eine besondere Verdichtung dieser Fasern bildet der *Tractus pallido-hypothalamicus* (VIDAL), der aus Fasern aus dem Pallidum besteht, die nach Durchquerung der inneren Kapsel im FORELschen Feld H2 medialwärts verlaufen, um sich von dorsal her als ein kommaförmiges Bündel in den markarmen Hypothalamus einzusenken (Abb. 5b und 9). Aus den Zentren der Zona incerta und aus dem Corpus Luys schließen sich weitere Fasern an.

ϑ) Die Leitungswege zur *Hypophyse*, der Tractus tuberohypophyseus (S. 575) und der Tractus supraopticohypophyseus (S. 576f), wurden bereits erörtert.

ι) LE GROS CLARK und MEYER halten es für beinahe sicher, daß auch das *Corpus mamillare* durch Impulse aus anliegenden Teilen des markarmen Hypothalamus beeinflußt wird.

$\varkappa$) Als *Tractus hypothalamo-habenularis* bezeichnet CLARA (1942) einen aus dem vegetativen Hypothalamus stammenden efferenten Faserzug, der auf dem Wege der *Stria medullaris thalami* den Epithalamus erreicht.

λ) Bei den *Verbindungen zum tieferen Hirnstamm* unterscheiden CROSBY und WOODBURNE vier den Prothalamus und das Tuber cinereum in sagittaler Richtung durchlaufende Bündel. Der *vordere*, der *hintere* und der *dorsale Tractus hypothalamo-tegmentalis* sollen Beziehungen zu sympathischen Zentren haben, während dem *SCHÜTZschen Bündel* (Fasciculus longitudinalis dorsalis) eine parasympathische Rolle zukomme. KRÜCKE stellte einen Zusammenhang des SCHÜTZschen Bündels mit dem in der Substantia gelatinosa centralis des Rückenmarks verlaufenden sehr markarmen *Fasciculus parependymalis* fest; dieses System dürfte für die Verbindung des Hypothalamus mit den vegetativen Zentren des Rückenmarks wesentlich sein.

e) Anatomische Theorien über die physiologischen Beziehungen zwischen Hypophyse und Hypothalamus.

Es hat seine besondere Bedeutung, daß die Adenohypophyse, ein Abkömmling der Mundbucht, mit einem Teil des Zwischenhirnbodens in Beziehung tritt und mit diesem zu *einem* Organ, dem „Hirnanhang", verwächst. Seitdem man begonnen hat, diese Beziehungen zu betrachten, macht man sich auch Gedanken über die Art der physiologischen Verknüpfung. Man kann hormonelle, nervöse, und vasculäre Verknüpfungstheorien unterscheiden.

Von EDINGER (1911) stammt die Annahme eines *zentripetalen Hormonstromes* von der Hypophyse zum Hypothalamus. COLLIN (1924) hat diese Lehre besonders ausgebaut: *Neurokrinie.* Insbesondere hat er die Ansicht vertreten, daß das

Hypophysensekret physiologischerweise in den Recessus infundibularis gelange: *Hydrencephalokrinie.* Dies meinte auch CUSHING (1910, 1931); er kam auf Grund eindrucksvoller Experimente am Menschen zu der Überzeugung, daß das Hypophysensekret auf dem Liquorwege parasympathische Kerne im Hypothalamus stimuliere.

Im Zusammenhang mit der afferent-hormonellen Verknüpfungstheorie ist die Frage nach der Rolle der *basophilen Einwanderungszellen* aus der Zwischenzone in den Hypophysenhinterlappen aufgetaucht (BERBLINGER 1932). Offenbar ist die Basophileneinwanderung ein Beispiel von Stoffabgabe endokrinen Epithels ins Nervengewebe (MOSINGER, MOSINGER und Mitarbeiter, FEYRTER 1950), doch ist ihre Bedeutung immer noch unklar.

Die entgegengesetzte Lehre von der Tätigkeit einer *Zwischenhirndrüse,* die ihr Sekret in die Hypophyse abfließen läßt (*zentrifugaler Hormonstrom, Neurosekretion,* von französischen Autoren auch „Neurikrinie" bezeichnet) hat in SCHARRER und BARGMANN die namhaftesten Vertreter. Hinsichtlich der Produktion der Hinterlappenhormone hat sie heute allgemeine Anerkennung gefunden, wenn auch über die Art der Sekretabgabe Meinungsverschiedenheiten bestehen (SPATZ: Physiologische Degeneration; S. 561).

Es besteht Grund anzunehmen, daß das Neurosekret nicht nur in die Blutbahn, sondern auch in den Liquor ergossen wird (*Hydrencephalokrinie,* STUTINSKY 1953, 1954) und von da in anliegende Grisea eindringen kann. Hierfür spricht unter anderem die Angabe von WISLOCKI und LEDUC, daß bei der Ratte das CHP-positive Neurosekret in Mikrogliazellen des Höhlengraues gespeichert gefunden wurde. Ein Stoffeinstrom aus dem Liquor in das zentralnervöse Gewebe ist nach den Ergebnissen der Farbstoffversuche in gewissem Maße an allen Ventrikelufern möglich. Er dürfte aber an jenen Stellen besonders erleichtert sein, wo die innere Gliafaserdeckschicht fehlt, wie z. B. am Nucleus infundibularis. Das Fehlen eines Gliafaserfilzes am Recessus infundibularis scheint den Inkreten den Austritt in den Liquor, am Ufer des Nucleus infundibularis den Wiedereintritt in das zentralnervöse Gewebe zu erleichtern. So kann man erklären, warum bei den Vitalfarbstoffversuchen mit Trypanblau auch innerhalb des Nucleus infundibularis eine gewisse intracelluläre Speicherung gefunden wird, obwohl die Gefäße dieses Kernes wie die des übrigen Zentralnervensystems für den Farbstoff undurchlässig sind.

Ein großes experimentelles Erfahrungsgut spricht für eine Einflußnahme des Hypothalamus auf die Tätigkeit der *Adenohypophyse.* Die Annahme einer *Steuerung der Drüsenzellentätigkeit durch die infundibulären Nervenfasern* ist naheliegend; sie wird jedoch von der Mehrzahl der anatomischen Untersucher abgelehnt, weil ein nennenswerter Eintritt dieser Fasern in die Adenohypophyse nicht nachgewiesen werden kann.

VAZQUEZ-LOPEZ (1950) glaubt solche Fasern in großen Mengen dargestellt zu haben und führt die negativen Ergebnisse anderer Forscher auf technische Schwierigkeiten zurück. Dem pflichtet neuerdings METUZALS (1954) auf Grund von Präparaten der Pferdehypophyse bei.

Nach einer weit verbreiteten Ansicht erfordern die Ergebnisse der Experimentalphysiologie die Annahme einer *über das Infundibulum* ablaufenden efferenten Steuerung der Tätigkeit der Adenohypophyse. HARRIS (1948, 1950) versucht dieses Postulat durch die Hypothese einer *neurovasculären Kette* mit den anatomischen Gegebenheiten zu vereinbaren. Die feinen Nervengeflechte um die infundibulären Gefäßschlingen übermitteln nach dieser Anschauung hypothalamische Impulse; an ihren Endigungen werden humorale Überträgerstoffe (Aktionssubstanzen) frei, die von den Gefäßen resorbiert werden und auf dem Wege der „Pfortadern" (S. 566) in das Erfolgsorgan, die Adenohypophyse, gelangen.

Man könnte versucht sein, in dem Neurosekret BARGMANNs einen Ausdruck jener Aktionssubstanz zu erblicken (PALAY, BARGMANN, SCHARRER, BENOIT und ASSENMACHER, ASSENMACHER). Doch ist dies nach den Befunden bei CHP-Färbung für den Säuger nicht recht wahrscheinlich. Die CHP-positive

Substanz reichert sich nämlich hauptsächlich an der Kontaktfläche zum *Zwischenlappen* und an den Gefäßen des *Hinterlappens* an, die nicht mit dem Gefäßnetz der Adenohypophyse zusammenhängen, während die Kontaktfläche zum Trichterlappen und zu den mit der Adenohypophyse verbundenen infundibulären Gefäßschlingen im wesentlichen frei bleiben. SPATZ legt Wert auf die Feststellung, daß die feinen Nervenfaserngeflechte um die Spezialgefäße des Infundibulum und an der suprasellären adeno-neurohypophysären Kontaktfläche CHP-negativ sind. Nach diesen Befunden *besitzt das Neurosekret beim Säugetier möglicherweise Beziehungen zum Zwischenlappen* (S. 556f), nicht aber zum Trichter- und Vorderlappen.

WEISSCHEDEL und SPATZ glaubten ursprünglich in dem von ihnen als Sexualzentrum erkannten ventromedialen Feld des Tuber cinereum (S. 623) gonadotrope Substanzen nachgewiesen zu haben und schlossen daraus auf eine neurosekretorische Steuerung der Geschlechtsreifung. Die Mehrzahl der Nachprüfungen (U. WESTPHAL, WAIDL) konnte das nicht bestätigen, weshalb SPATZ selbst von dieser Theorie wieder abgekommen ist. Nur GARCIA und FERREIRA (1951) geben eine genitotrophe Wirksamkeit ihrer Hypothalamusextrakte an. — Möglicherweise gelangen Spuren von hypophysärem Gonatropin aus dem benachbarten Infundibulum in das Gewebe des Tuber cinereum; denn im Infundibulum ist ein Stoffaustritt aus den mit adenohypophysärem Blut gefüllten Spezialgefäßen wahrscheinlich (s. S. 585). Die Hypothese, daß nicht nur die großzelligen Areale der „besonderen Kerngruppe", sondern auch die kleineren Neurone des ventromedialen Feldes neurosekretorisch tätig sind, wurde von ZIESCHÉ (1943) auf Grund des Vorkommens von „Kernkugeln" in den Zellkernen des ventromedialen Feldes erwogen. HANSTRÖM (1953b) vertritt eine ähnliche Auffassung; er glaubt bei verschiedenen Tierarten im Endigungsgebiet des Tractus tuberohypophyseus (S. 575), der äußeren Zone des Infundibulum (S. 562), ein CHP-negatives Kolloid nachgewiesen zu haben, das er als hormonelles Glied der neurovasculären Kette im Sinne von HARRIS (S. 583) deutet. STAMMLER (1952) sah beim Menschen mit Hilfe der Plasmareaktion eine Anreicherung von Acetalphosphatiden an den Endigungen sowohl des CHP-positiven Tractus supraopticohypophyseus im Hinterlappen als auch des CHP-negativen Tractus tuberohypophyseus im Infundibulum; es sei nicht zu entscheiden, ob diese Erscheinung im Sinne der Neurosekretion gedeutet werden darf. — Die Mehrzahl der Untersucher spricht den kleinen Elementen des ventromedialen Feldes keine sekretorische Tätigkeit zu.

STUTINSKY und Mitarbeiter meinen, der Hypothalamus greife auf einem unmittelbaren Weg in die *Vasomotorik* der Adenohypophyse ein. Sie sahen beim Hund um die im Trichterlappen zum Vorderlappen verlaufenden Gefäße reiche perivasculäre Nervenfasergeflechte, die aus dem Infundibulum stammen. Bei Läsion im Tuber cinereum komme es zu einer Vasoparalyse der Vorderlappengefäße und dadurch zu Funktionsstörungen.

Es dürfte bei dem heutigen Stand der Forschung notwendig werden, zu überprüfen, ob denn die klinischen und physiologischen Ergebnisse wirklich eine *direkte,* über das Infundibulum ablaufende Steuerung des Vorderlappens durch den Hypothalamus erfordern. Wie alle inneren Organe hängt natürlich auch die Adenohypophyse über das *periphere vegetative Netz* mit dem Hypothalamus zusammen.

Die Befunde von ZACHARIAS legen nahe, daß nicht nur eine *sympathische* Innervation über das System des Halsgrenzstranges, sondern auch eine *parasympathische* besteht, die vom Nucleus salivatorius superior der Brücke ausgeht und über den Nervus intermedius und das VIDIANsche Ganglion zur Hypophyse gelangt.

Können diese Bahnen den zweifellos bestehenden Einfluß des Hypothalamus auf die Tätigkeit der Adenohypophyse befriedigend erklären? Diese Frage dürfte bei künftigen Untersuchungen in den Mittelpunkt des Interesses rücken.

Welche Bedeutung haben aber dann die eigenartigen Gefäß- und Nervenstrukturen der suprasellären Hypophyse? Hier setzt SPATZ, an eine beinahe vergessene Auffassung von CAJAL anknüpfend, mit der einleuchtenden Hypothese ein, daß die proximale Hypophyse, genauer gesagt, der CHP-negative Teil derselben, ein *receptorisches Organ* darstelle. Dieser Ansicht ist auch CORONINI (1951). Nicht der Hypothalamus beeinflusse hier die Adenohypophyse, sondern die Adenohypophyse wirke auf die Tätigkeit des Zentralorgans ein. Die große adenoneurohypophysäre Kontaktfläche, die durch die Spezialgefäße noch erweitert wird, diene dazu, die in der Adenohypophyse herrschenden hormonellen Verhältnisse einer großen Zahl von aus dem Hypothalamus stammenden und als Chemoreceptoren dienenden Nervenendigungen zu vermitteln. Die anatomischen Strukturen (fehlende Gliafaserdeckschicht; weites Kaliber, Oberflächenvergrößerung durch Windungsknäuelbildung und reiches Gitterfasernetz der Spezialgefäße) sprechen für einen Stoffaustritt aus dem Trichterlappen und den Spezialgefäßen in das von den receptorischen Fasern erfüllte infundibuläre Gewebe. Hiermit stimmt überein, daß man nach E. J. KRAUS (1932b) und BERBLINGER (1941) im Infundibulum des Rindes, Schafes und Menschen auch nach sorgfältiger Entfernung des Trichterlappens Gonadotropin nachweisen kann, im Hinterlappen jedoch nicht. Gonadotropin hat nach M. HESS vom 3. Ventrikel aus eine mehrfach stärkere Wirkung auf das infantile Kaninchen-Ovar als bei intramuskulärer Injektion, was gut mit der Hypothese von SPATZ (S. 624) übereinstimmt, daß das hypothalamische Sexualzentrum auf einem über Hirnstamm und Rückenmark ziehenden *efferenten Nervenweg* die Keimdrüsen beeinflusse[1].

Mit der *afferent-venösen Verknüpfungstheorie* von POPA und FIELDING stimmt SPATZ also insofern überein, als auch er annimmt, daß die Spezialgefäße des Infundibulum adenohypophysäres Blut enthalten. Eine Ableitung zum Hypothalamus in größeren Mengen und eine Aufteilung dieser „Pfortadern" in ein sekundäres Netz im Gehirn sei jedoch mangels genügender Anastomosen abzulehnen. Die Weiterleitung des Reizes vom Infundibulum zum Gehirn geschehe vielmehr überwiegend auf nervösem Weg.

Trotz der vielen experimentellen Eingriffe am Hypophysen-Hypothalamus-System, auf die bei der Besprechung der einzelnen Funktionen näher eingegangen werden soll, fällt eine Entscheidung zwischen den einzelnen Verknüpfungstheorien schwer.

Die SPATZsche Auffassung, die dem Verfasser am plausibelsten erscheint, unterscheidet zwei getrennte, anatomisch unterscheidbare Systeme, nämlich das *efferente hormonelle, neurosekretorische* im Sinne von BARGMANN, das der Produktion der Hinterlappenhormone dient, und ein *capillar-nervöses, afferentes*, das vor allem in die Koordination der Fortpflanzungstätigkeiten eingreift. Daneben hält SPATZ es für möglich, daß sowohl das Produkt der Neurosekretion als auch Vorderlappenhormone über den Recessus infundibularis in den Liquor gelangen und auf diesem Wege auf das Gehirn einwirken: *afferent-hormoneller Weg, Hydrencephalokrinie.*

Bei der Auseinanderhaltung der beiden Systeme darf man die eigenartige Tatsache nicht außer acht lassen, *daß die beiden Systeme in auffälliger Weise bei allen Tierformen in einem Organ vereinigt sind.* Die anatomische Verflechtung der beiden Strukturen wird bei den höher entwickelten Säugetieren immer enger und erreicht beim Menschen den höchsten Grad. Es hat den Anschein, als ob diese konstante Nachbarschaft noch unbekannten physiologischen Wechselwirkungen dient.

3. Der Subthalamus.

Einem Sprachgebrauch folgend, der in den letzten Jahren üblich geworden ist, bezeichnen wir alle *markreichen* hypothalamischen Gebiete mit Ausnahme des Corpus mamillare als „Subthalamus". Hierher gehören 4 Kerne:

SPATZ (1921a, 1924) hat darauf hingewiesen, daß der *Globus pallidus* (1) keine genetischen Beziehungen zur Wand des Seitenventrikels hat; er stammt vielmehr aus der Wand des

[1] Da HESS PMSG verwendet hat, das gleichzeitig eine stimulierende Wirkung auf die FSH-Bildung der Hypophyse ausübt (S. 615), erscheint das Ergebnis allerdings nicht ganz eindeutig.

3. Ventrikels, und zwar dem unmittelbar unterhalb des Sulcus limitans gelegenen Bezirk, gehört also zum Hypothalamus. Diese Erkenntnis hat sich gegenüber der Vorstellung der alten Anatomen, die Pallidum und Putamen zusammen als „Linsenkern" bezeichneten und zum Endhirn rechneten, durchgesetzt. Weil das Endhirn das Zwischenhirn umwächst, hat das Pallidum nicht nur oral, sondern auch lateral und basal Anschluß an die entsprechenden Abschnitte des Endhirns (Putamen und Basalkernkomplex im Sinne von BROCKHAUS) und durch das Dazwischentreten der Fasermassen der inneren Kapsel wird es vom übrigen Zwischenhirn fast völlig getrennt. Als größter hypothalamischer Kern ragt das Pallidum oral weit über die Frontalebene des übrigen Zwischenhirns hinaus (Abb. 5a und 7).

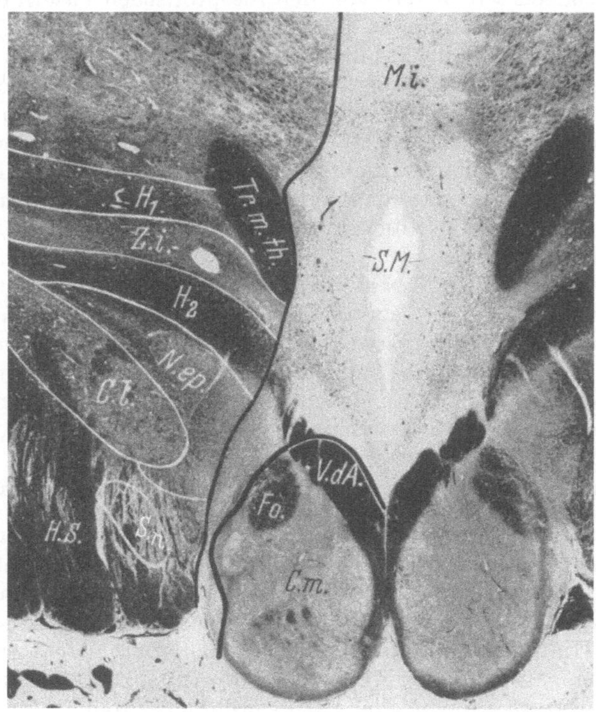

Abb. 9. Aus der Serie Abb. 5 und Abb. 7, 2000 μ caudal von Abb. 5b. Markscheidenfärbung. Vergr. 5,4fach, Schnittrichtung siehe Abb. 1. Man beachte den Unterschied zwischen dem zum markarmen Hypothalamus zählenden caudalen Höhlengrau und den markreichen Corpora mamillaria. *C.m.* Corpus mamillare; *C.L.* Corpus subthalamicum Luys; *Fo.* Fornix; H_1 FORELsches Feld H_1; H_2 FORELsches Feld H_2; *H.S.* Hirnschenkel; *M.i.* Massa intermedia; *N.ep.* Nucleus entopeduncularis; *S.M.* Sulcus hypothalamicus Monroi; *S.n.* oraler Ausläufer der Substantia nigra; *Tr.m.th.* Tractus mamillothalamicus; *F.dA.* Tractus mamillaris princeps Viqu d'Azyr; *Z.i.* Zona incerta; ——— Begrenzung des markarmen Hypothalamus und des thalamischen Höhlengraues.

Die Zellen des *Nucleus entopeduncularis* (2), auch Nucleus ansae lenticularis genannt, ähneln denen des Globus pallidus; sie liegen schütter verstreut im Verlauf der Ansa lenticularis, jenes mächtigen Faserzuges, der das Pallidum mit dem Thalamus, dem Corpus subthalamicum und dem Mittelhirn verbindet und dabei um die Stränge der inneren Kapsel im Bogen herumzieht (Abb. 5a und 9).

Unter *Zona incerta* (3) versteht man jene horizontale graue Substanzplatte, welche die an der Basis des Thalamus gelegenen Marklager in die FORELschen Felder 1 und 2 teilt (Abb. 5b und 9).

Das *Corpus subthalamicum Luys* (4) (LUYS 1865), neben dem Pallidum der 2. Hauptkern des Subthalamus, liegt als ein scharf gegen die Umgebung abgesetztes Griseum von der Form einer Bikonvexlinse in dem caudaleren, an das Mittelhirn angrenzenden Gebiet des Subthalamus (Abb. 9).

Der Subthalamus ist *in erster Linie ein Glied des extrapyramidal-motorischen Systems*; seine Hauptbedeutung liegt zweifellos auf dem Gebiete der Koordination unwillkürlicher Bewegungsabläufe (s. BARTORELLI). Die Erkrankungen dieses Systems gehören nicht mehr in den Hypophysen-Hypothalamusbereich und werden an anderer Stelle besprochen. Deshalb kann hier von einer Beschreibung der Topographie, Architektonik und Faserbeziehungen des Subthalamus abgesehen werden. Auf die Darstellungen von SPATZ (1921a, 1927, 1935), BROCKHAUS, CLARA (1942), RILEY, WHITTIER und METTLER, H. BECKER (1952a) und KUHLENEBCK (1954) sei verwiesen.

Andererseits bildet der Subthalamus *auch mit dem markarmen Hypothalamus* eine durch innige Faserbeziehungen (S. 582) vermittelte *Einheit höherer Ordnung*. Darauf wird bei der Besprechung der Störungen des Trieb- und Instinktlebens und bestimmter psychischer Grundphänomene (ORTHNER 1956) einzugehen sein.

4. Das Corpus mamillare.

Im Gegensatz zu BROCKHAUS und den meisten anderen Untersuchern rechnen wir das Corpus mamillare nicht zum Hypothalamus im engeren Sinne, als welchen wir nur den markarmen (= vegetativen) Hypothalamus verstehen. Denn das Corpus mamillare ist ausgesprochen markreich und hat keine deutlichen Faserverbindungen zur Hypophyse. Es kann aber auch nicht dem Subthalamus zugezählt werden, da es sicher keine Beziehungen zum extrapyramidal-motorischen System besitzt. Durch seine funktionelle Sonderstellung erscheint es als selbständiges 3. Glied innerhalb des Hypothalamus im weiteren Sinne.

SPATZ (1950) hat den Mamillarkörper als ein rätselhaftes Organ bezeichnet. Er soll bei den makrosmotischen Säugetieren einen Teil des der Riechfunktion dienenden Systems bilden. Bei den Mikrosmatikern und beim Menschen ist er aber keineswegs entsprechend der geringeren Bedeutung des Riechens zurückgebildet. Im Gegenteil, die funktionelle Wertigkeit des Systems, in dessen Zentrum das Corpus mamillare liegt, steigt von den Carnivoren bis zum Menschen eindeutig an (H. BECKER 1952). Pathologisch-anatomische Befunde waren es, die hinsichtlich der Mamillarefunktion zu neuen Hypothesen führten. Davon und von dem mit dieser Vorstellung verbundenen Funktionswandel in der Phylogenese wird in dem Kapitel über die Störungen der mnestischen Funktionen die Rede sein (S. 819, ferner ORTHNER 1956).

a) Begrenzung.

Die beiden Corpora mamillaria liegen als zwei weiße, in der Mittellinie aneinanderstoßende Kugeln derart in dem markarmen Hypothalamus eingebettet, daß sie oral an das Tuber cinereum (den caudalen Fortsatz des Nucleus infundibularis, die Area periventricularis posterior und das laterale Feld) und dorsal an das caudale Höhlengrau grenzen. Ihr Gebiet reicht nirgends unmittelbar an den Ventrikel heran. Basal, lateral und caudal ragen sie in den Subarachnoidalraum der Cisterna basalis. Durch ihren Markreichtum treten die Corpora mamillaria und ihre Faserverbindungen auf dem Markscheidenschnitt scharf aus dem markarmen Hypothalamus hervor (Abb. 9).

b) Topographie und Architektonik.

Der Hauptkern des Corpus mamillare ist der *Nucleus magnocellularis* (s. medialis) mit seinen mittelgroßen polygonalen Nervenzellen, die durch Markfaserzüge in unregelmäßige Haufen zerteilt sind. Er erfüllt beim Menschen fast das ganze Areal. Die unbedeutenden kleinzelligen Gruppen des *Nucleus mediocellularis, Nucleus parvocellularis* und *Nucleus cinereus* liegen im latero-dorso-oralen Grenzgebiet. Dazu kommt noch der kleine großzellige, lateral gelegene *Nucleus intercalatus* (MALONE). Das ganze Corpus mamillare ist ausgesprochen markreich. Die Angio- und Gliaarchitektonik bieten keine Besonderheiten. Näheres siehe bei GREVING (1928), BROCKHAUS (1942b), KUHLENBECK (1954), GUILLERY (1955).

c) Die Faserverbindungen.

Das Corpus mamillare empfängt seine *afferenten* Fasern zum größten Teil über den *Fornix* aus der gleichseitigen Hippocampusformation. Der Fornix senkt sich von dorsal, oral und lateral her in den Mamillarkörper ein. Diesem mächtigen Faserzug gegenüber spielen die übrigen afferenten Zuflüsse beim Menschen nur eine untergeordnete Rolle: Das *basale Riechbündel* soll das „sekundäre Riechzentrum“ (Tractus bzw. Lobus olfactorius) direkt mit dem Corpus mamillare verbinden. Über den *Pedunculus corporis mamillaris* kommen Erregungen aus dem tieferen Hirnstamm, erfolgen aber auch in gegenläufiger Richtung. Außerdem soll es direkte Fasern von der *prämotorischen Stirnhirnrinde* (Area 6) zum caudalen Teil des medialen Mamillarekerns geben, die über die innere Kapsel und das subthalamische Gebiet herabziehen (M. Meyer 1949, Le Gros Clark und Meyer).

Die hauptsächlichste *efferente* Bahn verläuft über den *Tractus mamillaris princeps* (Vicq d'Azyr), dessen Fasermassen sich in der weißen Markkapsel sammeln und mediodorsal den Mamillarebereich verlassen. Sie teilen sich alsbald in ein orales und ein caudales Bündel. Der umfangreichere *Tractus mamillothalamicus* steigt an der lateralen Grenze des markarmen Hypothalamus empor und durchquert den medialen Thalamuskern, um sich in der Markkapsel des vorderen Thalamuskerns zu verteilen, an dessen Zellen seine Neurone endigen. Die Bahn enthält wahrscheinlich auch eine gegenläufige Leitung. Der schwächere caudale Faserzug, *Tractus mamillo-tegmentalis*, enthält hauptsächlich Fasern zu den extrapyramidal-motorischen Zentren der Mittelhirn- und Brückenhaube.

Näheres siehe bei Greving (1928), Spatz (1935), Clara (1942), Riley, H. Becker, Powell und Cowan.

5. Die Faserkreuzungen im Gebiet des Hypothalamus.

Im Gebiet des Hypothalamus wechseln eine Reihe von Faserzügen die Seite, die nur zum Teil Beziehungen zwischen den hypothalamischen Grisea vermitteln. Da sie jedoch bei der Symptomatik hypothalamischer Krankheiten eine Rolle spielen können, seien sie hier kurz aufgezählt:

a) Die *vordere Commissur* grenzt in der Mittellinie an das orodorsale Gebiet des Prothalamus. Sie enthält eine beim Menschen sehr schwach ausgebildete Portion, die den Riechlappen mit der Area piriformis der anderen Seite verbindet (Riechfaserkreuzung = Chiasma olfactorium). Der weitaus größere Teil der vorderen Commissur (Pars pallialis s. posterior) verbindet vor allem die Basalkernkomplexe, die Nuclei amygdalae und bestimmte Anteile der Großhirnrinde untereinander (s. Brodal 1948).

b) Im *Chiasma opticum* wechseln die von den nasalen Retinaabschnitten kommenden Nervenfasern die Seite, während die temporalen Fasern in den ungekreuzten Tractus opticus ziehen. Die Fasern der Macula verlaufen sowohl gekreuzt als auch ungekreuzt. Der größere laterale Teil des Tractus opticus zieht in den lateralen Kniehöcker, ein schmälerer medialer Strang taucht zum Teil am vorderen Umfang des medialen Kniehöckers in die Tiefe, zum Teil schlingt er sich als „basale optische Wurzel" um den Hirnschenkel herum und verschwindet in der Fossa intercruralis.

c) Die markarme *Commissura supraoptica suprema* (Ganser) liegt von den Commissuren in der Nachbarschaft des Chiasma am weitesten dorsal. Sie strahlt beiderseits medial von den Fornixsäulen dorsalwärts aus und vermittelt vor allem den Faseraustausch zwischen den beiden Seiten des markarmen Hypothalamus. Siehe aber Bucher und Bürgi (1953) und Bürgi (1954), die bei der Katze von einer stark myelinisierten „dorsalen supraoptischen Decussation (Ganseri)" sprechen.

d) Die markreichere *Commissura supraoptica dorsalis* (Meynert) liegt ventral von der vorigen und ist dem Chiasma dorsal angelagert. Die frühzeitig markreifen Fasern verbinden die Gebiete des Subthalamus (Pallidum, Corpus subthalamicum) und wahrscheinlich auch die Basalkerne miteinander.

e) Die *Commissura supraoptica ventralis* (Gudden 1869) liegt orobasal von der Meynertschen Kreuzung und kann von den dorsalen Chiasmafasern nicht deutlich getrennt werden. Riley bezweifelt die Existenz der Guddenschen Commissur beim Menschen, weil sie bei kompletter Opticusatrophie nicht gesehen wird. Chang und Ruch haben sie indessen in Degenerationsstudien an Affen nachgewiesen und gezeigt, daß sie einen zum Teil spinalen Ursprung hat. Die Fasern verbinden die medialen Kniehöcker und die unteren Vierhügel mit den entsprechenden Gebilden der Gegenseite und dürften im System der zentralen Hörbahn eine Rolle spielen. Zum Hypothalamus scheinen keine Beziehungen zu bestehen. Bürgi (1954) vermeidet in Übereinstimmung mit Glees (1944) und anderen Autoren eine Unterscheidung zwischen Meynertscher und Guddenscher Commissur und bezeichnet beide zusammen als „ventrale supraoptische Decussation (Meynerti)".

f) In der *Decussatio supramamillaris* wechseln vor allem Fasern des Pallidum und des Corpus subthalamicum, die über das Forelsche Feld H2 kommen, zur Mittelhirnhaube der Gegenseite. Daneben kreuzen hier auch andere das Zwischenhirn mit dem Mittelhirn verbindende Systeme (s. Riley).

g) In der Massa intermedia — sofern vorhanden — kreuzen markarme und marklose Nervenfasern, die als *thalamische Commissur* (Commissura grisea media) bezeichnet werden. Zawisch vermutet, daß dieses Fasersystem beim Menschen noch in Evolution begriffen ist.

II. Wachstum.

Wachstum wird definiert als Zuwachs des lebenden Gewebes an intracellulärem und extracellulärem Protoplasma. Gewichtszunahme ist nicht gleichbedeutend mit Wachstum; sie kann auch Folge einer Speicherung nicht-protoplasmatischer Substanzen, wie Fett und Wasser sein. Wachstum ist das Ergebnis des *Baustoffwechsels*.

A. Physiologie.

1. Wachstum als Grundeigenschaft des lebenden Gewebes.

Es ist eine fundamentale Eigenschaft der lebenden Materie, sich „selbständig" zu vergrößern und zu vermehren. Da die lebende Materie sich in räumlich und zeitlich begrenzte Individuen gliedert, unterscheidet man bei dieser Eigenschaft zwei Formen, nämlich die Vergrößerung des Einzelindividuums, das *Wachstum*, und die Vermehrung der Zahl der Individuen, die *Fortpflanzung*.

Wie alle Grundeigenschaften des Lebens ist auch das Wachstum einer naturwissenschaftlichen Erklärung unzugänglich; man kann es nur betrachten und beschreiben. Das Wachstum beruht, wie TALBOT und SOBEL es ausdrücken, auf einer „intrinsic tissue tendency to grow", lange bevor übergeordnete hormonelle und nervöse Einflüsse steuernd eingreifen. Dieses „Bevor" gilt sowohl in phylogenetischer als auch in ontogenetischer Hinsicht. Hier soll nur die ontogenetische Seite betrachtet werden. Die *erste Keimentwicklung* läuft sicherlich normalerweise ohne irgendwelche Steuerungen ab, rein nach den durch die Vererbung festgelegten Gesetzen (spontanes Differenzierungsstadium, KEMP). — Für das Wachstum des *älteren Keimlings* wird vielfach schon eine hormonelle Beeinflussung angenommen. Mütterliche Hormone können in Organismen, wo die Frucht von keiner festen Hülle umgeben ist, auf diese übergehen. Ob auf solche Weise das Wachstum des Embryos normalerweise beeinflußt wird, steht dahin. Denn die Hypophysektomie bei trächtigen Tieren führt zu keinen Entwicklungshemmungen (PH. E. SMITH 1946). In der menschlichen Pathologie werden der Mongolismus, die Embryopathia diabetica (KLOOS) und manche Fälle von angeborenem Kropf mit Schilddrüsenunterfunktion (WILKINS 1950b) als Folge einer endokrinen Störung der Mutter während der Schwangerschaft gedeutet. Man darf aber aus diesen Störungen nicht den Schluß ziehen, daß die Frucht physiologischerweise mütterlicher Hormone bedarf; näher liegt die Annahme, daß die mütterliche Insuffizienz bzw. Krankheit die Resorptionsvorgänge in der Placenta stört oder daß abnorme Stoffwechselprodukte der Mutter das Kind schädigen, eventuell verfrühte Gegenregulationen in diesem wachrufen.

SMITH und DORTZBACH fanden, daß die Hypophyse des Schweineembryos von 11 bis 13 cm Scheitel-Steißlänge ab Wachstumshormon enthält. Doch hängt das intrauterine Wachstum nicht wesentlich von der Hypophyse ab. JOST (1950) dekapitierte Kaninchenfeten am 19. Trächtigkeitstag intrauterin und konnte ein normales Weiterwachsen der kopflosen Feten feststellen. Eine ähnliche Beobachtung machte KLÖPPNER (1950) an einem menschlichen Rückenmarkswesen; das intrauterine Wachstum der spätestens zu Beginn des 6. Schwangerschaftsmonats durch amniotische Abschnürung oder Nabelschnurumschlingung dekapitierten Frucht war nicht wesentlich gehemmt. Auch in der ersten extrauterinen Zeit scheint das Wachstum ziemlich unabhängig von hormoneller Steuerung abzulaufen, wie die Hypophysektomie bei ganz jungen Ratten (WALKER und Mitarbeiter) gelehrt hat. Von der menschlichen Pathologie her ist bekannt, daß der hypophysäre Zwergwuchs frühestens vom 4. Lebensjahr ab in Erscheinung tritt (DE RUDDER). Beobachtungen einer hypophysären Wachstumshemmung schon am Ende des ersten Jahres (z. B. PRÜSENER) stehen ganz vereinzelt. — Alles in allem scheint eine übergeordnete Wachstumssteuerung erst einige Zeit nach der Geburt einzusetzen; *in der ersten Lebensphase ist das Wachstum lediglich das Ergebnis einer dem jungen Gewebe innewohnenden Tendenz zur Vergrößerung und Entwicklung der durch die ererbte Konstitution festgelegten Form (= primordiale Wachstumstendenz)*. Dies schließt nicht aus, daß auch der embryonale Organismus auf künstliche Zufuhr von Somatotropin (S. 591) mit gesteigertem Wachstum reagiert (BLUMENTHAL und Mitarbeiter 1954).

Frühembryonale Anlagefehler führen zu primordialem Zwergwuchs einerseits, zu Riesenwuchs von Körperteilen (LANGSTEINER und STIEFLER), von inneren Organen (s. SCHERER 1930) und ganzer Körperhälften andererseits (HALLERVORDEN 1923, s. WERTHEMANN). — Die normale Wachstumstendenz des embryonalen Gewebes mag stofflich faßbar sein in den aus diesem Gewebe extrahierbaren Wuchsstoffen, wie den Trephonen von CARREL. Wohl sind auch diese Stoffe den Hormonen zuzurechnen, doch sind sie nicht gemeint, wenn von *hormoneller Steuerung* die Rede ist. Dieser Ausdruck sei auf die Tätigkeit jener Hormone beschränkt, die nicht im Gewebe selbst, sondern in den eigentlichen endokrinen Drüsen entstehen und auf dem Blutwege an das Gewebe herangetragen werden. So wie die hormonelle dürfte auch die *nervöse Wachstumssteuerung* im wesentlichen erst im Laufe der späteren Entwicklung zur primordialen Wachstumstendenz des Gewebes hinzukommen.

2. Vererbungsfragen.

Der Einfluß der Erbanlage, im Einzelfall durch Mutationen vielfach modifiziert, auf Ausmaß und Art des Wachstums ist sehr groß. Er wirkt entweder direkt auf das Wachstum oder auf dem Wege der hormonellen oder nervösen Wachstumssteuerung. J. BAUER (1947) sieht in dieser dreifachen Möglichkeit des Erbgutes, Form und Funktion der Erfolgsorgane zu gestalten (Abb. 10), ein grundlegendes Organisationsprinzip bei den Vertebraten. Nicht nur das eigentliche Wachstum, sondern auch die zur *Reifung* des Organismus führende *Entwicklung* und schließlich das *Welken*, der Altersabbau, sind genetisch weitgehend festgelegt. Die Erbanlage bedient sich der drei von BAUER aufgezeigten Wege einer Einwirkung auf die Erfolgsorgane in sehr verschiedenem Maße. An allen 3 Wegen können exogene Einflüsse abändernd eingreifen. Die Erkennung der zu den verschiedenen Wachstumsstörungen führenden ätiologischen Komponenten ist im Einzelfall schwer, oft kaum möglich. Dennoch kann auf dieser theoretischen Grundlage eine Einteilung versucht werden.

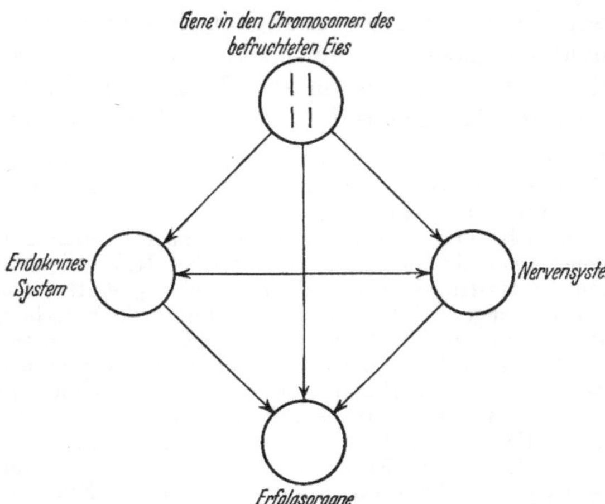

Abb. 10. Der dreifache Weg des Erbeinflusses auf die Erfolgsorgane. (Nach J. BAUER 1947.)

Schon bei den gesunden, rassisch und konstitutionell bedingten Variationen des Wachstums und der Reifung wird den endokrinen Drüsen, insbesondere der *Hypophyse*, eine bedeutende *konstitutionsgestaltende Kraft* zugeschrieben (s. KEMP). Solche Ansichten gipfeln in der Hypothese, daß die Konstitutionstypen auf „funktionellen Intensitätsgraden der Zellen des Hypophysenvorderlappens" beruhen (J. A. SCHNEIDER). Vor allem der athletische Typ soll durch ein ererbtes Überwiegen der Hypophysentätigkeit bedingt sein. Anatomische Untersuchungen zu dieser Frage haben bisher lediglich ergeben, daß große Menschen durchschnittlich eine größere Hypophyse haben als kleine (RÖSSLE 1923), und zwar ist es nach RASMUSSEN (s. ROMEIS 1940) die Adenohypophyse, die diese Beziehung bewirkt. — KRETSCHMER (1942) sieht in den körperwuchsgestaltenden Wirkungen der Hormone einen prägnanten Teilausschnitt aus einem viel größeren Gebiet chemisch gesteuerter Korrelationen.

Stärker als bei den großen Konstitutionstypen im Sinne von KRETSCHMER scheinen die Blutdrüsen bei den sog. *paraendokrinen Konstitutionen* in den Erbmechanismus einbezogen zu sein. Hierher gehören Fälle von erblichem Riesenwuchs und von akromegaloider Konstitution. DECOURT und GUILLEMIN betonen, daß bei diesen Typen — sie nennen außerdem noch Konstitutionen, die wie eine Schilddrüsenüberfunktion (Basedowoid), wie eine Nebenschilddrüsenunterfunktion (Spasmophilie), wie eine Nebennierenunterfunktion (Asthenie) aussehen — eigentliche Erkrankungen der Blutdrüsen nicht nachzuweisen sind. Eine Veränderung in der Ansprechbarkeit der Gewebe für die Hormone, möglicherweise vermittelt durch Anlagebesonderheiten des vegetativen Nervensystems, können ebensogut die Ursache dieser Konstitutionen sein wie Zuviel oder Zuwenig an Hormon.

Bei dem familiären Auftreten von hypophysärem („infantilistischem") Zwergwuchs wird nach BAUER und BERTA ASCHNER nicht die endokrine Störung, sondern eine Vegetationsanomalie vererbt; denn man sieht in diesen Familien auch Minderwuchs ohne Hypophysenstörung. Das gleiche gilt für den eunuchoiden Hochwuchs, der vorwiegend in Familien auftritt, in denen Hochwuchs auch ohne Genitalstörungen vorkommt. Eunuchoide mit Fettwuchs haben häufig Fettsüchtige ohne Keimdrüsenunterfunktion unter ihren Blutsverwandten, Basedowiker Kropfträger ohne funktionelle Störung. *Die abnorme Erbanlage schafft eine latente Schwäche in einem größeren Funktionskomplex* und damit eine erhöhte

Erkrankungsbereitschaft bestimmter endokriner Drüsen. Für die Akromegalie hat BLICKENSTORFER (1951) im Gegensatz zu anderen (s. ANTON, WEITZ, MARX 1941, G. KOCH, SACK 1949, PETTE 1950) allerdings keine genetischen Beziehungen zur akromegaloiden Konstitution nachweisen können.

J. BAUER (1947) warnt davor, den hormonellen und nervös-vegetativen Steuerungen im Entstehungsablauf erblicher Wuchs- und Entwicklungsstörungen einen zu großen Einfluß zuzubilligen. Das Primat habe meist die *direkte Gestaltung des Organismus durch die Erbanlage.* Ererbte Veränderungen im Endokrinium und im Nervensystem seien oft nur genetisch neben-, nicht kausal vorgeschaltet.

3. Die hormonelle Wachstumssteuerung.

a) Das Wachstumshormon der Hypophyse.

Nach Aufstellung der Lehre von der inneren Sekretion durch BROWN-SÉQUARD (s. BIEDL) im Jahre 1869 ging die Einreihung der Hypophyse in die Gruppe der endokrinen Organe nur zögernd vor sich. PALTAUF beschrieb 1891 das Skelet seines berühmt gewordenen „Paltauf-Zwergen", ohne den Zusammenhang der Wachstumshemmung mit einer Hypophysenerkrankung erkannt zu haben; doch lassen die von ihm berichteten Maße eines erweiterten Türkensattels keinen Zweifel, daß eine Hypophysengeschwulst vorgelegen haben muß. Hinsichtlich Riesenwuchs und Akromegalie (1886 von P. MARIE beschrieben) tauchen seit 1887 (MINKOWSKI) und 1891 (MARIE und MARINESCO) die ersten tastenden Versuche einer Bezugnahme der Wachstumssteigerung zu der wiederholt beobachteten Hypophysengeschwulst auf. Aber erst 1900 wurde durch W. HUTCHINSON der später noch vielfach angegriffene Schluß gezogen, daß die Hypophyse „a sort of growth centre" darstelle. Die pathologisch-anatomischen Untersuchungen der Folgezeit (s. KRAUS in diesem Handbuch) haben erhärtet, daß *Schädigungen der Hypophyse in der Jugend das Wachstum stets hochgradig beeinträchtigen.* Diese Tatsache ist tierexperimentell durch BERNHARD ASCHNER, HOUSSAY und HUG, PH. E. SMITH, TEEL und CUSHING, WEHEFRITZ und GIERHAKE, CROOKE und GILMOUR, SAMUELS und Mitarbeiter, BECKS und Mitarbeiter, BRANDSTÄTTER und viele andere Forscher bestätigt worden.

EVANS und LONG zeigten 1921 erstmalig, daß Rohextrakte von Kalbshypophysenvorderlappen bei parenteraler Applikation das Wachstum fördern. Der Weg der biologischen Forschung bis zur Isolierung des *Wachstumshormons,* heute auch *Somatotropin (STH)* genannt, durch LI und EVANS (1944, s. auch LI und Mitarbeiter, LI und EVANS 1947, LI 1948) kann hier unerörtert bleiben. Es handelt sich um einen wasserlöslichen, phosphor- und kohlenhydratfreien Eiweißkörper, der durch Temperaturen von 70—80° C und durch Trypsin und Pepsin zerstört wird, mit dem Molekulargewicht ungefähr 45000 und einem isoelektrischen Punkt $p_H = 6{,}85$. Somatotropin bewirkt im Organismus *Eiweißzuwachs,* wahrscheinlich über einen direkten Einbau von Aminosäuren in die Proteine (FRIEDBERG und GREENBERG), wobei der Ribonucleinsäure offenbar eine bedeutende Rolle zukommt (DE STEFANO und Mitarbeiter); es befähigt den Organismus, Eiweiß für das allgemeine Wachstum zu synthetisieren (SAMUELS); es regt die meisten Gewebe[1], nicht nur die Knochen, zum Neuaufbau lebenden Protoplasmas und damit meist auch zu Vergrößerung und Gewichtszunahme an (s. HELWEG-LARSEN und NIELSEN). (Daher ist es unzweckmäßig, es „Chondrotropin" oder „Knorpelhormon" zu nennen.) Wenn genügend Nahrungsmittel zugeführt werden, kommt es unter dem Einfluß des Wachstumshormons zu einer positiven Bilanz hinsichtlich des Stickstoffs und der intracellulären Mineralien wie Phosphor, Kalium und Calcium. Der Eiweiß- und Wassergehalt des Körpers nimmt zu, der Fettgehalt ab, wodurch sich die Proportionen den jugendlichen Verhältnissen nähern (LI und Mitarbeiter). Das Fett wird in den Depots mobilisiert, der Leber zugeführt (WEIL und ROSS, SZEGO und WHITE, LEVIN und FARBER) und hier im Zusammenwirken mit dem Schilddrüsenhormon in einfache Kohlenhydratbruchstücke gespalten, die bei der Synthese der zum Eiweißaufbau nötigen Aminosäuren Verwendung finden dürften (LI 1948). Retention von harnfähigem Stickstoff, Senkung der Aminosäuren im Blut, Vermehrung der Ribonucleinsäure in der Leber, Vermehrung der Aminosäurenaufnahme im Skeletmuskel, Zunahme der Blutphosphatase sind weitere Wirkungen. Wie HELWEG-LARSEN zeigte, scheint die Entstehung von größeren Zellkernen, die Ausbildung sog. Kernklassen in der Leber von Zwergmäusen, weitgehend vom Wachstumshormon abzuhängen. Nach MARX und Mitarbeitern (1943), ANDERSON und LONG, CAMPBELL und Mitarbeitern und REID ist auch das diabetogenetische Prinzip des Hypophysenvorderlappens (S. 705), das die A-Zellen des Pankreas stimuliert, hauptsächlich im gereinigten Wachstumshormon enthalten. Über weitere Effekte des Wachstumshormons auf den

[1] Enorme Splanchnoomegalie bei Akromegalie (S. 605ff.), Lebergewichte bis zu 6200 g (GOLDBERG und LISSER 1942).

Kohlenhydratstoffwechsel s. Evans (1949), Milman und Russell, Engel und Mitarbeiter und Ferner (1952). Selye schreibt dem Wachstumshormon einen entzündungsfördernden (1951a) und infektionshemmenden (1951b) Effekt zu. In dieser und mancher anderer Hinsicht sei es der Antagonist des ACTH. Durch die Lenkung des Stoffwechselgeschehens im Sinne eines Eiweißaufbaues und einer vorzugsweisen Ausnutzung der Fette gewinnt das STH Bedeutung in der Behandlung mit „künstlichem Winterschlaf" (Laborit). Am Knochen fördert das Somatotropin alle 3 Ossifikationstypen, indem die Osteoblasten unter seinem Einfluß in den Proliferationszonen vermehrt osteoide extracelluläre Substanz ablagern (W. Marx und Mitarbeiter 1944, Becks und Mitarbeiter 1944b, Simpson und Mitarbeiter). Diese zieht eben in den Kreislauf gebrachtes Calcium gierig an (Ulrich und Mitarbeiter). — Zur Behandlung des menschlichen Minderwuchses hat sich das gereinigte Wachstumshormon bisher als wenig wirksam erwiesen.

Wiederholt wurde erörtert, ob das Somatotropin oder andere Hypophysenstoffe bei Entstehung und Wachstum *bösartiger Geschwülste* eine Rolle spielen (Meesen, Wachtel 1946, 1950, Mosinger 1954, Samuels 1954). Einige Tierexperimente (s. Funk und Mitarbeiter 1950, Moon und Mitarbeiter) sprechen für einen fördernden Einfluß des gereinigten Somatotropins auf das maligne Wachstum; beim Menschen dürfte dieser Einfluß jedoch kein sehr großer sein, sonst müßten Akromegalie und Krebs (Kiyono 1926, Ormos und Monus) häufiger zusammen vorkommen, als es tatsächlich der Fall ist. Auch bei Simmondsscher Krankheit (S. 644ff.) kann Krebs auftreten (Jaffe 1922, Cook und Sheehan, McKay und Mitarbeiter, Chwalla). Nach Shimkin und Mitarbeitern, Knowlton und Mitarbeitern (1954) beeinflußt die Hypophysektomie das bösartige Wachstum nicht. Störtebecker empfiehlt jedoch bei metastatischen Hirntumoren die Hypophysektomie im Anschluß an die Exstirpation der Metastasen und in Kombination mit Cortisonsubstitution.

Exakte Daten über Bildung und Sekretion des Somatotropins in den *verschiedenen Lebensaltern* liegen offenbar noch nicht vor. Die meisten Autoren stimmen darin überein, daß es im intrauterinen und in der ersten Zeit des extrauterinen Lebens noch keine erhebliche Bedeutung hat (S. 589). Die Hauptwirkungsperiode ist zweifellos die *Kindheit* und die *Adoleszenz*.

Doch ist auch nach Beendigung des Längenwachstums ein hypophysärer Faktor noch direkt oder indirekt am Werk, der den Eiweißzuwachs des Organismus fördert. Das geht aus dem Umstand hervor, daß der Verlust der Hypophyse beim Erwachsenen zur Verkleinerung aller inneren Organe, zu Splanchnomikrie (Berblinger 1934b) führt. Dieser Einfluß der Hypophyse auf den Eiweißstoffwechsel beim Erwachsenen braucht aber kein direkter über das Wachstumshormon zu sein. Talbot und Sobel weisen darauf hin, daß das Längenwachstum, abgesehen von Sonderfällen, in einem bestimmten Alter aufhört, gleichgültig, ob die Epiphysenfugen verknöchert sind oder nicht. Der Erwachsene unterscheide sich vom Kind durch eine geringere Ausschüttung von Wachstumshormon. Doch dürfte die Somatotropinbildung auch beim Erwachsenen nicht völlig sistieren. Die bis ins hohe Alter fortschreitende Größenzunahme von Kopfumfang, Interorbitalbreite, Unterkiefer, Nase und Ohren ist nach H. Günther (1950) ein Zeichen weiterer Wirksamkeit (sog. physiologische Akromegalie). Nach Albright und Reifenstein beginnt die Nebennierenrinde in der Pubertät das *N-Hormon* (Androsteroid, S. 709) auszuschütten. Dieser Stoff habe im reifen Organismus die Bedeutung eines Eiweißanbauhormons. Es fördert (Albright) die endochondrale und endostale Ossifikation und damit das Wachstum, löst zum Unterschied vom Wachstumshormon jedoch gleichzeitig durch Verknöcherung der Epiphysenfugen (Skeletreifung) die Beendigung des Längenwachstums aus. Beim männlichen Individuum wirkt das *Androgen des Hodens* synergistisch mit dem N-Hormon. Die Produktion beider Stoffe wird durch hypophysäre Hormone (ACTH und ICSH) angeregt. Beide Stoffe haben zum Unterschied vom Wachstumshormon keine Wirkung auf die periostale Ossifikation; daher bewirken sie keine Akromegalie.

Zusammenfassung. Die wesentliche Wirkung des wahrscheinlich in den eosinophilen Zellen des Hypophysenvorderlappens gebildeten Wachstumshormons dürfte auf der Fähigkeit beruhen, die Eiweißsynthese im Körper zu fördern, wodurch es zur Vermehrung der intra- und extracellulären lebenden Substanz kommt. — Das Wachstumshormon tritt *hauptsächlich in der Jugend* auf. Im reifen Organismus dürfte seine Funktion teilweise vom Androsteroid der Nebennierenrinde, beim Mann auch vom Hodenhormon übernommen werden. Ob das Wachstumshormon auch schon in der Fetal- und Säuglingsperiode normalerweise wirkt, erscheint fraglich.

b) Andere hormonelle Faktoren, die auf das Wachstum einwirken.

Nach den Ergebnissen über die Wirkung des gereinigten Wachstumshormons auf die endogene Eiweißsynthese dürfte sich die Annahme eines besonderen hypophysären *Eiweißstoffwechselhormons* (PASCHKIS und SCHWONER) erübrigen. Den von PULAY beschriebenen Dysproteinismus bei Hypophysenunterfunktion kann man am ehesten auf einen Mangel an Wachstumshormon beziehen. Wahrscheinlich regt ein dauerndes *Überangebot* hochwertiger Nahrungsmittel, insbesondere bestimmter Vitamine, die Hypophyse in gewissem Maße zu erhöhter Produktion an, woraus sich die *Proteroplasie* der wirtschaftlich bessergestellten Stadtbevölkerung (PFAUNDLER) zum Teil erklären könnte.

Umgekehrt verhält es sich mit den verschiedenen Formen eines *Unterangebotes* von Nahrungsmitteln (ERSHOFF). Die Hypophyse schränkt dann ihre Tätigkeit ein, die wenigen zur Verfügung stehenden Nährstoffe werden dem Baustoffwechsel entzogen und dem lebenswichtigen Energiewechsel zugeführt. TALBOT und SOBEL (1947a) bezeichnen den *Unterernährungszwergen* geradezu als das Ergebnis eines „physiologischen" Hypopituitarismus. Der rachitische Zwergwuchs (Abb. 15b, s. HÄSSLER) gehört ebenfalls hierher. Nicht nur vom exogenen Nahrungsmangel, sondern auch von dem durch innere Krankheiten bedingten Unterangebot gilt dies: chronische Leberleiden führen zum *hepatischen Infantilismus* (PFAUNDLER, GÖTTCHE) Darmstörungen zur *Pädatrophie.* Beim *renalen Zwergwuchs* wird die Durchblutungsstörung der Gewebe infolge des blassen Hochdrucks zur Erklärung der Wachstumshemmung herangezogen (M. WERNER); nach den Befunden von SHELLING und REMSEN (1935) und den Versuchen von EGER (1941) führt die Niereninsuffizienz über eine Überfunktion der Epithelkörperchen zu einer Wachstumsstörung, die als kindliche Ostitis fibrosa generalisata (RECKLINGHAUSEN 1891) aufzufassen ist. 1953 läßt EGER die Frage offen, ob bei chronischer Niereninsuffizienz das Wachstumshormon der Hypophyse durch Acidose oder durch einen besonderen Stoff der erkrankten Nieren gebremst wird. In vielen Fällen chronischer Nierenkrankheit wäre eine Deutung der Wachstumshemmung auch über das allgemeine Adaptationssyndrom von SELYE (S. 713) mit seiner Überproduktion an ACTH und wachstumshemmendem S-Hormon der Nebenniere (Glykosteroid, S. 708) zu erwägen.

Auch der Mangel an *Schilddrüsenhormon* (S. 694f) führt zur Wachstumshemmung, wie seit langem aus klinischen und experimentellen Beobachtungen bekannt (WEISSCHEDEL, BARKER u. a.). Fraglich ist, ob dieses Inkret direkt in den Wachstumsprozeß eingreift. In Abwesenheit von Wachstumshormon stimuliert das Thyroxin das Wachstum jedenfalls nicht oder nur unwesentlich (SMITH und Mitarbeiter 1927, ASLING und Mitarbeiter 1954)[1], während ein Übermaß von Wachstumshormon den schilddrüsenlosen Organismus zum Wachsen bringt (FLOWER und EVANS, EVANS und Mitarbeiter 1939). Das Schilddrüsenhormon ist ein bedeutender Katalysator für alle Stoffwechselvorgänge. Deshalb stört sein Mangel die Entwicklung auch jener Organe schwer, die verhältnismäßig wenig unter dem Einfluß der trophischen Hormone stehen, wie des Gehirns. Das erklärt die seelische Überlegenheit des hypophysären Zwerges über den kretinistischen. Nach WILKINS übt das Schilddrüsenhormon besonders in den ersten Lebensjahren einen starken Einfluß auf Wachstum und Entwicklung aus. Wahrscheinlich sind bei Schilddrüsenmangel die Gewebe gegenüber den wachstumsfördernden Impulsen weniger empfindlich (EVANS und Mitarbeiter 1939). Die verminderte Kreislauftätigkeit, die durch herabgesetzten Appetit verminderte Nahrungsaufnahme (SHELTON) und der reduzierte Zellstoffwechsel könnten wie beim Unterernährungszwerg zur Hypophysenunterfunktion führen. Einer Betrachtung des hypothyreotischen Zwergwuchses als einen letzten Endes hypophysären stehen indessen grundlegende Unterschiede in den Skeletproportionen entgegen (vgl. Abb. 13d und a). — Basedowkranke Kinder wachsen zunächst durchschnittlich schneller (STARCK, REILLY), werden aber schließlich nicht größer als normale (KENNEDY). Kleine Dosen von Schilddrüsenhormon können das Wachstum beschleunigen (JOHNSTON), größere führen stets zu negativer Stickstoff- und Calciumbilanz und damit zu Wachstumshemmung (SMITH und MCLEAN). Zur Erklärung mag herangezogen werden, daß im Übermaß zugeführte Nahrungsstoffe im hyperthyreotischen Organismus besser verwertet werden als im normalen (JOHNSTON, KOGER und Mitarbeiter); solange die Stickstoffbilanz positiv bleibt, kann der Überschuß mit Hilfe der Wachstumsfaktoren zu erhöhtem Eiweißaufbau verwertet werden. Steigt aber der Gasstoffwechsel über ein gewisses Maß, dann kann auch die größte Nahrungszufuhr nicht Schritt halten, es wird körpereigenes Gewebe für die stark gesteigerte Verbrennung mit herangezogen, und das Wachstum steht still. Außerdem muß bei dem anfänglich rascheren Wachstum der hyperthyreotischen Kinder beachtet werden, daß vielfach keine primäre Schilddrüsenstörung, sondern eine Überproduktion der Hypophyse an thyreotropem Hormon zugrunde liegt. Die Hypophyse könnte in diesen Fällen nicht nur Thyreotropin, sondern auch Somatotropin vermehrt bilden und ausschütten. — Der durchschnittlichen Übergröße

[1] Siehe dagegen SCOW (1954).

hypophysär-diabetischer Kinder (S. 776) zu Beginn ihrer Krankheit dürfte ein ähnlicher Mechanismus zugrunde liegen.

Folgt man diesen Auffassungen, dann würden die Wachstumsabweichungen bei Über- und Unterernährung, bei Schilddrüsenkrankheiten und bei kindlichem Diabetes teilweise oder ganz über Veränderungen in der Bildung und Ausschüttung von Wachstumshormon durch die Hypophyse zustande kommen. Anders verhält es sich wohl bei den Erkrankungen der *Keimdrüsen.*

Das *männliche Keimdrüsenhormon* (S. 611) und der *androgenetische Faktor der Nebennierenrinde* (Androsteroid = N-Hormon, S. 709) haben neben ihrem Einfluß auf die Ausbildung der sekundären männlichen Geschlechtsmerkmale eine allgemeine, dem Somatotropin synergistische Wirkung (SIMPSON und Mitarbeiter). Sie treten erst von der Pubertät ab stärker in Erscheinung (s. SECKEL und Mitarbeiter) und lösen dann das Wachstumshormon in seiner eiweißaufbauenden Funktion teilweise ab. Vorzeitige Wirksamkeit führt neben Vermännlichung bei Mädchen und Pubertas praecox bei Knaben zu beschleunigtem Wachstum (TALBOT und Mitarbeiter 1942), aber auch — zum Unterschied von Wachstumshormon — zu vorzeitiger Skeletreifung (Epiphysenfugenschluß), wodurch die schließlich erreichte Größe eher unternormal bleibt (Abb. 15a). In dem klassischen Fall eines adrenogenitalen Syndroms durch Nebennierentumor von MATHIAS war die endgültige Größe von 1,20 m bereits mit 9 Jahren erreicht (Abb. 15c)[1]. Bei den männlichen Kastraten und Eunuchoiden fehlt die normale, durch das Auftreten des Hodenhormons bedingte Wachstumsbeschleunigung in der Adoleszenz; dennoch erreichen sie gewöhnlich normale Größe, weil das Wachstumshormon zunächst weiter wirkt und der Mangel an Hodenhormon die Skeletreifung verzögert. Dies gilt insbesondere hinsichtlich der langen Röhrenknochen, wodurch die typischen eunuchoiden Skeletproportionen entstehen (s. WAGENSEIL). Nur die Minderzahl der Eunuchoiden wird abnorm groß (eunuchoider Hochwuchs); die meisten hören trotz offener Epiphysenfugen gegen Ende der normalen Adoleszenz zu wachsen auf, offenbar weil die Hypophyse die Wachstumshormonproduktion einschränkt.

Von den weiblichen Geschlechtshormonen ist das *Follikelhormon* (S. 612) ebenso wie das männliche ein Katalysator der Skeletreifung, indem es die Verknöcherung der Epiphysenfugen beschleunigt (N. B. TALBOT 1939). Durch Stimulierung der Osteoblasten fördert es die endostale Verknöcherung (ALBRIGHT). Fünf Jahre nach Beginn der Keimdrüsentätigkeit schließen sich nach TALBOT und SOBEL bei beiden Geschlechtern die meisten Epiphysenfugen. Das Follikelhormon hat indessen im Gegensatz zum männlichen Hormon keinen deutlichen Einfluß auf die endogene Eiweißsynthese und damit auf das Wachstum (s. GARDNER und PFEIFFER). Ein Übermaß an Oestron hemmt sogar den Calcium- und Stickstoffzuwachs des Organismus (JOHNSTON 1941a). Dennoch führt vermehrte oder vorzeitige Einwirkung dieses Stoffes, wie z. B. bei Granulosazelltumoren (s. ORTHNER 1954) zunächst zu beschleunigtem Wachstum (PAHL). TALBOT und SOBEL erklären dies mit der stimulierenden Wirkung des Follikelhormons auf die Hypophyse (S. 554), wodurch die Nebennierenrinde über das ACTH zu vorzeitiger Bildung des wachstumsfördernden N-Hormons angeregt werde. Ungewiß bleibt vorläufig, ob nicht manche Granulosazellgeschwülste selbst neben Follikelhormon auch die Wachstum und Geschlechtsbehaarung anregenden Substanzen produzieren können. Die schließlich erreichte Größe von Frauen mit Pubertas praecox ist aber wegen der verfrühten Skeletreifung fast immer unterdurchschnittlich (R. MEYER 1931, GESELL und Mitarbeiter). — Das *Progesteron* (S. 612) scheint eine dem Testosteron gleichgerichtete milde Wachstumsstimulation zu bewirken. Die gegen das Wachstum gerichtete Wirkung des Oestrogens wird von ihm coupiert (s. ASDELL)

Mädchen mit *angeborener Keimdrüsenaplasie* (C. W. TURNER, S. 603 und 632) bleiben im Wachstum gewöhnlich zurück. Diesen Minderwuchs deutet ALBRIGHT als die Folge eines Mangels an Nebennierenandrogen, da die normale Anregung der Hypophyse durch das Follikelhormon fehle. Die Entfernung der Ovarien führt jedoch im Tierversuch zu keinen nennenswerten Wachstumsstörungen; auch sind Frauen mit primärem Hypogenitalismus außerhalb dieses Syndroms eher überdurchschnittlich groß. TALBOT und SOBEL, J. BAUER (1947), HENI (1951) u. a. sehen deshalb in dem Kleinwuchs bei den TURNER-Fällen ebenso wie der erste histologische Beobachter OLIVET den Ausdruck einer allgemeinen genetischen Störung, nicht die Folge des Eierstockmangels.

Die Wachstumshemmung bei *Addison*-kranken Kindern deuten TALBOT und SOBEL aus dem Mangel an *Halosteroiden* (S. 708). Der Kochsalzverlust führt zu Exsiccose, Blut-

[1] Da Menschen, die in der Kindheit an adrenogenitalem Syndrom (ORTHNER 1954) erkranken, aus diesen Gründen abnorm klein bleiben, spricht RÖSSLE von „dysgenitalem Zwergwuchs“. Er reiht unter diesen Begriff aber auch alle anderen „mit Mißwachstum des Genitale und nur mit diesem verknüpfte“ Zwergwuchsformen ein, z. B. Fälle von TURNER-Syndrom (s. Abb. 13c), konstitutioneller Pubertas praecox (s. Abb. 15a) und von allgemeiner Entwicklungshemmung auf hypophysärer oder konstitutioneller Basis.

eindickung, zirkulatorischer Insuffizienz und dadurch wie bei Unterernährung und Schilddrüsenunterfunktion zu hypophysärer Insuffizienz mit verringerter Wachstumshormonproduktion. Dementsprechend bringt in diesen Fällen die Zufuhr von Desoxycorticosteron oder von genügend Kochsalz Wiederaufnahme normalen Wachstums.

Gleichmäßiger Mangel an N- und S-Hormon stört das Wachstum nicht, da diese Stoffe sich in ihrer Wirkung auf die Eiweißsynthese gegenseitig aufheben.

Das *S-Hormon* (Glykosteroid, S. 708) ist nach ALBRIGHT ein Antiwachstumshormon, indem es hemmend in den durch Wachstumshormon, N-Hormon und Hodenhormon angeregten Eiweißaufbau eingreift. Das ACTH der Hypophyse hat in Anwesenheit der Nebenniere die gleiche Wirkung (EVANS und Mitarbeiter 1943, BECKS und Mitarbeiter 1944a, ASLING und Mitarbeiter 1951), da es überwiegend die Glykosteroidbildung anregt (S. 711). Diese Bedingungen liegen bei der CUSHINGschen Krankheit vor (S. 779). Dementsprechend bleiben kindliche Cushing-Kranke meistens im Wachstum zurück (MARKS und Mitarbeiter).

Da das S-Hormon im Rahmen des *allgemeinen Adaptionssyndroms* (S. 713) auf viele Arten von Belastung wie Infektion, Operation, Verbrennung, Trauma, Hunger *(Stress)* vermehrt gebildet und ausgeschüttet wird, könnte man die Wachstumshemmung bei länger kranken oder unterernährten Kindern auch auf diese Weise erklären. SELYE (1951b) spricht von einer Umstellung der Hypophysentätigkeit zugunsten der Produktion des lebenserhaltenden ACTH während solcher Belastungen, wodurch ein relativer Mangel an anderen Hypophysenhormonen eintreten kann. Die Wachstumshemmung lasse sich dann durch die reichliche Zufuhr exogenen Wachstumshormons beheben. Doch können bestimmte Formen von Belastung, wie z. B. chronische Kälteeinwirkung, auch zu einer Überproduktion von Wachstumshormon führen.

Die Wachstumssteigerung durch *N-Hormon* im adrenogenitalen Syndrom wurde bereits erwähnt. Wichtig ist, daß es *alle Übergänge* zwischen reinem Morbus Cushing und reinem adrenogenitalem Syndrom gibt, hervorgerufen durch eine Überproduktion von S- und N-Hormon in wechselndem Verhältnis (s. S. 781).

Die wiederholt postulierte wachstumsfördernde Wirkung eines hypothetischen *Thymushormons* (s. SCHMINCKE 1926 in diesem Handbuch, BOMSKOV 1942) ist nicht bewiesen, wenn auch die mit Beendigung des Längenwachstums eintretende Involution eine besondere Rolle der inneren Brustdrüse im jugendlichen Organismus nahelegt. Der Thymus gilt als ein Reservoir hochwertiger Eiweißkörper, die durch den Untergang der Thymocyten, z. B. unter der Wirkung des Glykosteroids der Nebennierenrinde (S. 709), für immunbiologische Zwecke mobilisiert werden. Darüber hinaus mag es andere noch unbekannte Funktionen geben. Die Bedeutung der Thymusinvolution in Schwangerschaft und Lactation (GREGOIRE) ist noch nicht klar (s. ferner S. 616 und 620). Der von BOMSKOV und SLADOVIC und BOMSKOV erhobene Befund eines „thymotropen Hormons“ des Hypophysenvorderlappens hat sich nicht bestätigt. Das Somatotropin stimuliert zwar in gewissem Maße das Thymuswachstum, doch scheint es sich nur um eine sehr lose Abhängigkeit zu handeln. Nach Hypophysektomie kann es zunächst zu einer Thymusinvolution kommen; es handelt sich um die Wirkung des Operationsschockes, durch den aus der noch nicht atrophierten Nebennierenrinde das Glykosteroid ausgeschüttet wird. Nach längerem Überleben der Hypophysektomie stellt sich entsprechend der Nebennierenrindenatrophie eher eine gewisse Thymushyperplasie ein (Näheres s. bei SELYE 1949a und TESSERAUX 1953).

Den *Hypophysenhinterlappenhormonen* wurde von einigen Autoren eine *hemmende Wirkung auf das Wachstum von Geschwülsten* nachgesagt (SUSMAN, WACHTEL); ROZYNEK konnte dies in Untersuchungen an Benzpyrentumoren bei Ratten nicht bestätigen. Eigenartigerweise hat man auch dem *Intermedin* (S. 745) eine krebshemmende Wirkung zugesprochen (RODEWALD 1934); neuere Befunde deuten auf eine Rolle der Hinterlappenhormone bei der Entstehung des Intermedin und des Intermedin bei der Entstehung des wachstumshemmenden ACTH hin (s. S. 739).

Außerhalb der eigentlichen endokrinen Organe sind wachstumsfördernde Stoffe (Trephone) in embryonalen nnd reifen Gewebssäften (MARGOLIASH uud Mitarbeiter), ferner in Kulturen von Leukocyten und Lymphocyten nachgewiesen worden (CARREL). MENKIN fand offenbar ähnliche Stoffe in entzündlichen Exsudaten. Sie dürften die Aufgabe haben, die entzündliche Reparation zu fördern.

c) Zur Organbezogenheit der trophischen Hormone.

Die glandotropen Hypophysenhormone[1] fördern nur das Wachstum bestimmter Zielgewebe, nämlich der von ihnen „gesteuerten“ endokrinen Drüsen. Demgegenüber sagt man vom Somatotropin, daß es den Eiweißzuwachs *aller* Organe fördere. Das Androgen bewirkt

[1] Wegen der trophischen Funktion werden sie im amerikanischen Schrifttum heute oft „Trophine“, nicht mehr „Tropine“ genannt.

neben der Stimulation der männlichen Geschlechtsmerkmale ebenfalls einen *allgemeinen* Eiweißzuwachs. Doch auch diese allgemeinen Wachstumshormone fördern das Wachstum der Organe nicht gleichmäßig, sondern einige Organe werden stark, einige viel weniger angeregt. Das Somatotropin bewirkt nach Evans und Mitarbeitern (1948) eine proportionierte Zunahme von Leber, Magen, Darm, Nieren und Herz, hingegen eine Abnahme der endokrinen Organe, insbesondere der Keimdrüsen. Aus Arbeiten über Niereninsuffizienz und Hypertonie ergibt sich ein bedeutender Einfluß des Wachstumshormons auf Trophik und Funktion von *Niere* und *Herz* (Ogden und Mitarbeiter, Hajdu und Beznak, White und Mitarbeiter, Eger 1953). Das Androgen übt eine viel stärkere Wirkung auf das *Muskelwachstum* aus als das Somatotropin; die unterschiedliche Wirkung auf das *Knochenwachstum* wurde schon erwähnt. Das Wachstum des *Gehirns* einschließlich des Augapfels ist zum Unterschied vom Schädellängenwachstum am unabhängigsten von der Hypophyse (Walker und Mitarbeiter 1952); deshalb sterben sehr früh hypophysektomierte Ratten regelmäßig am Hirndruck (Walker und Mitarbeiter 1950, Asling und Mitarbeiter 1952). Vorzeitige und vermehrte Hormonausschüttung vermag von allen Körperorganen die Reifung des Gehirns am wenigsten zu beschleunigen. Hieraus könnte sich das meist beobachtete psychische Kindlichbleiben sonst vorentwickelter Kinder mit Riesenwuchs oder Pubertas praecox gleich welcher Genese erklären. Nach Gesell und Mitarbeitern wird auch die Entwicklung des Schädels zum Unterschied vom übrigen Skelet durch Pubertas praecox nicht beeinflußt. Das gleiche gilt für die *Dentition*, da normalerweise vor der Geschlechtsreife ablaufend (Anton, Pässler, Seckel)[1]. Bei hypophysärem und „infantilistischem" Zwergwuchs ist das Wachstum der Milch- und bleibenden Zähne nicht verändert, nur der Zahnwechsel verzögert, nach Adler und Vegh wegen Ausbleibens des Knochenwachstums in der Umgebung der Zähne. Während beim normalen Hund der Zahnwechsel im 4.—5. Lebensmonat stattfindet, persistiert bei hypophysenlosen Tieren das Milchgebiß zeitlebens; gegen Ende des 1. Lebensjahres kommen hinter dem Milchgebiß einzelne dauernde Zähne hervor, so daß doppelte Zahnreihen entstehen. Dabei sitzen die Milchzähne vollkommen fest (Aschner 1929). Ob „das" hypophysäre Wachstumshormon physiologischerweise in Form einzelner chemisch differenter, auf bestimmte Zielgewebe eingestellter Wirkungskomponenten auftritt, wird von berufener Seite diskutiert.

4. Der Einfluß des Nervensystems auf das Wachstum.

Welch tiefen Einfluß Störungen des Nervensystems auf die *lokalen Wachstumsvorgänge* nehmen können, zeigt das Vorkommen von umschriebenen Hypertrophien bei Syringomyelie (Schlesinger), bei Neurofibromatosis Recklinghausen (Pick 1923, Winestone, Heusch, Stark, Gagel 1936b, F. A. Kehrer, Kühl, Werthemann, Grebe 1953) und bei der polyostotischen fibrösen Dysplasie von Albright (Borst und Revers), von Atrophien und Wachstumshemmungen nach Poliomyelitis, bei Sudeckschem Syndrom (s. M. B. Schmidt 1937) und anderen Schädigungen der peripheren Neurone. Die Trophik, das ist das lokale Wachstum, wird heute weitgehend als eine Funktion des *peripheren vegetativen Nervensystems* betrachtet, sei es, daß man sich dieses über die örtliche Blutstrombahn angreifend denkt (Ricker 1924), sei es, daß man „trophischen" Nervenendigungen einen direkten Einfluß auf das Erfolgsgewebe — unter Vermittlung humoraler Überträgerstoffe (Aktionssubstanzen) — zubilligt, sei es schließlich, daß man annimmt, die Empfindlichkeit des Gewebes, auf trophische Hormone (z. B. Wachstumshormon) zu reagieren, werde von der örtlichen nervösen Peripherie aus geregelt (Decourt und Mitarbeiter 1949). Der Sympathicus soll einen hemmenden Einfluß auf das Wachstum ausüben, wie man aus dem Vorkommen von Hypertrophien bei Unterbrechungen seiner Fasern durch Verletzungen und Geschwülste (Heusch) und aus der Auffassung der Arachnodaktylie (S. 609) als angeborene Hypoplasie der ergotropen Komponente des vegetativen Nervensystems (Weyers) zu schließen glaubt. Die Erzeugung einer Magenwandhypertrophie durch experimentellen Dauerreiz auf den Nervus vagus durch Timme spricht für einen fördernden Einfluß des Parasympathicus auf das Wachstum, der nach W. R. Hess zur trophotropen Komponente des vegetativen Systems gehört. Eine Betrachtung dieser Fragen erfolgt an anderem Ort (s. E. Herzog in diesem Handbuch). Hier interessieren nur 2 Probleme: 1. Gibt es eine zentralnervöse Steuerung *lokaler* Wachstumsvorgänge? 2. Gibt es eine zentralnervöse Steuerung des *allgemeinen* Wachstums?

Ad 1. Hier muß zunächst die Frage erwogen werden, ob und inwieweit das Zentralnervensystem, insbesondere der vegetative Hypothalamus, die Trophik der *Hypophyse* beeinflußt. Was den *neurohypophysären Anteil* betrifft, so sind die Verhältnisse klar; sein Parenchym besteht aus hypothalamischen Nervenfasern, es geht zugrunde, wenn der Ursprungsort zerstört wird. Hinsichtlich der *Adenohypophyse* betonen viele Untersucher, daß

[1] Hingegen beobachteten Bronstein und Mitarbeiter und Lange-Cosack (1951) in ihren Fällen (S. 677—681) vorzeitige Zahnentwicklung.

selbst bei schweren Zerstörungen des vegetativen Hypothalamus durch pathologische Prozesse oder experimentelle Läsionen der Zellaufbau des Drüsenparenchyms nicht verändert wäre. Unseres Erachtens erscheinen die Vorderlappenzellen in solchen Fällen bei genauerer Untersuchung aber doch etwas kleiner als normal und weniger sekretorisch aktiv, *was für einen gewissen, keineswegs hochgradigen trophischen Einfluß des Hypothalamus auf die Adenohypophyse spricht.* Als Weg dieses Einflusses sind vor allem die peripheren vegetativen Bahnen, weniger die direkte Verbindung über das Infundibulum in Betracht zu ziehen (S. 629).

Wie weit der vegetative Hypothalamus Wachstum und Funktion auch der *übrigen endokrinen Organe* beeinflußt, soll in den entsprechenden Kapiteln erörtert werden. Was den *sonstigen Körper* anlangt, so wird die Bedeutung des Hypothalamus für die lokale Trophik von mancher Seite wahrscheinlich stark überschätzt. Über eine somatotopische Gliederung des vegetativen Hypothalamus ist nichts bekannt. Jedenfalls entbehrt die Deutung partieller Atrophien und Hypertrophien als Auswirkung von Gehirnstörungen (GIGON) des anatomischen Beweises.

Ad 2. Hemmungen des *allgemeinen Wachstums* bei pathologisch-anatomischen Prozessen im Hypothalamus sind wiederholt beschrieben und auf die Läsion eines „Wachstumszentrums" bezogen worden. Durch das *Tierexperiment* ist diese Auffassung bisher nicht bestätigt worden. So konnten HOUSSAY und HUG (1923) nach sehr schweren Läsionen der infundibulohypothalamischen Region von jungen Hunden keine merklichen Störungen des Wachstums feststellen. PH. E. SMITH (1927) fand bei Ratten eine geringe oder keine Wachstumshemmung nach Verletzung des Tuber cinereum. Auch BUSTAMANTE und Mitarbeiter konnten bei exakter Ausschaltung des medialen Tuber cinereum von Kaninchen mit der HESSschen Methode keine eindeutige Wirkung auf das Wachstum nachweisen. Nur BROOKS und Mitarbeiter (1942) berichten, daß 2 von 4 unreifen Affen mit Läsionen im Prothalamus und Tuber cinereum im Wachstum zurückblieben. Auch nach Durchtrennungen des Hypophysenstiels, wie sie z. B. von TANG und PATTON an Meerschweinchen durchgeführt wurden, ist das Wachstum im allgemeinen ungestört. WESTMAN und JACOBSOHN (1938c) fanden bei stieldurchtrennten Ratten das Wachstum nur teilweise gehemmt, UOTILA und DEY und Mitarbeiter überhaupt nicht. Soweit Stieldurchtrennungen mit erheblichen Wachstumsstörungen verbunden waren, ergab die anatomische Untersuchung eine schwere Schädigung des Vorderlappens durch Kreislaufstörungen (BARRNETT und GREEP).

Nach diesen Ergebnissen erscheinen die Wachstumsstörungen bei hypothalamischen Krankheiten des Menschen eher durch den Einfluß der Krankheit auf die Tätigkeit des Hypophysenvorderlappens als durch die Störung eines allgemeinen zentralnervösen „Trophikzentrums" zustande zu kommen. Damit würde es sich *im Wesen um hypophysäre Störungen* handeln: zu geringe Ausschüttung von Wachstumshormon. Die herabgesetzte Hypophysentätigkeit könnte entweder über eine Beeinflussung der Hypophysentrophik auf dem peripheren Nervenweg (s. ad 1) oder aber durch die direkte Einwirkung des krankhaften Prozesses auf den Vorderlappen (Tumordruck, venöse Abflußstauung) zustande kommen. Wenn man die Schwierigkeiten einer histologischen Beurteilung der Aktivität eines endokrinen Organs bedenkt, kann hierbei der Befund eines morphologisch intakten Vorderlappens nicht als Gegenbeweis gelten.

Diese Einwände wollen die Möglichkeit einer zentralnervösen Repräsentation der allgemeinen Trophik — das ist von „Wachstum" in der oben (S. 589) unterstellten Definition — keineswegs ausschließen. Weitere Tierexperimente — exakte Reizversuche liegen noch nicht vor — könnten zur Klärung beitragen. SPATZ und Mitarbeiter (1948) haben erwogen, ob nicht das laterale Feld des Tuber cinereum Beziehungen zur Steuerung des Wachstums hat.

B. Krankheitsbilder.

1. Krankhaft gehemmtes Wachstum.

Unter *Zwergwuchs* versteht man alle stärkeren Hemmungen des Körperlängenwachstums. Geringere Hemmungen, wenn die Körpergröße die eigentliche „Zwergengröße" (obere Grenze nach GÜNTHER 130 cm) überschreitet, werden als *Minderwuchs* bezeichnet.

a) Der primordiale Zwergwuchs.

Es handelt sich begrifflich um eine *zu kleine Anlage* von Anfang an, nicht um eine Störung der hormonellen oder nervösen Regulationen. Nach HANSEMANN gehören Fälle von Abortus hierher, in denen die Frucht im Verhältnis zur Schwangerschaftsdauer zu klein ist: echte *Zwergembryonen*. Die Ursache liege bereits in der unbefruchteten Eizelle. (Beim Seeigel kann man durch Befruchtung eines Bruchstückes einer Eizelle Zwergembryonen erzeugen [BOVERI].) GÜNTHER (1941) lehnt diese Ätiologie ab und hält den primordialen Zwergwuchs einfach für eine zufällige physiologische Minusvariante. In den meisten bisher berichteten Fällen ist familiäres Auftreten nachgewiesen (Abb. 12). VERSCHUER und CONRADI fanden recessive, RÖSSLE (1940) fand dominante Vererbung. Schon bei der Geburt sind diese Menschen abnorm klein. Sie wachsen wenig, aber proportioniert. Der Reifegrad des Skelets entspricht röntgenologisch dem Alter. Die Geschlechtsreifung tritt etwas verspätet ein, führt jedoch zur Fortpflanzungsfähigkeit. Bei den Männern wurde mehrmals mangelhafter Hodendescensus beobachtet. So hatte der berühmte Zwerg von HANSEMANN bei gut ausdifferenzierten sekundären Geschlechtsmerkmalen doppelseitigen Kryptorchismus (s. auch RÖSSLE 1940, 1947). Sektionsergebnisse liegen noch nicht vor. *Die Annahme, daß es einen primordialen, erblichen, direkt im Keimplasma begründeten und nicht über die Störung hormoneller oder nervöser Steuerungszentren entstehenden, proportionierten Zwergwuchs gibt, erscheint demnach als eine — an klinischem Untersuchungsgut allerdings wohlbegründete — Hypothese, die noch der anatomischen Bestätigung bedarf.* Reine Formen dürften sehr selten sein.

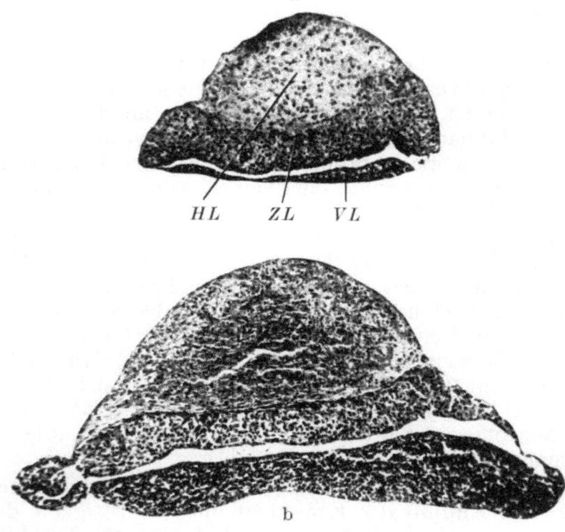

Abb. 11a u. b. Hypophyse einer Maus mit erblichem Zwergwuchs (a) im Vergleich mit einer normalen Mäusehypophyse (b). Hochgradige Hypoplasie des Vorderlappens (*VL*), Zwischenlappen (*ZL*) und Hinterlappen (*HL*) hingegen nicht verkleinert. (Nach KEMP 1940.)

b) Der erbliche Zwergwuchs der Maus

ist unter allen Zwergformen bei Säugetieren am eingehendsten untersucht (s. GLUECKSOHN-WAELSCH). SNELL erkannte den recessiven Erbgang. SMITH und MACDOWELL fanden, daß eine Hypoplasie des Hypophysenvorderlappens, insbesondere hinsichtlich der eosinophilen Zellen, zugrunde liegt (Abb. 11). Die Tiere kommen normal groß zur Welt, doch hört das Wachstum, wie nach Hypophysektomie, vom Ende der 2. Woche an praktisch auf. Die Schilddrüse ist stark verkleinert, die Nebennierenrinde an Dicke reduziert. Die Gonaden sind, beim Weibchen mehr als beim Männchen, in der Entwicklung deutlich verzögert, aber nicht so hochgradig atrophisch wie nach Hypophysektomie. Doch wird eine Fortpflanzungsfähigkeit nicht erreicht. Nach BOETTINGER verursachen diese Hypophysen bei Implantation in hypophysektomierte Tiere Sexualentwicklung, nicht aber Wachstum. Die Wachstumshemmung ist auch an der unterdurchschnittlichen Größe der Zellkerne zu erkennen. HELWEG-LARSEN fand in der Leber keine Zellkerne höherer Größenordnung, keine sog. Kernklassenbildung, wie bei Normaltieren. Diese Besonderheit läßt sich ebenso wie das Wachstum der inneren Organe und des gesamten Körpers durch Zufuhr von Somatotropin voll ausgleichen (HELWEG-LARSEN und NIELSEN).

c) Der sog. infantilistische Zwergwuchs des Menschen

(Abb. 13a) hat im klinischen Erscheinungsbild mit dem erblichen Zwergwuchs der Maus manches gemeinsam. Die Wachstumshemmung setzt nach RÖSSLE (1923) zwischen 4. und 9. Lebensjahr ein und ist stets mit fehlender oder mangelhafter Geschlechtsreifung und somatischem und psychischem Infantilismus verknüpft. Diese Menschengruppe stellt das Hauptkontingent der Liliputanertruppen. Die Epiphysenfugen bleiben lange offen und ermöglichen Wachstumsschübe bis ins 4. Jahrzehnt hinein. Der Zahnwechsel ist verzögert oder bleibt aus. Die Art der Wachstumshemmung und häufiges familiäres Auftreten (s. BERLINER 1923, HANHART 1926, 1940, BALLMANN und HOCK, BERTA ASCHNER, ECKE, RÖSSLE 1940, 1947) lassen kaum einen Zweifel an einer *ererbten Hypophysenunterfunktion*[1], wenngleich der morphologische Beweis noch nicht erbracht ist. Der Erbgang ist nach KRAFT (1924) und HANHART (1926) recessiv. Nach MARX (1941) gibt es Übergänge zwischen dem erblich-hypophysären („infantilistischen") und dem primordialen Zwergwuchs.

[1] HANHART (1926) denkt allerdings mehr an eine hypothalamische als an eine hypophysäre Genese bei dem von ihm beschriebenen Typ (s. hierzu S. 597).

d) Der nichterbliche hypophysäre Zwerg- und Minderwuchs

ist jene Sonderform des hypophysären Infantilismus (S. 635), bei der die Wachstumshemmung besonders hochgradig ist. Er wird wie dieser durch pathologisch-anatomische Prozesse hervorgerufen, die die Hypophyse nicht zur richtigen Entwicklung gebracht oder in der Jugend geschädigt haben. Diese Form entspricht der infantilen oder juvenilen Hypophysektomie beim Tier. Die Ursache liegt in den meisten Fällen in einem Craniopharyngeom (S. 841; KRAUS 1926a, ALTMANN 1930b, FRAZIER und ALPERS 1931, BERBLINGER 1932), seltener in einer angeborenen Aplasie der Hypophyse (GRÜNTHAL und KELLER; s. S. 822). SIMMONDS (1919) meint, die ersten Lebenstage nach der Entnabelung böten genügend Anlaß für Thromboembolien; embolisch bedingte Hypophysennekrosen könnten einen späteren Zwergwuchs verursachen (s. hierzu S. 646). Das klinische Erscheinungsbild kann dem infantilistischen Zwergwuchs (Abb. 13a) vollkommen gleichen, insbesondere bei langsam fortschreitender Hypophysenzerstörung. Die stark verzögerte Skeletreifung ermöglicht auch hier das Weiterwachsen in kleinen Schüben bis ins 4. Lebensjahrzehnt hinein (NONNE 1916, ERDHEIM 1916, ALBRIGHT, ORTHNER und SCHIEBLER). Oft treten zur Hemmung von Wachstum und Geschlechtsentwicklung noch deutliche Zeichen einer Unterfunktion der Schilddrüse (Myxödem) und der Nebennierenrinde (hypoglykämische Zustände), bedingt durch den Ausfall der glandotropen Hypophysenhormone. Wächst die Geschwulst weiter, so kann der Unterschied zum „infantilistischen" Zwergwuchs durch das Hinzukommen von cerebralen Symptomen, insbesondere Gesichtsfeldstörungen, Diabetes insipidus, Fettsucht, Schlafsucht und tödlichem Hirndruck deutlich werden.

In seelischer Hinsicht gleicht der hypophysäre (und „infantilistische") Zwerg meist weitgehend einem Kinde. Bei oft guter formaler Intelligenz fehlt die Fähigkeit zu Verantwortung, zu ernster Lebensführung. Dieser seelische Infantilismus bildet einen charakteristischen Unterschied zur ausgereiften Psyche der chondrodystrophen und primordialen Zwerge.

Eine seltene Ursache hypophysärer Wachstumshemmung ist die HAND*sche Krankheit* (SCHÜLLER 1915, Fall 1; GROSH und STIFEL, ROWLAND, ENGELBRETH-HOLM und Mitarbeiter). RADTKE und WALTER beschreiben Fälle von *traumatisch* bedingtem hypophysärem Minderwuchs; überzeugende anatomische Befunde liegen aber nicht vor. — Im Falle 3 von RUSSELL (1944) war ein sog. *ektopisches Pinealom* der Infundibulargegend bis in die Sella vorgedrungen und hatte durch Zerstörung des Vorderlappens unter anderem einen Wachstumsstillstand bewirkt.

e) Zur Frage des dyscerebralen Zwergwuchses

sei auf S. 597 verwiesen. Die anatomische Untersuchung deckte in manchen Fällen von typisch hypophysärer Wuchs- und Reifestörung keine deutliche Schädigung der intrasellären Hypophyse auf, sondern einen oberhalb des Diaphragma sellae (suprasellär) gelegenen Prozeß, der die supraselläre Hypophyse und angrenzende Hirngebiete zerstört hatte. APITZ und viele andere Untersucher deuten diese Befunde so, daß der pathologische Prozeß, meist ein supraselläres Craniopharyngeom, die von einem hypothetischen „Wachstumszentrum" im Gehirn ausgehenden, über den Hypophysenstiel zur Adenohypophyse verlaufenden und die Bildung und Ausschüttung des Wachstumshormons angeblich steuernden nervösen Impulse unterbrochen habe. Gegen diese Annahme, wonach die Tätigkeit der Adenohypophyse vom Hypothalamus durch eine über das Infundibulum herabziehende efferente Nerven- (oder Gefäß-) Bahn gesteuert wird, hat jedoch SPATZ wohlbegründete Bedenken erhoben (S. 584). Eher halten wir es für möglich, daß hypothalamische Prozesse über die peripheren vegetativen Wege (s. S. 629) die Hypophysentrophik beeinflussen können. Vielleicht gehören die (seltenen) Fälle von Wachstumshemmung nach epidemischer Encephalitis

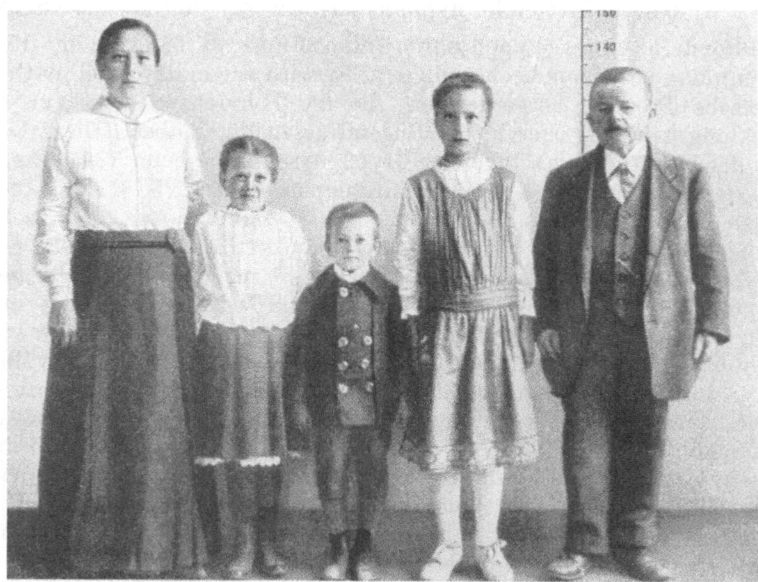

Abb. 12. Primordialer Zwergwuchs. Von rechts nach links: Zwergwüchsiger Vater, 48 Jahre, 129,5 cm, hat rechtsseitigen Kryptorchismus; normale Tochter, jüngstes Kind; zwergwüchsiger Sohn, 12 Jahre, 96 cm, hat beiderseitigen Kryptorchismus; zwergwüchsige Tochter, 14 Jahre, 113 cm, beginnende Geschlechtsreifung; normale Mutter. (Nach RÖSSLE 1947.)

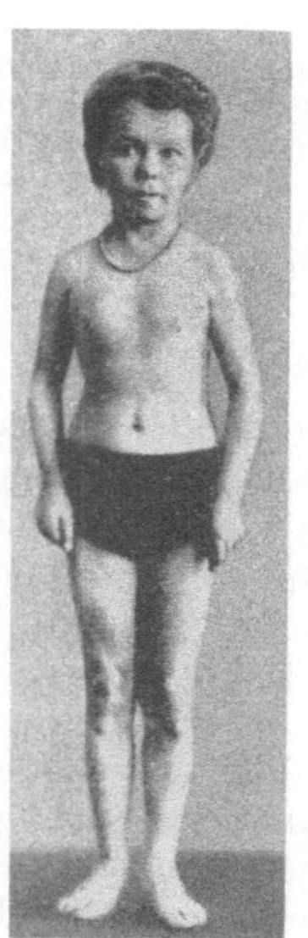

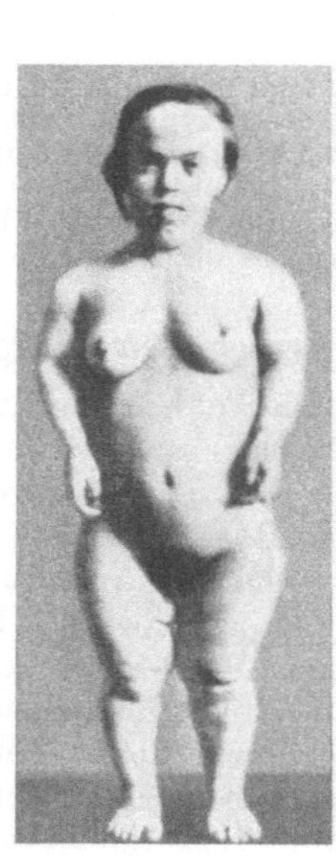

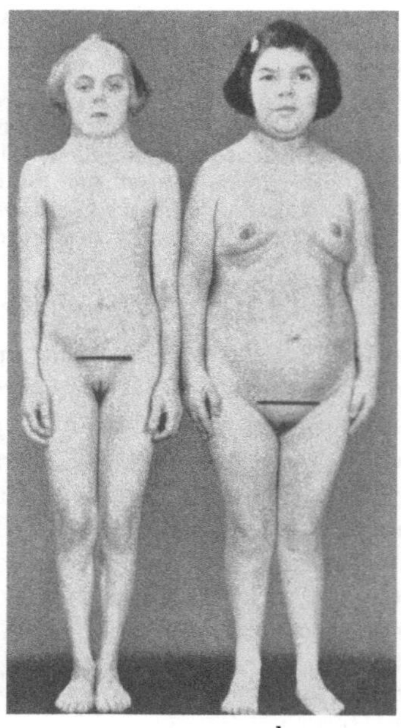

a b c d

Abb. 13 a—d. a 25jährige infantilistische Zwergin, 110 cm. Eine Schwester ist ebenfalls zwergenhaft. (Nach RÖSSLE 1947.) b Chondrodystrophie. 22 Jahre, 109,3 cm. (Nach RÖSSLE 1947.) c Zwergwuchs bei angeborener Keimdrüsenaplasie. 17 Jahre, 126 cm. (Nach WILKINS 1950.) d Kretinistischer Zwergwuchs, 24 Jahre, 128 cm. (Nach WILKINS 1950.)

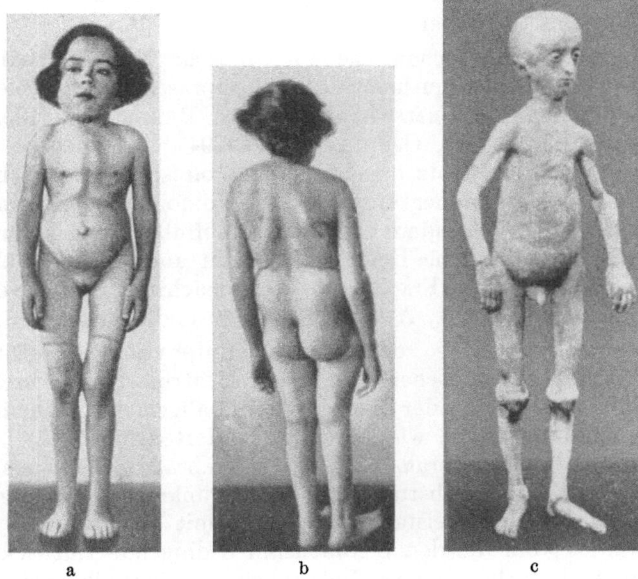

Abb. 14a—c. a Dysostosis multiplex. $13^1/_4$ Jahre, 111,3 cm. (Nach LIEBENAM 1938.) b Zwergwüchsige Frau mit Neurofibromatosis Recklinghausen. 35 Jahre, 102 cm. (Nach STALMANN 1933.) c Progerie. 17 Jahre, 113 cm. (Nach GILFORD 1904.)

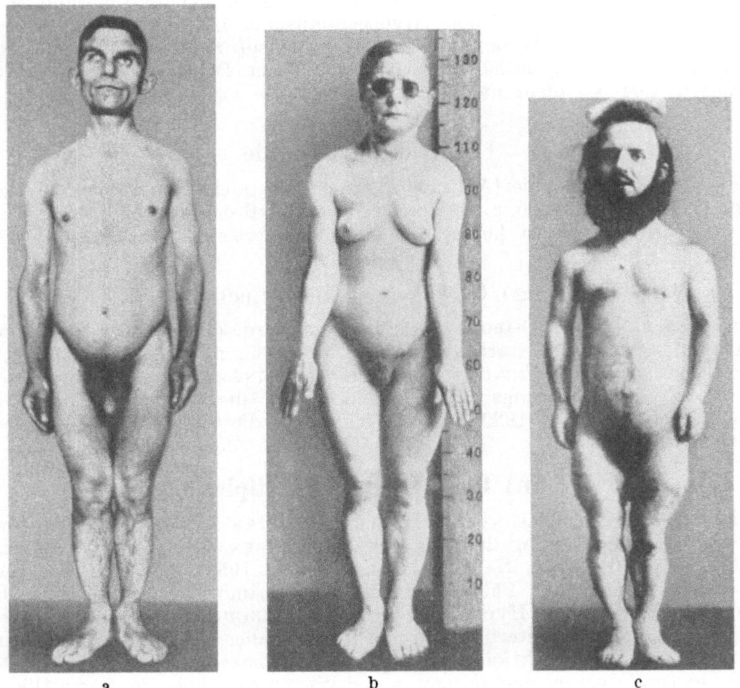

Abb. 15a—c. a Minderwuchs nach vorzeitiger Geschlechtsreifung im Alter von 6—7 Jahren; gesund, 38 Jahre, 138 cm. (Nach RÖSSLE 1947.) b Rachitische Wachstumshemmung. 47 Jahre, 132 cm. (Nach RÖSSLE 1947.) c 16jähriges Mädchen mit adrenogenitalem Syndrom, 120 cm. (Nach RÖSSLE 1947.)

(STIEFLER 1921, S. STERN 1922a) und bei Granulomen des Hypothalamus (HEWER und HELLER) hierher.

Wichtiger sind wohl mechanische und toxische Nachbarschaftswirkungen. In den Fällen von Wachstumshemmung bei suprasellärem Craniopharyngeom (COHN und GOLDSTEIN, BECKMANN und KUBIE, BERBLINGER 1932, FOERSTER und Mitarbeiter 1937, APITZ, GJÖRUP, GAGEL 1947b, 1949a u. a.) könnte der Hypophysenvorderlappen trotz angeblicher anatomischer Unversehrtheit durch den chronischen, von oben her einwirkenden Tumordruck in seiner Funktion gestört worden sein; insbesondere eine venöse Abflußstauung könnte eine Rolle gespielt haben. Eine ähnliche Deutung erscheint auch in den Fällen von Geschwülsten des 3. Ventrikels (FINKELNBURG, Beobachtung 8) und von Arachnitis cystica (GIRARD und GUINET, ALBEAUX-FERNET und DERIREUX) möglich.

Die bisherigen Ergebnisse der Experimentalphysiologie rechtfertigen die Annahme eines hypothalamischen „Wachstumszentrums", das direkt und nicht über das Wachstumshormon der Hypophyse die allgemeine Trophik beeinflußt, nicht. Auch Krankheitsfälle, wie sie GIGON und RÖSSLE (1947) unter der Bezeichnung „Nanosomia cerebralis" bzw. „dyscerebraler Kleinwuchs" schildern, beweisen nicht, daß das Wachstum durch eine primäre Erkrankung des Gehirns gehemmt wurde. In den meisten Fällen eines mit Schwachsinn verbundenen Minderwuchses ist wohl die den Schwachsinn bedingende Entwicklungsstörung des Gehirns nicht Ursache, sondern Teilerscheinung einer allgemeineren ererbten oder erworbenen Entwicklungshemmung.

STEINER und LAWRENCE (1953) beschreiben bei 2 Geschwistern eine besondere Form von extremem Zwergwuchs (ein 10jähriger Knabe mit einem Knochenalter von 6 Monaten, ein $5^1/_2$jähriges Mädchen mit einem Knochenalter von 3—4 Monaten), verbunden mit hochgradiger Hypoglykämie, Kretinismus, Hypogenitalismus und Krämpfen, den sie für den Ausdruck einer besonderen Hypophysenvorderlappeninsuffizienz halten, vielleicht sekundär auf einen kongenitalen Hypothalamusdefekt; denn eine Deutung im Sinne des primären Kretinismus (S. 604) sei nicht möglich.

f) Chondrodystrophie.

Auf die Chondrodystrophie (Abb. 13b) braucht hier nicht eingegangen zu werden. Die von BIEDL (1916), BERLINER u. a. vertretene Ansicht, daß sie durch eine fetale Hypophysenstörung verursacht werde, ist heute wohl allgemein verlassen (s. DIETRICH 1929, BAUER und BODE).

g) Osteogenesis imperfecta.

In einzelnen Fällen von Osteogenesis imperfecta wurde eine gleichzeitige Hemmung der Sexualentwicklung und eine starke Verkürzung der Röhrenknochen beobachtet, die nicht allein durch vorangegangene Frakturen zu erklären ist. LINDEMANN und LUTTEROTTI möchten deshalb hypophysären Störungen eine Bedeutung für die Entstehung dieser Krankheit beimessen. [Nach DIETRICH (1929) hingegen entspricht die Gesamtentwicklung des Körpers gewöhnlich dem Alter.]

h) Die Dysostosis multiplex

(Gargoylismus, HUNTER, PFAUNDLER, HURLER, Abb. 14a), eine weitere mit Zwergwuchs verbundene Systemerkrankung des Stützgewebes (LIEBENAM, BAUER und BODE, NÖLLER, RÖSSLE 1947, MACGILLIVRAY, NAIDOO, HALLERVORDEN 1953), gehört zu den *Thesaurosen*. Die anatomisch untersuchten Fälle hat L. STRAUSS zusammengestellt. Einige Male wurde über eine Vergrößerung der Hypophyse berichtet. ERNOULD sieht im Gargoylismus eine Mischung von Schilddrüsenunterfunktion und Akromegalie. Er nimmt an, daß eine diencephale Läsion eine Überproduktion an hypophysärem Somatotropin und eine Unterproduktion an Thyreotropin verursache. MILLMAN und WHITTOCK fanden in einem Obduktionsfall bei vergrößertem Hypophysenvorderlappen eine starke Verminderung der Eosinophilen und stellen ebenfalls Beziehungen zur Hypophysenfunktion zur Diskussion. Auch im Falle von C. DE LANGE und Mitarbeitern (1943) waren die Eosinophilen vermindert. — Nach HENDERSON und Mitarbeitern (1952) wird eine unbekannte Substanz, wahrscheinlich ein Glykoproteid in fast allen Geweben gespeichert; immer finden sich auch erhebliche Ablagerungen in den Zellen des Hypophysenvorderlappens und des Gehirns. (LINDSAY und Mitarbeiter 1948). DIEZEL (1954) fand in den cerebralen Nervenzellen Gangliosid- und Sphingomyelinspeicherung.

i) Die Neurofibromatose

(RECKLINGHAUSEN 1882; s. SCHMINCKE in diesem Handbuch) ist nicht selten mit Zwergwuchs vergesellschaftet. STALMANN fand unter 35 Kranken 8 typische Zwerge und zahlreiche weitere mit unternormaler Körpergröße. Der Minderwuchs ist meist nur Folge der bei dieser Krankheit häufigen Wirbelsäulen- und Oberschenkelverkrümmungen. In einigen Fällen, z. B. auch von LAIGNEL-LAVASTINE und RAVIER und von RADOVICI und Mitarbeitern, scheint jedoch eine echte, hypophysär bedingte Wachstumshemmung vorgelegen zu haben (Abb. 14b). FEGELER und NOWAKOWSKI sahen eine Kombination mit dem TURNER-Syndrom (s. unten).

In anderen Fällen hingegen, wie von MOSBACHER, FREUND (1929), ALSLEV, LACHNIT, war die Neurofibromatose mit *Akromegalie* verbunden. *Weitere endokrine Dysharmonien* bei Morbus Recklinghausen wurden von SZONDI und Mitarbeitern beschrieben und als Ausdruck einer der Neurofibromatose beigeordneten Genstörung gedeutet. REUBI berichtet über 43 Fälle mit den verschiedensten endokrinen Störungen, darunter 34 mit hypophysärer Symptomatik, überwiegend Akromegalie und adiposogenitaler Dystrophie.

REUBI hat die *pathologisch-anatomischen Befunde* an der Hypophyse bei M. Recklinghausen zusammengestellt. Meistens wird von einer Vermehrung der Eosinophilen berichtet. REUBI sah unter 6 eigenen Fällen einmal ein eosinophiles Adenom und einmal eine Eosinophilie. Andererseits können Fibrome, Meningeome (STRUWE und STEUER) oder Neurinome (RADOVICI und Mitarbeiter) den Vorderlappen schädigen. In einem Falle fand REUBI die Hypophysenkapsel auf 2—3 mm fibrös verdickt; die die Kapsel traversierenden Nerven waren stark verdickt, die Arterien zeigten thrombendarteriitische Obliterationen. Das Vorderlappenparenchym war entsprechend atrophiert. Endarteriitische und periarteriitische Veränderungen sind nach REUBI beim M. Recklinghausen ein häufiger Befund insbesondere in den endokrinen Drüsen. Die dadurch bedingten Kreislaufstörungen sowie Reizungen oder Schädigungen peripherer vegetativer Neurone durch die Neurofibrome dürften die bunte endokrine Symptomatik in erster Linie bedingen. Mit Recht betont WINKELBAUER, daß die bei Neurofibromatose vielfach festgestellten Veränderungen an der Sella turcica (Erweiterung, Verzerrung, Verkleinerung) mit den dieser Krankheit eigentümlichen Knochenveränderungen zusammenhängen und nichts mit der Hypophyse zu tun haben. Einige Fälle (s. FREUND 1929) weisen auf eine zentralnervöse Genese der endokrinen Störungen durch „zentralen Recklinghausen" hin (s. S. 853).

HALLERVORDEN (1952) hat eine Hypothese aufgestellt, nach welcher die *Tumoren* der RECKLINGHAUSENschen Krankheit (und der tuberösen Sklerose) Überschußbildungen seien, die auf einer vermehrten Ausschüttung eines Wachstumshormons beruhen, welches infolge örtlicher Permeabilitätsstörungen von den Gefäßen oder vom Liquor her in das Gewebe übertrete und dieses zur Proliferation anrege. Die häufigen hypophysären Störungen bei der Neurofibromatose sprächen dafür. Ähnliche Theorien haben LACHNIT (1951) und (hinsichtlich der tuberösen Sklerose) v. BALÓ (1944) vertreten.

j) Die angeborene Keimdrüsenaplasie

(H. H. TURNER; s. ORTHNER 1954) (Abb. 13c) ist, wie HENI gezeigt hat, schon von MORGAGNI (Brief 46) beschrieben worden. Die meisten Forscher sehen den Kleinwuchs bei diesem Syndrom entgegen ALBRIGHT und Mitarbeiter (1942b) nicht als eine Folge des Keimdrüsenmangels, sondern als eine den sonstigen Mißbildungen (Faltenhals, Cubitus valgus, Skoliose, Fehlen der oberen äußeren Schneidezähne, Aortenstenose u. a.) beizuordnende Anlagestörung an (S. 594), zumal ein Teil der Kranken schon zu klein geboren wird. Für eine hypophysäre Genese, wie ursprünglich von TURNER vermutet, besteht kein Anhalt. FEGELER und NOWAKOWSKI sahen eine Kombination mit Neurofibromatose (s. oben).

k) Der Mongolismus

wird von v. d. Scheer (1927) auf eine Unterentwicklung des Hypothalamus bezogen. Wie Jacob in diesem Handbuch ausführt, ist diese Annahme durch andere Untersuchungen (z. B. Jakob 1928) nicht gestützt worden. Vonderahe (1940) beschreibt Verdrehungen, Kompressionen und komplette Verschmelzungen der Wände des 3. Ventrikels, eine Folge des im Verhältnis zum Gehirn zu geringen Wachstums der Schädelbasis. — C. E. Benda (1939, 1946), gestützt auf histologische Befunde in 46 Fällen, betrachtet den Mongolismus als die Folge eines kongenitalen Hypopituitarismus. Seine Ansicht weicht insofern von der herkömmlichen Meinung ab, als die häufig gefundene *Vermehrung der eosinophilen Hypophysenvorderlappenzellen (α-Zellen)* als Ausdruck einer Hypophysen*unter*funktion gewertet wird. Die eosinophilen Granula zeigen nach Benda vermehrte Speicherung und Stagnation der Inkretion an, entsprechend dem Nachlassen des Wachstums. Ein Mangel an Chromophoben (γ-Zellen) sei die Ursache verminderter Inkretion. In späteren Arbeiten (1952) spricht Benda allgemeiner von einem „Defekt in der zentralen Wachstumsregulation", wodurch es schon in der ersten Schwangerschaftshälfte zu Entwicklungshemmungen, der „kongenitalen Akromikrie" komme. Hervorgerufen werde die Störung durch eine hormonelle Insuffizienz der Mutter über eine placentare Ernährungsstörung. Diese auch von anderen Autoren[1] vertretene Ansicht belegen Benda und Mitarbeiter mit einem großen Untersuchungsgut. Fraglich ist nur, ob es zur Erklärung der Entwicklungshemmung der Annahme einer zentralen Wachstumsregulation im frühembryonalen Organismus bedarf (s. auch S. 589). Auch die Auffassung des Mongolismus als Folge einer Minderwertigkeit der Eizelle (Geyer) sieht die letzte Ursache in einer genitalen Insuffizienz der Mutter. Nach Hanhart (1953) ist ein spezifischer Erbfaktor an der Ätiologie beteiligt. Näheres s. bei Hallervorden (1953) und Jacob in diesem Handbuch. Zur Frage der psychischen Bedingtheit der mütterlichen Störung s. S. 674.

l) Kretinistischer Zwergwuchs.

Hinsichtlich der Wachstumsstörungen bei Schilddrüsenunterfunktion und deren höchster Ausprägung, dem kretinistischen Zwergwuchs (Abb. 13d), kann auf die Ausführungen von Wegelin (1926) in diesem Handbuch verwiesen werden (s. auch S. 593). Neuere Beschreibungen stammen von C. E. Benda (1946), Rössle (1947), Wilkins (1950b) und Grebe (1951).

m) Progerie.

Die Pathogenese der Progerie ist noch immer ungeklärt. Diese in der frühen Kindheit einsetzende, von Gilfort erstmalig beschriebene schwere Krankheit ist außer mit Exophthalmus und den Zeichen einer vorzeitigen Vergreisung wie sklerodermieähnlicher Hautatrophie mit Verlust des Unterhautfettgewebes und des Haarkleides, Arteriosklerose, rheumatischen Erscheinungen, Entkalkung der Knochen (Schiff 1934) und vorzeitigem Epiphysenschluß (Mitchell und Goltman) mit einer hochgradigen Wachstumshemmung verbunden (Abb. 14c). Entgegen Falta (1913) haben Kraus (1926a), Cushing (1927), Kemp, Zeder, Kölbl und Mitarbeiter (1952) u. a. vermutet, daß es sich um eine besondere Form von primärem Hypopituitarismus handele. Rössle (1947) erwähnt eine Hypophysenatrophie bei Progerie ohne nähere Angaben. Orrico und Strada (1927) schlossen aus ihrem Fall auf einen pluriglandulären Prozeß. Exchaquet (1935) hat einen charakteristischen Fall veröffentlicht.

Ein eingehender *pathologisch-anatomischer Bericht* stammt von Manschot im Falle eines $27^1/_2$ Jahre alt und 115 cm groß gewordenen Patienten, der an Kreislaufversagen bei schweren arteriosklerotischen Herzveränderungen verstorben war. Der Blutdruck hatte 180/120 mm Hg betragen. Ausgeprägte Stauungsorgane, Nephrosklerose, Lungenemphysem und Alterserscheinungen an allen Organen kennzeichnen den Befund, auf den im einzelnen verwiesen sei. Von den endokrinen Organen erschien das Nebennierenmark hyperplastisch, die Nebennierenrinde eher unterentwickelt. Auch die Schilddrüse machte einen inaktiven Eindruck; im Hoden hingegen fanden sich alle Stadien normaler Spermiogenese. Die nach der Methode von Rasmussen durchgeführte Zählung der Hypophysenvorderlappenzellen ergab nur 16,3% Eosinophile gegenüber 16,8% Basophilen und 66,9% Chromophoben. Professor Brouwer, der in diesem Falle das Gehirn untersuchte, fand eine Erweiterung des Infundibulum, aber

[1] Rübsaamen hebt die Bedeutung von Nidationsstörungen und des dadurch gegebenen Sauerstoffmangels hervor.

keine histologischen Veränderungen in den hypothalamischen Kernen. MANSCHOT kommt zu dem Schluß, daß das Syndrom auf einen Defekt der eosinophilen Hypophysenzellen, verbunden mit einer Entwicklungsstörung des Mesenchyms, beruhe. Auch THOMSON und FORFAR glauben an eine Dysfunktion der Eosinophilen und sehen in der Progerie ein Gegenstück zur Akromegalie.

Die Stoffwechseluntersuchungen von TALBOT und Mitarbeitern (1945) und PLUNKETT und Mitarbeitern (1954) sprechen nicht für eine hypophysäre Genese; TALBOT und Mitarbeiter fanden in ihrem Falle eine *hochgradige Steigerung des Energiewechsels auf Kosten aller Anbauvorgänge*. Da durch Thiouracil keine erhebliche Besserung erzielt werden konnte und die Schilddrüse des im 14. Lebensjahre verstorbenen Knaben histologisch zwar eine gewisse Hyperplasie der Zellen und fehlendes Kolloid, aber keine ausgesprochenen Basedowveränderungen aufwies, könne man eine erhöhte Thyroxinproduktion für das Krankheitsbild nicht allein verantwortlich machen. Eine noch unbekannte Störung führe zu einer exzessiven Verwertung aller zugeführten Calorien für den Energiewechsel. Auch im Falle von ROSSI war der Grundumsatz stark erhöht. Die von WIEDEMANN (1948) aus der Weltliteratur zusammengestellte Symptomatologie würde der Annahme einer angeborenen oder früherworbenen *Gleichgewichtsstörung des vegetativen Nervensystems zugunsten des ergotropen Schenkels* nicht entgegenstehen. WIEDEMANN selbst allerdings deutet die Krankheit als eine konstitutionelle Mesenchymose. Familiäres Auftreten wurde bisher nicht beobachtet (s. S. 699).

n) Unterernährung und innere Krankheiten

können das Wachstum hemmen, wohl aber gewöhnlich nicht in dem hohen Grade wie primäre Hypophysenstörungen. Zur Beurteilung der einzelnen Formen (Unterernährungszwerg, rachitischer Zwerg [Abb. 15b], hepatischer Infantilismus, Pädatrophie, Minderwuchs bei angeborenem Herzfehler, renaler Zwergwuchs) sei auf die entsprechenden Kapitel dieses Handbuches verwiesen (s. auch S. 593 und 638).

o) „Akromikrie".

Mit dem Ausdruck „Akromikrie" bezeichnen verschiedene Autoren ganz verschiedene Zustandsbilder. BRUGSCH wandte ihn 1927 im Falle einer Hypophyseninsuffizienz bei einer jungen Frau an, weil Cyanose sowie Verkleinerung und Entkalkung der Fingerendglieder bestanden. Man kann diesen Fall als eine Mischform zwischen hypophysärem Kleinwuchs und SIMMONDSscher Krankheit betrachten. ROSENSTERN bezeichnete den Fall eines $3^1/_2$jährigen Kindes, das von Geburt an abnorm klein und kurzgliedrig war, mit „Akromikrie" und nahm hypophysäre Genese an. Nach den heutigen Anschauungen vermutet man in solchen Fällen eher einen primordialen Zwergwuchs oder eine leichte Form von Chondrodystrophie. KRETSCHMER (1951) findet eine elektive Hypoplasie der Gliedenden öfters bei Schizophrenen und bezeichnet sie als „Akromikrie"; Kombinationen mit Genitalhypoplasie, Beckeninfantilismus, Terminalhaarschwäche und infantiler Fettverteilung lassen vermuten, daß es sich um eine Variante des hypophysären Infantilismus handelt. Andererseits gebrauchen DECOURT und TROTOT (1936) und DECOURT und Mitarbeiter (1944b) die Bezeichnung „Akromikrie" bei Frauen, die infolge von Pubertas praecox kurzgliedrig geblieben sind (S. 594). MARX (1941, Abb. 93) beschreibt unter „Akromikrie" einen Fall von Sklerodermie mit Akroatrophie und hypophysären Störungen (S. 655). Sklerodermische Atrophien waren auch in dem Fall von BALLMANN der Hauptbefund. Auch für die Arachnodaktylie (S. 609) wurde der Name „Akromikrie" vorgeschlagen (s. CARTELLIERI und KLEINSORGE). Und C. E. BENDA (1946, 1952) schließlich hält „congenital acromicria" für die richtigste Bezeichnung des Mongolismus. — *Bei dieser Vielfalt von Anwendungen dürfte es am besten sein, das Wort überhaupt zu vermeiden, zumal es durchaus entbehrlich erscheint.*

2. Krankhaft gesteigertes Wachstum.

a) Akromegalie und Riesenwuchs.

Seit den Ausführungen von KRAUS (1926a), auf die hier hinsichtlich der einzelnen Krankheitszüge und pathologisch-anatomischen Befunde verwiesen sei, hat sich die Einsicht weiterhin vertieft, daß Akromegalie und hypophysärer Riesenwuchs durch eine vermehrte Ausschüttung von hypophysärem Wachstumshormon zustande kommen. Den letzten Beweis erbrachten die Tierexperimente mit dem seit 1944 rein dargestellten Hormon (S. 591). Dieser Stoff ruft bei abgeschlossenem Längenwachstum Akromegalie, bei noch offenen Epiphysenfugen gesteigertes Längenwachstum hervor. Die (seltenen) Fälle von Akromegalie in der Kindheit werden auf konstitutionelle Eigenheiten bezogen; besonders der athletische Körperbau soll zu akromegalem Wachstumsexzeß neigen. Der Einfluß der Erbanlage wird beim Vergleich verschiedener Tierarten deutlich: Ratten können das ganze Leben lang weiterwachsen, weil sich die Epiphysenfugen nicht schließen; durch Wachstumshormon wird Riesenwuchs erzeugt (EVANS und Mitarbeiter 1946, BECKS und Mitarbeiter 1948), und das Wachstum dauert bis ins Greisenalter der Tiere fort (EVANS und Mitarbeiter 1948). Bei der Bulldogge mit ihrer „akromegaloiden" Konstitution hingegen ruft das Somatotropin Akromegalie hervor, auch wenn es in der Jugend gegeben wird (PUTNAM und Mitarbeiter).

Das häufige Vorkommen von Übergangsformen hat ALBRIGHT veranlaßt, von 3 Typen zu sprechen: 1. *Akromegalie:* Die abnorme Hormonausschüttung kann sich am Skelet im wesentlichen nur an der periostalen Ossifikation auswirken. 2. *Mäßiger Riesenwuchs mit Akromegalie:* Die erhöhte Hormonproduktion setzt vor Abschluß des Längenwachstums ein, ohne daß die Hypophyse durch den Tumor an der Produktion der Gonadotropine gestört wird. Die Tätigkeit der Keimdrüsen führt zur annähernd rechten Zeit die Skeletreifung herbei (S. 594). Die meisten der sich zunächst gesund fühlenden und verhältnismäßig proportionierten Riesen gehören hierher, z. B. die von FALTA (1913; 212,5 cm) und von W. ROBINSON (1921; 234 cm) beschriebenen Riesen sowie die Riesin GIGONS (1922; 207 cm). 3. *Riesenwuchs:* Das abnorme Wachstum kann in Ausnahmefällen (BEHRENS und BARR) schon bald nach der Geburt einsetzen. Der Tumor hat die Hypophyse hinsichtlich der Gonadotropinproduktion gestört; es wird fast nur Somatotropin, und dieses im Übermaß, gebildet. Die Keimdrüsen entwickeln sich nicht und können daher die Skeletreifung nicht beeinflussen; das exzessive Wachstum geht über abnorm lange Zeit ungehindert weiter. Dadurch weisen die extrem großen Riesen sehr häufig hinsichtlich Keimdrüsenhemmung und Skeletproportion eunuchoide Züge auf, wie z. B. Fall 7 von GIGON (234 cm), der von HUMBERD beschriebene 252 cm große Mann oder der Minneapolis-Riese (215 cm) von GRAY. Es handelt sich um die von KRAUS schon erwähnten scheinbaren Übergangsformen zwischen hypophysärem („akromegalem") Riesenwuchs und eunuchoidem Hochwuchs. Umgekehrt kann auch die letztere, genital bedingte Wachstumsanomalie sich durch Hinzukommen von akromegalen Zügen dem hypophysären Riesenwuchs nähern; vermutlich, weil die von der Keimdrüsenhemmung ausgehende Stimulation der Hypophyse nicht nur die Gonadotropin-, sondern auch die Wachstumshormonbildung abnorm anregt. Die therapeutisch wichtige Unterscheidung zwischen beiden Hochwuchsformen ist dadurch aus dem bloßen Erscheinungsbild oft nicht möglich.

In der überwiegenden Mehrzahl der Fälle von Akromegalie kann ein Hypophysenadenom schon klinisch nachgewiesen werden (S. 553). Die Vergrößerung der Sella fehlt nach DAVIDOFF nur in 7%, Kopfschmerzen bestehen in 87%, Sehstörungen in 62%. BAILEY und CUSHING haben an Hand von 100 Operationspräparaten gefunden, daß „eine definitive Beziehung zwischen der Zahl der α-Granula in einem Hypophysenadenom und der Intensität der akromegalen Syndrome" bestehe. Stark eosinophile Adenome führen beim Erwachsenen zu ausgesprochener Akromegalie. Reine chromophobe Tumoren seien hormonell inaktiv und können durch Kompression des funktionstragenden Gewebes zur Hypophyseninsuffizienz führen. Dazwischen gäbe es eine intermediäre Gruppe „gemischter Adenome", die eine „flüchtige Akromegalie", oft verbunden mit Zeichen sonstiger Hypophyseninsuffizienz, erzeuge (s. CUSHING 1933).

ANGELSTEIN (1953) hingegen berichtet über eigene und aus der Literatur gesammelte Fälle von *Akromegalie bei rein chromophoben Adenomen* und meint, daß auch die Hauptzellen hormonell aktiv sein können (s. S. 840). — Die Unterscheidung zwischen echten Hauptzellen und regressiv veränderten, entspeicherten oder erschöpften α-Zellen dürfte in solchen Fällen sehr schwierig sein; außerdem können eosinophile Strukturen in nicht serienmäßig untersuchten Hypophysen oder in der Rachendachhypophyse übersehen werden bzw. bei Operationspräparaten nicht zur Untersuchung gelangen. Die Rolle geeigneter Fixierung und Färbung muß bedacht werden. Erwünscht wäre die gleichzeitige pharmakologische und histologische Untersuchung solcher Tumoren. — Siehe auch MARSHALL und SLOPER (1954).

Die wechselnde Schädigung der Hypophyse und eventuell des Hypothalamus durch den Adenomdruck erklärt die bei Akromegalie vorkommende bunte Symptomatik, wie sie KRAUS beschreibt, jedoch nur zum Teil. In manchen Fällen wird man zu der Annahme gedrängt, *daß die Adenome nicht nur Wachstumshormon, sondern auch bestimmte glandotrope Hormone produzieren können.* So finden sich in den meisten Fällen Zeichen von Schilddrüsenüberfunktion (DAVIDOFF, CUSHING und DAVIDOFF, WILKINS, BAKAY 1950)[1], viel seltener ein verminderter Grundumsatz (BEHRENS und BARR) und Myxödem (MAY und Mitarbeiter); die Schilddrüse ist meist vergrößert (BERBLINGER 1932). Umgekehrt können Strumektomie (SACK 1949), Schwangerschaften (O. FRANKL) und Kastration (GOLDSTEIN 1913) eine Akromegalie auslösen. — SPEERT hat eine akromegale Frau beschrieben, bei der ein Granulosazelltumor des Ovars mit Überproduktion von Follikelhormon entfernt wurde. — Die oft festzustellende verminderte Kohlenhydrattoleranz und vermehrte Insulinresistenz (WILD und SIMON) ist wahrscheinlich der Wirkung des vermehrten Wachstumshormons zuzuschreiben (S. 705). Nach den Befunden von WESTEDT, KRAUS (1945b; hydropische Degeneration, Atrophie und hyaline Verödung der LANGERHANSschen Inseln) u. a. kommt auch Insulinmangel in Frage, Ausdruck einer funktionellen Erschöpfung der B-Zellen nach versuchter Gegenregulation (s. S. 777). Inseladenome mit und ohne Hyperinsulinismus sind eine nicht seltene Komplikation der Akromegalie (CRAIN und Mitarbeiter, UNDERDAHL und Mitarbeiter). — Die Nebennieren sind gewöhnlich in Mark und Rinde beträchtlich hypertrophisch. — BLICKENSTORFER (1949) schildert einen Mann, bei dem bald nach Auftreten einer Akromegalie die Brustdrüsen Milch zu sezernieren begannen. Gleichzeitig veränderte sich der Mann psychisch, indem ausgesprochene Mutterinstinkte auftraten. In diesem und ähnlichen Fällen kann angenommen werden, daß das Hypophysenadenom neben Somatotropin auch lactotropes Hormon (Luteotropin; S. 614) produziert hat. — Obwohl die Keimdrüsenfunktion bei Akromegalie fast immer herabgesetzt ist (S. 653), liegt die 17-Ketosteroidausscheidung zum Großteil über dem Durchschnitt (HÜPPE); daraus kann man schließen, daß in der Mehrzahl der Fälle ein Überfunktionszustand der Nebennierenrinde besteht, vermutlich angeregt durch vermehrtes ACTH. MCCORMICK und Mitarbeiter (1951) und ELIES und PEARSON (1951) beschreiben bei einer 46jährigen Negerin eine Kombination zwischen Akromegalie und CUSHINGscher Krankheit, hervorgerufen durch ein großes eosinophiles Hypophysenadenom, das ein paar Inseln großer, schwach granulierter basophiler Zellen, teilweise mit CROOKE-Veränderungen (S. 783), enthielt. Siehe ferner BRILMAYER (1955).

[1] Bei der Grundumsatzsteigerung muß man allerdings bedenken, daß der akromegale Organismus sich hinsichtlich des Baustoffwechsels wie ein im Wachstum befindlicher, kindlicher verhält, d. h. der vermehrte Sauerstoffverbrauch entspricht dem erhöhten Eiweißanbau und ist zunächst nicht Ausdruck einer krankhaft erhöhten Entwicklung kinetischer Energie. Eine von dieser Regulation unabhängige Mehrbildung von TSH in den Tumoren dürfte nicht die Regel sein, zumal man entgegen älterer Anschauungen (BERBLINGER 1936) heute mit großer Wahrscheinlichkeit annehmen kann, daß das TSH nicht in eosinophilen, sondern in basophilen Vorderlappenzellen entsteht (S. 552). Im Falle 3 von GOLDBERG und LISSER (1942) blieb der Grundumsatz auch nach Thyroidektomie erhöht; erst durch Bestrahlung des Hypophysentumors fiel er zur Norm ab.

In Ergänzung zu der von Kraus gegebenen Symptomatik an den *Knochen* sei auf die Wirbelsäulenveränderung (Erdheim 1931) hingewiesen, die im wesentlichen in einem Knochenzuwachs an den Vorderflächen der Wirbelkörper besteht. An der Knochenknorpelgrenze der Rippen treten rosenkranzartige Verdickungen auf (s. M. B. Schmidt 1937). Albright und Reifenstein lenken die Aufmerksamkeit auf die bei Akromegalie häufig vorkommende *Osteoporose*, die sie in erster Linie als eine Folge der Keimdrüsenunterfunktion deuten möchten. Die röntgenologisch zuweilen gefundene Vergrößerung und Verplumpung des Dorsum sellae (Sorgo) und osteophylitische Auflagerungen am Tuberculum sellae (Tönnis 1949) sind wohl Teilerscheinungen der Akromegalie. Es ist nicht auszuschließen, daß ein so veränderter Sellaeingang seinerseits durch Druck auf die intra- und supraselläre Hypophyse endokrine Störungen auszulösen vermag.

Auf die *Cutis capitis plicata* als akromegales Zeichen hat Bartelsheimer (1954) hingewiesen.

Mehrere Arbeiten berichten über Vergrößerungen oder Adenome der *Epithelkörperchen* bei Akromegalie (Erdheim 1909, Claude und Baudoin, Hadfield und Rogers, Gerstel 1938b, Burk, Rutishauser und Rouiller, Underdahl); es dürfte sich einerseits um eine Reaktion auf die Osteoporose handeln, andererseits wohl auch um die Teilerscheinung einer multiplen endokrinen Adenomatose (Underdahl, Marshall und Sloper).

Die *Psychopathologie der Akromegalie* hat Blickenstorfer 1951 an 21 Fällen untersucht. Sie ist gekennzeichnet durch ein Umständlicherwerden der Denkfunktionen und eine Verplumpung der affektiven Äußerungen ohne Beeinträchtigung der Intelligenz. Eine allgemeine Antriebsarmut wird von Zuständen krankhafter Triebhaftigkeit, Angst, Beklemmung, Freßsucht unterbrochen; die Kranken empfinden diese Zustände als eine von außerhalb des eigenen Ichs kommende Störung. Die zuweilen auftretende Sprunghaftigkeit des akromegalen Charakters dürfte ihre Ursache in dem Einfluß haben, den stark wechselnde Hormonschübe auf die Gehirntätigkeit ausüben. Oft besteht krankhafter Durst als Ausdruck einer Schädigung der Neurohypophyse. Die fast immer deutliche Abnahme des Geschlechtstriebes weist auf eine Beeinträchtigung der gonadotropen Hypophysenfunktion hin (S. 653).

Die Frage, ob Akromegalie und Riesenwuchs vom *Hypothalamus* ausgelöst werden können, bleibt weiterhin offen. Greenfield (Fall 34) fand bei einer 26jährigen Frau mit den typischen Zeichen der Akromegalie wie Vergrößerung der Zunge, Unterkiefer, Hände und Füße eine riesige knotige, nervenzellhaltige Geschwulst, die die gesamte mittlere Hirnbasis bedeckte, das Gehirn jedoch nicht infiltrierte. Von der Hypophyse ist keine Spur gefunden worden. Darf man diesen Befund in Analogie setzen mit den Fällen von Pubertas praecox durch hyperplastische Mißbildungen des Tuber cinereum? (S. 677). Hier reiht sich die Beobachtung 4 von Angelstein 1953 an: Bei einem seit 12 Jahren an akromegalen Symptomen und seit 6 Jahren an Potenzstörungen leidenden Mann fanden sich in den bei der Operation gewonnenen Stücken einer Hypophysengeschwulst nebeneinander die Strukturen eines Gangliocytoms und eines Hauptzellenadenoms. Auch Müller und Marcos (1954) berichten über Nervenzellen in dem Hypophysenadenom einer akromegalen Frau. — Die Literaturstimmen, die für eine cerebrale Entstehung der Akromegalie eintreten (Bryan und Uyematsu, Ratner, Carnot und Mitarbeiter, Lüdin 1939, Marx 1941, Sorgo, Pette 1950, Brouwer 1950, Gagel und Klaes) überzeugen nicht, solange das Tierexperiment (S. 597) keinen sicheren Anhalt für die Existenz eines hypothalamischen Wachstumszentrums bietet.

Wiederholt wurde über Akromegalie oder Riesenwuchs nach *Kopftraumen* berichtet (s. Radtke und Walter) und in manchen Fällen (z. B. Bleibtreu, Sorgo, Habermann, Kretschmer 1949, Gagel 1950) lag ein enger zeitlicher Zusammenhang zwischen einer zur Erschütterung der Hypophyse geeigneten Verletzung (S. 860) und dem abnormen Wachstumsschub vor. Zur Erklärung wird herangezogen, daß der Reiz des Traumas eine schon bestehende eosinophile Wucherung zu plötzlicher Hormonausschüttung veranlassen könnte (s. PLOOG).

Auch *seelische Erschütterungen* wurden zu Beginn einer akromegalen Erkrankung beobachtet und als auslösendes Moment angesehen (POINDECKER).

Jene (seltenen) Fälle, in denen sich akromegale Symptome offenbar im Zusammenhang mit einer *intraventrikulären Drucksteigerung* ausbilden, erinnern an die Befunde von KRAUS (1933a), der in der Mehrzahl der Fälle von chronischem Hirndruck eine Hyperplasie des Hypophysenvorderlappens mit vermehrter Prolanausscheidung festgestellt hat (S. 688). Vielleicht können die hydrocephalen Veränderungen auch die Somatotropinaktivität der Hypophyse anschüren. In diesem Sinne spricht die Beobachtung von DAVID und Mitarbeitern: Bei einem 18jährigen Patienten mit hochgradigem Hydrocephalus internus infolge einer arachnitischen Cyste der Cisterna cerebellomedullaris war es neben den Zeichen einer hypothalamischen Insuffizienz (Dystrophia adiposogenitalis, Polydipsie, Schlafsucht, S. 671) zu akromegalen Verplumpungen der Akren gekommen. Es fand sich eine einfache Hyperplasie des Hypophysenvorderlappens, besonders die Eosinophilen betreffend. Nach Ansicht der Autoren hat der mit der Dilatation des 3. Ventrikels verbundene Reiz die Vorderlappenhypertrophie hervorgerufen. — PIA (1954) fand unter 64 Fällen von Geschwülsten der Vierhügelgegend zweimal akromegale Symptome.

In allen Fällen von Akromegalie ohne Hypophysenadenom muß die große Rolle bedacht werden, die die Konstitution spielt. Bei athletischem Körperbau genügen offenbar schon geringe Mehrausschüttungen von Somatotropin, um akromegale Wachstumsexzesse auszulösen.

Differentialdiagnostisch zum hypophysären Riesenwuchs ist die Möglichkeit eines *primordialen Riesenwuchses* zu erwägen. Es gibt Familien mit gehäuftem Auftreten von Hochwuchs ohne Zeichen hypophysärer Überfunktion. Man muß dies als gesunde Konstitutionsvariante ansehen, zumal die eigentliche „Riesengröße" (über 200 cm) gewöhnlich nicht erreicht wird. Doch kommen in Familien mit konstitutionellem Hochwuchs pathologische (hypophysäre, eunuchoide) Hochwuchsformen häufiger vor als in der Durchschnittsbevölkerung (s. ANTON, JÖDICKE u. a.). *Ob es außerhalb dieser Konstitutionsvarianten in Analogie zum primordialen Zwergwuchs wirklich einen echten primordinalen, schon im Keimplasma begründeten Riesenwuchs gibt* — wobei schon bei der Geburt eine die Norm stark überschreitende Größe zu fordern wäre —, *ist ungewiß.* Jedenfalls dürften solche Fälle extrem selten sein (s. ASSMANN).

FALTA (1927) bestreitet, daß es sich beim Riesenwuchs um eine bloße Akromegalie des Kindesalters handele, und nimmt eine nicht allein von der Hypophyse abhängige Potenzierung des ganzen Blutdrüsensystems an, die allerdings meist von einer raschen Erschöpfung gefolgt werde. Deshalb reiht er in seinem Handbuchartikel den Riesenwuchs bei den pluriglandulären Erkrankungen ein.

b) Akromegaloide Ostose.

Als akromegaloide Ostose wird ein von W. MÜLLER (1930), GLITSCH, ASSMANN u. a. beschriebenes seltenes Erbleiden bezeichnet, das mit periostaler Knochenverdickung der distalen Gliedmaßenenden bei gleichzeitiger Weichteilverdickung einhergeht. Zum Unterschied von der echten Akromegalie bestehe keine Hypophysenüberfunktion. Anatomische Untersuchungen liegen noch nicht vor.

c) Arachnodaktylie.

Das Kernsymptom der Arachnodaktylie (MARFAN) beruht in einem auffallend schmalen Wuchs der Extremitäten, besonders der distalen Enden, deren Knochenkerne verfrüht auftreten. Dazu kommt eine Reihe weiterer mesodermaler Konstitutionsanomalien, die meist schon bei der Geburt ausgeprägt sind. Ein Zusammenhang mit einer hypophysärhypothalamischen Dysfunktion wird zuweilen erörtert (KALLIUS, MOEHLIG, CARTELLIERI und KLEINSORGE). Im allgemeinen betrachtet man die Arachnodaktylie als einen der Chondrodystrophie entgegengesetzten Bildungsfehler (s. BAUER und BODE, VERSCHUER 1940). MARCHESANI sieht in der Arachnodaktylie, die häufig mit Ectopia lentis verbunden ist, eine „Dystrophia mesodermalis hypoplastica“. Ihr stehe die mit angeborener Kugellinse verbundene Brachydaktylie als „Dystrophia mesodermalis hyperplastica“ als Systemerkrankung gegenüber.

Mit der Arachnodaktylie scheint eine *Insuffizienz des sympathischen Nervensystems* verbunden sein. Auffallende Muskelschwächen sprechen für Beziehungen zu den Myopathien (S. 814). Ob eine Läsion vegetativer Zwischenhirnzentren (F. HOFF 1941, WEYERS) eine pathogenetische Rolle spielt, ist aus den bisherigen anatomischen Untersuchungen (s. OLCOTT) nicht zu erkennen.

III. Fortpflanzung.

A. Physiologie.

1. Fortpflanzung als Grundeigenschaft des lebenden Gewebes.

Wie das Wachstum beruht auch die zweite fundamentale Eigenschaft der lebenden Materie, die Fortpflanzung, auf einer naturwissenschaftlich nicht weiter erklärbaren inneren Tendenz; es ist die Eigentümlichkeit, sich nicht kontinuierlich, sondern in Form von räumlich und zeitlich begrenzten Individuen auszubreiten. Im *Generationswechsel* lösen die Einzelindividuen einander ab. Dieser Wechsel wird bewirkt durch die *Befruchtung*, d. h. durch die Verschmelzung zweier *geschlechtlich verschiedener* Zellen oder Kerne (Gameten, Gametenkerne) mit darauffolgender Reduktion. Fortpflanzung ist nur durch das Vorhandensein der 2 Geschlechter, durch *Sexualität* im weitesten Sinne des Wortes möglich. Das *Gesetz der allgemeinen bipolaren Zweigeschlechtlichkeit* beherrscht nach M. HARTMANN alle Befruchtungsvorgänge. Zum Verständnis des Wesens der Sexualität fordert HARTMANN die Anerkennung von zwei weiteren Thesen: 1. Jedes Geschlechtsindividuum und jede Geschlechtszelle besitzt zugleich die Möglichkeit zur Entfaltung der Eigenschaften des entgegengesetzten Geschlechts: *Gesetz der allgemeinen bisexuellen Potenz.* 2. Die Bestimmung des männlichen oder weiblichen Geschlechts erfolgt entweder erblich durch relativ verschieden starke männlich oder weiblich bestimmende Erbfaktoren (Gene) oder nicht erblich, modifikatorisch, durch die entsprechende Wirkung äußerer oder innerer Entwicklungsbedingungen: *Gesetz der relativ verschiedenen Stärke der männlichen oder weiblichen Determinierung.* Diese *Geschlechtsbestimmung* erfolgt beim Menschen und den meisten anderen höheren Organismen, wie Blütenpflanzen, Arthropoden, Wirbeltieren, *diplogenotypisch*, d. h. erblich und in der Diplophase (= zwischen Befruchtung und Reduktionsteilung).

Bei allen Metazoen sondern sich die zur Fortpflanzung bestimmten *Keimzellen* schon in in frühester Embryonalzeit von den „somatischen Zellen“ ab; nur aus diesem „Keimzellenstamm“ gehen die Geschlechtszellen hervor, niemals aus dem „somatischen“ Gewebe. Die erste und wichtigste Arbeitsteilung zwischen den Zellen des Metazoenstaates: Die Erhaltung der Art wird von den Keimzellen besorgt; die Somazellen dienen der Entwicklung des vergänglichen Einzelindividuums (DANTSCHAKOFF 1941).

Bei den Wirbeltieren wird die Geschlechtsbestimmung nach HARTMANN noch durch 2 Umstände kompliziert: 1. Die genetische Konstitution entscheidet über die Entwicklung der primären Keimzellen zu Eizellen oder Spermien nicht unmittelbar, sondern mittelbar durch deren Lage in bestimmten Geweben der Gonade (Cölomepithel oder Retestränge; WITSCHI). 2. Die von den Gonaden gebildeten *Geschlechtshormone* bestimmen normalerweise die Entwicklung der sekundären Geschlechtsorgane. Von außen durch künstliche oder krankhafte Bedingungen herangebracht, können sie die sekundäre, unter gewissen Umständen auch die primäre Geschlechtsdifferenzierung umkehren. Hieraus ergeben sich bestimmte Probleme der *Intersexualität.*

Die Fortpflanzungstätigkeit wird ferner beim Wirbeltier *von übergeordneten hormonellen und nervösen Steuerungen* beherrscht, die vom *Hypophysen-Hypothalamus-System* ausgehen. Vor der Darlegung dieser Beziehungen muß kurz auf die Wirkungen der Geschlechtshormone eingegangen werden, mit deren Hilfe die Gonaden sich die für die Generationsvorgänge nötigen Werkzeuge schaffen.

2. Die Sexualhormone.

Die Sexualhormone sind Sterine, deren Muttersubstanz nach den Isotopenuntersuchungen von BLOCH wahrscheinlich das Cholesterin ist. Ihre chemische Struktur ist bekannt. Man hat seit den grundlegenden Arbeiten von BUTENANDT u. a.[1] eine große Zahl chemisch verwandter Stoffe mit männlicher, weiblicher oder bisexueller Prägungswirkung gefunden. Nicht nur in den Gonaden, sondern auch in anderen Organen, ja sogar in Pflanzen (s. LEVIN und Mitarbeiter), in Kohle und Erdöl (ASCHHEIM und HOHLWEG) wurden sie nachgewiesen.

a) Androgen.

Das wirksamste männliche Hormon (Androgen) ist das Testosteron, das sowohl aus Stierhoden isoliert als auch synthetisch erzeugt werden kann (JUNKMANN 1955). Es fördert das Wachstum der männlichen primären und sekundären Sexualorgane. Es regt in den Bläschendrüsen die Bildung einer Fructose an, die den Spermatozoen als Energiespender dient; unter dem Einfluß des Testosteron verhundertfacht sich in der Pubertät der Phosphatasegehalt der Prostata (KIMMIG). Als natürliche Bildungsstätte werden die *LEYDIGschen Zwischenzellen* angesehen.

Ein weiterer androgenetischer Wirkstoff entsteht nach ALBRIGHT in der *Nebennierenrinde* beider Geschlechter in Form des sog. N-Hormons (= Androsteroid, S. 709). Nach den Untersuchungen von JONES, THOMAS, FREICHELS u. a. dürfte hauptsächlich die X-Zone (= innerste Schicht der Nebennierenrinde, etwa der Zona reticularis des Menschen entsprechend) die Produktionsstätte des Androsteroids sein. Schwache androgenetische Substanzen wurden wiederholt aus Nebennierenrindenextrakten isoliert (s. DORFMAN), doch ist es möglich, daß es sich um Zwischenprodukte handelte, die bei der Aufarbeitung entstanden. Die Isolierung des eigentlichen Nebennierenandrogens ist bisher nicht gelungen (INGLE 1950). — Das *Ovar* produziert nach HILL und STRONG normalerweise eine geringe Menge von Androgen. — Auch in der menschlichen *Placenta* wurde es nachgewiesen. — DORFMAN erwägt eine Entstehung von androgenetischen Stoffen auch *außerhalb dieser Organe*, da die Androgenausscheidung bei Affen nach vollständiger Entfernung der Nebennieren und Gonaden nicht verschwand, sondern nur auf ein Drittel der Norm zurückging.

Die Androgene fördern die Eiweißsynthese und damit das allgemeine Körperwachstum, darunter in besonderem Maße die Entwicklung der quergestreiften Muskulatur (S. 596; PAPANICOLAOU und FALK, KOCHAKIAN, LANGECKER). Sie bewirken die männliche Ausprägung von Körperbau, Kehlkopf, Behaarung, Geweih, Gefieder, Hahnenkamm usw. (BERTHOLD 1849, HAMILTON 1938, KUNSTADTER 1938, KENYON und Mitarbeiter 1938, GRUBER 1952). Gleichzeitig beschleunigen sie durch Stimulation der Osteoblasten die Mineralisation der Knochen, insbesondere die Verknöcherung der Epiphysenfugen, und beendigen dadurch das Längenwachstum. Im Zentralnervensystem lösen sie als männliches Brunsthormon die psychische Einstellung auf den Fortpflanzungsakt, den Geschlechtstrieb, aus. Künstliche Zufuhr bei infantilen Tieren bewirkt vorzeitige Kopulation (STONE 1939, NOBLE und ZITRIN). Nach BEACH (1947) erhöhen oder erniedrigen die Androgene die Empfindlichkeit bestimmter nervöser Funktionskreise. So dürfte die Olfactoriussensibilität des Männchens für bestimmte weibliche Duftstoffe während der Brunft gesteigert sein. Bei beiden Geschlechtern kann durch Androgen eine Besserung der Stimmungslage und des Arbeitseifers erzielt werden. Auch die Libido der Frau wird durch Androgen erhöht (BLEULER und ZÜBLIN, v. MIKULICZ-RADECKI). Die Entwicklung der Scham- und Achselbehaarung der Frau wird ebenfalls als eine Androgenwirkung angesehen (ALBRIGHT und Mitarbeiter 1942b).

Ein androgenetischer Wirkstoff wird im Hoden der Säugetiere wahrscheinlich schon in frühembryonaler Zeit gebildet. Dafür spricht vor allem das Auftreten weiblicher Scheinzwitter, wenn die Placentarkreisläufe von Pärchenzwillingen durch Anastomosen miteinander verbunden sind, wie das beim Rind häufig der Fall ist: Das Androgen der männlichen Frucht bewirkt eine hochgradige Geschlechtsumwandlung des weiblichen Partners zu einem fast männlich wirkenden Tier, der Zwicke (KELLER und TANDLER, LILLIE). Durch experimentelle (s. DANTSCHAKOFF, JOST 1947c) und anatomische (BOUIN und ANCEL, WELLS und FRALICK) Untersuchungen wurde die Androgenbildung im frühembryonalen Sägetierhoden weiter erhärtet. DANTSCHAKOFF hat darauf hingewiesen, daß immer das heterochromosomale Geschlecht (bei Säugern des männliche, bei Vögeln das weibliche) sein Hormon frühzeitig produziert, da es zum Unterschied von dem homochromosomalen schon für die Entwicklung der Geschlechtsorgane in der Embryonalzeit des hormonellen Impulses bedarf. Irgendwie hängt der heterochromosomale Apparat in den Zellen mit der Produktion des Hormons zusammen, noch bevor die Gonaden sich morphologisch in männlicher oder weiblicher Richtung differenziert haben.

[1] Siehe den historischen Überblick von MARRIAN.

Die Androgenaktivität während des extrauterinen Lebens wurde bisher hauptsächlich durch quantitative Bestimmung der Ausscheidung im Harn untersucht, entweder direkt durch biologische Methoden, z. B. die Hahnenkammprobe, oder durch Bestimmung der 17-Ketosteroide (CALLOW und Mitarbeiter, HAMBURGER 1948, ZIMMERMANN, HÜPPE, MÖBIUS 1953), einem chemisch leicht faßbaren Teil der Stoffwechselprodukte der Androgene, der im großen und ganzen die Androgenproduktion des Organismus widerspiegelt. Nach diesen Untersuchungen (s. NATHANSON und Mitarbeiter, DORFMAN, WOOD und GRAY) ist die Androgenausscheidung unter dem 4. Lebensjahr extrem niedrig; mit Beginn des Schulalters steigt sie bei beiden Geschlechtern in praktisch gleicher Weise an. Die endgültige Höhe wird erst im 3. Jahrzehnt erreicht; sie beträgt bei der Frau durchschnittlich etwa $^2/_3$ von der des Mannes, doch sind die individuellen Schwankungen außerordentlich groß. Die Werte liegen nach DORFMAN (1948) bei gesunden Männern zwischen 20 und 115 (durchschnittlich 68), bei gesunden Frauen zwischen 20 und 118 (durchschnittlich 43,5) iE[1] je Tag. Im Greisenalter sinken die Durchschnittswerte bei beiden Geschlechtern auf etwa $^1/_4$ ab. Doch soll es bei klimakterischen Frauen auch Erhöhungen geben.

b) Der weibliche Prägungsstoff (Oestrogen),

auch Follikelhormon genannt, tritt beim Säugetier in der *Embryonalzeit* zum Unterschied vom männlichen nicht auf (BOUIN und ANCEL), oder höchstens in Spuren (JOST 1947b); künstlich eingebracht wirkt das Hormon des homochromosomalen Geschlechts (bei den Vögeln ist es das männliche) auf den Embryo ausgesprochen toxisch (DANTSCHAKOFF). Im *kindlichen* Harn beider Geschlechter werden geringe Mengen von wahrscheinlich aus der Nebennierenrinde stammendem Oestrogen gefunden (NATHANSON und Mitarbeiter). Erst mit Beginn der *Pubertät* tritt das Oestrogen, von den Thekazellen der GRAAFschen Follikel gebildet, stärker in Erscheinung. Seine Ausschüttung unterliegt bis zum Erlöschen der Ovarialtätigkeit periodischen Schwankungen entsprechend dem menstruellen Cyclus.

Unter dem Einfluß des Follikelhormons reifen die weiblichen Genitalien. Der Uterus wächst (ASTWOOD 1938), seine Schleimhaut proliferiert. Von den Milchdrüsen wuchern überwiegend die Milchgänge und die Brustwarzen (s. FOLLEY und MALLPRESS). Die spezifisch weibliche Prägung des ganzen Organismus wird durch das Oestrogen hervorgerufen. Künstliche Zufuhr bei infantilen Tieren bewirkt vorzeitige Kopulation (NOBLE und ZITRIN). Die Libido wird bei beiden Geschlechtern gesteigert, der Brutinstinkt hingegen gehemmt (HAIN 1935, BEACH 1942). Haut und Schleimhäute auch außerhalb der Genitalsphäre erfahren cyclische Veränderungen (SCHREUS 1952). Das Hormon wirkt direkt auf das Zentralnervensystem, denn die Durchtrennung aller Afferenzen aus dem Genitaltrakt verhindert die Oestrogenbrunst nicht (BARD 1942). Das Körperwachstum wird gehemmt, die Skeletreifung beschleunigt. Nach ALBRIGHT stimuliert des Oestrogen die Tätigkeit der Osteoblasten.

Während der Schwangerschaft steigt der Oestrogengehalt des Blutserums an. Das Schwangerenoestrogen wird höchstwahrscheinlich in der *Placenta* gebildet (PROBSTNER); es bereitet den mütterlichen Organismus auf die Geburt vor, indem es im Zusammenwirken mit dem Relaxin (FRIEDEN und HISAW) den Knorpel der Schambeinfuge auflockert (TAPFER und HASLHOFER, TAPFER 1944) und den Uterus für die Wirkung des Oxytocin des Hypophysenhinterlappens (S. 620) sensibilisiert.

Auch die *männliche Keimdrüse* bildet einen oestrogenetischen Stoff (s. HUGGINS und MOULDER), der möglicherweise mit dem hypothetischen „Inhibin" (MARTINS und ROCHA, ZAHLER 1950a) identisch ist. HUGGINS und MOULDER, LYNCH und SCOTT sowie TEILUM (1950) sind der Überzeugung, daß die SERTOLI-*Zellen* das Oestrogen produzieren. Wie TEILUM darlegt, haben HAMBURGER und HALVORSEN gezeigt, daß die Oestrogenausscheidung beim alternden Mann ziemlich konstant bleibt, während die des Androgen absinkt; es steigt das Oestrogen-Androgenverhältnis. Die Ergebnisse neuerer Untersucher waren weniger eindeutig (s. LYNCH und SCOTT). — Besonders reich an Oestrogen ist der Harn des Hengstes.

HOWARD und Mitarbeiter schreiben dem von den SERTOLI-Zellen gebildeten hypothetischen 2. Hodenhormon, von ihnen „X-Hormon" genannt, neben der hemmenden Wirkung auf die FSH-Bildung noch andere Eigenschaften zu, die von der Oestrogenwirkung deutlich abweichen, nämlich eine Förderung der Spermiogenese, eine Stimulation der ICSH-Bildung in der Hypophyse und einen hemmenden Effekt auf die Entwicklung der Brustdrüse.

Auch in der *Nebennierenrinde* entstehen oestrogenetische Substanzen (s. PINCUS und PEARLMAN).

c) Das Corpus luteum-Hormon (Progesteron)

entsteht im *Gelbkörper*, einem Organ, das sich nach der Ovulation an der Stelle des leeren Follikels durch Wucherung der Granulosazellen bildet. Dementsprechend tritt es bei der

[1] 1 iE = die androgenetische Kraft von 0,1 Androsteron.

nichtschwangeren Frau nur in der 2. Hälfte des Intermenstruum auf. Es bewirkt die Umwandlung der Uterusschleimhaut von der Proliferations- in die Sekretionsphase und ermöglicht dadurch die Einnistung des Eies und durch die deciduale Umwandlung der Schleimhaut dessen Fortentwicklung. Der Uterus verliert an Tonus und wird gegenüber Oxytocin unempfindlich. In der Brustdrüse wird vorzugsweise das milchbildende System angeregt. Im Blut kreisendes Progesteron erhöht die Körpertemperatur um einige Zehntelgrade und verursacht dadurch den menstruellen Temperaturcyclus (DÖRING).

Während der Schwangerschaft steigt die Progesteronproduktion an (NEHER und ZARROW). Wahrscheinlich beteiligt sich in der zweiten Schwangerschaftshälfte die *Placenta* an der Bildung des Hormons. PHILIPP meint, daß alle drei placentaren Sexualhormone im *Syncytium* entstehen (s. auch ROCKENSCHAUB).

Die *Nebennierenrinde* beider Geschlechter bildet offenbar ebenfalls Progesteron (s. EUW und REICHSTEIN 1941, PINCUS und PEARLMAN 1943, LAZO-WASEM und Mitarbeiter 1954). Das Progesteron hat auch eine schwache androgenetische Wirkung (ZAHLER 1951). Nach KÜHNAU (1953) ist das Progesteron das erste in der Nebennierenrinde aus Cholesterin entstehende Hormon, aus dem alle anderen Rindensteroide hervorgehen.

Die Ausscheidungsform des Progesteron im Harn ist das *Pregnandiol*.

3. Die hormonelle Steuerung der Fortpflanzung.

a) Die gonadotropen Hypophysenhormone.

Wenn die Adenohypophyse verlorengeht, stellen die Keimdrüsen beinahe schlagartig ihre Tätigkeit ein, sie atrophieren und können vollständig degenerieren. Die Abhängigkeit der Fortpflanzungsfunktionen von der Hypophyse ist offenbar allen Wirbeltieren[1] gemeinsam. Siehe die Untersuchungen von GIUSTI und HOUSSAY (1924b), SMITH und Mitarbeitern (1927), WORONZOWA und BLACHER, PH. E. SMITH (1930), HILL und PARKES (1934), CROOKE und GILMOUR 1938, FREUD, TONUTTI (1943a, 1955), DEMPSEY und Mitarbeitern, WILLIG und vieler anderer. Nur unter dem Einfluß der gonadotropen Hormone können die Keimzellen beider Geschlechter ausreifen und werden die Sexualhormone in genügendem Umfang produziert, abgesehen vielleicht vom embryonalen Androgen. Der Hypophysenwirkstoff vermag bei Normaltieren die Geschlechtsreifung zu beschleunigen (SMITH und ENGLE, E. ALLEN, BELAWENETZ, HOUSSAY 1931, DOMM und v. DYKE 1933, CARDOSO u. a.); dies ist hinsichtlich der hormonellen Tätigkeit der Keimdrüsen auch nach Transplantation derselben der Fall (EGER und TITZE).

Die Beziehungen der Hypophyse zu den Keimdrüsen sind *enger als deren übrige endokrine Korrelationen*. Beispielsweise bleibt die Tätigkeit der Nebennierenrinde auch nach völliger Entfernung der Hypophyse erhalten, wenn auch auf einer stark herabgesetzten Stufe. Damit erscheint die Hypophyse in erster Linie als ein der *Fortpflanzung* dienendes Organ, ähnlich wie die andere Grundeigenschaft der lebenden Materie, das Wachstum, von einem bestimmten Entwicklungsstadium an fast nur mit Hilfe der Hypophyse möglich ist. — Nach BURKL und KELLNER (1955) hemmt die Hypophysektomie im Ovar nur die Reifung der Keimzellen, nicht deren Neubildung.

Bald nach der Entdeckung der gonadotropen Hypophysenfunktion (Lit. s. KRAUS) wurde erkannt, daß von der Hypophyse zwei verschiedene Wirkungen auf die Keimdrüsen ausgehen (ASCHHEIM, ZONDEK 1930): Die eine fördert das Wachstum der Follikel und der Samenzellen *(FSH)*, die andere das des Corpus luteum und der LEYDIGschen Zwischenzellen des Hodens *(ICSH)*. Obwohl man heute Hypophysenextrakte herstellen kann, welche diese beiden Effekte rein entfalten, ist es nach EVANS und SIMPSON noch keineswegs sicher, ob die Hypophyse tatsächlich die beiden Stoffe getrennt sezerniert. Nach VINCKE (1955) produziert der Hypophysenvorderlappen wahrscheinlich *nur ein* Gonadotropin, das sowohl follikelstimulierende als auch luteinisierende Wirkung hat; FSH

---

[1] Bei den Manteltieren dürfte die *Subneuraldrüse* eine ähnliche Rolle spielen (HOGG).

und ICSH seien künstliche Spaltprodukte. Ältere Literatur s. DENEKAMP 1938. Menschen- und Pferdehypophysen enthalten viel FSH und wenig ICSH; umgekehrt ist es beim Rind und beim Schaf (HAMMOND).

Neuere Untersuchungen haben ergeben, daß noch ein dritter hypophysärer Faktor in die Eierstocksfunktion eingreift, nämlich das Lactationshormon oder *Luteotropin*, das nicht nur die Milchsekretion anregt, sondern auch für die Corpus luteum-Funktion wesentlich ist (HAMBURGER 1950).

α) Das Follikelstimulierungshormon (FSH) ist nach LI, der es mit seinen Mitarbeitern 1949 in elektrophoretisch homogenem Zustand gewinnen konnte, ein hexosehaltiger Eiweißkörper (Glykoprotein) mit einem Molekulargewicht von ungefähr 70000. Es regt im Ovar die Entwicklung der Follikel an, doch bewirkt es die volle Ausreifung der Follikel und damit die Produktion von Oestrogen und die Ovulation nur zusammen mit dem ICSH (GREEP und Mitarbeiter).

Im Hoden führt es zur Entwicklung der Spermatozoen, ohne die Zwischenzellen und damit die Ausbildung der sekundären Geschlechtsdrüsen zu beeinflussen. Möglicherweise fördert es die Bildung des hypothetischen oestrogenähnlichen „Inhibin" durch die SERTOLI-Zellen.

β) Das Luteinisierungshormon (LH = Interstitielle-Zellen-Hormon, ICSH) wurde 1940 von mehreren amerikanischen Arbeitsgruppen (s. LI 1949) rein dargestellt; die von Schaf- bzw. Schweinehypophysen gewonnenen Präparate sind chemisch ziemlich verschieden (Molekulargewicht 40000 bzw. 100000); es handelt sich ebenfalls um Glykoproteine. Das ICSH fördert im Ovar die Entwicklung des interstitiellen Gewebes. Die Follikel reifen unter seiner Wirkung und können sich in Corpora lutea umwandeln; diese werden aber ohne den gleichzeitigen Einfluß von Luteotropin nicht funktionstüchtig. Die Oestrogenbildung und Ovulation erfolgt im Zusammenwirken mit dem FSH.

Im Hoden wird der Cholesteringehalt erhöht (TEPPERMAN und TEPPERMAN) und werden die interstitiellen Zellen und damit die Produktion von Androgen angeregt (ZAHLER 1950b). — (Die Bildung des Androgens der Nebennierenrinde, des „N-Hormons" oder Androsteroids (S. 709) wird hingegen wahrscheinlich durch das ACTH induziert (S. 718).

Als Testorgan zum biologischen Nachweis vom ICSH verwendet man den ventralen Prostatalappen hypophysektomierter Tiere (MCARTHUR), da von den Gonadotropinen nur das ICSH, nicht aber das FSH die Androgenbildung und damit das Wachstum der Anhangsorgane stimuliert.

γ) Das Lactationshormon (= Luteotropin = Prolactin = Lactogen, RIDDLE und Mitarbeiter 1932, ASTWOOD 1941) ist zum Unterschied von den beiden anderen Gonadotropinen ein wasserlösliches einfaches Protein mit einem Molekulargewicht von mindestens 33300 (s. WHITE 1949). Es regt in noch nicht geklärtem Zusammenwirken mit den Eierstockshormonen das Wachstum und die Tätigkeit der Milchdrüse an. Gleichzeitig werden durch dieses Hormon die Mutterinstinkte geweckt (RIDDLE und Mitarbeiter 1935). Im Ovar bringt das Luteotropin das unter dem Einfluß von ICSH entstandene Corpus luteum zum Funktionieren, das ist zur Produktion von Progesteron (EVANS und Mitarbeiter 1941). Darüber hinaus hat das Luteotropin noch allgemeine Stoffwechselwirkungen. Unter anderem scheint es die Mobilisation peripher gespeicherten Fettes zu fördern (M. REISS 1947).

In der Hypophyse von Kälbern, reifen Stieren, Ochsen und nichtträchtigen Kühen ist das Luteotropin in annähernd gleicher Konzentration enthalten. Bei trächtigen Kühen ist die Konzentration erhöht; das gleiche gilt von brütenden Hennen gegenüber Leghennen und Hähnen. Eigenartigerweise fanden BATES und Mitarbeiter die embryonale Rinderhypophyse besonders reich an Lactationshormon, gemessen am Wachstum der Kropfdrüse der Taube.

Die Luteotropinbildung wird durch Oestrogen angeregt: Die Zufuhr von Oestrogen bei Ratten beiderlei Geschlechts führt in der Hypophyse zu einer Steigerung der Mitosentätigkeit (HUNT 1947b) und des Phosphatstoffwechsels (WESTMAN 1955) sowie zu einer mit Vermehrung des Luteotropingehalts verbundenen Vergrößerung des Organs (REECE und TURNER 1936). — Hingegen ist das Lactationshormon in der ebenfalls vergrößerten Kastrationshypophyse nicht vermehrt (REECE und TURNER 1937a).

Das Luteotropin hat nach den Untersuchungen von GREEP und JONES trotz seines Vorkommens in der männlichen Hypophyse auf die männlichen Gonaden keinen Einfluß. Möglicherweise ist es mit jenem Faktor identisch, der neben dem Androgen bei der Entwicklung des Geweihs der Cerviden eine Rolle spielt (s. WILSLOCKI und Mitarbeiter 1947).

b) Die gonadotropen Chorionhormone.

Das schon wenige Wochen nach der Konzeption im Schwangerenharn auftretende Gonadotropin (Aschheim und Zondek, Reinhart und Mitarbeiter) wird höchstwahrscheinlich nicht vom mütterlichen Organismus, sondern vom Chorion des jungen Keimes gebildet. Und zwar dürfte die Langhanssche Zellschicht die Produktionsstätte des Hormons sein (Gey und Mitarbeiter). Der schnelle Anstieg des Hormontiters zu Beginn der Schwangerschaft stimmt ungefähr mit der Wachstumskurve des Cytotrophoblasten überein. Der höchste Hormongehalt im Blut und Urin ist nach Evans und Mitarbeitern (1937) beim Menschen ungefähr 1 Monat nach Beginn der ersten erwarteten, aber nicht mehr eingetretenen Menstruation erreicht. Der folgende ebenso rapide Abfall wird mit dem Verschwinden der Langhans-Zellen in Zusammenhang gebracht. Doch bleiben geringe Hormonmengen bis einige Tage nach der Geburt nachweisbar, was Philipp mit dem Bestehenbleiben von Trophoblastinseln erklärt.

Das menschliche Choriongonadotropin (HCG), 1948 von Claesson und Mitarbeitern in reiner kristalliner Form dargestellt, ist ein Glykoprotein mit einem Molekulargewicht von etwa 100000 (s. Li 1949). In seiner biologischen Wirkung ähnelt es sehr dem hypophysären ICSH, es fördert also die Corpus luteum-Bildung, ferner beim Mann die Entwicklung der Leydig-Zellen und damit die Androgenbildung (Smith und Mitarbeiter 1933, Tonutti 1955, Muschke 1953, Herchen 1954); bei der Frau werden außerdem die Leydig-ähnlichen Zellen im Hilus des Ovars aktiviert (Sternberg und Mitarbeiter). Zum Unterschied von ICSH stimuliert das HCG außerdem die Hypophyse, FSH zu produzieren (Sawyer und Mitarbeiter 1951).

Von den tierischen Choriongonadotropinen hat man das im Blutserum *trächtiger Stuten* hauptsächlich zwischen dem 50. und 100. Graviditätstag auftretende Hormon, *das PMSG*, als ein Glykoprotein von besonders hohem Kohlenhydratgehalt und einem Molekulargewicht von ungefähr 30000 erkannt (s. Evans und Simpson). Wirkungsmäßig gleicht es einer artefiziellen Mischung von FSH und ICSH, doch handelt es sich um ein einzelnes Eiweiß. Dieser kombinatorische Effekt macht seine Anwendung in der Tierzucht besonders geeignet (T. J. Robinson, Rowson).

Auch ein *lactogenetisches (luteotropes) Choriongonadotropin* wurde aus Placenta isoliert (s. Evans und Simpson).

(*ACTH* und *thyreotropes Hormon* sollen nach Greer (1949) in der Placenta nicht vorkommen; nach Assali und Hamermesz (1954) kann jedoch ACTH reichlich aus menschlichen Chorionzotten isoliert werden und soll eine physiologische Rolle spielen.)

c) Das Zusammenwirken der an den Fortpflanzungsakten beteiligten Hormone.

α) Embryonalzeit. Smith und Dortzbach fanden eine gonadotrope Wirksamkeit der *Hypophyse* des Schweineembryos von 17—18 cm Scheitel-Steißlänge aufwärts; sie ziehen daraus den Schluß, daß das kurz darauf einsetzende rapide Hodenwachstum die Folge einer hypophysären Stimulierung wäre. Nach Bates und Mitarbeitern sollen die Hypophysen von Rinderembryonen aus dem 5.—7. Schwangerschaftsmonat bereits soviel FSH wie die erwachsener Tiere enthalten. Beim Pferd erhob Hellbaum ähnliche Befunde. Aron hat gezeigt, daß durch künstliche intrauterine Hormonzufuhr vorzeitige Entwicklungen veranlaßt werden können. Nach den Versuchen von Jost (1950, 1953) bedarf die Bildung von embryonalem Androgen beim Kaninchen, nicht bei Maus und Ratte, einer vom Kopf des Embryos ausgehenden Anregung. Bei Dekapitierung einer männlichen Kaninchenfrucht entsteht infolge Androgenmangels ein Pseudohermaphroditismus masculinus. In den Hypophysen menschlicher Früchte wiesen Siegmund und Mahnert das Gonadotropin vom 6., Wirz vom 7. Lunarmonat ab nach.

Außerdem produziert der Keim von frühen Stadien an riesige Gonadotropinmengen in seinem Placentaranteil. Auch Steroidhormone entstehen hier. Doch dienen die *Chorionhormone* offenbar nur zur Ausschüttung nach außen, in die *mütterliche* Blutbahn; sie sind vom Keim aus gesehen Sekrete, nicht Hormone, gegen deren Eindringen in den eigenen Organismus der Keim, zumindest was das für ihn toxische Oestrogen betrifft, durch die choriale Gewebe-Blutschranke geschützt sein dürfte (Dantschakoff). (Erst während des Geburtsaktes scheinen Spuren chorialen Wirkstoffes normalerweise in das Kind einzudringen und bei diesem Veränderungen wie Brustdrüsenentwicklung mit „Hexenmilch"-Bildung, Uteruswachstum usw. hervorzurufen.)

Von den embryonalen Sexualorganen weisen lediglich die *Leydigschen Zwischenzellen* alle Anzeichen früher endokriner Aktivität auf[1]. Das von den Zwischenzellen gebildete

[1] Ob Hodenstoffe des Feten in den mütterlichen Kreislauf übergehen (Lüttge und Mertz), ist unbewiesen.

Hormon ist nach DANTSCHAKOFF der Induktor aller weiteren Differenzierungen am Geschlechtsapparat des männlichen Säugetieres; hierher gehört auch der Hodendescensus, der beim Menschen in den letzten intrauterinen Monaten erfolgt. Die weibliche Histogenese läuft offenbar ohne hormonelle Impulse ab. Fehlen infolge einer Mißbildung oder durch einen experimentellen Eingriff am Embryo (JOST 1947) die Keimdrüsen, dann entwickeln sich *weibliche* sekundäre Geschlechtswerkzeuge. Im TURNERschen Syndrom (S. 603) haben wir strenggenommen keine weiblichen, sondern geschlechtslose Individuen vor uns, die genetisch weiblich oder männlich sein können.

β) Kindheit. SMITH und ENGLE wiesen erstmalig 1927 die gonadotrope Wirksamkeit kindlicher Säugetierhypophysen nach. Die Hypophyse des Kalbes unterscheidet sich nach BATES und Mitarbeitern hinsichtlich des FSH-Gehaltes nicht wesentlich von der erwachsener Rinder. Nach H. CLARK steigt der Gonadotropingehalt in den Hypophysen weiblicher Ratten schon zwischen dem 13. und 20. Lebenstag bis zur Höhe des reifen Tieres; beim Männchen ist der Anstieg allmählicher, so daß die Männchen in der Kindheit weniger Gonadotropin enthalten als die Weibchen; nach der Pubertät ist es umgekehrt. Beim menschlichen Säugling ist nach BAHN und Mitarbeitern (1953b) der FSH- und ICSH-Gehalt der Hypophyse praktisch null; bei einem 4jährigen Kinde betrug die FSH-Konzentration im Vorderlappen etwas mehr als $^1/_{10}$, die ICSH-Konzentration weniger als $^1/_{10}$ des Erwachsenenwertes; die FSH-Bildung geht offenbar der ICSH-Bildung voraus. Das Gonadotropin wird in der Kindheit offenbar nicht ausgeschüttet; im Urin kann es jedenfalls nicht nachgewiesen werden. SEITZ ist der Ansicht, daß die Wirkstoffe von Thymus und Zirbeldrüse beim Kind die gonadotrope Tätigkeit des Hypophysenvorderlappens hemmen. Aus vielen Untersuchungen ergibt sich ein gewisser Antagonismus zwischen Keimdrüsen und Thymus. Wesentlich ist außerdem, daß die kindlichen Gonaden gegen Gonadotropin weniger empfindlich sind. Zum Beispiel kann Follikelwachstum bei Ratten unter 18 Tagen weder mit HCG noch mit PMSG erzielt werden (EVANS und SIMPSON).

Die LEYDIG-Zellen des Hodens bilden sich bald nach der Geburt vollständig zurück. Diesem Befund steht die Angabe von WOMACK und KOCH gegenüber, daß die Androgenkonzentration im Kälberhoden höher ist als im Hoden des reifen Stieres. Das Hormon wird vom kindlichen Hoden offenbar nur gespeichert, nicht ausgeschieden.

Der *Mensch* unterscheidet sich von allen daraufhin untersuchten Tieren durch eine besonders lange Kindheit, eine *spät einsetzende Pubertät.* Dieses Phänomen wird durch 2 Faktoren bestimmt: Erstens ist das postnatale Wachstum retardiert, der prozentuale Gewichtzuwachs in der Zeiteinheit ist viel geringer als bei den Tieren; schon die Embryonalentwicklung läuft langsamer ab. Zweitens erfolgt beim Menschen die Geschlechtsreife erst, wenn ungefähr $^2/_3$ des reifen Körpergewichts erreicht sind, während die Tiere durchschnittlich schon mit $^1/_3$ ihres Endgewichts fortpflanzungsfähig werden (BRODY).

γ) Reifen und Welken beim Mann. Der Beginn der Pubertät wird von der Hypophyse ausgelöst, und zwar durch die Ausschüttung gonadotroper Hormone, deren erste Spuren mit 12—13 Jahren im Urin nachweisbar werden. Nach HANSKE steigt der Gonadotropingehalt der Hypophyse von 0,5 Ratteneinheiten bei der Geburt auf 500—2000 beim erwachsenen Mann[1]. Unter dem Einfluß des ICSH wird die Androgenproduktion durch die LEYDIG-Zellen wieder aufgenommen; das Androgen stimuliert die Ausreifung der Anhangsorgane. Das Wachstum der Samenkanälchen und die Spermiogenese stehen unter dem synergistischen Einfluß von FSH und Androgen („Androgene Kontaktwirkung", MUSCHKE 1953). Nach dem Prinzip der Rückkoppelung hemmt im Blut kreisendes Androgen die ICSH-Bildung in der Hypophyse (ZAHLER 1944). Dem hypothetischen „Inhibin" (S. 612) wird eine ähnliche Wirkung auf die FSH-Bildung nachgesagt. Pflanzt man kastrierten Ratten Hodengewebe in die Milz ein, dann fällt die Hemmung fort, weil die in den Implantaten entstehenden Sexualhormone in der Leber inaktiviert werden, bevor sie in den allgemeinen Kreislauf gelangen; die nicht mehr gebremste Gonadotropinsekretion der Hypophyse verursacht in den Implantaten die Entstehung von LEYDIG-Zelltumoren (TWOMBLY und Mitarbeiter).

Die Ausscheidung von Gonadotropin schwankt beim Mann innerhalb weiter Grenzen. Sie hält sich nach EVANS und SIMPSON jedoch meistens zwischen 20 und 40 Mäuse-Uterus-Einheiten (MUU) täglich. Das Verhältnis zwischen FSH und ICSH soll 2:1 oder 3:1 betragen. Die Schwankungen werden als nicht rhythmisch bezeichnet. Im Senium erfolgt im allgemeinen ein leichter Anstieg.

δ) Reifen und Welken bei der Frau. Ein Jahr vor der Menarche wird im Harn erstmalig Gonadotropin nachweisbar. FSH und ICSH bringen die GRAAFschen Follikel zum Reifen; es wird *Oestrogen* gebildet, aber vielfach bleiben in der ersten Zeit die Ausreifung der Eizellen und der Follikelsprung noch aus: es entsteht der sog. follikuläre oder *inovulatorische* Cyclus

[1] HENDERSON und ROWLANDS berichten aber über viel geringere Unterschiede.

(STIEVE 1942). Die GRAAFschen Follikel reifen bis zum Bläschenstadium, in welchem sie viele Monate verharren können. Unter der Wirkung des in ihren Thekazellen gebildeten Oestrogen erreicht die Gebärmutterschleimhaut ein gewisses Maß von Proliferation und wird dann in Abständen abgestoßen (= Nichtovulationsblutung). SECKEL und Mitarbeiter nennen diese Periode „Adolescent Sterility".

Befruchtungsfähig wird die Frau durch das Ausreifen der ersten Eizelle: Aus dem geplatzten Follikel entwickelt sich unter dem Einfluß von ICSH der Gelbkörper, der unter der Wirkung des Luteotropin (Lactationshormons) funktionstüchtig wird und *Progesteron* erzeugt (Abb. 16); dieses führt die Uterusschleimhaut in die Sekretionsphase über, es entsteht der eigentliche, *zweiphasische Menstruationscyclus*. Die herrschenden Vorstellungen über die dabei ablaufenden hormonellen Wechselwirkungen, denen allerdings noch viel Hypothetisches anhaftet, sind in groben Zügen folgende: Das im Blut kreisende Oestrogen hemmt in der Hypophyse die FSH- und ICSH- und fördert die Luteotropin-Bildung[1]. Die ICSH-Produktion wird außerdem durch Progesteron gehemmt. Unterbleibt eine Befruchtung, so degeneriert

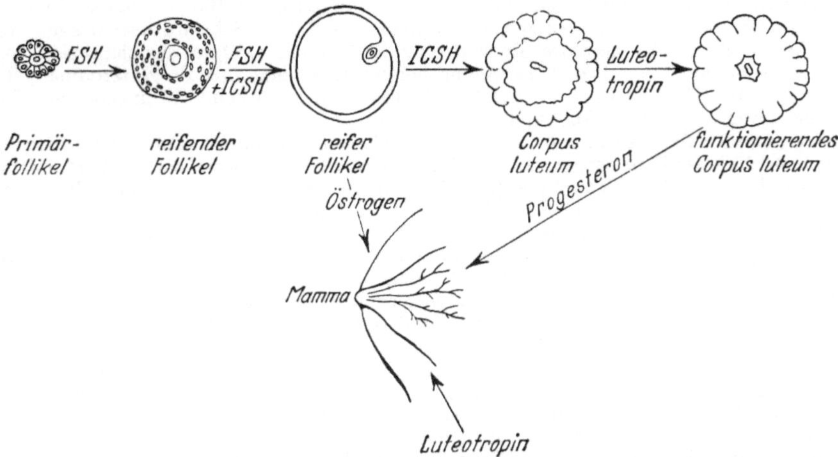

Abb. 16. Die Wirkung der Gonadotropine auf Eierstock und Brustdrüse. (Nach LI 1949.)

der Gelbkörper, beim Menschen normalerweise 12 Tage[2] nach der Ovulation (KNAUS 1952). Das Verschwinden des Progesteron aus dem Kreislauf bewirkt 2 Tage später die Abstoßung der Uterusschleimhaut. Während der Menstruationsblutung kommt es zum Absinken auch des Oestrogenspiegels und damit zum Wegfall des hemmenden Einflusses auf die Hypophyse, wodurch FSH und ICSH wieder gebildet werden und synergistisch das Ausreifen eines neuen Follikels anregen (GREEP und JONES).

Die Hypophyse der erwachsenen Frau enthält nach HANSKE 150—200 Ratteneinheiten Gonadotropin, also wesentlich weniger als die des Mannes. Nach BAHN und Mitarbeitern (1953a) hingegen besteht kein Geschlechtsunterschied. Während die FSH- und ICSH-Aktivität in der Hypophyse gleich ist, überwiegt im Harn das FSH. Die Schwankungen der Gonadotropinausscheidung sind entsprechend dem Menstruationscyclus rhythmisch: in der Mitte des Intermenstruum tritt ein Höhepunkt von 20—50, zur Zeit der Menstruation ein Tiefpunkt von 5—7 MUU (Mäuse-Uterus-Einheiten) pro die ein (EVANS und SIMPSON). Im gleichen Rhythmus schwanken die Mitosen im Hypophysenvorderlappen (HUNT 1943), ferner der Phosphatstoffwechsel nicht nur von Hypophyse und Ovar, sondern auch des Tuber cinereum (BORELL und Mitarbeiter, WESTMAN 1955).

Nach *Kastration* bei beiden Geschlechtern und im *Klimakterium* produziert die Hypophyse entsprechend dem Wegfall der gonadalen Hemmung mehr Gonadotropin: Die Hypophyse klimakterischer Frauen enthält 1000—4000 Ratteneinheiten (HANSKE); der Urintiter steigt auf 50—300 MUU je Liter. Es handelt sich überwiegend um FSH. Durch Parabiose

[1] Ein synthetischer, dem Oestrogen chemisch nahestehender Stoff ist das Paraoxypropiophenon; es entfaltet nach PERRAULT (1950) bei fehlender oestrogenetischer Wirkung einen dem Oestrogen sehr ähnlichen Effekt auf den Hypophysenvorderlappen (sog. *Hypophysenblocker*).

[2] Nach STIEVE beträgt die Lebensdauer des Corpus luteum menstruationis im Mittel 15 Tage; sie kann aber in weiten Grenzen schwanken.

eines infantilen Rattenweibchens mit einem kastrierten kann man in dem ersteren eine Pubertas praecox erzeugen (Martins und Rocha). Der Phosphatstoffwechsel der Kastrationshypophyse ist nach Westman (1955) wesentlich erhöht. (Bates und Mitarbeiter fanden jedoch den Gonadatropingehalt der Ochsenhypophyse gegenüber dem nichtkastrierter Rinder verringert.) Im hohen Greisenalter erfolgt bei beiden Geschlechtern oft wieder ein Abfall (Heller und Shipley). — Aus den verschiedenen Untersuchungen geht hervor, daß ein hoher Hormongehalt der Hypophyse nicht immer gleichbedeutend ist mit hoher Ausscheidung, und umgekehrt.

ε) Schwangerschaft. Das *Progesteron* ist das Schutzhormon der Schwangerschaft. *Erstens* spielt es die entscheidende Rolle beim *Transport des befruchteten Eies durch die Tube* in den Uterus und bei der *Ernährung* desselben vor der Implantation. Wenn man beim Kaninchen, bei dem die Tubenpassage normalerweise 3 Tage dauert, die Gelbkörper bald nach der Kopulation entfernt, so können noch 7 Tage später degenerierende Blastocysten in der Tube gefunden werden (Corner). Bei einer Reihe von Säugetieren (s. Hamlett) erfolgt physiologischerweise ein mehrmonatlicher Entwicklungsstop im Blastocystenstadium; z. B. findet man im Uterus des Dachsweibchens in den ersten 6 der 8 Schwangerschaftsmonate nur freie Blastocysten. Die gesamte Entwicklung läuft nach erfolgter Implantation in den restlichen 2 Monaten ab. Die Entwicklungshemmung scheint mit Progesteronmangel verbunden zu sein. Ein künstliches Zuviel an Progesteron kann beim Kaninchen den Tubentransport beschleunigen (Wislocki und Snyder).

In anderen Fällen kann ein Übermaß an Corpus luteum-Hormon auch dieses erste Schwangerschaftsstadium *verzögern*: Der Saugreiz an den Brustwarzen stimuliert die Luteotropinausschüttung der Hypophyse (S. 627) und dadurch die Progesteronbildung; haben Ratten und Mäuse gleich nach dem Wurf wieder empfangen und säugen sie, so ist die Implantation der Eier verzögert; das ist auch der Fall, wenn die Corpora lutea vom Beginn der Schwangerschaft an durch künstliche Zufuhr von Hypophysenvorderlappenextrakten hypertrophisch gemacht werden (Teel). Die oft beobachtete Verlängerung der Tragzeit von lactierenden Tieren dürfte auf gesteigerter Progesteronwirkung beruhen.

Zusammenfassend kann gesagt werden, daß das Progesteron für Ernährung und Entwicklung des jungen Eies, für seinen Transport durch die Tube und für die Implantation unbedingt notwendig ist[1]. Bei seinem Fehlen erfolgt physiologischerweise in manchen Arten Entwicklungsstop im Blastocystenstadium, pathologischerweise Degeneration des Eies. Ein Übermaß an Progesteron scheint in Sonderfällen geeignet zu sein, die Implantation zu beschleunigen. Andererseits sprechen viele Beobachtungen auch für eine mäßige Verzögerung der Implantation unter überstarkem Progesteroneinfluß.

Zweitens hängt auch der *Geburtstermin* entscheidend vom Progesteron ab: Beim Kaninchen kann man durch eine einzelne Injektion vom HCG am 25. Schwangerschaftstag die Entstehung eines neuen Corpus luteum hervorrufen, wodurch die Geburt zum Termin (am 32. Tag) verhindert wird und auch durch das Tausendfache der normalerweise wirksamen Pituitrindosis nicht eingeleitet werden kann. Die Ausstoßung überreifer toter Früchte erfolgt am 40. Tag, nach dem Verblühen des künstlich erzeugten Gelbkörpers, dessen Lebensdauer wie normalerweise 14—16 Tage beträgt. Die Jungen sterben ab, weil die Placenta die Ernährung der in utero weiterwachsenden Tiere nicht mehr gewährleisten kann, doch wurden noch am 35. Tage lebende Junge mit allen Zeichen einer dreitägigen Übertragung durch Schnitt entbunden (Snyder). Ratten können nicht gebären, wenn das Luteingewebe durch Zufuhr von Hypophysenextrakten hypertrophisch gemacht wurde (Teel). Entscheidend für den Eintritt der Geburt ist das *Nachlassen* der Progesteronwirkung. Dies kann geschehen durch eine Verminderung des ovariellen oder chorialen Progesteron, aber offenbar auch durch eine Coupierung des dämpfenden Progesterineinflusses auf die Erregbarkeit des Uterusmuskels infolge Anhäufung des empfindlichkeitssteigernden Oestrogen. Nach der von C. W. Turner vertretenen Theorie scheint insbesondere beim Menschen die Geburt durch eine funktionelle Dominanz des Follikelhormons über das Progesteron eingeleitet zu werden.

Eine wesentliche Rolle des *Oestrogen* während der Schwangerschaft ist damit ausgedrückt; es ist nicht nur das trophische Hormon der sekundären Geschlechtswerkzeuge und damit des Fruchthalters, sondern es sensibilisiert diesen auch so, daß durch Oxytocin rhythmische Zusammenziehungen (Wehen) ausgelöst werden können (Tapfer). Diesem Zweck dient offenbar das plötzliche Ansteigen des freien Follikulins im Organismus der Frau kurz vor der Geburt (Cohen und Mitarbeiter).

Von den großen Mengen *gonadotroper Chorionhormone*[2], die der junge Keim in den mütterlichen Organismus schickt, nimmt man an, daß sie mit ihrer luteinisierenden und

[1] Beim Menschen ist diese Funktion des Progesteron nach Guterman allerdings noch nicht bewiesen.

[2] Beim Menschen werden im ersten Schwangerschaftsdrittel 20000—1000000, in der späteren Schwangerschaft 2000—8000 Ratteneinheiten je Liter Harn ausgeschieden.

luteotropen Wirkung der Aufrechterhaltung des mütterlichen Corpus luteum dienen. Auf solche Weise ruft der Keim selbst die für seine Entwicklung notwendigen mütterlichen Umwandlungen hervor. Soweit dies der Fall ist, bei Ratten (Tragzeit 1 Monat) nach dem 11., bei Rhesus-Affen (Tragzeit 7 Monate) nach dem 32. Tag (SMITH 1946), bei Mäusen und Meerschweinchen in der 2. Schwangerschaftshälfte, führt die Hypophysektomie nicht zum Abort. Das Kaninchen, das offenbar wenig Chorionhormon produziert, abortiert hingegen nach diesem Eingriff sofort.

Die Placenta erzeugt vielfach auch die für die Erhaltung und rechtzeitige Beendigung der Schwangerschaft nötigen *Sexualhormone*. Auch hierin sind die Unterschiede von Art zu Art groß: Opossum, Kaninchen und Maus haben während der ganzen Tragzeit funktionierende Corpora lutea und abortieren dementsprechend nach Kastration. Jedoch tragen Ratten, denen am 7. oder 8. Trächtigkeitstag die Hypophyse und die Ovarien entfernt wurden, aus, wenn ihnen Oestrogen und Progesteron in angemessener Dosierung zugeführt werden (LYONS). Katzen, Pferde und Esel können im 3. Schwangerschaftsdrittel, Meerschweinchen schon im zweiten Drittel ohne Gefahr für die Frucht kastriert werden. Und vom Menschen berichtet ein ansehnliches Erfahrungsgut, daß die Entfernung der Ovarien sogar in früheren Stadien ohne Unterbrechung überstanden werden kann (s. WALDSTEIN).

LEWIN und SPIEGELHOFF (1951) bezweifeln die endokrine Rolle der Placenta; es sei unwahrscheinlich, daß so verschiedenartige Stoffe wie die Gonadotropine und die Steroidhormone von ein und demselben Organ erzeugt würden; es könne sich auch um Speicherungen der aus Hypophyse, Nebennieren und Ovarien der Mutter stammenden Produkte handeln. Einer solchen Auffassung stehen indessen so eindeutige experimentelle Erfahrungen (s. PINCUS und PEARLMAN, EVANS und SIMPSON) entgegen, daß die von HALBAN schon 1905 geäußerte Überzeugung, die Placenta sei ein sehr vielseitiges endokrines Organ, heute als gesichert betrachtet werden muß.

Wegen der hohen Chorion-Gonadotropinmengen ist die Gonadotropinproduktion der *Hypophyse* während der Schwangerschaft schwer zu beurteilen. HUNT (1947a, 1949) fand bei Ratten, daß die Häufigkeit von Mitosen im Hypophysenvorderlappen während der Tragzeit herabgesetzt ist, was einer verringerten Tätigkeit entsprechen würde; ZEINER stellte große Schwankungen des Gonadotropingehaltes von Hypophysen trächtiger Ratten fest sowohl hinsichtlich des FSH als auch des ICSH, jedoch keine generelle Erniedrigung. Ähnliche Befunde erhob HELLBAUM beim Pferd. In der menschlichen Hypophyse entsteht nach WIRZ während der Schwangerschaft kein Gonadotropin; etwa 3 Wochen nach der Entbindung tritt es wieder auf. Wahrscheinlich erfolgt insofern eine Umstellung, als das in der Schwangerschaft vermehrte Oestrogen die hypophysäre FSH-Produktion hemmt, die Luteotropinbildung aber anregt. Siehe ferner LAJOS und Mitarbeiter (1953) und LADMAN (1954).

ζ) Brustdrüse. Über das Zusammenwirken der Fortpflanzungshormone bei der *Entwicklung* der Brustdrüse (Morphologie s. K. C. RICHARDSON 1948) besteht noch keine Klarheit (Abb. 16). Man nimmt an, daß das Oestrogen *im allgemeinen* mehr das Gangsystem und die Brustwarzen zur Entwicklung bringt, zum Wachstum der milchbildenden Läppchen aber das Progesteron nötig ist; darüber hinaus ist ein hypophysärer Faktor, von dem FAUVET (1942) entgegen MIXNER und Mitarbeitern („Mammogen"-Theorie) annimmt, daß er mit dem Luteotropin identisch sei, am Wachstum der Mamma beteiligt. Ein Überblick über die Experimente auf diesem Gebiet (s. FOLLEY und Mitarbeiter, REECE und LEONHARD, FOLLEY und MALPRESS, FOLLEY, AGATE 1952b, COWIE und Mitarbeiter) läßt große Unterschiede von Art zu Art erkennen. Die beteiligten Hormone scheinen keine streng spezifische Wirkung zu haben; sie können sich bis zu einem gewissen Grad gegenseitig ersetzen (FAUVET 1950). Je nach Dosierung, Mischungsverhältnis und Tierart sind mannigfaltige fördernde und hemmende Einflüsse auf das Brustdrüsenwachstum zu erzielen. Von praktischer Bedeutung ist, daß bei den Wiederkäuern das milchbildende Gewebe allein durch Oestrogen angeregt werden kann (FAUVET 1948, FOLLEY 1948), wobei der Stimulation der endogenen Luteotropinbildung durch das Oestrogen wohl eine bedeutende Rolle zukommt.

An der *Leistung* der Milchdrüse, der *Lactation*, sind neurosekretorische und nervöse Abläufe maßgeblich beteiligt; deshalb wird die Lactation in den Abschnitten 4 und 5 dieses Kapitels besprochen (S. 620, 627).

4. Die Rolle der Neurosekretion bei der Fortpflanzung.

Von den 4 Hauptwirkungen des Hypophysenhinterlappenextraktes (S. 579) greifen die oxytocische und die milchauswerfende in die Generationsvorgänge ein. Die beiden Stoffe haben sich bisher nicht trennen lassen; ob sie chemisch identisch sind, ist ungewiß.

a) Oxytocin.

Die Eigenschaft des Oxytocin (den chemischen Aufbau s. bei STEHLE 1951 und VIGNEAUD und Mitarbeitern 1953), am schwangeren Uterus rhythmische Kontraktionen (Wehen) auszulösen, ist seit langem bekannt (s. DALE) und der Geburtshilfe nutzbar gemacht. Ob das Hormon indessen physiologischerweise in den Geburtsakt eingreift, schien STEHLE, einem der besten Kenner der Materie, noch 1951 nicht völlig sichergestellt, wenn auch wahrscheinlich. Entgegen PH. E. SMITH (1931) sahen PENCHARZ und LONG, daß trächtige, total hypophysektomierte Ratten an der Übertragung sterben, weil sie unfähig sind, ihre Jungen zu entbinden. CUTULY fand bei hypophysektomierten Ratten eine Verzögerung der Geburt mit Ausstoßung überreifer toter Früchte. FISHER und Mitarbeiter (1938) berichten, daß bei Katzen, bei denen eine Unterbrechung des Tractus supraopticohypophyseus einen Diabetes insipidus ausgelöst hatte, der Geburtsmechanismus stark gestört ist. Im Hypophysenhinterlappen dieser Tiere ergab sich, wie R. GAUPP (1941) schreibt, ein nahezu völliges Fehlen des Oxytocin. Eine ähnliche Beobachtung machten STUTINSKI und Mitarbeiter bei einer Hündin. Bei hypophysenlosen Äffinnen ist der Geburtsakt verlängert (PH. E. SMITH 1946).

Oestrogen sensibilisiert, Progesteron — nach TAPFER (1940) außerdem ein Wirkstoff aus dem fetalen Thymus — desensibilisiert den Uterus für die Wirkung des Oxytocin. HARRIS (1947, 1948) konnte durch Reizung des Tractus supraopticohypophyseus mit der Remote-Control-Methode eine Zunahme der Aktivität des oestrogenisierten Uterus erzielen, nicht jedoch des anoestrischen, pseudoschwangeren oder unter dem Einfluß von exogenem Progesteron stehenden Organs.

Es steht heute fest, daß das Oxytocin wie die anderen Hinterlappenhormone von den Neuronen der „Zwischenhirndrüse“ (S. 577) produziert wird. Nach BARGMANN und SCHARRER enthalten die beiden Nuclei paraventriculares eines Hundes 0,22, die beiden Nuclei supraoptici 0,3, die Neurohypophyse als Speicherorgan hingegen 6,5 VOEGTLIN-Einheiten[1] des oxytocischen Prinzips. Eine mechanische Einwirkung auf die Portio uteri ist nach ANDERSSON (1951a) und HAYS und VANDERMARK (1953) möglicherweise der physiologische Reiz für die Ausschüttung des Hormons.

b) Der milchauswerfende Faktor.

Auch die Eigenschaft der Hypophysenextrakte, eine Zusammenziehung des Myoepithels der Brustdrüse (K.C. RICHARDSON, LINZELL) und damit die Auspressung der in den Alveolen gespeicherten Milch, das *Einschießen der Milch* in die Milchsäckchen („let-down“) zu bewirken, ist eine alte Erfahrung. GAINES fand an Ziegen, daß nervöse, durch Anaesthesie verhinderbare Reize an der Zitze (Saugen, Melken, aber auch das bloße Einführen einer Kanüle) einen Reflex auslösen, der die Ausschüttung von Hypophysenhormon und damit innerhalb 35 bis 65 sec das Einschießen der Milch bewirkt. Der Reflex geht über das Rückenmark, wie INGELBRECHT an querschnittsgelähmten Rattenweibchen gezeigt hat. Es genügt die Erregung einer Mamille, um die Milchausschüttung auch in den denervierten Drüsen in Gang zu erhalten. Von anaesthesierten Brustdrüsen können die Jungen nur Milch absaugen, wenn gleichzeitig Hinterlappenextrakte gegeben werden. Bei Hypophysenstieldurchtrennung versiegt die Lactation und die Jungen gehen trotz energischen Saugens an Unterernährung zugrunde (HEROLD, DESCLIN 1940, JACOBSON und WESTMAN, JACOBSON 1950a), und zwar auch, wenn, wie vielfach bei stieldurchtrennten Tieren (CROSS und HARRIS), weiterhin reichlich Milch in den Alveolen gebildet wird, da ein passives Abziehen nur aus den Milchsäckchen (Sinus lactiferi) möglich ist. Elektrische Reizung des Tractus supraopticohypophyseus führt nach CROSS und HARRIS beim Kaninchen nach einer Latenz von 13—25 sec zum Einschießen der Milch; die Reaktion erreicht nach 90 sec ihren Höhepunkt und dauert 2—7 min. Die Reizung des zentralen Vagus oder der medialen Schleife führt nach ANDERSSON (1951b, c) ebenfalls zur Milchauswerfung. Adrenalin hingegen hemmt sowohl die milchauswerfende Wirkung des Oxytocin (BRAUDE und MITCHELL) als auch das Einschießen der Milch nach elektrischer Reizung des Tractus supraopticohypophyseus. Seelische Erregungen, die das sympathico-adrenergische System aktivieren, hemmen ebenfalls, hauptsächlich durch Blockierung der Oxytocinausschüttung (CROSS 1955b). Die gleiche Wirkung haben elektrische Reizungen des hinteren Hypothalamus, wobei gleichzeitig Pupillenerweiterung und Exophthalmus auftreten (CROSS 1953, 1955a).

Die Untersuchungen über die Natur des milchauswerfenden Faktors (TURNER und COOPER, ANDERSSON 1951c, WHITTELSTONE) führten zu dem Ergebnis,

[1] Eine VOEGTLIN-Einheit ist 0,5 mg eines Standardpulvers aus Hypophysenhinterlappen eben geschlachteter Tiere. Sie enthält nach STEHLE 0,004 mg Oxytocin.

daß dieser hauptsächlich in der oxytocischen Fraktion enthalten ist. Doch hat auch das Vasopressin eine leicht milchauswerfende Wirkung, die nicht nur auf Verunreinigungen mit Oxytocin beruhen soll. Hinterlappengesamtextrakte scheinen besser zu wirken als gleichgroße Dosen der gereinigten Faktoren. Möglicherweise beruht der Milchauswerffaktor auf einem dritten Prinzip, das die beiden Fraktionen in wechselndem Maße verunreinigt.

Aus den Versuchen von ANDERSSON geht hervor, daß sich die einzelnen Hormone an den die Hinterlappentätigkeit regelnden Reflexen meist gemeinsam beteiligen. So führt eine Erhöhung des osmotischen Druckes innerhalb der Blutbahn (durch Kochsalzinjektionen in die Carotis) nicht nur zur Ausschüttung von Antidiuretin, sondern auch des oxytocischen und des milchauswerfenden Prinzips. Umgekehrt steigern die von der Brustwarze und möglicherweise von der Portio auslösbaren Reflexe auch die Antidiurese (FOLLEY 1952). Die Notwendigkeit, für die großen Flüssigkeitsverluste bei der Geburt und durch die Lactation Ersatz bereitzustellen, mag zur Erklärung dieser Koppelung dienen.

5. Die nervöse Steuerung der Fortpflanzung.

a) Die Kopulationsreflexe

laufen über die spinalen Kopulationszentren (Erektionszentrum im unteren Sacralmark, Ejaculationszentrum im oberen Lumbalmark) ab. Näheres s. bei v. ANREP und CYBULSKI, A. WEIL (1926), GERHARDT, LEARMONTH, SCHLYVITSCH und KOSINTZEV (1939), ORTHNER (1953), MATUSSEK.

Die spinalen Kopulationszentren stehen unter *dem steuernden Einfluß des Hypothalamus und der Großhirnrinde.* Nicht nur Sinneseindrücke der Außenwelt, sondern auch die unbewußten Empfindungen über den Zustand des inneren Milieus greifen fördernd oder hemmend ein. Bekannt ist die Bedeutung der allgemeinen seelischen Grundstimmung, ferner von unwillkürlich auftauchenden Vorstellungen, Erinnerungen, Träumen, von Angst und schließlich von bewußt hervorgerufenen Vorstellungen für den Zeugungsakt. Manche mit dem Zeugungsakt häufig verbundenen Sinneseindrücke und Vorstellungen werden zum afferenten Schenkel fest eingefahrener „bedingter Reflexe“.

Die Kopulationsreflexe haben andererseits auch *eine gewisse Autonomie* gegenüber den nervösen Steuerungen. Bei Querschnittslähmung des Rückenmarks erfahren sie gewöhnlich eine Enthemmung, so daß schon ganz geringe taktile Reize Erektionen, seltener auch Ejaculationen herbeiführen können (RIDDOCH 1917, HERMAN). K. BECK berichtet, daß bei einem Querschnittsgelähmten (Th 4—5) durch Bewegungen an dem gesteiften Glied regelrechte Coitusbewegungen der Hüftbeuger und -strecker auszulösen waren. Bei einem 22jährigen Patienten von KUHN und MACHT (Fall 4) mit einem totalen Querschnitt in Höhe von Th 3 wurden Ejaculationen beobachtet, die mit einem extrem schweren Spasmus der Hüftstrecker verbunden waren. Ein anderer, 26jähriger Patient (Fall 21) mit einem Querschnitt in Höhe Th 12 war zu ununterbrochener Kohabitation fähig, ohne daß eine Ejaculation erfolgte.

b) Die nervöse Steuerung der Wehentätigkeit.

Die Uterusbewegungen (die peripher-nervöse Regulation siehe bei ORTHNER 1953) sind gegenüber den zentralnervösen Steuerungen *weitgehend autonom,* wie die geregelte Wehentätigkeit bei Rückenmarksdurchtrennung, ja sogar bei experimenteller Entfernung des Lumbosacralmarks (W. R. HESS 1948) zeigt. Andererseits betont GUGGISBERG (1951), daß bei intaktem Nervensystem regulierende Einflüsse des Hypothalamus einen bedeutenden Einfluß vor allem auf den Tonus des Fruchthalters ausüben. Während der Schwangerschaft helfen diese Impulse durch Herabsetzung des Corpus- und Steigerung des Cervixtonus mit, die Schwangerschaft zu sichern. Psychische Impulse aus der Großhirnrinde können über den Hypothalamus auf die Wehentätigkeit einwirken. — Über die hormonelle Beeinflussung der Uterusmotilität s. S. 618—620.

c) Der Einfluß des Hypothalamus auf die Trophik der Geschlechtsorgane und auf den Geschlechtstrieb.

P. E. SMITH hat 1927 an Ratten gezeigt, daß nicht nur nach Hypophysektomie, sondern auch nach Verletzungen des *Tuber cinereum* die Keimdrüsen atrophieren[1]. Er stellte als Hauptunterschied zwischen den beiden Syndromen heraus, daß die Hypophysektomie neben der Keimdrüsenatrophie einen Stillstand des Wachstums, eine Atrophie der Schilddrüse und der Nebennierenrinde und zuweilen Schwäche und Kachexie bewirke; nach Tuberverletzung hingegen seien allgemeines Wachstum und Trophik von Schilddrüse und Nebennierenrinde kaum reduziert, die Keimdrüsenatrophie jedoch von einer hochgradigen Fettsucht begleitet. Dieses Ergebnis ist durch spätere Untersuchungen im großen und ganzen bestätigt worden.

Smith operierte *jugendliche Ratten* auf dem temporalen Weg. Die Ausdehnung der Läsionen ist nicht ermittelt worden. Beim Vergleich mit den hypophysektomierten Tieren (S. 613) war die Genitalatrophie zwar weniger hochgradig, aber doch eindrucksvoll. So wog das Ovar eines mit 42 Tagen operierten Weibchens im Alter von 443 Tagen nur 0,0154 g gegenüber 0,0875 g beim Kontrolltier; im Wachstum war das Tier nicht zurückgeblieben; das Körpergewicht hatte wegen der hochgradigen hypothalamischen Fettsucht (S. 729) mit 840 g beinahe das Dreifache des Kontrolltieres (299 g) erreicht.

Cahane und Cahane (1935) berichten über Genitalatrophie nach Stichläsionen der Regio tuberoinfundibularis bei *Ratten.*

G. Clark fand nach Schädigungen des medialen vorderen Hypothalamus bei *geschlechtsreifen Ratten* (Ausschaltungen mit der Horsley-Clarkeschen Nadel und Schnittverletzungen) die Sexualfunktion nur gelegentlich gehemmt. Viele der operierten Tiere verhielten sich normal. Clark bezweifelt deshalb die Existenz eines hypothalamischen Sexualzentrums.

Hillarp (1949a) experimentierte an *geschlechtsreifen weiblichen Ratten.* Nach ziemlich umschriebenen Läsionen, die, wie die Bilder zeigen, mehr im lateralen Feld oder an der Grenze zwischen medialem und lateralem Feld des Tuber cinereum liegen, war ziemlich konstant ein Daueroestrus auszulösen, der durch kontinuierliche Oestrogenüberproduktion zu einer beträchtlichen Verdickung der Uteruswand führte. Die Eierstöcke zeigten viele große und kleine Follikel und eine überentwickelte interstitielle Drüse (Thekazellwucherung), aber keine Gelbkörper. Nebennieren und Schilddrüse waren unverändert. Der Hypophysenvorderlappen enthielt eine Vermehrung der Eosinophilen. Hillarp meint in Übereinstimmung mit Dey (s. unten), daß durch die Läsionen ein Zentrum getroffen wurde, das die ICSH-Sekretion des Hypophysenvorderlappens stimuliere, sobald ein gewisser Oestrogenspiegel erreicht ist.

M. Hess und Hess haben bei *geschlechtsreifen Ratten* den 3. Ventrikelbereich mit dem Elektrokauter koaguliert. Bei mehr als der Hälfte der überlebenden Versuchstiere setzte postoperativ der Scheidencyclus 14—21 Tage aus, trat dann aber zum Großteil wieder auf. An den Ovarien fanden sich gewichtsmäßig keine Veränderungen, jedoch bei fast der Hälfte aller Versuchstiere eine auffallend vermehrte Follikelatresie. — Nach den Bildern scheinen hauptsächlich die dorsalen Ventrikelwandungen zerstört worden zu sein.

Bogdanove und Halmi sahen nach gezielten Hypothalamusausschaltungen bei *männlichen Ratten* in den Keimdrüsen teils Veränderungen, wie sie nach Hypophysektomie auftreten, teils glich das Hodenbild mehr dem bei Kryptorchismus.

Dey und Mitarbeiter (1940) und Dey (1941, 1943) aus dem Ransonschen Arbeitskreis führten Ausschaltungsoperationen an einer großen Anzahl von *geschlechtsreifen weiblichen Meerschweinchen* durch. Saßen die Läsionen im vorderen Hypothalamus am caudalen Ende des Chiamas, so kam es zu einem Daueroestrus ähnlich wie bei den Ratten von Hillarp. Läsionen der „median eminence" (= Infundibulum + hypophysennaher Anteil des Tuber cinereum) hingegen führten zu Genitalatrophie. Dey betont, daß bis zu $^2/_3$ des Hypophysenvorderlappens ohne Veränderung des Cyclus zerstört werden können, sofern die genannte Hirnstelle intakt bleibt. Auch eine Zerstörung des „Hypophysenstiels unmittelbar an der Vereinigung mit der Hypophyse" (= des distalen Infundibulum) alteriere die Genitalfunktion nicht.

Von besonderer Bedeutung sind die Ergebnisse von Ausschaltungsexperimenten, die von der Spatzschen Schule (Bustamante und Mitarbeiter, Bustamante, V. Gaupp 1950) mit Hilfe der Methode von Hess (1932) an *infantilen Kaninchen* durchgeführt wurden. Stecknadelkopfgroße Zerstörungsherde verhinderten regelmäßig die Geschlechtsreifung, wenn sie im ventromedialen Feld des Tuber cinereum saßen; hingegen waren Zerstörungen des lateralen Feldes und der Corpora mamillaria unwirksam.

Bailey und Bremer erwähnen schon 1921, daß die Läsion hypophysennaher Hypothalamusgebiete beim *Hund* auch ohne Mitverletzung der Hypophyse zu Genitalatrophie führe.

Schließlich sind die Untersuchungen von Hussay und Lascano-Gonzalez an der *Kröte* zu erwähnen; die Zerstörung des Tuber cinereum mit dem Galvanokauter und die Craniotomie führt im Gegensatz zur Hypophysektomie zu keiner Hodenatrophie.

---

[1] Drobec und Tschabitscher nennen das „zentrale Kastration".

Nach diesem Überblick scheinen artmäßige Unterschiede in der Störbarkeit der Genitalfunktion durch Hypothalamusläsionen zu bestehen; doch sind die bisherigen Erfahrungen noch sehr lückenhaft. Ratten scheinen weniger empfindlich zu reagieren als Meerschweinchen und Kaninchen. Am überzeugendsten wirken zweifellos die Ergebnisse von DEY und BUSTAMANTE. SPATZ hat aus ihnen und aus den Befunden bei der hypothalamischen Pubertas praecox (S. 677) den Schluß gezogen, daß das *ventromediale Feld des Tuber cinereum* — wenigstens beim Kaninchen und beim Menschen — *für die Keimdrüsenreifung unbedingt notwendig ist*. In diesem umschriebenen Areal liegt das *hypothalamische Sexualzentrum*. Die Gesamtheit der *pathologisch-anatomischen Beobachtungen* (S. 658ff) unterstützt diese Auffassung in hohem Maße. Auch durch *anatomisch-physiologische Untersuchungen* wird die Existenz dieses Zentrums erhärtet.

So stellte HERTL bei der Maus im Kern 20 nach GRÜNTHAL (der nach Ansicht des Autors der Area periventricularis posterior des ventromedialen Feldes entspricht) *cyclische Veränderungen der Zellkerngrößen* fest; während des Oestrus trete eine Kernschwellung als Zeichen verstärkter Tätigkeit auf.

Das Sexualzentrum reagiert recht empfindlich auf die verschiedensten Reize (S. 626). So hat BINGEL nach *Luftfüllung der Hirnkammern* eine Erhöhung, bei *Hirntumoren* mit Drucksteigerung an der Hirnbasis eine Erniedrigung der Keimdrüsenhormonausscheidung festgestellt.

Vermerkt seien ferner die Beobachtungen von BARD (1934, 1936, 1942), BARD und RIOCH, BEACH (1942) u. a., wonach die *Entfernung des gesamten Neocortex* bei Katze und Kaninchen die Brunsterscheinungen nicht stört. Die Entfernung beider Schläfenlappen führt nach KLÜVER und BUCY bei männlichen Affen sogar zu einer hochgradig gesteigerten sexuellen Aktivität. Nach BEACH ist bei Rattenweibchen mit teilweise oder ganz entferntem Neopallium das sexuelle Benehmen gesteigert, aber vielfach unzweckmäßig; dagegen bringt die Entfernung der Rinde die aktive Rolle des Männchens bei der Kopulation zum Verschwinden. — SCHREINER und KLING (1953, 1954) erzeugten bei Katzen beiderlei Geschlechts durch *doppelseitige Zerstörung der Hippocampusformation oder bloß der Mandelkerne* dauernd gesteigertes sexuelles Benehmen, verbunden mit größerer Fügsamkeit zusätzliche Kastration beseitigte die sexuelle Aktivität, verstärkte aber die erhöhte Fügsamkeit; Zufuhr von Testosteron machte die Kastraten wieder hypersexuell. Schaltete man hingegen die ventromedialen Hypothalamuskerne bei den hippocampuslosen Tieren aus, so veränderten sich die zahmen hypersexuellen Tiere in bissige hyposexuelle. Danach scheint die Hippocampusrinde dem hypothalamischen Sexualzentrum antagonistisch zu wirken.

Die Frage des *Weges des Hypothalamuseinflusses auf die Keimdrüsen* ist noch nicht klar. Die Annahme, daß die Hypophysenfunktion durch die Hypothalamusläsion hochgradig gedrosselt werde und die Keimdrüsenatrophie einfach eine Folge des Gonadotropinmangels sei, reicht als alleinige Erklärung nicht aus.

Zweifellos besteht ein gewisser *trophischer Einfluß des Hypothalamus auf die Adenohypophyse* (s. S. 583). Diesen aber als besonders hochgradig zu veranschlagen, verbietet das histologische Bild, das nach Hypothalamuszerstörung von den meisten tierexperimentellen und pathologisch-anatomischen Beobachtern als vollkommen normal geschildert wird.

Bei den Ratten von BOGDANOVE und HALMI (S. 622) war das Hypophysenbild nach Hypothalamusausschaltung nicht einheitlich. Wenn die Veränderungen in den Gonaden mehr dem Bild der Hypophysektomie glichen, zeigte sich eine auffallende Verminderung der „gonadotrophen Zellen“ (S. 553); war das Hodenbild mehr dem des Kryptorchismus angenähert, dann erschienen die gonadotrophen Zellen normal.

Man kann einwenden, daß die Beurteilung der hormonellen Tätigkeit auf Grund des morphologischen Befundes schwierig ist, daß die subtilen Zeichen der Aktivitätsminderung vielleicht übersehen wurden. Doch gibt es auch physiologische Einwände gegen die Annahme einer hochgradigen Störung der Hypophysentätigkeit. Hierher gehört z. B. die Erfahrung, daß die Produktion des Wachstumshormons nach den bisherigen Befunden durch Hypothalamusläsionen nicht erheblich gestört sein dürfte (S. 597). Man müßte schon annehmen, daß die Hypothalamusausschaltung die Gonadotropinbildung in besonderem Maße trifft. In diesem Falle würde eine Substitutionstherapie mit Gonadotropinen die Störung beseitigen können. Dies ist aber nach Bustamante nicht möglich; nach V. Gaupp (1950) kommt es durch Verabreichung von gonadotropen Hormonen an Tiere mit zerstörtem Sexualzentrum zu nur vorübergehenden überstürzten Reifeerscheinungen. Auffällig bleibt die Tatsache, *daß die Keimdrüsen nach Ausschaltung einer eng umschriebenen Hirnstelle nicht zur Reifung gelangen, bzw. ihre Tätigkeit einstellen, die übrigen endokrinen Drüsen einschließlich der Hypophyse aber nicht.* Exakte Hormonuntersuchungen über die Hypophysenaktivität nach Hypothalamusausschaltung wären erwünscht.

Bei dieser Sachlage liegt die Annahme eines trophischen Einflusses des Hypothalamus auf die Keimdrüsen über den *Nervenweg* (Spatz 1952) nahe. Krücke lokalisiert auf Grund von anatomischen Befunden die in Frage stehende Bahn in das Schützsche Bündel des Hirnstammes und in den Fasciculus parependymalis des Rückenmarks (S. 582).

Über Keimdrüsenschädigungen nach *Durchschneidungen des Hirnstamms* ist nichts bekannt, vielleicht weil die Tiere meist nur sehr kurz überleben. Doch konnten Anderson und Mitarbeiter (1952) Hunde mit vollständiger Durchtrennung des Mittelhirns bis zu 54 Tage am Leben halten; die Mitteilung, daß auch die Tiere mit langer Überlebenszeit keine Veränderung an den Gonaden aufwiesen, ist erstaunlich und einer Überprüfung wert. — Über den *Einfluß der Rückenmarksdurchtrennung auf die Keimdrüsentätigkeit* liegen einige Experimente vor. Die Durchtrennung des Brustmarks beim weiblichen Affen verursacht nach v. Wagenen und Zuckerman eine vorzeitige Menstruationsblutung, die durch Oestrogengaben verhindert werden kann, also auf Oestrogenmangel beruht; anschließend stellt sich ein inovulatorischer Cyclus ein. Nach Markee und Mitarbeitern (1936a, b) wird die Oestrogenproduktion nach Durchtrennung in Höhe von Th 8 dauernd vermindert, nach tieferen Durchtrennungen nicht. Nowakowski (1950a) konnte bei 5 in Höhe von L 1—2 myelotomierten Kaninchen die Ovulation durch elektrische Hypothalamusreizung (S. 626) nicht mehr auslösen; bei einem in Höhe von L 4 operierten Tier war dies noch möglich. Nowakowski nimmt an, daß die Durchschneidung die Funktion des Ovars partiell schädigt, so daß der Einfluß des hypophysären ICSH auf jenes nicht voll wirksam werden kann. Beim Menschen sind Keimdrüsenatrophien nach Rückenmarksunterbrechungen ein geläufiger, aber nicht regelmäßiger Befund (s. Orthner 1954).

Es ist nach den bisherigen Befunden nicht wahrscheinlich, daß die trophischen Impulse über das sacrale Erektionszentrum oder das lumbale Ejaculationszentrum (S. 621) ablaufen.

Sichere Schlüsse auf die *peripheren Wege* sind auf Grund der bisherigen Versuchsergebnisse kaum möglich. Siehe die Experimente von Kuntz, Takahashi, Schinz und Slotopolsky, Bard (1935), Zuckerman, ferner die Operationserfahrungen nach Eingriffen am Bauchsympathicus beim Menschen W. (Dressler, Zenker und Mitarbeiter).

Weidemann (1952) sah nach lumbaler Sympathektomie beim Kater ein Ruhestadium der Hoden eintreten, das nach 6 Monaten am ausgeprägtesten war; später stellte sich die Spermiogenese wieder ein, die aber nur bis zum Spermatidenstadium fortschritt; ohne nennenswerte Weiterentwicklung werden die Spermatiden abgestoßen; offenbar bedarf die Reifeteilung im besonderen Maße des nervös-trophischen Einflusses.

Hinsichtlich der *Art der die Beziehungen zwischen Hypothalamus und Keimdrüsen vermittelnden Nerven* sind entsprechend den allgemeinen Theorien über die Natur des nervösen Einflusses auf die Trophik verschiedene Ansichten möglich (S. 596). Es wird darauf hingewiesen, daß Eingriffe am Sympathicus durch die damit verbundene Gefäßerweiterung die Temperatur erhöhen; dadurch könne das wärmeempfindliche männliche Keimepithel (MacLeod und Hotchkiss, Bors und Mitarbeiter) geschädigt werden. Nach einer anderen Auffassung *regelt der Hypothalamus die Ansprechbarkeit der Erfolgsorgane auf die glandotropen Hormone* (Orthner 1954). Schließlich muß bedacht werden, daß bei den Durchtrennungsexperimenten auch sensible Fasern zerstört werden; die vegetative Sensibilität spielt bei der Aufrechterhaltung eines optimalen Gleichgewichts zwischen Blutbedarf und Blutzufuhr und damit für die Trophik eine entscheidende Rolle (W. R. Hess 1917).

Zur Bedeutung afferenter Bahnen aus dem Genitaltrakt für die Bildung und Ausschüttung des Luteinisierungshormons (ICSH) bei bestimmten Tieren s. das nächste Kapitel.

Das Keimepithel hängt stärker von der Intaktheit der nervösen Verbindungen ab als die hormonbildenden Zellen. Die LEYDIGschen Zwischenzellen sind zum Unterschied von Hypophysenstörungen nach Eingriffen am Nervengewebe meist gut erhalten, ja sie können sogar wuchern, was auch bei Hypothalamusprozessen vorkommt. Bei der Frau scheinen nervöse Störungen in analoger Weise primär die reifende Eizelle zu hemmen; doch ist hier die Hormonproduktion untrennbar mit der Follikelreifung verknüpft, so daß eine Hormonminderung die notwendige Folge ist.

Im *Eileiter* des Kaninchens verursachen Hypothalamusläsionen nach FLERKO (1951) einen hochgradigen Abbau des Sekretionsapparates bei erhaltenem Flimmerapparat, während die Kastration neben allgemeiner Atrophie des Eileiterepithels einen starken Rückgang der Flimmerzellneubildung bei relativ besserer Erhaltung des Sekretionsapparats bewirkt.

Zusammenfassend muß zunächst zugegeben werden, daß unsere heutigen Kenntnisse über die nervösen Beziehungen zwischen Hypothalamus und Geschlechtsorganen noch sehr lückenhaft sind. Man wird jedoch mit der Annahme nicht fehlgehen, daß rein nervöse Beziehungen neben dem Weg über die Steuerung der Hypophyse existieren und daß der nervöse Einfluß auf die Keimdrüsen bedeutender ist als der auf die übrigen vom Hypophysen-Hypothalamus-System gesteuerten Organe. *Die Keimdrüsen stehen in einem absoluten, durch vielfältige hormonelle und nervöse Wege vermittelten Abhängigkeitsverhältnis zum Hypophysen-Hypothalamus-System; bei den übrigen „Erfolgsorganen" ist die Abhängigkeit nur eine relative.*

Von mancher Seite ist schon die Vermutung geäußert worden, daß der zeitliche Ablauf der Reifungs- und Welkungsvorgänge (s. S. 116—118 zentralnervös gesteuert werde. Denn weder das Wesen der Pubertät noch das des Klimakteriums sind von der hormonellen Seite her allein erklärbar. Hier scheint dem Hypothalamus als „innerer Uhr des Organismus" (JORES 1949b) tatsächlich eine wesentliche Bedeutung zuzukommen. Die pathologische Anatomie hat zur Lösung dieser Frage einen Beitrag geliefert (s. S. 684).

d) Gibt es im Zwischenhirn ein Zentrum, das bremsend auf die Funktion der Keimdrüsen einwirkt?

Diese Frage wurde in der Literatur auf Grund pathologischer Befunde wiederholt aufgeworfen. Siehe z. B. DORFF und SHAPIRO, WEINBERGER und GRANT, BUSTAMANTE, GAGEL (1947b, 1950b), BICKENBACH und DÖHRING, s. ferner S. 692

Theoretisch bietet sich die Vorstellung an, daß das „Nahrungszentrum" im lateralen Tuber cinereum (S. 730), durch dessen Ausschaltung ANAND und BROBECK Appetitlosigkeit erzeugten, dem Sexualzentrum antagonistisch wirkt. In diesem Sinne könnte man die erwähnte Erzeugung eines Daueroestrus durch Tuberläsionen, die das mediale Feld verschonen (DEY, HILLARP), als Ausdruck einer Enthemmung des Sexualzentrums auffassen, ähnlich wie die Ausschaltung des Sexualzentrums durch Enthemmung des Nahrungszentrums den Hungertrieb verstärkt. Ein Beweis für eine solche Auffassung wäre aber erst gegeben, wenn es gelänge, durch Läsionen in lateralen Tubergebieten, die das mediale Feld verschonen, bei infantilen Tieren eine Pubertas praecox zu erzeugen. Das war aber bisher nicht der Fall. Lediglich V. GAUPP (1950) fand, daß bei einigen Kaninchen nach Ausschaltung im Gebiet der Corpora mamillaria eine etwas verfrühte Geschlechtsreifung eintrat; ob hierdurch eine dem hypothalamischen Sexualzentrum antagonistische Struktur geschädigt wurde, bedarf noch weiterer experimenteller Klärung. — Siehe jedoch GRABER und KERSTING (1955).

e) Die Rolle des Nervensystems bei der Ovulation.

Lange Zeit wurde angenommen, daß die Produktion des Luteinisierungshormons (nach dem heutigen Kenntnisstand identisch mit dem ICSH), das in Zusammenarbeit mit dem FSH Follikelreifung und Ovulation bewirkt (Abb. 16), durch Oestrogen[1] stimuliert werde (SAWYER und Mitarbeiter 1949b). Neuere Untersuchungen haben diese Meinung widerlegt und gezeigt, daß die ICSH-Bildung sowohl durch Progesteron als auch durch Oestrogen gehemmt wird, ähnlich wie beim Mann durch Androgen (GREEP und JONES). Das ICSH steht mit den Sexualhormonen beider Geschlechter im Sinne des Rückkoppelungsprinzips in hormonellem Gleichgewicht. Eine hormonelle Förderung scheint seine Produktion nicht zu erfahren, dagegen bei manchen Tierarten möglicherweise eine nervöse.

[1] Heute wird immer wahrscheinlicher, daß die Stimulation der Hypophyse durch das Oestrogen nicht die ICSH-, sondern die Luteotropin-Bildung betrifft (S. 554 und 628).

Kaninchen, Katzen und Frettchen ovulieren zum Unterschied von den übrigen Laboratoriumstieren und vom Menschen nicht spontan, sondern *reflektorisch*. Der Reflex wird durch einen taktilen Reiz an der Portio uteri ausgelöst, normalerweise durch den Sprung des Männchens. Beim Kaninchen kommt es 10—12 Std, bei der Katze 26—27 Std nach der Kopulation zum Follikelsprung. FEE und PARKES haben am Kaninchen gezeigt, daß die Hypophysektomie innerhalb 1 Std nach dem Coitus die Ovulation verhindert. Erfolgt die Entfernung der Hypophyse später, so ist der Follikelsprung nicht aufzuhalten. Es bildet sich in diesem Falle auch ein Gelbkörper, der aber nicht ausreift (DEANSLY und Mitarbeiter). Ähnliche Befunde erhob McPHAIL beim Frettchen. Es wird heute fast allgemein angenommen, daß der nervöse Reiz die Hypophyse zur Produktion des ICSH veranlaßt (GUGGISBERG 1940). Offenbar genügt die innerhalb 1 Std sezernierte Menge, um im Ovar den Vorgang der Follikelreifung in Gang zu bringen.

Hinsichtlich der benutzten *Nervenbahn* sei zunächst auf die Feststellungen von M. VOGT (1933) und von BROOKS (1938) verwiesen, daß der *Halssympathicus entbehrlich* sei. BROOKS (1937) fand, daß beim Kaninchen weder die Entfernung des Sacralmarks, noch die zusätzliche abdominale Sympathektomie, Hysterektomie und Exstirpation der proximalen Vagina imstande sind, die Ovulation nach dem Coitus zu verhindern. Er betont, daß die Ovulation von einer psychosexuellen Erregung abhänge, die durch sehr verschiedene Stimuli hervorgerufen werden könne. Dagegen verhindert die Durchtrennung des Hypophysenstiels die reflektorische Ovulation (ANDERSON und HAYMAKER 1948). MARSHALL und Mitarbeiter haben gezeigt, daß der Reflex auch durch intravenöse *Pikrotoxin*-Gaben ausgelöst werden kann, nicht dagegen durch andere zentralerregende Substanzen, auch nicht durch Pilocarpin, Eserin, Acetylcholin und Adrenalin. Die Ovulation wird verhindert, wenn man das Gehirn kurz nach dem Coitus durch eine Injektion von Novocain in die Cisterna cerebellomedullaris ausschaltet oder wenn man beim wachen Tier kurz vor dem Coitus in die infundibuläre Gegend eine hochkonzentrierte Novocainlösung injiziert (WESTMAN und Mitarbeiter). Man kann die Ovulation durch geringe Reizströme vom *Tuber cinereum* aus erzeugen; versenkt man die Elektroden hingegen in den Hypophysenvorderlappen, den Zwischenlappen oder den Hypophysenstiel, so benötigt man höhere Stromdosen oder es tritt kein Erfolg ein (HARRIS 1948b, MARKEE und Mitarbeiter 1952). Nach WESTMAN (1955) ist der Phosphatstoffwechsel im Tuber cinereum und Adenohypophyse des Kaninchens unmittelbar nach dem Coitus stark erhöht; im Ovar setzt die Erhöhung 30—60 min später ein und erreicht nach 9—10 Std, kurz vor dem Follikelsprung, ihr Maximum. *Dibenamin*, bis zu 1 min nach Beendigung der Kopulation intravenös gespritzt, verhindert nach SAWYER und Mitarbeitern den Reflex, nicht jedoch, wenn die Injektion 3 min und länger verzögert wird. Die Autoren schließen daraus, daß die „neurovasculäre Kette“ im Sinne von HARRIS (S. 583) in den Reflexablauf eingeschaltet sei.

Überblickt man das Schrifttum auf dem Gebiete der reflektorischen Ovulation, so steht die Meinung im Vordergrund, daß bei diesen Tierarten bestimmte nervöse Reize eine schubweise Mehrbildung von ICSH bewirken und daß dadurch der Follikelsprung ausgelöst wird. Nach den Reizversuchen ist der Hypothalamus in den Reflexbogen eingeschaltet. *Auf welchem Wege der Hypothalamus aber auf den Hypophysenvorderlappen einwirkt, erscheint ungewiß.* Weder die zuletzt erwähnten Versuche noch die Ergebnisse der Hypophysenstieldurchtrennung (S. 629) könne als absoluter Beweis gelten, daß efferente nervöse oder neurovasculäre Impulse über das Infundibulum zur Adenohypophyse ziehen.

Außerdem erscheint der direkte Beweis einer reflektorisch vermehrten ICSH-Bildung noch keineswegs erbracht. Die bisherigen Ergebnisse lassen auch die Deutung zu, daß der über den Hypothalamus ablaufende Reflex nicht die Hypophysentätigkeit beeinflußt, sondern einfach *die Empfindlichkeit des Ovars für das Hypophysenhormon erhöht*. Besonders die Befunde von NOWAKOWSKI (1950a; S. 624) legen eine solche Deutung nahe. Ein starres Entweder-Oder ist hier wenig angebracht. Vielleicht kommt jene Auffassung der Wirklichkeit am nächsten, die annimmt, daß der Ovulationsreflex sowohl in der Hypophyse die ICSH-Bildung anschürt als auch die Ansprechbarkeit des Ovars erhöht.

Wiederholt wurde die Vermutung ausgesprochen, daß vom Genitaltrakt ausgehende nervöse Reflexe auch bei den spontan ovulierenden Tieren und beim Menschen den Follikelsprung beeinflussen könnten. STIEVE (1952) sieht in der Hyperämie der Beckenorgane während der geschlechtlichen Erregung und besonders bei leidenschaftlichem Geschlechtsverkehr ein die Follikelreifung förderndes Moment. Dadurch könne ein reifungsbereiter Follikel in kurzer Zeit von einem Durchmesser von 4—8 mm auf einen solchen von 20 mm wachsen und dann platzen. Aus diesem Grund könne die Frau zu jeder Zeit des Cyclus befruchtet werden. Die gegenteilige Auffassung von KNAUS ist allgemein bekannt. Auf die Auseinandersetzung in dieser Frage kann hier nicht eingegangen werden. Wahrscheinlich gibt es beides: einerseits Frauen mit leichter nervöser Ansprechbarkeit des Cyclus, andererseits solche mit einer stabilen, vom psychischen Erleben weitgehend unabhängigen Rhythmik. — KNAUS (1942) weist darauf hin, daß der Elektrokrampf bei der Frau nicht wie beim Kaninchen eine Ovulation auslöst. Selbst wenn die Ansicht STIEVES bei einem Teil der Frauen zutrifft, darf man den ovulationsfördernden Effekt der genitalen Hyperämie nicht gleichsetzen mit der reflektorischen Ovulation bei Kaninchen, Katze und Frettchen. Es muß daran festgehalten werden, daß *die reflektorische Ovulation eine Besonderheit einer kleinen Gruppe von Säugetieren darstellt, die man auf den Menschen nicht ohne weiteres übertragen kann.*

Andererseits existieren *auch beim Menschen und bei den spontan ovulierenden Tieren sicher nervöse Einflüsse auf die Keimdrüsentätigkeit.* Bei Ratten z. B. kann man mit Dibenamin- und Atropingaben die normale Ovulation hinauszögern (EVERETT und Mitarbeiter). Nervöse Steuerungen scheinen vor allem die Ansprechbarkeit und Empfindlichkeit der Gonaden gegen die Wirkung der Gonadotropine zu regeln, beim weiblichen Geschlecht offenbar im Rhythmus des Cyclus. Diese Regulation kann bei vegetativer Labilität durch nervöse Reize, durch das psychische Erleben, durch Veränderungen der Lebensbedingungen und anderes mehr gestört werden, wie STIEVE (1952a) gezeigt hat.

Nach STIEVE (1952a) werden die Vorgänge in der *Gebärmutterschleimhaut* unabhängig vom Verhalten der Eierstöcke in hohem Maße vom Nervensystem beeinflußt. Schreck kann bei empfindlichen Frauen eine Blutung hervorrufen. Die „anovulatorische Schreckblutung" kann auch im Klimakterium auftreten (STIEVE 1952b).

f) Der Einfluß des Nervensystems auf die Bildung des hypophysären Luteotropin zur Vorbereitung von Schwangerschaft und Lactation.

Anatomische (S. 554) und physiologische (S. 614) Untersuchungen stimmen darin überein, daß die *Produktion des hypophysären Luteotropin durch Oestrogen angeregt wird.* Darüber hinaus wirken bestimmte *nervöse Reize* stimulierend.

Der 4—5 Tage dauernde Cyclus der Ratte ist gewöhnlich „unvollständig", d. h. die Eierstöcke ovulieren zwar spontan, bilden aber keine funktionierenden Gelbkörper und damit keine Transformationsphase der Uterusschleimhaut. Wird das Tier jedoch während des Oestrus mit einem vasektomierten Bock belegt, oder an der Vagina elektrisch oder an der Portio uteri mit einem Glasstäbchen mechanisch gereizt, dann reifen die Gelbkörper aus und produzieren Progesteron, wodurch es zur *Pseudogravidität* kommt. Wenn man dem Tier in diesem Zustand in den Uterus einen Fremdkörper, z. B. einen Catgutfaden einlegt, wandelt sich die umgebende Schleimhaut in Decidua um, bildet ein *Deciduom.* Der Status der Pseudogravidität kann auch durch Irritation der Brustwarzen, z. B. durch ein saugendes Junges herbeigeführt werden (SELYE und McKEON 1934). Der Reiz des Saugens erhöht den Gehalt der Hypophyse an Lactationshormon (REECE und TURNER 1937b, MEITES und TURNER) und an „Carmin-Zellen", welche jenes wahrscheinlich produzieren (FRIEDGOOD und DAWSON, S. 554).

Es steht heute fest, daß derselbe hypophysäre Wirkstoff, der als Lactationshormon einen bedeutenden direkten Einfluß auf die Proliferation und die Sekretion der Brustdrüse ausübt, auch die Ausreifung der Gelbkörper bewirkt (DESCLIN 1947). Deshalb hat sich in letzter Zeit die Bezeichnung „Luteotropin" durchgesetzt (Abb. 16). *Die Produktion des Luteotropin wird,* zumindest im Falle der Ratte, *durch mechanische und elektrische Reize am Genitaltrakt und an der Brustwarze reflektorisch angeregt.*

M. VOGT hat sich um die Aufklärung des *Reflexweges* zur Hypophyse bemüht und gefunden, daß durch Exstirpation des Halssympathicus die Glasstab-Pseudogravidität in einem Großteil der Fälle zu vereiteln sei; dagegen könne eine solche Operation die Entstehung der normalen Schwangerschaft oder der Pseudogravidität durch sterile Kopulation nicht verhindern. Rattenweibchen mit entfernten Nervi pelvici bleiben größtenteils steril und reagieren auf mechanische Cervixreize nicht mit Pseudoträchtigkeit, obwohl ihr Cyclus und ihr Verhalten dem Männchen gegenüber vollkommen normal ist (KOLLAR 1953). Nach den Versuchen von SCHWEIZER und Mitarbeitern scheinen die Homotransplantate von Hypophyse in hypophysektomierte Meerschweinchen zwar genügend FSH, aber kein

Luteotropin zu produzieren[1]. WESTMAN und JACOBSOHN (1938f) zeigten, daß es bei Rattenweibchen noch 2—5 Std nach Durchtrennung des Hypophysenstiels gelingt, durch einen elektrischen Reiz von der Vagina aus Pseudoträchtigkeit hervorzurufen. Hingegen scheint nach HEROLD und EFFKEMANN bei infantilen Rattenweibchen nach Hypophysenstieldurchtrennung die Luteotropinbildung auf Oestrogengaben gehemmt zu sein, denn es bleibt sowohl die Luteinisierung der Ovarien als auch die Wirkung auf die Brustdrüse aus. Bei einem Teil jener weiblichen Meerschweinchen, die nach experimenteller Hypothalamusläsion steril blieben (DEY und Mitarbeiter, Gruppe 1), waren das äußere Genitale und der Uterus stark vergrößert, die Vagina dauernd offen, im Ovar fanden sich viele gut entwickelte oder cystisch vergrößerte Follikel, aber Corpora lutea fehlten beinahe vollkommen. Das spricht für mangelnde Luteotropinbildung. Nach ROSEN und Mitarbeitern machen auch Reizungen der Nasenschleimhaut und Eingriffe am Ganglion sphenopalatinum die Rattenweibchen in einem hohen Prozentsatz pseudoträchtig. ZACHARIAS (1942) zeigte weiter, daß die bilaterale Entfernung des VIDIANschen Ganglion (S. 556) in allen Fällen von einem solchen Effekt gefolgt war. Auch der Elektrokrampf soll geeignet sein, Pseudoträchtigkeit auszulösen, was von NOLAN allerdings nicht bestätigt werden konnte. Nach WESTMAN und Mitarbeitern u. a. verändern sich nach Hypophysenstieldurchtrennung von den Vorderlappenzellen vor allem die Eosinophilen; sie werden kleiner und verlieren größtenteils ihre Granula, während die Basophilen keine stärkeren Veränderungen erleiden. Die Hypophyse bekommt wieder ihr normales Aussehen, wenn man längere Zeit mit Oestrogen behandelt.

Alles in allem spricht ein erhebliches Tatsachenmaterial dafür, daß *die Luteotropinbildung mehr als die der anderen Vorderlappenhormone durch nervöse Reize angeregt werden kann.*

Da das Oestrogen der *humorale* Stimulator des Luteotropin ist, wäre zu erwägen, ob die nervösen Reize über eine vermehrte Ausschüttung von Oestrogen wirken. Die Frage kann wohl verneint werden, da keine Veranlassung zu der Annahme besteht, daß z. B. Reizungen der Brustwarzen oder der Nasenschleimhaut primär die Ovarien beeinflussen. Es muß ferner zu der Frage Stellung genommen werden, ob das Oestrogen direkt auf die Hypophysentätigkeit einwirkt oder über einen nervösen Regulator. Zur Beantwortung sei auf WESTMAN und JACOBSOHN (1938a) verwiesen, welche berichten, daß hypophysenstieldurchtrennte Ratten, bei denen vermutlich ein Großteil der nervösen Versorgung des Hypophysenvorderlappens unterbrochen ist (S. 629), nach einer Oestrogenbehandlung dieselben Vorderlappenveränderungen (Hypophysenvergrößerung durch Eosinophilenvermehrung) zeigen wie nicht operierte Kontrolltiere. Zumindest läßt sich — nach einer weiteren Mitteilung von WESTMAN und Mitarbeitern (1943) — der nach Stieldurchtrennung beobachtete Eosinophilenschwund durch fortgesetzte Oestrogengaben ausgleichen. Nach diesen Befunden ist es wahrscheinlich, daß *das Oestrogen direkt auf die Bildung des Luteotropin einwirkt*, nicht oder zumindest nicht nur über die Stimulation einer nervösen Zentralstelle[2].

Damit scheint die für das weibliche Fortpflanzungsgeschäft wesentliche Luteotropinproduktion *zweifach gesichert*; ein vermehrter Oestrogenspiegel regt sie auf hormonellem Wege an, bestimmte Reize am Genitaltrakt und an den Brustdrüsen auf nervösem.

Beim *Menschen*, wo nicht nur die Ovulation, sondern auch die Ausreifung des Corpus luteum spontan eintritt, regelt der außerhalb der Schwangerschaft periodisch wechselnde Oestrogenspiegel die Luteotropinbildung. Während der Lactation kommt der Saugreiz an den Brustwarzen als fördernder Faktor hinzu und bewirkt bei vielen Frauen ein Lactations-Anoestrum.

g) Die Beteiligung des Nervensystems an der Entstehung der Kastrationshypophyse.

WESTMAN und JACOBSOHN (1938a) berichten, daß nach Hypophysenstieldurchtrennung die Rattenhypophysen die Fähigkeit verloren haben, auf Entfernung der Keimdrüsen mit den typischen Kastrationsveränderungen (Ausdruck erhöhter FSH-ICSH-Bildung, Morphologie s. ROMEIS 1940) zu reagieren. Das ist ein auffälliger Unterschied gegenüber der Reaktionsfähigkeit auf Oestrogen, die auch nach Stieldurchtrennung erhalten bleibt (s. oben). Man

[1] Siehe jedoch EVERETT (1954).

[2] Andererseits haben SAWYER und Mitarbeiter gezeigt, daß die durch Oestrogen erzeugbaren luteotropen Wirkungen (Ovulation und Cholesterinbildung in einem Schwangerschaftsgelbkörper) durch Dibenamin und Atropin verhindert werden können.

kann daraus den Schluß ziehen, daß nervöse Impulse bei der Produktionssteuerung des eigentlichen Gonadotropin (FSH und ICSH) durch die Keimdrüsen eine größere Rolle spielen als bei derjenigen des Luteotropin[1]. Die Durchtrennung des Halssympathicus hat nach HOHLWEG und JUNKMANN keinen Einfluß auf die Ausbildung der Kastrationshypophyse; mit chronischen Gaben von Atropin und Hyosciamin kann man diese jedoch hemmen. Die Vorstellungen über die Art des nervösen Eingreifens sind noch rein hypothetisch. Im allgemeinen wird angenommen, daß die Sexualhormone (Oestrogen, Progesteron, Androgen, Inhibin ?) auf direkt hormonellem Wege die Gonadotropinbildung hemmen. Beim Wegfall der Hemmung komme es aber nur dann zu einer Mehrleistung, wenn intakte Verbindungen zum Hypothalamus die Hypophyse zur Mehrleistung befähigen. Sobald der Hypothalamus den Zustand der Keimdrüsenlosigkeit auf hormonellem oder nervösem Wege rezipiert hat, schaltet er sich ein und regt die Hypophyse zur Leistungssteigerung an.

h) Zur Beurteilung der experimentellen Hypophysenstieldurchtrennung.

Aus den vorangegangenen Abschnitten ergibt sich unzweifelhaft ein gewisser Einfluß des Hypothalamus auf die gonadotrope Funktion der Hypophyse. *Der Weg, die Art und das Ausmaß dieses Einflusses sind noch immer strittig.* Unter den zahlreichen Experimenten, die zur Klärung durchgeführt wurden, spielt die Durchtrennung des Hypophysenstiels die bedeutendste Rolle. Sehr häufig wurde von Störungen der Sexualfunktion nach diesem Eingriff berichtet.

Die zunächst so einfach erscheinende Erklärung von HOHLWEG und JUNKMANN, daß das hypothalamische Sexualzentrum über eine das Infundibulum herabziehende efferente Bahn die Tätigkeit der Adenohypophyse regle, wird den anatomischen Tatsachen nicht gerecht (S. 555). Die Mehrzahl der Untersucher neigt daher heute zu der Ansicht von HARRIS, wonach die Übertragung der hypothalamischen Impulse über die infundibulären Gefäßschlingen im Sinne einer *neurovasculären Kette* ablaufe. SPATZ hält diese Theorie aus anatomischen und physiologischen Gründen für unwahrscheinlich; er schreibt den Gefäßschlingen des Infundibulum und den diese umspinnenden Nervengeflechten keine effektorische, sondern eine receptorische Funktion zu. Nach SPATZ genügen für den efferenten Weg die peripheren autonomen Bahnen (S. 584).

Bei der Beurteilung der Versuche, die Hypophysentätigkeit durch Eingriffe am peripheren *Sympathicus* zu beeinflussen, muß man sich darüber im klaren sein, daß auch die gründlichste Sympathektomie nur einen Teil der vielseitig miteinander verbundenen postganglionären Fasern erfassen kann; die in unmittelbarer Gefäßnähe verlaufenden Geflechte werden nicht berührt. Dies mag ein Grund dafür sein, daß nur wenige Untersucher eine Auswirkung auf die Hypophyse sahen. Ein weiterer Grund liegt aber unseres Erachtens darin, daß nach den Experimenten mit verschiedenen Drogen (s. z. B. HOHLWEG und JUNKMANN, MARSHALL und Mitarbeiter) *auch parasympathische Bahnen* an den Hypophysenreflexen maßgeblich beteiligt sind, die nicht über den Grenzstrang ziehen. Das von ZACHARIAS (1941) gefundene VIDIAN-Ganglion könnte als Quelle solcher Fasern in Betracht kommen; die präganglionären Zuflüsse würden in diesem Falle aus dem sog. oberen Speichelkern kommen. Damit bestünde *die sekretorische Innervation der Adenohypophyse ähnlich wie bei den Speicheldrüsen aus einem sympathischen und einem parasympathischen Anteil mit gesonderten funktionellen Aufgaben.*

Man muß sich vor Augen halten, *daß bei Stieldurchschneidungen stets auch die oberen Hypophysenarterien durchtrennt werden,* die aus dem Subarachnoidalraum kommend durch das Foramen diaphragmatis sellae zum Vorderlappen ziehen (S. 565). Die oberen Hypophysenarterien versorgen einen mehr oder weniger großen Teil des Vorderlappens; ihre Unterbrechung muß Kreislaufstörungen zur Folge haben; bei der Ratte kann es zu einer anämischen Nekrose des zentralen Vorderlappengebietes kommen (WESTMAN und Mitarbeiter, BARRNETT und GREEP); ähnliches sahen LASCANO-GONZALEZ und HOUSSAY und Mitarbeiter (1935) an der Kröte. Auch dort, wo infolge der Anastomosen mit den Ästen der unteren Hypophysenarterie kein Gewebetod eintritt, *ist eine mehr oder weniger starke kreislaufbedingte Funktionsstörung zu erwarten.* GREEP und BARRNETT betrachten deshalb die ovarielle Unterfunktion nach Hypophysenstieldurchtrennung als eine Folge hypophysärer Ischämie. Sie betonen, daß durch eine alsbald einsetzende Revascularisation die Funktion wieder hergestellt werden kann. Dies habe nichts mit einer Regeneration der hypophysären Gefäßschlingen (HARRIS 1949) zu tun.

Darüber hinaus ist zu bedenken, daß *die autonomen Nervenfasern größtenteils mit den Arterien ihr Innervationsgebiet erreichen.* Die Hypophysenstieldurchtrennung trifft mit den

[1] Der Unterschied läßt sich auch so ausdrücken: Die hypophysäre Luteotropinbildung ist durch nervöse Reize leichter anregbar (S. 628), die FSH-ICSH-Bildung durch nervöse Eingriffe leichter störbar.

Gefäßen auch sympathische und parasympathische sekretorische Vorderlappenfasern, und zwar vermutlich vollständiger als eine Ganglionektomie.

Eine „vollständige Denervierung“ ist allerdings auch dies nicht; denn immer noch können autonome Nerven auf dem Wege der unteren Hypophysenarterie das Organ erreichen. Über den Effekt, den eine wirkliche Denervierung hätte, sind nur Vermutungen möglich. Von den Speicheldrüsen weiß man, daß jeder Eingriff am versorgenden Nervensystem einen komplizierten, die Sekretion qualitativ und quantitativ fein regulierenden Reflexmechanismus irgendwie stört; die sog. totale Denervierung führt nicht zum Versiegen, sondern im Gegenteil zu einer gesteigerten „paralytischen“ Sekretion. Wie weit die Verhältnisse bei der äußeren Sekretion auf die endokrinen Organe übertragen werden können, steht allerdings dahin.

So kann man im Falle einer Stieldurchtrennung bei intakt gebliebenem hypothalamischem Sexualzentrum (S. 623) kaum beurteilen, inwieweit ein erzielter Effekt auf die Fortpflanzungsorgane [s. die Arbeiten von Brooks (1938), Westman und Jacobsohn, Herold und Effkemann, Brolin (1945), Folley (1948), Harris (1949a, 1950), Jacobsohn (1950b), Barnett und Greep, Benoit und Assenmacher (1953) u. v. a.] auf Denervierung und inwieweit auf den vasculären Insult zu beziehen ist. Lediglich das eine dürfte nach dem Gesagten ziemlich wahrscheinlich sein, nämlich daß *beide Faktoren zusammen genügen, den größten Teil der Vorderlappenstörungen nach diesem Eingriff zu erklären, daß also nach den Ergebnissen der Experimentalphysiologie keineswegs eine efferente Bahn zentraler Nervenfasern vom Hypothalamus zur Adenohypophyse bzw. zu deren Gefäßen gefordert werden muß.*

Die Unterbrechung des Infundibulum stört schwer und nachhaltig nur die Hinterlappenfunktion, also die Neurosekretion (S. 558); die Vorderlappentätigkeit ist nach Stieldurchtrennung hauptsächlich durch unvermeidbare Kreislaufstörungen und Unterbrechungen der peripheren Innervation beeinträchtigt, je nach Technik offenbar in sehr verschiedenem Ausmaß. Vergleiche z. B. die Ergebnisse von Uotila, Dempsey und Uotila sowie von Tang und Patton und Zuckerman (1954), die nur geringe Auswirkungen sahen, mit anderen Angaben.

Dennoch dürfte die Unterbrechung der infundibulären Fasern für die Sexualfunktion auch außerhalb der neurosekretorischen Störungen nicht gleichgültig sein. Es wird berichtet, daß nach der Durchtrennung die Sexualfunktion zwar wieder einsetzt, der zeitliche Ablauf des Cyclus jedoch unregelmäßig bleibt (z. B. Henzi, Fall 1; S. 656). *Die Unregelmäßigkeit könnte durch den Ausfall der receptorischen Funktion des Tractus tuberohypophyseus* (Spatz) *bedingt sein,* und zwar dadurch, daß der Hypothalamus für seine Aufgabe, die rhythmischen Abläufe des vegetativen Lebens zu regeln, afferenter Impulse aus der Hypophyse bedarf.

V. Gaupp und Spatz (s. Spatz 1953) beobachteten 2 männliche Kaninchen, bei denen im infantilen Zustand eine Querschnittsdurchtrennung des distalen Infundibulum gesetzt worden war; die Tiere blieben zunächst infantil; nach 1jähriger Verspätung traten aber doch Brunsterscheinungen auf. Histologisch fand sich die intraselläre Hypophyse völlig losgelöst; mit dem Tuber cinereum im Zusammenhang stand jedoch eine hochgradig vergrößerte, unförmig mißgebildete supraselläre Hypophyse, das Produkt einer luxurierenden *Regeneration.* Das Gebilde enthielt im nervösen Anteil (Infundibulum) eine enorme Menge von wirr angeordneten Nervenfasern; auch der adenohypophysäre Anteil (Trichterlappen) zeigte Wucherungserscheinungen und ein strangförmiges Eindringen in das infundibuläre Gewebe. Nach Ansicht der Autoren wurde durch das Regenerat eine für das verspätete Auftreten der Geschlechtsreifung ausreichende Wiederherstellung des Kontakts zwischen den receptorischen Nervenfasern des Tractus tuberhypophyseus (S. 562) und adenohypophysärem Gewebe erzielt. — Harris und Jacobsohn (1952) sahen bei hypophysektomierten reifen Ratten die Sexualfunktion wiederkehren, wenn ein Hypophysentransplantat in den Subarachnoidalraum unter dem Tuber cinereum verpflanzt wurde; Verpflanzungen an anderen Stellen der äußeren Liquorräume hatten trotz gleich guter Einheilung einen viel geringeren Effekt. Nach der Meinung dieser Autoren ist die Wiederherstellung der hypothalamo-hypophysären neurovasculären Kette (S. 583) für den Effekt wesentlich.

i) Der Einfluß des Lichtes auf die Sexualsteuerung.

Bei vielen Wildtieren und auch bei einigen domestizierten Arten ist die Fortpflanzungstätigkeit streng auf eine bestimmte Jahreszeit beschränkt. Der an den Keimdrüsen ablaufende *Jahrescyclus* wurde z. B. von RASMUSSEN (1917) am Murmeltier, von STIEVE (1919) an der Dohle beschrieben. Von allen den Wechsel der Jahreszeiten begleitenden Naturvorgängen scheint die unterschiedliche Intensität des Lichtes den größten Einfluß auf diesen Cyclus zu haben. Das Licht, das bei vielen Arten den Tagesrhythmus der psychomotorischen Aktivität und des Schlafes steuert (JORES 1933a, HOLLWICH 1952, ORTHNER 1956) — manche Tiere sind bei Licht aktiv und ruhen bei Dunkelheit, andere umgekehrt (SZYMANSKI) — bestimmt auch den Jahresrhythmus der Brunst in hohem Maße. Das geht unter anderem daraus hervor, daß in den Tropen, wo Tag und Nacht keine wesentlichen Schwankungen aufweisen, am wenigsten saisonell gebundene Brunftzeiten vorkommen, während in den höheren nördlichen und südlichen Breiten Phasen geschlechtlicher Tätigkeit und Ruhe mit den großen Veränderungen der Lichtintensität zusammentreffen.

Ein großes Erfahrungsgut ist über Verschiebungen der Brunstzeiten durch Veränderungen der Lichtbedingungen gesammelt worden (ROWAN, BAKER und RANSON, BISSONNETTE, ZWARENSTEIN und SHAPIRO, SHAPIRO und SHAPIRO, BENOIT 1934, 1935a, HILL und PARKES 1934, ALLENSON und Mitarbeiter, ALLENSON, MARSHALL und BOWDEN, WHITAKER 1936, F. H. A. MARSHALL, BENOIT und OTT, FISKE 1941, DAWSON 1946, YEATES, T. J. ROBINSON 1950a, HAFEZ, HART, IFFT). Man kann unterscheiden zwischen Tieren, die bei überwiegender Helligkeit, und solchen, die bei überwiegender Dunkelheit brünstig werden. Zum Beispiel beschränkt sich bei Schafen in den höheren Breiten die Brunst auf die Zeit um den kürzesten Tag; ein Rhythmus von kurzer Helligkeit und langer Dunkelheit regt den Oestrus an; durch Halten der Tiere in dunklen Ställen können auch im Sommer Brunsterscheinungen erzeugt werden; durch künstliche Belichtung wird die normale Winterbrunst verhindert. Bei den langtagbrünstigen Tieren (z. B. Frettchen, die meisten Vögel) führt die künstliche Belichtung im Winter zu vorzeitiger Keimdrüsenentwicklung, während Lichtabschluß im Sommer die Entwicklung hinauszögert. Hinsichtlich der Einzelheiten sei auf die zitierte Literatur verwiesen.

Auch die für die betreffende Tierart optimalsten Lichtbedingungen können natürlich eine Keimdrüsenatrophie nach Verlust der *Hypophyse* nicht verhindern (HILL und PARKES 1933).

Die Wirkung des Lichtes auf die Keimdrüsen läuft wahrscheinlich über eine Beeinflussung des *hypothalamischen Sexualzentrums* ab. BENOIT (1935c) berichtet, daß sich durch künstliche Belichtung von Enten im Herbst der *Gonadotropingehalt des Hypophysenvorderlappens* erhöht. Die bedeutende Rolle der *Augen* geht aus Untersuchungen von BISSONNETTE (1935) hervor, wonach die Brunstzeit bei geblendeten Frettchen trotz künstlicher Belichtung stark verzögert ist, einmal eingetreten aber weit in die (normalerweise inaktive) Zeit der kürzerwerdenden Tage hinein persistiert, während gleichzeitig das Wachstum des Winterkleides hinausgeschoben wird. BENOIT (1935b) fand, daß die Belichtungsfrühreife bei Enten nicht eintritt, wenn man den Kopf lichtdicht bedeckt; die Bedeckung des übrigen Körpers hat keinen Einfluß. BENOIT (1935d—f) zeigte weiter, daß die Durchtrennung der Sehnerven und die Entfernung der Augäpfel im Gegensatz zur Bedeckung des Kopfes die Lichtwirkung nicht aufhebt. Die Lichtstrahlen scheinen also beim Vogel zum Unterschied vom Säugetier auch ohne Vermittlung der Augen den Hypothalamus beeinflussen zu können. Eine besonders starke sexuelle Aktivierung erreichte BENOIT (1938a, b), wenn er bei geblendeten Enten Rotlicht mit Hilfe eines Quarzstäbchens direkt an die Hirnbasismitte heranbrachte. Auf Grund dieser und anderer Versuche kommt BENOIT zu dem Schluß, daß auch normalerweise die direkt das Gewebe durchdringenden Lichtstrahlen große Bedeutung haben; das Auge sei für die Reaktion nicht nötig. — Wahrscheinlich kann man diese Erfahrungen nicht auf das Säugetier mit seinem viel dichteren Schädelknochen übertragen; da es nicht möglich ist, daß Licht in nennenswertem Umfang bis zum Hypothalamus vordringt, und da von anderen Receptoren nichts bekannt ist, dürfte der Einfluß des Lichtrhythmus auf den vom hypothalamischen Sexualzentrum bestimmten sexuellen Jahrescyclus beim Säuger überwiegend durch das Auge vermittelt werden.

Anatomisch bietet sich hierfür die *hypothalamische Opticuswurzel* an, deren Stärke und Bedeutung allerdings noch sehr umstritten ist. — LE GROS CLARK und Mitarbeiter (1939) haben gezeigt, daß die Belichtungsbrunst des Frettchens (die nach Durchtrennung der Sehnerven ausbleibt) in Abwesenheit der vorderen Vierhügel und nach Durchtrennung aller Leitungen von der Retina zum Mittelhirn und zu den dorsalen Kernen der lateralen Kniehöcker auftritt; dieses Ergebnis spricht dafür, daß es einen Übertritt von Lichtimpulsen aus dem Chiasma auf den angrenzenden vegetativen Hypothalamus gibt. — Es liegt nahe, den dem Chiasma und Tractus opticus eng anliegenden Nucleus supraopticus mit seiner mächtigen zur Hypophyse ziehenden Nervenbahn als Empfangsstation der retinalen

Impulse anzusehen; es gibt hierfür aber keine anatomischen und physiologischen Beweise. THOMSON und ZUCKERMAN (1953) und ZUCKERMAN (1954) konnten die Belichtungsbrunst des Frettchens auch nach vollständiger Unterbrechung des Hypophysenstiels auslösen[1]. Wir haben bisher keinen Anhalt für eine Beteiligung der Neurosekretion an der Steuerung der Brunst durch das Licht; von den anatomischen Untersuchern wird das Fehlen von saisonellen Schwankungen an den Zellen der „besonderen Kerngruppe" betont (S. 578). [Eine Ausnahme scheinen die Nuclei tuberis laterales der Fische zu machen, eine CHP-negative, aber neurosekretorisch tätige Zellgruppe, die nach den Untersuchungen von SCHARRER (1936a, b), BARGMANN und HILD, HILD (1951b) ausgesprochene Schwankungen im Kolloidgehalt entsprechend den jahreszeitlichen Phasen der Geschlechtstätigkeit zeigt; sie hat aber bei den höheren Wirbeltieren und beim Menschen kein Homologon.] Die aus der Sehbahn in den Hypothalamus einstrahlenden Fasern sind zumindest beim Menschen spärlich; sie scheinen hauptsächlich im Gebiete des Prothalamus, nicht im Nucleus supraopticus zu endigen.

B. Krankheitsbilder.

1. Krankhaft gehemmte Sexualfunktion.

Gehemmte Sexualfunktion kann auf *Störungen der Steuerungsorgane* oder auf *peripheren Störungen* beruhen. Der Kliniker besitzt heute in der *Bestimmung der Gonadotropine im Harn* ein Hilfsmittel zur Unterscheidung zwischen den beiden Gruppen. Die rein peripheren Störungen pflegen mit erhöhter Gonadotropinausscheidung einherzugehen; es handelt sich um „hypergonadotrope Hypogonadismen". Die zentralen Störungen werden entsprechend als „hypogonadotrope Hypogonadismen" bezeichnet (HELLER und NELSON, HENI 1952). NOWAKOWSKI (1954, 1955) und SCHUCHARDT (1955) bezeichnen die peripheren als „primäre", die zentralen als „sekundäre" Keimdrüseninsuffizienzen. Die Unterscheidung zwischen den beiden Gruppen stößt bei manchen Krankheitsbildern auf Schwierigkeiten, einerseits weil es Übergangs- und Kombinationsfälle gibt, andererseits weil die Pathogenese noch unklar und umstritten ist.

a) Periphere Sexualstörungen.

Auf die peripheren Sexualstörungen wird nur eingegangen, soweit es die Differentialdiagnose gegenüber den zentralen (hypophysär-hypothalamischen) Sexualstörungen erfordert. Eine eingehende Darstellung ist an anderem Ort (ORTHNER 1954, OVERZIER 1955) erfolgt.

Beim *angeborenen Keimdrüsenmangel* (S. 616), bei den TURNER-*Fällen mit rudimentären Ovarien* und bei dem sog. *männlichen* TURNER-*Syndrom* ist die Pathogenese noch völlig unklar, eine hypophysär-hypothalamische Auslösung nach den vorliegenden klinischen und anatomischen Befunden aber unwahrscheinlich.

Die bisherigen Berichte über das morphologische Bild der *Adenohypophyse menschlicher Kastraten und Eunuchoider* sind sehr uneinheitlich. Die meisten Untersucher sahen mit BERBLINGER (1934a) eine Vermehrung der eosinophilen Epithelien, einige (z. B. MELLGREN 1945) aber auch der basophilen. In 11 von ALTMANN untersuchten Fällen war das Durchschnittsgewicht der Hypophyse mit 0,766 g leicht erhöht; histologisch sah ALTMANN oft hypertrophische Hauptzellen. In einer eigenen Beobachtung (1951) schienen beide chromophilen Typen auf Kosten der Chromophoben vermehrt. ROMEIS (1940) hebt mit Recht hervor, daß sich beim menschlichen Obduktionsgut die Wirkungen von Kastration und Krankheit auf die Hypophyse oft in schwer erkennbarer Weise kombinieren. Die an vielfältigem tierischen Versuchsgut gewonnene Erkenntnis, daß die Gonadotropine höchstwahrscheinlich in bestimmten basophilen Zellen entstehen, kann durch diese Befunde nicht erschüttert werden. Gleichwohl wird man sagen können, daß die Kastration beim Menschen nicht eine so hochgradige und chrakteristische Hypophysenveränderung zeitigt als etwa bei der Ratte. Die Übersicht von ROMEIS lehrt, wie sehr das Bild der Kastrationshypophyse von Art zu Art schwankt (s. S. 552).

Nach eigenen Beobachtungen am Menschen (1951) und nach noch nicht veröffentlichten Befunden an kastrierten Tieren erscheint es möglich, daß die Kastration in den mit der Sexualfunktion in Beziehung stehenden *zentralnervösen Gebieten*, vor allem im ventromedialen Feld des Tuber cinereum und im Infundibulum, atrophische Veränderungen hervorzurufen vermag; doch steht die systematische Auswertung eines größeren Materials noch aus.

Ein Teil der ätiologisch dunklen *Eunuchoidismusfälle* wurde in neuerer Zeit als gesonderte Krankheitsbilder unter den Bezeichnungen *funktionelle präpuberale Kastration* (wahrscheinlich identisch mit der sehr seltenen *angeborenen Anorchie*), KLINEFELTER-*Syndrom* und *testikuläre Dysgenesis* klassifiziert.

[1] DONAVAN und HARRIS (1954) erklären dies mit einer Regeneration der „Pfortadern" und damit der „Neurovaskulären Kette" (S. 583 und 630).

Für das KLINEFELTER-*Syndrom* (KLINEFELTER und Mitarbeiter 1942) haben DE LA BALZE und Mitarbeiter einen isolierten Mangel an hypophysärem ICSH als primärem, möglicherweise erblich bedingtem Schaden erwogen; dadurch kämen die LEYDIG-Zellen zur Zeit der Pubertät nicht zur Entwicklung, wodurch sich auch das Samenepithel zurückbilde und die Hypophyse auf dem Wege der Rückkoppelung zu erhöhter FSH-Produktion und -Ausscheidung veranlaßt werde. Das KLINEFELTER-Syndrom würde damit letzten Endes zu den zentralen Sexualstörungen rechnen; doch fehlt es noch an Beweisen für diese Auffassung, weshalb hier die Einreihung, wie allgemein üblich, bei den peripheren Störungen erfolgt. — BURT und Mitarbeiter (1954) fanden in einem Autopsiefall in der leicht vergrößerten Hypophyse (0,8 g) eine Vermehrung der PSL-positiven (S. 552) Zellen.

Die verschiedenen Formen von *Kryptorchismus* werden ebenfalls zu den peripheren Sexualstörungen gerechnet; allerdings ist die Möglichkeit nicht auszuschließen, daß manchen Fällen eine mangelnde Bildung gonadotropen Hormons durch die embryonale Hypophyse (S. 615) zugrunde liegt.

Auch die bei bestimmten Formen *angeborener Intersexualität* zuweilen erwogene Störung des fetalen Hypophysen-Hypothalamus-Systems entbehrt vorläufig der morphologischen Unterlage. Nach den Versuchen von WITSCHI (1953) ist allerdings eine Beteiligung der Hypophyse am Krankheitsbild des interrenal bedingten weiblichen Pseudohermaphroditismus (THOMAS 1952) möglich; denn bei weiblichen Froschlarven kann man mit hohen Oestrogendosen paradoxerweise eine mit Vermännlichung verbundene Nebennierenrindenhyperplasie erzeugen; für den Menschen meint WITSCHI, daß placentares Oestrogen, wenn es in großen Mengen in den fetalen Kreislauf gelangt, die Hypophyse zu abnormer Ausschüttung von ACTH[1] anregen könne, wodurch es zur vermännlichenden Nebennierenrindenwucherung komme — eine pathologisch-anatomisch noch nicht gestützte Hypothese. — Bei einem von STEWART (1938) beobachteten, mit 16 Jahren verstorbenen männlichen Pseudohermaphroditen wiesen Fettsucht, Polyurie und Schlafsucht auf einen hypothalamischen Prozeß hin. Es fanden sich degenerative Veränderungen in bestimmten Hypothalamuskernen, verbunden mit Gliose.

Nach der Pubertät eintretende Kastration oder primäre Keimdrüsenerkrankung erzeugt beim Mann das Krankheitsbild des *Späteunuchoidismus*, bei der Frau ein verfrühtes und gesteigertes Klimakterium (S. 634). Die Rückwirkung auf die Hypophyse ist ähnlich wie bei der Frühkastration (S. 632).

Das germinative Hodenepithel ist im allgemeinen empfindlicher als das inkretorische. Ist nur jenes untergegangen, die Androgenproduktion und damit die Potentia coeundi aber erhalten, so spricht man von *adulter tubulärer Insuffizienz*. Die verschiedensten Noxen können das generative Epithel elektiv schädigen, darunter auch Störungen des hypothalamischen Sexualzentrums; ein Teil der tubulären Insuffizienzen gehört daher zu den zentralen Sexualstörungen (s. S. 673). Es gibt Übergänge von der reinen tubulären Insuffizienz zum Späteunuchoidismus, bei dem beide Hodenfunktionen gestört sind.

Besonderer Besprechung bedarf die *myotonische Dystrophie* (CURSCHMANN, STEINERT, BOETERS), bei der postpuberale Sexualstörungen ein häufiges und charakteristisches Symptom sind. Libido, Potenz, Menstruation erlöschen in jungen Jahren. Das Hodenbild (HITZENBERGER, KESCHNER und DAVISON, NADLER und Mitarbeiter, CAUGHEY und BROWN, MERTENS und NOWAKOWSKI 1954) ist gekennzeichnet durch eine totale, mit fibröser Verdickung der Tunica propria einhergehende Degeneration der Kanälchenepithelien; die Zwischenzellen fanden einige Autoren gewuchert, andere rückgebildet. Nach DE LA BALZE und Mitarbeitern ähnelt das Hodenbild dem des KLINEFELTER-Syndroms. Die 17-Ketosteroidausscheidung ist vermindert (BENDA und BIXBY, CAUGHEY und BROWN).

Eine Reihe von Autoren hat *Veränderungen in der Hypophyse und im vegetativen Hypothalamus* beschrieben. — ADIE und GREENFIELD fanden das Kolloid des Vorderlappens und der Zwischenzone der Hypophyse vermehrt. KESCHNER und DAVISON berichten über eine Verkleinerung und Bindegewebsvermehrung des Vorderlappens. HARTOG-JAGER fand mit der Auszählmethode von RASMUSSEN bei einem 44jährigen Mann die Basophilen auf 35,5% vermehrt, die Eosinophilen auf 15,0% vermindert. Der vegetative Hypothalamus erschien normal. HARTOG-JAGER führt das ganze Krankheitsbild auf eine Hypophysenläsion zurück. KRAUSE folgert aus dem klinischen Bild, daß eine konstitutionelle Organminderwertigkeit des Hypophysenvorderlappens zugrunde liege. In anderen Untersuchungsberichten (WEIL und KESCHNER) liest man von degenerativen Nervenzellveränderungen, insbesondere auch im Tuber cinereum, so daß auf eine primäre Erkrankung der zentralen Anteile des autonomen Nervensystems geschlossen wird. Weitere Befunde an Hypophyse und Hypothalamus siehe in der Literaturzusammenstellung von MERTENS und NOWAKOWSKI (1954); diese Autoren fanden bei einer 49jährigen Frau eine hochgradige diffuse Fibrose der Adenohypophyse, die außerdem von einem tuberkulösen Prozeß ergriffen war.

[1] Die hypophysenaktivierende Wirkung des Oestrogen s. S. 554.

Unseres Erachtens sind *die bisherigen Befunde nicht geeignet, eine hypophysäre oder zentralnervöse Genese des Leidens zu beweisen.* Die Hodenveränderung spricht eher für eine periphere Genese; das Hypophysenbild ist außerordentlich wechselhaft und läßt keine Deutung zu. Die Nervenzelldegenerationen, die nicht auf den Hypothalamus beschränkt sind, könnten reaktive Erscheinungen darstellen. Man vermag zur Zeit lediglich auszusagen, daß das ganze Syndrom (Muskel- und Keimdrüsendegeneration, Katarakt, Fettschwund im Gesicht usw.) offenbar auf einer erblichen endokrinen (SLAUCK, JUNGMAYR, ERBSLÖH und SIOLI) oder neurovegetativen (CURSCHMANN 1936, WAWERSIK 1947, GROSSE-BROCKHOFF und MERCKER) Störung beruht. CAUGHEY und BROWN kommen auf Grund eingehender endokrinologischer Studien (erhöhte FSH-Ausscheidung!) zu dem Schluß, daß eine Atrophie der androgenetischen Zellen in Hoden und Nebennierenrinde als der primäre glanduläre Defekt anzusehen sei. Nach MERTENS und NOWAKOWSKI sprechen aber das Ausbleiben der Gonadotropinvermehrung und andere Stoffwechseleigentümlichkeiten in einigen Fällen für eine hypophysäre Beteiligung. ENDRÖCZI und LISSÁK (1953) sahen mangelnde Lymphocytenreaktion auf Adrenalin-Stress.

Das *Klimakterium* beruht auf einem allmählichen Unempfindlichwerden der weiblichen Keimdrüse gegenüber den hypophysären Wirkstoffen. Die Reifung von Follikeln und die Bildung der Eierstockshormone sistieren, die Primärfollikel verschwinden. Dadurch wird die Hypophyse zu einer erhöhten — im Effekt vergeblichen — Produktion und Ausschüttung von Gonadotropinen, vorwiegend FSH, angeregt. Die Steigerung der Hypophysenaktivität bleibt gelegentlich nicht auf das FSH beschränkt; wenn auch die anderen Vorderlappenhormone vermehrt ausgeschüttet werden, kommt das hormonelle Gleichgewicht in Unordnung: Vermehrtes ACTH führt zu Fettsucht, Diabetes, Osteoporose, Hypertrichose und anderen Komponenten des CUSHINGschen Syndroms; vermehrtes Thyreotropin aktiviert die Schilddrüse und kann eine BASEDOWsche Krankheit erzeugen; vermehrtes Somatotropin ruft akromegale Symptome hervor. So neigt diese Lebensperiode im besonderen Maße zu endokriner Hyperaktivität, bis sich ein neues Gleichgewicht eingespielt hat.

Das MORGAGNI*sche Syndrom* (MORGAGNI, 27. Brief, STEWART, F. HENSCHEN, MOREL, SOMOGYI und BAK, MOORE, C. A. HUTCHINSON, PENDE 1951), bestehend aus der Trias Hyperostosis frontalis interna, Virilismus und Fettsucht, findet sich überwiegend bei postklimakterischen Frauen auf erblich-konstitutioneller Basis. Man kann es am ehesten mit der erwähnten, durch den Keimdrüsenausfall bedingten Unordnung der endokrinen Regulationen in Zusammenhang bringen (FRICK). Die Hyperostosis frontalis interna, eine mit niedrigem spezifischen Gewicht des Knochens verbundene rarefizierende Hyperostose (HARTL und BURGHARDT, in diesem Handbuch Bd. XIII, Teil 3, s. OSTERTAG S. 151 und HENSCHEN S. 424) ist ein bei alten Frauen außerordentlich häufiger Befund (nach HENSCHEN bei 40% aller Frauen); sie erscheint in erster Linie als die Folge gesteigerter Somatotropinaktivität, also als ein akromegales Symptom, das an dieser Stelle vielleicht durch eine altersbedingte Rückbildung des Gehirns begünstigt wird. Fettsucht und Virilismus sind typische Zeichen einer hypophysär ausgelösten relativen Nebennierenrindenüberfunktion. Die 3 Komponenten des Syndroms sind nicht miteinander gekoppelt und treten vielfach für sich allein auf. Dazu kommen oft noch hoher Blutdruck, Diabetes mellitus, Kopfschmerzen, Benommenheit und andere neurologisch-psychiatrische Störungen. — Männer werden vorwiegend bei unphysiologischem Versagen der Keimdrüsen (Späteunuchoidismus) befallen (CALAME).

Pathologisch-anatomisch findet man als Zeichen der Aktivitätssteigerung *die beiden Chromophilentypen gegenüber den chromophoben Zellen des Hypophysenvorderlappens vermehrt* (HENSCHEN). — STEWART hingegen berichtet in seinen Fällen von einer Bindegewebsvermehrung und Atrophie der Vorderlappenzellen; er deutete das Syndrom deshalb als eine besondere Form von Hypopituitarismus. Spätere Untersuchungen konnten dies nicht bestätigen. — MELLGREN (1945) beschreibt beim MORGAGNI-Syndrom und bei der Prostatahypertrophie eine Zunahme der hyalinen Basophilen, hypertrophischen Amphophilen und schwach granulierten Basophilen in Richtung der Veränderungen bei der CUSHINGschen Krankheit (S. 784). Er sieht darin den Ausdruck erhöhter ACTH-Aktivität. — CALAME sah eine gewisse diffuse Basophilie, bestreitet aber Cushing-Veränderungen. — BERBLINGER (1936a) berichtet über eine Kombination zwischen frontaler Hyperostose und einem 2 g schweren Hauptzellenadenom der Hypophyse. — LATTERMANN sah bei einer 68jährigen Frau mit MORGAGNI-Syndrom ein knapp kirschgroßes kavernöses Hämangiom im rechten Tuber cinereum und meint, daß das Syndrom durch eine Störung im vegetativen Hypothalamus ausgelöst werde, eine Deutung, für die sonstige Anhaltspunkte fehlen.

b) Zentrale Sexualstörungen.

Die gonadotropen Hypophysenhormone sind sowohl für die germinative als auch für die inkretorische Keimdrüsenfunktion unentbehrlich. Darüber hinaus hängt die Keimdrüsentätigkeit in hohem Maße von der Intaktheit des vegetativen Hypothalamus ab (S. 623).

Die hypophysären Sexualstörungen sind „hypogonadotrope Hypogonadismen“; von den hypothalamischen wird ebenfalls angenommen, daß sie mit einer Verminderung der Gonadotropinaktivität einhergehen. Erkrankungen des Hypophysen-Hypothalamus-Systems vor der Pubertät verhindern die Geschlechtsreifung; nach der Pubertät bringen sie im nichtschwangeren Organismus alle Fortpflanzungsfunktionen zum Verschwinden. Das gilt in hohem Maße auch für die Kopulationsreflexe (S. 621) und die Libido, die nach Kastration zuweilen erhalten bleiben. Denn durch Hypophysenstörungen kommt die Produktion der Brunsthormone nicht nur in den Keimdrüsen, sondern auch in den Nebennieren zum Versiegen; bei der Kastration hingegen scheint die Nebennierenrinde zuweilen das den Sexualtrieb und die Kopulationsreflexe sensibilisierende Maß an Brunststoffen bereitstellen zu können (s. J. Lange 1934).

aa) Vor der Pubertät eintretende zentrale Sexualstörungen.

Bei den zentralen Sexualstörungen ist meistens nicht nur die Reifung der Keimdrüsen verzögert, sondern auch die des übrigen Körpers. Das Zurückbleiben der gesamten körperlichen und seelischen Entwicklung hinter dem Alterssoll bezeichnet man als *Infantilismus*. Dabei ist die Retardierung der einzelnen Organe gewöhnlich keine gleichmäßige; manche Organe entsprechen fast dem Lebensalter, andere sind auf frühkindlicher Stufe stehengeblieben; der Infantilismus ist gewöhnlich „disharmonisch“ (Apitz). In der amerikanischen Literatur hat es sich eingebürgert, den Grad einer Retardierung (oder Acceleration) mit dem Lebensjahr zu bezeichnen, in welchem von einem Durchschnittskind der vorliegende Entwicklungsstand erreicht wird; das Verhältnis des „Knochenalters“, „psychischen Alters“ usw. zum wirklichen Lebensalter drückt den Grad des Zurückbleibens (bzw. Vorausseins) zahlenmäßig aus.

Betrifft die Reifungshemmung nur die Keimdrüsen, so entwickelt sich das Krankheitsbild des Eunuchoidismus; in jenen Fällen, in denen wahrscheinlich gemacht werden kann, daß die eunuchoide Konstitution nicht durch eine periphere Schädigung der Keimdrüsen, sondern durch eine isolierte Störung der zentralen gonadotropen Funktion entstanden ist, ist der Begriff eines *zentralen* (hypophysären, hypothalamischen) *Eunuchoidismus* angebracht. Doch ist dies, wie schon gesagt, das Seltenere; gewöhnlich führen zentrale Störungen auch noch zu anderen Hemmungen, zu Infantilismus. Es gibt Übergänge zwischen Infantilismus und Eunuchoidismus, worauf schon Falta (1927) hingewiesen hat; eine Trennung der Begriffe ist aber aus praktischen und theoretischen Gründen zweckmäßig.

α) Der hypophysäre Infantilismus (= präpuberaler Panhypopituitarismus). Das Krankheitsbild unterscheidet sich nur hinsichtlich der Körperlänge vom hypophysären Zwergwuchs (S. 599). Zwar ist das Wachstum immer gehemmt, oft aber nicht so hochgradig, daß von einem Zwergwuchs gesprochen werden kann; einerseits weil die Störung oft erst knapp vor der Pubertät einsetzt, andererseits weil das Erhaltenbleiben der Epiphysenfugen die Möglichkeit des Weiterwachsens in sich schließt. Verursacht wird der hypophysäre Infantilismus durch pathologisch-anatomische Prozesse, die die Hypophyse in der Jugend geschädigt oder zerstört haben.

Die Kinder werden normal geboren und entwickeln sich zunächst gut. Die ersten Auswirkungen des Hypophysenausfalls treten meist im Volksschulalter in Form eines Zurückbleibens des Wachstums in Erscheinung (Altmann 1930b, Frazier und Alpers 1931, Schürmann und Mitarbeiter 1931, Wittermann, Fall 1, Buchanan und Ballweg, Orthner und Schiebler). Das Skelet behält zeitlebens die präpuberalen „pyknischen“ Proportionen: Kurzer Hals, geräumige Körperhöhlen, feingliedrige Extremitäten, deren Epiphysenfugen lange Zeit offenbleiben und ein geringes Weiterwachsen bis ins 4. Jahrzehnt hinein ermöglichen. Manchmal kann dadurch eine leichte Überlänge der Extremitäten in Richtung der eunuchoiden Proportionen entstehen. Die Muskulatur ist schwach entwickelt; Unterhautfettgewebe rundet die Formen ab, ist aber nicht überreichlich. Das Gesicht wird frühzeitig runzlig (Geroderma). Der *Somatotropinmangel* wirkt sich auch auf die inneren Organe aus, die alle kindlich klein bleiben. Das Gehirn wird in seiner Entwicklung am wenigsten gehemmt; damit hängt zusammen, daß diese Kranken im Gegensatz zu der hypothyreotischen

Entwicklungshemmung gewöhnlich nicht unintelligent sind; doch zeigen sie den psychischen Infantilismus mit seiner Neigung zu spielerischen Betätigungen und zu hysteriformen Trotzreaktionen, seinem Anlehnungsbedürfnis an „Erwachsene", insbesondere an mütterliche Frauen (s. ORTHNER 1956). Dies ist ein charakteristischer Unterschied zum eunuchoiden Typ, der im 2. Lebensjahrzehnt eine körperliche und psychische Reifung durchmacht und später, abgesehen von der Genitalsphäre, seelisch ausgereift, „erwachsen" wirkt.

Das Ausbleiben der Pubertät ist beim hypophysären Infantilismus eine Folge des *Gonadotropinmangels*. Es kommt auch zu keiner Reifebehaarung.

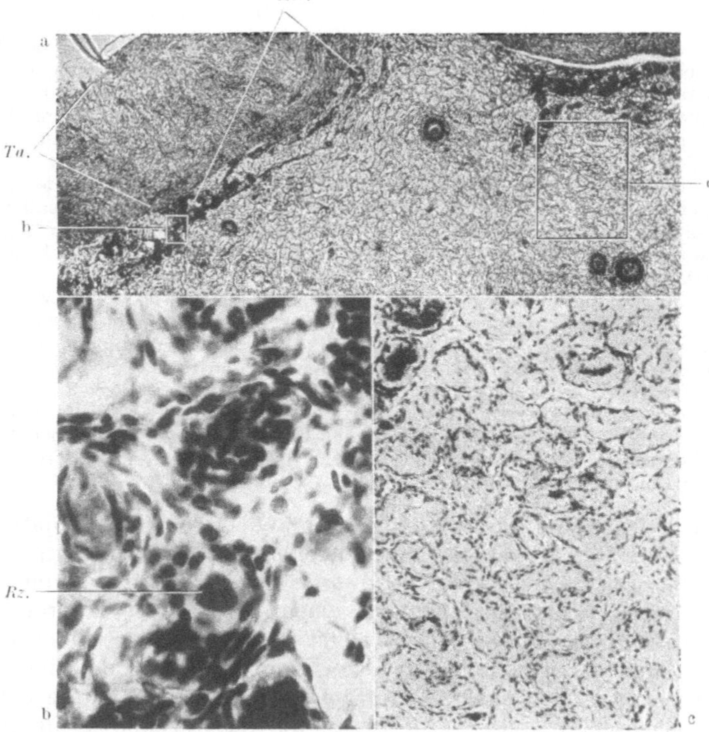

Abb. 17a—c. Hoden eines 59jährigen Mannes mit hypophysärem Infantilismus. Hämatoxylin-Eosinfärbung. (Nach ORTHNER und SCHIEBLER.) a Hochgradige Degeneration. Nur in den Randgebieten und um die Gefäße einzelne schmale Epithelschläuche. *Hst.* Hodensteine; *Ta.* die verdickte Tunica albuginea. Vergr. 21fach. b Ausschnitt aus Abb. 17a. Kanälchen mit enger Lichtung, von ein- bis zweischichtigem Epithel ausgekleidet. *Rz.* Spermatocyten-Riesenzelle. Vergr. 371fach. c Ausschnitt aus Abb. 17a. Kanälchen und Zwischengewebe völlig fibrös verödet. Vergr. 78fach.

Das germinative und das inkretorische Epithel der an normaler Stelle befindlichen Keimdrüsen behält offenbar zunächst den kindlichen Status bei (WITTERMANN, Fall 1), der durch Gonadotropinzufuhr reparabel erscheint, wie das z. B. LUCKE, BUCHANAN und BALLWEG in klinischen Fällen gezeigt haben und wie es vom Tierversuch her bekannt ist. ALTMANN (1930b) sah bei einem 17jährigen Mädchen mit dem typischen Bild Primärfollikel und reifende Follikel aller Stadien, aber keine reifen Follikel und keine Gelbkörper; die Follikel verfielen durchweg vor Erlangung der Reife der Atresie. Erst bei länger überlebtem Hypophysenverlust tritt eine irreversible Verödung der Keimdrüsen ein (Abb. 17).

Die Auswirkung des Verlustes der intrasellären Hypophyse auf das *hypothalamische Sexualzentrum* ist nach den Untersuchungen von ORTHNER und

Schiebler nicht hochgradig; eine gewisse Reduktion ist möglich, doch bleiben die Strukturen des ventromedialen Tubercinereum-Feldes erhalten, die einzelnen Areale voneinander abgrenzbar.

In dem von den Autoren untersuchten Fall wichen die Nervenzellen des Nucleus infundibularis durch das gehäufte Auftreten sog. Kernkugeln von dem Normalbefund ab.

Die Stoffwechselveränderungen, die durch den *Verlust der übrigen glandotropen Hypophysenhormone* erzeugt werden, sind unter normalen Verhältnissen nicht lebensbedrohlich. Die Kranken haben wie Kinder ein Bedürfnis nach langem ausgiebigem Schlaf. Ihr Appetit ist gering; sie brauchen häufige kleine Mahlzeiten, da der *Blutzucker* im Hunger bedrohlich absinken kann. Die *Nebennierenrinde* ist auf einen Bruchteil der normalen Erwachsenengröße verkleinert; der Rest genügt aber offenbar, um den Elektrolyt- und Zuckerhaushalt unter unbelasteten Verhältnissen aufrechtzuerhalten (Abb. 18). Nach Greene ist der respiratorische Quotient abnorm niedrig. In *Nebennierenmark*, *Inselorgan* und *Epithelkörperchen* sind bisher keine Veränderungen gefunden worden. Der *Grundumsatz* ist herabgesetzt, insbesondere die spezifisch-dynamische Eiweißwirkung (Marx 1941). Leichte myxödematöse Zeichen kommen vor; eine stärkere Schilddrüseninsuffizienz ist bei der geistigen Regsamkeit der Patienten nicht anzunehmen. Die Schilddrüse ist etwas kleiner; histologisch deutet ein flaches Follikelepithel auf geringe Aktivität hin.

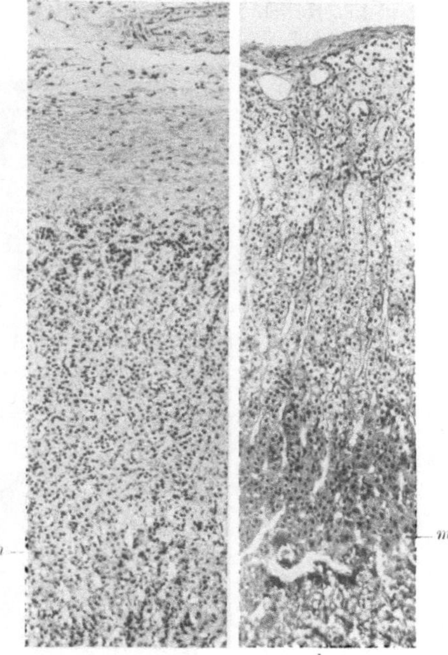

Abb. 18a u. b. Nebennierenrinde im Falle Abb. 17. Stark verdickte Kapsel. Unscharfe Kapsel-Rinden-Grenze. Keine Spongiocyten. *m* Rindenmarkgrenze. Die Nebennieren wogen zusammen nur 3,0 g. Hämatoxylin-Eosinfärbung. Vergr. 78fach. b Normale Nebennierenrinde zum Vergleich. Deutliche Gliederung.

Störungen von seiten der *Hypophysenhinterlappenfunktionen* werden in der Regel nicht beobachtet. Das liegt daran, daß bei intrasellären Tumoren die supraselläre Hypophyse gewöhnlich erhalten bleibt (Abb. 19). Das Infundibulum genügt in diesen Fällen offenbar zur Resorption der neurosekretorischen Produkte, zumal der Wasserhaushalt durch den Verlust des Vorderlappens niedrig gestellt ist.

Im Falle von Orthner und Schiebler (Abb. 17—19) war der Nucleus supraopticus beiderseits durch retrograde Atrophie auf etwa ein Viertel der Norm reduziert, der Nucleus paraventricularis nicht merklich verändert. Der Tractus supraopticohypophyseus war an Umfang reduziert, gliavermehrt und abnormalerweise myelinisiert. In der Umgebung der infundibulären Gefäße sah man bei CHP-Färbung (S. 558) abweichend vom Normalbefund feinkörnige CHP-positive Substanz. Daraus wurde geschlossen, daß nach Verlust der intrasellären Hypophyse und damit des Hinterlappens die Resorption des (im ganzen verminderten) Neurosekrets von den Gefäßen des Infundibulum übernommen wurde. — Im Falle 2 von Takao war der Nucleus paraventricularis ebenfalls gut ausgeprägt, der Nucleus supraopticus wurde nicht gefunden.

Hinsichtlich der *pathologisch-anatomischen Prozesse*, die die kindliche Hypophyse schädigen können, kann auf die Ausführungen von Kraus (1926) in diesem Handbuch und von Berblinger (1932) verwiesen werden (s. ferner S. 646). In vielen, besonders den leichteren Fällen von Hypophysenunterfunktion bleibt die Ätiologie unbekannt.

In jenen Fällen, in denen der Infantilismus mit *beiderseitigen Leistenhoden* (S. 633) vergesellschaftet ist, erhebt sich die Frage, ob die hypophysäre Störung *bereits intrauterin* bestanden hat und der Descensus durch eine zu geringe hypophysäre Anregung des embryonalen Androgen verhindert wurde oder ob es sich um koordinierte Fehlbildungen handelt. Die Erzielung eines Pseudohermaphroditismus masculinus durch intrauterine Dekapitierung männlicher Früchte (JOST 1950, S. 615) würde für die erstere Möglichkeit sprechen. Hierher könnte ein Fall von PRIESEL (1920) gehören: Bei einem 132 cm großen Infantilen mit doppelseitigem Leistenhoden fand sich eine Hemmungsmißbildung mit unvollständiger Vereinigung von Adeno- und Neurohypophyse.

Bei dem sog. infantilistischen Zwergwuchs (S. 598) handelt es sich wahrscheinlich um einen *erblichen hypophysären Infantilismus*; doch ist der anatomische Beweis hierfür noch nicht erbracht.

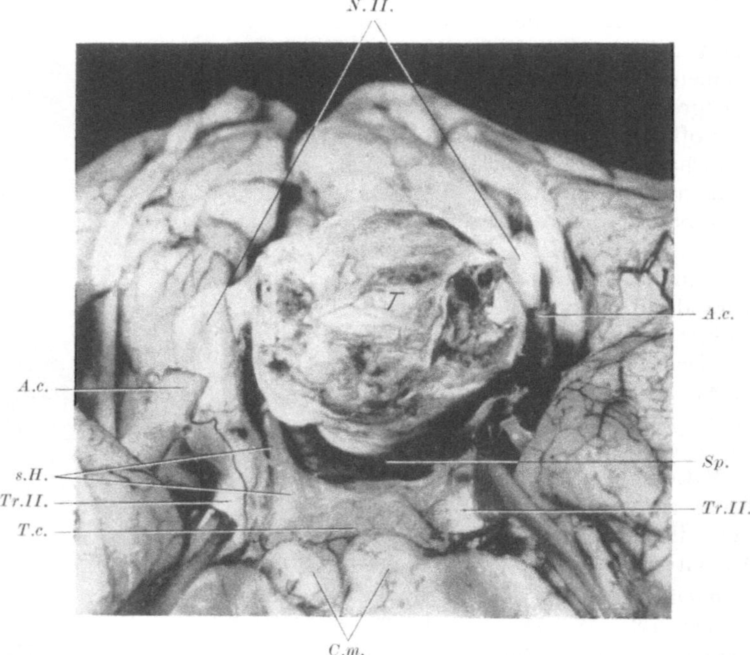

Abb. 19. Hirnbasis im Falle Abb. 17. Ein intraselläres Craniopharyngeom hat die intraselläre Hypophyse vollkommen zerstört und ist vor dem Chiasma opticum und vor dem 3. Ventrikel in das Gehirn eingewachsen. *A.c.* Arteriae carotides; *C.m.* Corpora mamillaria; *N.II.* Nervi optici; *s.H.* supraselläre Hypophyse (Hypophysenstiel), die seitlich am Tumor inseriert und das auseinandergezogene Chiasma teilweise verdeckt; *Sp.* durch die Fixierung bedingter artefizieller Spalt zwischen Tumor und Lamina terminalis; *T* Tumor; *T.c.* Tuber cinereum; *Tr.II.* Tractus opticus.

β) Der alimentäre und durch allgemeine Krankheit bedingte Infantilismus. Ein großes experimentelles Erfahrungsgut berichtet über den Effekt von allgemeiner Unterernährung auf die Hypophysentätigkeit, und wie sich der Entzug einzelner Vitamine und anderer Nahrungsbestandteile auswirkt (ERSHOFF). Die Ergebnisse stimmen darin überein, daß im Zustand der Inanition alle Vorderlappenhormone mit Ausnahme des ACTH in vermindertem Maße ausgeschüttet werden. Die Veränderungen nach längerem Calorienentzug sind denen nach Entfernung der Hypophyse in mancher Hinsicht so ähnlich, daß für sie der Ausdruck „Pseudohypophysektomie" geprägt wurde (MULINOS und POMERANTZ). Nicht nur das Wachstum bleibt zurück (S. 605), sondern auch die Keimdrüsenreifung wird verzögert; daß es sich hierbei um die Folge einer Verminderung der zirkulierenden Gonadotropine handelt, erhellt daraus, daß die Keimdrüsen durch exogene Gonadotropinzufuhr trotz Hunger zur Funktion gebracht werden können. Daneben gibt es, wie ZAHLER (1947) an der A-avitaminotischen Ratte gezeigt hat, auch primäre Keimdrüsenschädigungen durch Hunger. Eigenartig ist, daß der Gonadotropingehalt der Hypophyse hungernder Tiere nach den meisten Berichten eher zunimmt. PEARSE und RINALDINI nehmen auf Grund der PSL-Färbung sogar an, daß das Gonadotropin in der Rattenhypophyse nach chronischem Hunger verdreifacht sei. RINALDINI zieht daraus den Schluß, daß hungernde Tiere das Hormon speichern, und daß nur die Ausschüttung sehr beschränkt sei. Die Bezeichnung „Pseudohypophysektomie" erscheint allerdings zu weitgehend; denn offensichtlich kann kein auch noch so hochgradiger Calorienmangel, sofern mit dem Leben vereinbarlich, die Geschlechtsreifung und das Wachstum wirklich dauernd unterdrücken. Das gilt auch für die einzelnen Vitamine, Aminosäuren und Mineralien, deren einseitiger Entzug in den meisten Fällen die Hypophysentätigkeit irgendwie schädigt[1]. Im allgemeinen scheint mangelhafte Ernährung die Hypophyse zu veranlassen, ihre Tätigkeit mehr auf die Aufrechterhaltung der Nebennierenrindenfunktion im Sinne des allgemeinen Adaptationssyndroms zu konzentrieren (S. 716). Neben dieser reflektorischen Einschränkung der Hypophysentätigkeit dürfte durch einen extremen Mangel an Nahrungseiweiß die Synthese der Hormone von Eiweißstruktur auch direkt erschwert sein (Samuels, Kühnau 1948).

Die bekannte Reifungshemmung hungernder Kinder (Zimmer und Mitarbeiter) stimmt damit überein; hierher gehört auch der Infantilismus bei Spätrachitis (Hässler). — Wenn bei schwerer Krankheit die Geschlechtsreifung nur zögernd eintritt, dann wird man ebenfalls annehmen können, daß die Belastung des Organismus (Stress) die Hypophysentätigkeit zugunsten der lebenswichtigsten Funktionen verändert hat.

γ) Der konstitutionelle Infantilismus. In der Gruppe der Infantilen im Sinne von Kretschmer (1951) kann man überwiegend Personen mit hypophysärhypothalamischer, sexueller und allgemeiner Reifungshemmung erblicken. Die geschilderten körperlichen und seelischen Stigmata weisen eindeutig darauf hin. Oft besteht gleichzeitig ein Hydrocephalus internus (Hueter).

Pankow hat statistisch gezeigt, wie die Reifungshemmung sich auf das Merkmal der *Schädelbasisknickung* auswirkt, die sich normalerweise im Laufe der extrauterinen Entwicklung verstärkt; bei sexuell retardierten Frauen bleiben die kindlichen Verhältnisse mehr oder weniger erhalten.

Die Reifungshemmung ist in vielen Fällen *erblich*; es handelt sich dann um Abortivformen des erblichen hypophysären Infantilismus (S. 638), bzw. des sog. infantilistischen Zwergwuchses (s. S. 598).

Hanhart (1948) nimmt auf Grund eingehender Sippenuntersuchungen beim universalen Infantilismus als Erbgang *einfache Recessivität* an; neben dieser schweren, seltenen und sich selbst ausmerzenden Form gebe es *eine leichtere, dominant vererbte Form*, die wegen ihrer Häufigkeit und den bedenklichen Charaktereigenschaften der Infantilen ein sozial und eugenisch wichtiges Problem darstellen.

Es gibt Anhaltspunkte, daß auch *erworbene* hypophysär-hypothalamische Krankheitsprozesse geringgradigere Retadierungen im Sinne des konstitutionellen Infantilismus erzeugen („erworbene Konstitution", Ostertag 1949). Kleine Craniopharyngialgeschwülste können möglicherweise das hypophysärhypothalamische Zusammenspiel stören und damit die Reifung hemmen, ohne stärkere Krankheitserscheinungen hervorzurufen. Im Lebenslauf von Patienten, die im höheren Alter an einer Hypophysengangsgeschwulst ernstlich erkranken, hört man öfter von Reifungshemmungen und vorübergehenden Attacken hypothalamischer Krankheitszeichen (Ostertag und Hirschmann, Holub). In diesen Fällen ist die Vermutung berechtigt, daß von Jugend an vorhandene Geschwülste durch gelegentliche Vergrößerung der Cysten gestört haben. Bei suprasellärem Sitz haben die Tumoren in der weiten Cisterna basalis beträchtliche Ausdehnungsmöglichkeiten vor dem Einsetzen schwerer Symptome. Auch Entzündungen (Ostertag 1951) und Traumen (Gallupi) kommen als Ursachen einer infantilen Konstitution in Frage; Schiffer (1949) beschreibt Formveränderungen des 3. Ventrikels und der Sella sowohl als Folge solcher frühkindlicher

---

1) Eine Ausnahme macht nach Wooten und Mitarbeitern (1955) das Vitamin B_6, bei dessen Mangel die FSH-Aktivität der Rattenhypophyse sich versiebenfacht — offenbar ein Rückkoppelungseffekt über eine primäre Keimdrüsenstörung. Das ICSH wird leicht vermehrt, das Luteotropin bleibt gleich.

konstitutionsgestaltender Prozesse als auch als Ausdruck einer anlagemäßigen hypophysär-hypothalamischen Schwäche; überzeugende anatomische Befunde fehlen allerdings bislang.

δ) Hypophysärer Eunuchoidismus bei Riesenwuchs. Wie schon auf S. 606 ausgeführt, unterdrückt beim hypophysären Riesenwuchs das zugrundeliegende eosinophile Adenom häufig die gonadotrope Hypophysenfunktion, weshalb die Geschlechtsreifung verzögert und unvollständig eintritt. Es entstehen eunuchoide Körperformen. Für die Differentialdiagnose gegenüber dem eunuchoiden Hochwuchs (S. 594) ist die Bestimmung der Harngonadotropine wichtig.

ε) Idiopathischer Eunuchoidismus. HELLER und NELSON beschreiben einen hypogonadotropen idiopathischen Eunuchoidismus, bei dem als Ursache eine isolierte Unterproduktion der Gonadotropine angenommen wird. Diese Männer zeigen neben der sexuellen Unterentwicklung eunuchoide Skeletproportionen, mangelnden Epiphysenschluß, schlechte Entwicklung der Nasennebenhöhlen, hohe Stimme, aber keine Insuffizienzerscheinungen von seiten der übrigen Hypophysenhormone. Nach HOWARD und Mitarbeitern behält der Hoden die kindliche Struktur. Im Falle von SOHVAL und SOFFER war das histologische Bild der winzigen, nicht deszendierten Hoden gekennzeichnet durch sehr enge Tubuli, die von einer einzigen Lage undifferenzierter Hodenzellen ausgekleidet waren, bei völligem Fehlen von Spermatogonien, SERTOLI- und LEYDIG-Zellen. Die Ätiologie ist unklar. Zweifellos gibt es Übergänge zum hypophysären, konstitutionellen und hypothalamischen Infantilismus. Nach SNIFFEN und Mitarbeitern (1954) verhält sich der Hoden wie beim hypophysären Infantilismus.

ζ) Der Eunuchoidismus mit angeborenem Olfactoriusdefekt gehört vielleicht zu derselben Krankheitsgruppe[1]. Es handelt sich um Personen mit ausgesprochen eunuchoiden Skeletproportionen, hoher Stimme, kindlichen sekundären Geschlechtsorganen, spärlicher Schambehaarung. Die Bulbi und Tractus olfactorii fehlen. KÖHNE (1947) hält das Syndrom für nicht allzu selten.

Er fand in seinem Fall bei genauer Untersuchung der vegetativen Zwischenhirnkerne im Vergleich mit Normalserien keine faßbaren morphologischen Veränderungen. Im Hypophysenvorderlappen des an Coronarsklerose mit 43 Jahren verstorbenen Mannes waren die Basophilen mit 35% gegenüber 32% Eosinophilen und 33% Hauptzellen erheblich vermehrt. In den Hoden waren nicht nur die Samenkanälchen mit Verdickung der Tunica propria degeneriert, sondern auch keine Zwischenzellen nachzuweisen. Einen ähnlichen Befund erhob ALTMANN (Fall 3, 52jähriger Mann, Demenz bei chronischem Alkoholismus, lobuläre Pneumonie). Die Nasenwurzel war eingezogen, die Lamina cribrosa kurz, jedoch trotz beiderseitigem Riechnervenmangel mit reichlich Löchern versehen. Die Sella war seicht, ihre Lehne flach, das Tuberculum sellae und der Limbus sphenoidalis kaum angedeutet. Die Hypophyse wog nur 0,5 g, im Vorderlappen waren die Eosinophilen nur wenig reichlicher als die Basophilen, diese meist stark vacuolisiert.

Die erste genaue Beschreibung des angeborenen Riechlappendefekts stammt von WEIDENREICH; in dem von ihm beschriebenen Fall eines mit 68 Jahren verstorbenen Mannes bestand ebenfalls Eunuchoidismus. Unter den 9 weiteren von WEIDENREICH aus der Literatur zusammengetragenen Fällen befanden sich noch 2 andere Männer mit Hypoplasie der Genitalien, darunter eine typische Beobachtung von HESCHL (1861). MIRSALIS sah die Veränderung bei einer mit 66 Jahren verstorbenen, kinderlos verwitweten Frau, die wegen einer Katatonie seit langer Zeit interniert gewesen war. Die Hypophyse wog nur 228 mg. Eunuchoide Skeletproportionen wiesen auch hier auf sexuelle Unterentwicklung hin.

Die Einreihung des Syndroms ist zweifelhaft, da noch keine Gonadotropinbestimmungen vorliegen; doch *spricht das Fehlen der Hodenzwischenzellen mehr für eine zentrale Sexualstörung.*

Die Beziehungen des Riechsinnes zur Hypophyse und zur Sexualfunktion sind unklar. KOBLANCK und ROEDER sowie KARPOW fanden nach Entfernung der unteren Nasenmuscheln, BIEDL (1916) auch nach Läsionen des Riechlappens im Gehirn eine deutliche Genitalhypoplasie. Hingegen bringt nach STONE (1925) und BROOKS (1937) die bilaterale Entfernung des Bulbus olfactorius beim Kaninchen die sexuelle Aktivität nicht zum Verschwinden. Ähnliches berichten ROSEN und Mitarbeiter von der Ratte. KÖHNE (1947) hat gezeigt, daß auch nach breiter Ausschaltung der Riechnerven beim Kaninchen die Geschlechtsentwicklung normal abläuft;

---

[1] Bemerkenswerterweise hatte der oben erwähnte Patient von SOHVAL und SOFFER eine Anosmie.

das Zusammentreffen von Olfactoriusdefekt und Eunuchoidismus beruhe auf keiner direkten, sondern auf einer tieferen, im Genotypus begründeten Abhängigkeit. — WEIDENREICH sieht die gemeinsame Ursache in einer *Veränderung der embryonalen Bindegewebsschicht an der Hirnbasis*, durch die einerseits die normale Vereinigung zwischen den Elementen des Ganglion olfactorium und dem Lobus olfactorius verhindert, andererseits die Entwicklung der Hypophyse irgendwie gestört werde.

η) Hypothalamischer Infantilismus (Dystrophia adiposogenitalis, BABINSKI-FRÖHLICHsche Krankheit). Das häufige Zusammentreffen von genitaler Unterentwicklung und Fettsucht hat die Aufstellung des Syndroms veranlaßt. Es handelt sich, wie ERDHEIM schon 1904 erkannt hat, um eine *hypothalamisch* ausgelöste Fettsucht (S. 728). Die Reifungshemmung der Keimdrüsen dürfte in der Mehrzahl der Fälle ebenfalls hypothalamisch bedingt sein, weniger hypophysär; denn man weiß von den intrasellären Störungen der Keimdrüsenfunktion, daß sie gewöhnlich nicht mit Fettsucht gekoppelt sind.

KRAUS (1926, 1932) und BERBLINGER (1932) haben die hauptsächlichsten pathologisch-anatomischen Ursachen zusammengestellt (siehe dort auch Abbildungen). Am häufigsten ist das supraselläre Craniopharyngeom (CUSHING 1930, BECKMANN und KUBIE). Natürlich können auch alle anderen, S. 658ff. beschriebenen Erkrankungen des vegetativen Hypothalamus das FRÖHLICHsche Syndrom auslösen, wenn sie in der Jugend auftreten. Das Zellbild der Adenohypophyse wird meist als völlig normal geschildert (BARTELS, JAKOB 1923b, HAMBY 1934, AYALA 1934, MOGILNITZKY 1928; siehe aber S. 659). HARTOCH gibt eine Übersicht über die ältere Literatur.

Unter den anatomisch verifizierten Fällen zeigen diejenigen das Syndrom am reinsten, in denen der Prozeß nur im Gehirn lokalisiert ist und die Hypophyse weder durch Tumordruck noch durch Entzündung beeinträchtigt wurde. Meistens finden sich auch andere hypothalamische Zeichen wie Sehstörungen (S. 859), Diabetes insipidus (S. 801), Schlafsucht (S. 817), KORSAKOWsches Syndrom (S. 819) und schwere Kreislaufstörungen (S. 793), die oft zum Tode führen.

Als eine vorübergehende Regulationsstörung in der Pubertät und Vorpubertät ohne greifbaren pathologisch-anatomischen Prozeß findet sich die Dystrophia adiposogenitalis nicht selten familiär gehäuft auf *konstitutioneller* Grundlage (RAHLFS); in vielen Fällen stellt sich einige Jahre später spontan eine vollkommen normale Entwicklung ein (gutartige puberale Form MARX 1941 = präpuberaler Fettwuchs ZELLER). Handelt es sich um Kinder vor dem Pubertätsalter, so kann natürlich nur die Fettsucht als pathologisch angesehen werden. Kryptorchismus wird als eine häufige Komplikation angegeben. Das könnte ein Hinweis für eine Schwäche des Hypophysen-Hypothalamus-Systems bereits in der Embryonalzeit sein. Meist handelt es sich aber nur um den praktisch belanglosen „falschen" Kryptorchismus, dessen Prognose im Gegensatz zum echten günstig ist (s. ORTHNER 1954).

Auch in einigen schweren Fällen, denen zerstörende Prozesse im Hypothalamus zugrunde lagen, wurde familiäres Vorkommen ähnlicher und anderer endokriner Störungen berichtet, so daß eine erbliche Neigung, auf Hypothalamuserkrankungen mit diesem Syndrom zu reagieren, möglich erscheint.

In Fällen mit genitaler Entwicklungshemmung bei *schwerem Schwachsinn* (WILDI) liegt die Annahme eines cerebral bedingten Infantilismus natürlich nahe. Doch ist auch hier wie bei den Wachstumshemmungen (S. 602) der Einwand nicht zu widerlegen, die Fehlbildung des Gehirns sei nicht Ursache, sondern Teilerscheinung einer allgemeinen Entwicklungshemmung. Überzeugende anatomische Befunde eines angeborenen Defekts der für die Sexualreifung wichtigen zentralnervösen Gebiete sind bisher nicht bekannt geworden.

ϑ) Die diencephaloretinale Degeneration. BEST und MÜNCH schlagen diese Bezeichnung an Stelle des etwas umständlichen Namens „LAURENCE-MOON-BARDET-BIEDL-Syndrom" vor. Es handelt sich um ein recessives Erbleiden (HANHART 1940, WARKANY, V. VERSCHUER 1954), bei dem die Dystrophia adiposogenitalis gekoppelt ist mit Netzhaut-Pigmentdegeneration, Hemmungen der seelischen Entwicklung im Sinne eines trägen, torpiden Wesens und Polydaktylie (Abb. 20). MOENCH fand fehlende Gonadotropinausscheidung und eine verminderte α-Fraktion der 17-Ketosteroide. Das Harn-FSH kann aber auch normal sein. Variable Merkmale sind andere Augenfehler, Hydrocephalus internus, Krampfanfälle, Lähmungen, Heredoataxien (FRANÇOIS und DESCAMP), extrapyramidal-motorische Störungen (P. E. BECKER), Schädeldeformitäten, Hyperostosis frontalis interna (VAN BOGAERT und BORREMANS), Mikroglossie, Atresia ani, Fehlbildungen der Nieren und Genitalien. Über eine große Zahl weiterer in den betroffenen Sippen gehäuft auftretender Degenerationszeichen berichtet MENZEL (1939), darunter Zwergwuchs, Hochwuchs, Riesenwuchs, Schilddrüsenkropf, zentrogene Hypertonie und Tachykardie, Hyperthermie, Hyperglykämie, Bluteosinophilie, Polydipsie, Polyphagie, Neigung zu Süchten, Schlafanfällen. MOENCH (1954, 1955), MOENCH und SCHAEUBLE (1954) beschreiben männliche eineiige, mit dem Vollsyndrom behaftete Zwillinge, bei deren Geschwistern gehäuft anti-A-bedingte fetale Erythroblastose vorgekommen war. Die genitale Unterentwicklung kann später einer normalen Entwicklung weichen (WILLI); ausnahmsweise kommt sogar Pubertas praecox vor (RISAK). Die Neigung zu Fettleibigkeit bleibt gewöhnlich zeitlebens bestehen. REILLY und LISSER berichten tabellarisch über 72 Fälle der Literatur und über 4 eigene Beobachtungen.

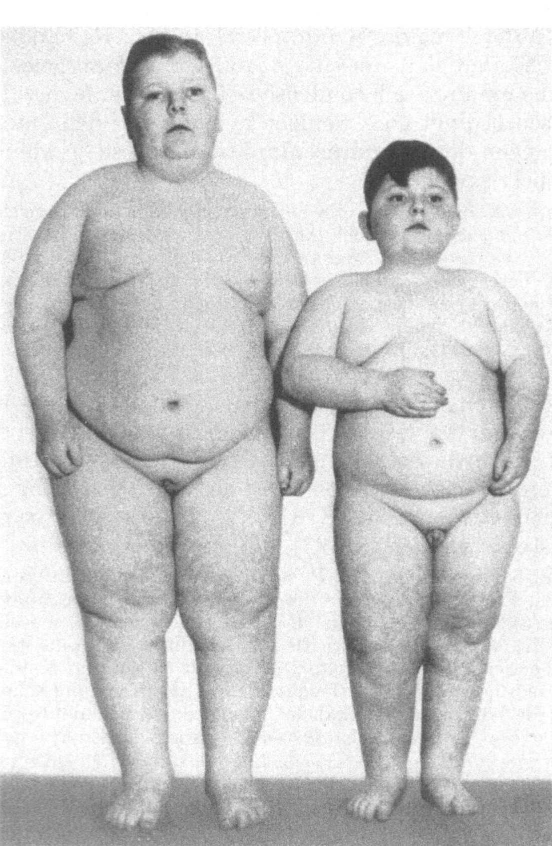

Abb. 20. Brüder mit diencephaloretinaler Degeneration, 16 und 19 Jahre. Schwachsinn, Hypogenitalismus, Netzhautpigmentdegeneration, Polydaktylie, Minderwuchs (134 bzw. 119 cm). (Nach BEST und MÜNCH 1952.)

HÖRING hat das Syndrom (Retinitis pigmentosa, Polydaktylie, störrische Gemütsart) erstmalig 1864 bei einem Geschwisterpaar beschrieben. Bei den vier von LAURENCE und MOON 1866 geschilderten Geschwistern bestanden Retinitis pigmentosa und adiposogenitales Syndrom, aber keine Polydaktylie. BABÈS bezog schon 1904 Fälle von Polydaktylie und Mißbildung des Gesichts und der Schädelbasis auf einen primären frühembryonalen Schaden im Bereich des Keilbeins und der Hypophyse. BARDET, der die Zugehörigkeit der adiposogenitalen Dystrophie zu den übrigen Symptomen besonders hervorgehoben hat, vermutete eine fetale Störung der Hypophyse als Ursache. MOENCH schließt sich dieser Auffassung neuerdings auf Grund eingehender Stoffwechseluntersuchungen an; er fand bei dem von ihm untersuchten Zwillingspaar (s. oben) ein elektives Fehlen des hypophysären Gonadotropins und vermutet einen Zusammenhang mit den abnormen A-Antikörpern der Mutter; MOENCH versucht, alle übrigen Komponenten des Syndroms auf eine Blockierung des Gonadotropins bereits während der Embryonalzeit zurückzuführen. (Mutter und Zwillinge haben Blutgruppe 0. Hypothese: Der hohe Anti-A-Titer der Mutter führte nicht wie bei den A-Feten zur Erythroblastose, sondern durch Auslösung einer lokalisierten Genmutation zu Hypophysenschädigung.) BIEDL (1922, 1933) vertrat als erster die Ansicht, daß eine primäre Entwicklungsstörung des Zwischenhirns zugrunde liegen müsse. Ihm schlossen sich RATNER (1927), WEISS, COCKAYNE und Mitarbeiter, VAN BOGAERT (1938), PANSE, PELIOSO und GIANNICO (1949) und die meisten übrigen Untersucher an. MENZEL (1939) erwägt eine pathologische

Erbanlage zu embryonaler Liquorausstoßung und Liquorwanderung im Sinne des *Status* Bonnevie-Ullrich (Bonnevie 1935, Ullrich 1944); dadurch könnten, ähnlich wie bei den durch Röntgenkeimschädigung an Mäusen erzeugbaren Mißbildungen (Bagg), die Zwischenhirn-, Augen- und Extremitätenstörungen auf eine gemeinsame Ursache, nämlich eine Entwicklungsstörung am rostralen Ende des Neuralrohres, zurückgeführt werden. Best und Münch halten das Vorliegen eines einzigen pathologischen Gens mit polyphäner Manifestation als gesichert. Ullrich (1944) selbst bezweifelt allerdings eine Verwandtschaft mit dem Status Bonnevie-Ullrich.

Brouwer (1950b) beschreibt 2 Fälle von Mißbildungen im Tuber cinereum, die mit Polydaktylie verbunden waren: 1. *Hyperplastische Mißbildung*, Pubertas praecox (S. 681). 2. Patientin mit Infantilismus, Entwicklungsstörungen an den Genitalorganen und Verdoppelung des letzten Gliedes eines Daumens; es ergab sich eine *Dystopie der Neurohypophyse*, (S.822) die, bei fehlendem intrasellärem Teil, als ein kleiner Knoten im Tuber cinereum saß, der in den 3. Ventrikel hineinragte. Brouwer rechnet die beiden Fälle nicht zum Syndrom von Laurence und Moon, da die Retinitis pigmentosa fehlte. Die Beobachtung kann aber als ein Beleg für einen Zusammenhang der Extremitätenstörung mit Bildungsfehlern im Bereich des rostralen Endes des Neuralrohres gelten. — Auch in dem von Gautier beschriebenen *Teratom der Hypophysengegend* (S. 849) bestand Polydaktylie.

Pathologisch-anatomisch sahen die ersten Beschreiber van Bogaert und Borremans im Falle eines 24jährigen Mannes keinerlei Veränderungen im *Hypothalamus*. Peters (1936a) erwähnt bei einem mit 9 Monaten verstorbenen Mädchen sehr reichlich Vacuolen in den Zellen der Nuclei supraoptici und paraventriculares. G. M. Griffiths sah bei einem 7jährigen Mädchen eine Volumenverminderung der Stirnwindungen, im Hypothalamus bei sorgfältiger Untersuchung lediglich eine — wohl nicht als abnorm zu wertende — Zellarmut der Nuclei tuberis laterales. Brattgard fand bei einer 36 Jahre alt gewordenen Frau das Gehirn mit 1070 g abnorm klein, die Großhirnwindungen schmal. Die Area striata war unverändert. Im Bereich des Hypothalamus fiel eine Reduktion der größeren Nervenzellen der Corpora mamillaria und der Corpora subthalamica auf, jedoch keine Veränderung im Nucleus supraopticus und den Kernen um den Recessus supraopticus. Die von ihm und von Bisland beschriebenen *Augenveränderungen* entsprechen denjenigen bei sonstiger Pigmentdegeneration. Im Bereich der *suprasellären Hypophyse* sahen van Bogaert und Borremans eine reaktionslose Nekrose im Zentrum des Hypophysenstiels, ähnlich wie von Kraus (1933b) in Fällen von chronischem Hirndruck beschrieben. Im Falle Griffiths war der Trichterlappen mangelhaft ausgebildet. Loepp (Fall 4, 39jähriger Mann) fand eine intraselläre Hypophysengangscyste. Sonst wurde die *intraselläre Hypophyse* wiederholt als unverändert beschrieben (Schütze und Mans). Zählungen der Vorderlappenzellen ergaben einige Male (Griffiths, Bisland) eine relative Vermehrung der Basophilen. Diese Veränderungen könnten mit der *Niereninsuffizienz* zusammenhängen, an denen viele Kranke leiden und zugrunde gehen.

Francke fand bei einem mit 45 Jahren an Urämie infolge Nephrosklerose verstorbenen Mann mit Fettsucht, eunuchoiden Zügen und Retinitis pigmentosa bei einseitigem Kryptorchismus in beiden *Hoden* ein histologisches Bild, das eher einem hypergonadotropen Hypogonadismus entsprach, nämlich eine Vermehrung der Zwischenzellen bei Degeneration der Samenkanälchen. Im Falle von Bisland (48jähriger Mann) hingegen fand sich eine mäßige interstitielle Fibrose und Abnahme der Leydig-Zellen in den olivengroßen Hoden; der Penis war rudimentär (3 cm); es bestand eine starke Fettsucht mit pendelnden Brüsten, dabei aber eine übermäßig starke männliche Körperbehaarung und eine Stirn-Scheitelglatze. Im Falle von Brattgard waren die *Ovarien* groß, aber rückgebildet. Radner fand bei einer 30jährigen Frau (Schwester der Patientin von Brattgard) einen Uterus duplex und eine septierte Vagina.

Mit diesen Befunden wird die Einreihung des Syndroms bei den zentralen Sexualstörungen etwas zweifelhaft. Zusammen mit den häufigen Nierenfehlern könnten die genitalen Abweichungen auch auf einer peripher angreifenden Genstörung beruhen, die dann ähnlich wie die Extremitätenfehler dem diencephalen Fehler beigeordnet bzw. durch diesen entwicklungsmechanisch, nicht im Sinne der Fehlsteuerung bedingt wären.

ι) Die xerodermische Idiotie. Das Xeroderma pigmentosum, ein durch Überempfindlichkeit gegen ultraviolette Strahlen gekennzeichnetes, zu narbiger Atrophie der Haut führendes recessives Erbleiden, ist in einem Teil der Fälle mit hochgradigem Schwachsinn, Reflex- und Koordinationsstörungen im Sinne der FRIEDREICHschen Ataxie, Kleinwuchs, genitaler Unterentwicklung und anderen Zeichen hypophysär-hypothalamischer Unterfunktion (z. B. RIVELLONE 1935) verbunden: Xerodermische Idiotie. Im Röntgenbild wurde wiederholt ein abnorm kleiner Türkensattel gesehen (z. B. SAGORTSCHEW 1941). ELSÄSSER und Mitarbeiter (1949) beziehen das Syndrom deshalb auf eine Entwicklungsstörung des Neuralrohres einschließlich des Hypophysen-Hypothalamus-Systems. Weitaus die meisten Patienten mit Xeroderma pigmentosum sind allerdings frei von hypophysär-hypothalamischen Zeichen (s. SIEMENS und KOHN 1925, HOEDE 1940). — Die *anatomischen Untersuchungen* sind sehr spärlich. Im Falle von AJELLO (1931; 42jährige Frau mit Xerodermacarcinom des Gesichts) waren das Kolloid des Hypophysenvorderlappens und der Zwischenzone stark vermehrt, Ovarien und Schilddrüse atrophisch, die Nebennieren — wohl als Ausdruck des Stress-Geschehens — aber hypertrophisch.

bb) Nach der Pubertät eintretende zentrale Sexualstörungen.

α) *Die SIMMONDSsche Krankheit.*

Die Zerstörung der Adenohypophyse beim erwachsenen Menschen führt häufig, aber nicht immer, zu einer hochgradigen *Kachexie*, wie in den klassischen Fällen (s. SIMMONDS 1914a, b, 1916, KRAUS 1926a) beschrieben. BERBLINGER (1934b) hat gezeigt, daß auch ein „totaler Hypopituitarismus" die Fetttrophik nicht zu stören braucht. JAKOB hat schon 1923 über Fälle ohne Kachexie berichtet; sein Vorschlag, den Begriff der SIMMONDSschen Krankheit auch auf die nichtkachektischen Fälle auszudehnen, erscheint zweckmäßig. Wir verstehen unter „SIMMONDSscher Krankheit" jenes Syndrom, das entsteht, *wenn beim normal entwickelten Menschen die Adenohypophyse ihre Tätigkeit vollständig oder fast vollständig einstellt*, gleichgültig, ob es dabei zur Kachexie kommt oder nicht. Es handelt sich um die schweren Fälle des „adulten Panhypopituitarismus" der angelsächsischen Literatur. Die leichteren Fälle möchten wir nicht zur „SIMMONDSschen Krankheit" rechnen, sondern einfach als „Hypophysenunterfunktion" bezeichnen.

Es sei darauf verwiesen, daß der Begriff der SIMMONDSschen Krankheit von klinischer Seite manchmal ganz anders definiert wird. CATEL z. B. bezeichnet jede *Magersucht* (in unserer Definition gerade ein nicht obligates Symptom), die mit niedrigem Blutdruck, Hypoglykämie, Neigung zu Untertemperaturen, Senkung des Grundumsatzes und abnormer Pigmentation verbunden ist, als „SIMMONDSsches Syndrom"; er rechnet nicht nur die Pubertätsmagersucht (S. 651), sondern auch organische und funktionelle Schädigungen des Hypothalamus, ja sogar primäre Unterfunktionen der Nebennierenrinde und der weiblichen Keimdrüsen dazu. Im Gegensatz hierzu glauben wir, daß eine Differenzierung der einzelnen Magersuchtsformen theoretisch möglich und praktisch notwendig ist, wenn es auch Übergangsformen geben mag. Eine Einigung über die Nomenklatur wäre sehr erwünscht.

Im Gegensatz zur Kachexie ist das *Sistieren aller Fortpflanzungsfunktionen* ein obligates Symptom. Es ist mit Verlust der Scham-, Achsel- und Brauenhaare und mit Atrophie der Brustdrüse verbunden; oft bleibt aber der Fettkörper der Mammae erhalten (Abb. 21).

SHEEHAN (1953) macht an Hand der Untersuchung von 11 Todesfällen nähere Angaben über den Zustand der *Ovarien* nach langjähriger SIMMONDSscher Krankheit. Danach fehlen in den atrophischen Organen alle Zeichen einer hormonellen Aktivität; der Uterus und seine Schleimhaut sind infolgedessen hochgradig rückgebildet. Regressiv veränderte Primärfollikel bleiben aber zunächst erhalten; sie verschwinden wie bei der gesunden Frau erst zur Zeit der natürlichen Menopause. Dies bedeute einen Unterschied gegenüber den Verhältnissen beim Mann, wo der Hypophysenverlust auch eine Atrophie des spermatogenetischen Epithels der *Hoden* bewirke (s. S. 636).

Stets finden sich auch Zeichen von Nebennierenunterfunktion, Hypoglykämie, Insulinempfindlichkeit (FRASER und SMITH), meist auch Schilddrüsenunterfunktion, Achylie, sekundäre Anämie, Obstipation, Muskelschwäche, arterielle Hypotonie, Verlust der psychischen Vitalität (s. auch REYE, KYLIN, ESCAMILLA und LISSER und vor allem SHEEHAN und SUMMERS).

Näherer Beleuchtung bedürfen die nicht mit Kachexie verbundenen Fälle, wie z. B. von FAHR (1918, Fall 1), DUFFY (1920, Fall 1), BERBLINGER (1934b), GALLAVAN und STEEGMAN, COOKE und SHEEHAN geschildert. COOKE und SHEEHAN bezeichnen die Kachexie als einen geradezu ungewöhnlichen Befund bei Hypopituitarismus. Man mag einwenden, daß in den berichteten Fällen stets noch Reste von Vorderlappengewebe nachgewiesen wurden, die die „tödliche Kachexie" verhindert haben konnten. Überprüft man diesen Einwand an Hand der Kachexiefälle, so findet man, daß von einer vollständigen Abwesenheit von Drüsenzellen fast nie die Rede ist (s. KRAUS 1926a, KIYONO 1926, REICHE, BOSTROEM 1931, SILVER, HANTSCHMANN 1934, SEITELBERGER und WANKO). Man kann auch nicht feststellen, daß bei den kachektischen Fällen der Parenchymuntergang durchschnittlich hochgradiger war; die Kachexie hängt offenbar nicht vom Ausmaß des Vorderlappenausfalls, der auch bei den nichtkachektischen Fällen praktisch total ist, ab. *Danach kann man die Kachexie nur noch als ein fakultatives Krankheitszeichen des Morbus Simmonds bezeichnen.*

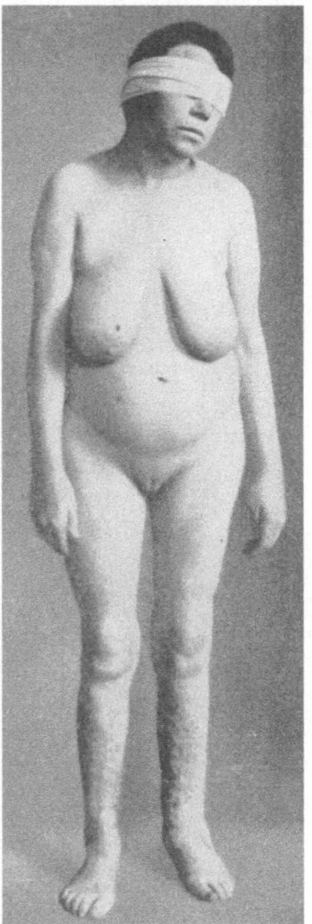

Abb. 21. SIMMONDSsche Krankheit nach schwerer post-partum-Nekrose des Hypophysenvorderlappens. Unveröffentlichte Beobachtung von H. L. SHEEHAN.

Die ersten *tierexperimentellen Hypophysektomien* haben ebenfalls unter den Erscheinungen einer hochgradigen Kachexie zum Tode geführt. CUSHING, CROWE und Mitarbeiter prägten deshalb 1910 den Ausdruck „Cachexia hypophyseopriva". Spätere Untersuchungen zeigten, daß die Kachexie bei zweckmäßiger Pflege der Tiere nicht einzutreten braucht.

Als *Ursache der Kachexie* ist zunächst das Darniederliegen des Appetits zu erwägen, was mit dem Verlust der Gesamtvitalität und mit der hormonell ausgelösten Magenanacidität und Verminderung der Magen-Darmmotilität zusammenhängt. Darüber hinaus erscheint es nicht ausgeschlossen, daß eine starke Auszehrung durch ein relatives Überwiegen der Schilddrüsen- über die Nebennierenrindenfunktion zustande kommt. Bekanntlich ist die Schilddrüse weniger auf die hypophysäre Steuerung angewiesen als die Nebennierenrinde. (Diese wiederum weniger als die Keimdrüse; es besteht eine „Rangordnung" in der funktionellen Wertigkeit der 3 Systeme.) Bei stark gedrosselter Glykoneogenese und weniger reduzierter Verbrennung muß es notwendigerweise zu einem raschen Aufbrauch der Depots kommen, insbesondere wenn die Nahrungsresorption ungenügend ist (s. auch S. 731).

Die relative Unabhängigkeit der Schilddrüse gegenüber der hypophysären Steuerung geht auch aus Befunden von CHWALLA hervor. Danach war die Schilddrüse von 18 Frauen mit Hypophysenvorderlappenatrophie 10mal in verschiedenem Grade atrophisch, 8mal bestand aber eine Basedowstruma! CHWALLA fügt hinzu, daß die BASEDOWsche Krankheit eine relativ häufige Todesursache nach vorangegangener Hypophysenvorderlappenatrophie sei. Eine eigene Beobachtung spricht gleichfalls dafür, daß *die Schilddrüse bei der* SIMMONDS*schen Krankheit basedowisch entarten*[1] *kann* (Abb. 22—24).

Die *pathologisch-anatomischen Prozesse*, die zum Verlust der Vorderlappenfunktion führen können, haben KRAUS (1926a) und BERBLINGER (1932) bereits eingehend gewürdigt. Eine neuere umfassende und kritische Literaturübersicht haben SHEEHAN und SUMMERS gegeben. OBERDISSE und TÖNNIS berichten über Fälle von totalem Hypophysenverlust nach Röntgenbestrahlung von Hypophysenadenomen. *Daß in vielen, und zwar gerade den typischen Fällen nach schwerer Geburt die Ursache des Gewebsunterganges anatomisch nicht geklärt werden konnte*, verdient heute besonders herausgestellt zu werden, nachdem sich die verschiedenen Kreislauftheorien als unbefriedigend erwiesen haben.

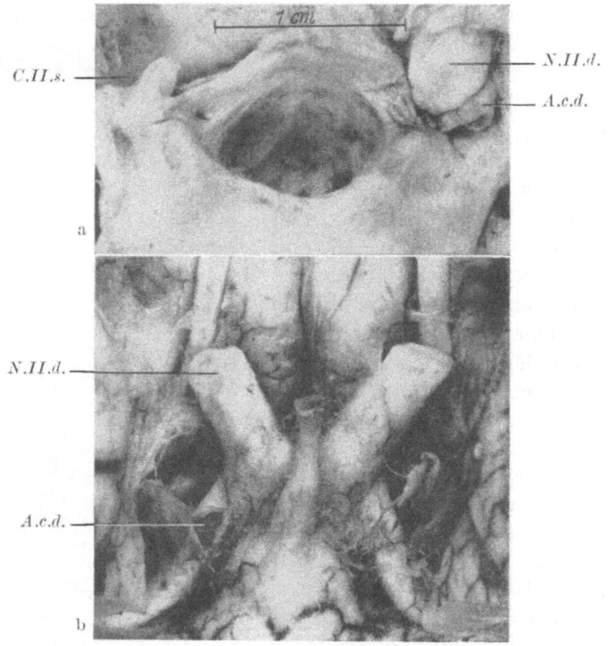

Abb. 22 a u. b. 57jährige Frau, SIMMONDSsche Krankheit seit etwa 15 Jahren, akute Verschlimmerung seit 10 Tagen. (Beobachtung von Herrn Dr. STAMMLER.) a „Leere Sella". Bei dehnbarem Diaphragma sellae wird die nekrotische intraselläre Hypophyse unter der Wirkung des Schädelinnendruckes zu einer dünnen Lamelle am Boden der Sella zusammengedrückt. b Hirnbasismitte in diesem Fall. Dünner langer Hypophysenstiel, der in der Tiefe der „leeren Sella" an der Vorderwand der Sattellehne inseriert hatte. *A.c.d.* Arteria carotis interna dextra; *C.II.s.* Canalis opticus sinister; *N.II.d.* rechter Sehnerv.

SIMMONDS (1914 a, b), MERKEL, GRAUBNER, OMELSKYJ, GIORNELLI (1933) u. a. meinten, es müßte sich um *Emboliefolgen* handeln. SIMMONDS war von der Meinung C. BENDAS ausgegangen, daß der Hypophysenvorderlappen im wesentlichen von einem einzigen Arterienpaar, nämlich den Aa. hypophyseos inferiores, versorgt werde. Aber wenn man bedenkt, daß zwischen den beiden unteren und einer Vielzahl von oberen Hypophysenarterien reiche Anastomosen bestehen, daß ferner die Unterbrechung aller oberen Arterien bei der experimentellen Stieldurchtrennung den Vorderlappen nur in der Minderzahl der Fälle nekrotisch werden läßt, *dann muß die blande Embolie als Ursache eines umfangreichen Gewebstodes ausscheiden.* Auch SHEEHAN (1937), dem wir die eingehendsten Untersuchungen auf diesem Gebiet verdanken, bezeichnet die embolische Erklärung für unbefriedigend. Unter 76 Frauen, die kurz vor und nach der Geburt verstorben waren, hatten 8 eine ulceröse Endokarditis, aber keine Hypophysennekrose; bei 7 fand sich eine fast totale Hypophysennekrose, aber keine Endokarditis und keine Zeichen sonstiger Infarkte. Daß kleinere funktionell bedeutungslose anämische Infarkte auf embolischer Grundlage entstehen können (KIYONO 1926), soll nicht bezweifelt werden. Größeren Schaden können *infektiöse Emboli* durch zusätzliche septische Nekrose stiften. In den meisten Fällen bestand aber zur Zeit des Auftretens der Symptome keine Sepsis.

KRAUS (1926c) hat gezeigt, daß durch Geschwülste und Entzündungen der *venöse Abfluß* verlegt werden kann. REYE wollte thrombotische Vorgänge für die Mehrzahl der Simmonds-Fälle verantwortlich machen. SHEEHAN (1937) fand in fast allen Fällen von Post-partum-Nekrose echte Fibrinthromben in den Sinuscapillaren nahe der Nekrose; er neigt zu der Ansicht, daß der plötzliche Funktionswechsel der Hypophyse zusammen mit der während und kurz nach der Geburt erhöhten Gerinnungsfähigkeit des Blutes diese Thrombosen

[1] Es handelt sich sicher um Ausnahmen; in der überwiegenden Mehrzahl der Fälle ist die Schilddrüse bei SIMMONDSscher Krankheit atrophisch.

und damit die Nekrosen verursachen. Betont wird, daß es sich um anämische Nekrosen, nicht um hämorrhagische Infarkte handelt.

Reiche hält in einem eigenen Fall und einem Großteil der in der Literatur berichteten Fälle die Vorderlappennekrose ohne hinlänglichen Beweis für *syphilitisch* bedingt.

Wadsworth und McKeon sahen in dem beinahe vollständig verödeten Vorderlappen ihres Falles neben produktiv entzündlichen Erscheinungen zahlreiche fibrinoide subendotheliale Knötchen in erweiterten Sinuscapillaren und deuten die Krankheit deshalb als *allergische Nekrose.*

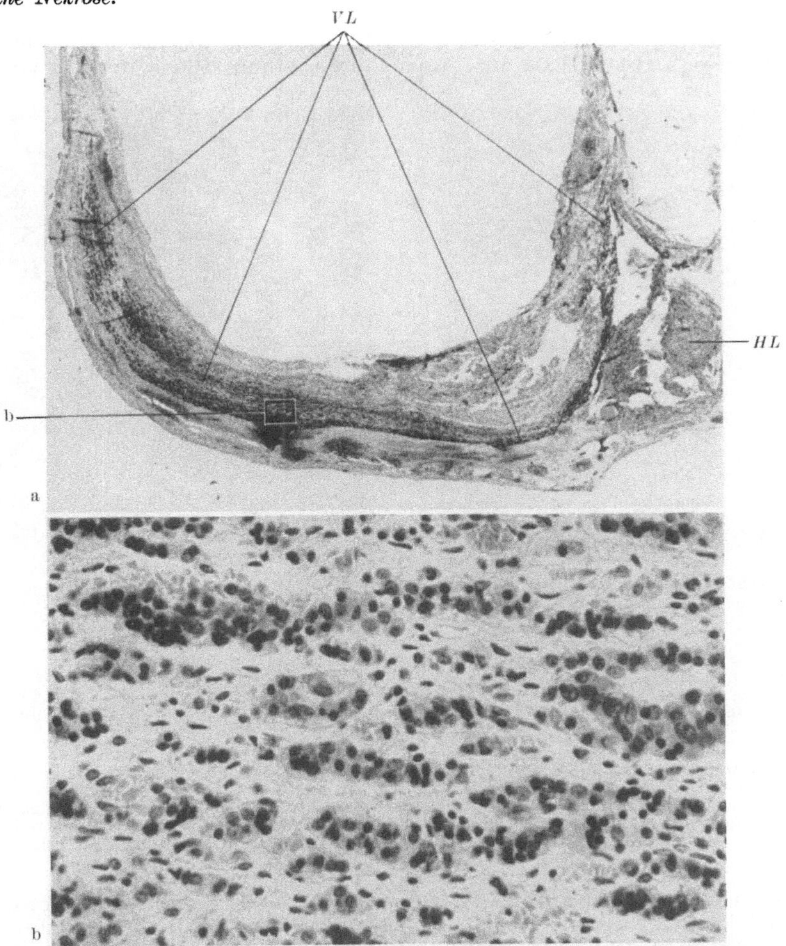

Abb. 23a u. b. Sagittalschnitt durch den Sellainhalt im Falle von Abb. 22. *HL* Hinterlappen (etwas artefiziell zerrissen); *VL* Vorderlappenrest, als dünne Platte atrophischen Vorderlappengewebes zwischen den die Sella auskleidenden derben Durablättern liegend. Hämatoxylin-Eosinfärbung, Vergr. 8,9fach. b Ausschnitt aus Abb. 23a. Vergr. 317fach.

In den meisten Fällen sind die Gefäße aber vollkommen normal und fehlt jeder Anhalt für Lues. Vielleicht kommen jene Vorstellungen der Wahrheit näher, die davon ausgehen, daß die *gesteigerte funktionelle Beanspruchung* eine wesentliche Rolle spielt, wie unter anderen Maresch (1914) und Born (1953) vermuteten. Die Vulnerabilität steigt mit dem Grade der augenblicklichen Aktivität eines Zellsystems; bei höchster Aktivität können bereits geringe Reize toxischer, bakterieller, hypoxydotischer Natur zerstörend wirken. Damit würden die Häufung der nicht durch Gefäßprozesse, entzündliche Einschmelzungen, Tumoren usw. erklärbaren Fälle, die wir als „idiopathische“ Simmondssche Krankheit bezeichnen wollen, in Zeiten besonderer Hypophysenaktivität und die Bevorzugung der Frau gut übereinstimmen; denn das weibliche Hormonsystem ist viel stärkeren Schwankungen unterworfen als das männliche. Ein Überblick über die Literatur (Sheehan 1937, 1939, Sheehan und Summers 1949, Macgillivray 1950) lehrt, daß die Belastung der Hypophyse durch eine schwere, durch Kollaps komplizierte Geburt hierbei die weitaus wichtigste Rolle spielt.

Außerhalb des Geburtsgeschehens wird gelegentlich beim *Diabetes mellitus* über Hypophysennekrosen berichtet (Baló 1924, Kraus 1926c, Köhne 1939, Kotte und Vonderahe,

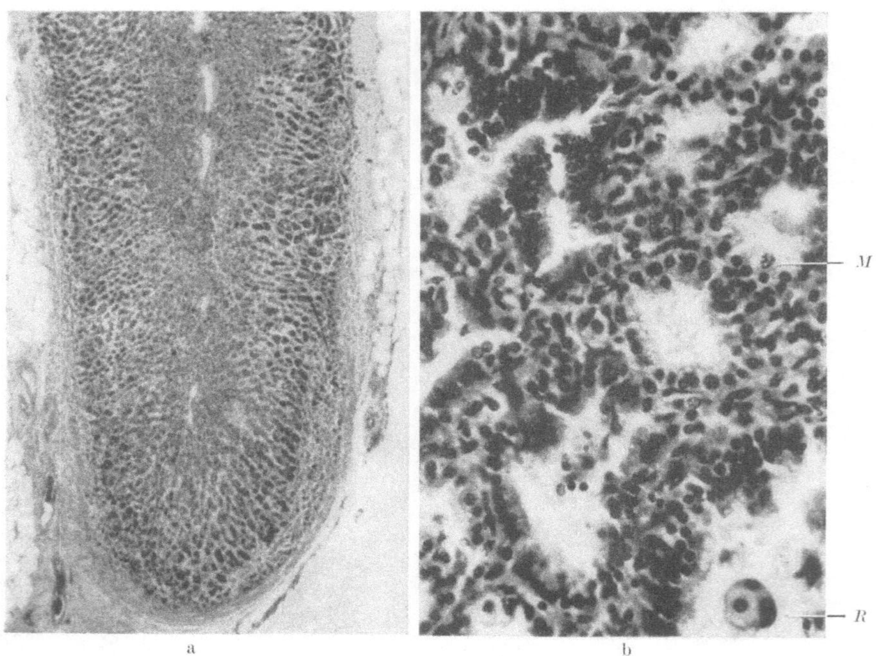

Abb. 24a u. b. a Nebenniere im Falle Abb. 22. Die Rinde ist stark verschmälert und läßt den normalen Aufbau nicht mehr erkennen. Die Kapsel ist verdickt und springt stellenweise gegen die äußere Rindenschicht vor, deren Elemente vielfach zu Bindegewebszellen mit spindeligen Kernen rückgebildet sind. Hämatoxylin-Eosinfärbung, Vergr. 28fach. Vgl. Abb. 18. b Schilddrüse desselben Falles. Ausgesprochene Basedowveränderungen. *M* Mitose; *R* abgestoßene Riesenzelle. Hämatoxylin-Eosinfärbung, Vergr. 286fach.

Feldman und Mitarbeiter 1947, Marzullo und Handelsman, Israel und Conston); Shelling und Remsen sahen sie bei *renalem Hyperparathyreoidismus*, Guccione bei *Malaria*, Marburg (1936) gelegentlich bei *Beriberi*; auch hier dürfte eine Steigerung der Vulnerabilität durch Hyperaktivität eine Rolle spielen. Siehe auch die Vorderlappennekrosen bei funktioneller Erschöpfung durch Kälteeinwirkung (S. 759), ferner S. 826. Fälle von *traumatischer Schädigung* der Hypophyse mit anschließender Simmondsscher Krankheit haben Reverchon und Mitarbeiter, Berblinger (1934b), D. Gross, Bresgen (1950b) und McCulagh und Schaffenburg (1953) beschrieben.

In vielen Fällen eines partiellen Unterganges muß man annehmen, *daß der Vorderlappen in gewissem Maße auch regenerieren kann.* Vom Tierversuch weiß man, daß das Vorderlappenparenchym einer weitgehenden Wiederherstellung fähig ist, wenn nach Eingriffen am Gefäßsystem eine subtotale Nekrose erzeugt wurde (s. z. B. Greep und Barrnett). Hierher könnten die klinisch ausgeheilten Fälle gehören, in denen der Zustand der Hypophyseninsuffizienz wieder von normaler Funktion abgelöst wurde (Sheehan und Murdoch). *Die Regenerationsfähigkeit dürfte vor allem von dem Ausmaß der Narbenbildung abhängen.*

Das histologische Bild des Endzustandes der idiopathischen SIMMONDSschen Krankheit zeigt eindrucksvoll, wie die von der Nekrose verschont gebliebenen Reste des Vorderlappens in den derben Bindegewebsmassen gleichsam gefesselt werden. Sie sind durch die fibröse Narbe nicht nur an jeder Neubildung verhindert, sondern auch in der eigenen Funktion schwer beeinträchtigt.

Man kann bei diesem Endzustand *zwei Formen* unterscheiden, die überwiegend *durch die verschiedene Beschaffenheit des Diaphragma sellae und durch die Weite des Foramen diaphragmatis bedingt* sein dürften (s. S. 548). Ist das

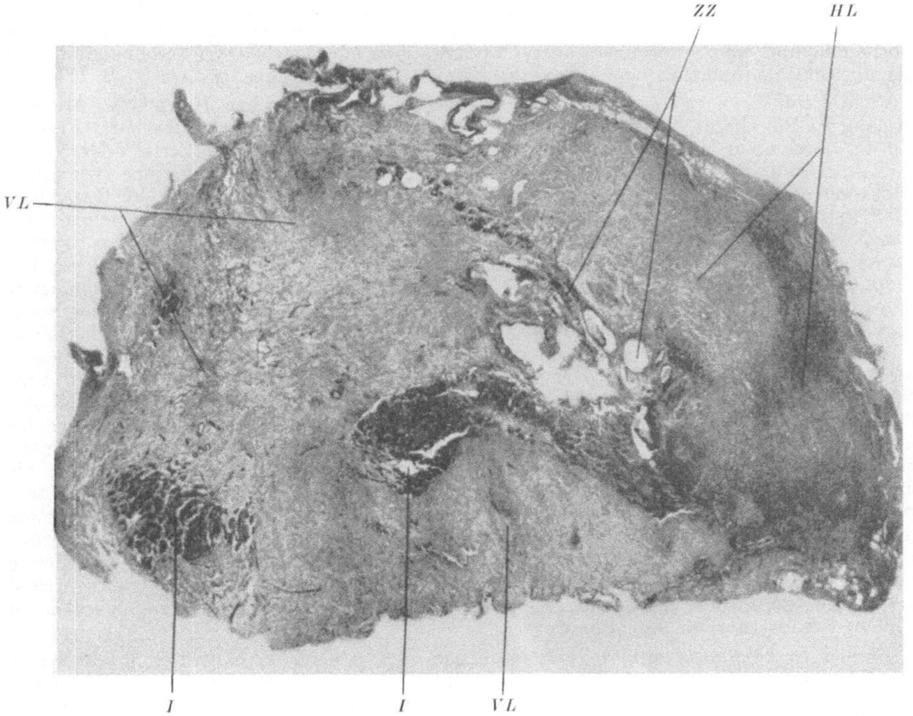

Abb. 25. Sagittalschnitt durch die Hypophyse einer 45jährigen Frau, die nach einer Geburt 10 Jahre vor dem Tode an Morbus Simmonds erkrankte. *HL* Hinterlappen, atrophiert und gliavermehrt; *I* Inseln erhaltenen Drüsengewebes in den sonst fibrös entarteten Vorderlappen (*VL*); *ZZ* Zwischenzone. (Nach JAKOB 1923.)

Diaphragma fest und vollständig, dann hält es bei der durch die Nekrose verursachten Druckminderung in der Sella dem intrakraniellen Druck stand; die Hypophyse wird mehr oder weniger vollständig von Nekrose und Narbengewebe substituiert (Abb. 25). Ist das Diaphragma dünn, dehnbar oder das Foramen diaphragmatis sehr weit, dann wird der Vorderlappen durch den Schädelinnendruck zu einer dünnen Platte am Sellaboden zusammengedrängt; es entsteht das Bild der „leeren Sella" (Abb. 22—23).

Über einen klinisch und anatomisch genau untersuchten Fall mit dem typischen Befund einer „leeren Sella" berichten MCKAY und Mitarbeiter. Hinsichtlich der Stoffwechseleigentümlichkeiten sei auf das Original verwiesen. Bemerkenswert ist, daß das am Boden der Sella zwischen Bindegewebsstreifen zusammengedrängte, etwa noch 25—30% des normalen Umfanges betragende Vorderlappengewebe nach dem klinischen Bild fast völlig insuffizient war, so daß eine klassische SIMMONDSsche Krankheit resultierte. Die im derben kollagenen Narbengewebe „gefesselten" Zellen sind eben zu einer hormonellen Aktivität nicht mehr fähig. Einen typischen Fall von „leerer Sella" hat ferner KAMINSKI beschrieben; hier ist der hormonelle Zusammenbruch 22 Jahre überlebt worden; von der Adenohypophyse war in Serienschnitten keine Spur zu finden, die Neurohypophyse war hingegen intakt. Einen ähnlichen Fall sahen GÜNTHER und COURVILLE (1935).

Eine gewisse Regeneration kann wahrscheinlich vom *Trichterlappen*, der gewöhnlich erhalten bleibt, ausgehen. MENG fand in seinem Fall den knotigen Hinterlappen innerhalb der „leeren Sella" von einer dünnen Schicht adenohypophysären Gewebes überzogen. Im Falle von THÜR war der Hypophysenstiel an seinem *ganzen* Umfang von einem wechselnd breiten Saum adenohypophysären Gewebes umgeben. Dieser offenbar hypertrophierte Trichterlappen enthielt eosinophil und anscheinend auch basophil granulierte Zellen.

TÖNNIS und Mitarbeiter (1954) untersuchten in 6 Fällen von Vernichtung der Hypophyse durch Tumoren die *Rachendachhypophyse*. Es fanden sich — zum Unterschied von hypophysengesunden Kontrollen (S. 568) — stets die Merkmale einer funktionstüchtigen Drüse. Die Rachendachhypophyse hypertrophiere nach Ausfall des Hypophysenvorderlappens vikariierend und werde hormonell aktiv, wodurch sich eine gewisse Wiederherstellung der Nebennierenrindenfunktion nach Hypophysektomie beim Menschen erkläre (s. S. 711).

Über *Veränderungen im Zentralnervensystem* bei SIMMONDSscher Krankheit berichtet erstmalig JAKOB (1923). Es handele sich einmal um eine *ubiquitäre Erkrankung der Nervenzellen* im Sinne einer Blähung des Zellkernes und eines diffusen körnigen Zerfalls der NISSL-Schollen, zum anderen um *kleine umschriebene Verödungsherde* in der Hirnrinde, vor allem im lockeren Band des Ammonshorns, ferner um eine Aktivierung der Makroglia. GALLAVAN und STEEGMANN bestätigten die Befunde von JAKOB und sahen außerdem Anzeichen einer *leichten symptomatischen Entzündung*. Auch WADSWORTH und McKEON, ferner SEITELBERGER und WANKO berichten über subtile degenerative und chronisch-entzündliche Erscheinungen, außerdem über eine *Rarefizierung der Nervenzellen der Nuclei supraoptici und paraventriculares*. In einem eigenen Falle fällt als wesentliche Abweichung von der Norm eine Verstärkung des Faserfilzes bei HOLZER-Färbung an der äußeren und inneren Oberfläche des Gehirns und in der Umgebung mancher Gefäße auf. Auch das perivasculäre Bindegewebe ist stellenweise deutlich vermehrt. Massenhaft „Corpora amylacea" an den Prädilektionsstellen; Ependymitis granularis am Foramen Monroi und im basalen Teil des 3. Ventrikels; gelegentlich lockere perivenöse Lymphocyteneinstreuungen, Vermehrung des perivasculären Pigments, kleine Gliaknötchen. Die Veränderungen finden sich im ganzen Gehirn, sind aber im vegetativen Hypothalamus am ausgeprägtesten. Wir deuten sie als den Ausdruck einer *gesteigerten Permeabilität*. Es besteht eine geringe allgemeine Markreduktion und infolgedessen eine leichte Erweiterung der inneren Liquorräume. Eine etwas betontere Erweiterung des 3. Ventrikels beruht auf einer *gewissen Reduktion des ventromedialen Tuber cinereum-Feldes*, dessen Grisea gleichwohl gut abgrenzbar sind. *Eindeutig vermindert sind die Zellen der „besonderen Kerngruppe"*, und zwar der Nuclei paraventriculares in geringerem, der Nuclei supraoptici in stärkerem Grade. (Die Befunde sollen an anderem Ort ausführlich dargelegt werden.)

Bei der *Deutung* der Nervenzellveränderungen muß man mit WADSWORTH und McKEON vor allem bedenken, daß die Kranken wiederholt leichte und schwerere *hypoglykämische Zustände* durchgemacht haben und daß sie in den meisten Fällen im hypoglykämischen Koma verstorben sind. JAKOB (1921) hat ganz ähnliche Veränderungen in einem Falle von Morbus Addison gesehen. Von den Insulintodesfällen weiß man heute, daß die Hypoglykämie sowohl ischämische Verödungsherde im Ammonshorn und an anderen Prädilektionsstellen (BODECHTEL, CAMMERMEYER) als auch diffuse Erscheinungen etwa im Sinne der „ödematösen Zellveränderung" von JAKOB (1927) (STIEF und TOKAY) hervorrufen kann. Die Befunde am Gefäßsystem, die für eine gesteigerte Permeabilität sprechen, und die Gliareaktionen weisen ebenfalls in die Richtung der durch chronische Insulindarreichung erzeugbaren Schädigungen (TÖBEL).

Die *Reduktion der „besonderen Kerngruppe"* steht im Zusammenhang mit den Veränderungen des *Hypophysenhinterlappens*, der in den typischen Fällen der idiopathischen SIMMONDSschen Krankheit von dem Zerstörungsprozeß *nicht* ergriffen wird, dennoch aber unter deutlicher Vermehrung seiner Glia mehr oder weniger stark atrophiert[1] (Abb. 23a, 25). Die Reduktion ist gewöhnlich nicht so stark, daß bei der durch den Vorderlappenverlust bedingten Stoffwechselsenkung ein Diabetes insipidus auftritt. Dieser Befund weist auf *noch ungeklärte Einflüsse der Adenohypophyse auf das neurosekretorische System hin*; ähnliches ergibt sich aus den Versuchen von BODIAN und MAREN (S. 578). Wir halten auch eine *Verkleinerung* sonstiger Gebiete des vegetativen Hypo-

[1] Nicht immer, wie der Fall von MENG zeigt.

thalamus, insbesondere *des ventromedialen Feldes des Tuber cinereum* (Sexualzentrum, S. 623) für wahrscheinlich und beziehen sie auf den durch den Verlust der Adenohypophyse bedingten Mangel an hormonellen Impulsen.

β) *Die alimentären Hypogonadismen.*

1. Fertilitätsminderungen durch Mangelernährung. Bei quantitativ oder qualitativ unzureichender Nahrung kommt es in den Keimdrüsen zu schweren Rückbildungserscheinungen, zu Amenorrhoe und Störungen der Spermatogenese (STEFKO, ZIMMER und Mitarbeiter, JACOBS, STIEVE 1952), die zum Teil durch eine verminderte Sekretion hypophysären Gonadotropins bedingt sind. Nach ERSHOFF beeinträchtigt der Hunger das Gonadotropin am meisten von allen Hypophysenhormonen. Eine hormonelle und zentralnervöse „Sparschaltung" bewirkt eine Beschränkung des Stoffwechsels auf die lebensnotwendigen Umsätze (Hungervagotonie); die Sekretion von Gonadotropinen, Luteotropin, Thyreotropin und Somatotropin ist herabgesetzt; nur die Stimulation der Nebennierenrinde durch das ACTH bleibt gewöhnlich erhalten.

Das *histologische Bild* der menschlichen Hungerhypophyse hat UEHLINGER (1947, 1948) an 36 Opfern von Konzentrationslagern studiert. 17mal fand er eine sog. Linksverschiebung der Vorderlappenzellen, d. h. eine Vermehrung indifferenter Stammzellen und junger Hauptzellen bis zur Adenombildung auf Kosten der granulierten Epithelien. Die Linksverschiebung ist offenbar der morphologische Ausdruck des durch Kalorienentzug verursachten Ruhezustandes im Sinne der „Pseudohypophysektomie" von MULINOS und POMERANTZ (S. 638). In 5 weiteren Fällen war die Linksverschiebung mit kompakten, einheitlich eosinophil granulierten Zellfeldern kombiniert und in 4 Fällen bestand eine eindeutige Hochzüchtung eosinophiler Zellen im größten Teil des Hypophysenvorderlappens. Ist diese Eosinophilie der Ausdruck einer vermehrten ACTH-Produktion? In 10 Hungertodesfällen war die Vorderlappenstruktur normal. Niemals wurden Sklerosen oder Verödungen wie bei der SIMMONDSschen Krankheit gefunden. Der Hinterlappen war stets unverändert.

2. Lipophile Dystrophie. Die durch Hunger bewirkte Änderung der Hypophysenfunktion (überwiegende ACTH-Produktion) kann bei bestimmten Konstitutionstypen (bei Frauen häufiger als bei Männern) Abmagerung und Gewichtsverlust nur wenig in Erscheinung treten lassen. Die Fettpolster werden trotz Nahrungsmangels zunächst nicht verbraucht. Es entsteht die lipophile Dystrophie (BANSI, MÜTING, SCHRADER, BANSI und Mitarbeiter), die durch Verlust an Gewebeeiweiß gekennzeichnet ist. Schließlich werden die Fettpolster durch eiweißarme Flüssigkeit (Fettschwundödeme = Hungerödeme) ersetzt.

3. Die Heimkehrerdystrophie ist ein verwandter Zustand. Die in Hungerperioden eintretende „Sparschaltung" der Hypophyse kann lange Zeit nach Beendigung des Hungerzustandes bestehen bleiben. Ein relatives Überwiegen der ACTH-gesteuerten Glykosteroide (S. 708) der Nebennierenrinde bewirkt, daß die Fettdepots sehr rasch aufgefüllt werden, zumal die Verbrennung durch Schilddrüsenunterfunktion noch vermindert ist; die Eiweißassimilation bleibt infolge des relativen Mangels an anabolischen Hormonen (Somatotropin, Androgen, Androsteroid der Nebennierenrinde) gedrosselt, ja es wird darüber hinaus noch weiter körpereigenes Eiweiß abgebaut (AHLHELM und Mitarbeiter). Die Folge ist eine mit Sexualstörungen verbundene Fettsucht, die unter dem Namen „Heimkehrerdystrophie" (BALDERMANN) bekannt geworden ist. Hartnäckige Störungen der Kopulationsreflexe (GIESE), verbunden mit anderen vegetativen Dystonien insbesondere von seiten des Kreislaufs und der Darmtätigkeit und mit psychischen Versagenszuständen lassen in manchen Fällen an eine Hungerschädigung des Zentralnervensystems (WILKE 1950a, 1954, HÄFNER und FRIEDEL 1953) denken.

4. Die Anorexia nervosa (Pubertätsmagersucht) gehört hinsichtlich ihrer Auswirkungen ebenfalls zu den alimentären Hypogonadismen. Das klinische Bild hat große Ähnlichkeit mit der SIMMONDSschen Krankheit. Es handelt sich nach der geläufigsten Meinung aber nicht um eine primäre Erkrankung der Hypophyse, sondern um eine psychische Störung, die man als eine krankhafte Sucht nach Schlankheit, Askese, Körperverleugnung bezeichnen kann, und die in völliger Nahrungsverweigerung gipfelt. LASÈGUE hat die Störung bereits 1873 in klassischer Weise beschrieben und zur Hysterie gerechnet. Pubertierende Mädchen und junge Frauen („Postpubertätsmagersucht", NONNENBRUCH und FEUCHTINGER) werden überwiegend befallen. RYLE beobachtete innerhalb von 16 Jahren 51 Fälle: 33 unverheiratete Frauen zwischen 15 und 29 Jahren, 13 Frauen zwischen 31 und 59 (davon 5 verheiratet), 5 Männer zwischen 19 und 34. Der *Gewichtsverlust* ist zum Unterschied von der SIMMONDSschen Krankheit *ein primärer Krankheitszug*; er beruht im wesentlichen auf Calorienmangel. Sekundär stellen sich wie bei sonstigen Hungerzuständen Amenorrhoe, Abnahme des Grundumsatzes, Erniedrigung der Körpertemperatur und des Blutdrucks, erhöhte Zuckertoleranz, gelegentlich auch gesteigerte Insulinempfindlichkeit, Obstipation usw. ein, Symptome, die man auf eine Hypophysenunterfunktion infolge des Hungerns beziehen kann.

Darüber hinaus dürfte aber die zugrunde liegende Psychose die nahrungsresorptiven, assimilatorischen, die hormonellen und generativen Abläufe *auch direkt, auf nervösem Wege über die hypothalamischen Regulationszentren beeinflussen* (DECOURT und Mitarbeiter 1944a, 1950; s. S. 732). Die *Amenorrhoe* tritt oft als *erstes Symptom* auf, noch bevor ein Nahrungsmangel die Hypophyse zur „Sparschaltung“ gezwungen haben kann. Es handelt sich zunächst um eine rein nervöse, psychisch bedingte Sexualstörung. Hier liegt ein wesentlicher Unterschied zwischen diesem „freiwilligen Hungern“ und der unfreiwilligen Nahrungsnot. Die seelische Sperrung gegen Fülle und Körperlichkeit schafft ungünstigere Bedingungen für die Verwertung kleiner Nahrungsmengen, als sie beim erzwungenen Hunger gegeben sind.

Die Ähnlichkeit mit der SIMMONDSschen Krankheit haben eine Reihe von Autoren zu gegenüberstellenden Betrachtungen veranlaßt. V. BALEN, MOGENSEN und ESCAMILLA und LISSER heben mit Recht hervor, daß in der Vergangenheit viele Anorexiefälle irrigerweise zur SIMMONDSschen Krankheit gerechnet wurden. DECOURT und Mitarbeiter (1944, 1950) halten die SIMMONDSsche Krankheit bei jungen Mädchen überhaupt für extrem selten. Nach langem und schwerem Verlauf könne die sekundäre Hypophysenunterfunktion bei der Anorexie allerdings den gleichen Grad wie bei Morbus Simmonds erreichen, ja irreversibel werden. BRUCKNER und Mitarbeiter und HORNER führen als Unterscheidungsmerkmal den für die SIMMONDSsche Krankheit charakteristischen Ausfall der Scham- und Achselhaare an. Die Brustdrüsen pflegen beim Morbus Simmonds viel stärker zu atrophieren. Ein deutlicher Unterschied besteht in der 17-Ketosteroidausscheidung. Diese ist bei der SIMMONDSschen Krankheit auf durchschnittlich 15% der Norm reduziert, bei der Pubertätsmagersucht nur auf 63,5%, ein Wert, der mit dem bei experimenteller Unterernährung gut übereinstimmt (HÜPPE).

Hinsichtlich der *Ätiologie* ist die Ansicht, daß es sich um eine gutartige Form der SIMMONDSschen Krankheit, eine vorübergehende Funktionsschwäche des Hypophysenvorderlappens handele, heute im allgemeinen verlassen, wenn auch, wie bei vielen Störungen der Fetttrophik, eine konstitutionell bedingte Hypophysenunterfunktion die Entstehung der Krankheit erleichtern dürfte (s. S. 732). Die überwiegend psychiatrische Problematik weist zum Unterschied vom Morbus Simmonds auf eine *cerebrale Genese* hin. Von einem Großteil der Untersucher (FABER, ROSS, H. B. RICHARDSON, SCHULTZ-HENCKE, BURGER, BINSWANGER, KELLEY und Mitarbeiter 1954) werden *psychogene Mechanismen* im Sinne der Psychoneurose verantwortlich gemacht. Andere Psychiater erblicken das Wesen der Krankheit in einem *Anlagefehler des Hypothalamus* mit folgender *endogen-psychotischer* und innersekretorischer Störung. Der endogen-psychotische Prozeß unterscheidet sich nach ZUTT (1948) trotz mancher Analogien sowohl vom manisch-depressiven Irresein als auch von der Schizophrenie, müsse daher als eine besondere Krankheitsart angesehen werden. GEORGI und LEVI betonen das Vorliegen eines psychopathologischen Zwischenhirnsyndroms. OSTERTAG (1949, 1951) bezeichnet die Anorexia nervosa mit KRETSCHMER als „puberale Dystrophie“ und bringt sie mit frühkindlichen Entzündungen an der Zwischenhirnbasis in Zusammenhang (s. S. 639 und 828). Auch nach GEISLER (1953), WALTER (1953) und BROSER und GOTTWALD (1955) wird die Krankheit durch eine organische Zwischenhirnstörung verursacht.

Über einen klinisch und *anatomisch* untersuchten Fall berichtet H. B. RICHARDSON (Fall 3): Ein Mädchen war von dem Alter von $12^3/_4$ Jahren an 9 Monate lang regelmäßig menstruiert gewesen; dann setzten die Blutungen bei zunächst noch normalem Ernährungszustand aus. Das Mädchen begann seine Diät unter den typischen Vorstellungen einzuschränken und magerte ab. Verschiedene intensive Hormonbehandlungen blieben erfolglos. Mit 16,7 Jahren kam es schließlich hochgradig kachektisch (161 cm, 28,8 kg) in Behandlung des Autors und verstarb 6 Wochen später. Der Grundumsatz war um 40% vermindert. Der Blutdruck betrug 72/54 mm Hg. Die Sektion ergab beiderseitige Pyelonephritis, Thrombose der linken Vena iliaca communis und des Sinus cavernosus, Lungeninfarkte, Ascites, bilateralen Hydrothorax, Ödeme der unteren Extremitäten, Purpura. Die Ovarien waren etwas kleiner als normal, auf dem Schnitt sah man außer Primärfollikeln nur einen mittelgroßen Follikel. Die Schilddrüse war normal. Auch der Hypophysenvorderlappen war abgesehen von der Kleinheit und geringen Granulierung der eosinophilen Epithelien unverändert. Siehe ferner BERGSTRAND (1939).

γ) *Adenome des Hypophysenvorderlappens*

zerstören das funktionstragende Parenchym gewöhnlich nicht vollständig; daher entsteht nur in Ausnahmefällen ein voll ausgeprägtes SIMMONDSsches Syndrom (AITKEN und RUSSEL, M. P. FOLEY und Mitarbeiter, LIST und Mitarbeiter 1952). Häufig ist die gonadotrope Funktion allein beeinträchtigt, und zwar sowohl bei den hormonell inaktiven chromophoben Adenomen (SCHLOFFER, BERBLINGER 1920, DOTT und BAILEY 1926, PULFER 1928, KRAUS 1937a, BAILEY und CUTLER 1940, E. P. STEINMANN, WEBER 1951, YOUNGHUSBAND und Mitarbeiter, FEIRING und Mitarbeiter 1953, ASENJO 1954), als auch bei den eosinophilen, zu Akromegalie führenden (HENDERSON, RIECKER und CURTIS 1932, Fall 2, GOLDBERG und LISSER 1942). Während Schilddrüsenüberfunktion und abnorme Milchbildung bei Akromegalie nicht allzu selten vorkommen, ist die Genitalfunktion fast immer herabgesetzt (DAVIDOFF, CUSHING 1933, FOERSTER und GAGEL 1933b, GERSTEL, BENEDEK und JUBA 1940, BAKAY), doch berichten HOWARD und Mitarbeiter über 3 Fälle von Akromegalie ohne Sexualstörungen, ABELOVE und Mitarbeiter und FINKLER (1954) über 34 Fälle von Schwangerschaft bei akromegalen Frauen. — Hinsichtlich der Sexualstörungen beim basophilen Adenom und beim Morbus Cushing s. S. 780.

δ) *Hypogonadotrope Amenorrhoe mit Galaktorrhoe*

ohne Zeichen von Akromegalie beschreiben ARGONZ und DEL CASTILLO bei 4 jüngeren Frauen als ein besonderes Krankheitsbild unklarer Ätiologie, bei welchem sie eine isolierte *Überproduktion von Prolactin* durch die eosinophilen Vorderlappenzellen auf Kosten der Gonadotropine im engeren Sinne (FSH und ICSH) vermuten. — FORBES und Mitarbeiter berichten über 15 Frauen mit dem Leiden; 8 davon hatten eine Hypophysengeschwulst, die sich in 3 Fällen bioptisch als *chromophobes Adenom* erwies. TÖNNIS und Mitarbeiter (1953b) sahen ähnliche Fälle.

ε) *Adulter hypogonadotroper Hypogonadismus.*

Darunter verstehen HELLER und NELSON einen isolierten abnormen Abfall der gonadotropen Hypophysenfunktion unbekannter Ätiologie. Beim Mann kommt es zum Verlust der sexuellen Potenz, verbunden mit einem leichten Rückgang der männlichen Behaarung. Zum Unterschied von den hypergonadotropen und den psychogenen Impotenzformen ist die Behandlung mit Choriongonadotropin erfolgreich.

ζ) *Keimdrüsenatrophie bei Alkoholismus, Leberkrankheiten und Hormontherapie.*

Bei *chronischem Alkoholismus* sind Atrophien des germinativen Hodenepithels sehr häufig. Die Zwischenzellen bilden sich manchmal ebenfalls zurück, manchmal bleiben sie erhalten. Wie viele chronische Krankheiten scheint auch die dauernde Alkoholintoxikation das empfindlichere Keimepithel stärker zu schädigen als das inkretorische (WEICHSELBAUM).

Zu dieser peripheren Sexualstörung dürfte in manchen Fällen von Alkoholismus noch eine zentrale kommen. Schon WEICHSELBAUM hat auf die Hodenatrophien junger *Lebercirrhotiker* hingewiesen, die keine Trinker waren; er vermutete, daß die Hodenatrophie auch bei den Trinkern durch eine Leberstoffwechselstörung zustande komme. Heute ist die *femininisierende Wirkung der Lebercirrhose* allgemein bekannt. Der Oestrogenspiegel steigt bei dieser Krankheit bei beiden Geschlechtern, weil die Leber nicht fähig ist, das Oestrogen in genügendem Maße abzubauen und auszuscheiden (GLASS und Mitarbeiter 1940, PEARLMAN 1948, STADTMÜLLER 1954, WEISSBECKER 1955). Der erhöhte Oestrogenspiegel hemmt die hypophysäre Gonadotropinbildung und bewirkt dadurch eine zentrale Keimdrüsenatrophie, die sich beim Mann sowohl auf die Spermatogenese als auch auf die Androgenbildung in den Zwischenzellen erstreckt. Die 17-Ketosteroidausscheidung ist stark herabgesetzt (HÜPPE). — Hierher dürfte auch der häufige Hypogenitalismus bei der WILSONschen Krankheit gehören (W. MÜLLER 1938).

TEILUM (1950) sieht im Fettgehalt der SERTOLI-Zellen ein Maß für die Oestrogenbildung, im Fettgehalt der LEYDIG-Zellen ein Maß für die Androgenbildung des Hodens. Dieses „Lipoid-Zell-Verhältnis" hatte sich bei einem 35jährigen Mann mit Hepatitis zugunsten der SERTOLI-Zellen verschoben; die Spermiogenese war erloschen.

Auch die gesunde Leber vermag nur physiologische Follikelhormonmengen zu inaktivieren (STADTMÜLLER 1954). Führt man beim Mann *Oestrogen therapeutisch* zu (z. B. zur Behandlung der Akromegalie oder des Prostatakrebses), so kommt es aus den gleichen Gründen zu einer hypophysär bedingten Hodenatrophie (HOWARD und Mitarbeiter), gleichzeitig wie bei der Lebercirrhose oft zu *Gynäkomastie* durch direkte Oestrogenwirkung und infolge Anregung der hypophysären Luteotropinbildung durch das Oestrogen. Siehe SNIFFEN und Mitarbeiter (1955).

Auch normalerweise sinkt beim alternden Mann die Androgenproduktion, während die Oestrogenbildung gleich bleibt (S. 612). Entsprechend steigt im histologischen Hodenbild das Lipoid-Zell-Verhältnis SERTOLI/LEYDIG. Nach Ansicht vieler Autoren bewirkt das relative Überwiegen von Oestrogen die häufige *Hypertrophie* des periurethral gelegenen „bisexuellen" Teils *der Prostata* und gleichzeitig oft eine Wucherung der Brustdrüsengänge. Siehe jedoch MÖBIUS (1953).

η) Die Hämochromatose

führt häufig zu Impotenz, Hodenatrophie, Ausfall der Scham- und Achselbehaarung (FALK 1911, MARSH 1924); da im Harn kein FSH auftritt und nicht nur die Samenkanälchen, sondern auch die Zwischenzellen hochgradig atrophisch sind, dürfte es sich um eine Störung der gonadotropen Hypophysenfunktion handeln. Der eisenhaltige Blutfarbstoff, der in vielen Organen abgelagert wird, wird auch in der Hypophyse reichlich gefunden (FRISCH 1922); er besitzt nach HUBBLE (1952) eine besondere Affinität zu den basophilen Hypophysenvorderlappenzellen und bewirkt dadurch eine isolierte Störung der Gonadotropinbildung (NOWAKOWSKI 1954). Daneben ist die gleichzeitige Lebercirrhose als Ursache der Keimdrüsenatrophie (S. 653) zu bedenken.

ϑ) Die multiple Blutdrüsensklerose.

FALTA (1927), der 1912 den Begriff geschaffen hat, versteht darunter Fälle, in denen eine *primäre und gleichzeitige entzündliche Sklerose mehrerer endokriner Organe* (vornehmlich der Schilddrüse, der Keimdrüsen, der Hypophyse und der Nebenniere) vorliegt. KRAUS (1926a) hat bereits darauf hingewiesen, daß viele Fälle der Literatur eigentlich zur SIMMONDSschen Krankheit gehören. Manche Autoren, z. B. OMELSKYJ, meinen sogar, daß es außerhalb der SIMMONDSschen Krankheit überhaupt keine pluriglanduläre Insuffizienz gebe, daß in jedem Falle eine primäre Erkrankung der Hypophyse vorliege, die Atrophie der anderen Blutdrüsen also nur auf dem Mangel an glandotropen Hypophysenhormonen beruhe.

Demgegenüber betont FALTA (1936) den Unterschied gegenüber der SIMMONDSschen Krankheit. Bei dieser sei die Atrophie der Schilddrüse und der Nebennierenrinde stets eine einfache, nicht sklerosierende; *Sklerose der peripheren Blutdrüsen spreche für einen unmittelbar angreifenden entzündlichen Prozeß. — Eine Trennung von der* SIMMONDS*schen Krankheit erscheint auch heute berechtigt;* es gibt aber *Übergangsfälle.* Je mehr die Hypophyse an dem primären Krankheitsgeschehen beteiligt ist, desto größer ist die Annäherung an die SIMMONDSsche Krankheit.

In manchen Fällen, wo sich die pluriglanduläre Insuffizienz an eine *schwere Entbindung* anschloß, erhebt sich die Frage, ob die übermäßige endokrine Belastung (S. 647) außer in der Hypophyse auch in anderen Blutdrüsen Zerstörungen auslösen kann. Eine solche Annahme ist berechtigt, wenn die Rückbildung der Schilddrüse und der Nebennieren das von den tumorösen Zerstörungen der Hypophyse und den Tierexperimenten her bekannte Maß einer bloß hypophysär bedingten Atrophie überschreitet. Die hypophysär bedingte Atrophie ist stets eine gleichmäßige; sie geht nicht mit akutem Gewebszerfall einher; deshalb fehlen die Erscheinungen der reaktiven Entzündung und Sklerose. — Die Zurückführung einer pluriglandulären Insuffizienz bloß auf einen Hypophysenschaden ist ferner nicht statthaft, wenn Blutdrüsen mitergriffen sind, deren Trophik von den hypophysären Wirkstoffen nicht wesentlich abhängt (Nebenschilddrüse, Inselorgan, Nebennierenmark). — PRIBRAM, HELD, BRATTON und FIELD, ROSE und WEINSTEIN, MEERWEIN haben solche Fälle beschrieben und ihre Befunde als die Folge einer *primären, gleichzeitigen Erkrankung mehrerer Blutdrüsen infolge funktioneller Überbeanspruchung* gedeutet.

Außerhalb des Geburtsgeschehens ist die Ätiologie eines pluriglandulären Versagens oft unklar. Häufig liegen *chronische spezifische Infektionen* wie *Tuberkulose* (CLAUDE und GOUGEROT, PETSCHACHER und HÖNLINGER, EDELMANN und SAXL) und *Syphilis* (JAFFÉ, S. HIRSCH, LINDEMANN, HIRSCH und BERBERICH) vor; die Veränderungen in den Blutdrüsen geben aber keinen Hinweis für ein direktes Befallensein mit den Krankheitserregern, sondern nur die Zeichen des Parenchymuntergangs, gefolgt von reaktiver Entzündung und Sklerose. Man denkt daher an eine toxische Schädigung oder an eine Überempfindlichkeitsreaktion, die zusammen mit der dauernd erhöhten Beanspruchung den Zusammenbruch der Inkretsysteme bewirkt. In anderen Fällen ist die Blutdrüsensklerose mit *chronischer Nierenentzündung* [1] (FALTA 1912), *Lipoidnephrose* (LANGERON und GIARD) oder *Lebercirrhose* (UEMURA, DONATH und LAMPEL, LANDSTEINER und EDELMANN) verbunden. Auch lang-

[1] Auch der Fall von KORTH und Mitarbeitern (52jährige Frau mit chronischer Thyreoiditis, Nephritis und Hypophysitis) dürfte hierher gehören, wenn er auch durch eine intraselläre Hypophysengangscyste und das Übergreifen der Entzündung auf das Tuber cinereum kompliziert ist.

jährige *rheumatische Beschwerden* (KOTHE) gehen zuweilen voraus. Oft bleibt die Ursache dunkel; *konstitutionelle Minderwertigkeit der inkretorischen Organe* („Blutdrüsenschwächlinge“) wird erwogen (WIPF 1948). OELBAUM und WAINWRIGHT (1950) und DONIACH und WRIGHT (1951) fanden in Fällen von SIMMONDSschem Syndrom in Hypophysenvorderlappen, Nebennieren (Mark und Rinde) und Hoden ein *Riesenzellgranulom* (S. 829).

Die Symptomatik variiert je nach dem Grad der Beteiligung der einzelnen Drüsen. Hochgradige Zerstörung des Hypophysenvorderlappens bewirkt gewöhnlich ein von einem rein hypophysär bedingten Drüsenversagen, der SIMMONDS*schen Krankheit* kaum unterscheidbares Krankheitsbild (ZONDEK 1923). Die von BORCHARDT mit „thyreosexuelle Insuffizienz“ bezeichneten Fälle gehören wahrscheinlich hierher. Starke Abmagerung ist charakteristisch. Dazu können Erhöhungen des Blutcholesterins, Verminderungen des Blutzuckers, Achylie, Osteoporose, latente Tetanie, Sklerodermie, zu Beginn auch basedowische Zeichen kommen.

Je weniger die Hypophyse beteiligt ist, desto mehr nähert sich die Symptomatik den peripheren endokrinen Störungen, und zwar meistens der ADDISONschen Krankheit. Am besten umrissen ist der *thyreosuprarenale Typus* von M. B. SCHMIDT (1926), der auf einer sklerosierenden Entzündung von Nebennierenrinde und Schilddrüse beruht, während Hypophyse und Keimdrüse mehr reaktiv beteiligt sind (DONATH und LAMPL, KREIBIG, KLINGNER, KOTHE, BLOODWORTH und Mitarbeiter 1954). Das histologische Bild spricht eher für einen primär nekrotischen Prozeß mit entzündlicher Reaktion als für eine primäre Entzündung. Da überwiegend Frauen in den Wechseljahren erkranken, dürften hormonelle Überbelastungen auch hier eine ätiologisch bedeutsame Rolle spielen.

Über die seltene *Kombination von* SIMMONDS*scher Krankheit und Diabetes mellitus*, für die nach WEISSBECKER (1950) eine infektbedingte Unterfunktion von Hypophysenvorderlappen und Inselorgan wahrscheinlich ist, liegen noch keine anatomischen Untersuchungen vor; diese Fälle muß man von jenen auf S. 648 erwähnten Diabetesfällen trennen, in denen sich durch sekundäre Hypophysennekrosen ein SIMMONDSsches Syndrom aufpfropft.

ι) Die diffuse Sklerodermie

(STRANDBERG, EHRMANN und BRÜNAUER) ist eine schleichende Krankheit des gesamten Bindegewebes des Körpers, das einer zunehmenden Sklerosierung verfällt. Sie ist sehr häufig mit Keimdrüsenatrophie („Degeneratio genitosclerodermica“, NOORDEN) verbunden, die gewöhnlich im Rahmen einer pluriglandulären Insuffizienz auftritt. Manche Autoren sahen die Ursache des Syndroms in einem hormonellen Versagen, ausgelöst durch Infektionen oder Intoxikationen (STERLING). Es gibt Übergänge zur multiplen Blutdrüsensklerose (EDELMANN und SAXL). Tuberkulose, Lues und andere Infektionen spielen deutlich eine ätiologische Rolle, doch ist man sich darüber einig, daß die krankhaften Veränderungen nicht direkt von den Erregern hervorgerufen werden. Die hormonellen Störungen weichen insofern von der FALTAschen Blutdrüsensklerose ab, als Züge von basedowähnlicher Schilddrüsenüberfunktion häufig vorkommen. Unter den pathogenetischen Erwägungen verdient vor allem die von CURSCHMANN (1921), BÖWING u. a. vertretene Auffassung Beachtung, daß eine *primäre Schädigung vegetativer Zentren* im Gehirn, Rückenmark und Grenzstrang anzunehmen sei. Nach H. HOFFMANN ist bei den Kranken der Sympathicus konstant untererregbar, der Parasympathicus übererregbar.

Pathologisch-anatomisch fand KRAUS (1924; 32jährige Frau, seit 6 Jahren typische Hautveränderungen, seit $1^1/_2$ Jahren amenorrhoisch) in vielen Geweben eine nekrotisierende Panarteriitis obliterans, aber ohne die für Periarteriitis nodosa charakteristischen knotigen Verdickungen, daneben auch gewöhnliche Arteriosklerose, ferner eine chronische interstitielle Parathyreoiditis, eine Atrophie der Schilddrüse mit Rundzelleninfiltration und einen chronischen Milztumor. Im Hypophysenvorderlappen waren die Hauptzellen auf Kosten der Chromophilen stark vermehrt. Diese und die sonstigen Untersuchungen der Hypophyse (s. EHRMANN und BRÜNAUER) sprechen *nicht* für eine hypophysäre Auslösung der Krankheit, sondern mehr für eine reaktive Beteiligung der Hypophyse. Am vegetativen Hypothalamus und den übrigen Anteilen des zentralen autonomen Systems wurden bisher keine pathologischen Befunde erhoben. Dennoch erscheint heute das ganze Krankheitsbild am ehesten als eine fundamentale *Gleichgewichtsstörung des vegetativen Nervensystems zugunsten des ergotropen Schenkels.* Dafür spricht — im Sinne der WILDERschen Regel — die geringe Erregbarkeit durch Adrenalin, die starke durch Pilocarpin (HOFFMANN); dafür spricht ferner die häufige Kombination mit Grundumsatzsteigerung und Exophthalmus. Ein offenbar ähnliches pathologisches Geschehen scheint in der Kindheit zu dem Krankheitsbild der *Progerie* (S. 604) zu führen. Weitere anatomische und endokrinologische Untersuchungen wären erwünscht.

ϰ) Keimdrüsenstörungen durch organische Erkrankungen der suprasellären Hypophyse.

Die Schwierigkeiten bei der Beurteilung der tierexperimentellen Hypophysenstieldurchtrennungen und deren Auswirkungen auf die Sexualfunktionen wurden auf S. 629 erörtert. Es kann vorweg gesagt werden, daß die pathologische Anatomie menschlicher Krankheitsfälle bisher ebensowenig in der Lage war, die strittigen Probleme zu lösen.

Der Liquorraum zwischen Diaphragma sellae und Tuber cinereum, den die supraselläre Hypophyse als ein langer Stiel durchzieht, die Basalzisterne, ist beim Menschen besonders tief (S. 550, Abb. 1). Die supraselläre Hypophyse kann in diesem Raum verschiedenen krankhaften Prozessen ausgesetzt sein. Sofern Sexualstörungen damit verbunden sind, erhebt sich die Frage, 1. ob der Prozeß die Tätigkeit der intrasellären Adenohypophyse gestört hat; oder 2. ob das hypothalamische Sexualzentrum alteriert war; oder 3. ob die Sexualstörung lediglich durch Unterbrechung des suprasellären adeno-neurohypophysären Kontakts zustande gekommen ist.

Der lange Stiel gestattet beim Menschen eine präzise *Durchtrennung* unter Vermeidung des Tuber cinereum. Ein solcher Eingriff ist allerdings mangels Indikation bisher nur sehr selten ausgeführt worden.

Von den beiden mir bekannten Berichten ist nur der Fall von DANDY (1940) hier zu verwerten. DANDY hat bei einem 17jährigen Mädchen mit multipler Sklerose 1928 auf der Suche nach einem irrtümlich vermuteten suprasellären Tumor den Hypophysenstiel in der Mitte mit der Schere durchschnitten. Es wurde dabei weder die Hirnbasis noch die intraselläre Hypophyse berührt, und es ist nicht zu der geringsten Blutung gekommen; daraus muß man schließen, daß die größeren oberen Hypophysenarterien verschont geblieben sind. Sofort nach der Operation entwickelte sich ein dauernder Diabetes insipidus, der noch 1939 unvermindert bestand. Die Menstruation blieb normal; 1930 und 1933 gebar die Patientin ohne Schwierigkeiten gesunde Kinder; erst ab 1934 stellten sich gewisse Unregelmäßigkeiten des Cyclus kin, wobei aber bedacht werden muß, daß die multiple Sklerose langsam fortgeschritten war.

Dieser Bericht ist erstaunlich; doch wird man mit einer Deutung zurückhalten müssen, solange Parallelfälle und Autopsiebefunde fehlen.

Es soll ferner erwogen werden, ob eine isolierte *traumatische Verletzung des Hypophysenstiels* zur Sexualstörungen führen kann.

VERRON berichtet von einem 50jährigen Mann, der 12 m tief abgestürzt war und seither dauernd an heftigem Durst litt. Der Mann starb 48 Tage nach dem Unfall. Bei der Sektion fanden sich Genitalhypoplasie und Fettsucht. Im Hypophysenstiel fehlten streckenweise die Zellkerne, was der Autor als eine unfallbedingte Nekrose deutete.

PORTER und MILLER berichten über die verhältnismäßig seltenen Fälle von permanentem Diabetes insipidus nach gedeckten Schädelverletzungen. Als Ursache des Diabetes insipidus wird eine Zerrläsion des Hypophysenstiels angenommen (S. 860). Die Autoren beobachteten an 18 Fällen 11mal gleichzeitig Störungen des N. olfactorius, 6mal der Sehnerven oder des Chiasma. Sie betonen ausdrücklich, daß sonstige hypothalamische Zeichen selten waren, darunter nur einmal ein adiposogenitales Syndrom und einmal eine Unterfunktion des Hypophysenvorderlappens.

Im Fall 1 von HENZI mit autoptisch gesichertem Abriß des Hypophysenstiels 40 Jahre vor dem Tode und permanentem Diabetes insipidus (S. 675) ist über die Menarche nichts gesagt; die Menstruation war immer unregelmäßig und schwach, etwa alle 7 Wochen. Doch hat die Frau 5mal geboren, erstmalig mit 19 Jahren, 8 Jahre nach dem Unfall.

Nekrosen im Hypophysenstiel hat KRAUS (1933a, b) *bei hochgradigem Hirndruck* gesehen. Sie kommen dadurch zustande, daß der Boden des 3. Ventrikels in die Basalzisterne vorquillt und das Infundibulum gegen Diaphragma sellae und Sattellehne preßt (Abb. 26). Sexualstörungen wurden im Zusammenhang mit solchen Nekrosen nicht beobachtet, wohl aber nach KRAUS einmal ein Diabetes insipidus (S. 803).

Die Basalzisterne ist eine Prädilektionsstelle *entzündlicher Prozesse.* Das Exsudat sammelt sich mit Vorliebe im Umkreis der suprasellären Hypophyse an, und zwar gilt dies sowohl für spezifische (tuberkulöse und luische) Entzündungen als auch für die banalen Meningitiden. Der *periinfundibuläre Verdichtungsring* (LINK) ist eine Früherscheinung der Leptomeningitis; in dem an dieser Stelle engmaschigen subarachnoidalen Netzwerk fängt sich der Eiter wie in einem Schlammfang (Abb. 27). Aber auch die bei protrahierterem Verlauf stets zu beobachtenden Erscheinungen der produktiven Entzündung finden sich hier in gesteigertem Maße. Bei Abheilung bleibt eine bindegewebige Schwarte zurück.

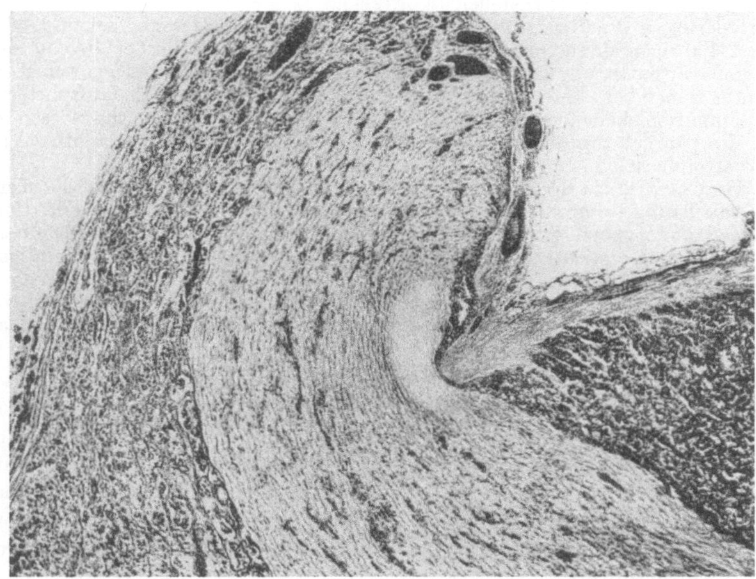

Abb. 26. Sagittalschnitt durch den Übergang zwischen intra- und suprasellärer Hypophyse bei Hirndruck 43jähriger Mann, apfelgroßes Sarkom der Dura über dem Stirnhirn; Diabetes insipidus. Kleine frische Nekrose neben der hinteren Umrandung des Foramen diaphragmatis sellae, wo der Stiel durch das Tiefertreten des Zwischenhirnbodens eine stärkere Abknickung nach rückwärts erfährt. (Nach KRAUS 1933b).

Die Entzündung greift leicht auf den *Trichterlappen* über, dessen Parenchym in großen Abschnitten einschmelzen kann. Eine Infiltration der Spezialgefäße des *Infundibulum* ist

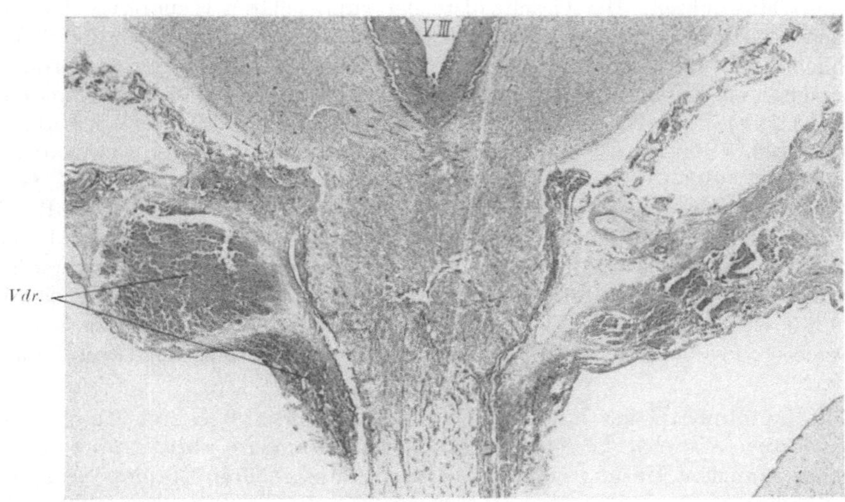

Abb. 27. Eitrige Meningitis. Schräger Frontalschnitt durch die Längsachse des Infundibulum. Der Eiter hat sich im Umkreis des Infundibulum angehäuft: periinfundibulärer Verdichtungsring (*Vdr.*). Auch im 3. Ventrikel (*V. III.*) am Eingang des Recessus infundibularis ein dicker eitriger Wandbelag. NISSL-Färbung, Vergr. 10fach. (Nach LINK 1950.)

seltener. Das Infundibulum reagiert nach LINK hauptsächlich mit einer Vermehrung der fixen Gewebszellen, vor allem in den die Spezialgefäße enthaltenden GREVINGschen Inseln. Auch vom *inneren Liquorraum* her ist das Infundibulum der Noxe in gesteigertem Maße ausgesetzt, denn im Recessus infundibularis bleibt der Eiter gerne liegen. Dazu kommt, daß weder an der äußeren, noch an der inneren Oberfläche des Infundibulum eine Gliafaserdeckschicht vorhanden ist, wodurch Toxine und Erreger vermutlich leichter einzudringen vermögen als an anderen Hirnstellen (NOETZEL).

Über *Störungen der Sexualfunktion durch Meningitiden* ist wenig bekannt. LINK fand bei einem 36jährigen Mann mit Dystrophia adiposogenitalis, der in der Jugend eine Meningitis mitgemacht hatte, um das Infundibulum eine ausgesprochene bindegewebige Schwarte. LINK glaubt ferner bei akuter Entzündung einen Zerfall der feinen Endaufsplitterungen des der Sexualfunktion dienenden Tractus tuberohypophyseus (S. 562) nachgewiesen zu haben, während die parallel angeordneten dickeren Neurone des Tractus supraopticohypophyseus weniger betroffen seien.

Von den *Geschwülsten der suprasellären Hypophyse* ist bekannt, daß sie die Keimdrüsentätigkeit sehr häufig stören. Die Frage aber, ob es sich um eine eigentliche Funktionsstörung der suprasellären Hypophyse handelt, also die dritte der eingangs (S. 656) gestellten Fragen, kann kaum jemals eindeutig bejaht werden. Denn einerseits ist eine Beeinflussung der Zirkulation der intrasellären Adenohypophyse schwer auszuschließen, da diese Tumoren im Bereich der oberen Hypophysenarterie und des sog. Pfortadersystems liegen (S. 629); andererseits wird bei entsprechender Größe immer das hypothalamische Sexualzentrum geschädigt.

Alles in allem wird man bei dem heutigen Stand der Forschung sagen müssen, daß *Störungen der Keimdrüsentätigkeit des Erwachsenen lediglich durch pathologische Prozesse in der suprasellären Hypophyse nicht sicher nachgewiesen* sind. Man kann die Frage, ob der suprasellare adenoneurohypophysäre Kontakt für die Sexualfunktion unbedingt nötig ist, an Hand der bisherigen Befunde nicht beantworten. Künftige sorgfältige Untersuchungen des Hypophysen-Hypothalamussystems bei peripher nicht erklärbaren Sexualstörungen werden hier vielleicht weiterführen.

λ) *Keimdrüsenstörungen durch organische Erkrankungen des vegetativen Hypothalamus.*

1. Geschwülste, die aus dem Bereich der suprasellären Hypophyse in den Hypothalamus einwachsen. Die Geschwülste der suprasellären Hypophyse haben in der tiefen Zisterne — zum Unterschied von den Tumoren innerhalb der Sella — erhebliche Ausbreitungsmöglichkeiten. Erst von einer bestimmten Größe an verursachen sie klinische Erscheinungen. Am wichtigsten sind die *suprasellären Craniopharyngeome* (KANKELEIT 1917, DUFFY 1920, Fall 3, MACPHERSON, HUSTEN 1923, WALTHARD, FLESCH 1929, BECKMANN und KUBIE, CUSHING 1930, KRAUS 1932, 1937a, DIAS, WITTERMANN, W. WAGNER, GLOBUS und GANG, REYMOND, W. WALKER; S. 842). Als ausgesprochene Geschwülste des Kindes- und Jugendalters sind sie eine häufige Ursache von Infantilismus und FRÖHLICHscher Krankheit (S. 641.) Da sie überwiegend verdrängend, nicht zerstörend wachsen, können sie symptomlos bleiben, solange die Cisterna chiasmatica nicht ausgefüllt ist. Oft beginnen sie erst im mittleren oder höheren Alter zu wuchern; schwerere Symptome setzen ein, wenn der Tumor Chiasma und Hypothalamus alteriert.

Die Symptomatik hat mit der Symptomatik von intrasellären Geschwülsten *das frühzeitige Sistieren der Sexualfunktion* gemeinsam; im übrigen unterscheidet sie sich in mancher Hinsicht von dieser. Da die suprasellären Craniopharyngeome in der Mehrzahl der Fälle vom proximalsten Teil des Trichterlappens ihren Ausgang nehmen, wird auf das Chiasma frühzeitig von unten und rückwärts ein Druck ausgeübt; Sehstörungen sind ein Frühsymptom. Der basale Teil des 3. Ventrikels wird durch den Tumor eingestülpt, nach oben gedrängt und zur Druckatrophie gebracht (Abb. 28, 29); dies bewirkt nicht nur durch Zerstörung des hypothalamischen Sexualzentrums eine Atrophie der Keimdrüsen, sondern auch durch Unterbrechung des Tractus supraopticohypophyseus einen Diabetes insipidus. Weitere, eindeutig auf den Hypothalamus hinweisende und für Läsionen der intrasellären Hypophyse nicht charakteristische Symptome sind Fettsucht, Schlafsucht, KORSAKOWsches Syndrom. Schwere Störungen der Kreislaufregulationen, insbesondere hochgradige arterielle Hypotonie, führen zum Tode.

Luftfüllungen der inneren Liquorräume brauchen keine Veränderungen zu zeigen, solange der Tumor am Boden des 3. Ventrikels bleibt. Später bringt er den 3. Ventrikel zum Verstreichen und drängt die Seitenventrikel auseinander. Auch wenn der Tumor kein Hindernis für die Liquorpassage darstellt, entsteht nach längerer Krankheitsdauer wie bei den meisten ventrikelnahen Prozessen ein Hydrocephalus hypersecretorius (Abb. 30), weil dauernd liquorfremde, vom Tumor ausgeschiedene Substanzen die Plexus zu Mehrproduktion anregen.

Reicht der Tumor im 3. Ventrikel weit nach oben, so wird neben dem größten Teil des *Tuber cinereum* auch *thalamisches Höhlengrau (Massa intermedia)* ver-

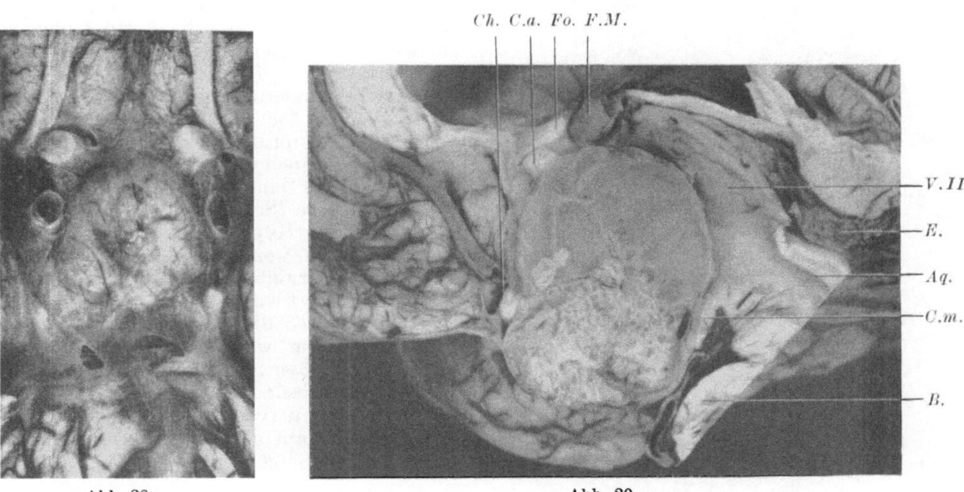

Abb. 28. Abb. 29.

Abb. 28. 50jähriger Mann, supraselläres Craniopharyngeom. 18 Monate vor dem Tode Beginn mit Sehstörungen, bis zu fast völliger Erblindung fortschreitend; 9 Monate vor dem Tode plötzliches Erlöschen der sexuellen Potenz; ausgeprägter Diabetes insipidus; Fettsucht; in den letzten Monaten hochgradige Schlafsucht. Hirnbasismitte: Ein rundlicher Tumor wölbt sich hinter dem Chiasma opticum in die Basalzisterne vor. Der stark verkürzte Hypophysenstiel inseriert in der Mitte des Tumors wie an einem Nabel.

Abb. 29. Paramedianer Sagittalschnitt im Falle Abb. 28. Das typische, basal mehr solide, dorsal mehr cystische Craniopharyngeom wölbt sich zwischen Chiasma (*Ch.*) und Corpus mamillare (*C.m.*) weit in den 3. Ventrikel vor. Die Liquorpassage von den Seitenventrikeln über das Foramen Monroi (*F.M.*) in den Aquädukt (*Aq.*) ist frei. Dennoch Erweiterung der Seitenventrikel: Hydrocephalus hypersecretorius. *B* Brücke; *C.a.* vordere Commissur; *E.* Epiphyse; *Fo.* Fornix; *V.III* 3. Ventrikel.

nichtet. Besonders umfangreiche Tumoren können *thalamische* Schmerzzustände und durch Schädigung des *Pallidum* ein PARKINSONsches Syndrom hervorrufen (VAN BOGAERT 1928). Nucleus supraopticus und paraventricularis liegen oft außerhalb des Bereiches unmittelbarer Schädigung. Sie erleiden die typischen Veränderungen der retrograden Reaktion (Abb. 37, S. 664) und Atrophie (Abb. 31 und 39), weil die zum Hypophysenhinterlappen ziehenden Neurone im Bereich des Infundibulum vom Tumor unterbrochen werden.

Während die supraselläre Hypophyse gewöhnlich vollständig im Tumor aufgeht, ist die *intraselläre Hypophyse* durch das Diaphragma sellae mehr oder weniger geschützt. Nur innerhalb der Neurohypophyse pflegen sich Tumorcysten bis in den Hinterlappen und die Zwischenzone vorzuschieben (Abb. 32). Der Hinterlappen geht unter starker Vermehrung seiner Glia die von den experimentellen Stieldurchtrennungen her bekannte gesetzmäßige Atrophie ein. Der

Vorderlappen hingegen wird vielfach als vollkommen normal geschildert (KANKELEIT 1917, DUFFY 1920, MACPHERSON, R. PFEIFFER 1920, WOLPERT 1921, HÖNLINGER und STRICKER, F. J. LANG, COHN und GOLDSTEIN, WALTHARD, WITTERMANN, W. WALKER); oft ist er aber durch Druck geschädigt (GLOBUS und GANG). Bei genauerer Untersuchung kann man eine Verkleinerung feststellen, die nicht nur durch die Hinterlappenschrumpfung, sondern auch durch eine Reduktion des Vorderlappenparenchyms bedingt ist (Abb. 33).

GÖTZL und ERDHEIM haben schon 1905 auf die Kleinheit der Vorderlappenzellen bei tumoröser Hypothalamuszerstörung hingewiesen. In 9 Fällen von KRAUS (1933a), in denen der vegetative Hypothalamus und die supraselläre Hypophyse durch Tumoren oder andere Prozesse zerstört waren, wog die intraselläre Hypophyse durchschnittlich 0,44 gegenüber 0,63 g normalerweise. KRAUS (1932) fand in fast der Hälfte der Fälle die Eosinophilen vermindert und verkleinert, die Basophilen jedoch meist unverändert. BERBLINGER (1946) hingegen sah eine Verminderung der Basophilen. KRAUS (1932) sieht in der Vorderlappenreduktion eine Folge der Zerstörung der Zwischenhirnbasis, durch die die Adenohypophyse eines wichtigen „Absatzgebietes" ihres Inkrets im Sinne der Neurokrinielehre (S. 582) beraubt wurde. (Das Gegenteil, eine Hypertrophie der Adenohypophyse, trete ein, wenn der „Absatz" durch eine hydrocephale Erweiterung des Recessus infundibularis erleichtert wird; S. 689.) C.-G. SCHMIDT (1951) betrachtet die Verkleinerung der Parenchymzellen im wesentlichen als eine Folge chronischer venöser Stauung (s. S. 566). Schließlich muß man bedenken, daß durch solche Geschwülste der nervös-trophische Einfluß des Hypothalamus auf die Adenohypophyse ausgeschaltet wird (S. 623).

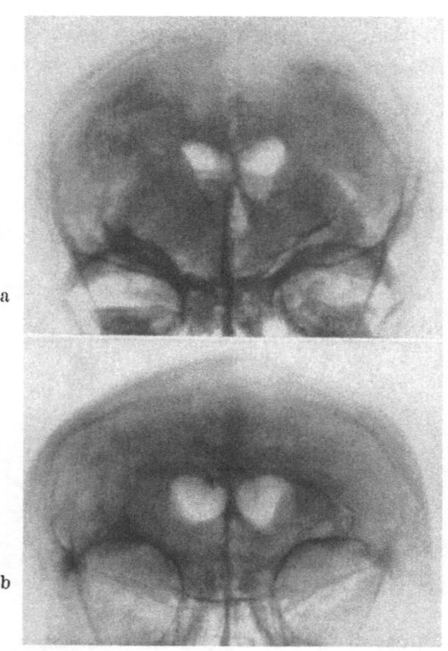

Abb. 30 a u. b. Encephalogramm im Falle Abb. 28. a Normaler Befund (äußere Liquorräume allerdings nicht gefüllt!) 8 Monate vor dem Tode. Damals bestanden schon Sehstörungen, Impotenz, Fettsucht und Diabetes insipidus. b Zwei Monate vor dem Tode. Der 3. Ventrikel ist verschwunden. Die Seitenventrikel sind erweitert, ihre medialen Konturen nach oben und außen gedrängt.

In den Keimdrüsen degeneriert das Keimepithel ähnlich hochgradig wie nach Verlust der intrasellären Hypophyse (Abb. 34). Auch die Zwischenzellen des Hodens bilden sich zurück, wenn auch durchschnittlich weniger stark als bei Zerstörung der intrasellären Hypophyse. Die Nebennierenrinde zeigt einen leicht herabgesetzten Funktionszustand (Abb. 35). Auch das histologische Bild der Schilddrüse spricht für verminderte Aktivität.

Von den *sonstigen raumbeengenden Prozessen* im Bereich der suprasellären Hypophyse haben LOCKWOOD, BAILEY (1924), KRAUS (1932, Fall 5) und PALEARI *supraselläre Epidermoide* beschrieben, die zu Sexualstörungen geführt hatten. CUSHING (1930, Fall 13) erwähnt eine 34jährige Frau, die infolge eines *suprasellären Chordoms* amenorrhoisch geworden war. Fälle von parasellären Osteochondromen mit typisch hypothalamischer Symptomatik beschreibt LIST. In Fall 9 von KRAUS (1932) hatte ein walnußgroßes *Meningeom des Tuberculum sellae* Infundibulum und Tuber cinereum zerstört; in den Hoden des 48jährigen Mannes ging die Spermiogenese über die Bildung von Spermatiden nicht hinaus. Wie ANTONI gezeigt hat, dürfte es sich bei einem Großteil der bisher als „supraselläre chromophobe Adenome" angesprochenen Tumoren um *Ependymome* des Infundibulum handeln. Sie verursachen eine den suprasellären Craniopharyngeomen ganz ähnliche Symptomatik. Größere Bedeutung haben außerdem die *Metastasen bösartiger Geschwülste*. Bronchus-, Mamma- und Schilddrüsenkrebse siedeln sich mit Vorliebe in der intra- und suprasellären Neurohypophyse ab und können in letzterem Fall einem suprasellären Craniopharyngeom sehr ähnlich sehen (Abb. 36—38).

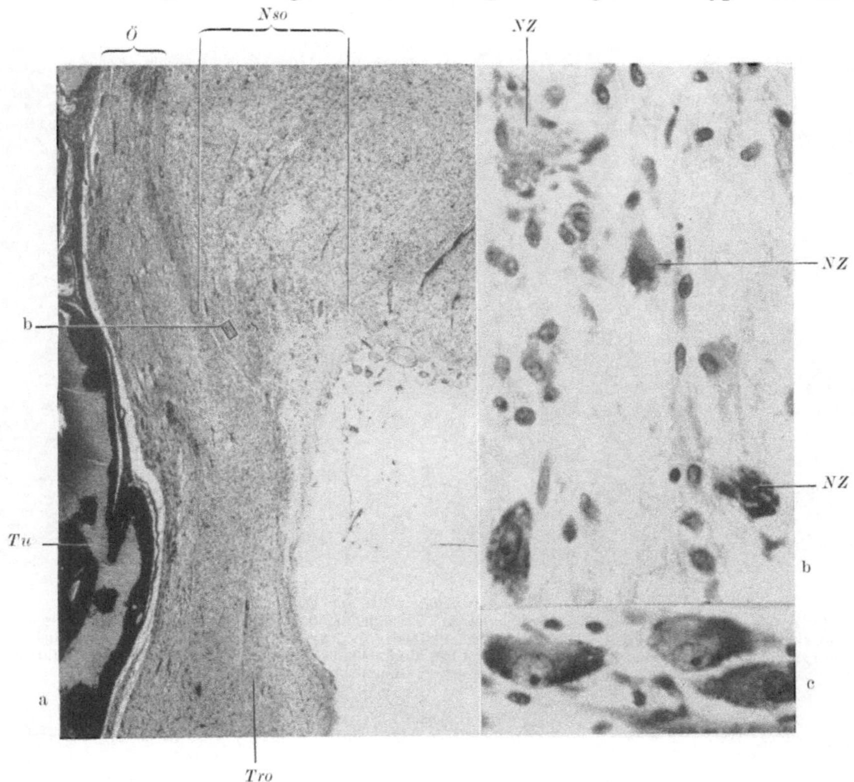

Abb. 31a—c. Fall Abb. 28.
a Frontalschnitt durch das Tuber cinereum. Der Tumor (*Tu*) liegt dem Tractus opticus (*Tro*) unmittelbar an, hat hier also das ganze Tuber cinereum zerstört. *Nso* Bereich des hochgradig retrograd atrophischen Nucleus supraopticus; *Ö* ödematöses, durch den Tumor geschädigtes Hirngewebe. NISSL-Färbung. b Ausschnitt aus a. *NZ* Nervenzellen mit verschiedenen Degenerationszeichen. Progressiv veränderte Glia. Vergr. 410fach. c Supraopticuszellen aus einem normalen Vergleichsfall bei gleicher Färbung und Vergrößerung.

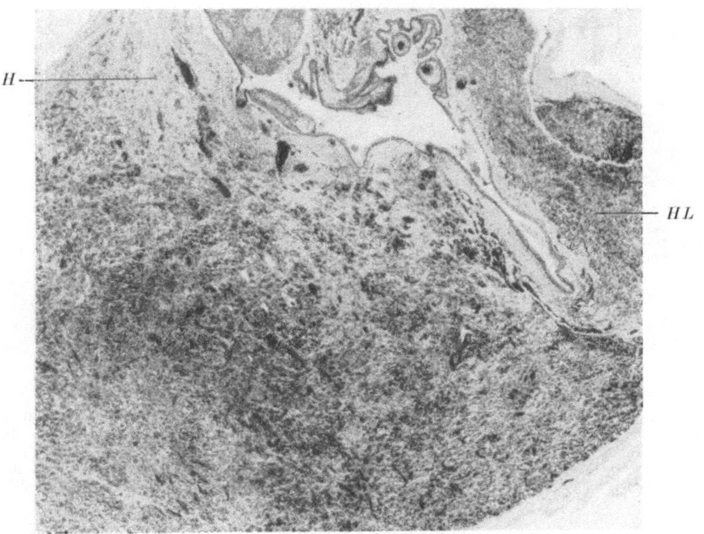

Abb. 32. Medianer Sagittalschnitt durch die intraselläre Hypophyse im Falle Abb. 28. Eine Tumorcyste trennt die beiden Lappen fast völlig. Hochgradige Atrophie und Gliavermehrung des Hinterlappens (*HL*). Bindegewebsvermehrung und Parenchymverminderung besonders im Hilus (*H*) und in den dorsocaudalen Gebieten des Vorderlappens. Hämatoxylin-Eosinfärbung, Vergr. 13,6fach.

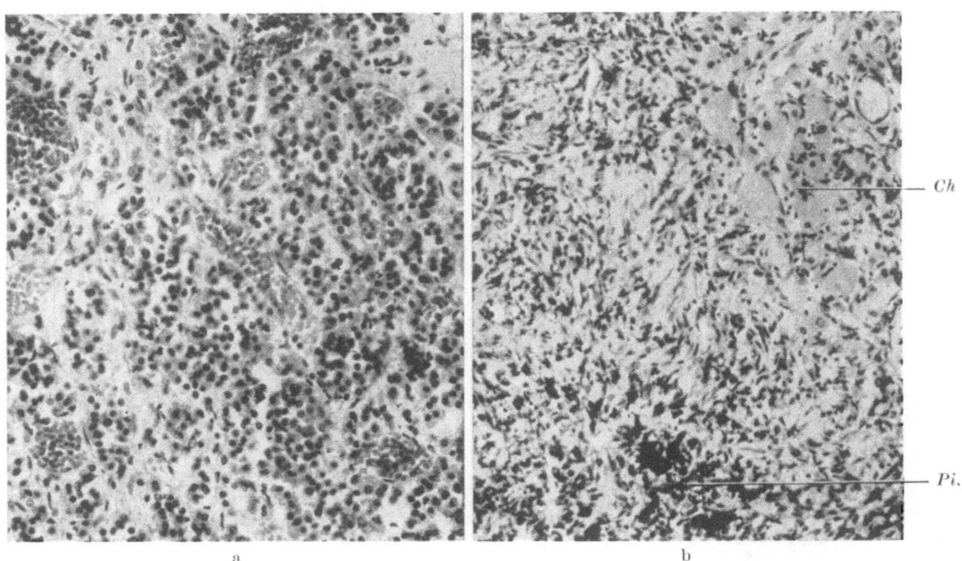

Abb. 33a u. b. Ausschnitte aus Abb. 32.
a Vorderlappen. Starke Füllung der Sinuscapillaren, Vermehrung des Bindegewebes, Verkleinerung der Parenchymzellen. Hämatoxylin-Eosin-Färbung, Vergr. 200fach. b Aus dem Hinterlappen. Hochgradige Gliavermehrung, Pigmentanhäufungen (*Pi.*); *Ch* sog. Choristomzellen (Nebenbefund; s. S. 823). NISSL-Färbung, Vergr. 140fach.

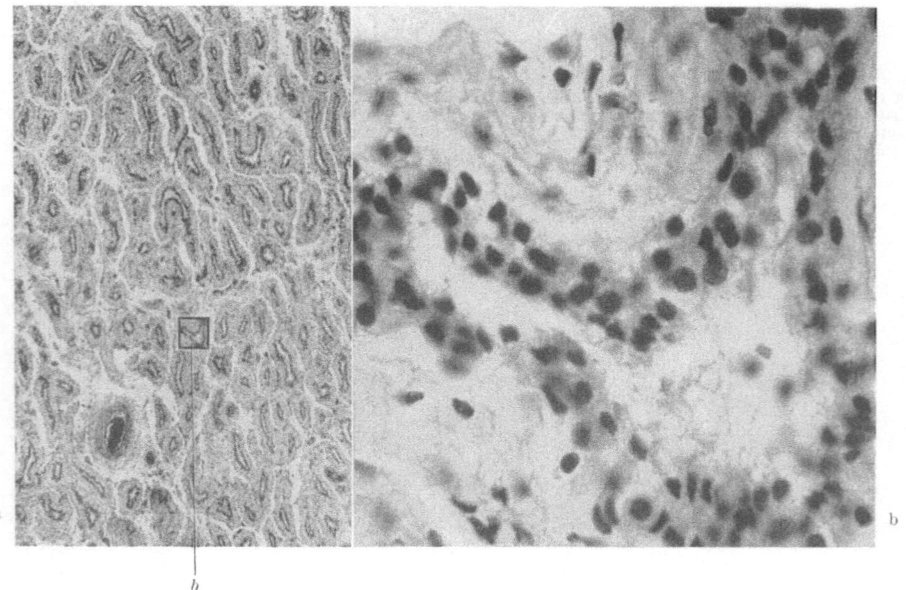

Abb. 34a u. b. a Hoden im Falle Abb. 28. Hämatoxylin-Eosinfärbung. Vergr. 24fach. b Ausschnitt aus a. Die Hodenkanälchen sind nicht wie gewöhnlich rund, sondern längsoval, kollabiert infolge des Verlustes aller reiferen Stadien der Spermiogenese; nur ein- bis zweireihiges Epithel von undifferenzierten Hodenzellen und einzelnen Spermatogonien mit vielfach pyknotischen Zellkernen. Stark verdickte Tunica propria, Übergang in Fibrosis testis; LEYDIGsche Zwischenzellen ebenfalls zurückgebildet. Vergr. 500fach.

2. Geschwülste des vegetativen Hypothalamus bringen durch Zerstörung des hypothalamischen Sexualzentrums die Geschlechtsfunktion gesetzmäßig zum Erliegen, sofern sie lange genug überlebt werden.

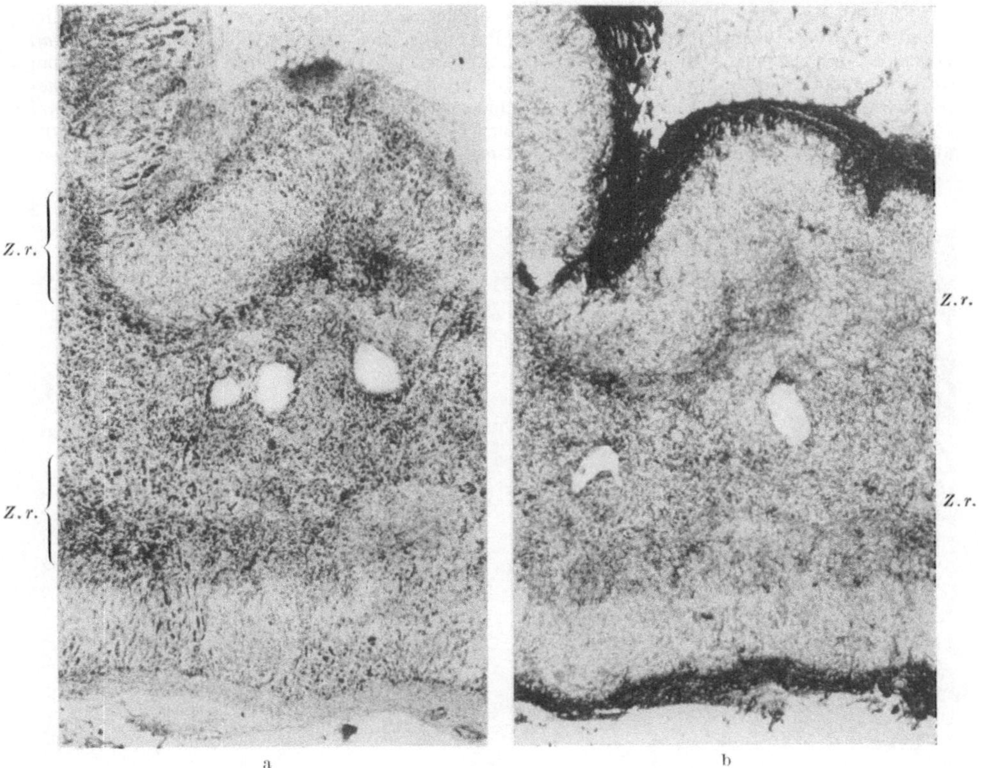

Abb. 35a u. b. Nebenniere im Falle Abb. 28. Verhältnismäßig schmale, aber nicht atrophische Rinde. Die Zona reticularis (*Z.r.*) ist bei Hämatoxylin-Eosinfärbung (a) durch hochgradige capilläre Hyperämie, bei Bindegewebsfärbung (b) durch Vermehrung der kollagenen Fasern dunkler. Mäßige Verdickung der Kapsel. Vergr. 23fach.

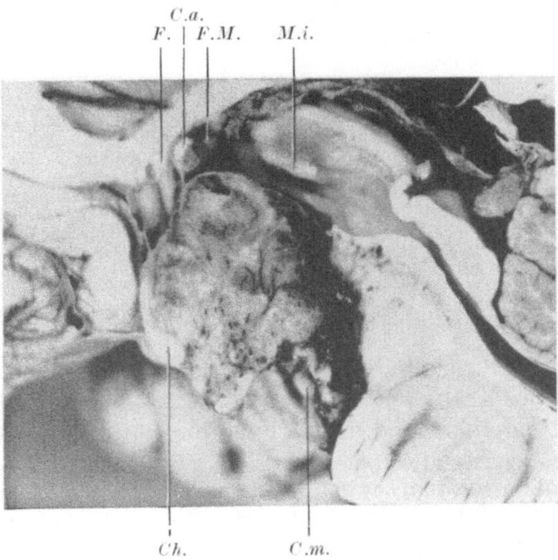

Abb. 36. 37jähriger Mann. Bronchialcarcinom. Sechs Wochen vor dem Tode Polydipsie, Verschlechterung des Sehens, Impotenz, Hodenatrophie; in der letzten Woche schwere Merkfähigkeitsstörungen. Eine Metastase des Infundibulum hat das Tuber cinereum nach oben gedrängt und zerstört. Die Tumormassen haben die Corpora mamillaria (*C.m.*) basocaudalwärts verschoben und deren Faserverbindungen durchtrennt. *C.a.* vordere Commissur; *Ch.* Chiasma opticum; *F.* Fornix; *F.M.* Foramen Monroi; *M.i.* Massa intermedia.

Einschlägige Fälle haben z. B. Josephy (1924), Lüdin (1939) und Paillas und Mitarbeiter (1951) bei *Chiasmaspongioblastomen*, Plummer und Jaeger bei einem *Glioblastom*, Davison und Sellby bei einem *Angiom*, Alpers und Grant (1931) und Collins bei *Gangliocytomen*, Götzl und Erdheim (1905) und Turner und Simon (1937) bei *Plexuspapillomen*, Stark, Krayenbühl und Zollinger und Walton bei *Abrißmetastasen von Pinealomen*, Souques und Mitarbeiter bei einer hypothalamischen *Brustkrebsmetastase*, Sandfuchs (Abb. 39) bei diffuser *meningealer Metastasierung eines malignen Melanoms* beschrieben.

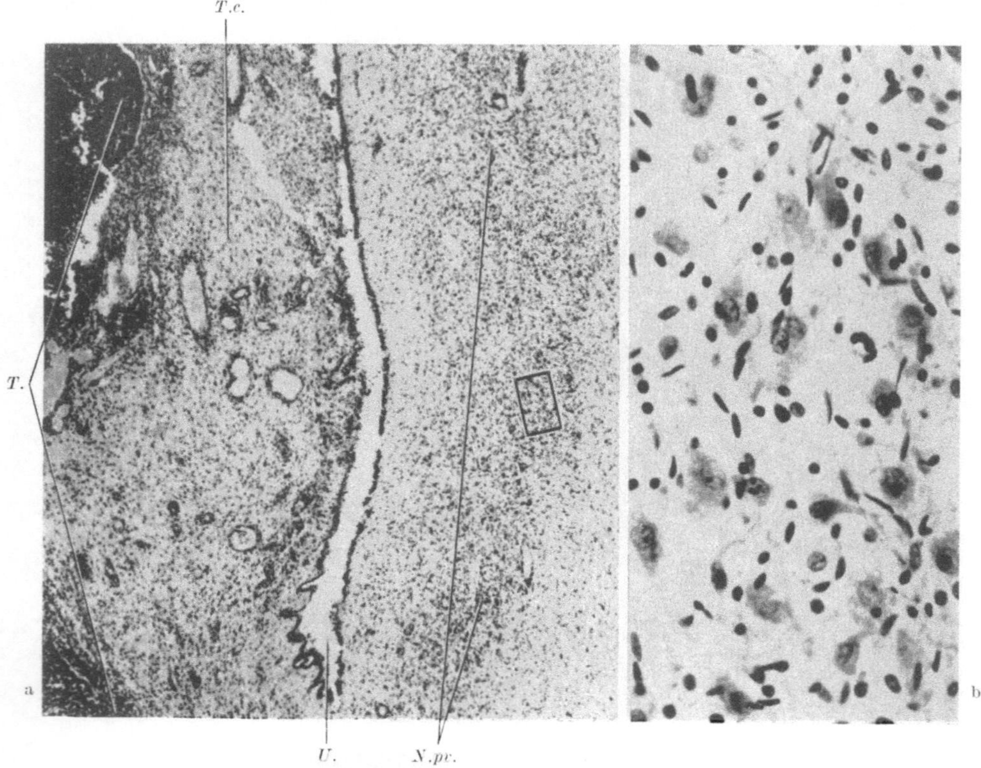

Abb. 37a u. b. a Frontalschnitt durch den Hypothalamus im Falle Abb. 36. Der Tumor (*T.*) stülpt das Tuber cinereum (*T.c.*) nach oben in den 3. Ventrikel hinein und zerstört es dabei. Dadurch entsteht um den Tumor eine charakteristische Umschlagsfalte des Ventrikelependyms (*U.*), die bei wachsendem Tumor dorsalwärts wandert. In diesem Falle ist der Nucleus paraventricularis (*N.pv.*) noch nicht ergriffen. Nissl-Färbung, Vergr. 29fach. b Ein Ausschnitt aus a zeigt, daß die Nervenzellen des Nucleus paraventricularis an Zahl etwas vermindert und hochgradig verändert sind. Das Cytoplasma ist von Nissl-Schollen frei, gebläht, abgeblaßt, unscharf begrenzt, von kleinen Vacuolen durchsetzt, in Auflösung begriffen; der Kern ist vergrößert, aktiviert, manchmal an die Peripherie gedrängt und deformiert; das Kernkörperchen ist zuweilen abnorm groß. Makro- und Mikrogliazellen sind vermehrt und aktiviert; sie verdichten sich an untergehenden Nervenzellen. — Die Nervenzellveränderung muß als *primäre Reizung* (retrograde Reaktion) gedeutet werden, das Frühstadium des in retrograder Atrophie (Abb. 31) endenden, bei der Durchtrennung des Tractus supraopticohypophyseus gesetzmäßig zu beobachtenden Prozesses. Vergr. 290fach.

3. Die Handsche Krankheit (s. S. 830) kann bei der Vorliebe der Lipoidgranulome für Hypophyse und Hypothalamus zu Sexualstörungen führen.

Bei dem von Schüller und Chiari und Chiari (1930, 1931) beschriebenen Fall handelt es sich um einen 26jährigen Mann, der seit 6 Jahren wiederholt an Fieber und Kopfschmerzen gelitten hatte. Als er nach einem Motorradunfall ins Krankenhaus kam, wurde neben dem typischen „Lückenschädel" ein Hypogenitalismus mit vermehrtem Fettpolster festgestellt. Er starb 4 Monate später an Hirndruck, nachdem zuletzt ein Diabetes insipidus hinzugekommen war. Außer dem Schädelknochen und der Dura war die Neurohypophyse bis zum Tuber cinereum von einem an Schaumzellen wechselnd reichen Granulationsgewebe durchsetzt. Die Adenohypophyse zeigte normalen Aufbau (S. 830). Von den Hoden war der linke kryptorch und fibrös atrophisch. Im rechten sah man das Kanälchenepithel nur vereinzelt

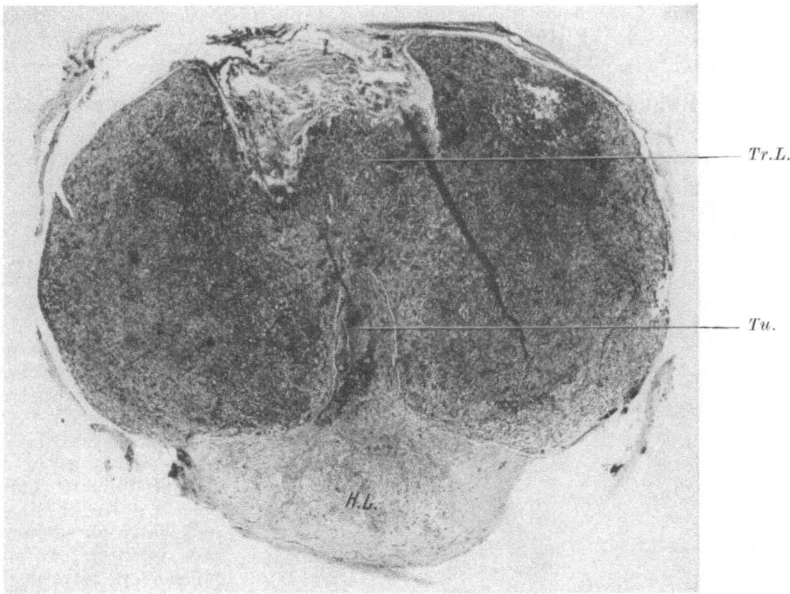

Abb. 38. Horizontalschnitt durch den dorsalen Bereich der intrasellären Hypophyse im Falle Abb. 36. Hochgradige Stauungshyperämie, insbesondere der sog. Pfortadern im Trichterlappen (*Tr.L.*) Im basalsten Teil des Infundibulum (Zwischenstück) ist inmitten einer Stauungsblutung die basale Spitze des Tumors (*Tu.*) getroffen. Starke Gliavermehrung im Hinterlappen (*H.L.*) als Folge der Unterbrechung des Tractus supraopticohypophyseus. Hämatoxylin-Eosinfärbung, Vergr. 7fach.

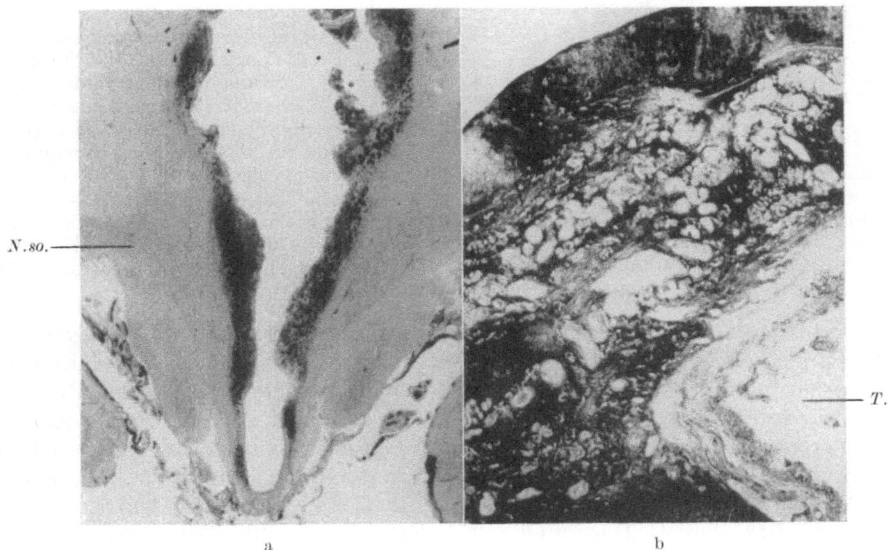

Abb. 39a u. b. 34jährige Frau mit diffuser Metastasierung eines malignen Melanoms in die äußeren und inneren Liquorräume; hochgradiger Marasmus. a Der Tumor tapeziert den erweiterten 3. Ventrikel fast vollständig aus und wuchert verschieden weit in das Hirngewebe ein. Die Nuclei paraventriculares sind vollständig, das Tuber cinereum ist zum Großteil zerstört. Die Nuclei supraoptici (*N.so.*) sind infolge der tumorösen Unterbrechung des Tractus supraopticohypophyseus retrograd atrophiert; Substrat eines Diabetes insipidus. Celloidineinbettung, Thioninfärbung, Vergr. 3,2fach. (Nach SANDFUCHS 1953.) b Hochgradig atrophisches Ovar, keinerlei Follikel oder Gelbkörper. Relative Vermehrung der Gefäße mit starker Funktionssklerose. *T* erweichte Tumormetastase. Celloidin, Thionin, Vergr. 8,8fach.

bis zu Spermien ausreifend; die LEYDIG-Zellen waren nicht verändert. — Siehe ferner die Fälle von HOCHSTETTER (1922), VEIT, CHESTER und KUGEL (1932), HALLERVORDEN (1938), TEILUM (1942) und CURETON.

4. Die BOECKsche Krankheit (S. 833) erzeugt durch hypophysär-hypothalamische Lokalisation gelegentlich Sexualstörungen.

Im Falle von KRAUS (1942) hatte im Anschluß an eine apikale Lungentuberkulose mit 17 Jahren die seit 2 Jahren regelmäßige Menstruation aufgehört und war nie wieder aufgetreten. Dafür kam es — wie KRAUS annimmt, vikariierend — in monatlichen Abständen zu erheblichem Nasenbluten bei Thrombopenie. Die Patientin verstarb mit 41 Jahren, also 24 Jahre nach Auftreten der ersten hypothalamischen Zeichen, an einer starken Nasenblutung, nachdem sie in den letzten 10 Jahren an Blutarmut gelitten hatte. Klinisch war eine Polyurie und eine Genitalatrophie festgestellt worden. Hauptsitz der Erkrankung war die Neurohypophyse, deren supra- und intrasellärer Teil von kleinen Knötchen mit Riesenzellen und verkalkten Konkrementen vollkommen durchsetzt war. Der Hypophysenvorderlappen zeigte eine Atrophie der Epithelien, die kleiner als normal waren, mit Abnahme der Chromophilen. Außerdem fand sich im Zentrum des Vorderlappens ein $1,2 \times 2$ mm großes chromophobes Adenom, in welchem KRAUS eine kompensatorische Wucherung erblickt. Auch enthielt der Vorderlappen einige Granulomknötchen. Über die Ausdehnung des Prozesses im Tuber cinereum besteht keine Klarheit. (KRAUS meint mit „Infundibulum", das stark ergriffen war, offenbar den hypophysennahen Teil des Tuber cinereum.) Der in Serie untersuchte übrige Boden des 3. Ventrikels war abgesehen von einigen Knötchen im Chiasma intakt. Die Ovarien waren klein und geschrumpft, Nebenniere und Schilddrüse atrophisch. — Siehe ferner die Fälle von STRASMANN (1911), WEINSTEIN, BARBER (1945), ZAHN und WEBER (1947), GJERSOE und KJERULF-JENSEN, ESSELIER und Mitarbeiter (1951), FRANCESCHETTI und DE MORSIER, PENNELL (1951), ASZKANAZY (1952), MIEHLKE und DIEPEN, WILKE (1954; Abb. 40).

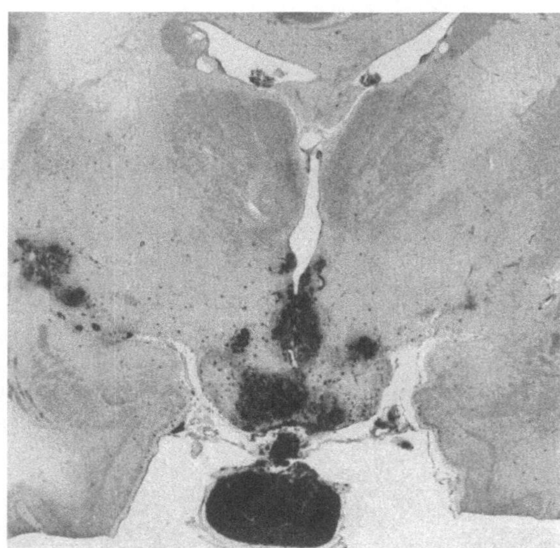

Abb. 40. BOECKsche Krankheit. Konfluierende Granulomknötchen in beiden Nuclei supraoptici, paraventriculares, in den ventromedialen Teilen des Tuber cinereum und in der gesamten Hypophyse. Thionin, Vergr. 1,5fach. (Nach WILKE 1954.)

5. Sonstige Granulome. Die unter dieser Bezeichnung auf S. 835 zusammengefaßten, einmal mehr produktiv entzündlichen, einmal mehr sarkomähnlichen Prozesse von unbekannter und uneinheitlicher Ätiologie haben durch ihre Neigung zu hypothalamischer Lokalisation für die Erforschung der cerebralen Sexualsteuerung besondere Bedeutung. Über Sexualstörungen berichten M. MEYER (1913), BAILEY (1928, Fall 1), FUTLON und BAILEY (Fall 2), KRAUS (1932, Fall 4), GAGEL (1941; Abb. 60a), R. GAUPP (1944), RUSSELL und Mitarbeiter (1948, Fall 4), BROUWER (1950, Fall 3; Abb. 60b), ANDERSON und Mitarbeiter (1950), GIRARD und GUINET, KUCSKO, KUCSKO und SEITELBERGER (1954).

Eigene Beobachtung: Ein 54jähriger Mann litt seit Jahren an Mandelentzündungen und rheumatischen Beschwerden. Eine Tonsillektomie war seit 3 Jahren mehrmals angeraten, aber nicht ausgeführt worden[1]. *Seit $1^1/_2$ Jahren* veränderte er sich langsam *in seinem psychischen Wesen*, indem er *schwerfälliger*, umständlicher in seiner Ausdrucksweise und

[1] Mitteilung von Herrn Prof. FRENZEL.

gesprächiger wurde. *10 Monate vor dem Tode* endeten die bisher normalen sexuellen Beziehungen infolge *Impotenz*. Gleichzeitig kam es bei gesteigertem Appetit zu einer *Gewichtszunahme* von etwa 10 kg, zu *stärkerer Ermüdbarkeit* und immer größer werdendem Schlafbedürfnis, so daß er schließlich in seiner ganzen Freizeit schlief. Jedoch übte er seinen Beruf als Ingenieur bis 6 Wochen vor dem Tode gewissenhaft aus. Eine Schielstellung der Augen, Doppelbilder und ein Trunkenheitsgefühl führten 5 Wochen vor dem Tode in stationäre Behandlung. 24 Tage vor dem Tode zeigten die Gaumenmandeln wieder wie früher eine massive chronische Tonsillitis. Es ließ sich rahmiger Eiter ausdrücken. Da seit 2 Tagen gerade ein frischer arthritischer Schub bestand, wurde mit der dringend nötigen Tonsillektomie zunächst abgewartet; ein späterer Versuch, die als ultimum refugium angesehene Operation doch noch durchzuführen, scheiterte hauptsächlich an den psychischen Veränderungen. Von Anfang an war der Patient nämlich *ausgesprochen schlafsüchtig*. Er schlief $^2/_3$—$^3/_4$ der Zeit. In den wachen Augenblicken war er wechselnd bewußtseinsgetrübt, und es zeigte sich bald ein typisches KORSAKOW*sches Syndrom* mit schwerer Merkfähigkeitsstörung, Konfabulationen und Neigung zum Perseverieren, das sich in der 2. Woche vor dem Tode bis zum Subdelir steigerte. Im Liquor war lediglich des Eiweiß etwas vermehrt. Die Blutleukocyten waren auf 13600 erhöht; die Blutsenkung war mit 69/110 stark beschleunigt; die Temperatur subfebril. 10 Tage vor dem Tode wurde der Kreislauf unregelmäßig; der schon zu Beginn *niedrige Blutdruck* sank zeitweise auf 85/60 mm Hg ab. Es wurde kein abnormer Durst beobachtet. Der Zustand ging allmählich in Koma und Tod über.

Nach dem *Sektionsbefund* war *Kreislaufversagen* (blutreiche, mäßig ödematöse Lungen) als *Todesursache* anzusehen. Es bestand außerdem eine schleimig-eitrige Bronchitis. — *Fettsucht* (Bauchdeckenfett mehrere Zentimeter dick, Gekröse-, Nierenbett- und Herzbeutelfett außerordentlich reichlich, hochgradig vergrößerte und verfettete Leber, 2200 g), *Hypogenitalismus* (fehlende Körperbehaarung, sehr schüttere Schambehaarung, nur wenige Achselhärchen — jedoch mittelkräftiger Bartwuchs, Scheitelglatze —; Hoden sehr klein und schlaff — zusammen 14 g —, ebenso Prostata und Bläschendrüsen) und eine *deutliche Verschmälerung der Nebennierenrinde* wiesen ebenso wie der klinische Bericht auf eine hypophysär-hypothalamische Störung hin. — Für den *zugrunde liegenden Prozeß* gab der makroskopische Befund keinen Hinweis. Lediglich *stärker vergrößerte Bauchlymphknoten* fielen auf. Kein Anhalt für Tuberkulose; keine Hautknötchen; vernarbte, zerklüftete, nicht vergrößerte Tonsillen; keine Entzündung der Nasennebenhöhlen; keine Skeletveränderungen. — Die Hypophyse war etwas kleiner (0,5 g) und lag schüsselförmig ausgehöhlt am Boden einer ziemlich tiefen Sella. — Am Gehirn fiel lediglich eine stärkere Hyperämie auf; auch bei der Sektion des formolgehärteten Gehirns fanden sich keine Veränderungen; die basalen Meningen waren nicht nennenswert getrübt, die Struktur des vegetativen Hypothalamus und des Infundibulum unverändert.

Erst die *histologische Untersuchung* (genaue Beschreibung s. HINTZE 1955) deckte eine teilweise mit leichter Volumenvermehrung einhergehende *granulomatöse Entzündung des Tuber cinereum und der Corpora mamillaria* auf, mit verhältnismäßig geringen Streuherden in umgebenden Gebieten und im tieferen Hirnstamm (Abb. 41—43). Die Wucherung geht offenkundig von den *adventitiellen Reticulumzellen* der stark vermehrten Gefäße aus, die teils zu länglichen Fibroblasten, teils zu cytoplasmareicheren Formen vom Typus der Epitheloidzellen modifiziert sind und in Form von dichten Rasen und unter Bildung eines engmaschigen Silberfasernetzes das Hirngewebe infiltrieren. Sehr selten kommen auch kleine Riesenzellen und Mitosen vor. Die exsudative Komponente ist durch massenhaft große, oft zweikernige Plasmazellen, durch eosinophile leukocytäre Wanderzellen sowie durch Lymphocytenmäntel der abführenden Venen charakterisiert. Die Glia beteiligt sich im wesentlichen reaktiv. — Das *lymphatische Gewebe des Bauchraums* ist ein weiterer Hauptsitz der Granulomatose. Die Gekröse- und paraaortalen Lymphknoten sind zum großen Teil von einem Granulom durchwuchert, das neben den erwähnten großen Histiocyten, Plasmazellen und eosinophilen Leukocyten Riesenzellen mit großen zentralen Kernhaufen sowie gelegentlich auch Mitosen enthält. Die Vergrößerung der Lymphknoten beruht hauptsächlich auf einer starken Erweiterung der Lymphräume, offenbar bedingt durch Lymphstauung infolge der Wucherung. Man sieht fibrotische Verödungsbezirke, aber keine Verkäsungen. Die sehr blutreiche Milz weist eine unscheinbarere diffuse Aktivierung ihres Reticulum auf. — Von den *sonstigen Organen* finden sich nur in den eingehend untersuchten *Lungen* gelegentlich kleinere Herde von der Gestalt der Epitheloidtuberkel mit großen LANGHANSschen Riesenzellen, die als Besonderheit keinen Lymphocytenwall aufweisen und von zahlreichen eosinophilen Leukocyten durchwandert sind. Verkäsungen kommen nicht vor.

Die *Natur des hier vorliegenden Prozesses* ist durchaus *unklar*; wir haben ihn bei den „sonstigen Granulomen“ angeführt, weil die Zugehörigkeit zur BOECKschen Krankheit zweifelhaft erscheint, wie auf S. 838 näher erörtert. Hier kommt es in erster Linie auf die vegetativen Funktionsstörungen an, die durch den elektiven Befall des Hypothalamus ausgelöst wurden.

Hierzu ist es zunächst nötig, das *Ausmaß des hypothalamischen Parenchymschadens* abzuschätzen. Das *ventromediale Feld des Tuber cinereum* ist am stärksten ergriffen. Eine Abgrenzung seiner Areale ist nicht mehr möglich. Der größte Teil der kleinen nervösen Elemente erscheint in der dichten, mit Volumenvergrößerung einhergehenden Wucherung untergegangen. Von den großzelligen Kernen der *besonderen Kerngruppe* liegt der *Nucleus supraopticus* beiderseits außerhalb des Granuloms. Nur infiltrierte Venen sieht man in seinem

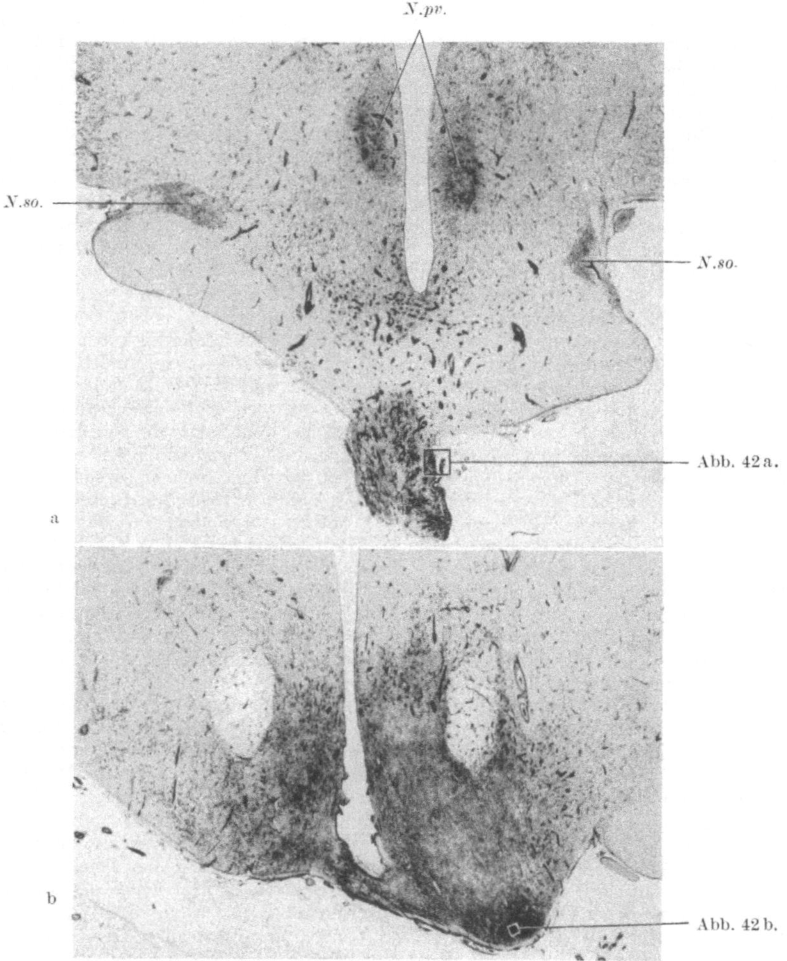

Abb. 41a u. b. Granulomencephalitis. a Frontalschnitt durch das hintere Chiasma opticum. Fast elektiver Befall der Nuclei paraventriculares (*N.pv.*) und des Infundibulum von einem diffusen Granulom, mit Streuherden und infiltrierten Venen in der Umgebung. Die Nuclei supraoptici (*N.so.*) liegen im wesentlichen außerhalb des Entzündungsbereiches. NISSL-Färbung, Vergr. 4,6fach. b Elektiver Befall des Tuber cinereum. Rechts ist es infolge der besonders dichten Wucherung zu einer leichten Volumenvermehrung gekommen. Die Fornices sind deutlich ausgespart. NISSL-Färbung, Vergr. 4,6fach.

Bereich. Als Folge des granulomatösen Prozesses im Infundibulum sind seine Nervenzellen schätzungsweise auf die Hälfte der Norm gelichtet, ist die Glia entsprechend gewuchert. Der *Nucleus paraventricularis* ist beiderseits fast elektiv von einem lockeren Granulom durchwachsen. Die Nervenzellen erscheinen etwas vermindert, und viele weisen die Veränderung der „primären Reizung“ auf. Die das ventromediale Feld umgebenden Gebiete des *dorsomedialen* und des *lateralen Feldes*, des *Prothalamus* und des *caudalen Höhlengraues* sind durchweg geringer als das ventromediale Feld befallen. So erscheinen die Nervenzellen des Tuberomamillarkomplexes nicht wesentlich reduziert, wenn auch vielfach — rechts mehr als links — primär gereizt oder degeneriert. Das Gebiet der Nuclei tuberis laterales liegt links größtenteils außerhalb, rechts teilsweise innerhalb der Wucherung. Die *Corpora mamillaria* sind ähnlich hochgradig befallen wie das ventromediale Tuberfeld; primär gereizte und degenerativ veränderte Nervenzellen liegen reichlich zwischen dem Fremdgewebe; besonders auf der rechten Seite scheint ein beträchtlicher Parenchymausfall vorzuliegen. Das linke Corpus mamillare ist etwas weniger betroffen.

Vom Tuber cinereum setzt sich die Wucherung mit gleicher Heftigkeit in den proximalen Teil des *Infundibulum* fort. Weiter distal beschränkt sie sich mehr und mehr auf die

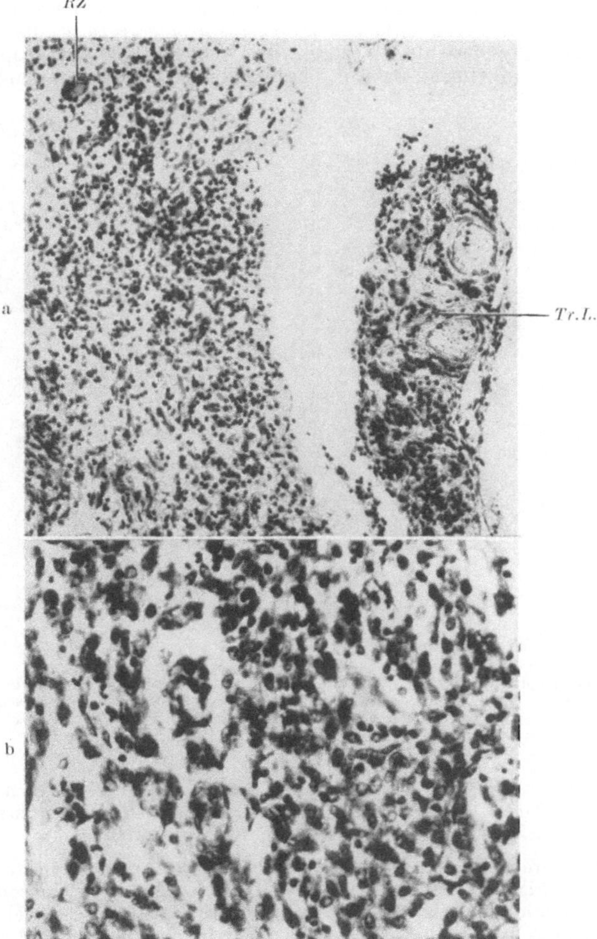

Abb. 42a u. b. a Granulomwucherung im Infundibulum. Ausschnitt aus Abb. 41a. *RZ* kleine Riesenzelle: *Tr.L.* Endanschwellung des Trichterlappens. Vergr. 115fach. b Dichtes Granulom im Tuber cinereum. Ausschnitt aus Abb. 41b. Vergr. 260fach.

Umgebung der Spezialgefäße, die von Plasmazellen und Lymphocyten infiltriert sind. Im *Trichterlappen* sieht man nur geringe entzündliche Erscheinungen. Im *Hinterlappen* sind die Fibroblasten und Gliazellen diffus vermehrt; dazwischen eingestreut viele oft doppelkernige Plasmazellen. „HERRING-Körper" sind sowohl in der proximalen als auch in der distalen Neurohypophyse vorhanden. In der *Zwischenzone* reichlich eosinophile Leukocyten. Der *Vorderlappen* ist vollkommen entzündungsfrei. Die Sinuscapillaren sind stark gefüllt. das Bindegewebe ist im Hilusbereich leicht vermehrt. Die Verkleinerung der Hypophyse beruht im wesentlichen auf einer mäßigen Verminderung der durchschnittlichen Größe der Vorderlappenepithelien, die sonst nichts Auffälliges zeigen; die Basophilen haben reichlich Cytoplasmavacuolen und dürften auf Kosten der Hauptzellen etwas vermehrt sein (Abb. 44).

Man kann also *zusammenfassend* sagen, daß der granulomatöse Prozeß jenes Gebiet im Tuber cinereum, das als *hypothalamisches Sexualzentrum* gelten kann, hochgradig geschädigt hat. Von dem *neurosekretorischen System* wurden die Neurone des Tractus supraopticohypophyseus im proximalen Infundibulum vom Granulom dicht, im unteren Infundibulum und im Hinterlappen locker durchwuchert. Die Reduktion des außerhalb des Granuloms liegenden Nucleus supraopticus auf etwa 50% spiegelt den Parenchymausfall wider. Der Nucleus paraventricularis ist direkt von Granulom befallen und partiell geschädigt. Die teilweise Intaktheit des neurosekretorischen Systems stimmt mit dem Fehlen eines Diabetes insipidus überein. (Allerdings wurde keine genauere Untersuchung des Wasserhaushalts durchgeführt.) Das Bild des *Hypophysenvorderlappens* entspricht einer leichten Funktionsminderung. Diese dürfte durch die Ausschaltung des trophischen hypothalamischen Zentrums bedingt sein, weniger durch eine venöse Abflußstauung, da Anhaltspunkte

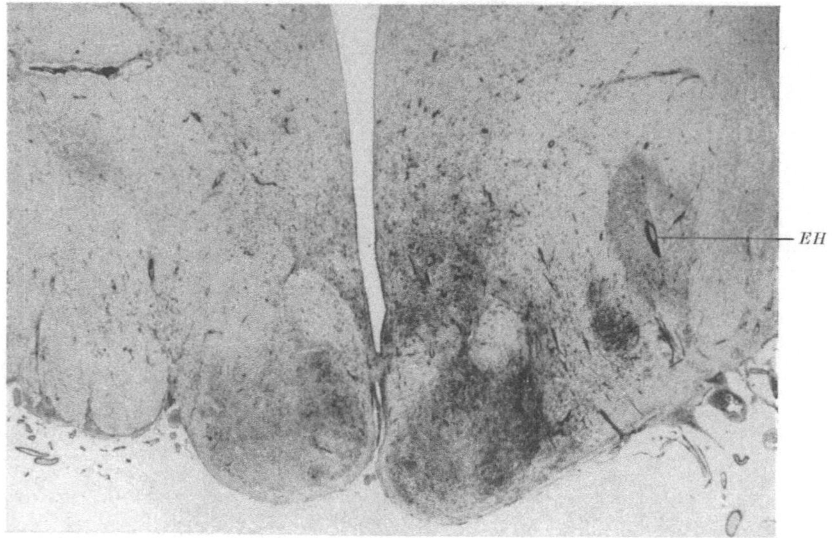

Abb. 43. Granulomencephalitis. Elektiver Befall der Corpora mamillaria. Weitgehende Aussparung der weißen Gebiete der Fornices und VICQ D'AZYRschen Bündel. An der Grenze zum rechten Hirnschenkel um eine größere, stark infiltrierte Vene ein Entmarkungsencephalitis-ähnlicher Herd (*EH*). NISSL-Färbung, Vergr. 5,7fach.

für eine lokale oder allgemeine Druckerhöhung fehlen. Es handelt sich also um eine *primär ziemlich rein hypothalamische Erkrankung des Hypophysen-Hypothalamus-Systems.* Die Auswirkungen dieser Erkrankung auf den übrigen Körper sind folgende:

Hoden. Degeneration des Kanälchenepithels 4. Grades nach SCHINZ und SLOTOPOLSKI, das auf eine einreihige Schicht unentwickelter Hodenzellen bei gleichzeitig starker fibröser Verdickung der Tunica propria reduziert ist. Im Zwischengewebe einzelne und in kleineren Gruppen stehende Zellen mit bräunlichem Pigment im Cytoplasma und meist pyknotischem Kern; offenbar keine funktionstüchtigen Zwischenzellen (Abb. 44c). — *Nebennieren.* Rinde etwas schmäler, aber gut differenziert, wenig durchblutet. Mark gut entwickelt (Abb. 45). — *Schilddrüse.* Große, mit stark eosinophilem Kolloid erfüllte Follikel mit kubischem bis flachem Epithel. — *Nebenschilddrüse.* Stark fettdurchwachsen, sonst ohne Besonderheiten. — *Pankreas.* Fettdurchwachsen, reichlich Inseln ohne Auffälligkeiten. — *Herz.* Fettgewebe nicht nur sehr reichlich epikardial, sondern auch in den Bindegewebssepten im Inneren des Herzmuskels. — *Leber.* Außerordentlich starke, großtropfige, von den Läppchenzentren ausgehende Verfettung; fettfreie Parenchymzellen sieht man nur unmittelbar im Anschluß an die periportalen Felder.

Einer *totalen Hodendegeneration* stehen also eine nur *geringe Reduktion der Nebennierenrinde* und *keine merklichen Veränderungen in der Schilddrüse und den übrigen endokrinen Drüsen* gegenüber. Die *allgemeine Fettsucht*, die an der durch Fettspeicherung stark vergrößerten Leber besonders deutlich zum Ausdruck kommt, dürfte auch hypothalamisch bedingt sein. Auf die Auswirkung der hypothalamischen Erkrankung auf das psychische Bild s. ORTHNER (1956).

6. Encephalitis lethargica (ECONOMO). Im akuten und subakuten Stadium wird gelegentlich Verlust der Menstruation und mangelnde Libido beobachtet (BYCHOWSKI, W. MAYER, DAVISON und DEMUTH 1946a, Fall 14). Nach F. STERN (1922) sind bei chronischen Amyostatikern Amenorrhoe, Impotenz oder wenigstens Störungen der Erektionsfähigkeit und Libido sehr häufig. Anatomische Analysen solcher Fälle liegen offenbar nicht

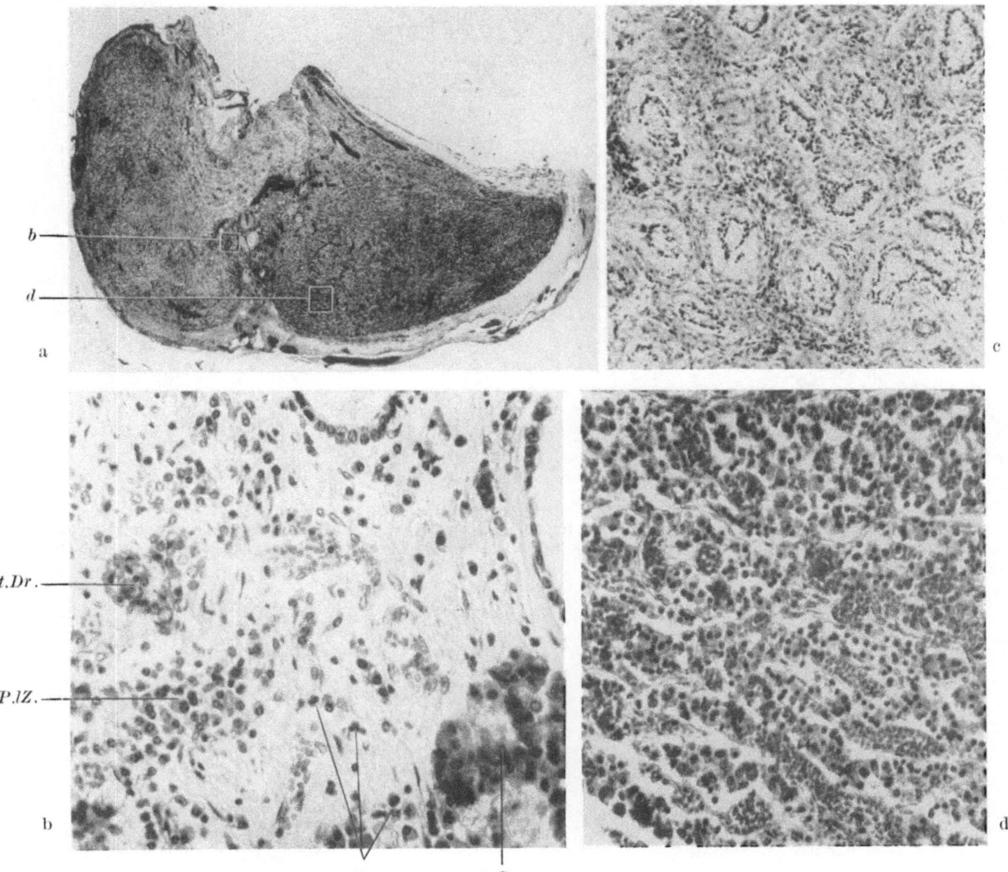

Abb. 44a—c. a Medianer Sagittalschnitt durch die intraselläre Hypophyse. Mäßige Verkleinerung des Vorderlappens. Der Hinterlappen ist von Fibroblasten und Plasmazellen diffus durchsetzt. Hämatoxylin-Eosinfärbung, Vergr. 7,5fach. b Zwischenzone, Ausschnitt aus a. Lockere Infiltration mit Plasmazellen (*Pl.Z.*) und eosinophilen Leukocyten (*Eo.*). *t.Dr.* tubuläre Drüsen. Vergr. 236fach. c Hoden. Kanälchendegeneration 4. Grades; nur einreihige Schicht unentwickelter Hodenzellen; starke Verdickung der Tunica propria. Zwischenzellen sehr pigmentreich, meist mit pyknotischen Kernen. Hämatoxylin-Eosinfärbung, Vergr. 82fach. d Vorderlappen, Ausschnitt aus a. Mäßige Verminderung der durchschnittlichen Zellgröße. Weite Sinuscapillaren. Vergr. 165fach.

vor. Manche sexuelle Abwegigkeiten der Postencephalitiker weisen wie die sonstigen Trieb- und Instinktstörungen auf Schädigungen höherer Steuerungen (ORTHNER 1956) hin, die eher dem Mittelhirn, dem Subthalamus und dem Thalamus zuzuordnen sind als dem vegetativen Hypothalamus.

7. Druckatrophie des Hypothalamus durch Hydrocephalus. Die Ausweitung, die der 3. Ventrikel bei chronischer intraventrikulärer Druckerhöhung erleidet (S. 825), führt in vielen Fällen zunächst zu einer Aktivierung des Hypophysen-Hypothalamus-Systems und dadurch zu einer vorzeitigen Geschlechtsreifung (S. 688). Früher oder später schlägt die Reizung aber in Lähmung um; Pubertas praecox wird von Amenorrhoe, Impotenz, verminderter oder fehlender Sexualhormonausscheidung (BINGEL), Fettsucht, Diabetes

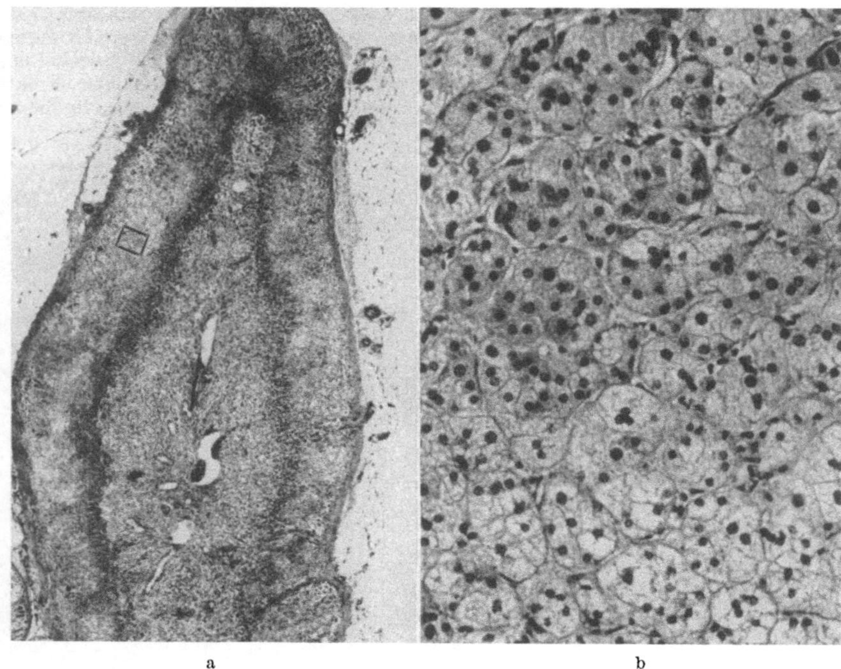

a b

Abb. 45a u. b. a Nebenniere im Falle Abb. 41ff. Rinde etwas schmäler, aber gut differenziert. Hämatoxylin-Eosinfärbung, Vergr. 10fach. b Ausschnitt aus a. Reichlich Spongiocyten in der Zona fasciculata. Vergr. 205fach.

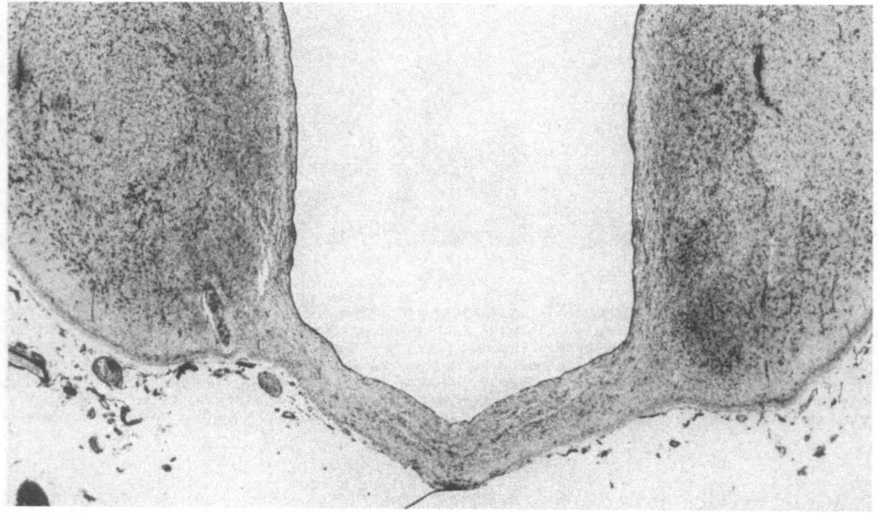

Abb. 46. 47jähriger Mann, hochgradige Granularatrophie der Großhirnrinde infolge Thrombendarteriitis obliterans (Typ 2 nach Lindenberg und Spatz); seit mindestens 5 Jahren psychisch verändert, zuletzt schwer dement; Fettsucht, mangelhafte Sekundärbehaarung. Atrophie des Tuber cinereum ohne Gefäßveränderungen in diesem Bereich, wahrscheinlich sekundär zu der Großhirnrindenatrophie. Nissl-Färbung, Vergr. 10fach.

insipidus usw. abgelöst. Die hypothalamischen Ausfallserscheinungen können auch ohne vorhergehende Aktivitätssteigerung auftreten (s. Russell). Man kann sie auf eine Druckatrophie hypothalamischer Strukturen beziehen, falls keine unmittelbare Schädigung durch Tumor oder Entzündung vorliegt. Allerdings ist der anatomische Beweis einer solchen

Druckatrophie an Hand von Serienschnitten noch nicht erbracht worden[1]. Beobachtungen dieser Art haben unter anderen POLLOCK (40jähriger Mann, mit 4 Monaten Meningitis), STUMPF (Fall 1, Kleinhirncyste), A. SCHULTZ (18jähriger Jüngling, mit 8 Jahren Meningitis), COHN und GOLDSTEIN (Fall 7, 40jähriger Mann, Hydrocephalus nach Trauma ?), FOERSTER und GAGEL (1933b, Fall 4, Plexuspapillom des 3. Ventrikels), DAVID und Mitarbeiter (18jähriger Jüngling, arachnitische Cyste der Cisterna cerebellomedullaris), CLEGHORN und Mitarbeiter (23jähriger Mann, Pinealom), J. TRAUTMANN (15½jähriges Mädchen, entzündliche Verklebungen des Aquädukt), RAND und LEMMEN (mehrere Fälle von Tumoren im hinteren 3. Ventrikel) sowie PIA (1954, Vierhügelgeschwülste) beschrieben.

Der durch Hirndruck bedingte Hypogenitalismus betrifft mit Vorliebe nur das germinative Epithel, so daß ein von den peripheren Störungen her bekanntes Hodenbild entsteht, das bei Schädigungen der Adenohypophyse nicht vorkommt: Atrophie der Samenkanälchen und

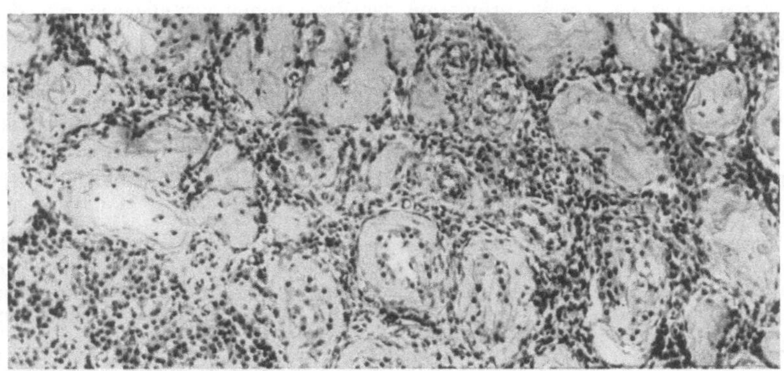

Abb. 47. Fall Abb. 46. Hochgradige Kanälchenatrophie des Hodens bei gleichzeitiger Zwischenzellwucherung. (Die übrigen endokrinen Organe einschließlich der Hypophyse waren unverändert.) Hämatoxylin-Eosinfärbung, Vergr. 110fach.

Hyperplasie der Zwischenzellen (z. B. CLEGHORN und Mitarbeiter). Aber auch bei den anderen Formen von Schädigungen der nervösen Regulation können solche Bilder entstehen. Man kann deshalb die von (relativer oder absoluter) Zwischenzellwucherung begleitete Hodenatrophie nicht einfach als den „peripheren“ oder „primären Typ“ bezeichnen, sondern kann von ihr nur sagen, daß sie vermutlich nicht auf einer Schädigung der Adenohypophyse beruht.

8. Andere Atrophien müssen ebenfalls als Ursache von Sexualstörungen erwogen werden. Wie das sonstige Zentralnervensystem erleidet auch der Hypothalamus im Alter eine Reduktion seines Parenchyms (S. 824). Es ist schwer zu beurteilen, ob die Abnahme der Keimdrüsenaktivität des alternden Menschen mit dieser *Altersatrophie* des Hypothalamus zusammenhängt.

Das gleiche gilt von den verschiedenen Formen eines krankhaft vorzeitigen Alterns. Eine *Systematrophie* des vegetativen Hypothalamus im Sinne von SPATZ (1938) ist nicht bekannt. Wenn bei solchen Erkrankungen des übrigen Gehirns — etwa der PICKschen oder der HUNTINGTONschen Krankheit — auch der Hypothalamus besonders klein gefunden wird, dann könnte es sich um eine transneuronale Auswirkung handeln. So sahen LÖWENBERG und Mitarbeiter (1939) im Falle eines 25jährigen Pick-Kranken im ganzen Hypothalamus die Glia stark proliferiert, das Parenchym beträchtlich reduziert. Die Nervenzellen zeigten aber nicht die charakteristische Blähung wie in den ergriffenen Rindengebieten (doppelseitiger Befall der Stirn-, Schläfen- und Scheitellappen, Verschonung der Zentralgegend).

Der eigenartige diffuse vorzeitige Alterungsprozeß der ALZHEIMER*schen Krankheit* verschont zwar den Hypothalamus nicht, ergreift ihn aber zweifellos durchschnittlich schwächer als die Großhirnrinde (GRÜNTHAL 1930, BRAUNMÜHL in diesem Handbuch). MOREL und WILDI haben die Veränderungen im Hypothalamus beim Morbus Alzheimer analysiert. Sie halten es für verfrüht, die vegetativen Störungen dieser Kranken, darunter die sexuelle Inaktivität, mit den histopathologischen Befunden zu korrelieren.

[1]) Hinsichtlich der Befunde an der suprasellären Hypophyse bei Hirndruck (KRAUS 1933b) s. S. 656.

Auch bei sonstigen atrophischen und degenerativen Prozessen der Großhirnrinde erscheint die Substanz des vegetativen Hypothalamus oft vermindert, obwohl der Hypothalamus nicht oder nur unwesentlich an dem spezifischen Krankheitsprozeß — etwa der cerebralen v. WINIWARTER-BUERGER*schen Krankheit* (Abb. 46, 47) oder der *progressiven Paralyse* — teilnimmt. Wiederholt wurde klinischerseits der rasche vegetative Verfall solcher Kranken auf eine hypothalamische Beteiligung zurückgeführt. Keimdrüsenatrophien sind bei jüngeren Paralytikern eine häufige, wenn auch nicht regelmäßige Erscheinung. (Es ist natürlich immer zu bedenken, daß chronische Infekte das empfindliche Keimepithel auch auf *endotoxischem Wege* schädigen können, ferner, daß auch *Fieber* die Spermiogenese stört (MACLEOD und HOTCHKISS.) SCHÜTZ hat schon 1891 bei der Beschreibung des nach ihm benannten, nach KRÜCKE, SPATZ u. a. für die Keimdrüsensteuerung wesentlichen Bündels dargelegt, daß es bei Paralyse oft einen Faserschwund erleidet. Dieser Befund ist, soviel ich sehe, in neuerer Zeit nicht nachgeprüft worden. Man wird bei den Auswirkungen diffuser Erkrankungen der Großhirnrinde auf das Vegetativum vor allem an die Möglichkeit *transneuronaler Reaktionen* denken müssen.

Ein *zusammenfassendes* Urteil über das Ausmaß und die funktionelle Bedeutung atrophischer Prozesse im Hypothalamus wird erst möglich sein, wenn Näheres über die physiologischen Schwankungsbreiten dieser Strukturen durch quantitative Auswertungen vieler Fälle aus allen Lebensaltern bekannt ist (GRATTAROLA und WILDI). Die Forschung ist auf diesem Gebiete erst am Beginn der Materialsammlung.

9. Trauma. Über einen Fall von traumatischer Störung des vegetativen Hypothalamus berichtet SCHALTENBRAND (1936). Bei einem 29jährigen Mann war nach einem Kopfschuß das Projektil in den Seitenventrikel geraten und anschließend in den 3. Ventrikel gewandert. Es stellten sich Genitalatrophie und Fettsucht ein. — Der Fall von KERSCHBAUM (1953) und CZECHMANEK gehört ebenfalls hierher.

J. TRAUTMANN fand in 120 Fällen von schwerer *Gehirnerschütterung* bei geschlechtsreifen Frauen 82mal Störungen der Menstruation, ein Hinweis mehr für die leichte Beeinflußbarkeit der Sexualabläufe durch nervöse Störungen. Wie auf S. 860 erörtert ist, halten wir eine besondere Verletzlichkeit des Hypothalamus durch stumpfe Gewalt für unwahrscheinlich; wir möchten eher annehmen, daß die Gesamterschütterung des Gehirns sich über den Hypothalamus am Vegetativum auswirkt. Entsprechend zählen die hirntraumatisch bedingten Genitalatrophien zu den großen Seltenheiten (NONNE 1916, BRESGEN 1950, WILD).

Hinsichtlich der traumatischen SIMMONDSschen Krankheit s. S. 648.

μ) Psychisch bedingte Keimdrüsenstörungen.

Es ist eine altbekannte Tatsache, daß bei *Angst* und anderen seelischen Erschütterungen die Menstruation aussetzen kann (KELLEY und Mitarbeiter 1954). Die anatomische Untersuchung zeigt in solchen Fällen, daß die Eierstöcke ihre Tätigkeit plötzlich eingestellt haben. Die Gelbkörper bilden sich zurück, die Bläschenfollikel werden atretisch (STIEVE 1942). (Andererseits gibt es die „anovulatorische Schreckblutung", die für eine psychische Beeinflußbarkeit der Gebärmutterschleimhaut ohne Vermittlung der Ovarien spricht; s. S. 627.) STIEVE (1952) legte ferner überzeugend dar, daß Angst auch beim männlichen Geschlecht die Keimdrüsenfunktion zum Erliegen bringen kann, und zwar zunächst mehr die germinative, später aber auch die inkretorische.

In diesem Zusammenhang sind die Untersuchungen von KLEBANOW und HEGNAUER (1950) von Bedeutung, wonach die Mißbildungsquote von Frauen, die im Konzentrationslager schweren seelischen Belastungen ausgesetzt waren, in den der Entlassung folgenden 3 Jahren deutlich erhöht war (4% von 1500 Geburten). Zum Beispiel war jedes 130. Kind dieser Frauen mongoloid, gegenüber einem Verhältnis von 1:6000—10000 in der Durchschnittsbevölkerung. — Im klinischen Material stieg die Mißbildungsquote (deutsche Großstadtbevölkerung) von 1% (1917—1940) auf 1,5% in den von Kriegsängsten heimgesuchten Jahren 1941—1947.[1]

STIEVE billigt aber auch unter normalen Umständen der seelischen Erregung einen großen Einfluß auf das Keimepithel zu; er schreibt: „Jede Frau ist nun während ihres Lebens bald häufiger, bald weniger oft erregenden Umwelteinflüssen ausgesetzt, durch die die Tätigkeit ihrer Eierstöcke kürzere oder längere Zeit gehemmt wird. ... Als Folge dieser umweltbedingten Schädigung geht eine weit größere Anzahl von Oocyten zugrunde als sonst, die verbleibenden sind sicher wenigstens zum Teil auch geschwächt oder geschädigt, jedoch

[1] Es ist nicht auszuschließen, daß auch die Mangelernährung in den Kriegsjahren und bei den KZ-Frauen einen Faktor bei dieser Keimepithelschädigung darstellt.

nicht so schwer, daß sie sofort zugrunde gehen. . . . Andere noch weniger geschädigte Eizellen . . . werden . . . sogar befruchtet, entwickeln sich dann aber nicht in der gewöhnlichen Weise, sondern aus ihnen entstehen mißbildete Früchte . . ." Damit erkläre sich sowohl die weibliche Fertilitätsminderung mit zunehmendem Heiratsalter als auch die besonders beim Mongolismus und den neuroektodermalen Mißbildungen auffällige Zunahme mit steigendem Alter der Mutter.

Wenn sich aus diesen Befunden und Hypothesen auch ein Korn Wahrheit in der alten Volksmeinung enthüllt, daß Schreckerlebnisse von Frauen zu Mißbildungen bei der Nachkommenschaft führen können, so muß — nach den vorliegenden zahlenmäßigen Unterlagen (weitere Literatur s. STIEVE) — diese Gefahr doch als gering erachtet werden. Wahrscheinlich spielt sie neben anderen Ätiologien von Mißbildungen nur eine untergeordnete Rolle (s. auch VENZLAFF 1954).

Anatomisch fand STIEVE große reifende Follikel, die atretisch werden, bei jüngeren Frauen nur dann, wenn die Eierstöcke durch ungünstige äußere Bedingungen, besonders nervöse Erregung, geschädigt wurden. Bei Frauen nach dem 30. Lebensjahr und besonders häufig während des Klimakteriums seien solche Follikel nicht allzu selten. Die durch nervöse Erregung zurückgebildeten Ovarien unterscheiden sich in charakteristischer Weise von den Keimdrüsen verhungerter Frauen; bei letzteren bildet sich nämlich auch das Stroma stark zurück, während die Rückbildung nach seelischer Erregung hauptsächlich oder ausschließlich die Oocyten und die von ihnen abhängigen Follikel betrifft. STIEVE glaubt ferner an den Nervenzellen des Ganglion cervicale uteri und in den Ganglien der Prostataumgebung von Menschen, deren Keimdrüsen infolge psychischer Erregung zurückgebildet waren, degenerative Veränderungen gefunden zu haben. Auch innerhalb der Keimdrüsen beobachtete er in diesen Fällen „massenhaft zugrunde gehende Nervenfasern".

Zusammenfassend ist nicht zu bezweifeln, daß das psychische Erleben die Keimdrüsentätigkeit erheblich zu beeinflussen vermag — nicht nur im Sinne der Schädigung, sondern auch fördernd, wie etwa bei der von STIEVE vermuteten Reifungsbeschleunigung der Follikel (s. S. 626). Die corticalen Impulse erreichen über das hypothalamische Sexualzentrum auf nervösen Wegen die Keimdrüsen. Die gonadotrope Hypophysentätigkeit kann, muß aber nicht in die Wirkungsabläufe eingeschaltet sein.

Hinsichtlich der *seelischen Störungen der Kopulationsreflexe* (S. 621), der häufigsten Sexualstörungen überhaupt, sei auf die Darstellung von MATUSSEK hingewiesen.

ν) Auswirkungen von Störungen der Neurosekretion auf die Fortpflanzung.

Die als gesichert geltende Rolle der Neurosekretion bei Geburtsakt und Lactation (s. S. 620) hat für die menschliche Pathologie insofern Bedeutung, als die Wehentätigkeit von Frauen mit Diabetes insipidus durch mangelndes Oxytocin unzureichend sein kann, wenn nicht gleichzeitig Pituitrin gegeben wird (s. MARX 1941, MARANON 1947).

Bei der von R. GAUPP (1941) geschilderten Frau mit erblichem Diabetes insipidus (siehe S. 800) sind 2 Schwangerschaften wegen Hyperemesis gravidarum sehr schlecht vertragen worden, und die Geburten waren äußerst schwer und langwierig. Bei einer 3. Gravidität wurde deshalb die Indikation zur Schwangerschaftsunterbrechung gestellt und der Eingriff durch Blasensprengung in der 2. Schwangerschaftshälfte vorgenommen. Trotz aller erdenklicher angewandter Mittel konnte die Ausstoßung von Frucht und Placenta erst nach 14 Tagen mittels eines Kolpeurynters erreicht werden. — Andererseits waren in dem bekannten Fall von DANDY (1940) (s. S. 656) 2 Entbindungen und auch die Lactation nach chirurgischer Unterbrechung der neurosekretorischen Bahn normal. — Von Bedeutung ist die Beobachtung von HENZI (1952). Eine mit 60 Jahren verstorbene Frau hatte seit einem Unfall mit schwerem Kopftrauma im Alter von 11 Jahren dauernd an Diabetes insipidus gelitten. Die histologische Untersuchung ergab eine totale Zusammenhangstrennung der in einem Narbengewebe eingebetteten suprasellären Hypophyse. Der Hypophysenhinterlappen war hochgradig atrophisch, der Vorderlappen normal. Die Zellen der „besonderen Kerngruppe" fand der Autor etwas reduziert; es bestand offenbar keine hochgradige Atrophie. Bei anscheinend tiefsitzendem Abriß des Stiels war ein Rest des Infundibulum mit dem Gehirn in Zusammenhang geblieben. Die 5 Entbindungen der Frau waren vollkommen normal verlaufen. Vielleicht haben in diesem Fall — und auch im Falle von DANDY (1940) — die infolge tiefer Durchtrennung der neurosekretorischen Bahn nicht degenerierten Neurone der „besonderen Kerngruppe" zwar zur Bereitstellung der für den Geburtsakt nötigen Oxytocinmengen genügt, nicht aber zur Verhinderung eines Diabetes insipidus.

Zusammenfassend wird man auf Grund der noch spärlichen anatomischen Untersuchungen sagen können, daß Störungen des Geburtsverlaufs durch Mangel an Oxytocin beim Menschen offenbar nur bei sehr hochgradiger Verminderung der neurosekretorischen Strukturen eintreten.

Hinsichtlich der

ξ) Sexualstörungen durch Unterbrechung der nervösen Leitungswege

vom hypothalamischen Sexualzentrum zu den spinalen Kopulationszentren (S. 621) und zu den Gonaden (S. 624) sei auf meine Ausführungen im Handbuch der medizinischen Sexualforschung (1954) verwiesen.

2. Krankhaft gesteigerte Sexualfunktion.

Krankhaft gesteigerte Sexualfunktion wird hervorgerufen entweder durch vorzeitige (normale oder übermäßige) Ausschüttung von Geschlechtshormonen bei Kindern oder durch übermäßige Ausschüttung im schon geschlechtsreifen Organismus. Die Ausschüttung kann sich bei beiden Geschlechtern entweder auf Androgen oder auf die weiblichen Hormone beziehen. Wenn das dem eigenen Geschlecht entgegengesetzte Brunsthormon in abnormen Mengen ausgeschüttet wird, kann man auch von „pervertierter Sexualfunktion" sprechen. — Die gesteigerte Aktivität kann entweder auf einer *primären Erkrankung der Sexualhormon produzierenden Drüsen* — im wesentlichen Gonaden und Nebennieren — (= periphere Sexualstörungen) beruhen oder auf einer solchen der *Steuerungsorgane* (= zentrale Störungen). Die ältere Literatur s. bei NEURATH 1909.

a) Periphere Störungen.

Hinsichtlich der peripheren Störungen sei auf meine Übersicht im Handbuch der medizinischen Sexualforschung (1954) verwiesen. Morphologische *Rückwirkungen auf die Hypophyse* sind lediglich von den *Chorionepitheliomen* her bekannt; HEIDRICH und Mitarbeiter und ROTH (1950) haben hierbei Veränderungen in Richtung der *Schwangerschaftshypophyse* beschrieben.

b) Zentrale Störungen.

Krankhafte Zustände durch übermäßige Bildung von gonadotropen Hypophysenhormonen sind nicht bekannt. Es ist zweifelhaft, ob die in Abschnitt a) gemeinten peripheren Krankheitsbilder mit vermehrter Sexualhormonbildung durch hypophysäre Anregung entstehen können. Nur insofern dürfte die Hypophyse eine Rolle spielen, als der trophische Einfluß ihrer Hormone Hyperplasien und Neubildungen erleichtert. Auch im Falle von SPEERT (42jährige Frau, Granulosazelltumor mit vermehrtem Urin-Oestrogen bei gleichzeitiger Akromegalie) wird man, wenn überhaupt ein Zusammenhang besteht, eher an eine umgekehrte Beeinflussung denken. Da Oestrogen die Luteotropinbildung der Hypophyse anregt (S. 614), könnte es in diesem Falle eine gleichzeitige Somatotropinüberproduktion bewirkt haben.

Daß es — wenigstens nach dem heutigen Kenntnisstand — *keine hypophysäre Pubertas praecox gibt*[1], ist besonders auffällig und um so merkwürdiger, als die

[1] Nur WITSCHI (1953) nimmt an, daß das *adrenogenitale Syndrom* bei Mädchen und Knaben ebenso wie der weibliche Pseudohermaphroditismus (S. 633) hypophysär bedingt seien, da die androgenproduzierende Nebennierenrindenwucherung mit einer intrauterinen durch abnorme Mengen placentaren Oestrogens ausgelösten Hypophysenüberaktivität zusammenhänge.

künstliche Zufuhr gonadotroper Hormone auch beim Menschen wiederholt zu Frühreife geführt hat (THOMPSON und HECKEL, MARX 1941; s. hierzu S. 684).

Abgesehen von der heute etwas fraglich gewordenen epiphysär bedingten Frühreife (S. 690f.), sind *die zentralen Hypergonadismen rein hypothalamisch bedingt, sind Störungen ausschließlich der nervösen Sexualsteuerung.*

Eine krankhafte Überfunktion der nervösen Steuerung in der Zeit der Geschlechtsreife spielt praktisch keine Rolle, außer vielleicht als Teilerscheinung bestimmter Geisteskrankheiten (ORTHNER 1956). Als einzige zentrale Störungen mit krankhaft gesteigerter Sexualfunktion bleiben also die *hypothalamische Pubertas praecox* und die hypothetische, *epiphysär bedingte Frühreife* zu besprechen.

aa) Hypothalamische Pubertas praecox.

Die hypothalamischen Pubertas praecox-Formen haben zwei Eigentümlichkeiten gemeinsam: 1. sie führen *stets zur vorzeitigen Entwicklung des eigenen Geschlechts;* jedenfalls sind Fälle von krankhaft pervertierter vorzeitiger Geschlechtsreifung hypothalamischer Genese bisher nicht bekannt geworden; 2. die *Sexualhormonbildung* ist *nur im Hinblick auf das kindliche Alter erhöht,* überschreitet aber die bei Erwachsenen desselben Geschlechts zu findenden Werte — zum Unterschied von den peripheren Formen — nicht oder nur unwesentlich. ALBRIGHT und REIFENSTEIN (1948) stellen die hypothalamische Frühreife als „wahre Pubertas praecox" den peripheren Formen, die sie nicht ganz glücklich als „sekundäre" bezeichnen, gegenüber.

α) Die Pubertas praecox infolge hypoplastischer Mißbildung des Tuber cinereum hat LANGE-COSACK 1951 klinisch und anatomisch eingehend untersucht und als Krankheitseinheit den übrigen Formen hypothalamischer Pubertas praecox gegenübergestellt. Bei einem Überblick über die Literatur zeichnen sich *zwei Typen solcher Mißbildungen* — auch „Hamartome" genannt — ab: 1. kleine nervenzellhaltige Geschwülste des ventromedialen Hypothalamus von eindeutigem Mißbildungscharakter und 2. große Tumoren, in denen die ebenfalls vorhandene Hyperplasie der nervösen Strukturen durch eine Gliawucherung mehr oder weniger verdeckt wird.

Der *erste Typus* ist von DRIGGS und SPATZ (1940) am besten beschrieben worden.

Ein Knabe zeigte von Geburt an Zeichen vorzeitiger Geschlechtsreife. Bei seinem Tod mit $3^1/_2$ Jahren entsprach der Entwicklungszustand einem 15—16jährigen. Vom Tuber cinereum hing in die Basalzisterne ein kirschkerngroßes kugeliges Knötchen herab; der sonstige Hypothalamus war vollkommen intakt. Histologisch fanden sich in dem Knötchen massenhaft Nervenzellen und teils marklose, teils markhaltige Nervenfasern. In zellreichen Verdichtungen lagen kleine Nervenzellen von der Art des zentralen Höhlengraus dicht beieinander. In zellärmeren Gebieten in der Umgebung dieser Verdichtungen sah man vereinzelte größere Nervenzellen und sehr reichlich Nervenfasern; diese Nervenzellen ähnelten denen des Nucleus tuberomamillaris (Abb. 48).

Als repräsentativer Fall des *zweiten Typus* kann die Beobachtung von LANGE-COSACK (1951) gelten.

Auch dieser Knabe wuchs von Geburt an abnorm schnell; er war zeitweise sehr dick. Vom 2. Lebensjahr an Schambehaarung, beginnender Bartwuchs, tiefe männliche Stimme, Erektionen. Mit 4 Jahren war er mit 140 cm um 40 cm größer als seine Altersgenossen. Er war schwachsinnig und hatte epileptiforme Anfälle. Mit 5 Jahren und 2 Monaten starb er an einer Streptokokkensepsis.

Die Sektion ergab einen riesigen Tumor (Längsachse 7,5 cm), der den 3. Ventrikel fast ganz ausfüllt. Das Tuber cinereum und die Corpora mamillaria sind im Tumor aufgegangen;

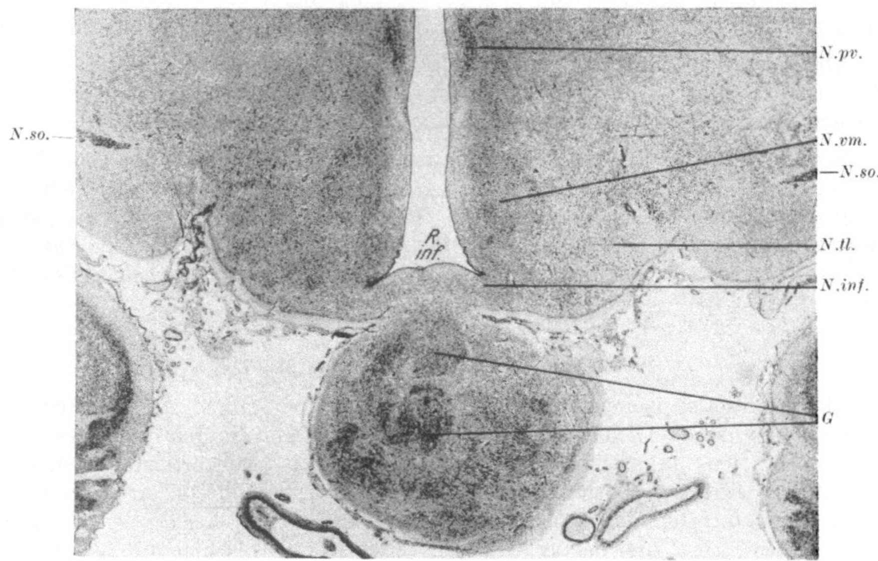

Abb. 48. $3^1/_2$jähriger Knabe. Eine kleine Geschwulst (*G*) sitzt unmittelbar hinter dem Infundibulum dem Tuber cinereum an; sie zeigt eine Vervielfältigung der Nervenzellen des Tuber cinereum und ist als Ursache einer schweren Pubertas praecox anzusehen. Der vegetative Hypothalamus ist sonst völlig intakt. *N.inf.* Nucleus infundibularis; *N.pv.* Nucleus paraventricularis; *N.so.* Nucleus supraopticus; *N.tl.* Nuclei tuberis laterales; *N.vm.* Nucleus ventromedialis. R. inf. Recessus infundibularis. NISSL-Färbung, Vergr. 7,5fach. (Nach DRIGGS und SPATZ 1940.)

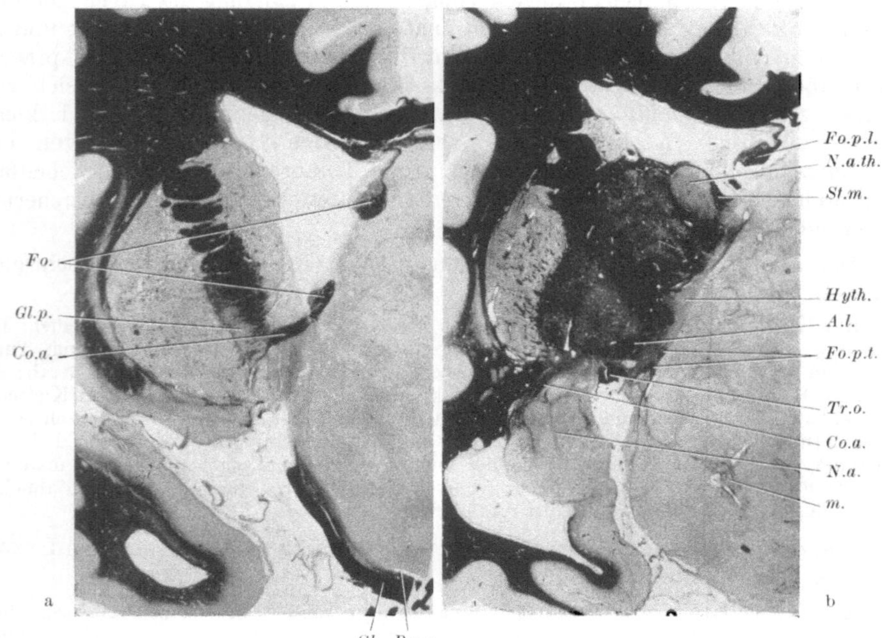

Abb. 49 a u. b. Pubertas praecox bei 5jährigem Knaben. Zwei Frontalschnitte. Ein riesiger Tumor füllt den 3. Ventrikel aus. *A.l.* Ansa lenticularis; *Ch.* Chiasma; *Co.a.* vordere Commissur; *Fo.* Fornix (*p.l.* Pars libera, *p.t.* Pars tecta); *Gl.p.* vorderster Teil des Globus pallidus; *Hyth.* markloses hypothalamisches Gebiet, gegen den Tumor gut abgrenzbar; *m.* markhaltige Fasern im Tumor; *N.a.* Nucleus amygdalae; *N.a.th.* Nucleus anterior thalami; *Rec.s.* Recessus supraopticus; *St.m.* Stria medullaris; *Tr.o.* Tractus opticus. Markscheidenfärbung, Vergr. 1,5fach. (Nach LANGE-COSACK 1951.)

in diesem Gebiet liegt der Ausgangspunkt der Wucherung. Gegenüber dem übrigen Hypothalamus ist die Geschwulst verdrängend gewachsen (Abb. 49); so sind Nucleus supraopticus und paraventricularis gut ausgebildet; nur die Paraventriculares sind im Zellgehalt etwas reduziert. (Entsprechend waren Störungen des Wasserhaushaltes klinisch nicht nachzuweisen.)

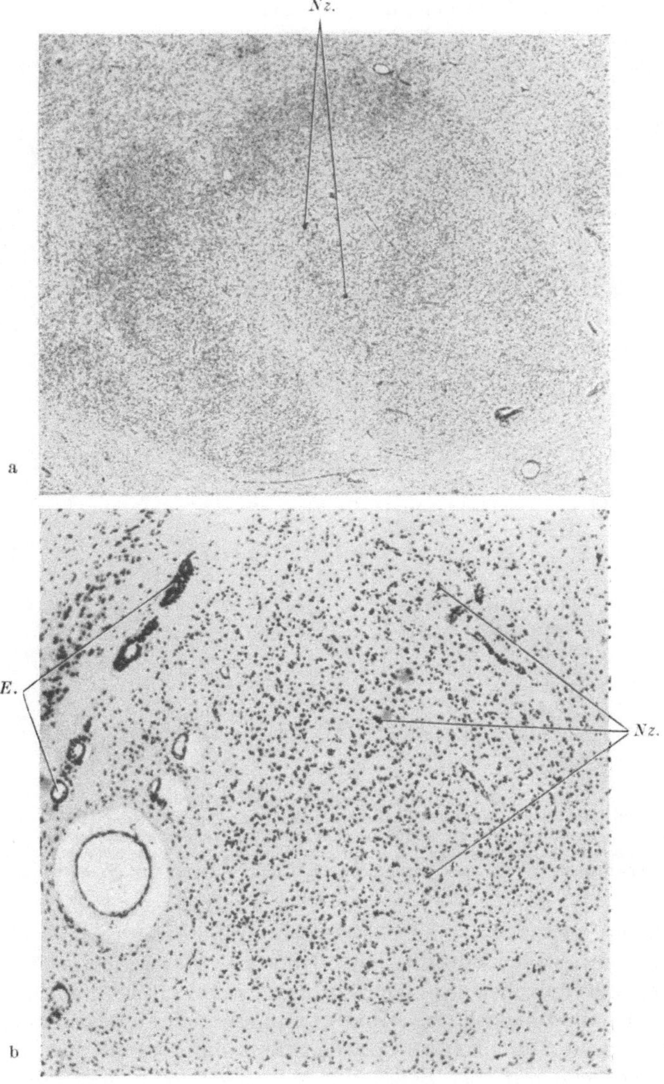

Abb. 50a u. b. NISSL-Färbungen aus dem Tumor in Fall Abb. 49.
a Zahlreiche dichtstehende Zellkerne, die teils kleinen Nervenzellen, teils Gliazellen entsprechen. Vereinzelt in den Zellhaufen eingestreut größere Nervenzellen (*Nz.*). Der Zellhaufen ist von einem zellärmeren Bezirk umgeben, in welchem hauptsächlich marklose und markarme Nervenfasern verlaufen. Vergr. 20fach. b Die Grenze zum normalen zentralen Höhlengrau ist durch Ependymschläuche (*E.*) markiert. Auch hier in zellärmerer Umgebung ein Zellhaufen, der teils aus kleinen Nervenzellen, teils aus Gliazellen besteht. Dazwischen vereinzelte größere Nervenzellen (*Nz.*). Vergr. 60fach.

Das histologische Bild der derb-weißen, bis auf eine kleine Nekrose homogenen Geschwulst wird von großen faserbildenden Makrogliazellen beherrscht, so daß zunächst die Diagnose „Astrocytom“ gestellt wurde. Erst die genaue Untersuchung deckte massenhaft Nervenzellen auf, deren Zahl viel zu groß ist, als daß sie als Reste des vom Tumor infiltrierten bodenständigen Gewebes angesehen werden könnten (Abb. 50). Zahlreiche marklose und markhaltige[1] Nervenfasern durchziehen in wirrer Anordnung den großen Tumor (Abb. 51). Neben den Merkmalen des Astrocytoms bietet der Tumor also die Merkmale der hyperplastischen Mißbildung. Außerdem fanden sich in diesem Fall noch andere sehr ausgesprochene Zeichen einer embryonalen Entwicklungsstörung, und zwar ohne gleichzeitige blastomatöse Umwandlung der Glia, nämlich Mikrogyrien und heterotope Nervenzellansammlungen in der Umgebung der Ventrikel.

Der Unterschied zwischen den beiden Formen betrifft also in erster Linie das Verhalten der Neuroglia. Diese ist beim Typus DRIGGS-SPATZ unverändert,

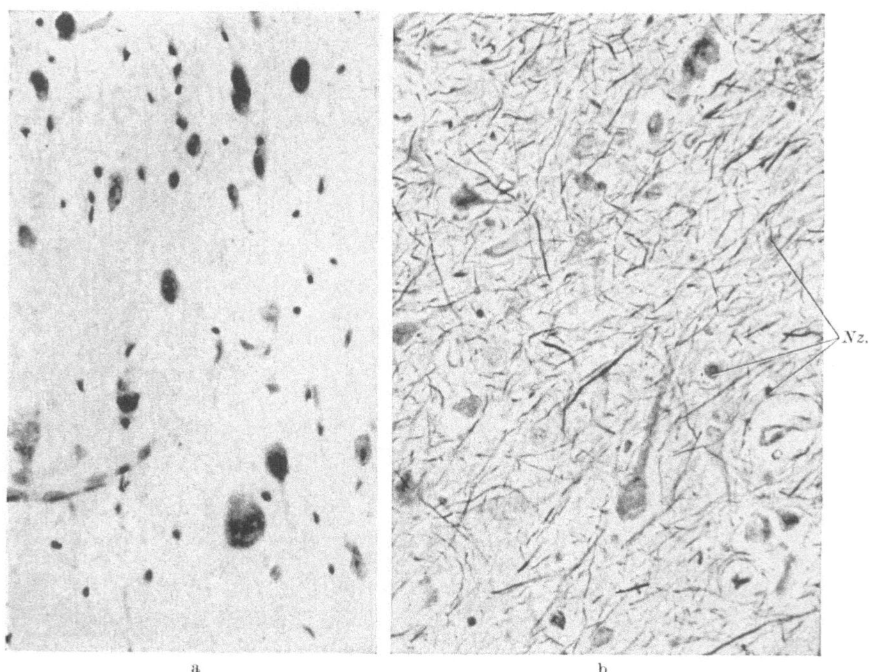

Abb. 51a u. b. Aus dem Tumor Fall Abb. 49.
a Große, mittelgroße und kleine ausgereifte Nervenzellen, dazwischen Gliazellen. NISSL-Färbung, Vergr. 300fach.
b Man sieht inmitten der zahlreichen, wirr durcheinander laufenden Nervenfasern eine große und mehrere mittlere und kleine Nervenzellen; dazwischen schwach angefärbte Gliakerne, die sich von den Kernen der Nervenzellen deutlich unterscheiden. *Nz.* kleine Nervenzellen im Tumor. BIELSCHOWSKY-Färbung, Vergr. 220fach.

während beim Typus LANGE-COSACK eine außerordentlich hochgradige Vermehrung der Astrocyten auffällt. Die Größe des Gewächses ist im wesentlichen auf die Astrocytenwucherung zurückzuführen. Damit ist die Diagnose „Astrocytom“ nicht ganz unbegründet; aber es handelt sich keinesfalls um ein gewöhnliches Astrocytom. Mit LANGE-COSACK kann man annehmen, *daß das Astrocytom sich sekundär auf dem Boden der hyperplastischen Mißbildung gebildet hat.*

Die hyperplastische Mißbildung des Tuber cinereum gehört nach LANGE-COSACK (1951) nicht zu den Ganglienzellgeschwülsten des Tuber cinereum (s. S. 855), da hinsichtlich Aufbau und Wachstum grundlegende Unterschiede bestehen.

Der *Mißbildungscharakter* der hier in Rede stehenden Tumoren wird durch häufiges gleichzeitiges Vorkommen anderer Entwicklungsstörungen des Gehirns und des übrigen Körpers wie Status dysraphicus u. ä. unterstrichen.

Fälle, die wahrscheinlich zum *Typus* DRIGGS-SPATZ gehören, wurden beschrieben von KRABBE (1922, Fall 1, 3 Jahre 10 Monate alter Knabe, gestorben an Bronchopneumonie;

[1] Die Tatsache, daß die Nervenfasern in der Mißbildung durchschnittlich eine stärkere Ummarkung aufweisen als im Tuber cinereum, läßt vermuten, daß eine Differenzierung über das normalerweise vorgesehene Maß hinaus stattgefunden hat.

die Diagnose des Autors „Tuberöse Sklerose“ ist zweifelhaft), HEUYER und Mitarbeitern (1931, 6jähriger Knabe, gestorben 2 Tage nach Operation wegen eines vermuteten Zirbeltumors; Hypothalamustumor, von den Verfassern als „Ependymogliome multicavitaire“ bezeichnet), LESNÉ (1939, 1jähriges Kind, Entfernung eines erbsengroßes Tumors zwischen Carotis interna und Hypophysenstiel, Heilung), BRONSTEIN und Mitarbeitern (1942, 22 Monate altes Mädchen, Tod an Meningitis), HOOFT und Mitarbeitern (1943, 2jähriges Mädchen, Geschwulst oder Hyperplasie? des linken Corpus mamillare), STOTIJN (1946, $10^2/_3$ Jahre alter Knabe, Tod an Pneumonie), SECKEL und Mitarbeitern (1949, Fall 1, $7^1/_4$jähriges Mädchen, unerwarteter Narkosetod bei einer Probelateratomie wegen Verdacht auf einen Eierstocktumor), BROUWER (1950, Knabe, 6 Finger an jeder Hand, seit dem 2. Lebensjahr epileptische Anfälle, mit 8 Jahren alle Erscheinungen der Pubertät, Bartwuchs; starb mit 20 Jahren im Status epilepticus) und KERSTING (1952, 7jähriger Knabe, Tod nach Eingriff wegen Verdacht auf Epiphysentumor).

Anatomische Einzelheiten. Der Fall 1 von SECKEL und Mitarbeitern (1949) wurde von R. B. RICHTER (1951) genau untersucht. Die in Größe und Gestalt dem in Abb. 48 dargestellten Tumor sehr ähnliche Mißbildung enthielt hauptsächlich Ansammlungen von normalen reifen Nervenzellen, die den verschiedenen im Tuber cinereum vorkommenden Typen glichen; sie waren durch Nervenfaserzüge voneinander getrennt; neurosekretorische Erscheinungen wurden nicht gesehen. In der Peripherie des Knotens lagen hypertrophische faserbildende Astrocyten in großer Zahl, die eine dichte Fasergliose hervorgerufen hatten. Nur hinsichtlich dieser Gliose unterschied sich die Tumormasse von normalem Hirngewebe. Keine Bindegewebsvermehrung. Der Knoten war caudal durch meningeales Bindegewebe an die Brücke geheftet. Ein aus zentralnervösem Gewebe bestehender 1 mm dicker Stiel stellte die Verbindung mit dem Hypothalamus her. In dem Stiel lief ein kompaktes Bündel markhaltiger Nervenfasern, das im rechten Tuber cinereum 1 mm dorsal von der basalen Hirnoberfläche und 0,8 mm lateral vom Ventrikel als ein kompakter, fornixähnlicher Markfaserstrang von 0,6 mm Durchmesser oralwärts zog. Der weitere Verlauf konnte wegen des Gewebeverlustes bei der Einbettung nicht verfolgt werden; mit dem Corpus mamillare bestand kein Zusammenhang, in dem untersuchten Stück auch keine Verbindung mit dem Fornix. Nach Ansicht des Autors stellt dieses auffällige Bündel *eine Nervenleitung zwischen der 1:0,7 cm großen Mißbildung und unbestimmten Strukturen des Tuber cinereum* dar.

Im Falle von BRONSTEIN und Mitarbeitern (1942) hatte der zwischen Infundibulum und Corpora mamillaria gelegene kugelige Tumor einen Durchmesser von 4 mm; er hing an einem Stiel, der einen von Ependym ausgekleideten zentralen Hohlraum enthielt, offenbar mit dem Tuber cinereum zusammen. Die Autoren betonen die histologische Ähnlichkeit der Fehlbildung mit dem Tuber cinereum; doch kamen vereinzelt auch größere Nervenzellen mit reichlich NISSL-Schollen vor. Auffällig war bei diesem mit 22 Monaten verstorbenen Mädchen ein erhöhter Blutdruck, eine exzentrische Hypertrophie des Herzens und eine deutliche Arteriosklerose der Aorta, eine geringere auch der Lungenschlagadern.

Im Fall von BROUWER (1950) bestand die hyperplastische Mißbildung in einer Verbreiterung und Verdickung des medialen Feldes des Tuber cinereum. Histologisch Häufchen normaler Ganglienzellen, dazwischen eine Wucherung der Neuroglia. Die Strukturen des lateralen Feldes und der „besonderen Kerngruppe“ waren normal, das Corpus mamillare hingegen hypoplastisch.

KERSTING (1952) fand in seinem Fall im hinteren Teil der Mißbildung eine *primitive Augenanlage.* (Von GRABER und KERSTING 1955 ausführlich beschrieben.)

Zum *Typus* LANGE-COSACK kann man wahrscheinlich folgende Fälle der Literatur rechnen: SCHMALZ (1925, 12jähriger Knabe, Tod nach Trepanation; aus nervösen Elementen aufgebauter Tumor, Eindruck eines Neurofibroms), HORRAX und BAILEY (1928, Fall 3, 7jähriger Knabe, gestorben nach intrakraniellem Eingriff, Tumor als „Ganglioneuroma“ bezeichnet), C. SCHMID (1929, $4^1/_2$jähriger Knabe, gestorben an Hirndruck bei vom 3. Ventrikel ausgehendem „ependymalem Carcinom“), VICKERS und TIDSWELL (1932, 8jähriger Knabe, gestorben im Status epilepticus; walnußgroßes Astrocytom des Tuber cinereum), SAAR (1937, 9jähriger Knabe, gestorben an Hirndruck bei „wenig zellreichem, stark ödematösem Gliom mit multiplen Blutungen“, das die Gebilde am Boden des 3. Ventrikels einschließlich Corpus mamillare und Chiasma vollständig substituiert hatte), R. E. GROSS (1940, Fall 7, 2jähriges Mädchen, Tod nach Trepanation; „Hamartoma“, angeblich ohne Nervenzellen; Fall 8, 7jähriger Knabe, Tod nach Entfernungsversuch eines Teils der Kalkkonkremente enthaltenden, als „Ganglioneuroma“ angesehenen Geschwulst), WEINBERGER und GRANT (1941, 7 Jahre 11 Monate alter Knabe, ein Stück der als zellarmes Gliom des 3. Ventrikels angesehenen Geschwulst wurde operativ entfernt; nicht gestorben), POSTON und BARBER (1942, $2^1/_2$jähriger Knabe, gestorben nach abdominalem Eingriff wegen eines irrtümlich vermuteten Nebennierentumors), J.-E. MEYER (1948, Mädchen, gestorben mit 12 Jahren 8 Monaten an Bronchopneumonie), STOTIJN und NAUTA (1950, Knabe, gestorben mit 10 Jahren

8 Monaten an Pneumonie; ein Zwillingsbruder war normal) sowie STUTTE (1950, Mädchen, gestorben mit $6^1/_4$ Jahren an nekrotisierender Angina nach Scharlach; anatomische Untersuchung durch B. OSTERTAG 1950), möglicherweise auch MORLEY (1954, Knabe, mit $7^1/_4$ Jahren erste Pubertätszeichen, mit 9 Jahren gestorben. $3 \times 4 \times 4$ cm großes vom Tuber cinereum ausgehendes „Astrocytom"; spezielle Färbungen zum Nachweis von Nervenzellen und Nervenfasern sind offenbar nicht durchgeführt worden; wegen des verhältnismäßig späten Einsetzens der Frühreife könnte dieser Fall auch zu der auf S. 690 beschriebenen Gruppe von Pubertas praecox durch echte Gliome rechnen). — Weitere Fälle siehe bei H. G. BAUER (1954).

Anatomische Einzelheiten. Im Falle von C. SCHMID (1929, Sektion durch Prof. RÖSSLE) erfüllt der Tumor als ein Knoten in Größe einer geschälten Mandarine den 3. Ventrikel; er ist an allen Seiten und an der Kuppe frei und hängt nur mit dem Boden des 3. Ventrikels zusammen, von welchem er wie ein mächtiger Polyp seinen Ausgang genommen hat.

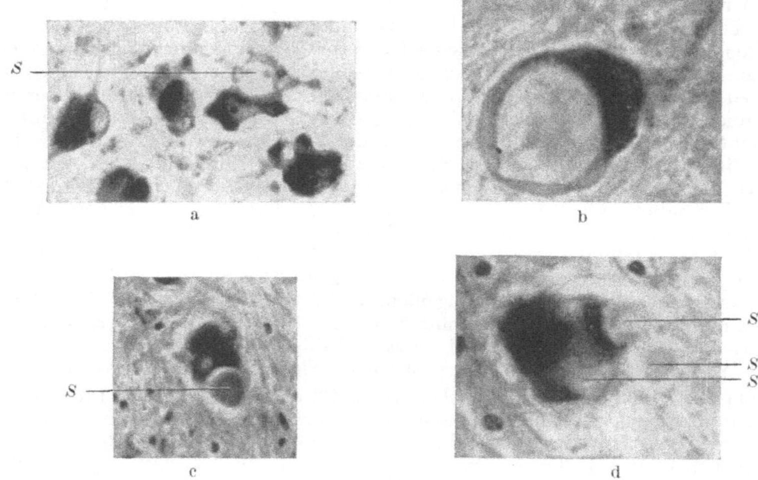

Abb. 52a—d. Offenbar neurosekretorisch tätige Nervenzellen in einer hyperplastischen Mißbildung. a Große, nur von einem dünnen Plasmasaum umgebene Sekretvacuole (*S*). b Fast völlige Umwandlung der Zelle in einen Sekrettropfen. c und d Austritt der Sekrettropfen (*S*) in das extracelluläre Milieu. a und b NISSL-Färbung, c und d VAN GIESON-Färbung. (Nach J. E. MEYER 1948.)

Im Falle von POSTON und BARBER (1942) hatte sich ein vom linken Corpus mamillare ausgehendes „Astrocytom" hauptsächlich basalwärts in die Cisterna interpeduncularis hinein ausgebreitet.

Im Falle von J.-E. MEYER ist, von den übrigen Fällen abweichend, der Tumor *vor* dem caudal verdrängten Chiasma an die Oberfläche der Hirnbasis gewachsen. Die Glia ist nicht faserbildend und tritt zurück gegenüber Gruppen von kleinen und großen Nervenzellen und beträchtlichen Mengen zum Großteil markhaltiger Nervenfasern; dazwischen liegen zentralkanalartige Bildungen von Ependymzellen. Die großen Nervenzellen sind teils wie Elemente der Substantia nigra pigmentiert, teils enthalten sie große Sekretvacuolen, so daß sie durchaus den Eindruck einer neurosekretorischen Aktivität erwecken (Abb. 52). Eine weitere Besonderheit liegt in einer für das Kindesalter ungewöhnlichen Arteriosklerose der basalen Hirnschlagadern. — Dieser Tumor hat also mit dem von LANGE-COSACK im wesentlichen nur die Größe gemeinsam; histologisch ist er dem Typus DRIGGS-SPATZ ähnlicher; doch ist er noch höher differenziert, bis zur Ausbildung der großzelligen neurosekretorisch tätigen Elemente.

Das von STOTIJN und NAUTA beschriebene Gewächs hat histologisch große Ähnlichkeit mit dem von LANGE-COSACK, doch ist es etwas kleiner. Die Corpora mamillaria und der größte Teil der vegetativen Hypothalamuskerne sind unverändert, abgesehen von einer Dislokation durch das nach oral und basal vorgedrungene Gewächs. Die Verbindungen zur Hypophyse sind wahrscheinlich zum großen Teil intakt geblieben. Sacrale Spaltwirbelbildung, Mißbildungen der Hände, unregelmäßige Gestalt der rechten Pupille und Anzeichen von Trichterbrust führten in diesem Falle zur Diagnose eines *Status dysraphicus*.

Die *Hypophyse* wird in allen bisher untersuchten Fällen (SCHMALZ 1925, HORRAX und BAILEY 1928, C. SCHMID 1929, HEUYER und Mitarbeiter 1931,

VICKERS und TIDSWELL 1932, SECKEL und Mitarbeiter 1949, RICHTER 1951) als „normal" geschildert. Nähere Angaben über das histologische Bild der *Adenohypophyse* machten lediglich R. E. GROSS (1940), in dessen Fall 7 die Eosinophilen vermehrt erschienen, BRONSTEIN und Mitarbeiter (1942), die eine Vermehrung der Eosinophilen auf 60% feststellten — die Basophilen betrugen 30, die Chromophoben nur 10% —, sowie OSTERTAG (1950), der in der allerdings etwas beschädigten Hypophyse im wesentlichen jugendliche Zellen von adenomatösem Aufbau und einen Mangel an basophilen Zellen feststellte. Vermehrte Ausscheidung gonadotroper Substanzen im Harn wurde bisher nicht beobachtet. — Bei BRONSTEIN und Mitarbeitern (1942) findet sich die einzige Angabe über das Verhalten der *Neurohypophyse*. Das *Infundibulum* („median eminence" der Autoren), das mit dem Tumor nicht unmittelbar zusammenhing, war offenbar hyperplastisch, der *Hinterlappen* unverändert.

Etwas reichlicher sind die Angaben über Morphologie und Funktion der *Keimdrüsen*. In den Fällen von SCHMALZ (1925), HORRAX und BAILEY (1928), R. E. GROSS (1940, Fall 8), WEINBERGER und GRANT(1941) und KERSTING (1952) fanden sich Spermatozoen. Nur im Falle SAAR (1937) ging die Spermiogenese bei Anwesenheit zahlreicher Mitosen lediglich bis zur Spermatidenstufe. HORRAX und BAILEY berichten außerdem von Haufen ausgereifter LEYDIG-Zellen. R. E. GROSS (Fall 7), CLARK und Mitarbeiter (1938) und RICHTER (1951) sahen reife GRAAFsche Follikel; im Falle von CLARK und Mitarbeitern (1938), in welchem die Menstruation schon mit 6 Monaten eingesetzt hatte, waren mit 6 Jahren bereits Gelbkörper vorhanden. In den anderen Fällen war die Reifung der Ovarien erst bis zum inovulatorischen Cyclus (s. S. 616) gediehen. — Die Ausscheidung der Sexualhormone bzw. der 17-Ketosteroide im Harn ist erhöht, überschreitet aber die Norm erwachsener Menschen des gleichen Geschlechts nicht — ein allen hypothalamischen Pubertas praecox-Formen gemeinsamer Zug. Das Pregnandiol fehlt meist entsprechend dem Fehlen funktionierender Corpora lutea. Damit erscheint die hypothalamische Pubertas praecox gewissermaßen als eine *krankhafte Vorverlegung der normalen Pubertät* (TALBOT und SOBEL 1947a).

Die Vorverlegung ist bei der hyperplastischen Mißbildung stets besonders hochgradig.

Von den 18 von LANGE-COSACK aus der Literatur zusammengestellten Fällen hatten 4 Kinder schon bei der Geburt ein abnorm großes Genitale, was als ein Hinweis auf den intrauterinen Beginn der Störung gelten kann. Unmittelbar nach der Geburt setzte eine überstürzte allgemeine und genitale Entwicklung ein. In insgesamt 10 Fällen begannen die ersten Krankheitszeichen bereits im 1. Lebensjahr, in 5 Fällen bis zum Abschluß des 4. Lebensjahres; das späteste Erkrankungsalter lag bei 7 Jahren.

Beim *Knaben* stehen stark gesteigertes Wachstum, Muskelentwicklung und männliche Terminalbehaarung im Vordergrund, beim *Mädchen* ist die Terminalbehaarung weniger ausgeprägt, das Wachstum zwar beschleunigt, aber nicht so stark wie beim Knaben; die Entwicklung der Brüste und weiblichen Körperformen, oft mit übertriebenem Fettansatz verbunden, beherrscht zusammen mit der Menstruatio praecox das Bild. Bei beiden Geschlechtern führt — wie bei allen Formen von Frühreife — vorzeitige Skeletreifung zu frühzeitigem Wachstumsstillstand. So ist der von STOTIJN und NAUTA (1950) beschriebene Knabe, der seit dem Einsetzen der Frühreife im 4. Lebensjahr rapid gewachsen war, zwischen dem 7. und 10. Jahr nur noch um 3 cm größer geworden.

Die Morphologie und die Funktion von *Nebennierenrinde*, *Schilddrüse* und *übrigen endokrinen Organen* werden, soweit bekannt, durch die hyperplastische Mißbildung des Tuber cinereum nicht wesentlich beeinflußt.

Auffälligerweise ist *bisher noch kein Fall* bekannt geworden, in welchem *das Kindesalter überlebt* worden wäre. Sofern die Kranken nicht im Anschluß an einen operativen Eingriff oder an Hirndruck starben, erlagen sie einer interkurrenten Infektionskrankheit. LANGE-COSACK denkt an eine Dekompensation diencephaler Regulationsmechanismen unter zusätzlicher Belastung.

Hinsichtlich der *Pathogenese* ist vielfach angenommen worden, daß die Frühreife durch die *Zerstörung eines* im Hypothalamus gelegenen, *die gonadotrope Tätigkeit der Hypophyse hemmenden Zentrums* (Näheres s. S. 692) zustande komme; oder man dachte daran, daß die Geschwulst den *Zutritt eines aus der Epiphyse stammenden hemmenden Hormons zum vegetativen Hypothalamus versperrt* haben könnte (s. S. 690).

Beide Hypothesen wurden unwahrscheinlich, als genaue Untersuchungen vor allem der kleinen Mißbildungen vom Typ Driggs-Spatz bekannt wurden. Denn Serienschnitte zeigten sämtliche hypothalamischen Strukturen wohl erhalten; die kleinen in die Basalzisterne hineinragenden Knötchen konnten keine Druckatrophie verursachen. Es lag näher, den Geschwülsten eine reizende oder fördernde Wirkung zuzuschreiben. Driggs und Spatz neigten zu der Annahme, daß die hyperplastische Mißbildung abnorme Mengen eines Hormons bilde, das die Keimdrüsen über eine Beeinflussung der Adenohypophyse zu vorzeitiger Aktivität anrege. J. E. Meyer (1948) hat diese *neurosekretorische Theorie* übernommen, nachdem er in seinem Fall typische neurosekretorische Zellbilder im Sinne von Scharrer und Gaupp beobachtet hatte.

Zweifel an der Richtigkeit dieser Vorstellung werden wach, wenn man die histologischen Beschreibungen von Lange-Cosack (1951) und anderen Autoren bedenkt. In den meisten Fällen werden die Nervenzellen der Mißbildung als kleine unscheinbare Elemente geschildert, denen nur einige größere beigemengt sind. Die sekretorischen Zelltypen bei J. E. Meyer sind ein *Sonderfall;* sie dürften mit der Frühreife nichts zu tun haben. Zwar ist der Gegenbeweis noch nicht erbracht worden, nämlich der Nachweis der gonadotropen Unwirksamkeit solcher Tumoren. Da es sich aber um Mißbildungen handelt, die eine Vervielfachung der normalen Strukturen bedeuten, ist ein Vergleich mit den normalen Verhältnissen möglich.

Das hypothalamische Sexualzentrum liegt im ventromedialen Feld des Tuber cinereum. Tierexperimentell ist gesichert, daß Läsionen nur dieser Gegend die Sexualreifung stören, nicht der lateralen und dorsalen Tubergebiete und nicht der Areale der „besonderen Kerngruppe". Die großen, neurosekretorisch tätigen Neurone der „besonderen Kerngruppe" dienen nicht der Keimdrüsenregulation; dafür sprechen auch Beispiele aus der menschlichen Pathologie (s. S. 800).

Nun gleicht die Mehrzahl der Nervenzellen in den Mißbildungen denen des ventromedialen Feldes. Die Versuche, auch diesen kleinen Neuronen eine sekretorische Tätigkeit zuzuschreiben, da die Zellkerne häufig kugelige Gebilde enthalten (Ziesché 1943; s. S. 572), sind nicht überzeugend, zumal es nie so recht geglückt ist, keimdrüsenfördernde Stoffe in Hypothalamusextrakten nachzuweisen (s. S. 584). Sehr viel wahrscheinlicher ist die hypothalamische Sexualsteuerung eine nervöse Tätigkeit, nicht eine neurosekretorische. Wie wir heute die Dinge sehen, beschränkt sich die Neurosekretion auf die Produktion der Hinterlappenhormone (von denen zwei allerdings in bestimmte Fortpflanzungsfunktionen eingreifen; s. S. 620). Solche Betrachtungen legen den Schluß nahe, daß die Mißbildungen zur Frühreife führen, weil sie *eine Vervielfachung jener nervösen Strukturen* bedeuten, *die den zeitlichen Ablauf der Reifungsvorgänge regeln.*

Das *Wesen der Regulation* liegt meines Erachtens in nervösen Impulsen, die über das Rückenmark und das sympathische Nervensystem zu den Keimdrüsen gelangen und die *Ansprechbarkeit der Erfolgsgewebe für die stofflichen Impulse der Gonadotropine* regulieren. Der Hypothalamus als „innere Uhr" des Organismus (Jores 1949b) macht zu Beginn der Pubertät die in früher Kindheit gegenüber dem Gonadotropin sehr unempfindlichen Keimdrüsen (Smith und Engle 1927)[1] plötzlich empfindlicher. Wird er zerstört, so bleiben die

[1] Vielleicht der Grund, warum es keine Pubertas pracox durch Adenome der Adenohypophyse gibt.

Keimdrüsen unempfindlich, oder sie werden es wieder, und nur sehr hohe Gonadotropindosen können eine Wirkung auslösen. Sind die hypothalamischen Strukturen durch eine Mißbildung vervielfacht, so werden die Keimdrüsen bereits in früher Jugend sensibilisiert und reagieren schon auf jene geringen Hypophysenstoffe, die zu dieser Zeit in den Kreislauf gelangen ORTHNER (1955).

Die Möglichkeit, daß die Vervielfachung des Zentrums *auch die Adenohypophyse* in einem gewissen Maße ankurbelt, ist nicht auszuschließen, doch scheint der trophische Einfluß des Hypothalamus auf die Adenohypophyse geringer zu sein als auf die Keimdrüsen (s. S. 624).

Nach LANGE-COSACK (1951) wird durch die Mißbildung *der receptorische Apparat an der adenoneurohypophysären Kontaktfläche* im Sinne von SPATZ, (S. 584) *vergrößert* und durch einen niedrigeren Gonadotropinspiegel erregbar als normalerweise.

Es soll nicht bestritten werden, daß der Tumor im Falle J.-E. MEYER (1948) neurosekretorisch tätig war; die von MEYER gezeigten Bilder sind in dieser Hinsicht überzeugend. Diese besonders hochdifferenzierte Geschwulst scheint nicht nur die Struktur der primitiven ventromedialen Tubergebiete nachgeahmt und vervielfacht zu haben, sondern auch andere markreichere Teile sowie vor allem die Areale der „besonderen Kerngruppe". Vielleicht hat der Tumor durch Ausschüttung großer Mengen von Neurosekret die in diesem Falle beobachtete Arteriosklerose ausgelöst? Vielleicht hatte die ganz ungewöhnliche Arteriosklerose im Fall des noch nicht 2jährigen Mädchens von BRONSTEIN und Mitarbeitern (1942) eine ähnliche Ursache? (s. S. 738).

β) Die polyostotische fibröse Dysplasie (ALBRIGHT und Mitarbeiter 1937) ist heute als eine von der Osteodystrophia fibrosa generalisata (v. RECKLINGHAUSEN 1891) abzutrennende Krankheitseinheit sichergestellt. Zum Unterschied von der RECKLINGHAUSENschen Knochenkrankheit liegt ihr keine Überfunktion der Epithelkörperchen zugrunde. Charakteristisch sind eine nicht generalisierte, das Knochensystem häufig einseitig befallende, cystische Markfibrose, eine mit Hypertelorismus verbundene Hyperostose der Schädelbasis und ausgedehnte milchkaffeefarbene Hautpigmentationen. Die Mehrzahl der Fälle hat man früher als Sonderform der RECKLINGHAUSENschen Knochenkrankheit betrachtet (s. HASLHOFER 1937a); einzelne Beobachtungen wurden aber — vor allem wegen der Hautpigmentationen und wegen des „lokalen Riesenwuchses" mancher befallener Knochen — in den Kreis der RECKLINGHAUSENschen Neurofibromatose (s. S. 603) gestellt (z. B. STALMANN 1933, Fall 3), so daß das Syndrom als eine Art Verbindungsglied zwischen den beiden RECKLINGHAUSENschen Krankheiten erscheinen könnte (Näheres s. BOENHEIM und MCGAVACK 1952).

Hier interessiert vor allem, daß das ALBRIGHT-Syndrom *beim weiblichen Geschlecht* sehr oft *mit einer sexuellen Frühreife verknüpft* ist. Die Frühreife zeigt die schon erwähnten *Charakteristika der hypothalamischen Pubertas praecox*, nämlich stets gleichgeschlechtliche Ausprägung und keine das Maß normaler Reife überschreitende Hormonausscheidung.

Im Falle von ZIESCHÉ (1950, 9—10jähriges Mädchen) z. B. betrug die Ausscheidung der 17-Ketosteroide 9,2 mg pro die, entsprach also dem Normalwert bei einem 12—15jährigen Mädchen. In den Fällen von BERARDINELLI (1950) waren die 17-Ketosteroide kaum erhöht; in Fall 2 ($5^1/_2$jähriges Mädchen) betrug die Oestrogenausscheidung 30 iE, die der Gonadotropine weniger als 10 Mäuseuteruseinheiten. Bei dem von THANNHAUSER (1944) untersuchten 10jährigen Mädchen (Fall 6) wurde FSH im Blut nachgewiesen und war die Ausscheidung der weiblichen Hormone erhöht. Bei dem von NELLER (1941) untersuchten $7^1/_2$jährigen Knaben (ohne Frühreife) war der FSH-Gehalt des Harnes normal. Auch STERNBERG und JOSEPH (1942) fanden keine wesentlichen Erhöhungen.

Die *geschlechtliche Entwicklung* kann wie bei der hyperplastischen Mißbildung *sehr früh einsetzen.*

WEIL (1922): 1. Menstruation mit $1^1/_2$ Jahren; MEISSNER (1922, Fall 1, vom Autor allerdings zur Osteogenesis imperfecta gerechnet): schon in den ersten Lebensjahren Vaginalblutungen, mit 9 Jahren voll entwickelt; V. GAUPP (1932, Fall 1): seit dem 3. Lebensjahr menstruiert; STALMANN (1933, Fall 3): seit dem 9. Monat menstruiert; GOLDHAMER (1934): 1. Anzeichen einer Genitalblutung im Alter von 2 Jahren; BRAID (1939, Fall 2): 1. Menstruation mit $2^1/_2$ Jahren; THANNHAUSER (1944): 1. Menstruation mit 4 Monaten; ALBRIGHT und Mitarbeiter (1937): 4 Fälle, Menarche mit 1, $3^1/_2$, $3^1/_2$ und 7 Jahren; STERNBERG und JOSEPH (1942): 1. Uterusblutung mit 2 Jahren; ALBRIGHT und REIFENSTEIN (1948): 1. Regelblutung mit 1 Jahr; BORST und REVERS (1949, Fall 2): seit dem 3. Jahr Uterusblutungen; RUSSELL und CHANDLER (1950): Menstruationsbeginn mit $1^1/_2$ Jahren; BERARDINELLI (1950): in Fall 1 mit 7, in Fall 2 mit 14 Monaten 1. Menstruation; ZIESCHÉ (1950): vom 2.—3. Jahr langsame Entwicklung der Brüste, seit dem 4. Jahr unregelmäßig menstruiert; HELLNER (1950): seit dem 5. Lebensjahr in halbjährigen Abständen Menstruationsblutungen.

Doch gibt es auch Patientinnen, bei denen erst gegen Ende des ersten Jahrzehnts die Pubertätserscheinungen einsetzen, oder die überhaupt keine Frühreife zeigen.

Daß bei *männlichen Trägern* des Syndroms (s. ALBRIGHT und Mitarbeiter 1938, COLEMAN 1939) noch niemals eine vorzeitige Geschlechtsentwicklung beobachtet wurde, ist ein eigenartiges und nicht geklärtes Phänomen.

Die Androgenbildung scheint eher gehemmt zu sein, denn zuweilen besteht bei Knaben eine mit Fettsucht verbundene sexuelle Unterentwicklung und — vielleicht durch Überwiegen der weiblichen Hormone — Gynäkomastie. Knaben erkranken nach ASSMANN (1941) weniger als halb so oft als Mädchen. Die auch beim männlichen Geschlecht beobachtete Skeletreife (BORST und REVERS 1949) spricht eher für eine abnorme Vermehrung oestrogenetischer Substanzen als für eine generelle Verminderung der Sexualhormone. — Nur FALCONER und COPE (1942) schildern einen Knaben, der etwas zu früh (mit 9 Jahren) pubertierte, und LANGE (1938) erwähnt, daß bei einem 8jährigen Knaben mit dem typischen Syndrom das Genitale auffallend stark entwickelt war.

Von anderen endokrinen Störungen sieht man manchmal eine *Schilddrüsenüberfunktion* (STERNBERG und JOSEPH 1942, BORST und REVERS 1949, YETTRA und STARR 1951, BOENHEIM und MCGAVACK 1952), akromegale Züge (FALCONER und COPE 1942), eine *herabgesetzte Kohlenhydrattoleranz, regulatorische Starre der Blutzuckerbelastungsproben, einen erniedrigten Kreatininkoeffizienten* und eine *stark verzögerte Wasserausscheidung* (ZIESCHÉ 1950).

Die ALBRIGHTsche Krankheit ist zum Unterschied von der hyperplastischen Mißbildung des Tuber cinereum *klinisch gutartig*. Die Knochenläsionen zeigen gegen das Ende der Entwicklungsjahre eine Tendenz zur Besserung und Abheiheilung, wobei charakteristische Deformierungen zurückbleiben. Auf die *Fertilität* der Frau hat die vorzeitige Geschlechtsreife keinen Einfluß; Schwangerschaft verschlechtert das Leiden nicht.

Die von ALBRIGHT und Mitarbeitern (1937) beschriebene Frau, deren Menarche schon mit 1 Jahr stattfand, hat 1 Zwillingspaar und 1 weiteres Kind geboren und war noch in ihrem 54. Lebensjahr regelmäßig menstruiert.

In der Verwandtschaft der Kranken gibt es nicht selten *Abortivfälle*, in denen entweder nur Knochenläsionen oder nur die Hautpigmentationen vorhanden sind; dies weist auf eine gewisse *familiäre Neigung* hin, obwohl der Nachweis eines bestimmten Erbganges noch nicht erbracht ist (BORST und REVERS 1949). Es ist noch nicht klar, ob alle Fälle von bloßer fibröser Knochendysplasie ohne Hautveränderungen und ohne Frühreife zur selben Krankheit gehören (RUSSELL und CHANDLER 1950).

Die *pathologisch-anatomischen* Berichte sind noch sehr spärlich.

UEHLINGER (1940) hat die *Knochenläsionen* eines 67jährigen Mannes, dessen Krankheit mit 11 Jahren ausgebrochen und mit 20 Jahren zum Stillstand gekommen war, ausführlich beschrieben und gegenüber der RECKLINGHAUSENschen und anderen Knochenkrankheiten abgegrenzt. Die *endokrinen Organe* zeigten in diesem Fall keinerlei Veränderungen. Bei einem mit $12^2/_3$ Jahren verstorbenen Mädchen mit Pubertas praecox fanden STERNBERG und JOSEPH (1942) reife, aber nicht sicher ovulierende *Eierstöcke* und in der *Hypophyse* eine Vermehrung der Basophilen (etwa 40—50%) auf Kosten der Chromophoben (nur 5—10%); die Basophilen zeigten eine deutliche Tendenz zur Adenombildung; CROOKEzellähnliche Formen, Vacuolisierung, Mehrkernigkeit wiesen auf erhöhte Tätigkeit hin. Keine Basophileninvasion in den Hinterlappen, der auch sonst normal war. Auf die Befunde in den übrigen Blutdrüsen sei verwiesen. Das *Gehirn*, von DAVISON untersucht, war abgesehen von einer leichten Erweiterung des 3. Ventrikels unverändert; insbesondere ergaben zahlreiche Schnitte durch den *Hypothalamus* nichts Abnormes. ALBRIGHT und REIFENSTEIN (1948) berichten in ihrem Fall (offenbar identisch mit dem Fall 6 von THANNHAUSER 1944, Autopsie durch MACMAHON) über eine deutliche Größenverminderung eines Corpus mamillare und einen akzessorischen Kern im benachbarten Gewebe.

JERVIS und SCHEIN (1951) fanden das Gehirn eines 5jährigen idiotischen Knaben mit epileptischen Anfällen und den typischen Knochenveränderungen und Pigmentationen (ohne Pubertas praecox) leicht atrophisch. Histologisch zeigten sich Störungen der Rindenarchitektonik und Nervenzellveränderungen ähnlich wie bei tuberöser Sklerose und Neurofibromatose. Der Hypothalamus — allerdings nicht in Serie untersucht — und die Hypophyse erschienen normal. Die Hoden wurden nicht untersucht; Kolloidkropf.

Bei diesem wenig aufschlußreichen Ergebnis bleiben die Betrachtungen über die *Ätiologie und Pathogenese* noch rein hypothetisch.

Daß eine primäre Überfunktion der *Epithelkörperchen* (RECKLINGHAUSENsche Knochenkrankheit) nicht zugrunde liegen kann, wird allgemein angenommen. Die Betrachtung der Pubertas praecox als eine primäre Erkrankung der *Ovarien* oder der *Nebennierenrinde* (GOLDHAMER 1934, UEHLINGER 1940) findet in den endokrinen und histologischen Befunden keine Stütze. Damit muß sich die Aufmerksamkeit den zentralen Steuerungsstellen der Sexualität, vor allem dem hypothalamischen Sexualzentrum, zuwenden (ALBRIGHT).

Die früh einsetzende und nur das weibliche Geschlecht betreffende Keimdrüsenreifung ist zu auffällig, als daß ihre Betrachtung als *konstitutionelle Variante* (BOENHEIM und MCGAVACK 1952) befriedigen könnte. Es fragt sich nur, ob eine Mißbildung oder Dysfunktion der Steuerungsorgane das ganze Krankheitsbild zu erklären vermag. — Manche Untersucher (BORAK und DOLL 1934, LICHTENSTEIN 1938, BOENHEIM und MCGAVACK 1952) sehen das Primäre in einer *anlagebedingten krankhaften Skeletbeschaffenheit.* — ALBRIGHT und Mitarbeiter (1937) und ALBRIGHT und REIFENSTEIN (1948) weisen darauf hin, daß 2 ihrer Patientinnen Zwillingsschwangerschaften hatten. *Gonadotropin im Exzeß* führt theoretisch zu multiplen Ovulationen und steigert dadurch die Wahrscheinlichkeit von Doppelbefruchtungen. Damit würde die Basophilenvermehrung im Hypophysenvorderlappen übereinstimmen; die Urinuntersuchungen sprechen aber mehr für verfrühte als für krankhaft gesteigerte Gonadotropinbildung. BRAID (1939) berichtet über 2 Kranke, die einen Icterus gravis neonatorum mitgemacht hatten; eine *Leberstörung* sei an dem Krankheitsbild maßgeblich beteiligt. — Der häufig einseitige oder eingliedrige Befall mit Knochenveränderungen und die Kombination mit Pigmentflecken legen zweifellos eine *neurogene Entstehung* nahe, zumal auch bei der Neurofibromatose in 7% aller Fälle Knochenläsionen vorkommen (FRIEDMAN 1944, BOENHEIM und MCGAVACK 1952). THANNHAUSER geht so weit, die beiden RECKLINGHAUSENschen Krankheiten und das ALBRIGHT-Syndrom unter dem Gesichtswinkel einer einheitlichen Pathogenese zu betrachten. Jedenfalls hat die Einreihung des Syndroms bei den Mißbildungen des Ektoderms manches für sich. ENGELIEN (1950) sieht in der Krankheit eine abortive Form der Neurofibromatose. Auch JERVIS und SCHEIN (1951) rechnen sie zu den neuroektodermalen Mißbildungen. FALCONER und COPE (1942) vermuten eine angeborene Entwicklungsstörung des Skelets und des Hypothalamus. F. HOFF (1949, 1950a) und ZIESCHÉ (1950) führen alle 3 Symptomengruppen direkt auf eine *funktionelle Fehlleistung des Zwischenhirns* zurück. J. BAUER (1947) hingegen hält die *Koppelung mehrerer genetisch nebengeschalteter Erbanlagen* für wahrscheinlicher als die Verursachung des gesamten Syndroms durch ein einzelnes, etwa im Hypothalamus angreifendes Gen.

Dieser Überblick zeigt, daß eine *wirkliche Einsicht in die Entstehungsweise dieser eigenartigen Form von Frühreife zur Zeit nicht möglich ist.* Die Einreihung bei der hypothalamischen Pubertas praecox ist erfolgt, weil nach den bisherigen hormonellen und anatomischen Daten die ALBRIGHTsche Auffassung der Frühreife als eine kongenitale Hypothalamusstörung noch am plausibelsten erscheint. Die Koppelung mit bestimmten Knochen- und Hautveränderungen ist damit nicht erklärt; die Geschlechtsgebundenheit bleibt rätselhaft. — Das hormonelle Bild ist noch unvollständig und bedarf der Ergänzung und Erhärtung durch weitere Untersuchungen. Die pathologische Anatomie hat die Aufgabe, in allen zur Untersuchung gelangenden Fällen den an der Steuerung der Sexualität beteiligten endokrinen und nervösen Strukturen ein besonderes Augenmerk zuzuwenden.

γ) Pubertas praecox bei den „Mißbildungen mit blastomatösem Einschlag". Unter den mannigfaltigen endokrinen Symptomen, mit denen die *Neurofibromatose* vergesellschaftet sein kann (s. S. 603), findet sich die Pubertas praecox nur selten, vielleicht weil die Neurofibromatose in der Jugend überhaupt selten manifest wird. Eine zentralnervöse Genese liegt nahe, wenn neben den peripheren Tumoren auch Geschwülste im Gehirn nachgewiesen werden. Die Spongioblastome des Chiasma opticum (S. 853) verursachen durch Störung des hypothalamischen Sexualzentrums zwar meistens eine Hemmung der Sexualfunktion; in einzelnen Fällen scheinen sie aber durch Tumorreiz oder durch Steigerung des intraventrikulären Drucks die Pubertät auch verfrüht in Gang bringen zu können.

So betrifft Fall 2 von SECKEL und Mitarbeitern (1949) und SECKEL (1950b) einen vorzeitig gereiften 8jährigen Knaben (reifer 17-Ketosteroidspiegel, beträchtliche Muskelentwicklung und Beschleunigung von Wachstums- und Skeletreifung) mit familiärem Morbus

Recklinghausen, bestehend aus Pigmentflecken, Neurofibromen der Haut und der Regenbogenhäute, fraglichen Geschwülsten in den Wirbelkörpern und einem verkalkten Tumor in der Gegend des Tuber cinereum. — Tönnis (1951) entfernte bei einem 10jährigen vorentwickelten Knaben mit Neurofibromatose ein Spongioblastom, das in das Foramen opticum hineingewachsen war. — Piotti (1952) beschrieb einen vorgereiften 13jährigen Recklinghausen-Kranken, dessen Pubertät mit 6 Jahren begonnen hatte; supraselläre Verkalkung und bitemporale Hemianopsie wiesen auf einen Hypothalamustumor hin. — Einen ähnlichen Fall (Knabe, Beginn der Geschlechtsreifung mit 7 Jahren) sah Barta (1948).

Auch die *tuberöse Sklerose* ist nur selten von Pubertas praecox begleitet.

Krabbe (1922) beschrieb außer dem schon erwähnten fraglichen Fall 1, der eher zur hyperplastischen Mißbildung des Tuber cinereum gehört (s. S. 680), einen weiteren Knaben (Fall 2) mit klinisch offenbar sicherer tuberöser Sklerose, bei dem eine mäßige Vorverlegung der Pubertät (mit 11 Jahren) zu verzeichnen war. Auch hier dürfte eine Reizung des hypothalamischen Sexualzentrums durch Ventrikeltumoren als Ursache in Frage kommen.

Gemeinsam ist den bisher beobachteten sporadischen Fällen von Pubertas praecox bei den beiden dysontogenetischen Leiden, daß die *Frühreife viel später* eintrat als in den Fällen von hyperplastischer Mißbildung des Tuber cinereum und von Albright-Syndrom. Dies weist auf einen *unterschiedlichen Auslösemechanismus* hin.

Da Untersuchungsberichte über das Hypophysen-Hypothalamus-System fehlen, kann man über die Pathogenese nur Vermutungen anstellen. Es wäre möglich, daß ventrikelnahe Tumoren, ähnlich wie dies auch Entzündungen und andere Tumoren (S. 689) gelegentlich tun, einen Reiz auf das hypothalamische Sexualzentrum ausüben, so daß dieses gleichsam zu vorzeitiger Tätigkeit erweckt wird. Es könnte aber auch sein, daß die Ankurbelung der Sexualsteuerung über einen Hydrocephalus infolge Liquorzirkulationsstörungen erfolgt (s. den nächsten Absatz). Jedenfalls spricht das nur sporadische Vorkommen und verhältnismäßig späte Einsetzen der Frühreife bei diesen beiden Krankheiten vorläufig gegen das Vorliegen einer echten Hyperplasie hypothalamischen Strukturen.

δ) Pubertas praecox durch Hydrocephalus. Ein chronischer Hydrocephalus kann sich auf die Geschlechtsreife sowohl beschleunigend als auch verzögernd auswirken; oft geht eine Periode vorzeitiger Pubertätserscheinungen einer genitalen Unterfunktion voraus (s. S. 671). Diese Hydrocephalusfrühreife setzt niemals so frühzeitig ein wie in den meisten Fällen von hyperplastischer Mißbildung und Morbus Albright.

Die Ausweitung des 3. Ventrikels ist mit einer Verdünnung des Tuber cinereum verbunden; dabei werden die für die Sexualreifung verantwortlichen Strukturen zunächst nur auseinandergezogen, nicht geschädigt. *Ein intaktes hypothalamisches Sexualzentrum ist Voraussetzung für die Auslösung der Pubertät,* wie Lange-Cosack gezeigt hat. Bei zunehmender Druckschädigung tritt eine Umkehr der klinischen Erscheinungen ein.

Verschluß der Liquorwege durch Tumoren (Allen und Lovell 1932, Heilmann und Rückart 1932, Lange-Cosack 1952, Fall 3) oder durch *postmeningitische Verwachsungen* (Krabbe 1922, Fall 5, A.-Th. Schaeffer und H. Schaeffer 1931, Dorff und Shapiro 1937) und *Hydrocephalus hypersecretorius durch Tumorreiz oder Entzündung* (Gagel 1950b, 1953, Lange-Cosack 1952, Fall 1 und 2) wurden als Ursachen beschrieben.

Zur Erklärung der *Pathogenese* ziehen Dorff und Shapiro (1937) und Lange-Cosack (1952) Befunde von E. J. Kraus (1932a, 1933a) heran, die für eine Überaktivität der Adenohypophyse bei chronischem Hirndruck sprechen.

Kraus untersuchte die Hypophyse in 150 Fällen von chronischem Hirndruck und fand durchschnittlich eine Vergrößerung des Vorderlappens, die nicht nur auf Stauungsblutfülle, sondern vor allem auf einer echten Hyperplasie beruhte. Das Durchschnittsgewicht dieser Hypophysen war mit 0,83 g gegenüber der Norm von 0,63 deutlich erhöht. Die Vermehrung betraf alle 3 Zellarten; Kraus bezeichnete sie als eine „strumöse" Veränderung; besonders an den Winkeln zwischen Hinterlappen und Hypophysenkapsel sah er reichlich gewucherte Stränge hypertrophischer Epithelien. Der Vergrößerung entsprach eine gesteigerte Aktivität: Von 30 Kranken mit chronischem Hirndruck wiesen 19 vermehrte Prolanausscheidung auf (Kraus 1932b).

Henderson und Rowlands (1938) verglichen den Gonadotropingehalt von 52 Hypophysen von Menschen mit erhöhtem Hirndruck mit dem von 57 Normalhypophysen. Unter Berücksichtigung des Geschlechts und Lebensalters ergab sich lediglich eine größere Variabilität des Gonadotropingehalts der Druckhypophysen, aber keine durchschnittliche Erhöhung.

Lange-Cosack (1952) schließt aus den Befunden von Kraus, daß die Pubertas praecox bei Hydrocephalus durch vermehrte Ausschüttung gonadotroper Substanz der Adenohypophyse zustande komme. Dorff und Shapiro bestätigen in ihrem Fall die Befunde von Kraus; sie fanden eine komprimierte, aber vergrößerte *intraselläre Hypophyse*. In Fall 3 von Lange-Cosack (1952) war der Vorderlappen ziemlich groß und blutgestaut. In den übrigen Fällen wird die Hypophyse als normal bezeichnet, ohne daß quantitative Untersuchungen durchgeführt worden wären.

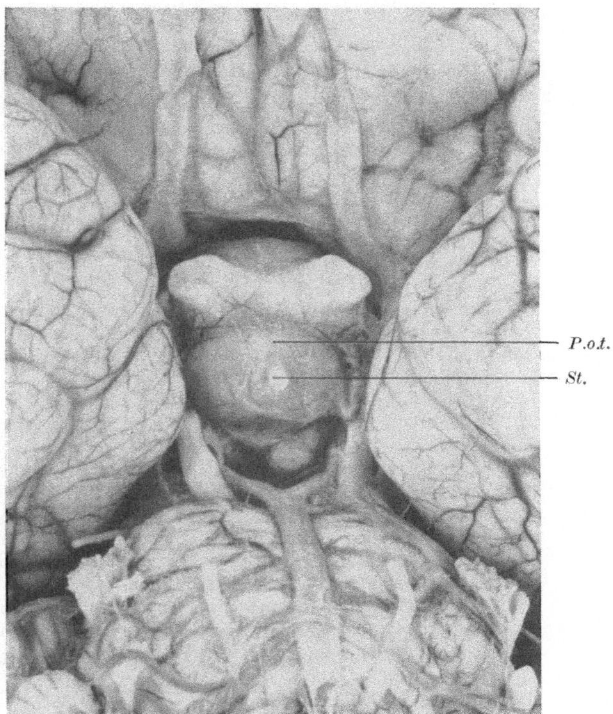

Abb. 53. Hirnbasis eines 9jährigen Knaben mit Pubertas praecox; Zirbelteratom, Hydrocephalus durch Aquäduktverschluß. Der Recessus infundibularis ist entfaltet und in die Wand des 3. Ventrikels einbezogen, wodurch sich eine „Pars oralis tuberalis" (*P.o.t.*) ausgebildet hat. Der „Hypophysenstiel" (*St.*) wird nur noch von dem kompakten Teil der suprasellären Hypophyse gebildet. (Nach Lange-Cosack 1955, 1952 von Lange-Cosack ausführlich beschrieben.)

Pathogenetisch bedeutsam erscheinen die tiefgreifenden Formveränderungen der *suprasellären Hypophyse*, deren hohler Teil durch die Entfaltung des Recessus gleichsam in die Wand des 3. Ventrikels einbezogen wird, so daß zwischen Chiasma und Hypophysenstiel eine sog. Pars oralis tuberis (Abb. 53) erscheint; der „Stiel", der entsprechend verkürzt ist, wird nur noch von dem kompakten Teil gebildet. Die Dehnung und Ausweitung des Trichters dürfte den Stoffaustausch an der adenoneurohypophysären Kontaktfläche erleichtern, insbesondere den Übertritt von Hormonen in den Liquor, also den „Absatz" im Sinne von Kraus (1932) (s. S. 660). Dadurch könnte der nach der Theorie von Spatz auf die Gonadotropine eingestellte receptorische Apparat des Nucleus infundibularis (s. S. 572) früher als normalerweise gereizt und das Sexualzentrum in Tätigkeit gesetzt werden. Nach den Versuchen von M. Hess entfaltet Gonadotropin vom 3. Ventrikel aus eine vielfach stärkere Wirkung auf das infantile Ovar, als wenn man es in den allgemeinen Kreislauf bringt.

In den *Gonaden* waren die Reifungsvorgänge meistens nicht ganz so weit gediehen wie in den Fällen von hyperplastischer Mißbildung, obwohl das Lebensalter höher war.

ε) Pubertas praecox nach Encephalitis und bei Geschwülsten des Hypothalamus. Wenn bei entzündlichen Gehirnkrankheiten eine Pubertas praecox auftritt — häufiger ist eine Minderung der Keimdrüsenaktivität (s. S. 671) —, dann dürfte es sich am ehesten um eine Aktivierung des Hypophysen-Hypothalamus-Systems durch den Entzündungsreiz handeln. Daß das hypothalamische Sexualzentrum verhältnismäßig leicht zu erhöhter Tätigkeit stimuliert werden kann, ergibt sich aus den Feststellungen von Bingel (1935), wonach Luftfüllung der Liquorräume erhöhte Sexualhormonausscheidung erfolgt.

Frühreife im postakuten Stadium der *Encephalitis lethargica* wurde mehrfach beschrieben (Stern 1922, Marinesco und Mitarbeiter 1934b, Ford und Guild 1937, Fall 3). — Poos (1935) und Hellner (1936) beobachteten einen Knaben, der 7jährig mit vorzeitigen Reifeerscheinungen und einem Diabetes insipidus erkrankte. Das Kind starb mit 12 Jahren. Bei der Sektion fand sich eine chronische, an den Ventrikelufern lokalisierte *tuberkulöse Entzündung* mit Epitheloidzellgranulomen und Langhansschen Riesenzellen, aber ohne Solitärtuberkel (Boecksche Krankheit? Ref.). — In 2 Fällen von Ford und Guild (1937) entwickelte sich die Pubertas praecox im Anschluß an eine *Maserncncephalitis*. — Eine leichte Frühreife verzeichneten Glanzmann und Wegelin (1942) bei einem 14jährigen Knaben mit einem *entzündlichen Granulationsprozeß* im Hypothalamus (s. S. 837).

Auch die entzündlich bedingte Pubertas praecox ist noch niemals im Säuglings- oder frühkindlichen Alter beobachtet worden.

Tumoren des Hypothalamus, die nicht zu den hyperplastischen Mißbildungen im Sinne von Lange-Cosack (S. 677) gehören, können gelegentlich zu einer leichten Frühreife führen (C. de Lange 1943, Fall 2, Herlant und Mitarbeiter 1945, Gagel 1953, H. G. Bauer 1954); eine vorzeitige „Erweckung" des Sexualzentrums durch den Tumorreiz ist auch hier die wahrscheinlichste Pathogenese. (Häufiger ist eine Hemmung der Geschlechtsentwicklung; s. S. 662.)

bb) Zur Pathogenese der epiphysär bedingten Frühreife.

Die Tatsache, daß Zirbeltumoren bei Knaben häufig eine Pubertas praecox auslösen, hat in der älteren Literatur eine große Rolle gespielt. Die von Marburg (1913) und Berblinger (1920, 1926)[1] vertretene Theorie, daß die Epiphyse eine hemmende Wirkung auf die Keimdrüsenreifung ausübt, ist auf physiologischer Seite von Fleischmann und Goldhammer (1934) sowie vor allem von Engel (1935, 1936) unterstützt worden, der glaubte, in Zirbelextrakten ein antigonadotropes Hormon nachgewiesen zu haben. Einige Untersucher berichten auch von vorzeitiger Geschlechtsreife nach experimenteller Entfernung der Zirbel (Badertscher 1924, Simonnet und Mitarbeiter 1951). Da aber andere Versuche zu entgegengesetzten Ergebnissen führten, nämlich Zirbelimplantation oder Zirbeldrüsenextraktzufuhr zu keiner Beeinflussung des Sexualgeschehens (Kozelka 1933, Wade 1937, Abd-el-Malek 1939) oder gar zur Förderung der Geschlechtsentwicklung (McCord 1917, Badertscher 1924, Vinals 1935, Rowntree und Mitarbeiter 1936, Shellabarger 1952), während Exstirpationen vielfach ohne Effekt blieben (Exner 1910, Dandy 1938), oder das Hodenwachstum sogar hemmten, so muß die Frage, ob die Epiphyse ein Hormon produziert und welche Wirkung dieses Hormon hat, als noch ungeklärt angesehen werden.

Auch die Untersuchungen des Organs nach Kastration und dessen genaue normalanatomische, vergleichend-anatomische und embryologische Erforschung haben bisher keinen Aufschluß über die Funktion ergeben (s. Bargmann 1943b, Tesseraux 1953) wenngleich das „Epiphysen-Epithalamus-System" hinsichtlich Gefäßpermeabilität, färberischem Verhalten bei Anwendung neuer Methoden (Wislocki und Leduc 1952), Enzymreaktionen (Leduc und Wislocki 1952) und Gliafaserdeckschicht (Spatz 1952) einige bemerkenswerte Analogien zum Hypophysen-Hypothalamus-System aufweist. Die Befunde von Held (1926), Sexton und Mitarbeitern (1950), Orthner und Schiebler (1951), einer anscheinend hypertrophischen Zirbeldrüse in Fällen von lange überlebtem totalem Hypophysenverlust bedürfen weiterer Nachprüfung. Nach J. E. Kraus (1945) ist die Zirbel auch bei der Akromegalie häufig vergrößert.

Bei kritischer Betrachtung entpuppt sich die überwiegende Mehrzahl der Pubertas praecox-Fälle bei Zirbelgeschwülsten als *wahrscheinlich hypothalamisch ausgelöst.*

Von 177 Zirbeltumoren der Literatur sind nach Bing und Mitarbeitern (1938) 56 im Alter von weniger als 15 Jahren aufgetreten. Davon zeigten 21 (= 37,5%) eine Pubertas praecox. Der Tumor blieb in keinem dieser Fälle auf die Zirbelgegend beschränkt, sondern schädigte durch seine Ausdehnung umliegende Hirngebiete, insbesondere verursachte er durch Blokkierung des Aquädukts einen inneren Wasserkopf. Bing und Mitarbeiter schließen daraus, daß die Ursache der Frühreife nicht in einer Zerstörung der Zirbel liege, sondern in dem Verschlußhydrocephalus und der damit verbundenen Alterierung des vegetativen Hypothalamus. Lange-Cosack (1952, 1955, Abb. 53) vertritt eine ähnliche Auffassung. Zweifellos lassen sich die meisten in der Literatur niedergelegten Fälle (s. Oestreich und Slavik 1899, Bailey und Jelliffe 1911, Boehm 1920, Berblinger 1926, Horrax und Bailey 1928,

[1] Auf dessen Artikel in diesem Handbuch verwiesen sei.

TROLAND und BROWN 1948 u. v. a.) auf diese Weise befriedigend erklären. *Die Zirbelfrühreife würde damit in der Kategorie „Pubertas praecox durch Hydrocephalus"* (s. S. 688) *aufgehen.*

Bestärkt wird diese Ansicht durch das Vorkommen genitaler Hemmung bei Epiphysentumoren. In 8 der 34 von BING und Mitarbeitern (1938) tabellarisch angeführten Kranken über 14 Jahre ist eine Unterentwicklung oder Unterfunktion der Geschlechtsorgane vermerkt. Diese Fälle kann man, soweit der Tumor den Hypothalamus nicht direkt zerstört hat, zwanglos in die Abteilung „Druckatrophie des Hypothalamus durch Hydrocephalus" (s. S. 671) einreihen.

Wie bei intraventrikulärer Drucksteigerung anderer Ätiologie kombinieren sich die Symptome hypothalamischer Reizung und Hemmung oft in bunter Weise. BING und Mitarbeiter (1938) berichten, daß in 15 ihrer 21 Fälle von pinealer Pubertas praecox gleichzeitig Polydipsie-Polyurie, Polyphagie-Fettsucht oder Schlafsucht bestanden.

Was das anscheinende *Nichtvorkommen von pinealer Pubertas praecox bei Mädchen* anlangt, so muß man zunächst bedenken, daß Zirbelgeschwülste beim weiblichen Geschlecht überhaupt selten sind. Nach BERBLINGER (1926) entfallen von den primären Zirbelgeschwülsten (einschließlich Teratomen) nur 8,5% auf das weibliche Geschlecht. In der Literaturübersicht von HALDEMAN (1927) kommen auf 78 männliche 24 weibliche Patienten. Unter den von BING und Mitarbeitern (1938) referierten 69 Patienten waren 7 weiblich, davon 6 Mädchen von 11 Jahren und darunter. Bei einem Mädchen von 9 Jahren mit einem Pinealom heißt es „Scham-, Achsel- und Gesichtshaar anwesend"; bei den übrigen wird von keiner vorzeitigen oder pervertierten Geschlechtsentwicklung berichtet. Bei der einzigen erwachsenen Frau (30 Jahre; DERMAN und KOPELOWITSCH 1929) entwickelte sich der Tumor (Neuroglioma ependymale embryonale der Zirbeldrüse) während einer Schwangerschaft und verschlimmerte sich durch eine weitere Gravidität. — In einer Zusammenstellung von ZÜLCH (1951) von 53 Pinealomen des Schrifttums waren 9 Patienten weiblich; unter den 13 eigenen Fällen befanden sich 3 weibliche. Eine Erklärung des seltenen Befalls bei der Frau steht bislang aus.

Mit dieser Seltenheit allein ist aber das anscheinend völlige Fehlen einer weiblichen pinealen Pubertas praecox[1] im bisherigen Beobachtungsgut statistisch nicht zu vereinbaren, will man nicht den Fehler der geringen Zahl zur Begründung heranziehen. Denn bei einer durchschnittlichen Häufigkeit von 37,5% war z. B. unter den 6 von BING und Mitarbeiter (1938) berichteten Krankheitsfällen bei Mädchen 2mal Pubertas praecox zu erwarten. Unter den von KITAY (1954) gesammelten 178 Zirbelgeschwulstträgern bis zu 16 Jahren befanden sich 33 Mädchen; kein einziges war frühreif, von den 145 Knaben hingegen 46. *Das Freibleiben des weiblichen Geschlechts muß noch andere Gründe haben.*

Man sollte vielleicht die *Geschlechtsunterschiede in der Histogenese* bedenken. Wie auf S. 615 ausgeführt, läuft die weibliche Histogenese wahrscheinlich ohne hormonelle Impulse ab, während die männliche des embryonalen Androgens bedarf, dessen Bildung seinerseits nach JOST (1950) von einer zentralen Anregung abhängt. Hat diese Anregung etwas mit der Funktion der Epiphyse zu tun, die nach Ansicht von GLOBUS und SILBERT (1931) nur in der Embryonalzeit hormonell tätig ist? Wäre es möglich, daß von Geschwülsten der Pinealis oder von Teratomen dieser Gegend hormonelle Impulse ausgehen, die nur die männlichen Gonaden ansprechen? Die Untersuchung der biologischen Wirksamkeit solcher Geschwülste wäre erwünscht.

Eine hormonelle Aktivität des Zirbeltumors ist insbesondere zu erwägen, wenn dieser den Feinbau eines *Chorionepithelioms* aufweist, wie z. B. im Falle 1 von RUSSELL (1944) oder bei dem von ZONDEK und Mitarbeitern (1953) geschilderten Knaben, der mit 5 Jahren zu pubertieren begann.

Zusammenfassend kann man sagen, daß die Theorie von einer antigonadotropen Tätigkeit der Zirbeldrüse heute an Boden verloren hat. Die Mehrzahl der Fälle von pinealer Frühreife läßt sich sicherlich als „Pubertas praecox durch Hydrocephalus" (s. S. 688) erklären. Fernerhin bleibt zu erwägen, ob es aber darüber hinaus hormonell aktive, nur die männliche Geschlechtsentwicklung fördernde Geschwülste der Zirbelgegend gibt[2].

---

[1] Der Fall von ASKANAZY und BRACK (mikrocephale Idiotie mit Hypoplasie der Zirbel, Mikrogyrie und Porencephalie) kann kaum als „Frühreife" rechnen; denn die Mammae entwickelten sich erst mit 10, die Menstruation trat erst mit 13 Jahren auf.

[2] Vielleicht trifft also die alte „onkogene" Theorie ASKANAZYS (1921) — einst wegen des Vorkommens von Pubertas praecox bei sicher hormonell inaktiven Tumoren der Zirbelgegend verworfen — doch für einen Teil der Fälle zu.

cc) Gibt es eine Pubertas praecox durch Schädigung eines die Sexualreifung hemmenden zentralnervösen Zentrums?

Man hat wiederholt angenommen, die steuernde Funktion des Zentralnervensystems im Reifungsgeschehen sei, ähnlich wie bei vielen peripher nervösen Abläufen, im Wesen eine bremsende; bei Fortfall der Hemmung würde der endokrine Apparat mit überstürzten Reifungserscheinungen antworten. Diese Vorstellung hat gerade beim Menschen viel für sich, ist doch die charakteristische gewaltige Entfaltung der Großhirnrinde von einer auffallenden Retardation des Wachstums und der Reifung begleitet; die Vermutung einer inneren Beziehung zwischen den beiden dem Menschen eigentümlichen Erscheinungen liegt nahe. Daraus erhebt sich die Frage, ob bei fehlendem oder mißbildetem Großhirn Frühreife eintritt. Wie allgemein bekannt, ist dies nicht der Fall; *der auffallend späte Zeitpunkt der menschlichen Pubertät wird jedenfalls nicht direkt von der Großhirnrinde bestimmt.*

Vielfach wurde auf Grund pathologisch-anatomischer Befunde vermutet, daß die Hemmung der Sexualreifung vom Hypothalamus ausgehe. FOERSTER und Mitarbeiter (1937) schilderten einen $7^1/_2$jährigen frühreifen Knaben mit großer sexueller Aggressivität, bei dem der Boden des 3. Ventrikels durch einen Tumor „vollkommen aufgefressen“ war. In ähnlicher Weise haben andere Autoren die Pubertas praecox bei Hypothalamusprozessen als Ausdruck der Schädigung eines hemmenden Zentrums gedeutet. GAGEL (1947b,) bezeichnete den Tumor im Falle von FOERSTER und Mitarbeitern (1937) später als „Astrocytom“. LANGE-COSACK (1951) fragt, ob nicht eine hyperplastische Mißbildung vom Typ Lange-Cosack vorgelegen hat (S. 677). Die Autorin legt überzeugend dar, daß Tumoren dieser Art nicht eine Zerstörung, sondern eine pathologische Vergrößerung der hypothalamischen Strukturen bedeuten. *Noch niemals wurde in Fällen von früher Pubertas praecox eine wirkliche Zerstörung des Sexualzentrums an Hand von Serienschnitten nachgewiesen*[1]. Wenn überhaupt ein die Sexualentwicklung hemmendes zentralnervöses Zentrum existiert, dann ist es jedenfalls nicht im hypophysennahen Anteil des Tuber cinereum zu suchen. Auch in den mit Hydrocephalus verbundenen Fällen (s. S. 688) erwiesen sich die Kerne des Tuber cinereum als gut erhalten; sobald eine Druckatrophie eintritt, kann man annehmen, daß die sexuelle Überfunktion in Unterfunktion umschlägt. — *Die auf S. 625 erörterte Frage eines vom „Nahrungszentrum“ im lateralen Tuber cinereum gegen das Sexualzentrum gerichteten Antagonismus bedarf indessen weiterer sorgfältiger Prüfung an Hand von pathologisch-anatomischen Fällen.*

Einige Untersucher postulieren neben einem fördernden Sexualzentrum im ventromedialen Feld des Tuber cinereum ein hemmendes in caudaleren hypothalamischen Gebieten, vor allem im *Corpus mamillare.* Auch für diese Annahme gibt es keinen überzeugenden Beweis (S. 625). — Dies gilt auch für die von GAGEL (1953a) vertretene Theorie, daß die *ergotrope Hypothalamuszone* von HESS (S. 740) die Sexualsphäre hemme, während von der trophotropen Zone ein fördernder Einfluß ausgehe. — Unseres Erachtens kann man das eng umschriebene, ventromedial im Tuber cinereum liegende, hypophysennahe Gebiet des Sexualzentrums mit keiner der HESSschen Zonen identifizieren. Trophotrope Wirkungen erhielt HESS hauptsächlich von den Arealen des Prothalamus und des vorderen lateralen Hypothalamus, Gebieten, deren Zerstörung die Sexualreifung *nicht* beeinflußt. Dagegen scheinen Reizungen der hypophysennahen ventromedialen Abschnitte nach den HESSschen Zeichnungen keine charakteristischen Erscheinungen von seiten jener Stoffwechselvorgänge auszulösen, die HESS systematisch untersucht hat. Ebensowenig wie der Zustand sexueller Aktivität einer der beiden HESSschen vegetativen Stimmungslagen entspricht, ist das Sexualzentrum einer der beiden Zonen zuzuordnen; es muß von der HESSschen Einteilung ausgenommen werden. [Das gleiche scheint für die großzelligen, der Neurosekretion dienenden Hypothalamuskerne (S. 754) und für das noch etwas hypothetische „Nahrungszentrum“ im lateralen Tuber cinereum (S. 730) zu gelten.]

Schließlich hat man den *Epithalamus* — Glied eines „Epiphysen-Epithalamus-Systems“ — als Sitz eines hemmenden Sexualzentrums beansprucht. Es handelt sich um reine Hypothesen, für die es an morphologischen Unterlagen vorerst mangelt.

---

[1] Nur eine scheinbare Ausnahme macht der Fall von PAPEZ und ECKER (1947); leichte Frühreife bei einem 8jährigen Knaben mit einem großen, in den 3. Ventrikel hineinreichenden GLOBUSschen Infundibulom (S. 853), das einen Großteil des Tuber cinereum zerstört hatte. Die Autoren nehmen an, daß die Zerstörung eines die Sexualreifung hemmenden Zentrums die Pubertas praecox ausgelöst habe. Uns liegt die Deutung näher, daß das Infundibulom das Sexualzentrum zunächst nicht zerstört, sondern nur gereizt hat, analog den S. 690 beschriebenen Fällen. Die anatomisch nachgewiesene Zerstörung des Tuber cinereum dürfte nach dem klinischen Verlauf erst kurz vor dem Tode erfolgt sein, so daß regressive Erscheinungen im Hoden nicht mehr zustande kamen. — Spermatozoen waren übrigens nicht vorhanden.

Zusammenfassend ist festzustellen, daß man im Zentralnervensystem bisher lediglich eine die Keimdrüsenreifung im fördernden Sinne beeinflussende Struktur einwandfrei nachgewiesen hat, das hypothalamische Sexualzentrum im ventromedialen Feld des Tuber cinereum. Der heutige Stand der pathologisch-anatomischen und experimental-physiologischen Forschung gibt keinen rechten Anhalt für ein hemmendes Zentrum; ein Großteil der Fragen, insbesondere ob das laterale Feld des Tuber cinereum oder der Epithalamus im Sexualgeschehen eine hemmende Rolle spielen, ist noch ungenügend bearbeitet.

dd) Anhang: Die konstitutionelle Frühreife

ist keine krankhafte Störung, spielt aber differentialdiagnostisch eine große Rolle. SECKEL (1950b) rechnet sie zur hypothalamischen Gruppe, weil wie bei den krankhaften hypothalamischen Formen die normalen Pubertätserscheinungen vorverlegt sind. Die, wie man meint, vom Hypothalamus ausgelöste Entwicklung tritt verfrüht ein, ist im übrigen aber durchaus harmonisch. Wie weit Beziehungen zum „hypergonadal stigmatisierten Konstitutionstypus" von ZELLER (1952, s. Abb. 15a) bestehen, kann hier dahingestellt bleiben. STUTTE (1950) stellt diese „primär-genuine" Form von Pubertas praecox den übrigen „sekundären" Formen gegenüber. Es ist eigenartig, daß heute aus den meisten Ländern, insbesondere den USA., eine Häufung der Frühpubertätsfälle berichtet wird, so daß das durchschnittliche Pubertätsalter gegenüber der vorigen Generation deutlich vorverlegt ist. SECKEL (1950b) nennt als untere Grenze des Beginns einer noch als normal anzusehenden Pubertät beim Mädchen das Alter von 7—9 Jahren, bei Knaben von 9—11 Jahren, Werte, die im vergangenen Jahrhundert als ausgesprochen krankhaft gegolten hätten.

Darüber hinaus gibt es Berichte eines *noch früheren* Pubertätsbeginns bei *Mädchen*; da in dem oft langjährig verfolgten Lebenslauf sonst nichts Krankhaftes zutage trat, rechnet NOVAK (1944) diese Fälle ebenfalls zum konstitutionellen Typ. Es handele sich um die zahlenmäßig stärkste Gruppe von Frühreife[1]. NOVAK verfügt selbst über 9 eigene Beobachtungen. Bei einem dieser Kinder begannen bereits mit 9 Monaten die Brüste zu wachsen, mit 15 Monaten erfolgte die erste, 2 Tage dauernde profuse Menstruationsblutung. Mit 22 Monaten ergab eine Biopsie nicht nur ovulierende Eierstöcke und entsprechend vorentwickelte Geschlechtsorgane, sondern auch Corpora lutea. Das Kind wurde bis zum Alter von 10 Jahren beobachtet; es traten keinerlei sonstige Krankheitszeichen auf. In den anderen 8 Fällen begann die Menstruation mit 2, $2^2/_3$, 4, $4^1/_2$, $6^1/_2$, 7, 7 und $7^1/_2$ Jahren. Biopsien zeigten bei 2 weiteren von diesen Mädchen reife Gelbkörper. Diese Tatsache beleuchtet die Möglichkeit früher Konzeption. Davon gibt es ebenfalls Beispiele in der Literatur. Die „jüngste Mutter der Welt" (ESCOMEL 1939) begann mit 8 Monaten regelmäßig zu menstruieren und wurde mit $5^2/_3$ Jahren von einem gesunden Kind durch Schnitt entbunden. Im Fall von CHASCHINSKY und JERSCHOW (1933) hat ein mit knapp 6 Jahren geschwängertes Mädchen, das seit dem 4. Lebensjahr menstruiert war, ihr Kind normal ausgetragen und geboren. NOVAK weist auf weitere Fälle von Schwangerschaften im Kindesalter hin, darunter auf den der Anna Mummenthaler, 1751 von ALBRECHT V. HALLER beschrieben, die seit dem 2. Lebensjahr menstruiert war, mit 9 Jahren erstmalig gebar, erst mit 52 Jahren klimakterisch wurde und mit 75 Jahren verstarb. — Eine Sippe mit an das *männliche* Geschlecht gebundener *erblicher Pubertas praecox* haben RUSH und Mitarbeiter (1937) beschrieben: Bei 2 Brüdern hatte die Pubertät mit 18 Monaten bzw. 3 Jahren eingesetzt, bei deren Vater mit 5 Jahren; auch Großvater und Urgroßvater väterlicherseits, 2 Großonkeln und 1 entfernter Vetter waren frühreif gewesen, jedoch keine einzige weibliche Verwandte. Bei den beiden Knaben, mit 5 und 8 Jahren untersucht, fand sich ein positiver Hahnenkammtest, jedoch kein Prolan im Harn, keine sonstigen krankhaften Veränderungen. Siehe ferner KEMP (1940) und v. VERSCHUER (1954). — Solange Obduktionsberichte fehlen, kann man gegen die Einbeziehung solch extremer Frühreife in die „konstitutionelle Gruppe" nichts Stichhaltiges einwenden. Vorerst wissen wir nicht, warum die „innere Uhr" dieser Menschen so rasch gegangen ist; ob es sich wirklich nur um etwas „Konstitutionelles", um die extremen Ausläufer der natürlichen Streuung handelt, oder aber um spezifische, das Leben nicht bedrohende Veränderungen in den für die Sexualreifung verantwortlichen Strukturen, können nur sorgfältige anatomische Untersuchungen entscheiden.

Die langsame Reifung ist ein besonderes Merkmal des Menschengeschlechts (Retardationsprinzip, BOLK 1926, S. 616) und nach BERTALANFFY (1951) u. a. eng verknüpft mit dessen geistiger Entwicklung; LANGE-COSACK wirft daher die Frage auf, ob die „Acceleration" der heutigen Jugend nicht einen Rückschritt bedeute.

[1] STUTTE (1955) hingegen hält die konstitutionelle Pubertas praecox für ausgesprochen selten.

IV. Betriebsstoffwechsel.

Die für die Lebensvorgänge notwendige kinetische Energie wird durch den *Energiewechsel*, das ist die Umwandlung von potentieller in kinetische Energie, bereitgestellt; die komplizierten chemischen Verbindungen der Nahrungsmittel werden, hauptsächlich durch oxydative Verbrennungsprozesse, in einfachere Verbindungen gespalten; dabei wird kinetische Energie in Form von Wärme und Arbeit frei. Die Gesamtheit der daran beteiligten Umsätze heißt *Betriebsstoffwechsel*. Auch der Betriebsstoffwechsel wird, wie der Baustoffwechsel, durch Hormone beeinflußt. Am wichtigsten sind die Inkrete der *Schilddrüse*, des *Pankreas* und der *Nebenniere*. Das Hypophysen-Hypothalamus-System steuert den Betriebsstoffwechsel direkt oder über die Tätigkeit dieser Drüsen; sein Einfluß auf den Betriebsstoffwechsel ist im ganzen nicht so hochgradig wie der auf die Wachstums- und Fortpflanzungsvorgänge.

Die in diesem Kapitel zusammengefaßten hypophysär-hypothalamischen Leistungen (und deren Störungen) stehen mit dem eigentlichen Betriebsstoffwechsel teilweise in nur loser Beziehung. Das Gemeinsame liegt in dem *Beitrag zum Betrieb des vegetativen Lebens*, weniger zum Aufbau des lebenden Körpers, der im II. und III. Kapitel besprochen ist; doch gibt es zu den Fragen des Wachstums und der Fortpflanzung zahlreiche Beziehungen. Die Probleme der Motorik (S. 774, 813) führen hinüber zu den im V. Kapiel berührten hypophysär-hypothalamischen Einflüssen auf das *psychische Er*leben, das bei den höheren Organismen zu dem bloßen *vegetativen Leben* hinzukommt.

A. Neuroendokrine Physiologie und Pathologie des Betriebsstoffwechsels.

1. Schilddrüsenhormon und Energiewechsel.

a) Die Funktionen des Schilddrüsenhormons.

Das Schilddrüsenhormon = Thyroxin, eine in ihrer chemischen Konstitution bekannte und synthetisierbare jodhaltige Aminosäure, ist im Organismus an ein Globulin gebunden. Man kann es als einen *Katalysator der meisten Stoffwechselvorgänge* bezeichnen. Seine Anwesenheit erleichtert die Umsätze und verstärkt dadurch z. B. die Wirkung anderer Hormone (EARTLY und LEBLOND 1954).

Hinsichtlich des *Wachstumshormons* wurde dies auf S. 593 erörtert; hinsichtlich der *Sexualhormone* sind Versuchsergebnisse von KROHN und WHITE (1950) und von MORRIS (1951) Beispiele; die Beteiligung des Thyroxin an den die *Lactation* bewirkenden Vorgängen ist durch viele Erfahrungen gesichert (WHITE 1949); Thyroxin steigert sowohl die Blutzuckererhöhung durch die *Hormone der Nebenniere* als auch die Blutzuckersenkung durch *Insulin*, letztere allerdings nur in hohen Dosen; da das Thyroxin außerdem die *Zuckerresorption* vom Darm fördert, hat es in erster Linie eine *diabetogenetische* Wirkung: Schilddrüsendiabetes (HOUSSAY 1946). Nicht nur die *Wirkung* der Hormone, sondern auch deren *Bildung* wird durch das Thyroxin erleichtert. Deshalb ist z. B. die 17-Ketosteroidausscheidung beim Myxödem stark erniedrigt (HÜPPE 1952). — Andererseits scheint nach den Untersuchungen von JANES (1954) die Wirkung der hypophysären Gonadotropine auf das Ovar der hypothyreotischen Ratte verstärkt zu sein.

Wenn CUSHING die Hypophyse als den „Dirigenten des endokrinen Orchesters" bezeichnet hat, dann müßte man, meint SALTER (1950a), die Schilddrüse als die „erste Geige" ansehen. Schon in der *Fetalzeit* ist die Schilddrüse hormonell aktiv (RUMPH und SMITH 1926, WEGELIN 1926, KRAUS 1929); sie beeinflußt nach SHELTON (1942) in hohem Maße die embryonale Entwicklung. Thiouracilbehandlung (s. S. 696) trächtiger Tiere bringt die Früchte durch Unterdrückung auch der kindlichen Schilddrüse zum Absterben; hingegen beeinträchtigt die Thyroidektomie des Muttertieres die Fetalentwicklung nicht (KROHN und WHITE 1950). Während des *extrauterinen Lebens* wird die Schilddrüsentätigkeit immer dann reflektorisch verstärkt, wenn vom Stoffwechsel besondere Leistungen — gleichgültig, ob assimilatorischer oder dissimilatorischer Art — verlangt werden (Wachstum,

Pubertät, Schwangerschaft, Nahrungsaufnahme = spezifisch-dynamische Nahrungswirkung, Wundheilung, Abwehr von Krankheitserregern usw.). Die Wirkung des Schilddrüseninkrets im Betriebsstoffwechsel ist in erster Linie die *Steigerung der Verbrennung* und damit des *Grundumsatzes* (SMITH und Mitarbeiter 1927). Der Grundumsatz der Frau ist nach STURM (1944) um 10—15% niedriger als der des Mannes.

Jod ist der wichtigste Baustein des Thyroxin. Die normale Schilddrüse enthält 20% des Gesamtkörperjods. Isotopenuntersuchungen haben gezeigt, daß kleine Joddosen bis zu 65% von der Schilddrüse aufgenommen werden. Die Messung der Radioaktivität der Schilddrüse mit dem Geigerzähler nach Zufuhr von ^{131}J gilt heute als die einwandfreieste Methode zur Beurteilung der Schilddrüsentätigkeit (BERSON und Mitarbeiter 1952). Die Untersuchung der Verteilung und Art der Speicherung des Radiojods in der Schilddrüse mittels Autographie von Mikrotomschnitten auf photographischen Platten ist zu einem Hilfsmittel der pathologischen Anatomie bei der Beurteilung von Schilddrüsengewächsen geworden (MARINELLI und Mitarbeiter 1947, WASSERMAN und LOEVINGER 1950). Die Strahlung des von der Basedowschilddrüse gierig aufgenommenen Radiojods wird auch therapeutisch ausgenutzt (s. BANSI 1951).

Auf welche Art das Thyroxin eingreift, ist nicht genau bekannt (s. SALTER 1950). Nach der von JORES (1949) vertretenen Ansicht, die sich auf die Versuche von MANSFELD (1935) beruft, gelangt das Thyroxin hauptsächlich durch Wanderung entlang der Nervenfasern von der Schilddrüse in die Gewebe. Dort fördert es die anaerobe Eiweißspaltung; die hierbei auftretenden Spaltungsprodukte führen zu einer Steigerung des Sauerstoffverbrauchs. — Die MANSFELDschen Beobachtungen sind nach MARTIUS (1955) niemals bestätigt worden. MARTIUS betrachtet die Stoffwechselwirkung des Schilddrüsenhormons als die Folge einer Entkoppelung von Atmung und oxydativen Phosphorylierung.

Im *Zwischenhirn* werden die ergotropen Funktionen erregt. Dadurch erfolgt eine allgemeine Empfindlichkeitssteigerung der nervösen Reaktionen (HERZFELD 1926); so ist nach Schilddrüsenbehandlung und bei Basedowkranken die Blutdrucksteigerung auf Adrenalin (EICHHOLTZ 1948) erhöht; es ist aber auch die Ansprechbarkeit des N. depressor und der Vagusendigungen gesteigert (OSWALD 1916). Ein Großteil des als „Thyreotoxikose" bezeichneten klinischen Bildes beruht auf einer gesteigerten Empfindlichkeit des Nervensystems. Einzelne Autoren (z. B. v. ISSEKUTZ und Mitarbeiter 1937, v. ISSEKUTZ und DIRNER 1937, STURM 1944) glauben, daß der Angriffspunkt des Thyroxin im wesentlichen ein zentraler sei, daß also die Grundumsatzsteigerung auf einer Erregung der Stoffwechselzentren im Hypothalamus beruhe.

SCHITTENHELM und EISLER (1932, 1933a, b, c) fanden, daß der Hypothalamus, der schon normalerweise am meisten Jod im Gehirn enthält, nach einer intravenösen Thyroxingabe seinen Jodgehalt zum Teil verzehnfacht, nach Entfernung der Schilddrüse stark erniedrigt, während der Jodgehalt des übrigen Zentralnervensystems sich bei diesen Operationen nicht deutlich verändert. Diese Befunde werden durch die Untersuchungen von JENSEN und CLARK (1951) und JENTZER (1953) bestätigt, wonach das hypophysennahe Tuber cinereum und die Neurohypophyse des Kaninchens nach Behandlung mit Radiojod-Thyroxin sich mit Radiojod anreichern, nicht dagegen nach Behandlung mit Radiojod in Abwesenheit der Schilddrüse. Die Adenohypophyse und das übrige Gehirn zeigen in den Autographien hingegen nur eine minimale Strahlung. Die Anreicherung spricht für ein *besonderes Eingreifen des Thyroxin in den Stoffwechsel von Tuber cinereum und Neurohypophyse* (s. auch S. 702).

b) Die hormonelle Steuerung der Schilddrüsentätigkeit durch das thyreotrope Hypophysenhormon (TSH).

Das wahrscheinlich in basophilen Zellen des Hypophysenvorderlappens (s. S. 552) gegebildete *Thyreotropin* (TSH) ist ein Glykoprotein, von geringerem Kohlenhydratgehalt als die Gonadotropine. Das Molekulargewicht soll etwa 10000 betragen (SALTER 1950b). Das TSH übt einen trophischen Einfluß auf das Schilddrüsengewebe aus; fehlt es, so atrophiert die Thyreoidea (PH. E. SMITH 1927, 1930, CROOKE und GILMOUR 1938) und sezerniert nur noch geringe Hormonmengen, die jedoch gewöhnlich genügen, um die Entstehung eines Myxödems zu verhindern; der Grundumsatz hypophysektomierter Ratten sinkt nach FOSTER und SMITH (1926) um ungefähr 35%; er kann sowohl durch tägliche Homotransplantate von Hypophysenvorderlappen als auch durch Schilddrüsenextrakte normalisiert werden. Beim menschlichen Panhypopituitarismus (s. S. 644) beträgt die Grundumsatzsenkung nach SHEEHAN und SUMMERS (1949, 68 Fälle) im Durchschnitt 31%;

besonders vermindert ist die spezifisch-dynamische Wirkung der Nahrung, die nach SYLLA (1935) direkt vom TSH abhängen soll. SHUMAN (1953) beschreibt bei einer 64jährigen Frau ein Myxödem, das bei intakter sonstiger Hypophysenfunktion durch isolierten TSH-Mangel bewirkt war. Ein Übermaß an TSH führt zu Hypertrophie und gesteigerter Tätigkeit der Schilddrüse. Das TSH wird bei seiner Einwirkung auf Schilddrüsengewebe, in geringerem Maße auch auf Thymus und Lymphknoten, inaktiviert, wobei es offenbar einen wesentlichen Teil seines Moleküls verliert (RAWSON und MONEY 1949).

Neben dem Hauptangriffspunkt der Schilddrüse schreibt man dem TSH allgemeine Wirkungen, insbesondere auf den Fettstoffwechsel, zu, die auf S. 697 und S. 726 diskutiert sind; außerhalb der Schilddrüse scheint es imstande zu sein, das Organjod zu mobilisieren und damit zur Thyroxinsynthese heranzuziehen (SCHITTENHELM und BAUER 1952a, b).

Die *TSH-Produktion und -ausschüttung wird durch den Jodspiegel des Blutes* (bestehend aus anorganischem Jod, Thyroxin und dessen Vorstufen) antagonistisch *gesteuert* (SALTER 1950a, KRACHT 1952a, b). Darauf dürfte die bekannte vorübergehende Hemmung der Schilddrüsentätigkeit durch therapeutische Jodgaben beruhen: die durch das *vermehrte Jod* verursachte Bremsung der Hypophysenaktivität bringt die Drüse auf indirektem Wege zur Ruhe[1]. *Jodmangel* bewirkt durch vermehrt produziertes TSH eine Hyperplasie der Schilddrüse, ein für die Entstehung des endemischen Kropfes wesentlicher Vorgang. Stoffe, die die Schilddrüse daran hindern, Jod zu binden und Thyroxin zu bilden, wie das Thiouracil und einige andere schwefelhaltige Verbindungen, führen in ähnlicher Weise über eine Steigerung der TSH-Aktivität zu einer Hyperplasie des Organs (HENEGAR und HIGGINS 1949, LUDWIG 1951, GERTEIS 1952, D'ANGELO 1955, DEMPSEY und PETERSON 1955).

Der *morphologische Ausdruck gesteigerter TSH-Aktivität* ist eine leichte *Vergrößerung des Hypophysenvorderlappens* (ROGOWITSCH 1889) und das Auftreten der *Thyroidektomiezellen.* (Siehe KRAUS 1926, ROMEIS 1940, ferner die auf S. 552 erwähnten moderneren Untersuchungen).

TONUTTI (1942b, 1943b) KRACHT und SPAETHE (1953) und BRONSCH (1953) haben gezeigt, daß die Umstellung der Hypophyse auf die TSH-Produktion andere Partialfunktionen der Hypophyse hemmt; so kommt es über eine verminderte Abgabe von ACTH zu regressiven Veränderungen in der Nebennierenrinde. Andererseits fand TONUTTI (1953), daß bei gleichzeitiger Reduktion von Schilddrüsen- und Nebennierenrindenparenchym nur eine verstärkte corticotrope Leistung des Hypophysenvorderlappens auftritt, während die thyreotrope sogar absinkt; in dieser Situation habe die corticotrope Partialfunktion der Hypophyse den Vorrang. Man kann von einem „Austauschprinzip" sprechen, von dem es aber Ausnahmen gibt (s. z. B. MORRIS 1953).

Schon in der *Embryonalzeit* bildet die Hypophyse TSH und beeinflußt dadurch die früh auftretende Schilddrüsenaktivität (RUMPH und SMITH 1926, ARON 1933, MICKEVIC 1950, JOST 1950, SETHRE und WELLS 1951). In *Zeiten besonderer Stoffwechselaktivität* (Wachstumsperioden, Schwangerschaft) nimmt die Produktion zu. Nach Kastration ist sie vermindert (BATES und Mitarbeiter 1935), vielleicht weil die Hypophyse dem „Austauschprinzip" entsprechend sich mehr auf die Gonadotropinbildung eingestellt hat; deshalb ist die Schilddrüse von kastrierten Tieren durchschnittlich weniger aktiv (ARON und MARESCAUX 1949).

GREER (1952) postuliert auf Grund des unterschiedlichen Verhaltens von Trophik und Funktion der Schilddrüse nach Hypothalamusausschaltung und Hypophysentransplantation *zwei verschiedene thyreotrope Hormone*, nämlich einen „Wachstumsfaktor" und einen „Stoffwechselfaktor" (s. S. 701). SCHARF und Mitarbeiter (1954) stimmen GREER zu; nur die Thyroxinsynthese werde von den β-Zellen, die Proliferation der Schilddrüse aber von γ-Zellen stimuliert (s. S. 553).

c) Die Wirkungen von Schilddrüsenhormon und TSH am Auge, insbesondere bei der BASEDOWschen Krankheit; der Exophthalmusfaktor.

Der durch die Hyperthyreose bedingte gesteigerte Sympathicotonus ruft am Auge ein dem HORNERschen Syptomenkomplex entgegengesetzes Syndrom hervor: Erweiterung der Lidspalte mit GRAEFEschem und STELLWAGschem Zeichen, *Glanzauge* durch Quellung des Hornhautepithels, lebhafte Erweiterung der Pupille auf Adrenalin und bei psychischer Erregung. Das Syndrom kann durch Reizung des Halssympathicus erzeugt werden (CODE und ESSEX 1935); die moderne amerikanische Literatur gebraucht hierfür die Bezeichnung „Stare". (Es hat natürlich nichts mit dem Glaukom [grüner Star = Steigerung des intraoculären Drucks] oder dem Katarakt [grauer Star] zu tun.) Vielleicht sollte man diese

[1] Die Bremsung der Hypophyse ist insbesondere beim Morbus Basedow in der Regel nur vorübergehend, offenbar weil die Basedowschilddrüse keiner hypophysären Anregung bedarf; das zugeführte Jod wirkt schließlich verschlimmernd, da es das Baumaterial für weitere Thyroxinmengen bildet.

Form von Basedowauge auch im Deutschen durch einen besonderen Namen („Glanzauge") kennzeichnen.

Denn der *echte Exophthalmus* hat eine ganz andere Genese. Er wird nicht vom Thyroxin verursacht, sondern vom TSH oder einem Begleitstoff des noch nicht in reiner Form vorliegenden Hypophysenhormons (DOBYNS und RAWSON 1951). Die Reaktion geht sicher nicht über die Schilddrüse, denn bei thyreoidektomierten Tieren ist sie eher stärker als bei intakten (MARINE 1935). Damit stimmt überein, daß sich klinisch der „maligne Exophthalmus" häufig erst nach erfolgreicher Basedowoperation trotz erniedrigten Grundumsatzes entwickelt (REICHLING und MARX 1950), offenbar infolge einer Aktivierung der Hypophyse im Sinne des Rückkoppelungsprinzips. Auch mit Hilfe der thyreostatischen Substanzen kann ein hochgradiger Exophthalmus ausgelöst werden (HENEGAR und HIGGINS 1949), während von Hypophysenhemmstoffen und Röntgenbestrahlungen der Hypophyse ein heilender Effekt berichtet wird (GENNES und Mitarbeiter 1951, FROMM und Mitarbeiter 1954).

Anatomisch handelt es sich um ein Ödem des retrobulbären Fettgewebes, wozu sich in den chronischen Fällen Ödem, hyaline Degeneration, Verfettung und Lymphocyteninfiltration der äußeren Augenmuskeln mit Ausgang in Fibrose gesellen (SCHÜTZ 1923, PAULSON 1937, DOBYNS 1950).

Die *Pathogenese* ist nicht klar. Nicht nur in Abwesenheit der Schilddrüse, sondern auch nach Entfernung des Halssympathicus (welche zunächst ein HORNERsches Syndrom erzeugt) kann der Exophthalmus durch alkalische Extrakte des Hypophysenvorderlappens hervorgerufen werden (SMELSER 1937). Zum Unterschied von dem „Glanzauge" scheint es sich um eine direkte hormonelle Beeinflussung der Gewebe am Auge durch das Hypophyseninkret zu handeln. SALTER (1950a) nimmt an, daß das Thyroxin normalerweise den Hypophysenwirkstoff inaktiviert[1]; nur wenn dies nicht oder nicht genügend geschieht, gerate das retrobulbäre Gewebe unter den Einfluß des Hypophysenstoffes. Deshalb komme es nach Basedowoperationen in 40% der Fälle zu einem Exophthalmus, der durch Zufuhr von Thyroxin zu bessern ist.

Das durch das rohe TSH verursachte Ödem bleibt übrigens *nicht auf das retrobulbäre Fettgewebe beschränkt*, sondern auch der Wassergehalt anderer Fettdepots (SMELSER 1939) sowie der Herz- und Skeletmuskulatur nimmt zu. Das Fett der Depots vermindert sich, während der Fettgehalt des Blutplasma, der Leber- und Nierenepithelien[2], der Muskeln, Milz, Lymphknoten und der reticuloendothelialen Zellen zunimmt; polymorphkernige Leukocyten und Makrophagen phagocytieren die freigewordenen Lipoide. Lymphocyteninfiltrate treten auf. Diese Veränderungen erfolgen, gleichgültig, ob die Schilddrüse vorhanden ist oder nicht (DOBYNS 1950). Danach scheint der Exophthalmusfaktor der Hypophyse eine *tiefgreifende Veränderung im Fettstoffwechsel* (s. S. 726) zu bewirken, die nichts mit der Schilddrüsenfunktion zu tun hat.

Als *Ergebnis* dieser Untersuchungen erscheint es wesentlich, innerhalb der BASEDOWschen Krankheit zu unterscheiden zwischen dem hypophysär bedingten malignen Exophthalmus, der auch bei fehlender Schilddrüse vorkommt (SAUTTER 1950, 1952), und den echten Thyreotoxikosen, die unabhängig von der Hypophyse, ja ausnahmsweise sogar bei fehlender Hypophyse (s. S. 645, Abb. 24b) entstehen können. Manche Autoren ziehen es vor, nur letztere als „BASEDOWsche Krankheit"[3] oder „GRAVES' Disease" zu bezeichnen und für die ophthalmische Form „maligner Exophthalmus" oder „hypophysärer Exophthalmus" zu sagen[4]. Bei diesem ist der TSH-Spiegel hoch, bei jener niedrig (DE ROBERTIS 1948, DOBYNS 1950, FREEMAN 1950). Die exophthalamische Aktivität des Blutserums von Patienten mit malignem Exophthalamus entspricht nach DOBYNS und WILSON (1954) dem Stadium und Grad des Krankheitsbildes.

[1] Die Untersuchungen von KRACHT (1952) haben ergeben, daß in vitro die Inaktivierung auch durch Jod- oder Bromwasser geschehen kann und partiell reversibel ist.

[2] Beziehungen zur Lipoidnephrose?

[3] Doch steht in den Beschreibungen BASEDOWS (1840) gerade der Exophthalmus im Mittelpunkt der Betrachtung; BASEDOW bezeichnet die Hypertrophie des Zellgewebes in der Augenhöhle als eine „strumöse" und stellt sie der Schilddrüsenvergrößerung an die Seite.

[4] MEANS (1949) unterscheidet mit PLUMMER bei den Thyreotoxikosen eine adenomatöse Form, bei welcher nur die Tumoren übersezernieren (= toxisches Adenom oder PLUMMERsche Krankheit), und eine diffuse Form, bei welcher die ganze Drüse übersezerniert (= exophthalmischer Kropf oder GRAVESsche Krankheit); den malignen Exophthalmus rechnet MEANS zur GRAVESschen Krankheit, bei welcher er zwischen einer „klassischen" und einer „hyperophthalmopathischen" Form unterscheidet.

PURVES und GRIESBACH (1949) fanden in 22 Fällen von Thyreotoxikosen vor der Behandlung niemals eine TSH-Erhöhung, in 37 Fällen von malignem Exophthalmus war die Erhöhung allerdings auch nur zum Teil nachweisbar (s. S. 701); ihrer Meinung nach handelt es sich um zwei verschiedene Krankheiten. Auch WERNER und Mitarbeiter (1952) kamen auf Grund von Isotopen- und Serumjodstudien zu dem Schluß, daß die gewöhnliche Hyperthyreose nicht über eine hypophysäre Überfunktion zustande komme.

Ein weiterer grundlegender Unterschied zwischen den beiden Formen ergibt sich aus der *Geschlechtsverteilung*. Bei dem „klassischen" Basedow überwiegt das weibliche Geschlecht weitaus. So hat REILLY 1940 62 kindliche und jugendliche Patienten untersucht; es befanden sich nur 8 Knaben darunter. Die Angabe von SALTER (1950), daß das Geschlechtsverhältnis in Amerika 1:4 zugunsten der Frauen sei, dürfte auch den mitteleuropäischen Verhältnissen entsprechen. Ganz anders beim malignen Exophthalmus: von den 359 von DOBYNS (1950) aus der Literatur ermittelten Patienten waren 55,9% Männer und nur 44,1% Frauen.

Wie schon erwähnt, geht der „klassische Basedow" nach chirurgischer Intervention nicht selten in den malignen Exophthalmus über. Darüber hinaus mag es auch sonst Mischungen zwischen den beiden Formen geben. *Vielleicht gelingt es aber, durch Auseinanderhaltungen der beiden Begriffe die widerspruchsvollen Befunde in der Adenohypophyse bei Basedow* (s. die Ausführungen von WEGELIN 1926 und KRAUS 1926 in diesem Handbuch) *einer verständlicheren Deutung zuzuführen.*

Eine weitere Klärung ist vor allem von der bisher ausstehenden *Reindarstellung des TSH* zu erwarten, die darüber entscheiden wird, ob der „Exophthalmusfaktor" der Hypophyse mit dem TSH identisch ist oder nicht. Für letzteres spricht die Angabe von SALTER (1950a), daß in stark gereinigten Präparaten des TSH mit hoher Schilddrüsenwirksamkeit der „Exophthalmusfaktor" nicht enthalten war. Nach DOBYNS und STEELMAN (1953) scheint durch verschiedene chemische Prozeduren eine Trennung der beiden Substanzen geglückt zu sein (s. ferner THOMPSON 1953). Das gereinigte TSH hat nach KYLE und Mitarbeiter (1954) keine extrathyroidalen Wirkungen.

d) Nervöse Steuerung.

Bei Betrachtung der durch das Schilddrüsenhormon und durch das TSH hervorrufbaren Effekte erheben sich folgende *4 Fragen*: Gibt es eine nervöse Beeinflussung des Energiehaushaltes, die nicht über die Steuerung der Schilddrüseninkretion abläuft? Gibt es eine nervöse, unabhängig von der Hypophyse ablaufende Steuerung der Schildrüsentätigkeit? Gibt es eine nervöse, unabhängig von der Hypophyse ablaufende Beeinflussung des malignen Exophthalmus? Inwieweit wird die thyreotrope und die exophthalmische Hypophysenfunktion nervös gesteuert?

α) Zur Frage einer primär-nervösen Steuerung des Energiehaushaltes. Es gibt klinische Anhaltspunkte dafür, daß nicht jede Erhöhung des Grundumsatzes mit einer Steigerung der Schilddrüsentätigkeit, nicht jede Erniedrigung mit Hypothyreose verbunden ist. Zwar kann als gesichert gelten, daß Thyroxinzufuhr die Gewebe stets zu erhöhtem Sauerstoffverbrauch anregt; doch der Grad der Reaktion hängt von einem im Gewebe selbst gelegenen Faktor ab. Diesen Faktor kann man als *Ansprechbarkeit* des Gewebes für das Thyroxin bezeichnen; die Ansprechbarkeit ist eine Funktion der ererbten Konstitution, die durch erworbene Dispositionen mehr oder weniger modifiziert wird. So betrachtet erscheint der Organismus des *Sympathicotonikers* leichter für das Thyroxin ansprechbar als der des *Vagotonikers*; die gleiche Thyroxinmenge ruft bei jenem einen stärkeren Sauerstoffverbrauch hervor als bei diesem.

Heute gilt die *Messung der Speicherungsfähigkeit der Schilddrüse für anorganisches radioaktives Jod* als die beste Methode zur Beurteilung der Schilddrüsentätigkeit. Es hat sich gezeigt, daß Speicherungsfähigkeit und Grundumsatz im allgemeinen ganz gut übereinstimmen, daß es aber Ausnahmen gibt, in welchen ein erniedrigter oder erhöhter Sauerstoffverbrauch nicht von entsprechenden Veränderungen der Schilddrüsenaktivität begleitet ist. So haben SILVER und Mitarbeiter (1950) bei 89 Patienten (Krankheiten der Blutbildung, bösartige Geschwülste, Hypertonie, Herzfehler, Morbus Cushing) einen zum Teil beträchtlich gesteigerten Grundumsatz ohne Erhöhung der Schilddrüsentätigkeit aufgedeckt. REISS (1951, 1952) weist darauf hin, daß der Endokrinologe nicht nur eine Schilddrüsenunter- und -überfunktion, sondern auch mangelnde Empfindlichkeit bzw. Überempfindlichkeit der Organe für das Schilddrüsenhormon in Betracht ziehen muß.

Die Untersuchungen von TALBOT und Mitarbeitern (1945) an einem an *Progerie* leidenden Knaben (s. S. 605) haben zu der Feststellung geführt, daß der Hauptzug dieser Krankheit in einer exzessiven Utilisation der Calorien für den Betriebsstoffwechsel liege, so daß für den Baustoffwechsel fast nichts mehr übrig bleibt. Da aber die Schilddrüse in diesem wie auch anderen Fällen keine Basedowveränderungen zeigte, die Symptomatologie der Progerie auch sonst trotz mancher Ähnlichkeiten von den echten Hyperthyreosen abweicht, liegt die Vermutung nahe, daß die Progerie ein krankhaftes Extrem von Sympathicotonie darstellt, verbunden mit einer hochgradigen Steigerung der Ansprechbarkeit der Gewebe für das Thyroxin.

FROWEIN und HARRER (1947) berichten über einen 30jährigen Mann, bei dem sich nach einer Fleckfieberencephalitis neben zentralen Krampfanfällen eine erhebliche Grundumsatzsteigerung, Blutdrucksteigerung und Erhöhung von Pulszahl, Atemfrequenz und Temperatur, also ein hochgradiger Sympathicusreizzustand, eingestellt hatten. Die Entfernung der Schilddrüse bis auf einen walnußgroßen Rest brachte keine wesentliche Änderung; auch ergab die histologische Untersuchung eher eine Schilddrüsenunterfunktion. Die Autoren bezeichnen das Krankheitsbild deshalb nicht als „zentralen Basedow“, sondern als *zentrale Grundumsatzsteigerung*.

Es wurde schon an anderer Stelle die Auffassung vertreten, daß es eine Aufgabe des *vegetativen Nervensystems* sei, die Ansprechbarkeit der Zelle für die stofflichen Impulse zu regeln. Vago- und Sympathicotonie sind ein Ergebnis dieser Regulation. Das *morphologische Substrat* ist sicher sehr schwer zu objektivieren; zunächst müßte man es vor allem in den krankhaften Extremvarianten aufzusuchen trachten. Das gesamte *periphere vegetative Netz* ist dabei in Betracht zu ziehen. Wie bedeutend aber auch der Einfluß der *zentralen Steuerung* ist, haben die Versuche von W. R. HESS gelehrt, wonach sowohl die ergotrop-sympathicotonische als auch die trophotrop-vagotonische Grundstimmung des Organismus durch Reizung bestimmter Strukturen des Hypothalamus auszulösen ist (s. S. 740)[1]. *Die pathologische Anatomie muß daher die Möglichkeit im Auge behalten, daß die Ursache einer krankhaften Abweichung des Energiewechsels von der Norm im Hypothalamus liegen kann.*

Vorerst bleibt dem Kliniker noch viel zu tun, insbesondere hinsichtlich der schwierigen Abgrenzung des nervösen von dem hormonellen Einfluß auf den Energiehaushalt. Vielleicht bringen die Untersuchungen mit Radiojod weitere Aufschlüsse.

β) Die nervöse Beeinflussung der Schilddrüsentätigkeit. Zur Beurteilung des trophischen Einflusses des Nervensystems auf die Schilddrüse sei zunächst auf die *Ausschaltungsexperimente im Hypothalamus* verwiesen (s. S. 622). PH. E. SMITH hat schon 1927 festgestellt, daß bei Verletzung des Tuber cinereum die Schilddrüse zum Unterschied von den Keimdrüsen nicht atrophiert. Auch spätere Versuche haben ergeben, daß bei Hypothalamusausschaltung höchstens ein leichter Aktivitätsverlust der Schilddrüse zu verzeichnen ist. Hinsichtlich der *peripheren Innervation* haben die Versuche von M. VOGT (1931a) gezeigt, daß eine (angeblich) vollständige Beseitigung der sympathischen Faserverbindungen die Fähigkeit der Schilddrüse, ihre Tätigkeitsschwankungen der Nahrungsaufnahme anzupassen, nicht im mindesten beeinträchtigt. Dem Einwand, daß auch die vollständigste Sympathektomie einen Großteil der innerhalb der Gefäßwände zum Organ ziehenden autonomen Nervenfasern unberührt läßt, kann mit dem Hinweis der hormonellen Aktivität von *Autotransplantaten* (EGER und TITZE 1943) und *Kulturen* (EITEL und Mitarbeiter 1933, JUNGQUEIRA 1947) von Schilddrüsengewebe begegnet werden. Die aus ihrem nervösen Zusammenhang gelösten Schilddrüsenzellen verändern sich bei Zufuhr von TSH ebenso wie in situ.

[1] Allerdings haben sich die Reizversuche von HESS nicht auf den Grundumsatz erstreckt. — Was die Ausschaltungen betrifft, so sahen GRAFE und GRÜNTHAL (1929) nach eng umschriebenen Säureverätzungen im caudalen vegetativen Hypothalamus des Hundes eine deutliche Senkung des Grundumsatzes; sie glaubten, damit eine zentrale Steuerungsstelle der Verbrennungsvorgänge erfaßt zu haben. Nach anderen Untersuchungen (z. B. LONG und Mitarbeiter 1942) ist aber der Sauerstoffverbrauch durch Operationen am Hypothalamus bei Vermeidung von Hypophysenverletzungen nicht deutlich zu verändern. W. R. HESS (1947) spricht von einer bedeutenden Herabsetzung des oxydativen Stoffwechsels nach größeren hypothalamischen Ausschaltungen, die innerhalb von 20 Tagen von einer relativen Restitution gefolgt sind.

Die normale Schilddrüsentätigkeit scheint also nicht wesentlich von nervösen Impulsen abzuhängen. — Davon bleibt unberührt, daß eine *abnorm gesteigerte* Tätigkeit auf nervösem Wege hervorgerufen werden kann.

Es gibt zweifelsfrei Fälle von *Morbus Basedow*, in denen die auslösende Ursache ein *psychischer Schock* (STARCK 1929a, b, RISAK 1934, JORES 1949) bzw. ein *Elektrokrampf* (BERCEL 1952) war. COHN und GOLDSTEIN (1928) und RISAK (1934) haben Morbus Basedow bei *Stammhirnencephalitis* und bei *supraselllären Craniopharyngeomen* beobachtet. Auch der ursächliche Zusammenhang mit einem *Kopftrauma* wurde wiederholt erwogen (DE MORSIER 1943, VEIL und STURM 1946, BANSI 1951). Auf die Seltenheit all dieser Vorkommnisse im Gesamt der Thyreotoxikosen hat WEDLER (1953) mit Recht hingewiesen. Andererseits haben FROWEIN und HARRER (1948, 1951) leichte Grundumsatzsteigerungen bei Hirnverletzten häufig gesehen; auch nach *Pneumoencephalographie* kommt es zu einer mehrere Tage anhaltenden mäßigen Steigerung des Sauerstoffverbrauchs. Leichte, klinisch nicht in Erscheinung tretende, aber mit Hilfe des Radiojodtests nachweisbare Hyperthyreosen sahen SCHUCHTER und BARTSCH (1952) bei *Tumoren der Hypophyse und des Hypothalamus*; nach Operation oder Bestrahlung der Tumoren kehrte die Schilddrüsenfunktion annähernd zur Norm zurück. — Die *psychosomatischen Aspekte* der Thyreotoxikose siehe bei HOSKINS (1953).

Hier verdient die Tatsache Erwähnung, daß das *weibliche Geschlecht um ein Vielfaches häufiger von Thyreotoxikose befallen* wird als das männliche (s. S. 698). Nach REISS (1952) haben 80% der Frauen mit psychotischen Angstzuständen und mit akuter Schizophrenie eine Schilddrüsenüberfunktion, während 60% der Männer mit krankhafter Angst eher eine Schilddrüsenunterfunktion zeigen. Zweifellos hängt das mit der durchschnittlich größeren vegetativen Labilität der Frau zusammen.

Ein besonders eindrucksvolles Beispiel von psychisch ausgelöster Schilddrüsenüberfunktion stellt die *Schreckthyreotoxikose des Wildkaninchens* (EICKHOFF 1949, 1951a, b) dar. Sie ist nach KRACHT und KRACHT (1952) bei den scheuen und nervösen Tieren regelmäßig auszulösen; Hauptsymptom sind Erhöhung von Puls- und Atemfrequenz, anfängliche Schreckstarre und spätere Unruhe, Exophthalmus, hochgradige Gewichtsabnahme bei eher gesteigerter Nahrungsaufnahme. Das ^{131}J-Speicherungsvermögen der Schilddrüse ist nach MEISSNER und Mitarbeitern (1952) stark erhöht. Spätestens innerhalb von 3 Wochen kommt es zum Tode, wenn nicht mit Thyroidektomie, thyreostatischen Substanzen oder Jod eingegriffen wird. Die histologischen Bilder sind entsprechend. Im *Hypophysenvorderlappen* findet sich eine Hyperplasie und Vacuolisierung polygonaler β-Zellen als Substrat der TSH-Überproduktion (KRACHT und SPÄTHE 1953).

Durch *Reizung des hinteren Hypothalamus*, also der dynamogenen Zone im Sinne von HESS (1947), wurden seit KARPLUS und KREIDL (1909, 1910, 1912) wiederholt eindeutige Zeichen der Sympathicuserregung ausgelöst, die nicht selten mit „Exophthalmus" verbunden waren, zuletzt mit exakter Methode von CROSS (1953, s. S. 620). Sympathicotonie ist aber noch keine Thyreotoxikose; offenbar braucht es zur nervösen Auslösung einer krankhaften Schilddrüsenüberfunktion noch einer besonderen Bereitschaft der Schilddrüse, die Laboratoriumstiere nicht haben.

Auch für die Entstehung des menschlichen *zentralen Basedow* dürfte ein *Zusammenwirken von Krankheitsbereitschaft der Schilddrüse und zentralem Reiz* notwendig sein. Bei vorhandener Krankheitsbereitschaft erscheinen das psychische Erleben in Form von Angst und Schreck sowie körperliche Schockzustände geeignet, durch Umstellung des Vegetativums in eine extrem ergotrope Stimmungslage die Schilddrüse zu maximaler Tätigkeit anzuregen. Ausgelöst wird diese Umstellung vom *Hypothalamus*, dessen *dynamogene Zone* als die zentrale Schaltstelle des sympathischen Systems betrachtet werden kann. — Dagegen fehlen bisher Anhaltspunkte für die Annahme, daß krankhafte Unterfunktionen der Schilddrüse vom Hypothalamus ausgelöst werden könnten.

Als Weg der Impulse vom Hypothalamus zur Schilddrüse ist in erster Linie das *periphere sympathische System* in Betracht zu ziehen, also Brustmark-Grenzstrang-Halssympathicus. Die älteren von WEGELIN (1926) referierten Untersuchungen, wonach durch Reizung des Halssympathicus Symptome der Hyperthyreose zu erzeugen seien und andererseits die Exstirpation des Halssympathicus die BASEDOWsche Krankheit günstig beeinflussen soll (REINHARD 1923), sind zwar nicht unwidersprochen geblieben (s. WEDLER 1953); doch muß man bei Operationen am peripheren nervösen Netz stets bedenken, daß auch das eingreifendste Verfahren nur einen Teil der wirklich vorhandenen Fasern reizend oder zerstörend trifft (SUNDER-PLASSMANN 1935).

Die hypothalamischen Impulse können zweitens auch indirekt auf die Schilddrüse einwirken, indem sie die *Adenohypophyse* stimulieren, das TSH auszuschütten. Diese Möglichkeit soll im übernächsten Abschnitt diskutiert werden.

Zunächst erhebt sich als weitere Möglichkeit direkter nervöser Regulation die Frage:

γ) Gibt es eine nervöse, unabhängig von der Hypophyse ablaufende Beeinflussung des malignen Exophthalmus? Es wurde schon erörtert, daß dieses Symptom zum Unterschied von dem „Glanzauge" unabhängig von der Schilddrüse auftreten kann, ja besonders leicht in Abwesenheit des Thyroxin durch Rohextrakte des TSH auszulösen ist, also nicht als eine Folge von Thyreotoxikose betrachtet werden darf. Die Auslösung des Exophthalmus durch den in den Hypophysenextrakten enthaltenen „Exophthalmusfaktor" erscheint nach den Arbeiten von DOBYNS gesichert (s. S. 697). PURVES und GRIESBACH (1949) haben das Blutserum von 37 Patienten mit „malignem Exophthalmus" (genaue Angaben über den Zustand der Patienten fehlen) untersucht und nur bei einem Teil einen hohen TSH-Spiegel gefunden. Andererseits sahen sie bei Thiouracil-behandelten Thyreotoxikosen (19 Fälle) einen hohen TSH-Spiegel ohne Exophthalmus; deshalb zweifeln sie an der kausalen Rolle des TSH bei der Entstehung des Exophthalmus. Nach ihrer Meinung sind TSH-Exzeß und Exophthalmus Parallelerscheinungen und das Ergebnis einer Läsion im Hirnstamm. Experimentelle Belege für diese Anschauung sind bisher nicht bekannt geworden.

δ) Die nervöse Steuerung der thyreotropen und exophthalmischen Funktion der Adenohypophyse. Die *Homotransplantation* der Hypophyse in die vordere Augenkammer bei Meerschweinchen (SCHWEIZER und Mitarbeiter 1937) hat zum Unterschied von der Hypophysektomie keinen besonderen Einfluß auf die Schilddrüsenfunktion erkennen lassen. Die von allen nervösen Verbindungen losgelöste Adenohypophyse scheint demnach ausreichend TSH zu produzieren. Nach *Hypophysenstieldurchtrennung* bei der Ratte sahen WESTMAN und JACOBSOHN (1938) nur in einigen Fällen morphologische Zeichen einer Schilddrüsenaktivitätsminderung. Bei dieser Operation kann man aber Zirkulationsstörungen der Adenohypophyse nicht ausschließen (s. S. 629).

Wenn die von ihren nervösen Verbindungen losgelöste Adenohypophyse den *normalen* thyreotropen Anforderungen genügt, so ist damit nicht gesagt, daß sie zu *überdurchschnittlichen Leistungen* befähigt ist. UOTILA (1939) fand, daß nach *Durchtrennung des Hypophysenstiels* bei der Ratte die Schilddrüse zwar nicht atrophiert, daß aber ihre Aktivierung nach Kälteeinwirkung ausbleibt. Die Schilddrüsen von stieldurchtrennten Ratten haben die Fähigkeit verloren, sich bei Thiouracilbehandlung zu vergrößern (RAWSON und MONEY 1949). BROLIN (1947) hat gezeigt, daß eine komplette Hypophysenstieldurchtrennung das Auftreten von Thyroidektomiezellen im Vorderlappen verhindert; bleibt jedoch der Trichterlappen erhalten, so ist die Reaktion der basophilen Epithelien die gleiche wie bei intakter Hypophyse, ebenso, wenn nur Hinter- und Zwischenlappen entfernt werden. Die Beeinflußbarkeit der Thyroidektomiereaktion des Hypophysenvorderlappens durch Eingriffe an der suprasellären Hypophyse ist also ganz ähnlich wie die der Kastrationshypophyse. Wie bei dieser scheint uns die mit der Zerstörung des Trichterlappens verbundene Läsion der oberen Hypophysenarterien und der mit ihnen ziehenden peripheren Innervation des Vorderlappens wesentlich zu sein (s. S. 628 und 630). GREER (1951, 1952), BOGDANOVE und HALMI (1952) machten an Ratten die Feststellung, daß die Schilddrüse nach *elektrolytischen Läsionen des vorderen Hypothalamus*[1] mit der HORSLEY-CLARKEschen Nadel die Fähigkeit verliert, auf Thiouracil mit Vergrößerung und Hyperplasie zu reagieren; jedoch bleibe die Fähigkeit zu einem annähernd normalen Jodstoffwechsel erhalten. — Diese Befunde würden dafür sprechen, daß *die Hypophyse nach Hypothalamusläsion zwar fähig ist, die für die normale Schilddrüsentätigkeit nötige TSH-Menge zu bilden, nicht aber zu jener Leistungssteigerung, die normalerweise Kälteeinwirkung oder ein niedriger Thyroxin- bzw. Blutjodspiegel auslöst.* [GREER (1952) deutet seine Befunde dahingehend, daß es zwei hypophysäre Thyreotropine gebe, einen „Wachstumsfaktor" und einen „Stoffwechselfaktor"; der „Wachstumsfaktor" hänge von der Intaktheit der Hypophysen-Hypothalamusverbindung ab. Es fragt sich, ob es sich nicht eher um ein Mehr oder Weniger ein und desselben Stoffes handelt.]

Was die *Leistungsbremsung* durch das Blutjod anlangt, so kann man aus den Isotopenuntersuchungen von MEISSNER und Mitarbeitern (1952) vermuten, daß diese jedenfalls nicht nur über einen nervösen Mechanismus abläuft; die Hypophyse reichert sich deutlich, wenn auch in zeitlich großen und unregelmäßigen Schwankungen, mit Radiojod an (bei schreckthyreotoxischen Wildkaninchen mehr als bei zahmen), zeigt also eine überdurchschnittliche

[1] Nach BOGDANOVE und HALMI (1953) liegt das „schilddrüsensteuernde Areal" oral vom hypothalamischen Sexualzentrum (S. 623). Der thyreotrope und der gonadotrope Mechanismus können durch gezielte Eingriffe unabhängig voneinander geschädigt werden.

Jodaffinität. Dies würde für ein funktionelles Eingreifen des Thyroxin an diesem Ort sprechen, doch erlauben die großen Schwankungen nach dem Urteil der Autoren noch keine endgültige Stellungnahme. — Hingegen geht aus den erwähnten Untersuchungen von JENSEN und CLARK (s. S. 695) eine *hochgradige Affinität der gesamten Neurohypophyse für das radioaktive Thyroxin* hervor. Die von JENSEN und CLARK erwogene Deutung, daß die Steuerung des TSH durch das Thyroxin über die Neurohypophyse ablaufe, wird durch die Befunde von HEINBECKER (1949) unterstützt, der einen antidiuretischen Effekt des gereinigten TSH fand; vermehrte Neurosekretion durch die „besondere Kerngruppe" rege die basophilen Vorderlappenzellen zu übermäßiger TSH-Produktion an. Danach würde das Thyroxin primär nicht die Vorderlappenzellen, sondern die Neurosekretion bremsen. — Vor einer schlüssigen Beurteilung dieser Auffassung müssen weitere Versuchsergebnisse abgewartet werden.

Die Frage, ob die zentral ausgelöste Thyreotoxikose (s. S. 700) über eine vermehrte Ausschüttung von TSH entstehen kann, erscheint bei dem heutigen Forschungsstand nicht beantwortbar. Über das Verhalten des Blut-TSH beim Schreckbasedow der Wildkaninchen liegen keine Untersuchungen vor. Beim menschlichen Basedow gibt es, wie schon erwähnt, zwei Typen, von denen nach DOBYNS (1950) der „klassische" mit einem niedrigen, der „ophthalmische Typ" mit einem hohen TSH-Spiegel verbunden ist. Es besteht also der Eindruck, daß *der „klassische" Basedow nicht hypophysären Ursprungs ist*, sondern entweder den direkten Effekt einer zentralnervösen Störung darstellt (SUNDER-PLASSMANN 1935) oder überhaupt ohne „steuernde" Anregung entsteht, als „geschwulstartige Hyperplasie" mit unbekannter und wahrscheinlich uneinheitlicher Ätiologie und Pathogenese.

Das letztere ist für die Mehrzahl der menschlichen Fälle, in denen eine Schock- oder Schreckätiologie[1] oder eine diencephale Störung nur sehr gezwungen konstruiert werden kann, die wahrscheinlichere Annahme; eine das Nervensystem einbeziehende besondere Veranlagung kann dabei gleichwohl eine Rolle spielen. Auch beim „zentralen Basedow" ist wohl die Bereitschaft der Schilddrüse, mit übertriebener Sekretion zu reagieren, sehr wesentlich.

Doch wird die Frage des hypophysären Basedow noch keineswegs als erledigt betrachtet; die bisher noch spärlichen hormonellen Befunde erlauben keine endgültige Stellungnahme und bedürfen eingehender Nachprüfung.

Bei der *ophthalmischen Form* liegt eine hypophysäre Entstehung nach den bisherigen Befunden näher (s. S. 697). Sollte es sich erweisen, daß auch diese Form durch psychische und cerebrale Reize ausgelöst werden kann — KRACHT und KRACHT (1952) bzw. CROSS (1953) sprechen bei ihren Kaninchen zwar von „Exophthalmus", es ist aber nicht sichergestellt, ob ein echter Exophthalmus oder bloß ein Glanzauge vorlag —, dann würde man annehmen können, daß die Hypophyse auf nervösem Weg zur Ausschüttung des Exophthalmusfaktors anzuregen ist.

HEINBECKER (1949) ist, wie schon erwähnt (s. oben), der Ansicht, daß die TSH-Bildung durch die *Neurosekretion* angeregt werde; er hält eine vermehrte Ausschüttung antidiuretischer Stoffe aus Hypophysenvorder- und -hinterlappen für die Ursache der zum Exophthalmus führenden Ödemneigung des retrobulbären Fettgewebes.

Zusammenfassend erscheint die Art und das Ausmaß des nervösen Einflusses auf die thyreotrope Tätigkeit der Adenohypophyse noch unzureichend geklärt. Die in den letzten Jahren hervortretende Differenzierung zwischen thyreotoxischer und exophthalmischer Basedowform bedarf weiterer Erfahrungssammlung insbesondere hinsichtlich des Vorkommens und der Häufigkeit von Übergangsformen. Es könnte ja sein, daß der ergotrope Erregungszustand des Vegetativums, der der BASEDOWschen Krankheit zugrunde liegt, sowohl die Schilddrüse als auch die thyreotrope Hypophysenfunktion je nach Veranlagung

[1] Die Kriegserfahrungen lehren, daß der Schreckbasedow beim Menschen selten ist (BANSI 1951a).

zu verschieden hoher Aktivität anregt, und daß sekundäre Rückkoppelungs-, Enthemmungs- und Trophikeffekte das Bild weiter modifizieren und so die verschiedenen Typen erzeugen.

2. Kohlenhydratstoffwechsel.

Die wichtigste Energiequelle für das Leben der Zelle sind die Kohlenhydrate, und zwar vor allem die C_6-Verbindungen *Glucose* und *Fructose*. Eine Reihe von Hormonen fördert einerseits die lebensnotwendige Bereitstellung des Zuckers in den Gewebssäften, andererseits die Verwertung desselben in den Zellen sowohl in dissimulatorischer als auch in assimilatorischer Richtung.

a) Die Hormone des Pankreas.

Die LANGERHANSschen Inseln der Bauchspeicheldrüse bilden wahrscheinlich 2 Hormone, die sich im Zuckerstoffwechsel als Gegenspieler gegenüberstehen. Das blutzuckersenkende *Insulin* entsteht in den bei Versilberung hell bleibenden B-Zellen; das blutzuckersteigernde *Glucagon* in den A-Zellen, deren Granula sich bei Behandlung mit ammoniakalischer Silbernitratlösung schwärzen (FERNER 1951, 1954). A-Zellen kommen auch im Epithel der Pankreasgänge vor.

α) Das Insulin ist ein zinkhaltiger Eiweißkörper mit einem Molekulargewicht von ungefähr 40000. Sein Angriffspunkt im Stoffwechsel ist nicht restlos geklärt; nach HÖPKER (1950) beruht die Insulinwirkung wahrscheinlich auf einer Erleichterung der Phosphorilierung der Dextrose[1]; die phosphorylierte Form, der sog. CORI-Ester, ist Ausgangsprodukt aller weiteren Umsetzungen (CORI und CORI 1941). Dadurch fördert das Insulin die *Verwertung des Traubenzuckers*[2] für die verschiedenen Stoffwechselvorgänge, wie einerseits Aufbau von Glykogen und Fett, andererseits Verbrennung.

Die Umwandlung des Blutzuckers in den reaktionsfähigen CORI-Ester als Voraussetzung für seine Verwertung bedarf des Insulins *nur bei den niedrigen Blutzuckerkonzentrationen*; bei einem Spiegel von 600—700 mg-% ist die Glucoseabwanderung ins Gewebe auch ohne Insulin maximal.

Die Erleichterung der Glucosephosphorilierung stellt wahrscheinlich nicht die einzige Insulinwirkung dar. BLOCH und KRAMER (1948), CHERNICK und Mitarbeiter (1950), CHERNICK und CHAIKOFF (1950, 1951), GURIN und BRADI (1953) kamen auf Grund von Isotopenuntersuchungen zu dem Schluß, daß dem Insulin *auch auf der C_2-Stufe eine spezifische Wirkung* zukommt, indem es die Verwertung der Brenztraubensäure bzw. der Essigsäure bei der *Synthese der Fettsäuren* fördert. Die bekannte Erhöhung des Lipoidgehalts der Leber nach Insulinmedikation (s. OLDERSHAUSEN 1951) könnte damit zusammenhängen.

DRUEY (1938) nimmt an, daß mit der durch Insulin geförderten Umwandlung der Kohlenhydrate in fettartige Stoffe auch die bei Insulinvergiftung beobachteten *Permeabilitätsstörungen* und *Veränderungen im Mineralhaushalt* zusammenhängen. Insulin in hohen Dosen hat, wie BENDA und LOUKOPOULOS (1944) festgestellt haben, keinen Einfluß auf die Capillardurchlässigkeit, sondern es steigert nach BEIGLBÖCK (1938a) die „gerichtete Permeabilität" im Sinne von EPPINGER 1949; d. h. die natürliche Wanderungstendenz der Ionen wird verstärkt: Der Serum-Kalium-Calcium-Quotient sinkt, Kalium geht vermehrt ins Gewebe, Natrium und Chlor treten ins Blutplasma aus, der Blut-p_H wird nach der alkalischen Seite hin verschoben (s. LEIPERT 1950, MÜLLER 1951). Das Insulin rufe ein dem anaphylaktischen Schock entgegengesetztes Erscheinungsbild hervor (BEIGLBÖCK und DUSSIK 1937); damit könnte sich die zuweilen günstige Wirkung bei den mit seröser Entzündung verbundenen allergischen Krankheiten erklären.

β) Das hypoglykämische Koma. Bei *unphysiologischer Erhöhung des Insulin* sinkt das Leberglykogen, wahrscheinlich nicht nur weil der stark erniedrigte Blutzucker die zuckersteigernden Hormone aus Pankreas, Nebenniere, Hypophysenvorderlappen und Schilddrüse

---

[1] Die Phosphorylierung wird durch die Glucokinase katalysiert; die Tätigkeit dieses Ferments wird durch ein *Hypophysenvorderlappenhormon* gehemmt (PRICE und Mitarbeiter 1945); Insulin soll der Hemmung entgegenwirken (STETTEN 1946). Neuerdings wird immer wahrscheinlicher, daß das hemmende Hypophysenhormon mit dem *Wachstumshormon* (STH) identisch ist (s. OGILVIE 1952, BODO und SINKOFF 1953), das seinerseits die A-Zellen des Pankreas zur Bildung von Glucagon stimuliert. Danach läuft sowohl die Hemmung als auch die Enthemmung der Glucokinase über das Pankreas ab (s. S. 705).

[2] Dagegen laufen die Phosphorilierungen anderer Hexosen ohne Insulin ab. Hier liegt unter anderem die therapeutische Bedeutung der *Fructose* (CHERNICK und CHAIKOFF 1951, STUHLFAUTH 1951).

gegenregulatorisch auf den Plan ruft, sondern offenbar auch, weil unter dem Einfluß des Insulinübermaßes die erwähnte Synthese von Fettsäuren auf Kosten der Kohlenhydrate besonders gefördert wird. Beim *Inselzelladenom* (ROHKRÄMER 1952) gelangen krankhafterweise hohe Insulindosen schubweise in den Organismus; beim *therapeutischen Insulinschock* (SAKEL 1935, DUSSIK und SAKEL 1936, EWALD 1937) löst man einen ähnlichen Zustand künstlich aus.

Da die Nervenzellen keine Brennstoffreserven besitzen, sind sie ständig auf die ihnen durch das Blut zugeführte Dextrose angewiesen. Sinkt der Blutzucker unter eine bestimmte Grenze[1], dann schränkt — wie elektrencephalographisch nachgewiesen, (s. M. MÜLLER 1951) — zunächst die Großhirnrinde ihre Tätigkeit ein und es kommt zur Bewußtlosigkeit, zum *hypoglykämischen Koma*, während der etwas weniger empfindliche Hirnstamm zunächst der Schauplatz intensiver Aktivität bleibt. Das histologische Bild ist in diesem Stadium durch eine hochgradige capillare Hyperämie gekennzeichnet, ein Ausdruck der Heranziehung aller Brennstoffreserven für die lebenswichtigen Zentren (s. ORTHNER 1953, Abb. 10, S. 93). Die durch das plötzliche Absinken des Blutzuckers eingeleiteten Stoffwechselvorgänge sind in groben Zügen folgende: Wahrscheinlich über eine Erregung der ergotropen Zone im Hypothalamus (s. S. 740) schaltet sich als wesentlicher Gegenregulator das Nebennierenmark ein und schüttet Adrenalin aus (Notfallsreaktion, CANNON, s. S. 707). Das Adrenalin erhöht durch Mobilisierung der Glykogenreserven in Leber und Skeletmuskulatur den Blutzucker. Das Adrenalin stimuliert ferner das *Hypophysenvorderlappen-Nebennierenrinden-System* (s. S. 713, MIKELEITIS 1940, SCHULZE 1947, GODLOWSKI 1949, DURY 1950, PFEIFFER und Mitarbeiter 1952), wodurch als weiterer Gegenspieler das Glykosteroid[2] eingesetzt wird. Auch der pankreatische Gegenspieler des Insulin, das *Glucagon*, dürfte über das STH des Hyperphysenvorderlappens aktiviert werden (s. S. 705); die zunächst paradox anmutende Vergrößerung der Inseln nach längerer Insulinzufuhr (BEIGLBÖCK und DUSSIK 1937) deutet darauf hin. Es handelt sich also um einen sehr intensiven Stoß in die vom Hypothalamus gelenkten vegetativen Grundfunktionen. Die in der therapeutischen Insulinkur täglich wiederholte Wachrüttelung aller Gegenregulationen hat EWALD (1939) bildlich als *Zwischenhirnmassage* bezeichnet; auf sie sei vor allem die Heilwirkung bei den als Zwischenhirnstörungen gedeuteten endogenen Psychosen (s. S. 821) zu beziehen. Weitere Theorien über das Wesen des therapeutischen Effekts s. bei MÜLLER (1951). — Die Besserung narkoleptischer Zustände (S. 820) durch Insulinhypoglykämie, über die WEITZNER (1952) berichtet, dürfte ebenfalls auf einer Aktivierung der sympathicotropen Stoffwechselrichtung beruhen.

γ) Das Glucagon. SUTHERLAND und CORI entdeckten 1948 in manchen amorphen und kristallinen Zinkinsulinpräparaten einen Faktor, der den Umbau von Glykogen in Glucose bewirkt, also dem Insulin entgegenwirkt. SUTHERLAND und DE DUVE (1948) wiesen den Hyperglykämiefaktor in Pankreasextrakten verschiedener Tiere nach. Wie beim Insulin handelt es sich um ein zinkhaltiges Hormon von Eiweißstruktur (SUTHERLAND 1950, WEITZEL 1953, FOÀ 1954). GAEDE und Mitarbeiter (1950) haben seine Entstehung in den A-Zellen der Inseln durch folgenden Versuch bewiesen: Sie unterbanden bei Hunden zunächst den Ductus pancreaticus; dadurch kam es zu einer bindegewebigen Atrophie des exkretorischen Gewebes, während die Inseln erhalten blieben. Mit dem die B-Zellen elektiv schädigenden Alloxan (C. C. BAILEY 1949) konnten sodann auch die Insulinproduzenten vernichtet werden. Histologisch fanden sich nur noch Häufchen von A-Zellen in einem bindegewebigen Stroma; die daraus gewonnenen Extrakte waren insulinfrei, enthielten aber den hyperglykämisierenden Faktor, genannt „Glucagon", in vermehrter Konzentration.

δ) Zusammenspiel und Regulation. FERNER (1952) sieht in dem *Glucagon den physiologischen adäquaten Gegenspieler des Insulins.* Im Endeffekt der Kohlenhydratverwertung ergebe sich allerdings ein Synergismus; das Glucagon stelle durch Glykogenolyse die Glucose bereit, die im Gewebe unter der Mitwirkung des Insulin verbraucht wird.

Das *Verhältnis zwischen A- und B-Zellen* in den Inseln beträgt nach GOMORI (1941) normalerweise 1:3 bis 1:8. GAEDE und FERNER (1950) wiesen darauf hin, daß hingegen bei den endokrinen Zellen der Pankreasgänge, dem *insulären Gangorgan* von FEYRTER (1938),

---

[1] Wegen der verschiedenen Gegenregulationen sind klinische Symptomatik und Blutzuckerhöhe im Insulinschock weitgehend unabhängig voneinander. Nach den Untersuchungen von GAHRMANN (1952), der die Blutzuckerhöhe zur Zeit des *Aufwachens* aus dem unkomplizierten Koma in zahlreichen Fällen ermittelt hat, kann man aber eindeutige Beziehungen zwischen *Gewebezucker* des Gehirns und Bewußtsein annehmen.

[2] Die günstige Wirkung der Insulinhypoglykämie bei allergischen Krankheiten wie Gelenkrheumatismus, Urticaria, Asthma, bei Gicht und Psoriasis (BEIGLBÖCK 1938b, GORDON und WEITZNER 1951, WEITZNER 1952, WEITZNER und SNOWDEN 1952, KNICK und Mitarbeiter 1953) hängt mit dieser Aktivierung der Nebennierenrinde zusammen (s. S. 708).

die A-Zellen bei weitem überwiegen. Das Gangorgan sei beim *Säugling* stark entwickelt und trete beim Erwachsenen mehr zurück. Nach FERNER (1938, 1952) überwiegen beim *Embryo* die A-Zellen auch in den Inseln absolut und machen beim Neugeborenen immer noch 50% aus. Das normale Zellbild des gesunden *Kleinkindes* entspreche in der A-B-Relation dem eines erwachsenen Diabetikers. Das relative Überwiegen der A-Zellen könne als Substrat für die großen Glucosemengen gelten, die während des Wachstums bereitgestellt werden müssen. SUTHERLAND und DE DUVE (1948) fanden das Pankreas von Kalbsfeten besonders reich an Glucagon.

ANDERSON und LONG (1947a) haben durch Versuche an einem Perfusionsapparat nachgewiesen, daß die B-Zellen durch einen *hohen Glucosegehalt des* das Inselorgan durchströmenden *Blutes* direkt zur Insulinausschüttung angeregt werden. — Umgekehrt dürfte ein *niedriger Blutzuckerspiegel* die Glucagonabgabe durch die A-Zellen stimulieren. — Ob der gesamte „homeostatische Mechanismus der Leber" damit in einer Funktion der A-B-Zellrelation des Pankreas aufgeht, ist noch strittig.

Nach zahlreichen Untersuchungen übt der *Hypophysenvorderlappen* einen trophischen Einfluß auf das Inselorgan aus.

ANSELMINO und Mitarbeiter (1933) sowie ANSELMINO und HOFFMANN (1935, 1936) haben auf die eindrucksvolle Zunahme der LANGERHANSschen Inseln nach Zufuhr von Vorderlappenextrakten hingewiesen. OGILVIE (1949) hat am Kaninchen gezeigt, daß sich die Inseln nach einer Behandlung mit einem rohen Vorderlappenextrakt ungefähr auf das Doppelte vergrößern; auch bei Tieren, deren Inseln unter der Wirkung von Alloxan bis auf Gruppen von A-Zellen atrophiert waren, kam es unter der Vorderlappenwirkung zu einer Vergrößerung, die allerdings die Größe der Inseln normaler Kaninchen nicht erreichte.

Vor allem das *A-Zellensystem* scheint unter dem stimulierenden Einfluß des Hypophysenvorderlappens zu stehen.

Nach FERNER und TONUTTI (1953) vermindern sich bei Ratten und Meerschweinchen nach Hypophysektomie die A-Zellen hochgradig. Beim Meerschweinchen tauchen etwas später geringere regressive Veränderungen auch an den B-Zellen auf. (Die Untersucher fanden eigenartigerweise $4^1/_2$ Monate nach Hypophysektomie beim Meerschweinchen und nach 6 Monaten bei der Ratte wieder das normale Zellbild in den Inseln; danach scheint das Inselorgan dieser Tiere nach Hypophysektomie einer Regeneration fähig zu sein.) Dem überwiegenden A-Schaden entsprechen die Neigung zu Spontanhypoglykämie, die hohe Insulinempfindlichkeit und die mangelnde Gegenregulation nach Insulinbelastung des hypophysenlosen Organismus. FERNER (1952) findet nach langdauernder Zufuhr großer Dosen von Hypophysenvorderlappenextrakt an den A-Zellen Zeichen vermehrter Tätigkeit (Glucagonbildung) und sieht darin den Ausdruck der hypophysären Hyperglykämie. Die B-Zellen vermögen beim Hund und anderen Raubtieren nur anfangs kompensatorisch auszugleichen; dann erschöpfen sie sich und degenerieren; so entsteht ein permanenter *hypophysär ausgelöster, aber sekundär pankreasbedingter Diabetes.* Andere Versuchstiere (Ratten und Kaninchen) haben einen leistungsfähigeren B-Zellapparat; bei ihnen veranlaßt der künstliche Hyperpituitarismus eine Vermehrung der B-Zellen, die nach FERNER (1952) kompensatorisch ist, so daß ein Diabetes ausbleibt (s. auch YOUNG 1953 und CAVALLERO und MOSCA 1953).

Wie auf S. 591 ausgeführt, ist der diabetogenetische Faktor des Hypophysenvorderlappens wahrscheinlich mit dem *Wachstumshormon* identisch. Die klinischen und anatomischen Befunde bei der Akromegalie (s. S. 607) und die anfängliche Übergröße diabetischer Kinder (s. S. 594) sprechen in diesem Sinne. HOUSSAY (1933) meinte, daß die diabetogenetische Wirkung des Wachstumshormons eine extrapankreatische sei. Auch die meisten übrigen Untersucher nahmen bisher an, daß das Wachstumshormon an der Peripherie in den Kohlenhydratstoffwechsel eingreife. Hingegen ist FERNER (1952) der Überzeugung, daß die diabetogenetische Wirkung des Wachstumshormons über das Pankreas ablaufe, d. h. über die Stimulierung der A-Zellen, Glucagon zu produzieren[1]. Auch aus den Rattenversuchen von ANDERSON und LONG (1947b) am Perfusionsapparat kann man schließen, daß das Wachstumshormon die A-Zellen direkt stimuliert. (Die Autoren, denen die Existenz des Glucagon noch nicht bekannt war, dachten allerdings an eine Hemmung der B-Zellen durch das Wachstumshormon.) — Nach HAGEMANN (1953) führt chronische Insulinzufuhr beim Meerschweinchen zu einer eindeutigen kompensatorischen Vermehrung der eosinophilen Hypophysenvorderlappenzellen und der A-Zellen in den Pankreasinseln.

Es gibt Befunde, die für die Existenz eines die Insulinbildung fördernden *pankreatropen* (= *insulotropen*) *Hypophysenhormons* sprechen (ANSELMINO und HOFFMANN 1935, 1936,

[1] THIEMER (1953) kann dies nicht bestätigen und bestreitet deshalb einen direkten Einfluß der Hypophyse auf die A-Zellen.

Ogilvie 1949, 1950, Milman und Russell 1950, zur Horst-Meyer 1950, Greene 1951, Gross und Mäuser 1952). — Zweifellos ist die Bedeutung dieses Stoffes, wenn es ihn überhaupt gibt, geringer als die diabetogenetische Wirkung des Wachstumshormons.

Der antagonistische Dualismus der Epithelien des Inselsystems manifestiert sich auch in der *nervösen Zuordnung*: die glucagonbildenden A-Zellen stehen unter dem Einfluß des Sympathicus, die insulinbildenden B-Zellen unter dem des Parasympathicus (Abderhalden 1942, Sergeyeva 1943); auf dem Wege der beiden autonomen Nervensysteme nimmt der *Hypothalamus* auch einen direkten Einfluß auf die Tätigkeit des Inselorgans; allerdings ist nach Frank (1949) dieser Einfluß gering. Hess (1948) vermutet, daß die Insulinproduktion durch die von ihm ermittelte trophotrop-endophylaktische Hypothalamuszone aktiviert werde.

b) Die Hormone der Nebenniere und ihre Steuerungen.

Die Vereinigung der entwicklungsgeschichtlich verschiedenen Gewebe von Nebennierenrinde und -mark zu einem einheitlichen Organ (s. Dietrich und Siegmund 1926 in diesem Handbuch) und die gemeinsame Blutversorgung lassen eine physiologische Zusammenarbeit vermuten, über deren Natur noch keine Klarheit herrscht. Beide Abschnitte des Organs greifen entscheidend in die Kreislaufregulationen ein; beide haben auch einen Einfluß auf den Kohlenhydratstoffwechsel (s. Hartman und Brownell 1949).

In der Verbindung eines aus dem Nervensystem differenzierten Gewebes mit einer epithelialen Drüse liegt eine Analogie mit der Hypophyse. Bachmann (1953, 1954), auf dessen anatomische Darstellungen verwiesen sei, bezeichnet die Nebenniere als die „Anhangsdrüse des Ganglion coeliacum", des Hauptorts des peripheren vegetativen Nervensystems, so wie die Hypophyse die Anhangsdrüse des Hypothalamus, des Hauptorts des zentralen vegetativen Nervensystems ist.

aa) Das Nebennierenmark

ist demnach ein Beiorgan des sympathischen Nervensystems und besitzt die färberischen Eigenschaften aller sympathischen Paraganglien, nämlich sich bei Einwirkung oxydierender Substanzen zu bräunen (Phäochromie). Die Bräunung beruht auf einer Oxydation der Hormone dieses Systems, des *Noradrenalin* (= Arterenol) und des *Adrenalin*. Die am Anfang des 4. Embryonalmonats auftretende Bräunbarkeit zeigt den Beginn der Inkretion an.

Das *Noradrenalin* ist identisch mit der sympathischen Überträgersubstanz (= Sympathin), die bei Sympathicusreizung an den postganglionären sympathischen Nervenendigungen freigesetzt wird. Seine Wirkung beschränkt sich im wesentlichen auf den Kreislauf (Holtz und Mitarbeiter 1952); es erhöht durch Vasoconstriction den peripheren Strömungswiderstand und steigert dadurch sowohl den systolischen als auch den diastolischen Blutdruck; es setzt die Schlagfolge des Herzens herab. Es findet sich überall im sympathischen Nervensystem, am konzentriertesten in den thorakalen und lumbalen Grenzstrangganglien.

Das *Adrenalin* hingegen ist hauptsächlich im Nebennierenmark konzentriert, wo es beim Menschen etwa das 4fache des Noradrenalin ausmacht. Adrenalin wirkt ebenfalls blutdrucksteigernd, aber nicht durch Erhöhung des peripheren Kreislaufwiderstandes, sondern durch Steigerung der Herzleistung (Tachykardie und Erhöhung des Minutenvolumens); der periphere Kreislaufwiderstand wird durch Vasodilatation herabgesetzt, die Durchblutung aller Organe erhöht. Obwohl das Adrenalin das erste rein dargestellte Hormon war, besteht bis eute über seine Rolle im Körper keine einheitliche Auffassung. Unter Ruhebedingungen scheint es zum Unterschied von Noradrenalin nicht in Tätigkeit zu sein. Erst im Rahmen der *Notfallreaktion* (Cannon 1928) wird es offenbar zum Zwecke der Leistungssteigerung stoßweise ausgeschüttet.

Nach Holtz und Mitarbeitern (1952) besteht die physiologische Ruhesekretion des Nebennierenmarks ausschließlich aus Noradrenalin. Gebremst wird die Ruhesekretion durch die „Blutdruckzügler" des X. und IX. Hirnnerven, deren pressoreceptorische Nervenendigungen in bestimmten Abschnitten der Wand von Aorta und Carotissinus sitzen und durch den Blutdruck gereizt werden, wodurch ein vagaler depressorischer Dauertonus aufrechterhalten wird. Eine Druckabnahme in den pressoreceptorischen Gefäßabschnitten führt zur Enthemmung des sympathischen *Vasokonstriktorenzentrums* im verlängerten Mark (s. S. 740), das vermehrt Impulse auf sympathischen gefäßverengenden Nervenbahnen zu den Gefäßen entsendet und gleichzeitig das Nebennierenmark zu vermehrter Abgabe von Noradrenalin anregt. Andere sympathische Funktionen, insbesondere die Adrenalinabgabe, werden von diesem Reflex kaum betroffen.

HOLTZ und Mitarbeiter (1952) sind der Überzeugung, daß das cerebrale Vasokonstriktorenzentrum nicht identisch ist mit jener übergeordneten *ergotropen Zentralstelle*, die z. B. bei psychischer Erregung oder bei elektrischer Reizung bestimmter Hypothalamusgebiete in Tätigkeit gesetzt wird. Hierbei kommt es nicht nur zu einer Blutdrucksteigerung, sondern zu einer Erregung des gesamten sympathischen Systems, in die alle sympathisch innervierten Organe und Funktionen einbezogen sind, also zu Erweiterung der Pupille, Hebung des Grundumsatzes und des Blutzuckers, Erweiterung der Bronchien, Erregung der Arectores pilorum, Ruhigstellung des Darmes; der Hypophysenvorderlappen schüttet ACTH aus und aktiviert dadurch die Nebennierenrinde (DURY 1950). Diese Erregung ist zum Unterschied von der Blutdruckerhöhung durch Noradrenalin subjektiv unangenehm, von Ruhelosigkeit und Angst begleitet. Sie wird zwar ebenfalls durch Freiwerden von Noradernalin an den sympathischen Nervenendigungen der verschiedenen Organe vermittelt, aber darüber hinaus sehr wesentlich durch eine Ausschüttung von Adrenalin aus dem Nebennierenmark unterstützt (CANNON und BRITTON 1925, BRÜCKE und Mitarbeiter 1953). So hat in der Leber das Adrenalin eine 10mal so starke glykogenolytische Wirkung[1] als der Überträgerstoff der sympathischen Lebernerven, das mit dem Noradrenalin identische „Lebersympathin".

Nach HOLTZ und Mitarbeitern ist die dauernde Abgabe von Noradrenalin der Sekretion jener Hormone, die vom Hypophysenvorderlappen gesteuert wird, ähnlich; wie diese sei sie nur in geringem Maße nervös beeinflußbar. Allerdings fehlt ein gesicherter Anhalt für das von den Autoren erwogene „medullotrope" Hypophysenvorderlappenhormon. Der *Dauersekretion* des Noradrenalin steht die nur in Notsituationen eintretende *Ausschüttung* des Adrenalin gegenüber, die sicher nicht von der Hypophyse abhängt (HOUSSAY und MAZZOCCO 1933).

Möglicherweise gibt es im Nebennierenmark zwei verschiedene Zelltypen, einen noradrenalin- und einen adrenalinhaltigen (fuchsinophile F-Zellen und pikrinophile P-Zellen, BÄNDER 1950). *Der chemische Überträger der nervösen Impulse*, die aus dem 7. und 8. Brustsegment des Rückenmarks stammen und dem Nebennierenmark über den cholinergischen Nervus splanchnicus zugeführt werden, ist das *Acetylcholin*, das nicht nur die Abgabe des Adrenalin ermöglicht, sondern vielleicht auch die Methylierung des Noradrenalin zu Adrenalin besorgt.

Damit ist es *unwahrscheinlich, daß das Adrenalin bei der normalen Blutzuckerregulation eine Rolle spielt* (JORES 1946). Wohl aber tritt es in jenen Zuständen eines abnorm tiefen Blutzuckers auf den Plan, die durch ein plötzliches Zuviel von Insulin (s. S. 704) hervorgerufen werden; in dieser *Notsituation* kommt es durch Erregung der hypothalamischen ergotropen Zentren im Rahmen einer ergotropen Umstimmung des ganzen Organismus zur Ausschüttung von Adrenalin, das die Glykogendepots der Leber mobilisiert (Glykogenolyse). Nur wenn die Leber Glykogen enthält, ist daher durch Adrenalin eine Blutzuckersteigerung zu bewirken; bei schwerer Leberschädigung, wie z. B. Phosphorvergiftung, bleibt die Adrenalinhyperglykämie aus (MEYTHALER und KÜHNLEIN 1951).

Nur bei plötzlicher Blutzuckersenkung tritt die Notfallreaktion ein. Wird der Blutzucker langsam vermindert, wie z. B. bei Anwendung von Depotinsulin, so kann die Reaktion von seiten des ergotropen Systems ausbleiben (sog. schleichende Hypoglykämie, STEIGERWALDT 1950).

---

[1] Von SOMOGYI (1950) wird allerdings entgegen der landläufigen Auffassung eine glykogenolytische Wirkung des Adrenalin bezweifelt; die Erhöhung des Blutzuckers nach Adrenalin beruhe vielmehr auf einer verzögerten Glucoseassimilation in Leber und peripherem Gewebe.

Auch andere Notsituationen, wie *plötzliche Abkühlung* oder *Histaminschock* führen zu Adrenalinausschüttung; das Nebennierenmark erhöht nach solchen Prozeduren seine Adrenalinreserven, wodurch z. B. die Erhöhung der Kälteresistenz durch wiederholte Abkühlung, die Abhärtung, zustande kommt. Nur die *plötzliche* Abkühlung hat diesen Effekt, nicht die langsame (Jarisch und Schaumann 1952).

bb) Nebennierenrinde.

Die Nebennierenrindenhormone gehören mit den Geschlechtshormonen zu den *Sterinen* (s. Jensen 1950). Bisher wurden 28 Wirkstoffe aus der Nebennierenrinde (Corticoide) isoliert, von denen aber nur 6 epinephrektomierte Tiere am Leben zu erhalten vermögen und deshalb als Hormone anerkannt werden. Vier davon sind synthetisch erzeugbar. Die im Venenblut aus der Nebenniere abfließende Hormonmenge ist erstaunlich hoch. Nach den Untersuchungen von M. Vogt (1943) beträgt die tägliche Ausscheidung eines 10 kg schweren Hundes soviel, wie aus 17300 g Drüse extrahiert werden kann; die Corticoide werden im Gewebe rapid inaktiviert. Jede von den 6 wirksamen Substanzen zeigt einen Einfluß sowohl auf den Mineral- als auch auf den organischen Stoffwechsel, wenn auch in verschiedenem Ausmaß (s. Kühne 1951). Die Extreme werden dargestellt einerseits von dem *Desoxycorticosteron*, das überwiegend auf den Mineralhaushalt wirkt (Halosteroid), andererseits vom *Cortison*, das hauptsächlich ein Glykosteroid (= S-Hormon) ist. Eine besondere Gruppe stellen die Rindenstoffe mit geschlechtshormonartiger Wirkung dar. Vor allem dem *Nebennierenandrogen* (Androsteroid) spricht man eine physiologische Bedeutung zu.

α) *Die Halosteroide.*

Die Halosteroide (= Mineralocorticoide) bewirken über eine Regulation der tubulären Rückresorption in der Niere eine Hemmung der Natrium- und Steigerung der Kaliumausscheidung (Kendall 1948, Langeron und Mitarbeiter 1953, Davis und Howell 1953). Nach Selye (1949b, 1951a) regen sie die Entzündungsfähigkeit des Bindegewebes an und hemmen dadurch die Ausbreitung von Krankheitserregern. Bei höheren Dosen kommt es zu Alkalose, Ödembildung, Blutdrucksteigerung. Ein Fehlen der Mineralocorticoide stört die Resorption von Zucker und Fett aus dem Darm (Verzar und Laszt 1935, Barnes und Mitarbeiter 1942) und ruft durch starke Kochsalz- und Wasserverluste eine hochgradige Bluteindickung und Austrocknung hervor; die Abnahme der zirkulierenden Blutmenge führt innerhalb weniger Tage über eine kardiovasculäre Insuffizienz zum Tode. Diese Störung läßt sich durch Zufuhr von reichlich Kochsalz und Wasser ausgleichen. — Nach den Untersuchungen von Gaunt 1951 sind die Wasserverluste bei Nebenniereninsuffizienz und die Wasserretention bei Überdosierung von Desoxycorticosteron indirekt über die Osmoregulation durch den Hypophysenhinterlappen bewirkt (s. S. 752). Die direkte Wirkung des Halosteroids sei eine *diuretische*, denn es fördere die Magenentleerung, die Wasserresorption vom Darm, die Glomerularfiltration und die Inaktivierung des hypophysären Antidiuretin in der Leber, es hemme die tubuläre Rückresorption von Wasser. Dadurch erscheint das Halosteroid hinsichtlich des Natrium- und Wasserhaushaltes als ein funktioneller Gegenspieler des Antidiuretin, während es hinsichtlich des Kalium eher ein Synergist ist. — Näheres über den Einfluß der Nebennierenrinde auf den Mineralhaushalt s. bei Kendall (1948) und Lloyd (1952).

β) *Die Glykosteroide.*

Die Glykosteroide (Glucocorticoide) fördern, indem sie die Phosphorylierungsprozesse ermöglichen, einerseits die Resorption von Glucose und Galaktose aus dem Darm (Judovitc und Verzar 1937), andererseits die Bildung von Glucose aus körpereigenem oder Nahrungs-Eiweiß (Gluconeogenese, Bodo und Sinkoff 1953), aber auch aus Fett (Segaloff und Many 1951) und anderen Quellen (Verzar 1939, 1952); ob die Glucose sofort verwandt, als Glykogen gespeichert oder in Fett umgewandelt wird, hängt von der augenblicklichen Stoffwechsellage ab. Das Cortison führt leicht zu Glykosurie, da es nicht nur den Zucker vermehrt, sondern auch die Nierenschwelle für Glucose herabsetzt. Der Abbau von Eiweiß läßt den Harnstickstoff ansteigen und macht die Stickstoffbilanz negativ (Engel 1952). Als *Antiwachstumshormon* (Evans und Mitarbeiter 1943, Becks und Mitarbeiter 1944b, Asling und Mitarbeiter 1951) ist das Glykosteroid (= S-[Sugar-] Hormon nach Algright) der Gegenspieler des hypophysären Wachstumshormons und der Androgene (Cagianut 1952) (s. S. 595). Die Wachstumshemmung bezieht sich auch auf die trophischen Wirkungen anderer Hormone; so wirkt das Glykosteroid der Stimulation des Uterus durch Oestrogen entgegen (Szego 1952). Sie bezieht sich ferner besonders auf das Mesenchym: Wunden heilen unter Cortisoneinfluß langsamer, entzündliche Reaktionen werden weniger heftig (Tillotson 1951, Heilmeyer und Mitarbeiter 1952, Dougherty 1952), ein therapeutisch genutzter Vorteil bei Krankheiten, deren Wesen in einer übertriebenen (hyperergischen) mesenchymalen Reizbeantwortung liegt, z. B. beim Gelenkrheumatismus (Weissbecker und RUPPEL 1951). TONUTTI (1953) zeigt am Beispiel des Tuberkelbacillus, wie das Glykosteroid die *cellulären Abwehrreaktionen* gegen die Invasion eines Mikroorganismus offenbar *hemmt*, die *Resistenz gegen die Giftstoffe* des Eindringlings jedoch *erhöht*.

Das Glykosteroid greift in spezifischer Weise das lymphatische Gewebe an, insbesondere den Thymus (HAYESHIDA und LI 1952); die Lymphocyten werden aufgelöst und phagocytiert; ihr Blutspiegel sinkt, während die Aktivität der fixen Makrophagen ansteigt (GORDON und KATSH 1952). Die bei der Auflösung der Lymphocyten freiwerdenden Globuline haben nach WHITE (1950) große Bedeutung für das Serumeiweiß, insbesondere die Bildung von *Antikörpern* (s. hierzu jedoch SCHEIFFARTH und Mitarbeiter 1953a, b). BEIGLBÖCK und Mitarbeiter (1950) sind der Ansicht, daß sie die Capillarwand in ihrer Abwehrfunktion stärken. Nach WHITE (1950) stellt das lymphatische Gewebe für den fastenden Organismus das größte Eiweißreservoir dar, das aber im wesentlichen nur mit Hilfe des Glykosteroids angegriffen werden kann. Besonders empfindlich reagieren die eosinophilen Leukocyten des Blutes, nicht des Knochenmarks (GROSS und SIECKE 1952); der Eosinophilenschwund gilt als Gradmesser der Glykosteroidaktivität (FORSHAM und Mitarbeiter 1948, GOLDBECK und REMY 1953, THORN und Mitarbeiter 1953, LUTZ 1954). Über Herkunft und Schicksal der Eosinophilen und Bedeutung der Eosinopenie unterrichten Arbeiten von HAUSS und Mitarbeiter (1951) und von GODLOWSKI (1952). Die Thrombocyten steigen an (KOLLER und ZOLLIKOFER 1950).

Bei vielen den Körper treffenden Belastungen („Stress", SELYE 1951) wird das Glykosteroid vermehrt ausgeschüttet und vermehrt verbraucht. *Seine Aufgabe liegt offenbar darin, die Reaktionsbereitschaft des Organismus durch Vermehrung des Potentials an sofort verfügbarer Energie auf Kosten des Eiweißzuwachses (Wachstum) zu erhöhen.*

Das Glykosteroid fördert die *innere Sekretion der Magenschleimhaut* hinsichtlich des *Pepsinogens*, das als *Uropepsin* mit dem Harn ausgeschieden wird. Über die physiologische Rolle der Mageninkretion besteht noch keine Klarheit. In der Uropepsinausscheidung wird nach den Untersuchungen von SPIRO und Mitarbeitern (1950), WESTPHAL und Mitarbeitern (1951) und BALFOUR (1954) eine für den Magen spezifische hormonelle Tätigkeit erfaßt, die auch das Ausmaß der äußeren Sekretion widerspiegelt. Nach Gastrektomie und bei Perniciosa fehle sie, bei atrophischer Gastritis und Magencarcinom sei sie herabgesetzt. Außerdem hänge sie von der Anwesenheit des Nebennierenrindeninkretes ab; bei Morbus Addison fehle sie und könne auch durch Hypophysenwirkstoffe nicht angeregt werden, wohl aber durch Zufuhr von Cortison. FEYRTER und KLIMA (1952) sahen beim M. Addison in der Mehrzahl der Fälle eine Atrophie der Fundusschleimhaut. Bei leistungsfähiger Nebennierenrinde führe jede Zufuhr von ACTH über eine Steigerung der Nebennierenrindentätigkeit zu verstärkter Uropepsinausscheidung. WESTPHAL und Mitarbeiter (1951) halten deshalb die Uropepsinprobe für einen brauchbaren *Test zur Ermittlung von Aktivitätsänderungen des Hypophysen-Nebennierenrinden-Systems.* — Von der *äußeren Sekretion des Magens* steigert das Glykosteroid vor allem die Bildung und Ausschüttung des Pepsins (BAKER und BRIDGMAN 1954).

γ) *Androsteroid.*

Die physiologische Rolle des Androsteroids ist noch sehr unklar. OVERZIER (1952) und LANGECKER (1952) glauben einen gewissen Substitutionseffekt bei experimentellem Mangel an Hodenandrogen gesehen zu haben. Andere Untersucher leugnen die Existenz eines androgenetischen Wirkstoffes in der normalen Nebennierenrinde bei Mensch und Tier.

Für die weitverbreitete Annahme, daß alle 17-Ketosteroide des Harns im wesentlichen von androgenartigen Substanzen aus Hoden und Nebennieren abstammen, fehlt noch der letzte Beweis. Wenn man von ihr ausgeht, dann würde die Androgenbildung der Nebennieren bei Mann und Frau etwa das Doppelte von der der männlichen Keimdrüsen betragen (HÜPPE 1952). Daraus geht hervor, daß die physiologische Bedeutung dieses „Androgen" nicht in einer vermännlichenden Wirkung liegen kann. Die normale Nebenniere ist auch gar nicht in der Lage, die Rückbildung der akzessorischen Geschlechtsorgane nach Kastration zu verhindern. Das Nebennierenandrogen scheint also normalerweise keine androgenetischen Aufgaben zu erfüllen; vielleicht ist es mit seiner eiweißanabolischen Wirkung als natürlicher Gegenspieler des Glykosteroids zur *Aufrechterhaltung des hormonellen Gleichgewichts* nötig.

δ) *Entstehungsort der Rindensteroide und Zusammenwirken.*

Über den Ausarbeitungsort stehen sich 2 Meinungen gegenüber, auf die hier im einzelnen nicht eingegangen werden kann. Von einem Teil der Forscher (z. B. GREEP und JONES 1950, AGATE 1952a, EICHNER 1953) wird die Entstehung der Halosteroide in die Zona glomerulosa, die der Glykosteroide in die Zona fasciculata, der Androsteroide in die Zona reticularis der Nebennierenrinde verlegt. BROSTER (1937) und FREICHELS (1952) halten die mit der Ponceau-Fuchsinfärbung nach VINES rotgefärbten Granula in der inneren Rindenschicht als anatomisches Substrat des androgenetischen Wirkstoffes.

Andere Untersucher (z. B. TONUTTI 1953) fassen die Nebennierenrinde als ein einheitliches Gewebe auf, dessen Sekretionskapazität sich den jeweiligen Leistungsanforderungen anpaßt. Die Zona fasciculata sei Hauptträger der Funktion, doch habe jede der 3 Zonen die grundsätzliche Möglichkeit zur Bildung aller Rindensteroide. Es gebe zur Zeit kein histologisches Mittel, mit dessen Hilfe sich Verschiebungen des Mengenverhältnisses der einzelnen Steroide darstellen ließen.

Die Mannigfaltigkeit der von den Corticoiden ausgehenden Wirkungen läßt es nicht zu, eine einheitliche *Funktion der Nebennierenrinde* zu definieren. Die *Lebenswichtigkeit* des Organs beruht offenkundig auf der Produktion der Halosteroide, bei deren Fehlen es zu tödlichen Kochsalz- und Wasserverlusten kommt. Die Inkretion der Halosteroide ist — darauf soll noch eingegangen werden — von der Hypophyse ziemlich unabhängig; nach Hypophysektomie ist eine Substitution mit Elektrolyten zur Erhaltung des Lebens nicht nötig.

Im Zentrum der von der Hypophyse beeinflußten Nebennierentätigkeit steht zweifellos die Produktion der Glykosteroide. Die Gesamtwirkung der Glykosteroide kann in einer *Steigerung der humoralen Widerstandskraft des Organismus gegenüber Belastungen aller Art* erblickt werden. Die damit verbundene Hemmung der cellulären Abwehrreaktionen findet offenbar in der entzündungsfördernden Kraft der Halosteroide ein Gegengewicht. Auf der anderen Seite wird die Mobilisierung von Körpereiweiß für den Energiehaushalt durch das Glykosteroid von der anabolischen Wirkung der Androsteroide ausgeglichen. Der teilweise Antagonismus der chemisch eng verwandten und ineinander übergehenden Steroidhormone scheint die Möglichkeit rascher Wirkungsänderung und gleichzeitig gegenseitiger Sicherung vor einseitiger Entgleisung in sich zu bergen.

ε) *Die hormonelle Steuerung durch die Adenohypophyse.*

1. Wirkung des ACTH. J. BAUER postulierte 1933 auf Grund des klinischen und anatomischen Befundes bei der CUSHINGschen Krankheit (s. S. 779) die Steuerung der Nebennierenrinde durch ein Hypophysenhormon. COLLIP und Mitarbeiter haben im gleichen Jahr nebennierenrindenwirksame Stoffe erstmalig aus Vorderlappenextrakten isoliert.

Die heute erhältlichen Handelspräparate des *adenocorticotropen Hormons* (ACTH) sind in der Regel aus Schweinehypophysen gewonnene Proteine mit einem Molekulargewicht von ungefähr 20000, wie sie 1943 von LI und Mitarbeitern und SAYERS und Mitarbeitern isoliert wurden[1]. Neuerdings fand man aber, daß die Hormonwirkung nicht an die Eiweißstruktur gebunden ist (LI, INGLE 1951, DIXON und Mitarbeiter 1951). Nach LI[2] ist die aktive Substanz, die die ungefähr 100fache Wirksamkeit des LI-SAYERS-Proteins aufweist, ein Lipoid-, Kohlenhydrat-, Schwefel-, Phosphor- und Schwermetall-freies, stark basisches ($p_H = 9$) Polypeptid mit einem Molekulargewicht von 10000 (s. auch DEDMAN und Mitarbeiter 1952).

Das ACTH hat, soweit bekannt, als *einziges physiologisches Erfolgsorgan die Nebennierenrinde.* Bei nebennierenlosen Tieren ist es wirkungslos[3]. Zufuhr von ACTH führt zu progressiver, Mangel zu regressiver Transformation der Nebennierenrinde im Sinne von TONUTTI (1942a, 1951a, 1953, TONUTTI und Mitarbeiter 1954), auf dessen Darstellungen verwiesen sei (s. auch BAKER 1952, KNIGGE 1954).

BOGUTH und Mitarbeiter (1951) haben den Grad der Regression und Progression durch Bestimmung der Zellkerngrößen in der Zona fasciculata des Meerschweinchens unter verschiedenen Versuchsbedingungen exakt bestimmt. Nach DEMPSEY und Mitarbeitern (1949) betrifft die Abnahme der Phosphataseaktivität nach Hypophysektomie hauptsächlich die Zona fasciculata. Man muß nach TONUTTI unterscheiden zwischen einer rasch einsetzenden und kurzdauernden ACTH-*Ausschüttung* (Test: Abnahme der Ascorbinsäure in der Nebennierenrinde als Ausdruck einer Abgabe von Rindenhormon; AGATE und Mitarbeiter 1953) und

[1] Siehe LI und EVANS (1948), ASTWOOD und Mitarbeiter (1952).

[2] LI: Brit. Med. J. **1952**, 865; Lancet **1952** Bd. **262**, 814.

[3] Ausnahmen siehe bei JACOT und SELYE (1952; direkte Stimulation der Präputialdrüsen und Hemmung des Thymus durch das ACTH?) und bei MENKIN 1953 (direktes Eingreifen des ACTH in die Entzündungsvorgänge?). Zur Frage, ob das ACTH im Pigmenthaushalt eine Rolle spielt, s. S. 739 und 747. Einen weiteren extraadrenalen Effekt des ACTH haben INGLE und Mitarbeiter (1953) beschrieben.

einer langsam einsetzenden und lange anhaltenden ACTH-*Aktivität* (Test: progressive Transformation der Nebennierenrinde).

Unter der ACTH-Wirkung kommt es zwar zu vermehrter Ausschüttung aller heute bekannten Rindensteroide (s. GREEP und JONES 1950, HÜPPE 1952); *am meisten* scheint aber doch die *Glykosteroidbildung* angeregt zu werden; deshalb ist die therapeutische Wirkung der des Cortison sehr ähnlich (HEILMEYER und Mitarbeiter 1950). Das ACTH ist in seiner Eigenschaft, hauptsächlich das antianabolische Glykosteroid der Nebennierenrinde zu stimulieren, einerseits der direkte Gegenspieler des hypophysären Wachstumshormons (MARX und Mitarbeiter 1944, BECKS und Mitarbeiter 1944a, LI und Mitarbeiter 1949, ASLING und Mitarbeiter 1951); es steigert den Aminosäuregehalt des Blutes; der Körper nimmt unter seiner Wirkung an Eiweiß und Wasser ab, an Fett zu. Seine ebenfalls an die Stimulation des Glykosteroids gebundene diabetogenetische Eigenschaft (HOUSSAY 1932, 1942, REID 1953a, b) macht es andererseits zum Synergisten des Wachstumshormons. Durch Überdosierung kann sich die Produktion an Glykosteroiden so vervielfachen, daß ein tödlicher Hypercorticismus eintritt.

Der *Grad der Abhängigkeit* der Nebennierenrindenfunktion von der Hypophyse ist hoch, aber nicht absolut. Nach Hypophysektomie kommt es in keinem Fall zu einem völligen Versiegen der Rindenhormonproduktion (HOFMANN 1952)[1]. Die Nebenniere stellt nicht wie die Keimdrüse ihre Tätigkeit nach Ausschaltung der Hypophyse ein, sondern verliert nur die Anpassungsfähigkeit an höhere Leistungen; sie beschränkt sich auf eine konstante, für die Erhaltung eines belastungsfreien Lebens genügende Mindestsekretion. Nur die Glyko- und Androsteroidbildung ist im hypophysenlosen Organismus hochgradig gehemmt, nicht die der Halosteroide (GREEP und JONES 1950, LUETSCHER und AXELRAD 1954).

Andererseits ist die Regression der Nebennierenrinde nach Hypophysenverlust eine *gesetzmäßige* (PH. E. SMITH 1927, CROOKE und GLIMOUR 1938, COOKE und SHEEHAN 1950 u. v. a.). Es sind bisher weder aus der experimentellen noch aus der natürlichen Pathologie Fälle bekannt geworden, in denen die Nebennierenrinde auf eine schwere Schädigung der Adenohypophyse nicht mit Rückbildung reagiert hätte, oder wo sich sogar — wie das bei der Schilddrüse vorzukommen scheint — trotz fehlender Hypophyse eine Überaktivität des Organs auf Grund eines autonomen Krankheitsgeschehens entwickelt hätte.

2. Auftreten des ACTH. Das ACTH spielt schon in der *Embryonalzeit* eine Rolle. Wie DIETRICH und SIEGMUND (1926) in diesem Handbuch ausführen, bleibt die Nebennierenrinde in Fällen von *Anencephalie* und *Akranie* etwa vom 5. intrauterinen Monat ab in der Entwicklung zurück (LANDAU 1913).

Die Anencephalie ist sehr häufig mit Entwicklungshemmungen der Hypophyse, z. B. Persistenz des Canalis craniopharyngeus (HABERFELD 1910), vergesellschaftet. MAUKSCH (1921) fand bei Untersuchung von 9 Anencephalen zwar jedesmal eine Adenohypophyse, aber die Neurohypophyse fehlte 7mal und war in den übrigen beiden Fällen nur unzureichend ausgebildet. KOHN (1924) sah in 11 Anencephalie-Fällen stets Parenchymveränderungen der Hypophyse und bezog die Erscheinungen an den Nebennieren darauf. Vor allem der adenoneurohypophysäre Kontakt war unzureichend ausgebildet; es fehlte nicht nur stets das Infundibulum, sondern meist auch der Hinterlappen; gewöhnlich war die Adenohypophyse allseitig von einer Bindegewebshülle umschlossen und hatte keinerlei Verbindung mit dem mißbildeten zentralnervösen Gewebe; sie zeigte in ihrem Aussehen eine „befremdende Eintönigkeit“; die Eosinophilen blieben weit hinter der Norm zurück. KOHNs Deutung dieser Veränderung als Folge einer gestörten „Contiguitätskorrelation“ wird man auch heute zustimmen können; inzwischen ist die Abhängigkeit der Entwicklung der Adenohypophyse von ihrem Kontakt mit dem Gehirn auch experimentell erhärtet (BURCH 1947). *Wahrscheinlich ist die Hypophyse der Anencephalen nicht in der Lage, das normalerweise*

[1] Die Ansicht, daß es primär hypophysäre Fälle von Morbus Addison gebe (NICHOLSON 1936), ist anatomisch wenig begründet. Eine ausführliche klinische Beschreibung stammt von STEINBERG und Mitarbeitern (1954).

etwa vom 5. Lunarmonat ab auftretende ACTH zu bilden und auszuschütten. Siehe auch die Fälle von Ilberg (1901), Környey (1928), Török (1951) und Monnier und Willi (1953).

Die Auswirkungen an der Nebenniere beruhen im wesentlichen auf dem Ausbleiben der für die 2. Schwangerschaftshälfte charakteristischen starken Größenzunahme der Rinde, während das Mark sich normal entwickelt. Die Rinde zeigt jene normalerweise erst nach der Geburt (beim Menschen) auftretenden Veränderungen, die einer *Involution* entsprechen (s. unten). Landau (1913) hat die Anencephalennebenniere als eine „Säuglingsnebenniere en miniature" bezeichnet. — Die gleiche Veränderung fand Edmonds (1950) bei Cyclopenfeten bei fehlender Hypophyse. — In ähnlicher Weise kann man durch *Dekapitierung von Embryonen* eine Atrophie der Nebennierenrinde erzeugen, die durch ACTH-Substitution zu verhindern ist (Jost 1948, Kitchel und Wells 1952). Bei dem menschlichen Rückenmarkswesen von Klöppner (1950) waren die Nebennieren auf ein Viertel des gewöhnlichen Maßes verkleinert.

Es ist nicht wahrscheinlich, daß die fetale Nebennierenrinde normalerweise eine *androgenetische Aktivität* hat; wohl aber kann dies pathologischerweise der Fall sein und zu weiblichem Hermaphroditismus führen (s. S. 633).

Vieles spricht dafür, daß *die in der Fetalzeit erwiesene Aktivität der Adenohypophyse beim Menschen gegen Ende des intrauterinen Lebens stark abnimmt*[1]. Dadurch verfällt die Nebennierenrinde bis auf eine äußere Randzone (Glomerulosa) der Atrophie (Erbslöh 1947); die Rückbildung schreitet in den ersten postnatalen Wochen fort. Nach Tonutti (1942a) gleichen die Verhältnisse im 3. Lebensmonat denen nach experimenteller Hypophysektomie. Näheres über diesen nur dem Menschen eigentümlichen Vorgang siehe bei Dietrich und Siegmund (1926). Erbslöh spricht von einer *physiologischen Notlage des menschlichen Säuglings bezüglich seiner Nebennierenrindenfunktion.* — Die Hypophyse infantiler Ratten enthält nach Jailer (1951) bis zum 18. Lebenstag kein ACTH.[2] — Unter der Belastung von Krankheiten kann aber auch die kindliche Hypophyse ACTH ausschütten und dadurch die Nebennierenrinde vorzeitig aktivieren (Stoner und Mitarbeiter 1953). — Die ganze *Kindheit* ist durch eine weitgehende Nebennierenruhe gekennzeichnet, insofern als hauptsächlich nur das lebensnötige Halosteroid gebildet wird, das von hypophysärer Stimulation weitgehend unabhängig ist. — In der *Präpubertät* setzt ein offenbar hypophysär induziertes Wachstum ein; doch wird das Geburtsgewicht nach Dietrich und Siegmund erst im 12.—13. Lebensjahr wieder erreicht. — Wie fein im *späteren Leben* die Hypophyse auf die verschiedensten Arten von Belastung mit einer vermehrten Ausschüttung von ACTH reagiert, wird im nächsten Abschnitt ausgeführt. Ein dauernder Wechsel von Progression und Regression bewirkt im Laufe des Lebens, daß die regelmäßige jugendliche Rinde allmählich in das ungeordnet aufgebaute Altersorgan umgewandelt wird. Dieser Wandel vollzieht sich verstärkt in der durch Hypophysenüberaktivität und -unruhe charakterisierten Zeit des Klimakteriums (Stieve 1947). — Eine besondere Art von Belastung stellt die *Schwangerschaft* dar. Erhöhte ACTH-Bildung und -Wirkung in der Schwangerschaft wurde mehrfach nachgewiesen. Elert (1953) weist auf die Ähnlichkeit der Schwangerschaftsstriae mit denen bei Morbus Cushing hin und führt sie auf erhöhte Glucocorticoidausschüttung zurück; in diesem Sinne spricht auch der günstige Einfluß der Schwangerschaft auf rheumatische Erkrankungen, der ungünstige auf den Diabetes mellitus[3].

---

[1] H.-J. Staemmler (1953) nimmt an, daß die Stimulierung der embryonalen Nebennierenrinde hauptsächlich durch mütterliches oder placentares ACTH erfolge; damit wären aber die Nebennierenveränderungen bei Anencephalie und fetaler Dekapitierung nicht erklärbar.

[2] Siehe ferner Thompson und Blount (1954).

[3] Der Diabetes kann sich nach Kloos (1952) in der 2. Schwangerschaftshälfte bessern, weil dann Insulin oder voll wirksame Insulinspaltprodukte des Feten in den mütterlichen Stoffwechsel einzugreifen vermögen. Der steigende Zuckerverbrauch des Feten ist auch zu bedenken.

3. Die nervöse und hormonelle Steuerung der ACTH-Aktivität; der „Stress". SELYE (1951a) hat in seiner Lehre vom *Stress* gezeigt, daß der Hypophysenvorderlappen auf die verschiedensten Reize mit der Ausschüttung von ACTH reagiert. „Stress" wird nach RIEBELING am besten übersetzt mit „Belastung". Belastungen sind Anforderungen, die den Organismus zu einer Erhöhung seiner energetischen Leistungsfähigkeit nötigen. Das geschieht durch die *Anpassungsreaktion.* Der Körper paßt sich an die Belastung an, indem er über das ACTH eine Mehrbildung und Mehrausschüttung von Glucocorticoiden bewirkt: *Adaptionssyndrom* (SELYE und CONSTANTINIDES 1948). Beim chronischen Stress ist die Umstellung der Hypophyse auf ACTH-Produktion so vollständig, daß die Bildung der übrigen Hormone unzureichend wird; so kommt es z. B. durch Gonadotropinmangel zu Keimdrüsenatrophie, zur „Notstandsamenorrhoe". SELYE (1951a) unterscheidet bei der Anpassungsreaktion 3 Stadien: 1. Die *Alarmreaktion.* Die Anpassung an die erhöhte Leistungsanforderung ist noch nicht erreicht. 2. Das *Stadium des Widerstandes* mit bestmöglicher Anpassung. 3. Das *Stadium der Erschöpfung.* Die Anpassung geht durch Überforderung wieder verloren. — Je nach Art und Stärke der Belastung wird die erhöhte ACTH-Aktivität auf verschiedenen Wegen erreicht; man kennt verschiedene, zum Teil allerdings noch ziemlich hypothetische *Steuerungsarten der ACTH-Aktivität* des Hypophysenvorderlappens.

Als einfachstes Prinzip kann die *Selbststeuerung* gelten; es wird angenommen, daß ein hoher Spiegel des eigenen Hormons die Produktion und Ausschüttung hemmt, ein niedriger sie fördert (LONG 1952, s. S. 551).

Eine weitere Steuerungsmöglichkeit liegt in dem *Prinzip der Rückkoppelung*, das für die meisten Beziehungen des Hypophysenvorderlappens zu den peripheren Blutdrüsen Geltung hat; ein Absinken des Rindenhormonspiegels im Blut regt die Hypophyse zu vermehrter Freisetzung von ACTH an; dabei ist es gleichgültig, ob die Senkung des Rindenhormonspiegels durch ein Versiegen der Quelle (z. B. Epinephrektomie, GEMZELL und Mitarbeiter 1951) oder durch vermehrten Verbrauch (z. B. Belastung mit bakteriellen Reizstoffen, KEIDERLING und WESTPHAL 1951, Belastung des Kohlenhydratumsatzes, FREY und TECKLENBORG 1952) bedingt ist. Vor allem die Hormonanforderungen bei *schwachen Reizen* (TONUTTI 1953 nennt Kältereiz, Adrenalin, Histamin, Typhusvaccine) werden auf dem Wege des Rückkoppelungseffektes gedeckt; wenn man gleichzeitig mit solchen Reizen Rindenextrakte verabfolgt, bleibt die ACTH-Ausschüttung aus. Die Möglichkeit einer rein humoralen Auslösung des Adaptationssyndroms haben BRAUNSTEINER und Mitarbeiter (1952) mit Hilfe des Formalinstress an Parabiosetieren bewiesen.

Hingegen kann nach TONUTTI bei *schweren Reizen* die ACTH-Abgabe durch exogenes Rindenhormon nicht mehr blockiert werden. Hohe Histamindosen, Hunger, Diphtherietoxin führen auch bei gleichzeitig hoher Rindenmedikation zu einer ACTH-Aktivierung. Diese von dem Corticoidspiegel unabhängige Steuerung des ACTH ist sowohl bei *starken akuten Reizen* als auch bei *schweren Dauerbelastungen* zu beobachten.

Schwere akute Reize, insbesondere Schockzustände (DAVIS 1949), lösen die *Notfallsreaktion* von CANNON (1928) aus, also die Aktivierung des ergotropen Systems und dadurch Ausschüttung von Adrenalin durch das Nebennierenmark (s. S. 707); das gleiche bewirken bestimmte psychische Situationen oder eine direkte Reizung hypothalamischer Strukturen; das Adrenalin regt den Hypophysenvorderlappen an, ACTH auszuschütten (GERSHBERG und Mitarbeiter 1950, GOTTSCHALK 1952), unabhängig von dem gerade im Blut vorhandenen Corticoidspiegel. Auch die von LOESER (1933) festgestellte Vergrößerung der Nebennierenrinde nach Zufuhr von Schilddrüsenhormon oder TSH dürfte auf einer Aktivierung des ergotropen Systems beruhen. SAWYER und PARKERSON (1953) geben einen Überblick über die Experimente zur Klärung der Rolle des endogenen Adrenalin beim Stressgeschehen. Hochwirksame sympathicolytische Substanzen scheinen die Eosinophilenreaktion auf Formalin- und Kälte-Stress teilweise blockieren zu können.

Der Adrenalinmechanismus hat nur für die akute Alarmreaktion Bedeutung; bei *länger anhaltenden Belastungen* (z. B. Diphtherietoxinvergiftung) ist die gesteigerte ACTH-Ausschüttung nicht nur unabhängig vom Blutcorticoidspiegel, sondern auch ohne Nebennierenmark möglich, wie TONUTTI gezeigt hat. Das spricht für eine erhebliche *Bedeutung nervaler Übermittlungswege.*

HOUSSAY und SAMMARTINO (1933a) berichten, daß die *Läsion des Tuber cinereum* oder die Entfernung des Hypophysenhinterlappens beim Hund lediglich am 1. Tag nach der Operation eine Vacuolisation der Nebennierenrindenzellen bewirke, jedoch keine regressiven Veränderungen. SCHWEIZER und Mitarbeiter (1937) fanden bei *Homotransplantation* der Hypophyse in die vordere Augenkammer (Meerschweinchen) die Nebennieren gut erhalten. CHENG und Mitarbeiter (1949) stellten fest, daß die ACTH-Aktivität auf Histamin-Stress bei hypophysektomierten Ratten, die in der vorderen Augenkammer oder in der Milz ein Vorderlappentransplantat enthalten, nur entsprechend der geringeren Menge überlebenden Hypophysengewebes etwas verringert ist. Nach *Durchtrennung des Hypophysenstiels* bei der Ratte sahen WESTMAN und JACOBSOHN (1938e) keine Veränderung an den Nebennieren, insbesondere nicht die nach Hypophysektomie auftretende sudanophobe Zone. HUME (1949) sowie HUME und WITTENSTEIN (1950) zeigten, daß *Läsionen des vorderen Hypothalamus* oder Hypophysenstieldurchtrennungen, die mit Diabetes insipidus verbunden waren, die Eosinophilenreaktion nach Stress (Trauma, Insulin, chemische Irritation, Adrenalin) bei Hunden nicht verändert. Die Reaktion verschwand bei kompletter Hypophysektomie, war aber abgeschwächt vorhanden, wenn ein kleiner Rest von Adenohypophyse zurückgeblieben war. Auch TANG und PATTON (1951) sahen keine Veränderung der ACTH-Aktivität bei Tieren (Meerschweinchen) mit experimentellem Diabetes insipidus nach Hypophysenstieldurchtrennung, gemessen am Nebennierencholesteringehalt nach Kältebelastung. JONES und WRIGHT (1954) fanden die Nebennierenrinde von Ratten mit Diabetes insipidus aktiviert.

Jedoch blieb nach HUME und WITTENSTEIN die Eosinophilenabnahme nach *Läsionen anderer hypothalamischer Gebiete* aus; die Autoren sprechen von „paramedianen Läsionen im vorderen Hypothalamus und an der Verbindung zwischen mittlerem und hinterem Hypothalamus"; dabei atrophieren die Erfolgsorgane des Hypophysenvorderlappens nicht; es tritt auch keine Insulinempfindlichkeit, wie nach Hypophysektomie charakteristisch, auf (s. auch GANONG und HUME 1954). Elektrische Reizung des Hypothalamus mit der Remote-Control-Methode führte zu Eosinophilenreaktion, begleitet von Leukocytose; dies war auch nach kompletter Sympathektomie der Fall. HARRIS (1950) sowie DE GROOT und HARRIS (1950), die die Lymphopenie als Test für die ACTH-Aktivierung benützen, haben ähnliche Ergebnisse: Reizung der *hinteren Region des Tuber cinereum* beim Kaninchen mit der Remote-Control-Methode habe einen positiven Effekt, nicht jedoch die Reizung anderer Hypothalamusgegenden einschließlich des Tractus supraopticohypophyseus und verschiedener Teile der suprasellären und intrasellären Hypophyse. Zerstörung des hinteren Tuber cinereum verhindere das Auftreten der Lymphopenie nach psychischem Stress; dies sei auch nach Zerstörung des basalen Teils des Trichterlappens der Fall. DE GROOT und HARRIS (1950) meinen, daß die ACTH-Aktivität des Hypophysenvorderlappens über die neurovasculäre Kette (s. S. 583) vom Hypothalamus kontrolliert werde. Als nervöses Glied sei aber nicht der Tractus supraopticohypophyseus anzusehen, sondern der vom hinteren Tuber cinereum ausgehende Tractus tuberohypophyseus. — Siehe jedoch die erhaltene Reaktionsfähigkeit auf akuten Stress bei Ratten mit hypothalamischer Fettsucht (STEVENSON 1949, S. 729). — Wenn das Halsmark in Höhe von C7 durchtrennt ist, wird nach HUME und WITTENSTEIN (1950) ein operativer Eingriff in den empfindungslosen Körper unterhalb der Durchtrennungsstelle nicht mehr von der Eosinophilenreaktion begleitet; einen abschwächenden Effekt hat auch die Narkose mit Barbitursäure (Nembutal), nicht aber mit Äther.

HUME und WITTENSTEIN schließen aus noch unabgeschlossenen Versuchen mit Hirnextrakten, daß der Hypothalamus auf *neurosekretorischem Wege* die Hypophyse zur Ausschüttung des ACTH anregt; die Übertragung dieses Stoffes müsse wegen des negativen Ausfalls der Stieldurchtrennungen über den allgemeinen Kreislauf erfolgen. SLUSHER und ROBERTS (1954) haben aus dem *hinteren Hypothalamus* von Rindern eine Substanz mit spezifisch ACTH-ausschüttender Wirkung isoliert. CASTOR und Mitarbeiter (1951) lokalisieren das ACTH-kontrollierende Zentrum in den *Nucleus paraventricularis*, nachdem sie nach Behandlung mit ACTH und Cortison Veränderungen (Verminderung der Cytoplasmabasophilie, Abnahme der NISSL-Substanz) hauptsächlich in diesem Griseum, nicht im Nucleus supraopticus, gesehen haben. ROTHBALLER (1953) vermutet aus akuten Veränderungen bei CHP-Färbung nach Schmerzreizen, daß das Neurosekret des Nucleus paraventricularis die hypothalamische Erregung über die neurovasculäre Kette auf die Adenohypophyse übertrage. HEINBECKER und PFEIFFENBERGER (1950) sowie SIMMS und Mitarbeiter (1951) hingegen meinen, daß die Neurosekretion die ACTH-produzierenden eosinophilen Vorderlappenzellen normalerweise hemme; die Verminderung eines aus den Nuclei paraventriculares stammenden Faktors führe daher unter anderem zu ACTH-Ausschüttung. — KOVÁCS und Mitarbeiter (1954b) sahen bei Ratten nach Belastungen der ACTH-Aktivität (tägliche Formalininjektionen oder doppelseitige Nebennierenentfernung) in der „besonderen Kerngruppe" und in der Neurohypophyse deutliche Zeichen von Überfunktion; es handele sich um den Ausdruck der mit solchen Eingriffen verbundenen *Belastung des Wasserhaushalts* (S. 752), nicht um eine Vermittlerrolle der Neurosekretion bei der Auslösung der Stressreaktion des Hypophysenvorderlappens; denn gleichzeitige Wasserzufuhr verhüte die Veränderungen im neurosekretorischen System.

TONUTTI (1953) weist darauf hin, daß hypophysektomierte Tiere, die ein Vorderlappentransplantat in der vorderen Augenkammer enthalten, zwar kurzdauernde Reizeinwirkungen, wie Adrenalin- oder Histamininjektion, mit einem prompten Abfall der Ascorbinsäure in der Nebennierenrinde beantworten (CHENG und Mitarbeiter 1949); verwendet man jedoch das Diphtherietoxin als Reiz und legt als Maß des ACTH-Ausstoßes die für den Eintritt der hämorrhagischen Nekrose erforderliche Morphokinese der Nebennierenrinde (S. 718) zugrunde, so erweist sich der Test als negativ: Die Nebennierenrinde bleibt intakt und verhält sich gegen Diphtherietoxin wie diejenige des hypophysektomierten Tieres ohne Vorderlappentransplantat. Der Vergleich der beiden Versuche zeigt, daß *ortsfremd transplantiertes Hypophysengewebe in seiner Leistung begrenzt* ist. Hormonelle Stimuli vermögen es zwar zu einer kurzdauernden Leistungssteigerung anzuregen; zu jener Höchstleistung aber, die die progressive Transformation der Nebennierenrinde bewirkt, bedarf der Hypophysenvorderlappen der *natürlichen nervalen Zusammenhänge*. — Daß dieser Zusammenhang nicht durch die Neurohypophyse vermittelt wird, schließt TONUTTI aus einem weiteren Versuch: Nach Stieldurchtrennung (mit gleichzeitiger Hinterlappenentfernung) bleibt die morphokinetische Reaktion der Nebennierenrinde auf Diphtherietoxin erhalten. — Nach UOTILA (1939) tritt die Vergrößerung der Nebennieren nach Kältestress auch bei stieldurchtrennten Ratten ein. FORTIER (1952) betont, daß durch die Transplantation der Hypophyse in die vordere Augenkammer die von „systemischen" Stimuli hervorgerufene Freisetzung von ACTH nicht behindert ist, während die „neurotrope" Stimulation blockiert wird.

Der Einfluß der *Stirnhirnrinde* auf die Stressreaktionen wurde von ENDRÖCZI und LISSÁK (1953) an Hunden, Ratten und Menschen vor und nach frontaler Leukotomie untersucht. Im allgemeinen bewirkt dieser Eingriff eine Aktivierung des Hypophysen-Nebennierenrinden-Systems.

Zusammenfassend wird man auf Grund des heutigen Forschungsstandes sagen können, daß es neben den hormonellen Einflüssen auf die ACTH-Aktivität durch Selbststeuerung, Rückkoppelung und Adrenalin auch eine nervöse Steuerung gibt. *Höchstleistungen* sind nur bei intakter nervöser Steuerung möglich. Die nervösen Impulse gehen von einem *Zentrum im vegetativen Hypothalamus* aus; sie laufen nach den Versuchen von HUME und WITTENSTEIN, TANG und PATTON und TONUTTI nicht über das Infundibulum ab, sondern auf peripheren Wegen. Sie haben nichts mit dem Nucleus supraopticus zu tun. Die Vermutung von CASTOR und Mitarbeitern, SIMMS und Mitarbeitern (1951) und ROTHBALLER, daß das ACTH-kontrollierende Zentrum vom Nucleus paraventricularis repräsentiert werde und auf neurosekretorische Art wirke, ist nicht hinlänglich bewiesen (s. auch S. 721). Zunächst liegt die Annahme am nächsten, *daß die ACTH-Aktivierung, wie die gesamte ergotrope Umstimmung, von jenem Gebiete ihren Ausgang nimmt, das seit den Versuchen von* HESS *als dynamogenes oder ergotropes Areal bezeichnet wird;* wie HESS gezeigt hat, ist es in caudaleren hypothalamischen Gebieten gelegen, nicht in unmittelbarer Hypophysennähe; die Frage, ob die neurosekretorische Tätigkeit der „besonderen Kerngruppe" an der ACTH-Steuerung irgendwie beteiligt ist, bedarf indessen weiterer sorgfältiger Überprüfung.

Die ACTH-Steuerung kann sowohl durch nervöse als auch durch humorale Reize erregt werden. Unter den nervösen spielen psychische, von der Großhirnrinde kommende Impulse eine große Rolle; andere fließen von der Peripherie zu und können durch Halsmarkdurchtrennung ausgeschaltet werden. Unter den humoralen muß insbesondere der Hypoglykämie gedacht werden; sie löst nicht nur die Notfallsreaktion des Adrenalin im Sinne von CANNON aus, sondern auch die hier besprochene etwas langsamer in Gang kommende Anpassungsreaktion im Sinne von SELYE. Es ist nach dem heutigen Kenntnisstand nicht möglich, für die beiden Typen von ergotroper Umstimmung gesonderte zentralnervöse Strukturen verantwortlich zu machen. Vorerst muß man sich damit begnügen, von einem ergotropen Feld — dessen Lage und Abgrenzung erst in groben Umrissen bekannt ist — zu sprechen, das beide Mechanismen in Gang setzt. Auf sympathischen Nervenwegen wird von hier aus die ergotrope Stimmungslage des ganzen Organismus bewirkt; auf sympathischen Bahnen dürfte auch die Adenohypophyse beeinflußt werden.

Bei der großen Bedeutung, die die heutige Medizin dem Stress-Geschehen beimißt, ist es angebracht, darauf hinzuweisen, daß *nicht jede Reizbeantwortung über das Hypophysen-Nebennierenrinden-System abläuft.* So bleibt z. B. die Reaktionsfähigkeit mit neutrophiler Leukocytose (Hoff 1952) zum Unterschied von der Lymphocyten- und Eosinophilenreaktion nach Entfernung der Nebennieren erhalten (s. S. 772). Eine bestimmte Veranlagung vorausgesetzt, kann ein Reiz auch mit einer überwiegenden Aktivierung der Schilddrüse beantwortet werden; die Schreckthyreotoxikose des Wildkaninchens (S. 700), bei welcher die Nebennierenrinde offenbar ganz unbeteiligt bleibt, ist hierfür ein besonders krasses Beispiel (Meissner und Mitarbeiter 1952, Kracht und Späthe 1953). Aber nicht nur die *Konstitution* und *Disposition* des Organismus entscheidet über die Form der Reizbeantwortung, sondern in hohem Maße auch die *Art des Reizes.* Es ist nicht so, daß der Körper nur *eine* Möglichkeit hat, auf eine Belastung zu reagieren, und daß er dies in stereotyper Weise tut. Das zeigen insbesondere die Untersuchungen von Westphal (1951), Keiderling und Mitarbeiter (1953) mit bakteriellen Reizstoffen, deren angebliche Unspezifität sich mit steigender chemischer Reinigung mehr und mehr in einzelne Wirkungstypen auflöst.

Die Erkenntnis, daß vom Hypothalamus kein wesentlicher direkter trophischer Einfluß auf die Nebennierenrinde ausgeht, sondern nur die Möglichkeit einer ACTH-Höchstleistung der Adenohypophyse, stimmt gut mit den Ergebnissen der *menschlichen Pathologie* überein: Reine Hypothalamusprozesse verursachen im allgemeinen keine Nebennierenrindenatrophie, sondern nur eine gewisse Ruhigstellung, wohl weil auch die Adenohypophyse bei Verlust der hypothalamischen Steuerung an Aktivität verliert, ohne zu atrophieren. Man vergleiche die Abb. 45 (S. 672) und 35 (S. 663) mit Abb. 24a (S. 648) und 18 (S. 637). Die Mehrzahl der Literaturberichte stimmt damit überein. So waren im Falle von Cleghorn und Mitarbeitern (1938) (s. S. 673) und von Anderson und Mitarbeitern (S. 837) die Nebennieren bei hochgradiger Genitalatrophie eher übernormal schwer (zusammen 17 bzw. 25 g). Auch Kraus (1937b) schreibt, daß die Nebennieren bei Zerstörungen des Hypothalamus im Gegensatz zu denen des Hypophysenvorderlappens gewöhnlich normal oder übernormal schwer seien. Freilich kann der Hypophysenvorderlappen bei Hypothalamusprozessen gelegentlich auch etwas mehr leiden und dann die ACTH-Aktivität völlig verlieren, so daß eine Nebennierenrindenatrophie resultiert.

4. Verschiedene „Stress"-Situationen. Einem Sprachgebrauch folgend, der sich eingebürgert hat, bezeichnen wir als „Stress" solche Reize, die von einer Aktivierung des Hypophysen-Nebennierenrinden-Systems beantwortet werden. Daß nicht auf jeden Reiz und auch nicht auf jede Belastung des Organismus diese Reaktion folgt, wurde bereits ausgeführt. — Aus der großen Fülle der das ACTH anregenden Vorgänge seien im folgenden einige wichtige Stress-Situationen aufgezählt.

Beim *Hunger* atrophieren die Adenohypophyse und die Nebennierenrinde zum Unterschied von den meisten übrigen Organen nicht oder nur unwesentlich. Diese Tatsache ist pathologisch-anatomischen Untersuchern schon früh aufgefallen (Thompson 1907, s. S. 651). Heute ist sie auch experimentell sichergestellt (Mulinos und Pomerantz 1941); ein großes Versuchsgut spricht eindeutig für eine hochgradige Umstellung der Hypophyse auf ACTH-Produktion in Zeiten von Nahrungsmangel (Ershoff 1952), wobei die Produktion der übrigen Hypophysenhormone im Sinne der „Pseudohypophysektomie" weitgehend eingeschränkt wird. Baker (1952) hat gezeigt, daß Hunger in vielen Organen ähnliche Veränderungen hervorruft wie hohe ACTH-Medikation.

Auch bei *Kreislaufstörungen*, insbesondere der Hochdruckkrankheit (S. 791), die an das Herz erhöhte Anforderungen stellen, dürfte die oft beobachtete Rindenhypertrophie der Ausdruck einer Anpassung an Dauerbelastung darstellen. An der Steigerung der Herzleistung nach experimenteller Verengung der Bauchaorta sind nach HAJDU und BEZNAK (1945) die beiden Hypophysenhormone STH und ACTH maßgeblich beteiligt: jenes sorgt für die Muskelhypertrophie, dieses über das Glykosteroid für die Bereitstellung der kinetischen Energie.

PINCUS (1947) hat gezeigt, daß schon die gewöhnlichen Anforderungen des *täglichen Lebens* den Adaptionsmechanismus auslösen. Gemessen an der 17-Ketosteroidausscheidung stellt das *morgendliche Aufstehen* den größten Stress-Reiz im normalen Tagesablauf dar.

Metereologische Einflüsse werden mehr und mehr als eine weitere unvermeidbare Belastung des Vegetativums erkannt, die bei gegebener „Wetterfühligkeit" die Hypophyse zur ACTH-Ausschüttung anregen (CURRY 1948, UTERS und Mitarbeiter 1951).

E. J. KRAUS (1937b) hat die Hypertrophie der Nebennierenrinde bei *Hirndruck* auf die oft gleichzeitig beobachtete Vergrößerung des Hypophysenvorderlappens bezogen (s. auch S. 688). Man wird annehmen können, daß auch diese Notsituation als Dauer-Stress wirkt. *Andere Hirnkrankheiten* mögen einen ähnlichen Effekt haben, doch ist ein echter zentral ausgelöster Morbus Cushing noch nicht einwandfrei beobachtet worden (s. auch S. 722 und S. 786). SWEET und Mitarbeiter (1948) fanden nach umfangreichen *Operationen an den Stirnlappen* Stoffwechsel- und anatomische Veränderungen in Richtung einer gesteigerten Alarmreaktion. Eine besonders eindrucksvolle akute, durch Luminal unterdrückbare cerebrale Aktivierung der Hypophysen-Nebennierenrinden-Achse wird bei der Ratte durch intracerebrale, beim Meerschweinchen auch durch subcutane *Penicillin*-Injektion ausgelöst (TONUTTI und MATZNER 1950).

Bei den *psychiatrischen Schockbehandlungen* wie Insulinhypoglykämie (S. 703) und Elektrokrampf werden große Mengen von ACTH mobilisiert (SHATTOCK und MICKLEM 1952, ALEXANDER und NEANDER 1953, BLISS und Mitarbeiter 1954); ein einziger Elektrokrampf soll das Äquivalent von mehr als 50 mg ACTH sein. Der Elektroschock verursacht eine Blutdrucksteigerung, die durch Evipannarkose, nicht aber durch Curare unterdrückbar ist (HANN und SCHOETENSACK 1952).

Die Bedingungen zur Entstehung des *psychischen Stress* wurden unter anderem durch PINCUS (1947) untersucht. Es hat sich gezeigt, daß vor allem die *erfolglose seelische Anstrengung* die Nebennierenrinde aktiviert. Da auf der gleichen Basis *Neurosen* (PAWLOW 1926) entstehen, ist das Adaptationssyndrom nicht selten ein Symptom neurotischer Verkrampfung. — Siehe ferner COHN und RUBINSTEIN (1954).

Was die Auswirkungen von *Vergiftungen* an der Nebennierenrinde anbelangt, so muß betont werden, daß diese *keineswegs immer* als *bloße Folge der ACTH-Aktivierung* (progressive Transformation, funktionelle Erschöpfung) betrachtet werden können. Die Aktivierung erleichtert die zerstörende Wirkung eines Giftstoffes, ist eventuell eine Voraussetzung, aber nur selten die unmittelbare Ursache des Gewebsunterganges. Es erweist sich hier die allgemeine biologische Regel, daß die *Verwundbarkeit eines Zellsystems proportional seiner augenblicklichen Stoffwechselaktivität* ist.

Beispielsweise wird in der *Leber* vorwiegend das aktive zentrale Funktionsfeld (EGER 1948) von verschiedenen Noxen geschädigt. — Eine hochgradige Aktivitätssteigerung des *Hypophysenvorderlappens* scheint bei der idiopathischen SIMMONDSschen Krankheit (S. 647) eine wesentliche Voraussetzung für den akuten Gewebsuntergang zu bilden. — Aus den Versuchen mit Diphtherietoxin von TONUTTI (1951b) geht dieses Prinzip besonders deutlich hervor. Diphtherietoxin greift die *Hoden* nur an, wenn vorher mit Gonadotropin behandelt wurde. Die *Uterusschleimhaut* des graviden Meerschweinchens ist durch Diphtherietoxin leicht verwundbar, die des nichtgraviden Tieres weniger, die des kastrierten oder hypophysektomierten Tieres überhaupt nicht; durch Oestrogen kann die Verletzlichkeit hervorgerufen bzw. gesteigert werden. TONUTTI (1949) zeigte im Tierversuch mittels Verbrühung, THEWS (1951) am Menschen mittels der Cantharidenblasenmethode, daß auch die Entzündungsbereitschaft der *Haut* bei hypophysenlosen Individuen herabgesetzt ist; denn wie der ganze Organismus so wird auch die Haut durch Hypophysenstoffe teils direkt über das STH, teils indirekt über die Nebennierenrinde in ihrer Stoffwechselaktivität gefördert und dadurch verwundbar gemacht (s. aber DONTEWILL 1954). LOCKETT und Mitarbeiter (1954) sahen, daß hypophysenlose Mäuse eine *Poliomyelitisinfektion* länger überleben als normale — wohl ebenfalls ein Ausdruck geringerer Reaktionsbereitschaft.

So sind die Veränderungen an der Nebennierenrinde nach Vergiftungen nur teilweise die reinen Auswirkungen des Stressgeschehens. Mit TONUTTI (1953) kann man *3 Arten von Giftstoffen* unterscheiden: Die *1. Gruppe* hat keine spezifische Affinität zur Nebennierenrinde; sie kurbelt wie jeder Stress den Adaptionsmechanismus an, der zur progressiven Transformation der Nebennierenrinde führt und im Sinne von SELYE über die Alarmreaktion, das Stadium des Widerstandes bis zur Erschöpfung fortschreiten kann. Hierher rechnet TONUTTI das Botulinusgift, manche bakterielle Pyrogene (WESTPHAL 1951, GÖLKEL und STEINDL 1951) und die Giftstoffe des Tuberkelbacillus. Die *2. Gruppe* zeichnet sich durch eine zusätzliche Affinität zur Nebennierenrinde aus; das heißt, das Gift greift die Rinde direkt an, aber nur, wenn diese durch die Anpassungsreaktion aktiviert und damit vulnerabel gemacht worden ist. Das klarste Beispiel ist das Diphtherietoxin (FRICK und LAMPL 1952a, b), das nur in Anwesenheit des Hypophysenvorderlappens eine hämorrhagische Nekrose der Nebennierenrinde verursacht. Auch das Dysenterietoxin und die Intoxikation nach Verbrühung rechnet TONUTTI (1953) hierher. Bei der *3. Gruppe* schließlich ist die Aktivierung des Rindenorgans nicht mehr unerläßliche Voraussetzung für die Schädigung. Meningokokken- und Typhusbacillenstoffe schädigen auch die atrophische Rinde des hypophysenlosen Tieres; die Zerstörung wird durch ACTH nicht ermöglicht, wohl aber modifiziert. Natürlich gibt es Übergänge zwischen den einzelnen Gruppen. Nur die 1. Gruppe verkörpert die reine unspezifische Stress-Situation.

KIEF (1953) berichtet über *cytologische Veränderungen im Hypophysenvorderlappen* des Meerschweinchens nach Belastung mit Diphtherietoxin und Pyrifer bei Anwendung von Methylgrün-Pyroninfärbung.

Auch *bösartige Tumoren* und *Retikulosen* können das Hypophysen-Nebennierenrinden-System anregen, wahrscheinlich über die Resorption toxischer Eiweißkörper (HUHN und SCHNEPPENHEIM 1954, KOVÁCS und KORPASSY 1954).

5. Zur Frage der Wirkung anderer Hypophysenhormone auf die Nebennierenrinde. Nach den Versuchen mit reinem ACTH (FORSHAM und Mitarbeiter 1948) kann als gesichert gelten, daß dieses Hormon die Bildung und Ausschüttung aller Rindensteroide fördert, wenn auch am meisten des Glykosteroids. Die Frage, ob noch andere Hypophysenhormone die Nebennierenrinde beeinflussen, wird teils bejaht, teils verneint; sie hängt mit den beiden Theorien über den Entstehungsort der Corticoide (S. 709) zusammen.

ALBRIGHT (1947), JONES (1949), GREEP und JONES (1950) sind der Ansicht, daß die *Androsteroidbildung* vom *ICSH* gesteuert werde. Doch haben nach HÜPPE (1952) bisher alle Versuche fehlgeschlagen, mit gereinigtem ICSH eine Veränderung der Rindenmorphologie zu erzeugen. — SELYE (1951a, b) sieht einen Synergismus zwischen dem Halosteroid und dem hypophysären Wachstumshormon bei der entzündlichen Reaktion; er erwägt deshalb einen trophischen Einfluß des *STH* auf die *Halosteroidbildung*[1]. Nach GREEP und JONES (1950) ist aber die Halosteroidbildung im hypophysenlosen Organismus nicht wesentlich gehemmt (S. 711). Andererseits berichten CATER und STACK-DUNNE (1953) über eine erhebliche Steigerung der Mitosen in der Nebennierenrinde hypophysenloser Ratten durch Behandlung mit teilweise gereinigtem STH.

---

[1] 1953 präzisierte SELYE seine Ansicht über den Synergismus zwischen STH und Halosteroid — von ihm „prophlogistisches Corticoid" genannt: Das STH sensibilisiere die Gewebe für die entzündungsfördernde Wirkung des Halosteroids.

Nach dem heutigen Forschungsstand wird man *zusammenfassend* sagen können, daß der Einfluß anderer Hypophysenhormone auf die Nebennierenrinde noch unklar ist. Die größere Wahrscheinlichkeit spricht für eine einheitliche Steuerung aller Wirkungsqualitäten durch das ACTH; möglicherweise kommt den anderen Hypophysenstoffen aber ein gewisser synergistischer Effekt zu.

ζ) Extrahypophysäre Einwirkungen auf die Nebennierenrinde; Markrindenbeziehungen.

M. Vogt glaubt nachgewiesen zu haben, daß die intravenöse Injektion von Adrenalin in physiologischen Dosen bei eviscerierten Hunden oder Katzen eine unmittelbare, starke und lang andauernde Stimulation der Nebennierenrindenaktivität verursacht; die Ausfuhr an Nebennierenrindenhormon in der abführenden Vene vervielfache sich; dieser Effekt werde nicht durch die Hypophyse vermittelt; das sympathische Nervensystem habe neben seiner Aktivierung des ACTH auch einen direkten Einfluß auf die Nebennierenrinde. Nach Godlowski (1949) handelt es sich aber nur um eine „milde Notfallsreaktion“, eine unterphysiologische Stimulation; die physiologische laufe über das ACTH ab (S. 713). Gershberg und Mitarbeiter (1950) lehnen jede direkte Wirkung des Adrenalin auf die Nebennierenrinde ab. — Fetzer sah, daß auch in der atrophischen Nebennierenrinde des hypophysektomierten Meerschweinchens nach Zufuhr von Serumgonadotropin, Sexualhormonen und Schilddrüsenhormon Änderungen in der Plasmalogenverteilung erfolgen. Die Nebennierenrinde behält bei fehlender Hypophyse *einen gewissen Rest von Anpassungsfähigkeit* an die jeweiligen Stoffwechselerfordernisse (Ingle 1951, Eger und Mitarbeiter 1953, Eger und Gothe 1954, Dontewill 1954).

Die Regulation mag einerseits völlig autonom sein, d. h. lediglich im Rindenparenchym begründet liegen und auf *Selbststeuerung* (s. S. 713) beruhen; andererseits liegt nach den Versuchsergebnissen von M. Vogt (1944) eine *Beteiligung des Markes* an der außerhypophysären Steuerung nahe. Die in der phylogenetischen Reihe immer enger werdende *Nachbarschaftsbeziehung zwischen Rinde und Mark* weist darauf hin. Von klinischer Seite (Beiglböck 1941, Hildebrandt 1948) wurde eine *funktionelle Zusammenarbeit von Rinde und Mark* wegen des günstigen Effektes einer kombinierten Therapie angenommen; die Art der Zusammenarbeit liegt aber noch sehr im Dunkeln. — Neuere Befunde sprechen dafür, daß für die Bildung des Noradrenalin ein von der Rinde geliefertes Ferment nötig ist (Kühnau 1953).

c) Der Einfluß des Hypothalamus auf die Zuckerregulation.

Aus den vorangegangenen Abschnitten sind die vielfältigen Einflüsse des Hypophysen-Hypothalamus-Systems auf die den Kohlenhydrathaushalt regelnden Hormone zu ersehen. Auf jede Änderung des Blutzuckers reagiert der Organismus mit komplizierten, in ihrer Wertigkeit nicht leicht zu überblickenden Maßnahmen; die Deutung des Ergebnisses, des Verlaufs der Zuckerkonzentration im Blut, ist entsprechend schwierig.

Die verschiedenen *Blutzuckerbelastungsproben* geben, darüber kann kein Zweifel bestehen, zunächst und in erster Linie Aufschluß über die Tätigkeit der an der Blutzuckerregulation beteiligten endokrinen Drüsen. Wenn man sie dennoch als einen Test für die übergeordneten Regulationen, als „Zwischenhirnfunktionsproben“ ansieht, dann muß man sich darüber im klaren sein, daß es sich um *mittelbare Auswirkungen der Hypothalamustätigkeit* handelt; denn die direkte nervöse Beeinflussung des Blutzuckers — etwa über die Lebernerven ohne Vermittlung des Adrenalin — ist unwesentlich.

Sturm (1949a) leitet die Berechtigung, aus dem Verlauf der Blutzuckerbelastungskurven auf die Zwischenhirnfunktion zu schließen, aus folgenden Erfahrungen ab: 1. Drogen, denen man eine überwiegende Hirnstammwirkung zusagt, verursachen Veränderungen; 2. experimentelle Eingriffe am Hypothalamus beeinflussen den Zuckerhaushalt; 3. hypothalamische Krankheiten bewirken Abweichungen vom normalen Reaktionstyp.

α) Die experimentellen Eingriffe am Hypothalamus zur Beeinflussung des Zuckerhaushalts. Die Annahme eines „Zuckerzentrums" im Gehirn geht auf CLAUDE BERNARD zurück, der 1849 darüber berichtete, daß beim Kaninchen und Hund Einstiche in den Boden des 4. Ventrikels eine Glykosurie erzeugen. Eine Fülle von Experimenten hat sich in dem folgenden Jahrhundert mit der Lokalisation des „Zuckerzentrums" und der Art seines Einflusses beschäftigt. Ein Überblick darüber (s. GAGEL 1941b, ANDERSON und Mitarbeiter 1952, WEDLER 1953) läßt erkennen, daß viele reizende und zerstörende Operationen im *verlängerten Mark*, in der *Brücke*, im *Mittelhirn* und im *Kleinhirn* geeignet sind, die Glucosetoleranz vorübergehend herabzusetzen. Schon CL. BERNARD (1855) hat aus seinen Versuchen geschlossen, daß die Piqûre über die sympathischen Lebernerven die Zuckersekretion bewirke. Auch die meisten späteren Untersucher (s. ABDERHALDEN 1942) erblickten in der hyperglykämisierenden Wirkung des Eingriffs hauptsächlich eine Folge der Aktivierung des sympathischen adrenergischen Nervensystems.

BROOKS (1932) untersuchte an anaesthesierten Katzen die *reflektorische Hyperglykämie*, welche eintritt, wenn man einen afferenten Nerven (Plexus brachialis) elektrisch reizt. Er fand, daß die Entfernung des Endhirns, eine Durchtrennung des Mittelhirns oder eine Durchtrennung der Medulla am hinteren Brückenrand die Reflexhyperglykämie nicht verändert; erfolgt die Durchtrennung wenige Millimeter caudal davon, dann ist die Reflexhyperglykämie fast vollkommen verschwunden, ebenso bei dekapitierten Tieren. BROOKS schloß daraus, daß knapp hinter der Mitte des Bindearms und sehr nahe an dem Vasomotorenzentrum eine Struktur liegt, die eine Blutzuckererhöhung bewirkt, wenn ein afferenter Nerv gereizt wird.

ASCHNER (1912, 1916, 1929) verlagerte das „Zuckerzentrum" erstmalig in den *Hypothalamus*, nachdem er beobachtet hatte, daß auch Einstiche in den Boden der 3. Hirnkammer Zucker im Harn auftreten lassen. HILLER und TANNENBAUM (1931) bekräftigten diese Ansicht durch die Feststellung, daß die Hypothalamusverletzung eine viel stärkere Wirkung habe als die des verlängerten Markes. Trotz intensiver Untersuchungen (s. GRAFE und TROPP 1944) kann die Rolle des Hypothalamus im Kohlenhydratstoffwechsel auch heute noch nicht als geklärt gelten.

Es besteht guter Grund zu der Annahme, daß ein Großteil der hypothalamisch verursachten Hyperglykämien auf einer *Reizung der ergotropen, dynamogenen Zone* (S. 740) beruht. HARRIS (1950b) sah nach längerer Reizung des Tuber cinereum beim Kaninchen die Insulinempfindlichkeit herabgesetzt. Auch beim Menschen sind Blutzuckeranstieg und Glykosurie nach faradischer Reizung des Hypothalamus beobachtet worden (KROLL und REISS 1949, E. REISS 1950b). — Die emotionell bedingten (MEYTHALER und KÜHNLEIN) und die nach Luftfüllung der Ventrikel (HOFF 1952) auftretenden Hyperglykämien sind ebenfalls eine Folge der Erregung der sympathischen Zentralstelle; dasselbe gilt für die in Hypnose suggerierbaren Blutzuckererhöhungen (HERRNING und Mitarbeiter 1951). — Auch nach Kurzwellendurchflutung der Hypophysen-Hypothalamus-Gegend kommt es meist zu einer Erhöhung des Blutzuckers (DAMM 1950); HILLER (1951) glaubt, daß eine gleichzeitige Senkung von Blutzucker und Blutdruck nach Kurzwellendurchflutung für zentrale Dysregulation spricht.

Nun hat man aber nicht nur bei Reizungen, sondern auch nach Operationen, die die ergotrope Zone entweder *zerstörten* oder vom Hirnstamm abtrennten, die Hyperglykämie beobachtet. Zum Beispiel sahen ANDERSON und HAYMAKER (1949) sowie ANDERSON und Mitarbeiter (1952) bei Ratten und Hunden immer eine einige Wochen dauernde Verminderung der Glucosetoleranz, wenn der Hirnstamm in der Brücke, im Mittelhirn oder im Hypothalamus durchtrennt wurde. Nach Decerebrierung tritt stets auch Zucker im Harn auf, der aber nach längstens 2 Tagen wieder verschwindet (BAZETT und PENFIELD 1922). Die schwere Belastung solcher Operationen bringt natürlich die Notfallsreaktion (S. 707) und das Adaptionssyndrom (s. S. 713) in Gang; man könnte die Blutzuckererhöhung als Auswirkung gesteigerter Glykogenolyse und Gluconeogenese im Rahmen dieser Reaktionen ansehen, für deren Zustandekommen die hormonellen und peripher-nervösen Regulationen genügen dürften. In diesem Sinne sprechen die Ergebnisse von KELLER (1946), der ganz ähnliche vorübergehende Erhöhungen der Zuckertoleranzkurven bei Hunden nicht nur nach doppelter Durchtrennung des Hirnstamms, sondern auch nach radikalen Eingriffen am Kleinhirn sah. KELLER neigt zu der Ansicht, daß diese reversible Abnahme der Glucosetoleranz mit der Wundreaktion zusammenhängt. — ANDERSON und Mitarbeiter (1952) berichten, daß der unmittelbar nach Durchtrennung des Hirnstamms erhöhte Gehalt des Harns an Rindensteroiden sich schon am 2. Tag wieder normalisierte, während die Glucosetoleranz 25—30 Tage vermindert blieb; auch entsprach die Glykogenspeicherung in Leber und Muskel nach Zuckermahlzeit der Norm. Die Blutzuckererhöhung lediglich als unspezifische Stressfolge zu betrachten, verbiete ferner der Umstand, daß bei Tieren, denen der Hirnstamm nur halb durchschnitten oder an denen eine praktisch totale Decortication vorgenommen worden war, also nach gleichschweren Eingriffen ohne vollständige Zusammenhangstrennung des Hirnstamms, die Glucosetoleranz unverändert blieb. Die Autoren ziehen deshalb aus ihren Versuchen den Schluß, daß der Hirnstamm normalerweise einen *begrenzten homeostatischen Einfluß auf den Blutzucker* ausübe, indem er ihn auf dem physiologisch günstigsten Niveau erhalte; dieser Einfluß scheint nach den bisherigen Daten nicht über das Hypophysen-Nebennierenrinden-System abzulaufen. Bloch (1943b) und W. R. Hess (1947) fanden, daß die Blutzuckerregulation nach Koagulationen im mittleren Hypothalamus in der Gegend zwischen absteigendem Fornix und Tractus mamillothalamicus labiler wird.

Andererseits wurden vereinzelt auch *Hypoglykämie und gesteigerte Insulinempfindlichkeit* hypothalamisch ausgelöst; zum Unterschied von der hypothalamischen Hyperglykämie kann sie zum Dauerzustand werden. Vor allem nach Zerstörungen des vorderen Hypothalamus beobachtete man diesen Effekt, und mehrere Autoren, z. B. Barris und Ingram (1935), Cleveland und Davis (1936), machen eine Schädigung des Nucleus paraventricularis dafür verantwortlich. Damit stimmen jene Ansichten überein, die für eine neurosekretorische Steuerung der ACTH-Aktivität des Hypophysenvorderlappens durch den Nucleus paraventricularis eintreten (S. 714). Der blutzuckersenkende Effekt einer Läsion des Nucleus paraventricularis wird aber von anderer Seite (Brobeck und Mitarbeiter 1943, Anderson und Mitarbeiter 1952) bestritten. Handley und Keller (1950) fanden bei Hunden mit experimentellem Diabetes insipidus durch Läsionen im vorderen Hypothalamus stets eine normale Insulinempfindlichkeit. Heinbecker und Pfeiffenberger (1950) nehmen auf Grund von Eingriffen am Hund sogar an, daß eine Atrophie des Nucleus paraventricularis die Insulinempfindlichkeit herabsetzt.

Zum Unterschied von der stets hochgradige Insulinempfindlichkeit erzeugenden Hypophysektomie (Houssay und Potick 1929, Chaikoff und Mitarbeiter 1935, Keller und Breckenridge 1947) — Folge des Ausfalls der beiden blutzuckersteigernden Hormone STH und ACTH — und der offenbar eine geringere Herabsetzung der Insulintoleranz erzeugenden Läsion in bestimmten Hypothalamusgebieten hat die *Durchtrennung oder Resektion der supraselllären Hypophyse* keinen Effekt auf den Kohlenhydratstoffwechsel (Brobeck und Mitarbeiter 1939, Keller 1939, Keller und Breckenridge 1947).

Marinelli und Giunti (1947) beobachteten bei Tier und Mensch nach Injektion von Dextrose in den Lumbalkanal Blutzuckersenkungen. Daraus könnte man schließen, daß das hypothetische Zuckerzentrum im Zentralnervensystem durch die Glucosekonzentration im Liquor gesteuert werde. Sack und Mitarbeiter (1949) haben aber die Befunde von Marinelli und Giunti nicht bestätigen können und lehnen deshalb eine chemische Beeinflussung des „Zuckerzentrums" vom Liquor her ab.

Zusammenfassend gewinnt man bei einem Überblick über das Schrifttum über den „Zuckerstich" und ähnliche Operationen den Eindruck, daß der Einfluß des Hypothalamus und des ganzen Gehirns auf den Kohlenhydrathaushalt nicht sehr groß ist. Selbst schwerste Eingriffe bringen nur vorübergehende[1] Abweichungen der Blutzuckerregulation, die viel geringgradiger sind, als sie durch Eingriffe an Leber, Pankreas, Nebenniere oder Hypophyse ausgelöst werden können. Irgendwie scheint der Hypothalamus an der Aufrechterhaltung eines optimalen Blutzuckerspiegels beteiligt zu sein; sein Einfluß ist aber begrenzt und durch tiefere Regulationen ersetzbar.

Die blutzuckersteigernden Impulse scheinen dabei im allgemeinen die blutzuckersenkenden zu überwiegen; sie stammen aus der ergotropen Hypothalamuszone und erreichen auf sympathischen Nervenwegen die A-Zellen des Pankreas, das Nebennierenmark, die Adenohypophyse und in geringerem Ausmaß wohl auch direkt die Glykogendepots in Leber und Muskel. Die blutzuckersenkende Erregung der trophotrop-endophylaktischen Zone im Sinne von Hess dürfte auf dem Wege des linken Nervus vagus die B-Zellen der Pankreasinseln zur Insulinabgabe anregen.

β) Die Blutzuckerbelastungen beim Menschen. Das Verhalten der Blutzuckerkurve nach alimentären Traubenzuckergaben wurde vor allem von Staub (1921a, b, 1922a, b) und Traugott (1921/22) unter verschiedenen Bedingungen studiert. Die Staub-Traugottsche

[1] Beobachtungen von cerebraler Erzeugung eines Dauerdiabetes (Ranson und Mitarbeiter 1938, Strieck 1939) stehen vereinzelt; die Glykosurie dürfte in diesen Fällen eine Begleiterscheinung der zu Fettsucht führenden hypothalamischen Freßsucht (S. 729) sein; das Überangebot an Nahrungsstoffen kann bei Raubtieren und anscheinend auch bei Primaten zu einer Erschöpfung der B-Zellen des Inselorgans und dadurch zu einem sekundären Pankreasdiabetes (S. 705) Anlaß geben.

Dextrosedoppelbelastung ist zu einer sehr häufig angewandten Untersuchungsmethode geworden. Die Eigentümlichkeit, daß der Blutzucker nach Dextrose nicht oder nur wenig ansteigt, wenn 60—90 min vorher eine kleinere Dextrosemenge verabfolgt worden war, wurde von STAUB vor der Insulinära als Ausdruck einer „Bereitschaftsstellung der den Zuckerhaushalt regulierenden fermentativen Vorgänge" gedeutet; nach der Entdeckung des Insulins hat STAUB (1926) bewiesen, daß die „Bahnung der Zuckerassimilation" auf einer durch die 1. Zuckergabe veranlaßten Insulinausschüttung beruht, die die sofortige Verwertung der 2. Zuckerdosis ermöglicht. Die verschiedenen Traubenzuckerbelastungen stellen damit in erster Linie eine Funktionsprobe der Insulinaktivität dar (STICH und WOLF 1951). — Umgekehrt zeigt die *Blutzuckerbelastung mit Insulin* die Aktivität der dem Insulin entgegenwirkenden hormonellen Kräfte in Hypophyse, Nebenniere und Pankreas an. — Die gleichzeitige *Belastung mit Glucose und Insulin* wird zur Unterscheidung zwischen Insulinmangel- und Insulinresistenzdiabetes herangezogen (S. 775).

Im stoffwechselgesunden Organismus haben augenblickliche Ernährungslage und Muskelarbeit einen großen Einfluß auf den Verlauf der Blutzuckerkurven, wie STAUB gezeigt hat. Auch Lebensalter, Muskeltraining, Grundumsatz und die jeweilige psychische Gesamtsituation modifizieren als *dispositionelle Faktoren* die Reaktion.

Bemüht man sich, durch möglichst gleiche Versuchsbedingungen die dispositionellen Faktoren auszuschalten, dann stößt man auf die *konstitutionell bedingten Varianten.* Vor allem KRETSCHMER (1951) und seine Schule (s. MALL 1947b, WINKLER und VOGEL 1949, WINKLER und FROESCHLIN 1950, WINKLER 1950, MALL 1951) haben an einem großen Untersuchungsgut die für die einzelnen Konstitutionstypen charakteristischen Kurvenverläufe nicht nur nach Glucose und Insulin, sondern auch nach Belastung mit anderen Hormonen wie Adrenalin und Thyroxin sowie die Unterschiede der zur Herbeiführung eines Schocks notwendigen Insulindosis statistisch festgelegt. Es zeigte sich, daß die Leptosomen mehr zu Hypoglykämie (JAHN 1934), die Pykniker mehr zu Hyperglykämie neigen. Daraus und aus anderen Stoffwechseleigentümlichkeiten (z. B. dem Verhalten der Blutdruckbelastung, S. 744) kann man den Schluß ziehen, daß der Pykniker über einen kräftigen und rasch einsetzbaren Sympathicotonus verfügt, während der Leptosome mehr zur vagotonen Seite hin orientiert ist. Nach SOLMS (1950) läßt sich die alimentäre Hyperglykämie durch das sympathicolytische Hydergin beim Leptosomen leichter senken als beim Pykniker. Damit können nach Eliminierung aller durch hormonelle Störungen und Disposition bedingten Modifikationen die *Blutzuckerbelastungen* als *ein Spiegel der vom Hypothalamus gesteuerten, konstitutionell verankerten vegetativen Tonuslage* gelten. Wegen der großen, keiner faßbaren Gesetzmäßigkeit unterliegenden physiologischen Schwankungen des Blutzuckers (HERRNING 1951) sind Einzelkurven für die Beurteilung der vegetativen Tonuslage allerdings ziemlich wertlos; nur aus den Durchschnittswerten einer größeren Anzahl von Bestimmungen lassen sich Schlüsse ziehen.

γ) Der Einfluß von Gehirnkrankheiten auf die Kohlenhydratregulation. Nach dem Ergebnis der Tierversuche (S. 720) sind einerseits hochgradige Veränderungen des Kohlenhydrathaushaltes durch cerebrale Prozesse kaum zu erwarten; andererseits ist die begrenzte Rolle des Hypothalamus bei der Aufrechterhaltung eines optimalen Blutzuckers verhältnismäßig leicht störbar. Selbst schwerste Eingriffe können keinen permanenten Diabetes, keine tödliche Hypoglykämie erzeugen; aber schon geringe hypothalamische Reize rufen Abweichungen der Blutzuckerbelastungsproben nach der einen oder anderen Richtung hervor. Diese Tatsache spiegelt sich in der klinischen Literatur wieder, die außerordentlich reichhaltig ist an Hinweisen über Veränderungen der Belastungsproben bei den verschiedensten Gehirnerkrankungen. Gelegentlich werden auch richtige Zuckerkrankheiten auf cerebrale Störungen zurückgeführt; wieweit die Annahme eines solchen Zusammenhangs berechtigt ist, hat vor allem die pathologische Anatomie zu klären.

Die weitaus häufigere Abweichung bei Hirnkrankheiten ist die hyperglykämische: verminderte Zuckertoleranz, verminderte Insulinempfindlichkeit.

Von den *entzündlichen Erkrankungen* ist die Lyssa zu erwähnen, bei der nach SLOTWER (1926) regelmäßig Zucker im Harn auftritt. Akute encephalitische und basalmeningitische Prozesse zeigen nach DAMM (1950) häufig keine blutzuckersenkende Wirkung des Insulins.

Blutungen und *operative Eingriffe* im Gebiet des 3. Ventrikels sind oft von Hyperglykämie und schnell vorübergehender Glykosurie begleitet (GAGEL 1949). Aber auch nach frontaler Lobotomie und ähnlichen Eingriffen kommt es zu temporären Erhöhungen der Glucosetoleranzkurven (SWEET und Mitarbeiter 1948).

Im Gefolge von *Hirntraumen* wird sehr häufig eine herabgesetzte Kohlenhydrattoleranz beobachtet. DOMANIG (1951) fand, daß erhebliche Schwankungen und vor allem Erhöhungen über 120 mg-% des Nüchternblutzuckers auf Hirnerschütterung hinweisen. ROTH (1943) meint sogar, daß eine normale Blutzuckerbelastungskurve, spätestens am 3. Tag nach dem Unfall aufgenommen, mit Sicherheit gegen eine traumatische Hirnschädigung spreche. Wie beim Tier, so ist auch beim Menschen die Störung eine vorübergehende. FIEDLER (1951) z. B. sah in 23 Fällen von „negativem STAUB-Effekt" infolge geschlossener Hirnverletzung spätestens nach 24 Tagen die normalen Verhältnisse wiederkehren. Damit stimmt gut überein, daß OBERDISSE und RAUSER (1949) sowie OBERDISSE (1951) bei Insulinbelastung in den ersten 5 Tagen nach dem Unfall zahlreiche inverse Kurven sahen, die sich im allgemeinen bis zum 25. Tag wieder normalisierten. Aus diesem Grund ist bei der Frage, ob ein Hirntrauma bei einem stoffwechselgesunden Menschen einen permanenten Diabetes mellitus verursachen kann (VEIL und STURM 1946), große Zurückhaltung geboten. Die pathologisch-anatomischen Befunde zugunsten der hirntraumatischen Zuckerkrankheit (z. B. ZEITLHOFER und WANKO 1952) sind nicht überzeugend. Bei der großen Häufigkeit des Diabetes (Morbidität in Deutschland nach OBERDISSE 1,9‰) ist zu bedenken, daß der Zucker im Harn rein zufällig erstmalig nach einem Trauma beobachtet werden kann. Bei gegebener Veranlagung kann ein Diabetes durch die vorübergehende posttraumatische Hyperglykämie zum erstenmal manifest werden; das Trauma erscheint dann eher als Auslösung des latenten Leidens, nicht als wirkliche Ursache. Aber auch dies dürfte ein sehr seltenes Vorkommnis sein, denn WEDLER (1953) sah weder in 56 Fällen von Stecksplitterverletzung des Stammhirns noch bei 2000 sonstigen Hirnverwundeten einen Diabetes.

Auch bei *Hirntumoren* kommen Blutzuckersteigerungen vor. Wie auf S. 717 ausgeführt, scheint chronischer Hirndruck als Dauer-Stress zu wirken und auf diese Weise die Zuckertoleranz herabzusetzen; dadurch können auch vom Zwischenhirn weitab gelegene Tumoren eine leichte Glykosurie erzeugen, die nach operativer Behebung des Hirndrucks verschwindet (STERN 1951). Häufiger sind Störungen der Kohlenhydratregulation bei Geschwülsten im vegetativen Hypothalamus beschrieben worden (z. B. KROLL 1948, REISS 1950a, WILD und SIMON 1950). Nach GAGEL (1941b, 1949) kommt dies am ehesten bei verdrängend wachsenden Tumoren vor. Von den Kolloidcysten des 3.Ventrikels ist bekannt, daß die durch die Größenschwankungen der Cysten bedingten akuten Hirndruckerscheinungen von Glykusurie begleitet sein können (BYROM und RUSSELL 1932, RIDDOCH 1936). Solch chronisch remittierende Reizungen des Zwischenhirns lassen leichter Zucker im Harn erscheinen als massive Zerstörungen. In den seltenen Fällen, in denen Stammhirntumoren von einer echten im Coma diabeticum endenden Zuckerkrankheit begleitet sind (z. B. OLMSTEAD 1952), liegt die Annahme eines zufälligen Zusammentreffens viel näher als eines kausalen Zusammenhangs (OBERDISSE 1951).

Sicher ist es unrichtig, beim *insulinresistenten Diabetes* eine cerebrale Störung zu vermuten. Der Nachweis einer Insulinresistenz sagt lediglich aus, daß kein absoluter Mangel an endogenem Insulin besteht, sondern ein relativer, infolge eines Zuviel an hormonellen Gegenspielern (Glucagon, STH, ACTH, Glucocorticoid, Adrenalin) oder infolge gestörter Zuckerassimilation durch Leberkrankheit. Der fördernde Einfluß cerebraler Prozesse auf die blutzuckersteigernden Kräfte ist nach allen Erfahrungen ein begrenzter.

Bei allen von Hyperglykämie begleiteten pathologischen Prozessen im Hypophysen-Hypothalamus-System ist ferner eine direkte Beeinflussung der *Adenohypophyse* zu erwägen. So ist es z. B. möglich, daß der Reiz einer schweren Erschütterung des Schädelgrundes bei gegebener Veranlagung den Hypophysenvorderlappen zu einer plötzlichen Mehrausschüttung der diabetogenetischen Hormone und damit das Heraustreten eines hypophysären Diabetes aus der Latenz veranlassen kann. Tumoren (VERRON 1921, HEILMANN 1937, KÖHNE 1939, Fall 12) und Entzündungen haben in Ausnahmefällen vielleicht eine ähnliche Reizwirkung; doch ist unseres Erachtens bei allen Formen von „zentralem" Diabetes die endogene Konstitution für die Entstehung viel bedeutsamer als alle exogenen Veranlassungen.

Schließlich ist jener Fälle von Diabetes zu gedenken, die als Begleitsymptom von wahrscheinlich *hypothalamisch bedingten Entwicklungsstörungen* beobachtet wurden. Bei der *diencephaloretinalen Degeneration* (S. 641) haben BORST und REVERS (1949) sowie ZIESCHE (1950) von Diabetes bzw. herabgesetzter Kohlenhydrattoleranz berichtet. — Der Mangel an genaueren hormonellen und anatomischen Befunden läßt keine Aussage über die Genese dieser Hyperglykämien zu.

Hinsichtlich der *endogenen Psychosen* hat DUC (1952) gezeigt, daß vorübergehende Glykosurien als Begleiterscheinungen depressiver und ängstlicher Verstimmungen nicht selten sind. Der echte Diabetes komme aber weder bei der Epilepsie noch beim manisch-depressiven Irresein noch bei der Schizophrenie häufiger vor als bei den gleichen Konstitutionstypen der Durchschnittsbevölkerung; echter cyclischer Diabetes wurde bei den Geisteskranken nicht beobachtet; das spreche gegen eine gemeinsame hypothalamische Verursachung von Diabetes und Psychose. — Eigene, zum Teil mit CRAMER (1952) durchgeführte Untersuchungen der vegetativen Regulationen im Längsschnitt endogener Psychosen haben gezeigt, daß während psychotischer Schübe — gleichgültig, ob manisch oder depressiv gefärbt — eine allgemeine Tendenz zu Überhöhungen der Blutzuckertoleranzkurven besteht, die sich in der Remission ausgleicht; die Tendenz hängt nicht nur mit dem in der Psychose durchschnittlich schlechteren Ernährungszustand zusammen. Man wird sie am ehesten als emotionell bedingte Blutzuckererhöhung (S. 720) deuten; vielleicht ist auch eine Aktivierung des Hypophysen-Nebennierenrinden-Systems im Sinne des psychischen Stress (S. 717) beteiligt.

Auch *vegetativ labile und nervöse Menschen* neigen zu stärkeren hyperglykämischen Reaktionen; handelt es sich um leptosome Typen, so kann man mit Kehler (1949) von einer abnormen Sensibilisierung des Sympathicus auf dem Boden einer konstitutionellen Vagotonie sprechen. Das Umgekehrte, eine Übersensibilisierung des Vagus bei den genuin sympathicotonischen Pyknikern gibt es offenbar nicht.

Monnier und Willi (1953) fanden bei mesorhombospinaler *Anencephalie* herabgesetzte Zuckertoleranz und Neigung zu Glykosurie.

Die Neigung zu *Hypoglykämie* bei Hirnkrankheiten ist viel seltener.

Wie aus den Tierversuchen, so gewinnt man auch aus der pathologischen Anatomie den Eindruck, daß Zerstörungen der ergotropen Zone nicht in der Lage sind, den Blutzucker zu senken oder die Empfindlichkeit gegenüber dem Insulin zu erhöhen (Oberdisse 1951). Ob eine Reizung der trophotrop-endophylaktischen Zone durch krankhafte Prozesse eine Erhöhung der Insulinaktivität bewirken kann, ist fraglich. Sooft über erhöhte Kohlenhydrattoleranz bei entzündlichen (z. B. Stiefler 1921) oder geschwulstigen (z. B. Plummer und Jaeger 1938) Prozessen des Hypothalamus berichtet wurde, bestanden Symptome einer Insuffizienz des Hypophysenvorderlappens; es liegt daher nahe, die hypoglykämische Tendenz in diesen Fällen mit einer direkten Beeinträchtigung der Adenohypophyse durch den pathologischen Prozeß in Zusammenhang zu bringen; denn jede stärkere, sich der Simmondsschen Krankheit nähernde Hypophysenunterfunktion führt zur Steigerung der Insulinempfindlichkeit und der Zuckertoleranz (Friedgood 1946). Oberdisse (1951) betont nach kritischer Sichtung eines großen operativ oder autoptisch gesicherten Krankengutes, daß hypoglykämische Insulinbelastungskurven praktisch nur bei Schädigung des Hypophysenvorderlappens vorkommen.

In vielen Fällen abnormer Blutzuckerbelastungskurven ist es nicht möglich, von einer einfachen „Neigung zu Hyperglykämie" oder „Neigung zu Hypoglykämie" zu sprechen. Es kann nämlich sowohl die Reaktion auf hyperglykämisierende als auch auf hypoglykämisierende Mittel krankhaft gesteigert, krankhaft vermindert oder paradox sein; daraus ergibt sich eine Reihe *weiterer Reaktionstypen*.

Frowein und Harrer (1948b, 1949) fanden, daß bei *Hirnverletzten* (längere Zeit nach dem Trauma) oft nicht nur die Kohlenhydrat-, sondern auch die Insulintoleranz herabgesetzt ist; die Ansprechbarkeit sei im allgemeinen gesteigert, nicht nach der einen oder anderen Richtung verschoben. Unmittelbar nach Encephalographie oder nach Elektrokrampf finde man oft ein „Versagen" der Regulationsmechanismen. Falkenhausen und Gaida (1948) sahen auf die hyperglykämische Reaktion im Zustand akuter Typhusencephalitis und Schlafmittelintoxikation ein hypoglykämisches Stadium folgen, worauf allmählich wieder die normalen Verhältnisse eintraten. Sturm (1949a, b) weist auf die Notwendigkeit hin, mit hohen, an der Schockgrenze liegenden Insulin- und Adrenalindosen zu testen, wenn man über die konstitutionsbedingten Reaktionsweisen hinaus zu den krankhaften Abweichungen vordringen will. Bei diesen Abweichungen könne man folgende Grundtypen unterscheiden: 1. den hyporegulatorischen Typ bis zur „regulatorischen Starre" mit unbeweglichem Kurvenverlauf, 2. den hyperregulatorischen oder „Reiz-Typ" mit Übersteigerung der normalen Kurvenbewegungen bei Abschwächung der Gegenregulation, 3. den „paradoxen Typ" mit sofort einsetzender Gegenregulation und 4. die „vegetative Ataxie" (Birkmayer und Winkler 1951) mit rascher Folge agonistischer und antagonischer Phasen. Sturm sieht insbesondere in der regulatorischen Starre das prognostisch ungünstige Zeichen einer hypothalamischen Schädigung. — Hollwich (1952) sah bei *Blinden* sowohl bei Dextrosedoppelbelastung eine gewisse Neigung zu Hyperglykämie als auch bei Insulinbelastung eine Tendenz zu verlängerter Hypoglykämie; er glaubt, daß durch den Ausfall des „energetischen Anteils der Sehbahn" die Hypothalamusfunktion verändert werde.

Die *Pathogenese* der Blutzuckerabweichungen bei cerebralen Störungen dürfte im wesentlichen über eine Aktivierung des ergotropen Systems ablaufen[1]. Im Dienst dieses Systems stehen a) die Notfallsreaktion des Adrenalin (S. 707),

[1] Bezeichnenderweise ist während eines Entzügelungshochdrucks die Insulinbelastungskurve „paradox" (Kezdi und Steigerwald 1952).

b) die teils unmittelbar nervös (S. 706), teils über das STH der Hypophyse erfolgende (S. 705) Stimulierung der A-Zellen des Pankreas, c) die Aktivierung der Schilddrüse (S. 694) und schließlich d) die Ausschüttung von Glucocorticoid unter dem Einfluß des ACTH (Stress, S. 715). Alle diese Reaktionen bewirken — im Sinne der Mehrfachsicherung einer lebenswichtigen Funktion — eine erhöhte Bereitstellung von Blutzucker, wobei je nach Art, Stärke und Dauer des Reizes und je nach Konstitution und Disposition einmal mehr das eine, einmal mehr das andere System in Aktion tritt. Die hyperglykämischen Kräfte können durch Hirnkrankheiten in gewissem Maße angeregt, nicht aber wesentlich gehemmt werden. — Eine cerebrale Aktivierung des entgegenwirkenden Insulins ist noch nicht einwandfrei beobachtet worden, wahrscheinlich weil bei allen bedrohlichen Zuständen die ergotrope Gegenregulation einsetzt. Aus diesen Gründen kommen hypoglykämische Störungen praktisch nur dann vor, wenn durch eine Läsion des Hypophysenvorderlappens ein wesentlicher Teil des Hormonsystems direkt ausgeschaltet wurde.

Neben dieser Beeinflussung der hormonellen Blutzuckersteuerung wäre eine direkte nervöse Beeinflussung der *Leberfunktion* und damit des Zuckerhaushaltes durch diencephale Prozesse entsprechend den Theorien von Georgi (1952) und Mitarbeitern (Chapuis 1951) zu erwägen.

Die Annahme eines *Zuckerzentrums* ist noch immer rein hypothetisch. Es gibt keine Beweise, daß die Kohlenhydratregulation ähnlich wie etwa die des Wasserhaushaltes oder auch der Sexualfunktion von einem umschriebenen hypothalamischen Griseum wesentlich abhängig wäre; das gilt auch für den Nucleus paraventricularis (Gagel), der neuerdings als Regler der ACTH-Aktivität in Anspruch genommen wird (s. S. 715 und 721). Sicher weiß man vom Nucleus paraventricularis nur, daß er neurosekretorisch tätig ist und daß er zusammen mit dem Nucleus supraopticus die Hormone des Hypophysenhinterlappens produziert; die Theorie, daß das Neurosekret in die Vorderlappentätigkeit, insbesondere hinsichtlich der Bildung des ACTH eingreift, bedarf weiterer Bestätigung.

Ein Teil der Autoren glaubt beim *Diabetes mellitus* Zeichen einer *Aktivitätssteigerung des neurosekretorischen Systems* nachgewiesen zu haben; ein anderer Teil (Inaba 1927, Peters 1936, Brandmüller 1944) bestreitet diese Befunde. Hagen (1953) sah eine starke Vermehrung von „Herring-Körpern". Wir möchten diese Veränderungen nicht als Beweis einer direkten Beteiligung der Neurosekretion am Zuckerstoffwechsel ansehen, denn jeder schwere Diabetes bringt eine Belastung des Wasserhaushaltes und damit einen vermehrten Bedarf an antidiuretischem Hormon mit sich, so daß es sich auch um eine sekundäre Aktivierung der Osmoregulation handeln könnte. — Die Befunde, die nur von Veränderungen im Nucleus paraventricularis, nicht im Nucleus supraopticus sprechen (Köhne 1939, Fall 9) und deshalb jenem eine besondere Rolle im Zuckerhaushalt zuweisen (s. auch S. 714), sind dadurch aber nicht erklärt und müssen weiterhin überprüft werden.

Die cerebralen Hyperglykämien und Glykosurien sind ihrer Natur nach *vorübergehend*; auch nach schwersten Veränderungen im Hypothalamus ist das hormonelle System in der Lage, das Gleichgewicht im Zuckerhaushalt wieder herzustellen. Chronisch rezidivierende Reizwirkungen können zwar immer wieder hyperglykämische Entgleisungen verursachen; doch ist nicht hinlänglich bewiesen, daß durch Krankheiten des Nervensystems ohne abnorme Veranlagung im hormonellen Bereich ein echter Diabetes mellitus verursacht werden kann (Sack 1947).

3. Fettstoffwechsel.

Die im Fettgewebe gespeicherten Neutralfette (Glycerinester von Fettsäuren) stammen teils aus dem Fett der Nahrung, teils aus der Eigensynthese des Körpers. Als *Fettdepots* dienen bestimmte Bereiche des lockeren Bindegewebes, vor allem der Unterhaut, denen eine *lipomatöse Tendenz* eigen ist. Diese Tendenz, Resultat einer spezifischen Differenzierung (Hausberger 1938), ist vom Nervensystem unabhängig; das sieht man z. B. aus der Beobachtung von v. Bergmann (1932), daß ein Stück Bauchhaut, auf den Handrücken verpflanzt, wegen seiner hohen lipomatösen Tendenz deutlich Fett ansetzt; zum Unterschied von der normalen Handrückenhaut, die nur eine geringe lipomatöse Tendenz besitzt. — Zur autochthonen lipomatösen Tendenz kommt der *Einfluß des peripheren vegetativen Nervensystems* auf den Fettansatz (HAUSBERGER 1935). Nach KURÉ und Mitarbeitern (1937) wirkt der Sympathicus auf den Fettansatz hemmend, der Parasympathicus fördernd. Der gesamte Fettstoffwechsel wird *hormonell gesteuert*; außerdem wird er vom *vegetativen Hypothalamus* beeinflußt.

a) Die hormonelle Steuerung des Fettstoffwechsels.

Der Einfluß der *Hypophyse* auf die Fettumsätze ist lange Zeit mißverstanden worden. Nach den ersten Hypophysektomien waren die Tiere *hochgradig marantisch* geworden; CUSHING (1910) sprach deshalb von einer „Cachexia hypophyseopriva". SIMMONDS (1914) hat diesen Begriff als „hypophysäre Kachexie" auf die menschliche Pathologie übertragen, nachdem er Frauen mit Zerstörung der Adenohypophyse beobachtet hatte, die unter den Erscheinungen einer hochgradigen Kachexie zugrunde gegangen waren. Es hat sich aber herausgestellt, daß die Kachexie keineswegs ein konstantes Merkmal des Hypophysenverlustes ist. Bei entsprechender Pflege und Ernährung ist sie vermeidbar. Soweit eine Abmagerung erfolgt, scheint diese mit vermindertem Appetit und möglicherweise einem leichten Überwiegen der Schilddrüsen- über die Nebennierenrindenfunktion zusammenzuhängen (s. S. 645). SAMUELS und Mitarbeiter (1943) und SAMUELS (1947) haben an hypophysektomierten, mit Magensonde ernährten Ratten gezeigt, daß nur die Fähigkeit zu Eiweißzuwachs weitgehend fehlt, während die Fettspeicherung ungestört ist. Auch von dem gegenteiligen Zustand, von *Fettsucht* nach Hypophysektomie, ist in der älteren Literatur vielfach die Rede. Doch ist auch diese Stoffwechselstörung nicht typisch für die technisch einwandfreie Entfernung der Hypophyse. SMITH (1927) u. a. führen sie auf eine gleichzeitige Verletzung der Hirnbasis zurück (s. S. 622).

Die Rolle der Hypophyse im Fettstoffwechsel ist also *nicht einfach* als *fördernd oder hemmend auf den Fettansatz* zu umreißen; dennoch liegen *tiefgreifende Einflüsse* vor, deren Kenntnis zum Verständnis der hypophysären und hypothalamischen Fett- und Magersuchtsformen notwendig ist.

Das Fett liegt in den Depots nicht fest, sondern ist in dauerndem Umsatz begriffen. Ein „homeostatischer" Mechanismus sorgt dafür, daß es bei Calorienbedarf mobilisiert, bei Calorienüberschuß gespeichert wird. In diesen Mechanismus greifen verschiedene Hormone regelnd ein.

Die *Resorption* des Nahrungsfetts erfolgt nach Spaltung in Fettsäuren und Glycerin aus dem Dünndarm; die Resynthese zu Neutralfett geschieht bereits in der Darmwand durch einen Phosphorylierungsvorgang unter Mitwirkung des *Halosteroids* der Nebennierenrinde.

Über die hormonelle Steuerung der *Fettspeicherung* ist man noch ungenügend unterrichtet. Das Nahrungsfett wird, soweit nicht für den Energiewechsel benötigt, in den Depots eingelagert. Außerdem wird aus den nicht benötigten Bausteinen der übrigen Nahrungsstoffe, vor allem aus den Kohlenhydratüberschüssen, Fett synthetisiert. Das *Insulin* scheint dabei eine wichtige Rolle zu spielen (S. 703). Das *Glykosteroid* (S. 708) fördert im Übermaß den Fettansatz, weil durch die erhöhte Gluconeogenese Glucose vermehrt für die Fettsynthese bereitgestellt wird. Möglicherweise wird die Fettbildung aber auch direkt durch ein Nebennierenrindenhormon beeinflußt (s. auch BAKER 1952).

Die Untersuchungen über die die *Fettmobilisation* fördernden Kräfte sind ebenfalls noch zu keinem endgültigen Abschluß gelangt. DOBYNS (1950) fand, daß ein nicht gereinigtes *thyreotropes Hormon* sowohl in Anwesenheit als auch in Abwesenheit der Schilddrüse eine allgemeine Entleerung der Fettspeicher bewirkt (S. 697); später (1952) erwog er, ob die Fettmobilisierung nicht durch Verunreinigungen mit *Wachstumshormon* (STH) bewirkt wurde, denn aus anderen Untersuchungen (WEIL und ROSS 1949, SZEGO und WHITE 1949) ist inzwischen die hohe fettmobilisierende Wirkung des STH bekannt geworden. Nach LEVIN und FARBER (1952) ist die Fettmobilisierung durch den Hypophysenstoff (wahrscheinlich STH) jedoch nur in Anwesenheit eines *Nebennierenrindenhormons* (wahrscheinlich Cortison) möglich; jedenfalls erleichert das Glykosteroid die Reaktion. Hinsichtlich der Erhöhung des Fettgehalts der Leber wirken STH und ACTH in gewissem Maße synergistisch; das „Fettstoffwechselhormon" von ANSELMINO und Mitarbeitern (1936) dürfte auf diesem Synergismus beruhen. Auch die *Keimdrüsenhormone* scheinen irgendwie beteiligt zu sein; die Freisetzung des Fetts im Hungerzustand fehlt bei männlichen Mäusen nach Kastration (LEVIN und FARBER 1952). Nach REISS (1947) hat auch das *Luteotropin* (s. S. 614) eine fettmobilisierende Wirkung. WACHTEL (1949) hat aus *Hypophysenhinterlappen*-Extrakten Stoffe isoliert, die den Lipoidgehalt des Blutserums teils erhöhen, teils erniedrigen.

Das Fett gelangt von den Speichern über die Blutbahn in die Leber, um hier zur Deckung des Energiebedarfs, wahrscheinlich aber auch zu anabolischen Prozessen herangezogen zu werden. Die *Fettverbrennung* wird durch *Schilddrüsenhormon* (s. S. 695) und durch das

Wachstumshormon der Hypophyse (Li 1948) gesteigert. — Raab (1926) meinte, daß die intrahepatische Fettverbrennung durch ein Hormon des Hypophysenmittellappens[1] gefördert werde.

Damit scheinen *die meisten Hypophysenhormone irgendwie am Fettstoffwechsel* beteiligt zu sein; viele Stoffwechselbesonderheiten bei Hypophysenkrankheiten erklären sich daraus.

Was die *Minderung der Hypophysentätigkeiten* anlangt, so wäre einerseits aus dem Mangel an Wachstums- und Sexualhormonen eine Verminderung der Fettmobilisierung zu vermuten; verminderte Gluconeogenese, verminderter Appetit sowie Einschränkung der Fettverdauung und -resorption erschweren andererseits die Fettassimilierung, so daß hypophysenlose Individuen nur selten ausgesprochen fettsüchtig sind; hinsichtlich der zuweilen auftretenden und früher überbewerteten Kachexie sei auf S. 645 verwiesen.

Hinsichtlich der *Überfunktion der Adenohypophyse* weiß man von der Akromegalie, daß sie trotz gewaltig gesteigerten Appetits gewöhnlich zu Abmagerung führt, eine Folge sowohl der gesteigerten Fettmobilisierung durch STH und möglicherweise Luteotropin als auch der erhöhten Fettverbrennung durch Schilddrüsenüberfunktion (s. S. 607); falls auch die ACTH-Ausschüttung gesteigert ist, wofür es in manchen Fällen Anhaltspunkte gibt, ist nur dann eine Hemmung des Fettabbaues zu erwarten, wenn eine erheblich gesteigerte Gluconeogenese nicht nur der gesteigerten Fettverbrennung entgegenwirkt, sondern darüber hinaus genügend Baustoff für die Fettsynthese liefert. Das mag die verhältnismäßig seltene Kombination von Akromegalie und Morbus Cushing (S. 607) erklären. Nur eine überwiegende Überproduktion von ACTH kann zu dem Krankheitsbild des hypophysären Morbus Cushing (S. 781) mit seiner charakteristischen Fettsucht führen.

b) Die hypothalamische Fettsucht.

Daß krankhafte Prozesse in der der Hypophyse benachbarten Hypothalamusgegend sehr oft von Fettsucht begleitet sind, ist dem pathologischen Anatomen schon sehr früh aufgefallen (s. z. B. Mohr 1840). Man sprach von „hypophysärer" Fettsucht. Erdheim (1904) war es, der dieser Ansicht erstmalig entgegengetreten ist; die Fettsucht sei nicht Ausdruck einer hypophysären, sondern einer hypothalamischen Schädigung. Seine Meinung hat sich in der Folgezeit als richtig erwiesen; rein hypophysäre Krankheiten führen verhältnismäßig selten zu stärkerem Fettansatz, Schädigungen einer bestimmten Hypothalamusstelle hingegen sehr häufig.

Die Fettsucht wurde bei den verschiedensten Hypothalamuserkrankungen gesehen, z. B. nach *Encephalitis lethargica* von Fendel (1921), Stiefler (1921), W. Mayer (1921), Holzer (1926), Eaves (1930) und Eaves und Croll (1930), bei Boeck*scher Krankheit* von Esselier und Mitarbeitern (1951) und Mielke und Diepen (1951, s. S. 666), bei Hand*scher Krankheit* von Henschen (1931, Fall 3), Chester und Kugel (1932) und Davison (1933), bei *gummöser Entzündung* von Cohn (1923), bei *Tuberkulose* von Raab (1924, Fall 6), bei *sonstiger Granulomencephalitis* von M. Meyer (1913, Gagel (1941a), Gaupp (1944), Hewer und Heller (1949), Anderson und Mitarbeitern (1950), Girard und Guinet (1950), Brouwer (1950) und in dem selbstbeschriebenen Fall (s. S. 667), bei *Chiasmaspongiablastomen* von Josephy (1924), Hamby (1934), Lüdin (1939), Bailey (1948) und Arendt (1953), bei *Gangliocytomen* von Robertson (1915), Courville (1930), Doyle und Kernohan (1931), Kernohan und Mitarbeitern (1932) und Christensen (1937), bei *Epidermoiden* des 3. Ventrikels von Kraus (1932), Loepp (1936), Mahoney (1936) und Schulze (1955, Fall 2), bei *Glioblastomen* von Weigandt (1921, Fall 1) und Casper (1933), bei *Ependymom* des 3. Ventrikels von Draganesco und Sager (1934), bei *Plexuspapillomen* von Götzl und Erdheim (1905) und von Turner und Simon (1937). Für *Zirbelgeschwülste* ist Fettleibigkeit besonders charakteristisch (Marburg 1913, Bing und Mitarbeiter 1938), und zwar gleichgültig, ob sie mit genitaler Über- oder Unterfunktion verbunden sind; in den meisten Fällen dürfte eine Druckschädigung des Bodens des 3. Ventrikels durch Hydrocephalus occlusus verantwortlich sein, in einzelnen auch Abrißmetastasen im vegetativen Hypothalamus (Stark 1928, Krayenbühl und Zollinger 1943). Auch andere Formen von *Hydrocephalus internus* (Pollock 1915, Strauch 1919, W. Mayer 1919, A. Schultz 1924, Rhein 1925, Mogilnitzky 1928, Shelden und Mitarbeiter 1930, David und Mitarbeiter 1936) sind häufig von Fettsucht begleitet. Bei *chronischen Basalmeningitiden* (Bünger und Geiger 1950, Bünger 1951) kommt sowohl ein Hydrocephalus als auch eine direkte Schädigung der vegetativen Zentren auf entzündlich-vasculärer Basis als Ursache einer Fettsucht in Frage. Daß Fettsucht nicht nur bei *hypothalamischem Infantilismus* (Fröhlichsches Syndrom, s. S. 641),

[1] Schon Biedl hatte bekanntlich die Dystrophia adiposogenitalis als Folge einer Einschränkung der Sekretabgabe von seiten der Pars intermedia betrachtet.

sondern auch bei den *hypothalamischen Pubertas praecox-Formen* (s. S. 677) vorkommt, zeigen Fälle von KRABBE (1922), HORRAX und BAILEY, BROUWER (1950) und LANGE-COSACK (1951). Die bei den *suprasellären Craniopharyngeomen* sehr häufige Fettsucht ist ebenfalls hypothalamisch, durch das in das Tuber cinereum vordringende Wachstum der Tumoren bedingt (BARTELS 1906, KANKELEIT 1917, R. PFEIFER 1920, DUFFY 1920, HUSTEN 1923, ERDHEIM 1926, PEET 1927, POOS 1927, VAN BOGAERT 1928, PETTE 1928, WALTHARD 1928, COHN und GOLDSTEIN 1928, BECKMANN und KUBIE 1929, MCLEAN 1930, FRAZIER und ALPERS 1931, FRAZIER 1932, FOERSTER und GAGEL 1933, DIAS 1933, WITTERMANN 1936, KRAUS 1937a, GLOBUS und GANG 1945, REYMOND 1946, BERBLINGER 1946, eigener Fall S. 659). Das gleiche gilt von der sog. *Arachnitis chiasmatica cystica* (FRAZIER 1932). Von den *Meningeomen des vorderen Chiasmawinkels* (GUTTMANN und SPATZ 1929, KRAUS 1937a), den *parasellären Osteochondromen* (LIST 1943) und den *„hypophysären" Chordomen* (S. 852; BALEY und BAGDASAR 1929, ADSON und Mitarbeiter 1935) pflegen nur die größeren den Hypothalamus zu schädigen und dadurch Fettsucht zu erzeugen. MADELUNG (1904), SCHALTENBRAND (S. 674) und ZÜLCH (1950b) berichten über *traumatische* hypothalamische Fettsucht.

Bei einem Teil der viel selteneren Kombination von Fettsucht mit *intrasellären Tumoren* ist die Störung ebenfalls hypothalamisch erklärbar, da die Tumoren in den Hypothalamus eingewachsen sind. Unter anderen haben TAKAO (1926, Fall 3), FOERSTER und GAGEL (1933), KRAUS (1937), REDLICH (1937), BUESS (1938), STEINMANN (1946) solche Fälle beschrieben. Auf diese Weise kann sich auch eine Akromegalie mit Fettsucht kombinieren (ERDHEIM 1931, MARSHALL und SLOPER 1954).

Ein großes pathologisch-anatomisches Untersuchungsgut spricht also eindeutig dafür, daß abnormer Fettansatz vom Hypothalamus ausgelöst werden kann.

Mit Recht betrachtet man die konstante Fettsucht bei dem von LAURENCE und MOON (1866) beschriebenen Syndrom als einen Hinweis für dessen hypothalamische Genese, als Ausdruck einer *diencephaloretinalen Degeneration* (s. S. 641).

Meist ist gleichzeitig *die Sexualfunktion gestört* (FRÖHLICHsche Krankheit, s. S. 641); dieser Umstand weist auf einen inneren Zusammenhang hin, auf den noch einzugehen sein wird. Fälle von hypothalamischer Fettsucht ohne Genitalstörungen sind ausgesprochen selten; die Vermutung von KRAUS (1926b), daß im Boden des Zwischenhirns das Genitalzentrum mehr oral hypophysenwärts, das „Fettstoffwechselzentrum" caudal, in der Nachbarschaft der Corpora mamillaria liege, bedarf noch der *tierexperimentellen* Klärung. Vorerst kann man nicht entscheiden, ob es sich um zwei verschiedene, nahe beieinander liegende (CAHANE und CAHANE 1936, BOGDANOVE und HALMI 1952) oder um identische Strukturen handelt.

RAAB (1926) sah beim Hund, daß der von ihm gefundene, das Blutfett senkende Effekt des Hypophysenhinter-Zwischenlappenextrakts fehlt, wenn das Tuber cinereum mehr oder weniger ausgiebig zerstört ist. PH. E. SMITH (1927, 1930) hat an der Ratte, GRAFE und GRÜNTHAL sowie STRIECK und Mitarbeiter (1935) haben am Hund durch umschriebene Säureverätzungen im vegetativen Hypothalamus Fettsucht ausgelöst. HETHERINGTON und RANSON (1942) stellten in umfangreichen Untersuchungen an der Ratte fest, daß weder die Hypophysektomie noch die Zerstörung des Infundibulum das Fettpolster verändert; hingegen werden Tiere mit bestimmten größeren bilateral-symmetrischen Hypothalamusläsionen sehr fett, gleichgültig, ob die Hypophyse vorhanden ist oder nicht. HEINBECKER und WHITE (1942) sowie HEINBECKER und PFEIFFENBERGER (1950) fanden an Hunden, daß Läsionen caudal vom Nucleus paraventricularis, welche durch Unterbrechung von Fasern in den caudalen Abschnitten dieses Kernes retrograde Degeneration verursachen, zu Fettsucht führen; eine Zellminderung im caudalen Nucleus paraventricularis sei für die Fettsucht verantwortlich; ein gleichzeitiger Zellverlust im Nucleus supraopticus mit Diabetes insipidus infolge Durchtrennung des Infundibulum wirke verstärkend[1]; man müsse die Fettsucht mit einer Abnahme des paraventrikulären Anteils der Hypophysenhinterlappensekretion in Zusammenhang bringen. BROOKS und Mitarbeiter (1942) hingegen schlossen aus Untersuchungen an Affen, daß der Fettansatz durch einen gleichzeitigen Diabetes insipidus nicht beschleunigt werde, auch nicht durch die Anwesenheit oder Abwesenheit von Genitalstörungen. Wesentlich sei die Unterbrechung von Fasern, die von den ventromedialen

[1] Die gegenteilige Behauptung von URECHIA und ELEKES (1926), HECHST (1930) u. a., daß der Nucleus supraopticus den Fettansatz *fördere*, ist durch diese und andere Experimente (S. 714) widerlegt.

Hypothalamuskernen in den tieferen Hirnstamm ziehen. Auch von den meisten übrigen Untersuchern werden Zerstörungen der Nuclei ventromediales oder deren in das Mittelhirn absteigende Fasern für die Fettsucht verantwortlich gemacht (STEVENSON 1949, INGRAM 1952).

Hinsichtlich der *Pathogenese* der hypothalamischen Fettstoffwechselstörungen meinte RAAB (1926, 1937), daß das Tuber cinereum — unter dem Einfluß des von ihm mit BIEDL (1916) postulierten hypophysären „Fettstoffwechselhormons" stehend — über die peripheren sympathischen Nervenbahnen die intrahepatische Fettverbrennung fördere; bei Hypothalamusläsionen sei dieser der Wärmeregulation dienende Mechanismus gestört. Auch GRAFE und GRÜNTHAL (1929) schlossen aus ihren Versuchen, daß die hypothalamische Fettsucht über eine Verminderung der Verbrennung zustande komme (S. 699). Von den meisten späteren Untersuchern konnte aber eine deutliche *Grundumsatzsenkung* durch reine Hypothalamusläsionen nicht reproduziert werden. BLOCH (1943a) aus dem Mitarbeiterkreis von W. R. HESS sah nach ausgedehnteren doppelseitigen Hypothalamusausschaltungen bei der Katze Verminderungen des Sauerstoffverbrauchs in unverkennbarem Zusammenhang mit Senkungen der Körpertemperatur; doch innerhalb von maximal 20 Tagen normalisierten sich die Werte.

Klinischen Beobachtern war schon seit langem aufgefallen, daß bestimmte Hypophysen- und Hypothalamuskranke einen *gesteigerten Appetit* entwickeln („Boulimie", LHERMITTE 1934).

Verständlich ist das bei den mit erhöhtem Stoffwechsel einhergehenden Hypophysenüberfunktionen wie Riesenwuchs, Akromegalie (PUTNAM und Mitarbeiter 1929, BLICKENSTORFER 1951), den hypophysären Formen der CUSHINGschen (KEHRER 1938) und der BASEDOWschen Krankheit, ferner bei der hypothalamischen Pubertas praecox (STOTIJN und NAUTA 1950, LANGE-COSACK 1951) mit ihrem gesteigerten Wachstum. Vermehrter Stoffanbau oder vermehrte Verbrennung verlangen nach vermehrter Zufuhr. — Die Eßlust erstreckt sich aber auch auf die hypothalamisch bedingten Unterfunktionen der Keimdrüsen, auf Kranke, deren anabolischer und katabolischer Stoffwechsel keineswegs erhöht ist; sie wurde z. B. von WALLMANN (1858) bei einer *Kolloidcyste des 3. Ventrikels*, von BYCHOWSKI (1921) im subakuten Stadium der *Encephalitis lethargica*, von CASPER (1933) bei einem *Glioblastom* des 3. Ventrikels, von BUSCH und CHRISTENSEN (1937) bei *Chiasmaspongioblastom*, von CLEGHORN und Mitarbeitern (1938) bei *Hydrocephalus* infolge Zirbeltumor gesehen. Auch für die *diencephaloretinale Degeneration* (S. 641) ist die Polyphagie typisch.

Damit rückt die Möglichkeit in den Vordergrund, daß die hypothalamische Fettsucht im wesentlichen durch gesteigerte Nahrungsaufnahme zustande kommt, also auf *Mast* beruht. Diese Auffassung wird durch die Ergebnisse von LONG und Mitarbeitern (1942) wesentlich unterstützt.

Beinahe sofort nach bilateraler Läsion des Hypothalamus mit der HORSLEY-CLARKEschen Nadel begannen die Versuchsratten unmäßig zu fressen; sie verzehrten 2—3mal soviel als die Kontrolltiere und wurden sehr fett. Gab man ihnen aber nicht mehr, als die Kontrolltiere fraßen, dann blieb eine Gewichtszunahme aus; ihre Tagesration verschlangen sie in diesem Fall innerhalb von weniger als 2 Std. Der Grundumsatz war normal; bei Zufuhr von Futter war der Sauerstoffverbrauch der operierten Tiere aber über doppelt so groß als der der normalen, der respiratorische Quotient nach Glucosemahlzeit entsprechend abnorm hoch. Daraus zogen LONG und Mitarbeiter (1942) den Schluß, daß keine fundamentale Stoffwechselstörung vorliege, sondern nur ein abnormer Appetit. Die hypothalamische Läsion habe offenbar einen hemmenden Einfluß des Zentralnervensystems auf das Hungergefühl ausgeschaltet. BROBECK und Mitarbeiter (1943) untersuchten den Zuckerstoffwechsel solcher Ratten und fanden die Insulinempfindlichkeit nicht verändert, die Glucosetoleranz entweder normal oder nur mäßig erhöht; auf die Glykosurie teilweise pankreatektomierter Tiere hatten die Läsionen keinen Einfluß, wenn die Nahrungsaufnahme nicht verändert wurde; nur durch die Hyperphagie könne es sowohl bei geschädigtem als auch bei normalem Pankreas zu Zuckerausscheidungen im Harn kommen. — MANKIN und Mitarbeiter (1950) verfütterten radioaktives Fett an Ratten mit hypothalamischer Fettsucht und fanden, daß die Mobilisation des Fetts von den Fettspeichern im Verhältnis zum Gesamtfett zwar sehr niedrig sei, die Quantität des täglich mobilisierten Fetts sich aber nicht sicher von der bei normalen Ratten unterscheide. — STUTINSKY und Mitarbeiter (1950) haben bei Hunden durch Schnittverletzungen 1—2 mm hinter dem Chiasma Hyperphagie ausgelöst. — BLOCH (1943) und W. R. HESS (1947) sahen nach größeren hypothalamischen Ausschaltungen an der Katze teils Fettsucht, teils Kachexie, fanden aber keine Beziehungen zu den Herdlokalisationen. — ANAND und BROBECK (1951a, b, 1952) hingegen können auf Grund ihrer Versuche an Ratten und Katzen *zwei antagonistische Zentren* unterscheiden, nämlich eines in der Gegend des Nucleus hypothalami ventromedialis, bei dessen Ausschaltung es zu Hyperphagie komme, und ein streng begrenztes im lateralen Feld des Tuber cinereum in der Frontalhöhe des Nucleus ventromedialis, dessen doppelseitige Zerstörung vollkommene Appetitlosigkeit bedinge. Läsionen weiter lateral, im Nucleus amygdalae, haben keinerlei Effekt auf die Nahrungsaufnahme. — Möglicherweise ist das im lateralen Feld gelegene „*Nahrungszentrum*“ mit jenem Gebiet identisch, durch dessen *elektrische Reizung* Brügger (1943), W. R. Hess (1947) und H. Hoff (1951) bei der Katze *Freßgier* ausgelöst haben. G. Clark und Mitarbeiter (1939a) erwähnen die häufige Nahrungsverweigerung von Katzen mit Läsionen im lateralen Feld. Ranson (1939) bezeichnet die Anorexie als einen hervorstechenden Zug von Affen mit Läsionen im vorderen lateralen Hypothalamus.

Sollten die Befunde von Anand und Brobeck bestätigt werden, dann würde sich ein Bild ergeben, nach welchem jeder der beiden Grundtriebe des Lebens von besonderen Strukturen des Tuber cinereum eine wesentliche Steuerung erfährt. Dem *Zentrum für die Erhaltung der Art* im ventromedialen Feld (s. S. 623) stünde im lateralen Feld ein *Zentrum für die Selbsterhaltung* gegenüber, das nach Perzeption des Hungergefühls den Freßtrieb entfacht und die für die Nahrungsaufnahme nötigen subthalamischen Mechanismen (s. S. 766) steuert. Ein teilweiser Antagonismus würde zwischen den von den beiden Zentren vertretenen Interessen ausgleichen. Die zur Erhaltung der Art manchmal nötige Bremsung des Selbsterhaltungstriebes könnte auf einem hemmenden Einfluß des medialen Tuber auf die Tätigkeit des lateralen beruhen. Die Freßsucht bei Zerstörung des medialen Feldes entspräche dann einer Enthemmung des Nahrungszentrums im lateralen Gebiet (s. auch S. 788).

Morphologisch findet sich nach Stevenson (1949) bei Ratten mit hypothalamischer Fettsucht eine hochgradige Vergrößerung aller Fettlager, ferner ein durch die Hyperphagie hypertrophierter Magen-Darmkanal. Die stark verfettete, aber sonst unveränderte Leber kann das doppelte Gewicht erreichen. Die Nebennieren verändern sich nicht wesentlich; ihre Reaktionsfähigkeit auf Stress (Entfernung der einen Nebenniere, Bestimmung der Ascorbinsäure 1 Std später in der anderen) bleibt erhalten. Die Ovarien sind gewöhnlich atrophisch, ohne junge Follikel und ohne Gelbkörper.

c) Zur Frage der hypophysären Fettsucht.

Biedl (1916), Gottlieb (1921), Raab (1926, 1933) und andere ältere Autoren haben versucht, den Begriff der hypophysären Fettsucht mit dem der hypothalamischen zu vereinbaren: Ein Hormon des *Zwischenlappens der Adenohypophyse* sollte im Sinne der *Neurokriniehypothese* von Edinger (S. 582) über das *Infundibulum* zum Hypothalamus gelangen und dort die Aktivität von Zentren anregen, die auf dem peripheren Nervenweg die Fettverbrennung fördern; dies erkläre das Vorkommen von Fettsucht sowohl bei Hypophysen- als auch bei Hypothalamuserkrankungen.

Der Gedanke, daß die *Neurohypophyse* irgend etwas mit dem Fettstoffwechsel zu tun hat, ist von pathologisch-anatomischer Seite wiederholt diskutiert worden, insbesondere in Fällen von abnormem Fettansatz bei Geschwülsten des Hypophysenhinterlappens (Verron 1921, Wohlwill 1928, Casper 1933, Rozynek 1942). Dem für jede erheblichere Schädigung der Neurohypophyse bei erhaltener Adenohypophyse obligaten krankhaften Durst (Diabetes insipidus) wurde gelegentlich ein krankhafter Hunger an die Seite gestellt.

Die noch völlig unklaren Beziehungen zwischen Hypophysenzwischenlappen und -hinterlappen (S. 584) spielen auch in modernen Erwägungen über die Steuerung des Fetthaushaltes eine Rolle, wenn auch in einem der Neurokrinielehre entgegengesetzten Sinne, nämlich der *Neurosekretion.* Bei Untersuchung des Hypophysenhinterlappens mit CHP-Färbung fällt die Anreicherung des Neurosekrets an der Grenze zum Zwischenlappen auf (Abb. 2 und 3c, S. 558). Unterbricht man die neurosekretorische Bahn, so kommt es— neben der Atrophie des Hinterlappens und dem Verschwinden des Neurosekrets — zu einer Hypertrophie des Zwischenlappens. Das Neurosekret scheint also einen hemmenden Effekt auf den Zwischenlappen auszuüben. Die Bedeutung dieser Beziehung ist unbekannt; man weiß ja überhaupt noch nichts über die Rolle des Hormons des Zwischenlappens, des Intermedins, bei den höheren Wirbeltieren. Hat es etwas mit der Bildung des ACTH zu tun? Beruht die gelegentliche Fettsucht bei Tumoren der Neurohypophyse auf ACTH-Überproduktion infolge des Ausfalls eines hemmenden Einflusses von seiten der Neurosekretion

(Nucleus paraventricularis), wie z. B. SIMMS und Mitarbeiter (1951) meinen? Die Frage ist zur Zeit nicht zu beantworten. — Andere Autoren (z. B. HUME und WITTENSTEIN 1950) stehen bekanntlich auf einem gegenteiligen Standpunkt, nämlich, daß das ACTH durch den Nucleus paraventricularis einen fördernden Einfluß erfahre. Die Hypertrophie des Zwischenlappens nach Ausfall der Neurosekretion könnte man in diesem Fall als eine „strumöse" deuten, d. h. als kompensatorisch, ausgelöst durch den Mangel eines vom Hinterlappen gelieferten, für die Hormonproduktion benötigten Stoffes (ähnlich wie bei der Kropfentstehung durch Jodmangel). — Die Hinweise einer Abhängigkeit der ACTH-Aktivität von der Neurosekretion erscheinen zur Zeit aber für eine Stellungnahme noch viel zu spärlich; die dritte Möglichkeit, daß die Neurosekretion überhaupt nichts mit dem ACTH zu tun hat, muß weiterhin erwogen werden.

Die Berichte über ausgesprochene Fettsucht bei rein intrasellären Prozessen sind nicht häufig, gemessen an der so charakteristischen hypothalamischen Fettsucht. *Zerstörende Prozesse der Adenohypophyse* (hypophysärer Infantilismus, SIMMONDSsche Krankheit) führen zwar — entgegen älteren Anschauungen — gewöhnlich nicht zu Kachexie (S. 645), doch auch nur selten zu übertriebener Fettbildung; denn trotz Neigung zu Hypoglykämie ist der Appetit dieser Individuen unterdurchschnittlich, die Magen-Darmmotilität und die Fettverdauung vermindert, durch den Mangel an Halosteroid die Fettresorption und durch den Mangel an Glykosteroid die Gluconeogenese verringert, so daß der der Fettmobilisierung entgegenwirkende Mangel an Wachstums- und Sexualhormonen und der der Fettverbrennung entgegenwirkende Mangel an Thyroxin wettgemacht wird. Immerhin gibt es Fälle von hochgradiger Hypophysenunterfunktion mit überreichlichem Fettpolster, mehr bei Kindern und Männern (BERBLINGER 1934b) als bei Frauen (GRUBER 1926). Wiederholt wurde gezeigt, daß, wie bei Eunuchenfettsucht (s. S. 726; BERTA ASCHNER 1936), auch bei der Auswirkung des Hypophysenverlustes auf den Fettansatz die *ererbte Konstitution* des Bindegewebes (lipomatöse Tendenz, s. S. 725) eine bedeutende Rolle spielt (ROZYNEK 1942).

Auch *Überfunktionszustände der Adenohypophyse* können mit Fettsucht verbunden sein. Diese Form fällt unter den Begriff der hypophysären CUSHINGschen Krankheit (s. S. 781).

Zusammenfassend ergibt dieser Überblick, daß der heutige Kenntnisstand noch kein Urteil über die Rolle der *Neurohypophyse* im Fetthaushalt erlaubt; im ganzen erscheint diese Rolle eher gering als bedeutend. Die *Adenohypophyse* hingegen greift in hohem Maße in die Fettumsätze ein; da fördernde und hemmende Kräfte sich dabei gewöhnlich die Waage halten, sind *Funktionsminderungen* im allgemeinen nicht mit ausgesprochener Fett- oder Magersucht verbunden (siehe aber das nächste Kapitel); unter den *Funktionssteigerungen* scheint eine isolierte Überproduktion von ACTH zu einer typischen Fettsuchtform, der CUSHINGschen Krankheit (s. S. 781) führen zu können. Der Begriff einer „hypophysären Fettsucht" ist entbehrlich und sollte in den verhältnismäßig seltenen Fettsuchtsfällen, die von einem reinen Hypophysenprozeß ausgehen, durch eine genauere Diagnostik ersetzt werden; denn die Fettsucht ist hier nur Symptom einer viel umfassenderen Stoffwechselstörung. In der weitaus überwiegenden Mehrzahl von Fettsucht bei hypophysär-hypothalamischen Krankheiten beruht die Vermehrung des Fettposters auf einer hypothalamischen Störung, handelt es sich also um eine *hypothalamische Fettsucht*; dieser Fettsuchtform liegt, wie auf S. 729 ausgeführt, wahrscheinlich keine fundamentale Stoffwechselstörung, sondern eine krankhafte Veränderung des Nahrungstriebes zugrunde.

d) Die hypophysäre Magersucht,

die von SIMMONDS beschriebene „hypophysäre Kachexie", ist auf S. 644 behandelt. Auf die Frage, warum sowohl im Tierversuch (PH. E. SMITH 1930) als auch in der menschlichen Pathologie der Verlust der Adenohypophyse gelegentlich zu einer hochgradigen Abzehrung führt, kann die rein hormonelle Erklärung (s. auch S. 726) nicht ganz befriedigen.

Die Adenohypophyse übt auf den Fetthaushalt sowohl assimilatorische als auch dissimilatorische Einflüsse aus. Fehlen beide Komponenten, dann ist keine grobe Störung des Fettgewebes zu erwarten. Dies trifft auch für die Mehrzahl der Simmonds-Fälle zu. Aber das Vorkommen sowohl von hochgradiger Abzehrung als auch gelegentlich von abnormem Fettzuwachs bei gleichem anatomischem Befund läßt vermuten, daß *außerhormonelle Faktoren*, wie Konstitution, Begleitkrankheiten, psychische Impulse, nach Hypophysenverlust einen viel bedeutenderen Einfluß auf den Ernährungszustand gewinnen, als sie normalerweise haben. *Die Hypophysenunterfunktion macht* durch die hochgradige Einschränkung hormoneller Ausgleichsmöglichkeiten *den Fetthaushalt labil,* so daß sich die krankhaften Extreme leichter entwickeln können als normalerweise. Diese Vorstellung deckt sich mit der klinischen Erfahrung. Die „Hypophysenschwächlinge" sind es, die besonders leicht an Entgleisungen der Fetttrophik erkranken, die bei geringfügigen Anlässen, z. B. bei seelischen Verstimmungen, bei Veränderungen der Darmtätigkeit, enorm an Gewicht zu oder abnehmen, gleichgültig, ob es sich um einen konstitutionellen oder um einen erworbenen Hypopituitarismus handelt. *Hier liegt die Bedeutung der Hypophysenunterfunktion für die Entstehung vieler außerhypophysärer Fett- und Magersuchtsformen.*

e) Die hypothalamische Magersucht.

Es scheint, daß im *Tierversuch* durch hypothalamische Ausschaltung viel leichter Fettsucht als Magersucht resultiert; jedenfalls wurde Kachexie bisher längst nicht so konstant erzeugt wie Verfettung. Darüber hinaus ist man bei manchen Berichten nicht sicher, ob eine Abzehrung als echte hypothalamische Störung aufgefaßt werden darf; es könnte sich auch um die Folge von Nebenerkrankungen oder Mangel an Pflege gehandelt haben. Nach den meisten früheren Autoren schienen zerstörende Eingriffe im Tuber cinereum ohne ersichtlichen Grund einmal zu Fettsucht, einmal zu Abmagerung zu führen. Erst die Untersuchungen von Anand und Brobeck lassen auf bestimmte, den Nahrungstrieb beeinflussende Zentren schließen (S. 729). Die von diesen Forschern berichtete Anullierung des Nahrungstriebes durch Ausschaltungen im lateralen Feld bedarf dringend der Nachprüfung.

Auch auf *pathologisch-anatomischem* Gebiet überwiegt bei Hypothalamusprozessen der Fettansatz weitaus die abnorme Abmagerung. Fälle von Magersucht bei suprasellären Craniopharyngeomen (Lang 1924, Globus und Gang 1945), bei Gliomen (Goebel 1932, Kurobane 1937), Morbus Recklinghausen mit Ventrikeltumoren (Bodechtel und Schrader 1953), Gangliocytomen (Foerster und Gagel 1933a), Plexustumoren (Winblad 1945) oder Granulomen (Cureton 1949, Quandt 1951) des Hypothalamus erscheinen in der großen Reihe der Fettsuchtfälle (S. 727) als Ausnahmen. Von Gagel (1950) wird die anscheinende Wahllosigkeit betont, mit der ganz ähnlich lokalisierte Prozesse die Fetttrophik einmal in dieser, einmal in jener Richtung beeinflussen. Hält man sich an die Feststellungen von Anand und Brobeck, dann ist zu erwarten, daß Prozesse in der Mittellinie des Zwischenhirnbodens zunächst einmal nur jene Strukturen schädigen, die das Nahrungszentrum im lateralen Feld hemmen. Eine der gezielten doppelseitigen Ausschaltung des lateralen Feldes entsprechende pathologische Situation ist sicher ungleich seltener. Dies könnte ein Grund für die Seltenheit echter hypothalamischer Magersucht sein. Allenfalls könnte bei Tumoren in der Mittellinie ein anfänglich gesteigerter Appetit in Appetitlosigkeit und Abmagerung umschlagen, wenn nach Zerstörung des medialen Feldes auch das laterale ergriffen wird; doch kommt es durch die sonstigen schweren Störungen des Vegetativums, insbesondere des Kreislaufs, meist schon vorher zum Tode. — Da Zerstörungen des Zwischenhirnbodens immer auch eine gewisse Inaktivität der Adenohypophyse bewirken (S. 623), ist außerdem die durch Hypophysenunterfunktion bedingte Labilität des Fetthaushaltes (s. oben) zu bedenken.

Es gibt Formen von *cerebraler Magersucht,* die nur indirekt als „hypothalamisch" bezeichnet werden können. Hierher gehört das Krankheitsbild der *Anorexia nervosa,* bei welchem nicht nur der Calorienmangel des freiwilligen Fastens eine hochgradige Abmagerung hervorruft, sondern darüber hinaus eine abwegige seelische Einstellung alle den Fettansatz fördernden Stoffwechselvorgänge hemmt (S. 652). — Hierher gehören weiter eine Reihe *organischer Krankheiten der Großhirnrinde.*

Die Alzheimer*sche Krankheit* ist besonders häufig mit hochgradigem Marasmus verbunden (Morel und Wildi 1950). Bei der *progressiven Paralyse* (Stief 1927, Hechst 1930) kann man im akuten Stadium der Entzündung ähnliches sehen; der anatomisch abgeheilte Defektzustand hingegen zeigt gewöhnlich eine ausgeglichene Ernährungslage. Auch subakute und chronische *Meningitiden* syphilitischer (URECHIA und ELEKES 1926, FINK 1933) oder tuberkulöser (BÜNGER 1951) Ätiologie sind gelegentlich von auffallenden Abmagerungen begleitet. Unter den Kreislaufstörungen findet man starke Abzehrung besonders im Spätstadium der *Hochdruckkrankheit* mit ihren multiplen kleinen Erweichungs- und Blutungsherden im Gehirn. (Hier ist allerdings ähnlich wie bei der Periarteriitis nodosa auch noch eine Beeinflussung der Fetttrophik durch das periphere vegetative Nervensystem in Betracht zu ziehen.) Bei den Neoplasmen sind die Fälle mit *diffuser krebsiger Durchwucherung der äußeren und inneren Liquorräume* bevorzugt (BODECHTEL und SCHÜLER 1937, GERHARTZ 1951); der in Abb. 39, S. 665 dargestellte Fall von SANDFUCHS (1953) gehört hierher.

Man kann natürlich das chronische Siechtum und die dadurch bedingte allgemeine vegetative Dysregulation allein für den Marasmus verantwortlich machen. Bei einem Gesamtüberblick erkennt man aber, daß *diffuse Reizzustände der Großhirnrinde besonders stark vertreten sind.* Die Annahme einer direkten Schädigung des hypothetischen Nahrungszentrums im lateralen Feld des Tuber cinereum scheitert in den meisten Fällen an der relativen Unversehrtheit dieser Gegend. Es liegt daher näher, an eine indirekte Beeinflussung der vegetativen Steuerungen durch die genannten diffusen Gehirnprozesse durch *transneuronale Irritation* (S. 674) oder durch *toxische Beeinflussung* des Hypothalamus zu denken. Die durch Rindenstörungen auszulösenden Steigerungen der *Magen-Darmmotilität* (S. 768) und die *allgemeine Bewegungsunruhe* begünstigen im Verein mit dem *psychischen Verfall* den Abbau der Energiereserven.

MÜHLMANN (1925) betrachtet die *Abmagerung im Senium* als die Folge der senilen Degeneration der Hypothalamuszellen, die letzten Endes für den *physiologischen Alterstod* verantwortlich sei; auch die Krebskachexie führt er (1934) auf eine Atrophie der vegetativen Zentren zurück. Die von ihm mitgeteilten Befunde sind nicht überzeugend.

4. Kreislauf.

Puls. Die Versorgung der Gewebe mit Nährstoffen und die Entfernung der Stoffwechselschlacken geschieht größtenteils durch das zirkulierende Blut. Das Herz ist der Motor der Blutbewegung; es vollbringt seine Leistungen durch rhythmische Zusammenziehungen. Der Herzmuskel besitzt einen Eigenrhythmus von 30—40 Schlägen je Minute, der bei komplett unterbrochener Reizleitung als *Kammerautomatie* in Erscheinung tritt. Normalerweise gehen die Impulse zur Kontraktion vom Sinusknoten des muskulären *Reizleitungssystems* aus. Das Reizleitungssystem steht unter dem steuernden Einfluß des *vegetativen Nervensystems.* Der *parasympathische N. vagus* bewirkt Herzschlagverlangsamung, Erschwerung der Überleitung, Verminderung der Kraft und dadurch eine gewisse Schonung des Herzens; diese „Sparfunktion" des Vagus ist ständig vorhanden, beruht auf einem vom dorsalen Vaguskern im verlängerten Mark ausgehenden Dauertonus; denn Lähmung des Vagus erzeugt Pulsbeschleunigung. Die Wirkung der *sympathischen Nn. cardiaci* ist der des Vagus entgegengesetzt: Steigerung der Herzleistung durch Beschleunigung der Schlagfolge, Erleichterung der Überleitung und Verstärkung der Systole. Da eine Sympathicusausschaltung auf die Tätigkeit des ruhenden Herzens keinen Einfluß hat, dürfte die sympathische Erregung zum Unterschied von der des Vagus nicht dauernd vorhanden sein, sondern normalerweise nur vorübergehend zum Zwecke der Leistungssteigerung eingeschaltet werden.

Blutdruck. Die bei jedem Herzschlag geleistete Arbeit setzt sich zusammen aus Förderleistung und Druckleistung. Die *Förderleistung* richtet sich nach der dem Herzen zufließenden Blutmenge. Die *Druckleistung* ist proportional dem Strömungswiderstand. Wie aus den Untersuchungen am entnervten Herz-Lungenpräparat (s. STRAUB 1926) hervorgeht, wird die Herzleistung zunächst *unabhängig von jedem nervösen Einfluß* durch die beiden Faktoren Strömungswiderstand und venöses Angebot geregelt. Der adäquate Reiz für eine ausgiebigere und kräftigere systolische Kontraktion ist die durch vermehrte diastolische Füllung bewirkte Spannung der Muskelfasern. Der arterielle *Blutdruck* ist das Ergebnis der *physikalischen Kreislaufbedingungen,* die bestimmt werden durch die vom Herzen ausgeworfene Blutmenge, die Weite der einzelnen Gefäßabschnitte, die Elastizität der Gefäßwände und die Viscosität der Blutflüssigkeit. Neben morphologischen Veränderungen an Herz und Gefäßen modifizieren *hormonelle und nervöse Einflüsse* diese Größen und können dadurch krankhafte Veränderungen des Blutdrucks bedingen.

a) Die hormonelle Steuerung des Kreislaufs.

α) Niere. Daß Nierenkrankheiten mit Blutdrucksteigerung einherzugehen pflegen, ist nach VOGT (1953) schon den Ärzten alter Kulturvölker bekannt gewesen. Die Bedeutung der Niere für die Entstehung des arteriellen Hochdrucks wird am meisten von GOLDBLATT (1948a, b) hervorgehoben, der aus seinen grundlegenden Versuchen (GOLDBLATT und Mitarbeiter 1934) den Schluß gezogen hat, daß die Niere an der Entstehung eines jeden Hochdrucks maßgeblich beteiligt sei. Sicher ist, daß die Niere fast unmittelbar nach Drosselung ihrer Durchblutung mit der Ausschüttung eines blutdrucksteigenden Stoffes, *Renin*, antwortet (HARTWICH 1932). Das Renin ist ein meist artspezifischer, hochmolekularer Eiweißkörper; für sich allein ist es unwirksam, aber unter seiner fermentartigen Einwirkung wandelt sich eine aus der Leber stammende Plasmaglobulinfraktion, *Hypertensinogen* (= Reninsubstrat), in das pressorisch wirkende Polypeptid *Hypertensin* (= Angiotonin) um. Ein weiteres Ferment, die im Blut und besonders reichlich in der gesunden Niere vorkommende *Hypertensinase* (= Angiotonase) zerstört das Hypertensin normalerweise rasch. Die Niere reagiert mit Reninausschüttung, wenn der Filtrationsdruck im Glomerulus absinkt. Der Bildungsort des Renin ist noch immer strittig; die von mehreren Autoren vermutete Beziehung zu den sog. paraportalen Zellen ist nach RANDERATH und BOHLE (1952) zweifelhaft. Durch Drosselung der Aorta zwischen den Abgängen der beiden Nierenarterien ist es SELYE (1948) gelungen, die distal von der Drosselung gelegene Niere so zu verändern, daß die Filtration von Harn aufhörte und histologisch das Bild einer endokrinen Drüse entstand; SELYE ist der Ansicht, daß dieses Organ, die „endokrine Niere" vermehrt Renin produziert. Folgt man den Ausführungen von RANDERATH und BOHLE (1952), dann hat das Renin nur für die *Entstehung* des renalen Hochdrucks, nicht für dessen Aufrechterhaltung, Bedeutung; denn einige Wochen nach Beginn der Drosselung verschwindet das Renin aus dem Kreislauf, obwohl der Hochdruck bestehenbleibt, und der Blutdruck ist dann auch durch Entfernung der gedrosselten Niere nicht zu senken (GROLLMAN 1947), wohl aber durch sympathicolytische Mittel und Sympathektomie (S. 739), die zu Beginn eines Drosselungshochdrucks unwirksam sind (OGDEN 1947). Die Aufgabe der Aufrechterhaltung der Glomerulusdurchblutung scheint also im Verlaufe einer Nierenkrankheit vom Renin auf das *vegetative Nervensystem* überzugehen.

Die Niere kann offenbar auch eine *blutdrucksenkende Wirkung* (FASCIOLO und Mitarbeiter 1939, MUIRHEAD und Mitarbeiter) entfalten, und zwar dann, wenn der Druck im Glomerulus ansteigt (SCHWAB und Mitarbeiter 1953). Auch für diesen Reflex dürften sowohl hormonelle als auch nervöse Mechanismen zur Verfügung stehen. Einige Autoren schreiben den sog. paraportalen Zellen die Produktion eines *depressorischen Hormons* zu.

Auf die Einzelheiten dieser noch sehr im Fluß befindlichen Untersuchungen braucht hier nicht eingegangen zu werden. Nach den bisherigen Ergebnissen scheint *die gesunde Niere mit hormonellen und nervösen Regulationen versehen zu sein, die die Aufgabe haben, den für die Glomerulusfiltration günstigsten Blutdruck zu gewährleisten.*

β) Nebennierenmark. Auf S. 706 ist ausgeführt, wie die beiden Wirkstoffe des Nebennierenmarks und sympathischen Nervensystems *Noradrenalin* und *Adrenalin* — in mancher Hinsicht geradezu antagonistisch — in die Kreislaufregulationen eingreifen und wie man sich deren Steuerung denkt. KEHLER (1949) hat darauf hingewiesen, daß in der ergotropen Stimmungslage, auf deren Boden es zur Adrenalinausschüttung aus dem Nebennierenmark kommen kann (Notfallsreaktion), die Empfindlichkeit des Organismus gegenüber dem Adrenalin erhöht ist. Dieses der WILDERschen Regel scheinbar nicht entsprechende Verhalten dürfte durch erhöhte Thyroxinaktivität bedingt sein, denn Schilddrüsenhormon erleichert als allgemeiner Stoffwechselkatalysator die meisten Reaktionen. Basedowkranke sind gegenüber Adrenalin außerordentlich empfindlich.

Durch Tumoren des Nebennierenmarks, *Phäochromocytome*, die die beiden Markhormone im Exzeß bilden und stoßweise ausschütten, werden Hochdruckkrisen ausgelöst (SACK und KOLL 1952), von denen GROLLMANN (1947) sagt, daß sie die einzige Hypertonieform mit sicher endokriner Ätiologie darstellen. Andererseits kann ein Hochdruck anderer Genese, wie jede chronische Belastung des Herzens, durch erhöhten Adrenalinbedarf („Sicherungsfunktion" des Adrenalin) zu *Nebennierenmarkhyperplasie* führen. DONTEWILL (1953) glaubt sogar, daß echte Phäochromocytome auf diese Weise entstehen können.

γ) Nebennierenrinde. Aus klinischen (PERERA und Mitarbeiter 1944, SARRE 1945) und tierexperimentellen (FRIEDMAN und Mitarbeiter 1948, SELYE 1951a, 1953) Untersuchungen geht hervor, daß man mit Desoxycorticosteron, also einem dem *Halosteroid* (S. 708) nahestehenden Stoff, eine Hypertonie erzeugen kann, insbesondere wenn die Kost natrium- und eiweißreich und wenn eine Niere entfernt ist. Anatomisch findet SELYE (1951a, 1953) dabei Veränderungen in Richtung der „Bindegewebekrankheit" (hyaline Nekrose kleiner Arterien, Periarteriitis nodosa, hyaline Degeneration der Nierenglomeruli, maligne Nephrosklerose). Die Ursache der Blutdrucksteigerung liege vor allem in einer *Änderung der Nierenfunktion*; das Halosteroid soll die reninbildenden Zellen (S. 734) stimulieren und dadurch die Ausbildung der „endokrinen Niere" bewirken. Darüber hinaus wird man daran denken, daß das Halosteroid auf dem Wege der Osmoregulation (S. 708) die *zirkulierende Blutmenge* und damit den Blutdruck erhöht. Das Halosteroid soll schließlich den Gehalt des Blutplasmas an *Hypertensinogen* (S. 734) erhöhen (HELMER und GRIFFITH). — In künstlich nephritischen Ratten läßt sich nach KNOWLTON und Mitarbeitern (1949) eine Blutdrucksteigerung *auch durch Cortison* erzielen, und zwar besonders, wenn zusätzlich die Nebennieren entfernt wurden.

Daß ein Zuviel an Nebennierenrinde zu Blutdrucksteigerung, ein Zuwenig zu Blutdrucksenkung führt, schließt man auch aus der *Hypertonie bei der* CUSHING*schen Krankheit* (S. 780), die durch Entfernung des verursachenden Nebennierenrindentumors normalisiert wird, aus der *Hypotonie bei der* ADDISON*schen Krankheit*, die durch Substitution von Nebennierenrinde zu bessern ist, und aus der *Besserung der Hochdruckkrankheit durch doppelseitige Nebennierenentfernung* (THORN und Mitarbeiter 1951).

Die Ansicht von SELYE (1948a, b), daß auch andere *Hochdruckformen* über das Adaptionssyndrom (S. 713) die Folge einer Überproduktion von Halosteroiden sind, ist umstritten. Die Nebennierenrindenhyperplasie, die fast bei jedem länger bestehenden Hochdruck zu beobachten ist (S. 791), ist nach Ansicht vieler Autoren nicht Ursache, sondern Folge der Blutdrucksteigerung, Anpassung an erhöhten Bedarf. Das Herz brauche zu der von ihm verlangten Mehrleistung vor allem das *Glykosteroid*. Die Anwesenheit von genügend Rindenstoff sei Voraussetzung für die Entstehung einer Hypertonie, die Ursache aber liege anderswo. Die Auseinandersetzung auf diesem Gebiet, die das gesamte Problem der sog. Adaptationskrankheiten (S. 798) aufrollt, ist noch in vollem Fluß; viele neue Experimente haben unter anderen in den Arbeiten von GROLLMAN (1947), PFEFFER und STAUDINGER (1951, 1952), RANDERATH und BOHLE (1952), EGER (1953) und vor allem in den Diskussionen auf der 8. Laurentian Hormon-Konferenz (SELYE 1953, INGLE und BAKER 1953, BAUER und CLARK 1953) unterschiedliche Deutungen gefunden. Im allgemeinen scheint sich die Auffassung durchzusetzen, daß das Auftreten eines arteriellen Hochdrucks im Anschluß an seelische und körperliche Belastungen nicht als Ausdruck einer hormonellen Entgleisung der Nebennierenrinde aufgefaßt werden kann, sondern eine andere Pathogenese hat (S. 790).

δ) Leber und Milz. Der Blutdruck von Leberkranken neigt zu unterdurchschnittlichen Werten. Zur Erklärung dieser alten Erfahrung können neben der Abnahme der zirkulierenden Blutmenge durch seröse Entzündung (EPPINGER) Untersuchungen von REIN herangezogen werden; REIN (1942, 1949) fand, daß die Leber normalerweise einen strophanthinähnlichen Stoff an das Herz abgibt, bei dessen Fehlen der Wirkungsgrad des Herzens sofort sinkt; eine Vorstufe dieses Hormons, das *Hypoxie-Lienin*, stamme aus der Milz und werde, ausgelöst durch einen chemoreceptorischen Reflex, bei Sauerstoffmangel an die Leber abgegeben; er setze die Leber in die Lage, bei eintretendem Sauerstoffmangel ein Versagen des Kreislaufs abzuwehren.

Das im Blut kreisende antidiuretische Hormon des Hypophysenhinterlappens wird normalerweise in der Leber inaktiviert. Nach GAUNT (1951) und SLESSOR (1951) ist für diese Leberfunktion die Anwesenheit von Nebennierenrindenhormon erforderlich; bei *Nebenniereninsuffizienz* sei der Antidiuretinspiegel erhöht, zuweilen auch bei *Lebercirrhose*. Leberkranke seien gegenüber dem Antidiuretin empfindlicher und neigen deshalb zu Wasserretention. Doch hat die Erhöhung des Hinterlappenhormons bei Nebenniereninsuffizienz und Leberleiden wegen der sonst depressorischen Eigenschaften dieser Krankheiten keinen Einfluß auf den Blutdruck.

Nun steigt der Antidiuretintiter aber auch durch ein Zuviel an Rindenhormon, und zwar infolge der Zunahme des osmotischen Drucks durch die Natriumretention. LLOYD (1952) hat gezeigt, daß die Corticoidausscheidung im letzten Drittel der Schwangerschaft schon normalerweise ansteigt, und es sei sehr wahrscheinlich, daß diese Vermehrung in erster Linie die Halosteroide betrifft. Bei eklamptischen und präeklamptischen Frauen sind die Harncorticoide besonders hoch. LLOYD sieht daher eine wesentliche Ursache der *Schwangerschaftstoxikose* in einem Übermaß an Halosteroiden; er stellt die charakteristische Salzretention und die Gefäßveränderungen denen bei experimenteller Desoxycorticosteronüberdosierung (S. 734) an die Seite. Die auf dem Wege der Osmoregulation angeregte Hypophysenhinterlappenaktivität führt zu Wasserretention und trägt durch seine vasopressorische Komponente zur Blutdruckerhöhung bei, wobei die geschädigte Eklampsieleber insofern eine Rolle spielen dürfte, als sie das Antidiuretin nur noch ungenügend inaktivieren kann. LLOYD (1952) nimmt an, daß ein Teil des Steroidübermaßes bei den Eklamptischen nicht aus der mütterlichen Nebenniere, sondern aus dem Feten stammt (s. S. 795).

Blutdrucksenkende Stoffe wurden mehrfach aus der Leber isoliert. Hierher gehört nach MAZUR und SHORR (1948) das *Ferretin* und nach KELLER (1953) das gerinnungshemmende *Heparin*.

ε) Extrakte der Epithelkörperchen sollen nach HANDLER und COHN (1952) neben der Wirkung auf den Kalk- und Phosphorhaushalt eine mäßige, aber langanhaltende Erhöhung des Blutdrucks bewirken. Experimentelle Beobachtungen von EGER (1953) und der häufige Hochdruck beim primären Hyperparathyreoidismus (HELLSTRÖM 1954) weisen in die gleiche Richtung, doch ist eine endgültige Beurteilung noch nicht möglich.

ζ) Adenohypophyse. Menschen mit Hypophysenzerstörungen haben durchschnittlich einen recht niedrigen Blutdruck. Als Gegenprobe kann die *blutdrucksteigernde* Wirkung von Hypophysenextrakten (OLIVER und SCHÄFER 1895) gelten. Lange Zeit bezog man den pressorischen Effekt nur auf den Hinterlappen. Heute ist sichergestellt, daß beide Hypophysenhälften daran beteiligt sind. Die Entfernung der Hypophyse senkt den renalen Hochdruck der Ratte (OGDEN und Mitarbeiter 1944), auf die normale Höhe aber nur im Frühstadium (PAGE und SWEET 1937, ANDERSON und Mitarbeiter 1944, S. 739). Bei den Vorderlappenhormonen geht die Hauptwirkung auf den Blutdruck wohl vom *ACTH* aus, das zu einer Vermehrung der Corticoide (S. 734) führt (ANDERSON und Mitarbeiter 1944); die durch Verabreichung hoher Vorderlappendosen zu erzielende Blutdrucksteigerung (HEINTZ und SCHÖNBACH 1953) ist mit Nebennierenrindenhypertrophie verbunden. Einen gewissen Einfluß wird man ferner dem *Wachstumshormon* zubilligen, und zwar vor allem über dessen Wirkung auf Trophik und Funktion von Niere und Herz (S. 596); ein weiterer Einfluß wäre gegeben, wenn die Ansicht von SELYE (1951a, b) zuträfe, daß das Somatotropin die Bildung und Wirkung des Halosteroids fördere (S. 718); sehr groß kann die blutdrucksteigernde Wirkung des STH nicht sein, denn bei der Akromegalie ist der Blutdruck gewöhnlich nicht erhöht, sondern nach DAVIDOFF (1926) in 30% der Fälle sogar unter 120 mm Hg; auch konnten LEATHEM und DRILL keinen Einfluß des STH auf den Blutdruck hypophysektomierter Ratten feststellen; durch seine entzündungsfördernde Wirkung ist das STH aber in der Lage, bei der einseitig nephrektomierten und mit viel Kochsalz ernährten Ratte Nephrosklerose und auf diesem Wege Hochdruck zu erzeugen, wie SELYE (1951) gezeigt hat.

HEINTZ und SCHÖNBACH (1953) sahen auch nach Verabreichung großer Mengen von menschlichem *Choriongonadotropin* (Prolan) eine von Nebennierenrindenhypertrophie begleitete Blutdrucksteigerung, und zwar bei weiblichen Ratten mehr als bei männlichen. Die Reaktion der Kastraten beiderlei Geschlechts lag in der Mitte. Berichte über eine pressorische Wirkung der hypophysären Gonadotropine sind bisher nicht bekanntgeworden.

WOLLHEIM (1937) fand im Harn gesunder Menschen und im Pferdeharn eine thermostabile blutdrucksenkende Substanz, die bei Hypertoniekranken fehlen soll; einen im wesentlichen gleichartigen *blutdrucksenkenden* Stoff habe er aus dem Hypophysenvorderlappen darstellen können, das „Depressan". Die Blutdrucksenkung erfolge über eine lang anhaltende erhebliche Erweiterung der peripheren Gefäße. WOLLHEIM glaubt, daß die essentielle Hypertonie durch einen Mangel an Depressan hervorgerufen werde. — Über weitere Arbeiten auf diesem Gebiet s. bei HANTSCHMANN (1952).

η) Neurohypophyse. Die intravenöse Injektion von Hypophysenhinterlappenextrakt bei narkotisierten oder rückenmarkdurchtrennten Tieren führt zu einer *Blutdruckerhöhung*, die langsamer ansteigt und länger anhält als die durch Adrenalin verursachte. Die Wirkung ist durch Sympathicolytica nicht unterdrückbar und wird nicht durch die Vasomotoren vermittelt; sie erfolgt wahrscheinlich über eine direkte Tonisierung der Gefäßmuskulatur, wobei das Splanchnicusgebiet am stärksten zu reagieren scheint. Eigenartig ist, daß beim wachen und intakten Tier die Wirkung ausbleibt bzw. sogar eine Blutdrucksenkung eintritt. Einzelheiten s. bei STEHLE (1949) und bei WARING und LANDGREBE (1950). Beim Menschen bewirkt die rasche intravenöse Injektion von 2,5 Voegtlin-Einheiten Tonephin (= vorwiegend pressorische Hinterlappenfraktion) Gesichtsblässe und innerhalb 2—3 min eine Blutdrucksteigerung von 20—30 mm Hg, die im Laufe einer Stunde zum Ausgangswert zurückkehrt (= Tonephinversuch, HEINES 1951). GRANZER (1952) schließt aus elektrophoretischen Untersuchungen an Serumproteinen, daß das Hinterlappenhormon ähnlich wirkt wie das Renin (S. 734), indem es durch eine proteolytische Fähigkeit das Hypertensinogen in Hypertensin umwandelt. Wie auf S. 579 ausgeführt, war bei den verschiedenen Versuchen, die Hinterlappenhormone rein darzustellen, die vasopressorische Wirkung von der antidiuretischen nicht zu trennen, so daß nach dem heutigen Kenntnisstand beide als von ein und derselben Substanz hervorgerufen erscheinen. Allerdings fand ZETLER (1952) bei Durstversuchen, daß der Antidiuretin- und der Vasopressingehalt der einzelnen hypothalamischen Kerne nicht im gleichen Verhältnis sinkt. Er bezweifelt deshalb die Identität. Die Frage, ob es sich nicht um eng verwandte oder identische Stoffe handelt, ist also noch nicht entschieden.

Das Vasopressin entsteht wie die anderen Hinterlappenhormone in den Neuronen der „besonderen Kerngruppe" des vegetativen Hypothalamus durch *Neurosekretion* (S. 560). — Es ist nicht bekannt, ob spezifische Reize oder Veränderungen am Zirkulationsapparat seine Sekretion beeinflussen. Infolge der engen Verwandtschaft oder Identität mit dem Antidiuretin ist die *Vasopressinbildung* hingegen *abhängig vom osmotischen Druck im extracellulären Milieu des Gehirns* (S. 752). Es wurde schon darauf hingewiesen, daß auch die für die Ausschüttung des oxytoxischen und milchauswerfenden Faktors adäquaten Reize eine Vasopressin-Antidiuretin-Ausschüttung veranlassen und umgekehrt (S. 621). — Die chemische Zusammensetzung des Vasopressin siehe bei TURNER und Mitarbeitern (1951).

Außerordentlich geringe Mengen von Vasopressin-Antidiuretin entfalten bereits eine pressorische Wirkung. So hat STEHLE (1949) ein Präparat erzeugt, von dem schon 0,00015 mg je Kilogramm Körpergewicht beim narkotisierten Hund den Blutdruck erhöhen. Das sei aber immer noch die 250fache Menge jener Dosis, die bereits antidiuretisch wirkt (S. 750). STEHLE (1951) hält es daher für *eine noch offene Frage, ob die Gefäßwirkung des Hinterlappenstoffes eine physiologische Rolle spielt;* immerhin sei es möglich, daß der Capillartonus vom Vasopressin reguliert wird. BYROM (1937) erzeugte durch wiederholte Injektionen hoher Vasopressindosen in Ratten Arteriennekrosen und entsprechende Kreislaufstörungen in Nieren, Leber und anderen Organen. — Elektrische Reizungen der Neurohypophyse (HARRIS 1948) oder des Hypothalamus (KOELLA 1949), die mit deutlichen Reaktionen am Darm, Uterus und Wasserhaushalt verbunden sind, führen zu keinem sicheren Blutdruckanstieg.

Die Ansicht, daß eine *pathologische Vermehrung der Hinterlappeninkretion* bei der Entstehung des arteriellen Hochdrucks eine Rolle spielt, wurde von CUSHING (1934), GRIFFITH und Mitarbeitern (1946), GAGEL (1950) u. a. vertreten. CUSHING wies darauf hin, daß die *Einwanderung basophiler Zellen* aus der Pars intermedia in den Hinterlappen (S. 556) bei der nach ihm benannten Krankheit (S. 779), bei der Eklampsie (S. 794) und der essentiellen Hypertonie (S. 790) häufig besonders ausgeprägt sei; die Ausdehnung der Basophileninvasion sei ein Maß für die Hinterlappenaktivität. Die Erfahrungen, die seither bei Überprüfung dieser Hypothese gesammelt wurden, sind nicht einheitlich.

Hinsichtlich des *Morbus Cushing* hatte zunächst KESSEL (1936) die CUSHINGschen Befunde bestätigt und die Auflösung der basophilen Zellen im Hinterlappen als Ausdruck einer apokrinen Sekretion bezeichnet; die übermäßige Produktion neurohypophysären Wirkstoffs bewirke die Hypertonie. KALBFLEISCH (1936) wies dann darauf hin, daß die Basophileneinwanderung bei Morbus Cushing zwar häufig, aber keineswegs regelmäßig vorkomme; andererseits sehe man sie auch sonst oft, besonders im höheren Lebensalter und bei malignen Geschwülsten. Mit der von BAUER und JELLINGHAUS (1949) gegebenen Zusammenstellung von 94 Obduktionsfällen aus der Literatur ist wenig anzufangen, weil der Befund am Hypophysenhinterlappen nur 13mal erwähnt ist; immerhin fällt auf, daß nur ein einziges Mal eine Basophilenvermehrung vermerkt wurde; 6mal heißt es bloß „Basophileneinwanderung", 2mal „geringe Einwanderung"; 3mal ist bei durchweg stark erhöhtem Blutdruck ausdrücklich erwähnt, daß keine Einwanderung gefunden wurde; einmal fand man eine myxomatöse Degeneration des Hypophysenhinterlappens; der Blutdruck war in 83% aller Fälle erhöht, davon in 55% über 180 mm Hg. Wenn diese Statistik auch schwerlich ein getreues Abbild der Literatur über die Befunde am Hypophysenhinterlappen beim Morbus Cushing darstellen dürfte, so kann man aus ihr doch den Schluß ziehen, daß die Blutdruckerhöhung bei der CUSHINGschen Krankheit nicht oder nicht nur mit der Basophileneinwanderung zusammenhängt.

Hinsichtlich der *Eklampsie* hatten sich ANSELMINO und HOFFMANN (1934) und BÜTTNER (1935) der CUSHINGschen Anschauung angeschlossen. BERBLINGER (1928, 1936c) hingegen hat bei hohen Blutdruckwerten die Invasion vermißt. Seither wurde auch bei den an Eklampsie verstorbenen Frauen eine verstärkte Basophileneinwanderung zwar etwas häufiger als normalerweise, aber keineswegs regelmäßig gefunden. BUTT und VAN WART, SCRIBA (1936) und RASMUSSEN (1936) lehnen sogar jeden Zusammenhang ab.

Beim *genuinen Hochdruck* steht es ähnlich. MEESSEN (1935) stimmt der CUSHINGschen Ansicht zu. MARCANO (1935) äußert den Vorbehalt, daß zwischen der Höhe des Blutdrucks und dem Grad der Basophileneinwanderung keine eindeutige Relation bestehe. BERBLINGER (1936) stellt ein Eindringen von Basophilen in die Neurohypophyse bei der essentiellen Hypertonie meist in sehr beträchtlichem Umfang fest, deutet es aber als Folge eines erhöhten Hirndrucks (verzögerter Abtransport hirnwärts im Sinne der Neurokrinielehre). AHLSTROEM (1935) sowie LEARY und ZIMMERMANN (1937) sehen bei hypertonischen Zuständen durchschnittlich eine stärkere Invasion als bei nichthypertonischen, doch gebe es reichlich Ausnahmen nach beiden Richtungen. KOCH (1938) fand bei der syphilitischen Aorteninsuffizienz eine durchschnittlich etwas stärkere Einwanderung als bei endokarditischer Aorteninsuffizienz und bei den Vergleichsfällen. BUTT und VAN WART, RASMUSSEN (1936) und GRÄF (1938) sprechen sich gegen jede Beziehung zwischen Invasion und

Blutdrucksteigerung aus. Das tut auch SCRIBA (1936), der 346 Hypophysen von Menschen jeden Lebensalters und Geschlechts in Stufenschnitten untersucht hat. Hoher Basophilengehalt des Hinterlappens fand sich in 55%, geringer in 45% der Erwachsenen, gleichgültig ob Hypertoniker oder Nichthypertoniker. — Nach meiner eigenen Erfahrung bei der systematischen Untersuchung der Neurohypophyse ist eine starke Invasion bei niedrigem Blutdruck doch ein selteneres Vorkommnis als bei erhöhtem. Ich habe nicht gefunden, daß die Invasion den genuinen Hochdruck gegenüber dem renalen bevorzugt. Fehlende Invasion gibt es bei allen Hochdruckformen. MEESSEN (1935) zieht zur Erklärung heran, daß die Einwanderung in Schüben abläuft.

Nur mit großem Vorbehalt kann man also aus dem Befund einer starken Invasion auf Hypertonie schließen. Fehlende Invasion läßt keinerlei Rückschlüsse auf den Blutdruck zu. Damit ist nichts ausgesagt über die Bedeutung der Invasion für die Hinterlappeninkretion an sich, denn nach den bisherigen Ergebnissen der Physiologie (S. 737) ist ja der Einfluß des Vasopressin auf den Blutdruck fraglich, jedenfalls nicht besonders groß.

Daß der *Hypophysenhinterlappen für die Erhaltung eines normalen und für die Entstehung eines erhöhten Blutdrucks entbehrlich* ist, kann man aus dem Vorkommen von Diabetes insipidus mit normalem und erhöhtem Blutdruck schließen. So schwankte der systolische Druck bei der von GAUPP (1941) untersuchten Frau (S. 800) mit erblichem Diabetes insipidus zwischen 130 und 185 mm Hg. Bei der von HENZI (1952) beschriebenen Frau mit traumatischem dauernden Diabetes insipidus infolge eines Abrisses des Infundibulum (S. 675) entsprach der Blutdruck der Norm. In dem 2. Fall von HENZI (1952; 55jähriger Mann mit dauerndem Diabetes insipidus infolge Stiftgliose des Tuber cinereum und hochgradiger Atrophie des Hypophysenhinterlappens) hatte sich sogar eine essentielle Hypertonie von 240/125 mm Hg entwickelt. — Andererseits ist es bemerkenswert, daß in dem Fall eines 46jährigen Mannes von RASMUSSEN (1940) und RASMUSSEN und GARDNER (1940), in welchem der *Hypophysenstiel* mit dem Thermokauter knapp oberhalb der Sella *durchtrennt* wurde, der Blutdruck von 200/130 mm Hg vor der Operation auf normale bis subnormale Werte nach der Operation absank. Allerdings war dabei auch die Dorsalfläche des Vorderlappens kauterisiert worden; als der Mann 5 Monate später an einer großen Gehirnerweichung verstarb, fand sich die Hypophyse etwa auf die Hälfte des normalen Gewichts reduziert. Auch war es zu keinem Diabetes insipidus gekommen, so daß man die Blutdrucksenkung eher auf die Vorderlappenschädigung als auf eine Störung der Neurosekretion beziehen muß. Bei der Frau, deren Hypophysenstieldurchschneidung mit 17 Jahren einen dauernden Diabetes insipidus auslöste (DANDY 1940, S. 656), war der Blutdruck vor der Operation 135—140/80—90, 2 Jahre nach der Operation 120/76. 5 Jahre später wurden Werte von 110/70 bis zu 140/90 mm Hg gemessen. — OGDEN und Mitarbeiter (1944) haben gezeigt, daß eine Diabetes insipidus bewirkende Entfernung des Hypophysenhinterlappens bei der Ratte weder die Entstehung des renalen Hochdrucks verhindern, noch einen schon bestehenden Hochdruck mildern kann.

Ein *Zuwenig an Neurosekretion* vermag also weder den Blutdruck krankhaft zu senken, noch die Entstehung eines Hochdrucks zu verhindern. Ob ein *Zuviel an Neurosekretion* zu Hypertonie führen kann, wäre noch an Hand jener Fälle von *hyperplastischer Mißbildung des Hypothalamus* zu erwägen, die neben der Pubertas praecox Blutdruckerhöhung oder Arteriosklerose zeigten.

Hierher gehören die Fälle von BRONSTEIN und Mitarbeitern (1942, 22 Monate altes Mädchen, S. 681), J.-E. MEYER (1948, $12^2/_3$ Jahre altes Mädchen, S. 681) und vielleicht Fall 7 von GROSS (2jähriges Mädchen) und das von STUTTE (1950) geschilderte 6jährige Mädchen (S. 682). Besonders die Zellbilder von J.-E. MEYER (Abb. 52, S. 682) legen eine neurosekretorische Überaktivität der Mißbildung nahe.

Ob solche Fälle wirklich als Beispiele einer neurosekretorisch ausgelösten Hypertonie gelten können, werden erst künftige Untersuchungen entscheiden können.

Es wurde bereits ausgeführt (S. 735), daß ein Zuviel an Halosteroiden über die Osmoregulation die Bildung und Ausschüttung des Antidiuretin anregt, dessen Vermehrung im Blutplasma und Harn direkt nachgewiesen werden kann. Dadurch erscheint eine *Steigerung der Hinterlappenaktivität* eher als *Begleiterscheinung* denn als Ursache *mancher Hochdruckformen.*

Die von FINDLEY (1949) vertretene entgegengesetzte Hypothese, die sich auf Versuchsergebnisse von HEINBECKER (S. 714) stützt, besagt, daß die *Hypertonie die Folge einer Unter-*

funktion der Neurohypophyse sei; verminderte Hinterlappensekretion bewirke eine Degeneration der Basophilen im Vorderlappen und deren Erfolgsorgane; dadurch werde der Organismus gegen verschiedene pressorische Hormone sensibilisiert — eine nicht überzeugend wirkende Theorie, die sich mit anderen Befunden schwer vereinbaren läßt.

Nicht nur die Basophileninvasion, eine Besonderheit des Menschen und einzelner anthropoider Affen, sondern auch die Befunde bei CHP-Färbung weisen auf die *unbekannten physiologischen Beziehungen zwischen Hinterlappen und Zwischenzone* (Abb. 2 und 3c, S. 559) hin. Eine Bedeutung der Neurosekretion für die Bildung des Intermedin muß gerade auf Grund der CHP-Bilder ernsthaft erwogen werden (S. 730). Die rätselhafte *Rolle des Intermedin* bei den höheren Wirbeltieren erscheint durch jene Ergebnisse der Biochemie im neuen Licht, durch die dem wirksamen adrenocorticotropen Prinzip der Eiweißcharakter abgesprochen wird (S. 710). Ist das Intermedin eine *Vorstufe des ACTH?* Erklären sich daraus die abnormen Pigmentierungen bei bestimmten Nebennieren-Unter- und -Überfunktionszuständen? Die meisten ACTH-Präparate dürften das Pigmenthormon enthalten (Sprague und Mitarbeiter 1951, Sulman 1952, Hall und Mitarbeiter 1953, Knick und Mitarbeiter 1954, Thing 1954). Siehe aber S. 747.

Diese Fragen fordern zu Untersuchungen des Hypophysen-Hypothalamus-Systems bei den verschiedenen Blutdruckstörungen mit modernen histologischen Verfahren in Zusammenarbeit mit dem Biochemiker auf. Der *Kontakt zwischen intrasellärer Adeno- und Neurohypophyse* ist zwar phylogenetisch inkonstant, bei den meisten Arten aber sicherlich *physiologisch bedeutsam*: Die Basophileninvasion hängt offenbar mit der Obliteration der Hypophysenhöhle zusammen und erscheint als der Ausdruck eines besonders innigen Kontakts.

b) Die nervöse Steuerung des Kreislaufs.

Es kann keinem Zweifel unterliegen, daß die im vorigen Kapitel beschriebenen Hormonwirkungen nicht in der Lage sind, alle die Spannung der Blutgefäße betreffenden Regulationen und deren krankhafte Abweichungen zu erklären. Zum Beispiel wird der experimentelle Nierendrosselungshochdruck zwar durch Hormone eingeleitet, später aber durch eine inzwischen eingetretene Veränderung im Tonus des vegetativen Nervensystems weiter unterhalten (S. 734). In diesem Stadium hat auch die Entfernung der Hypophyse, durch die alles hormonelle Geschehen in Niere und Nebenniere hochgradig reduziert wird, keinen stärkeren blutdrucksenkenden Effekt mehr, wohl aber haben dies unter Umständen noch Eingriffe am vegetativen Nervensystem. Page und Sweet (1937) sowie Hajdu und Beznak (1945) haben gezeigt, daß der durch künstliche Aortenstenose zu erzeugende Hochdruck auch bei hypophysektomierten Tieren eintritt. Vom Menschen weiß man, daß die Entfernung der Hypophyse wegen eines Adenoms einen bestehenden Hochdruck gewöhnlich nicht alteriert (Bakay 1950). Auch viele andere Befunde weisen auf einen *erheblichen Einfluß sowohl des peripheren als auch des zentralen autonomen Nervensystems auf die Blutdruckregulation* hin.

α) Peripheres vegetatives Nervensystem. Die Ausschaltung der sympathischen vasoconstrictorischen Gefäßinnervation — vorübergehend durch lokale Betäubung, dauernd durch Beseitigung des zugehörigen Grenzstrangganglions — führt zu Gefäßerweiterung und erheblicher Mehrdurchblutung (Linder 1951). Die Entfernung einer größeren Anzahl von Grenzstrangganglien *(Sympathektomie)* senkt durch Verminderung des Strömungswiderstandes in einem größeren Gefäßgebiet des Bauchraums unter Umständen einen krankhaft erhöhten Blutdruck (White und Smithwick 1948, Sprung 1951, Zenker und Mitarbeiter 1952, Mandl 1953). Der Erfolg dieser Operation zeigt die *Bedeutung des peripheren vegetativen Netzes für die Entstehung des arteriellen Hochdrucks.* Als Beispiel einer überwiegend vom peripheren Sympathicus ausgelösten Hochdruckkrankheit gilt nach Mertens (1952) die Thalliumvergiftung. Auch über *morphologische Veränderungen in den Nervenzellen des*

Grenzstranges beim Hochdruck als Ausdruck eines abnormen Funktionszustandes wurde berichtet (z. B. R. STIEVE 1950, HERZOG 1951, NEDZEL 1951, WALTER und MARCOS 1955; weitere Literatur und Kritik s. bei MANDL 1953).

Kennzeichnend für die Wirkung der sog. *Sympathicolytica*, z. B. Tetraäthylammonium, Dibenamin, Hydergin, Dihydroergotamin, ist eine Hemmung bestimmter adrenergischer Mechanismen; die Hemmung ist latent, d. h. sie tritt vorwiegend nach Adrenalinbelastung oder Sympathicusreizung in Erscheinung; sie betrifft nur die vasokonstriktorischen sympathischen Reize, nicht die vasodilatatorischen Effekte des Adrenalin. Dazu kommt eine zentralnervöse, gefäßtonussenkende Wirkung (EICHLER und Mitarbeiter 1950, ZEMAN und FINKEMEYER 1951, STRAUSS 1951, ODENTHAL 1951, WILBRANDT 1951, WILD und STIER 1953).

β) Die Zentren. Die präganglionären *Vasoconstrictoren* verlassen das Rückenmark wie alle sympathischen[1] Fasern über die Vorderwurzeln von Th 1 bis L 2—3 (GAGEL 1949a). *Vasodilatatoren* finden sich in allen parasympathischen[1] Bahnen der Hirnnerven und der vorderen Sacralwurzeln; vasodilatatorische Impulse laufen ferner über die Hinterwurzeln ab; es ist noch strittig, ob sie eigene efferente Neurone benutzen, die in den Spinalganglien in ein peripheres Glied umgeschaltet werden (FOERSTER 1936), oder ob sie über afferente Bahnen, insbesondere Schmerzfasern, antidrom geleitet werden. Die *Vasomotorenreflexe* (z. B. Erweiterung der Gefäße auf Erwärmung oder Berührung, Verengung durch Abkühlung oder Schmerz) erlöschen nach Rückenmarksdurchtrennung weitgehend, ein Zeichen, daß der Reflexbogen überwiegend über das Gehirn abläuft. RANSON und BILLINGSLEY (1916) haben bei der Katze *im Boden des 4. Ventrikels ein Vasokonstriktoren- und ein Vasodilatatorenzentrum* nachgewiesen, deren getrennte elektrische Reizung eine Erhöhung des Blutdrucks bis zu 40 bzw. eine Erniedrigung bis zu 35 mm Hg verursacht. Die vom Gehirn zu den sympathischen Zentren des Rückenmarks absteigende *Vasokonstriktorenbahn* liegt nach FOERSTER (1936) in dem an das Pyramidenareal ventral anschließenden Abschnitt des Vorderseitenstrangs; FOERSTER (1936) durchschnitt den Vorderseitenstrang bei Hochdruckkranken und erzielte dadurch hochgradige Blutdrucksenkungen. Die Lage der Vasodilatatoren im Rückenmark ist nicht bekannt. Bei der Regulierung des Gefäßtonus überwiegen normalerweise die Constrictoren; deshalb kommt es beim totalen Querschnitt zunächst zu einem starken Blutdruckabfall, bis sich der Gefäßtonus auf Grund peripherer Mechanismen erholt hat; der Vasokonstriktorenreflex bleibt aber nach CLARA (1942) dauernd erloschen.

Die spinalen und bulbären Kreislaufregulationen unterliegen dem steuernden Einfluß übergeordneter *Zentren im Hypothalamus*. KARPLUS und KREIDL (1909, 1910, 1912) entdeckten die ergotrope Zentralstelle des vegetativen Nervensystems im caudalen Hypothalamus. Sie beobachteten nach elektrischer Reizung dieser Stelle bei Katzen, Hunden und Affen vor allem die für Sympathicotonie charakteristischen Erscheinungen am Auge, wie Pupillen- und Lidspaltenerweiterung, die nach Durchtrennung des Halsmarks oder des Halssympathicus ausblieben. Spätere Untersucher (z. B. A. VAN BOGAERT 1936) haben dann auch die zugehörigen Wirkungen am Kreislauf registriert. Dies war vor allem das Werk von W. R. HESS (1938, 1947, 1948), der mit Hilfe der HORSLEY-CLARKEschen Nadel bei der Katze das Gebiet abgrenzte, von welchem durch schwache Ströme (pulsierenden Gleichstrom) eine ausgeprägte *Blutdrucksteigerung*, meist verbunden mit einer Zunahme der Pulszahl, gesetzmäßig auszulösen ist. Dieses Gebiet erstreckt sich vom Höhlengrau des Mittelhirns nach oral und basal über den gesamten caudalen vegetativen Hypothalamus und reicht in das dorsocaudale Tuber cinereum hinein. Es deckt sich im wesentlichen mit dem pupillodilatatorischen Feld, von dem aus auch eine Atmungsaktivierung und eine Erhöhung des motorischen Bereitschaftsgrades ausgelöst wird. Alle zum *sympathisch vermittelten ergotropen Funktionssystem* gehörigen Symptome haben eine kollektive Vertretung in diesem Feld, das HESS deshalb als *dynamogene Zone* bezeichnet.

Blutdrucksenkung ist nach HESS im wesentlichen vom vorderen lateralen Hypothalamus, Prothalamus und basalen Septum pellucidum auszulösen, wobei

[1] Es gibt aber auch Dilatatoren sympathischer und Constrictoren parasympathischer Zugehörigkeit (HESS 1948). HYNDMAN und WOLKIN (1941) insbesondere meinen, daß über Brust-Vorderwurzeln und Grenzstrang auch Vasodilatatoren verlaufen.

die Reizung meist auch von Verlangsamung der Herzschlagfolge, Abnahme der Amplitude und Frequenz der Atmung, Pupillenverengung, Adynamie der Motorik und Erhöhung der allgemeinen Reizschwelle gefolgt ist. Zum Unterschied von der dynamogenen Zone scheint zwar eine gewisse Gliederung in unscharf begrenzte Felder, denen die einzelnen Effekte zugeordnet sind, zu bestehen; doch ist auch hier eine kollektive Zusammenfassung offenkundig, und zwar jener Organleistungen, die *parasympathisch* vermittelt werden, die der Wiederherstellung und Schonung des Organismus dienen; HESS spricht daher von einer *trophotrop-endophylaktischen Zone.* — Über ähnliche Ergebnisse berichtet WHITE (1940) nach Versuchen an Menschen.

Die auf Leistungssteigerung zielende *Erregung der dynamogenen Zone bedient sich* bei ihrer Wirkung auf den Kreislauf des sympathischen Nervensystems, *teils direkt der Vasomotorenzentren und Gefäßnerven,* teils indirekt unter Vermittlung der schon besprochenen hormonellen Mechanismen. Die unmittelbar bei Hypothalamusreizung, z. B. im Elektroschock, eintretende Blutdrucksteigerung ist Ausdruck einer direkten Erregung der Vasokonstriktoren. Diese Blutdrucksteigerung fehlt bzw. ist sogar durch einen kurzdauernden Blutdruckabfall ersetzt, wenn der Elektrokrampf in Barbitursäurenarkose durchgeführt wird; die Narkose dämpft die ergotrope Erregung offenbar so, daß die von dem Stromstoß gleichzeitig bewirkte Erregung der blutdrucksenkenden trophotropen Zone, die normalerweise durch die ergotrope Wirkung überdeckt ist, zum Vorschein kommt (HANN und SCHOETENSACK 1952). — Von besonderer Bedeutung sind aber *die indirekten, hormonell vermittelten Kreislaufwirkungen.* Die Beobachtung von HOUSSAY und MOLINELLI (1925), daß elektrische Reizung des Hypothalamus zu Adrenalinausschüttung führt, ist vielfach bestätigt worden (S. 707). BRÜCKE (1952) hat gezeigt, daß man nach elektrischer Hypothalamusreizung am peripheren Kreislauf ganz ähnliche Durchströmungsverhältnisse bekommt wie nach intravenöser Adrenalininjektion. Nach HANN und KINZIUS (1949) sowie HANN und SCHOETENSACK (1952) erhöht sich der Gehalt des Blutes an adrenalinähnlichen Stoffen nach Elektroschock innerhalb 2—5 min (nach einem vorübergehenden Absinken infolge des erhöhten Verbrauchs im Krampf). Dazu kommt in wechselndem Ausmaß eine Aktivierung der Schilddrüse (S. 707) und der Nebennierenrinde über das ACTH der Hypophyse (S. 715) mit ihren Folgen am Zirkulationsapparat. — RAAB (1948) hat eine sympathicomimetische, blutdrucksteigernde Substanz aus allen Teilen des Gehirns isoliert, das „Encephalin".

Die *trophotrope Erregung* erreicht das Ziel einer Schonung des Kreislaufs vor allem über die vasodilatatorischen *parasympathischen Nerven.* Durch die Bereitstellung von *Insulin* (S. 706) wird die Anlage von Kraftreserven gefördert. Vielleicht hängt die blutzuckersenkende Wirkung mancher Eingriffe im Hypothalamus mit einer Erregung der trophotropendophylaktischen Zone zusammen (S. 721). — Die Tatsache, daß von verschiedenen Autoren (z. B. CICARDO und STOPPANI 1949) eine blutdrucksenkende Wirkung von Gehirnextrakten festgestellt wurde, läßt auch an eine *humorale Übertragungsmöglichkeit* der trophotropen Erregung denken.

Hinsichtlich der Wirkung von *Ausschaltungsexperimenten* auf den Blutdruck finden sich nur spärliche Angaben. Der nicht erhöhte Druck des gesunden Tieres scheint auch durch größere zerstörende Eingriffe im Hypothalamus nicht gesenkt werden zu können; es kommt nur zu Unregelmäßigkeiten der Herzaktion mit Neigung zu Thrombosen (WATTS und FULTON 1935). Wie sich die experimentelle Hypertonie nach Hypothalamusausschaltungen verhält, ist anscheinend noch nicht untersucht. Auch das Gegenteil, eine dauernde Blutdruckerhöhung, wurde durch Hypothalamusausschaltungen nicht erzielt (s. WEDLER 1953). — H. HOFF (1951) sah nach Zerstörung der Corpora mamillaria beim Hund eine bedeutende Steigerung des affektiv bedingten Blutdruckanstieges.

Nach den Versuchen von HESS (1947) scheinen die beiden die vegetative Grundstimmung steuernden Prinzipien auch im *Mittelhirn* zwei eng nebeneinanderliegende Reizstellen zu besitzen, sei es, daß in dem „Engpaß", den das Mittelhirn darstellt, die efferenten Fasern bereits zu systemspezifischen Bündeln geordnet sind, sei es, daß auf dieser Ebene eine ähnliche, aber primitivere Gliederung durchgeführt ist, wie in dem übergeordneten Zwischenhirn. Eine genaue lokalisatorische Erkundung des Mittelhirns ist noch nicht erfolgt.

γ) Die Steuerung der Zentren. Die Kreislauforgane besitzen ein hohes Maß von *Eigenregulation.* Das Weiterleben intrauterin dekapitierter Früchte bis zur Geburt beweist, daß zum Unterschied von der Atmung ein basaler Blutumlauf ohne zentrale Anregung möglich ist. KLÖPPNER beobachtete an einem menschlichen Rückenmarkswesen den Herzschlag bis 15 min nach der Geburt; das entspricht ziemlich genau der Zeit von Beginn eines Sauerstoffmangels bis zum Herzstillstand bei der Erstickung. Die *Eigenregulation des*

Herzens wird von dem muskulären Reizleitungssystem besorgt; aber auch nach Ausfall des Reizleitungssystems steht das Herz nicht still, sondern pulsiert in dem verlangsamten Rhythmus der Kammerautomatie weiter (S. 733). — Die *peripheren Gefäße* dürften ebenfalls eine muskuläre Eigenregulation besitzen. Ihre nervöse Eigenregulation ist durch Untersuchungen von W. R. HESS (1917, 1930) aufgeklärt worden. Danach kontrolliert ein sensorischer Apparat über die Vasomotoren die Querschnittsgestaltung der einzelnen hintereinander geschalteten Gefäßstrecken fortlaufend in dem Sinne, daß hauptsächlich durch Axonreflexe ein Dehnungsreiz einen Verengungsimpuls in dem gedehnten Abschnitt und einen Erweiterungsimpuls in den benachbarten Abschnitten auslöst, wodurch ein *Dehnungsgleichgewicht* angestrebt wird. Bei jedem die Strombahn eines Versorgungsbereiches aus regulatorischen Gründen treffenden Erweiterungs- oder Verengungsimpuls setze dieses Antagonistenspiel ein und bewirke eine automatische Nivellierung der Gefäßspannung.

Eine dem Wesen nach ähnliche Rolle auf höherer Ebene spielen die *Blutdruckzügler* des 9. und 10. Hirnnerven (KOCH 1931, BRAEUCKER 1951, s. S. 706). Erfahren die pressoreceptorischen Nervenendigungen in Aorta und Carotissinus nicht den adäquaten Dehnungsreiz — vorübergehend durch Betäubung mit Novocain (Sinusblockade, LAMPEN 1952), dauernd durch Gefäßkrankheiten wie Carotisthrombose, Syphilis — dann vermindert sich der depressorische, vom Vasodilatatorenzentrum ausgehende Dauertonus des parasympathischen Systems, und es kommt durch ein Überwiegen des Vasokonstriktorenzentrums zum *Entzügelungshochdruck*[1]. Auf diese Weise kann z. B. eine Arteriosklerose, zunächst vielleicht Folge einer auf andere Weise ausgelösten Hypertonie, den Hochdruck verstärken. Nach VOLHARD (1949) und LAMPEN (1952) haben Erregungsminderungen der Pressoreceptoren infolge einer Dehnbarkeitsabnahme der Gefäßwände in der Pathogenese der essentiellen Hypertonie große Bedeutung. Auch Entzündungen und degenerative Vorgänge im Glossopharyngeus und Vagus (Polyneuritis, Meningitis, Diphtherie, Typhus, Porphyrie, Thalliumvergiftung, Salvarsanschädigung) und krankhafte Prozesse im Kerngebiet selbst (Poliomyelitis, Fleckfieber) können einen Entzügelungshochdruck bewirken (LAMPEN 1949, GAGEL 1950a, LÖBLICH 1950.)

Bei der Steuerung der Vasomotorenzentren spielen nicht nur pressoreceptorische Fasern eine Rolle, sondern auch die *Chemoreceptoren* im Glomus caroticum (DE CASTRO 1929) und im Paraganglion aorticum (HEYMANS und BOUCKAERT 1939, COMROE 1939, HESS 1948, BRÜCKE 1952). Während die Pressoreceptoren den depressorischen Vagus tonisieren, soll eine Reizung der Chemoreceptoren den pressorischen Sympathicus erregen; der adäquate Reiz sei eine verminderte Sauerstoffspannung in den Paraganglien; dadurch werde nicht nur das Atemzentrum (S. 755), sondern auch das Vasokonstriktorenzentrum stimuliert (dyspnoische Blutdrucksteigerung, W. R. HESS 1931). Besonders bei sehr niedrigem Blutdruck komme zu der „entzügelnden" Ausschaltung der pressoreceptorischen Impulse eine direkte reflektorische Sympathicuserregung über die Chemoreceptoren.

Daß *nicht nur das Vasodilatatoren- sondern auch das Vasokonstriktorenzentrum im verlängerten Mark* liegt, geht aus den Versuchen von NEIL und Mitarbeitern (1949) hervor, durch die gezeigt wurde, daß bei Katzen eine Reizung des Sinusnerven unter bestimmten Umständen auch dann noch den Blutdruck steigern kann, wenn die Medulla oblongata vom Zwischenhirn abgetrennt ist.

Die bei plötzlicher *Hirndrucksteigerung* beobachtete Pulsverlangsamung wird als eine Reizerscheinung des Vasodilatatorenzentrums angesehen, das über den Nervus vagus die Herzschlagfolge herabsetzt (NAUNYN und SCHREIBER 1881, EDHOLM 1940); gleichzeitig steigt der Blutdruck (CUSHING 1902); bei weiterem Ansteigen des Hirndrucks geht die Reizung in Lähmung über, und die Frequenz nimmt wieder zu. Es gibt also *intrakranielle Pressoreceptoren.* — Außerdem ist nach HESS (1948) eine direkte chemische Steuerung des Kreislaufs durch *zentrale Chemoreceptoren* anzunehmen. — HESS (1948) hält es für möglich, daß diejenigen Nervenzellen, deren zentrifugale Fasern die ergotropen Effektoren aktivieren, auch als Receptoren funktionieren, indem der eine Zellpol eine sensible, der andere eine motorische Funktion ausübt.

Der *steuernde Einfluß des Hypothalamus auf die Vasomotorenzentren* ergibt sich aus den Befunden von BRÜCKE (1952), wonach die ergotrope Hypothalamusreizung die pressorische Wirkung der Carotissinusentlastung verstärkt, die depressorische Wirkung einer Druckerhöhung im Sinus abschwächt.

---

[1] Eine entgegengesetzte Wirkung geht nach REIN (1941) vom venösen Anteil des Kreislaufs aus: Druckerhöhung im Mündungsgebiet der großen Hohlvenen reizt einen Pressoreceptor, der reflektorisch den Vagusdauertonus vermindert, wodurch es zu Herzfrequenzerhöhung kommt.

Die vom Carotissinus und den Paraganglien ausgehenden Impulse erregen normalerweise nur die medullären, nicht die *diencephalen Zentren*. Kurzdauernde Hypoxämien haben nach BRÜCKE (1952) keinen Einfluß auf den Hypothalamus, ebensowenig Druckschwankungen in den Arterien. Nur lebensbedrohliche Ausnahmezustände, wie hochgradiger Sauerstoffmangel, sehr starkes Absinken des Blutdrucks, führen als *Notfallsreaktion* (S. 707) zu hypothalamischer Aktivierung. Diese Aktivierung ist, wie LOWENBACH (1951) durch Unterbindung der Karotiden bei Katzen gezeigt hat, mit einer Temperaturerhöhung im Hypothalamus und deren Folgen auf die Temperaturregulation (Hecheln, Schwitzen) verbunden.

Zu den die dynamogene Zone erregenden Reizen gehört der *Schmerz*. Bei „medullären" Tieren ist nach REIN (1941) durch Schmerzreize keine Blutdrucksteigerung zu erzielen, wohl aber bei Tieren, denen nur Endhirn und Thalamus abgetragen wurden. Die Schmerzhypertonie läuft also über den Hypothalamus ab.

Zum Unterschied von der medullären Sympathicuserregung *kann die diencephale nicht innerhalb weniger Sekunden abklingen*. Das liegt daran, daß an jener im wesentlichen nur die Vasomotoren beteiligt sind, während diese das gesamte sympathische System erfaßt und durch Adrenalinausschüttung hormonelle Mechanismen in Gang bringt, die nach Beendigung des Reizes eine Zeitlang weiterwirken.

Die weitaus größte Bedeutung für die ergotrope Erregung besitzen *psychische Vorgänge*. Vor allem Sinneseindrücke, die eine Bedrohung beinhalten, rufen gleichzeitig mit den Affekten des Schrecks, der Angst, der Wut, der Scham die allgemeine vegetative Umstimmung in den Zustand der Abwehr- und Leistungsbereitschaft und die damit verbundenen Veränderungen am Kreislauf hervor. Wahrscheinlich erfahren viele dieser Afferenzen bereits auf diencephaler Ebene (Thalamus) ihre affektive Besetzung und bewirken über die thalamo-hypothalamischen Verbindungen die vegetative Umstimmung, ohne daß oder bevor sie bewußt werden. Anders ist es mit jenen Affekten, die auf Grund bloßer Erinnerungen oder Vorstellungen von Situationen der beschriebenen Art entstehen; hier handelt es sich ebenso wie bei der ergotropen Umstimmung infolge von Willensanstrengungen um primäre Leistungen der Großhirnrinde. Auch die entspannte, trophotrope Kreislauflage kann willensmäßig (z. B. durch autogenes Training, J. H. SCHULTZ 1950) oder durch Fremdsuggestion erzielt werden.

Im Zusammenhang damit ist jener Effekte auf den Kreislauf zu gedenken, die durch reizende oder zerstörende Eingriffe in der *Großhirnrinde* erzielt wurden (s. die Literaturübersichten von W. R. HESS 1938, 1948, KENNARD 1944, WHITE und SMITHWICK 1948, FULTON 1949, BOCHNIK 1952a, b). Offenbar muß man zwischen vegetativen Rindenimpulsen, die unter Umgehung der Hirnstammzentren über pyramidal- und extrapyramidalmotorische Bahnen in die Peripherie gelangen, und der corticalen Beeinflussung des Hypothalamus unterscheiden.

Gegen die Auffassung, daß die *Aktivitätshyperämie* der Muskulatur auf einer parallel zur motorischen Innervation verlaufenden, von demselben Rindenareal ausgelösten Gefäßinnervation beruhe, führt HESS (1938) die Versuche von FLEISCH (1929) an, wonach die Rindenreizung am curarisierten Tier keine Änderung der Durchströmung bringt. Die Experimente von HOFF und GREEN (1936) und GREEN und HOFF (1937) stehen hierzu in einem gewissen Gegensatz; nach KENNARD (1944), GRINKER und BUCY (1949), FULTON (1949) liegen in der *präzentralen Rinde* in der Nachbarschaft der motorischen Felder unter anderen simultan gegliederte Vasomotorenzentren für die entsprechenden Körperabschnitte. CROUCH und THOMPSON (1939) glauben nicht, daß separate Areale für sympathische und parasympathische Reaktionen existieren; das autonome System werde vielmehr als Ganzes beeinflußt, und der Charakter der Reaktion hänge vom allgemeinen physiologischen Zustand und vom Zustand des Cortex zur Zeit der Reizung ab.

In besonderer Beziehung zum Hypothalamus scheint die Area 13 von WALKER (1940) (mittlerer Teil der *rückwärtigen Orbitalrinde* = der lateral vom Tractus olfactorius gelegene Bezirk des hinteren Teils der Area 11 von BRODMANN 1909) zu stehen (FULTON). Von hier haben DELGADO und LIVINGSTON (1948) sowie LIVINGSTON und Mitarbeiter (1948a, b) durch elektrische, mechanische und Kälte-Reize bei Hund, Affe und Mensch u. a. verschiedene Blutdruck- und Pulseffekte erzielt. STRÖM (1950) sowie ELIASSON und STRÖM (1950) lösten durch bipolare elektrische Reizung verschiedener Stellen des basalen und lateralen Stirnlappens bei der Katze Konstriktion der Hautcapillaren aus. FULTON meint, daß der Blutdruckabfall, den FREEMAN und Mitarbeiter (1942), RINKEL und Mitarbeiter (1947) an Hypertoniekranken nach frontaler Lobotomie beobachteten, auf die Unterbrechung von Fasern dieser Gegend zu beziehen sei. Nach SHENKIN und Mitarbeitern (1948) ist die Abnahme des cerebralen Sauerstoffverbrauches nach frontaler Lobotomie der Spiegel eines verminderten emotionellen Tonus, eines größeren Gleichmutes der dem Test ausgesetzten Patienten. — HESS (1938, 1948, 1950) neigt zu der Annahme, daß die von der Orbitalrinde auszulösenden Effekte mit der emotionell bedingten Erregung vegetativer Effectoren bzw. der Reizung extravertierter Sinnesapparate, die zur Emotion führt, zusammenhängen. Nach einer Punkt-für-Punkt-Kontrolle umschriebener Stirnhirngebiete kamen HESS und Mitarbeiter (1951) zu dem Schluß, daß die Area orbitalis ein sensibles Repräsentationsgebiet oraler und paraoraler Haut- und Schleimhautgebiete darstelle; die von hier auszulösenden Effekte am Vegetativum entsprächen denen, die von peripheren exteroceptiv-sensiblen Nerven ausgelöst werden können; ähnlich seien die Reizwirkungen aus der Area cingularis zu interpretieren.

Nach allem erscheint gegenüber der Auffassung jener Forscher, die eine differenzierte Repräsentation einzelner vegetativer Funktionen in der Großhirnrinde annehmen, Zurückhaltung geboten. Die Großhirnrinde bedient sich offenbar zur Erzielung ihrer spezifischen Leistungen der vegetativen subcorticalen Apparate, unter anderem der Kreislaufregulationen; es wäre aber verfehlt, sie als einen Ort verfeinerter Kreislaufzentren anzusehen.

Aus den *Leukotomieerfahrungen* (FREEMAN und Mitarbeiter 1942, RINKEL und Mitarbeiter 1947, BOCHNIK 1952b) geht im großen und ganzen hervor, daß das vegetative Nervensystem von Leukotomierten labiler ist als von Gesunden; auf Adrenalin z. B. steigt der Blutdruck höher an als beim Gesunden, auf Reizung des Carotissinus erfolgt eine stärkere Pulsverlangsamung; die tagesrhythmischen Schwankungen treten stärker hervor. Mit BOCHNIK kann man daraus und aus den Erfahrungen an Hirntraumatikern (S. 862) schließen, daß durch den Eingriff der *dämpfende Einfluß der Großhirnrinde auf das Vegetativum* alteriert wurde. Ein vor allem im Stirnhirn lokalisiertes moderierendes Prinzip bewirke durch Stabilisierung der Leistungsbereitschaft eine größere Unabhängigkeit der höheren Schichten des Handelns und Erkennens von der vegetativen Grundschicht.

δ) Die Kreislaufbelastungsproben. Wie die Blutzuckerbelastungen (S. 721), so sind auch die Kreislauffunktionsproben ein beliebtes Mittel zur Testung der vegetativen Reaktionslage. Am gebräuchlichsten sind die *orthostatische Belastungsprobe* nach SCHELLONG (1938; vergleichende Blutdruck- und Pulsmessungen im Liegen und Stehen), der *Adrenalinversuch* (Verhalten des Blutdrucks und der Pulszahl nach subcutaner Adrenalingabe) und der *Sympatolversuch* (Blutdruckkurve nach 20 mg Sympatol intravenös).

Überblickt man das Schrifttum auf diesem Gebiet, so findet sich die WILDER*sche Regel* im wesentlichen bestätigt. Der *leptosome* Konstitutionstyp mit seiner mehr vagotonen Ausgangslage zeigt beim Adrenalin- und Sympatolversuch höhere Ausschläge als der mehr sympathicotone *Pykniker* (MALL 1947b, 1951). Im Verlaufe von psychischen und körperlichen Krankheiten sieht man häufig *Wandlungen* der Reaktionen. Die *endogene Depression* scheint auch bei Pyknikern mit einer ausgesprochenen Vagotonie verbunden zu sein; die psychische Remission ist gewöhnlich mit einer Änderung der Kreislaufbelastungsproben in Richtung der dem Konstitutionstyp entsprechenden Reaktion verbunden, gleichgültig, mit welchem therapeutischen Mittel die Besserung erreicht wurde; der Elektrokrampf erzwingt die Umstimmung oft schlagartig. Bei der *Katatonie* findet man häufig „Paradoxreaktionen“ als Zeichen maximaler ergotroper Erregung (PLOOG und SELBACH 1952). Von den körperlichen Krankheiten ist die paradoxe Blutdrucksenkung nach Adrenalin vor allem bestimmten Formen von *Hypertonie* eigentümlich (STURM 1949b). Die im Durchschnitt etwas höheren Ausschläge bei den *Hirnverletzten* muß man mit FROWEIN und HARRER (1948) als Ausdruck einer zentral ausgelösten Erhöhung der Ansprechbarkeit deuten. Die orthostatische Belastungsprobe wird von TÖNNIS und LOEW (1949, 1953), DAUTZENBERG (1949) zur Beurteilung des intrakraniellen Drucks bei Hirngeschwülsten und zur Testung traumatischer Hirnschädigungen benutzt.

Wie die Blutzuckerproben, so darf man auch die Kreislaufbelastungsproben nur mit großem Vorbehalt als einen *Spiegel der hypothalamischen Kreislaufsteuerung* ansehen. Stets muß die Reaktionsbereitschaft der tieferen nervösen

Regulationen, insbesondere der Blutdruckzügler, und des gesamten an der Kreislaufregulierung beteiligten Hormonsystems mitbedacht werden. Der größte Wert dürfte in der Anwendung im *Längsschnitt von Krankheitsverläufen* liegen, indem die Belastungsproben bei gleichbleibenden Verhältnissen an der Peripherie die Änderungen der hypothalamisch gelenkten vegetativen Tonuslage anzuzeigen scheinen.

5. Pigmentstoffwechsel.

Das im Hypophysenzwischenlappen entstehende *Chromatophorenhormon* (= Intermedin) ist ein den Hinterlappenhormonen sehr ähnliches, wasserlösliches Polypeptid mit einem Molekulargewicht von nicht viel mehr als 2000 (WARING und LANDGREBE 1950). In seinem Aminosäurensatz befindet sich zum Unterschied von den Hinterlappenhomonen Tryptophan (STEHLE 1949a). Trotz der chemischen Ähnlichkeit und der Entstehung in benachbarten Strukturen ist von pharmakologischen oder funktionellen Beziehungen zwischen dem Intermedin und den Hinterlappenhormonen nichts bekannt. Nur bei den niederen Wirbeltieren kennt man die physiologische Rolle des Intermedin. Es ist aber auch in der Hypophyse der Vögel und Säuger konstant nachzuweisen. Bei Tieren mit gut ausgeprägtem Zwischenlappen entsteht es in diesem. Beim Menschen enthält der Vorderlappen das Hormon (ZONDEK und KROHN 1932), offenbar weil der Zwischenlappen durch Obliteration der Hypophysenhöhle mit dem Vorderlappen verschmolzen ist; JORES (1933c) und BERBLINGER (1936) geben die basophilen Zellen als Bildungsstätte an. Wenn der intraselläre adenoneurohypophysäre Kontakt und damit der Zwischenlappen fehlt, wie bei Vögeln und manchen Säugern (Wal; FOSTVEDT 1939), findet sich das Intermedin ebenfalls im Vorderlappen. Diese Tatsache spricht gegen eine Rolle der Neurosekretion bei der Intermedinbildung, wenngleich anatomische Beobachtungen (S. 558, Abb. 2 und 3c, S. 739) für eine funktionelle Zusammenarbeit zu sprechen scheinen.

a) Die Funktion des Intermedin bei den Kaltblütern.

Die Hauttönung der Fische, Amphibien und Reptilien wird zu einem Großteil durch besondere pigmenthaltige Zellen bestimmt, die *Chromatophoren*. Je nach der Farbe des Pigments unterscheidet man *Melanophoren*, *Xanthophoren*, *Erythrophoren* und *Leukophoren*. Am besten sind die Reaktionen der Melanophoren erforscht, von denen im folgenden hauptsächlich die Rede ist. Das Pigment kann sich innerhalb der zahllosen Zellfortsätze ausbreiten und dadurch Dunkelfärbung (bzw. die anderen Hauttönungen) bewirken; wenn es sich zusammenzieht, erbleichen die Tiere (ERHARD 1929). Diese Pigmentbewegungen werden *nervös und hormonell gesteuert*.

Die rasch wirkende *nervöse Steuerung* wird durch das autonome Nervensystem besorgt. Sympathicusreizung und Adrenalin bewirken Pigmentkonzentration und dadurch Erbleichung. Parasympathicusreizung und Acetylcholin, vor allem zusammen mit Eserin, wirken durch Pigmentdispersion verdunkelnd.

Bei der langsamer wirkenden *hormonellen Steuerung* wird die Dunkelfärbung durch das *Intermedin* besorgt (= Black-Hormon = „B"; ATWELL 1919, GIUSTI und HOUSSAY 1924a), Erbleichung durch das noch hypothetische *White-Hormon* („W"), dessen Entstehung von manchen Autoren in den *Trichterlappen* der Hypophyse verlegt wird.

Licht ist der adäquate Reiz, der die Pigmentierung zum geringen Teil *direkt*, zum weitaus größeren Teil *über das Auge* beeinflußt, wobei man in der Netzhaut „W"- und „B"-receptorische Areale abgrenzen kann, durch deren Reizung eine sinnvolle Anpassung an die Umgebung gewährleistet wird. Kommt das Licht aus einer unnatürlichen Richtung (z. B. bei Unterwasserbeleuchtung), dann ist eine Anpassung nicht möglich (HOGBEN und LANDGREBE 1940). Die über den Hypothalamus ablaufenden Impulse gelangen entweder über das vegetative Nervensystem direkt (unter Vermittlung der entsprechenden Aktionssubstanzen) zu den Pigmentzellen, oder sie bewirken die Farbreaktion über die Ausschüttung des entsprechenden Hypophysenhormons. Im allgemeinen sind die Chromatophoren der Amphibien mehr hormonell, die der Fische und Reptilien mehr nervös gesteuert. Nach RODEWALD (1935) bildet die Hypophyse nicht nur des intakten, sondern auch des geblendeten Frosches unter Lichteinwirkung das Intermedin; auch mechanische, chemische und elektrische Reizung der Sehnervenstümpfe führen zu einer Aktivierung; selbst die aus dem Tier herausgenommene frische Hypophyse vermehrt bei Belichtung ihren Intermedingehalt, nicht dagegen im Rotlicht. — Das Intermedin bewirkt nicht nur die Ausbreitung des Pigments innerhalb der Chromatophoren, sondern bei genügend langer Einwirkung *auch dessen Vermehrung*, indem es die Oxydation des als Grundstoff geltenden Tyrosin in die Melaninvorstufe Dioxyphenylalanin fördert. Das gleiche ist der Fall, wenn man Fische genügend lange vor dunklem Hintergrund beleuchtet. Andererseits kommt es bei längerer Beleuchtung vor hellem Hintergrund nicht nur zu einer Zusammenziehung der Farbzellen, sondern auch zu einer absoluten Verminderung des Pigments. — Die Lichtreaktionen können durch *andere Reize*, z. B. unnatürliche Temperatur, elektrische Ströme, gestört werden. Bemerkenswert ist, daß *psychische Erregungen*, die mit Flucht beantwortet werden, die Tiere unabhängig vom Farbhintergrund erbleichen lassen, offenbar der Ausdruck einer ergotropen Umstimmung mit Alarmreaktion und Ausschüttung von endogenem Adrenalin. — Einzelheiten siehe in den zusammenfassenden Darstellungen von OLDHAM und Mitarbeitern (1941), LANDGREBE und WARING (1950), WARING und LANDGREBE (1950), PARKER (1950) und STEHLE (1951).

Die Vermutung, daß die vom Auge kommenden, die Ausschüttung des Intermedin bewirkenden Impulse über das neurosekretorische System des Nucleus praeopticus bzw. supraopticus und des Tractus supraopticohypophyseus ablaufen (SCHARRER 1930, 1932b, GREVING 1930), findet in den bisherigen experimentellen Beobachtungen keine Stütze. Die Feststellungen von GIUSTI und HOUSSAY (1924b), daß die Kauterisation des Infundibulum bei der Kröte zum Unterschied von der Hypophysektomie zu keiner Verminderung der Hautpigmentation führt, sondern sogar zu einem Dunklerwerden, wurde durch die Untersuchungen von SCHÜRMEYER (1926) und STUTINSKY (1937) bestätigt. Durch diese Operation atrophiert der Hypophysenhinterlappen gesetzmäßig (S. 557), während der Zwischenlappen oft hypertrophiert. ETKIN (1940) hat durch Transplantationsversuche an Fröschen gezeigt, daß der Zwischenlappen sich nur im Zusammenhang mit dem Infundibulum normal entwickelt; verpflanzt man die Hypophyse einer Kaulquappe in ein erfolgreich hypophysektomiertes, d. h. vollkommen blasses Tier, so entwickle sich in diesem alsbald eine besonders intensive Pigmentation, ausgelöst durch ein Übermaß an Intermedin, das von dem hypertrophisch gewordenen Zwischenlappen des Implantats gebildet werde. Die weitgehende Unabhängigkeit der Intermedinbildung von nervösen Impulsen ergibt sich aus der Tatsache, daß Kulturen von Zwischenlappenzellen das Hormon bilden (GEILING und LEWIS 1935, ANDERSON und HAYMAKER 1936). *Die Neurohypophyse scheint also normalerweise die Tätigkeit der Pars intermedia eher zu hemmen* (s. die analogen Beobachtungen bei Säugetieren S. 557).

b) Hypothesen über die Bedeutung des Intermedin bei den Warmblütern.

Mit Recht bezeichnet PARKER (1950) die Feststellung v. DYKES als unbefriedigend, nach welcher das Intermedin beim Warmblüter lediglich ein „atavistisches Erbstück" darstelle. FRIEDEN (1951) hat gezeigt, daß durch Behandlung von Ratten mit Intermedin der Intermedingehalt der Hypophyse um 30—80% absinkt; dieser „Rückkoppelungseffekt" weist auf eine funktionelle Bedeutung hin. Andererseits sind die Bemühungen, dem Pigmenthormon im Organismus des Säugetieres und Menschen eine physiologische Funktion zuzuweisen, bisher ohne Erfolg geblieben.

Nach JORES (1933, 1940, 1949) spielt das Intermedin eine Rolle bei der *Dunkeladaption* (s. DITTLER 1929), indem es die Bildung des Sehpurpurs beschleunige; Dunkeltiere hätten in Hypophyse, Blut und Auge mehr Melanophorenhormon als Helltiere; auch im Blut des Menschen trete nachts eine Substanz mit dem chemischen Verhalten des Pigmenthormons in vermehrtem Maße auf; Einträufeln einer Hormonlösung in das Auge bewirke beim Menschen eine Beschleunigung der Adaption; der Intermedingehalt der Hypophyse betrage bei der nachts gut sehenden Katze ein vielfaches von dem bei Mensch, Meerschweinchen und Huhn. JORES (1940) nimmt an, daß das Intermedin auch andere Dunkeladaptionsvorgänge steuere; JORES und CAESAR (1935) glauben eine Beeinflussung der Wanderung des Netzhautpigmentes beim Frosch durch Intermedin nachgewiesen zu haben. Wenn dies der Fall wäre, müßte das Intermedin in der Netzhaut eine der sonstigen Pigmentwirkung entgegengesetzte Funktion entfalten; denn in der Dunkelheit zieht sich das Netzhautpigment zusammen. — Eindeutige Erfolge bei der Behandlung der Nachtblindheit mit Intermedin sind nicht bekanntgeworden. — Nach MIALHE-VOLOSS und STUTINSKY (1953) ist der Hypothalamus normaler Ratten besonders reich an Intermedin. Die Hypophysektomie läßt es verschwinden. Künstlich zugeführtes Intermedin reichert sich im Hypothalamus an.

LANDGREBE und WARING (1950) sowie WARING und LANDGREBE (1950) führen aus, daß die Nachweismethoden des Pigmenthormons bei Säugern vielfach an technischen Fehlern kranken. Nach dem heutigen Kenntnisstand sei ein *Vorkommen von endogenem Intermedin in Blut und Urin von Säugetieren und Menschen nicht bewiesen.* Nur bei den Kaltblütern gelange das Intermedin in meßbaren Mengen in den Kreislauf. Aus diesem Grunde müßten viele Angaben über das Verhalten des Intermedin bei verschiedenen Zuständen wie Menstruation, Schwangerschaft, BASEDOWscher Krankheit, Migräne, Retinitis pigmentosa und Hypophysenstörungen einer Revision unterzogen werden. — Neuerdings haben SHIZUME und LERNER (1954) das Hormon in menschlichem Blut und Urin regelmäßig nachgewiesen und quantitativ bestimmt. Während der Schwangerschaft nimmt es ständig zu, um nach der Entbindung innerhalb weniger Tage zur Norm abzusinken. Beim Morbus Addison und nach Nebennierenentfernung ist es häufig vermehrt, bei Hypophyseninsuffizienz vermindert.

Die vom Tierversuch her bekannte *beschleunigende Wirkung des Intermedin auf die Melaninproduktion* mit Hilfe des Tyrosin-Tyrosinase-Systems (S. 745) wurde von FOSTVEDT (1939) im Warburg-Apparat gemessen; Vasopressin und vielleicht auch Oxytoxin sollen im Gegensatz hierzu dieses Oxydasesystem hemmen. FOSTVEDT (1939) vermutet, daß das Intermedin mit einem von anderer Seite gefundenen thermostabilen stoffwechselsteigernden Prinzip der Hypophyse identisch sei; er sieht die physiologische Rolle des Pigmenthormons bei den höheren Tieren in einer *stimulierenden Wirkung auf verschiedene Oxydationssysteme.* Nach KOHN (1953) läuft diese Wirkung über eine Erhöhung des Glutathion ab. Nach SHIZUME und Mitarbeitern (1954) aktiviert das Intermedin die Pigmentzellen der Säugetiere. — FOURNIER und Mitarbeiter (1941) haben das Melanophorenhormon mit Erfolg zur lokalen Behandlung der *Vitiligo* verwandt. — Normalerweise dürfte der Einfluß des Intermedin auf den Pigmentstoffwechsel nicht groß sein, denn die Pigmentstörungen bei Hypophyseninsuffizienz (MISKOLCZY 1948) sind selten hochgradig. Doch bewirkt das gereinigte Hormon auch beim Menschen eine Zunahme der Hautbräunung (LERNER und Mitarbeiter 1954).

Als vorläufig unbegründet müssen jene Auffassungen bezeichnet werden, die das Intermedin in Beziehung bringen mit den *saisonellen Umwandlungen am Integument* („Hochzeitskleid", Geweihbildung, Mauserung). Hier handelt es sich überwiegend um Vorgänge, die im Dienste der Fortpflanzung stehen, also um *sekundäre Geschlechtsmerkmale*, deren Steuerung den Sexualhormonen und Gonadotropinen obliegt; die Brunsterscheinungen werden ebenfalls durch Lichtimpulse beeinflußt (S. 631). Auch bei den niederen Tieren muß man unterscheiden zwischen der durch das Intermedin vermittelten Umgebungsanpassung und dem sich um keine Anpassung kümmernden auffälligen Hochzeitskleid. Das Hochzeitskleid wird nicht vom Intermedin, sondern von anderen Hypophysenstoffen gesteuert.

Bei der weißen Maus scheint das Licht einen großen Einfluß auf den *vegetativen Tagesablauf* zu haben; in der Nacht tritt eine Steigerung der Aktivität ein, die mit beträchtlichen Veränderungen der Wärmestrahlung, des Sauerstoffverbrauchs, der Atemfrequenz, des Blutzuckers, der Körpertemperatur, der Erythrocytenzahl und der Morphologie von Nebennierenmark, Nebennierenrinde und Inselorgan verbunden ist (BÄNDER 1950); in der Hypophyse konnte BÄNDER allerdings keine histologischen Tagesschwankungen feststellen. Nach GIERSBERG und USINGER ist der Tagesrhythmus durch Dauerbelichtung störbar; Behandlung mit Pigmenthormon soll den ursprünglichen Rhythmus wieder hervortreten lassen. Die Autoren meinen, daß das Pigmenthormon für die Erzeugung des vegetativen Tagesablaufs von wesentlicher Bedeutung sei.

Die von RODEWALD (1939) vermutete *krebshemmende Eigenschaft* des Melanophorenhormons scheint sich nicht bestätigt zu haben.

Durch das Intermedin kann man verschiedene Effekte am *Kohlenhydratstoffwechsel* auslösen (s. WARING und LANDGREBE 1950); JORES (1933c) ging so weit, Pigmenthormon und ACTH zu identifizieren. Dies trifft wahrscheinlich nicht zu; doch hat die Suche nach der Rolle des Intermedin im Säugerorganismus durch jene Hinweise eine neue Wendung bekommen, wonach das Pigmenthormon eine *Vorstufe des ACTH* sein könnte, die nur unter krankhaften Bedingungen, z. B. beim Morbus Addison oder beim hypophysären Typ der CUSHINGschen Krankheit (S. 781), die Hypophyse verläßt (S. 780). Man muß abwarten, ob sich aus dieser Hypothese eine Erklärungsmöglichkeit für das konstante Vorkommen des Intermedin in der Hypophyse aller Wirbeltiere ergibt.

Gegen die Annahme von SULMAN (1952) u. a., daß ACTH und Intermedin identisch seien (S. 739), sind von biochemischer Seite Bedenken erhoben worden, da es gelungen ist, die beiden Wirkstoffe zu trennen (STOPPANI und Mitarbeiter 1954, LERNER und Mitarbeiter 1954). Intermedin entfaltet bei der hypophysektomierten Ratte keine Nebennierenwirkung (KARKUN und Mitarbeiter 1954). Bei jungen Katzen beobachteten diese Autoren nach *chronischer Zufuhr von ACTH eine deutliche Hypertrophie der basophilen Zellen des Zwischenlappens*, während die Basophilen des Vorderlappens und die übrigen Zellen unverändert blieben. Die Hypertrophie zeigte die Charakteristika der von CROOKE beschriebenen Hyalinisierung (S. 783). KARKUN und Mitarbeiter (1954) schließen daraus, daß das ACTH den Zwischenlappen zu erhöhter Intermedinproduktion anregt.

6. Haarkleid.

Die für den Mann charakteristische Sekundärbehaarung bedarf in hohem Maße *hormoneller Impulse*, und zwar vor allem des *Hodenandrogens*. Kastraten bekommen zur Zeit der Pubertät eine schwächere Achselbehaarung und eine Schambehaarung vom „weiblichen" Typ. Beim hypophysären Infantilismus (S. 635) bleibt die Geschlechtsbehaarung vollkommen aus. Bei der Frau hängt die Sekundärbehaarung nach Albright von der Ausschüttung des *Androsteroids der Nebennierenrinde* ab; deshalb geht sie bei Addisonkranken Frauen verloren. Die Ursache des Terminalhaarmangels in Fällen von sog. Pseudohermaphroditismus masculinus completus (Orthner 1954) ist nicht geklärt. Neben den die Leydig-Zellen des Hodens und die Nebennierenrinde stimulierenden Hypophysenhormonen *(ICSH* und *ACTH)* hat offenbar auch das *STH* einen Einfluß auf die Haartrophik: Bei Akromegalie (S. 605) kommt es häufig zu einer besonders dichten Körperbehaarung; bei Simmondsscher Krankheit (S. 644) fällt nicht nur die Geschlechtsbehaarung aus, sondern es lichtet sich oft auch das Kopfhaar, das vorzeitig ergrauen kann (F. Hoff 1950). Der fördernde Einfluß des Somatotropin auf das Haarwachstum dürfte auch an jenen saisonellen Pelzveränderungen der Wildtiere beteiligt sein, die der Temperaturregulation dienen (S. 759).

Der Einfluß des *vegetativen Nervensystems* auf den Haarwuchs kommt in den verschiedenen Formen von *Alopecia neurotica* zum Ausdruck. Hinsichtlich des Haarausfalles bei Erkrankungen oder Verletzungen peripherer Nerven siehe Stiefler (1929b) und Galewsky (1932). Hier interessieren jene Fälle, in denen im Zusammenhang mit einer *Erkrankung des Hypothalamus* Haarausfall aufgetreten ist.

Ratner (1928) beschreibt 7 Fälle von totaler Alopecie, darunter einen mit Akromegalie komplizierten, und hält eine hypothalamische Auslösung für sehr wahrscheinlich; ätiologisch kämen psychische Traumen, Kopfverletzungen, Infektionskrankheiten und kryptogene Intoxikationen in Frage. Stiefler (1929a) berichtet über 4 Fälle von universaler Alopecie im Anschluß an *Encephalitis lethargica*; da dies aber zweifellos ein seltenes Vorkommnis ist, müsse man neben einer Zwischenhirnschädigung noch eine konstitutionelle Anfälligkeit des peripheren Haarapparats für die postencephalitische Alopecie verantwortlich machen. H. Hoff und Riehl (1938) schildern einen totalen Haarverlust nach Encephalitis lethargica bei einem 29jährigen Mann. Von besonderer Bedeutung ist ihre Beobachtung einer universalen Alopecie bei einem 34jährigen Mann, bei dem autoptisch ein *Astrocytom der Vierhügelplatte und des hinteren Hypothalamus* nachgewiesen wurde. — Raab (1924) schildert einen Mann, der zunächst frühreif gewesen war und seit dem 5. Lebensjahr Libido, Masturbation und Geschlechtsverkehr gehabt hatte; mit 26 Jahren trat plötzlich völliger Haarverlust ein; gleichzeitig bestand eine beiderseitige Neuritis optica. — Bei entsprechender Veranlagung scheinen insbesondere *Reizzustände des ergotropen Systems* einen Haarausfall zu begünstigen. Hierher gehört der Haarverlust nach *heftigen Gemütsbewegungen* (s. Galewsky 1932, F. Hoff 1950), ferner bei *Progerie* (S. 604), bei *diffuser Sklerodermie* (S. 655), bei *Feerscher Krankheit* (S. 796). H. Marx (1947) sah die Alopecia totalis bei einer 32jährigen Frau mit *hypoglykämischen und tetanischen Anfällen* kombiniert. Der charakteristische Haarausfall bei der *Thalliumvergiftung* wird von Dixon (1927) und Buschke und Peiser in erster Linie auf Sympathicusreizung bezogen; Behaarungsstellen, die den nicht vegetativ innervierten Sinneshaaren der Tiere entsprechen, wie der mediale Teil der Augenbrauen, bleiben deshalb verschont. Wawersik (1949) meint, daß das „Strychnin des Sympathicus" in besonderem Maße am Hypothalamus angreife. Pathologisch-anatomisch konnten Greving und Gagel (1929) nach experimenteller Thalliumvergiftung keine sicheren Veränderungen am vegetativen Nervensystem nachweisen. Cortella (1935) beschreibt im Zwischenhirn und in den sympathischen Ganglien Nervenzellschädigungen und Gliareaktionen. Prick und Mitarbeiter (1949) fanden bei einem 2 Monate nach der Vergiftung Verstorbenen degenerative Veränderungen im ganzen Nervensystem, unter anderem einen Zellschwund im vegetativen Hypothalamus (s. ferner Bredemann 1954). — Die charakteristische Glatzenbildung bei *myotonischer Dystrophie* (S. 633) scheint ebenfalls mit einer neurovegetativen Dysregulation zusammenzuhängen. Auch bei *diencephalo-retinaler Degeneration* (S. 641) kommen Anomalien der Behaarung, Hypertrichosen wie auch verminderter Haarwuchs, vor.

7. Calcium- und Phosphorstoffwechsel.

Der Stoffwechsel von Calcium und Phosphor — auf die lebenswichtigen Funktionen der beiden Elemente braucht hier nicht eingegangen zu werden — wird hauptsächlich von dem Hormon der *Nebenschilddrüse* und dem Vitamin D reguliert. Das *Parathormon* ist ein Eiweißkörper von noch unbekannter Zusammensetzung. Die chemischen Charakteristika siehe bei Greep (1948). Der adäquate Reiz für die Bildung und Abgabe des Hormons dürfte ein

Abfall des Blutcalciumspiegels sein; akute Hypocalcämie führt zu Parathormonausschüttung, chronische zu kompensatorischer Hypertrophie der Epithelkörperchen. Darüber hinaus gibt es hormonelle und nervöse Steuerungen, über deren Art und Ausmaß noch keine Klarheit herrscht.

Man kennt im wesentlichen *zwei Theorien der Parathormonwirkung*. Die eine verlegt den Angriffspunkt des Hormons in den *Knochen*, dessen Osteoclasten zu vermehrter Tätigkeit angeregt werden sollen. Nach der anderen, der ALBRIGHT (1947) den Vorzug gibt, wirkt das Hormon über die *Niere*, wo die tubuläre Rückresorption der Phosphate gehemmt werde; die Phosphatverminderung im Blutserum rege die Osteoclasten an, wobei neben Phosphor auch Calcium frei werde; da das Calcium durch die Niere nicht so schnell eliminiert werden könne wie der Phosphor, reichere es sich im Blut an, werde schließlich aber auch vermehrt ausgeschieden. Es gibt Ansichten, die zwischen den beiden Theorien vermitteln.

Die Überfunktionskrankheit der Nebenschilddrüse ist die RECKLINGHAUSEN*sche Knochenkrankheit*, die Unterfunktionskrankheit die *Tetanie*. Nur soweit das Hypophysen-Hypothalamus-System beteiligt ist, soll im folgenden auf die Krankheiten des Kalk- und Phosphorhaushaltes eingegangen werden.

a) Hypophysenvorderlappen und Nebenschilddrüse.

Bei der Akromegalie sind die Epithelkörperchen meist vergrößert (S. 608), gelegentlich auch bei der CUSHINGschen Krankheit (S. 779). Bei der RECKLINGHAUSENschen Knochenkrankheit findet sich außer dem fast konstanten Tumor der Epithelkörperchen gelegentlich eine Geschwulst des Hypophysenvorderlappens (MOLINEUS 1913, HASLHOFER 1937a). MELLGREN (1945) sah in 2 Fällen von Hyperparathyreoidismus das Bild des Hypophysenvorderlappens charakterisiert durch große chromophobe Epithelien, wahrscheinlich degranulierte Basophile. HERTZ und KRANES (1943), ANSELMINO und Mitarbeiter (1934), ANSELMINO und HOFFMANN (1941), BLUMENTHAL und LOEB (1942) sahen eine starke Gewichtszunahme der Epithelkörperchen und histologische Aktivierungszeichen, wenn sie Versuchstiere mit Hypophysenextrakten behandelten, und schlossen daraus auf die Existenz eines *parathyreotropen Hypophysenhormons*. Auch eine Zunahme der Mitosen in den Epithelkörperchen (HAM und HAIST 1939) sowie eine leichte Erhöhung des Blutkalkspiegels (HOFFMANN und ANSELMINO 1934, FRIEDGOOD 1936, FRIEDGOOD und MCLEAN 1937) wurde nach Injektion verschiedener Vorderlappenrohextrakte beobachtet (GREEP 1948). KOSTER (1930), HOUSSAY und SAMMARTINO (1933b, 1934) sowie BAKER (1942) haben nach Hypophysektomie eine leichte Epithelkörperchenatrophie gesehen. Auf Grund dieser Befunde nehmen manche Autoren eine hypophysäre Steuerung der Nebenschilddrüse an.

Beim näheren Eingehen auf das Schrifttum erweisen sich aber jene Stimmen als überzeugender, die eine *direkte Einflußnahme des Hypophysenvorderlappens* auf die Epithelkörperchen *ablehnen* (HAMMET 1926). CARNES und Mitarbeiter (1943) haben gezeigt, daß sich bei hypophysektomierten Ratten das Blutcalcium nicht verändert, während der Phosphor eher absinkt, zum Unterschied von dem erniedrigten Calcium- und erhöhten Phosphorspiegel der epithelkörperchenlosen Tiere. EGER (1953) fand, daß die Nebenschilddrüsen hypophysenloser Tiere zu einer beträchtlichen kompensatorischen Hypertrophie mit dadurch bedingter Ostitis fibrosa fähig sind, wenn durch Acidose infolge Niereninsuffizienz der Calciumbedarf steigt. Die Klinik und pathologische Anatomie der Hypophysenzerstörungen beim Menschen weiß von keinen Veränderungen der Morphologie und Funktion der Epithelkörperchen zu berichten. Tetanische Symptome gehören nicht zum Bild des Hypopituitarismus; im Gegenteil, die Knochen neigen infolge des Keimdrüsenunterganges eher zu Entkalkung, und auf der Basis eines durch Keimdrüseninsuffizienz, Nahrungsdefizit und Nierenunterfunktion entstandenen allgemeinen Kalkmangels können sich die Epithelkörperchen beim hypophysären Zwergwuchs und bei der SIMMONDSschen Krankheit vergrößern (z. B. PRIESEL 1920, COOKE und SHEEHAN 1950, Fall 1). Soweit überhaupt Rückbildungen der Epithelkörperchen nach Hypophysenverlust berichtet werden, darf man diese wohl als *Ausdruck des allgemeinen Wachstumsstillstandes* durch den Ausfall des STH betrachten und nicht als Folge des Mangels eines die Nebenschilddrüse spezifisch steuernden Wirkstoffes. Die Epithelkörperchenvergrößerung bei der Akromegalie und nach Zufuhr von Vorderlappenextrakten kann ebensowenig als Beweis eines parathyreotropen Hormons gelten; sie dürfte hier nicht nur Teilerscheinung der allgemeinen durch das Übermaß an Wachstumshormon bewirkten Splanchomegalie sein, sondern darüber hinaus durch einen relativen Kalkmangel infolge des vermehrten Bedarfs angeregt werden. Epithelkörperchenadenome bei Akromegalie können als Ausdruck einer allgemeinen endokrinen Adenomatose gedeutet werden (S. 608). Bei der CUSHINGschen Krankheit ist eine etwaige Epithelkörperchenhypertrophie (SPRAGUE und Mitarbeiter 1950) ebenfalls mit der Osteoporose in Zusammenhang zu bringen; hier greift das Übermaß an antianabolischem Glykocorticoid vor allem die Knochenmatrix an und macht die Calciumbilanz negativ (ALBRIGHT 1947).

HEINBECKER (1949) fand beim Hund nach Hypophysektomie und nach langjährig überlebter hoher Hypophysenstieldurchtrennung, die zu einem Verlust der basophilen Vorderlappenzellen geführt hatte, eine starke Vergrößerung der Nebenschilddrüse; er schließt aus diesem — mit dem erwähnten Befund bei SIMMONDSscher Krankheit übereinstimmenden — Ergebnis, daß die *Basophilen die Nebenschilddrüse hemmen*. Eine Bestätigung durch andere Untersucher steht aus.

HELLSTRÖM (1954) sah in 14 von 50 Fällen nicht renal bedingter RECKLINGHAUSENscher Knochenkrankheit kein Epithelkörperchenadenom, sondern eine diffuse Hyperplasie aller Nebenschilddrüsen; für diese Fälle sei eine hypophysäre Ätiologie zu erwägen, vielleicht über eine Beeinflussung des Blut-Calcium- und -Phosphorspiegels.

Zusammenfassend erscheint nach dem heutigen Stand der Forschung die Annahme eines engeren Abhängigkeitsverhältnisses zwischen Hypophyse und Nebenschilddrüse als unbegründet. Dadurch aber, daß viele Hypophysenstörungen über Niere, Keimdrüse und Nebenniere das Blutcalcium beeinflussen, können sie indirekt Veränderungen in der Nebenschilddrüse hervorbringen[1].

b) Zur Frage der nervösen Steuerung der Nebenschilddrüse.

Die reichliche Versorgung der Epithelkörperchen mit marklosen Nervenfasern (BARGMANN 1939) spricht für eine nervöse Einflußnahme. Da aber die transplantierte Drüse normal funktioniert (HERXHEIMER 1926), scheint die *nervöse Regulation* neben der Steuerung durch den Blutcalciumspiegel *nicht von ausschlaggebender Bedeutung* zu sein. In den vereinzelten Beobachtungen von Veränderungen des Kalkstoffwechsels bei Hypothalamusprozessen (z. B. GLANZMANN und WEGELIN 1942, 14jähriger Knabe, Granulomoencephalitis mit leichter Pubertas praecox und Diabetes insipidus; Hypercalcämie; S. 690 und S. 837) ist nicht zu entscheiden, ob eine direkte Beeinflussung der Epithelkörperchen durch die Hypothalamuserkrankung vorgelegen hat. HOUSSAY und SAMMARTINO (1933, 1934) sahen bei 5 von 12 Hunden mit Läsionen im Tuber cinereum atrophische oder degenerative Epithelkörperchenveränderungen leichten bis mittleren Grades; der Blutkalk hatte sich ebensowenig verändert wie bei den Hypophysektomien. Sonstige experimentelle Studien zur Frage der nervösen Steuerung der Nebenschilddrüse liegen offenbar nicht vor.

Besondere Aufmerksamkeit verdienen in dieser Hinsicht die Krankheitsbilder der *Progerie* (S. 604) und der *diffusen Sklerodermie* (S. 655), bei denen eine Erhöhung des Blutcalciums mit häufigen Kalkablagerungen in der sklerotischen Haut wiederholt beobachtet wurde (ZEDER 1940, EHRMANN und BRÜNAUER 1931); es ist an die Möglichkeit zu denken, daß im Rahmen der diesen Krankheiten wahrscheinlich zugrunde liegenden hochgradigen Sympathicotonie auch die Epithelkörperchen zu erhöhter Tätigkeit angeregt werden.

8. Diurese.

a) Hypophysär-hypothalamische Steuerung.

Der in den Glomeruli filtrierte *Primärharn* stellt ein praktisch eiweißfreies Filtrat des Blutes dar. Der Primärharn wird in den Harnkanälchen durch selektive *Rückresorption* körperwichtiger Substanzen und durch zusätzliche Exkretion von Schlackenstoffen in den definitiven Harn umgewandelt. Die Rückresorption von Wasser betrifft normalerweise 99% des 170 Liter täglich betragenden Primärharns. Diese Arbeit können die Tubulusepithelien nur in Anwesenheit des *Antidiuretin* des Hypophysenhinterlappens leisten. Dadurch, daß das Antidiuretin die Rückresorption von Kochsalz und anderen harnpflichtigen Substanzen weniger fördert als von Wasser, befähigt es die Niere zur Harnkonzentration. Es ist in dieser Hinsicht der Gegenspieler des Halosteroids der Nebennierenrinde (S. 708). — Beim *Frosch* fördert das Antidiuretin auch die Wasserresorption durch die äußere Haut (BRAUN 1952, 1953).

Das *Antidiuretin* ist das wichtigste Hinterlappenhormon (Chemie s. STEHLE 1949a) und gehört zu den biologisch wirksamsten Stoffen, die wir kennen. Bereits 0,0000006 mg je Kilogramm Körpergewicht eines von STEHLE erzeugten Präparats hemmen beim Hund die Diurese. Die Beziehungen des antidiure-

---

[1] Auf die durch anatomische Befunde nicht begründete Auffassung der *Ostitis deformans Paget* als Folge einer Hypophysenstörung (HAMANN 1920, RUMMERT 1934) sei hingewiesen (s. S. 802).

tischen Prinzips zu den übrigen Wirkstoffen des Hypophysenhinterlappens und des Zwischenlappens s. S. 579, 620, 736, 746.

STEHLE (1949b) bezeichnet den Hinterlappenstoff als ein „diuretisch-antidiuretisches Hormon"; er kann nämlich bei Überdosierung *auch diuretisch* wirken. Hohe Dosen von Hinterlappenhormon bewirken offenbar eine Mobilisierung von Salzen aus den Geweben und steigern dadurch die Elektrolytkonzentration des Primärharns; die Ausscheidung großer Salzmengen verlangt auch eine Mehrausscheidung von Wasser, da eine Harnkonzentration über eine bestimmte Grenze hinaus nicht möglich ist. Es handelt sich um eine *Salzdiurese*, die überwiegend das Kalium und die Phosphate trifft. Ob die extrarenale Wirkung des Hinterlappenextraktes beim Menschen eine physiologische Rolle spielt, ist strittig. Jedenfalls vermindert das Hinterlappenhormon nur die durch große Wassermengen bewirkte Diurese, nicht die Harnvermehrung nach Zufuhr großer Salzmengen. Näheres über diese zum Teil noch ungeklärten Fragen s. bei STEHLE (1949b). Nach SCHAUMANN und SCHMIDT (1948) scheint die salzdiuretische Wirkung des Hinterlappenextrakts nicht vom Vasopressin, sondern vom Oxytocin bewirkt zu sein.

Hypophysenvorderlappenextrakte wirken diuretisch. Die Wirkung beruht auf dem Wachstumshormon, ohne das die Nierenfunktion stark eingeschränkt ist (S. 596)[1]; sie beruht ferner auf dem TSH, das die Schilddrüse stimuliert, dessen Hormon auf die Gewebe dehydrierend wirkt (SALTER 1950); sie beruht schließlich auf der Stimulation der Nebenniere, dessen Halosteroid eine wasserdiuretische Funktion zugeschrieben wird (S. 708).

Neugeborene Kinder und Ratten produzieren nicht nur sehr geringe Antidiuretinmengen (HELLER und ZAIMIS 1949, S. 560), sondern sie sind auch gegenüber der Antidiuretinwirkung noch hochgradig unempfindlich (HELLER 1951, 1952); die Unempfindlichkeit beruht auf einer funktionellen Unreife der Nierenepithelien. Davon kommt die geringe Fähigkeit zu Harnkonzentration. — Beim Neugeborenen ist aber auch die Fähigkeit zu rascher Diurese überschüssigen Wassers vermindert, offenbar infolge der noch geringen Stimulation der Nierentätigkeit durch den Hypophysenvorderlappen.

Die im *Blutserum nachzuweisende antidiuretische Substanz* (MARX 1935) stammt wahrscheinlich aus der Neurosekretion der „besonderen Kerngruppe"; doch gibt es auch andere Anschauungen (FIŠTER und Mitarbeiter 1954). Sie wird teils in der Leber inaktiviert (s. KRETSCHMAR 1954, ferner S. 735), bei vermehrter Produktion, z. B. durch Dehydrierung (NOBLE und Mitarbeiter 1950), durch elektrische Stimulierung der Neurohypophyse (HARRIS 1948) oder durch Elektrokrampf, auch mit dem Harn ausgeschieden. Die antidiuretische Funktion in der Niere hängt nicht mit der Ausscheidung zusammen.

b) Experimentelle Beeinflussung des Wasser- und Salzhaushaltes.

Das *Antidiuretin* ist ein Produkt der *Neurosekretion* der „besonderen Kerngruppe" im vegetativen Hypothalamus (S. 558). Seine Wirkung auf die tubuläre Rückresorption von Wasser ist durch andere Steuerungen nicht ersetzbar.

Deshalb entsteht bei *Zerstörung der besonderen Kerngruppe* gesetzmäßig ein Diabetes insipidus (CAMUS und ROUSSY 1920, BAILEY und BREMER 1921, SMITH 1927, LEWY 1924, FISHER und Mitarbeiter 1935, RANSON und MAGOUN 1939, DEY und Mitarbeiter 1940, HUME 1949, STUTINSKY und Mitarbeiter 1950, H. HOFF 1951). HILD und ZETLER haben gezeigt, daß das Hormon nicht nur an den Endigungen der Neurone im Hypophysenhinterlappen nachzuweisen ist, sondern in geringerem Maße auch in den Kerngebieten selbst und im Tractus supraopticohypophyseus.

Die sekretorische Nervenzelle ist gegenüber Eingriffen am Achsenzylinder besonders empfindlich; sie reagiert mit retrograder Atrophie, wenn ein größeres Stück des Fortsatzes abgetrennt wird. Deshalb entsteht auch nach *Durchtrennung des Infundibulum* eine permanente Polyurie (FISHER und Mitarbeiter 1938a, b, HEINBECKER 1949, HARRIS 1950, TANG und PATTON 1951). Je weiter distal

[1] Der nierendiuretischen Wirkung des Wachstumshormons steht eine wasserretinierende im Gewebe gegenüber (S. 591); Wasser ist ein äußerst wichtiger Baustoff für den wachsenden Organismus (SCHAPER 1902).

die Durchtrennung erfolgt, desto mehr Neurone bleiben erhalten und regenerieren nach anfänglicher retrograder Reaktion („primärer Reizung"); nach einer vorübergehenden Polyurie stellt sich die normale Fähigkeit zur Harnkonzentration wieder ein (CROSS und HARRIS 1952). Nach MAGOUN und Mitarbeitern (1939) und RASMUSSEN (1940) kommt es beim Affen nicht zu dauerndem Diabetes insipidus, wenn bei einer Hypophysenstieldurchtrennung 12—16% der Neurohypophyse im Zusammenhang mit dem Hypothalamus bleiben. Die distal von der Durchtrennung gelegene Neurohypophyse (der Hinterlappen) verfällt der sekundären Degeneration und verliert ihren Gehalt an Antidiuretin und an den anderen Produkten der Neurosekretion rasch und restlos.

Die *Entfernung der gesamten intrasellären Hypophyse* löst in der Regel keine dauernde Polyurie aus (CAMUS und ROUSSY 1920, 1922, HOUSSAY und HUG 1921, RICHTER 1935), einerseits weil bei peripherer Durchtrennung des Tractus supraopticohypophyseus ein Teil der neurosekretorischen Neurone erhalten bleibt, andererseits weil durch den Verlust der diuretisch wirkenden Adenohypophyse der Bedarf an Antidiuretin geringer wird. Ein hypothalamisch ausgelöster Diabetes insipidus kann durch Entfernung der Adenohypophyse gemildert werden (KELLER und Mitarbeiter 1936). Hypophysenlose Tiere scheiden ebenso wie nebennierenlose nach Wasserbelastung langsamer aus als normale (HOFMANN 1952). Jedoch verhindert die Entfernung der Adenohypophyse die Entstehung eines Diabetes insipidus durch eine Läsion der Kerngebiete nicht (CAMUS und ROUSSY 1920). BODIAN und MAREN (1951) sahen bei der Ratte chronische Polydipsie auftreten, wenn bei der Hypophysektomie 72% der Adenohypophyse und 50% der Neurohypophyse zurückblieben. Dabei waren durch retrograde Atrophie die Nuclei supraoptici auf 34, die Nuclei paraventriculares auf 37% der Norm reduziert. Bei völligem Fehlen der Adenohypophyse genügen nach HEINBECKER und Mitarbeitern (1947) beim Hund etwa 5—10% neurohypophysären Gewebes, um einen Diabetes insipidus zu verhindern; beträgt der Rest an funktionierender Neurohypophyse weniger als 3%, dann entstehe auch bei kompletter Abwesenheit der Adenohypophyse eine Polyurie. *Auch der adenohypophysenlose Organismus braucht also ein Mindestmaß von Neurosekretion zur Aufrechterhaltung seines Wasserhaushaltes.*

Nach den Clearence-Untersuchungen von HANDLEY und KELLER (1950) *schränkt die Niere im experimentellen Diabetes insipidus die Glomerularfiltration* um etwa 50% *ein*, auch wenn die Adenophyophyse vollkommen erhalten ist. Das gleiche sei bei Normaltieren der Fall, die einer Dehydrierungsmaßnahme unterworfen sind. Die Niere verfüge über eine nervöse Regulation, die bei Ausfall des Antidiuretin einen allzu großen Wasserverlust verhindere, wahrscheinlich über die Ausschaltung eines Teils der aktiven Nephrone.

Der adäquate *physiologische Reiz* für die Ausschüttung des Antidiuretin ist eine *Erhöhung des osmotischen Drucks* in dem das Gehirn durchströmenden Blut, wie VERNEY (1946) durch Injektion hypertonischer Kochsalzlösungen in die Carotis beim Hund nachgewiesen hat. GRENELL und KABAT (1947), VERNEY (1948a, b) vermuten die entsprechenden *Osmoreceptoren* im Nucleus supraopticus. Bei *Durst* liegen dieselben Verhältnisse vor; das Hormon wird ausgeschüttet, wodurch das neurosekretorische System vorübergehend an Antidiuretin verarmt (ZETLER 1952). Die erhöhte antidiuretische Aktivität im Durstversuch ist nach H. HOFF (1951) mit einer Steigerung der vom Hypothalamus ableitbaren Aktionsströme verbunden. Bei akuter *Belastung der Osmoregulation* durch intravenöse Kochsalzgaben zeigen die Zellen der Nuclei supraoptici und paraventriculares die Erscheinungen der Chromatolyse, bei chronischer milder Belastung durch kochsalzreiches Trinkwasser hypertrophieren sie (HILLARP 1949b). Die Aktivitätssteigerung und schließliche Erschöpfung des neurosekretorischen Systems im Durst hat ORTMANN (1950, 1951) besonders eindrucksvoll mit Hilfe der CHP-Färbung gezeigt. Adrenalektomie führt, wahrscheinlich über eine damit verbundene Bluteindickung, zu ähnlichen Erscheinungen (MALANDRA und CORBETTA 1953, STUTINSKY 1953). Siehe ferner OLÁH und Mitarbeiter (1953), MIRSKY und Mitarbeiter (1954).

Eigenartig ist der Befund von KOVACS und Mitarbeitern (1954a); danach bewirkt der Durst bei Ratten neben einer Steigerung der Neurosekretion sowohl eine *Aktivierung des ACTH*, kenntlich an einer Hypertrophie der Nebennierenrindenzellen, als auch eine *gonadotrope Stimulation*, kenntlich an einer Zunahme der reifenden Follikel und Gelbkörper in den Ovarien. Im Hypophysenvorderlappen sieht man eine Vermehrung der PSL-positiven basophilen Granula. — Ob diese Beobachtung als Hinweis für einen direkten Einfluß der Neurosekretion auf die Tätigkeit der Adenohypophyse gedeutet werden darf, ist heute noch nicht zu entscheiden (s. S. 584, 715, 746, 747, 786).

Belastungen der Osmoregulation führen *beim Menschen* zu analogen Veränderungen. Hierher gehören wahrscheinlich die Befunde am Nucleus paraventricularis bei *Diabetes mellitus* (S. 778) und bei *Pemphigus vulgaris* (BUSCHKE und OLLENDORFF 1925, JOSEPHY 1932). SMEREKER (1950) berichtet von intensiver Neurosekretion in einem Fall von *Plasmocytom* mit Nephrose und Dysproteinämie, CORONINI (1951) bei *Lebercirrhose*. W. MÜLLER (1938) sah bei WILSON*scher Krankheit* eine starke Vacuolisierung der Zellen des Nucleus supraopticus.

Das *Durstgefühl*, das im Hypothalamus den Trieb zur Wasseraufnahme entfacht, entsteht durch eine Trockenheit im Mund infolge einer reflektorischen Einschränkung der Speichelsekretion (HOLMES und GREGERSEN 1948).

Es wurde schon erwähnt (S. 621), daß die für die Ausschüttung anderer Hinterlappenhormone adäquaten Reize (z. B. *Saugen* oder *Melken* an den Brustwarzen) auch die Antidiurese erhöhen; nach CROSS (1951) sowie CROSS und HARRIS (1952) handelt es sich hierbei aber nur um einen Nebeneffekt; die Hauptwirkung des Saugreizes auf den Hypophysenhinterlappen betreffe den im Oxytocin enthaltenen milchauswerfenden Faktor. — Auch *Schmerzreize* und *seelische Erregungen* können einen antidiuretischen Effekt haben (H. HOFF und WERMER 1928, NOBLE und Mitarbeiter 1950, ROTHBALLER 1953, MIRSKY und Mitarbeiter 1954); von der seelischen Erregung kennt man auch das Gegenteil (HESS 1948). — Antidiuretin- und Oxytocinausschüttung wird ferner durch *elektrische Reizung des Infundibulum* (HARRIS 1947, 1948) und *des Bereichs des Nucleus supraopticus* (ANDERSSON 1951b) erzielt. Schließlich bewirkt auch der *Elektrokrampf* eine Diuresehemmung, die nach $1^1/_2$ bis 2 Std von einer Harnflut gefolgt wird (KREIENBERG und EHRHARDT 1948). — Die *Kurzwellendiathermie der Hypophysengegend* hingegen verursacht — offenbar über eine Mehrausschüttung diuretischer Stoffe aus der Adenohypophyse — eine *Diuresesteigerung* (HORTEN 1947, STURM 1949).

Neben der hormonellen dürfte die *nervöse Steuerung der Diurese* eine geringere Rolle spielen.

Die *Nierennerven* stammen größtenteils aus dem Plexus solaris, der sowohl Vagus- als auch Sympathicusfasern enthält. Auch die entnervte, transplantierte, isolierte und künstlich durchströmte Niere produziert Harn; das Produkt der entnervten Niere ist vermehrt und verdünnt, außerdem nach der alkalischen Seite verschoben (ELLINGER 1929). Nach JOST (1914) bewirkt die Reizung des N. splanchnicus eine Hemmung der Nierenexkretion. ASHER und PEARCE (1914) zeigten an decerebrierten Katzen mit durchschnittenen Nn. splanchnici, daß die intrathorakale Vagusreizung mit einem Anschwellen des Ureterenharns der gereizten Seite beantwortet wird. Dabei komme es nicht nur zu einer Vermehrung des Harnwassers, sondern auch zu einer gesteigerten Ausschüttung fester Bestandteile. Man könnte aus solchen Befunden den Schluß ziehen, daß die Diurese wie die sonstigen Ausscheidungsleistungen durch den Vagus eine Förderung, durch den Sympathicus eine Hemmung erfahre (HESS 1948).

Ein gänzlich anderes Bild ergibt sich jedoch, wenn man bedenkt, daß das Sympathicushormon *Thyroxin* ausgesprochen diuretisch wirkt, während das parasympathische *Insulin* das Wasser im Gewebe zurückhält. FREY (1951) bezweifelt, ob der nach *Adrenalin* beobachtete Rückgang der Harnsekretion eine physiologische Bedeutung hat; der Stoff, der in hervorragender Weise die Organleistungen steigert und den Umsatz vermehrt, dürfte kaum gleichzeitig die Abflußwege versperren[1]. Die Förderung der Diurese durch das ergotrope *Coffein* und seine Verwandten ist bekannt.

[1] Nach HOLTZ und Mitarbeitern (1947) wirkt übrigens Adrenalin bei Meerschweinchen und Ratten in jeder Dosierung diuretisch.

Auch die zentralnervös auslösbaren Effekte passen nicht zu einer Einordnung der Harnbereitung in das parasympathische System. In der älteren Literatur spielt der sog. *Salz- und Wasserstich* eine größere Rolle. Man schloß aus den CL. BERNARDschen Versuchen, daß sich am Boden des 4. Ventrikels zwei Zentren befänden, ein mehr caudales, dessen Reizung durch Einstich Zuckerausscheidung bewirke (S. 720), ein mehr orales, das die Harnmenge vermehre. JUNGMANN und MEYER fanden, daß die Piqûre nicht nur die Wasser-, sondern auch die Kochsalzausscheidung vermehre. FREY (1951) betrachtet die Folgen des „Salz-Wasser-Stiches" ebenso wie die des „Zuckerstiches" als eine *sympathische Reizerscheinung.*

Elektrische Reize im Hypothalamus hemmen hingegen meistens die Diurese, vermutlich, weil sie die Neurosekretion stimulieren. KOELLA (1949) fand nach extraperitonealer (sympathischer) Denervierung einer Niere eine deutliche Polyurie gegenüber dem intakten Organ; bei Reizung in dem Gebiet zwischen Nucleus supraopticus und Nucleus tuberis (lateralis) zeigte sowohl die denervierte als auch die intakte Niere eine Diuresehemmung, die aber bei der denervierten gewöhnlich um 1—3 min verzögert einsetzt; daraus sei zu schließen, daß der Hypothalamus nicht nur über die (etwas langsamer wirksam werdende) Neurosekretion, sondern auch auf direkt nervösem Wege die Diurese hemmt. Da die gereizte Stelle ebenso wie der Nucleus supraopticus im Bereich der trophotrop-endophylaktischen Zone liegt, wäre sowohl die neurosekretorische als auch die nervös vermittelte Diuresehemmung mit HESS (1948) als Ausdruck einer endophylaktisch-ökonomisierenden Funktionsrichtung zu deuten. Dafür sprechen auch die Untersuchungen von DUKE und Mitarbeitern (1950), wonach Acetylcholin die antidiuretische Aktivität des Nucleus supraopticus steigert.

Der *Widerspruch* mit den erwähnten Ergebnissen von Operationen an der Peripherie ist nicht geklärt. Wahrscheinlich greift der nervöse Reiz sowohl an den Nierenarterien als auch an den Tubuli an; es könnte sein, daß die sympathische Denervierung bzw. der periphere Vagusreiz durch Weiterstellung der Gefäße die Filtration mehr fördert als die tubuläre Rückresorption, und daß bei der Splanchnicusreizung die locale Vasoconstriktion das Bild beherrscht. Es könnte aber auch sein, daß ähnlich wie bei den Schweißdrüsen (S. 760) dem Wesen nach parasympathische Fasern auf sympathischen Wegen zur Niere gelangen.

Eine weitere Ungereimtheit liegt in der Tatsache, daß Schmerzreize und seelische Erregungen, also ergotrope Stimmungslagen, die Harnabsonderung hemmen. Hierbei ist zweierlei in Betracht zu ziehen: Einmal wird die Ableitung des Harns durch die Ureter- und Blasenmotorik eindeutig vom Parasympathicus gefördert, vom Sympathicus gehemmt (S. 769); die Anurie in ergotropen Zuständen könnte auf Harnverhaltung, nicht auf Antidiurese beruhen. Doch lösen andererseits nach den Befunden von ROTHBALLER (1953) Schmerzreize auch eine echte neurosekretorische Antidiurese aus. Auffällig ist ferner die Tatsache, daß eine Diuresesteigerung durch Hypothalamusreize — man müßte sie eigentlich bei Stimulierung der ergotropen Zone erwarten — bisher nicht berichtet wurde. Nur hinsichtlich einer anderen Wirkung der Neurosekretion, der Milchauswerfung (die ebenfalls durch elektrische Reizung des vorderen Hypothalamus gefördert wird), wurde berichtet, daß ergotrope Stimmungslagen (elektrische Reizung im hinteren Hypothalamus, Adrenalininjektion, seelische Erregungen) hemmen (S. 620). Eine genaue Abtastung des Hypothalamus im Hinblick auf die Nierenfunktion und im Zusammenhang mit dem Antidiuretingehalt von Blut und Harn steht noch aus.

STEVENSON (1949) hat die Nierenfunktion von Ratten mit hypothalamischen Ausschaltungen untersucht. Er fand, daß kleine bilaterale Läsionen in oder nahe dem Nucleus ventromedialis, neben Hyperphagie und Fettsucht (S. 730), emotionellen Veränderungen und Abnahme der Aktivität, Genitalatrophie (S. 622), unter anderem eine Verminderung sowohl der Glomerularfiltration als auch des Plasmaflusses bewirken. Auch bei nicht fetten Tieren mit solchen Läsionen sei die Ausscheidungshemmung vorhanden. Pathogenetisch ist zu erwägen, ob durch die Läsionen ein hemmender Einfluß des Hypothalamus auf das antidiuretische neurosekretorische System ausgeschaltet wird oder ob ein dem „Nahrungszentrum" (S. 730) analoges, den Trinktrieb steuerndes (S. 804) „Wasserzentrum" ausgeschaltet wurde. In diesem Falle würde die im Verhältnis zur Nahrungsaufnahme verminderte Wasseraufnahme auf dem Wege der Osmoregulation die antidiuretische Aktivität anregen; damit stimmt überein, daß die Ausscheidung in den STEVENSONschen Tieren nicht mehr verzögert war, wenn man auf den ersten Wasserstoß einen zweiten folgen ließ. Als dritte Möglichkeit muß eine durch die Läsionen hervorgerufene Störung der diuretischen Aktivität des Hypophysenvorderlappens (S. 751) erwogen werden. STEVENSON hält die letzte Deutung für unwahrscheinlich, doch sei eine Entscheidung zur Zeit noch nicht möglich. Er berichtet auch über morphologische Veränderungen an den Nieren bei hypothalamischer Diuresehemmung.

Zusammenfassend erscheint es nach dem heutigen Kenntnisstand unmöglich, Diurese und Antidiurese eindeutig dem ergotropen bzw. dem trophotropen

System zuzuordnen. Es besteht vielmehr der Eindruck, daß jede der beiden Grundstimmungen in wechselndem Ausmaß sich der vielfältigen hormonellen und nervösen Apparate bedient, um das Ziel eines adäquaten Mineral- und Wassergehaltes der Gewebe zu erreichen. Das Ergebnis kann in beiden Fällen sowohl Ausscheidungsförderung als auch Ausscheidungshemmung von Wasser oder Salzen sein. Das antidiuretische Prinzip der Neurohypophyse ist durch andere Regulationen nicht ersetzbar. Es erscheint nicht statthaft, die Aktivierung dieses Prinzips in allen Fällen als Ausdruck einer trophotropen Stimmungslage anzusehen.

HOLLWICH (1952) hebt die *Bedeutung des Lichtes* für die Diurese hervor; die bei Gesunden ausgeprägte nächtliche Diuresehemmung sei bei Blinden im Sinne einer leichten Nykturie gestört. Andererseits ist von einem gehäuften Vorkommen eines echten Diabetes insipidus bei Blinden nichts bekannt. Die Erblindung bewirkt möglicherweise eine gewisse Nivellierung der vegetativen Tagesrhythmik, keinesfalls eine Insuffizienz der Neurosekretion. Von einem merklichen Einfluß der Opticusatrophie auf Funktion und Morphologie des angrenzenden Nucleus supraopticus ist ebenfalls nichts bekannt (s. S. 631). — HOFMANN und CREDNER (1952) haben nachgewiesen, daß Flackerlicht eine Antidiuretinausschüttung bewirkt.

9. Atmung.

a) Atemzentrum und Peripherie.

Die rhythmische Ansaugung und Ausstoßung von Luft durch die Bewegungen der Atemmuskulatur bedarf — zum Unterschied von den Bewegungen des Herzens (S. 741) — dauernder zentralnervöser Impulse, die vom *Atemzentrum* (WYSS und CROISIER 1943) ausgehen. Wenn man den Hirnstamm unmittelbar caudal von den Vierhügeln durchschneidet, erfährt die Atmung keine sichtbare Änderung (BAZETT und PENFIELD 1922); dagegen kommt sie nach Durchtrennung an der unteren Grenze des verlängerten Marks sofort zum Stillstand (LUMSDEN 1923a, b). Bei dem menschlichen Rückenmarkswesen von KLÖPPNER (1950) löste die Geburt keine Atembewegungen aus. Mittelhirn- und Zwischenhirnwesen atmen hingegen regelmäßig (GAMPER 1926, KLÖPPNER 1939, MONNIER und WILLI 1953)[1]. Nach W. R. HESS (1931) sind nicht nur die Medulla oblongata, sondern auch Teile des Mittelhirns (Tonisierung der Atemmuskulatur durch den Nucleus ruber) und des Rückenmarks (bei den höheren Tieren allerdings nur in rudimentärer Form) an der Regulierung der Atmung beteiligt. Das eigentliche Atemzentrum liegt in der Formatio reticularis des verlängerten Marks, und zwar scheint nach den Ausschaltungsexperimenten von ANDEREGGEN und Mitarbeitern (1946) und OBERHOLZER und Mitarbeitern (1946) der caudale Bereich des Nucleus und Tractus solitarius der Einatmung, der orale der Ausatmung zu dienen. Der wichtigste Reiz, der das Atemzentrum von der Geburt an zeitlebens in Erregung hält, ist die *Kohlensäurekonzentration des Blutes*. Zu dieser *direkten chemischen Steuerung* durch cerebrale Chemoreceptoren (v. EULER 1952)[2] kommt die *indirekte* über die Erregung der Chemoreceptoren im *Glomus caroticum* und *Paraganglion aorticum* (COMROE 1939), die hauptsächlich bei Absinken der *Sauerstoffspannung des Blutes* erregt werden. Nach BRÜCKE (1952) senden die Chemoreceptoren schon bei normaler Luftatmung dauernd Impulse aus und antworten auf die leichteste Hypoxämie mit verstärkten Entladungen. Außerdem steuern afferente *nervöse Impulse*, die vom Dehnungszustand der Lungenalveolen und dem Blutgehalt der Lungen ausgehen und über den N. vagus zugeleitet werden, die Atembewegungen; dazu kommen die Pressoreceptoren in Aorta und Carotissinus. Auch von den Muskeln und Gelenken der Thoraxwand, vom Zwerchfell, der Glottis, der Zungenwurzel und den Nasenflügeln gehen steuernde Erregungen aus. Nach W. R. HESS (1931) sind alle Versuche, den rhythmischen Wechsel zwischen Inspiration und Exspiration auf einen von der Peripherie abhängigen Mechanismus zurückzuführen, gescheitert. Die Umsetzung des dominierenden chemischen Dauerreizes in die rhythmische Erregungsform beruhe auf einer *autonomen Potenz des Atemzentrums* selbst, die ähnlich der Tätigkeit des Reizleitungssystems im Herzen einem

[1] Apnoische Anfälle wurden bei Mittelhirnwesen in den ersten Lebenstagen beschrieben (LANGE-COSACK 1944). Sie sind überhaupt häufig bei Säuglingen mit Erkrankungen des Zwischen- und Endhirns. Ihre Genese ist nicht geklärt. Wahrscheinlich handelt es sich um Reizwirkungen von seiten des pathologischen Prozesses auf das Atemzentrum im Sinne einer Auslösung des physiologischen exspiratorischen Atemreflexes (STENGER 1952).

[2] Die Frage, ob die zentralen kreislauf- (S. 742) und atmungsaktivierenden Chemoreceptoren identisch sind, ist noch nicht entschieden.

Pulsieren vergleichbar sei. Nur die Form, in welcher der genuine Rhythmus des Atemzentrums zur Entfaltung gebracht wird (Frequenz, Amplitude usw.), hängt in hohem Maße von der Peripherie ab, indem sie sich den Bedürfnissen des Organismus mehr oder weniger vollkommen anpaßt.

b) Die diencephalen, corticalen und hypophysären Einflüsse auf die Atmung.

Neben den peripheren gibt es *zentrale Steuerungen des Atemzentrums*, die in erster Linie vom Hypothalamus ausgehen. *Atmungsaktivierung*, also Zunahme von Frequenz und Amplitude, ist nach W. R. HESS (1938, 1947) als Symptom der ergotropen Erregung konstant durch elektrische Reizung der dynamogenen Zone (S. 740) auszulösen. *Verlangsamung der Atmung und Einschränkung der Amplitude* (unter Umständen mit vorübergehendem Atmungsstillstand) erfolgt durch Reizung der trophotrop-endophylaktischen Zone (HESS und MÜLLER 1946b). Die Ergebnisse von KABAT (1936) stimmen damit im großen und ganzen überein. Der steuernde Einfluß des Hypothalamus auf das Atemzentrum betrifft neben der direkten Beeinflussung von Frequenz und Amplitude gleichzeitig die *Reizschwelle*. Bei Reizung der trophotrop-endophylaktischen Zone ist die Empfindlichkeit des Atemzentrums gegenüber Kohlensäure herabgesetzt, bei ergotroper Erregung gesteigert.

HESS weist darauf hin, daß die Deutung der vom Hypothalamus auszulösenden Effekte auf die Atmung insofern schwierig ist, als auch *andere, nicht dem Gaswechsel dienende Vorgänge sich der Atmungsorgane zur Erreichung ihrer spezifischen Funktionsziele bedienen.*

So kann man an der narkotisierten Katze von einem außerhalb der dynamogenen Zone gelegenen, ziemlich umschriebenen Feld im lateralen vorderen Hypothalamus einen Atemtyp auslösen, der durch Steigerung der Frequenz, aber unveränderter oder sogar verkleinerter Amplitude (paradoxer Atemeffekt) gekennzeichnet ist, die *paroxysmale Tachypnoe*. Diesem Atemtyp entspricht das *Hecheln* des wachen Tieres, das physiologischerweise als ein Mittel gegen Wärmestauung eingesetzt wird (HESS und STOLL 1944), ähnlich wie beim Menschen und manchen Tieren das Schwitzen (S. 762). HESS zieht daraus den Schluß, daß jenes umschriebene hypothalamische Feld von *thermoreceptorischen Elementen* besetzt ist. Auch CROSBY und WOODBURNE (1951) beziehen eine Atembeschleunigung beim Affen, ausgelöst vom ventralen Teil des lateralen Prothalamus und Hypothalamus, auf die Temperaturregulation. — Das Hecheln am wachen Tier ist nach HESS von einem viel ausgedehnteren Areal zu erzeugen als die paroxysmale Tachypnoe. HESS glaubt, daß hierfür die Reizung der Projektion sensibler Receptoren in der Mund- und Rachenschleimhaut verantwortlich sei; man müsse daran denken, daß es sich um die Erregung von Fasern handele, die ein *Hitzegefühl im Mund* vermitteln.

Niesen und „Niesen-Husten" (= Niesen bei geöffnetem Maul) hat HESS (1940) vom Septum pellucidum und vereinzelt vom Prothalamus ausgelöst und daraus auf sensorische Beziehungen geschlossen. Diese Grisea vermitteln Schleimhautschutzreflexe der Atemwege. Ihre Zerstörung soll Entzündungen des Respirationstrakts begünstigen (BLOCH 1943).

Schnuppern war vom lateralen Prothalamus, vom vorderen lateralen Hypothalamus (Bereich des medialen Vorderhirnbündels) und vom Verlauf des Tractus olfactohabenularis aus zu erzielen. Offenbar wurden Fasern gereizt, die von dem sekundären Riechzentrum (Tuberculum olfactorium) zu jenem supranucleären Koordinationsapparat führen, der die für Schnuppern charakteristische Motorik in Tätigkeit setzt (HESS und MÜLLER 1946a).

Das *Nasenflügelatmen* kann der Ausdruck einer besonders hochgradigen Atmungsaktivierung sein. Darüber hinaus ist es ein spezifisches Symptom der Dyspnoe durch Stenose im Bereich der Atemwege. Wenn es bei hypothalamischer Reizung ohne gleichzeitige Steigerung der Frequenz und Amplitude auftritt, ist es nach HESS auf eine diencephal induzierte *Bronchokonstriktion* zu beziehen.

Eine *bronchodilatatorische Wirkung* der elektrischen Hypothalamusreizung hat BRÜCKE (1952) beim Pilocarpin-Bronchialkrampf — allerdings ohne Feststellung der genauen Lokalisation — registriert; es handelt sich zweifellos um ein Symptom ergotroper Aktivierung.

Gähnen erzielte WALDVOGEL (1945) aus dem Mitarbeiterkreis von W. R. HESS von mehreren Stellen des Höhlengraues aus, unter anderem der sog. somnogenen Zone; es war oft von muskulärer Hypotonie und Somnolenz gefolgt. SELBACH und SELBACH (1953) fassen die inspiratorische Apnoe des Gähnens und den strecktonischen Bewegungsablauf des *Sich-Räkelns* als ein Mittel des Organismus auf, die Kohlensäurespannung des Blutes zu erhöhen und dadurch das Atemzentrum auf einen Zustand höherer Leistungsstufe zu bringen. Deshalb gähnt nicht nur der erwachende Mensch, sondern auch der übermüdete, „mit dem Schlaf kämpfende". Auch das Gähnen in Erwartung einer körperlichen oder seelischen Hochleistung gehört hierher, ferner nach SELBACH und SELBACH das hemmungslose Gähn-Strecksyndrom bei lebensgefährdenden Zuständen (Verblutung, Vergiftung, Erstickung Hirndruck, Hunger), wenn die Wacherhaltefunktion des Zentralnervensystems bedroht ist. Nach diesen Überlegungen müßte man das Gähnen nicht als Symptom der zum Schlaf führenden trophotrop-endophylaktischen Stimmungslage deuten, sondern als Ausdruck einer Gegenregulation, welche versucht, das Einschlafen zu verhindern. — Auch GAMPER (1926) hat das Gähnen und Recken seines Mittelhirnwesens als ein Mittel betrachtet, den Wachzustand zu erreichen bzw. aufrechtzuerhalten; mit DUMPERT (1922) (entgegen SELBACH und SELBACH) meinte er, daß dieses Ziel über eine Arterialisierung des Blutes erreicht werde. Auch das Brückenwesen von KÖRNYEY (1928) konnte gähnen.

Schließlich kommt in den HESSschen Versuchen zum Ausdruck, daß die *extrapyramidale und die willkürliche Motorik* die Kerne der Atemmuskulatur unter Umgehung des Atemzentrums beeinflußt. Wenn die Elektroden in der Nähe motorischer Faserzüge lagen, dann mischten sich in den autonomen Atemrhythmus direkte, in der Frequenz des Reizstroms auftretende Impulse.

Der durch Reizung der ergotropen Zone bewirkte Erregungszustand hat die Eigentümlichkeit, nach Beendigung des Reizes nur ganz allmählich abzuklingen: *positive Nachwirkung*. Hingegen bricht die paroxysmale Tachypnoe im Moment des Reizschlusses ab, ja ist oft von einem kurzen Atemstillstand gefolgt: *negative Nachwirkung* auf die zentral ausgelöste Hyperventilation, ein Ausdruck der peripheren Gegenregulation (sog. Vagusapnoe).

Hinsichtlich des *Einflusses der Psyche und der Großhirnrinde* muß man unterscheiden zwischen der willkürlichen Beeinflussung der Atmung, die unter Umgehung der hypothalamischen und medullären Zentren direkt auf die Kerne der Atemmuskulatur einwirkt, und der Wirkung corticaler Impulse auf den Hirnstamm. Die willkürliche Beherrschung der Respiration ist beim Menschen besonders ausgebildet; sie befähigt ihn, Gedanken und Gefühlen mit Hilfe von *Sprache* und *Gesang*, von *Lachen*, *Weinen* und *Seufzen* Ausdruck zu verleihen. Die der ergotropen Stimmungslage eigene Atmungsaktivierung wird bei psychischer Erregung oft willkürlich oder halbbewußt zu einer *emotionell bedingten Hyperpnoe* verstärkt, die über eine Hyperventilationsalkalose tetanische Symptome auslösen kann (S. 799). Das Gefühlsleben bedient sich also in ganz besonderem Maße der Atmungsorgane als Ausdrucksmittel.

Zahlreiche Versuche haben am narkotisierten Tier eine von der Willkürmotorik unabhängige Beeinflußbarkeit auch von *nicht motorischen Großhirnrindengebieten* aus ergeben. DELGADO (1948), DELGADO und LIVINGSTON (1948), LIVINGSTON und Mitarbeiter (1948a, b) berichten über die verschiedenen Reizstellen des *Stirnhirns* bei Hund, Affe und Mensch und finden insbesondere im hinteren medialen Gyrus orbitalis und in der Tiefe des Sulcus principalis „Atmungszentren". Von der Rinde innerhalb des Sulcus principalis des Affen konnten durch Änderung der Reizqualität die verschiedensten Atembewegungen ausgelöst werden: Verlangsamung ohne Änderung der Amplitude, totaler Stillstand in Exspirations- oder Inspirationsstellung, Anwachsen der Frequenz mit oder ohne Veränderung der Amplitude usw. KAADA (1951) bewirkte beim Affen einen exspiratorischen Atemstillstand von einem medial und basal gelegenen Rindenstreifen aus, dessen eine Hauptzone die hintere Orbitalrinde mit angrenzenden Insel- und Temporalpolgebieten betrifft, die andere ein Gebiet im Gyrus cinguli im Umkreis des Balkenknies, also hauptsächlich Strukturen des sog. Riechhirns. Reizung beim wachen Menschen — aus Anlaß von Epilepsieoperationen — ergab eine ganz ähnliche Lokalisation (KAADA und JASPER 1952). BAIRD und Mitarbeiter (1952) sahen bei narkotisierten Katzen und Menschen Verlangsamung oder Stillstand der Atmung durch elektrische Reizung des vorderen Thalamuskerns, dessen enge Faserverbindungen mit dem Gyrus cinguli bekannt sind. — Die cortical auslösbaren Atemeffekte ähneln durch ihr plötzliches Einsetzen und ebenso rasches Verschwinden nach Reizschluß der hypothalamischen paroxysmalen Tachypnoe (S. 756); mit dem allmählichen Anschwellen und Abnehmen der Atemintensität, das die hypothalamischen Umstimmungen begleitet, sind sie nach HESS (1948) hingegen kaum zu vergleichen. HESS (1948, 1950) interpretiert deshalb diese corticalen Atmungseffekte nicht im Sinne einer regulatorischen Verfeinerung tieferer, insbesondere hypothalamischer Steuerungen, sondern als Attribute der von der corticalen Ebene ausgelösten psychischen Mechanismen (s. ferner E. A. TURNER 1954).

Die Hormone des *Hypophysenvorderlappens* und der peripheren Blutdrüsen wirken auf die Atmung nur insofern, als sie die vegetative Grundstimmung in irgendeiner Form beeinflussen. — Dem *Hinterlappen*extrakt wurde von verschiedenen Autoren eine die Atemamplitude senkende Wirkung nachgesagt (s. GEILING und OLDHAM 1941, STEHLE 1951); es ist zweifelhaft, ob dieser Effekt eine physiologische Bedeutung hat.

10. Wärmehaushalt.

Die *Kaltblüter* unter den Wirbeltieren (Fische, Amphibien, Reptilien) haben keine Vorrichtungen, welche in den Wärmeaustausch zwischen Körper und Umwelt eingreifen. Ihr Organismus steht in enger Abhängigkeit von den thermischen Verhältnissen der Umgebung. Die Fähigkeit der *Warmblüter*, sich eine konstante und gegenüber dem Kaltblüter erhöhte Körpertemperatur zu erhalten, bedeutet vermehrte Unabhängigkeit von der Umwelt und erhöhte Reaktionsbereitschaft. Sie beruht auf einem höheren Entwicklungsstand des vegetativen Nervensystems.

Zwei Quellen der Körperwärme sind nach REIN (1941) zu unterscheiden: 1. Die *Nebenwärme*. Sie entsteht als Nebenprodukt bei allen Stoffwechselvorgängen. Hierher gehört die bei der Verdauungsarbeit und bei dem Umbau des Nahrungseiweißes in andere Stoffe freiwerdende Wärme (spezifisch-dynamische Nahrungswirkung). Das Blut der Lebervenen ist um 1—2° wärmer als das der Aorta. Auch die Niere und andere Drüsen geben bei ihrer Tätigkeit Wärme ab. 2. Die *Wärmeregulation*. Sie schaltet sich (nur beim Warmblüter) ein, wenn die Nebenwärme nicht ausreicht.

Die *chemische Wärmeregulation* steuert die *Wärmeproduktion*, hauptsächlich durch Steigerung der Oxydationen in Muskulatur und Leber. Als *physikalische Wärmeregulation* bezeichnet man die Fähigkeit, die *Wärmeabgabe* nach außen je nach Bedarf zu steigern oder zu drosseln. Das Ergebnis ist die nahezu konstante Körpertemperatur des Warmblüters.

Von einer bestimmten Umgebungstemperatur aufwärts genügt die durch den Grundumsatz freiwerdende Wärme zur Erhaltung der Körpertemperatur. Nimmt die Umgebungstemperatur weiter zu, dann setzt nach PLAUT und WILBRAND (1922) eine Drosselung der Verbrennung („zweite chemische Wärmeregulation") ein. Sobald diese Drosselung nicht mehr genügt, muß die Wärmeabgabe gefördert werden. Von einer bestimmten Temperatur an, die als die kritische bezeichnet wird, nehmen die Verbrennungen im Körper wieder zu, offenbar infolge der bei der Wärmeabgabe geleisteten Arbeit (DONHOFFER und Mitarbeiter 1953a, b). Schließlich wird ein Punkt erreicht, an welchem alle Möglichkeiten, Wärme abzugeben, erschöpft sind. Von da ab steigt auch beim Warmblüter mit der Umgebungstemperatur die Körpertemperatur: *obere Grenze der kompensierten Temperaturregulation.*

Bei sinkender Außentemperatur wird die Wärmeproduktion immer mehr gesteigert; gleichzeitig nimmt die Wärmeabgabe durch Haut und Atmung soweit als möglich ab. Von einem bestimmten Punkt ab tritt eine Unterkühlung des Organismus ein: *untere Grenze der kompensierten Temperaturregulation.*

a) Der hormonelle Einfluß auf die Temperatursteuerung.

An der chemischen Wärmeregulation ist vor allem die *Schilddrüse* beteiligt, deren Hormon die Verbrennungsvorgänge anschürt (S. 694). Man kann entsprechend den Theorien über die Wirkungsweise des Thyroxin (S. 695) sowohl einen *peripheren* Angriffsort des Hormons annehmen, als auch eine Beeinflussung der zentralnervösen, vom *hypothalamischen Wärmzentrum* koordinierten Funktionen. — *Basedowkranke* haben oft eine leichte Übertemperatur; jedoch kommt es trotz stark gesteigerter Verbrennung infolge der kräftigen Gegenregulationen durch Kreislauf, Atmung und Schweißbildung gewöhnlich zu keinem eigentlichen Fieber. *Hypothyreotische Patienten* haben allgemein eine erheblich unter der Norm liegende Körperwärme und leiden dauernd an Kältegefühlen; diese kurbeln die zentrale Wärmeregulation nicht genügend an, offenbar weil deren Ansprechbarkeit durch den Thyroxinmangel vermindert ist. — Die Kälteadaption *(Abhärtung)* ist mit Schilddrüsenvergrößerung und -aktivierung verbunden (UOTILA 1939, BROLIN 1945, DEMPSEY und PETERSON 1955, STEVENS und Mitarbeiter 1955). Akute tödliche *Unterkühlung* führt zu einer erheblichen Ausschüttung des Follikelkolloids der Schilddrüse (PICHOTKA 1952). — Die *Tagesschwankungen* der Temperatur scheinen von synchronen Änderungen der Schilddrüsenfunktion begleitet zu werden. Bei der weißen Maus ist die Körpertemperatur nachts bis zu 4° höher als am Tage; die Schilddrüse zeigt entsprechende Schwankungen ihrer histologischen Struktur, wobei nach den Untersuchungen von BÄNDER (1950) die Tagesdrüse aktiv, die Nachtdrüse inaktiv erscheint; dies soll mit der langen Latenzzeit des Wirkungseintritts (Wanderungstheorie des Thyroxin von MANSFELD, S. 695) zusammenhängen. Der *Winterschlaf* ist mit einer besonders starken Temperatursenkung verbunden; dabei gerät auch die Schilddrüse in einen Ruhezustand (ADLER 1920).

Bekannt ist die Wirkung der *Ovarialhormone*, die den zweiphasischen Temperaturcyclus der ovulierenden Frau hervorrufen (OBER 1952). Progesteron (S. 612) hebt, Oestrogen (S. 612) senkt die Körperwärme um einige Zehntelgrade. Man nimmt an, daß die beiden Hormone die Ansprechbarkeit der Temperaturzentren in irgendeiner Form beeinflussen (ELERT 1951).

Die *Nebennierenrinde* dürfte bei der Anpassung an hohe Umgebungstemperaturen eine Rolle spielen, indem sie durch Hemmung der Salzdiurese den Körper vor Austrocknung bewahrt und dadurch der physikalischen Wärmeregulation die nötige Flüssigkeitsmenge bereitstellt. *Hitze* bewirkt deshalb eine durch vermehrte ACTH-Ausschüttung vermittelte Nebennierenrindenaktivierung (CONN und Mitarbeiter 1950). — Aber auch zur Anpassung an *Kälte* sind die hormonellen Kräfte der Nebennierenrinde von großer Bedeutung (BROLIN 1945), vor allem weil sie durch Ermöglichung der Gluconeogenese das Brennmaterial vermehren. Darüber hinaus steigert das Glykosteroid durch Bereitstellung überschüssiger Glucose für die Fettsynthese den Fettansatz und damit den physikalischen Wärmeschutz und den Energievorrat.

Die *Androgene* aus Hoden und Nebennierenrinde spielen insofern eine Rolle, als sie die Muskelentwicklung fördern, wodurch das Potential an Oxydationsmöglichkeiten steigt; Kastraten sind kälteempfindlicher als normale männliche Tiere, falls nicht erhöhtes Unterhautfettgewebe den physikalischen Wärmeschutz fördert.

Die Bedeutung der *Hypophyse* wurde früh erkannt. Die *leicht unterdurchschnittliche Temperatur hypophysenloser Tiere* ist seit ASCHNER (1912) von vielen Untersuchern festgestellt worden. *Kälte* wird schlecht vertragen, nicht nur weil die fehlende Stimulation von Schilddrüse und Nebennierenrinde die Möglichkeiten zu Verbrennungssteigerung stark einschränkt, sondern auch, weil der Mangel an Somatotropin zu Muskelunterentwicklung führt. Deshalb bauen sich diese Tiere wärmere Nester (STONE und KING 1954). Nach BOETTIGER (1941) fehlt beim erblichen Zwergwuchs der Maus (S. 598) die Fähigkeit, die Körpertemperatur zu regulieren. Hinsichtlich des Einflusses der Kälte auf die Morphologie des Hypophysenvorderlappens geben BROLIN (1945) und HALMI (1950) an, daß sich bei Ratten eine Vermehrung, Vergrößerung und teilweise Degranulierung der TSH-bildenden β-Zellen einstellt; gleichzeitig wird TSH in Blutserum und Urin nachweisbar. Treibt man die Kälteeinwirkung bis zum Kollaps, dann kann es ähnlich wie bei der SIMMONDSschen Krankheit (S. 647) durch funktionelle Erschöpfung zu ausgedehnten Nekrosen im Vorderlappen kommen (BAILLIF 1938). — Auch die beim Normaltier bei *Überwärmung* auftretende Stoffwechselsteigerung (S. 758) bleibt nach Hypophysenentfernung infolge der hormonellen Insuffizienz aus (BALOGH und Mitarbeiter 1952). Das spricht für verminderte Wärmeabgabefähigkeit. Aus diesem Grunde dürfte bei fehlender Hypophyse auch stärkere Hitze schlecht vertragen werden. — *Zusammenfassend* kann man sagen, daß im hypophysenlosen Organismus erstens die *Ansprechbarkeit des Wärmzentrums auf Kälte* infolge der Schilddrüsenunterfunktion *herabgesetzt* ist, allerdings nicht so hochgradig wie im schilddrüsenlosen Organismus; der Temperaturspiegel liegt dadurch unter der Norm, aber nicht so tief wie bei Schilddrüsenmangel. Zweitens stehen im hypophysenlosen Organismus dem Wärmzentrum durch die im einzelnen geschilderte hormonelle Insuffizienz *weniger Mittel* zur Verfügung, *Wärmeverluste auszugleichen.* Drittens dürfte auch die Empfindlichkeit gegen Hitze durch *verminderte Wärmeabgabefähigkeit* gesteigert sein. Die Regulation erschöpft sich bei tiefen Temperaturen rasch, bei hohen wahrscheinlich auch früher als im gesunden Tier. *Keineswegs darf aber der Wärmehaushalt des hypophysenlosen Organismus als poikilotherm bezeichnet werden.*

Auch die *Neurohypophyse* wurde von einigen Autoren zur Temperaturregulation in Beziehung gebracht. So meint RAAB (1926), daß vom „Fettstoffwechselzentrum" im Tuber cinereum (S. 728) Impulse zur Leber ziehen, um dort die Fettverbrennung zu fördern; die intrahepatale Fettverbrennung diene in erster Linie der Wärmeproduktion; Hypophysenhinterlappenhormon, das entsprechend der Neurokrinielehre (S. 582) über das Infundibulum zum Tuber cinereum gelange, stimuliere das Zentrum und fördere dadurch die Wärmebildung. CUSHING (1931a) sah nach Injektion von Hinterlappenextrakt in die Hirnventrikel neben Erbrechen Vasodilatation, Schwitzen und Temperaturabfall. — HEMINGWAY und Mitarbeiter (1940) fanden nach Durchtrennung des Hypophysenstiels beim Hund eine konstante Erhöhung der Körperwärme um 0,5—1,0°. Die Temperaturregulation funktioniere normal, doch seien die Schwellenwerte auf einen höheren Spiegel eingestellt. — Nach UOTILA (1939) und BROLIN (1945) bleibt bei Ratten, denen der Hypophysenstiel durchtrennt ist, die Kältehypertrophie der Schilddrüse (S. 758) aus, da die Adenohypophyse unfähig sei, vermehrt TSH auszuschütten.

Einen weiteren für die Kälteanpassung bedeutsamen Stoff liefert das *Nebennierenmark*. Rasche Abkühlung führt zu Adrenalinausschüttung (Notfallsreaktion, S. 707); JARISCH und SCHAUMANN (1952) haben an Mäusen gezeigt, daß 4 Tage nach einer hochgradigen Abkühlung der Adrenalin- (und Noradrenalin- ?)gehalt der Nebenniere erhöht ist. Es steht der Wärmeregulation eine größere Menge des hautgefäßverengenden und stoffwechselsteigernden Hormons zur Verfügung, sicherlich ein wichtiger Faktor im Mechanismus der Abhärtung gegen Kälte.

b) Die Komponenten der nervösen Temperatursteuerung.

Die Steigerung der Wärmeproduktion in der *Muskulatur* erfolgt, sofern keine willkürlichen Muskelbewegungen ausgeführt werden, wohl größtenteils durch das unwillkürliche *Kältezittern*, zum Teil auch durch eine mit keinen motorischen Erscheinungen, jedoch mit Erhöhung des reflektorischen Muskeltonus verbundenen Stoffwechselsteigerung (GÖPFERT und Mitarbeiter 1953). Kühle Luftbäder führen — wahrscheinlich unter Beteiligung des Somatotropin und der Androgene — auch ohne körperliche Übung zu einer Kräftigung der Muskulatur (GOETERS 1952). Bei Rückenmarkdurchtrennung finden sich die Zitterbewegungen nur oberhalb des Querschnittes; also handelt es sich um keinen spinalen Reflex. Wenn man bei Katzen das Mittelhirn durchtrennt, dann geht nach GESSLER (1928) mit der Wärmeregulation immer auch das Kältezittern verloren.

Die physikalische Wärmeregulation wird zu einem Großteil von den *Vasomotoren* der Hautcapillaren besorgt. Wenn auch die Verengung eines Capillargebietes auf lokale Abkühlung, die Erweiterung auf Erwärmung in beschränktem Umfang bereits vom peripheren Nervensystem (STRÖM 1950b) bzw. Rückenmark besorgt wird, so besteht kein Zweifel, daß alle ausgedehnteren, dem Gesamtwärmehaushalt dienenden Steuerungen zumindest über die bulbären Vasomotorenzentren, wahrscheinlich aber ebenfalls über das Zwischenhirn ablaufen. — Die Fähigkeit, durch Verengung der Hautcapillaren Wärmeverluste zu verhindern, ist beim bekleideten Menschen wenig entwickelt, kann aber durch Freiluftliegekuren geübt werden; im Verlauf einer solchen Kur nimmt die Hauttemperatur ab (GOETERS 1951).

Einen weiteren Beitrag erfährt die physikalische Wärmeregulation durch die *Schweißdrüsen*, die bei Überwärmung in Tätigkeit treten, um durch Verdunstung die Wärmeabgabe zu fördern. Die Sudomotoren stammen aus dem Grenzstrang, ihre präganglionären Fasern kommen über die Vorderwurzeln aus dem Seitenhorn des Brustmarks. Trotz dieser anatomischen Zugehörigkeit zum sympathischen System besteht kein Zweifel, daß es sich physiologisch um cholinergische, also parasympathische Fasern handelt; denn sie sind durch Pilocarpin zu erregen, durch Atropin zu lähmen. Das Schwitzen einer bestimmten Hautstelle bei deren Erwärmung beruht auf keinem peripheren Mechanismus; es handelt sich auch nicht um einen spinalen Reflex; es ist vielmehr von der Intaktheit einer im gleichseitigen Vorderseitenstrang des Rückenmarks zum Gehirn verlaufenden Nervenbahn abhängig. Deshalb kann das wärmeregulatorische Schwitzen sowohl zur Abgrenzung einer peripheren Nervenstörung als auch zur Segmentbestimmung einer Rückenmarksschädigung herangezogen werden (BORS und Mitarbeiter 1950).

(*Nicht jedes Schwitzen dient der Wärmeregulation.* Dies gilt insbesondere für die Tätigkeit der Handflächendrüsen, die durch Messung des galvanischen Hautwiderstandes sehr genau registriert werden kann. Der *psychogalvanische Versuch* (SCHWARTZ 1937, DARROW 1937) lehrt, daß jede Verschiebung der vegetativen Grundstimmung nach der ergotropen Seite mit erhöhtem Handflächenschweiß verbunden ist. Der zum Unterschied von dem thermoregulatorischen, temperatursenkenden Schweiß nur an bestimmten Körperstellen auftretende Schweiß bei psychischer Erregung wird wegen der mit dieser Stimmungslage verbundenen temperatursteigernden Regulationen als „kalter Schweiß“ empfunden.)

Nicht nur die Schweißsekretion, sondern auch die *Perspiratio invisibilis* wird zur Wärmeregulation herangezogen. In der Kälte wird die Haut durch eine entsprechende Beeinflussung der Capillarpermeabilität wasserärmer, die Verdunstung entsprechend geringer. Im Schlaf steigt die unsichtbare Perspiration an (REGELSBURGER 1942).

Ein weiterer in die Thermoregulation eingreifender Faktor ist die *Gesamtblutmenge*, die in der Kälte durch Bluteindickung abnimmt, was die thermoregulatorische Drosselung der Hautdurchblutung fördert (GESSLER 1928).

Schließlich ist — beim Menschen nur rudimentär ausgebildet — das *Haarkleid* ein wichtiger Wärmeschutz. Bekannt ist die Kontraktion der Haarbalgmuskeln beim Frieren (Gänsehaut), wodurch sich die Haare aufrichten und den schützenden Luftmantel um die Haut verbreitern. Dieser Pilomotorenreflex läuft über sympathische Nervenfasern ab und ist im wesentlichen ein spinaler, denn bei Rückenmarksdurchtrennung bleibt er unterhalb des Querschnitts erhalten, tritt unter Umständen sogar gesteigert in Erscheinung (Böwing 1923). — Die Pelzveränderungen der Wildtiere im jahreszeitlichen Ablauf dienen ebenfalls zum Großteil den verschiedenen Ansprüchen an die Wärmeregulation, die das Wachstum der Haare beeinflußt. Der fördernde Einfluß des hypophysären Wachstumshormons auf den Haarwuchs dürfte an dieser Temperaturregulation beteiligt sein.

(Daß auch das Haarsträuben nicht immer ein Bestandteil der Temperaturregulation ist, sondern bei vielen Tieren die seelische Grundstimmung der Abwehr und des Angriffs begleitet, bedarf keiner Erörterung. Ebenso wie das seelisch ausgelöste Schwitzen tritt das *psychische Haarsträuben* zum Unterschied von dem thermoregulatorischen nur an bestimmten Hautstellen auf. Auch beim Menschen gibt es ein emotionell bedingtes Pilomotorenphänomen, das nach Brickner (1930) bei Hemiplegikern auf der gelähmten Seite verstärkt ist.)

Die physikalische Temperatursteuerung durch die *Atmung* ist bei Tieren, deren Schweißdrüsen ungenügend ausgebildet sind, besonders entwickelt. Bei Wärmestauung kommt es zum *Hecheln*, einem frequenten Atemtyp von geringer Amplitude, verbunden mit starkem Speichelfluß und starker Hyperämie von Zunge und Wangenschleimhaut, wodurch reichlich Verdunstungswärme frei wird (Hess und Stoll 1944).

c) Die Koordination der Temperatursteuerungsvorgänge.

Aus dem vorangegangenen Kapitel geht unzweifelhaft hervor, daß die meisten an der Temperatursteuerung beteiligten nervösen Abläufe von höheren, im Gehirn liegenden Zentren ihren Ausgang nehmen. Ohne weiteres ergibt sich auch die Regel, daß die *temperatursenkenden Mechanismen* (Schweißsekretion, Vasodilatation, Speichelsekretion) auf cholinergischen, *parasympathischen* Bahnen ihre Erfolgsorgane erreichen, während die *Temperatursteigerung* (durch Vasoconstriction, Piloerektion, Aktivierung von Schilddrüse und Nebennierenmark, Steigerung von Durchblutung, Stoffwechsel und Tonus der Muskulatur, Kältezittern) vom *adrenergischen Sympathicus* vermittelt wird. Die Sekretion der *Hypophyse* — und der von ihr abhängigen Nebennierenrinde — wird von beiden Systemen in wechselndem Ausmaß beeinflußt, da für beide Leistungen benötigt. Diese Beziehungen sind *auch auf der hypothalamischen Ebene* deutlich.

Die physiologische Erholungsphase des *Schlafes* (S. 816) ist mit Temperatursenkung verbunden (Dubois 1901), die in dem hochgradig endophylaktischen Zustand des Winterschlafs besonders stark ist; die in Schlaf und Winterschlaf beobachteten Veränderungen der Schilddrüsenaktivität (S. 758) sind nicht Ursache, sondern Teilerscheinung der zentralnervös ausgelösten Stimmungslage. Kältereize, die die temparatursteigernden adrenergischen Kräfte mobilisieren, sind gleichzeitig die stärksten Weckreize. Werden infolge übergroßer Müdigkeit oder anderer Störungen die Kältereize übertönt, dann kommt es besonders leicht zu Unterkühlung infolge Versagens der Temperaturregulation. Hingegen beeinträchtigt der Schlaf die Regulation gegen zuviel Wärme nicht. Fieber — der Ausdruck einer zentralen Erregung der temperatursteigernden Impulse (S. 765) — verhindert richtigen Schlaf. Die mehr ergotrope Stimmungslage des *wachen Zustandes* ist mit einer leichten Temperaturerhöhung verbunden, weil die Erregbarkeit auf temperatursteigernde Reize (Kälte) erhöht ist. Unter den gleichen Temperaturverhältnissen friert der Mensch bei Tag leichter als bei Nacht, er schwitzt bei Nacht leichter als bei Tag (Gessler 1928).

Bei den Versuchen, die *Ausgangsorte der temperatursteuernden Mechanismen* zu lokalisieren, hat man die Einzelerscheinungen der Regulation (Kältezittern, Schwitzen usw.) meist weniger beachtet als den Erfolg, die Fähigkeit oder Unfähigkeit, bei Temperaturwechsel die Körperwärme konstant zu halten[1]. Isenschmid und Krehl haben 1912 entdeckt, daß Kaninchen ohne Zwischenhirn kein Wärmeregulationsvermögen besitzen; endhirnlose Tiere hingegen können in vollem Maße ihre Körperwärme erhalten; *eine* Zwischenhirnhälfte genüge für die Wärmeregulation. Eine große Zahl von Experimenten (Isenschmid und Schnitzler 1914, Bazett und Penfield 1922, Toenniessen 1923, Freund

[1] Götzl und Erdheim postulierten bereits 1905 an Hand eines pathologisch untersuchten Falles ein wärmeregulierendes Zentrum im Hypothalamus.

und GRAFE 1922, MAGNUS 1924, ISENSCHMID 1926, SPIEGEL 1928, BAZETT und Mitarbeiter 1933, GRAFE 1935, FRAZIER und Mitarbeiter 1936, BARD und RIOCH 1937, STOLL 1943) haben in der Folgezeit diese Feststellungen im großen und ganzen bestätigt, wenn auch einzelne Einschränkungen notwendig wurden.

So haben ISSEKUTZ und Mitarbeiter (1937) gezeigt, daß *Katzen* nach *Halsmarkdurchtrennung* zwar abkühlen, jedoch die chemische Wärmeregulation nicht in jedem Falle völlig verlieren; bei längerem Überleben könne die Poikilothermie verschwinden. Dieser Prozeß lasse sich durch Zufuhr von Thyroxin beschleunigen, während die Durchschneidung des *Halsvagus* das Wärmeregulationsvermögen wieder aufhebt. Auch nach den Untersuchungen von THAUER und PETERS (1937) und THAUER (1939) am *Kaninchen* haben tiefere Zentren einen gewissen Einfluß, der sich bei länger überlebter Zwischenhirnausschaltung verstärkt. KELLER (1938) schloß aus Durchtrennungsversuchen an Hunden und Katzen, daß der Hypothalamus wohl für die Reaktion auf Kälte, nicht aber auf Hitze wesentlich sei. REIN (1941) hingegen hält decerebrierte Hunde und Affen für dauernd poikilotherm.

Wenn man die im vorigen Kapitel erörterte Störbarkeit der wärmeregulatorischen Funktionen — Beispiel der Mehrfachsicherung einer lebenswichtigen Leistung — betrachtet, so ergibt sich die Möglichkeit des Einspringens tieferer Regulationen bei Zwischenhirnausfall vor allem aus dem *spinalen Pilomotorenreflex*, der sich zum Unterschied von den übrigen Steuerungen unterhalb eines Rückenmarksquerschnitts sogar verstärkt (BRICKNER 1930). Vielleicht spielt das Haarkleid in der Temperaturlenkung der primitiveren Säugetiere noch eine größere Rolle. Auch die Kälte- und Wärmereflexe der *Hautvasomotoren* haben in beschränktem Umfang eine periphere, spinale und bulbäre Repräsentation. Ob die *Wärmeproduktion von Muskulatur, Leber und anderen Drüsen* durch periphere oder spinale Reflexe in nennenswertem Umfang beeinflußt werden kann, erscheint hingegen nicht sichergestellt. Bei der thermoregulatorischen Lenkung des *Schwitzens* und des *Hechelns* handelt es sich mit großer Wahrscheinlichkeit um rein diencephale Steuerungen.

Im ganzen ergibt sich aus den bisherigen Untersuchungen unzweifelhaft das Bild, *daß die Fähigkeit, die Körpertemperatur bei größeren Änderungen der Umgebungstemperatur konstant zu erhalten, beim höheren Säugetier im wesentlichen an das Zwischenhirn gebunden ist und auch bei längerem Überleben einer Abtrennung des Zwischenhirns vom Hirnstamm nur sehr unvollkommen von tieferen Reflexen übernommen werden kann.*

Hinsichtlich der *Lokalisation der temperatursenkenden und temperatursteigernden Koordinationen im Hypothalamus* vermutet HESS, daß jenes umschriebene Feld im lateralen vorderen Hypothalamus, von welchem die paroxysmale Tachypnoe bei der narkotisierten Katze ausgelöst wird (S. 756), von nervösen Elementen besetzt ist, welche Atmung, parasympathische Speichelsekretion und Hyperämie der Mundschleimhaut zu einer temperatursenkenden Leistung, dem Hecheln, koordinieren. Dieses Feld und auch die Mehrzahl der Reizpunkte, von denen am wachen Tier das Hecheln auszulösen ist, liegt innerhalb der trophotrop-endophylaktischen Zone. Das paßt durchaus zu der Feststellung, daß der temperatursenkende Mechanismus durch cholinergische, parasympathische Fasern vermittelt wird. Die Befunde von CUSHING (1931b, c), daß durch Einbringen von Pilocarpin in die Hirnkammern beim Menschen Vasodilatation, Schwitzen und Temperatursenkung auszulösen ist, und daß dieser Effekt durch Atropin verhindert werden kann, mögen in der gleichen Richtung sprechen. Auch die Erfahrung von BRUMAN (1929), daß der mit hochgradiger Untertemperatur verbundene Winterschlaf durch Atropin beendet werden kann, kennzeichnet Temperatursenkung und Schlaf als parasympathische Leistungen. Zwar hat HESS (1948) bei umschriebenen *Hypothalamusreizungen* trotz feinster Kontrolltechnik niemals gesehen, daß mit dem Hecheln eine deutliche Temperatursenkung verbunden war; auch Ausschläge nach oben[1] kamen nur selten vor (STOLL 1943); dies hänge mit der diffusen Verteilung der temperaturempfindlichen Receptoren zusammen; HESS zweifelt nicht, daß die *dynamogene Zone als der Sitz temperatursteigernder, die trophotrope Zone als der Sitz temperatursenkender Elemente* anzusehen sei. — Nach HEMINGWAY und Mitarbeitern (1954) hört bei frierenden Katzen das Kältezittern auf, wenn die präoptische Region elektrisch gereizt wird.

Infolge der diffusen Struktur des thermoregulatorischen Apparates wird im *Ausschaltungsexperiment* nur dann eine Insuffizienz der Wärmesteuerung erzielt, wenn die Zerstörungen doppelseitig sind und ein gewisses Minimum überschreiten. TEAGUE und RANSON (1936) untersuchten die Katzen von FISHER und Mitarbeitern, bei denen mit dem Ziel, einen Diabetes insipidus hervorzurufen, im vorderen Hypothalamus Ausschaltungen ausgeführt

[1] Hinsichtlich des „Wärmestiches" siehe S. 765.

worden waren (S. 751), auf das Temperaturregulationsvermögen. Es zeigte sich, daß die Kapazität, in Wärmekammern von 39—40° eine Temperaturerhöhung zu verhindern, vermindert war; das Hecheln setzte nicht so prompt ein wie bei normalen Tieren. Hingegen war die Fähigkeit, die Körpertemperatur in der Kälte zu erhalten, nur in jenen Fällen gestört, in denen die Koagulationsherde in den hinteren Hypothalamus hineinreichten. — GAGEL (1937) sah bei Affen mit Verletzungen im Gebiet des zentralen Höhlengraues des Hypothalamus, also offenbar in mehr caudalen Gebieten, eine ausgesprochene Störung der temperatursteigernden Mechanismen; in kühlen Räumen sank die Rectaltemperatur bis auf 26,5°. Vor allem aus den Untersuchungen von RANSON und Mitarbeitern (1937), CLARK und Mitarbeitern (1939a, b) und RANSON (1940) geht hervor, daß *Zerstörungen des vorderen Hypothalamus (Prothalamus) mit Neigung zu Hyperthermie und Mangel an temperatursenkender Regulation, des hinteren Hypothalamus mit Neigung zur Hypothermie und Mangel an temperatursteigender Regulation verbunden* sind. Es kommt vor allem auf *bilaterale Verletzungen des lateralen Feldes* an. Zerstörungen, die sich auf das mediale Feld beschränken, sind wenig wirksam, ebenso Zerstörungen der Corpora mamillaria und der Thalami. Die temperaturregulierenden Fasern verlassen den Hypothalamus in einem dorsalateral vom Corpus mamillare nahe der ventralen Oberfläche des Gehirns gelegenen Feld. In der Brücke verlaufen nach KELLER (1938) die temperatursenkenden Fasern weiter lateral als die temperatursteigernden. — Diese Ergebnisse sind durch die Untersuchungen von STUTINSKI und Mitarbeitern (1950), McCRUM und INGRAM (1951), CROSBY und WOODBURNE (1951), McCRUM (1953), SHERWOOD und Mitarbeitern (1954) u. a. in mancher Hinsicht abgewandelt, im wesentlichen aber doch bestätigt worden.

Reiz- und Ausschaltungsexperiment stimmen also darin überein, daß die Temperaturregulation eng zusammenhängt mit der von HESS ermittelten Organisation des vegetativen Hypothalamus. Die Auffassung, daß von der *trophotrop-endophylaktischen Zone temperatursenkende (Kühlzentrum)*, von der *dynamogenen Zone temperatursteigernde Impulse (Wärmzentrum)* ausgehen, ist wohlbegründet. Sie wird noch weiter gestützt durch Experimente, die sich mit der Natur der adäquaten Reize (siehe unten) befassen, ferner durch pharmakologische Erfahrungen und die klinischen und anatomischen Befunde am Menschen.

Bei den meisten *neugeborenen* Warmblütern ist die Wärmeregulation noch mangelhaft (s. ISENSCHMID 1926). Es dürfte dies mit den noch nicht abgeschlossenen Reifungsprozessen im Hypothalamus zusammenhängen. BUCHANAN und HILL (1949) haben gezeigt, daß beim Hamster die Fähigkeit, die Körpertemperatur in kalter Umgebung zu erhalten, eintritt, sobald die Myelinisation der dorsolateralen Gebiete des caudalen Hypothalamus abgeschlossen ist. — Das menschliche Mittelhirnwesen von GAMPER (1926) konnte nur im Wärmekasten seine Körpertemperatur erhalten, jedoch stellte sich mit dem Einsetzen der tödlichen Pneumonie im 4. Lebensmonat ein prompter Temperaturanstieg auf 39° ein. Zumindest am Lebensende bestand also eine gewisse Fähigkeit zu Temperatursteigerung, was damit übereinstimmt, daß das caudale Höhlengrau gut entwickelt war. Ob dieses Kind auch zu Schwitzen oder sonstigen temperatursenkenden Reaktionen imstande war, ist nicht bekannt. — *Im hohen Alter* ist die Körpertemperatur bei normaler Umgebungstemperatur gewöhnlich etwas tiefer, wahrscheinlich, weil die Erregbarkeit der Wärmezentren vermindert ist. Da auch die verfügbaren regulatorischen Mittel eingeschränkt sind, können z. B. Infektionskrankheiten beim Greis kein hohes Fieber mehr auslösen. Gleichzeitig dürfte auch die Fähigkeit zu Temperatursenkung bei Überwärmung vermindert sein.

Über *pathologisch-anatomische* Veränderungen bei Erschöpfung der Wärmeregulation ist wenig bekannt. URECHIA und ELEKES (1926) berichten in einem Fall von *Unterkühlungstod* über vacuolige Degeneration und andere Entartungserscheinungen an den Zellen der „besondere Kerngruppe“. Hierbei könnte es sich, ähnlich wie beim schweren Diabetes (S. 779) um einen Ausdruck einer besonders starken antidiuretischen Aktivität handeln, die die Wärmeabgabe durch Wasserverlust verhindern will. — Unter Kälteeinwirkung kommt es durch Abwandern von Wasser vom Blut ins Gewebe zu einer Bluteindickung (S. 760); dieser Reflex läuft nach BARBOUR (1940) über den Hypothalamus ab. — Bei *Hitzschlag* sah VONDERAHE (1940) in akuten Fällen degenerative Veränderungen in den großzelligen Hypothalamuskernen, nach längerem Überleben verminderte Zellzahlen und Glianarben. — Siehe ferner JACOB in Bd. XIII/3 dieses Handbuches.

d) Die Steuerung der Temperaturzentren.

Hinsichtlich der *Reize, die die Temperaturzentren normalerweise zur Tätigkeit anregen*, glaubte schon eine Reihe älterer Autoren die Ansicht experimentell bestätigt zu haben, daß die *Temperatur des das Gehirn durchspülenden Blutes* ein wesentlicher Faktor sei (BARBOUR 1912, HASAMA 1929). MAGOUN und Mitarbeiter (1938) zeigten, daß die Katze bei Hitze erst zu hecheln beginnt, sobald sich die Körpertemperatur erhöht hat. Der Befund, daß durch lokale Erwärmung mittels eines niedrigen Diathermiestroms vor allem vom vorderen Hypothalamus die Temperatursenkreaktionen auszulösen sind, wurde durch HEMINGWAY und Mitarbeiter (1940), HESS und STOLL (1944) u. a. bestätigt. Nach HESS (1948) spricht alles dafür, daß die Regulation der Körpertemperatur von thermosensiblen Elementen gesteuert wird, welche die Zustandsbedingungen bestimmter, vital wichtiger Gebiete des Zentralnervensystems kontrollieren; im Bereich der vegetativen Koordinationsorgane müßten Thermoreceptoren liegen. FOLKOW und Mitarbeiter (1949a, b), STRÖM (1950a, b, c), ELIASSON und STRÖM (1950) haben eine Technik ausgearbeitet, mit deren Hilfe man zwischen zwei 5—6 mm auseinanderliegenden Spitzen von in das Gehirn eingeführten HORSLEY-CLARKEschen Nadeln durch Diathermieströme geringe Erwärmungen erzeugen und gleichzeitig die lokale Temperatur messen kann. Es zeigte sich, daß bei der Katze die Erwärmung etwa eines Gebietes, das von 2 mm rostral vom Vorderrand bis 2 mm caudal vom Hinterrand des Chiasma reicht, dessen dorsale Begrenzung die vordere Commissur bildet und dessen basale Grenze 1 mm dorsal vom Chiasma liegt (also im wesentlichen Prothalamus; die lateralen Ränder wurden nicht bestimmt), zu ausgesprochener Erweiterung der Hautgefäße führt. Wenn eine Abkühlung der Katzen vermieden wurde, war die Hypothalamustemperatur normalerweise 0,5—1,5^0 niedriger als die rectale. Schon eine Erwärmung des Hypothalamus auf Rectalhöhe genügte, um vor allem in den Vorderpfoten die Durchblutung zu steigern; nach einer etwas längeren Latenz und bei etwas höheren Hypothalamustemperaturen trat auch das Hecheln auf. Der Versuch, durch Abkühlen des vorderen oder hinteren Hypothalamus auf 36—31^0 (mit Hilfe von Silberelektroden, die durch zirkulierendes Wasser gekühlt wurden) eine Verminderung der Hautdurchblutung herbeizuführen, mißlang, möglicherweise wegen der Narkose, die die ergotropen Mechanismen in besonderem Maße lähmt. — Die Kurzwellendurchflutung des Zwischenhirns führt auch beim Menschen zu einer Erweiterung der Hautcapillaren an den Extremitätenenden (AUERSWALD 1951). — C. v. EULER (1952) konnte bei Erwärmung des Carotidenblutes vom prothalamischen Gebiet charakteristische Potentialveränderungen als Zeichen der Aktivierung ableiten.

GESSLER (1928) wendet gegen die Annahme einer ausschließlichen Steuerung der Körpertemperatur durch die Bluttemperatur ein, daß bei mäßiger Abkühlung die wärmeregulatorischen Vorgänge bereits in Gang kommen, bevor ein Absinken der Körpertemperatur meßbar ist; oft zeige sich sogar ein geringer Anstieg. Andererseits bleibe im kühlen Kohlensäurebad, das durch Hauthyperämie ein Wärmegefühl erzeugt, die Frierreaktion aus, obwohl die Bluttemperatur absinkt. Beim Trinken kühler Flüssigkeiten sinke die Körpertemperatur ohne die Gegenregulation auszulösen, offenbar weil der Magen nur wenig Temperaturnerven enthält. Auch REIN (1931) weist auf die Unmöglichkeit hin, daß die wärmeregulatorischen Gefäßreaktionen, die schon bei Temperaturänderungen der Umgebungsluft von 0,5—3^0 nach einer Latenzzeit von nur 0,5—2 sec eintreten, durch die Bluttemperatur vermittelt sein können, und tritt mit GESSLER dafür ein, daß der Hauptregulator von *thermosensiblen Afferenzen der Haut* dargestellt werde, die zum Thalamus aufsteigen und von da die hypothalamischen Regulationen beeinflussen. JUNG und Mitarbeiter (1937) haben gezeigt, daß Kältereize zum Muskelzittern führen, ohne daß die Rectaltemperatur absinkt. STRÖM (1950) sah einen großen Einfluß der Hauttemperatur auf die hypothalamisch ausgelöste Vasodilatation. Nach HESS (1947) scheint hinsichtlich der Temperatursenkung ein Hitzegefühl im Maul besonders wirksam zu sein. Beim Menschen löst die Erwärmung des Gesichts eine besonders starke Erweiterung der Hautgefäße an den Extremitäten aus (BADER und MACHT 1949).

Neben den Temperaturreizen wird auch der *Sauerstoffspannung des Blutes* ein Einfluß auf die Wärmeregulation nachgesagt. Niedrige Sauerstoffspannung führt zu einer Senkung der Körpertemperatur (QUIMBY und Mitarbeiter 1948), nach LOWENBACH (1951) offenbar ausgelöst durch eine Temperaturzunahme im Hypothalamus.

Ohne Zweifel greift auch die *Großhirnrinde* in die hypothalamische Temperatursteuerung ein. Nach GESSLER (1928) kann im hypnotischen Schlaf bei äußerer Abkühlung ein Wärmegefühl suggeriert werden, was zu starker Senkung der Körpertemperatur ohne Zittern, Gänsehaut usw. führt. Auch das Gegenteil, Schüttelfrost bei normaler Temperatur mit folgender Hyperthermie ist suggestiv erzielt worden. Die Einflüsse des Cortex wirken sich bei vielen Untersuchungen der Temperaturregulation des Menschen störend aus, indem ungewollte *Vorstellungen von Wärme- und Kältegefühlen* die Temperaturzentren beeinflussen. — LINDSLEY und SASSAMAN (1938) haben einen Mann beschrieben, der seine Pilomotoren willkürlich kontrahieren konnte. Dabei traten Zunahme der Herz- und Atemfrequenz, Erweiterung der Pupillen und andere Zeichen sympathischer Aktivierung auf. Gleichzeitige elektrencephalographische Ableitungen ergaben Potentialveränderungen in der prämotorischen Region. — Bei *experimentellen Eingriffen in der Großhirnrinde* hat sich ein besonderer Einfluß der *Area 13* von WALKER (S. 743) ergeben. Sowohl die Reizung als die Abtragungen dieser Gegend ließ die Hauttemperatur der Extremitäten beträchtlich ansteigen (DELGADO und LIVINGSTON 1948, LIVINGSTON und Mitarbeiter 1948). Auch vom vorderen Gyrus cinguli *(Area 24)*, von den prämotorischen *Arealen 4 und 6* und vom *vorderen Temporallappen* sind durch Reizung oder Zerstörung verschiedener Komponenten der Temperatursteuerung (Schweißsekretion[1], Kältezittern, Piloerektion) auszulösen (WINKLER 1908, HASAMA 1929, LANGWORTHY und RICHTER 1930, ARING 1935, KENNARD 1944, W. K. SMITH 1945, FULTON 1949). ANAND und BROBECK (1952) sahen nach Ausschaltung der *Nuclei amygdalae* einen vorübergehenden Abfall der Körpertemperatur mit verringerter Kältereaktion. — Hinsichtlich der Annahme, daß diese Effekte eine verfeinerte Steuerung des Wärmehaushaltes durch das Endhirn bedeuten, sind ebenso wie für die übrigen vegetativen Leistungen die Einwände von HESS (S. 744) zu bedenken.

Schließlich bedarf noch der *Wärmestich* der älteren Autoren (ARONSOHN und SACHS 1885) der Interpretation. Bei dieser Operation wird eine 3 mm dicke Nadel paramedian in Höhe der Kranznaht von oben bis zur Schädelbasis vorgestoßen und wieder zurückgezogen. Sehr häufig entsteht dadurch eine Stunden bis Tage dauernde Hyperthermie, und zwar besonders bei Läsion des Nucleus caudatus-Kopfes. Deshalb wurde das Corpus striatum lange Zeit als „Wärmezentrum" betrachtet. Später wurde der Effekt des Wärmestiches als unspezifischer Reizzustand infolge der groben Methode aufgefaßt. — Es muß auffallen, daß die modernen gezielten Reizversuche im vegetativen Hypothalamus im Gegensatz hierzu so überaus selten temperatursteigernde Wirkungen gehabt haben. Die vermutlichen Gründe sind auf S. 762 und 764 dargelegt. Eine kritische Bearbeitung des HESSschen Untersuchungsgutes durch AKERT und KESSELRING (1951) ergab 11 Reizstellen mit positivem Kältezittern, denen mehrere tausend negative gegenüberstehen. Eigenartigerweise befindet sich nur eine der positiven Reizstellen im hinteren Hypothalamus (dem vermutlichen Kühlzentrum), sämtliche übrigen hingegen sehr *nahe der Ventrikelwand* vorwiegend im Nucleus caudatus und im Septum. Damit gewinnt aber der beim „Wärmestich" ausgelöste Mechanismus wieder an Interesse. Denn nach den Untersuchungen von BRUMAN (1929) haben sich in der Mehrzahl der positiven Wärmestichfälle enge topographische Beziehungen der Stichkanäle zu den Ventrikelwandungen ergeben. Auch die klinischen und pathologisch-anatomischen Erfahrungen über zentrale Hyperthermie (S. 808) weisen in diese Richtung. Liegen in der Ventrikelwand *Thermoreceptoren*, die normalerweise durch die *Liquortemperatur* erregt werden? Auf die Wichtigkeit der Ventrikelwand für die Regulation der Körpertemperatur hat bereits STRECKER (1926) hingewiesen.

e) Pharmakologische und humorale Beeinflussung der Temperatursteuerung.

α) Temperatursteigernde Stoffe; Fieber. Eine Erhöhung der Körpertemperatur kann dreierlei Ursachen haben: 1. Die *periphere Hyperthermie*. Sie entsteht durch Überschreitung der oberen Grenze der kompensierten Temperaturregulation (Hitzschlag, FERRIS und Mitarbeiter 1938; s. S. 758), im gesunden Organismus durch übergroße Wärmezufuhr (z. B. Dampfbad) oder Wärmeproduktion (z. B. körperliche Arbeit bei Hitze in warmer Kleidung), bei krankhaft gestörter Wärmeabgabe (z. B. Exsiccose, Schweißdrüsenmangel, s. BEESON 1947) oder krankhaft gesteigerter Wärmeproduktion (z. B. Morbus Basedow, Status epilepticus). 2. Das *Fieber*. Es wird durch im Blut kreisende abnorme Stoffe hervorgerufen, welche die von der ergotropen Zone des vegetativen Hypothalamus ausgehenden temperatursteigernden Impulse erregen. Die Temperaturregulation ist dabei nicht gestört, sondern nur auf einem höheren Spiegel eingestellt (GESSLER 1928). 3. Die *zentrale Hyperthermie*. Sie entsteht durch eine lokale Schädigung der temperatursenkenden trophotropen Zone oder durch eine lokale Reizung temperatursteigernder, zentralnervöser Receptoren. — Hier soll nur auf den mit der Bezeichnung „Fieber" gemeinten Vorgang (2.) eingegangen werden. Hinsichtlich der zentralen Hyperthermie s. S. 807 .

Das *Fieber* hat einen *humoralen Ursprung*. Aus bestimmten Mikroorganismen kann man fiebererregende Stoffe *(Pyrogene)* gewinnen, ein Umstand, der in der sog. unspezifischen Fiebertherapie nutzbar gemacht wird (HOFF 1952). Auch bei aseptischem Gewebszerfall, durch parenterale Einverleibung von artfremdem Eiweiß u. a. m. können solche Stoffe entstehen. Über ihre chemische Natur ist noch sehr wenig bekannt, doch lernt man allmählich,

---

[1] Sofern in den Versuchen nur die Schweißbildung an den Fußsohlen getestet wurde, muß bedacht werden, daß diese nicht Ausdruck einer temperaturregulierenden Steuerung zu sein braucht (s. S. 760).

die Pyrogene von anderen bei infektiösen und entzündlichen Prozessen entstehenden *Reizstoffen* zu trennen (Menkin 1950, Keiderling und Westphal 1951, Keiderling und Mitarbeiter 1953). — Es gibt auch temperatursteigernde Stoffe, die nicht am Wärmzentrum angreifen, sondern durch Beeinflussung der peripheren Wärmeproduktion oder Wärmeabgabe die Körpertemperatur heben (s. Freund 1926).

β) Temperatursenkende Stoffe. Auch eine abnorm tiefe Temperatur kann die Folge von drei verschiedenen Prozessen sein: 1. Die *periphere Hypothermie.* Sie entsteht durch Unterschreitung der unteren Grenze der kompensierten Temperaturregulation (S. 758), beim Gesunden durch übergroße Wärmeverluste (Unterkühlung), sonst durch krankhaft gesteigerte Wärmeabgabe (z. B. hochgradige Abmagerung) oder krankhaft verringerte Wärmeproduktion (z. B. Myxödem). 2. Die *medikamentöse Hypothermie,* vor allem durch pharmakologische Beeinflussung der hypothalamischen Temperaturzentren. 3. Die *zentrale Hypothermie* durch lokale Schädigung der temperatursteigernden Strukturen in der ergotropen Zone (des Wärmzentrums), vielleicht auch durch eine lokale Reizung der trophotropen Zone (des Kühlzentrums). — Hier nur einige Bemerkungen zur medikamentösen Hypothermie (2.). Hinsichtlich der zentralen Hypothermie s. S. 808.

Als *Antipyretica* im weiten Sinne kann man alle Stoffe bezeichnen, die auf die normale Körpertemperatur keinen nennenswerten Einfluß haben, sondern nur bei erhöhter eine Senkung bewirken (Gessler 1928, Bruns und Mitarbeiter 1950, Marthen 1951, Balogh und Mitarbeiter 1951, 1952a); dies kann durch Dämpfung der von der ergotropen Zone des Hypothalamus ausgehenden temperatursteigernden Impulse oder durch Erregung des in der trophotropen Zone gelegenen Kühlzentrums geschehen. Je nach Mittel und Tierart wird einmal mehr die Wärmeproduktion gehemmt, einmal mehr die Wärmeabgabe gefördert. — Es gibt auch Drogen, die in die peripheren Mechanismen eingreifen, z. B. die thyreostatischen Substanzen.

In neuerer Zeit sind Stoffe bekannt geworden, die auch die normale Körpertemperatur erheblich erniedrigen, wobei unter Senkung aller Stoffwechselvorgänge gleichzeitig ein tiefer Schlaf eintritt, der Ähnlichkeit mit dem Winterschlaf verschiedener Säugetiere hat. Man spricht deshalb von *künstlichem Winterschlaf* (Laborit und Mitarbeiter 1952, Pampus 1953, Flügel 1953, M. Schneider 1953 u. a.). — Kroll (1952) gibt an, mit Gehirnextrakten winterschlafender Hamster, Igel und Fledermäuse bei Katzen und Hunden langdauernde Schlafzustände mit Poikilothermie ausgelöst zu haben.

11. Verdauung und Ausscheidung.

a) Nervöse Steuerung.

α) Nahrungsaufnahme und Salivation. Die für eine selbständige Nahrungsaufnahme nötige *Koordination* von Bewegungsabläufen und Speicheldrüsentätigkeit erfolgt ohne Zweifel durch das Zwischenhirn. Hunde können einige Zeit nach Abtrennung des Großhirns wieder ordentlich fressen und lassen einen Wechsel von Hunger und Sättigungsgefühl erkennen (Goltz 1892, Rothmann 1923). Das ist auch bei endhirnlosen menschlichen Kindern der Fall (z. B. Jakob 1923a, Fall 25). Hingegen haben „decerebrierte" (im Bereich des Mittelhirns durchtrennte) Tiere kein spontanes Freßvermögen; nur wenn man die Nahrung in die Mundhöhle bringt, stellen sich Kau- und Schluckreflexe ein (Bazett und Penfield 1922). — Für die primitivste Form der Nahrungsaufnahme, das Saugen an der Mutterbrust, scheint das Zwischenhirn indessen nicht unbedingt nötig zu sein. Das Mittelhirnwesen von Gamper (1926) konnte nicht nur saugen und schlucken, sondern zeigte auch den oralen Einstellreflex in hervorragender Weise ausgebildet. Andererseits findet man bei Hydranencephalie häufig Störungen des Saugens und Schluckens (Lange-Cosack 1944b, s. auch Monnier und Wildi 1953).

Die *Speichelsekretion* dient bei der Katze einerseits der *Wärmeregulation* (S. 761), andererseits der *Verdauung.* Entsprechend fand Hess (1947, 1948) einerseits Reizstellen, von denen aus Speichelfluß und Hecheln gleichzeitig auszulösen waren, andererseits solche, die eine Verbindung von Speicheln mit *Leck- oder Kaubewegungen* ergaben (Hess und Magnus 1943, Baum 1945). Die Lage der letzteren im ventralen Thalamus und im Subthalamus läßt vermuten, daß sie die Projektion sensibler Erregungen aus der Lippen- und Mundschleimhaut betreffen, von welcher aus die Koordination der am automatischen Lecken und Kauen beteiligten Muskelgruppen gleichzeitig mit dem Speichelfluß in Gang gebracht wird. — Andersson (1951b) hat bei Schafen und Ziegen vom vorderen Hypothalamus Leckbewegungen, Salvation und Wiederkauen ausgelöst.

Dieser der Nahrungsaufnahme dienende *subthalamische Apparat* wird offenbar gesteuert von den *Vitalgefühlen* des Hungers und der Sättigung, die man nach den schon erwähnten Experimenten dem *vegetativen Hypothalamus* zuordnen kann. Das den Freßakt auslösende

Hungergefühl scheint durch Reizung des lateralen Tuber cinereum entfacht zu werden, wobei gleichzeitig eine kräftige gustatorische Salivation entsteht. Durch Zerstörungen dieses „Nahrungszentrums" wird das Hungergefühl beseitigt. Das mediale Tuber cinereum übt nach der Vorstellung von ANAND und BROBECK einen hemmenden Einfluß auf das „Nahrungszentrum" aus, denn seine Zerstörung führt zu hemmungsloser Freßsucht und dadurch Fettsucht (s. S. 730).

In einer weiteren Kombination begleitet der Speichelfluß die Reizung jener Stellen, die *Erbrechen* auslösen (s. unten). — HESS berichtet ferner über kräftige Salivation durch Reizung des *Putamen*. — In der *Großhirnrinde* liegen die Reizstellen für Salivation meist in der Nähe der Felder, von denen Zungen- und Mundbewegungen auszulösen sind (s. FULTON). Der *psychische Einfluß* auf die Speichelbildung geht vor allem aus den Untersuchungen über die bedingten Reflexe von PAWLOW hervor. Schließlich steht die Salivation im Dienste des *Trinktriebes*, indem eine über die Osmoregulation ausgelöste Einschränkung der Sekretion über ein Trockenheitsgefühl im Mund das Durstgefühl erzeugt (S. 753). — Die Speicheldrüsenfunktion wird also zu vielerlei Leistungen herangezogen; die Zusammensetzung des Speichels paßt sich den verschiedenen Anforderungen an; hinsichtlich Innervation und Sekretionsweise sei vor allem auf die Untersuchungen von BABKIN (1950) und HILLARP (1949c) hingewiesen.

β) Das Erbrechen ist ein komplizierter Reflexvorgang, dessen Zentrum im *Rautenhirn* liegt. Die afferenten und efferenten Hauptbahnen verlaufen über die 9. und 10. Hirnnerven; darüber hinaus sind die Atemwege und die Muskulatur der Bauchdecken einbezogen. Der Brechakt kann von der Schleimhaut des Schlundkopfes und von der Magenschleimhaut, ferner durch übermäßige Reizung des Nervus vestibularis ausgelöst werden. Er gehört wie das Niesen und Husten zu den Schutzreflexen. Sein Sinn liegt darin, die Schleimhaut des Verdauungsschlauches zu schonen. Die *Hemmung der Magen-Darmperistaltik* bei Entzündungsherden in tieferen Abschnitten ist eine Vorstufe der *Gegenperistaltik* des Erbrechens. Die gleichzeitige Sekretion eines wasserreichen Magensaftes und Speichels dient ebenfalls dem Schutze einer erkrankten oder gefährdeten Schleimhaut. Damit unterscheiden sich die pathologischen Vorgänge der Peristaltikhemmung in der *Übelkeit* und der Gegenperistaltik im Erbrechen grundsätzlich von der Peristaltikhemmung in der ergotropen Stimmungslage; während in dieser die Ruhigstellung der trophotropen Darmfunktion zugunsten dynamischer Leistungen erfolgt, dienen jene dem Schutze des inneren Milieus, der *Endophylaxie*; sie gehören deshalb ebenso wie die normlea Peristaltik und Verdauungsförderung (s. unten) zum trophotrop-endophylaktischen System, dessen Impulse über parasympathische Bahnen ablaufen (HESS 1948). — Decerebrierte Tiere sind fähig, den Brechakt zu koordinieren, ja sie erbrechen in den ersten Tagen nach der Operation besonders leicht und neigen zu profuser Sekretion von Speichel- und Magensaft (ANDERSON und Mitarbeiter 1952).

Normalerweise unterliegen Übelkeit und Erbrechen außer den über die 8.—10. Hirnnerven kommenden Afferenzen noch höheren, über das Zwischenhirn ablaufenden Steuerungen. Hierher gehören insbesondere bestimmte Geruchs- und Geschmacksreize. HESS (1940, 1947, 1948) erzeugte Erbrechen durch Reizung von im Prothalamus gelegenen, an die Reizstellen für den Schutzreflex des Niesens anschließenden Stellen, ferner vom Septum und vom Hypothalamus lateralis aus. Der von der Rachenschleimhaut auszulösende Würgreflex dürfte teilweise ebenfalls über das Diencephalon ablaufen, denn HESS sah bei Reizung von 2 Stellen im ventralen Thalamuskern einen Effekt, der den Würge-Brechbewegungen durch Berührung des Gaumens glich.

Der Einfluß der *Großhirnrinde* ergibt sich aus dem Umstand, daß viele Sinneseindrücke erst nach ihrem Bewußtwerden auf das Brechzentrum einwirken, indem sie „Ekel erregen". Auch Erinnerungen und Vorstellungen solcher Sinneseindrücke können unter Umständen den Schutzreflex des Verdauungstraktes in Gang bringen.

γ) Magen und Dünndarm. Die motorische und sekretorische Tätigkeit des Verdauungsschlauches verfügt über ein beträchtliches Maß von *Autonomie*, das durch reiche peripher-vegetative Nervengeflechte gewährleistet wird. Infolgedessen erfährt sie auch nach Entfernung aller zuführenden Fasern nur einen vorübergehenden Funktionsausfall. Normalerweise haben jedoch Vagus und Sympathicus einen großen regulatorischen Einfluß.

Abgesehen von dem Ausnahmezustand der Übelkeit und des Erbrechens (s. oben) kann das *parasympathische System* als das *verdauungsfördernde Prinzip* betrachtet werden. Für gewöhnlich ist der Schutz der Schleimhaut (Endophylaxie) entbehrlich; es dominiert die *trophotrope* Seite der parasympathischen Funktion, nämlich alle nahrungsresorptiven Vorgänge zu fördern, wie positive Peristaltik, Sekretion der Verdauungssäfte[1]. Der *ergotrop-sympathische* Gegenspieler bewirkt *Ruhigstellung*, Durchblutungs- und Sekretionshemmung.

[1] Es ist nicht klar, auf welche Weise der Nervus vagus in dem einen Fall Peristaltikhemmung und Gegenperistaltik, in dem anderen Peristaltikförderung bewirkt.

Die funktionelle Zuordnung ist auch auf der *hypothalamischen* Ebene erkennbar: Reizung der trophotrop-endophylaktischen Zone im vorderen Hypothalamus steigert den intragastralen Druck und vermehrt die peristaltischen Bewegungen; dieser Effekt verschwindet nach Durchtrennung der Nervi vagi. Reizung der ergotropen Zone im hinteren Hypothalamus verringert den Mageninnendruck und läßt die Motilität verschwinden (BEATTIE und SHEEHAN 1934, KABAT und Mitarbeiter 1935, MASSERMAN und HAERTIG 1938).

Daß die verschiedensten *Eingriffe am peripheren Nervensystem* Funktionsänderungen am Verdauungsapparat hervorrufen können, haben vor allem die Untersuchungen von PIGALEW (1932) und SPERANSKY (1950) gezeigt. Sensible Afferenzen, z. B. aus dem Mittelohr, sind imstande, über eine Veränderung der zentralen Tonuslage nicht nur Gleichgewichtsstörungen der Magen-Darmmotilität, sondern auch schwere Veränderungen des Chemismus und der Darmflora hervorzurufen (STENGER 1950, 1954). Solche „reflektorisch" erzeugte Beeinträchtigungen der Darmtätigkeit können nicht einfach als Unter- oder Überfunktion eines der beiden steuernden Systeme gedeutet werden. Die nervöse Irritation schafft einen allgemeinen Zustand abnormer Erregung und Erregbarkeit, dessen Folge am besten als „Dysfunktion" bezeichnet wird.

Der Einfluß der *Großhirnrinde* auf die Magen-Darmfunktion ist in zahlreichen Experimenten (z. B. WATTS und FULTON 1934) geprüft worden, auf die im einzelnen hier nicht eingegangen werden kann. Manche Eingriffe am Cortex bewirken eine starke Peristaltikzunahme und dadurch krankhaften Hunger (WATTS 1935); wegen der schlechten Resorption kommt es zum Unterschied von der hypothalamischen Freßlust gewöhnlich nicht zu Fettsucht. Bestimmte Formationen des Stirnhirns (Area 13 von WALKER, Area 24, präzentrale Felder) scheinen, wie für andere vegetative Funktionen, auch für die Darmtätigkeit erhöhte Bedeutung zu besitzen. Näheres s. bei KENNARD (1944), FULTON (1949), BABKIN und KITE (1950a, b), KRAULAND-STEINBEREITHNER (1953). Der große Einfluß des Cortex geht auch aus den *psychischen Wirkungen* auf die Magen-Darmtätigkeit hervor, wie sie z. B. bei der Ausarbeitung bedingter Reflexe (PAWLOW 1926) dargetan werden. Hinsichtlich der Bedeutung der corticalen Darmeffekte stehen im wesentlichen die gleichen schon bei anderen Funktionen erörterten Fragen zur Diskussion (s. S. 744).

δ) Magen- und Duodenalulcus. Die klinisch wichtige Frage der neurogenen Entstehung des Magen- und Duodenalulcus hat seit langem eine intensive Bearbeitung im Tierversuch erfahren. Die gesunde Magenschleimhaut ist bekanntlich mit einem Schutz gegen die Einwirkung der Pepsinsalzsäure ausgestattet, der durch den ständig erneuerten Schleimüberzug und darüber hinaus wahrscheinlich noch durch besondere Gegenstoffe der lebenden Zelle gewährleistet wird. Experimentell ist nachgewiesen, daß lokale Schädigungen der Schleimhaut, z. B. bei Durchblutungsstörungen, zu Selbstverdauung und damit zur Geschwürsbildung führen können. Bei dem großen Einfluß der beiden Komponenten des vegetativen Nervensystems auf Durchblutung, Sekretion und Motilität des Magens nimmt es nicht wunder, daß Blutungen oder Geschwüre sowohl durch Reizung des Sympathicus als auch durch Sympathektomie (GUNDELFINGER 1918), sowohl durch Vagusreizung (TALMA 1890) als auch durch Vagusresektion (ZIRONI 1910, KEPPICH 1921, KELLER 1936b) experimentell erzielt wurden. Zur Erklärung wird herangezogen, daß vermehrte Vagotonie über einen Krampf der Muskulatur ebenso zu Durchblutungsstörungen mit folgender Selbstverdauung führen könne wie ein sympathischer Spannungszustand über einen Spasmus der Schleimhautgefäße. Offenbar ist es die durch diese Eingriffe verursachte *Gleichgewichtsstörung der vegetativen Innervation*, die die Ulcusentstehung begünstigt.

Durch experimentelle Läsionen im *Zentralnervensystem* wurden gleichfalls wiederholt Erosionen, Blutungen und Ulcera im Verdauungsschlauch erzeugt. Ein Überblick über die Literatur darüber (SCHIFF 1846, v. PREUSCHEN 1894, BURDENKO und MOGILNITZKI 1926, PIGALEW 1932, WATTS und FULTON 1935, KELLER 1936a, KELLER und D'AMOUR 1936, BLOCH 1943, W. R. HESS 1947, SWEET und Mitarbeiter 1948, FULTON 1949, SPERANSKY 1950, H. HOFF 1951, ANAND und BROBECK 1952, KRAULAND-STEINBEREITHNER 1952, FRENCH und Mitarbeiter 1954) zeigt, daß Eingriffe in den *vegetativen Regulationszentren* häufiger zum Erfolg führen als in anderen Hirnstellen. HOFF und SHEEHAN z. B. fanden an 16 Affen nach Verletzung der Gegend des Tuber cinereum Magenulcera in 5 Fällen, während eine Kontrollserie von 50 Affen mit Hirnverletzungen ohne Hypothalamusbeteiligung Magenschäden nur in einem Fall ergab. Doch dürfen die Fälle von Ulcusentstehung nach Eingriffen fernab von den Regulationsstätten nicht vernachlässigt werden. Ihr Gegenstück bilden die erwähnten Störungen der Magen-Darmfunktion durch unspezifische periphernervöse Reize (s. oben). Auch durch intensive *sensorische Irritation* mittels Lärm und Licht sind Magenläsionen erzeugt worden (KRAULAND-STEINBEREITHNER 1953). H. HOFF (1951) brachte Hunde mit Verletzungen des Tuber cinereum mit Katzen zusammen. Die *seelische Dauererregung* bewirkte in 30% ein Ulcus.

Der Verdauungsschlauch reagiert offenbar besonders empfindlich auf Änderungen im vegetativ-nervösen Gleichgewicht, Änderungen, die durch die verschiedensten Afferenzen peripherer und zentralnervöser Herkunft entstehen können, ohne daß Gesetzmäßigkeiten bisher erkennbar wären. Man kann auf Grund der Tierversuche lediglich aussagen, daß *krankhafte Vorgänge im gesamten Nervensystem — im besonderen Maße im vegetativen Hypothalamus — die Entstehung von Situationen begünstigen, auf deren Boden das peptische Magengeschwür entsteht.*

ε) Dickdarm und Defäkation. Auch im Dickdarm wird Peristaltik und Antiperistaltik — hier ein physiologischer Vorgang — vom Parasympathicus gefördert, vom Sympathicus gehemmt. Das Defäkationszentrum im 2.—4. Sacralsegment (adäquater Reiz = intrarectaler Druck) steht normalerweise unter dem steuernden Einfluß rhombencephaler, diencephaler und corticaler Impulse. Während das medulläre Zentrum die Mitarbeit von Zwerchfell und Bauchpresse beim Defäkationsreflex bewirkt, *bedarf das Stuhlabsetzen in zweckmäßiger Stellung der Mitarbeit des Zwischenhirns.* Großhirnlose Tiere defäzieren in derselben Körperstellung wie normale (GOLTZ 1892, ROTHMANN 1923). Mittelhirntiere können das nicht. Nach HESS und BRÜGGER (1943), HESS (1947, 1948) ist bei der Katze der Defäkationsakt durch elektrische Reizung vom hinteren Rand des Septums, vom Prothalamus und vom vorderen lateralen Hypothalamus, also Gebieten der trophotrop-endophylaktischen Zone, auszulösen. Der auf parasympathischen Bahnen zum Mastdarm verlaufende Impuls werde hier mit den vom Subthalamus ausgehenden unwillkürlichen Bewegungsimpulsen derart zu einer einheitlichen Handlung koordiniert, daß ein reinliches Absetzen der Exkremente ermöglicht ist. Der ganze Akt wird durch sensible Afferenzen ausgelöst, die die Empfindung des Stuhldranges vermitteln.

Die von Tier und Mensch im Laufe des Lebens erworbene Fähigkeit der willkürlichen Beherrschung der Defäkation ist eine Leistung der *Großhirnrinde,* deren Mitarbeit nach HESS vor allem in der Sicherung vor Überraschungen während der Defäkation besteht, ferner — bei der Katze deutlich ausgeprägt — in der Beseitigung der Exkremente durch Verscharren. Dieser Teil des Aktes fehlt beim großhirnlosen Tier und bei der Auslösung durch hypothalamische Reizung.

ζ) Miktion. Die Beförderung des Harns vom Nierenbecken nach außen wird vom Parasympathicus gefördert, vom Sympathicus gehemmt. Ganz ähnlich wie bei der Defäkation beteiligen sich Rückenmark, Rautenhirn, Zwischenhirn und Großhirnrinde an dem stufenweisen Aufbau der Leistung. Großhirnlose Tiere urinieren in normaler Stellung (GOLTZ 1892, ROTHMANN 1923), aber ohne zu „sichern". Die Reizstellen im *Zwischenhirn,* von denen der Miktionsakt ausgelöst werden kann, befinden sich nach HESS im selben Gebiet wie die für den Stuhlgang, also in der *trophotrop-endophylaktischen Zone.* BEATTIE und KERR (1936) haben tierexperimentell festgestellt, daß der Blaseninnendruck bei elektrischer Reizung des vorderen Hypothalamus zu-, bei Reizung des hinteren Hypothalamus abnimmt. — Nun zeigen die HESSschen Diagramme *auch im hinteren Hypothalamus* und im Mittelhirn einzelne Symbole für Harn- und Stuhlentleerung; HESS betont, daß hier zum Unterschied von der trophotropen Zone die adäquate Stellung ausbleibt. Die sinnvolle Mitarbeit der von den subthalamischen extrapyramidalen Zentren gelenkten quergestreiften Muskulatur kann nur vom vorderen Hypothalamus ausgelöst werden. Eine bloße Entleerung sieht man auch, wenn die Muskulatur durch Narkose ausgeschaltet ist, wie beim Menschen vielfach beobachtet. Bei den vom hinteren Hypothalamus ausgelösten Blasen- und Darmerscheinungen dürfte es sich nicht bloß um Reizwirkungen seitens absteigender trophotrop-endophylaktischer Fasern handeln. Bekannt ist, daß *heftige Gemütsbewegungen,* die zu einer ausgesprochenen ergotropen Stimmungslage führen, neben der Hemmung der Drüsentätigkeit und der oberen Darmabschnitte die Peristaltik der Ausscheidungsorgane fördern können. Bei der einem feindlichen Hund begegnenden Katze sieht man ein Abspritzen von Harn in kräftigem Strahl. HESS erwägt, ob es sich hier um einen echten Effekt der — im allgemeinen mit Erschlaffung der Hohlorgane einhergehenden — ergotropen Stimmungslage handelt oder um ein „Überstrahlen" einer besonders hochgradigen ergotropen Erregung auf trophotrope Einzelfunktionen infolge „ungenügender Trennschärfe" zwischen den beiden Systemen.

Von der *Großhirnrinde* wurde Harnentleerung vor allem aus dem rückwärtigen Gebiet der Area 24 ausgelöst. Die bilaterale Abtragung von paramedianen Abschnitten der prämotorischen Areale 4 und 6 beseitigt die willkürliche Beherrschung der Blasenentleerung (KENNARD 1944, FULTON 1949, GRINKER und BUCY 1949). Die nach präfrontaler Leukotomie auftretende Blasen- (und Mastdarm-)inkontinenz, die gewöhnlich innerhalb kurzer Zeit abklingt, darf man wohl als eine vorübergehende Enthemmung des subcorticalen Mechanismus infolge des Fortfalls der dämpfenden Stirnhirnfunktion im Sinne von BOCHNIK (1952, S. 744) auffassen.

b) Hormonelle Steuerung.

α) Nebennierenmark. Das Adrenalin hat als Überträgerstoff des sympathischen Nervensystems eine erschlaffende Wirkung auf den Darmtonus. Die Darmlähmung bei elektrischer Reizung der ergotropen Hypothalamuszone erfolgt sowohl durch Impulse, die auf sympathischen Nervenbahnen direkt zu den intramuralen Geflechten gelangen, als auch über eine Ausschüttung von Adrenalin durch das Nebennierenmark.

β) Hypophysenhinterlappen. Hinterlappenextrakte, vor allem die Vasopressinfraktion, fördern die Darmperistaltik (WARING und LANDGREBE 1950). HARRIS (1948) sah bei elektrischer Reizung der Neurohypophyse eine Zunahme der Darmbewegungen. Obstipation bei Erkrankungen des Hinterlappens wurde wiederholt auf einen Mangel an Hinterlappenhormon bezogen (S. 813). Auch Magengeschwüre, Darmblutungen und verschiedene Veränderungen an den Drüsen des Verdauungsschlauches hat man durch Hinterlappenextrakte erzeugt (GEILING und OLDHAM 1941). — Nach STEHLE (1951), der diese Versuche in extenso referiert, *steht nicht fest, ob der Hypophysenhinterlappen physiologischerweise in die Magen-Darmtätigkeit eingreift.*

γ) Die Eigenhormone des Magen-Darmtrakts. Die Kenntnis der Natur jener Stoffe, die, in den Epithelzellen des Verdauungsschlauches gebildet, in die Blutbahn gelangen, um an anderen Stellen des Organismus spezifische Wirkungen zu entfalten, ist noch lückenhaft. Soweit bekannt, haben sie (z. B. *Sekretin, Enterogastron, Gastrin, Cholecystokinin*; Näheres s. bei SELYE 1949a, BABKIN 1950) hauptsächlich den Verdauungsschlauch selbst als Erfolgsorgan, dessen Sekretion und Motorik sie fördernd oder hemmend steuern.

Die Vorstufe des Pepsin in der Magenschleimhaut, das *Pepsinogen*, erfährt nicht nur eine Sekretion in den Magen, sondern auch eine Inkretion in das Blut. Als Blutpepsinogen passiert es die Nieren und erscheint im Urin, wo es nach Salzsäureaktivierung als Uropepsin quantitativ bestimmt werden kann (WESTPHAL und Mitarbeiter 1952). Ob die Pepsinogeninkretion eine hormonelle Bedeutung hat, ist nicht bekannt. Sie hängt in hohem Maße vom Hypophysennebennierenrindensystem ab (s. S. 709); psychische Belastungen beeinflussen sie nach BALFOUR (1954) auch auf direkt-nervösem Wege.

δ) Hypophysenvorderlappen. Die *Hypophysektomie* verursacht eine schwere Atrophie des Verdauungstraktes mit Rückgang aller sekretorischen, inkretorischen, motorischen und resorptiven Funktionen als Teilerscheinungen der allgemeinen Stoffwechselminderung. Der für die Drüsentätigkeit nötige Eiweißzuwachs ist durch den Mangel an STH beeinträchtigt. Mangel an TSH schränkt über verminderte Thyroxinausschüttung die Sekretion von Verdauungssäften und die Darmmotilität ein. Mangel an ACTH stört über ein Corticoiddefizit die nahrungsresorptive (S. 708) und die inkretorische Tätigkeit des Magen-Darmkanals (S. 709 und oben). Ratten, denen die Hypophyse und die Nebennieren entfernt wurden, neigen im besonderen Maße zu *Magengeschwüren* (SIMPSON und Mitarbeiter 1944a). Nach SELYE soll auch die bloße Entfernung der Hypophyse oder der Nebennieren die Ulcushäufigkeit erhöhen.

STH führt im Rahmen der allgemeinen Splanchnomegalie zu Verlängerung und Dickenzunahme des Darmes. Die experimentelle Akromegalie ist von Sialorrhoe begleitet (PUTNAM und Mitarbeiter 1924). *ACTH* vermehrt nicht nur die Uropepsinausscheidung, sondern nach KRAULAND-STEINBEREITHNER (1953) auch den Pepsingehalt des Magensaftes. BAKER (1952) hat durch ACTH *Magengeschwüre* erzeugt.

12. Blut.

a) Rotes Blutbild.

Während die SIMMONDSsche Krankheit (S. 644) in der Regel von einer hypochromen Anämie begleitet ist, fand man bei experimenteller *Entfernung der Adenohypophyse* nur teilweise eine deutliche Abnahme der Erythrocyten und des Hämoglobingehalts (HOUSSAY und Mitarbeiter 1931, SCHIMERT 1951, HEILMEYER und BEGEMANN 1951). Nur die Fähigkeit, bei verminderter Sauerstoffspannung die Zahl der Blutkörperchen zu erhöhen, ist im hypophysenlosen Organismus wohl stets vermindert. SHEEMAN und SUMMERS (1949) sehen eine konstante Beziehung zwischen der Schwere der Anämie und dem Subaciditätsgrad des Magensaftes und erwägen deshalb, ob die Anämie mit der *Verminderung der Magenfunktion* zusammenhängt, analog zur perniziösen Anämie, bei welcher der Mangel eines vom Magen gelieferten Verdauungsfermentes die Resorption eines für die Reifung der Erythrocyten nötigen Stoffes verhindert. Die Hypophyse wirkt vor allem über die *Nebennierenrinde* auf die Magentätigkeit (S. 709). Die Hypophysektomie-Anämie läßt sich durch ACTH ausgleichen (GEMZELL und SJÖSTRAND 1954). Außerdem ist die durch die Hypophyseninsuffizienz bewirkte *Schilddrüsenunterfunktion* zu bedenken; schilddrüsenlose Tiere besitzen eine sehr viel schlechtere Blutregeneration als Normaltiere. Schließlich dürfte der Mangel an anabolischen Hormonen (Wachstumshormon, Keimdrüsenhormon; SCHWARZHOFF und VOSSSCHULTE 1940) der Blutbildung hinderlich sein. Die Hypophysektomie-Anämie läßt sich nach CRAFTS (1954) auch durch Thyroxin und Androgen beheben. FLAKS und Mitarbeiter (1938) und CONTOPOULOS und Mitarbeiter (1954) schließen aus Versuchen an Ratten, daß ein von den bekannten Hypophysenwirkstoffen verschiedenes hämopoetisches Hypophysenvorderlappenhormon existiere.

Bei einem *Zuviel an Vorderlappenhormonen* kommen leichte Vermehrungen der geformten Blutelemente vor. Gelegentlich wurde vermutet, daß eine Überfunktion der Hypophyse in der *Pathogenese der Polycythämie* eine Rolle spiele (HAYNAL und Mitarbeiter 1950), z. B. beim Morbus Cushing über eine Aktivitätssteigerung der Nebennierenrinde (S. 780). Andererseits konnte eine echte Polycythämie durch Vorderlappenzufuhr im Tierversuch nicht erzielt werden; offenbar trachten nervöse Regulationen den Hämoglobingehalt des Blutes dem Bedarf anzupassen.

Daraus kann man den Schluß ziehen, daß die *Haematopoese ohne die hypophysäre Stoffwechselförderung* etwas vermindert und vor allem *zu keiner gesteigerten Tätigkeit fähig* ist. Ein *Übermaß an Vorderlappenhormon steigert die Blutbildung nur in mäßigen Grenzen.*

Wiederholt ist vermutet worden, daß es im *Hypothalamus* ein *Blutbildungszentrum* gibt, das, *gesteuert durch den Sauerstoffgehalt der Atmungsluft*, die Regeneration und vielleicht auch die Degeneration der roten Blutkörperchen lenkt. Nach GINZBERG und HEILMEYER (1932) führt der *Reiz* der cerebralen Luftfüllung nicht nur zu einer Leukocytenausschwemmung aus dem Knochenmark (S. 772), sondern auch zu einem starken Anstieg der Reticulocyten; nach HEILMEYER und BEGEMANN (1951) ist durch Stichverletzungen in subthalamischen Gebieten beim Kaninchen eine Reticulocytenvermehrung zu erzeugen. DENECKE (1935) sah nach Kurzwellendiathermie des Kopfes einen Anstieg der Reticulocyten. WESPI (1944) aus dem Mitarbeiterkreis von W. R. HESS, der nach hypothalamischen Reizungen bei der Katze sowohl Vermehrungen als auch Verminderungen der Erythrocyten beobachtete, konnte aus den bisherigen Ergebnissen noch keine lokalisatorischen Rückschlüsse ziehen. — Die Angaben über das Verhalten der Erythrocyten nach hypothalamischen *Ausschaltungen* sind sehr uneinheitlich. SCHULHOF und MATTHIES (1927) sahen beim Kaninchen Polyglobulie nach Verletzungen der proximalen vegetativen Zentren (keine histologische Kontrolle). HOUSSAY und Mitarbeiter (1931) hingegen fanden beim Hund eine leichte Anämie nach Zerstörungen des Tuber cinereum. Nach BLOCH (1943) und WESPI-WALDVOGEL (1947) kann die experimentelle hypothalamische Fettsucht von Polyglobulie begleitet sein. Auch beim Menschen gibt es Kombinationen von cerebraler Fettsucht und Polyglobulie (GÜNTHER 1929, GUILLAIN und Mitarbeiter 1931). — MEINER (1936) berichtet bei einer 43jährigen Frau mit einem Glioblastom der Centroparietalgegend über eine Polyglobulie, die nach Operation und Bestrahlung verschwand. — LHERMITTE (1934) sah bei einem Narkoleptiker eine Erythrämie von 9000000. — HESS (1947) meint, daß größere Koagulationen der dynamogenen Zone mit einem Abfall der Erythrocytenzahl beantwortet werden. — HOLLWICH (1953) zeigte, daß bei jungen Hähnen, die durch Dunkelaufenthalt anämisch gemacht worden waren, das *Licht* auf dem Wege über das Auge die Blutregeneration beschleunigt. Über den „energetischen Anteil der Sehbahn" werde der Hypothalamus stimuliert. — Auch HEILMEYER und BEGEMANN (1951) messen Zwischenhirnprozessen große Bedeutung für die Entstehung der Polyglobulie bei.

Nach RUHENSTROTH-BAUER (1950) verlaufen die blutregenerationsfördernden *efferenten Impulse* vom Hypothalamus über das Rückenmark und die Nn. splanchnici zum reticuloendothelialen System und besonders zur Milz. Die Milz erzeuge ein Hormon, das im Knochenmark die Erythropoese anregt. Darüber hinaus komme der Sauerstoffmangel auch über einen peripheren Weg an den hämopoetischen Organen zur Auswirkung.

b) Weißes Blutbild.

Der große Einfluß des *Hypophysen-Nebennierenrinden-Systems* auf die *Lymphocyten* und die *eosinophilen Leukocyten* ist durch die Untersuchungen der letzten Jahre erwiesen. Das Glykosteroid greift in spezifischer Weise diese Zellen an, offenbar um den Bestand an reaktionsfähigen Eiweißkörpern zu erhöhen (s. S. 709). — Nicht nur bei Hypopituitarismus, sondern auch bei Akromegalie findet man Lymphocyten und Eosinophile vermehrt (STOCKINGER 1933); in beiden Fällen handelt es sich um eine Minderung der corticotropen Teilfunktion des Vorderlappens.

Hinsichtlich der Bedeutung der Hypophyse für die *Granulocyten* ist der schon erwähnte fördernde Einfluß des *Schilddrüsenhormons* und der *anabolischen Hormone* auf das Knochenmark zu bedenken (S. 771). Vorderlappenzufuhr steigert die Ansprechbarkeit der Leukocytenregulation, z. B. die Verdauungsleukocytose (Stockinger 1933).

Menkin (1950) hat aus den Globulinfraktionen *entzündlicher Exsudate* Stoffe isoliert, die in spezifischer Weise auf das weiße Blutbild einwirken, indem sie z. B. eine Vermehrung und Diapedese der polymorphkernigen Leukocyten (Leukotaxin) oder eine Verminderung derselben (Leukopenin) bewirken. Westphal (1951) hat *bakterielle Reizstoffe* (S. 766) abgebaut und dabei niedermolekulare Produkte ohne pyrogene Eigenschaft, aber mit starker Leukocytoseaktivität erzeugt. Die Wirkung der Reizstoffe auf das Blutbild ist nach Westphal eine indirekte, indem durch sie celluläre Entzündungsstoffe im Sinne von Menkin aus den Gewebssäften freigesetzt werden. — Westphal glaubt, daß die *Stimulierung des Hypophysen-Nebennieren-Systems* bei der Reizstofftherapie eine entscheidende Rolle spiele. Bei hypophysektomierten Tieren kommt es nach Schimert (1951) und Gruber und Oberndörfer (1954) zu einem allmählichen Verlust der Fähigkeit, auf Pyrifer mit Leukocytose zu reagieren.

Andererseits ist es nicht möglich, die nach zentralnervöser Reizung erfolgende Leukocytose auf den „Stress"-Mechanismus zu beziehen. Die Leukocytose nach Luftfüllung der Liquorräume (Hoff 1938) erfolgt auch bei nebennierenlosen (Beer und Bedacht 1941) und hypophysenlosen Tieren. Hoff (1952) kommt zu dem Schluß, daß im unspezifischen Abwehrvorgang nur der Abfall der Eosinophilen und Lymphocyten auf einer Aktivierung des Hypophysen-Nebennierenrinden-Systems beruhe. Bei der Reaktion mit neutrophiler Leukocytose — wie man sie z. B. auch bei den üblichen Belastungsproben mit Adrenalin oder Insulin sieht (Sturm 1949b) — spiele hingegen die nervöse Übertragung eine entscheidende Rolle. Daraus ergebe sich die *besondere Bedeutung der zentralnervösen Steuerung der unspezifischen Abwehr.*

Dadurch erhebt sich auch für das weiße Blutbild die Frage eines *hypothalamischen Steuerungszentrums.* Rosenow (1928) kontrollierte das Verhalten der Leukocyten beim „Wärmestich" (S. 765); nur bei Verletzung im Bereich der Stammganglien und des Hypothalamus kam es zu einer neutrophilen Leukocytose, wobei die Temperaturkurve nicht immer mit der Leukocytenkurve parallel verlief. — Denecke (1935) sah ein starkes Abfallen der Leukocyten nach Kurzwellendiathermie des Kopfes. — Nach Hess, der diesem Problem allerdings keine besondere Aufmerksamkeit gewidmet hat, lassen die bisherigen Ergebnisse von *Reizversuchen* noch keine Deutung zu (s. Wespi 1944). Beer (1942) meint auf Grund von Reizversuchen japanischer Forscher, daß der Nucleus paraventricularis ein Zentrum für die Regulation des weißen Blutbildes darstelle. Romberg (1948) möchte auf Grund des Vergleichs des Blutbildes mit anderen vegetativen Erscheinungen (Pupillenweite, Magensekretion usw.) eine geringe Neubildung von Zellelementen des Blutes dem sympathischen Funktionskreis zuordnen, während unter dem Einfluß der parasympathischen Tonuslage eine angeregte Blutneubildung insbesondere von Eosinophilen und roten Blutzellen erfolge. — Wespi-Waldvogel (1947) sah bei 6 von 8 Katzen mit hypothalamischen *Ausschaltungen* starke Leukocytose und bei fortlaufender Beobachtung ein auffallendes Schwanken der Leukocytenwerte.

Zweifellos läuft der auf mancherlei Reize erfolgende Impuls zur Leukocytenausschüttung in vielen Fällen über eine zentralnervöse Erregung ab. Den *efferenten* Leitungsweg vom Zentrum zu den Speicher- und Bildungsorganen des Blutes hat vor allem F. Hoff (1936, 1938) aufzuklären versucht. Danach verhindern Halsmarkdurchschneidungen die durch Bakteriengifte hervorgerufene Leukocytose. Die das Blutbild regulierenden Fasern sollen nach Beer (1942, 1948) einerseits direkt oder über die Gefäßinnervation zum Knochenmark gelangen, andererseits auf die Leber einwirken. In der Leber werden Wirkstoffe mobilisiert, die den zentralnervösen Reiz auf humoralem Wege an das leukopoetische Gewebe herantragen. Manche Untersuchungsergebnisse sprächen dafür, daß den sympathischen Nervenfasern eine hemmende, den parasympathischen eine fördernde Wirkung auf die Hämopoese zukommt.

Hinsichtlich der *Afferenzen* kann man zwei verschiedene Reizarten unterscheiden (Hoff 1934). Bei dem *gewöhnlichen Entzündungsreiz,* der erst nach Stunden die Leukocyten ansteigen läßt, entsteht die Leukocytose wahrscheinlich über die Ausbildung cellulärer Entzündungsstoffe im Sinne von Menkin am Ort der Entzündung. Anders bei zentralnervösen Eingriffen, z. B. der *Luftfüllung der Liquorräume;* die innerhalb ganz kurzer Zeit in die Blutbahn geworfenen Leukocytenmengen lassen einen von der gewöhnlichen entzündlichen Reaktion verschiedenen nervösen Mechanismus vermuten. Das Wesentliche bei der Luftfüllung dürfte die Erregung zahlloser vegetativ-sensibler Fasern in die Meningen durch mechanische Reizung sein, weniger eine direkte Irritation hypothalamischer Zentren; denn es ist bekannt, daß bei Luftfüllung die Leukocytose und sonstigen vegetativen Symptome fast ausbleiben, wenn man nur die inneren Liquorräume füllt (Kuhlendahl 1950). — Bei den Beziehungen des Stirnhirns zu den vegetativen Hypothalamusfunktionen vor allem im Sinne eines dämpfenden Einflusses (S. 744) wundert es nicht, daß auch die *präfrontale Leukotomie* eine sofortige erhebliche Blutleukocytose hervorruft, während die Leukocytenkurve nach Eingriffen am Kleinhirn sich mehr wie bei der gewöhnlichen entzündlichen Reaktion verhält (KLAR und Mitarbeiter 1949). — Auch geringere Reize, wie *elektrische Stimulation des Vagus oder Sympathicus* beim Kaninchen, *Bulbusdruck, Abkühlung des Gesichts* oder *Verschiebung des Säure-Basengleichgewichts* beim Menschen führen nach WACHOLDER und BECKMANN (1952) zu sofortigen Reaktionen des weißen Blutbildes, wobei stets eine Lymphocytose und Neutropenie in wenigen Minuten von einem Umschlag ins Gegenteil und mehrmaligem Hin- und Herpendeln gefolgt werde, gleichgültig, welche Reizart (ob Vagus- oder Sympathicusreizung, ob Verschiebung nach der sauren oder basischen Seite) angewandt werde. Deshalb sei es unmöglich, ein bestimmtes Blutbild als „sympathicotonisch" oder „parasympathicotonisch" zu bezeichnen.

c) Plasmaeiweiß.

Auf eine Mitwirkung des Zentralnervensystems an der Regulierung *immunbiologischer Vorgänge* schließt man aus Veränderungen an den Antikörpern, die durch Eingriffe am Nervensystem ausgelöst werden können. Schon die *Lumbalpunktion* kann den Allergiezustand verändern. Die *Füllung der Subarachnoidalräume* mit Luft, destilliertem Wasser oder anderen unspezifischen Substanzen löst nach CAMPAILLA (1952) chemisch-physikalische Plasmaveränderungen aus, insbesondere Erhöhungen des Globulingehalts. STEINBÄCKER (1951) sah unmittelbar nach *subduraler* und subarachnoidaler *Luftfüllung* einen hochgradigen Anstieg des Typhus-Paratyphus-Agglutinationstiters. Ähnlich, wenn auch geringer, wirkten *Elektrokrampf* und *Insulinschock*. — VURDELJA und MARINKOV (1953) fanden bei Patienten mit vegetativen Zwischenhirnstörungen eine Verminderung der Blutgerinnselretraktion. — MORIMOTO (1950) und TAZUKE (1951) erzielten durch *elektrische Reizung des ventromedialen Hypothalamuskerns* und *des lateralen Hypothalamus* beim Kaninchen unterschiedliche Veränderungen in der Eiweiß- und Aminosäurenzusammensetzung des Blutserums. — Die *alkalische Phosphataseaktivität* des Blutplasmas ist nach Hypophysektomie vermindert; Vergiftung mit Diphtherietoxin bewirkt jedoch einen ähnlich hohen Anstieg wie bei Normaltieren (KELLER und FETZER 1953).

13. Muskulatur.

Trophik und Funktion der quergestreiften Muskeln hängen in hohem Maße von der Anwesenheit der *anabolischen Hormone* ab. Die stärkste Wirkung auf das Muskelwachstum entfalten die *androgenetischen Hormone des Hodens und der Nebennierenrinde* (S. 611), doch vermehrt auch das *Somatotropin* (S. 591) durch seine Mitwirkung bei der Eiweißsynthese die allgemeine Muskelmasse.

Mangel an anabolischen Hormonen bewirkt einerseits die Muskelschwäche bei allen Formen von *Insuffizienz des Hypophysenvorderlappens* (TORDA und WOLFF 1949, S. 635, 645), der *Hoden* und *Nebennieren.* [Die hochgradige *Adynamie bei Morbus Addison* beruht wohl nur zum geringeren Teil auf einem Mangel an Androsteroid. Sie ist in erster Linie eine Folge des Halosteroidmangels (S. 708), der es dem Organismus unmöglich macht, die durch Ermüdung abgesunkene Potentialdifferenz zwischen Zellen und Säften (s. ORTHNER 1956) auszugleichen.] Dazu kommt die CUSHINGsche *Krankheit* (S. 779) als Ausdruck eines relativen Androsteroidmangels infolge einer pathologischen Vermehrung des antagonistischen Glykosteroids.

Pathologische Vermehrung an anabolischen Hormonen bewirkt kräftige Muskelentwicklung. Das ist insbesondere bei allen Formen von *abnormer Androgenbildung* in *Hoden, Nebennierenrinde* und *Ovar* (s. ORTHNER 1954, S. 309ff) der Fall. Bei *Akromegalie* und *Riesenwuchs* (S. 606) ist die Muskelentwicklung meist auch beträchtlich, die Muskelkraft aber eher herabgesetzt, weil durch die übermäßige Verwertung aller zugeführten Energie für den Baustoffwechsel ein relativer Mangel an Brennmaterial entsteht.

Nach SCHAEFER (1949, 1952) besteht der *Tonus* jeder Muskelfaser aus zwei Komponenten, dem *cellulären Tonus*, als dessen Maß die direkte elektrische Erregbarkeit anzusprechen ist, und dem *Reflextonus*, der durch die einlaufenden nervösen Impulse erzeugt wird. Die ergotrope Stimmungslage des Vegetativums fördert, die trophotrope hemmt im allgemeinen den Reflextonus. Im tiefen Schlaf fehlt er in den meisten Muskeln, nicht in allen (s. S. 816). Auch bei extrapyramidalen und pyramidalen Bewegungsstörungen wird der Muskeltonus während des Schlafes erheblich vermindert (SCHALTENBRAND 1941). Daraus ergibt sich der *Einfluß des vegetativen Hypothalamus* auf den Spannungszustand der Muskulatur. MARGUTH und TÖNNIS (1952) sahen bei zentral-vegetativen Störungen, z. B. Hypophysentumoren, daß sich die Ruheaktivität im Elektromyogramm zum Stoffwechsel gleichsinnig verhielt.

W. R. HESS (1944a, 1947, 1948, 1949) hat an Katzen gezeigt, daß sehr schwache elektrische Reize vom seitlichen bis vorderen Hypothalamus aus, ja oft das bloße Versenken der Elektroden in diese der trophotrop-endophylaktischen Zone entsprechenden Gegend, eine maximale Erschlaffung der Körpermuskeln mit Ausfall der spontanen Aktivität und Reaktivität gegenüber äußeren Reizen bewirkt. Zusammen mit der von den gleichen Stellen auslösbaren Blutdrucksenkung diene die Muskelerschlaffung der Entlastung des Kreislaufs. Das Syndrom, von HESS als *hypothalamische Adynamie* bezeichnet, unterscheidet sich deutlich von dem durch diencephale Reizung bewirkten Schlaf (S. 816): Das Sensorium ist relativ wach; die dem Schlaf adäquate Lagerung wird nicht eingenommen, sondern die Tiere sinken aus der zufällig gerade eingenommenen Stellung in sich zusammen. — KOCH (1932) hat durch *Druckerhöhungen im Carotissinus* ähnliche Muskelerschlaffungen erzielt. Damit erweisen sich Blutdruckzügelung (S. 742) und hypothalamische Adynamie als Bestandteile eines der Erholung der Kreislauforgane dienenden, über den Hypothalamus ablaufenden lebenswichtigen Schutzreflexes (*Kreislaufentlastungsreflex*, JARISCH und RICHTER 1939, JARISCH 1941, HESS 1944a, ZIPF 1950). Das *Erlöschen der Muskeleigenreflexe bei zisternaler Luftfüllung* wird von BECKER und SILOMON (1950), zusammen mit dem gleichzeitigen profusen Schweißausbruch, als Reizung der trophotrop-endophylaktischen Zone gedeutet. — Auch *psychische Impulse* vermögen in gewissem Maße den Muskeltonus herabzusetzen. Im autogenen Training (J. H. SCHULTZ 1950) wird die intendierte Muskelentspannung systematisch geübt und damit zugleich eine Entlastung des Kreislaufs und die Lösung seelischer Verkrampfungen erzielt. — In diesem Zusammenhang ist von Bedeutung, daß W. K. SMITH (1945) und WARD (1948) durch Reizung des *vorderen Gyrus cinguli (Area 24)* Muskelerschlaffung und Pulsverlangsamung erzielt haben. — Adynamische Zustände hat HESS (1947, 1950) auch durch hypothalamische *Ausschaltungen* erzielt. BAILEY und DAVIS (1942) sahen Ähnliches nach Koagulationen im Höhlengrau des Mittelhirns; die Tiere waren „schlaff wie nasse Lappen". Offenbar handelte es sich um die Lähmung des ergotropen Gegenspielers.

Durch Erregung des dynamogenen Systems entsteht ein der Adynamie entgegengesetzter *erhöhter motorischer Bereitschaftsgrad*. HESS (1948) zeigte, wie hierbei die Kreislaufaktivierung mit einer Zunahme der motorischen Ansprechbarkeit gekoppelt ist: Je mehr die Erregung im Laufe einer Reizung der ergotropen Zone ansteigt, um so größer werden die Ausschläge der gleichzeitig induzierten Muskelzuckungen.

Einen anderen, der Adynamie ebenfalls in gewisser Hinsicht spiegelbildlichen Zustand stellt die *Katalepsie* dar, die man als eine abnorme Erhöhung des Reflextonus, verbunden mit stuporartiger Bewußtseinsminderung bezeichnen könnte. SCHALTENBRAND (1924, 1925) hat sie bei Tier und Mensch durch Bulbocapninvergiftung erzeugt, wobei gleichzeitig Pupillenerweiterung, zuweilen auch Ruhetremor und Speichelfluß beobachtet wurden. HESS (1944 b) löste sie bei seinen Schlafexperimenten gelegentlich aus, wenn die *reizenden* Elektroden nicht ideal in der sog. somnogenen Zone saßen. Der das Bewußtsein ausschaltende, den „Hirnschlaf" herbeiführende monotone Reiz (S. 816) konkurriert hier offenbar mit tonussteigernden extrapyramidalen Impulsen. — Kataleptische Zustände wurden auch durch *ausschaltende Operationen* erzeugt, z. B. von RANSON und INGRAM (1932), INGRAM und Mitarbeitern (1936), G. CLARK und Mitarbeitern (1939a), HARRISON (1940), MCCRUM und INGRAM (1951) bei *Katzen* durch elektrolytische Läsionen im caudalen Hypothalamus. BAILEY und DAVIS (1942) berichten über katatoniforme Erstarrungszustände, wenn die in den Aquädukt eingelegte Elektrode weiter vorgeschoben und die Koagulation dadurch im Höhlengrau des hinteren 3. Ventrikels gesetzt wurde. BAIRD und Mitarbeiter (1952) sahen vorübergehende Katalepsien nach Zerstörungen der vorderen Thalamuskerne. Nach hypothalamischen Ausschaltungen an *Affen* sah RANSON (1939) nur einmal Katalepsie. Offenbar reagiert die Katze leichter mit kataleptischen Zuständen als der Affe. — Eine genauere lokalisatorische Analyse der die Katalepsie bedingenden Eingriffe steht noch aus.

Aus der Gesamtheit der Experimente ergibt sich ein *bedeutender Einfluß des vegetativen Hypothalamus auf den reflektorischen Muskeltonus*; die hypothamische Steuerung ermöglicht normalerweise die der jeweiligen vegetativen Stimmungslage und dem jeweiligen Funktionsziel entsprechende Muskelspannung.

Die *efferente Bahn* des hypothalamischen Einflusses auf die Muskulatur läuft über das extrapyramidal-motorische System, zunächst vor allem über den *Subthalamus*, der in mancher Hinsicht als Exekutivorgan des vegetativen Hypothalamus gelten kann. — Auf die Veränderungen der Motorik durch experimentelle Eingriffe am Subthalamus und am übrigen extrapyramidalen System (s. MAGNUS 1924) braucht hier nicht eingegangen zu werden.

Der Hypothalamus regelt in besonderem Maße die *Pupillenweite* (S. 740, KARPLUS und KREIDL, FOERSTER und Mitarbeiter 1936). Nähere Aufschlüsse geben die pupillographischen Studien von LOWENSTEIN und LOEWENFELD (1950a, b, 1951, 1952). Die aktive Verengung in der trophotrop-endophylaktischen Einstellung des Vegetativums dient der Dämpfung von Lichtreizen und damit der schlaferzeugenden Abschaltung von der Außenwelt (W. R. HESS 1939); die Erweiterung in der ergotropen Erregung beinhaltet Herabsetzung der Reizschwelle, erhöhte Bereitschaft zur Auseinandersetzung mit der Umwelt.

B. Krankheitsbilder.

Eine Besprechung erfolgt nur, soweit im physiologischen Teil noch keine ausreichende Erörterung erfolgt ist. Die Rolle des Hypophysen-Hypothalamus-Systems bei *krankhaft gesteigerter Schilddrüsenfunktion* und bei *krankhafter Grundumsatzerhöhung* s. S. 695—703. Die *verminderte Schilddrüsenfunktion* und die *verminderte Nebennierenrindenfunktion* sind bei den Krankheitsbildern des Morbus Simmonds (S. 644) und der multiplen Blutdrüsensklerose (S. 654) besprochen. Dort und auf S. 651 und 732 ist auch die Beteiligungdes Hypophysen-Hypothalamus-Systems an der verschiedenen *Magersuchtsformen* erörtert. Der Einfluß hypophysär-hypothalamischer Krankheiten auf die *Zusammensetzung des Blutes* ist ebenfalls in dem betreffenden physiologischen Abschnitt (S. 770) berücksichtigt. Die Störungen des Haarkleids s. S. 748.

1. Diabetes mellitus.

Als Diabetes mellitus oder Zuckerharnruhr bezeichnet man eine Stoffwechselstörung, die gekennzeichnet ist durch einen dauernd überhöhten Blutzucker mit Ausscheidung von Glucose im Harn. Gestört ist der „homeostatische Mechanismus", der den Blutzucker normalerweise auf die dem Organismus zuträglichste Höhe um 100 mg% einreguliert. Dies kann geschehen durch ein Zuviel an blutzuckersteigernden oder ein Zuwenig an blutzuckersenkenden Kräften. Dem Insulin (S. 703) als einzigem blutzuckersenkendem Hormon stehen — da von größerer Lebenswichtigkeit — mehrere blutzuckersteigernde Stoffe gegenüber. Krankhafter Mangel an Insulin infolge einer angeborenen oder erworbenen Minderwertigkeit oder Erschöpfbarkeit der B-Zellen in den Pankreasinseln ist zweifellos die häufigste und wichtigste Ursache der Zuckerkrankheit (GRAFE 1951, WIECHMANN 1953), insbesondere in den schweren und kindlichen Fällen (FRANK 1952). Neben diesem sog. *Pankreasdiabetes* (FERNER 1947) gibt es aber Fälle, in denen alles dafür spricht, daß die endogene Insulinproduktion nicht von der Norm abweicht, die Ursache des Diabetes daher in anderen Möglichkeiten gesucht werden muß. Hierher gehören: *Krankhafte Unansprechbarkeit des Gewebes für die blutzuckersenkende Insulinwirkung, krankhafte Empfindlichkeit des Gewebes gegen die blutzuckersteigernden Kräfte, überreichliche Zufuhr von blutzuckersteigernder Nahrung, krankhafte Vermehrung der blutzuckersteigernden Hormone.* (STOCKINGER stellt alle „extrainsulären" Formen als „Glykopathien" dem „echten" Diabetes mellitus gegenüber.)

Krankhafte Unansprechbarkeit des Gewebes kann man als *wahre Insulinresistenz*[1] bezeichnen. Mehr und mehr wird erkannt, daß ein solches Geschehen in manchen Diabetesformen eine Rolle spielt. Eine fermentative Insuffizienz, wahrscheinlich ein Mangel an reaktionsfähigem Phosphat, macht es den Zellen unmöglich, die Kohlenhydrate mit Hilfe des Insulin zu verwerten.

Eine *krankhafte Empfindlichkeit des Gewebes* gegen die blutzuckersteigernden Kräfte liegt in manchen Fällen von Schilddrüsenüberfunktion vor: *Schilddrüsendiabetes* (S. 694).

[1] Gewöhnlich bezeichnet man alle „extrainsulären" Diabetesformen als „insulinresistent", da man bei diesen größere Mengen Insulin braucht, um den Stoffwechsel zu normalisieren, als bei der bloßen B-Zellinsuffizienz (s. S. 723).

Werden *Kohlenhydrate überreichlich* aufgenommen, dann überschreitet der Blutzucker auch bei normaler Insulintätigkeit die durchschnittlich etwas unter 200 mg% liegende Ausscheidungsschwelle und tritt im Harn auf: *alimentäre Glykosurie.* Ist der Inselapparat leistungsfähig, dann kann dieser Zustand selbst bei ständiger Überernährung nicht permanent werden, weil der erhöhte Blutzucker die Insulinproduktion anschürt. Dennoch bestehen deutliche Beziehungen zwischen Üppigkeit der Ernährung und Diabeteshäufigkeit. Eine latente diabetische Veranlagung wird durch dauerndes Calorienüberangebot, verbunden mit geringer körperlicher Arbeit manifest (Hausberger 1952). Der Calorienüberschuß braucht nicht aus Kohlenhydraten, sondern kann auch aus Eiweiß und Fetten bestehen, da auch diese Nahrungsformen bei Leistungsfähigkeit der Nebennierenrinde den Blutzucker erhöhen (Gluconeogenese, S. 708).

Von den *blutzuckersteigernden Hormonen* hat das *Adrenalin* (S. 706) für die Pathogenese des Diabetes keine Bedeutung, wenn es auch im Fall eines Phäochromocytoms durch schubweise Ausschüttung vorübergehende Hyperglykämie und Glykosurie erzeugt; da es lediglich die rasch erschöpfbaren Glykogendepots der Leber mobilisiert, entsteht keine dauernde diabetische Stoffwechsellage. — Über das *Glucagon* (S. 704) ist eine endgültige Aussage zur Zeit noch nicht möglich. Offenbar gibt es einen Diabetes, der nicht auf Insulinmangel, sondern auf einem relativen Überwiegen der Glucagon produzierenden A-Zellen beruht. Es kommt nach Ferner (1947, 1951, 1952), Terbrüggen (1948) u. a. lediglich auf das A-B-Verhältnis an, das beim Diabetiker stets zugunsten der A-Zellen gestört sei. Dabei erhebt sich die Frage, ob die A-Vermehrung in jedem Falle auf einer gesteigerten Stimulation durch die Hypophyse (s. unten) beruht, ob also jeder nicht auf absolutem Insulinmangel beruhender Diabetes ein hypophysärer sein muß, oder ob die A-Zellen auch selbständig „geschwulstartig" wuchern, übermäßig Glucagon produzieren und dadurch einen Diabetes hervorrufen können. Die schon von Kraus (1929a) in diesem Handbuch erwähnten Inseladenome bei Diabetes könnten ein Hinweis dafür sein, daß es nicht nur insulinbildende, sondern auch glucagonbildende Adenome des Inselorgans gibt.

Diabetogenetisch wirken ferner die *Hormone des Hypophysenvorderlappens.*

Wie auf S. 705 ausgeführt, ist das *Wachstumshormon* wahrscheinlich mit jenem hypophysären Faktor identisch, der die A-Zellen des Pankreas stimuliert, Glucagon zu produzieren. Das häufige Vorkommen diabetischer Blutzuckerveränderungen bei der Akromegalie (S. 607) bekommt dadurch eine einleuchtende Erklärung, die allerdings noch pathologisch-anatomischer und biochemischer Nachprüfungen bedarf, bevor sie als gesichert gelten kann. Davidoff (1926) stellte bei 25 von 100 Akromegalen eine Glykosurie fest; 12 dieser Fälle bezeichnet er als „Diabetes". Cushing (1927), Sack (1949), Bakay (1950) u. v. a. betonen ebenfalls die Neigung der Akromegalen zu diabetischer Stoffwechsellage. Da es aber andererseits Akromegalie ohne Zuckerstörungen gibt, muß man annehmen, daß es dem Inselorgan in vielen Fällen trotz hochgradiger Stimulierung des A-Zellsystems möglich ist, durch entsprechende Steigerung der Insulinproduktion einen Ausgleich zu schaffen. Diesen Fällen stehen jene Formen von „hypophysärem" Diabetes gegenüber, die keine Zeichen einer besonderen STH-Aktivität (und auch nicht von Nebennierenrinden-Überfunktion) aufweisen. Es scheint eine fließende Reihe zu geben von einer Konstitution, bei der selbst massivste Mengen von STH nicht imstande sind, einen Diabetes zu erzeugen, bis zu einer solchen, bei der schon eine geringe Stimulierung der A-Zellen genügt, um das Blutzuckergleichgewicht nach der diabetischen Seite abweichen zu lassen. Die meisten Fälle von sog. extrainsullärem Diabetes (Petrides 1950a, b) finden irgendwo in dieser Reihe ihren Platz. *Auch bei der Entstehung des hypophysären Diabetes scheint also eine gewisse Leistungsschwäche des B-Zellensystems eine Rolle zu spielen.*

Das gilt auch für die andere hypophysäre Diabetesform, die auf einem Zuviel an *adrenocorticotropem Hormon* beruht. Das ACTH erhöht den Blutzucker durch Stimulation des Glykosteroids der Nebennierenrinde. Nach Campbell und Mitarbeitern (1950) kann durch ACTH beim Hund ein Diabetes erzeugt werden, der aber nicht so hochgradig ist wie der durch STH bewirkte. Davon kommt die Neigung zu hyperglykämischer Abweichung bei Morbus Cushing (S. 779).

Das Gemeinsame aller nicht auf absolutem Insulinmangel beruhenden Diabetesformen liegt also darin, daß die von diesen Kranken produzierte Insulinmenge zwar genügen würde, ein normales Blutzuckerangebot zu utilisieren, daß aber *bei hormonell, fermentativ oder alimentär bedingtem Überangebot die adäquate Mehrproduktion ausbleibt.* Letzten Endes ist auch der extrainsuläre Diabetes die Folge einer latenten Schwäche des B-Zellsystems, wenn er auch bei Ausbleiben eines Blutzuckerüberangebots nicht auftreten würde.

Dazu kommt noch ein Umstand, der für die *Progredienz* mancher extrainsulärer Diabetesfälle verantwortlich sein dürfte.

Experimentell ist bei Carnivoren, vor allem beim Hund, sichergestellt, daß die B-Zellen in vielen Formen von Zuckerüberangebot (STH-Behandlung, intraperitoneale Glucosezufuhr usw.) nicht nur außerstande sind, die nötige Insulinmenge bereitzustellen, sondern daß sie darüber hinaus einer raschen funktionellen Erschöpfung verfallen und degenerieren (C. C. BAILEY, FERNER 1951, MIRSKY 1952, HAUSBERGER 1952). Von Pflanzenfressern, die ein viel leistungsfähigeres Insulinorgan besitzen, heißt es zwar, daß durch eine solche Behandlung ohne gleichzeitigen Eingriff am Pankreas kein permanenter Diabetes erzeugt werden kann (S. 705); doch scheint es Ausnahmen zu geben (s. INGLE 1948). So berichten BROBECK und Mitarbeiter 1943, daß Ratten, die durch Hypothalamusläsionen freßsüchtig gemacht worden waren und stark verfetteten, eine sich progredient verschlimmernde Glykosurie bekamen, wenn das Pankreas teilweise entfernt wurde. Eines dieser fetten Tiere wurde auch ohne Pankreasoperation diabetisch. Die Glykosurie blieb aus, wenn die Tiere nicht mehr zu fressen bekamen, als Normaltiere spontan aufnehmen. Daraus ergibt sich, daß der Diabetes nicht direkt mit der Hypothalamusverletzung zusammenhängt (s. S. 721).

Nach diesen experimentellen Erfahrungen dürfte die von KRAUS (1945b) bei *Akromegalie* beobachtete *hydropische Degeneration, Hyalinisierung, Fibrose und Atrophie der* LANGERHANS*schen Inseln* am ehesten als Ausdruck einer funktionellen Erschöpfung des Inselorgans zu deuten sein. Oft verschwindet ein Diabetes, der sich gleichzeitig mit einer Akromegalie entwickelt hatte, nach Entfernung des eosinophilen Hypophysenadenoms nicht (OBERDISSE 1951). Das gleiche gilt für die allmähliche Entwicklung und Verschlimmerung eines Diabetes in Fällen von Fettsucht, gleichgültig, ob diese auf bloßer Mast, auf hypothalamischer Freßsucht oder auf Nebennierenrindenüberfunktion beruht (s. S. 788).

Wesentlich ist eine konstitutionelle Schwäche des insulinbildenden Gewebes im Sinne einer größeren funktionellen Erschöpfbarkeit, wie sie bei den fleischfressenden Tieren normalerweise vorhanden ist. So kann aus einem zunächst extrainsulären schließlich ein echter Pankreasdiabetes werden. Die experimentell erwiesene Verletzlichkeit der Insulinzelle für funktionelle Überbeanspruchung schafft eine innige Verflechtung der beiden Diabetesarten (JORES 1946). Die Frage, ob es ohne diese konstitutionelle Schwäche des B-Zellensystems einen Diabetes gibt, gilt zwar als noch ungeklärt (WIECHMANN 1953). Vieles spricht aber dafür, daß bei den meisten Menschen auch eine noch so große Belastung des Zuckerhaushaltes durch Ernährung und blutzuckerfördernde Hormone nicht in der Lage ist, einen dauernden Diabetes zu erzeugen. Das Pankreas kann wie bei den Pflanzenfressern alle Belastungen ausgleichen. Nur ein durch eine besondere Konstitution gekennzeichneter Teil der Menschen reagiert ähnlich den Fleischfressern mit einer funktionellen Erschöpfung.

Der *anatomische Befund an der Hypophyse* bei Diabetes ist nicht charakteristisch. Wie schon KRAUSS (1929a) ausführt, zeigt der Vorderlappen vor allem in den schweren Fällen bei jungen Diabetikern häufig regressive Veränderungen mit Verminderung der Zahl und Größe der Eosinophilen und Basophilen (z. B. WERNER 1944). Hier liegt wohl die Deutung am nächsten, daß ein abnorm hoher Blutzucker die Produktion der diabetogenetischen Hypophysenhormone gebremst hat. Es gibt auch das Gegenteil. Besonders in den milder verlaufenden Fällen weist oft ein hormonell sehr aktiv wirkender, leicht vergrößerter Vorderlappen mit Vermehrung und Vergrößerung der granulierten Epithelien auf Kosten der Hauptzellen ähnlich wie beim MORGAGNI-Syndrom (S. 634) darauf hin, daß eine Überproduktion der beiden diabetogenetischen Vorderlappenhormone mit im Spiele war. Da aber selbst Akromegalie und CUSHINGsche Krankheit nicht unbedingt mit einer Neigung zur Hyperglykämie verbunden sein müssen, ist die *Entscheidung, ob ein Diabetes vorgelegen hat oder nicht, aus dem Vorderlappenbild natürlich nicht ablesbar. Hierüber kann nach* FERNER[1] *die Untersuchung der Pankreasinseln auf das A-B-Verhältnis Aufschluß geben.*

[1] Nach CREUTZFELDT (1953) gibt es aber zahlreiche Diabetesfälle ohne Silberzellvermehrung und zahlreiche Nichtdiabetiker mit Silberzellvermehrung. Auch SEIFERT (1954) hält eine exakte Diabetesdiagnose aus dem Leichenpankreas für unmöglich (s. dagegen FERNER 1954).

Mehrfach wurden *Nekrosen im Vorderlappen* von Diabetikern gefunden (s. S. 648). Hierfür ist wahrscheinlich die besondere Vulnerabilität einer funktionell hochaktiven Drüse bei hinzukommenden Infekten zusammen mit diabetischen Gefäßstörungen (O. Müller 1939) verantwortlich zu machen. In solchen Fällen kann die Hyperglykämie allmählich einer Neigung zu Hypoglykämie, die Zuckerkrankheit einem Simmondsschen Syndrom weichen (Feldman und Mitarbeiter 1947, s. ferner S. 655).

Manche Kinder mit schwerem Pankreasdiabetes bleiben nach anfänglicher Wachstumssteigerung (S. 594) im Wachstum stark zurück, so daß man geradezu von *diabetischem Zwergwuchs* spricht (Frank 1952). Auch die Geschlechtsreifung tritt nur zögernd ein: *diabetischer Infantilismus* (Selye). Hier muß man in erster Linie an eine Insuffizienz des Hypophysenvorderlappens denken, eventuell auf der Grundlage der von Kraus beschriebenen regressiven Veränderungen oder der erwähnten Nekrosen. Sekundäres Versagen der kontrainsulären Hypophysenvorderlappen- und Pankreas-A-Zellenfunktion wird auch für das *Syndrom Mauriac* (kindlicher Diabetes und Wachstums- und Reifungshemmung, verbunden mit Hepatomegalie infolge Glykogenspeicherung) verantwortlich gemacht (Werner 1944, Windorfer 1953).

Das Syndrom Mauriac scheint dadurch eine Art Mittelstellung zwischen dem Diabetes mellitus und der *Glykogenose* einzunehmen, bei der manche Autoren, z. B. Hildebrand (1935b) und Meythaler und Fischer (1951) ebenfalls eine Störung des Hypophysen-Hypothalamus-Systems als Ursache annehmen.

Im *Hypothalamus* wurden vor allem Veränderungen der großzelligen Kerne, insbesondere des Nucleus paraventricularis gesehen (Urechia und Elekes 1926, Morgan und Mitarbeiter 1937, Gagel 1953). Es handelt sich um Erscheinungen, die für eine funktionelle Aktivität des neurosekretorischen Systems, vielleicht mit Zeichen funktioneller Erschöpfung und Degeneration einzelner Neurone, sprechen (Kernvergrößerung, auffallende Vacuolenbildung, Randständigkeit und Auflösung der Nissl-Schollen, Hyalinisierung). Die alte Deutung, daß ein besonderes „Zuckerzentrum" betroffen sei, ist nach den tierexperimentellen Ergebnissen nicht zutreffend (s. S. 721). Viel näher liegt es, in diesen Veränderungen den *Ausdruck einer besonderen Anspannung des Wasserhaushaltes* zu sehen. Denn die Zuckerausscheidung führt durch die begleitende Polyurie zu Wasserverlusten, die über die Osmoregulation (S. 753) das neurosekretorische System zu besonderer Aktivität anregen. Kratsch (1951) hat mit Hilfe der CHP-Färbung dargelegt, daß beim Alloxandiabetes der Ratte ganz ähnliche Veränderungen an den Zellen der „besonderen Kerngruppe" und im Hypophysenhinterlappen auftreten wie beim Durstversuch (S. 752). Es besteht daher kein Anlaß, die fraglichen Beziehungen der Neurosekretion zur ACTH-Produktion (S. 714) oder zur Tätigkeit des Zwischenlappens (S. 746) und die mögliche Bedeutung des Intermedin für die ACTH-Bildung (S. 747) zur Erklärung heranzuziehen.

Betont muß werden, daß die zuweilen vertretene Auffassung des *Diabetes als „Diencephalose" bisher weder im tierexperimentellen noch im pathologisch-anatomischen Untersuchungsgut eine Stütze* gefunden hat (Gagel 1950). Es handelt sich nach dem heutigen Kenntnisstand vielmehr um *eine ganz überwiegend den hormonellen Sektor betreffende Regulationskrankheit*, deren primäre Ursache in einer absoluten oder latenten Funktionsschwäche des insulinbildenden B-Zellensystems der Pankreasinseln liegt. Die latente Funktionsschwäche kann durch verschiedene Stoffwechselvorgänge, die den Blutzucker erhöhen, manifest werden. Hierher gehören neben den Überfunktionszuständen des Hypophysenvorderlappens auch cerebrale und psychische Störungen, die zu

einem gesteigerten Hungergefühl und damit zu übermäßiger Nahrungsaufnahme und Fettsucht führen. *Nur über eine überreichliche Nahrungsaufnahme,* die von einem konstitutionell schwächlichen Insulinsystem nicht bewältigt werden kann, *scheint eine Störung des Hypothalamus eine Zuckerkrankheit auslösen oder durch funktionelle Erschöpfung des Insulinsystems verschlimmern zu können.*

Anhangsweise sei der *renale Diabetes* erwähnt, bei dem keine Blutzuckerregulierungsstörung vorliegt, sondern die Zuckerausscheidungsschwelle infolge verminderter Rückresorption von Zucker durch die Nierenepithelien krankhaft vermindert ist, eine harmlose dominant vererbte Anomalie (FRANK 1949). In der *Schwangerschaft* senkt sich die Nierenschwelle normalerweise fast unmittelbar nach dem Ausbleiben der Menstruation. FRANK (1949) empfahl die renale Glykosurie nach Traubenzuckerprovokation sogar als Frühdiagnostikum der Gravidität. Da auch nach Verabfolgung eines Vorderlappen-Gesamtextrakts ein reversibler Diabetes renalis entsteht (OBERDISSE und PARASKEVOPOULOS 1941), könnte man schließen, daß die *Gonadotropine* die Zuckerrückresorption hemmen. Auch *bei akuten zentralen Störungen* kann es zu erheblichen Schwellenerniedrigungen kommen; z. B. erwähnt OBERDISSE (1951) einen Fall von Zwischenhirnencephalitis mit Schlafsucht und Diabetes insipidus, bei dem eine vorübergehende enorme Glykosurie bei normalem Blutzucker beobachtet wurde. Andererseits ist die Schwelle nicht nur bei Hypophysenunterfunktion und nach experimenteller Hypophysektomie (RUSSELL und CORI 1937), sondern auch beim echten Diabetes vom hypophysären Typ erhöht. OBERDISSE (1951) fand eine Schwellenerhöhung sowohl bei zerstörenden Prozessen in der Sellagegend als auch bei den hormonell aktiven Tumoren und bei endokriner Fettsucht. Die Befunde lassen vorerst noch nicht erkennen, in welcher Weise das Hypophysen-Hypothalamus-System die Nierenschwelle beeinflußt. OBERDISSE kommt zu dem Schluß, daß es bei akuten Läsionen im Bereich des Hypophysen-Zwischenhirn-Systems zu Reizzuständen mit Herabsetzung der Zuckerausscheidungsschwelle kommt, die viel Ähnlichkeit mit den experimentellen Senkungen durch Vorderlappenextrakt habe. Chronische Störungen setzen die Schwelle in gleichförmiger Weise herauf, ohne daß eine Differenzierung den Krankheitsgruppen möglich wäre.

2. Die CUSHINGsche Krankheit.

Es kann heute als gesichert gelten, daß die unmittelbare Ursache der von CUSHING (1932a) beschriebenen Krankheitseinheit in einer Überproduktion von Steroidhormonen, und zwar hauptsächlich des Glykosteroids (S. 708) liegt. Ort der Überproduktion sind die Nebennierenrinde und — in seltenen Ausnahmefällen — die Keimdrüsen. Als antianabolisches Hormon (ALBRIGHT 1947) hemmt das Glykosteroid den Zuwachs der Gewebe an Eiweiß (S. 595) zugunsten von Blutzucker (Gluconeogenese), dessen Überschuß bei Anwesenheit von genügend Insulin zur Fettsynthese (S. 726) verwandt wird. Die Hauptkrankheitszüge *Osteoporose, Hyperglykämie* und *Fettsucht* finden damit ihre Erklärung.

Die *Osteoporose* führt häufig zu einer mit Rückenschmerzen verbundenen *Kyphose der Brustwirbelsäule* und zu *spontanen Frakturen*; in der Kindheit kommt es zu *Wachstumshemmung* (JAMIN 1934, SUNDERMANN 1948, FOLLIS 1951). *Brüchigkeit der Capillaren, Schwäche und Ermüdbarkeit der Muskulatur* und eine *dünne unelastische atrophische Haut* (MALI 1950), die bei Dehnung die bekannten tiefroten *Striae distensae* entstehen läßt (Abb. 54), sind weitere Erscheinungen des Mangels an Gewebeeiweiß.

Glykosurie ist ein sehr häufiges, wenn auch nicht obligates Symptom. Bei Ausschüttung exzessiver Glykosteroidmengen ist offenbar auch ein leistungsfähiges Insulinorgan nicht in der Lage, einen Anstieg des Blutzuckers über den Schwellenwert zu verhindern. Durch funktionelle Erschöpfung der B-Zellen kann wie bei Akromegalie und Fettsucht (S. 777) ein permanenter sekundär insulärer Diabetes entstehen (K. H. HILDENBRAND 1935a, SPRAGUE und Mitarbeiter 1950).

Die *Stammfettsucht* mit ihrem „Vollmondgesicht“ und dem halbkugelig vorgewölbten Bauch bei infolge des Muskelschwundes verhältnismäßig schlanken Extremitäten ist wohl der auffälligste Krankheitszug. Die Ursache der hochgradigen Fettspeicherung erscheint noch nicht völlig geklärt. Wie auf S. 703 und S. 726 ausgeführt, dürfte das Insulin bei der Umwandlung von Kohlehydratüberschüssen in Fett eine bedeutende Rolle spielen; danach hätte die Verfettung bei der CUSHINGschen Krankheit einen leistungsfähigen Inselapparat zur Voraussetzung; die Nebennierenrinde würde nur mittelbar, über die Bereitstellung großer Blutzuckermengen, zur Verfettung beitragen. Doch ist die Möglichkeit nicht auszuschließen, daß in der überaktiven Nebennierenrinde der Cushing-Kranken auch Stoffe entstehen, die die Fettbildung direkt fördern. — Die Fettsucht mancher Frauen im *Klimakterium*, mit oder ohne die sonstigen Zeichen des Morgagnischen Syndroms (S. 634) ist eine milde Form der Cushingschen Krankheit. Feuchtinger (1942b) sieht Übergänge zwischen dem „Voll-Cushing" über die leichtere sog. *Prager Form der Cushing-Krankheit* zur klimakterischen Fettsucht.

Zu diesen auf eine Vermehrung des Glykosteroids zu beziehenden Krankheitszügen gesellen sich fast stets Symptome, die in wechselndem Ausmaß auch auf eine *Vermehrung der übrigen Rindenstoffe* hinweisen.

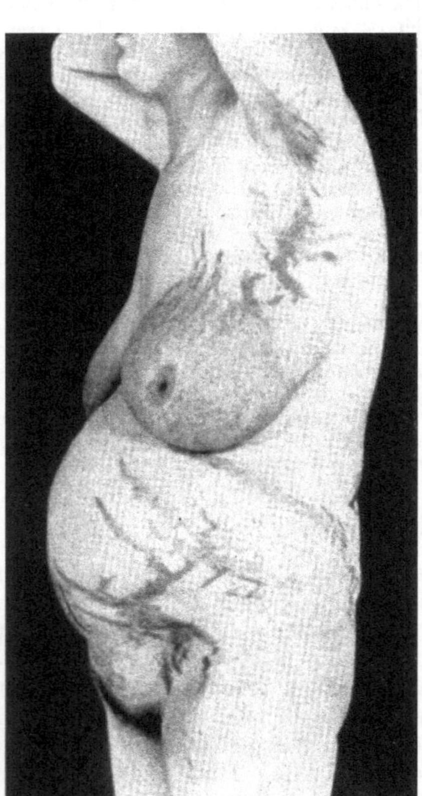

Abb. 54. Cushingsche Krankheit. 23 Jahre. (Nach Oberdisse 1951.)

Die 17-Ketosteroide im Harn sind in der Mehrzahl der Fälle erhöht (Hüppe 1952), was auf Vermehrung der Androsteroide (S. 709) hinweist. *Hirsutismus, Seborrhoe, Acne vulgaris, Klitorisvergrößerung* und *Amenorrhoe* sind weitere häufige Symptome gesteigerter Androgenaktivität. Je mehr die vermännlichenden Züge hervortreten, desto mehr nähert sich das Krankheitsbild dem andrenogenitalen Syndrom (s. Orthner 1954), zu dem es fließende Übergänge gibt. Der „Diabetes der bärtigen Frauen" von Achard und Thiers (1921) (Kraus 1934) gehört hierher. Andererseits können die Vermännlichungszüge auch vollkommen fehlen und es infolge der Capillarbrüchigkeit zu besonders heftigen Metrorrhagienkommen (Hofmann 1935).

Beim Mann sind *Potenzstörungen* und *Hodenatrophien* häufig, wenn auch keineswegs obligat; es handelt sich um den Ausdruck einer Hemmung des Hodenandrogens durch das Übermaß an antianabolischem Glykosteroid.

Im *Blutbild* entsprechen *Eosinopenie* und *Lymphopenie* der erhöhten Glykosteroidaktivität. Oft besteht außerdem eine *Vermehrung der Gesamtblutmenge* mit oder ohne Polycythämie, welche Wilkins (1950a, b) zusammen mit dem fast regelmäßig *stark erhöhten Blutdruck* und der gelegentlichen *Vermehrung des Serumnatriums mit Verminderung des Serumkaliums* auf eine Vermehrung der Halosteroide (S. 708) bezieht. Doch kann die Diskussion über die Entstehung des Hochdrucks und der oft *schweren sklerotischen Gefäßveränderungen* (MacMahon und Mitarbeiter 1934) insbesondere in den Nieren bei der Cushingschen Krankheit noch keineswegs als abgeschlossen gelten. Hinsichtlich der Versuche, die Blutdrucksteigerung aus der Morphologie der Neurohypophyse zu erklären, s. S. 737.

Die Kranken sind *gegenüber Infektionen sehr anfällig* und erliegen oft zufälligen Ansteckungen, ein Umstand, der mit der entzündungshemmenden Wirkung des Glykosteroids zusammenhängt (Hedinger 1952).

Hinsichtlich der *Psychopathologie* der Cushingschen Krankheit sei auf die Untersuchungen von Stoll (1948, 1950) und Haberlandt (1951) verwiesen. Charakteristisch scheinen plötzliche Verstimmungen und Triebveränderungen zu sein. Unvermittelt und periodenhaft wechseln Triebe und Interessen verschiedenster Art und Richtung. Ähnlich wie bei Akromegalie (S. 608) scheinen diese Zustände von der Wirkung eines stark wechselnden Hormonspiegels auf die Gehirntätigkeit herzurühren. In den Endzuständen, bei dekompensiertem Zuckerhaushalt, schweren Kreislaufstörungen und infektiösen Krankheiten, denen die Kranken so leicht erliegen, treten die Merkmale der symptomatischen Psychose durch Autointoxikation und organische Hirnschädigung hinzu.

Gelegentlich wird ähnlich wie beim Morbus Addison eine *abnorme Hautpigmentation* beobachtet (Craig und Cran 1934); Sulman sieht darin ein Zeichen besonderer ACTH-Aktivität. Jores (1935) fand das Intermedin im Blut eines Cushing-Kranken erhöht (s. S. 747).

Sicher ist, daß die Krankheit durch ein *hormonell aktives Gewächs der Nebennierenrinde* entstehen kann. Über die zweite, von CUSHING aufgedeckte Entstehungsmöglichkeit, daß der primäre Sitz auch in der *Adenohypophyse* liegen könnte, besteht noch keine allgemeine Übereinstimmung. Von vielen Autoren wird darüber hinaus eine *hypothalamische Entstehung* erwogen.

SELYE bezeichnet mit J. BAUER (1936, 1950) nur die primär hypophysäre Form als „CUSHINGsche Krankheit", die übrigen Formen hingegen als „CUSHINGsches Syndrom".

Ein Kuriosum von primär „hypophysärem" Morbus Cushing haben KRÖNKE und PARADE (1938) beschrieben. Eine 30jährige Frau war in typischer Weise erkrankt und an Herzversagen bei Furunkulose verstorben. Die Untersuchung ergab hyperplastische Nebennierenrinden, eine normale Hypophyse und ein walnußgroßes *Eierstockteratom*, das neben verschiedenen anderen Gewebsformationen eine Struktur enthielt, die weitgehend den pseudopapillären Wucherungen junger basophiler Hypophysenvorderlappenzellen sowie reifem Vorderlappengewebe glich. Die Autoren zweifeln nicht, daß der die Krankheit auslösende abnorme hormonelle Impuls von dem Teratom ausgegangen ist.

a) Die primär interrenale Form.

Alle auf einer Überfunktion der Nebennierenrinde beruhenden Krankheitsbilder werden unter der Bezeichnung *Interrenalismus* zusammengefaßt. Das mit dem Namen CUSHINGS bezeichnete Syndrom ist seit langem bekannt und auf Tumoren der Nebennierenrinde bezogen worden (KENNEDY und LISTER 1927). Eine scharfe Trennung von den verschiedenen Formen von *adrenogenitalem Syndrom* ist wegen des Vorkommens von Übergangsfällen nicht möglich (GERSTEL und NAGEL 1936, MARKS und Mitarbeiter 1940).

Auch die *Abgrenzung gegenüber der hypophysären Form* stößt auf Schwierigkeiten. Es gibt einerseits Autoren, die eine hypophysäre Entstehung überhaupt in Frage stellen, andererseits solche, die alle Krankheitsfälle, selbst die bei Carcinomen der Nebennierenrinde (MELLGREN 1942) auf eine hypophysäre Fehlsteuerung beziehen möchten. Der letzteren Auffassung sei entgegengehalten, daß die gewöhnliche Abhängigkeit der Inkretion von der Hypophyse (S. 711) nicht besagt, daß die Nebennierenrinde unter pathologischen Umständen nicht selbständig hormonell tätig sein könnte. Im Gegenteil, die Tatsache, daß echte Tumoren sich gewöhnlich nur einseitig entwickeln und daß im Falle ihrer hormonellen Aktivität die andere Nebenniere oft sogar atrophisch ist, spricht dafür, daß die pathologische Inkretion unter keinem hypophysären Einfluß steht und daß über eine Bremsung der Hypophysentätigkeit durch die übermäßige Hormonausschwemmung aus dem Tumor (Rückkoppelungseffekt) die andere Nebenniere wie nach einer Hypophysektomie ruhiggestellt wird. — Anders die bloße doppelseitige Hypertrophie, deren experimentelle Erzeugbarkeit durch ACTH erwiesen ist. Findet man sie als einzige Veränderung bei Morbus Cushing, dann ist eine primär hypophysäre Störung denkbar. Das gleiche gilt für die doppelseitigen Hyperplasien mit kleineren Knötchen, von denen es fließende Übergänge zu der ungeordnet aufgebauten Altersnebenniere gibt (S. 712), oder für den Befund von angeblich völlig normalen Nebennieren. — *Bei den echten Geschwülsten* — Adenomen und Carcinomen — ist eine *hypophysäre Pathogenese unwahrscheinlich*, insbesondere bei Einseitigkeit und Atrophie der Gegenseite.

Die *histologisch bösartigen Geschwülste* (KENNEDY und LISTER 1927, HARE und Mitarbeiter 1935, GERSTEL und NAGEL 1936, OPPENHEIMER und SILVER 1937, REINHERTZ und SCHULER 1938, MELLGREN 1942, FARBER und Mitarbeiter 1943, KEPLER und Mitarbeiter 1948), meist mit Metastasen, sind häufiger als die echten *Adenome* (ZIESCHÉ 1948). In einer von H. VOGT 1953 gebrachten Aufstellung stehen 16 bösartige 6 gutartigen Geschwülsten gegenüber.

Die klinisch wichtige *Differentialdiagnose gegenüber der vermutlich hypophysären Form* kann beträchtliche Schwierigkeiten bereiten. Eine stärkere genitale Komponente, insbesondere Virilismus und Pubertas praecox, spricht für primären Nebennierensitz (MEDVEI und WERMER 1934, J. BAUER 1950), da das ACTH hauptsächlich die Glykosteroidbildung fördert (S. 711). Bekanntlich wurde noch nie eine durch Hypophysengeschwülste ausgelöste vorzeitige Geschlechtsreifung beobachtet (s. S. 676). Leichtere Züge von Vermännlichung dürften aber auch hypophysär ausgelöst werden können (SOFFER und Mitarbeiter 1950).

b) Die Befunde an der Hypophyse und die Frage der hypophysären Form der CUSHINGschen Krankheit.

RAAB hat die Besonderheit der „hypophysären Fettsucht" (S. 731 erkannt und diese 1924 an Hand eines typischen Falles der hypothalamischen Fettsucht ERDHEIMS (S. 727) gegenübergestellt. Ein 31jähriger Mann erkrankte plötzlich unter Kopfschmerzen, Impotenz und starker Gewichtszunahme. Raab beschreibt die typischen Fettablagerungen im Gesicht und im Abdomen; der von breiten Striae durchzogene Bauch trat mächtig hervor und kontrastierte mit den langen schmalen Extremitäten. Der Mann litt unter heftigsten Schmerzen in der Lendenwirbelsäule und starb schnell an einer Streptokokkensepsis. Es fand sich eine hochgradige Osteoporose. Die Hypophyse war kaum vergrößert, zeigte aber histologisch ein *kleines basophiles Adenom,* welches den Hinterlappen fast ganz ersetzt hatte und zentral eingeschmolzen war. Raab betont die rein hypophysäre Genese dieser „Dystrophia adiposogenitalis", die ohne eine direkte Beteiligung der Hypothalamuszentren zustande komme. Die Entstehung dachte er sich durch eine Beeinflussung hypothalamischer Fettstoffwechselzentren durch abnorme Hypophysenstoffe im Sinne der Neurokrinielehre von Edinger, Biedl u. a. (S. 582). — Cushing (1933) vertrat in seinen klassischen Artikeln eine ähnliche Interpretation. — Th. Bauer und Wassing haben schon 1913 einen typischen Fall beschrieben und mit einem basophilen Hypophysenadenom in ursächlichen Zusammenhang gebracht. Sie bezeichneten das Krankheitsbild als „Adipositas hypophysarea". — Zondek (1923a) schilderte das Syndrom bei einer 24jährigen Frau. Die Hypophyse zeigte hauptsächlich regressive Veränderungen (unvermittelter hochgradiger Gewichtssturz in den letzten Lebensmonaten nach jahrelanger typischer Fettsucht!), nämlich Bindegewebsmassen, in die Nester von adenomartigem Bau eingelagert waren. Durch Nekrosen eines basophilen Adenoms scheint das Cushingsche Syndrom sich in das Simmondssche gewandelt zu haben. — Im Fall 2 von Marañon (1926, 39jähriger Mann) lag offenbar ebenfalls ein Morbus Cushing vor. Beide Nebennieren waren stark hypertrophiert. Im Hypophysenvorderlappen wurde aber kein Adenom, sondern eine von formlosen Gerinnseln angefüllte Cyste angetroffen.

J. Bauer, dem die Krankheit als Folge einer Nebennierenüberaktivität vertraut war, machte 1930 an Hand eines einschlägigen Falles einer 36jährigen Frau die bemerkenswerte Feststellung einer „Überfunktion des gesamten Nebennierensystems ohne anatomischen Befund". Auf Anregung von Cushing wurde die Hypophyse später in Serien geschnitten und ein kleines basophiles Adenom entdeckt (s. Bauer 1935). Bauer war bereits 1933 der Auffassung, daß auch die *hypophysäre Form der Krankheit über eine Überaktivität der Nebennierenrinde ablaufe* und postulierte die Existenz des im gleichen Jahre von Collip und Mitarbeitern entdeckten ACTH. Die physiologische Bestätigung erfolgte durch Jores (1935)[1], der im Blutserum von Cushing-Kranken eine Substanz nachwies, die bei infantilen Mäusen eine hochgradige Hyperplasie der Nebennierenrinde erzeugt, und durch Andersen und Haymaker (1938); sie fanden im Blut und Urin solcher Kranker einen Stoff, der in seiner Fähigkeit, das Leben nebennierenloser Ratten zu verlängern, dem Nebennierenrindenhormon gleicht.

Seit Raab und Cushing ist die Kenntnis der Hypophysenveränderungen durch zahlreiche Untersuchungen gefördert worden (Moehlig 1932, Rutishauser 1933, Craig und Cran 1934, Bergstrand 1934, Walters und Mitarbeiter 1934, Raab 1934, Russell und Mitarbeiter 1934, Swan und Stephenson 1935, Freyberg und Mitarbeiter 1936, Kalbfleisch, Berblinger 1936, Kessel 1936, Rasmussen 1936, Herman und Merenlender 1937, Kraus 1937a,c, Oppenheimer und Silver 1937, Tesseraux 1936, 1937, Brauer 1937, Reinhertz und Schuler 1938, Kehrer 1938, Spitz 1938, Maclay und Mitarbeiter 1938, Jacobi und Tigges 1939, Schlezinger und Horwitz 1940, Marx 1941, de Morsier 1943, Heinbecker 1944, Globus und Mitarbeiter 1947, Bauer und Jellinghaus 1949, Oberdisse 1951). *Kleine basophile Adenome* (Abb. 55) sind ein häufiger, aber nicht regelmäßiger Befund; größere, die die Kapsel der Hypophyse durchbrechen und Nachbarschaftssymptome auslösen (Bergstrand 1934, Page und Mitarbeiter 1937), sind selten. Hinsichtlich der kleinen basophilen Adenome zeigte sich bald, daß sie auch ohne endokrine Störungen vorkommen (Susman 1935, Close 1935, Costello 1936, Ecker 1938, Kraus 1945). Takao (1926) beschreibt größere angeblich basophile Hypophysenadenome, die in das Gehirn eingewachsen waren, ohne daß hypophysäre Störungen klinisch beobachtet worden wären. Auch *eosinophile* (Reichmann 1919, Konschegg 1935, Horneck 1936, McCormick und Mitarbeiter 1951) und *chromophobe* (Fuller und Russell 1936) *Tumorknoten* sowie Anhäufungen unausgereifter Vorderlappenzellen (Menzel 1937) wurden bei Morbus Cushing gefunden (Eisenhardt und Thompson 1939).

---

[1] Siehe jedoch S. 785.

Im Falle von SALUS (1933) hatte bei einer Frau seit dem 20. Lebensjahr ein CUSHINGsches Syndrom bestanden. Im Alter von 29 Jahren änderte sich das Krankheitsbild, indem die Fettsucht allmählich abnahm und Grundumsatzsenkung, Sehstörungen, leichte Polydipsie und ein tödlicher Hirndruck hinzukamen. Die Sektion ergab ein hühnereigroßes knolliges *malignes Hypophysenadenom* ohne spezifische Granulierung, das den Keilbeinkörper zur Druckatrophie gebracht hatte; die Hypophyse war in dem Tumor vollkommen aufgegangen. Hier läßt der klinische Verlauf den Schluß zu, daß ein ursprünglich basophiles Adenom maligne entartet ist, wodurch die CUSHINGsche Krankheit von den Zeichen der Hypophyseninsuffizienz abgelöst wurde. — Im Falle von FORBES (1947) hat sich bei schon länger bestehendem Morbus Cushing sekundär ein in die Leber metastasierender Hypophysenkrebs entwickelt, nachdem die Hypophyse mit Bestrahlungen (Röntgen, Einpflanzung radioaktiver Substanzen) behandelt worden war.

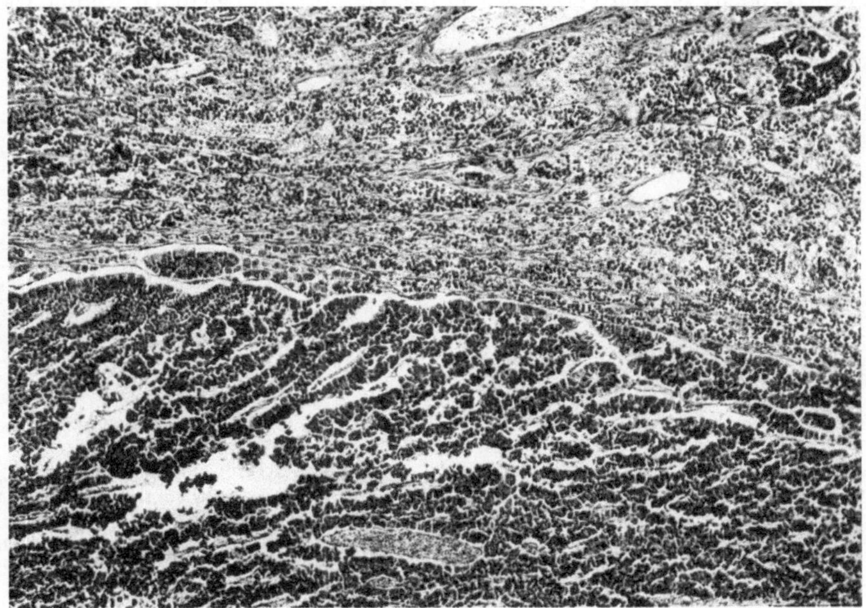

Abb. 55. 33jährige Frau, die seit 14 Jahren an den Erscheinungen eines Morbus Cushing gelitten hatte. Nebennierenhypertrophie. Die Hypophyse war nicht vergrößert. Im Vorderlappen ein randständiges, 2,5:7 mm messendes basophiles Adenom (unten); daneben kleinere, ähnlich gebaute Knötchen (wie in der rechten oberen Ecke) im Vorderlappengewebe verstreut. Vergr. 70fach. (Nach CUSHING 1933.)

Im Falle von FEIRING (1953) und Mitarbeiter entwickelte sich das CUSHING-Syndrom erst nach schon länger bestehender Symptomatik eines Hypophysentumors. Es fand sich ein *Carcinosarkom der Hypophyse*, das intrakranielle Absiedelungen gesetzt hatte.

Aber auch über typische Cushing-Fälle *ohne jede Hypophysenveränderung* wurde vielfach berichtet (WALTER und Mitarbeiter, LEYTON, KALBFLEISCH). URBAN (1937) sah in seinem Fall die Krankheitsursache in einer Relationsverschiebung, einem *diffusen Überwiegen der Basophilen* in einem nicht vergrößerten Vorderlappen.

Als besonders charakteristisch für Morbus Cushing gilt die von CROOKE entdeckte *Hyalinisierung der Basophilen* mit Verminderung oder Verschwinden der Granula (HARE und Mitarbeiter 1935, PAGE und Mitarbeiter 1937, EISENHARDT und THOMPSON 1939). RASMUSSEN stellte fest, daß die hyaline Veränderung hauptsächlich die Basophilen des Vorderlappens, weniger die Einwanderungszellen im Hinterlappen betrifft. MELLGREN (1942) sah in 3 Fällen eine große Armut an normalen basophilen Zellen, an deren Stelle pathologische Formen getreten waren, die er in „hypertrophische Amphophile", „Crookeähnliche Zellen" und „Crooke-Zellen" gliedert (Abb. 56). Nach WILSON und EZRIN (1954) gehen lediglich die β-Zellen (PSL-rote Zellen, S. 553) die Crooke-Veränderung ein (während sich bei Morbus Addison die PSL-purpurnen δ-Zellen vermehren).

Die Deutung dieser Veränderungen als Ausdruck einer gesteigerten ACTH-Aktivität wird bezweifelt (J. BAUER 1935), weil sie auch in primär interrenalen Fällen (JUSTIN-BESANÇON und Mitarbeiter 1951, FARBER und Mitarbeiter 1943, KNOWLTON und Mitarbeiter 1954, WILTON und Mitarbeiter 1954; Abb. 57) und auch bei Nicht-Cushing-Kranken (ECKER 1938, KOVACS und KORPASSY 1954) gefunden wurden. LAQUEUR (1950) fand typische Hyalinisierung der Basophilen in den Hypophysen von Verstorbenen, die mit Cortison behandelt worden waren.

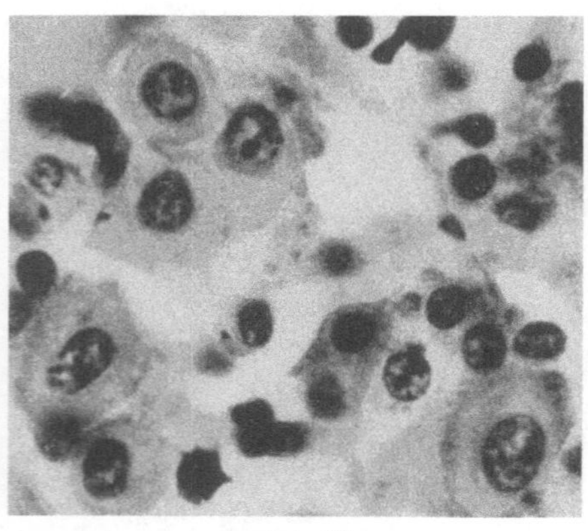

Abb. 56.

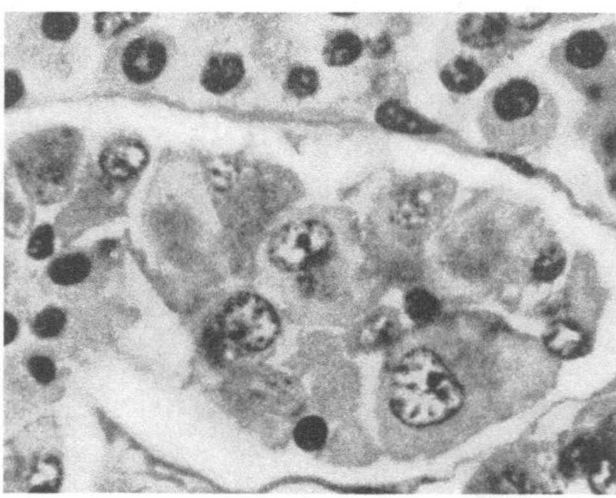

Abb. 57.

Abb. 56. 40jährige Frau mit Morbus Cushing. Große basophile Hypophysenvorderlappenzellen mit hyalinisiertem Cytoplasma (CROOKE-Zellen). Der Vorderlappen enthält außerdem ein 5:4:3,5 mm messendes basophiles Adenom. Nebennierenrindenhypertrophie. (Nach MELLGREN 1942.)

Abb. 57. Typische CROOKE-Zellen im Hypophysenvorderlappen bei 8jährigem Cushing-Kranken mit adrenogenitalem Einschlag (Pubertas praecox) infolge Nebennierenrindenkrebs. (Nach MELLGREN 1942.)

GOLDEN und Mitarbeiter (1950) berichtenüber Basophilenvermehrung und Crooke-Zellen nach Zufuhr von ACTH. *Damit verliert die Betrachtung des basophilen Adenoms oder der Crooke-Zellen als Ort gesteigerter ACTH-Produktion an Beweiskraft.* — Andererseits berichtet SCHMID-BIRCHER 1954 über Verkleinerung der Basophilen, undeutliche Zellgrenzen und Pyknose nach Darreichung hoher Cortisondosen beim Kaninchen, also Zeichen herabgesetzter Aktivität.

Heute neigen zahlreiche Untersucher dazu, sowohl das basophile Adenom als auch die CROOKEschen Zellen nicht als Ursachen der CUSHINGschen Krankheit, sondern als Reaktion der Hypophyse auf das Auftreten großer Mengen von Rindenhormon anzusprechen. WILTON und Mitarbeiter (1954) kommen auf Grund von Ultraviolettanalysen zu der Überzeugung, daß es sich um degenerative, hormonell inaktive Veränderungen handelt. Auch KRAUS (1945) sah in den hyalinen Crooke-Zellen eine regressive Erscheinung, in der basophilen Proliferation den Versuch einer Regeneration. Zum Unterschied von den Akromegalie verursachenden eosinophilen Adenomen sind die basophilen Adenome meist so klein (TÖNNIS 1949), daß sie als reaktive Bildungen wohl in Betracht kommen. PEARSE (1953) betrachtet auf Grund von Untersuchungen mit der PSL-Methode die Crooke-Zelle als eine reaktive Erscheinung, desgleichen MCCORMICK und Mitarbeiter (1951), die aus ihrem Fall (S. 607) schließen, daß das ACTH in eosinophilen Hypophysenzellen entsteht. *Die Frage ist vollkommen offen.* Leider bieten sich aus dem tierexperimentellen Forschungsbereich noch keine greifbaren Ergebnisse zur Lösung an. Nach mehreren Experimentatoren ist der natürliche Entstehungsort des ACTH eher in eosinophilen als in basophilen Zellen des Hypophysenvorderlappens zu suchen (s. S. 555).

Was den Einfluß großer Rindenhormonmengen auf das Zellbild der Adenohypophyse betrifft, so ist zu bedenken, daß es sich um Steroidhormone handelt, von denen manche eine hemmende, manche aber eine fördernde, *cancerogenetische* Wirkung auf die Mitosentätigkeit haben. Dies könnte das Auftreten nicht nur regressiver, sondern auch progressiver Veränderungen in der Hypophyse bei Zufuhr großer Corticoidmengen erklären. Wenn bei Morbus Cushing in einem ausgesprochenen Erfolgsorgan des Rindenhormons wie dem *Thymus* ein Krebs auftritt (WALTERS und Mitarbeiter 1934, LEYTON 1934, SIEGMUND 1948, HUBBLE 1949), so ist auch hier abzuwägen, ob — wie meist angenommen — das krankmachende Steroid in der Thymusgeschwulst entstand oder ob die Tumorbildung durch das von einem anderen Ort in pathologischen Mengen ausgeschüttete Hormon begünstigt wurde. Das gleiche gilt für das *Pankreascarcinom* (CROOKE 1946, KEPLER 1950), das *Parotiscarcinom* (BAUER 1950), das *Epithelkörperchenadenom* (MOLINEUS 1913, SPRAGUE und Mitarbeiter 1950) bei Morbus Cushing. — Eher ist es möglich, daß die krankmachende Hormonbildung gelegentlich in Geschwülsten der *Keimdrüsen* erfolgt, deren Zellen normalerweise Steroidhormon ausarbeiten.

Bei der dargelegten Unstimmigkeit in der Deutung des Hypophysenbefundes *bedarf die gesamte Frage des hypophysären Morbus Cushing einer eingehenden klinischen, pathologisch-anatomischen und tierexperimentellen Überprüfung.* Mit besonderem Interesse wird man einer Wiederholung der Versuche von JORES (1935), JACOBI und TIGGES u. a. hinsichtlich der adrenocorticotropen Wirkung des Blutserums von Cushing-Kranken (S. 782) entgegensehen. Vielleicht läßt sich auf diesem Wege ähnlich wie bei der BASEDOWschen Krankheit (S. 697) eher eine Entscheidung zwischen hypophysärem und peripherem Morbus Cushing treffen als mit anatomischen Methoden.

TAYLOR und Mitarbeiter (1949) bezweifeln den Wert der früheren Untersuchungen, da keine hypophysektomierten Testtiere verwandt wurden; sie haben mit modernen Verfahren bei 6 Cushing-Kranken (2 Nebennierentumoren, 4 Nebennierenhyperplasien) keine signifikante Veränderung des ACTH-Blutspiegels feststellen können; hingegen war bei 8 Addison-Kranken, sofern unbehandelt, die ACTH-Aktivität stets erhöht. — Es bestehen noch beträchtliche methodische Schwierigkeiten (s. FORTIER 1952, MORUZZI und Mitarbeiter 1954, PARIS und Mitarbeiter 1954).

Zwei Umstände sprechen für eine erhebliche Rolle der Hypophyse bei der Entstehung der CUSHINGschen Krankheit. Der eine liegt in den *Heilerfolgen durch Röntgenbestrahlung* (SOSMAN 1949), *Elektrokoagulation* (ARNER und Mitarbeiter 1953) und *Totalexstirpation der Hypophyse* (LUFT und OLIVECRONA 1953), die ohne einen bedeutenden pathogenetischen Einfluß der Hypophyse nicht denkbar wären. — Der andere hängt mit der Tatsache zusammen, daß die *Nebennierenrinde* entweder *sehr nervenarm* oder überhaupt nervenlos ist (BACHMANN 1953). Wenn in allen Fällen von Morbus Cushing ohne Einzeltumor die abnorme Hormonbildung einer mehr oder weniger hypertrophischen oder hyperplastischen Rinde in beiden Organen zugeschrieben wird, dann setzt dies bei dem Fehlen von Nerven — denen man im Falle der Schilddrüse z. B. ohne weiteres einen stimulierenden Effekt zutraut (s. S. 700) — voraus, daß der beide Nebennieren gleichmäßig treffende pathogenetische Impuls auf humoralem Wege herangetragen wird.

Es wird, wie schon im Eingangssatz hervorgehoben, davon ausgegangen, daß das *krankmachende Agens stets ein Übermaß an Rindenhormon* sei. Diese Definition mag gewagt erscheinen, wenn man liest, daß in der Mehrzahl der Cushing-Fälle keine großen Tumoren, sondern lediglich Hyperplasien oder Hypertrophien der Nebennierenrinde wechselnden Ausmaßes, ja sogar makroskopisch und mikroskopisch völlig normale Verhältnisse gefunden wurden, und wenn man dem entgegenhält, daß Hypertrophien und Hyperplasien unvergleichlich öfter ohne irgendwelche Hormonentgleisungen zur Beobachtung gelangen. Wir möchten dennoch an ihr festhalten; die klinischen Befunde zwingen dazu. Durch Teilresektion der makroskopisch und mikroskopisch völlig normal erscheinenden Nebenniere sind Dauerheilungen erzielt worden (KEPLER und Mitarbeiter 1948, KUPPERMAN und Mitarbeiter 1953, HERNBERG 1954). Aus irgendwelchen Gründen können auch normal aussehende Drüsen abnorme Hormonmengen ausschütten. (Auch vielen Geschwülsten sieht man nicht an, ob sie hormonell aktiv sind.) Aber vielleicht gelingt es einmal einer verfeinerten histochemischen Technik, doch Unterschiede herauszufinden. Auf die andere Möglichkeit, daß keine absolute Vermehrung der Hormonausschüttung, sondern eine *Empfindlichkeitssteigerung der Gewebe für die Hormonwirkung* vorliegen könnte, wird im nächsten Abschnitt eingegangen. *Solche Hypothesen sollen nicht daran hindern, die hormonellen Erklärungsmöglichkeiten des Krankheitsbildes auszuschöpfen, was noch längst nicht geschehen ist.* Dies gilt sowohl hinsichtlich der **Tätigkeit** der Nebennieren als auch der Hypophyse.

Zusammenfassend muß daran festgehalten werden, daß die Ursache der CUSHING*schen Krankheit in einer pathologischen Mehrbildung von Nebennierenrinden-Steroiden liegt*; die Mehrbildung erfolgt entweder in einem *bösartigen oder gutartigen Gewächs* oder, wahrscheinlich auf Grund einer *abnormen hypophysären Stimulation*, in einer nicht tumorös veränderten Nebennierenrinde. Eine überzeugende Deutung der bei Morbus Cushing zu findenden Hypophysenveränderungen steht noch aus.

Einwandfreie Fälle von *traumatischem Morbus Cushing* (ROBBERS 1951, TRAUTMANN 1952) wurden bisher nicht beobachtet. Meist fehlt das für eine krankhafte Steigerung der Glykosteroidaktivität charakteristischste Symptom, die Osteoporose, wenn sich im Anschluß an ein Schädeltrauma eine auffallende Fettsucht einstellt, so daß eher an traumatisch bedingte cerebrale Fettsucht (S. 788) gedacht werden muß. Immerhin ist nicht auszuschließen, daß eine erhebliche Erschütterung der Hypophyse geeignet sein könnte, eine zu ACTH-Aktivität neigende Drüse zu plötzlicher Mehrausschüttung zu veranlassen, wodurch ähnlich wie bei der traumatischen Akromegalie (S. 608) eine echte CUSHINGsche Krankheit ausgelöst werden könnte.

c) Zur Frage des cerebralen Morbus Cushing.

Die von RATNER (1936), KALBFLEISCH (1936), KEHRER (1938), DE MORSIER (1943b), GLOBUS und Mitarbeiter (1947), MACBRYDE (1947), PETTE (1949a, 1950) u. a. erwogene *hypothalamische Genese der* CUSHING*schen Krankheit ist bisher pathologisch-anatomisch oder tierexperimentell nicht belegt.*

Lediglich HEINBECKER (1944) gibt an, in 4 Fällen eine *Atrophie des Nucleus paraventricularis* gesehen zu haben; seine Befunde wirken aber nicht überzeugend. Nach der Vorstellung dieser Forschergruppe (HEINBECKER und PFEIFFENBERGER 1950, SIMMS und Mitarbeiter 1951; S. 730) soll der Nucleus paraventricularis über den Tractus supraopticohypophyseus die ACTH-Produktion hemmen, weshalb eine Atrophie des Nucleus paraventricularis durch Enthemmung des ACTH zu Morbus Cushing führe. — Allerdings sprechen manche Befunde für noch ungeklärte Beziehungen der Neurosekretion zur Tätigkeit des Zwischenlappens (S. 746) einerseits und des Intermedin zur Produktion des ACTH (S. 747) andererseits. Die damit verbundenen Hypothesen zur Erklärung eines hypothalamischen Morbus Cushing heranzuziehen, ist aber unseres Erachtens nicht möglich.

Die CUSHING*sche Krankheit darf nicht mit der hypothalamischen Fettsucht verwechselt werden.* Diese pathologisch-anatomisch und tierexperimentell ausreichend gesicherte Störung des Hungertriebes (S. 729) ist normalerweise weder mit Nebennierenrindenhypertrophie, noch mit Hochdruck, weder mit Eiweißabbau (Osteoporose, Muskelschwäche usw.), noch mit Veränderungen im Elektrolythaushalt verbunden; es handelt sich um keine primäre Stoffwechselerkrankung; erst sekundär kann es über die Freßsucht zu einem Diabetes mellitus (S. 776) kommen. Häufig haben Morbus Cushing und hypothalamische Fettsucht eine leichte Polyglobulie gemeinsam (WESPI-WALDVOGEL 1947); während es sich aber bei der hypothalamischen Fettsucht vielleicht um eine echte Störung eines hypothalamischen Blutbildungszentrums (S. 771), wahrscheinlich aber einfach um eine Auswirkung der Überernährung handelt, kann die Vollblütigkeit des Cushing-Kranken auf die interrenale Elektrolytveränderung bezogen werden. Die hypothalamische Fettsucht kann bei Mitverletzung des neurosekretorischen Systems mit einem echten Diabetes insipidus (S. 751) kompliziert sein; beim Morbus Cushing macht allenfalls die begleitende Zuckerkrankheit eine Polyurie (S. 778). Die hypothalamische Fettsucht ist durch Störung des hypothalamischen Sexualzentrums fast stets von Keimdrüsenatrophie begleitet; beim Morbus Cushing führt die Verschiebung des peripheren Hormongleichgewichts zu Störungen der Sexualität. — Alles in allem hat sich die von RAAB schon 1924 durchgeführte Trennung zwischen beiden Krankheitsbildern bewährt und sollte nicht durch unklare Hypothesen verwischt werden.

Mit diesen Feststellungen sei die *Bedeutung cerebraler und insbesondere psychischer Vorgänge* für die Entstehung der CUSHINGschen Krankheit nicht bestritten. Die Verhältnisse scheinen hier ähnlich zu liegen wie bei der BASEDOWschen Krankheit (S. 700), die, eine bestimmte Veranlagung vorausgesetzt, durch Gehirnprozesse und durch seelische Traumen ausgelöst werden kann. Wie beim Morbus Basedow sehen wir auch bei der Überfunktionskrankheit der Nebennierenrinde ein *auffallendes Überwiegen des vegetativ labileren weiblichen Geschlechts* um das 3—7fache. Es scheint von der endokrinen Konstitution abzuhängen, ob Belastungen mehr mit einer Schilddrüsenüberaktivität oder mehr mit Ankurbelung des „Stress"-Mechanismus des Hypophysen-Nebennierenrinden-Systems beantwortet werden. Für das Zustandekommen der entsprechenden krankhaften Entgleisungen bedarf es außer der seelischen (oder sonstigen) Belastung sicher einer erheblichen Krankheitsbereitschaft der entsprechenden Drüse.

Während aber die Schilddrüse offenbar auch auf direkt nervösem Wege aktiviert werden kann, läuft die Stimulation der Nebennierenrinde vermutlich überwiegend auf hormonellem Wege über das ACTH der Hypophyse ab (siehe S. 716; jedoch auch S. 719). Diese Vermutung bedarf allerdings noch der klinisch-physiologischen Erhärtung (s. S. 785). Daraus ergäbe sich eine *wesentliche Bedeutung der Hypophyse auch für das nervös oder psychisch ausgelöste Cushing-Syndrom.*

Schließlich gilt es die Hypothese zu bedenken, daß ein Cushing-artiges Krankheitsbild auch ohne Überfunktion der Nebennierenrinde durch eine bloße *Empfindlichkeitssteigerung der Gewebe für die Hormonwirkung* ausgelöst sein könnte. Es gibt eine Reihe von Hinweisen, daß die *Ansprechbarkeit* vieler Erfolgsorgane für das sie stimulierende Hormon von vegetativen Zentralstellen aus gesteuert wird (s. S. 684). Ob eine solche auch für die so mannigfaltige Wirkungen entfaltenden Corticoide zutrifft, ist nicht bekannt, aber denkbar. Sollte es sich erweisen, daß es echte Cushing-ähnliche Zustände bei normaler Corticoidausschwemmung gibt, dann müßte man ein solches Krankheitsbild in Analogie zur „zentralen Grundumsatzsteigerung" (S. 699) nicht „zentralen Cushing", sondern je nach dem hervorstechendsten Symptom „zentrale Hypergluconeogenese" oder „zentralen Virilismus" usw. benennen.

Die *hyperinterrenale Variante unter den paraendokrinen Konstitutionen* (S. 590) — „interrenal stigmatisierter Typus" (Zeller 1952), „cushingoider Habitus" (Gebauer und Linke 1950) — ist durch eine besondere Betonung des Hypophysen-Nebennierenrinden-Systems gekennzeichnet. Dieser Menschenkreis neigt in Zeiten vegetativer oder hormoneller Belastung zu vorübergehenden Entgleisungen in Richtung der Cushingschen Krankheit. Er stellt wohl auch das Hauptkontingent der Cushing-Kranken, ähnlich wie die Akromegalie häufig aus der akromegaloiden Konstitution erwächst. Ob diese Anlagebesonderheiten mehr auf eine Abweichung der hormonellen oder mehr auf einer Besonderheit des nervösen Anteils des Vegetativums beruhen, ist schwer zu entscheiden.

3. Fettsucht

wird definiert als ein Zustand krankhafter Vermehrung von Fettgewebe im Körper im Verhältnis zur Muskulatur (Talbot 1938).

a) Allgemein.

Unter den theoretisch möglichen Faktoren, die zu diesem Zustand führen könnten, scheiden nach MacBryde (1947) *Verdauungs-* und *Absorptionsfaktoren* aus. Die Annahme, daß der Fettsüchtige als ein besonders „guter Futterverwerter" eine gleichgroße Calorienzufuhr außergewöhnlich gut ausnützt, habe sich nicht bestätigt. Bei gesunden Verdauungsdrüsen finde sich kein Unterschied im Stuhl von fettsüchtigen, unterernährten und normalen Personen hinsichtlich der Menge des unausgenützten, verbrennbaren Materials.

v. Bergmann hat den *Gewebefaktor* bei der Fettsuchtentstehung besonders hervorgehoben. Die „lipomatöse Tendenz" der Gewebe sei individuell verschieden und bestimme den Grad der Fettspeicherung. Sicher ist, daß das lockere Bindegewebe verschiedener Körperstellen eine ganz unterschiedliche Neigung zeigt, Fett aufzunehmen (S. 725); dadurch ist die normale Verteilung der Fettdepots bedingt. Bei bestimmten Krankheiten ist die normale Verteilung infolge lokaler Gewebefaktoren gestört, Fett sammelt sich an unüblichen Stellen an, schwindet an anderen Orten ohne Rücksicht auf die Nahrungslage (s. S. 789). Die Annahme, daß auch die allgemeine Fettsucht in abnormen Gewebefaktoren begründet liege (Hetenyi 1937), wurde nach MacBryde (1947) in modernen Stoffwechseluntersuchungen nicht bestätigt. Es habe sich keine stärkere Avidität des Gewebes fettsüchtiger Personen für Fett nachweisen lassen. Auf die noch nicht abgeschlossene Diskussion in dieser Frage kann hier nicht eingegangen werden.

Die Fettsucht könnte auf einer abnormen *Verwertung der zugeführten Energie* beruhen, indem unverhältnismäßig wenig verbrannt, unverhältnismäßig viel gestapelt wird. Hier sei auf die Tatsache verwiesen, daß Fettsüchtige fast nie einen erniedrigten *Grundumsatz* haben, ferner daß das Myxödem gewöhnlich nicht von Fettsucht begleitet ist.

Man dachte ferner daran, daß die bei der Verdauungsarbeit und den intermediären Umwandlungen der Nahrungsstoffe freiwerdende Energie, die *spezifisch-dynamische Nahrungswirkung*, die unter normalen Umständen etwa 6% der gesamten Energieabgabe beträgt, beim Fettsüchtigen verringert sei, daß also aus diesem Grunde ein unverhältnismäßig großer Teil der zuführten Energie gespeichert werde. Auch hierüber gibt es Meinungsverschiedenheiten. Nach MACBRYDE (1947) hängt die Höhe der spezifisch-dynamischen Nahrungswirkung (bei gleichbleibender Zusammensetzung des Essens) weniger vom Ernährungsstand als von der Ernährungsphase ab; magere und fette Personen zeigen in Perioden der Gewichtszunahme einen geringeren, in solchen der Gewichtsabnahme einen stärkeren spezifisch-dynamischen Effekt.

Schließlich ist die Theorie der *Luxuskonsumption* (GRAFE und GRAHAM 1911) zu erwägen. Man weiß, daß schwere Unterernährung den Grundumsatz um bis zu 30% senken kann (S. 651). Die Annahme aber, daß bei übermäßiger Calorienzufuhr die Verbrennung über die spezifisch-dynamische Nahrungswirkung hinaus gesteigert werde und daß diese Steigerung beim Fettsüchtigen vermindert wäre, hat sich nach MACBRYDE (1947) nicht bestätigt. Es sei unwahrscheinlich, daß magere Menschen, wenn sie zuviel essen, durch Steigerung des Grundumsatzes kein Fett ansetzen.

Endlich haben Studien über den *Gesamtumsatz* gezeigt, daß dieser beim Fettsüchtigen proportional der Körperoberfläche erhöht ist. Der Korpulente braucht zur Ausführung einer bestimmten körperlichen Leistung mehr Energie als der Normalgewichtige. Zwar verlieren Fettsüchtige bei Nahrungseinschränkung oft 2 Wochen und länger nicht an Gewicht; die Ursache liegt in einer Retention von Wasser (FEUCHTINGER 1943). Schließlich setzt eine Diurese ein, so daß nach ungefähr 3wöchiger Fastenkur die aus den zugeführten und verbrauchten Calorien berechnete Gewichtsabnahme eintritt.

Hinsichtlich des *Einflusses der Hormone* siehe S. 726 und 730. Hier nur einige zusätzliche Bemerkungen.

Auf die *Fettverteilung* üben die *Steroidhormone* einen deutlichen Einfluß aus. Die weiblichen Hormone bewirken offenbar den typischen Ansatz in der Hüftregion, das Glykocorticoid die Verfettung von Bauchdecken, Gesicht und Nacken wie beim Morbus Cushing (S. 779). Die weibliche Fettverteilung sieht man aber auch bei eunuchoiden Männern (WAGENSEIL 1927) und bei Frauen im Klimakterium; es scheinen also auch von der Nebennierenrinde Impulse zum weiblichen Verfettungstyp ausgehen zu können.

Die Beziehungen der *Pankreashormone* zur Fetttrophik sind besonders eng. Die Insulinhypoglykämie führt über ein starkes Hungergefühl zur Mast. Das kann auch bei Patienten mit Inselzelltumoren der Fall sein. Insulin spielt wahrscheinlich bei der Synthese der Fettsäuren eine wichtige Rolle (S. 703). Strittig ist, ob eine Insulinüberaktivität in der Pathogenese der Fettsucht normalerweise eine Rolle spielt. Personen mit Neigung zu Hypoglykämie sind nur gelegentlich fett, meist eher mager. Nach OGILVIE (1935) ist bei einem Drittel der Fettsüchtigen die Zuckertoleranz in den Frühstadien der Fettsucht erhöht; dem soll eine Hypertrophie der Pankreasinseln entsprechen. MACBRYDE (1947) hält die Mast für das Primäre; insbesondere ein Kohlenhydratüberangebot führe zu einem funktionellen Hyperinsulinismus, der seinerseits wieder den Appetit steigere. [Bei entsprechender Veranlagung entwickelt sich über eine funktionelle Erschöpfung der Insulinproduktion ein Pankreasdiabetes (s. S. 776). Nach JOSLIN (1921) geht bei mehr als 40% der Zuckerkranken dem Diabetes eine Fettsucht voraus.] — Auch die Möglichkeit einer ererbten funktionellen Hypoglykämie als Ursache von gesteigertem Appetit und Fettsucht ist zu erwägen.

Der große Einfluß des *Hypothalamus* auf die Fetttrophik ist auf S. 727 geschildert. Nach der wahrscheinlichsten Auffassung ist dieser Einfluß kein direkter auf die Fettspeicherungsfähigkeit der Gewebe; er läuft auch nicht in erster Linie über die Steuerung der an Fettresorption, Fettspeicherung und Fettmobilisierung beteiligten Hormone ab, sondern es scheint sich vor allem um eine *Regulierung des Appetits* zu handeln. Ob der adäquate Reiz für die Erregung dieses Mechanismus nur die Bluthypoglykämie ist oder ob auch andere chemische und nervöse Afferenzen in Frage kommen, ist nicht sichergestellt. Jene hypothalamischen Strukturen, die der Steuerung des Sexualtriebes dienen, scheinen auf das Nahrungszentrum einen hemmenden Einfluß auszuüben. Die häufig bei zerstörenden Prozessen in der Mittellinie des Hypothalamus zu beobachtende Eßlust und Fettsucht beruht auf Beseitigung dieser Hemmung.

Der hypothalamische Antagonismus zwischen Sexual- und Eßtrieb erklärt manche *psychologischen Faktoren* in der Ätiologie der Fettsucht (HAUG 1949). Bei Menschen, die sich in sexueller oder sozialer Hinsicht unbefriedigt oder unausgefüllt fühlen, kann die Stillung des Nahrungstriebes zum einzigen Mittel von Lustgewinn werden und als Ersatz für andere Freuden des Lebens einspringen. Besonders eine exzessive Kohlenhydrataufnahme ist bei leistungsfähigem Inselapparat geeignet, durch rekurrierende relative Hypoglykämie ein kräftiges Hungerfühl zu entfachen und dadurch einen zu Fettsucht führenden Circulus vitiosus einzuleiten. Hierfür wurde der Ausdruck „neuropankreatische Fettsucht" geprägt, worunter man nach MACBRYDE (1947) eine psychisch ausgelöste hypothalamische Störung, verbunden mit funktionellem Hyperinsulinismus, versteht .— Psychologische Faktoren und hypothalamische Störungen können (ebenso wie die Hypophyseninsuffizienz, s. S. 732) einen auffallenden Wechsel zwischen Fettsucht und Magersucht (S. 651) bedingen (NONNENBRUCH und FEUCHTINGER 1942, FEUCHTINGER 1942b).

b) Besondere Formen.

Die vor der Pubertät eintretenden hypothalamischen Fettsuchtformen, nämlich die *Dystrophia adiposogenitalis* (FRÖHLICH) und die *diencephaloretinalen Degeneration* (LAURENCE-MOON-BARDET-BIEDL) s. S. 641. Die durch periphere Keimdrüsenstörungen ausgelösten Formen gehören zu den Krankheitsbildern des *Eunuchoidismus*, *Späteunuchoidismus* und des MORGAGNI*schen Syndroms* (S. 632ff). Die *lipophile Dystrophie* und die *Heimkehrerdystrophie* sind bei den alimentären Hypogonadismen (S. 651) behandelt, die CUSHING*sche Krankheit* S. 779. Die sonstigen hypophysären und hypothalamischen Formen s. S. 727ff. Auf die systematischen Darstellungen von GLATZEL (1941), FEUCHTINGER (1942b), STURM (1944) sei verwiesen.

Es bleiben jene seltenen Krankheitsbilder zu erörtern, die man unter dem Begriff einer *Störung in der Harmonie der Fettverteilung* (F. HOFF 1941) zusammenfassen kann.

Die *progressive Lipodystrophie* (SIMONS 1911, 1913) ist dadurch charakterisiert, daß bestimmte Körpergegenden (meist die gesamte obere Körperhälfte) hochgradig abmagern, während andere Bereiche (besonders die unteren Regionen) je nach Ernährungslage fettreich sind, ja sogar Fettwülste aufweisen können. Das Abnorme ist aber der regionäre Fettschwund, eine Unfähigkeit, lokal Fett zu speichern, also eine Störung der „lipomatösen Tendenz" im Sinne v. BERGMANNS (HUSLER 1914). F. HOFF beschreibt eine 38jährige Frau mit Lipodystrophie, die im 4. Lebensjahr eine schwere cerebrale Erkrankung mitgemacht hatte und bei der das Röntgenbild eine Verkalkung des suprasellären Zwischenhirnbezirks aufdeckte. Da es auch Fälle mit gleichzeitiger Polyurie (KLIEN) oder gleichzeitigem Morbus Basedow gebe, vermutet HOFF eine *hypothalamische Genese* der Lipodystrophie. Diese auch von anderen Autoren (POLLAK 1930, LHERMITTE 1934, JORES 1937, STURM 1944, WARIN und INGRAM 1950, RADICCHI 1950) vertretene Ansicht stößt auf die gleichen theoretischen Schwierigkeiten wie die hypothalamische Deutung lokaler Wachstumsstörungen (S. 597); denn zum Unterschied von dem oikotropen (animalen) System hat man an der zentralen Repräsentation des idiotropen (vegetativen) Nervensystems bisher keine somatotrope Gliederung aufdecken können. Näher liegt es, das Krankheitsbild auf eine wahrscheinlich erbliche (s. VAN LEEUWEN 1933) *Störung der vegetativ-nervösen Peripherie* unbekannter Natur zu beziehen.

Pathologisch-anatomisch glaubte MARBURG bei einer 36jährigen Frau, die neben einer typischen Lipodystrophie leicht akromegale Züge aufwies, einen abnormen Zellreichtum sämtlicher Kerne des vegetativen Hypothalamus, also eine Hyperplasie zu sehen. Der Hypophysenvorderlappen war ziemlich groß und zeigte eine Vermehrung der Eosinophilen und Basophilen auf Kosten der Hauptzellen. Das periphere vegetative Nervensystem ist nicht untersucht worden.

Unter *Lipomatose* versteht man die meist symmetrische Anhäufung beträchtlicher Fettmassen in bestimmten Körperregionen; dabei besteht keine Tendenz zu allgemeiner Fettsucht, aber auch keine Neigung zu extremer Abmagerung anderer Körperstellen. Auch diese Form von Fettdysharmonie ist durch calorische und hormonelle Faktoren nicht zu beeinflussen und dürfte auf einer Anlagebesonderheit der nervös-vegetativen Peripherie beruhen (ZONDEK 1953).

Mit *Adipositas dolorosa* (DERCUM 1892, 1900, DAMMANN 1913, JORES 1937c) wird eine Form von Fettleibigkeit bezeichnet, die mit einer besonderen Druckempfindlichkeit der

Fettlager verbunden ist. Auch für diesen Typus ist eine lipomatöse, symmetrische Anordnung der Fettmassen charakteristisch. Kombinationen mit Myasthenie und Muskelatrophie kommen vor (WOHL und PASTOR 1938). Wiederholt wurden entzündliche Infiltrate und Bindegewebsvermehrung um Nervenfasern innerhalb der Fettmassen nachgewiesen (DERCUM 1900, BURR 1900, PRICE 1909). DERCUM und McCARTHY (1902) fanden bei einem 39jährigen Mann, der seit 12 Jahren an der Krankheit gelitten hatte, eine Fehlbildung der 3. linken Stirnwindung, ferner ein „Adenocarcinom", das den Hypophysenvorderlappen zum größten Teil, den Hinterlappen ganz zerstört hatte; die rechte Nebenniere war fast doppelt so groß als normal, die linke ist in den Fettmassen nicht gefunden worden. GUILLAIN und ALQIER (1906) sahen eine Hypertrophie der Hypophyse, deren Vorderlappen auf das Doppelte vergrößert war und starke Basophileneinwanderung in den Hinterlappen; es handle sich sicher um einen Zustand der Hyperaktivität. PRICE (1909) fand in 2 Fällen eine Hypophysenveränderung, „einem Adenocarcinom gleichend". Bei einer von WINKELMAN und ECKEL (1925) untersuchten 208 kg schweren Negerin ergab die Sektion ein 2,1:1,8:1 cm großes Hypophysenadenom und ein Nebennierenrindenadenom; das in Serie geschnittene Tuber cinereum zeigte außer frischen Blutungen in der Wand des 3. Ventrikels nichts auffälliges. Im Falle von BURR fand sich ein Gliom der Hirnbasis, das sich vom Chiasma bis zum Aquädukt erstreckte. Nach MEANS (1937)[1] soll bei einer Kranken, die gleichzeitig an Diabetes insipidus gelitten hat, die Behandlung mit Hypophysenhinterlappenextrakt auch die schmerzhaften Fettknoten zum Verschwinden gebracht haben. — Bei der Einreihung des Krankheitsbildes in den Kreis der hypophysär-hypothalamischen Erkrankungen erheben sich die gleichen Bedenken wie bei den anderen Dysharmonien der Fetttrophik. Das Wesentliche erscheint auch hier eine periphere Regulationsstörung. (Einige der unter der Bezeichnung „DERCUMsche Krankheit" beschriebenen Fälle, z. B. der von BRÜNING und WALTER (1919), gehören zweifellos zur CUSHINGschen Krankheit, bei welcher die Knochenschmerzen infolge Osteoporose eine schmerzhafte Fettsucht vortäuschen können.)

Hypophyse und Hypothalamus können insofern bei der Auslösung aller Fettdysharmonien eine Rolle spielen, als die Möglichkeit besteht, daß eine hypophysär oder hypothalamisch verursachte Fettsucht bei gegebener Veranlagung an der Peripherie sich in Richtung einer Fettdysharmonie entwickelt.

4. Die essentielle Hypertonie.

Nicht weniger als $^9/_{10}$ aller Hochdruckfälle gehören nach MARTINI (1953) zu der essentiellen Form (VOLHARD 1942), *über deren Ursache noch heute ein tiefes Dunkel liege.* Die experimentell erhärteten oder durch Analyse von Krankheitsbildern vermuteten hormonellen und nervösen Einflüsse auf den Spannungszustand der Arterien sind auf S. 734—745 besprochen; nur bedingt kann man aus ihnen auf die große Unbekannte, die Ursache(n) der „von selbst" auftretenden Blutdrucksteigerung beim Menschen schließen. — Die große Bedeutung dieses Leidens geht aus den Zahlen von SCHERF und BOYD (1951) hervor: Bei 95% der Hochdruckkranken unter 50 Jahren ist die Blutdrucksteigerung „essentiell". Hypertonie ist in 15% aller Todesfälle von Menschen über 50 Jahren die unmittelbare Todesursache. 40% der Bevölkerung über 60 Jahren haben eine Hypertonie.

J. BAUER (1947) möchte den Ausdruck „essentielle" durch „konstitutionelle Hypertonie" ersetzen; er hält eine besondere *Erbanlage* für die wesentlichste Ursache der Krankheit. Das abnorme Gen, das für die konstitutionelle Hypertonie verantwortlich sei, werde in der Regel dominant vererbt; Menschen mit diesem Merkmal reagieren auf pressorische Reize (Kälte, Muskelarbeit, Adrenalininjektionen, Rauchen) mit einer übertrieben starken Blutdrucksteigerung. HINES (1938) fand in Familienuntersuchungen, daß bei allen Hypertonikern und Personen mit Überreaktion im Kälte-Blutdruck-Test mindestens ein Elternteil ebenfalls das Merkmal der Überreaktion zeigte. Auch die experimentelle emotionelle Belastung wird von dieser Menschengruppe mit einer stärkeren und länger anhaltenden Blutdruckänderung beantwortet (JOST und Mitarbeiter 1952).

Aus der Anlage entwickelt sich die Krankheit des dauernd erhöhten Blutdrucks vor allem bei Hinzutreten bestimmter *äußerer Faktoren.* Es wird heute immer wahrscheinlicher, daß unter diesen äußeren Faktoren *psychische Momente* die größte Rolle spielen (s. S. 743). Seelische Spannungen sind vor allem anderen geeignet, die ergotrope Stimmungslage im Hypothalamus zu erregen, die durch Einschaltung des Adrenalinmechanismus nicht so schnell abklingen kann, wie

[1] Zitiert nach ZONDEK (1953).

die rhombencephal bewirkte Blutdrucksteigerung bei rein körperlicher, affektiv nicht besetzter Hochleistung. Die „Kriegshypertonie" der Fronttruppen (EHRSTRÖM 1945) und der von RUSKIN und Mitarbeitern (1948) beobachtete „Explosionshochdruck" gehören hierher. Dem „Sich-nicht-entspannen-können" nach seelischer Erregung dürfte in der Pathogenese der Hochdruckkrankheit eine große Bedeutung zukommen (KAHLER 1924, AYMAN 1948). Hoher Blutdruck ist ein Hauptzug der „Managerkrankheit" (SCHROEDER 1953). BURGER (1951) spricht von einer verlängerten Notfallsreaktion, die zur habituellen Haltung wird. Der Zustand der „sympathischen Hypertonie" ist nach BIRKMAYER und WINKLER (1951) an sich keine Krankheit, sondern eine Spitzenleistung; krankhaft sei die Lebensweise, durch die der Spannungszustand des ergotropen Systems dauernd aufrechterhalten wird. — Auch im Tierversuch wurde die emotionelle Genese demonstriert. Ständige Erregung durch akustische Reize kann bei Ratten zu einem Dauerhochdruck führen (MEDOFF und BONGIOVANNI 1945, FARRIS und Mitarbeiter 1945, SELYE 1950).

Die Impulse der diencephalen ergotropen Erregung laufen einerseits auf sympathischen Nervenbahnen direkt zum Gefäßsystem, andererseits fördern sie über eine Aktivierung des Hypophysen-Nebennierenrinden-Systems die Gefäßspannung. Ein wichtiges Glied in der Erzeugung des Hochdrucks ist die chronisch rezidivierende Ausschüttung von Adrenalin aus dem Nebennierenmark. — Es ist verschiedentlich versucht worden, in diesen für die Pathogenese des Hochdrucks bedeutsamen nervösen und drüsigen Organen bei der essentiellen Hypertonie *morphologische Veränderungen* nachzuweisen.

Hinsichtlich der Elemente der *diencephalen Zentralstelle* wurden bisher keine abweichenden Befunde erhoben (WEHRLE 1951). — Hingegen sind an den Zellen des *peripheren Sympathicus* wiederholt Veränderungen beschrieben und mit der Hypertonie in ursächlichen Zusammenhang gebracht worden (s. S. 739). — Eine Hyperplasie des *Nebennierenmarks* mit histologischen Zeichen der Aktivitätssteigerung wurde vor allem von LIEBEGOTT (1953) nachgewiesen. — Was den seit langem bekannten Zusammenhang zwischen *Nebennierenrinden*-Hyperplasie und Hochdruck anlangt, so sei ebenfalls auf die LIEBEGOTTschen Untersuchungen und Ausführungen hingewiesen.

Die morphologischen Befunde am *Hypophysenhinterlappen* bei verschiedenen Hochdruckformen s. S. 736—739. Sowohl bei Schmerzreizen und seelischer Erregung als auch bei experimentellem und krankhaftem Hochdruck (s. NOBLE und Mitarbeiter 1950) wurde vermehrte Ausschüttung von Antidiuretin-Vasopressin beobachtet (S. 753). Es ist, wie schon ausgeführt, ungewiß, ob das Vasopressin in der Hochdruckpathogenese eine Rolle spielt.

Was den *Vorderlappen* anlangt, so nahm vor allem BERBLINGER (1932, 1936) einen kausalen Zusammenhang zwischen einer Zunahme der basophilen Epithelien und einer dauernden Blutdruckerhöhung an; BERBLINGER verglich die Hypophysen in 71 Fällen ohne Nierenkrankheit und fand die basophilen bei $^2/_3$ der Nierenkranken vermehrt, hingegen nur bei $^1/_3$ der Nierengesunden. Den höchsten Prozentsatz an Basophilenvermehrung wiesen die Urämie (87,5%), die maligne Sklerose (83,3%) und die benigne Sklerose (76,2%) auf. — Befunde wie der von CLOSE (1935; 1,9:1,5:1,8 mm großes basophiles Adenom im Hypophysenvorderlappen, keine CUSHINGsche Krankheit, sondern maligne Nephrosklerose bei 27jährigem Mann) scheinen für die BERBLINGERsche Auffassung zu sprechen. Auch KRAUS und TRAUBE (1928) sowie KRAUS (1937c) sprechen von einer Basophilenvermehrung nicht nur beim Morbus Cushing, sondern auch bei essentieller Hypertonie, bei der vasculären Schrumpfniere, bei der chronischen Glomerulonephritis und in 2 Fällen von (cerebral gedeuteter) Polyglobulie; KRAUS (1937c) beurteilt die Basophilie im Gegensatz zu BERBLINGER als einen sekundären Vorgang. — RASMUSSEN (1936) hingegen konnte mit exakten

Zählmethoden keinerlei Beziehung zwischen Blutdruck und dem Gehalt des Vorderlappens an basophilen Epithelien feststellen.

Von *tierexperimenteller* Seite sind die Untersuchungen von SCHUNK und CORNELIUS (1951, 1952) zu erwähnen, die bei Katzen durch täglich wiederholte emotionelle Reize (Hunde) Krankheitszustände auslösten, die dem Stadium der Erschöpfung im Adaptionssyndrom von SELYE (S. 713) entsprachen. Die Sektion ergab — wahrscheinlich hypertonisch bedingte — Herzhypertrophien, verbunden mit unspezifischer fleckförmiger Myokarditis, nephrotischen Nierenveränderungen, trübe Schwellung der Leber. Im Nebennierenmark deutete eine reichliche Vacuolisierung der Zellen auf eine Mehrsekretion von Adrenalin hin. Die Nebennierenrinde war teils entspeichert, teils hypertrophisch; der Hypophysenvorderlappen wies eine beträchtliche Zunahme der Basophilen auf, die in den Fällen von Nebennierenerschöpfung am deutlichsten war.

Zusammenfassend ergibt sich, daß die morphologischen Befunde im Vorder- und Hinterlappen der Hypophyse bei der Hochdruckkrankheit ganz unspezifisch sind. Die meisten Autoren berichten über eine durchschnittlich etwas verstärkte Basophileneinwanderung in den Hinterlappen und über einen durchschnittlich höheren Prozentsatz von Basophilen im Vorderlappen. Über die Bedeutung der beiden Erscheinungen, die in vielen Fällen von Hochdruck fehlen, ist zur Zeit noch keine Aussage möglich.

5. Der Einfluß von Hypothalamusprozessen auf den Blutdruck.

a) Erhöhter Blutdruck.

Der Umstand, daß bei elektrischer Reizung der dynamogenen Hypothalamuszone mit der Erregung der ergotropen Stimmungslage eine Blutdrucksteigerung verbunden ist, hat manche Autoren veranlaßt, im menschlichen Hochdruck den Ausdruck einer ergotropen Dauererregung zu erblicken. Bei entsprechender Veranlagung zu hypertonischer Reaktionsweise sollten nicht nur seelische Spannungen den Blutdruck höher und höher treiben und schließlich in der Höhe fixieren (S. 790), sondern auch organische Schädigungen, die entweder im Zwischenhirn selbst ihren Sitz haben oder die von anderen Stellen des Körpers aus über nervöse oder humorale Afferenzen auf das Zwischenhirn einen abnormen Reiz ausüben. Daraus entwickelte sich die Lehre, jeder Hochdruck, auch der renale, sei seinem Wesen nach cerebral bedingt, eine *Diencephalose* (NONNENBRUCH 1949).

Was die *humoral ausgelösten Hochdruckformen* anlangt, so wurde bereits ausgeführt, daß sie vielfach früher oder später eine nervöse Fixierung erfahren, daß z. B. der experimentelle Nierendrosselungshochdruck einige Wochen nach dem Eingriff durch Entfernung der geschädigten Niere nicht mehr beseitigt werden kann, wohl aber unter Umständen durch Eingriffe am vegetativen Nervensystem (s. S. 739). Damit ist aber noch nicht gesagt, daß es sich um einen hypothalamischen Hochdruck handle; zunächst spricht manches dafür, daß die gefäßverengenden Impulse eher vom peripheren Sympathicus, möglicherweise von den bulbären Zentren ausgehen; denn die sonstigen Merkmale der ergotropen Erregung, wie Pulsbeschleunigung, Pupillenerweiterung, Schwitzen, Temperaturerhöhung, Atmungsaktivierung usw., sind mit dieser Hochdruckform nicht verbunden. Als Beweis könnte gelten, wenn es gelänge, einen solchen humoral ausgelösten, sekundär nervös bedingten Hochdruck durch zerstörende Eingriffe im Hypothalamus zu senken. Solche Versuche sind offenbar noch nicht unternommen worden (s. S. 741).

Aus den experimentellen Erfahrungen ergibt sich, daß die gewöhnlichen den Blutdruck steuernden Reize nur die medullären, nicht die diencephalen Zentren erregen. Im *Rhombencephalon* befindet sich ein Relais, das schon auf geringe Minderungen der Sauerstoffspannung den Blutdruck ansteigen läßt. Hier münden auch die chemischen und pressorischen Afferenzen aus Glomus caroticum und Sinus caroticus und deren Homologa.

Nur lebensbedrohliche Ausnahmezustände führen zu hypothalamischer Aktivierung. Man kennt sie von der *Insulinhypoglykämie* her. Man sieht sie sehr oft im *Todeskampf*. Immer ist diese Form von Blutdrucksteigerung auch mit anderen Symptomen aus der oben angeführten Skala ergotroper Erscheinungen vergesellschaftet (s. S. 743).

Man muß deshalb die vorübergehende Blutdruckerhöhung bei *Sauerstoffmangel* in erster Linie als eine rhombencephale Erscheinung betrachten. — Das akute Stadium der *Kohlenoxydvergiftung* als eine hochgradige Hypoxydose ist regelmäßig mit einer Blutdrucksteigerung verbunden, die innerhalb weniger Stunden abklingt, wie WEDLER (1953) an Hand von 143 Fällen berichtet. Die Entwicklung eines dauernden Hochdrucks durch eine Kohlenoxydschädigung des Gehirns erscheint nicht bewiesen, dürfte jedenfalls sehr selten sein.

Auch die Hypertonie bei *Anstieg des interkraniellen Drucks* (S. 742) ist eine vorübergehende. Denn nach den großen Statistiken über Hirntumoren (z. B. TÖNNIS und LOEW 1949) ist der durchschnittliche Blutdruck der Tumorkranken nicht erhöht.

Die durch *Meningitis* bewirkte Hypertonie ist nach den zahlenmäßigen Unterlagen von WEDLER (1953) sicher ein seltenes Vorkommen. Im akuten Stadium der *Poliomyelitis* (BAKER und Mitarbeiter 1952) zeigen mehr als die Hälfte der Kranken eine Blutdrucksteigerung; nur bei ganz wenigen wird die Hypertonie dauernd. Bei der *Encephalitis lethargica* sah STERN (1922) den Blutdruck in der akuten Krankheitsphase fast immer vermindert, WEDLER hingegen in 7 von 9 Fällen erhöht. Auch bei *Grippe-* und *Mumpsencephalitis* und bei den akuten *Panencephalitiden* ist eine vorübergehende Erhöhung das übliche. Das Bestehenbleiben der Hypertonie aber ist bei allen Encephalitiden eine seltene Ausnahme. Nach den reichen Erfahrungen WEDLERS (1953) disponiert eine Encephalitis in keiner Weise zu Dauerhypertonie. Das gelte auch für das *Fleckfieber,* in dessen akutem Stadium meist eine Hypotonie zu beobachten sei; wenn in der Rekonvaleszenz der Blutdruck vorübergehend ansteigt, so sei wie bei anderen Infektionskranheiten an die postinfektiöse Hypertonie (s. HANTSCHMANN 1952) zu denken. Bei all diesen Formen ist der Hypothalamus histologisch zwar nicht verschont, aber auch nicht bevorzugt betroffen.

Was die streng *auf den Hypothalamus beschränkten entzündlichen, granulomatösen, geschwulstigen* (S. 828ff) *und traumatischen* (WEDLER 1953) *Schädigungen* anlangt, so bedingen diese keineswegs eine Hochdruckneigung, sondern eher eine solche zu Hypotonie (s. unten). Nach HANTSCHMANN (1952) kann sich zwar auch bei der FRÖHLICHschen Krankheit (S. 641) gelegentlich ein Hochdruck entwickeln; die Regel ist dies keineswegs. Man muß WEDLER (1953) recht geben, wenn er darauf hinweist, *daß das statistische und anatomische Untersuchungsgut nicht dazu berechtigt, eine bestehende Hypertonie auf irgendwelche organische Prozesse im Hypothalamus zu beziehen.* Auch die weitaus meisten Blutdrucksteigerungen durch entzündungsbedingte *Reizung oder Entzügelung des rhombencephalen Vasomotorenzentrums* (S. 742) scheinen ihrer Natur nach vorübergehend zu sein. — Damit kommt man zu einem Schluß, der manchem etwas befremdlich erscheinen wird: *Die psychisch bedingte hypothalamische Blutdrucksteigerung hat in der Pathogenese der Hochdruckkrankheit* (S. 790) *eine praktisch viel größere Bedeutung als die cerebral organisch bedingte.*

Die Rolle der Psychosomatik soll auch nicht überschätzt werden. Hormonelle, renale und die Gefäßwände betreffende konstitutionelle Faktoren sind weitere in ihrer Einzelbedeutung schwer abzuwägende Glieder in einem Ursachenbündel. Toxische Schädigungen des peripheren Vegetativums (z. B. Nicotin), alimentäre Einflüsse auf die Gefäßwände (WENDT 1949, 1951) müssen bedacht werden. Exogene und endogene Momente können bei der Entstehung jenes Circulus vitiosus im Entzügelungsmechanismus mitwirken, dem VOLHARD (1949) bei der Hochdruckentstehung eine besonders große Bedeutung beimißt: Konstitutions-, alters-, krankheitsbedingte *Veränderungen der pressoreceptorischen Gefäßwände* der Aorta und des Carotissinus steigern durch Verminderung des vagalen depressorischen Dauertonus den Blutdruck, der seinerseits die Gefäßwandschädigung verstärkt (KEZDI 1955).

b) Verminderter Blutdruck.

Bei Schädigungen der *Adenohypophyse* sinkt der Blutdruck gewöhnlich auf unternormale Werte (S. 736)[1]. Die Störung der *neurohypophysären* Funktion hingegen scheint nach den bisherigen Befunden den Blutdruck nicht wesentlich zu alterieren (S. 738). Bei zerstörenden Prozessen im *vegetativen Hypothalamus* findet man nicht selten einen abnorm niedrigen Blutdruck, und zwar auch, wenn

[1] 60% der Kranken mit eosinophilen, 86% mit chromophoben Adenomen haben nach WEBER (1951) eine Hypotonie, die gewöhnlich mit Wasserretention (infolge Unterfunktion der Adenohypophyse, S. 751, 806) gekoppelt ist: Gefahr des Hirnödems nach Hirnoperationen.

die Adenohypophyse nicht ergriffen ist. Das Darniederliegen des Kreislaufs wird in vielen Fällen zur Todesursache (s. z. B. den auf S. 666 beschriebenen Fall). Dies gilt vor allem von Erwachsenen und für schnell fortschreitende Prozesse. Bei Kindern und bei sehr langsamer Zerstörung kann sich der unbelastete Kreislauf auch völlig normal verhalten; erstaunlich weitgehende Hypothalamuszerstörungen können lange überlebt werden (WITTERMANN 1936, TÖNNIS und LOEW 1949). [Zum Tode kommt es dann meist durch interkurrente Infektionen, insbesondere der Lungen, was vielleicht mit dem Verlust der Atmungsschutzreflexe (S. 756) und der schweren Schlafsucht zusammenhängt.] Wie schon erwähnt (S. 741), liegen systematische Untersuchungen über das Verhalten des Kreislaufs bei Tieren mit stärkeren Hypothalamuszerstörungen nicht vor. Deshalb sind Aussagen über die kreislaufmäßigen Möglichkeiten eines solchen Organismus, abgesehen von den erwähnten klinischen Erfahrungen, kaum möglich. ZONDEK (1953) faßt die bei Hypothalamusprozessen zu beobachtenden vasculären Störungen unter der Bezeichnung „Diencephalopathia vascularis" zusammen.

Zerstörungen an anderen Hirnstellen und *diffuse Hirnschädigungen durch Entzündungen oder Hirndruck* bewirken gewöhnlich nur eine größere Labilität des Kreislaufs bei verschiedenen Belastungen (S. 744). Jeder stärkere Hirndruck führt nach TÖNNIS und LOEW (1949) zu pathologischen Veränderungen der orthostatischen Belastungsprobe von SCHELLONG. Hier wird man eher an einen Wegfall des moderierenden Einflusses der Großhirnrinde auf die vegetativen Hirnstammfunktionen (BOCHNIK 1952a), als an eine direkte Beeinflussung des Hypothalamus denken.

6. Schwangerschaftstoxikose.

Die Theorien über Ätiologie und klinisches Erscheinungsbild der Schwangerschaftstoxikosen mit oder ohne eklamptische Anfälle s. bei HOFBAUER (1918), WHITACRE und Mitarbeitern (1947), SELYE (1949, 1950, 1951), SEITZ (1951) u. a.

Die *Blutdrucksteigerung* bei der Eklampsie ist im wesentlichen humoral bedingt; denn sympathicolytische Mittel (S. 740) vermögen sie nicht zu senken (BRUST und Mitarbeiter 1948, ASSALI und PRYSTOWSKY 1950). Wegen Ähnlichkeiten mit der Desoxycorticosteronvergiftung und erhöhter Ausscheidung von Steroiden im Harn betrachten die meisten Autoren (DEVIS und EECKHOUDT 1949, LLOYD 1952, MASSON und Mitarbeiter 1953) die Eklampsie als die Folge eines Übermaßes an *Halosteroiden* (S. 734). Die dadurch bewirkte Natriumretention rege über die Osmoregulation (S. 752) die *antidiuretische Tätigkeit des Hypophysenhinterlappen* an. (Auch die *Harngonadotropine* steigen in der Mehrzahl der Fälle an; s. LAJOS und Mitarbeiter 1953.)

ANSELMINO und HOFFMANN (1931a, b) sowie ANSELMINO und Mitarbeiter (1932) haben im Blutserum von Schwangeren mit Nephropathie und Eklampsie antidiuretische und pressorische Stoffe nachgewiesen. Sie hielten die Eklampsie für eine Vergiftung mit Hinterlappenhormon. BYROM (1937), der durch massive Dosen von Vasopressin bei der Ratte eklampsieähnliche Arterien-, Nieren- und Leberveränderungen erzeugen konnte (S. 736), glaubt aber nicht, daß die Eklampsie lediglich auf Vasopressinüberproduktion beruhe, da solch hohe Hormonmengen in der Natur nicht auftreten. Nach MARX (1935) ist der Gehalt des Blutserums an antidiuretischen Substanzen bei gesunden Schwangeren um etwa 50% erhöht; bei Schwangerschaftsniere und Eklampsie steige er auf das 3—5fache. Auch im Harn eklamptischer und präeklamptischer Frauen fanden mehrere Untersucher antidiuretische Stoffe (TEEL und REID 1939, HAM und LANDIS 1942); andere konnten dies allerdings nicht bestätigen (HURWITZ und BULLOCK 1935, LEVITT 1936, MELVILLE 1937, GEILING und OLDHAM 1941, HOFBAUER 1946). Nach DIECKMANN und MICHEL (1937), SCHAFFER und Mitarbeitern (1941), NOBLE und Mitarbeitern (1950) sind die Eklamptischen gegen die Wirkung der Hinterlappenhormone besonders empfindlich.

Die Empfindlichkeitssteigerung hängt wahrscheinlich mit dem *Oestrogen* zusammen, das gegen Ende der Schwangerschaft einen hohen Blutspiegel erreicht (S. 618). BICKENBACH (1936) zeigte, daß wäßrige Extrakte aus den Placenten Eklamptischer die antidiuretische Wirkung von Hypophysenhinterlappenextrakten verstärken. SHAPIRO (1938) fand einen antidiuretischen Effekt hoher Oestrogendosen. BYROM (1938) wies nach, daß die Empfindlichkeit von Ratten gegen Vasopressin durch Vorbehandlung mit Oestrogen hoch-

gradig gesteigert werden kann. ZONDEK (1953) weist darauf hin, daß viele Frauen nicht nur in der Schwangerschaft, sondern auch im Intermenstruum und Prämenstruum entsprechend dem Höhepunkt des Oestrogens Zeichen von Wasserretention zeigen (THORN und Mitarbeiter 1938). Bekanntlich sensibilisiert das Oestrogen den Uterus für die wehenerregende Wirkung des Hypophysenhinterlappens (S. 620); offenbar bezieht sich die Sensibilisierung auch auf die antidiuretische und pressorische Funktion. — Hohe Oestrogendosen vermehren nach STUTINSKY (1953b) den Gehalt der Neurohypophyse an CHP-positivem Neurosekret und an Antidiuretin, nicht an Oxytocin. Hingegen sahen GARCIA und FERREIRA (1954) eine Verminderung der Zellen des Nucleus supraopticus.

Über die *Quelle des den Vergiftungszustand auslösenden Steroidhormons* besteht noch keine Klarheit. In Frage kommen die Nebennierenrinde des Feten, die Nebennierenrinde der Schwangeren selbst und die Placenta.

Die Annahme, daß die Vergiftung von den *Nebennieren des Feten* ausgeht, ist morphologisch nicht begründet; denn die Nebennieren solcher Feten weichen von der Norm entweder nicht ab (KINNUNEN und NIEMINEVA 1950) oder sie sind durch das Übermaß mütterlicher Corticoide in ihrer Entwicklung sogar stark gebremst (KLOOS und STAEMMLER 1953).

Größere Bedeutung hat die Annahme, daß das toxische Steroid in der *mütterlichen Nebenniere* gebildet werde. Die Schwangerschaftshypertrophie der Nebennierenrinde ist der Ausdruck einer Aktivierung des Hypophysen-Nebennierenrinden-Systems zum Zwecke der Anpassung an die erhöhte Belastung durch die Gravidität. ELERT (1953) glaubt, den entsprechenden Anstieg der ACTH-Bildung nachgewiesen zu haben. SELYE (1950, 1951) zählt die Eklampsie zu den *Adaptionskrankheiten* (S. 798), er sieht in ihr die Folge einer Störung des mütterlichen Anpassungssyndroms. Seelische und körperliche Belastungen, abgesehen von den durch die Schwangerschaft an sich gegebenen, seien die primäre Krankheitsursache. Darüber hinaus können Überempfindlichkeitsreaktionen gegen abnorme, vom Feten in den mütterlichen Kreislauf gelangende Stoffe eine Rolle spielen. — Morphologisch zeigen die Nebennieren der an Eklampsie Verstorbenen sehr unterschiedliche Bilder von starker Hyperplasie bis zu völliger Lipoidentspeicherung, zu Blutungen und Nekrosen. ELERT (1953) erklärt diese Unterschiede durch Verschiedenheiten in Ausmaß und Zeitdauer der endogenen ACTH-Einwirkung; erfolge der Tod schon auf der Höhe der Erkrankung bei erhöhtem Blutdruck, so zeige sich eine exzessive Nebennierenrindenhyperplasie, während bei einem Ende im eklamptischen Kollaps die Zeichen der funktionellen Erschöpfung erscheinen. — Gegen die Deutung der Eklampsie als rein hypophysär ausgelöste Nebennierenrindenstörung, als Ausdruck einer unspezifischen Reaktion auf „Stress", erheben sich die gleichen Einwände wie gegen die Konzeption der „Adaptionskrankheiten" im allgemeinen (s. S. 798). Die Tatsache, daß die Entfernung der Placenta die Symptome meist schlagartig zum Verschwinden bringt, soweit noch kein irreversibler Schaden entstanden ist, spricht dafür, daß die Frucht nicht bloß mittelbare Ursache der Krankheit, sondern unmittelbarer Produzent des schädigenden Agens ist.

Dadurch gewinnt die Auffassung an Wahrscheinlichkeit, daß die abnormen Steroidhormonmengen aus den Syncytiumzellen der *Placenta* stammen (WHITACRE und Mitarbeiter 1947). In diesem Rahmen könnte nicht nur ein Stoff von Halosteroidcharakter, sondern auch ein oestrogenartiger eine Rolle spielen, indem er den Organismus gegen die Wirkungen des Hypophysenhinterlappens sensibilisiert (s. oben). Außerdem dürften hyperergische Reaktionen des mütterlichen Organismus gegen abnorme Eiweißstoffe aus der Frucht im Sinne von MASUGI (1935) an der Auslösung der schweren Gefäßerkrankung (VORTEL 1951) beteiligt sein. Mit Antiplacentarserum läßt sich eine Nephritis erzeugen, die durch Desoxycorticosteron in hohem Maße verschlimmert wird. Daß in einem solchen Geschehen das mütterliche Abwehrsystem mit gesteigerter Aktivität reagiert, ist anzunehmen; strittig ist nur, ob die mütterlichen Corticoide wirklich einen entscheidenden pathogenetischen Einfluß haben. Auch Addison-kranke Frauen können eine Eklampsie bekommen (COHEN 1948).

Hinsichtlich der Befunde am *Hypophysenhinterlappen* s. S. 737. Am *Hypophysenvorderlappen* hat KRAUS (1926) in diesem Handbuch bereits das gelegentliche Vorkommen von *Nekrosen* erwähnt; es handelt sich um die keineswegs für Eklampsie charakteristischen post partum-Nekrosen, bei deren Überleben die SIMMONDSsche Krankheit (S. 644) entsteht. Die von BERBLINGER (1928) bei einer Eklamptischen gefundene *akute nicht eitrige Hypophysitis* ist ebenfalls eine Ausnahme. In weiteren Eklampsiehypophysen sah BERBLINGER (1928, 1936) wie bei anderen Nierenkrankheiten (S. 791) eine *Basophilenvermehrung* und bringt sie mit der Blutdruckerhöhung in Zusammenhang. Auch SCHALLOCK (1936) erwähnt ein zahlenmäßiges Überwiegen protoplasmareicher Basophiler und ein Zurücktreten der Eosinophilen, Schwangerschaftszellen und Hauptzellen. STÖCKL (1950) hingegen fand eher eine Verminderung der chromophilen Elemente entsprechend der Schwangerschaftsreaktion; er beobachtete in den Hypophysen von 7 an Eklampsie verstorbenen Frauen vermehrte Bildung von Kolloid im Vorderlappen, zum Teil in Gestalt von Kolloidcysten verschiedener Größe an der Grenze zwischen Vorder- und Hinterlappen, ein Befund, der keine Beziehungen zur Eklampsiegenese habe. Auch GOLDSCHMIDT-FÜRSTNER (1934) berichtet über eine auffällige Vermehrung der Cysten in der Zwischenzone. Daß auch Frauen mit Hypophysenunterfunktion eine Eklampsie bekommen können, zeigt ein von LUCKHAUS (1952) beschriebener Fall; bei einer 42jährigen, im 7. Lunarmonat verstorbenen Eklamptischen fand sich ein Rezidiv eines chromophoben Hypophysenadenoms, das offenbar während der Schwangerschaft erneut gewuchert war und das Vorderlappengewebe bis auf einen schmalen Rest zerstört hatte. — Bei der *Eklampsie des Rindes* sah GARM (1950) eine Vermehrung großer basophiler Zellen mit homogenem Cytoplasma sowie Kolloidreichtum im Hypophysenvorderlappen und eine beträchtliche Basophileninvasion im Hinterlappen, die er zusammen mit dem Nebennierenbefund im Sinne erhöhter Hypophysennebennierenrindenaktivität deutet.

Man kennt also keine für die Eklampsiehypophyse charakteristische Veränderung. Die Veränderungen am *Gehirn* haben WILKE und Mitarbeiter (1955) eingehend beschrieben und gedeutet.

7. Die FEERsche Krankheit und verwandte Zustände.

Die von FEER (1923, 1931, 1942) beschriebene, auch „vegetative Neuropathie", „Sympathicusneurose" oder „Akrodynie" bezeichnete Krankheit tritt bei Kleinkindern auf. Die Symptome sind Blutdrucksteigerung (nach FEER das wichtigste Kennzeichen), Tachykardie, Hyperglykämie, Polyglobulie, Fehlen oder Verminderung der eosinophilen Leukocyten, niedrige Blutkörperchensenkungsgeschwindigkeit, Anstieg des Blutcholesterin, Cyanose und Parästhesien der Acren, häufiges Erblassen, anhaltendes Schwitzen, Ödeme, Exantheme, Albuminurie, Störungen der Darmperistaltik, Schmerzen besonders an den Extremitäten bei herabgesetzter Sensibilität, trophische Störungen der Haut (FESSLER 1936), Exantheme und Enantheme (BODE 1933), Hypotonie der Muskulatur, Mastdarmvorfall, thyreotoxische Erscheinungen, Tremor, Exophthalmus, Photophobie und andere Augenstörungen (FEER 1939), Schlaflosigkeit, psychische Labilität, Wutanfälle. Mit SELTER (1927, 1934), FEER, H. MÜLLER (1927), ARTOM (1929) nehmen viele Autoren eine hauptsächlich im Zwischenhirn lokalisierte *Virusencephalitis* als Ursache an. Das Liquoreiweiß ist gewöhnlich erhöht, auch leichte Zellerhöhungen kommen vor (KEIZER 1950).

Eine ähnliche Symptomatik (Hypertonie, Grundumsatzsteigerung, Tachykardie, aber keine Schilddrüsenüberfunktion) findet man beim PAGE-*Syndrom*, an dem hauptsächlich ältere Kinder und Frauen erkranken (PAGE 1935, BEUMER und KRACK 1941, BUCHEM 1948); auch hier ist nach BARTA (1951) ein organischer Zwischenhirnprozeß wahrscheinlich.

Im ganzen ergibt sich das Bild einer *ergotropen Aktivierung*, wodurch Anklänge an die Zustände der Progerie (S. 604) und der diffusen Sklerodermie (S. 655) zustande kommen.

WOLFF (1952) weist darauf hin, daß bei Mangel an Vitaminen, insbesondere des B_2-Komplexes *(Pellagra)* und bei Vergiftungen mit *Ergotin* ähnliche Zustände entstehen. Auch *Arsen, Thallium* und *andere Schwermetalle* können ein FEERsches Syndrom auslösen (PÉHU und BOUCOMONT 1936, MAYERHOFER 1938).

FANCONI und BOTSZTEJN (1948), WIEDEMANN (1949), KLEIN (1951), WOLFF (1952) u. a. betonen im besonderen Maße die *Quecksilberätiologie*. Von 20 Feer-kranken Kindern FANCONIS und BOTSZTEJNS hatten 19 Quecksilber erhalten, hauptsächlich zur Bekämpfung von Eingeweidewürmern in Form von Kalomel und grauer Salbe. Zwischen dem Absetzen des Mittels und dem Ausbruch der Krankheit kann ein Intervall bis zu 4 Monaten liegen; nach FANCONI und BOTSZTEJN (1948) handelt es sich um eine neuroallergische Spätreaktion auf der Grundlage einer konstitutionellen allergischen Diathese. — Nach WOLFF (1952) ziehen die Schwermetalle durch Bildung unlöslicher Verbindungen die Vitamine des B-Komplexes von ihren Stoffwechselaufgaben ab; die als FEERsche Krankheit erscheinenden chronischen Thallium- und Quecksilberschäden seien als sekundäre Avitaminosen zu deuten. Da die B-Vitamine maßgebliche Bestandteile der die Oxydationen in den Geweben regelnden Enzyme sind, führe ihr Mangel durch Gewebehypoxämie über die Erregung hypothalamischer Zentren zu Polyglobulie, Hypertonie, Tachykardie, Hyperglykämie und anderen Zeichen ergotroper Aktivierung.

Seelische Faktoren, insbesondere Mangel an mütterlicher Liebe, spielen nach LEYS und CAMERON (1953) eine bedeutende Rolle in der Pathogenese.

Die *pathologisch-anatomischen* Untersuchungen haben noch keine sicheren Befunde ermittelt. Subtile Veränderung im *Gehirn*, auch im *vegetativen Hypothalamus*, im *Rückenmark* und im *peripheren Nervensystem* deuteten einzelne Autoren als entzündlich oder degenerativ, andere aber sahen sie als normal an.

BYFIELD (1920) fand bei einem typisch erkrankten und an einer hinzugekommenen Tuberkulose verstorbenen 3jährigen Mädchen in den Hinterwurzeln des Rückenmarks und im N. ischiadicus ödematöse Veränderungen und eine Gliose um den Zentralkanal; er schlug deshalb die Bezeichnung „sensorische Polyneuritis" vor. Auch PATERSON und GREENFIELD (1924) schlossen aus den Befunden in 2 Fällen auf eine mehr die sensiblen Nerven betreffende Polyneuritis; im Rückenmark, besonders in der grauen Substanz der Lendenanschwellung, sahen sie eine entzündlich gedeutete diffuse Zunahme kleiner Zellen. WARTHIN (1926) hingegen fand in 2 Fällen keine Polyneuritis, sondern lediglich die Zeichen eines starken Hirnödems. ORTON und BENDER (1931) unterzogen das Rückenmark im Falle von BYFIELD einer genauen Nachuntersuchung und stellten schwere Läsionen in den Seitenhörnern mit Untergang der Nervenzellen, Demyelinisierung und Fasergliose fest; ähnliches sahen sie auch in einem Fall von Pellagra bei einem 19jährigen Mädchen und in 5 Fällen von perniziöser Anämie. In den Fällen von KERNOHAN und KENNEDY (1928, 23 Monate alter Knabe) und WOLF und Mitarbeitern (1934, 2jähriger Knabe) bestanden die Hauptveränderungen in degenerativen Erscheinungen, insbesondere Demyelinisation von peripheren Nerven, verbunden mit den Zeichen der primären Reizung der Vorderhorn- und Spinalganglienzellen. WOHLWILL (1929) fand bei einem Säugling mit vegetativer Neurose im Ganglion coeliacum einige für das Alter auffallende Lymphocyteninfiltrate; im genau untersuchten Gehirn und Rückenmark konnte er nichts Pathologisches feststellen. LORENZ (1930) konnte weder im Zentralnervensystem noch in den endokrinen Drüsen pathologische Veränderungen nachweisen. WYLLIE und STERN (1931) fanden in 4 von 7 Obduktionsfällen degenerative Veränderungen in peripheren Nerven und entsprechende Reaktionen an der Muskulatur und an den Vorderhornzellen des Rückenmarks; die Rückenmarksschnitte zeigten in allen Fällen eine diffuse Vermehrung kleiner Rundzellen; dies wurde in 2 Fällen auch in verschiedenen Hirngegenden gesehen. SOÓS (1932) schildert bei einem mit 17 Monaten verstorbenen Kind mit schweren Hautveränderungen und einer Colitis deutliche degenerative Erscheinungen an den Nervenzellen des Ganglion solare und des Grenzstranges. BELLOCQ und MEYER (1932) sahen bei einem 3jährigen Knaben in den sympathischen Ganglien, in den Hinterhörnern des Rückenmarks und in den vegetativen Zwischenhirnzentren degenerative Nervenzellveränderungen und Neuronophagien, ferner im peripheren Nerven Anzeichen von Markscheidenschwund. C. DE LANGE (1932) untersuchte das Zwischen- und Mittelhirn eines mit 16 Monaten verstorbenen Knabens in Serienschnitten und fand in der Regio tuberoinfundibularis sowohl eine diffuse Gliavermehrung als auch kleine Gliaknötchen; auch im übrigen Zentralnervensystem hier und da eine regellose, meistens nur geringe Gliavermehrung. BLACKFAN und MCKHANN (1933) berichten summarisch über 5 Obduktionsfälle; sie konnten weder im zentralen noch im peripheren Nervensystem irgendwelche Veränderungen aufdecken. PEHÚ und Mitarbeiter (1936) berichten über 52 damals bekannte Autopsiefälle; sie fanden in 2 eigenen Beobachtungen zerstreute entzündliche Erscheinungen und Neuronophagien in den sympathischen und spinalen Ganglien, ferner diskrete Lymphocyteneinstreuungen in den Hinterwurzeln und Hintersträngen des Rückenmarks und in den Meningen und Gefäßen des Tuber cinereum; sie betrachten deshalb die FEERsche Krankheit als eine passagere, reparable Pansympatheitis. SOMMER (1937) sah bei einem mit 12 Monaten verstorbenen Mädchen eine geringe Gliaproliferation am Boden des Zwischenhirns. RUESCH (1938) glaubte bei einem mit 22 Monaten verstorbenen Knaben Zeichen einer Reifungshemmung des Gehirns zu sehen; sonst nur uncharakteristische Erweiterungen der perivasculären Räume. CAUSSADE und Mitarbeiter (1939) stellten lediglich ein leichtes Hirnödem mit Erweiterung der Capillaren und Leukocytenthromben fest.

WORINGER (1926, 1927) berichtet über eine Hypertrophie des chromaffinen Systems und über deutliche Zeichen einer vermehrten Hypophysenfunktion, Verminderung der Lymphfollikel und leichte Bindegewebswucherung der Milz, Verminderung und Pyknose der Thymocyten. Auch von BELLOCQ und MEYER (1932) wird über Zeichen von Überaktivität des Hypophysen-Nebennierenrinden-Systems mit Hypoplasie von Lymphknoten, Milz und Thymus berichtet. SOMMER (1937) erwähnt eine für das Alter ungewöhnlich starke Involution des Thymus und in beiden von ihm untersuchten Fällen ein Überwiegen der eosinophilen Hypophysenvorderlappenzellen.

OSTERTAG (1926) sah bei der *Pellagra* Veränderungen an den Nervenzellen der vegetativen Oblongata- und Hypothalamuskerne; dabei hatte klinisch eine Polyurie bestanden. BEYER (1923) sah eine diffuse Schädigung fast sämtlicher Nervenzellen, insbesondere auch des Hypothalamus im Sinne der „primären Reizung" und eines abnormen Lipoidgehalts, ferner hyaliner Gefäßwandentartungen der Capillaren und Präcapillaren. Ähnliches beschreiben SZARVAS und Mitarbeiter (1932). 25% der Pellagrakranken haben nach RASSULEV (1932) einen Diabetes insipidus.

Die Frage, ob es neben dem „sekundären Morbus Feer" (durch Avitaminose, Quecksilbervergiftung u. a.) auch einen „primären Morbus Feer" als echte

Encephalitis gibt, muß nach all diesen Befunden noch als offen bezeichnet werden; klinische und epidemiologische Beobachtungen (Selter 1934, Beumer und Krack 1941, Nielsen 1942, Barta 1951) legen zwar eine Virusätiologie nahe; die anatomischen Befunde sprechen aber eher gegen eine infektiöse Ätiologie.

8. Zur Frage der Adaptationskrankheiten.

Die Erkenntnis, daß die Pathogenität vieler Noxen weitgehend von der Funktion des Hypophysen-Nebennierenrinden-Systems abhängt, verdankt die medizinische Welt vor allem den Forschungen von H. Selye und E. Tonutti. Das Hypophysen-Nebennierenrinden-System vermag durch seine Hormone die Abwehrmaßnahmen des Körpers gegen die Schädlichkeiten sowohl zu steigern als auch zu schwächen. Aus dem Gedanken heraus, daß die Hypophysen-Nebennierenrinden-Reaktion von ihrem Ziel, der Gesundheit zu dienen, abweichen kann, entwickelte Selye (1951) die Lehre von den *Adaptationskrankheiten*, welche besagt, daß nicht die Noxe, sondern die Entgleisung der hormonellen Reaktion die Hauptursache dieser Leiden sei.

In seiner Zusammenstellung rechnet Selye (1951) auch die primären Erkrankungen der „Organe der Adaptation“ zu den Adaptationskrankheiten, nämlich die hypophysäre und die interrenale Form der Cushingschen Krankheit (S. 779), die chromaffinen Tumoren des Nebennierenmarks und den renalen Hochdruck (S. 734) einerseits, die Simmondssche Krankheit (S. 644) und die Addisonsche Krankheit andererseits. Wenn heute von „Adaptationskrankheiten“ die Rede ist, meint man freilich mehr jene Zustände, die Selye als „sekundäre Krankheiten infolge exzessiver (abnormer) oder ungenügender Reaktion der Organe der Adaptation“ bezeichnet. Besonders die Einreihung bestimmter seit langem zu den hyperergischen Entzündungen gerechneten Erkrankungen in den Begriff der Adaptationskrankheit hat einen lebhaften Meinungsaustausch ausgelöst. Selyes Konzept lautet, daß unter anderem bestimmte Formen von Nephritis und die rheumatischen Affektionen ihre Entstehung im wesentlichen einer abnormen Reaktion des Hypophysen-Nebennierenrinden-Systems bei der Anpassung an „Stress“ verdanken. Im besonderen handele es sich um ein — stoffliches oder nur wirkungsmäßiges, relatives oder absolutes — Überwiegen des entzündungsfördernden (prophlogistischen) Halosteroids über das entzündungshemmende (antiphlogistische) Glykosteroid. Die Simmondssche Krankheit, bei der die Produktion des Glykosteroids hochgradig, die des Halosteroids weniger eingeschränkt ist (s. S. 711), ist häufig mit Arthritiden verbunden (Sugar 1953). Hinsichtlich der Einwände gegen diese Theorie und die von Selye vorgebrachten Gegenargumente sei auf die Orginalliteratur (Kendall 1951, Hoff 1952, Ingle und Baker 1953, Bauer und Clark 1953, Selye 1952, 1953a, b) verwiesen. Wichtig für den Morphologen ist, daß *bei rheumatischen Erkrankungen*, wenn nicht mit erhöhtem Blutdruck verbunden, sich bisher *keine geweblichen Veränderungen an der Nebenniere* nachweisen ließen (Sokoloff 1951).

Hinsichtlich der *Histologie der Hypophyse beim Rheumatismus* kann lediglich auf eine Arbeit von Pearse (1950) verwiesen werden, der in 9 von 10 Fällen rheumatischer Arthritis, unter anderem unter Anwendung der PSL-Methode (S. 552), an den Basophilen eine Veränderung nachwies, die er als „polare Bigranulation“ bezeichnet, und die auch für Morbus Addison charakteristisch sei (s. auch Pearse 1953).

9. Das Problem der zentralen Tetanie.

Wenn der ionisierte Anteil des Blutcalcium unter einen bestimmten Spiegel sinkt, steigt die neuromuskuläre Erregbarkeit und es entsteht das Krankheitsbild der Tetanie. Der Calciumabfall kann bedingt sein durch einen Mangel an Parathormon (sog. *primäre Tetanie*), ferner durch Rachitis und andere Formen von Kalkmangel *(Spasmophilie)*; forcierte Atmung schafft durch Senkung der Kohlensäurespannung im Blut eine Alkalose und drängt damit die Calciumionisierung zurück: *Hyperventilationstetanie*; ähnlich wirkt der Säureverlust durch häufiges Erbrechen: *Magentetanie*.

Darüber hinaus gibt es eine Krankheitsgruppe, die durch das Auftreten oder die leichte Auslösbarkeit tetanischer Symptome charakterisiert ist, ohne daß das Blutcalcium Veränderungen aufweist. Man spricht von „tetanoider Konstitution“ (LANDAUER 1922, FRANK 1936), „neurogener Tetanie“ (DECOURT und GUILLEMIN 1941), „spontaner Tetanie“ (DE MORSIER 1943b), „latenter Tetanie“ (W. C. MEYER 1951). Inwieweit nicht doch larvierte Veränderungen im Elektrolythaushalt eine Rolle spielen, ist nicht sichergestellt, da bei den gewöhnlichen Bestimmungen der Anteil des ionisierten Calcium an dem Gesamtcalcium nicht berücksichtigt wird; es könnte sich auch um ein relatives Überwiegen der funktionellen Gegenspieler bei der neuromuskulären Erregbarkeit, vor allem des Kalium, über das ionisierte Calcium handeln. Klagen über Spasmen der Eingeweide (Engegefühl am Hals, Singultus, Krampfzustände von Magen, Darm, Gallenblase, Uterus, Blase), angioneurotische Beschwerden (Parästhesien, Einschlafen der Glieder, Wadenkrämpfe, Herzangst, Migräne, Ohnmachten), eine abnorme Erschöpfbarkeit und Müdigkeit sowie psychische Angst- und Zwangserlebnisse (Platzangst, Beklemmung in überfüllten Räumen, Zwangsweinen) sind meist kombiniert mit objektiven Zeichen einer gesteigerten neuromuskulären Erregbarkeit (positivem CHVOSTEKschen Zeichen, niedrige elektrische Reizschwelle, Erhöhung der Chronaxiewerte). Die Patienten atmen aus einem Angstgefühl heraus oft forciert und können dadurch einen tetanischen Anfall auslösen. Familiäre Häufungen weisen auf einen konstitutionellen Faktor hin. Die von vielen Autoren zugrunde gelegte *Störung der hypophysär-hypothalamischen Steuerung* (DECOURT und GUILLEMIN 1941, FEUCHTINGER 1942, DE MORSIER 1943, MARX 1947, PETTE 1949b, W. C. MEYER 1951) ist noch rein hypothetisch. STIEFLER (1921) erwähnt tetanische Symptome im chronischen Stadium der epidemischen Encephalitis. Nach PETTE haben Calciumgaben und A.T. 10 keinen Einfluß, wohl aber Hirnstammsedativa. Anatomische Analysen liegen nicht vor.

Bei dem von ALBRIGHT und Mitarbeitern (1942a) beschriebenen *Pseudohypoparathyreoidismus* gleicht nicht nur die Symptomatologie, sondern auch der Elektrolythaushalt weitgehend der echten Tetanie: niedriger Calcium- und hoher Phosphorspiegel im Blut. Es handelt sich aber nicht um einen Mangel an Parathormon, sondern offenbar um eine zu geringe Ansprechbarkeit des Organismus auf das Hormon, vielleicht infolge einer Anomalie der Nieren (s. S. 749). Denn die Zufuhr auch großer Dosen von Nebenschilddrüsenextrakt führt zu keiner Besserung, wohl aber Behandlung mit A.T. 10. Bei bioptischen Untersuchungen der Epithelkörperchen wurden diese normal oder hyperplastisch gefunden. Die Patienten haben eine abnorme Kalkdichte der Knochen und infolge verfrühtem Epiphysenschluß gedrungene Gestalten, auffallend kurze Finger und runde Gesichter, so daß an eine Verwandtschaft mit der Chondrodystrophie gedacht wird (ALBRIGHT und REIFENSTEIN 1948). PRENTICE (1954) sah röntgenologisch ausgedehnte Verkalkungen der Stammganglien. Es gibt Hinweise für familiäres Auftreten. Wegen der von Jugend an bestehenden tetanischen Anfälle dürften manche der Kranken als Epileptiker verkannt werden. Die Frage, ob das Leiden zu den hypothalamisch bedingten Fehlbildungen zu rechnen ist, muß offenbleiben, solange eingehende anatomische Untersuchungen fehlen.

10. Die Störungen des Wasserhaushaltes.

a) Polyurien.

Wenn die tägliche Harnmenge 2 Liter überschreitet, spricht man nach JORES von *Polyurie.*

Die Polyurie kann *extrarenale Ursachen* haben, z. B. durch *Aufnahme großer Wassermengen* oder durch das Freiwerden von Ödemwasser bei der Behandlung von *Herzkrankheiten* oder von *endokrinen Leiden* bedingt sein; ferner erfordert die Ausscheidung größerer Mengen festen Stoffes eine Vermehrung des Harnwassers, da auch die gesunde Niere den Harn nur bis zu einer bestimmten Grenze konzentrieren kann: Polyurie bei *salzreicher Kost,* bei *Ausschwemmung von Salzen* aus den Geweben, bei *Zuckerkrankheit.*

Die *renalen Ursachen* beruhen auf einer Verminderung der Fähigkeit, das Wasser des Primärharns zurückzuresorbieren. Dies kann bedingt sein durch eine zu hohe Geschwindigkeit, mit der der Primärharn die Tubuli passiert, z. B. wenn durch einen Schrumpfungsprozeß die Zahl der funktionierenden Nephrone stark verringert ist. Um die Ausscheidung der harnpflichtigen Substanzen zu gewährleisten, wird in den wenigen intakten Glomeruli der *Schrumpfniere* die Filtration gesteigert. Der Harn kann nicht eingedickt werden, weil er die Tubuli zu schnell durchläuft. Dazu mag in vielen Fällen eine Druckschädigung der Kanälchenepithelien kommen. Auch bei Durst und bei Antidiuretininjektion bleibt der Harn dünn, VOLHARD spricht von „Zwangspolyurie“; der Zwang, die harnpflichtigen Stoffe mit Hilfe von wenigen Nephronen auszuscheiden, führt im Durstversuch zu erheblicher Austrocknung. — Verminderte Rückresorption kann ferner bedingt sein durch eine Insuffizienz der Tubulusepithelien. Die Fähigkeit des Säuglings zu Harnkonzentration ist gering, nicht nur, weil noch sehr wenig Antidiuretin gebildet wird, sondern auch wegen einer funktionellen Unreife der Tubulusepithelien (s. S. 751). Normalerweise erlangen die Epithelien im Kleinkindalter die gewöhnliche Kapazität, in Anwesenheit von Antidiuretin den Harn zu konzentrieren. Es gibt einen krankhaften Zustand, in welchem diese Kapazität infolge einer meist erblichen Nierenanomalie nicht erreicht wird: der antidiuretinresistente *nephrogene Diabetes insipidus* (WILLIAMS und HENRY 1947, FORSSMAN 1954); solche Patienten scheiden im Harn große Mengen von Antidiuretin aus (DANCIS und Mitarbeiter 1948).

Hier interessiert nur die 3. Möglichkeit verringerter Fähigkeit zur Wasserrückresorption, der *Mangel an Antidiuretin.* Auch die völlig gesunde Niere kann die Rückresorption nur in Anwesenheit dieses Hormons leisten. Die antidiuretische Funktion des Hypophysenhinterlappeninkrets ist durch andere Regulationen nur sehr unvollkommen ersetzbar (s. S. 751 ff). Man unterscheidet 2 Formen dieses „echten“ *Diabetes insipidus,* eine idiopathische und eine symptomatische.

α) Der idiopathische Diabetes insipidus wird einfach dominant vererbt (WEITZ 1940, HANHART 1940, THADDEA und KLEINSCHMIDT 1942). Der bekannteste Stammbaum wurde von WEIL sen. (1884) veröffentlicht. WEIL jr. (1908), JUST (1925), CAMERER (1935) und DÖLLE (1951) haben ihn verbessert und ergänzt, so daß heute 7 Generationen überblickt werden können, in denen nach DÖLLE 45 Gesunde 45 Kranken gegenüberstehen, was genau der zu erwartenden Proportion entspricht. Die Störung macht sich von früher Jugend an bemerkbar. Nach GÄNSSLEN und FRITZ (1924) kann sie mit einer Labilität der Wärmeregulation (abnorm hohe Tagesschwankungen) oder mit allgemeiner Hypothermie (S. 809) gekoppelt sein.

Die einzige ausführliche *pathologisch-anatomische* Untersuchung stammt von R. GAUPP jr. (1941): Eine aus einer typischen Diabetes insipidus-Sippe stammende Frau verstarb mit 40 Jahren an den Folgen einer Tubargravidität. Sie hatte seit jeher beträchtliche Wassermengen getrunken, 7—17 Liter täglich. Hinsichtlich der Komplikationen ihrer Entbindungen s. S. 675. Der Hypothalamus war bei der Serienuntersuchung außergewöhnlich zierlich, der 3. Ventrikel aber nicht erweitert. Die „besondere Kerngruppe“ war arm an Nervenzellen, und zwar war der Nucleus supraopticus um rund 70%, der Nucleus paraventricularis um ungefähr 50% reduziert. Die Glia war dabei etwas vermehrt; es bestand keine Fasergliose und keine Bindegewebsvermehrung. Die übrigen Kerne des vegetativen Hypothalamus zeigten keine Auffälligkeit. Der untere Hypophysenstiel war hochgradig verschmälert; der Hinterlappen war stark verkleinert und zeigte einen hochgradigen Schwund der Nervenfasern, während die Zellen und das Bindegewebe nicht verändert erschienen. Trichterlappen und Zwischenzone erschienen normal.

Fraglich ist, ob die Beobachtung von GRÜNTHAL und KELLER (1943) zur gleichen Krankheitseinheit gehört: Zwergenhafter Idiot, Drang nach Flüssigkeit, Magersucht, 26jährig an Tuberkulose verstorben. Hypoplasie aller endokrinen Drüsen; beiderseits hochgradig unterentwickelte Leistenhoden; Knotenkropf. Vom Hypophysenvorderlappen nur Spuren; der Hinterlappen fehlt offenbar vollkommen. Nucleus supraopticus und paraventricularis bestehen nur aus wenigen zerstreuten Nervenzellen; keine Gliakernvermehrung. Der übrige Hypothalamus völlig normal. In der Verwandtschaft kein weiterer Fall von Diabetes insipidus.

Hier liegt eine Fehlanlage der *ganzen Hyphophyse* mit all ihren Folgen (S. 599) vor, während man die Ursache des erblichen Diabetes insipidus in einer *angeborenen Unterentwicklung* bloß *des neurosekretorischen Systems* der „besonderen Kerngruppe“ erblicken muß. HANHART (1940) betont, daß infantilistische Zustände, die auf eine Insuffizienz auch der Adenohypophyse schließen ließen, dem ererbten Diabetes insipidus vollkommen fremd sind. Es handle sich um Menschen, die abgesehen von ihrer Polydipsie meist eine robuste Gesundheit haben. Schon WEIL sen. (1884) bezeichnete die hereditäre Form des Diabetes insipidus als eine für das Leben sehr zuträgliche, „sehr gesunde“ Krankheit.

Die *Differenzierung zwischen idiopathischem Diabetes insipidus* (ererbte Fehlanlage des neurosekretorischen Systems) *und nephrogenem Diabetes insipidus* (ererbte Insuffizienz der Nierenepithelien hinsichtlich der Wasserrückresorption), für die besonders HELLER (1951) eintritt, erfolgt klinisch durch Prüfung der Ansprechbarkeit auf Antidiuretin, pathologisch-

anatomisch vor allem durch die qualitative und quantitative Untersuchung der „besonderen Kerngruppe" und ihrer Neurone. Die Möglichkeit von Übergangsfällen ist zu erwägen.

β) Der symptomatische Diabetes insipidus ist das häufigste Symptom einer Schädigung des vegetativen Hypothalamus durch sekundäre Krankheitsprozesse. (Die ältere Literatur s. bei Fink 1928 und Staemmler 1932). Er tritt nicht nur im Tierversuch (S. 751), sondern auch beim Menschen gesetzmäßig auf, wenn bei erhaltener Adenohypophyse ein größerer Teil der „besonderen Kerngruppe" ausgeschaltet wird. Sowohl eine doppelseitige Zerstörung des Nucleus supraopticus kann die Ausschaltung bewirken, als auch eine Schädigung der im Tractus supraopticohypophyseus zum Hypophysenhinterlappen verlaufenden Achsenzylinder. Die Zellen der Nuclei supraoptici und paraventriculares reagieren sehr empfindlich retrograd, d. h. sie gehen bei Eingriffen an den Fortsätzen Veränderungen ein, die der *primären Reizung* (Abb. 37, S. 664) und anschließend der *retrograden Degeneration*[1] entsprechen; es bleibt schließlich die *retrograde Atrophie* (Abb. 31, S. 661, Abb. 39, S. 665) als morphologischer Ausdruck einer verringerten neurosekretorischen Leistung zurück (s. S. 578). Die Unersetzbarkeit der Antidiurese durch andere Regulationen und die Auffälligkeit des Symptoms brachten es mit sich, daß Polyurie und Polydipsie schon sehr früh als Kennzeichen einer hypophysär-hypothalamischen Schädigung erkannt wurden.

P. Marie[2] bezeichnete sie 1886 als eine konstante Begleiterscheinung der *Akromegalie* — zu Unrecht, wie Minkowski schon im folgenden Jahr nachwies. Heute weiß man, daß bei der Mehrzahl der Akromegalen keine Störungen des Wasserhaushaltes manifest werden; Davidoff (1926) fand Polydipsie bei 25 von 100 Kranken. Bakay (1950) registrierte den Trinkzwang bei 55 Trägern von eosinophilen oder gemischten Hypophysenadenomen 12mal. Es handelt sich um jene Fälle, bei denen durch die Geschwulst so viel an neurohypophysärem Gewebe zerstört ist, daß die durch die vermehrte Somatotropinausschüttung unter Umständen gesteigerte Diurese (S. 751) nicht mehr kompensiert werden kann.

Bei den *chromophoben Adenomen* ist der Anteil an Diabetes insipidus geringer; denn die diuretischen Vorderlappenhormone werden nicht nur nicht im Übermaß, sondern meist sogar vermindert gebildet. Dadurch kann die gesamte intraselläre Neurohypophyse verlorengehen, ohne daß eine vermehrte Diurese eintritt. Nur wenn sich die Geschwulst den Hypophysenstiel entlang in den Hypothalamus hinein ausbreitet, wird das neurosekretorische Parenchym so weit vermindert, daß trotz verminderter Vorderlappenfunktion eine Harnvermehrung entsteht, was zuweilen bei den sog. fetalen Adenomen (S. 839) der Fall ist (Kux 1931). Bakay (1950) fand in 20 unter 232 Fällen von chromophoben Tumoren Polydipsie und Polyurie.

Bei der Cushing*schen Krankheit* sind raumbeengende Hypophysentumoren und damit Hinterlappeninsuffizienzen selten (S. 782); es kann aber indirekt über eine Glykosurie (S. 799) zu Polyurie kommen.

Wegen der gleichzeitigen Minderung der Vorderlappenfunktion wird auch bei *sonstigen intrasellären raumfordernden Prozessen* im allgemeinen kein Diabetes insipidus beobachtet. So ist bei dem von Orthner und Schiebler (1951) beschriebenen Mann mit einem intrasellären Craniopharyngeom (Abb. 17—19, S. 636ff) niemals ein Trinkzwang gesehen worden, obwohl der Nucleus supraopticus durch retrograde Atrophie beiderseits auf etwa $^1/_4$ der Norm reduziert war. Andererseits erwähnt Nonne (1916) bei einem ähnlichen Fall (Fall 1, wahrscheinlich ebenfalls intraselläres Craniopharyngeom, vom Autor als „verkalktes Teratom" bezeichnet; s. S. 599) eine Polyurie. Auch Fulstow (1928) sah bei einem intrasellären Craniopharyngeom einen Diabetes insipidus. Es kommt eben darauf an, wieviel vom diuretisch wirkenden Vorderlappenparenchym noch vorhanden ist, und ob die dadurch geförderte Diurese von der durch den Verlust des Hinterlappens reduzierten, jedoch nicht völlig beseitigten Neurosekretion noch kompensiert werden kann. Vermutlich würde man in vielen Fällen von Zerstörung des Sellainhalts verminderte Neurosekretion nachweisen können, wenn man die Harnkonzentrationsfähigkeit bei gleichzeitigen Gaben von Vorderlappenhormonen, insbesondere STH, prüfte.

Hingegen ist der Diabetes insipidus ein fast regelmäßiges Symptom bei den bloßen *Tumoren der Neurohypophyse* und den *Geschwülsten der suprasellären Hypophyse*, da hierbei

[1] Von Kary bereits 1924 nach Zerstörungen des Hypophysenhinterlappens beim Hund geschildert und abgebildet; von Gagel (1953a) allerdings heute noch bezweifelt.

[2] Zit. nach Minkowski.

die adenohypophysäre Inkretion meist nur wenig gestört ist. Man sieht ihn z. B. bei den häufigen *suprasellären Craniopharyngeomen* (Bartels 1906, Kankeleit 1917, R. Pfeifer 1920, Cushing 1927, 1930, Cohn und Goldstein 1928, van Bogaert 1928, Pette 1928, Flesch 1929, Beckmann und Kubie 1929, Mylius 1930, McLean 1930, Frazier und Alpers 1931, Frazier 1932, Kraus 1932, Dias 1933, Foerster und Gagel 1933, Globus und Gang 1945, Reymond 1946, Berblinger 1946, Gagel 1947b, Williams und Pennybacker 1954, eigener Fall, Abb. 28—35, S. 659ff), bei den *Ependymomen der Neurohypophyse* (Redlich 1937, Rozynek 1942, W. Müller 1953, wahrscheinlich auch Scholten 1951, Fall 2), bei den die Neurohypophyse bevorzugenden *Krebsmetastasen* (Simmonds 1913, Fleckseder 1916, Neubürger 1920, Verron 1921, Elmer und Mitarbeiter 1928, Wohlwill 1928, Futcher 1929, Grassmann 1931, Wentzler 1937, Roussy und Mitarbeiter 1946, Weicksel und Cain 1952, Cain 1953, eigener Fall, Abb. 36—38) und den seltenen *Teratomen* (Globus 1923) dieser Gegend.

Wie im Tierversuch, so erzeugt auch beim Menschen eine *Zerstörung beider Nuclei supraoptici* gesetzmäßig eine Wasserharnruhr. Als Ursachen wurden gefunden *Chiasmaspongioblastome* (Josephy 1924, Hamby 1934, Paillas und Mitarbeiter 1951), unter Umständen bei Neurofibromatose Recklinghausen (Starck 1929a, Bailey 1948, Bodechtel und Schrader 1953), *Gangliocytome* (Doyle und Kernohan 1931, Foerster und Gagel 1931, Kernohan und Mitarbeiter 1932), *Glioblastome* (Finkelnburg 1902, Plummer und Jaeger 1938), *hyperplastische Mißbildungen des Tuber cinereum* (Horrax und Bailey 1928, C. Schmid 1929, Gross 1940), *Plexusgeschwülste* des 3. Ventrikels (Götzl und Erdheim 1905, Foerster und Gagel 1933, Turner und Simon 1937, Fall 1, Winblad 1945), *Angiome des Hypothalamus* (Davison und Demuth 1946a), *Abrißmetastasen von Pinealomen* (Bailey 1928, Stark 1928, Zimmerman 1940, Fall 2, Walton 1949, Brouwer 1950a, Zülch 1951, Rand und Lemmen 1953), die von Ford und Muncie (1938) geschilderten *medulloblastomähnlichen Tumoren des 3. Ventrikels* (S. 857), *Teratome des 3. Ventrikels* (Alpers 1937, H. E. Schulze 1953), sog. *ektopische Pinealome* von teratoidem Aufbau (Russell 1944, 1954), ein suprasellares *Plasmocytom* (Christophe und Divry 1940, Fall 2), *Meningeome* des vorderen Chiasmawinkels (Mogilnitzky 1928, Guttmann und Spatz 1929, Linn 1951) und paraselläre *Osteochondrome* (List 1943).

Knochenprozesse der Schädelbasis können durch Übergreifen auf die Hypophyse einen Diabetes insipidus auslösen. So sah Berblinger (1938) bei einer von einer Nasenverletzung ausgehenden *Osteomyelitis des Keilbeins* eine entzündlich-fibröse Atrophie des Hinterlappens, den Vorderlappen aber unverändert. — Auch die Pagetsche *Ostitis deformans* des Keilbeins ist als Ursache eines Diabetes insipidus beschrieben worden (Schoen 1924, Rummert 1934, Halshofer 1937a).

Im akuten Stadium der *Encephalitis lethargica* ist Polyurie von Hoke (1920), Bychowski (1921), Stiefler (1921), Bregazzi (1921), Stern (1922) und Ford und Guild (1937) beobachtet worden, im chronischen Stadium von Whitehead und Darley (1931), Leschke (1933) und Marinesco und Mitarbeitern (1934). Eine histologische Untersuchung stammt von Hechst (1934; 22jährige Frau, mit 8 Jahren fieberhafte Erkrankung, seit mehreren Jahren Polydipsie, 15—20 Liter täglich, Parkinsonismus; histologisch an der Substantia nigra typische Veränderung; nur mäßige Zellreduktion der Nuclei supraoptici). Auch aus den anatomischen Beschreibungen der Fälle von Parhon und Mitarbeitern (1924; 14jähriger Postencephalitiker mit Charakterveränderungen, Polydipsie von 11—21 Litern täglich, epileptische Krämpfe), Eaves (1930; 29jähriger Mann, Tod 2 Jahre nach der akuten Krankheit, psychischer Verfall, Schlafsucht, epileptische Anfälle, viel Durst, Fettsucht, geringer Parkinsonismus) und von Hassler (1938) ergibt sich keine deutliche Schädigung des neurosekretorischen Systems. — Es ist daher fraglich, ob das sporadische Vorkommen von Polyurie bei der chronischen Economoschen Krankheit auf einem echten Diabetes insipidus beruht. Es könnte sich auch um hypothalamisch bedingte Triebstörungen (S. 804) handeln. (Bei der von Schmincke 1930 geschilderten 53jährigen Frau mit Diabetes insipidus infolge chronisch-schwieliger Entzündung des Hypophysenhinterlappens erscheint die Diagnose „Encephalitis epidemica" zweifelhaft.)

Die *Syphilis* kann durch gummöse Zerstörung in der Hypophyse (Nonne 1921, Fink 1926) oder im Hypothalamus (Goldzieher 1913, Globus und Mitarbeiter 1947) einen Diabetes insipidus bewirken. — Zajewloschin (1932) beschrieb einen Diabetes insipidus infolge *Aktinomykose* der Neurohypophyse und der Hirnbasis, Kugelmeier (1937) infolge einer Totalnekrose des Hinterlappens durch *septische Embolie*. Diabetes insipidus infolge *Lymphogranulomatose* der Neurohypophyse oder des Hypothalamus sahen Takao (1926), Desbuquois (1935), Falta und Spitzenberger (1937) und Melton und McNamara (1946). Ähnlich wie die syphilitische kann auch die chronische *tuberkulöse Meningitis* durch Gefäßprozesse oder Tuberkulome das neurosekretorische System zerstören (Hagenbach 1882, Poos 1935, Roussy und Mitarbeiter 1946, Bünger und Geier 1950, Bünger 1951), ferner durch Konglomerattuberkel der Neurohypophyse bei erhaltenem Vorderlappen (v. Hann

1918). Manche tuberkulösen Prozesse im Hypophysen-Hypothalamusbereich zeigen keine Verkäsungen, sondern eine Neigung zu starker Bindegewebswucherung (v. HANN, Fall 1 und 3, HELLNER 1936); diese Fälle bilden den Übergang zur

BOECK*schen Krankheit*, die durch ihre Vorliebe für hypophysär-hypothalamischen Befall häufig Diabetes insipidus auslöst (HEERFORDT 1909, Fall 3, LESNÉ und Mitarbeiter 1935a, FLANDIN und Mitarbeiter 1936, JERSILD 1939), sei es, daß die Herde mehr im Hypophysenhinterlappen liegen (TILLGREN 1935), sei es, daß auch die supraselläre Hypophyse und der Hypothalamus von den Granulomen ergriffen sind (LONGCOPE 1941, KRAUS 1942, GJERSOE und KJERULF-JENSEN 1950, BARRIE und BOGOCH 1953, ANDERSEN und Mitarbeiter 1949, WILKE 1954; Abb. 40, S. 666). Siehe ferner die Fälle von FLANDIN und Mitarbeitern (1936) und PENNELL (1951).

Die HAND*sche Krankheit* (S. 830 ist sehr häufig mit Diabetes insipidus verbunden (HAND 1893, 1921, SCHÜLLER 1915, 1921, CHRISTIAN 1920, GRIFFITH 1922, WEIDMAN und FREEMAN 1924, GROSH und STIFEL 1923, A. L. TURNER und Mitarbeiter 1925, ROWLAND 1928, LESNÉ und Mitarbeiter 1935b, VERSIANI und Mitarbeiter 1944, ENGELBRETH-HOLM und Mitarbeiter 1944, IMLER 1946, TROXLER und NIEMETZ 1946, PONSETI 1948, THANNHAUSER 1950, CHILDS und KENNEDY 1951), der entweder durch ein Übergreifen der Lipoidgranulome vom Sellaknochen oder der Dura auf den Hypophysenhinterlappen (HERZENBERG 1928, CHIARI 1930, 1933, HEINE 1935, CAVANAGH und RUSSELL 1954) zustande kommt oder durch primäre Herde des vegetativen Hypothalamus (THOMPSON und Mitarbeiter 1925, HENSCHEN 1931, CHESTER und KUGEL 1932, DAVISON 1933, TEILUM 1942, CURETON 1949).

Auch die unter der Bezeichnung *sonstige Granulome* vorläufig zusammengefaßten produktiv-entzündlichen Prozesse des Hypothalamus und der Neurohypophyse (S. 835) lösen häufig einen Diabetes insipidus aus [M. MEYER (1913, S. 836), BAILEY (1928, S. 835), AYALA (1934), GAGEL (1941a, Abb. 60a), GLANZMANN und WEGELIN (1942), R. GAUPP (1944, S. 836), ROUSSY und Mitarbeiter (1946), HEWER und HELLER (1949), GIRARD und GUINET (1950, S. 837), BROUWER (1950a, b, Abb. 60b), QUANDT (1951), DENNIS und ROSAHN (1951, S. 837), KUCSKO 1954, KUCSKO und SEITELBERGER 1954)].

Im Verlauf eines hochgradigen *Hydrocephalus internus* ist es wiederholt zu Polyurie und Polydipsie gekommen (STRAUCH 1919), vor allem bei Verschluß der Liquorwege durch *Zirbelgewächse* (GLOBUS und SILBERT 1931, BING und Mitarbeiter 1938, PIA 1954) oder durch *arachnitische Verwachsungen* ((DAVID und Mitarbeiter 1936). Wenn eine direkte Zerstörung der „besonderen Kerngruppe" durch Metastasen (S. 802) nicht nachzuweisen ist, wird man an eine Schädigung der neurosekretorischen Strukturen durch Dehnung und Druck denken müssen, zumal gleichzeitig meist auch andere Funktionen des vegetativen Hypothalamus gehemmt sind (S. 671); seltener ist die Kombination einer leichten Pubertas praecox mit Polyurie (s. hierzu S. 688ff). — Bei *hochgradigem Hirndruck* kann ein Diabetes insipidus auch durch *Nekrosen im Infundibulum* ausgelöst werden, die durch Anpressen des Hypophysenstiels an die Sattellehne entstehen (Abb. 26, S. 657).

Schließlich ist der *traumatischen Schädigungen* des neurosekretorischen Systems zu gedenken. Der Abriß des Infundibulum ist eine seltene Komplikation der schweren Hirnerschütterung, die zu dauerndem Diabetes insipidus führen kann (PORTER und MILLER 1948, HENZI 1952); durch Zerrungen des Hypophysenstiels scheint häufiger eine mehr oder weniger vorübergehende Polyurie ausgelöst zu werden (SCHERESCHEWSKIJ 1925, FINK 1928, VEIL und STURM 1946, KRETSCHMER 1949, ZAMPA 1949, BRESGEN 1950, ZÜLCH 1950b, GAGEL und KLAES 1950, ROTH 1950, ADLER und VEGH, REWERTS 1951, ROBBERS 1951, WILD 1951). Nach HEIPERTZ (1951) zeigen nach Schädelbrüchen mehr als 50% aller Wasserausscheidungskurven polyurische Veränderungen.

Bei *chirurgischen Operationen in der Chiasmagegend* ist eine Unterbrechung der neurosekretorischen Bahn und dadurch die Auslösung einer Dauerpolyurie oft nicht zu vermeiden (FRAZIER 1932, TROLAND und BROWN, DANDY 1940); bei sehr tiefen Hypophysenstieldurchtrennungen kann die Polyurie aus den gleichen Gründen wie im Tierversuch (S. 752) ausbleiben, insbesondere wenn gleichzeitig der Hypophysenvorderlappen geschädigt ist (RASMUSSEN 1940, S. 738).

Allen Fällen von symptomatischem Diabetes insipidus bei erhaltener intrasellärer Hypophyse, gleichgültig, ob durch Zerstörung der „besonderen Kerngruppe" oder durch Unterbrechung des Tractus supraopticohypophyseus entstanden, ist gemeinsam, daß der Hypophysenhinterlappen einer hochgradigen Schrumpfung verfällt. Die Verkleinerung beruht auf der sekundären oder WALLER*schen Degeneration* der etwa 100000 marklosen Nervenfasern, die das Parenchym des Hinterlappens ausmachen (S. 558). Die Gliazellen des Hinterlappens, die Pituicyten, rücken näher aneinander und vermehren sich meist, wie das auch sonst von den gliösen Begleitzellen der Nervenfasern bei der sekundären Degeneration bekannt ist (Abb. 32 und 33, S. 661, Abb. 38, S. 665. Aus dem Hinterlappen verschwinden das Antidiuretin und die anderen Produkte der Neurosekretion vollkommen. Das ist nicht nur tierexperimentell (S. 752), sondern von HEWER und HELLER (1949) auch an dem Organ ihres menschlichen Diabetes insipidus-Falles (S. 837) nachgewiesen worden.

Vereinzelte Literaturstimmen *bezweifeln* den gesetzmäßigen Zusammenhang zwischen dem Diabetes insipidus und einer morphologisch nachweisbaren Reduktion des neurosekretorischen Systems, sei es, daß in Fällen eines angeblich echten Diabetes insipidus keine Veränderungen an den Neuronen des Nucleus supraopticus wahrgenommen wurden, sei es, daß angeblich völlige Zerstörungen des hypophysär-hypothalamischen Gebietes keine Wasserhaushaltsstörungen hervorgerufen haben sollen. Für beide Behauptungen gibt es aber kaum gesicherte anatomische Beweise.

ROUSSY und Mitarbeiter (1946) meinen, daß auch in der Großhirnrinde und vielleicht im Thalamus diuretische und antidiuretische Zentren liegen müßten. In den von ihnen beschriebenen beiden Fällen liegt aber einmal eine *primäre Polydipsie* (S. 805, wahrscheinlich abnormes Durstgefühl bei beiderseitiger käsig-geschwüriger diffuser Lungentuberkulose) vor; in dem anderen (hochgradige Hypertonie) ist eine *renale Zwangspolyurie* (S. 799) wahrscheinlich. — In den Fällen 2 und 3 von WITTERMANN (1936) ließe die Lage der Tumoren eine Zerstörung der „besonderen Kerngruppe" bei erhaltener Adenohypophyse vermuten; vermehrter Durst ist nicht beobachtet, allerdings auch keine Prüfung der Harnkonzentrationsfähigkeit durchgeführt worden; da eine serienmäßige Untersuchung nicht erfolgt ist, kann nicht ausgeschlossen werden, daß erhebliche Teile des neurosekretorischen Systems erhaltengeblieben sind. — SCHOLTEN (1951) vermißte einen Diabetes insipidus in seinem Fall 1 bei vollkommener Zerstörung der Nuclei supraoptici und paraventriculares durch ein Glioblastom (?; nach den Bildern eher eine Granulom, Ref.); ein Durstversuch ist offenbar auch hier unterblieben. — BROUWER (1950a) erwähnt ohne nähere Mitteilung des Befundes einen Fall von einem umschriebenen Hypothalamusgliom ohne Diabetes insipidus, in welchem beide Nuclei supraoptici zerstört gewesen sein sollen. — ZÜLCH beschreibt einen Mann, bei dem eine traumatische Zerstörung des Hypophysenstiels keinen Diabetes insipidus ausgelöst hatte. Da aber dieser Fall auch einen *vernarbten Hypophysenvorderlappen mit Parenchymschwund* aufwies, ist er für die Möglichkeit einer Ersetzbarkeit der antidiuretischen Funktion des neurosekretorischen Systems durch andere Steuerungen ebensowenig beweisend wie der bekannte Fall von RASMUSSEN (S. 738).

Die angeführten Beispiele erscheinen nicht geeignet, die an einem großen experimentellen und anatomischen Erfahrungsgut gewonnene Erkenntnis zu erschüttern, daß bei intakter Hypophysenvorderlappenfunktion die Niere zur normalen Konzentration des Harns das antidiuretische Hormon braucht, das nach dem heutigen Kenntnisstand einzig und allein von den Neuronen der „besonderen Kerngruppe" des vegetativen Hypothalamus gebildet werden kann.

γ) Störungen des Trinktriebes. Es ist durchaus möglich und wahrscheinlich, daß neben dem hormonellen neurosekretorischen System im Hypothalamus noch Strukturen existieren, die auf *nervösem Wege* den *Trinktrieb* steuern, wenn auch darüber noch keine exakten Untersuchungen vorliegen. Man kann sich vorstellen, daß nach Perzeption des Durstgefühls — wahrscheinlich hervorgerufen durch Trockenheit im Mund (S. 753) — ein dem Freßtrieb (S. 730) analoger hypothalamischer Mechanismus erregt wird, der alle für die Wasseraufnahme nötigen Bewegungsabläufe über die subthalamischen Zentren in Gang bringt; und es ist denkbar, daß die Reizung oder Enthemmung einer hierfür verantwortlichen Struktur einen Trinkzwang auslöst. Hier handelt es sich begrifflich und wahrscheinlich auch morphologisch um etwas ganz anderes als bei der durch Mangel an Neurosekretion bewirkten Unfähigkeit der Nierenepithelien zu Wasserrückresorption. Das neurosekretorische System dürfte einem solchen dem „Nahrungszentrum" (S. 730) analogen „Wasserzentrum" untergeordnet sein. Man kann sich vorstellen, daß das Wasserzentrum nicht nur den Trinkakt auslöst, sondern auch die wassersparende Funktion der Neurosekretion stimuliert.

Wahrscheinlich gibt es *primäre Polydipsien* und vielleicht auch *Oligodipsien* durch Störungen dieser Trinktriebsteuerung; morphologische Untersuchungen sind nicht bekannt. Vielleicht gehört die zuweilen beobachtete Koppelung von Polyphagie und Polydipsie bei der diencephaloretinalen Degeneration (S. 641) und nach Encephalitis lethargica (S. 802) hierher. — In vielen Fällen hat die primäre Polydipsie eine psychische Ursache, analog der psychischen Ätiologie der Fettsucht (S. 789; = neurotische Polydipsie).

b) Oligurien.

Neben den renalen, cardialen, thyreoidalen, adenohypophysären (S. 806) Ursachen einer Wasserretention gibt es eine verminderte Ausscheidung infolge eines *Zuviel an Antidiuretin.* Erhöhte Antidiuretinproduktion entsteht meist auf osmoregulatorischem Wege durch abnorme Salzretention bei einem *Übermaß an Halosteroiden.* Diesen Typ von Wasserhaushaltsstörung findet man vor allem bei der *Eklampsie* (S. 794); zu der wahrscheinlichen Vermehrung des Antidiuretin kommt hier eine Empfindlichkeitssteigerung des Organismus für die Antidiuretinwirkung. Auch bei der CUSHING*schen Krankheit* (S. 780) und verwandten Zuständen kann diese Form von Wasserretention beobachtet werden. — Umgekehrt bezieht man die Ödemneigung bei *Leberkrankheiten* (GROS 1952) und bei *Nebenniereninsuffizienz* ebenfalls auf eine Antidiuretinvermehrung, bewirkt durch verminderten Abbau in der Leber (s. S. 735). CORONINI (1952) fand bei der Lebercirrhose im Hypophysenhinterlappen eine Vermehrung der CHP-Substanz und eine starke Basophileneinwanderung.

Klinische Beobachtungen haben zu der Erwägung einer *primär hypothalamischen Oligurie* geführt (VEIL 1922, GRASSHEIM 1929, DE MORSIER 1943, ESSER und SCHÄFER 1950, RIEBELING 1951 u. a.). R. SCHMIDT (1933) weist auf die *Hirntumor-Oligurie* hin; der Harn von Patienten mit Hirngewächsen sei meist auffallend hochgestellt; es handle sich um eine Auswirkung des gesteigerten intrakraniellen Drucks auf das Hypophysen-Hypothalamus-System. HOLZER und KLEIN (1927) sahen periodische Oligurie mit Ödemtendenz im chronischen Stadium der *Encephalitis lethargica.* GRASSHEIM (1929) hat Fälle von Oligurie bei *Hydrocephalus internus* beschrieben. BIRKMAYER (1951), BROSER (1951), FIEDLER (1951), BECKER-FREYSENG (1952) u. a. bejahen eine *hirntraumatische Entstehung* der primären Oligurie. Häufig wird ein *periodisches oder anfallsweises Auftreten* der Erscheinungen berichtet, wobei sich die Verminderung der Ausscheidung mit vermehrtem Durstgefühl, Vermehrung der Flüssigkeitsaufnahme, Bluteindickung, Ödemen und Blutdrucksteigerung kombiniere. Nach einer krisenhaften Verschlimmerung erfolge unter starker renaler und extrarenaler Wasserabgabe der Ausgleich. ESSER und SCHÄFER (1950) weisen darauf hin, daß der „Antidiabetes insipidus“ vor allem *neuropathische Persönlichkeiten* befalle. Es sei möglich, daß bei entsprechender Veranlagung psychischer Impulse in ähnlicher Weise einen Überfunktionszustand der Neurosekretion erzeugen, wie man dies für die Schilddrüse bei der Schreckthyreotoxikose (S. 700) annimmt. Wahrscheinlich gehören auch Zustände von *Grossesse nerveuse* hierher. Hinsichtlich der mit dem Leiden verbundenen psychischen Phänomene und der Beziehungen zur Epilepsie s. ORTHNER (1956).

Anatomische Befunde am Hypophysen-Hypothalamus-System bei der primären Oligurie liegen kaum vor. BIEMOND (1949) fand bei einem 43jährigen Mann, der unter einem intermittierenden Gesichtsödem gelitten hatte, eine fibröse

Verödung des hypophysennahen Tuber cinereum, wahrscheinlich die Folge einer chronischen Entzündung. Die „besondere Kerngruppe" war unverändert. Da aber außerdem multiple Nierenabscesse und eine chronische Endokarditis bestanden, ist eine renale oder kardiale Entstehung der Ödeme nicht auszuschließen. — GAGEL (1950) betont, daß Oligurie mit Ödembildung bei verifizierten Hypothalamusprozessen im Gegensatz zu Diabetes insipidus sehr selten ist. — Die Frage einer primären, auf einer geschwulstigen Hypoplasie beruhenden Antidiuretinüberproduktion ist insbesondere bei manchen *hyperplastischen Mißbildungen des Hypothalamus* (S. 684) zu erwägen. STUTTE (1950) vermerkt in seinem Fall (S. 682) eine Neigung zu Urinretention beim Wasserversuch. Auch in den Fällen von GROSS (1940) und WEINBERGER und GRANT (1941) wird von Oligurie berichtet. — ZIESCHE (1950) stellte in seinem Fall von *polyostotischer fibröser Dysplasie* (S. 685) eine stark verzögerte Ausscheidung im Wasserversuch fest.

c) Die Funktionsproben des Wasserhaushaltes.

Die pathologisch-anatomische Aufklärung einer Polyurie oder Oligurie ist nur bei Kenntnis der klinischen Verfahren zur Untersuchung des Wasserhaushaltes möglich. Wie die Belastungen des Zuckerhaushaltes (S. 721) und des Kreislaufs (S. 744) werden auch die Wasser- und Durstversuche sehr häufig zur Beurteilung der Hypophysen-Hypothalamus-Funktion herangezogen. Auch hier ist die Auswertung schwierig, das Ergebnis meist vieldeutig.

Bei dem VOLHARD*schen Wasserversuch* kann eine *verminderte Ausscheidung*, wenn keine primäre Nieren-, Herz- oder Schilddrüsenkrankheit vorliegt, durch ein Zuviel an antidiuretischen oder ein Zuwenig an diuretischen Hypophysenhormonen bewirkt sein. — Verminderte Ausscheidung durch zu wenig diuretische Vorderlappenhormone ist vielen organischen Hypophysenprozessen eigentümlich (WITTERMANN 1936, Fall 1, OBERDISSE und TÖNNIS 1953), aber oft durch eine gleichzeitige verminderte Antidiuretinproduktion verdeckt. Hier gibt die gleichzeitige Gabe von Hinterlappenhormon, der *Hypophysin-Wasserversuch*, Aufschluß: bei Vorderlappenunterfunktion kommt es zu abnormer Wasserretention. Zur Differentialdiagnose gegenüber der hypothyreotischen Form der Wasserretention dient der *Thyroxin-Wasserversuch*: die hypophysären Formen sind durch mangelnde Ansprechbarkeit auf Thyroxin, einen „paradoxen Thyroxineffekt" gekennzeichnet (HEINSEN 1949). — Die Wasserversuche prüfen demnach — bei Ausschaltung aller außerhormonellen Störungsmöglichkeiten — in erster Linie die Aktivität des Hypophysenvorderlappens und seiner Erfolgsorgane Nebennierenrinde und Schilddrüse. Da verminderte Ausscheidung sowohl bei bestimmten Formen von Vorderlappenüberfunktion (Morbus Cushing) als auch bei der Vorderlappeninsuffizienz vorkommt, kann die Wasserretention bei manchen Fettsuchtfällen (GRASSHEIM 1929, FEUCHTINGER 1943) mit der einen oder der anderen der beiden Störungen zusammenhängen. WAWERSIK (1951) empfiehlt den *Wasserversuch in Kombination mit Kurzwellendurchflutung der Hypophysengegend*, wobei eine Hemmung der normalerweise überschießenden Ausscheidung (S. 753) auf eine latente Retentionstendenz hindeutet.

Die *überschießende Ausscheidung im Wasserversuch* ist ähnlich vieldeutig. Man sieht sie einerseits bei Akromegalie und Hyperthyreose, andererseits kann sie ein Symptom von Hinterlappeninsuffizienz sein, wenn die Vorderlappenfunktion nicht beeinträchtigt ist.

Der *Durstversuch* entscheidet vor allem zwischen der primären Polydipsie (S. 805) und dem Diabetes insipidus; bei der Polydipsie ist die Konzentrationsfähigkeit ungestört, beim Diabetes insipidus geht die Ausscheidung eines dünnen Harns weiter und führt zu Verdurstungserscheinungen. Bei gleichzeitiger Vorderlappeninsuffizienz bleibt die Konzentrationsschwäche oft latent; hier klärt die *Belastung mit diuretischen Hormonen* (STH, Thyroxin) im Durstversuch auf. Zur Unterscheidung zwischen echtem (hypophysär-hypothalamischem) und nephrogenem Diabetes insipidus (S. 799) dient der *Hypophysin-Durstversuch*; die Niere des nephrogen Wasserharnkranken vermag auch unter der Antidiuretinwirkung nicht genügend zu konzentrieren.

Auch *Clearancemethoden* werden zur Hypophysendiagnostik herangezogen. So zeigten PICKFORD und WATT (1950), daß bei 6 von 9 Patienten mit chromophoben Adenomen das Inulin- und Diodonclearance unternormal war.

11. Die hypothalamischen Störungen der Temperaturregulation.

Nach den Ergebnissen der Physiologie (S. 763) darf man sich den hauptsächlich im Hypothalamus gelegenen Thermostaten des Warmblüters zusammengesetzt denken aus einem Wärmzentrum und einem Kühlzentrum, die sich gegenseitig die Waage halten. Dieses Gleichgewicht kann gestört sein in Richtung der *Hyperthermie* durch Erregung oder erhöhte Erregbarkeit des Wärmzentrums oder durch verminderte Erregbarkeit des Kühlzentrums für die adäquaten Reize (Kälte und Wärme); in Richtung der *Hypothermie* durch Erregung oder erhöhte Erregbarkeit des Kühlzentrums oder verminderte Erregbarkeit des Wärmzentrums. Mangelhafte Erregbarkeit des Wärm- und des Kühlzentrums führt zu *Poikilothermie*.

a) Hyperthermie.

Als Ursachen von Temperaturerhöhungen, die nicht „periphere Hyperthermie" (S. 765) und nicht „Fieber" (= Reizung des Wärmzentrums durch im Blut kreisende Pyrogene, S. 765) sind, kommen in Betracht: 1. Erregung des Wärmzentrums (als Teilerscheinung einer maximalen ergotropen Erregung; Reizung des Wärmzentrums über nervöse Afferenzen oder direkt durch lokale Prozesse), 2. verminderte Erregbarkeit des Kühlzentrums (durch zerstörende Hypothalamusprozesse) und 3. verminderte Wirkung des Kühlzentrums (durch Unterbrechung seiner efferenten Bahnen).

Der in den letzten Lebensstunden bei vielen Todesarten insbesondere auch bei jüngeren Menschen ohne infektiöse Krankheit beobachtete Temperaturanstieg ist eine Teilerscheinung der extremen ergotropen Erregung des *Todeskampfes*, einer maximalen Notfallsreaktion, die durch Anspannung aller Energiereserven das drohende Versorgungsdefizit der lebenswichtigen Zentren abzuwenden trachtet. Dieses mit einem Anstieg von Blutdruck, Puls- und Atemfrequenz verbundene „hyperthermisch-pressorische Syndrom" (Gänshirt 1951) ist keineswegs für Gehirnkrankheiten charakteristisch. Es wird offenbar durch einen lebensbedrohenden Sauerstoffmangel in der ergotropen Hypothalamuszone ausgelöst. Bei intrakraniellen Prozessen tritt es auf, wenn eine rasche *Hirndrucksteigerung* bei verhältnismäßig intaktem Atemzentrum durch Zisternenverquellung im Zwischenhirn-Mittelhirn-Bereich die Durchblutung der ergotropen Zone gefährdet.

Von den lokalen *entzündlichen Prozessen* spielt sich besonders die *Encephalitis lethargica* (Economo) im Bereich der ergotropen Zone ab. Das akute Stadium zeigt meistens, aber nicht immer, Temperatursteigerungen. Schon v. Economo (1918) berichtet über schwere Fälle mit letalem Ausgang ohne jede Temperatursteigerung. Stern (1922) weist darauf hin, daß einzelne Epidemien nie, andere fast immer mit Fieber verbunden waren, ferner, daß die Höhe der Temperatur unabhängig sei von der Ausdehnung und der Stärke des Krankheitsprozesses im Gehirn. Im chronischen Stadium der Krankheit sind Temperatursteigerungen selten; doch sah Stern (1922) bei genauer fortlaufender Beobachtung mehrfach eigenartige abendliche subfebrile Temperaturzacken, die meist mit keinen subjektiven Beschwerden verbunden waren. Stern ist der Auffassung, daß neben der gewöhnlichen infektiösen Fieberentstehung entzündliche Herdläsionen der Temperaturzentren nur die Bedeutung eines Akzidentalsymptoms haben. Da die Schlafsucht der Economoschen Krankheit am ehesten ein Zeichen einer Lähmung des ergotropen Systems ist (Orthner 1956), wäre eine Schwächung der temperatursteigernden Mechanismen in den Schlafperioden zu erwarten. Entzündliches Fieber, Reizung und Lähmung des Wärmzentrums dürften bei dieser Krankheit in einer schwer entwirrbaren Weise miteinander konkurrieren.

Wenn man das Ergebnis der modernen gezielten Reizversuche bedenkt (S. 762), dann wird man mit der Annahme einer unmittelbaren Reizung des Wärmezentrums durch lokale Prozesse sehr zurückhaltend sein müssen. Das gilt auch für alle *anderen Entzündungen* des Gehirns und seiner Häute (Loeb 1884). Die Entscheidung zwischen echtem, durch pyrogenetische Entzündungsstoffe erzeugtem Fieber und zentraler Hyperthermie ist kaum möglich, zumal man kein sicheres Unterscheidungsmerkmal kennt (S. 808).

Bei *Tumoren* und *granulomatösen Prozessen*, die sich mehr im vorderen vegetativen Hypothalamus abspielen (z. B. Loeb 1884, Davison 1940, Zimmerman 1940, Anderson und Mitarbeiter 1950, Miehlke und Diepen 1951) wäre eine Zerstörung des Kühlzentrums als Ursache erhöhter Temperatur zu erwägen, sofern bei ventrikelnaher Lokalisation nicht eine Reizung der das Wärmzentrum erregenden Afferenzen (S. 808) näher liegt. Eine Differenzierung von dem gewöhnlichen Entzündungsfieber ist auch hier meist schwierig.

Nach den Tierexperimenten ist zu erwarten, daß bei „Enthirnung", d. h. bei *zerstörenden Prozessen im Bereich des Mittelhirns*, die Temperatursteuerung weitgehend reduziert wird. Solche Kranke gehen durch Läsion der roten Kerne oft unter den Erscheinungen der

„Enthirnungsstarre“ zugrunde, wobei sich gleichzeitig ein rapider Temperaturanstieg einstellt (Foerster und Mitarbeiter 1933). Die bei der hochgradigen Muskelaktivität freiwerdende Wärme löst keine Gegenregulationen aus, weil die vom Kühlzentrum zu den Vasomotoren- und Schweißzentren absteigenden Fasern unterbrochen sind.

Hochgradige Wärmeüberproduktion kann im *Status epilepticus* trotz intakter Gegenregulation (Schwitzen, Gefäßerweiterung) zu tödlicher Hyperthermie führen.

Die praktisch wichtigste zentrale Hyperthermie ist die bei allen *chirurgischen Operationen im Bereich des Hirnstamms* gefürchtete Temperatursteigerung (Gagel 1947b). Die Erfahrungen mit dem „Wärmestich“ (S. 765) und die auch beim Menschen durch experimentelle Veränderungen der Liquorzirkulation erzeugbaren Hyperthermien (Strecker 1926, Gordon 1929) weisen auf die *besondere Bedeutung der Ventrikelwandung* für die Wärmeregulation hin. Blutungen in den 3. Ventrikel erzeugen oft eine tödliche Hyperthermie (Molitoris 1934); durch sie sind die Patienten nach Operationen von Kolloidcysten (Kessel und Olivecrona 1936, McKissock 1951), Gangliocytomen (Christensen 1937), Epidermoiden (Findeisen und Tönnis), Craniopharyngeomen und anderen ventrikelnahen Hypophysentumoren (Reverchon und Mitarbeiter 1923, Erickson 1939) besonders gefährdet. Da in Fällen, in denen der Hypothalamus durch einen Tumor bereits weitgehend zerstört ist, die Gefahr einer postoperativen Hyperthermie geringer ist, da sie ferner durch die Anwendung des „künstlichen Winterschlafes“ (S. 766) gemildert wird, dürfte es sich bei der Temperatursteigerung nach Eingriffen im Bereich des 3. Ventrikels nicht um den Ausdruck einer Schädigung des Kühlzentrums, sondern um eine Reizung des temperatursteigernden Mechanismus handeln. Es hat ganz den Anschein, als ob *in der Wand des 3. Ventrikels besonders empfindliche Thermoreceptoren* lägen.

Nach den Untersuchungen von Kautzky (1950), Kautzky und Ulrich (1951) kann man die Zeit nach einer Hirnoperation unterteilen in die Abschnitte 1. des *Initialfiebers* am Operationstag, 2. der *Intermediärphase* (1.—2. postoperativer Tag), 3. des *Sekundärfiebers* (3.—7. Tag) und 4. der daran anschließenden Zeit des *Tertiärfiebers*, welches sich über die 2.—3. Woche hinaus erstrecken kann. Durch den Vergleich eines großen Hirnoperationsgutes mit anderen Operationen wurde wahrscheinlich gemacht, daß das allen Operationen (auch im übrigen Körper) gemeinsam „Resorptionsfieber“ vor allem in der Intermediärphase auftritt; Temperaturzacken am Operationstag und zwischen dem 3. und 7. Tag seien überwiegend zentral bedingt; die Höhe dieser Zacken sei durchschnittlich umgekehrt proportional zur Entfernung des Eingriffs vom Bereich des 3. und 4. Ventrikels bzw. vom Ausmaß der Hirnstammläsion; in eine dieser beiden Perioden falle überwiegend die tödliche Hyperthermie.

Unter den Begriff „zentrale Hyperthermie durch Reizung des Wärmzentrums“ dürften auch chronische Temperaturerhöhungen fallen, die oft bei *Durchwachsung der Ventrikelwand von einem Neoplasma* beobachtet werden. Solche Fälle (z. B. Strauss und Gloubs 1931, Ford und Muncie 1938) sind ein weiterer Hinweis für die Bedeutung der inneren Liquorräume für die Temperaturregulation.

Zur *klinischen Differenzierung zwischen Fieber und zentraler Hyperthermie* werden häufig die Untersuchungen von Kroll (1935) herangezogen, wonach die zentrale Hyperthermie durch kühle Haut und entsprechend große Differenzen zwischen Haut- und Rectaltemperatur gekennzeichnet sein soll. Die Nachprüfungen von Kautzky und Burchard (1950) lassen den Wert dieses Zeichens aber als sehr fraglich erscheinen. — Globus und Gang (1945) sehen in einer Dissoziation zwischen Puls und Temperatur (der Puls folgt nicht den Schwankungen der Temperatur) ein für Hypothalamusprozesse charakteristisches Symptom. — Ferner soll die zentrale Hyperthermie nach Gagel (1950) häufig mit subjektivem Wohlbefinden, fehlender Tachypnoe und normalen Leukocytenwerten verbunden sein. — Es handelt sich nur um Anhaltspunkte; eine entscheidende diagnostische Bedeutung kommt keinem dieser Zeichen zu.

b) Hypothermie.

Abnorm tiefe Körpertemperatur oder mangelnde Fähigkeit zum Fiebern wurde vor allem bei langsam fortschreitenden oder stationären zerstörenden Prozessen des vegetativen Hypothalamus beobachtet, z. B. suprasellären *Craniopharyngeomen* (Bartels 1906), *Angiomen des Hypothalamus* (Davison und Demuth 1946, Sunderman und Haymaker 1947), *Plexuspapillom* (Götzl und Erdheim 1905), *Granulomencephalitis* (Glanzmann und Wegeling 1942; S. 837), Boeck*scher Krankheit* (Gjersoe und Kjerulf-Jansen 1950). — Nach Kautzky und Ullrich (1951) bleibt bei einem Teil der *sellanahen Eingriffe* die postoperative Temperatursteigerung aus. — Zur Beurteilung muß man einerseits den

Funktionszustand der Adenohypophyse berücksichtigen; Hypopituitarismus gleich welcher Genese ist bei normaler Umgebungstemperatur gewöhnlich mit einer leichten Hypothermie verbunden (S. 759). Andererseits liegt in manchen Fällen sicherlich eine Zerstörung des Wärmzentrums zugrunde (DAVISON 1940). Eine solche ist auch anzunehmen, wenn im Verlauf der WERNICKEschen *Krankheit* (ORTHNER 1956) die Temperatur abnorm absinkt (THOMSEN 1888). — Von besonderem Interesse ist eine Beobachtung von KAPLAN und Mitarbeitern (1952).

Bei einem 55jährigen Mann wurde aus dem rechten Stirnlappen eine bösartige Geschwulst teilweise entfernt. Die schon vor der Operation vorhandene Somnolenz vertiefte sich nach der Operation mehr und mehr; gleichzeitig sank die Körpertemperatur auf durchschnittlich 32° mit Tiefpunkten von 29° und Steigerungen bis zu 35°. Der Tod trat 3 Wochen nach der Operation ein. Es fand sich *eine in Organisation befindliche, etwa 2—3 Wochen alte Stauungsblutung im medialen Haubengebiet und zentralen Höhlengrau von Mittelhirn und oberer Brücke* (bei offenbarer Verschonung der roten Kerne) als Substrat einer elektiven Schädigung des Wärmzentrums und seiner absteigenden Fasern. — Auf die Stoffwechsel- und EEG-Befunde sei verwiesen.

Die Hauptgefahren des therapeutisch angewandten sog. *künstlichen Winterschlafs* treten in der Wiedererwärmungsperiode durch Kreislaufkollapse auf. TALBOTT und Mitarbeiter (1941) berichten über einen Todesfall, der sich bei der Behandlung eines 46jährigen Schizophrenen ereignete. Die rectale Temperatur wurde 50 Stdn unter 36,7° gehalten und erreichte ein Minimum von 26,7°. In der Restaurationsperiode versagte infolge zu rascher Wärmezufuhr der Kreislauf. Die *anatomische Untersuchung* ergab herdförmige Bronchopneumonie, leichte Degeneration der Nervenzellen der Großhirnrinde und ein kleines Hypophysenadenom, jedoch keine greifbaren Veränderungen im vegetativen Hypothalamus.

c) Poikilothermie.

Die klinische Erfahrung, daß selbst bei hochgradigen Zerstörungen des Hypothalamus Temperaturabweichungen vermißt werden können (WITTERMANN 1936, FOERSTER und Mitarbeiter 1937), widerspricht scheinbar den tierexperimentellen Ergebnissen, wonach bei Ausschaltung des vegetativen Hypothalamus das Wärmeregulationsvermögen weitgehend verlorengeht. Zur Erklärung wird herangezogen, daß es sich in diesen Fällen um ganz besonders langsam fortschreitende Prozesse handle (GAGEL 1937, 1950), der Hypothalamus in einem sich über Jahre hinziehenden Prozeß allmählich ausgeschaltet wurde und daß dadurch tiefere Regulationen vikariierend einspringen konnten. Man verweist auf die Kaninchenversuche von THAUER (S. 762), durch die gezeigt wurde, daß bei allmählicher Abtrennung des Zwischenhirns im Laufe von mehreren Wochen durch das Engerziehen eines um den Hirnstamm herumgeschlungenen Fadens die Wärmeregulation besser erhalten bleibt als bei einzeitiger Operation. Andere Untersucher haben allerdings bei höheren Säugern keine wesentlichen Substitutionen gesehen.

Unseres Erachtens ist es nicht erwiesen, daß jene Patienten wirklich ein normales Temperaturregulierungsvermögen besaßen. Man muß bedenken, daß ein kranker Mensch bemüht ist, sich keinen Kälte- und Hitzebelastungen auszusetzen. Er hält sich in behaglich temperierten Räumen auf; empfindet er Kälte, so hüllt er sich ein; wird ihm aber warm, so deckt er sich ab. Bei Bettruhe sind die Verhältnisse noch günstiger. Unter diesen Bedingungen bedarf er weder des Kältezitterns noch des Schwitzens, um seine Körpertemperatur konstant zu halten. Geringe Unterschiede mögen durch periphere Reflexe der Hautvasomotoren ausgeglichen werden können (S. 762); es ist denkbar, daß diese Fähigkeit bei ganz langsamer Ausschaltung des Hypothalamus durch Übung verstärkt wird; daß das Temperaturregulationsvermögen aber jemals ein Ausmaß wie bei Personen mit intaktem Hypophysen-Hypothalamus-System erreichen könnte, muß auf Grund der Tiererfahrungen bezweifelt werden. *Eine normale Körpertemperatur bei einem Menschen, der sich in behaglicher Umgebungstemperatur aufhält, besagt nicht, daß die reflektorische Temperatursteuerung normal ist.* Dies gilt insbesondere bei freiem Sensorium; eine intakte Sensibilität (Thalamus) vorausgesetzt, wird jede Abweichung von der Normaltemperatur als unangenehm empfunden und durch Änderungen in der Bedeckung korrigiert, ohne daß die Wärmeregulation in Tätigkeit zu treten braucht.

Exakte *Hitze- und Kältebelastungen*, die allein das Ausmaß der vorhandenen Temperaturregulation ermitteln können, wurden bisher offenbar nur selten ausgeführt. Gagel (1947b) erwähnt bei einem Patienten mit weitgehendster Zerstörung des Diencephalon infolge Craniopharyngeom eine völlige Anhidrose der gesamten Körperoberfläche in der Hitze, ein Befund, den man wohl auf die Zerstörung des Kühlzentrums beziehen darf. Eine ähnliche Störung des thermoregulatorischen Schwitzens schildert er (1953a) bei einem Knaben mit einem Astrocytom des Aquädukts, das durch Hydrocephalus occlusus den Hypothalamus zur Atrophie gebracht hatte; hier wird man auch an eine Unterbrechung der vom Kühlzentrum absteigenden Fasern denken.

Auch bei getrübtem Sensorium können Temperaturabweichungen durch eine sorgsame Pflege vermieden werden; doch ist dann ein stärkeres Absinken im ruhigen pathologischen Schlaf und ein stärkeres Ansteigen nach der Nahrungsaufnahme (spezifisch dynamische Nahrungswirkung) die Regel. Stärkere Abweichungen nach oben werden in erster Linie durch die Tätigkeit der Muskulatur, durch tonisch-klonische Krampfzustände, erzeugt. Fehlen solche motorischen Erscheinungen, dann kann es bei zwischenhirnlosen Wesen gelingen, ihre Temperatur im Wärmekasten einigermaßen normal zu erhalten; bei Krämpfen, Erbrechen usw. sind aber auch in der Couveuse groteske Temperaturschwankungen nicht zu vermeiden, wie Langer (1919) und Lange-Cosack (1944a, b) in Fällen von Blasenhirn, Monnier und Willi (1953) bei einem meso-rhombospinalen Anencephalus gezeigt haben. *Auch das Studium der menschlichen embryonalen und frühkindlichen Hirndefekte ergibt keinen Anhalt, daß zwischenhirnlose Wesen Belastungen des Temperaturhaushaltes auch nur einigermaßen ausgleichen können; sie sind praktisch poikilotherm.* Siehe ferner Davison und Friedman (1937; Poikilothermie bei einem Neugeborenen mit einem Gangliocytom des Hypothalamus).

Lange-Cosack nahm im Falle des von ihr beschriebenen Mittelhirnwesens an, daß die ungewöhnlichen Temperaturschwankungen Ausdruck einer Enthemmung tiefer gelegener thermoregulatorischer Zentren, eine überschießende Gegenregulation, waren; da dieses Kind aber dauernd an Erbrechen und Starrezuständen litt, erscheinen sie eher als ein Spiegel großer Schwankungen in der endogenen Wärmeproduktion.

Die *Durchtrennung des Rückenmarks* im Halsbereich hebt die Temperaturregulation weitgehend auf (s. S. 762). Klinisch wurde sowohl Hyperthermie (Gagel 1950) als auch Hypothermie (Holmes 1915) beobachtet. Wahrscheinlich hängt es von den jeweiligen Umgebungsbedingungen ab, in welche Richtung die Körpertemperatur abweicht. Neben der Unterbrechung der efferenten temperatursteuernden Bahnen muß man hier auch an die Reizung der zum Temperaturzentrum aufsteigenden Fasern denken.

12. Die zentralen Störungen der Schweiß-, Talg- und Speichelsekretion.

Das *Schwitzen* steht normalerweise überwiegend im Dienste der Wärmeregulation (S. 760). Als besonders wirksames temperatursenkendes Mittel ist es ein charakteristisches Symptom jeder Fieberkrise. Bei den zentralnervösen Temperaturstörungen ist es ein Zeichen einer *Reizung des Kühlzentrums.* Nun weiß man aber vor allem aus der Klinik der *Encephalitis lethargica,* daß es zentral bedingte *Störungen der Diaphorese ohne Zusammenhang mit Veränderungen der Körpertemperatur* gibt. Verstärkte Neigung zu Schweißausbrüchen kann nach Stern (1922) als einziges Restsymptom einer schweren Encephalitis zurückbleiben. Besondere Beachtung verdienen Fälle von postencephalitischem Parkinsonismus, in denen es nur an begrenzten Körperstellen, z. B. einem Teil des Rückens, einem Arm, einer Gesichtshälfte zu Schweißabsonderung kommt. Obwohl über die cerebrale Repräsentation des Schwitzens noch sehr wenig bekannt ist, wird man aus solch lokalisiertem Auftreten und aus der Kombination mit den amyostatischen Erscheinungen schließen können, daß es sich wahrscheinlich um eine Störung subthalamischer Strukturen oder anderer Teile des extrapyramidal-motorischen Systems handelt, denen zum Unterschied vom vegetativen Hypothalamus eine somatotopische Gliederung eigentümlich ist. Auch das halbseitige Schwitzen nach Hirnverletzungen und Apoplexien (Goldstein 1918) spricht in diesem Sinne. Die Wärmeregulation ist bei all diesen Patienten intakt. Daraus ergibt sich der Schluß, daß das in der trophotropen Zone des vegetativen Hypothalamus gelegene Kühlzentrum sich zwar vielfach der subthalamischen Schweißregulationen zur Erreichung seines Funktionszieles bedient, aber mit diesen nicht identisch ist.

Die *Hypersekretion der Talgdrüsen* des Gesichts, das „Salbengesicht", ist ein häufiges Symptom bei Postencephalitikern. Die Koppelung mit den amyostatischen Erscheinungen spricht auch hier dafür, daß die Störung irgendwie mit dem extrapyramidalen System zusammenhängt.

Schließlich ist der abundante *Speichelfluß* bei der chronischen Encephalitis (BYCHOWSKI u. a.) zu erwähnen. Nach den Reizversuchen von HESS (S. 766) laufen die zur Salivation führenden Reflexe vor allem über den Subthalamus ab. Die enge Beziehung zu den Störungen der unwillkürlichen Bewegungen kann hier ebensowenig bezweifelt werden. — STERN (1922) sah auch Kranke mit Hyposekretion und den entsprechenden Beschwerden.

Hinsichtlich der *pathologisch-anatomischen Zuordnung* der cerebralen Sekretionsstörungen stehen in erster Linie die Befunde bei der chronischen epidemischen Encephalitis zur Verfügung. Vor allem nach den Untersuchungen von SPATZ (1930) und HASSLER (1938) kann kein Zweifel darüber bestehen, daß die Zerstörung der schwarzen Zone der *Substantia nigra* die wichtigste Veränderung darstellt. Ihr gegenüber treten alle übrigen Läsionen zurück, auch die im vegetativen Hypothalamus und im Subthalamus. Der eindeutige Befund legt nahe, nicht nur die Bewegungsstörungen, sondern auch *den Speichelfluß, das Salbengesicht und die abnormen Schweißphänomene des Postencephalitikers auf die Nigraläsion zu beziehen.*

Diese Annahme läßt sich mit den herrschenden *physiologischen Vorstellungen* gut vereinbaren. Nach den Untersuchungen von SPATZ (1927) ist die Substantia nigra der wichtigste Knotenpunkt des sog. extrapyramidal-motorischen Systems. Wahrscheinlich spielt dieses System nicht nur in der Koordination der Motorik eine bedeutende Rolle, sondern auch im Zusammenspiel mancher vegetativer Vorgänge. Die Impulse aus dem Subthalamus, der in vieler Hinsicht als Exekutionsorgan des vegetativen Hypothalamus erscheint, dürften in der Substantia nigra eine Koordination erfahren, ehe sie an die peripheren Neurone gelangen. — Hier im Mittelhirn sammeln sich auch alle Efferenzen aus der Großhirnrinde im Raum der Hirnschenkel, deren enge Nachbarschaft zur Substantia nigra physiologische Beziehungen vermuten läßt. Auf diese Weise könnten die erwähnten Einflüsse von Läsionen der Präzentralregion und der inneren Kapsel auf die Schweißsekretion zustande kommen.

Pathogenetisch betrachtet SPATZ (1930) die amyostatischen Bewegungsstörungen der chronischen Encephalitis als indirekte Erregungserscheinungen oder Enthemmungen intakt gebliebener Zentren, die, normalerweise auf die Zusammenarbeit mit der Substantia nigra angewiesen, nach deren Ausfall in den Zustand einer gesteigerten ungeordneten Eigenfunktion geraten. Es liegt nahe, *auch die Störungen der Speichel-, Schweiß- und Talgsekretion* als solche *Enthemmungen* aufzufassen.

Von HASSLER (1953) wurde gezeigt, daß eine *Läsion der Substantia nigra auch bei der* PARKINSON*schen Krankheit (Paralysis agitans)* das Wesentliche ist. Speichelfluß, Salbengesicht und vermehrtes Schwitzen kommen neben den Bewegungsstörungen auch bei dieser Krankheit vor.

Durch diese Krankheitsprozesse hat sich die Substantia nigra des Mittelhirns als die praktisch wichtigste Hirnstelle erwiesen, von der aus beim Menschen die cerebrale Steuerung der exokrinen Sekretion zu stören ist. Es wäre aber verfehlt, sie deshalb als die einzige Störbarkeitsstelle anzusehen. Die Versuchsergebnisse von HESS legen nahe, daß die exokrine Sekretion noch von höheren Bereichen des sog. extrapyramidal-motorischen Systems beherrscht wird, insbesondere vom *Subthalamus*, der unter dem Einfluß der vegetativen Zentren des markarmen Hypothalamus die Tätigkeit dieser Drüsen nach den Bedürfnissen des inneren Milieus steuert.

Für eine Störbarkeit der Salivation durch subthalamische Prozesse sprechen auch Beispiele aus der menschlichen *Pathologie*. So hat VAN BOGAERT (1928) gezeigt, daß ungewöhnlich große Hypothalamustumoren *durch doppelseitige Läsionen des Globus pallidus* ein Parkinson-Syndrom auslösen können, das nicht nur durch Tremor, Rigidität, Amimie usw., sondern auch durch den *typischen Speichelfluß* gekennzeichnet ist.

Von den Hormonen des *Hypophysenvorderlappens* beeinflußt insbesondere das Wachstumshormon die exokrine Sekretion in förderndem Sinne. Beim hypophysären Infantilismus und bei der Simmondsschen Krankheit ist die Schweiß-, Speichel- und Talgsekretion vermindert. Akromegaliekranke andererseits neigen zu starkem Schwitzen (Davidoff 1926, Grassheim 1929).

13. Die zentralen Störungen des Verdauungsschlauches.

a) Das Erbrechen

ist ein häufiges Symptom cerebraler Schädigung. Die Reizversuche von Hess haben ergeben, daß der Brechakt von bestimmten Bereichen des *Hypothalamus* ausgelöst werden kann (S. 767). Manche zum Erbrechen führenden Reflexe laufen sicherlich über das Zwischenhirn ab, und zwar dürfte es sich vor allem um solche handeln, deren afferente Schenkel von abnormen Geschmacks- und Geruchsreizen ausgehen. Die über den Vagus, Glossopharyngeus und Vestibularis (Seekrankheit) zugeleiteten Afferenzen hingegen werden wahrscheinlich schon im *Rautenhirn* zum Reflexbogen geschlossen.

Das cerebrale Erbrechen ist in erster Linie ein Zeichen einer *allgemeinen Hirnschädigung.* Es dürfte auf einer Enthemmung der bulbären Mechanismen beruhen, wenn höhere Zentren, vor allem die Großhirnrinde, in ihrem moderierenden Einfluß irgendwie geschwächt sind. Dies geschieht bei Geschwülsten am häufigsten durch *Hirndruck.* Fehlt das Großhirn überhaupt, wie z. B. bei Hydranencephalie (Langer 1919, Lange-Cosack 1944b), dann kommt es wie bei der tierexperimentellen Decerebration besonders leicht zum Erbrechen. Auch bei der *Hirnerschütterung* ist das Erbrechen meines Erachtens kein Zeichen einer Stammhirnschädigung, sondern Ausdruck einer Enthemmung infolge Störung des durch mechanische Kräfte besonders vulnerablen Cortex (s. S. 862). Darum darf man das Erbrechen nur dann als ein Hypothalamussymptom werten, wenn ein Zwischenhirnprozeß nicht mit Hirndruck verbunden ist. Ein Überblick über Fälle dieser Art lehrt, daß das *Erbrechen als Reizsymptom des Hypothalamus bei weitem nicht so konstant ist als das Erbrechen bei plötzlichem allgemeinem Hirndruck oder bei Kopftrauma.*

b) Das Magengeschwür.

Seit Rokitanskys Feststellung (1842), daß die peptische Erweichung des Magens ein häufiger Befund bei entzündlichen Prozessen an der Hirnbasis sei, ist die Diskussion für und gegen eine hypothalamische Genese des Ulcus ventriculi et duodeni nicht zur Ruhe gekommen. Den positiven Befunden (z. B. Mogilnitzky 1925, Cushing 1932, Masten und Bunts 1934, Gerstel, Foley und Mitarbeiter 1939, Richter und Traut 1940, Veil und Sturm 1946, Sturm 1948, 1952, Fehr 1948, French 1952) stehen Stimmen gegenüber, die an Hand eines großen Beobachtungsgutes einen Zusammenhang ablehnen. So sagt Gagel (1947b), daß er in seinem umfangreichen Material an diencephalen Prozessen keinen einzigen Kranken mit hämorrhagischer Erosion oder mit Schleimhautulcus des Magens gefunden habe. Im Gegensatz zu dem Eindruck, den ein Überblick über die Tierversuche auf diesem Gebiet vermittelt (S. 768), scheinen Erkrankungen des Hypothalamus beim Menschen keine merkliche Ulcusneigung hervorzurufen. Bei der Poliomyelitis allerdings sahen Baker und Mitarbeiter (1952b) eine Beziehung zwischen der Häufigkeit der Magenblutungen und der Schwere des Zellschadens insbesondere im vorderen und mittleren Hypothalamus. Bodechtel und Schüler (1937) vermuten Beziehungen zwischen einer Läsion des Schützschen Bündels (S. 582) durch Geschwülste und Magen-Darmblutungen. Magenblutungen, Erosionen, Ulcera und Perforationen können zweifelsfrei in enger zeitlicher Beziehung mit zentralnervösen Prozessen auftreten; Cushing (1932b) schildert eindrucksvolle Beispiele von akuten Erosionen und Durchbrüchen in unmittelbarem Anschluß an Hirnoperationen; für die Mehrzahl der Ulcera trifft seiner Meinung nach die neurogene Ätiologie zu. Nach Wedler (1953) hingegen läßt sich aus den großen Statistiken und insbesondere aus den von Wedler selbst durchgeführten umfangreichen Erhebungen *kein Zusammenhang des Ulcusleidens mit organischen Gehirn- und Rückenmarkserkrankungen* ablesen.

Die Lage ist hier ähnlich wie bei der essentiellen Hypertonie (S. 793). Pathogenetisch liegt sicher vielfach eine Dysregulation des vegetativen Nervensystems zugrunde (S. Wagner 1950). J. Bauer (1947) sieht auch hier den wesentlichen ätiologischen Faktor in der ererbten *Konstitution.* Unter den Reizen, die bei gegebener Veranlagung die Dysregulation erzeugen, scheinen *chronische Schädigungen der nervösen Peripherie* (z. B. durch Nicotin) eine viel größere Rolle zu spielen als organische Krankheiten der vegetativen Zentralstellen. Wie bei der Hochdruckkrankheit, so verdienen auch hier *psychosomatische Aspekte* (Burger 1951, Glatzel 1954) besondere Beachtung, insbesondere bei

Patienten, deren Uropepsinausscheidung (S. 770) auf psychische Belastung stark ansteigt. Aus der Gesamtheit der Beobachtungen, auf die hier nicht eingegangen werden kann, scheint sich zu ergeben, daß *die Irritation der unversehrten nervösen Zentralstelle durch periphere Reize oder durch psychische Impulse viel leichter zum Ulcus führt als ein direkt am Zentrum angreifender Prozeß.*

VONDERAHE (1940) fand in 14 Ulcusfällen und bei anderen Baucherkrankungen multiple frische und ältere Blutungen im Hypothalamus. Der Reiz des visceralen Krankheitsgeschehens führe zu einer erhöhten Aktivität der vegetativen Zentren und damit zu Hyperämie und Blutungsneigung.

Den fördernden Einfluß der *Hypophysenhormone* auf die Tätigkeit der Verdauungsdrüsen s. S. 770. Bei der SIMMONDSschen Krankheit (S. 644) findet man fast regelmäßig eine Subacidität (SEXTON und Mitarbeiter 1950), bei der Akromegalie oft erhöhte Salzsäurewerte. Diese Beziehung hat aber für die Ulcusentstehung keine statisch faßbare Bedeutung. Denn es ist weder von den Akromegalen eine erhöhte Ulcusanfälligkeit bekannt, noch schließt die Zerstörung des Hypophysenvorderlappens die Entstehung eines Magengeschwürs aus (COMROE 1933, COOKE und SHEEHAN 1950). In dem von SWAN und STEPENSON (1935) beschriebenen Fall von Morbus Cushing einer 30jährigen Frau kam es 9 Tage vor dem Tode zu einer schweren Magenblutung aus einem Ulcus.

c) Obstipation

ist vielfach als Symptom einer hypophysär-hypothalamischen Läsion beschrieben worden (z. B. BIELSCHOWSKY 1902, LOCKWOOD 1921, DAVIDOFF 1926, COMROE 1933, OSTERTAG 1951). Bestand gleichzeitig ein Diabetes insipidus (z. B. GLOBUS 1923, BAILEY 1928), so lag es nahe, die Darmträgheit als Folge eines Mangels an Hinterlappenhormonen zu deuten (s. S. 770). Nach den Ergebnissen der Tierversuche (S. 769) dürften auch rein hypothalamische Krankheiten die reflektorischen Abläufe am Dickdarm stören können, sei es, daß die Unordnung des Zentrums über eine relative Sympathicotonie die Peristaltik hemmt, sei es, daß ein Überwiegen des Parasympathicus zu Spasmen (Vagotonie; EPPINGER und HESS 1910) führt. — *Ätiologisch* hat bei der Obstipation eine *Störung der nervösen Peripherie* eine praktisch viel größere Bedeutung als unmittelbare Schädigungen der Zentren. Hinsichtlich des *psychischen Einflusses* auf die Dickdarmtätigkeit s. z. B. HORNER (1947) und SCHWIDDER (1954).

d) Störungen der Miktion

sind nach den Ergebnissen der Experimentalphysiologie (S. 769) bei hypothalamischen Prozessen zu erwarten und auch beobachtet worden. Sowohl *erschwerte Miktion* als auch *unwillkürliche Harnabgänge* sollen vorkommen, und zwar auch bei klarer Bewußtseinslage. In der Narkose wurde vielfach durch Operationen am vegetativen Hypothalamus eine Blasenentleerung ausgelöst. — STERN (1922) zweifelt nicht, daß die *Miktionsbeschwerden der Postencephalitiker* cerebraler Genese sind; sie dürften einen ähnlichen Ursprung haben wie die Koordinationsstörungen der Willkürmotorik und der exokrinen Sekretion (S. 810f). STERTZ (1931) rechnet Blasenstörungen sogar zu den wesentlichen Bestandteilen seines „Zwischenhirnsyndroms“.

14. Die Beziehungen des Hypophysen-Hypothalamus-Systems zu den Störungen der Motorik.

Den Einfluß von Über- oder Unterfunktion der *Adenohypophyse* auf die Muskeltrophik s. S. 773. Hinsichtlich der *subthalamisch* ausgelösten Bewegungsstörungen sei auf die Artikel von HALLERVORDEN und EICKE in diesem Handbuch verwiesen. Es bleiben jene *Veränderungen des reflektorischen Muskeltonus und der Muskeltrophik* zu besprechen, bei denen eine stärkere Beteiligung vegetativer Fehlsteuerung vermutet wird.

a) Hypothalamische Adynamie.

Als hypothalamische Adynamie bezeichnen DE MORSIER und RICHARD (1945) und DE MORSIER (1950) ein Syndrom, das im Rahmen der *traumatischen Encephalopathie* (S. 862) auftreten soll. Es sei gekennzeichnet durch Hypotonie und Atrophie der Muskulatur, totale oder halbseitige Anästhesie mit verminderten oder fehlenden Hautreflexen bei erhaltenen

Sehnenreflexen und normalem Elektrobefund. In Analogie zu dem von HESS durch Reizung der trophotrop-endophylaktischen Hypothalamuszone bei Katzen ausgelösten Zustand (S. 774) deutet DE MORSIER (1950) die Adynamie als eine reversible hypothalamische Störung. BECKER und SILOMON (1950) stimmen dieser Auffassung zu.

Psychogene Mechanismen, also somatisch gesprochen corticale Impulse, dürften in der Pathogenese der hypothalamischen Adynamie eine große Rolle spielen.

Aber auch *heftige peripher-sensible Irritationen* scheinen auf reflektorischem Wege eine abnorme Erschlaffung der Muskulatur bewirken zu können, wie STENGER (1950) für die sog. *Säuglingsintoxikation* auf Grund von Tierexperimenten wahrscheinlich gemacht hat. Dabei kommt es auch zu einer Hypotonie der glatten Lungenmuskeln mit deren Folgen wie verstärkter Inspirationsstellung des Thorax, Umstellung der Atemmotorik auf thorakale Atmung.

Die anfallsweise auftretende Adynamie rechnet man zum Formenkreis der Narkolepsie (s. ORTHNER 1956).

b) Die Katalepsie

ist ebenfalls eine durch hypothalamische Reizungen und Zerstörungen im Tierversuch auslösbare Veränderung des reflektorischen Muskeltonus. Die Beziehungen zum Zwischenhirn sind eindeutig (S. 774), wenn auch eine nähere Lokalisation noch nicht möglich ist. Katalepsieartige Zustände treten nicht so selten im Verlaufe der *Encephalitis lethargica* auf (PETTE 1923, GUREWITSCH und TKATTSCHEW 1925, v. ECONOMO 1926, I. STERN 1951). Man hat sie als „Hirnschlaf bei fehlendem Körperschlaf" zu den abnormen Dissoziationen des Schlafes gerechnet und damit dem Schlafwandeln, Schlafsprechen usw. (TRÖMNER 1928, ROSENTHAL 1929) an die Seite gestellt. Eine stuporartige Minderung des Bewußtseins ist jedenfalls gewöhnlich mit der Katalepsie verbunden. Das Wesentliche ist nicht so sehr die hyponoische als die hypobulische Seite der Bewußtseinseinengung, wie die in *Hypnose* erzeugbaren und bei *Hysterie* (I. STERN 1951) auftretenden kataleptischen Phänomene lehren. Die *Schreckstarre* und der *Totstellreflex* der Tiere sind verwandte Zustände. Es ist, als ob die Impulse des Eigenwillens einer Sperre unterlägen. Daß solche Zustände nicht nur auf der Basis intendierter oder emotionaler Bewußtseinseinengungen, sondern auch durch organische Zwischenhirnprozesse entstehen können, lehren neben den Tierversuchen und der Encephalitis lethargica auch *andere Zwischenhirnerkrankungen.* Zum Beispiel dürfte der von HECHST (1932) bei einem Hämangiom, von BENDA (1934) bei einem Ependymom, von CAIRNS und Mitarbeitern (1941) bei einer Epidermoidcyste des 3. Ventrikels geschilderten kataleptischen Zustände hierher gehören. Tritt die Katalepsie anfallsweise auf, dann rechnet man sie zum Formenkreis der Anfallsleiden (S. 820). Auch die Katalepsie der *Schizophrenen* hat man als Zwischenhirnsymptom aufgefaßt. Es steht freilich dahin, ob alle kataleptischen Phänomene auf eine gleichartige Grundstörung zurückgeführt werden können.

c) Myopathien.

Bei den Myopathien ist es wahrscheinlich, daß die krankhaften Veränderungen des Chemismus und der Funktion der Muskulatur auf hormonellen oder nervösvegetativen Anomalien beruhen. Nur die Beziehungen zum Hypophysen-Hypothalamus-System können hier erwähnt werden. Näheres siehe bei ROEDER (1950). Die experimentell gesicherte Zuordnung der Muskelruhe zur trophotrop-endophylaktischen Stimmungslage (S. 773) hat zu der Hypothese geführt, in den systematischen Muskelinsuffizienzen den Ausdruck einer *zentralnervösen vegetativen Dysregulation* zu erblicken. Wieweit dies zutreffen kann, ist bei den einzelnen, im folgenden aufgezählten Krankheiten noch ganz ungewiß.

α) Die Myasthenia gravis gilt seit der Entdeckung der Physostigmin- und Prostigminwirkung (WALKER 1934) als eine Störung der neuromuskulären Überträgerfunktion des Acetylcholin. Bei 50% der obduzierten Myastheniefällen fand sich eine *Thymusgeschwulst*; da außerdem über Auslösung der myasthenischen Reaktion im Tierversuch durch Implantation jungen Thymusgewebes oder Injektion von Thymusextrakt berichtet wurde, schloß man, daß ein unbekannter abnormer Thymusstoff irgendwie in die Bildung des Acetylcholin oder dessen Abbau durch die Cholinesterase eingreife (s. SCHMINCKE 1926 in diesem Handbuch). Röntgenbestrahlung und Exstirpation des Thymus führen in einem Großteil der Fälle zur Heilung (HARVEY und Mitarbeiter 1942, KEYNES 1954). SELYE (1949) denkt an eine Beziehung der Thymusüberentwicklung zu einer *Nebennierenrindenunterfunktion* (S. 709); denn die Nebennieren seien häufig hypoplastisch; die Adynamie beim Morbus

Addison ähnelt irgendwie der Myasthenie. TORDA und WOLFF (1951) berichten über gewisse Behandlungserfolge mit ACTH. Zur Frage des Zusammenhangs mit sonstigen innersekretorischen Störungen s. WELTE (1953). ZWEYMÜLLER (1950) unterstützt die entzündliche Auffassung der Lymphocytenansammlungen in der myasthenischen Muskulatur und weist auf Heilerfolge mit antibiotischen Präparaten hin; Entzündung und Ermüdung führen vielleicht zu einer zentralen, im Zwischenhirn lokalisierten Steuerungsstörung. ZAJEWLOSCHIN (1933) fand bei einer 31jährigen Frau neben einer Thymusgeschwulst und Lymphocytenanhäufungen im Skeletmuskel ausgebreitete lymphocytäre Infiltrationen im ganzen Zentralnervensystem mit Schwerpunkt im Hypothalamus; Hypophyse und Nebennieren waren vergrößert, aber histologisch unauffällig. BEINING (1949) erwägt einen Zusammenhang zwischen Encephalitis lethargica und Myasthenie, da die charakteristischen Substantia nigra-Läsionen in typischen Myastheniefällen gefunden worden seien.

β) Die progressive Muskeldystrophie (ERB) beruht nach SLAUCK (1936) in der Unfähigkeit, zugeführtes Kreatinin und seine Vorstufen im intermediären Stoffwechsel auszunutzen. Wegen Veränderungen in den sog. Zwischenhirnfunktionsproben wird sie von MEURER (1950) als eine diencephale Regulationsstörung aufgefaßt. Nach ERBSLÖH und SIOLI (1953) treffen FRÖHLICHsches Syndrom und ERBsche Dystrophie öfter zusammen, als es rein zufällig erwartet werden kann. In seltenen Fällen ist die Krankheit mit Akromegalie, Myxödem, Basedow, CUSHINGschem Syndrom (BOECKER 1950) oder Fettsucht verbunden. Bemerkenswert ist die von MEURER (1950) und TRAUTMANN (1952) berichtete Besserung des Leidens durch Resektion beider Carotissinusnerven. Diese Erfolge erinnern an die Muskelerschlaffung durch Druckerhöhung im Carotissinus, die durch die Blutdruckzügler vermittelt wird (S. 774). Da aber die Tonusminderung der hypothalamischen Adynamie nicht ohne weiteres mit den dystrophischen Veränderungen vergleichbar ist, ist der pathogenetische Zusammenhang noch keineswegs klar. ROEDER (1950) erwähnt das Auftreten von Dystrophien nach Encephalitiden. — Anatomische Veränderungen im Zwischenhirn sind bisher nicht gefunden worden.

γ) Myatonia congenita (OPPENHEIM 1900). Auch bei der Myatonia congenita sind noch keine zentralnervösen Untersuchungsbefunde bekannt. WEYERS (1949) hat auf die Beziehungen zur Arachnodaktylie (S. 609) hingewiesen, zu der es Übergänge gibt.

δ) Die Myotonia congenita (THOMSEN). FOIX und NICOLESCO (1923) haben in einem Fall mit den typischen Veränderungen (myotonische Reaktion, Hypertrophie der Muskelfasern usw.) das Zentralnervensystem näher untersucht. Sie beschrieben Entartungserscheinungen in den extrapyramidal-motorischen und vegetativen Zentren, unter anderem Vermehrung des Lipochroms und Vacuolenbildung in den Nervenzellen des Tuber cinereum, und neigen deshalb zu der Annahme einer zentralnervösen Systemerkrankung.

ε) Die myotonische Dystrophie (CURSCHMANN-STEINERT) wurde wegen der Koppelung mit Sexualstörungen bereits auf S. 633 erörtert. Die von BOETERS (1936) vermutete genetische Verwandtschaft mit der THOMSENschen Krankheit wird mit CURSCHMANN von den meisten Autoren bezweifelt. Neuerdings treten MAAS und PATERSON (1953) für die Identität der beiden Leiden ein.

d) Das ADIEsche Syndrom.

Das ADIEsche Syndrom (Pupillotonie mit Mydriasis bei fehlenden oder abgeschwächten Sehnenreflexen) und andere „pseudotabische" Zustände werden vielfach auf eine erbliche oder erworbene Erkrankung des Hypothalamus bezogen. Den Einfluß des Hypothalamus auf die Pupillomotorik s. S. 775. BECKER und SILOMON (1950) sahen einen mit gleichseitiger Hemiatrophia faciei, MENIÈREschen Anfällen, den zugehörigen Störungen des VIII. Hirnnerven und den Merkmalen der Sympathicusreizung komplizierten Fall und dachten an eine Läsion caudaler Hypothalamusabschnitte einer Seite durch einen krankhaften Prozeß als gemeinsame Ursache. — Anatomische Untersuchungen des Hypothalamus liegen offenbar noch nicht vor. (Daneben dürfte es auch eine peripher ausgelöste Pupillotonie geben; s. RUTTNER 1947.)

e) Pseudotabes pituitaria.

KEHRER (1937) versteht darunter Fälle von Hypophysentumoren mit Opticusatrophie und Areflexie; ein im Hypothalamus angreifender Prozeß könne Areflexie hervorrufen. Hierbei ist außerdem die Auswirkung der Hypophysenunterfunktion auf die *Magentätigkeit* zu beachten (S. 770); verminderte inkretorische und resorptive Magenfunktion könnte nicht nur bei der Entstehung der hypophysären Anämie (S. 770) eine bedeutende Rolle spielen, sondern durch Auslösung einer *funikulären Spinalerkrankung* auch Tonusverlust und Areflexie bewirken.

V. Bewußtsein und seelische Grundstrukturen.

Die Darlegung psychiatrischer Fragen liegt nicht in der Absicht des Handbuchs. Deshalb muß sich dieses Kapitel auf einige Hinweise beschränken und kann nicht jenen Einblick in die psychiatrische Zwischenhirnproblematik vermitteln, der für die pathologisch-anatomische Deutung seelischer Veränderungen bei hypophysär-hypothalamischen Krankheiten notwendig ist. Eine ergänzende Abhandlung (ORTHNER 1956) versucht, diese Lücke zu schließen.

Unter *Bewußtsein* kann man mit JASPERS (1946) die *Innerlichkeit des Erlebens* verstehen, im Gegensatz zur Äußerlichkeit des bloß vegetativen Lebens, das als Wachstum, Fortpflanzung und Stoffwechsel in Erscheinung tritt. Gewöhnlich unterscheidet man 3 Hauptstufen, nämlich das einfache, gegenstandslose „Wachbewußtsein" (das man dem Säugling zuspricht), das „Gegenstandsbewußtsein" und das „Ichbewußtsein". Das Bewußtsein ist die *Grundlage der psychischen Phänomene*, jener Lebenserscheinungen, die offenbar nur bei den höheren Organismen auftreten und das bloße Leben, das Vegetieren, zum subjektiven *Er*leben steigern.

Der bewußte Zustand kann nicht dauernd beibehalten werden; in mehr oder weniger regelmäßigen Abständen sinkt der Lebensprozeß auf die primitivere Entwicklungsstufe des pflanzenhaften Vegetierens zurück. Das Zurückgesunkensein bezeichnet man als *Schlaf*; es dient der Erholung des Organismus, vor allem des Zentralnervensystems. Schlaf ist der ursprüngliche Zustand des Organismus.

Anatomische, pathologisch-anatomische und experimentalphysiologische Beobachtungen stimmen darin überein, daß die *Bewußtseinsfunktionen wesentlich von der Intaktheit hypothalamischer Strukturen abhängen.* Man kann diese Strukturen als *Wachzentrum* bezeichnen; in Form der „dynamogenen Zone" von W. R. HESS (S. 740) bzw. des „aktivierenden Systems" von INGRAM (1952) werden sie von einem Gebiet repräsentiert, das aus dem caudalen Höhlengrau des Hypothalamus (S. 581), den dorsal anschließenden periventrikulären Gebieten des Thalamus einschließlich der Massa intermedia (S. 579) und dem caudal anschließenden Höhlengrau des Mittelhirns besteht.

Bei den *Störungen des Bewußtseins* kann man unterscheiden zwischen den mehr quantitativen Veränderungen des physiologischen Rhythmus, den *Schlafstörungen*, und den mehr qualitativ abnormen Bewußtseinslagen, die man als *Bewußtseinsstörungen im engeren Sinne* bezeichnet.

A. Schlafstörungen.

Schlaf tritt *normalerweise* ein, wenn im Rhythmus des Tagesablaufes der Tonus des Wachzentrums nachläßt. Er ist das *Ergebnis eines Schutzreflexes*, der die den höheren Lebewesen eigentümliche Aktivierung der zentralnervösen Tätigkeit ausschaltet, wenn ein bestimmtes Maß von Ermüdung eine Restitution erfordert. Der gesamte Organismus verfällt einem weitgehenden Ruhezustand; nicht nur die ergotropen, sondern auch die meisten trophotropen Funktionen, wie die Tätigkeit des Magen-Darmtraktes, der Nieren und der Ausscheidungsorgane, werden gehemmt. Nur einige, die Erholung begünstigenden Innervationen, die der Abdichtung gegen äußere Reize dienen, z. B. Lidschluß und Pupillenverengung, treten hervor.

Auf die Probleme des sog. *Reizschlafes* — experimentelle Auslösung von Schlaf durch elektrische Reizung im Zwischenhirn (W. R. HESS) — kann hier nicht eingegangen werden. Unseres Erachtens führt bei diesen Versuchen nicht die Erregung eines bestimmten „Schlafzentrums" den Schlaf herbei, sondern eine besondere Reizqualität, nämlich die leise Monotonie der Impulse; leise monotone Impulse sind auch über sensorische Afferenzen geeignet, den Schlafreflex auszulösen.

1. Schlafsucht

weist gewöhnlich auf eine *Schädigung oder Betäubung des aktivierenden Systems* hin. Sie unterscheidet sich von den Bewußtseinsstörungen im engeren Sinne (S. 818) durch die Möglichkeit, mit Hilfe von starken Weckreizen Bewußtseinsklarheit herzustellen. Das aktivierende System erleichtert demnach den Wachzustand, sein Einfluß scheint aber durch starke innere oder äußere Reize ersetzbar zu sein. Psychiatrisch-pathologisch-anatomische Untersuchungen haben manches zu seiner lokalisatorischen Abgrenzung beigetragen.

So läßt sich die Schlafsucht der akuten *Encephalitis lethargica* Economo (s. van Bogaert in diesem Handbuch) am ehesten als Ausdruck einer Betäubung des aktivierenden Systems durch die Entzündung deuten. Auch bei der *Polioencephalitis haemorrhagica superior* Wernicke (s. Pentschew in diesem Handbuch) können die Kranken alle Kennzeichen eines pathologisch verlängerten und vertieften Schlafes aufweisen, sicherlich ein Herdsymptom des geschädigten Höhlengraues im mesodiencephalen Übergangsgebiet. Schlafsucht kann ferner ein hervorstechender Zug bei hypothalamisch lokalisierter Hand*scher Krankheit* (z. B. Cureton 1949; S. 830), Boeck*scher Krankheit* (z. B. Wilke 1954; Abb. 40, S. 666) und bei *sonstigen Hypothalamusgranulomen* (z. B. eigener Fall, Abb. 43, S. 670) sein. Das gleiche gilt, wenn *andere Entzündungen* oder *Kreislaufstörungen* das Gebiet des aktivierenden Systems geschädigt haben.

Bei den *Geschwülsten* des Zwischen- und Mittelhirns sind Mischzustände zwischen Schlafsucht und Bewußtseinstrübungen im engeren Sinne die Regel; denn sehr häufig tritt zu der Schädigung des aktivierenden Systems eine diffuse Beeinträchtigung der Hirnfunktionen durch intrakranielle Drucksteigerung, die sich in den verschiedenen Graden der Bewußtseinstrübung von der leichten Benommenheit bis zum tiefen Koma äußert. Am ehesten führen jene Tumoren zu reiner Schlafsucht, die sich ohne Hirndrucksteigerung langsam im Hypothalamus ausbreiten. Gewächse, die vom vorderen Hypothalamus allmählich nach rückwärts vordringen, lassen manchmal die Bestimmung der vorderen Begrenzung des „aktivierenden Systems“ innerhalb des Höhlengraues zu. Insbesondere aus dem Studium der *suprasellären Craniopharyngeome* scheint sich zu ergeben, daß Schlafsucht eintritt, sobald das Gewächs nach dorsal und caudal bis in die Höhe der Massa intermedia vorgedrungen ist (siehe z. B. den auf S. 659 beschriebenen Fall; Abb. 28 und 29).

Einen weiteren Hinweis geben die Schilderungen bei *angeborenen oder im Säuglingsalter erworbenen Hirndefekten* (s. Hallervorden und Meyer in diesem Handbuch), aus denen hervorgeht, daß das Fehlen der Großhirnrinde die Schlafwachregulation nicht stört; auch der größte Teil des Zwischenhirns ist entbehrlich. Der Schlafrhythmus des Zwischenhirnwesens unterscheidet sich nicht von dem eines normalen Neugeborenen. Doch lernen diese Kinder niemals, tagsüber wach zu bleiben; der Rhythmus bleibt säuglingshaft, polyphasisch. Für die Entstehung des einphasischen Tagesrhythmus des Kleinkindes dürfte die Großhirnrinde nötig sein. Erst wenn auch das caudale hypothalamische und das mesencephale Höhlengrau geschädigt sind, fehlt jeder Rhythmus; von solchen Kindern wird über dauernden Schlaf oder dauernde Bewußtlosigkeit berichtet.

Pathologisch gesteigertes Schlafbedürfnis bei intaktem Wachzentrum kann durch *Hypophysenkrankheiten* ausgelöst werden.

Bekannt ist die Verlängerung der Schlafzeit beim *hypophysären Infantilismus* (S. 637), bei der Simmonds*schen Krankheit* (S. 644) und bei anderen Formen hypophysärer Insuffizienz. Offenbar benötigt der Organismus längere Zeit zur Restitution, wenn die Hormone der Adenohypophyse fehlen.

Auch bei *Akromegalie* wird Schläfrigkeit und Lethargie beobachtet. Hier ist, abgesehen von einer möglichen Alteration des Wachzentrums durch das eosinophile Hypophysenadenom und neben einem relativen Mangel an glandotropen Vorderlappenhormonen, an eine gesteigerte Produktion von Ermüdungsstoffen zu denken.

2. Krankhaft verminderte Schlaffähigkeit.

Der Tonus des aktivierenden Systems pulsiert normalerweise in einem des Tagesablauf angepaßten Rhythmus. Pathologische Prozesse, toxische und pharmakologische Reize, verschiedene nervöse Afferenzen und psychische Impulse können diesen Tonus steigern und dadurch den Eintritt des Schlafes verhindern.

Unter den pathologischen Prozessen ist der zuweilen beobachtete initiale Erregungszustand mit Schlaflosigkeit bei der *Encephalitis lethargica* zu nennen. Die Entzündung scheint in manchen Fällen zunächst als Reiz zu wirken, bevor sie durch Lähmung Schlafsucht erzeugt. Wenn sich nach Abklingen des lethargischen Stadiums mitunter wiederum Einschlafstörungen einstellen, dann mag ebenfalls ein von den Resten der Entzündung und von der gliösen Narbe ausgehender Reiz dafür verantwortlich sein. — Die *Polioencephalitis haemorrhagica superior* kann ebenfalls mit hartnäckiger Schlaflosigkeit einhergehen. Auch hier liegt die Deutung am nächsten, daß ein geringerer Grad des Prozesses im Höhlengrau nicht lähmend, sondern reizend wirkt.

Auf Grund theoretischer Überlegungen wurde vielfach vermutet, daß nicht nur Erregungen des dynamogenen, ergotropen Systems, sondern auch *Lähmungen des trophotrop-endophylaktischen Systems im Zwischenhirn* im Sinne von W. R. Hess Schlaflosigkeit bewirken könnten. Unseres Erachtens rechtfertigen aber weder die Ergebnisse der Experimentalphysiologie noch die der pathologischen Anatomie eine solche Annahme. Während das Wachzentrum sich ziemlich eindeutig aus der Summe der Beobachtungen ergibt, muß die *Existenz eines Schlafzentrums im Sinne einer umschriebenen diencephalen oder mesencephalen Struktur* als *zweifelhaft* bezeichnet werden.

B. Bewußtseinsstörungen im engeren Sinne.

Die akuten reversiblen Bewußtseinsstörungen, hervorgerufen durch rückbildungsfähige Beeinträchtigungen der zentralnervösen Funktionen, werden gewöhnlich in *Bewußtseinstrübungen* und *Bewußtseinseinengungen* eingeteilt. Die chronischen irreversiblen Störungen des Bewußtseins, denen ein Defekt zentralnervöser Substanz zugrunde liegt, faßt man unter dem Begriff der *organischen Demenzen* zusammen. Die akuten Störungen können in die chronischen übergehen. Dazwischen liegt erscheinungsbildlich und oft auch im zeitlichen Ablauf eine 3. Spielart krankhaft veränderter Bewußtseinslage, die teils reversibel, teils irreversibel ist: das von Korsakow zuerst beschriebene *amnestische Syndrom.*

1. Die Bewußtseinstrübungen

unterscheiden sich vom Schlaf, abgesehen von der mangelnden Erweckbarkeit weiterhin dadurch, daß sie nicht wie dieser mit einem Ruhezustand des Vegetativums verbunden zu sein brauchen; es gibt Bewußtseinstrübungen, die mit einer ausgesprochen ergotropen Erregung vergesellschaftet sind. Bewußtseinstrübungen sind Minderungen der Helligkeit des Erlebens, vergleichbar mit einem Dämmerlicht, der Umnebelung einer Landschaft. Gradmäßig unterscheidet man die *leichte Benommenheit,* die *schwere Benommenheit* und die *Bewußtlosigkeit.*

Zur Beantwortung der lokalisatorischen Streitfrage, ob die Bewußtseinstrübungen mehr als Stammhirnläsionen oder als Allgemeinschädigungen des Gehirns aufzufassen seien, werden in erster Linie die Beobachtungen bei *intracerebraler Drucksteigerung,* bei *Hirnerschütterung* und bei *Entzündungen des Gehirns* herangezogen. Eine Entscheidung ist noch nicht gefallen. Nachdem insbesondere das Kommotionssyndrom lange Zeit nahezu ausschließlich dem Hirnstamm zugeordnet wurde, mehren sich heute die Stimmen, die dem Hirnmantel wieder größere Beachtung schenken (s. S. 862).

2. Die Bewußtseinseinengungen

kann man mit der hellen Beleuchtung eines kleinen Ausschnittes durch einen Scheinwerferstrahl auf der „Bühne des Bewußtseins" vergleichen. Die gesamte Aufmerksamkeit ist einem einzigen Vorgang zugewandt. Nur ein kleiner Teil des Daseins wird erlebt, dieser aber besonders hell und klar.

Bewußtseinseinengungen können als emotionelle oder als intendierte Einengung aus dem Seelischen selbst entspringen; sie werden aber auch bei organischen Hirnschädigungen beobachtet. Sie sind in *Dämmerzuständen, Delirien* und *amentiellen Psychosen* die entscheidende Voraussetzung für das Auftreten *optischer Sinnestäuschungen.*

In *lokalisatorischer Hinsicht* ist auch hier eine überwiegende Zuordnung zum Hirnstamm unberechtigt. Die Mehrzahl der somatisch bedingten Einengungszustände ist unseres Erachtens nicht als diencephales Lokalsymptom, sondern als Ausdruck einer Gesamtschädigung, eventuell einer *diencephalen Enthemmung* aufzufassen. — Größere anatomische Erfahrungen bestehen beim *Delirium tremens der Alkoholiker*, einem Mischzustand zwischen Bewußtseineinengung und -trübung. Zum Unterschied von der alkoholischen Korsakow-Psychose (s. unten) werden beim reinen Delir im allgemeinen keine Veränderungen im Sinne der WERNICKEschen Krankheit gefunden.

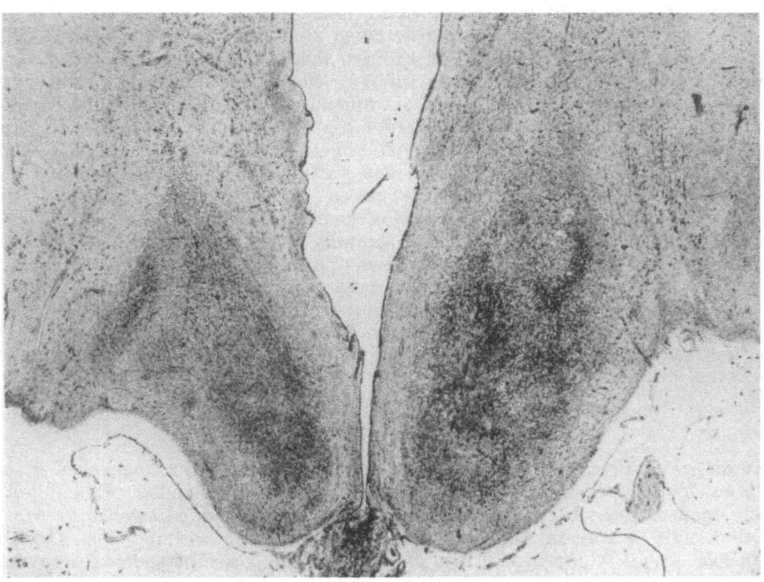

Abb. 58. Symmetrische massive Herde von WERNICKEscher Krankheit in den Corpora mamillaria. 61jähriger Gastwirt, seit mehreren Monaten Korsakow-Psychose. NISSL-Färbung, Vergr. 11fach. (Nach KANT 1933.)

3. Das amnestische Syndrom (KORSAKOW)

findet sich am ausgeprägtesten beim *chronischen Alkoholismus*. Es tritt ferner nach *anderen Vergiftungen*, nach *schweren Schädeltraumen* und nach *Infektionen* auf. In leichterer, abgewandelter Form ist es ein Frühsymptom der *organischen Demenzen des höheren Lebensalters*.

Eine einheitliche psychopathologische Deutung hat sich noch nicht durchgesetzt. Erscheinungsbildlich handelt es sich um eine *schwere Störung der Merkfähigkeit* und — wahrscheinlich damit zusammenhängend — bei längerer Dauer auch um *Minderungen des Altgedächtnisses*. Die entstehenden Gedächtnislücken werden häufig durch *Konfabulationen* ausgefüllt. Dazu kommen *Veränderungen auf emotionellem Gebiet*.

Anatomisch kann entweder eine diffuse Schädigung der Großhirnrinde zugrunde liegen oder die doppelseitige Läsion jenes Neuronensystems, das den Archicortex mit dem vorderen Thalamuskern verbindet und in dessen Mittelpunkt das *Corpus mamillare* steht (s. S. 587).

GAMPER hat 1928 die *alkoholische Korsakow-Psychose* untersucht und als wesentlichstes Ergebnis festgestellt, daß in allen Fällen die Corpora mamillaria von den Gefäß- und Gliawucherungen der *Polioencephalitis haemorrhagica superior* (WERNICKE) befallen waren (Abb. 58). Er zog daraus den Schluß, daß der Merkfähigkeitsverlust ursächlich mit den Läsionen in den Mamillarkörpern zusammenhänge. Spätere Untersuchungen haben die GAMPERschen Befunde vielfach bestätigt. Zahlreiche Beobachtungen auch außerhalb der WERNICKEschen

Krankheit deuten heute darauf hin, daß die *Merkfähigkeit in hohem Maße von der Intaktheit der Corpora mamillaria abhängt.* Siehe z. B. den auf S. 667, Abb. 43 erwähnten Fall eines Hypothalamusgranuloms.

Das Corpus mamillare ist bei seiner Funktion wahrscheinlich auf die Zuflüsse aus dem Archicortex angewiesen. Denn es gibt Beobachtungen von Korsakow-Syndrom mit intakten Mamillarkörpern, aber *doppelseitiger Unterbrechung des Fornix,* z. B. in dem auf S. 663, Abb. 36 berichteten Fall. Auch die *doppelseitige Vernichtung des Archicortex* vermag ein klassisches Korsakow-Syndrom zu erzeugen. Das Corpus mamillare verfällt beim Menschen einer hochgradigen transneuronalen Atrophie, wenn eine Fornixunterbrechung längere Zeit überlebt wird. — Die Frage, ob durch doppelseitige Unterbrechung der mamillothalamischen Bahn oder durch Ausschaltung des vorderen Thalamuskerns ein Korsakow ausgelöst werden kann, ist noch nicht zu beantworten.

Die psychiatrisch-lokalisatorische Auswertung von Prozessen im Bereich des Corpus mamillare-Systems ist häufig durch gleichzeitige Schlafsucht, Bewußtseinstrübungen oder -einengungen erschwert. Denn *Amnesie infolge Bewußtseinsminderungen und amnestisches Syndrom sind begrifflich zu trennen.* Da sie offenbar durch die Schädigung benachbarter Strukturen des Zwischenhirns ausgelöst werden können, kommen sie häufig zusammen vor.

Außerdem gibt es ohne Zweifel auch einen *Korsakow durch diffuse Schädigung der Großhirnrinde.* Hierher möchten wir vor allem das *posttraumatische amnestische Syndrom,* aber auch die meisten Fälle von Korsakow-Psychosen bei *Meningitiden, subduralen* und *subarachnoidalen Hämatomen* und *Hirntumoren* rechnen. — Ein besonderes Problem stellt die Alzheimer*sche Krankheit* dar, bei der man schwere Korsakow-ähnliche Bilder sieht, wenn auch kombiniert mit Zeichen eines allgemeineren Abbaus der Großhirnleistungen. Da die Hippocampusformation gewöhnlich besonders massiv von Drusen und Fibrillenveränderungen befallen ist (s. Braunmühl in diesem Handbuch), wäre die Möglichkeit einer spezifischen Läsion dieser wahrscheinlich der Merkfunktion dienenden Struktur zu erwägen. Die systematische Untersuchung des Corpus mamillare auf transneuronale Atrophie bei der Alzheimerschen Krankheit steht noch aus.

4. Die organischen Demenzen

kann man als *irreversible, auf einem Defekt zentralnervöser Substanz beruhenden Minderungen der dem Menschen eigentümlichen Innerlichkeit des Erlebens* bezeichnen. Es handelt sich um ätiologisch, anatomisch und psychopathologisch sehr verschiedenartige Prozesse.

Bei allen mit stärkeren Störungen der Merkfähigkeit verbundenen Demenzformen (= *amnestische Demenz*) erhebt sich die Frage nach der *Beteiligung des Corpus mamillare-Systems.* In den meisten Fällen dürfte zwar eine diffuse Rindenschädigung zugrunde liegen. Der Verdacht einer spezifischen Läsion der Mamillarkörper oder ihrer Faserverbindungen taucht jedoch auf, wenn die Persönlichkeit der Kranken trotz hochgradiger Merkunfähigkeit nicht eigentlich zerstört erscheint.

Auch die viel weitergehende Demenzform des *apallischen Syndroms* (Kretschmer) wird manchmal mit Zerstörungen im „aktivierenden System" (S. 816) in Zusammenhang gebracht. Denn es gibt einige anatomische Hinweise, daß isolierte Schädigungen des Hirnstamms nicht nur Schlafsucht, sondern auch eine permanente Zurückschraubung des Wachbewußtseins auf einen Zustand säuglingshafter Hilflosigkeit bewirken können.

C. Die cerebralen Anfallsleiden

müssen insofern im Rahmen der „hypophysär-hypothalamischen Krankheiten" erwähnt werden, als die unbekannten Grundprozesse in modernen Theorien mit dem vegetativen Hypothalamus in Zusammenhang gebracht werden.

Bei der *genuinen Epilepsie*[1] vermutet Selbach (1953) eine diencephal-mesencephale Anlageschwäche im Sinne mangelnder phylogenetischer Differenzierung; dadurch komme es zu einer präparoxysmalen lebensgefährdenden Vagotropie, die den Organismus zu krisenhafter Gegenregulation zwinge. — Penfield und Jasper (1947) schließen aus der elektrencephalographischen Analyse der Absence und des Petit mal-Anfalls, daß der Anstoß für die generalisierte Erregung von einem subcorticalen Zentrum ausgehe, wobei der Massa intermedia besondere Bedeutung zukomme.

Das Wesen der *idiopathischen Narkolepsie* dürfte in einer abnorm leichten Auslösbarkeit des Schlafreflexes (S. 816) gelegen sein. Oft sind mit der krankhaften Einschlafneigung noch andere Zeichen hypothalamischer Insuffizienz verbunden.

[1] Siehe Scholz und Hager in diesem Handbuch.

Auch bei den ***synkopalen Anfällen***, bei der ***familiären paroxysmalen Lähmung***, bei der ***konstitutionellen Tetanie*** und bei der ***Migräne*** werden klinischerseits diencephale Prozesse vermutet, ohne daß anatomische Befunde vorlägen.

Die Analyse der Aura und des Anfallsablaufs bei ***symptomatischen Anfallsleiden*** haben manches zur Lokalisation von Hirnleistungen beigetragen. Dadurch wurde auch eine Reihe ***hirnstammtypischer Anfallsleiden*** abgegrenzt.

D. Die seelischen Grundstrukturen und ihre Störungen.

Temperament und Charakter, die ganze „Tiefenperson" wurzelt im vegetativen Sein des Individuums, ist mit der Sphäre der primitiven Triebe und Instinkte eng verbunden. EWALD (1924, 1932, 1950) hat diese Beziehungen besonders hervorgehoben und von der psychologisch-psychiatrischen Seite her die Auffassung begründet, daß Temperament und Charakter in dem von ihm gemeinten Sinne in hohem Maße mit den Leistungen des *Zwischenhirns* verknüpft seien. Seine Ansicht ist durch klinische, pathologisch-anatomische und tierexperimentelle Befunde vielfach bestätigt worden. Der im Unbewußten, Triebhaften verankerte Persönlichkeitskern kann durch Zwischenhirnkrankheiten die tiefgreifendsten Wandlungen erfahren.

Andererseits dürfen die großen Einflüsse nicht verkannt werden, die auch bestimmte Gebiete der *Großhirnrinde* auf das emotionelle Leben ausüben. Auf Grund von Tierexperimenten mit Eingriffen im „visceralen Gehirn" neigen manche Autoren dazu, dem Zwischenhirn das Primat auf dem Gebiete der Triebe, Instinkte und Stimmungen wieder abzunehmen und gewissen Rindenbezirken zuzuweisen.

Die Gesamtheit der heute vorliegenden Untersuchungen läßt die großen Schwierigkeiten erkennen, die mit dem Versuch verbunden sind, die bei *Krankheiten des Hypophysen-Hypothalamus-Systems* und nach Eingriffen in dieser Gegend beobachteten psychischen Veränderungen mit der Läsion bestimmter Strukturen in Zusammenhang zu bringen. Die Forschung steht hier noch ganz am Anfang. Den größten Vorteil wird die menschliche Krankheitslehre weiterhin aus den psychopathologisch *und* pathologisch-anatomisch gleich sorgfältig untersuchten Einzelfällen ziehen. Die experimentelle Tierpsychologie kann zur Aufhellung mancher Zusammenhänge beitragen; ihre Grenzen liegen in der Unmöglichkeit, die Tierseele wirklich zu begreifen, in der großen Fragwürdigkeit eines jeden Vergleichs tierischen und menschlichen Verhaltens.

Die morphologisch ungelösten Probleme der *endogenen Psychosen* reihen sich hier an. — Beim *manisch-depressiven Irresein* ist EWALD (1924) von psychiatrischer, W. R. HESS (1925) von physiologischer Seite her frühzeitig dafür eingetreten, daß der vegetative Hypothalamus an der Pathogenese maßgeblich beteiligt ist. Die Mehrzahl der Autoren (s. PETERS in diesem Handbuch) stimmt dieser Auffassung zu. — Bei der *Schizophrenie* gibt es ebenfalls eine Reihe klinischer Indizien, die auf eine diencephale Genese hinweisen. Siehe EWALD (1954) und PETERS in diesem Handbuch.

Schließlich verdienen auch die *psychogenen Störungen* eine morphologische Betrachtung im Rahmen der hypophysär-hypothalamischen Krankheiten. KRETSCHMER (1952) vor allem und seine Schule haben die zweifellosen Zusammenhänge aufgedeckt, die zwischen mangelnder körperlich-seelischer Reifung und den Psychoneurosen bestehen. Die zu Neurose disponierende Reifungshemmung hängt mit einer *Unterentwicklung des Hypophysen-Hypothalamus-Systems* zusammen, die als leichter *konstitutioneller Infantilismus* (S. 639) wohl meist erbbedingt sein dürfte; doch werden auch erworbene hypophysär-hypothalamische Krankheitsprozesse als Ursache angesehen.

VI. Spezielle pathologische Anatomie der Hypophyse und des vegetativen Hypothalamus.

A. Entwicklungsstörungen.

Über die *Hypophyse bei Anencephalie* s. S. 711 und die Ausführungen von KRAUS (1926) in diesem Handbuch. KÖRNYEY (1928) beschrieb zwei weitere Fälle, die mit den Befunden von KOHN (1924) weitgehend übereinstimmen.

HICKS (1954) hat die Pathogenese der *Mißbildungen des Hypophysen-Hypothalamus-Systems durch experimentelle Strahlenschädigung* studiert.

Eine *hochgradige Hypoplasie der gesamten Hypophyse* beschreiben GRÜNTHAL und KELLER (1943) bei einem zwerghaften Idioten mit Diabetes inspidus (S. 800).

Die Hypophyse bei *Mongolismus* hat vor allem C. E. BENDA beschrieben (S. 604).

Bei den *Dystopien der Neurohypophyse* ist die physiologische Leistung meist ungestört. Die Entwicklung der vollen Funktion wird durch den in der Regel erhaltenen Kontakt zwischen Trichterlappen und Infundibulum gewährleistet (s. S. 565).

Mit PRIESEL (1927) kann man 3 Formen neurohypophysärer Dystopie unterscheiden: 1. Die *Dystopia tuberalis*, bei der die Neurohypophyse im Tuber cinereum liegt. In den drei von PRIESEL beschriebenen Fällen war die nach basal vorragende Oberfläche der Neurohypophyse von einem adenohypophysären Belag überzogen, der sich über einen aus adenohypophysärem Gewebe und weiten Gefäßen bestehenden Stiel in den intrasellären Vorderlappen fortsetzte; ebenso in einem von HAMPERL (1928) beschriebenen Fall, in welchem der intraselläre Vorderlappen ein kleines eosinophiles Adenom enthielt. Im Falle von BROUWER (1950b; S. 643) sind die Beziehungen zum Sellainhalt nicht beschrieben. — 2. Die *Dystopia infundibularis*, bei der der Hinterlappen durch einen neurogenen oberen Stiel mit dem Gehirn verbunden ist, während ihn ein adenohypophysärer unterer Stiel mit dem intrasellären Vorderlappen verbindet. Hierher gehören der Fall 13 von KRAUS (1932b; 138 cm großer Jockey mit spärlicher Sekundärbehaarung, unterentwickeltem äußeren Genitale, aber normaler Spermiogenese; der supraselläre Hinterlappen war mit dem intrasellären Vorderlappen durch einen 2,5 mm langen und $^1/_2$—$^3/_4$ mm dicken Stiel verbunden, der neben vielen weiten dünnwandigen Gefäßen Hauptzellen und massenhaft entgranulierte Basophile enthielt; in der nur kirschkerngroßen, 0,26 g schweren intrasellären Hypophyse waren die Hauptzellen deutlich vermehrt), die beiden Fälle von LENNOX und RUSSELL (1951; 57jährige Frau mit Diabetes mellitus; 58jähriger Mann ohne endokrine Störungen) und wahrscheinlich auch die Beobachtung von LHERMITTE und ROEDER (1922). — 3. Die *Dystopia opercularis*, bei der der Hinterlappen im Foramen diaphragmatis sellae, also teils suprasellär, teils intrasellär liegt. PRIESEL hat 2 solche Fälle gesehen. — Auf die häufige *Vergesellschaftung mit anderen Entwicklungsstörungen* hat PRIESEL hingewiesen. — Einen überzähligen suprasellär gelegenen Hinterlappen bei einem *Kaninchen* beschreibt VAZQUEZ-LOPEZ (1953).

Mit den *kranialen Dystopien der ganzen Hypophyse* befassen sich Untersuchungen von RATZENHOFER (1938, 1939).

Bei der *totalen kranialen Dystopie* ist der Türkensattel wie bei vielen Säugetieren nur eine flache Mulde. Das Diaphragma sellae fehlt. Die Hypophyse sitzt ohne eigentlichen Stiel dem Zwischenhirnboden an. — Bei der *partiellen kranialen Dystopie* (von RATZENHOFER 1939 u. a. bei einer 33jährigen Frau mit tuberöser Sklerose, Rhabdomyomatosis cordis und Genitalhypoplasie beobachtet) ist die Sella ebenfalls seichter und kürzer als gewöhnlich. Vorderlappen und Hinterlappen liegen zu einem mehr oder weniger großen Teil oberhalb der Sella. Das Diaphragma bildet einen beide Hälften des Organs taillenartig einschnürenden Ring.

Von der partiellen kranialen Dystopie muß man die als Variation, nicht als Mißbildung, anzusprechende *abnorme Weite des Foramen diaphragmatis* (S. 549) abtrennen. Solch ein partieller Diaphragmadefekt erleichtert es dem Vorderlappen, sich bei Größenzunahme — z. B. in der Schwangerschaft — sekundär suprasellär auszubreiten, wodurch der Eindruck einer partiellen kranialen Dystopie entsteht. Zum Unterschied von der echten Dystopie bleibt der Hinterlappen in der Sella.

Nervenzellen im Hypophysenvorderlappen fand KIYONO (1926) bei einer 59jährigen Frau ohne klinische Hypophysenerscheinungen. Die typischen, teilweise mehrkernigen Elemente lagen inmitten eines kleinen Hauptzellenadenoms. Kein Zusammenhang mit der Neurohypophyse. KIYONO deutete die Bildung als einen während der Entwicklung in die Hypophyse versprengten Gehirnabschnitt. (Nervenzellen im Hypophysenvorderlappen kommen normalerweise bei Fischen vor (s. S. 555.)

Die *Cysten der Zwischenzone* sind im allgemeinen nicht als Entwicklungsfehler, sondern als normale Varianten dieser beim Menschen außerordentlich variablen Struktur anzusehen. ROMEIS (1940) hat ihre Entstehungsweise und Morphologie eingehend geschildert. Er bezeichnet die unmittelbaren Überbleibsel der Hypophysenhöhle als *RATHKEsche Cysten*. Daneben gibt es *Umschlagscysten*, aus embryonalen Ausstülpungen der Hypophysenhöhle hervorgehend, *Zellstrangcysten* in den Zellsträngen der Zona intermedia und *Drüsencysten*, die aus tubulösen Drüsen der Zwischenzone hervorgehen. — *Cysten im Vorderlappen* können durch intrafollikuläre Kolloidbildung entstehen. — *Cysten in der Neurohypophyse* mit ependymaler Auskleidung sind Reste des embryonalen Recessus infundibularis. — Nur in seltenen Fällen entfalten die Intermediacysten eine größere, die Hypophysenfunktion störende Wachstumsenergie.

Vielleicht gehört der von KIYONO (1926) beschriebene Fall eines 28jährigen Mannes mit plötzlicher Hodenatrophie hierher. SMITH und BUCY (1953) operierten eine große, von einfachem zylindrischen bis kubischen, nicht flimmernden Epithel ausgekleidete intraselläre Cyste, die weit nach oben gewachsen war, und behoben dadurch eine Hypophysenunterfunktion. — Zweifelhaft sind die Fälle von REMÉ (1935, 46jähriger Mann, hochgradige Hodendegeneration bei maximaler LEYDIG-Zellwucherung, Trennung von Hypophysenvorder- und -hinterlappen durch eine große Cyste) und HARTOG-JAGER (1951, Hodenatrophie bei Dystrophia myotonica [S. 633], ähnliche Cyste). — v. BALÓ (1944) fand bei einem 13jährigen Knaben mit tuberöser Sklerose eine große, von zylindrischem Flimmerepithel ausgekleidete Cyste im Hinterlappen. Er bringt diese Cyste und einen im Hypothalamus gelegenen Ventrikeltumor mit seiner Theorie über die Rolle des hypophysären Wachstumshormons bei der Entstehung der tuberösen Sklerose (S. 603) in Zusammenhang, insbesondere mit den zahlreichen Exostosen und Chondromen am ganzen Skelet dieses Kranken.

Es ist fraglich, ob eine bloße Trennung des Kontakts zwischen Vorder- und Hinterlappen durch die Cysten geeignet ist, die Hypophysenfunktion zu beeinträchtigen. Denn auch *sehr große Intermediacysten* werden *gelegentlich zufällig* gefunden. Wenn sie das Vorderlappenparenchym nicht zur Druckatrophie bringen, darf man sie nicht als unmittelbare Ursache einer — etwa gleichzeitig bestehenden — hypophysär-hypothalamischen Störung betrachten, sondern eher als Zeichen einer Entwicklungshemmung, die vielleicht auch andere (nervöse) Anteile der Steuerungsorgane betroffen hat.

Flimmerepithelcysten kommen im Vorderlappen (s. KRAUS in diesem Handbuch), in der Zwischenzone und in der Neurohypophyse (KRAUS 1932b, Fall 10, v. BALÓ 1944) vor. Auch sie machen für gewöhnlich keine klinischen Erscheinungen. In seltenen Fällen scheinen sich aus Flimmerepithelcysten raumfordernde *intraselläre cystische Tumoren* zu entwickeln, die FRAZIER (1936, Fall 8) als „Rathke cleft cysts“ bezeichnet. Vielleicht muß man manche Fälle von intrasellären Craniopharyngeomen (z. B. FULSTOW 1928, S. 842) hierher rechnen, zu denen es Übergänge geben mag.

Eine Reihe von Arbeiten beschäftigt sich mit den STERNBERG-PRIESELschen *Choristomen* (KIYONO 1926). Als mikroskopisch kleine Ansammlungen von großen Zellen mit feinkörnigem Protoplasma und kleinem Kern stellen sie einen häufigen Zufallsbefund in der Neurohypophyse dar (Abb. 33b, S. 662); als größere schon mit freiem Auge erkennbare weiße Knötchen sind sie seltener.

Löffler (1930) hält sie für Adenome, hervorgegangen aus eingewanderten Elementen der Adenohypophyse bzw. aus tubulösen Drüsen. Auch Hamperl (1937) tritt für eine adenohypophysäre Herkunft ein; er sieht in den Choristomzellen „Onkocyten", d. h. regressive, hormonell inaktive Elemente (s. unten). Romeis (1940) kann für diese Entstehung jedoch keinen Anhalt finden und deutet wie die ersten Beschreiber die Bildungen als Abkömmlinge des Neuroepithels. Nach Shanklin (1947, 1953a) können sie, von ihm „Tumoretten" genannt, sowohl von der Rathkeschen Tasche als auch vom Neuroepithel abstammen; es handle sich aber nicht um embryonale Reste, sondern um Modifikationen reifer Zellen. Einerseits können Pituicyten durch Anhäufung von Granula sich allmählich in „Tumoretten-Zellen" umwandeln, andererseits gebe es Übergänge vom Epithel der Rathkeschen Cysten, der tubulösen Drüsen und der basophilen Einwanderungszellen in Tumoretten. Feyrter (1949) sieht in den Choristomen die geschwulstige Entfaltung reifer Pituicyten und nennt sie deshalb „granulozelluläre Pituicytome"; wie bei granulären neurogenen Gewächsen an anderen Körperstellen müsse man Schädlichkeiten als Ursache annehmen. — Bereits Priesel (1922) hatte die Möglichkeit erwogen, daß die Choristome Ausgangspunkt größerer Tumoren der Hypophysengegend darstellen könnten. Eine solche knapp walnußgroße Geschwulst glaubten Lüthy und Klingler (1951) bei einem 34jährigen Mann gefunden zu haben, der wegen Sehstörungen und progressiver Müdigkeit operiert wurde. Die bei der Operation gewonnenen Tumorbröckchen zeigten histologisch den Aufbau des Choristoms. Diese Beobachtung steht allerdings vereinzelt.

Mißbildungen des Tuber cinereum sind in erster Linie bekannt als hyperplastische Mißbildungen, welche Pubertas praecox verursachen (s. S. 677). Verschiedene geringere Strukturabweichungen sind einigemal bei diencephaloretinaler Degeneration (S. 643) und bei polyostotischer fibröser Dysplasie (S. 686) beschrieben und mit diesen Krankheitsbildern in Zusammenhang gebracht worden. Unregelmäßigkeiten im Aufbau der hypothalamischen Kerne, leichte Überschußbildungen und Dystopien kommen aber auch ohne jedes klinische Zeichen einer hypophysär-hypothalamischen Krankheit vor. Siehe auch die von Henschen (dieses Handbuch, Bd. XIII/3, S. 703) beschriebene diffuse Hyperplasie des linken Corpus mamillare. — Vonderahe (1940) glaubt in 81 Fällen eine überzählige Commissur quer durch den vorderen 3. Ventrikel, welche die Nuclei paraventriculares verbindet und Zellen dieser Kerne enthält, gefunden zu haben. Ich habe diese Anomalie noch nie gesehen und halte ein so häufiges Vorkommen für ausgeschlossen (Verwechslung mit der Massa intermedia ?).

Eine besondere Form erblicher hypothalamischer Mißbildung ist die *Hypoplasie der neurosekretorisch tätigen Neurone*, die Ursache des idiopathischen Diabetes insipidus (S. 800).

Mißbildungen der Schädelbasis. Gretzbacher (1937) berichtet über eine 28jährige Frau mit *Platybasie*, die durch verschiedene hypophysäre Ausfälle auffiel. Im Röntgenbild sah man eine ausgedehnte Zerstörung des Türkensattels.

B. Regressive Veränderungen.

Hinsichtlich der *Altersveränderungen der Hypophyse* bildet die eingehende Darstellung von Romeis (1940) eine wertvolle Ergänzung zu den Ausführungen von Kraus (1926).

Große, zu kleinen Gruppen zusammenstehende Zellen mit feinkörnig-wabigem Protoplasma und dichten, eckigen, pyknotischen Kernen im Vorderlappen und der Zwischenzone bezeichnet Hamperl (1937) ähnlich wie die Choristomzellen der Neurohypophyse (s. oben) als „Onkocyten" und betrachtet sie als das Ergebnis einer vorwiegend an das Alter geknüpften Entartung.

Chronischer Hunger führt nach Uehlinger (1947, 1948) entgegen Kraus (1926) nicht zu Hypophysenatrophie (s. S. 651).

Die Frage der *Altersatrophie des vegetativen Hypothalamus* ist noch kaum bearbeitet.

Sicher ist, daß die Nervenzellen wie im sonstigen Zentralnervensystem schrumpfen und zusammenrücken, das gelbe Abnutzungspigment sich in den Zelleibern anhäuft und die faserigen Bestandteile des Stützgewebes zunehmen. MÜHLMANN (1925) versucht damit den physiologischen Alterstod zu erklären (S. 733). — Die Auswirkung *anderer seniler und präseniler Prozesse* und die Möglichkeiten *transneuronaler Atrophien* sind auf S. 674 erörtert. — DIVRY (1934) hat die Zellen der „besonderen Kerngruppe" bei seniler Demenz, progressiver Paralyse, Arteriosklerose, PICKscher und ALZHEIMERscher Krankheit untersucht und lebhafte Zeichen von Neurosekretion gefunden, die, wie heute bekannt, keine Abweichung von der Norm bedeuten. — LHERMITTE und Mitarbeiter (1934) glauben bei *perniziöser Anämie* degenerative Hypothalamusveränderungen beobachtet zu haben.

Die verschiedenen Formen von *Druckatrophie der Hypophyse* hat KRAUS schon 1926 eingehend dargestellt.

In späteren Arbeiten (1933a) hebt er nach Untersuchung eines großen Materials hervor, daß die *durch chronische intrakranielle Druckerhöhung bewirkte charakteristische Formveränderung* — die übrigens auch durch die mehr oder weniger große Straffheit des Diaphragma sellae und die Weite des Foramen diaphragmatis bestimmt werden dürfte (S. 549) — nicht nur häufig mit keiner Atrophie oder Reifungshemmung (A. SCHULTZ 1924) des Parenchyms, sondern sogar mit einer durchschnittlichen Gewichtserhöhung verbunden sei, die man auf eine *echte Hypertrophie* beziehen müsse (S. 688). Zu einer Atrophie führe der Hirndruck nur, wenn die Verbindung zum Hypothalamus unterbrochen sei (S. 660). — BERBLINGER (1936) fand in 8 von 20 Hirndruckfällen eine starke Invasion basophiler Zellen in den Hinterlappen. Er meint, der Hirndruck bewirke eine Anstauung des Sekrets das sich aus den Einwanderungszellen bilde, um — entsprechend der Neurokriniehypothese (S. 582) — hirnwärts zu wandern (s. S. 737).

Sicher bewirkt auch ein langdauernder Hirndruck an der intrasellären Hypophyse gewöhnlich keine Atrophie, sondern nur eine schüsselförmige Verformung. Die von KRAUS (1933a) angenommene Hypertrophie der Adenohypophyse dürfte aber auch keine regelmäßige Erscheinung sein.

Die Formveränderungen der *suprasellären Hypophyse* durch Hydrocephalus siehe S. 671 und 689, Abb. 53, die *Nekrosen im Hypophysenstiel durch hochgradigen Hirndruck* S. 656, Abb. 26. — Bei starker chronischer Erhöhung des intraventrikulären Drucks wölbt sich der zu einem dünnen Häutchen ausgezogene Boden des 3. Ventrikels mit dem entfalteten hohlen Teil des Infundibulum in die Basalzisterne vor und füllt diese schließlich völlig aus (Zisternenverquellung[1]). Der Ventrikelboden wird dabei gleichsam wie ein Tuch über die in die Basalzisterne hineinragende Sattellehne gehängt (EPSTEIN 1951). Die Sattellehne selbst erfährt allmählich eine röntgenologisch erkennbare Verkürzung. Der Türkensattel kann ähnlich erweitert und umgestaltet werden wie bei suprasellären Geschwülsten (BERBLINGER 1932, OKONEK 1950; S. 859). Das Chiasma wird gegen den hinteren Teil der erweiterten Sella gepreßt, während in den vorderen Abschnitt die Lamina terminalis sich blasenartig vorwölbt. Ähnlich wie ein suprasellärer Tumor kann auch ein hochgradiger Hydrocephalus *bitemporale Hemianopsie*, ja sogar Erblindung, bewirken (RHEIN 1925, LOEPP 1936, Fall 19). Zur völligen Verquellung der Basalzisterne bedarf es eines erheblichen chronischen Druckübergewichts der inneren über die äußeren Liquorräume[2]. Es wurde schon erwähnt, daß auch starke Auswalzungen des Ventrikelbodens das funktionstragende Parenchym nicht zu beeinträchtigen brauchen (S. 688); nur in den schweren Fällen scheinen die Kerne des vegetativen Hypothalamus unterzugehen. Das ist die *Druckatrophie des vegetativen Hypothalamus durch inneren Wasserkopf*. — Es gibt auch eine solche durch *Drucksteigerungen in der Zisterne infolge Arachnitis cystica chiasmatica* (= „Pseudotumor chiasmatis", CUSHING 1930b), wie ZÜLCH (1950) im Falle eines 1jährigen Knaben gezeigt hat. Dabei wird der Zwischenhirnboden wie bei den Tumoren der suprasellären Hypophyse (S. 658, Abb. 29) nach oben gestülpt und gedehnt.

[1] SPATZ und STROESCU (1934).

[2] Das Tuber cinereum reißt bei hochgradigem Ventrikeldruck gelegentlich spontan ein. Die entstehende Kommunikation zwischen inneren und äußeren Liquorräumen bildet einen neuen Liquorabflußweg.

Kleine reaktionslose Herde von *Gerinnungsnekrose* sieht man häufig im oberen Infundibulum. RABL (1954) bringt sie mit ungünstigen Ernährungsverhältnissen durch Arteriosklerose der Carotis in Zusammenhang.

Die *Ätiologie der Arachnitis chiasmatica* (s. z. B. die Beobachtungen von CUSHING 1930b, Fall 14, CRAIG und LILLIE 1931, FRAZIER 1932, Fall 10, GIRARD und GUINET, S. 666 und 873, DICKMANN und Mitarbeitern 1951, JIRÁSEK 1955) ist in vielen Fällen dunkel.

BRUETSCH (1948) bezeichnet die Syphilis als die Hauptursache. Außerdem werden fortgeleitete Entzündungen von den Nasennebenhöhlen (HORRAX 1924) und den Zähnen angeschuldigt. Die Rolle des oft herangezogenen Kopftraumas sei nicht klar. Man müsse auch bezweifeln, daß der Zisternendruck eine häufige Ursache der Opticusatrophie bei diesem Leiden darstelle; eher kämen primäre Sehnervenprozesse entzündlicher oder degenerativer Natur in Betracht. ZÜLCH (1950) sieht eine häufige Ursache der Arachnoidalcysten in fetalen oder frühkindlichen Meningitiden; er weist darauf hin, daß manche Erreger, z. B. Flexner- oder Coli-Bacillen nur für die Meningen der Säuglinge pathogen seien.

Gegen *Röntgenstrahlen* ist die normale Hypophyse ziemlich resistent. Hingegen können die neurosekretorischen Hypothalamuskerne (S. 578) nach ARNOLD (1954) elektiv geschädigt werden.

Von den *Kreislaufstörungen der Hypophyse* sei zunächst der *venösen Stauung* gedacht.

KRAUS (1926) hat darauf hingewiesen, daß in den meisten Fällen von *allgemeiner Stauung* mit ausgesprochener Stauungsatrophie in anderen Organen in der Hypophyse kaum Zeichen einer Atrophie zu bemerken seien. KIYONO (1926) berichtet über einen 54jährigen Mann mit Mitralstenose und einer Stauungssklerose des Hypophysenvorderlappens.

Bei *örtlicher Stauung*, deren Hauptursache eine Druckerhöhung im Sinus cavernosus (S. 567) infolge von Hirndruck oder örtlicher Druckeinwirkung ist, sind Erweiterungen der Kapselvenen, ausgedehnte flächenhafte Kapselblutungen, Stauungen der subcapsulären Sammelvenen ein regelmäßiger Befund. Kapselvenenthrombosen können zu subcapsulären hämorrhagischen Infarkten führen, aber wegen der reichen Anastomosen offenbar kaum zu Totalnekrosen. Besteht die Abflußhemmung längere Zeit, dann tritt Phlebofibrose, perivenöse und interstitielle Fibrose mit kollagener Imprägnation des interstitiellen Fasernetzes im Vorderlappen ein (Abb. 32 und 33, S. 662). Dadurch werden die Drüsenstränge auseinander gedrängt; die mit der venösen Hyperämie verbundene Stoffwechselverschlechterung kann zu Verkleinerung und Reifungshemmung der Parenchymzellen führen. Direkter Druck und Stauung scheinen gemeinsam diese Atrophie zu bewirken, die aber bei allgemeinem Hirndruck kein regelmäßiger Befund ist; im Gegenteil, allgemeine Druckerhöhung bewirkt nach KRAUS (1933a) durchschnittlich sogar eine Hypertrophie des Vorderlappens (S. 825). Häufiger sind atrophische Vorderlappenveränderungen bei suprasellären Tumoren, offenbar weil hier sowohl der direkte Druck als auch die Druckerhöhung im Sinus cavernosus besonders hochgradig sind, außerdem, weil diese Prozesse gewöhnlich den vegetativen Hypothalamus zerstören und dadurch den trophischen Einfluß des Hypothalamus auf die Adenohypophyse ausschalten. — Auch die bei Hirndruck häufig beobachtete Entkalkung und Erweiterung des Sellaknochens ist nach TÖNNIS und Mitarbeitern (1954) durch Stauung im Sinus cavernosus bedingt.

BERBERICH (1926) ist der Wirkung des *Geburtstraumas* auf die Hypophyse nachgegangen und fand in 32 von 40 Hypophysen von Totgeburten oder bald nach der Geburt verstorbenen Säuglingen eine starke Hyperämie des Hypophysenvorderlappens, die er auf eine Stauung im Sinus cavernosus bezog; 3mal fanden sich innerhalb des gestauten Organs kleine Nekrosen. Siehe ferner SIEGMUND in Bd. XIII/3, S. 258 dieses Handbuchs.

Arterielle Verschlüsse können wie in anderen Organen auch in der Hypophyse anämische Nekrosen bewirken, z. B. durch tumoröse Zerstörung der Gefäße (KRAUS 1926b), durch Thrombosen und Embolien (KIYONO 1926).

Daß Gefäßprozesse die Hauptursache der zur SIMMONDSschen Krankheit führenden *blanden Totalnekrose des Hypophysenvorderlappens nach schwerer Geburt* (Abb. 59) darstellen, ist unwahrscheinlich, wie auf S. 646 ausgeführt.

Wir halten die plötzliche Zerstörung (die nur den Vorderlappen betrifft, Zwischenzone, Hinterlappen und supraselläre Hypophyse aber verschont) für die Auswirkung einer funktionellen Überbelastung im Zusammenwirken mit den hypoxydotischen, toxischen und bakteriellen Noxen von Entbindung und Wochenbett. Nach den Beschreibungen von SHEEHAN (1937), GOTTSCHALK und TILDEN (1940), PLAUT (1941) u. a. ist die typische post partum-Nekrose eine anämische Koagulationsnekrose, deren Zentrum gewöhnlich im vorderen unteren Teil des Vorderlappens liegt. Der hintere obere Winkel bleibt oft erhalten. Möglicherweise kann von hier und vom Trichterlappen später eine Regeneration mit teilweiser Wiederherstellung der Funktion ausgehen (S. 648). Vom 10. Tag ab beginnt nach SHEEHAN (1937) das erhaltene Gewebe sich von dem abgestorbenen zu demarkieren. Der Endzustand kann eine Hypophyse sein, die in Größe und äußerer Gestalt von der Norm kaum abweicht; auf dem Schnitt ist der Vorderlappen statt braunrot grau und gelatinös; histologisch besteht er bis auf geringe Parenchymreste aus fibrösem Narbengewebe (Abb. 25, S. 649). Oft gibt das nekrotische Organ aber dem intrakraniellen Druck nach und es entsteht die „leere Sella" (Abb. 22 und 23, S. 647). Tempo und Art des Gewebsunterganges (ob mehr verflüssigend oder mehr koagulierend) scheinen neben der ziemlich variablen Beschaffenheit des Diaphragma sellae (S. 649) zu bestimmen, welche Form von Endzustand, zwischen denen es Übergänge gibt, resultiert. — Die Auswirkung der Totalnekrose des Vorderlappens auf das neurosekretorische System und den übrigen vegetativen Hypothalamus s. S. 650.

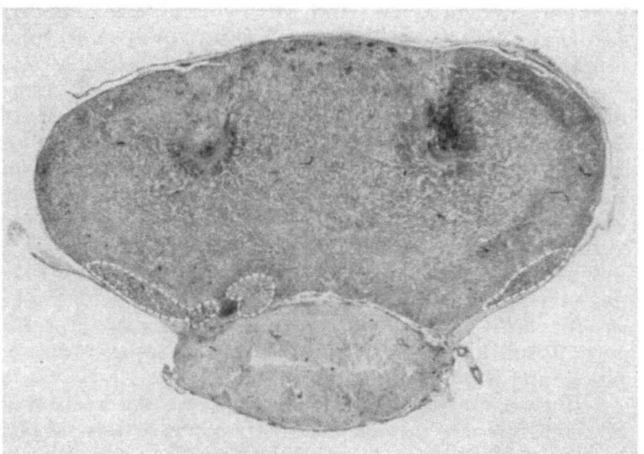

Abb. 59. Horizontalschnitt durch die Hypophyse einer 34jährigen Frau, die bei ihrer 11. Entbindung einen schweren Schock erlitt und 8 Tage später verstarb. Der Vorderlappen ist bis auf die umrandeten schmalen Gebiete nahe der Zwischenzone vollkommen nekrotisch, der Hinterlappen unverändert. (Unveröffentlichte Beobachtung von L. H. SHEEHAN.)

Kleine frische Nekroseherde im Vorderlappen werden nicht selten als Zufallsbefund bei den verschiedensten Todesarten gefunden.

PLAUT (1952) sah sie (Durchmesser um 1 mm, höchstens 5 mm) 13mal bei systematischer Untersuchung von 149 Hypophysen erwachsener Männer. Abgesehen von einer möglichen Häufung bei arterieller Hypertonie ergab sich keine Beziehung zur Grundkrankheit. In keinem Fall konnte die Nekrose durch embolische oder thrombotische Gefäßverschlüsse erklärt werden. Im Alter scheint die Häufigkeit abzunehmen. Die Herde sind eiförmig oder kugelig; auch die basophilen Einwanderungszellen im Hinterlappen werden ergriffen, nie jedoch das Hinterlappengewebe selbst. Dies alles spreche gegen eine vasculäre Genese. Wie die großen post partumNekrosen, so seien auch diese kleinen Zerstörungsherde auf Schockzustände zu beziehen, nur daß eine weniger empfindliche Hypophyse betroffen wird.

Die *Atrophie des Hypophysenhinterlappens* als gesetzmäßige Folge einer Unterbrechung der neurosekretorischen Bahn im Sinne der WALLERschen Degeneration und die ebenso regelmäßige retrograde Reaktion und Atrophie der „besonderen Kerngruppe" nach Zerstörungen der Neurohypophyse ist auf den Seiten 557, 578, 659, 751 (Abb. 31, 32,37, 38, 39) dargestellt.

Amyloidose der Hypophyse. Nach den Untersuchungen von BINI (1949) wird die Hypophyse im Gegensatz zu anderen Drüsen nur selten und gering betroffen. Die Ablagerungen bevorzugen die Gefäßwände der Zwischenzone. — Bei *Paraproteinose infolge Plasmocytom* sah SMEREKER (1950) neben den S. 753 erwähnten Veränderungen das Stroma der Neurohypophyse distalwärts zunehmend in ein dichtes Wabenwerk umgewandelt, in dessen Maschen Eiweißmassen abgelagert waren.

Bei Hypertonie, Arteriosklerose und anderen Gefäßkrankheiten können wie überall im Gehirn *Erweichungen und Blutungen im vegetativen Hypothalamus* auftreten, doch ist diese Lokalisation selten. Am ehesten findet man sie bei den im Gefolge von syphilitischer oder tuberkulöser Meningitis (Bodechtel und Gagel 1931, Pendl und Wanko 1951) vorkommenden Arteriitiden und Thrombosen.

Rabl (1953) findet, daß der *Nucleus paraventricularis* ein bevorzugter Sitz peripherer Kreislaufstörungen bei zahlreichen Erkrankungen sei. Durch Ödem leide der hier besonders enge Kontakt zwischen Nervenzellen und Capillaren (S. 577), wodurch an den Nervenzellen hypoxydotische Schädigungen auftreten. Grenell und Kabat hingegen haben eine gegenteilige Auffassung vertreten; der stärkeren Vascularisierung der „besonderen Kerngruppe" entspreche eine besonders hohe Resistenz gegenüber Zirkulationsstörungen.

Die *Aneurysmen der basalen Hirnschlagadern* (s. Krauland in diesem Handbuch) verursachen nur selten hypophysär-hypothalamische Störungen.

Nach Ketelaer (1950) hat man bei Aneurysmen der A. carotis interna und des Circulus arteriosus Willisi Polyurie, Somnolenz, Schwitzen, viscerale Störungen, Veränderungen der Temperaturregulation und der Herzaktion beobachtet und auf eine *Druckschädigung des Hypothalamus* bezogen. Feremutsch und Simma (1954) haben einen solchen Fall (49jährige Frau, unstillbarer Durst, diencephale Antriebstörung, Schlafsucht, Korsakow) anatomisch beschrieben. Vonderahe (1940) sah eine Druckatrophie eines Corpus mamillare durch ein Aneurysma der A. cerebri posterior. Häufiger sind *Störungen der Sehbahn und der Augenmuskelnerven* (Cushing 1930b, Fälle 10 und 11, Zollinger und Cutler 1933, Jefferson 1937, 1947, Dandy 1938, McDonald und Korb 1939). Bei einem 21jährigen Patienten von Dandy (1938) hatte ein großes intrakranielles Aneurysma der Carotis *die ganze Sella zerstört,* Blindheit auf einem Auge und temporale Hemianopsie auf dem anderen verursacht. Aneurysmen der Carotis innerhalb des Sinus cavernosus bewirken gewöhnlich nur Augenmuskel- und Trigeminuslähmungen (Jefferson 1938, Scheid 1953). Fälle wie der von Erdheim (1909) scheinen selten zu sein, wo ein Carotisaneurysma sich *vom Sinus her in die Sella hinein* — gleichsam als krankhaftes Extrem der physiologischen, sellawärts gerichteten Kurve des horizontalen Siphonschenkels (S. 549) — entwickelte und die Hypophyse aus ihren Lager heraushob.

Blutungen durch *Ruptur des Aneurysma* breiten sich bei intrazisternalem Sitz vor allem im Umkreis der suprasellären Hypophyse aus. Albl (1929) beschreibt einen solchen Fall bei einer 59jährigen Frau. Das verkalkte supraselläre Aneurysma der linken Carotis hatte röntgenologisch einen intrasellären Tumor vorgetäuscht. Lodge und Mitarbeiter (1927) sahen ein 3,5:3,5 cm großes suprasellläres Aneurysma der linken Carotis, aus dem es zu einer tödlichen Blutung in den 3. Ventrikel gekommen war. — Bei intrakavernöser Ruptur entsteht der „pulsierende Exophthalmus" (Dandy 1937).

C. Entzündungen.

Hinsichtlich der *unspezifischen akuten Entzündungen der intrasellären Hypophyse* ist den Ausführungen von Kraus (1926) wenig hinzuzufügen.

Das Übergreifen von eitrigen Entzündungen der Keilbeinhöhle auf die Hypophyse (Berblinger 1938, Busch 1951) ist ein seltenes Ereignis. Berblinger (1928, 1932) beobachtete in 2 Fällen von Eklampsie akute, nichteitrige Hypophysitiden, ähnlich wie Fahr (1923) bei einem 15jährigen Mädchen mit Sepsis. Kugelmeier (1937) beschreibt eine septische Nekrose in der Neurohypophyse bei akuter myeloischer Leukämie.

Bei der *Ostitis deformans* (Paget) kann das Hypophysen-Hypothalamus-System durch hochgradige Deformierung der Schädelbasis (Platybasie, Konvexobasie) mechanisch geschädigt werden. Darauf sind möglicherweise die in der Literatur erwähnten Fälle von Diabetes insipidus (S. 802) und anderen inkretorischen Störungen bei Morbus Paget zu beziehen (Nonne 1928, Grünthal 1931). Der anatomische Nachweis eines solchen Zusammenhanges liegt allerdings noch nicht vor.

Die *akuten Meningitiden* s. S. 656, Abb. 27. Die Entzündung greift gewöhnlich nicht auf das Parenchym der intrasellären Hypophyse über (Kiyono 1926).

Auf die von Ostertag (1949) und Dietrich (1950) aufgeworfene Frage *frühkindlicher oder spätintrauteriner blander Meningitiden* als Ursache eines Infantilismus sei verwiesen (S. 639).

Bestimmte *Sellaanomalien,* vor allem die nach vorne gedrückte Sattellehne, werden damit in Zusammenhang gebracht. Möglicherweise entstehen manche Fälle von Arachnitis chiasmatica cystica (S. 826) aus solchen Prozessen.

Chronische tuberkulöse Prozesse der Hypophyse und des vegetativen Hypothalamus sind seit HAGENBACH, SCHLAGERHAUFER, BOCK, Fall 3), KRAUS (1926) und BERBLINGER (1932) mehrfach beschrieben worden (z. B. VONDERAHE 1940, ROUSSY und Mitarbeiter, OLIVER, Lit. s. HINTZE 1955).

Isolierte Tuberkulome der intrasellären Hypophyse scheinen im Verhältnis zur Häufigkeit der Tuberkulose ausgesprochen selten zu sein. Hingegen sieht man in der suprasellären Hypophyse und im Hypothalamus seit Einführung des Streptomycin in die Behandlung der akuten Meningitis häufiger produktive Entzündungsformen, die durch arteriitische und thrombophlebitische Prozesse sowie durch Tuberkulomdruck Sehstörungen und hypophysär-hypothalamische Ausfälle bewirken können (BÜNGER und GEIGER 1950). Manche nicht verkäsende Granulationen mit LANGHANSschen Riesenzellen erinnern an die BOECKsche Krankheit (z. B. POOS 1935, HELLNER 1936, KRAUS 1937b), zu der es Übergangsformen geben dürfte (S. 833f.).

Syphilitische Erkrankungen der Hypophyse sind nach KRAUS (1926) und BERBLINGER (1932) häufiger als tuberkulöse.

Die völlige Zerstörung des Organs durch ein verkalktes Gumma infolge angeborener Lues beschreibt NONNE (1921) bei einem 38 Jahre alt gewordenen männlichen Individuum mit exquisitem Infantilismus. Bei einer von ESSER (1927) geschilderten 66jährigen Frau mit Diabetes insipidus fand sich eine interstitielle Hypophysitis mit zahlreichen miliaren Gummen, vor allem im Bereich der Zwischenzone. — Die Basalzisterne ist von der luischen Meningitis gewöhnlich am stärksten betroffen. In Fällen von FINK (1926, 1933), WOHLWILL (1928), GLOBUS und Mitarbeitern (1947) u. a. hatte eine syphilitische Basalmeningitis auf die supra- und intraselläre Hypophyse sowie auf den vegetativen Hypothalamus übergegriffen. Auffällig ist das Überwiegen des weiblichen Geschlechts: Unter den 10 von SHEEHAN und SUMMERS aus der Literatur gesammelten Fällen befinden sich nur 2 Männer. — VONDERAHE (1940) sah bei einem Neugeborenen ein ausgedehntes Gumma im Zwischenhirn einschließlich Hypothalamus. — Siehe auch HINTZE (1955).

SHEEHAN und SUMMERS (1949) berichten über Fälle von *Riesenzellgranulom des Hypophysenvorderlappens* unbekannter, jedenfalls nicht tuberkulöser oder syphilitischer Natur. Das Parenchym kann dabei so weitgehend einschmelzen, daß ein SIMMONDSsches Syndrom entsteht. SHEEHAN und SUMMERS fanden in 2 Fällen, in denen der Prozeß länger überlebt wurde, das Bild der „leeren Sella" (S. 649), wobei in dem die Sella auskleidenden Narbengewebe außer den Resten des Vorderlappenparenchyms Lymphocyten, Epitheloidzellen und Riesenzellen gefunden wurden. Der Hinterlappen und die supraselläre Hypophyse waren unverändert. Vielleicht handelt es sich um lokalisierte Sonderformen der BOECKschen Sarkoidose (S. 833ff.). Siehe die Fälle von OELBAUM und WAINWRIGHT (1950) und DONIACH und WRIGHT (1951).

Die Befunde bei *multipler Blutdrüsensklerose* s. S. 654.

Die Angabe von SCHÜTZ (1891), daß das nach ihm benannte Bündel bei der *progressiven Paralyse* oft einen Faserschwund erleide, ist auf S. 674 erörtert. Mit dem Ausmaß der paralytischen Entzündung in den vegetativen Zentren befassen sich Arbeiten von STIEF (1927) und HECHST (1930).

Aktinomykose hatte bei einer von BOLLINGER (1887) beschriebenen 26jährigen Patientin zu einer wahrscheinlich vom Adergeflecht ausgehenden nichteitrigen Granulationsgeschwulst im *3. Ventrikel* geführt, s. ferner HINTZE.

Ein ähnliches Aktinomykom beschreibt HALLERVORDEN (1931) bei einer 64jährigen Frau. — Im Falle von ZAJEWLOSCHIN (S. 802, 24jähriger Mann) hatte der Strahlenpilz zu einer fast völligen eitrigen Einschmelzung der *Hypophyse* geführt. KAMINSKI (1933) beschreibt einen 49jährigen Mann mit Hodenatrophie, dessen intraselläre Hypophyse durch eine vom Knochen übergreifende Aktinomykose weitgehend zerstört war.

Die seltene *lymphogranulomatöse Meningoencephalitis* bevorzugt die Hirnbasis mit sulzig-glasigen Infiltraten, die makroskopisch der tuberkulösen Meningitis ähnlich sehen (WEPLER 1953). Gelegentlich wird die *Hypophyse* von der HODGKINschen Krankheit befallen.

Im Fall 1 von Takao (1926) hatte bei einem 29jährigen Mann die Wucherung vom Keilbeimkörper und der Dura auf die Neurohypophyse übergegriffen und durch Zerstörung des Hinterlappens einen Diabetes insipidus verursacht; die Adenohypophyse war im wesentlichen frei; im Tuber cinereum lagen submiliare Geschwulstknötchen. Im Falle von Falta und Spitzenberger (1937) war der Hinterlappen von einem gelblich-weißlichen dichten Granulationsgewebe eingenommen, das mit strahlenförmigen Fortsätzen auf die hinteren Vorderlappenabschnitte übergriff. v. Törne (1941) beschreibt einen 73jährigen Mann, bei dem lymphogranulomatöses Gewebe von der Dura der Sella aus tief in den Hypophysenhinterlappen eingewachsen war. Im Falle von Melton und McNamara (1946) war die Hypophyse bei intakter Sella in charakteristischer Weise infiltriert, der Hinterlappen stärker als der Vorderlappen.

Virusencephalitiden des Hirnstamms. Bei der *Encephalitis lethargica* ist der vegetative Hypothalamus regelmäßig beteiligt. Der Schwerpunkt der Dauerschäden liegt aber in der Substantia nigra des Mittelhirns (s. S. 811).

Das gleiche gilt von der *Lyssa* (Schükri und Spatz 1925) und der Bornaschen Pferdeencephalitis (Seifried und Spatz 1929). Der oft erheblichen Mitbeteiligung des Hypothalamus am Entzündungsgeschehen der *Poliomyelitis* haben Baker und Mitarbeiter (1952a) eine ausführliche Studie (115 Fälle) gewidmet; am stärksten waren die Nuclei supraoptici von Zellschädigungen ergriffen, die Kerne des Tuber cinereum und der Corpora mamillaria hingegen gewöhnlich verschont. Horányi-Hechst (1935) sah häufig entzündliche Infiltrate im Hypothalamus, erheblichere Zellausfälle (im Nucleus paraventricularis) aber nur in 2 von 26 Fällen. — Beim *Fleckfieber* steht der Befall des Hypothalamus nach dem des tieferen Hirnstamms an 2. Stelle; zweifellos dürfen gewisse psychische und vegetative Krankheitserscheinungen damit in Zusammenhang gebracht werden (Chiari 1942, Scheller 1943, Peters in diesem Handbuch). — Befunde am Hypothalamus bei den *Panencephalitiden* haben Löwenberg und Zbinden (1936), bei *Masernencephalitis* Malamud (1937) mitgeteilt.

Der Entmarkungsprozeß der *multiplen Sklerose*, die wegen des häufigen Vorkommens von Leberfunktionsstörungen von Georgi (1951b) zu den „Diencephalosen" gerechnet wird, wird im Hypothalamus selten angetroffen.

Gagel (1936a) berichtet über eine Patientin, die in den letzten Wochen vor dem Tode durch Schlafsucht auffiel; hier waren die an die Basalzisterne angrenzenden Hirngebiete im weitem Umkreis entmarkt. Siehe die Abb. 14 des Beitrags von Herzog in diesem Handbuch.

Bei den *Leukencephalitiden* ist über die durchschnittliche Beteiligung des Hypothalamus noch wenig bekannt. Auf den Fall von Richter und Traut (1940; Orthner 1956) sei verwiesen.

In einem Fall von *Dermatomyositis* haben de Morsier und Mitarbeiter (1952) entzündliche Veränderungen im Gehirn mit Schwerpunkt im Hypothalamus beschrieben.

Bei *Kaninchen* finden sich verhältnismäßig häufig symptomlose Encephalitiden des Hypothalamus, die auf die Neurohypophyse übergreifen können (Vazquez-Lopez 1953).

D. Granulome.

Das starke Überwiegen produktiv entzündlicher Prozesse, das weitgehende Fehlen von Nekrosen und das Vorkommen von Übergangfällen zu den bösartigen Geschwülsten des Mesoderms rechtfertigt die Abtrennung dieser Krankheitsgruppe von den Entzündungen im engeren Sinne. Es wird nur auf Granulome eingegangen, die eine Neigung zu hypophysär-hypothalamischem Befall zeigen.

1. Handsche Krankheit.

Im Krankheitsbild der Handschen Krankheit, auch „Schüller-Christiansche Krankheit" (Christian 1920, Schüller 1915, 1921), „eosinophiles xanthomatöses Granulom" oder „Lipoidgranulom" genannt, wurde schon durch die erste Beschreibung von Hand 1893 (3jähriger Knabe mit hochgradigem Diabetes insipidus, Exophthalmus und Lückenschädel) das Augenmerk auf das Hypophysen-Hypothalamus-System gelenkt. Die Deutung der gelben Granulomherde im Schädelknochen und an anderen Körperstellen als tuberkulöse Veränderungen wurde von Hand selbst später (1921) bezweifelt. Heute rechnet man das Syndrom zu den *Lipoidspeicherkrankheiten.* Nach Heine (1935), Letterer (1939),

MALLORY (1942) u. a. handelt es sich aber nicht um eine primäre Lipoidose, sondern um ein *spezifisches Granulom.* Denn in den frühen Stadien sind die Wucherungen frei von Fettstoffen (SCHULTZ und Mitarbeiter 1924). ENGELBRETH-HOLM und Mitarbeiter (1944) zeigten, daß es erst nach einer eosinophilen hyperplastisch-proliferativen (1.) und einer fettfreien granulomatösen (2.) Phase mit kleineren Riesenzellen zur Speicherung von Cholesterinestern in den gewucherten Reticulumzellen kommt, die sich dadurch in „Schaumzellen" umwandeln (3., xanthomatöse Phase). In der fibrösen (4.) Abheilphase werden die Xanthomzellen wieder durch Fibroblasten und Bindegewebe ersetzt. Die einzelnen Stadien überlappen sich. Gehirn und Dura neigen zu früher Entwicklung der xanthomatösen Phase. Im Knochen (JAFFE und LICHTENSTEIN 1944, PONSETI 1948) herrscht oft lange die eosinophil-proliterative Phase vor. Die Lungen entwickeln bald das fibröse Stadium („Honigwabenlunge", OSWALD und PARKINSON 1949). Die von LETTERER (1924) und SIWE (1933) beschriebene diffuse akute Reticuloendotheliose der Kinder (LETTERER-SIWE-Disease) ist wahrscheinlich eine generalisierte Form der 1. Krankheitsphase, bei der es wegen des raschen Todes nicht mehr zu granulomatösen und xanthomatösen Veränderungen kommt (ABT und DENENHOLZ 1936, WALLGREN 1940, SCHAFER 1949). Die Einzelheiten des Prozesses und die Fragen der Ätiologie, Pathogenese und Differentialdiagnose gegenüber den primären Cholesterinosen siehe bei HALLERVORDEN (1938), LETTERER (1939), MASSHOFF (1949), THANNHAUSER (1950), LICHTENSTEIN (1953) und BODECHTEL und ERBSLÖH in diesem Handbuch.

CHESTER (1931) wies auf die hier besonders interessierende Tatsache hin, daß neben der Haut, dem Schädelknochen und der Orbita die Hypophysengegend und das Tuber cinereum bevorzugt befallen werden. Die dadurch bedingte Symptomatik s. S. 664, 803.

Der Prozeß kann vom Knochen des Türkensattels auf die Hypophyse übergreifen. Es gibt aber auch primäre Herde im Hypothalamus.

Der von HOCHSTETTER (1922) und VEIT (1922) beschriebene Fall (38jähriger Mann, Vater von 6 Kindern, Krankheitsdauer 6 Jahre, abnormer Durst, Hodenatrophie, Granulationsgewebe in der Hypophyse, Hypothalamus nicht untersucht) weist sich durch das Xanthelasma und die schwere, als „Osteoporose" verkannte Schädelveränderung als zur HANDschen Krankheit gehörig aus. In der Hypophyse wurde offenbar das Narbenstadium angetroffen. — WEIDMAN und FREEMAN (1924) beschreiben ausführlich die Veränderungen im Falle eines mit 10 Jahren verstorbenen Knaben, bei dem seit 7 Jahren ein Diabetes insipidus bestanden hatte. Das Hauptleiden war ein granulomatöser Leberprozeß, der mit Schwellungen der Leber ebenfalls schon in früher Kindheit begonnen haben dürfte; histologisch ergab sich das Bild einer hypertrophischen biliären Cirrhose mit massenhaft Schaumzellen in den lymphocytenreichen interlobulären Wucherungen. 2 Jahre vor dem Tode traten in der Haut tuberöse Xanthome auf. Charakteristische Läsionen fanden sich ferner in Lungen, Schädelknochen und anderen Organen. Im Gehirn war außer dem Hypophysen-Hypothalamus-System lediglich die Zirbeldrüse ergriffen, die einheitlich gelb verfärbt und auf 7 mm Durchmesser vergrößert war. Im Tuber cinereum zwischen Chiasma und Corpora mamillaria saß ein ovaler gelber Tumor, der in den geschwollenen proximalen Hypophysenstiel hineinreichte. Histologisch bestand er aus Xanthomzellen, die neben Lymphocyten in einem fibrösen Gewebe eingestreut waren. Der Hypophysenhinterlappen war ähnlich verändert, der Vorderlappen nur wenig. Auch in der basalen Dura gelbe Wucherungen. Hinsichtlich der Einzelheiten sei auf das Orginal verwiesen. — Der Fall 4 von TURNER und Mitarbeitern (1925, 22jährige Frau) zeigte in Vorder- und Hinterlappen der Hypophyse große Schaumzellherde und vielkernige Riesenzellen. — Der von THOMPSON und Mitarbeitern (1925) geschilderte 11jährige Knabe war $2^1/_2$ Jahre vor dem Tode an exzessivem Durst und Exophthalmus erkrankt. Hochgradiger „Lückenschädel" und ausgedehnte Lungenfibrose waren weitere Krankheitszüge. Der Hypophysenstiel war gelblich, auf 2—3 mm verdickt. Im Gehirn beschränkte sich die gelbe Wucherung auf das kolbig vergrößerte Tuber cinereum; sie war vom Chiasma und der darüber gelegenen grauen Hirnsubstanz scharf abgegrenzt. Auf Grund des histologischen Bildes schlossen die Autoren mehr auf einen primär entzündlichen Prozeß. Die Krankheit schien vom *Hypothalamus hypophysenwärts* fortzuschreiten. Im Infundibulum machte sie einen frischeren Eindruck (Riesenzellen, Mononucleäre), im Hinterlappen sah man nur eine leichte Infiltration von polymorphkernigen neutrophilen und eosinophilen Leukocyten. Im Vorderlappen war bloß der Rand ergriffen, die Dura um die Hypophyse war intakt. — HERZENBERG (1928) beschreibt bei einem 5jährigen Mädchen, das nach $^5/_4$jährigem Diabetes insipidus verstorben war, im Bereich der großen Keilbeinflügel und der Felsenbeine weitläufige unregelmäßige Knochenlücken, aus denen gelbe und gelbrote weiche geschwulstartige Massen hervordringen; solche Wucherungen umhüllen auch das verdickte Infundibulum und den Hirnanhang; an der Innen- und Außenseite der Dura sieht man grellgelbe, landkartenartig begrenzte Einlagerungen. Hier war der Prozeß (den die Autorin irrtümlich zur NIEMANN-PICKschen Krankheit rechnete) *von der Schädelbasis und Dura auf die Hypophyse übergetreten.* — Dies scheint auch in den Fällen von GRADY und STEWART (1934) und CAVANAGH und RUSSELL (1954) der Fall gewesen zu sein. — Bei dem von CHIARI (1930, 1931) geschilderten Mann (S. 664) fand sich histologisch an Stelle des Hypophysenhinterlappens ein an Schaumzellen eher spärliches, von Lymphocytenansammlungen durchsetztes Granulationsgewebe, das im Zentrum schwielig umgewandelt war und über Boden und Hinterwand der Sella ohne Grenze in die bis zu taubeneigroßen knolligen Wucherungen der harten Hirnhaut und der Schädelbasis überging; ähnliche Gewebsmassen erfüllten die Augenhöhlen und verursachten den Exophthalmus. Im Vorderlappen war lediglich das Gerüstgewebe der größeren Arterien verbreitert und faserreich. Im Infundibulum reichten die xanthomatösen Granulationen, den Gefäßsträngen folgend, bis zum Tuber cinereum. Das Gehirn selbst war nicht ergriffen, abgesehen von Schaumzellherden in den Adergeflechten. — Bei einem weiteren von CHIARI 1933 beschriebenen 27jährigen Mann, der 5 Jahre an Diabetes insipidus gelitten hatte, war das Tuber cinereum stark vorgewölbt, das Infundibulum verbreitert, blaßgrau, härter als die Nachbarschaft, der Hinterlappen stark verschmälert, derb, grauweiß. Histologisch war der Vorderlappen normal, der Hinterlappen von einem faserreichen, oft ziemlich dicht von Lymphocyten durchsetzten Granulationsgewebe durchwachsen, das sich in Form von Schaumzellmänteln um die Gefäße bis ins Tuber cinereum erstreckte. Abweichend von den bisher erwähnten Beobachtungen war *auch das übrige Gehirn von Xanthomherden durchsetzt.* Schwefelgelbe Knötchen in den weichen Häuten, weißlich-graue bis grau-gelbliche Knoten in allen Hirnteilen, hinsichtlich deren histologische Beschaffenheit auf die Originalarbeit verwiesen sei. Auch in den Fällen von CHESTER und KUGEL (1932), DAVISON (1933; 27jähriger Mann, Diabetes insipidus, Fettsucht, Hypogenitalismus) und HEINE (1935; 50jähriger Mann, seit 7 Jahren zeitweise Diabetes insipidus) fanden sich neben dem typischen Befall von Schädelbasis, Neurohypophyse und Tuber cinereum Herde im ganzen Gehirn. — Im Fall 3 von HENSCHEN (1931; 12jähriges Mädchen, Diabetes insipidus, Fettsucht, Schläfrigkeit) war der Hirnstamm hinter dem Infundibulum weitgehend von xanthomatösen Granulationen infiltriert (Abb. 241, S. 706 in Band XIII/3 dieses Handbuches); einzelne kleinere Zellhaufen derselben Art auch in der Brücke, ausgedehnte Veränderungen in Schädelknochen, Dura und Niere; die Hypophyse hingegen frei. — LESNÉ und Mitarbeiter (1935b) berichten bei einem jungen Mädchen von einer Infiltration der Meningen und der Gehirnsubstanz mit cholesterinbeladenen Histiocyten; an Schädelbasis und Hypophysengegend der typische Befund; der Tod war hier durch sekundäre Meningitis eingetreten, ausgehend von einem vereiterten Xanthom des Warzenfortsatzes. — HALLERVORDEN (1938) hat durch Nachuntersuchung von Fällen der Literatur die Morphologie der Gehirnveränderungen näher aufgeklärt. — Im Falle von TEILUM (1942; 42jähriger Mann, seit 7 Jahren Diabetes insipidus und Impotenz; unter anderem im Hypothalamus zahlreiche perivasculäre Infiltrate, Hoden leicht atrophisch) fehlten Knochenveränderungen, doch waren außer dem Gehirn die Lungen, das Brustfell, das retroperitoneale Fettgewebe und die Adventitia der Hirnarterien von Xanthomherden ergriffen. — Der Fall von CURETON (1949; 17jähriger Junge, seit $4^1/_2$ Jahren Diabetes insipidus) stellt insofern eine Besonderheit dar, als hier die Veränderungen fast ganz *auf das Gehirn* (Hypothalamus und periventrikuläre Gebiete) und die *Neurohypophyse* beschränkt sind. Abgesehen von einer kleinen Granulation im Dorsum sellae in der Nachbarschaft des schwer veränderten Hinterlappens sind die Schädelbasis und das übrige Knochensystem normal; auch in anderen Organen keine spezifischen Erscheinungen. Der Hypothalamus ist fast völlig von einem gelblichen Gewebe infiltriert. Die Veränderung reicht nach vorn bis vor die vordere Commissur; Chiasma und Sehnerven sind teilweise ergriffen; dorsal sind die Thalami und in geringerem Ausmaß die Nuclei caudati und Linsenkerne befallen. Auch der Boden der Seitenventrikel, die Umgebung des Aquädukts und 4. Ventrikels sind von dem Fremdgewebe austapeziert. Histologisch ist dieses ein Granulationsgewebe mit einem dichten Netz von Silber- und feinen kollagenen Fasern, gekennzeichnet durch Massen von kleinen Rundzellen vermutlich gliöser Natur, großen gemästeten Gliazellen, vielen eosinophilen Leukocyten, perivasculären Lymphocytenmuffen, reichlich intra- und extracellulären, vielfach doppelbrechenden Lipoiden, aber verhältnismäßig spärlichen Schaumzellansammlungen. Abweichend vom gewöhnlichen Befund liegen zahllose Cholesterinkristalle innerhalb der Wucherung. Der Hypophysenvorderlappen ist auch in diesem Fall nur in Randgebieten ergriffen, während der Hinterlappen durch das Granulom, das mit unzähligen Eosinophilen bei Fehlen von Schaumzellen und Cholesterinkristallen etwa dem ersten Stadium entspricht, vollkommen zerstört ist.

Aus dieser Übersicht geht hervor, daß von den Strukturen des Hypophysen-Hypothalamus-Systems die *Neurohypophyse am häufigsten befallen* ist, gleichgültig, ob der Prozeß von der Schädelbasis übergreift oder vom Hypothalamus absteigt. Oft durchsetzt die Wucherung geradezu elektiv den Hypophysenhinterlappen und das Infundibulum. Etwas weniger häufig bildet der vegetative Hypothalamus den Krankheitshauptsitz. Die Adenohypophyse ist fast regelmäßig ausgespart. Diese Pathoklise bewirkt in erster Linie *Diabetes insipidus* (S. 803), seltener *Hypogenitalismus* (S. 664), *Wachstumsstörungen* (S. 599), *Schlafsucht* (S. 817) und andere hypophysär-hypothalamische Symptome.

2. BOECKsche Krankheit.

Über die Ätiologie der BOECKschen Krankheit, auch „benignes Sarkoid", „benignes Lymphogranulom", „BESNIER-BOECK-SCHAUMANNsche Krankheit" oder „Sarcoidosis" genannt, besteht noch keine Übereinstimmung. Während ein Teil der Untersucher (ZOLLINGER 1941, DRESSLER 1942, GÜTHERT und HÜBNER 1944, ZAHN und WEBER 1947, WALTHER-BÜEL 1950a, HANTSCHMANN 1939, LEITNER 1949, 1950, H. VOGT 1949) in diesen Wucherungen entsprechend der ursprünglichen Auffassung von BOECK (1905, 1916) und SCHAUMANN (1924, 1936) eine *besondere, hyperergische Form von Tuberkulose* sehen, hält ein anderer (z. B. LONGCOPE 1941, KRAUS 1942, JAQUES 1952, ENGLE 1953, LÖFFLER und JACCARD 1948) den Zusammenhang mit dem KOCHschen Bacillus noch nicht für bewiesen. Als Krankheitseinheit erscheint die BOECKsche Krankheit vor allem durch das histologische Bild: *Ein in Form von Epitheloidzelltuberkeln wachsendes Granulom mit unbedeutender oder fehlender Verkäsung* (*„harte Tuberkel"*, LONGCOPE 1941), *häufig eigenartigen Fremdkörpern innerhalb von Riesenzellen* (TEILUM 1949), *Ausgang in Fibrose und Hyalinose.* Dieses Gepräge hat neben den cutanen Wucherungen BOECKS verschiedene früher als selbständig beschriebene Organaffektionen, wie die subcutanen Hautsarkoide (Lupus pernio, BESNIER 1889), die Uveoparotitis (HEERFORDT 1909), die Ostitis multiplex cystoides (JÜNGLING 1928) in den BOECKschen Formenkreis aufgehen lassen (VOLK 1931). Nahezu alle Gewebe können befallen werden. Als Prädilektionsstellen gelten Lymphknoten, Lungen, Haut, Extremitätenknochen und vom Zentralnervensystem das Auge.

Innerhalb der im ganzen seltenen cerebralen Lokalisation (s. ROOS 1940, COLOVER 1948, PETTE und KALM 1953, ferner ZEMAN 1952 und in diesem Handbuch) hat sich in einigen Fällen eine *Bevorzugung des vegetativen Hypothalamus und der Hypophyse* herausgestellt, auf die hier eingegangen werden soll.

SIMONS und MERKEL (1917) berichten über eine Frau, die mit 22 Jahren an Amenorrhoe, später mit Polyurie-Polydipsie, Hautknoten und verschiedenen Lähmungen erkrankte und nach zunehmender Schwäche und Teilnahmslosigkeit mit 25 Jahren verstarb. Die Leichenöffnung ergab neben einer frischen banalen Lungentuberkulose eine granulomatöse basale und spinale Meningitis und im Boden des 3. Ventrikels eine nicht verkäsende knötchenförmige Granulationsgeschwulst, in der Hypophyse diffus verstreut zahlreiche typische, mehr lymphoide Tuberkel ohne Verkäsung. — SIMMONDS fand 1917 bei routinemäßigen Untersuchungen Riesenzellen in der Hypophyse als zufälligen Nebenbefund: ausgesprochener LANGHANS-Typus, dazu multiple Lymphocytenansammlungen, Plasmazellen, Epitheloidzellen. Die Zugehörigkeit dieser Fälle ist zweifelhaft; doch weist MIEREMET (1922) auf die Ähnlichkeit der SIMMONDSschen Befunde mit seinem Fall hin: Sowohl die intraselläre als auch die supraselläre Hypophyse von einem knötchenbildenden Granulationsgewebe durchwuchert; viele Lymphocyten, die stellenweise wie Follikel zusammenliegen, Plasmazellen, Epitheloidzellen, auch polymorphkernige, zum Teil eosinophile Leukocyten; kleinere und größere Riesenzellen vom LANGHANS-Typ unregelmäßig im Gewebe verstreut, auch STERNBERGsche Riesenzellen; keine Nekrosen. — LÖFFLER (1929) fand zufällig bei einer 61jährigen Frau mit beiderseitiger fibröser Lungentuberkulose zahlreiche Riesenzelltuberkel ohne Verkäsungen in der Hypophyse; viele Riesenzellen enthielten konzentrische Einschlüsse, so daß die Annahme eines Morbus Boeck naheliegt. — Bei dem von ROTHFELD (1930), LENARTOWICZ und ROTHFELD (1930), REIS und ROTHFELD (1931) beschriebenen 19jährigen, etwas fettleibigen Mädchen begann die Krankheit 4 Jahre vor dem Tode mit Lupus pernio, Ostitis cystica der Fingerphalangen, Kopfschmerzen und Erbrechen. An der Hirnbasis sah man ein flaches, durchschimmernd gelbliches, hartes Infiltrat, welches die ganze Gegend von Infundibulum, Chiasma und Sehnerven einnahm, sich rechts vorne bis zum Bulbus olfactorius, nach hinten bis zu den Hirnschenkeln, seitlich bis zu den subcorticalen Ganglien erstreckte; links nahm es fast den ganzen Temporallappen ein. Von dem stark infiltrierten Boden des 3. Ventrikels aus griff die Wucherung auch auf die Wand des rechten Seitenventrikels über, in der sie weiter nach rückwärts reichte. Die Autoren betonen die histologische Identität mit den Hautsarkoiden (ausschließlich aus Epitheloidzellen bestehende Tuberkel ohne Verkäsung, hier und da Plasmazellen, Bindegewebswucherungen, Verkalkungen); der gleiche Prozeß fand sich im Kleinhirn, im linken Auge (fast die ganze Netzhaut in einen weißen Tumor verwandelt), in manchen Lymphknoten, in den Lungen (hier auch gewöhnliche Tuberkel) und im Dünndarm. — TILLGREN (1935) berichtet über einen 42jährigen Mann, der 4 Jahre vor dem Tode an Diabetes insipidus erkrankte; später bekam er geschwollene Halsdrüsen, Verlegung der Nase, in beiden Tonsillen nekrosefreie Epitheloidzelltuberkel, Lupus pernio, Spinae ventosae und charakteristische Veränderungen in vielen weiteren Organen. Die mikroskopische Untersuchung der Hypophyse ergab die charakteristischen Herde; LANGHANSsche Riesenzellen schlossen vielfach konzentrisch geschichtete Konkremente ein; teilweise waren die Knötchen in Bindegewebe umgewandelt. — WEINSTEIN (1935) fand in seinem Fall (27jähriger Mann, Verlust der Libido, Abzehrung) an der Basis des 3. Ventrikels ein oberflächliches, diffus infiltrierendes Gewächs, das sich bis zur Hypophyse erstreckte mit stark entzündlicher, „beinahe granulomatöser" Reaktion und vielen großen Riesenzellen. Die Diagnose „ependymales Gliom" war dem Autor selbst zweifelhaft. — LONGCOPE (1941) weist auf die Häufigkeit des Leidens bei Negern hin; er berichtet über 31 Patienten, von denen 5 verstarben, darunter ein 15jähriger Knabe mit hypophysär-hypothalamischem Befall (Diabetes insipidus). Die gesamte Hypophyse und der Hypothalamus waren durch Sarkoidgewebe ersetzt. E. J. KRAUS (1942) betont an Hand seines Falles (Ausbreitung des Prozesses s. S. 666) die Neigung der Knötchen, sich mit einer hyalinen oder fibrösen Kapsel zu umgeben, das Fehlen einer Verschmelzungstendenz; die Konkremente haben eine organische Basis, die sich mit Calcium- und Eisensalzen imprägniert. Riesenzellen schließen nicht nur diese Konkremente, sondern gelegentlich auch Cholesterinkristalle ein. Abgesehen von dem hochgradigen Befall des Hypophysen-Hypothalamus-Systems scheint in diesem Fall das Gehirn frei gewesen zu sein. Lungen, Lymphknoten und die 500 g schwere Milz waren in typischer Weise ergriffen. Hyperglobulinämie und Eosinophilie des Blutes. — Im Falle von GJERSOE und KJERULF-JENSEN (1950; 28jähriger Mann, mit 17 Jahren Iridocyclitis tuberculosa, mit 22 Jahren Sarkoid dieses Auges nachgewiesen; 18 Monate vor dem Tode Reizbarkeit, Schläfrigkeit, Polydipsie, niedriger Blutdruck, Hypogenitalismus) saß die Hauptläsion ebenfalls im vegetativen Hypothalamus und hatte typisch sarkoides Gepräge; die paratrachealen Lymphknoten hingegen wiesen gewöhnliche tuberkulöse Veränderungen mit Verkäsung auf. — PETTE und KALM (1953) berichten über einen Fall mit deutlicher Bevorzugung der Granulome für den Hypothalamus und entsprechender Symptomatik; doch fanden sich auch an anderen Hirnstellen Knötchenherde, die eine meningoencephalitische Ausbreitungsform verrieten. — Auch im Falle von ERICKSON und Mitarbeitern (1942; 31jähriger Mann mit Sehstörungen, herabgesetztem Grundumsatz, Fettsucht, weiblicher Verteilung von Fett und Behaarung) waren Hypothalamus und supraselläre Hypophyse ergriffen. — Unter den von BARRIE und BOGOCH (1953) geschilderten 24 Patienten befand sich ein 35jähriger Mann (Fall 2), der seit 6 Jahren an Diabetes insipidus gelitten hatte; neben Lungen, Lymphknoten und Milz war der Hypothalamus von einem Sarkoid ergriffen. Bei einer 43jährigen Frau (Fall 4), die seit 3 Monaten krank gewesen war, saß die Krankheit in Lungen, Herz, Leber, Lymphknoten und Hypophyse. — RICKER und CLARK (1949) berichten über 22 Autopsiefälle, darunter den eines 25jährigen Negers, bei dem neben vielen anderen Organen auch Hypophyse, Meningen, Gehirn und Retina ergriffen waren. — Bei einem von GLASS und DAVIS (1944) geschilderten 54jährigen Mann hatte ein Granulom der Hypophyse zu Funktionsstörungen von seiten der Schilddrüse, der Nebennierenrinde und der Hoden geführt. — In dem von MIEHLKE und DIEPEN (1951) klinisch, von WILKE (1954) anatomisch untersuchten Fall (25jährige Frau mit Ozaena, Amenorrhoe und gesteigertem Durstgefühl) war außer Haut, Milz, Lungen und Nasennebenhöhlen das Gehirn von zahlreichen Herden durchsetzt; der markanteste betraf beide Nuclei supraoptici und paraventriculares, die ventrobasalen Teile des Tuber cinereum, Infundibulum, Hinter- und Vorderlappen der Hypophyse (Abb. 40). — Bei einem von ANDERSEN und Mitarbeitern (1949) geschilderten 28jährigen Mann hatte seit dem 14. Lebensjahr ein Diabetes insipidus bestanden. Im Gehirn war besonders das Gewebe um den 3. Ventrikel und der Schläfenlappen befallen, außerdem Auge, Leber, Lungen und Lymphknoten. — Weitere Fälle haben STRASMANN (1911), UEHLINGER (1942), ZAHN und WEBER (1947) und ASZKANAZY (1952) beschrieben.

Zweifellos berechtigen die bisherigen Erfahrungen dazu, von einer „hypophysär-hypothalamischen Form der BOECK*schen Krankheit zu sprechen.* Das Hypophysen-Hypothalamus-System war zwar niemals allein betroffen; seine Erkrankung bestimmte aber das klinische Bild in hohem Maße und bildete innerhalb aller pathologischen Befunde dieser Fälle die auffälligste Veränderung.

Man könnte diese Affinität mit der *anatomischen Situation der Liquorräume um das Infundibulum* in Zusammenhang bringen, mit der Rolle der Basalzisterne als „Schlammfang"

(S. 656) einerseits, mit der vom Liquorstrom abseitigen Lage des Recessus infundibularis andererseits; die Bedingungen zur Anreicherung einer Schädlichkeit im Liquor liegen hier offenbar besonders günstig. Es sind aber auch andere Deutungen möglich.

Betont muß werden, daß die *ätiologischen Fragen noch nicht als geklärt* gelten können. Das histologische Bild ist charakteristisch, nach PETTE und KALM (1953) aber nicht pathognomonisch. Die Berylliumvergiftung, die BANGsche Krankheit, die Histoplasmose[1], die Coccidioidose scheinen ähnliche Granulome zu erzeugen. JAQUES (1952a, b) berichtet über Fälle, in denen die Granulome als eine Reaktion des Organismus auf eine Überschwemmung mit Rundwürmern anzusehen seien; die „Schaumann-Körper" seien Rückstände der Larven. NIEPER (1954) vermutet ein Virus als Erreger. Die von PETTE und KALM (1953) erwähnte Unmöglichkeit, zwischen einer Streptomycin-behandelten Tuberkulose und dem Morbus Boeck anatomisch zu unterscheiden, mag im Sinne der Auffassung desselben als einer hyperergischen Tuberkulose sprechen. Das histochemische Studium der rätselhaften Riesenzelleinschlüsse (Kristalle von Lipoid- und Nichtlipoidnatur, „Schaumann-Körper"), brachte ENGLE (1953) zu dem Schluß, das sich unter den sarkoiden und sarkoidähnlichen Granulomen ätiologisch verschiedene Krankheiten verbergen. Vielleicht wäre es zweckmäßig, der Ansicht BOECKS folgend, nur in jenen Fällen von „BOECKscher Krankheit" zu sprechen, in denen entweder die Vorgeschichte oder das gleichzeitige Vorkommen banal-tuberkulöser Veränderungen oder eventuell der Bacillennachweis deutlich auf die tuberkulöse Ätiologie hinweisen, histologisch gleichartige Wucherungen unbekannter Genese aber in einem übergeordneten Begriff zusammenzufassen; hierfür bietet sich die in der angelsächsischen Literatur eingebürgerte Bezeichnung „Sarkoidose" an.

3. Sonstige Granulome.

Hier sind ätiologisch unbekannte und sicherlich uneinheitliche mesenchymale Gehirnprozesse vorläufig zusammengefaßt, die in der histologischen Struktur sowohl von der HANDschen und der BOECKschen Krankheit als auch von anderen bekannten Granulomen (banale Tuberkulose, Syphilis, Aktinomykose, Lymphogranulomatose) abweichen. Das Gewebsbild variiert zwischen einem mehr produktiv entzündlichen Gepräge und einem mehr sarkomatösen Charakter. Wiederholt wurde über Fälle berichtet, die weder zu den Geschwülsten noch zu den Entzündungen zu gehören scheinen, sondern Zwischenformen darstellen mit einer bunten Mischung sarkomatöser und granulomatöser Gewebspartien (SCHÖPE 1938, WILKE 1950, SCHUMANN 1953). Nach WILKE (1950, 1952) umfassen die *primären Reticulo(endothelio)sen des Gehirns* eine Skala von fließend ineinander übergehenden Prozessen, an deren einem Ende „Granulomencephalitiden" von eindeutig entzündlichem Charakter stehen, während der Gegenpol von den bösartig wuchernden „Retothelsarkomen" gebildet wird. — Es gibt nun eine Reihe solcher Fälle, in denen *bloß der Hypothalamus* hochgradig ergriffen war, das übrige Gehirn aber nur unbedeutend.

Die Beobachtung von BAILEY (1928), FULTON und BAILEY (1929; 28jährige Frau, Fettsucht, Polyurie, Aufhören der Menstruation, Tod an Hyperthermie; im Hypothalamus eine kleine, von den Autoren als „peritheliales Sarkom" bezeichnete Geschwulst, die in das obere Infundibulum hineinreicht) steht den Sarkomen am nächsten. Aber die lange Krankheitsdauer von 5—6 Jahren und die geringe Ausdehnung der Veränderung lassen vermuten, daß dem destruierenden Wachstum ein weniger bösartiger Prozeß vorausgegangen ist. Auch die im Fall 1 von SCHOLTEN (1951) als „Glioblastoma multiforme" bezeichnete Wucherung dürfte den Granulomen nahestehen.

[1] CURTIS und GREKIN (1947), PINKERTON und IVERSON (1952), SCHULZ (1953).

Die von Janota und Jedlicka (1940) bei einer 25jährigen Frau mit Fettsucht, Schlafsucht, Wutanfällen und epileptischen Anfällen gefundene „diffuse Gliominfiltration in der Umgebung des 3. Ventrikels“ mit Hauptsitz in den paramedianen Thalamusgebieten (Massa intermedia) scheint ebenfalls zu den Reticulosen zu gehören. — Eine ähnliche Wucherung mit ausschließlicher Lokalisation um 3. Kammer, Aquädukt und 4. Kammer (23jähriger Mann, Somnolenz, zeitweise gestörtes Bewußtsein, nur wenige Wochen krank) leitet Gereb (1953) von der Mikroglia ab und bezeichnet sie — da er die mesodermale Herkunft der Hortega-Zellen vertritt — als „primäre Reticuloendotheliomatose“ des Gehirns; die Prädilektion für einige Stellen des Ventrikelufers erkläre sich aus der Embryonalentwicklung der Mikroglia im Sinne von Rio-Hortega (1921). — Hierher dürfte auch ein Teil der von Russell und Mitarbeitern (1948) als „Mikrogliomatose“ bezeichneten Fälle gehören.

In dem Fall von M. Meyer (1913; 35jährige Frau, seit 8 Jahren amenorrhoisch, seit 5 Jahren auffallender Durst, seit 5 Monaten zunehmende Schlafsucht, schwere Merkfähigkeitsstörungen, Fettsucht) werden die Corpora mamillaria als Hauptsitz der wohl als

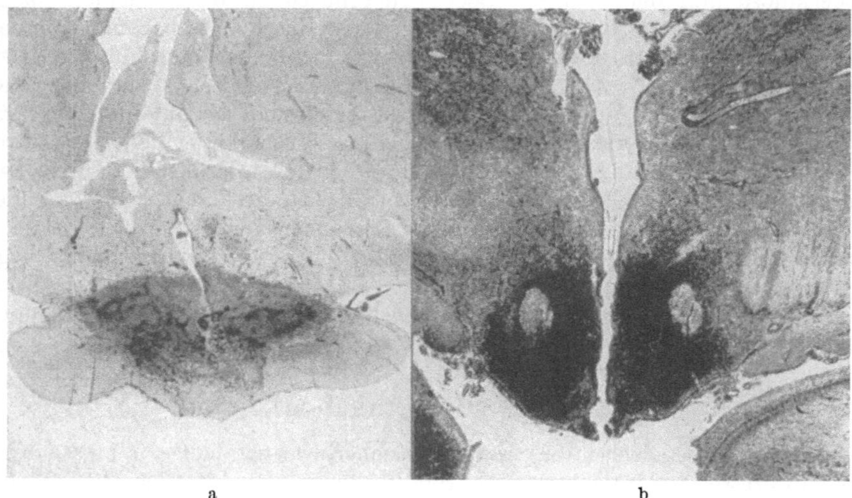

a b

Abb. 60a u. b. Granulationsgeschwülste des Hypothalamus (entlehnt bei Miehlke und Diepen 1951). a 39jährige Frau, früher häufig Mandelentzündung, seit 5 Jahren Diabetes insipidus, Menopause, Gedächtnisschwäche, zuletzt Schlafsucht. Frontalschnitt in Höhe des Chiasma. Nissl-Färbung. (Nach Gagel 1941a.) b 30jähriger Mann; seit 5 Jahren Diabetes insipidus, Fettsucht, Keimdrüsenatrophie, Korsakow. Dichtes Granulom des Tuber cinereum, die Fornixsäulen freilassend. (Nach Brouwer 1950a.)

Granulomencephalitis zu deutenden Veränderungen angegeben. — Im Falle von E. J. Kraus (1926b und 1932b; 36jähriger, äußerst fettleibiger Mann, seit 1 Jahr impotent) hatte die Vermutung eines Zwischenhirntumors zu zweimaligen vergeblichen Eingriffen geführt; 2 Tage nach der 2. Operation verstarb der Patient. Tuber cinereum und Infundibulum waren durch eine mächtige, von großen Rundzellinfiltraten begleitete Bindegewebswucherung ersetzt. — Auch in den fast gleichartigen Fällen von Gagel (1941a; Abb. 60a), Gaupp (1944; 41jährige Frau, seit 6 Jahren keine Periode, Diabetes insipidus, Fettsucht, Schlafsucht) und Brouwer (1950a; Abb. 60b) findet sich der vegetative Hypothalamus von zelldichten, produktiv entzündlichen Wucherungen, die zu einer leichten Volumenvermehrung geführt haben, ausgefüllt. — Auch im Falle von Quandt (1951) hatte die den drei zuletzt erwähnten Fällen sehr ähnliche Granulomatose elektiv den Hypothalamus ergriffen: Eine von der Gefäßadventitia ausgehende Proliferation epitheloider und fibroblastenartiger Zellen mit großen vielgestaltigen chromatinarmen Kernen und argentophiler Faserbildung, die die Gliagrenzschicht durchbricht und das Hirngewebe teils dicht, teils locker infiltriert; lymphocytoide Zellen, zahlreiche große, oft doppelkernige Plasmazellen; keine Riesenzellen, keine Eosinophilen; keine Veränderungen in den übrigen Organen. — Im Falle von Kucsko und Seitelberger (1954; 25jährige Frau, seit $3^1/_2$ Jahren Amenorrhoe, Diabetes insipidus, Müdigkeit und Schwerbesinnlichkeit) erwies sich ein $1^1/_2 : 1^1/_2$ cm großer, scharf umschriebener Tumor des Hypothalamus und der Neurohypophyse als ein entzündliches Granulom. Die auf S. 666ff beschriebene eigene Beobachtung gehört ebenfalls hierher.

Im Fall 2 von Roussy und Mitarbeitern (1946; 49jährige Frau) begann die Krankheit mit einer purulenten Rhinitis, suborbitalen Kopfschmerzen, hochgradigem Diabetes insipidus

und führte über eine Pneumonie innerhalb von 15 Tagen zum Tode. Es fand sich eine schwere Granulomatose des Hypophysenhinterlappens, die aus Histiocytenwucherungen, Skleroseherden und kollagenem Bindegewebe, Ansammlungen von Lymphocyten, Plasmazellen, Riesenzellen mit homogenem eosinophilem Cytoplasma und zahlreichen Capillaren bestand. Auch die Hypophysenkapsel war stark entzündlich infiltriert, die Leptomeningen und der Hypothalamus hingegen unverändert. Die Autoren dachten an einen unbekannten, aus den Nasennebenhöhlen aufsteigenden Prozeß. Leider konnte die basale Dura nicht untersucht werden.

Hewer und Heller (1949) berichten über einen Knaben, der mit 5 Jahren an Diabetes insipidus, mit 7 Jahren an Fettsucht und Wachstumsstillstand erkrankte; er starb mit 10 Jahren, nachdem sich Schlafsucht und eine Lebercirrhose mit Gelbsucht und Ascites entwickelt hatten. Im Hypothalamus fand sich ein kleiner solider, grünlich-gelber Tumor, der sich histologisch als ein Cholesterinkristalle enthaltendes Granulom erwies: eine Infiltration mit großen Histiocyten, die gelegentlich Mitosen aufwiesen, Riesenzellen mit bis zu 20 Kernen, die Eisenpigment phagocytierten; wenige von den Histiocyten speicherten isotrope Lipoidtröpfchen; gelegentlich eosinophile Leukocyten. In der 275 g schweren Milz, den stark vergrößerten Oberbauchlymphknoten, im Pankreas, in der Muskelwand des Blinddarms, in der Lunge, in der hochgradig atrophischen Schilddrüse ähnliche Granulationen. Die Leberveränderung wurde als Stauungscirrhose durch Gallengangsteine aufgefaßt, doch fanden sich auch Histiocyteninfiltrate. Die Hypophyse war frei von Wucherungen; der Vorderlappen wies eine starke Reduktion der eosinophilen Epithelien auf, der Hinterlappen war hochgradig atrophisch). Die Nebennieren (zusammen 4,4 g) zeigten eine Rindenatrophie, die Hoden schienen für das Alter normal, der Thymus war atrophiert. — Dieser Fall hat Ähnlichkeiten mit der fettfreien Letterer-Siwe-Form (S. 831) der Handschen Krankheit, doch ist bei dem Fehlen von Haut- und Knochenveränderungen die Zugehörigkeit zum Handschen Formenkreis zweifelhaft. — Das gleiche gilt für die Beobachtung von Dennis und Rosahn (1951; 30jähriger Mann, Diabetes insipidus, Tod nach $2^3/_4$jähriger Krankheit; Granulomatose in Hypothalamus und Neurohypophyse, cystenbildende Lungenwucherung; außerdem Haut, Herz, Nieren und Lymphknoten ergriffen), in welchem Schaumzellen und Skeletveränderungen fehlten.

Im Falle von Glanzmann und Wegelin (1942; 14jähriger Knabe) war der Diabetes insipidus das erste und wichtigste Krankheitszeichen. Dazu kamen hochgradige Abmagerung, arterielle Hypotonie, Hypothermie, Hypercalcämie, Polychromämie, Erblindung und eine geringe genitale Vorentwicklung. Es fand sich im rechten Hypothalamus innerhalb eines Granulationsgewebes eine dünnwandige Cyste von 1,6 cm Durchmesser ohne epitheliale Auskleidung, von leicht fadenziehender Flüssigkeit erfüllt, die das Chiasma zerstört hatte. Das Granulationsgewebe bestand aus zahlreichen Fibroblasten, kollagenen Fasern, Capillaren und sehr dichten perivasculären Lymphocyteninfiltrationen neben einigen Plasmazellen und eosinophilen Leukocyten; viele Astrocyten. Innerhalb der Wucherungen weitere kleinere längliche und buchtige Cysten, ebenfalls ohne Epithel. Lymphocyteninfiltrate und vereinzelte Langhanssche Riesenzellen auch im Hypophysenstiel und Hinterlappen. Die Nuclei supraoptici und die Kerne des Tuber cinereum waren völlig zerstört. Sehr spärliche kleine Lymphocyteninfiltrate auch im Thalamus und verlängerten Mark. Kein Anhalt für Tuberkulose oder Lues. Die Autoren vermuten einen Zusammenhang mit einem Katarrh der Luftwege, der den Krankheitserscheinungen vorausgegangen war, und mit einer chronischen Tonsillitis. — Im Falle von Anderson und Mitarbeitern (1950; inkomplette Sexualentwicklung, mit 22 Jahren rapide Gewichtszunahme, seit dem 27. Jahr total impotent; Tod mit 30 Jahren nach Operation) waren in der als Narbe gedeuteten Veränderung am Boden des 3. Ventrikels keine freien Entzündungszellen nachweisbar. — Ein Narbenstadium der Entzündung, verbunden mit Arachnitis cystica, wurde ferner bei dem 18jährigen Mädchen von Girard und Guinet (1950; unvollständige Sexualreifung, Fettsucht; Tod nach chirurgischem Eingriff) angetroffen.

Kiyono (1925) berichtet von einer mit 59 Jahren verstorbenen Frau, die seit 13 Jahren an Diabetes insipidus gelitten hatte. Die Leichenöffnung ergab eine schwere, fast ausschließlich aus Lymphocyten bestehende Entzündung im vegetativen Hypothalamus und im Infundibulum. Der Hypophysenhinterlappen war völlig verödet, der Vorderlappen verkleinert. Daneben bestand eine schwere indurierende Thyreoiditis. — Moore und Mitarbeiter (1935) schildern einen Mann, der 6 Jahre vor dem Tode mit Verlust der Libido, $2^1/_2$ Jahre vor dem Tode mit Diabetes insipidus und zuletzt mit Sehstörungen erkrankt war. Der Tod erfolgte 7 Tage nach einer wegen Verdachts einer suprasellären Cyste ausgeführten Operation. Es fand sich eine auf den Hypothalamus beschränkte, mit völligem Untergang des Parenchyms und Erweichungen verbundene mehr exsudative Entzündung. — Im Fall 2 von Wilke (1950b) war ein 33jähriger Mann nach 7monatiger Krankheit (Diabetes insipidus, Hodenatrophie, Fettsucht, Somnolenz) verstorben. Es fand sich eine überwiegend aus dichten Lymphocyteninfiltraten bestehende exsudative Entzündung in Hypothalamus, Thalamus, innerer Kapsel, Pallidum und Caudatum. Nucleus supraopticus und paraventricularis waren ganz und gar von Zellwucherungen durchsetzt, ebenso das Tuber cinereum und das Infundibulum, die Corpora mamillaria in den Randgebieten. — Bei dem von AYALA (1934) beschriebenen 17jährigen Knaben mit Infantilismus, Polyurie und Schlafsucht fand sich eine streng auf den Hypothalamus beschränkte, vorwiegend exsudative Entzündung. — VAN BOGAERT und MAERE (1944) beschreiben einen 38jährigen Mann, der nach $3^1/_2$jähriger Krankheit (hypomanische Zustände, grobe Ausfälle der Gedächtnisleistungen, Kleinhirn- und bulbäre Symptome) verstarb; das Tuber cinereum, die Corpora mamillaria, die Gegend um den Aquädukt, die Mittelhirnhaube und das untere verlängerte Mark waren am stärksten von gliös-mesodermalen Infiltrationsherden befallen.

Die Sichtung der Literatur auf dem Gebiete der „sonstigen Granulome des Hypothalamus" in dem oben gemeinten Sinne ergibt also wie bei den Reticulosen des übrigen Gehirns *eine Reihe verschiedenartiger histologischer Bilder.*

In dem selbst untersuchten Fall (S. 666) ist der *entzündliche Charakter* eindeutig. Zwar kommen in der dichten, mit leichter Volumenvermehrung verbundenen Hypothalamuswucherung und in den hochgradig vergrößerten Bauchlymphknoten Mitosen vor. Die exsudativ-entzündliche Komponente ist aber mit Plasmazellen, mit eosinophilen Leukocyten und Lymphocytenmuffen der abführenden Venen sehr deutlich. Der teilweise epitheloidzellige Charakter, das Fehlen von Nekrosen, die reiche Ausbildung von Silbernetzen und das Vorkommen von Riesenzellen machen *differentialdiagnostische Erwägungen gegenüber den* BOECK*schen Sarkoiden* notwendig. Abgesehen von dem Fehlen von Tuberkulose in der Vorgeschichte spricht vor allem der Aufbau der Wucherung gegen Morbus Boeck. Es handelt sich nicht wie bei der hypothalamischen Form der BOECKschen Sarkoidose um eine meningoencephalitische Ausbreitungsform. Die Pia ist auch in unmittelbarer Nachbarschaft der dichten Wucherungen des Tuber cinereum frei von Granulomen; ihre Gefäße sind nur dort, wo sie aus den Herden ableiten, von Lymphocyten umgeben; es liegt eine *primäre Encephalitis,* keine Meningoencephalitis vor. Ein weiterer sehr wesentlicher Unterschied gegenüber den Sarkoiden ist das Fehlen von Knötchen; die Wucherung in Form von nicht zusammenfließenden Epitheloidzelltuberkel ist eine von allen Kennern betonte Eigenheit der BOECKschen Krankheit, zum Unterschied von der durchaus *kontinuierlichen Ausbreitungsform* in unserem Fall. Dies kommt besonders gut in Perdraupräparaten zur Darstellung; beim Morbus Boeck bilden die Bindegewebsfasern abgeschlossenen Wirbel und Kreise um die einzelnen größeren und kleineren Knötchen (s. die Abb. 3 von WILKE 1954a), in unserem und ähnlichen Fällen (z. B. Abb. 6 von GAGEL 1941a) ein diffuses, nach der Umgebung allmählich lockerer werdendes Netz. Schließlich sei darauf verwiesen, daß die BOECKschen Hypothalamuswucherungen die ziemlich seltene Komplikation einer ausgedehnten Allgemeinerkrankung darstellen; in fast allen Fällen sind in Lymphknoten, Haut, Knochen, Auge und anderen Organen ähnliche Veränderungen nachgewiesen worden; in den Fällen von WALTHER-BÜEL (1950) und MIEHLKE und DIEPEN (1951) hat die bioptische Untersuchung von Hautknötchen die Art der Hypothalamusläsion schon in vivo aufgedeckt. In unserem Falle ergab die sorgfältige Untersuchung aller Organe lediglich in den Bauchlymphknoten eine eigenartige Miterkrankung, in den Lungen nur unbedeutende Herde, also *keinen generalisierten Prozeß.* — Die histologisch und lokalisatorisch sehr ähnlichen Fälle von GAGEL (1941a), GAUPP (1944), BROUWER (1950) und QUANDT (1951) sowie KUCSKO und SEITELBERGER (1954) reihen sich hier an, vielleicht auch die weniger ausführlich beschriebenen Beobachtungen von M. MEYER (1913) und E. J. KRAUS (1926b, 1932b). In keinem der Fälle wird von irgendwelchen Miterkrankungen anderer Organe berichtet; allerdings ist der Einwand ungenügender Untersuchung oft nicht zu widerlegen. — Anhaltspunkte für die *Ätiologie* gibt es nicht. Tuberkulose fand sich nur im Falle von BROUWER (1950); diesen deshalb zur BOECKschen Gruppe zu rechnen, besteht histologisch kein Anhalt. In Ermangelung einer anderen Erklärungsmöglichkeit sprachen GAGEL und GAUPP ohne anamnestische, serologische oder morphologische Unterlage die Vermutung einer Syphilis aus. Chronisch-rezidivierende Tonsillitis haben die Fälle von GAGEL (1941a) und uns gemeinsam; man wird der Gaumenmandel als Eintrittspforte in Zukunft besondere Beachtung schenken müssen. Wenn auch die Krankheitsursache noch völlig ungeklärt ist, so führt die anatomische Ähnlichkeit doch dazu, *diese Fälle vorläufig zu einer eigenen Gruppe zusammenzufassen* und die Unterschiede gegenüber den anderen Formen, insbesondere den BOECKschen Sarkoiden, herauszuarbeiten. KUCSKO und SEITELBERGER schlagen die Bezeichnung „Granuloma infiltrans des Zwischenhirns und der Neurohypophyse" vor.

Zusammenfassend erkennt man, daß aus dem heterogenen Material, das die „sonstigen" Hypothalamusgranulome darstellen, eine größere, anatomisch ziemlich einheitliche Gruppe abgesondert werden kann. Jene eigenartige, fast ganz auf den Hypothalamus beschränkt bleibende primär cerebrale Granulomencephalitis, deren erste eingehende Schilderung durch GAGEL (1941a) erfolgt ist. Die Zukunft wird lehren, ob sie sich auch ätiologisch und pathogenetisch als Krankheitseinheit erweist.

E. Geschwülste.

1. Die Adenome und Hyperplasien der Adenohypophyse

sind die häufigsten Geschwülste im Bereich des Türkensattels; TÖNNIS (1949) fand 189 Adenome unter 485 sellanahen Tumoren bei 2403 Hirngeschwülsten insgesamt; 39% der sellanahen, 7,9% aller Hirngeschwülste waren also Hypophysenadenome. Nach WEBER (1951) hatten unter 3920 Hirntumorkranken von TÖNNIS 240 (=6,1%) ein Hypophysenadenom, und zwar 187 ein chromophobes und 53 ein chromophiles. BAKAY (1950) berichtet über 292 Adenomfälle (=8,9% der Hirntumoren) im Operationsgut von OLIVECRONA, die in 232 chromophobe, 55 eosinophile (einschließlich der „gemischten" mit Überwiegen der eosinophilen Zellen), 2 basophile und 3 maligne Adenome aufgeteilt werden. CUSHING zählte in seinem Material 1933 schon 385 histologisch verifizierte Hypophysenadenome, und zwar 277 chromophobe, 107 eosinophile und „gemischte" und 1 basophiles. Siehe auch die von HENDERSON (1939), ZÜLCH (1951) und OBERDISSE und TÖNNIS (1953) zitierten Statistiken. Hier handelt es sich nur um die chirurgisches Eingreifen erfordernden größeren Tumoren; kleine Knötchen ohne klinische Erscheinungen sind ein noch viel häufigerer Zufallsbefund. 8% der Hypophysen enthalten nach SUSMAN (1935) symptomlose Adenome; davon seien $^3/_8$ basophil. COSTELLO (1936) fand in 225 von 1000 unausgewählten Hypophysen mikroskopisch Adenömchen, einschließlich der mehrfachen waren es 265, und zwar 140 chromophobe, 20 eosinophile, 72 basophile und 33 gemischte. KRAUS (1945) fand bei Personen unter 20 Jahren in 6%, zwischen 30 und 50 Jahren in 15% und im 6. Jahrzehnt 30% Adenome. Nach CLOSE (1934) erhöht sich die Häufigkeit asymptomatischer Hypophysenadenome (mehr als 0,8 mm Durchmesser) von 10% bei allen Fällen auf 44% bei Carcinomen anderer Drüsen und auf über 50% bei Prostataadenomen, Pankreas-, Rectum- und Bronchuscarcinomen. Auch WOHLWILL (1928) betont die Häufigkeit kleiner Adenome bei Krebskranken.

Die *chromophoben Adenome* gelten als hormonell inaktiv. Man unterscheidet je nach dem Differenzierungsgrad verschiedene Typen, um deren Klassifizierung sich in neuerer Zeit COSTERO (1948), der die chromophoben Adenome „Adenoepitheliome" nennt, bemüht hat.

Unter den *unreifen Formen* (ILLIG 1928, Fall 3 und 4, BAILEY und CUTLER 1940) spielt das sog. *fetale Adenom* die Hauptrolle; KRAUS (1926) leitet es von Zellnestern ab, die man nicht selten normalerweise im Vorderlappen antrifft und als undifferenzierte Parenchymreste aus früher Embryonalzeit anspricht. Das fetale Adenom besteht aus schmalen, hochzylindrischen Zellen mit geringem Cytoplasma, die den Capillaren palisadenartig aufsitzen, wodurch eine papilläre Struktur entsteht. Es ist mitosenreich und pflegt sehr groß zu werden; es kann den Keilbeinkörper so zur Druckatrophie bringen, daß es sich in den Epipharynx vorwölbt (PSENNER 1950), ja bis in die Nasenhöhle reicht (KAY und Mitarbeiter 1950); es kann auch in den Sinus cavernosus oder in das Cavum Meckeli vordringen; es kann andererseits hochgradige intrakranielle Verdrängungserscheinungen mit entsprechender Symptomatik bewirken (KUX 1931, STEINMANN 1946). Biologisch ist das fetale Adenom gutartig, da es rein expansiv wächst und keine Metastasen setzt (BERBLINGER 1936). — Tumoren der Adenohypophyse mit allen histologischen Kennzeichen der Bösartigkeit (Mitosen, Riesenzellen, Polymorphismus, infiltrierendes und zerstörendes Wachstum) werden von FEIRING und Mitarbeitern (1953 und KING 1951) beschrieben und als *Carcinome* bzw. *Sarkocarcinome* bezeichnet; einer der Tumoren hatte intrakranielle, keiner aber extrakranielle Metastasen gesetzt. Intrakranielle Metastasen von Hypophysenadenomen beschrieben ferner STOLPE (1904), SMOLER (1909) und KONTCHAKOVA (1936). Das Vorkommen echter, *auf dem Blutweg metastasierender Carcinome der Hypophyse* [BUDDE VASILIU (?), GILMOUR, ROUSSY und OBERLING 1933, MCLEAN 1936, KÖHLMEIER 1944, FORBES 1947] wird von mancher Seite, z. B. WINKELMAN und Mitarbeitern (1952), bezweifelt; sie dürften jedenfalls sehr selten sein.

Die *reiferen Adenomformen* haben mehr oder weniger dicht gedrängte Kerne, weniger Mitosen und einen regelmäßigeren Aufbau in Form von Tubuli, Zellsäulen, Reihen oder Läppchen; das Cytoplasma ist mehr oder weniger spärlich und ohne deutliche Grenzen (Kernhaufenbildung). Sie werden durchschnittlich nicht ganz so groß wie die unreifen; doch verursachen auch sie oft genug nicht nur hypophysäre, sondern auch cerebrale Ausfallserscheinungen.

Selten sind Hypophysenadenome an *multiplen intrakraniellen Geschwülsten* beteiligt. Die eigenartige *Kombination* eines 3 : 2,5 : 2 cm großen chromophoben Adenoms *mit multiplen Epidermoidcysten* beschreibt OLMSTEAD (1952) bei einem 58jährigen Mann. Auch im Falle von LOCKWOOD (1921; S. 845) war ein Epidermoid mit einer adenomatös gewucherten Hypophyse vergesellschaftet. — WISE und Mitarbeiter (1953) beschreiben 2 Fälle von *Oligodendrogliom bei gleichzeitigem Hypophysenadenom*, LIST und Mitarbeiter (1952) *die Kombination eines chromophoben Hypophysenadenoms mit einem Glioblastom.*

Im *Helle-Zellenadenom* von ROUSSY und OBERLING sieht COSTERO eine Degenerationsform. — Unreife Adenome könne durch *Entartung* aus reifen hervorgehen; chromophile Adenome verlieren durch die Entartung oft, aber nicht immer, ihre Granula und ihre hormonelle Aktivität. Siehe den Fall von SALUS, S. 783, ferner KUX (1931), Fall 2.

Die *eosinophilen Adenome* sind hormonell aktiv.

Die α-Granula spielen sicher eine Rolle bei der Bildung des Wachstumshormons (S. 553). Eosinophile Zellen (ε-Zellen?, Schwangerschaftszellen?, S. 554) sind wahrscheinlich auch an der Luteotropinbildung beteiligt. Der Zusammenhang zwischen den Eosinophilen und der Bildung des ACTH ist noch strittig (S. 555). Aus klinischen Beobachtungen scheint sich zu ergeben, daß die Akromegalie bewirkenden eosinophilen Adenome oft gleichzeitig auch Luteotropin und adrenocorticotropes Hormon produzieren (S. 607). — Sie erreichen meist nicht die Größe der chromophoben, insbesondere nicht der „fetalen“ Adenome, doch wirken auch sie gewöhnlich raumfordernd (GLUBOS und Mitarbeiter 1947); in 93 von 100 Akromegaliefällen DAVIDOFFS war die Sella vergrößert, in 87 wurden Kopfschmerzen, in 63 Sehstörungen angegeben.

Den *gemischten Typen*, das sind Geschwülste, in denen nur einzelne Zellen eosinophil granuliert sind, andere aber nicht, haben BAILEY und CUSHING (1928) besondere Aufmerksamkeit gewidmet; die von ihnen aufgestellten 6 Formen bilden eine fließende Reihe von den ausgesprochen eosinophilen zu den eindeutig chromophoben Adenomen; dieser Reihe entsprechen auf klinischer Seite die Bilder von der ausgeprägten über die „flüchtige“ Akromegalie zu den lediglich Hypophysenausfallssymptome bietenden Zuständen; die Menge der eosinophilen Granula stehe in direkter Beziehung zum Ausmaß der Wachstumshormonüberproduktion (S. 606). TÖNNIS und Mitarbeiter (1953) weisen darauf hin, daß die Granula oft so spärlich sind, daß der Eindruck von chromophoben Zellen entstehe; es handle sich aber um „aktive chromophobe Zellen“ im Sinne von WOLFE (1949), die durch Siegelringform und einen großen deutlichen GOLGI-Apparat hormonelle Aktivität verraten, was auch klinisch in der Corticoid- und 17-Ketosteroidausscheidung zum Ausdruck komme; im Altersaufbau kommen die Mischtypen mehr bei jüngeren (größte Häufigkeit im 3. Jahrzehnt), die chromophoben Adenome mehr bei mittleren Jahrgängen (Altersgipfel im 5. Jahrzehnt) vor. Nach MÜLLER (1954), MÜLLER und WALTER (1954) sprechen bei fehlenden Granula ferner reichliche Vascularisierung und Polymorphie der Kernformen für das Vorliegen eines Mischtyps[1]. COSTERO (1948) erwähnt im Rahmen der „oligochromen Adenome“ das von ROUSSY und OBERLING zu den chromophoben Tumoren gerechnete „Schwangerschaftszellenadenom“; neben dem gemischten Adenom CUSHINGS und dem Übergangsadenom von KRAUS unterscheidet er ein „erschöpftes Acidophilenadenom“, ein „Megalocytenadenom“ und ein „Grouped-Cell-Adenom“. — Auch eosinophile, Akromegalie verursachende Adenome können *histologisch unreif* sein (WESTEDT 1929, ORMOS und MONUS 1952).

Im nichtchirurgischen Untersuchungsgut ist der Anteil der Akromegaliefälle ohne raumforderndes Adenom größer; JORES (1949a) z. B. gibt an, daß sich nur in 46% ein gutartiges eosinophiles Adenom und in einem kleinen Prozentsatz ein bösartiges finde; bloße Hyperplasien und kleine, erst auf dem histologischen Schnitt aufdeckbare Wucherungen der Eosinophilen liegen häufig zugrunde. In Fällen, in denen eine Eosinophilenvermehrung überhaupt vermißt wird, liegt die Annahme einer prämortalen Rückbildung oder Erschöpfung der Hormonbildner am nächsten.

Hinsichtlich der *Schwangerschaftshyperplasie der Adenohypophyse* (S. 554) bildet die umfassende Darstellung von ROMEIS (1940) eine wertvolle Ergänzung zn den Ausführungen von KRAUS (1926). In seltenen Ausnahmefällen kann die Vergrößerung des Organs Nachbarschaftssymptome in Form einer bitemporalen Hemianopsie bewirken, die nach der Entbindung wieder verschwindet. Einen solchen Fall hat z. B. BERBLINGER (1932) beobachtet.

Die auffallende Seltenheit der *basophilen Adenome* im hirnchirurgischen Untersuchungsgut beruht auf deren Kleinheit. Wie auf S. 839 ausgeführt, sind

[1] MÜLLER und MARCOS (1954) fanden in einem Adenom vom Mischtyp Ganglienzellen und Nervenfasern (s. S. 823).

mikroskopisch kleine basophile Adenome keineswegs selten. Das Problem ihres Zusammenhangs mit der CUSHINGschen Krankheit ist auf S. 782 dargestellt. Basophile Adenome können nach KRAUS (1945) auch von den Einwanderungszellen des Hinterlappens ihren Ausgang nehmen.

Die *suprasellären Hypophysenadenome* können nach CUSHING (1930) entweder vom Trichterlappen ausgehen oder durch frühzeitiges Auswachsen eines Vorderlappenadenoms bei Defekt des Diaphragma sellae entstehen. Dabei braucht es weder zu einer Ausweitung der Sella noch zu einer Funktionsminderung der Adenohypophyse zu kommen.

DEÁK (1931), KRAUS (1932, Fall 7) und FRAZIER (1932) haben solche Geschwülste beschrieben, die immer chromophob sind und sich als mächtige Gebilde weit in den Schädelraum hinein ausbreiten können. — ANTONI (1950) meint, daß der größte Teil der als „supraselläre Adenome" beschriebenen Tumoren in Wirklichkeit Ependymome des Infundibulum sind (s. S. 854).

Adenome der Rachendachhypophyse und *des Ductus craniopharyngeus* (s. KRAUS 1926) dürften sehr selten sein. GRUBER (1916, Fall 9) beschreibt ein umfängliches Carcinom des pharyngealen Hypophysengewebes, das lokale Lymphknotenmetastasen gesetzt hatte. Die Verbindung eines großen Hypophysenadenoms mit einer in die Keilbeinhöhle ragenden Cyste, die von drüsenähnlichen Bildungen umgeben war, sah DUFFY (1920, Fall 4) bei einem 50jährigen Mann. POLITZER (1954) leitet subselläre, occipital vom Hypophysengang gelegene Adenome aus Anomalien der Hypophysentasche ab, die er bei embryologischen Studien wiederholt beobachtete.

Von *regressiven Veränderungen* haben KRAUS (1926) und ROUSSY und OBERLING (1933) über *Nekrosen, hyaline Entartungen*, DEERY (1929) und KRAUS (1945) über *Verkalkungen* (Struma calculosa) berichtet. Nach therapeutischer Röntgenbestrahlung kommt es zu Nekrosen, die bindegewebig organisiert werden (SCHNITKER und Mitarbeiter 1938) oder zu *cystischer Entartung* (PATERSON 1948), was zu Verwechslungen mit Craniopharyngeomen führen kann. Nach TÖNNIS und Mitarbeitern (1953) resultiert nach intensiver Bestrahlung häufig das Bild der „leeren Sella" (S. 649). WHALLEY (1952) und ASENJO (1954) berichten über *Abscesse* in Hypophysenadenomen, ausgehend von Entzündungen der Nasennebenhöhlen. SCHNITKER und LEHNERT (1952), LIST und Mitarbeiter (1952), RÖTTGEN und PETERS (1952), MÜLLER und PIA (1953) und OBERDISSE und TÖNNIS (1953) weisen auf die nicht allzu seltenen *Massenblutungen* in Hypophysenadenomen hin; als Ursachen kommen Röntgenbestrahlung, Kreislaufstörungen (Hypertonie, Arteriosklerose, angiomatöse Entartung der Tumorgefäße), Trauma, Geschlechtshormonbehandlung, Infektionen und Verkalkungsprozesse in den Adenomen in Frage. Nach BROUGHAM und Mitarbeitern (1950) treten Blutungen und Nekrosen vor allem in Zusammenhang mit einem raschen Wachstum der Tumoren auf.

Wiederholt wurden auch bei *Tieren* Hypophysenadenome beobachtet. GRÜN (1936) fand unter 101 intrakraniellen Tumoren von Haustieren 16 Hypophysengeschwülste, davon 8 Adenome. ARTIOLI berichtet über ein eosinophiles Adenom bei einer 9jährigen Kuh (Hypophyse um das 3fache vergrößert), das keine klinischen Erscheinungen gemacht hatte. Akromegalie oder andere Hypophysenstörungen durch solche Geschwülste scheinen bei Tieren noch nicht gesehen worden zu sein. — OBERLING und Mitarbeiter (1936) haben durch Implantation von Benzpyren ins Gehirn bei Ratten voluminöse Hypophysenadenome verschiedener Struktur erzeugt.

2. Die Craniopharyngeome

(Hypophysengangsgeschwülste, ERDHEIM-Tumoren) sind die zweithäufigsten Hypophysengeschwülste. Den erwähnten 189 Adenomen von TÖNNIS (1949) (S. 839) stehen 99 Craniopharyngeome gegenüber. Nach ZÜLCH (1951) beträgt der Anteil an ERDHEIM-Tumoren in der eigenen Sammlung 2,6%, in der von CUSHING 4,6%, von OLIVECRONA 1,7% der Hirntumoren.

Die *suprasellären Craniopharyngeome* sind bedeutend häufiger als die *intrasellären.* Zum Beispiel stehen in dem Untersuchungsgut von BECKMANN und KUBIE (1929) 18 supraselläre 3 intrasellären Gewächsen gegenüber; von den 7 Fällen von CRITCHLEY und IRONSIDE (1926) waren 6 suprasellär, einer intrasellär. Die meisten nehmen ihren Ausgang vom proximalen Ende des Trichterlappens, der sog. Endanschwellung (s. ROMEIS 1940), ein weiterer Großteil vom Ansatz des Trichterlappens knapp oberhalb des Diaphragma sellae; ein kleiner Teil wächst intrasellär, geht von dorsalen oberflächlichen Gebieten des Hypophysenvorderlappens aus (z. B. TAKAO 1926, Fall 2, FULSTOW 1928, ALTMANN 1930b, ORTHNER und SCHIEBLER 1951, DUFFY 1920, Fall 1). Die 3 Stellen stimmen mit den Hauptfundorten der Plattenepithelinseln überein, Resten des dorsalen Hypophysengangendes, die man seit ERDHEIM (1904) als Muttergewebe der Geschwülste betrachtet. — Die Craniopharyngeome der Endanschwellung pflegen sich überwiegend in das Zwischenhirn hinein auszubreiten; aus ihrer Mitte entspringt oft nabelartig der verkürzte Hypophysenstiel, an dem die unversehrte intraselläre Hypophyse (Abb. 28) hängt. Die tiefer sitzenden suprasellären Tumoren schädigen die intraselläre Hypophyse durch Druck und Kreislaufstörung, die intrasellären zerstören sie gewöhnlich restlos. In einem von DANDY (1938) beschriebenen intrasellären Fall war die Hypophyse jedoch dadurch erhalten geblieben, daß sie sich abnormerweise zur Gänze oberhalb des nicht perforierten Diaphragma sellae befand. Unterhalb des Diaphragma war die stark erweiterte Sella von einer gut pflaumengroßen Cyste ausgefüllt. — *Subselläre Craniopharyngeome,* d. h. solche, die an der ursprünglichen Stelle des Ductus craniopharyngeus im Keilbein oder in der Keilbeinhöhle entstehen, sind außerordentlich selten. BOCK (1924) und GARSCHIN (1930) beschreiben subselläre Plattenepithelcarcinome, die sie vom Hypophysengang ableiten. — Die Craniopharyngeome liegen stets in der Mittellinie.

Es ist zunächst schwer verständlich, daß sich die Spuren der embryonalen Verbindung mit der Rachenhöhle vorwiegend in den dorsalen Abschnitten der Adenohypophyse finden sollen. Wie auf S. 547 ausgeführt, kann diese Verschiebung aber entwicklungsgeschichtlich erklärt werden.

Ob über die bezeichneten Stellen hinaus noch *andere Ausgangspunkte* in Frage kommen, ist zweifelhaft. WITTERMANN (1936) meint, daß Plattenepithelinseln nicht nur im Trichterlappen der suprasellären Hypophyse, sondern auch an der Zwischenhirnunterfläche, also caudal von der Radix infundibuli vorkommen; entsprechend bezeichnet er in seinem Fall 4 eine vom caudalen Zwischenhirnboden ausgehende Cyste, die keinen Zusammenhang mit der suprasellären Hypophyse zeigt, als „Craniopharyngeom", obwohl das platte, einschichtige, zu Verhornung neigende Epithel für ein solches uncharakteristisch ist (atypisches Epidermoid ?). — Aus eigenen Beobachtungen kann ich das Vorkommen von Plattenepithelinseln außerhalb der Adenohypophyse nicht bestätigen. Wahrscheinlich handelt es sich bei den von WITTERMANN gemeinten Zellnestern um *Epithelinseln mesodermalen Ursprungs,* auf deren häufiges Vorkommen in den Meningen des Infundibulum und Tuber cinereum SHANKLIN (1948a, 1951b) hingewiesen hat; man muß sie von den selteneren Derivaten des Hypophysenganges, aus denen allein die ERDHEIM-Tumoren entstehen, unterscheiden.

Der von KRAUS (1926) in diesem Handbuch gegebenen *histologischen* Beschreibung, die sich in erster Linie auf die grundlegenden Untersuchungen von ERDHEIM (1904, 1926) stützt, ist wenig hinzuzufügen. — Ähnlich wie die Basaliome anderer Körperstellen bestehen die Craniopharyngeome aus einem System von Epithelbändern und -brücken, das von einem bindegewebigen Stroma zusammengehalten wird. Dem Stroma liegt die meist hochzylindrische regelmäßige Basalzellschicht auf; nach innen folgt eine Stachelzellschicht und ein Stratum superficiale, das teils konzentrisch geschichtete Kugeln aus platten Zellen formiert, teils durch regressive Veränderungen sich in größere und kleinere Cysten auflöst. Dadurch bildet sich eine zottige oder schwammartige Struktur; oft besteht der größte Teil des Tumors aus einer einzigen Cyste, in deren trüben

Inhalt Cholesterinkristalle schwimmen. Die sich auflösenden Zellen verquellen und verlieren ihre Färbbarkeit, sie können hyaline oder verkalkte Nekrosen bilden, neigen aber nicht zu Verhornung. Das Stroma geht ebenfalls regressive Veränderungen ein, wird ödematös und zerfließt, so daß auch in ihm Cysten entstehen. Durch Platzen der Cysten können sich in den äußeren oder inneren Liquorräumen *gutartige Tumorabsiedelungen* bilden (ALTMANN 1930b). — Insbesondere die intrasellären Craniopharyngeome (z. B. KANKELEIT 1917, Fall 2, ALTMANN 1930b, WITTERMANN 1936, Fall 1, BUSCH 1936, ORTHNER und SCHIEBLER 1951, s. Abb. 19) können durch regressive Veränderungen wie Nekrosen, reaktive Entzündungen, Bindegewebsschwielen, Hyalinisierungen, Verkalkungen, metaplastische Knochenbildung bis zur Unkenntlichkeit verändert werden, die suprasellären (z. B. SAXER 1902, TEUTSCHLAENDER 1914, MAC PHERSON 1920, HÖNLINGER und STRICKER 1923, LANG 1924, VAN BOGAERT 1928, WALTHARD 1928, FLESCH 1929, CUSHING 1930, MAC LEAN 1930, DIAS 1933, GLOBUS und GANG 1945, REYMOND 1946, R. PFEIFER 1920, HEIM 1951, IVER 1952, eigener Fall, Abb. 28—32, S. 659), bewahren eher den typischen Aufbau.

Das histologische Bild erinnert vielfach sehr an das embryonale Schmelzorgan und an dessen geschwulstige Entfaltung, das Adamantinom; die hochzylindrischen Basalzellen entsprechen dabei den Adamantoblasten, die Stachelzellschicht der Schmelzpulpa. Diese Verwandtschaft wird offenbar durch einen ähnlichen Entwicklungsvorgang, die Verlagerung von Mundhöhlenektoderm in die Tiefe des Mesenchyms, bei der Entstehung sowohl des Hypophysenganges als auch der Zahnleiste bewirkt. Mit BAILEY (1921), CRITCHLEY und IRONSIDE (1926), FRAZIER und ALPERS (1931), WALKER (1949) sprechen daher viele Autoren (PEET 1927, LOVE und MARSHALL 1950) von „hypophysären Adamantinomen“ oder „Ameloblastomen“.

Nur ganz ausnahmsweise scheinen die Craniopharyngeome *krebsig* zu entarten. CSERMELY (1950) berichtet über einen solchen Fall bei einem 40jährigen Mann, der seit 4 Jahren über Kopfschmerzen, seit 1 Jahr über Sehstörungen geklagt hatte. Ein mitosenreicher, infiltrierend wachsender Plattenepithelkrebs der Hirnbasis, der offenbar von der suprasellären Hypophyse ausgegangen war, hatte durch Metastasierung in die Rückenmarkshäute zu einer aufsteigenden Lähmung und zum Tod geführt. GARSCHIN (1930) sah ein subselläres, vom Hypophysengang ausgehendes Plattenepithelcarcinom bei einem 50jährigen Mann, das in die paraaortalen Lymphknoten metastasiert hatte. Im Fall 2 von FAHR (1918) fand sich in der Hypophysengegend ein knolliger Tumor, der aus einem Adenom und einem Plattenepithelcarcinom bestand; der carcinomatöse Anteil war in den Rachen vorgewachsen und hatte Lymphmetastasen gesetzt. — In solchen Fällen ist zu erwägen, ob nicht primäre Krebse der Nasennebenhöhlen vorgelegen haben, die zur Hypophyse durchgewachsen waren (S. 857).

Die *Differentialdiagnose* kann bei den oft jahrzehntealten, schwer regressiv veränderten Tumoren sehr schwierig sein. An dem von ERDHEIM (1904) betonten Kriterium, daß die Hypophysengangsgeschwulst im Gegensatz zum Epidermoid keine echte Verhornung zeigt, wird auch heute von der Mehrzahl der Autoren festgehalten. Allerdings können geschichtete Ballen nekrotischen Gewebes im Zentrum der Wucherungsstränge den Cancroidperlen sehr ähnlich sehen, und einige Autoren, z. B. HUSTEN (1923), FRAZIER und APLERS (1931), GLOBUS und GANG (1945), berichten über Hornperlen in typischen Craniopharyngeomen. Da chronische Reize an anderen Schleimhäuten Verhornungen (Leukoplakien) bewirken können, ist es nicht von der Hand zu weisen, daß auch die Epithelien alter Hypophysengangstumoren eine hornbildende Potenz erlangen. Sicherlich kann man entsprechend ERDHEIM (1904) und Kraus (1926) nicht ausschließen, daß neben der fast regelmäßigen Verkalkung des nekrotischen Tumormaterials auch richtiges Knochengewebe durch Metaplasie des Kapselbindegewebes insbesondere in den stärker unter Druck stehenden intrasellären Tumoren entsteht (ORTHNER und SCHIEBLER 1951). Schwerer verständlich ist das Vorkommen von Knorpel, Chordagewebe, Glia (KRAUS 1926); denn wie sollte z. B. unverändertes Hirngewebe von der rein expansiv wachsenden Geschwulst eingeschlossen werden? Unseres Erachtens kann das Mark des metaplastisch entstandenen

Knochens kaum mit dem charakteristischen blasigen Stützgewebe der embryonalen Chorda dorsalis verwechselt werden, kann die Ähnlichkeit von nekrotisch verkalkenden Tumorzellen in hyalin-fibrösem Stroma mit Knorpel nur oberflächlich sein. Wenn dann auch noch Schleimepithel, Haarfollikel, Talgdrüsen, Zahnanlagen und Formationen, die den Hypophysenzwischenlappen nachahmen (GLOBUS und GANG 1945, HOLLE 1950) als Bestandteile von Craniopharyngeomen angegeben werden, dann fragt man sich, ob nicht eher die Produkte einer früheren Störung der Ontogenese, nämlich Teratoide (S. 850) vorliegen, die man von den ERDHEIM-Tumoren grundsätzlich abtrennen muß; denn den Resten des ausdifferenzierten Hypophysenganges darf man die mannigfachen Potenzen der frühen Keimblätter nicht mehr zusprechen. — Eine andere Täuschungsmöglichkeit besteht darin, daß durch die regressiven Vorgänge in Stroma und Parenchym pseudoadenomatöse oder pseudopapilläre Strukturen entstehen; nach Untergang aller reiferen Stadien der Epitehelentwicklung bleibt oft nur die Basalzellschicht übrig, so daß Verwechslungen mit Plexuspapillomen, Ependymcysten, Ependymomen, aber auch mit „fetalen" Hypophysenadenomen vorkommen können.

COSTERO (1948), auf dessen Klassifizierung der epithelialen Hypophysengeschwülste verwiesen sei, trennt eine besondere Form supraselIärer Einzelcysten von den Craniopharyngeomen ab, das „Archeoblastom", das er auf eine Persistenz des embryonalen Hypophysenbläschens zurückführt. Das „Archeoblastom" neige zu Verhornung und Verkalkung der Hornmassen; Riesenzellen kanalisieren das verkalkte Material und wandeln es in Knochengewebe um.

KING (1952) lehnt die dysontogenetische Entstehung der Craniopharyngeome, Epidermoide und Teratome ab. Er meint, daß sich auch sehr komplexe Tumoren *aus reifen Hypophysenzellen durch gradweise Differenzierung* entwickeln können.

DOBOS und Mitarbeiter (1953) beschreiben bei einem 53jährigen Mann ein *im 3. Ventrikel* gefundenes, aus geschichtetem, nicht verhornendem Plattenepithel bestehendes Papillom. Da keinerlei Beziehungen zur suprasellären Hypophyse nachzuweisen sind, sondern die Geschwulst von der Gegend der Lamina terminalis auszugehen scheint, sei diese als eine von den Hypophysengangsgeschwülsten zu trennende Sonderform unklarer Ätiologie anzusehen.

3. Die Epidermoide der Hypophysengegend.

Die Epidermoidcysten werden wegen ihrer perlmutterglänzenden Kapsel und ihres fettigen Inhalts auch „Perlgeschwülste" oder „Cholesteatome" genannt. Zur Trennung von den entzündlichen Cholesteatomen des Mittelohrs und anderer Organe ist für die hier gemeinten örtlichen Mißbildungen die Bezeichnung „Epidermoid" angebrachter. Die Matrix der Epidermoide ist verhornendes Plattenepithel der *äußeren Haut*, das durch embryonale Keimversprengung in das Körperinnere gelangt ist (BOSTROEM 1897). Dieses kann an vielen Orten des Zentr lnervensystems, insbesondere dessen Hüllen, geschehen, wenn die Inklusion von Epidermiskeimen auch an bestimmten Stellen durch die Faltungen während der Embryonalentwicklung erleichtert wird (s. HOLLE 1950). WETTLER (1948) hingegen leitet die Epidermoide (und Dermoide) des Zentralnervensystems aus den Zellen der *Neuralleiste* ab. Die Prädilektionsstellen sind nach ZÜLCH (1951): Brückenwinkel-parapontin, Chiasmagegend — parapituitär, Fissura longitudinalis — vorderer Balken, Vierhügelgegend — hinterer Balken, Fissura Sylvii, Seitenventrikel, 3. Ventrikel, 4. Ventrikel — Kleinhirnmittellinie, Schädeldiploe, Rückenmark. Nach FINDEISEN und TÖNNIS (1937) machen die Epidermoide 0,75—1,8% aller Hirntumoren aus. ZÜLCH (1951) zählt in seiner Zusammenstellung 44 Fälle (= 1,4%). MAHONEY (1936) sammelte 142 sichere Fälle aus der Literatur; die hier interessierende parapituitäre Form fand sich 44mal. Unter den S. 837 erwähnten 485 sellanahen Geschwülsten von TÖNNIS (1949) waren 7 Epidermoide. Die Geschwülste sind stecknadelkopf- bis apfelgroß. Die oft silberig glänzende Oberfläche ist gelappt oder warzig mit „Tochterperlen"; der Inhalt besteht aus zwiebelschalenartig angeordneten brüchig-blattartigen glänzenden Massen, die im Innern oft erweicht sind. Histologisch zeigt die einfache dünne Kapsel den Dreischichtenaufbau der Epidermis mit Stratum germinativum, granulosum (Keratohyalinkörner) und corneum ohne Hautanhangsgebilde. Krebsige Entartung (HUG 1942) ist sehr selten.

Die Epidermoide der Hypophysengegend können sowohl in der Mittellinie als auch paramedian liegen. Die ältere Literatur siehe bei E. BOSTROEM (1897).

C. BENDA (1897) sah bei einer 46jährigen seit 15 Jahren kranken Frau ein großes Cholesteatom *hinter dem Chiasma* das die Hypophyse samt dem Infundibulum zerstört hatte und in den 3. Ventrikel eingebrochen war. — LOCKWOOD (1921) beschreibt bei einem 25jährigen Mann mit Impotenz ein *intraselläres* taubeneigroßes Epidermoid, das mit zahlreichen kleineren Cysten zusammenhing, zu einer Vergrößerung der Sella geführt und sich nach vorne und lateral ausgedehnt hatte. An der Basis des Tumors hing die kirschgroße, adenomatös gewucherte Hypophyse. — Im Fall 5 von KRAUS (1932) hatte ein mächtiges Epidermoid bei einem 17jährigen Mädchen mit Dystrophia adiposogenitalis den *Boden des 3. Ventrikels* zerstört. Im Fall 6 von LOEPP (1936) waren durch ein walnußgroßes verkalktes Epidermoid (?) an der Basis des 3. Ventrikels bei einem 10jährigen Knaben Fettsuchtund Diabetes insipidus erzeugt worden. OLIVECRONA (1932) fand bei einer 19jährigen normal entwickelten Frau, die seit 5 Jahren an Sehstörungen gelitten hatte, ein *supraselläres*, vor und über dem rechten Sehnerven gelegenes Epidermoid. Einen ganz ähnlichen Befund erhob er bei einer 27jährigen Frau. Typisch für die suprasellären Epidermoide sei das Fehlen von Sellaveränderungen und von Beeinträchtigungen der Hypophysenfunktion, da die Cysten weich seien und keinen Druck auf die durch das Diaphragma sellae geschützte intraselläre Hypophyse ausüben; nur zu Sehstörungen komme es, da die Epidermoide dazu neigen, in die Foramina optica einzudringen. — Im Fall 13 von LOVE und KERNOHAN (1936; 39jähriger Mann) fand sich ein großes Epidermoid der Chiasma-Hypophysen-Gegend, das sich weit in den Interhemisphärenspalt und in die rechte mittlere Schädelgrube unter den Schläfenlappen hinein erstreckte. Niedriger Blutdruck und verminderter Grundumsatz wiesen hier auf gestörte Hypophysenfunktion hin. FINDEISEN und TÖNNIS (1937) berichten über 13 operierte intrakranille Epidermoide, davon 2 in der Chiasmagegend. Im Fall 7 bestanden bei einem 20jährigen Mann seit $2^1/_2$ Jahren Kopfschmerzen; zunächst erblindete das linke, dann auch das rechte Auge; die Sella war erweitert und vertieft; nach Auslöffelung eines suprasellären kleinapfelgroßen Epidermoids, das bis in die hintere Schädelgrube reichte, besserte sich das Sehvermögen. In dem ähnlichen Fall 8 kam es 6 Tage nach der Operation zum Tod durch Hyperthermie. In beiden Fällen keine inkretorischen Störungen. Gegenüber den Craniopharyngeomen sei das Fehlen von Verkalkungen differentialdiagnostisch bedeutsam. — Ähnliche Fälle haben VERSÉ, MELNIKOFF und RASWEDENKOFF RAND und REEVES, Fall 23), PALEARI und SCHULZE (1955, Fall 2) beschrieben. HOLLE (1950) sah ein über mannsfaustgroßes Epidermoid, das bei einem 43jährigen Mann einen plötzlichen Tod verursacht hatte. Die von der Gegend des Infundibulum ausgehende Cyste hatte sich in frontodorsaler Richtung entwickelt und war schließlich in die inneren Liquorräume eingebrochen. — Als Epidermoide wurden schließlich cystische Tumoren bezeichnet, die *im 3. Ventrikel* lagen: bei einem 30jährigen von SCHOLZ (1906) beschriebenen Mann, bei dem von PENFIELD (1929) berichteten Fall einer 41jährigen Frau mit „diencephaler autonomer Epilepsie" und bei dem von CAIRNS und Mitarbeitern (1941) geschilderten 14jährigen Mädchen mit akinetischem Mutismus.

Zusammenfassend sei festgestellt, daß die hypophysennahen Epidermoide in der Mehrzahl der Fälle suprasellär liegen, und zwar wie es scheint zumeist nicht genau in der Mittellinie, sondern paramedian, so daß die Sehstörungen nicht symmetrisch sind. Die Cysten breiten sich in der Basalzisterne aus; wegen ihrer Weichheit bestehen oft keine Störungen von seiten des Hypophysen-Hypothalamus-Systems. Seltener sind die Epidermoide im 3. Ventrikel — sei es, daß sie vom Zwischenhirnboden her einwachsen, sei es, daß sie vom Ventrikeldach ausgehen — mit entsprechender Symptomatik. Auch intraselläre Epidermoide scheint es zu geben; die Unterscheidung derselben von rückgebildeten intrasellären Craniopharyngeomen kann schwierig sein. — Das häufige Auftreten von Epilepsie und psychischen Veränderungen bei den Epidermoiden (BAUDITZ 1933) hängt wahrscheinlich mit der allgemeinen Reizwirkung austretender Choleastommassen zusammen.

4. Die Dermoide der Hypophysengegend.

Die Dermoidcysten unterscheiden sich von den Epidermoiden dadurch, daß die versprengten Hautkeime nicht nur Epidermis, sondern auch Anhangsgebilde der Haut zur Entwicklung bringen, nämlich Haarfollikel mit Haaren, Talgdrüsen und zuweilen Schweißdrüsen. Die Dermoide sind bedeutend seltener als die Epidermoide; ZÜLCH (1951) zählt in seiner Sammlung 4 Fälle (= 0,1%). Das intrakranielle Dermoid bevorzugt nach STENDER (1937) die Gegend neben der Mittellinie: parapontin und parapituitär. Außerdem gibt es die „fissuralen" Dermoide, die im Bereich der Stirnoberkieferspalte entstehen und sich im allgemeinen in der Augenhöhle ausbreiten.

Die Literatur über Dermoide der Hypophysengegend ist spärlich.

In dem von E. BOSTROEM (1897) beschriebenen Fall eines 20jährigen Mannes reichte ein 4,4:3,3 cm großes Dermoid der linken Fossa Sylvii bis in den lateralen Chiasmawinkel, ohne die Sehbahn zu beeinträchtigen. — RAND (1925) sah bei einer 42jährigen Frau mit Kopfschmerzen, Sehstörungen und Anfällen ein großes Dermoid der linken Temporalregion, das sich bis zum Chiasma ausdehnte. — LUA (1929) beschreibt einen 25jährigen Mann, der seit seinem 18. Lebensjahr durch Verstimmungszustände, Schlafsucht, Trugwahrnehmungen, Krampfanfälle und sexuelle Triebhaftigkeit aufgefallen war. Bei der Leichenöffnung fanden sich mehrere Dermoidcysten in der Gegend über der Substantia perforata anterior, von denen die größte in den 3. Ventrikel durchgebrochen war und das Ventrikelsystem mit Fettmassen ausgefüllt hatte. — Im Fall 1 von BAUDITZ (1933) fand sich bei einem 48jährigen Mann, der seit 8 Jahren an epileptischen Krämpfen und zunehmenden psychischen Veränderungen gelitten hatte, die Basalzisterne ähnlich wie bei eitriger Meningitis prall mit einer gelben Masse gefüllt, dem mit Haaren untermischten Dermoidbrei, der sich aus einer parapontinen Cyste entleert hatte; im Winkel zwischen Hirnstamm und Ammonshorn fand sich die Cystenwand, die schon makroskopisch als Haut mit Haaren und Drüsen imponierte. — LAUCHE (1938) berichtet über einen 25jährigen Mann mit einer von der Gegend des Tuber cinereum ausgehenden hühnereigroßen, mit Talg und kleinen Haaren gefüllten Cyste, die zu einer asymmetrischen Eindellung der Basis beider Stirnlappen geführt hatte; Talgmassen waren in die inneren Liquorräume eingebrochen und hatten zu einer Verlegung des Aquädukts geführt. — In dem Fall von TANNENHAIN (1897; 25jähriger Mann, faustgroße Cyste mit Haut, Haaren, Talg- und Schweißdrüsen im 3. Ventrikel, vom Boden des 3. Ventrikels ausgehend) kam auch echtes Knochengewebe in der Tumorwand vor, das möglicherweise durch Metaplasie entstanden war; es ist aber das Vorliegen eines Teratoids nicht auszuschließen. — Weitere Kasuistik bei HENSCHEN (dieses Handbuch, Bd. XIII/3, S. 509).

5. Lipome der Hypophysengegend.

Die Lipome des Gehirns wurden von E. BOSTROEM (1897) ebenfalls auf embryonale Keimverlagerungen zurückgeführt. Sie entwickeln sich in der Pia oder im Plexus chorioideus meist an den für Epidermoide und Dermoide charakteristischen Stellen. Als Muttergewebe bezeichnete BOSTROEM das subcutane Bindegewebe. — Andere Autoren (E. SCHERER 1936) erblicken in den Lipomen das Ergebnis einer ortsfremden Differentierung ortseigenen mesenchymalen Gewebes.

Ein größerer Teil der im ganzen seltenen Geschwülstchen wird im *Bereich der Basalzisterne* gefunden. Sie können als bis zu haselnußgroße Gebilde im Winkel zwischen Chiasma und suprasellärer Hypophyse, am hinteren Umfang des Infundibulum oder an der basalen Fläche des Tuber cinereum und der Corpora mamillaria liegen. Siehe die Literaturübersichten von VERGA (1929) und von KRAINER (1935).

ZUCKERMANN (1911) sah bei einer 50jährigen Frau an der Hinterfläche des Infundibulum ein erbsengroßes knochenhaltiges Lipom. — VERGA (1929) schildert 2 ähnlich lokalisierte Osteolipome. ECKART (1935) beschreibt bei einer 70jährigen Frau (Fall 4) ein der Hirnbasis breit aufliegendes citronenkerngroßes Lipom, das durch Kompression des Chiasma eine Opticusatrophie bewirkt hatte; bei einer 73jährigen Frau (Fall 6) war ein erbsengroßer Tumor am Corpus mamillare symptomlos geblieben. — SPERLING und APLERS (1936) fanden bei einer alten, seit vielen Jahren erblindeten Frau mit optischen Halluzinationen, schweren mnestischen Störungen und Aggresivität ein großes, teils (5:3 cm) solides, teils (2:2 cm) cystisches Osteolipom, das den 3. Ventrikel ausfüllte und sich ins Vorderhorn des linken Seitenventrikels hinein erstreckte. — Im Fall 1 von ZIMMERMAN (1940) saß ein 8 mm großes Lipom hinter dem Hypophysenstiel und hatte die ventromedialen Tuberkerne, Teile des rechten Corpus mamillare und den rechten Tractus mamillothalamicus zerstört. — In 3 von VONDERAHE (1940) und VONDERAHE und NIEMER (1944) beschriebenen Fällen reichten die zwischen Infundibulum und Mamillarkörpern gelegenen Tumoren mit Fortsätzen teilweise in die supraselläre Hypophyse und das Tuber cinereum hinein. — Im Fall von TANAKA (1951) war ein hämangiomatöses Lipom vom Infundibulum in den 3. Ventrikel hineingewachsen und hatte Dystrophia adiposogenitalis, Sehstörungen, epileptische Anfälle, Stauungspapillen und andere Hirndruckzeichen verursacht. — WEICHSELBAUM (1879) fand bei einem 22jährigen Mann ein Lipom, das sich im Hypophysenhinterlappen entwickelt und diesen verdrängt hatte. VIRCHOW (1863) und CHIARI (1879) sahen Lipome dicht unter den Corpora mamillaria.

Auch im *3. Ventrikel* wurden Lipome gefunden. So beschreibt Woelk (1925) eine hühnereigroße, am Ventrikeldach aufgehängte Fettgeschwulst bei einem 74jährigen Mann. Im Fall 5 von Eckart (1935) fand sich im 3. Ventrikel eines 40jährigen Epileptikers ein kleiner gelbgrüner, transparenter Tumor. — Huber und Mitarbeiter (1953) beschreiben bei einem 13jährigen Knaben ein 7:4:3,5 cm großes, schalenförmig verkalktes Fibrolipom im Dach des 3. Ventrikels bei Defekt des Balkens und des Septum pellucidum, das einen inneren Wasserkopf und epileptische Anfälle verursacht hat.

6. Die Enchondrome des 3. Ventrikels

sind kirschgroße knorpelharte Tumoren, die sich in der Tela chorioidea entwickeln. Letterer (1920) beschreibt 2 Fälle; er führt sie auf embryonale Keimverlagerungen zurück; Bestandteile des Primordialcraniums sollen in der 9.—11. Entwicklungswoche zwischen beide Telablätter gelagert werden. Siehe Henschen (dieses Handbuch, Bd. XIII/3, S. 764).

7. Die Teratoide und Teratome der Hypophysengegend.

Die Ausdrücke „Teratoid“ und „Teratom“ werden in der Literatur sehr verschieden gebraucht, wie Schilke (1952) näher ausführt. Einigkeit besteht darüber, daß nur Mischgeschwülste von „systematoider“ (Borst 1913) oder „organismoider“ (Bosäus 1926) Bildungstendenz zu den Teratomen und Teratoiden zu rechnen seien. Am zweckmäßigsten erscheint die von Weber (1939) gebrauchte Sinngebung. Er spricht nur dann von einem *Teratom, wenn Abkömmlinge aller 3 Keimblätter vorhanden* sind; lassen sich *nur 2 Keimblätter*, aber eine organismoide Ausdifferenzierung nachweisen, so handle es sich um ein *Teratoid*. Die Einteilung von Borst (1913) in reife *adulte* und unreife *embryonale*, bösartig wuchernde Formen kann sowohl für die Teratome als auch für die Teratoide gelten.

Die *Fragen der Teratogenese* brauchen hier nur berührt zu werden. — Auf der Lehre Ahlfelds (1875) vom „Foetus in foetu“ fußend, entstand die *Blastomerentheorie*, nach welcher das Teratom Produkt der gesonderten Entwicklung eines abgeschnürten Segments der Frucht ist. Je früher in der Embryonalzeit die Abspaltung erfolgt, dest größer ist die Entwicklungsmöglichkeit des ausgeschalteten Keimes. Auf der Basis dieser Theorie scheint es von den Teratomen fließende Übergänge über die sog. fetalen Inklusionen, Sacralparasiten, Epignathi usw. zu den Doppelmißbildungen und schließlich zu den eineiigen Zwillingen zu geben. Auf der anderen Seite stehen die Verbindungen zu den Dermoiden und Epidermoiden als den Produkten späterer Keimversprengung, die Mahoney 1936 als mit den Teratomen eng verwandt bezeichnet hat. Auch zu den Craniopharyngeomen gibt es Übergänge. — *Die parthenogenetische Theorie* sieht im Teratom den Abkömmling einer unbefruchteten Keimzelle des Wirtsorganismus. Die Experimente von Bosäus (1926) haben diese Entstehungsweise für die cystischen Ovarialteratome wahrscheinlich gemacht. Da es erwiesen ist, daß die primären Keimzellen nicht in der Gonadenanlage entstehen, sondern in der „Keimsichel“ und erst sekundär auf dem Blutwege als entodermale Wanderzellen in die Gonaden gelangen (Dantschakoff 1941), kann die Annahme nicht zurückgewiesen werden, daß Teratome auf parthenogenetischem Wege nicht nur in den Keimdrüsen, sondern auch an verschiedenen anderen Körperstellen aus Keimzellen entstehen, die auf ihrer Wanderung am falschen Ort steckengeblieben sind. Büchner (1950) meint sogar, daß alle Teratome von solch verirrten Urgeschlechtszellen hergeleitet werden müssen. Hinsichtlich der hier zu besprechenden Teratome der Hypophysengegend erscheint diese Verallgemeinerung allerdings nicht recht einleuchtend. Das auffallend häufige Vorkommen von Teratomen und Terotoiden an jenen Körperstellen, die als Brennpunkte früher Teilungs- und Furchungsvorgänge gelten (Hypophysen-, Epiphysen-, Sacrococcygealgegend), spricht eher für die Absprengung frühembryonalen Materials im Sinne der Blastomerentheorie. — Als 3. Entstehungsweise ist schließlich die von Heilmann (1950) vertretene *Knospungstheorie* (ähnlich der Fortpflanzungsform bei niederen Tieren) zu erwägen. — Bloß historisches Interesse hat die Auffassung von Breslau und Rindfleisch (1864) über die Entstehung der Hypophysenteratome, der auch spätere Autoren beigetreten sind. Die *Hypophyse selbst* könne teratogenetische Potenzen entfalten, da sie ein am Ende der Körperachse liegengebliebenes überschüssiges „nutzloses Keimgewebe“ darstelle, einen Rest nicht differenzierten, d. h. nicht in Keimblätter gesonderten Materials. Nach King (1952) entstehen die Teratome der Hypophysengegend aus reifen Hypophysenzellen durch gradweise Differenzierung.

Ungelöst ist die Frage der *verkappten Teratome.* In einer dreikeimblätterigen Anlage können die Derivate eines Keimblattes durch die der anderen unterdrückt werden; wenn nur die Reste einer einzelnen Komponente übrigbleiben, wird die nosologische Einordnung schwierig. Außerdem kann ein Geschwulstteil für sich allein blastomatös wuchern. Manche Autoren glaubten deshalb schon ganz einfach gebaute Geschwülste genetisch zu den Teratomen rechnen zu können. Beweis und Gegenbeweis sind gleich schwierig.

Statistik. WEBER (1939) zählte im Material der Berliner Neurochirurgischen Universitätsklinik 0,9% Teratome und Teratoide. Nach ZÜLCH (1951) befanden sich im eigenen Material 11 (=0,3%) Teratome, in dem von CUSHING 0,2%, von OLIVECRONA ebenfalls 0,2%. Die von WEBER (1939) aus der Literatur zusammengetragenen Teratome und Teratoide des Zentralnervensystem lagen 32mal in der Epiphysengegend (fast nur Knaben, s. S. 691), 12mal in der Hypophysengegend (2 Teratome, 10 Teratoide), 11mal im Spinalkanal, 4mal im Seitenventrikel und 10mal in der Orbita.

Kasuistik von Teratomen und Teratoiden der Hypophysen-Hypothalamusgegend:

Ein embryonales Teratoid im *3. Ventrikel* beschreibt FALKSON (1879) bei einem 16jährigen, kräftig gebauten Jungen, der an Doppelsehen und Schlafsucht gelitten hatte. Der 5,8:4,7:3,0 cm große, knollige, ziemlich feste und zum Großteil solide Tumor hing mit zwei dünnen Stielchen an den Seitenteilen des Zwischenhirnbodens. Histologisch fanden sich Lymphknötchen, Cysten mit regelmäßigen niedrig-zylindrischen Zellen, die an die Entwicklung der GRAAFschen Follikel denken ließen, derbe, dendritisch verzweigte Bindegewebszüge, sehr zellreicher hyaliner Knorpel, hauptsächlich aber ein hartes Spindelzellensarkom. Als Ursprung der Geschwulst wurde der Plexus chorioideus oder die Zirbeldrüse erwogen. SAXER (1896) fand bei einem 7wöchigen Mädchen ein mannsfaustgroßes, mit dem Adergeflecht zusammenhängendes Teratoid im 3. Ventrikel, das zum größten Teil aus fetaler Gehirnsubstanz bestand, daneben aus epidermalem Ektoderm und Mesoderm. — Das von DERMAN (1926) beschriebene, aus Abkömmlingen des äußeren und mittleren Keimblattes bestehende kinderfaustgroße Teratoid bei einem 1 Monat alten Kind scheint ebenfalls vom Plexus des 3. Ventrikels ausgegangen zu sein. — Im Fall 1 von INGRAHAM und BAILEY (1946) wurde bei einem $10^2/_3$ Jahre alten Knaben ein 3,8:3,2:2,3 cm großes embryonales Teratom aus dem 3. Ventrikel entfernt; 10 Monate später kam es zum Tode infolge eines infiltrierend wuchernden Rezidivs. — Im Fall 8 von MÜLLER und WOHLFART (1947) lag bei einem 20jährigen Mann, der unter zunehmenden Kopfschmerzen, Erbrechen und Doppelsehen gelitten hatte, ein polycystischer Tumor beinahe frei im 3. Ventrikel; der Ausgangspunkt wurde nicht ermittelt. Der Tumor enthielt Haut mit Anhangsgebilden, Plexus chorioideus, Ependym, ependymomähnliche Strukturen, Augenanlagen, Knorpel und Knochen. — Im Falle von ALPERS (1937; 39jähriger Mann) enthielt der Tumor meist Fettzellen, ferner fibröses Gewebe, reife Drüsen und andere epitheliale Strukturen, Plattenepithel, Knorpel; ein Teil sah wie ein Cholesteatom aus. — Im Falle von H. E. SCHULZE (1954; 16jähriger Knabe) bestand die 5×3 cm große Geschwulst aus Cysten mit unterschiedlichem, zum Teil verhorntem Epithel, Drüsen, Knorpel und unreifen Zellen.

C. BENDA (1900) beschreibt bei einem 38jährigen hypophysären Zwerg einen von der Gegend des *Infundibulum* in die Sella hineinragenden, etwa haselnußgroßen Tumor, in welchem zahlreiche mit verhornendem Pflasterepithel ausgekleidete Cysten gefunden wurden. An der Circumferenz der Geschwulst lag die abgeplattete, völlig atrophische Hypophyse. BENDA stellte die Diagnose eines Teratoms. KRAUS (1926) rechnete diesen Tumor hingegen trotz der Verhornung zu den Craniopharyngeomen. — Im Fall 1 von KON (1908) wurde bei einem 37jährigen hypophysären Zwerg ein haselnußgroßer, knolliger, verkalkter Tumor des Infundibulum gefunden, der ebenfalls zu einer Kompression der intrasellären Hypophyse geführt hatte. Das Gewächs enthielt Knochen, Chordagewebe, Knorpel, Cholesterinkristalle. KON weist auf die Ähnlichkeit mit den ERDHEIM-Tumoren hin, kommt aber zu dem Schluß eines Teratoms. Die Meinung von KRAUS (1926), daß auch hier eine Hypophysengangsgeschwulst vorlag, ist nicht recht überzeugend. — GLOBUS (1923) beschreibt bei einem 6 Monate alt gewordenen Mädchen eine 4 cm große cystische Geschwulst der Hirnbasismitte, die embryonales Plattenepithel mit Keratohyalinkörnern, Haaranlagen, Epithelperlen, Zellstränge ähnlich Talgdrüsen, Speicheldrüsen, embryonalen Knorpel und Knochen enthielt, also ein aus Ektoderm und Mesoderm bestehendes Teratoid. Die intraselläre Hypophyse war klein und zusammengepreßt. Die Ähnlichkeit mit den ERDHEIM-Tumoren wird auch hier betont. — FRAZIER (1932, Fall 8) hielt einen großen suprasellären, verkalkten, in den 3. Ventrikel einwachsenden Tumor bei einem 9jährigen Knaben für ein Teratom (keine histologische Untersuchung). — BERBLINGER (1932) beschreibt ein etwa 7 mm großes, Fettgewebe mit Gefäßen und Knochen mit Mark enthaltendes, kugeliges solides Teratoid, das hinter dem Hypophysenstiel an der Hirnbasis hing und von verhornendem Plattenepithel überzogen war. — Im Fall 5 von MÜLLER und WOHLFART (1947) fand sich bei einem 11jährigen Mädchen, das seit 2 Jahren über Anfälle von Kopfschmerzen geklagt hatte, ein großes, Hypophyse und 3. Ventrikel komprimierendes supraselläres Teratom, das Knorpel, Drüsenschläuche, verhornende Epidermis, glatte Muskelfasern, embryonales Bindegewebe und gliomähnliche, in das Gehirn hineinwachsende Strukturen enthielt. — Nach SCHÜTZE (1951) hatte eine etwa kirschgroße, solide höckerige, supraselläre Geschwulst bei einem 7jährigen Mädchen eine Stauungspapille und Augenmuskelstörungen verursacht. Die histologische Untersuchung der operativ entfernten Tumorteile ergab ein teilweise verhorntes Plattenepithel, das in Schollen innerhalb von Knochengewebe lag; Stachelzellepithel teils zu gangartigen Gebilden formiert, teils in konzentrischen Haufen; Knorpelgewebe, ältere und jüngere Knochenbalken; kleine Inseln gliösen Gewebes; faserreiches Bindegewebe. — Auch ein Teil der von GLOBUS und GANG (1945) beschriebenen suprasellären Tumoren gehört nach der hier vorgeschlagenen Systematik (S. 844) eher zu den Teratoiden als zu den Craniopharyngeomen. — Eine Sonderform bilden die sog. *heterotopen Pinealome* der Infundibularregion bei intakter Zirbel, die nach den Untersuchungen von D. RUSSELL (1944) als Teratoide anzusprechen sind.

H. BECK (1883) fand *in der Sella* einer 74jährigen Frau eine walnußgroße Geschwulst, die Zähne mit Dentin und Schmelz, Strukturen ähnlich der kolloiddegenerierenden Schilddrüse, myxomähnliche Partien, polyedrisches Epithel, Flimmerepithel und daneben plattgedrücktes Gewebe des Hypophysenvorder- und -hinterlappens enthielt. Da Hypophysengewebe auch an mehreren getrennten Stellen innerhalb der Mischgeschwulst zu sehen war, neigte BECK zu der Anschauung von BRESLAU und RINDFLEISCH (1864; S. 849), wonach die schon ausdifferenzierte Adenohypophyse teratogenetische Potenzen entwickeln kann. — Die von BREGMAN und STEINHAUS (1907) bei einer bis 7 Wochen vor dem Tode völlig gesunden 48jährigen Frau gefundenen intrasellären Geschwulst, von den Autoren als ERDHEIM-Tumor angesprochen, dürfte ebenfalls eher zu den Teratoiden gehören. Der teilweise cystische, gelappte Tumor, der sich in die 3. Hirnkammer vorwölbte, hatte die Hypophyse zerstört. Histologisch sah man Plattenepithel, Knochen, Bindegewebe und Glia. — Auch im Fall 4 von OBERNDORFER (1920) scheint ein Teratoid vorgelegen zu haben: Bei einem 55jährigen Mann (seit 23 Jahren impotent, Verlust der Scham- und Achselhaare, seit 8 Jahren Sehstörungen, seit 6 Jahren Fettleibigkeit und Schlafsucht) fand sich ein aus der Sella hervorragender, fast hühnereigroßer cystischer Tumor, der neben Cholesterinkristallen und Knochen auch Knorpel, drüsenartige und papilläre Sprossungen sowie niedrig-kubische Epithelstrukturen enthielt; von der Hypophyse wurde nichts gefunden.

Große Teratome der Schädelbasis bei Embryonen können durch Entwicklung eines hochgradigen Hydrocephalus ein unüberwindliches Geburtshindernis darstellen, so daß es zum Bersten des Schädels bei der Geburt kommt. Hierher gehören außer dem schon von KRAUS (1926) erwähnten Fall von FROMME (1905) Beobachtungen von H. SCHUSTER (1934; embryonales Teratom) und von IMMISCH (1952). Bei letzterer handelte es sich um ein faustgroßes adultes Teratoid der mittleren Schädelgrube, das über ein halsförmig eingeschnürtes Mittelstück durch die Fissura orbitalis superior in die linke Augenhöhle hineinreichte und einen Exophthalmus bewirkte, bei einem totgeborenen ausgetragenen Mädchen. Der grauglasige Tumor bestand aus zahlreichen kleinen Cysten und bis zu erbsengroßen kalkharten Bezirken; histologisch fielen unter anderem verschiedene drüsenschlauchähnliche Bildungen, mehrschichtige Plattenepithelverbände, Knochen, Knorpel, glatte und quergestreifte Muskelfasern, zellreiches Bindegewebe, Capillarsprossen, Rundzelleninfiltrate, Blutungen und Nekrosen auf; doch fehlte Nervengewebe.

Von den rein im Schädelinnern sitzenden Formen führen *Teratome, die die Schädelbasis durchsetzen*, hinüber zu den „Epignathi" benannten Mißbildungen. Die Reihe beginnt mit dem schon von KRAUS (1926) erwähnten Fall GAUTIERS (1916; s. S. 643), in welchem die als „Kopf eines Epignathus" aufgefaßte intracerebrale Geschwulst über einen den Hypophysenvorderlappen schräg durchsetzenden Stiel mit dem periostalen Bindegewebe der vorderen Sellawand in der Nähe des offen gebliebenen Canalis craniopharyngeus zusammenhing. Die Hypophyse war, abgesehen von einer bindegewebigen Scheidewand zwischen den beiden Lappen und diesem eigenartigen Teratomstiel, normal. Termatomstiel und Infundibulum traten gemeinsam aus dem Foramen diaphragmatis sellae hervor, um zum Zwischenhirn bzw. zum Tumor zu ziehen, der in der Fossa interpeduncularis eingebettet lag und bis zum Ventrikelependym reichte. — Einzigartig ist der von SARVAAS (1930) beschriebene Fall eines geistig normal entwickelten Knaben, der seit seinem 9. Lebensjahr an Diabetes insipidus und Brechanfällen gelitten hatte. Als er mit 12 Jahren wegen Müdigkeit und Sehstörungen zur Untersuchung kam, war das Genitale etwas vorentwickelt. Unter zunehmenden Hirnnervenlähmungen, starker Grundumsatzsenkung und und Schlafsucht wuchs schließlich ein Tumor zum linken Nasenloch heraus. Tod 6 Monate nach Beginn der Augenmuskelparesen. Eine 6,5:3,0:1,2 cm messende, median gelegene Geschwulst hatte die Schädelbasis durchfressen und war in beide Augenhöhlen und die Nasenhöhle eingedrungen. Von der Hypophyse keine Spur. Der Tumor hing mit einem 1,2 cm dicken Stiel mit dem Boden des 3. Ventrikels zusammen. Histologisch fanden sich die zum Teil unreifen Abkömmlinge aller 3 Keimblätter, also ein embryonales Teratom. Nach der klinischen Symptomatik wird man den primären Sitz mit großer Wahrscheinlichkeit in den Bereich des Infundibulum verlegen können. — 1929 entdeckte Kraus bei einem etwas zu früh und tot geborenen Mädchen (42 cm) ein 33:37 mm großes epignathisches Teratom in Mund und Rachen, das über ein 7—8 mm langes und 4,5 mm dickes Verbindungsstück im Canalis craniopharyngeus mit einer 21:18 mm großen Geschwulst in der Sella zusammenhing. Im histologischen Bild stand fetale Hirnsubstanz im Vordergrund; es fanden sich aber auch die Abkömmlinge der anderen Keimblätter. An der hinteren Oberfläche des intrakraniellen Geschwulstteils saß die nur aus Vorderlappengewebe bestehende plattgedrückte Hypophyse, die histologisch wohlentwickelt schien. Die Verbindung mit dem Gehirn fehlte. Die Nebennieren waren normal. — Im Falle von Arnold (1870) hatte das Kind die termingerechte Geburt 6 Tage überlebt. Ein eiförmiger, hochdifferenzierter Epignathus ragte aus dem Mund; von seinem hinteren Teil ging ein bleistiftdicker Stiel aus, der in der Gegend des Foramen ovale die Schädelbasis durchbrach und in einer in der rechten mittleren Schädelgrube zwischen den Durablättern befindlichen walnußgroßen Geschwulst endete. — Eu. Müller (1881) beschreibt einen Epignathus, bei dem in der rechten mittleren Schädelgrube ein histologisch ähnlicher Tumor saß, ohne daß durch die Schädelbasis ein Zusammenhang nachzuweisen war; der ursprüngliche Verbindungsstiel sei wahrscheinlich durch die spätere Entwicklung abgeschnürt worden. Die Hypophyse war wohlgebildet.

Teratoide Geschwülste des Hypophysen-Hypothalamus-Systems von *Tieren* wurden von Margulies (1901), Shima (1908) und von mir zusammen mit Schielke (1952) beobachtet. In allen 3 Fällen handelte es sich um Laboratoriumskaninchen, an denen keine klinischen Auffälligkeiten bemerkt worden waren. Im Falle Margulies war ein cystisches adultes Teratoid (inneres und mittleres Keimblatt) an die Stelle der Hypophyse getreten. — Im Falle Shima waren große Teile des Zwischenhirns von einem adulten Teratom beiderseits durchsetzt. Im Falle Schielke saß ein aus zahlreichen Cysten bestehendes embryonales Teratoid (inneres und mittleres Keimblatt) hauptsächlich im Prothalamus beiderseits der Mittellinie.

Diese Übersicht läßt erkennen, daß die Beobachtungen über Teratome und Teratoide des Hypophysen-Hypothalamus-Gebietes in vieler Hinsicht noch ungenau und lückenhaft sind. Am problematischsten erscheint *die Abgrenzung der einfacheren Teratoide gegenüber den Craniopharyngeomen.* Manche Autoren möchten die Grenze zwischen den beiden Geschwulstformen überhaupt beseitigen; sie rechnen Formen noch zu den Craniopharyngeomen, die nach anderer Auffassung schon teratoide Geschwülste sind. Es fragt sich, ob dieses Verfahren zweckmäßig ist; denn das typische Craniopharyngeom ist eine so häufige und wohlcharakterisierte Geschwulst, daß eine klare Definition angebracht ist. Unbeschadet, daß es schwer zu beurteilende Übergangsfälle gibt (s. Ewing 1928), sollte man nur jene Tumoren als Craniopharyngeome bezeichnen, die als eine geschwulstige Entfaltung der in der Adenohypophyse häufig liegenbleibenden Reste des kranialen Hypophysengangendes, der Erdheimschen Plattenepithelzellen, betrachtet werden können, nicht die Abkömmlinge eines früheren, höher potenten Entwicklungsstadiums der Rathkeschen Tasche, der Mundbucht oder anderer Teile des oralen Körperendes. Mehrkeimblätterige oder ortsfremde organoide Bildungen wie Zahnanlagen (die über die bloße Ähnlichkeit der Epithelformation mit der des embryonalen Schmelzorgans — s. S. 843 — hinausgehen), Knorpel, Schleimdrüsen, Speicheldrüsen gehören nicht zum Bild des Craniopharyngeoms. Wir betrachten sie, entgegen Schürmann und Mitarbeiter (1931), als teratoide Erscheinungen, wenn auch von solch verhältnismäßig einfachen Gebilden zu den komplizierten Teratomen und Epignathi noch ein weiter Weg ist. — Besonders schwer fällt die *Beurteilung von Knochengewebe.* Sicher ist, daß Verkalkungen für Craniopharyngeome typisch sind. Es ist auch nicht zu bezweifeln, daß in der Bindegewebskapsel einer langjährigen Geschwulst, besonders wenn diese starken mechanischen Kräften ausgesetzt ist, sich „aus der Gewebswiege des Mesenchyms heraus“ (Gruber 1939) durch Metaplasie Knochen bilden kann. Diese Bedingung mag vor allem bei alten intrasellären Craniopharyngeomen gegeben sein; mit Erdheim (1904) können wir solch einen Knochen jedenfalls nicht als Indiz für teratoide Entstehung werten[1]. Kritischer muß man den Knochen betrachten, wenn er in suprasellären Geschwülsten gefunden wird, die wegen weniger behinderter Ausbreitungsmöglichkeiten nicht unter einem so starken Dauerdruck stehen können wie die intrasellären, und wenn die ganze mesenchymale Textur keinen Anhalt bietet, daß große mechanische Kräfte am Werke waren. Nach CRITCHLEY und IRONSIDE (1926) können Fibroblasten, welche nekrotische Partien von ERDHEIM-Tumoren umgeben, unter dem Einfluß der ausgefällten Kalksalze ähnlich wie in verkalkten Hautepitheliomen osteoblastisch werden. Die Entscheidung zwischen Teratoid und Craniopharyngeom ist in solchen Fällen sehr schwierig.

Wenn man histologisch nur epidermoide Bestandteile (verhornendes Plattenepithel, Haaranlagen, Talg- und Schweißdrüsen) findet, die Geschwulst aber von dem rein cystischen Charakter der *Epidermoide* und *Dermoide* abweicht, wird sich der Verdacht einer teratoiden Genese nur durch eingehende histologische Durchforschung des ganzen Tumors beseitigen lassen. — Bei hauptsächlich aus Fettgewebe bestehenden Tumoren ist die Differentialdiagnose gegenüber den *Lipomen* (S. 846) zu erwägen.

Die schon erwähnte große Streitfrage der *Teratogenese*, zugespitzt in der Alternative, ob die Geschwulst *Zwilling oder Kind* des Wirtsorganismus sei, erhebt sich natürlich auch bei den Teratomen der Hypophysen-Hypothalamus-Gegend. Es ist hier nicht der Ort, auf diese Problematik einzugehen; es sei nur darauf hingewiesen, daß unsere Lokalisation mehr für die Entstehung durch Absprengung frühembryonalen Materials spricht, als für die Herkunft von abgeirrten Urgeschlechtszellen.

Aus all dem geht hervor, daß die Beurteilung vieler dysontogenetischer Geschwülste im Bereich des Hypophysen-Hypothalamus-Systems, die Klassifizierung in Craniopharyngeome, in Epidermoide, Dermoide, Lipome, Teratoide und Teratome, die Erkennung von Übergangsformen, von regressiven Veränderungen, Metaplasien, malignen Entartungen usw. ein besonders hohes Maß von Aufmerksamkeit und Erfahrung und vor allem eine vollständige histologische Durchsuchung erfordert. *Die bisherigen Einteilungsversuche stützen sich noch auf zu wenig sorgfältig untersuchte Fälle, als daß sie als endgültig betrachtet werden könnten.*

8. Fibrome,

bis zu erbsengroß, sollen nach KRAUS (1945a) sowohl in der supra- als auch in der intrasellären Hypophyse gesehen worden sein.

9. Die sellanahen Knorpelgeschwülste der Schädelbasis.

Die *Chondrome* sind knollige, weißlich-opaleszierende Neubildungen von derbelastischer Konsistenz. Die makroskopische und mikroskopische Ähnlichkeit mit normalem Knorpelgewebe ist meist groß; doch kann das Bild durch verschiedene regressive, progressive und blastomatös-maligne Entartungen verändert werden; auch kommen Kombinationen mit anderen mesenchymalen Geschwulstarten vor. Die Ausgangsgewebe sind in erster Linie das Skelet (s. G. HERZOG 1944 in diesem Handbuch), in zweiter Linie bestimmte Weichteile und innere Organe. Knorpel spielt ferner in den teratoiden Gewächsen (S. 847) eine bedeutende Rolle.

Am Schädel ist die *Gegend um den Türkensattel* ein Lieblingssitz der Knorpelgewächse.

Die Tumoren können *primär in den Nasennebenhöhlen* entstehen und durch *Arrosion von Siebbein oder Keilbein* in die Schädelhöhle durchbrechen (ECKERT-MÖBIUS 1929). So berichtet KLINGLER (1951, Fall 4) über einen 51jährigen Mann mit beiderseitiger Visusabnahme, Exophthalmus und Mittelohrtaubheit; es fand sich ein großer verkalkter Tumor,

[1] Bei dem von HECHT und HERZOG (1909) als „Teratom" beschriebenen Tumor dürfte es sich eher um ein intraselläres Craniopharyngeom gehandelt haben.

der vom Nasenrachenraum in die vordere Schädelgrube durchgewachsen war und auch die Sella zerstört hatte.

Die *primären Chondrome der Schädelbasis* gehen zum Teil von der Fibrocartilago basilaris das Foramen lacerum und der angrenzenden Knochenfugen aus; sie wachsen entweder *parasellär* (z. B. LIST 1943, Fall 1, 32jähriger Mann mit parasellärem verkalktem Osteochrondrom, Fettsucht seit 7 Jahren, Impotenz, Polyurie; KLINGLER 1951, Fall 3; BORMANN 1951) oder *parapontin.* Die *Synchondrosis sphenooccipitalis* wird als Matrix von *median über dem Clivus* gelegenen Chondromen angegeben. Nach KLINGLER (1951) soll es auch *supraselläre* Chondrome unbekannten Ursprungs und *retroselläre,* die möglicherweise von der Sattellehne ausgehen, geben. Autopsiebefunde, die eine genauere Bestimmung des Ursprungsortes erlauben, fehlen bisher.

10. Das Chordom

wird von manchen Autoren als eine Abart des Chondroms betrachtet. Es geht aus Resten der Chorda dorsalis hervor und besteht aus großen blasigen, glykogenhaltigen Knorpelzellen. Hauptfundort ist die Sphenooccipitalfuge am Clivus, wo es einen gelegentlichen Zufallsbefund darstellt: eine linsen- bis bohnengroße, weiche, vom Knochen ausgehende Geschwulst, die in der Regel die Dura perforiert.

Es kann erhebliche Wachstumspotenzen entfalten und dann nicht nur in die hintere Schädelgrube wachsen, sondern auch die angrenzenden Knochen zerstören, in den Nasenrachenraum und die *Sella* eindringen (z. B. KOTZAREFF 1918, LEMKE 1922, BAILEY und BAGDASAR 1929, CUSHING 1930b, Fall 13, MACHULKO-HORBATZEWITSCH und ROCHLIN 1930, HASS 1934, VAN WAGENEN 1935, ADSON und Mitarbeiter 1935, FURLOW 1935, BOEMKE und JOEST 1936, PEERS 1938, LINCK 1938, Fall 1, BORMANN 1951, ALAJOUANINE und Mitarbeiter 1930, CANTOR und STERN 1933). Nach COENEN (1925) gibt es neben den sekundär in die Hypophysengegend eindringenden Clivus-Chordomen auch primäre Sellagewächse, die „hypophysären Chordome"; hierher sei ein von SPIESS (1911) geschilderter Fall zu rechnen, der durch transnasalen Eingriff geheilt werden konnte. Ein weiteres hypophysäres Chordom hat GOERKE (1931) operiert. Auch MABREY (1935) und LINCK (1938) unterscheiden bei den basilaren Chordomen zwischen subsellären und Clivus-Chordomen. Siehe ferner G. HERZOG in diesem Handbuch Bd. IX/5 und F. HENSCHEN Bd. XIII/3, S. 426ff.

In einem von HOLZNER (1954) beschriebenen Fall (59jähriger Mann) war die Geschwulst am Clivus in den *Subarachnoidalraum* eingebrochen und füllte die ganze Basalzisterne als eine milchig-weiße, stellenweise transparente, relativ weiche Masse aus; mit zungenförmigen Fortsätzen schob es sich in das Gewebe des *Tuber cinereum* vor. In den Hirnkammern und im Wirbelkanal fanden sich Absiedelungen.

11. Die Meningeome

sind die häufigsten intrakraniellen Geschwülste. In der Sammlung von ZÜLCH (1951) befinden sich 537 Fälle (= 17,9%); auch in anderen Statistiken stehen sie an der Spitze. Als Matrix gilt seit M. B. SCHMIDT (1902) das Deckepithel der aus der Arachnoidea an verschiedenen Stellen in die harte Hirnhaut einsprossenden PACCHIONIschen Granulae meningicae, nach einer anderen Ansicht das fibröse Bindegewebe dieser Gebilde. ZÜLCH (1951) unterscheidet mit CUSHING (1922) 12 verschiedene Lokalisationen, von denen das *Meningeom des vorderen Chiasmawinkels* hypophysär-hypothalamische Störungen verursachen kann; das *Meningeom der Olfactoriusgrube* dringt mitunter nach caudal bis zum Chiasma vor und bewirkt dann Sehstörungen (BOSTROEM und SPATZ 1929); das *Meningeom der Keilbeinkante und der mittleren Schädelgrube* kann bei starker medialer Ausdehnung in den hypophysär-hypothalamischen Bereich geraten (AMBROSETTO 1937, MACCARTY und GOGELA 1949, BORMANN 1951). Zahlenmäßig steht unter den 12 Lokalisationen die prächiasmale an 5., die olfactorische an 4. und die der Keilbeinkante an 3. Stelle. PAILLAS und Mitarbeiter (1951) berichten über ein Meningeom, das vom Chiasma selbst ausgegangen war. 9,6% der sellanahen Geschwülste sind nach ZÜLCH (1952b) Meningeome. Hinsichtlich der verschiedenen Wuchsformen und mikroskopischen Strukturen siehe ZÜLCH (1951) sowie HENSCHEN in diesem Handbuch.

Als Ausgangspunkt der *Meningeome des vorderen Chiasmawinkels* geben CUSHING und EISENHARDT das Tuberculum sellae an; nach GUTTMANN und SPATZ kommt vor allem eine Stelle etwas weiter vorne, nämlich der mediale

Anteil des Limbus sphenoidalis in Betracht. Nach OKONEK (1950) gibt es beide Möglichkeiten. BUSCH und MAHNEKE (1954) sahen ein vom Diaphragma sellae ausgehendes Meningeom.

In der Mehrzahl der Fälle richtet sich das *Wachstum überwiegend dorsal*, hirnwärts.

GUTTMANN und SPATZ unterscheiden 3 Stadien: das erste betrifft kleine symptomlose, zufällig im Chiasmawinkel gefundene Geschwülste. Im 2. Stadium führt der Druck auf die medialen Seiten der intrakraniellen Sehnerven zu bitemporaler Hemianopsie. Im 3. Stadium treten vegetative Erscheinungen durch Druck auf Hypophyse oder Hypothalamus und andere cerebrale Symptome hinzu (z. B. TAKAO 1926; MOGILNITZKY 1928, Fall II, 2; KRAUS 1932, Fall 9). — Eigenartig ist ein von LINN (1951) beschriebener Fall: HANDsche Granulomatose zahlreicher Organe, kombiniert mit einem Meningeom des vorderen Chiasmawinkels, das bei der 43jährigen Frau einen Diabetes insipidus verursacht hatte.

Manche Meningeome des vorderen Chiasmawinkels breiten sich mehr *nach basal in die Sella hinein* aus.

So fand sich im Fall 2 von CASPER (1927) bei einer 52jährigen Frau neben einem großen occipitalen Meningeom ein zweiter grauroter Tumor, der den ganzen Türkensattel einnahm. Die Hypophyse war vollständig von derben, zwiebelschalenartig geschichteten Geschwulstmassen umgeben und beträchtlich zur Seite gedrängt; die umgebenden Hirnnerven waren im Tumor eingebettet. — Im Fall 3 von CASPER (1927; 72jähriger Mann) war die Sella ebenfalls von einem ziemlich weichen, höckerigen Tumor eingenommen, der den Knochen usuriert, die Sattellehne weggefressen hatte und bis zu den Nn. facialis vorgedrungen war; die Hirnbasis war abgeplattet, aber von Tumorgewebe frei.

Die seltenen *Meningeome des 3. Ventrikels* liegen, von der Tela chorioidea ausgehend, im caudalen Anteil der Hirnkammer und verursachen eine den Zirbelgeschwülsten ähnliche Symptomatik (HEPPNER 1954).

12. Die polaren Spongioblastome

gehören mit 203 Fällen (= 6,8%) in der Sammlung von ZÜLCH (1951) zu den häufigsten intrakraniellen Gewächsen; von den Hirntumoren des Kindes- und Jugendalters stellen sie sogar 24,1%. Der Altersgipfel liegt zwischen dem 3. und 7. Jahr. Geschwulstmatrix ist nach ZÜLCH (1951) wahrscheinlich die subependymäre Glia.

Eine Hauptgruppe der Spongioblastome sind die sog. Chiasmaspongioblastome; sie entstehen in den *ventrikelnahen Gebieten dorsal und caudal des Chiasmas*, *im Chiasma selbst* oder *im intra- oder extrakraniellen Sehnerven*. Weitaus die meisten neuroektodermalen Geschwülste der Hypophysen-Hypothalamus-Gegend — TÖNNIS (1949) zählte 60 Gliome unter seinen 485 sellanahen Geschwülsten — sind Chiasmaspongioblastome. Hierher gehören auch die Gliome bei Neurofibromatose (v. RECKINGHAUSEN). Nach ZÜLCH (1952b) sind 6,1% der sellanahen Gewächse Spongioblastome. Hinsichtlich der Einzelheiten kann wiederum auf die Ausführungen von ZÜLCH (1951) und von HENSCHEN in diesem Handbuch verwiesen werden.

Kasuistische Mitteilungen stammen unter anderem von OBERNDORFER (1920), JOSEPHY (1924, s. S. 664), HAUSMANN (1926; die vom Autor angenommene Zugehörigkeit zu den STERNBERG-PRIESELschen Choristomen (S. 823) dürfte nicht zutreffen), CUSHING (1930, Fälle 9 und 9a), FOERSTER und GAGEL (1931), GOEBEL (1932), BAILEY und EISENHARDT (1932, Fälle 17 und 22), HEINZE (1932), HIRSCH (1932), HAMBY (1934), BERBLINGER (1932), RIDDOCH (1936, Fall 2), BUSCH und CHRISTENSEN (1937, Fälle 1 und 2), KESSEL (1937), ECHOLS (1938, Fälle 3, 4 und 11), LÜDIN (1939), ZÜLCH (1940), BENEDEK und JUBA (1942, Fall 2), C. DE LANGE (1943, Fall 2), RETTELBACH und SCHUTZBACH (1943), BÜRKI (1944), BAILEY (1948, Fälle 36 und 37), PAILLAS und Mitarbeitern (1951), LAMBERS und ZARATE (1952), HALLERVORDEN (1952) und ARENDT (1953). — Die von SANTHA (1936) beschriebene „diffuse Lemnoblastose", bei der ebenfalls der Hypothalamus bevorzugt befallen war, dürfte den Spongioblastomen nahestehen.

Das von GLOBUS (1942) bei einem $13^1/_2$jährigen Knaben und bei einem 5jährigen Mädchen beschriebene *Infundibulom* dürfte eine Abart des Spongioblastoms darstellen.

Es handelt sich um Tumoren, deren neuroektodermaler Anteil etwa einem polaren Spongioblastom mit gewissen regressiven Veränderungen (Pseudorosetten, schleimige Degeneration) entspricht und deren mesodermaler durch eine hochgradige Wucherung weiter Capillaren gekennzeichnet ist. GLOBUS hält letztere für die geschwulstige Entfaltung der infundibulären Spezialgefäße, die Spongioblasten aber für die Abkömmlinge der Pituicyten. In beiden Fällen und in der hierhergehörigen Beobachtung von PAPEZ und ECKER (1947; S. 692, Fußnote) hat es sich allerdings um größere Geschwülste gehandelt, die nicht nur das Infundibulum, sondern auch angrenzende Teile des Tuber cinereum und der Sehbahn ergriffen hatten; die primäre Entstehung im Infundibulum ist daher noch nicht sichergestellt. Jedenfalls scheinen sich die Gefäßschlingen des Infundibulum an der Wucherung zu beteiligen, wenn ein Spongioblastom — sei es primär, sei es durch Übergreifen aus der Nachbarschaft — das Infundibulum befällt. Es gibt Übergänge zum malignen Glioblastom dieser Gegend (s. S. 856, ferner HENSCHEN, dieses Handbuch, Bd. XIII/3, S. 704).

13. Die Ependymome des 3. Ventrikels und der Neurohypophyse.

Die *Ependymome des 3. Ventrikels* liegen nach ZÜLCH meist dorsooral von der Vierhügelplatte; die offenbar seltenere orale Lokalisation hatte bei einem von DE MORSIER (1943) beobachteten 9jährigen Kind mit Diabetes insipidus und anderen vegetativen Störungen vorgelegen. DRAGANESCO und SAGER (1934) fanden bei einer 63jährigen Frau mit Somnolenz, Fettsucht, Polyurie und schizophrenieähnlichen Charakterveränderungen ein cystisches Ependymom des 3. Ventrikels. Einen ähnlichen Fall (20jähriger Mann) sah BENDA (1934). CHUSID (1948) beschreibt bei einer 46jährigen Frau ein vom Boden des 3. und 4. Ventrikels ausgehendes Ependymom, das in den Subarachnoidalräumen des Rückenmarks Abrißmetastasen gesetzt hatte.

Wahrscheinlich gehören die meisten der seltenen Gliome der *Neurohypophyse* zum Kreis der Ependymome.

ROZYNEK (1942) berichtet von einer 52jährigen Frau, die 6 Jahre vor dem Tode mit Diabetes insipidus, Fettsucht, Haarausfall und bitemporaler Hemianopsie erkrankt war. Sie starb 24 Std nach versuchter Entfernung eines prallen, glattwandigen, überwalnußgroßen Tumors, der die stark erweiterte Sella ausfüllte und sich histologisch als „ependymales Spongioblastom" erwies. Die Wucherung war vom Hypophysenhinterlappen ausgegangen; versprengte Ependymreste des ursprünglichen Recessus infundibularis seien als Matrix anzusehen. Der druckatrophische Vorderlappen lag U-förmig gekrümmt der Sellawand an. Der proximale Teil des Infundibulum war frei geblieben. — ANTONI (1950) meint, daß die Seltenheit primärer Tumoren der Neurohypophyse auf einer Täuschung beruhe. Bei einem Großteil der als „chromophobe Adenome" beschriebenen Gewächse handle es sich in Wirklichkeit um Ependymome; dies gelte insbesondere für die sog. supraselläen Hypophysenadenome (S. 841). REDLICH (1937) z. B. schwankte bei einem sehr großen, offenbar von der suprasellären Hypophyse ausgegangenen Tumor zwischen der Diagnose eines fetalen Adenoms im Sinne von KRAUS (S. 839) und eines „Perthelioms" neuroepithelialer Herkunft (43jährige Frau, seit 4 Jahren unter anderem Diabetes insipidus, Fettsucht). HAUSMANN (1926) beschreibt bei einem 2jährigen Knaben eine 7:5,5:3,5 cm große, offenbar vom Infundibulum ausgegangene Geschwulst und leitet sie von den PRIESELschen Choristomen ab; wahrscheinlich hat es sich aber um ein Ependymom gehandelt. Das von HEPPNER (1953) geschilderte „Adenom" der suprasellären Hypophyse, das mit einem schmalen Fortsatz unter der Inselschwelle in die rechte mittlere Schädelgrube gewachsen war und dort einen kleinhühnereigroßen Knoten entwickelt hatte, dürfte, wie der Autor vermutet, ebenfalls hierher gehören. W. MÜLLER (1953) hat in einem ähnlichen Fall die für Ependymome charakteristischen Blepharoblasten nachgewiesen.

14. Die Kolloidcysten der Paraphysengegend

hängen als kolloiderfüllte Blasen, von einer dünnen bindegewebigen Kapsel umgeben, zwischen den Foramina Monroi an der Vorderwand des 3. Ventrikels. Sie sind mit einem flachen bis zylindrischen, 1—2reihigen Epithel ausgekleidet. Das Epithel sezerniert nach MOSBERG und BLACKWOOD (1954) häufig Schleim. Durch ihre Eigenschaft, bei Vergrößerung die Foramina Monroi zu blockieren und dadurch plötzlichen Hirndruck hervorzurufen, haben die Cysten erhebliche pathologische Bedeutung. Bei großer Ausdehnung der Cysten gesellen sich zu dem chronisch remittierenden Hirndruck gelegentlich Reiz- und Ausfallserscheinungen von seiten des vegetativen Hypothalamus.

Siehe die Beobachtungen von WALLMANN (1858), WEISENBURG (1911, Fall 11), BEUTLER (1921), BAILEY (1928, Fall 2 = FULTON und BAILEY 1929, Fall 3), BYROM und RUSSELL (1932), FOERSTER und GAGEL (1933b), BARBU (1936), KESSEL und OLIVECRONA (1936, 4 Fälle), RIDDOCH (Fall 1), BÖHMER (1938, 2 Fälle), DOERNBACH (1949), KELLY (1951, 29 Fälle) und MCKISSOCK (1951, 21 Fälle).

Über die *Herkunft der Cysten* besteht noch keine Einigkeit. Ein Großteil der Autoren (z. B. BAILEY 1948) leitet sie von der *Paraphysenanlage* ab. Demgegenüber weist HANBÜCHEN (1952) an Hand einer Literaturübersicht darauf hin, daß gleichartige Tumoren auch an caudaleren Stellen des 3. Ventrikeldaches vorkommen; wegen der konstanten Beziehungen zum Adergeflecht müsse man sie als *cystische Entartungen des Plexus chorioideus* ansprechen. Als 3. Möglichkeit wird eine *Verlagerung von Ventrikelependym ins Plexusgewebe* (SIGRIST 1943) erwogen, wofür vor allem das Epithel und der von den sonstigen Plexustumoren (s. unten) verschiedene einfach-cystische Aufbau spricht.

15. Die Plexustumoren des 3. Ventrikels

befinden sich entsprechend der Lage des Adergeflechtes hauptsächlich im rückwärtigen und mittleren Teil der Hirnkammer, können diese aber auch völlig ausfüllen.

Die *Plexuspapillome* stören durch Behinderung des Liquorabflusses und durch Druck auf die ventrikelnahen vegetativen Zentren; sie dringen gewöhnlich nicht stärker in die Hirnsubstanz ein. Gutartige Abrißmetastasen sind häufig. Siehe die Beobachtungen von E. MEYER (1899), BIELSCHOWSKY (1902, Fall 1), HENNEBERG (1903, Fall 3), GÖTZL und ERDHEIM (1905), STERN und LEWY (1917), FOERSTER und GAGEL (1933b, Fall 4). Die Plexuspapillome ahmen in ihrem Aufbau etwa das normale Adergeflecht nach, haben also ein einfaches, meist kubisches Epithel. Maligne Entartungen haben ZAND und MACKIEWICZ (1929) und TURNER und SIMON (1935) beschrieben.

Abweichend davon gibt es Plexustumoren im 3. Ventrikel mit unregelmäßig *mehrschichtigem Epithel* von mehr *cystischem* Charakter (BASS 1933, GEREBTZOFF und NIZET 1949) und *Plexusepitheliome* mit geschichtetem Plattenepithel. Letztere führt LINDENBERG (1951) auf eine lokale Entwicklungsstörung infolge einer Epithelaberration zurück. Als *Ependymom des Plexus chorioideus* des 3. Ventrikels schildert WINBLAD (1945) eine Geschwulstart, die eine Übergangsform zwischen Plexuspapillom und Ependymom darstellt.

16. Die Gangliocytome

(FOERSTER und Mitarbeiter 1933b, TÖNNIS und ZÜLCH 1939) haben *am Boden des 3. Ventrikels* einen Lieblingssitz. Nach WOLF und MORTON (1937) waren von 50 Ganglienzellgeschwülsten des Schrifttums 14 vom Boden des 3. Ventrikels ausgegangen, 11 vom Temporallappen; dann folgten Frontallappen und Parietallappen mit je 5 Fällen. Die hier interessierende Lokalisation fand sich unter anderem in den Beobachtungen von ROBERTSON (1915), BIELSCHOWSKY und HENNEBERG (1928, Fall 1), COURVILLE (1930, Fälle 19 und 20), ALPERS und GRANT (1931), DOYLE und KERNOHAN (1931; = KERNOHAN und Mitarbeiter 1932, Fall 4), FRAZIER (1932, Fall 9), FOERSTER und Mitarbeiter (1933a), FOERSTER und GAGEL (1933a), CHRISTENSEN (1937, Fall 4), COLLINS (1942), PERKINS (1926) und DAVISON und FRIEDMAN (1937).

Seltenheiten sind die Gangliocytome der *Neurohypophyse.*

Im Fall 2 von CASPER (1933) fand sich bei einer 72jährigen Frau eine knapp bohnengroße Geschwulst, die fast den ganzen Hinterlappen ersetzte. Zwischen gliösen Elementen sah man zahlreiche große und kleine, auch zweikernige wohlgestaltete Nervenzellen mit gut ausgebildeten NISSL-Schollen sowie deren teilweise sehr unreife Vorstufen. Der Tumor war gegen den Vorderlappen nicht ganz scharf abgegrenzt. Zwischen den Drüsenzellen des Vorderlappens und in den noch intakten Hinterlappenbezirken lagen einzelne Ganglienzellen. Keine Veränderungen in der suprasellären Hypophyse und in den angrenzenden

Hirngebieten. — Der 9 cm große Tumor des Falles 34 von GREENFIELD (1919; S. 608), in welchem die Hypophyse aufgegangen war, hing nur lose an den Meningen, ohne in das Gehirn einzuwachsen; hier kommt ebenfalls die Neurohypophyse als Matrix in Betracht.

17. Die hyperplastischen Mißbildungen des Tuber cinererum.

Streng zu trennen von den Gangliocytomen sind nach LANGE-COSACK die hyperplastischen Mißbildung des Tuber cinereum, die auf S. 677 dargestellt sind. LANGE-COSACK (1951) weist darauf hin, daß in der hyperplastischen Mißbildung die Nervenzellen vollkommen ausgereift sind und weder Vorstadien noch Teilungsfiguren erkennen lassen; auch Anzeichen von Bindegewebswucherungen fehlen zum Unterschied von den Gangliocytomen, die deutlich infiltrierend wachsen. Der eine Vervielfachung funktionierenden Hirngewebes bedeutende Mißbildungscharakter ist bei dem Typus von DRIGGS und SPATZ (1940) ohne weiteres erkennbar; die Tumoren gehören daher nicht zu den Geschwülsten im engeren Sinne. Bei dem Typus LANGE-COSACK ist die Mißbildung durch die gleichzeitige geschwulstige Entfaltung von Astrocyten verdeckt. — MARCUSE und Mitarbeiter (1953) fanden den Typus LANGE-COSACK bei einem 6monatigen Knaben und bei einem 5jährigen Mädchen ohne Frühreife.

18. Sonstige Geschwülste.

Von den noch nicht erwähnten neuroektodermalen Tumoren (s. ZÜLCH 1952a) zeigt die häufigste und bösartigste Form, das *Glioblastoma multiforme*, keine besondere Neigung zu hypophysär-hypothalamischem Befall. Natürlich werden gelegentlich auch die vegetativen Zentralstellen ergriffen, aber wie es scheint, eher selten.

Beispiele sind Beobachtungen von FINKELNBURG (1902; Fall 8, 19½jähriger Mann), CUSHING (1930; 13jähriges Mädchen mit Schlafsucht und Wutanfällen), PLUMMER und JAEGER (1938; 22jähriger Mann), CASPER (1933; Fall 1, 52jährige Frau; die Wucherung hatte nicht nur den Hypothalamus, sondern auch die gesamte Neurohypophyse ergriffen, den Vorderlappen aber verschont) und HERLANT und Mitarbeitern (1945; 10jähriger Knabe: Die über pflaumengroße Wucherung hatte große Teile des Hypothalamus und fast die gesamte Hypophyse zerstört; s. S. 690).

Astrocytome entstehen im Hypothalamus hauptsächlich auf der Grundlage der zu Pubertas praecox führenden hyperplastischen Mißbildung (Typ LANGE-COSACK; s. S. 677); ohne Pubertas praecox scheinen Hypothalamus-Astrocytome sehr selten zu sein.

Nur BAILEY (1928) beschreibt in seinem Fall 3 (= Fall 4 von FULTON und BAILEY 1929) ein großes „Astroblastom“, das den 3. Ventrikel ausfüllte; möglicherweise gehört diese Geschwulst aber zur Gruppe der Spongioblastome.

Auch *Oligodendrogliome des Hypothalamus* (DICKSON 1926, ROGER und Mitarbeiter 1934) sind ungewöhnlich. Die Differenzierung gegenüber den Spongioblastomen und Ependymomen ist schwierig.

FRENCH (1947) fand bei einer 42jährigen Frau ein 4:3 cm großes singuläres *Plasmocytom* des Hypothalamus, das den ganzen 3. Ventrikel ausfüllte. Eine ähnliche Beobachtung machten CHRISTOPHE und DIVRY (1940; Fall 2, Amenorrhoe, Diabetes insipidus).

Kavernöse Angiome wurden von DAVISON und SELBY (1935; S. 664; der Tumor hatte den größten Teil des Tuber cinereum, teilweise auch die „besondere Kerngruppe“ und ein Corpus mamillare zerstört) und von LATTERMANN (1952) (s. S. 634) beschrieben.

Im Falle von SUNDERMAN und HAYMAKER (1947) war ein malignes Gesichtshämangiom bei einem Säugling in die Schädelhöhle eingedrungen und hatte durch Schädigung des Hypothalamus einen winterschlafähnlichen Zustand mit Hypothermie, niedrigem Grundumsatz und Steigerung des Serummagnesium bewirkt. HECHST (1932) fand bei einem 44jährigen Mann mit Schlafsucht und kataleptischen Erscheinungen ein Hämangiom im hinteren 3. Ventrikel und Aquädukt, dessen Ursprung nicht festgestellt werden konnte.

Die Bedeutung der *Pinealome* für die Hypothalamuspathologie liegt nicht nur darin, daß sie durch Behinderung des Liquorabflusses fast stets einen Hydrocephalus occlusus bewirken, der einerseits über eine Druckatrophie des Hypothalamus (S. 671) zu vegetativen Ausfallserscheinungen, andererseits über eine Intensivierung des hypophysär-hypothalamischen Kontakts zu Pubertas praecox und anderen Reizerscheinungen (S. 688) führen kann, sondern auch darin, daß die Pinealome zu Abrißmetastasen im Liquor neigen, die sich als „ektopische Pinealome" besonders leicht am Boden des 3. Ventrikels ansiedeln und verdrängend oder infiltrierend weiterwachsen. Oft handelt es sich dabei eigentlich um Teratoide pinealer Herkunft (RUSSELL 1944, 1954).

Beobachtungen dieser Art wurden unter anderem von BAILEY (1928, Fall 4 = Fall 5 von FULTON und BAILEY 1929; 15jähriger Junge, Diabetes insipidus, Schlafsucht, Sehstörungen), STARK (1928), ZIMMERMANN (1940, Fall 2), KRAYENBÜHL und ZOLLINGER (1943) und WALTON (1949) mitgeteilt.

Metastasierung auf dem Liquorweg und infiltrierend-zerstörende Durchwachsung des Hypothamus sowohl von der Basalzisterne als auch vom 3. Ventrikel her sind ein besonderes Merkmal der *Medulloblastome* (GAGEL 1936, BODECHTEL und SCHÜLER 1937, BAILEY 1940), der *diffusen Meningealsarkomatose* (KAISER 1916, FAHR 1936, REICHENBACH und NIEDERER 1954), der *maligne entarteten Meningeome* (KALM 1948) sowie mancher *maligner Melanome*, sei es, daß sie von anderen Organen in das Zentralnervensystem metastasieren (JACOB 1934, SANDFUCHS 1953, S. 665, Abb. 39), sei es, daß sie von den Chromatophoren der weichen Hirnhäute abstammen (VIRCHOW 1859, DIECKMANN 1929, BENEDEK 1937, GERSTEL 1938). Auch *Glioblastome* und *Neuroepitheliome* (CAIRNS und RUSSELL 1931) können sich nach Einbruch in den Liquorraum auf diese Weise ausbreiten und eine „Ependymitis blastomatosa" (HASENJÄGER 1938) anregen.

FORD und MUNCIE (1938) beschreiben in 3 Fällen eingehend einen *unklassifizierten bösartigen Tumor des vorderen 3. Ventrikels.* Hochgradige Zelldichte, Gefäßarmut, Fehlen von Gliafasern und die ausgesprochene Neigung, die Ventrikelwand auszutapezieren, erinnern an das Medulloblastom und die erwähnten metastatischen Gewächse; doch betonen die Autoren eine primäre Entstehung im Hypothalamus. — Vielleicht gehören auch die von CAIRNS und RUSSELL (1931, Fall 1) bei einem 9jährigen Knaben, von ANDRÉ-THOMAS und Mitarbeitern (1934) bei einem 10jährigen Knaben und von MACKAY (1939) bei einem 18jährigen Jüngling gefundenen Geschwülste hierher. — RUSSELL (1944, Fälle 3 und 4) und HENSCHEN (dieses Handbuch) rechnen sie als „heterotope Pinealome" zu den Teratoiden.

Natürlich können auch *Sarkome* (ROULET 1932, Fall 5, BRANDT 1934, Abb. 7), *Myelome* (CLARKE 1954) und *Riesenzelltumoren* (MCNERNY 1949, Fall 1) *der Dura und der Schädelbasis* sowie *bösartige Tumoren der Nasennebenhöhlen* (ILLIG 1928, Fall 2, TAKAO 1926, Fall 8, DENKER 1929, DÖRING 1940, BORMANN 1951) auf Hypophyse und Hypothalamus übergreifen.

Hämatogene Metastasen von Geschwülsten des übrigen Körpers zeigen keine Neigung, den *Hypothalamus* bevorzugt zu befallen; kleine Absiedlungen können gelegentlich isolierte vegetative Ausfälle verursachen (GAGEL 1950; ZIMMERMAN 1940, Fall 3, Ovarialsarkom). Wie im sonstigen Zentralnervensystem dürften die Bronchialkrebse (FUTCHER 1929) an der Spitze stehen; es folgen die Hypernephrome und die Mammacarcinome (ZÜLCH 1951). — Dagegen scheint die *Neurohypophyse* ein ausgesprochenes Prädilektionsgebiet für Krebsabsiedlungen zu sein (WOHLWILL 1928); von hier wachsen die Tumoren oft zerstörend in den Hypothalamus ein.

Siehe z. B. den Fall von WENTZLER (1937) und die eigene Beobachtung Abb. 36—38, S. 663. Ferner haben SIMMONDS (1913), NEUBÜRGER (1920), GRUBER (1926), SOUQUES und Mitarbeiter (1926), KIYONO (1926), GRASSMANN (1931), BERBLINGER (1932), ROUSSY und Mitarbeiter (1946), WEICKSEL und CAIN (1952) und CAIN (1953) über solche Fälle bei *Mammakrebsen*, VERRON (1921) und CLOSE (1934) bei *Bronchialcarcinomen*, RINALDI (1924) und CLOSE (1934) bei *Lymphosarkomen*, FLECKSEDER (1916) und BERBLINGER (1932) bei *malignen Melanomen*, ELMER und Mitarbeiter bei *Hypernephrom*, KRAUS (1945a) bei einem *Ureterensarkom* berichtet. Die Spezialgefäße des Infundibulum waren in einem Fall von KIYONO (1926) von *lymphatisch-leukämischen* Infiltraten umgeben. SHELDON (1927) beschreibt einen 20jährigen Mann mit aleukämischer Leukämie, bei dem die lymphatische Infiltration der Hypophyse einen Diabetes insipidus verursacht hatte.

Die *Adenohypophyse* dürfte demgegenüber trotz ihres Gefäßreichtums viel weniger bevorzugt sein; KIYONO (1926) und WOHLWILL (1928) berichten über Mamma-, Lungen- und Gallenblasenkrebs im Hypophysenvorderlappen. Nach diesem Überblick scheint bei der Hypophyse zum Unterschied vom Gehirn das Mammacarcinom den Vorrang vor dem Bronchialcarcinom zu haben.

Die *lymphogene Metastasierung* — auf dem Wege der Wurzel- und Hirnnerven ins Zentralnervensystem vordringend und zu *diffuser Meningealcarcinose* führend (z. B. KNIERIM 1908, MAASS 1913, PETTE 1929, A. MEIER 1932, SZATMARI 1937, TAMMANN 1938, SCHEINKER 1939) — ist bedeutend seltener als die hämatogene. — H. SCHUSTER (1931) leitet die diffuse Meningealcarcinose bei einer 57jährigen Frau vom Plexusepithel des 3. Ventrikels im Sinne eines *primären Hirnkrebses* ab; die von dem bekannten Bau der Plexustumoren abweichende Ausbreitungsform läßt aber eher eine metastatische Carcinose von einem unbekannten Körperherd aus vermuten.

19. Die mechanischen Einwirkungen von Geschwülsten des Hypophysen-Hypothalamus-Systems auf die Nachbarorgane.

Die *Sella* wird bei den *intrasellären Tumoren* vertieft, ihr Eingang zunächst aber nicht erweitert (= „ballonförmige Erweiterung“; ERDHEIM 1904, OKONEK 1950). Dann verflacht sich das Tuberculum sellae und verschwindet schließlich. Der Sellaboden und die Sattellehne werden druckatrophisch. Bei eosinophilen Adenomen kann der akromegale Wachstumsexzeß aber auch Verplumpung des Dorsum sellae und osteophytische Auflagerungen am Tuberculum bewirken (S. 608). — Bei den *tiefsitzenden suprasellären Geschwülsten* ist die Erweiterung des Sellaeingangs das erste Ereignis am Skelet. Das Tuberculum schwindet, der Limbus sphenoidalis wird unscharf, das Dorsum sellae wird aufgerichtet und nach hinten verbogen. Auch hier kann es zu einem Schwund des Sattelbodens kommen; die Sellagrube wird aber mehr schüsselförmig erweitert als vertieft. Bei *hochsitzenden Tumoren der suprasellären Hypophyse* und bei solchen des *Hypothalamus* kann das Sellarelief unverändert bleiben; meistens wird aber — wie auch beim chronischen Hydrocephalus (S. 825) — die Sattellehne verkürzt und rarefiziert, der Satteleingang erweitert, der Sellaboden allmählich zur Atrophie gebracht (BERBLINGER 1932).

Die meisten *intrasellären Tumoren* entfalten eine *senkrecht nach oben gerichtete Wachstumstendenz*. In diesem Fall und bei *median-orodorsaler Ausdehnung* brauchen weder von seiten der großen Gefäße noch der Hirnnerven noch des Hypothalamus Störungen aufzutreten. Denn das Chiasma liegt, wie auf S. 550 ausgeführt, als der am weitesten nach orobasal vorragende Teil des Zwischenhirns normalerweise nicht über oder gar vor der Sattelgrube, sondern über deren Hinterrand (Abb. 1). Intraselläre Geschwülste entwickeln sich, wenn sie median nach oben wachsen, in den vorderen Chiasmawinkel hinein. Bei schnellerem Wachstum führen sie zu Scheuklappenhemianopsie (DEERY 1930); bei langsamem Vordringen kann jede Sehstörung ausbleiben. Der Tumor erweitert durch

Dehnung der intrakraniellen Sehnerven allmählich den vorderen Chiasmawinkel, schiebt das Chiasma nach caudal und zieht es auseinander, ohne seine Funktion zu beeinträchtigen. Die dorsal anschließende Lamina terminalis wird ebenfalls nach rückwärts gedrängt, bleibt aber Scheidewand zwischen dem 3. Ventrikel und dem Tumor, der im Interhemisphärenspalt fast ungehinderte Entfaltungsmöglichkeit hat. Eine solche Situation liegt bei vielen intrasellären Adenomen vor, wenn sie nach oben aus der Sella herauswachsen. Sie wurde auch bei dem intrasellären Craniopharyngeom von ORTHNER und SCHIEBLER (1951) angetroffen, wie in Abb. 19, S. 638 dargestellt: Der Mann hatte niemals Sehstörungen. Die supraselläre Hypophyse und der Hypothalamus werden in diesen Fällen vom Tumor nicht berührt. Die Arterien des Circulus Willisi haben meist genügend Ausweichmöglichkeiten; die A. communicans anterior wird entweder mit den beiden vorderen Hirnarterien dorsalwärts geschoben oder sie bleibt caudal vom Tumor; der Tumor kann sich aber auch zwischen sie und die Lamina terminalis zwängen. Die pulsierenden Gefäße können tiefe Rinnen in die Tumoren graben. — Anders, wenn die intraselläre Geschwulst stärker *nach dorsolateral* wächst bzw. von Anfang an besonders breit ist. Dann muß es zu *Sehstörungen* kommen, weil der im Foramen opticum fixierte Nerv nicht ausweichen kann; er wird plattgedrückt und mit dem Chiasma dorsalwärts gedrängt. Jetzt können auch die vorderen Hirnschlagadern nicht ausweichen, da sie durch die A. communicans anterior aneinander geheftet sind; der Tumor fängt sich gewissermaßen in der arteriellen Schlinge; der Puls der Arterien hämmert die plattgedrückten, auf dem Tumor wie auf einem Amboß liegenden Sehnerven durch (LEBER 1877, HIRSCH 1921, SIEGRIST 1921, KAHLER 1929). Die Zerrung der Schlagadern kann zu einer *Aneurysmenbildung* und plötzlicher Subarachnoidalblutung (BUESS 1938), ihre Kompression zu cerebralen Erweichungen (FRAZIER und ALPERS 1931) führen. — Bei *seitlicher Tumorausbreitung* hält die straffe seitliche Begrenzung des Diaphragma sellae, das nicht selten durch eine Knochenbrücke verstärkte „Ligamentum interclinoidale“, dem Tumordruck gewöhnlich stand; die Geschwulst kann aber unter diesem und unterhalb oder oberhalb des horizontalen Carotisschenkels gegen den Sinus cavernosus, das Cavum Meckeli und die Schläfenlappengrube vorwachsen (Augenmuskellähmungen, WALSH 1949, BARDRAM 1949; Trigeminusschmerz, KING 1951). — Selten fehlen Sehstörungen, wenn das Wachstum des Tumors in der Richtung des Hypophysenstiels *nach dorsocaudal* erfolgt. Sobald die Geschwulst den Bereich des 3. Ventrikels erreicht hat, schiebt sie das Chiasma nach oben, eventuell nach vorne und schädigt es dabei schwer.

Diese Situation ist insbesondere bei Tumoren der *suprasellären Hypophyse* gegeben, wenn diese eine bestimmte Größe erreicht haben. Zunächst können sie lange Zeit symptomlos bleiben; sie haben — zum Unterschied von den intrasellären Geschwülsten, die durch Kompression der Adenohypophyse in der knöchernen Enge der Sella rasch eine hypophysäre Symptomatik auslösen — in der weiten Basalzisterne viel mehr Platz. Erst wenn der Liquorraum ausgefüllt ist, treten Krankheitssymptome in Form von Gesichtsfeldeinschränkungen und hypothalamischen Störungen auf (s. S. 658). In seltenen Fällen kann die Geschwulst in das Tuber cinereum einwachsen und das Chiasma ohne Beeinträchtigung des Sehens nach vorn schieben. — Näheres über Topographie und Symptomatik großer Hypophysengeschwülste siehe in den instruktiven Darstellungen von JEFFERSON (1940) und TRUMBLE (1951).

Auch bei *Tumoren des Tuber cinereum* selbst wird die Sehbahn meistens beschädigt. Die übrige cerebrale Symptomatik und ihre lokalisatorische Zuordnung siehe bei den einzelnen Krankheitsbildern. Nur besonders große

Tumoren des Tuber cinereum und der Hypophyse scheinen den Liquorabfluß zu erschweren und dadurch einen Hydrocephalus occlusus zu bewirken. Wenn dennoch in vielen, insbesondere in den chronischen Fällen eine Erweiterung der Seitenkammern festzustellen ist, so dürfte es sich um die Auswirkung des chronischen Reizes ventrikelnaher Prozesse auf die Liquorproduktion (Hydrocephalus hypersecretorius, S. 659 Abb. 30) handeln. — Hinsichtlich der Auswirkung von Geschwülsten der suprasellären Hypophyse und des Hypothalamus auf die intraselläre Hypophyse s. S. 825 und 826.

Die sehr variable Beschaffenheit des *Diaphragma sellae* (S. 548) dürfte bei dem Einfluß von Tumoren auf die jenseits dieser Scheidewand gelegenen Strukturen große Bedeutung haben. Bei *straffem Diaphragma* kann ein intrasellärer Prozeß eher den Knochen usurieren und in die Nasennebenhöhlen vordringen (Bailey und Cutler 1940, Kay und Mitarbeiter 1950) als in die Schädelhöhle, kann bei Geschwülsten des suprasellären Raumes die intraselläre Hypophyse weitgehend geschützt sein. Umgekehrt gibt es Fälle von *schwach ausgebildetem Diaphragma* oder *sehr weitem Foramen diaphragmatis*, in denen intraselläre Tumoren ohne nennenswerte Wirkung auf den Knochen sofort aus der Sella herauswachsen oder supraselläre den Inhalt der Sella schwer beeinträchtigen (Bock 1924).

F. Trauma.

1. Die gedeckten Verletzungen der Hypophyse und des vegetativen Hypothalamus.

Läsionen der intrasellären Hypophyse durch stumpfe Gewalt sind selten. Am meisten geeignet erscheinen hierfür heftige Stöße gegen den Unterkiefer, die den Schädelgrund zum Bersten bringen und eine durch die Sella hindurchziehende Bruchlinie erzeugen. Es entstehen Blutungen und traumatische Nekrosen in der Drüse und als Folge davon Funktionsminderungen bis zum *hypophysären Zwergwuchs* (S. 599) oder zur Simmonds*schen Krankheit* (S. 648). — Andererseits ist die Möglichkeit nicht von der Hand zu weisen, daß ähnliche Erschütterungen hormonell aktive Adenome oder Hyperplasien zu plötzlicher Mehrabgabe von Wirkstoffen anregen und dadurch eine *Akromegalie* (S. 608) oder eine Cushing*sche Krankheit* (S. 786) aus der Latenz hervorheben.

Traumatische Läsionen der suprasellären Hypophyse dürften häufiger sein. Hierbei muß man bedenken, daß der lange und dünne Hypophysenstiel zwar normalerweise ähnlich wie die Hirn- und Rückenmarksnerven entspannt den äußeren Liquorraum und den Subduralraum durchzieht (Abb. 1, S. 546), daß aber bei gröberen Verschiebungen des Gehirns gegen den Schädelgrund doch Zerr- und Quetschläsionen möglich sind, insbesondere wenn die Sattellehne weiter in die Basalzisterne hineinragt („Dorsum elongatum"). Es kommt dann zu Nekrosen im Infundibulum oder gar zum Abreißen des Stiels (S. 656). Die dadurch bedingte, mehr oder weniger hochgradige Unterbrechung des Tractus supraopticohypophyseus führt zu vorübergehendem oder dauerndem *Diabetes insipidus* (S. 803).

Über mangelhafte Wehentätigkeit und Lactationsstörungen durch solche Verletzungen (s. S. 675) sind keine sicheren Beobachtungen bekannt. — Die *Unregelmäßigkeit des Menstruationscyclus* im Falle von Henzi (S. 656) ist möglichwereise auf eine Unterbrechung des Tractus tuberohypophyseus (S. 562, 575, 630) zu beziehen.

Traumatische Läsionen des vegetativen Hypothalamus dürfte sehr selten sein, bzw. wegen der geschützten Lage der Hirnbasismitte nur bei ganz schweren, mit einem längeren Weiterleben nicht vereinbarlichen Erschütterungen vorkommen. Zum Unterschied vom Kaninchen, bei dem Prellungsherde des Zwischenhirnbodens leicht zu erzeugen sind (PETERS 1943), ist der menschliche Hypothalamus praktisch höchstens durch die Sattellehne gefährdet, wenn diese stärker in die Basalzisterne hineinragt (Abb. 1). Vor allem bei Stößen in der Körperlängsachse könnte die Sattellehne nicht nur die schon erwähnten Beschädigungen des Infundibulum, sondern auch Prellungen im darübergelegenen Chiasma oder im Tuber cinereum hervorrufen. Am geeignetsten dürften Gegenstoßverletzungen bei Gewalteinwirkungen gegen den Scheitel sein. Aber auch hierbei ist zu bedenken, daß die Hirnmasse zunächst und in erster Linie mit den praktisch liquorfreien Kuppen der basalen Schläfen- und Stirnlappen gegen die Schädelbasis schlägt, wodurch die Wucht, mit der die Hirnbasismitte gegen die Sattellehne vordringt, abgebremst wird.

Länger überlebte Verletzungen des Hypothalamus durch stumpfes Schädeltrauma haben ZÜLCH (1950) und DIETRICH (1952) beschrieben. — Bei ZÜLCH (1950) handelt es sich um 2 Bergmänner, die beide Stöße gegen den helmbewehrten Scheitel erlitten hatten. Der eine starb 10 Monate nach dem Unfall nach einer wechselvollen, hypothalamisch gedeuteten Symptomatik und schließlichem körperlichem, mit Somnolenz verbundenem Verfall; es fand sich eine fingerendgliedgroße, bindegewebig abgekapselte Cyste in der Wand des 3. Ventrikels zwischen Hypophysenstiel und Corpus mamillare. Der andere machte 6 Jahre nach dem Unfall seinem Leben durch Selbstmord ein Ende, nachdem alle Versuche, die Anerkennung seiner hysteriform anmutenden Beschwerden als Unfallschaden zu erreichen, gescheitert waren; hier fand sich eine Vernarbung im Hypophysenvorderlappen mit Parenchymschwund und eine Vernarbung im Hinterlappen und im Hypophysenstiel mit Einlagerung von altem Blutpigment an allen 3 Stellen und in der umgebenden Dura (s. auch S. 804). ZÜLCH betont, daß in beiden Fällen keine initiale Bewußtlosigkeit, also kein Kommotionssyndrom, bestanden hat. — DIETRICH fand bei einem 55jährigen Mann, der 5 Monate nach einer Hirnerschütterung an Coronarinsuffizienz verstorben war, eine kleine Narbe in der Gegend der Corpora mamillaria. Er deutete die nach gewissen Brückensymptomen einen Monat vor dem Tod einsetzende Angina pectoris als Unfallfolge und bringt sie mit den Hypothalamusveränderungen in Zusammenhang.

Leichter als der vegetative Hypothalamus könnte das *Chiasma opticum* durch Prellung gegen die Sattellehne Beschädigungen erleiden, da es von allen Zwischenhirnteilen am meisten basalwärts vorragt und sich gewöhnlich unmittelbar über dem Dorsum sellae befindet (Abb. 1). Wie bei der suprasellären Hypophyse kommen wegen der Fixation an der Schädelbasis auch Zerrläsionen in Frage. ZEHNDER (1941) und GROS und CAZABAN (1951) berichten über ein posttraumatisches Chiasmasyndrom. Die Seltenheit auch dieses Ereignisses erhellt daraus, daß Prellungsherde am Chiasma beim Menschen nur ganz vereinzelt beschrieben wurden (RAUSCHKE 1953, PETERS in diesem Handbuch), während sie bei der Commotio des Kaninchens, dessen Chiasma dem Knochen anliegt, ein typischer Befund sind (PETERS 1943). Aus diesem Grund ist bei der Annahme einer *traumatischen Entstehung der Arachnitis chiasmatica* (S. 826) Zurückhaltung geboten.

Läsionen des Corpus mamillare durch stumpfe Gewalt sind noch nie einwandfrei beobachtet worden. Der erwähnte Befund von DIETRICH (s. oben) ist nicht überzeugend.

Zusammenfassend muß die Kenntnis der topographischen Verhältnisse und der pathologisch-anatomischen Befunde bei den gedeckten Kopfverletzungen zu der Überzeugung führen, daß der Hypothalamus durch die für den Menschen charakterisierte Suppression (S. 550) in hohem Maße geschützt ist; Verletzungen scheinen nur bei ganz groben Einwirkungen aufzutreten. Dagegen ist die lange und dünne supraselläre Hypophyse verhältnismäßig gefährdet; bei größeren Massenverschiebungen des Gehirns gegen den Schädelgrund treten Zerrläsionen auf, die einen Diabetes insipidus bewirken können.

2. Hirnerschütterung und Hirnstamm.

Vom anatomischen Standpunkt aus ist es schwierig, jenen Theorien beizupflichten, die im *Kommotionssyndrom die Auswirkung einer traumatischen Stammhirnläsion* erblicken. Denn aus der Gesamtheit der Erfahrungen (siehe PETERS in diesem Handbuch) geht ohne jeden Zweifel hervor, daß Verletzungsspuren im Zwischenhirn ungleich seltener sind als in der Rinde; daß sie gewöhnlich nur beobachtet werden, wenn im Hirnmantel bereits viel schwerere Läsionen gesetzt wurden. — Nun wird versichert, daß es sich eben um anatomisch *spurlose Vorgänge im Hirnstamm* handle, deren Existenz aus der *klinischen Symptomatik* hervorgehe.

Die lokalisatorische Problematik des Kardinalsymptoms der Hirnerschütterung, der *Bewußtlosigkeit*, soll hier nicht besprochen werden; sie und die der sonstigen „Kommotionspsychosen" (Hirnleistungsschwäche, Delir, Dämmerzustand, Korsakow, Demenz als Traumafolge) werden a. a. O. (ORTHNER 1956) ausführlich dargelegt. Unseres Erachtens zwingen weder die klinischen noch die experimentellen Befunde dazu, den traumatischen Bewußtseinsverlust als Ausdruck einer Hirnstammschädigung aufzufassen; es könnte sich um eine *Hirnstammreaktion* handeln, um einen *Schutzreflex*, der analog dem Schlafreflex (S. 816) die Bewußtseinsvorgänge ausschaltet, wenn ein bestimmtes Maß mechanischer Hirnschädigung eine Restitution erfordert, gleichgültig, ob der Hirnstamm von der Schädigung betroffen ist oder nicht.

Auch bei den *somatischen Erscheinungen des Kommotionssyndroms* ist die Frage, ob hirnrinden- oder hirnstammbedingt, offen. — Hinsichtlich des *Erbrechens* s. S. 812. Zu den akuten und subakuten Störungen gehören ferner Veränderungen der *Blutzuckerregulationen* in Richtung der Hyperglykämie (S. 722), *Blutdruck-* und *Elektrokardiogrammveränderungen* (s. STEINMANN 1950, JACOBSON und DANUFSKY 1954, BROWN und BROWN 1954). Im weiteren Verlauf einer posttraumatischen Encephalopathie kann die ganze Skala der hypothalamisch gesteuerten vegetativen Funktionen in irgendeiner Weise gestört sein (STURM 1949a, OSTERCHRIST 1952, ROEDER 1953). Bekanntlich bestehen hinsichtlich der Häufigkeit und des Ausmaßes solcher Traumafolgen noch sehr große Meinungsverschiedenheiten; im IV. Abschnitt wurde bei der Erörterung der einzelnen Funktionen darauf hingewiesen. Wenn man von der Erkenntnis ausgeht, daß eine elektive Schädigung des Hypothalamus bei der gewöhnlichen Hirnerschütterung unwahrscheinlich ist (S. 860), dann wird man in den posttraumatischen Dysregulationen im allgemeinen *weniger Lokalsymptome des Hypothalamus als Zeichen einer cerebralen Allgemeinschädigung* erblicken, die sich über den Hypothalamus am Vegetativum auswirken. Gleichgültig, ob es sich um Störungen des Kreislaufs, der *Liquorsekretion* (TÖNNS 1948, PASS 1948), des *Blutbildes* (MEISSNER 1950), der *Magendarmtätigkeit*, der *Sexualfunktion* (MARINESCO und Mitarbeiter 1934; s. S. 674) usw. handelt, das immer wiederkehrende Kennzeichen des Hirntraumatikers ist die erhöhte vegetative Labilität, ein Zustand von Unausgeglichenheit, den BIRKMAYER (1952) als *vegetative Ataxie* bezeichnet hat. — Nun ist die Störbarkeit vieler vegetativer Funktionen von der Orbitalrinde aus experimentell erwiesen (S. 743, 757, 767—769). Da die Orbitalrinde der häufigste Ort der Rindenprellungen ist, liegt es nahe, das Substrat der posttraumatischen Hirnleistungsschwäche in erster Linie in ihr zu suchen. Es spricht viel für die Annahme von BOCKNIK (1952a), daß die Schädigung eines *frontalen Dämpfersystems* einen Großteil der posttraumatischen Beschwerden schafft.

Die *traumatische Epilepsie* schließt hier an; denn nach KRAYENBÜHL (1952) führen stumpfe Schädeltraumen besonders häufig zur „psychomotorischen" Anfallsform, deren vegetative Begleiterscheinungen auf Krampfherde in der „visceralen Rinde" hinweisen; die „viscerale Rinde" ist aber durch ihre basale Lage ein Lieblingssitz der Prellungsherde.

Unseres Erachtens ist die gesamte *Symptomatik der posttraumatischen Encephalopathien nicht geeignet, eine direkte Störung des vegetativen Hypothalamus durch das Trauma zu beweisen.* Man muß daher auch jenen Hypothesen gegenüber skeptisch sein, die eine besondere Vulnerabilität des Zwischenhirns aus *mechanischen Überlegungen* erklären wollen.

DE MORSIER (1942, 1949c) und BAY (1953) z. B. vertreten die Ansicht, daß das Mesodiencephalon eine *Zone der konstanten Vulnerabilität* darstelle, weil es im geometrischen Zentrum des Schädels liegt, in welchem alle Stoßrichtungen kreuzen. — FISCHER-BRÜGGE (1951) hält den kommotionellen Bewußtseinsverlust für ein Lokalsymptom des Hirnstamms und rechnet ihn zusammen mit der häufigen Zerrung des N. oculomotorius an der Clivuskante zum *Clivuskantensyndrom*; der Hirnstamm werde bei der Erschütterung gegen den

Clivus und das Dorsum sellae geschleudert. — BIRKMAYER (1951, 1952) geht davon aus, daß die durch das Trauma dem Schädel mitgeteilte Stoßwelle besonders an Stellen physikalisch differenter Medien Schädigungen setze. Solche Stellen seien vor allem die Trennungsflächen zwischen Gehirn und Liquorraum, Gehirn und Blutgefäßen, Markstrahlen und grauer Substanz. Das Zwischenhirn liege zwar zwischen den Flüssigkeitsmassen des 3. Ventrikels und der Basalzisterne für die normalen Erschütterungen des Lebens wohlgeborgen. Bei der Maximalerschütterung eines schweren Traumas wirke sich aber die *doppelte Einbettung in Flüssigkeit* deletär aus. Denn an beiden Grenzflächen komme es zur Entfaltung der kinetischen Energie.

Nach unserer Meinung scheitern diese Theorien an der schon erwähnten Tatsache der Seltenheit anatomischer Läsionen im menschlichen Hirnstamm. Warum sollten die den Schädel durchlaufenden Stoßwellen ausgerechnet im Zentrum des Gehirns, *fernab von jedem knöchernen Kontakt*, die Hauptschädigungen setzen? Viel wahrscheinlicher ist es, daß an den praktisch liquorfreien Grenzflächen zwischen Knochen und Gehirn, an der basalen und polaren Rinde, dort wo sich die anatomischen Verletzungsspuren häufen, auch die cerebrale Funktion am stärksten beeinträchtigt wird. Die zunehmende Kenntnis, daß gerade diese Rindengebiete als „visccrales Gehirn" wesentlich dem vegetativen und emotionellen Leben dienen, stimmt gut damit überein.

Die *Bedeutung spurloser Vorgänge* (SPATZ 1936) bei der Hirnerschütterung soll damit keineswegs bestritten werden. Im Gegenteil, es kann als gesichert gelten, daß der anatomisch nachweisbare Schaden nur geringe Bedeutung hat. Aber es fragt sich, ob es berechtigt ist, die spurlosen Vorgänge ausschließlich oder auch nur überwiegend in den Hypothalamus zu lokalisieren.

Unter den Theorien zur Erklärung der spurlosen Vorgänge (s. RICKER und DÖRING in diesem Handbuch) erscheint die *Thixotropielehre* von HALLERVORDEN (1941) am besten. Der Unterschied zwischen Verletzungsspuren und spurlosen Vorgängen wird durch sie ein gradmäßiger. Die Verletzungsspuren (hauptsächlich in der Rinde) stellen danach einen hohen, die spurlosen Vorgänge einen geringeren Grad von Thixotropie dar. Man kann vermuten, daß nach einem Trauma die Nachbarschaft der Rindenkontusionen nicht völlig intakt geblieben ist, sondern von den geringeren Thixotropiegraden, also spurlosen Vorgängen, heimgesucht wurde, und daß diese Heimsuchung die im Hirnstamm, in welchem die hohen Grade überhaupt fehlen, an Ausmaß wahrscheinlich übertrifft. Die *anatomisch sichtbare Läsion* gibt uns zwar keinen direkten Anhalt für das Ausmaß der Funktionsminderung, sie *markiert* aber die *Brennpunkte der Schädigung*; in ihrer Umgebung darf man im allgemeinen das größte Maß an funktionellem Ausfall und Irritation vermuten. — Vor allem gilt es, das Vorkommen von *Zwischenstufen* zwischen den rein funktionellen und reversiblen spurlosen Vorgängen und der Totalnekrose zu beachten, Läsionen, die man zwar nicht so einfach nachweisen kann wie die Nekrosen, die aber andererseits nicht völlig spurlos und reversibel sind. Gemeint ist unter anderem jener unmerkliche Substanzverlust, der sich nach schweren Hirntraumen in Form des posttraumatischen Hydrocephalus (TÖNNIS 1948, JANZEN 1949) einstellen kann und der auch aus tierexperimentellen Analysen (GROAT und SIMMONS 1950) hervorzugehen scheint. — Solche diffuse, anatomisch unscheinbare, aber irreversible Formen von Thixotropie sind in erster Linie für die posttraumatische Encephalopathie verantwortlich. Sie sind das anatomische Substrat der nicht mit Restitutio ad integrum abheilenden schweren Hirnerschütterung, der „Contusio" des Klinikers. *Sie spielen sich vermutlich im ganzen Gehirn ab, keinesfalls überwiegend im Hirnstamm.*

(Die anatomischen Arbeiten wurden mit Unterstützung der Deutschen Forschungsgemeinschaft und des Max-Planck-Instituts für Hirnforschung durchgeführt.)

Literatur.

ABD-EL-MALEK, SH.: On the relationship between the epiphysis cerebri and the reproductive system. J. of Anat. 73, 419—423 (1939). — ABDERHALDEN, E.: Lehrbuch der physiologischen Chemie. Berlin: Urban & Schwarzenberg 1942. — ABELOVE, W. A., RUPP and PASCHKIS: Acromegaly and pregnancy. J. Clin. Endocrin. 14, 32—44 (1954). — ABT, A. F., and DENENHOLZ: LETTERER-SIWE's Disease. Amer. J. Dis. Childr. 51, 499—522 (1936). — ACHARD, CH. et THIERS: Le virilisme pilaire et son association à l'insuffisance glycolytique (Diabète des femmes à barbe). Bull. Acad. Méd. Paris III. s. 86, 51—66 (1921). — ADEY, W. R., and MEYER: Hippocampal and hypothalamic connexions of the temporal lobe in the monkey. Brain 75, 358—384 (1952). — ADIE, W. J., and GREENFIELD: Dystrophia myotonica

Brain **46**, 73—127 (1923). — ADLER, L.: Schilddrüse und Wärmeregulation. (Untersuchungen an Winterschläfern.) Arch. exper. Path. u. Pharmakol. **86**, 159—224 (1920). — ADLER, P., u. VEGH: Über Zähne und Gebiß von Jugendlichen mit hypophysären Störungen. Dtsch. zahnärztl. Z. **5**, 67—80 (1950). — ADSON, A. W., KERNOHAN and WOLTMAN: Cranial and cervical chordomas. Arch. of Neur. **33**, 247—261 (1935). — AGATE, F. J.: The possible role of the adrenal cortex in fluid shifts in the hamster following renal damage. Ann. New York Acad. Sci. **55**, 404—411 (1952a). — The growth and secretory activity of the mammary glands of the pregnant rhesus monkey (Macaca mulatta) following hypophysectomy. Amer. J. Anat. **96**, 257—284 (1952b). — AGATE, F. J. u. Mitarb. (HUDSON and PODBEREZEC): Concentration of ascorbic acid in human adrenal cortex before and after ACTH administration. Proc. Soc. Exper. Biol. a. Med. **84**, 109—112 (1953). — AHLFELD, F.: Beiträge zur Lehre von den Zwillingen. Arch. f. Gynäk. **7**, 210—286 (1875). — AHLHELM, H. u. Mitarb. (BACKHAUS, BANSI, FRANKE, FRETWURST, KÖRNER u. POSER): Aktuelle Probleme der Pathologie und Therapie. Herausgeg. von H. HOLTHUSEN, S. 13—23. Stuttgart: Georg Thieme 1949. — AHLSTRÖM, C. G.: Das Vorkommen basophiler Zellinfiltration in der Neurohypophyse bei hypertonischen Zuständen. Klin. Wschr. **1935**, 1456—1459. — AITKEN, R. S., and RUSSELL: A case of SIMMONDS's syndrome. Lancet **1934**, 802—806. — AJELLO, L.: Xeroderma pigmentoso. Giorn. ital. Dermat. **72**, 1600—1617 (1931). — AKERT, K., u. KESSELRING: Kältezittern als zentraler Reizeffekt. Helvet. physiol. Acta **9**, 290—295 (1951). — ALAJOUANINE, DE MARTEL, OBERLING et GUILLAUME: Chordome de la région sellaire. Revue neur. **37**, 1221—1227 (1930). — ALBEAUX-FERNET et DERIREUX: Les retards de croissance d'origine cerebrale. Bull. Soc. med. Hôp. Paris IV. s. **65**, 424—436 (1950). — ALBEL, H.: Aneurysma der Carotis interna, einen Hypophysentumor vortäuschend. Fortschr. Röntgenstr. **39**, 890—894 (1929). — ALBRIGHT, F.: The effect of hormones on osteogenesis in man. Recent Progr. in Hormone Res. **1**, 293—345 (1947). — ALBRIGHT, F., and REIFENSTEIN: The parathyroid glands and metabolic bone diseases. Baltimore 1948. — ALBRIGHT, F. u. Mitarb. (BUTLER, HAMPTON and SMITH): Syndrome characterized by osteitis fibrosa disseminata, areas of pigmentation and endocrine dysfunction, with precocious puberty in females. New England J. Med. **216**, 727—746 (1937); (SCOVILLE and SULKOWITCH): Syndrome characterized by osteitis fibrosa disseminata, areas of pigmentation, and a gonadal dysfunction. Endocrinology **22**, 411—421 (1938); (BURNETT, SMITH and PARSON): Pseudo-hypoparathyroidism — an example of "Seabright-Bantam-Syndrome". Endocrinology **30**, 922—932 (1942a); (SMITH and FRASER): A syndrome characterized by primary ovarian insufficiency and decreased stature. Amer. J. Med. Sci. **204**, 625—648 (1942b). — ALEXANDER, S. P., and NEANDER: Adrenocortical responsivity to electric shock therapy and insulin therapy. Arch. of Neur. **69**, 368—374 (1953). — ALLEN, E.: Precocious sexual development from anterior hypophysis implants in a monkey. Anat. Rec. **39**, 315—321 (1928). — ALLEN, S. S., and LOVELL: Tumors of the third ventricle. Arch. of Neur. **28**, 990—1006 (1932). — ALLENSON, M.: The reaction of anoestrous hedgehogs to experimental conditions. Proc. Roy. Soc. Lond., Ser. B **116**, 170—185 (1935). — ALLENSON, M. u. Mitarb. (ROWLANDS and PARKES): Induction of fertility and pregnancy in the anoestrous ferret. Proc. Roy. Soc. Lond., Ser. B **115**, 410—421 (1934). — ALPERS, B. J.: Relation of the hypothalamus to disorders of personality. Arch. of Neur. **38**, 291—303 (1937). — ALPERS, B. J., and GRANT: The ganglioneuromas of the central nervous system. Arch. of Neur. **26**, 501—523 (1931). — ALSLEV, J.: Akromegalie und Neurofibromatose. Ärztl. Wschr. **1951**, 542—544. — ALTMANN, F.: Über Eunuchoidismus. Virchows Arch. **276**, 455—547 (1930a). — Hypophysärer Zwergwuchs bei einem weiblichen Individuum. Beitr. path. Anat. **85**, 205—220 (1930b). — AMBROSETTO, C.: Zur Kenntnis der basalen sog. Endotheliome. Z. Neur. **157**, 743—761 (1937). — ANAND, B. K., and BROBECK: Localization of a "feeding center" in the hypothalamus of the rat. Proc. Soc. Exper. Biol. a. Med. **77**, 323—324 (1951a). — Hypothalamic control of food intake in rats and cats. Yale J. Biol. a. Med. **24**, 123—140 (1951b). — Food intake and spontaneous activity of rats with lesions in the amygdaloid nuclei. J. of Neurophysiol. **15**, 421—430 (1952). — ANDEREGGEN, PH. u. Mitarb. (OBERHOLZER et WYSS): Le mécanisme central de reflexes respiratoires d'origine vagale. II. Helvet. physiol. Acta **4**, 213—232 (1946). — ANDERSEN, R., CHRISTENSEN u. KJEMS: Lethal lymphogranulomatosis benigna. Nord. Med. **41**, 463—466 (1949). — ANDERSON, EVELYN and HAYMAKER: Elaboration of hormones by pituitary cells growing in vitro. Proc. Soc. Exper. Biol. a. Med. **38**, 313—316 (1936). — Adrenal cortical hormone (Cortin) in blood and urine of patients with CUSHING's disease. Proc. Soc. Exper. Biol. a. Med. **38**, 610—613 (1938). — Influence of the hypothalamus on sexual functions. J. Amer. Med. Women's Assoc. **3**, 402—406, 457—461 (1948). — Glucose tolerance in decerebrated rats after relativly long survival. Proc. Soc. Exper. Biol. a. Med. **70**, 86—90 (1949). — ANDERSON, EVELYN, and LONG: The effect of hyperglycemia on insulin secretion as determined with the isolated rat pancreas in a perfusion apparatus. Endocrinology **40**, 92—97 (1947a). — Suppression of insulin secretion by the growth hormone of the anterior pituitary as determined with the isolated rat pancreas in a perfusion apparatus. Endocrinology **40**, 98—103 (1947b). —

ANDERSON, EVELYN u. Mitarb. (PAGE, LI and OGDEN): Restoration of renal hypertension in hypophysectomized rats by the administration of adrenocorticotropic hormone. Amer. J. Physiol. **141**, 393—396 (1944); (HAYMAKER and RAPPAPORT): Seminiferous tubuli failure associated with degenerative change in the hypothalamus. Amer. Pract. a. Digest Treatm. **1**, 40—45 (1950); (RIOCH and HAYMAKER): Disturbances in blood sugar regulation in animals subjected to transection of the brain stem. Acta neurovegetativa (Wien) **5**, 132—164 (1952). — ANDERSSON, B.: Some observations on the neuro-hormonal regulation of milk-ejektion. Acta physiol. scand. (Stockh.) **23**, 1—7 (1951a). — The effect and lokalisation of electrical stimulation of certain parts of the brain stem in sheep and goets. Acta physiol. scand. (Stockh.) **23**, 8—23 (1951b). — Further studies on the milk-ejektion mechanism in sheep and goats. Acta physiol. scand. (Stockh.) **23**, 24—30 (1951c). — ANDRE-THOMAS, DE MARTEL, SCHAEFFER, GUILLAUME et TRELLES: Examen histologique d'une tumeur de la region infundibulo-tubérienne. Revue neur. **41**, 952—956 (1934). — ANGELO, S. A. D': The metabolism of thyrotropic hormone in the rat. Endocrinology **56**, 37—45 (1955). — ANGELSTEIN, INGEBORG: Beitrag zur Pathogenese der Akromegalie. Dtsch. Z. Nervenheilk. **170**, 337—348 (1953). — ANREP, B. v., u. CYBULSKI: Zur Physiologie der gefäßerweiternden und gefäßverengenden Nerven. St. Petersburg. Med. Wschr. **1884**, 215—221. — ANSELMINO, K. J., u. HOFFMANN: Vermehrung des Hypophysenhinterlappenhormons im Blut und Art und Schwere der klinischen Erscheinungen bei der Nephropathie und Eklampsie der Schwangeren. Arch. Gynäk. **147**, 620—643 (1931a). — Über die Entstehung der Nephropathie und Eklampsie der Schwangeren durch Überproduktion des Hypophysenhinterlappens. Arch. Gynäk. **147**, 652—661 (1931b). — Über die pathologisch-anatomischen Grundlagen einer gesteigerten Hypophysenhinterlappenfunktion bei der Eklampsie und Nephropathie der Schwangeren. Zbl. Gynäk. **58**, 2363—2369 (1934). — Über die Blutzuckerwirkungen von Hypophysenvorderlappenfraktionen. Arch. exper. Path. u. Pharmakol. **179**, 273—285 (1935). — Über die Beteiligung der Hypophyse an der Entstehung des menschlichen Diabetes insipidus. I. Mitteilung. Nachweis einer Störung hypophysärer Regulationsmechanismen beim Diabetes mellitus. Z. klin. Med. **129**, 24—51 (1936). — Die Wirkstoffe des Hypophysenvorderlappens. In Handbuch experimenteller Pharmakologie, Erg.-Werk, Bd. 9, 1941. — ANSELMINO, K. J. u. Mitarb. (HOFFMANN and KENNEDY): The relation of hyperfunction of the posterior lobe of the hypophysis to eclampsia and nephropathy of pregnancy. Edinburgh Med. J., N. S. **39**, 376—388 (1932); (HEROLD u. HOFFMANN): Über die pankreatrope Wirkung des Hypophysenvorderlappenextrakts. Klin. Wschr. **1933**, 1245—1247; (HOFFMANN u. HEROLD): Über die parathyreotrope Wirkung von Hypophysenvorderlappenextrakten. Klin. Wschr. **1934**, 45—47; (HOFFMANN u. RHODEN): Über Leberverfettung durch Behandlung mit dem Fettstoffwechselhormon des Hypophysenvorderlappens. Arch. f. Physiol. **237**, 515—516 (1936). — ANTON, G.: Kindlicher Riesenwuchs mit vorzeitiger Geschlechtsreife und familiärer Riesenwuchs mit und ohne Vergrößerung des Türkensattels. Mschr. Psychiatr. **39**, 319—333 (1916). — ANTONI, N.: Gliomas of the neurohypophysis and hypophysial stalk. J. of Neurosurg. **7**, 521—531 (1950). — APITZ, K.: Zur Pathogenese des hypophysären Kleinwuchses. Virchows Arch. **302**, 555—579 (1938). — ARENDT, A.: Spongioblastom des Chiasma opticum. Psychiatr., Neurol. u. med. Psychol. **5**, 8—13 (1953). — ARGONZ, J., and DEL CASTILLO: A syndrome characterized by estrogenic insufficiency, galactorrhea and decreased urinary gonadotropin. J. Clin. Endocrin. **13**, 79—87 (1953). — ARING, CH. D.: Shivering and the cerebral cortex. Amer. J. Physiol. **113**, 3 (1935). — ARNER, B., LUFT, OLIVECRONA and SJÖGREN: Successful treatment of a case of CUSHING's syndrome by electrocoagulation of the hypophysis. J. Clin. Endocrin. **13**, 1101—1108 (1953). — ARNOLD, A.: Effects of X-irradiation on the hypothalamus. J. Clin. Endocrin. **14**, 859—868 (1954). — ARNOLD, J.: Ein Fall von congenitalem zusammengesetztem Lipom der Zunge und des Pharynx mit Perforation in die Schädelhöhle. Virchows Arch. **50**, 482—516 (1870). — ARON, C., et MARESCAUX: Action des gonades sur la fonction thyréostimulante de la préhypophyse chez le Cobaye. C. r. Assoc. Anat. **1949**, 43—50; ref. Ber. Path. **6**. — ARON, M.: Injection d'extrait préhypophysaire au Foetus de Cobaye in utero. Action sur les glandes génitales. C. r. Soc. Biol. Paris **113**, 1069—1071 (1933). — ARONSOHN, ED., u. SACHS: Die Beziehungen des Gehirns zu Körperwärme und Fieber. Arch. f. Physiol. **37**, 232—301 (1885). — ARTIOLI, D.: Adenoma a cellule eosinofile del lobo anteriore dell'ipofisi in un bovino. Riv. Anat. Pat. **1**, 298—302 (1949). — ARTOM, M.: L'Acrodinia infantile. Giornal. ital. Dermat. **70**, 810—837 (1929). — ASCHHEIM: Aussprache. Z. Geburtsh. **95**, 371—374 (1929). — ASCHHEIM, S., u. HOHLWEG: Über das Vorkommen oestrogener Wirkstoffe in Bitumen. Dtsch. med. Wschr. **1933**, 12—14. — ASCHHEIM, S., u. ZONDEK: Die Schwangerschaftsdiagnose aus dem Harn durch Nachweis des Hypophysenvorderlappenhormons. Klin. Wschr. **1928**, 1404—1411, 1453—1457. — ASCHNER, BERNHARD: Über die Funktion der Hypophyse. Arch. f. Physiol. **146**, 1—167 (1912a). — Zur Physiologie des Zwischenhirns. Wien. klin. Wschr. **1912**b, 1042—1043. — Über das „Stoffwechsel- und Eingeweidezentrum im Zwischenhirn", seine Beziehung zur inneren Sekretion (Hypophyse, Zirbeldrüse) und zum Diabetes insipidus. Berl. klin. Wschr.

1916, 772—775. — Physiologie der Hypophyse. In Handbuch der inneren Sekretion, Bd. 2/1, S. 277—374 (1929). — ASCHNER, BERTA: Zur Vererbung endokriner Störungen. Wien. Arch. inn. Med. 29, 69—94 (1936). — ASDELL, S. A.: Growth. A symposion on steroid hormones, herausgeg. von E. S. GORDON. Wisconsin Press 1950. — ASENJO, A.: Operierter Pneumokokkenabszeß in einem Transitionshypophysenadenom. Acta neurochir. (Wien) 3, 100—103 (1954). — ASHER, L., u. PEARCE: Die sekretorische Innervation der Niere. Z. Biol. 63, 83—128 (1914). — ASKANAZY, M.: Die Zirbel und ihre Tumoren in ihrem funktionellen Einfluß. Frankf. Z. Path. 24, 58—77 (1921). — ASKANAZY, M., u. BRACK: Sexuelle Frühreife bei einer Idiotin mit Hypoplasie der Zirbel. Virchows Arch. 234, 1—11 (1921). — ASLING, C. W. u. Mitarb. (REINHARDT and LI): Effects of adrenocorticotropic hormone on body growth, visceral proportions and white blood cell counts of normal and hypophysectomized male rats. Endocrinology 48, 534—547 (1951); (WALKER, SIMPSON, LI and EVANS): Deaths in rats submitted to hypophysectomy at an extremely early age and the survival effected by growth hormone. Anat. Rec. 114, 49—65 (1952). — ASLING, C. W., SIMPSON, LI and EVANS: The effects of chronic administration of thyroxin to hypophysectomized rats etc. Anat. Rec. 119, 101—117 (1954). — ASSALI, N. S., and HAMERMESZ: Adrenocorticotropic substances from human placenta. Endocrinology 55, 561—567 (1954). — ASSALI, N. S., and PRYSTOWSKY: Studies on autonomic blockade. I. J. Clin. Invest. 29, 1354—1366 (1950). — ASSENMACHER, I.: La vascularisation du complexe hypophysaire chez le canard domestique. I. Arch. Anat. microsc. et Morph. exper. 41, 69—106 (1952a). — Le développement embryologique du système porte hypophysaire chez le canard domestique. C. r. Acad. Sci. Paris 234, 563—565 (1952b). — ASSMANN, H.: Krankheiten der Knochen, Gelenke und Muskeln. In Handbuch der inneren Medizin, Bd. 6/1, 633—782 (1941). — ASTWOOD, E. B.: A six-hour assay for the quantitative determination of estrogen. Endocrinology 23, 25—31 (1938). — The regulation of corpus luteum function by hypophyseal luteotropin. Endocrinology 28, 309—320 (1941). — ASTWOOD, E. B. u. Mitarb. (RABEN and PAYNE): Chemistry of corticotropin. Recent Progr. in Hormone Res. 7, 1—57 (1952). — ASZKANAZY, C. L.: Sarcoidosis of the central nervous system. J. of Neuropath. 11, 392—400 (1952). — ATWELL, W. J.: On the nature of the pigmentation changes following hypophysectomy in the frog larva. Science (Lancaster, Pa.) 49, 48—50 (1919). — AUER, J.: Postnatal cell differentiation in the hypothalamus of the hamster. J. Comp. Neur. 95, 17—42 (1951). — AUERSWALD, W.: Temperaturtopographische Untersuchungen zur Frage der Wirkung von Kurzwellendurchflutung des Zwischenhirns. Wien. Z. Nervenheilk. 4, 273—281 (1951). — AYALA, M. G.: Syndrome végétatif: méningo-encéphalite hypothalamique strictement limitée. Revue neur. 41, 975—977 (1934). — AYMAN, D.: Arterial hypertension. New York: Oxford Univ. Press 1948. — AZZALI, G.: Aspetti istofisiologici dell'apparato neurosecretorio diencephalico nel riccio. Z. Zellforsch. 41, 391—406 (1955).

BABES, V.: Sur certaines anomalies congénitales de la tête, determinant une transformation symétrique des quatre extrémités (acrométagenèse). C. r. Acad. Sci. Paris 138, 175 bis 178 (1904). — BABINSKI, J.: Tumeur du corps pituitaire sans acromégalie et avec arrêt de développement des organes génitaux. Revue neur. 8, 531—535 (1900). — BABKIN, B. P.: Secretory mechanism of the digestive glands. New York: Hoeber 1950. — BABKIN, B. P., and KITE: Central and reflex regulation of motility of pyloric antrum. J. of Neurophysiol. 13, 321—334 (1950a). — Gastric motor effects of acute removal of cingulate gyrus and section of brain stem. J. of Neurophysiol. 13, 335—342 (1950b). — BACHMANN, R.: Zwischenhirnstudien. II. Z. Naturforsch. 3b, 51—55 (1948). — Zwischenhirnstudien. VIII. Zur Karyoarchitektonik des Zwischenhirns der weißen Maus. Dtsch. Z. Nervenheilk. 163, 529—537 (1950). — Normale Anatomie der Nebennieren. Verh. dtsch. Ges. Path. 36, 68—90 (1953). — Die Nebenniere. In Handbuch der Anatomie, Bd. 6/5, S. 1—952. 1954. — BADER, M. E., and MACHT: Indirect peripheral vasodilatation produced by the warming of various body areas. J. Appl. Physiol. 1, 215—226 (1949). — BADERTSCHER, J. A.: Results following the extirpation of the pineal gland in newly hatched chicks. Anat. Rec. 28, 177—197 (1924). — BÄNDER, A.: Die Beziehungen des 24 Stunden-Rhythmus vegetativer Funktionen zum histologischen Funktionsbild endokriner Drüsen. Z. exper. Med. 115, 229—250 (1950). — BAGG, H. J.: Hereditary abnormalities of the limbs, their origin and transmission. Amer. J. Anat. 43, 167—219 (1929). — BAHN, R. C. u. Mitarb. (LORENZ, BENNETT and ALBERT): Gonadotropins of the pituitary gland and the urine of the adult human female. Endocrinology 52, 135—139 (1953a). — BAHN, R. C., LORENZ, BENNETT and ALBERT: Gonadotropins of the pituitary gland during infancy and early childhood. Endocrinology 52, 605—606 (1953b). — BAILEY, C. C.: Alloxan Diabetes. Vit. a. Horm. 7, 365—382 (1949). — BAILEY, O. T., and CUTLER: Malignant adenomas of the chromophobe cells of the pituitary body. Arch. of Path. 29, 368—399 (1940). — BAILEY, P.: Note concerning keratin and keratohyalin in tumors of the hypophysial duct. Ann. Surg. 74, 501—505 (1921). — Further observations on pearly tumors. Arch. Surg. 8, 524—534 (1924). — Some unusual tumors of the third ventricle. Arch. of Neur. 20, 1398—1402 (1928). — Tumors involving the hypothalamus and their clinical manifestations. Res. Publ. Assoc. Nerv. Ment. Dis. 20, 713—724 (1940). — Intracranial tumors. Springfield: Thomas 1948. — BAILEY, P., and BAGDASAR: Intracranial chordoblastoma. Amer. J. Path. 5, 439–450 (1929). — BAILEY, P., and BREMER: Experimental diabetes insipidus. Arch. Int. Med. 28, 772—803 (1921a). — Experimental diabetes insipidus and genital atrophy. Endocrinology 5, 761—762 (1921b). — BAILEY, P., and CUSHING: Studies in acromegaly. VII. The microscopical structure of the adenomas in acromegalic dyspituitarism. (Fugative acromegaly). Amer. J. Path. 4, 545—564 (1928). — BAILEY, P., and DAVIS: Effects of lesions of the periaquéductal gray matter in the cat. Proc. Soc. Exper. Biol. a. Med. 50, 305—306 (1942). — BAILEY, P., and EISENHARDT: Spongioblastomas of the brain. J. Comp. Neur. 56, 391—430 (1932). — BAILEY, PEARCE and JELLIFFE: Tumores of the pineal body. Arch. Int. Med. 8, 851—880 (1911). — BAILLIF, R. N.: Microscopic changes in the hypophysis of the albino rat following exposure to cold and their relationship to the physiology of secretion. Amer. J. Anat. 62, 475—495 (1938). — BAIRD, H. W., u. Mitarb. (GUIDETTI, REYES, WYCIS and SPIEGEL): Stimulation and elimination of the anterior thalamic nuclei in man and cat. Arch. of Physiol. 255, 58—67 (1952). — BAKAY, L.: The results of 300 pituitary adenoma operations. J. of Neurosurg. 7, 240—255 (1950). — Studies on the blood-brain barrier with radioactive phosphorus. Arch. of Neur. 66, 419—426 (1951). — Studies on blood-brain barrier with radioactive phosphorus. II. Hypophysis and hypothalamus in man. Arch. of Neur. 68, 629—640 (1952). — BAKER, A. B. u. Mitarb. (CORNWELL and BROWN): Poliomyelitis. VI. The hypothalamus. Arch. of Neur. 68, 16—36 (1952a). — BAKER, A. B., BROWN and CORNWELL: Poliomyelitis. VII. Gastrointestinal disturbances: Their relationship to lesions in the hypothalamus. J. Nerv. Ment. Dis. 116, 715—725 (1952b). — BAKER, B. L.: A study of the parathyroid glands of the normal and hypophysectomized monkey. Anat. Rec. 83, 47—73 (1942). — A comparison of the histological changes induced by experimental hyperadrenocorticalism and inanition. Recent Progr. in Hormone Res. 7, 331—373 (1952). — BAKER, B. L., and BRIDGMAN: The histology of the gastro-intestinal mucosa (rat) after adrenalectomy or administration of adrenocortical hormones. Amer. J. Anat. 94, 363—397 (1954). — BAKER, J. R., and RANSON: Factores affecting the breeding of the field mouse. I. Light. Proc. Roy. Soc. Lond. Ser. B 110, 313—322 (1932). — Factores affecting the breeding of the field mouse. II. Temperatur and food. Proc. Roy. Soc. Lond. Ser. B 112, 39—46 (1933a). — Factores affecting the breeding of the field mouse. III. Locality. Proc. Roy. Soc. Lond. Ser. B 113, 486—494 (1933b). — BALADO, M.: Zur Kenntnis des Diabetes insipidus. Zbl. Neurochir. 3, 257—289 (1938). — BALDERMANN, M.: Wesen und Beurteilung der Heimkehrerdystrophien. Münch. med. Wschr. 1951, Nr 2/3. — BALEN, G. F. VAN: Anorexia nervosa und hypophysäre Magerkeit. Acta med. scand. (Stockh.) 101, 433—450 (1939). — BALFOUR, D. C.: Uropepsin. Adv. Med. 6, 13—28 (1954). — BALLMANN, E.: Über Akromikrie. Z. Konstit.lehre 13, 241—251 (1928). — BALLMANN, E., u. HOCK: Versuch einer anthropometrischen Analyse der Wachstumsstörungen bei hypophysären Erkrankungen. Z. Konstit.lehre 12, 540—553 (1926). — BALÓ, J. v.: Über Nekrosen des Hypophysenvorderlappens und ihre Folgen. Beitr. path. Anat. 72, 599—602 (1924). — Tuberöse Sklerose und innere Sekretion. Arch. f. Psychiatr. 117, 333—349 (1944). — BALOGH, L. u. Mitarb. (BARKA, DONHOFFER, JILLY and MESTYAN): The acute action of antithyroid agents on the body temperature and O_2-consumption of the rat. Acta physiol. Hung. 2, 343—362 (1951); (DONHOFFER, MESTYAN, PAP u. TOTH): Über das Verhalten des Energiewechsels und der Körpertemperatur hypophysenloser Ratten bei hohen Umgebungstemperaturen. Endokrinologie 29, 190—195 (1952). — BALZE, F. A. DE LA u. Mitarb. (ARRILLAGA, IRAZU and MANCINI): KLINEFELTER's Syndrome. J. Clin. Endocrin. 12, 1426—1443 (1952). — BANSI, H. W.: Zur Klinik und Pathogenese der Mangelödeme. Ärztl. Wschr. 1947, 261—269. — Thyreotoxikosen und antithyreoidale Substanzen. Stuttgart: Georg Thieme 1951a. — Jodstoffwechsel, Schilddrüse und Hypophysenvorderlappen. Klin. Wschr. 1951b, 33—41. — BANSI, H. W., u. Mitarb. (BACKHAUS u. LOHMEYER): Stoffwechselprobleme der Fettsucht. Arch. exper. Path. u. Pharmakol. 215, 181—197 (1952). — BARAZZONE, J.: Contribution a l'étude histo-pathologique des noyaux magno-cellulaires de l'hypothalamus de l'homme. Diss. Genf 1951. — BARBER, H. W.: Benign lymphogranuloma of Schaumann with apparent involvement of the anterior pituitary. Proc. Roy. Soc. Med. 39, 92—93 (1945). — BARBOUR, H. G.: Die Wirkung unmittelbarer Erwärmung und Abkühlung der Wärmezentra auf die Körpertemperatur. Arch. exper. Path. u. Pharmakol. 70, 1—15 (1912). — Hypothalamic control of water movement in response to environmental temperature. Res. Publ. Assoc. Nerv. Ment. Dis. 20, 449—485 (1940). — BARBU, V.: Über eine neuroepitheliale Cyste des vorderen Abschnitts des 3. Ventrikels. Z. Neur. 156, 484—492 (1936). — BARD, PH.: On emotional expression after decortication etc. Psychologic. Rev. 41, 309—329, 424—449 (1934). — The effect of denervation of the genitalia on the oestrual behavior of cats. Amer. J. Physiol. 113, 5—6 (1935). — Oestrual behavior in surviving decorticate cats. Amer. J. Physiol. 116, 4—5 (1936). Neural mechanisms in emotional and sexual behavior. Psychosomatic. Med. 4, 171—172 (1942). — BARD, PH., and RIOCH: A study of four cats deprived of neocortex and additional portions of the forebrain. Bull. Johns Hopkins Hosp. 60, 73—147 (1937). — BARDET, G.:

Sur un syndrome d'obésité congénitale avec polydactylie et rétinite pigmentaire. Diss. Paris 1920. — BARDRAM, M. T.: Oculomotor pareses and nonparetic diplopia in pituitary adenomata. Acta ophthalm. (København.) **27**, 225—258 (1949). — BARGMANN, W.: Die Epithelkörperchen. In Handbuch der Anatomie, Bd. 6/2, S. 137—196 (1939). — Über Kernsekretion in der Neurohypophyse des Menschen. Z. Zellforsch. **32**, 394—400 (1943a). — Die Epiphysis cerebri. In Handbuch der Anatomie, Bd. 6/4, S. 309—502. 1943b. — Über die neurosekretorische Verknüpfung von Hypothalamus und Hypophyse. Klin. Wschr. **1949**, 617—622. — Über das Zwischenhirn-Hypophysen-System von Fischen. Z. Zellforsch. **38**, 275—298 (1953a). — Zwischenhirn-Hypophysen-System, Neurosekretion und Nebenniere. Geburtsh. u. Frauenheilk. **13**, 194—202 (1953b). — Betrachtungen zur Frage der neurohormonalen Kontrolle der Hypophyse. Endokrinol. **32**, 1—8 (1954a). — Das Zwischenhirn-Hypophysensystem. Berlin: Springer 1954b. — BARGMANN, W., u. HILD: Über die Morphologie der neurosekretorischen Verknüpfung von Hypothalamus und Neurohypophyse. Acta anat. (Basel) **8**, 264—280 (1949). — BARGMANN, W., and SCHARRER: The site of origin of the hormones of the posterior pituitary. Amer. Scientist **39**, 255—259 (1951). — BARGMANN, W. u. Mitarb. (HILD, ORTMANN u. SCHIEBLER): Morphologische und experimentelle Untersuchungen über das hypothalamisch-hypophysäre System. Acta neurovegetativa (Wien) **1**, 233—275 (1950). — BARKER, S. B.: The influence of thiouracil on reproduction and growth in the rat. J. of Endocrin. **6**, 137—143 (1950). — BARNES, R. H. u. Mitarb. (RUSOFF and BURR): Adrenalectomy and the resorption of different fats. Proc. Soc. Exper. Biol. a. Med. **49**, 84—87 (1942). — BARRIE, H. J., and BOGOCH: The natural history of the sarcoid granuloma. Amer. J. Path. **29**, 451—469 (1953). — BARRIS, R. W., and INGRAM: The effect of experimental hypothalamic lesions upon blood sugar. Amer. J. Physiol. **114**, 555—561 (1935). — BARRNETT, R. J.: Histochemical demonstration of disulfide groups in the neurohypophysis under normal and experimental conditions. Endocrinology **55**, 484—501 (1954). BARRNETT, R. J., and GREEP: The pituitary gonadotropic activity of stalk-sectioned male rats. Endocrinology **49**, 337—347 (1951). — BARTA, L.: Pubertas praecox, bedingt durch Neurofibromatosis generalisata. Ann. paediatr. (Basel) **170**, 15—20 (1948). — Diencephalonsyndrom mit Hypertonie bei Encephalitis. Ann. paediatr. (Basel) **176**, 93—97 (1951). — BARTELS, M.: Über Plattenepithelgeschwülste der Hypophysengegend. Z. Augenheilk. **16**, 407—438, 530—560 (1906). — BARTELSHEIMER, H.: Cutis capitis plicata als Hypophysensymptom. Endokrinologie **31**, 330—335 (1954). — BARTORELLI, C.: Der heutige Stand der experimentellen Erfahrungen über die Beziehungen von Zwischen- und Mittelhirn zur Motorik. Schweiz. Arch. Neur. **48**, 370—396 (1941). — BASEDOW, v.: Exophthalmos durch Hypertrophie des Zellgewebes in der Augenhöhle. Wschr. ges. Heilk. **6**, 197—204, 220—228 (1840). BASIR, M. A.: The vascular supply of the pituitary body in the dog. J. of Anat. **66**, 387—398 (1932). — BASS, M. A.: Zur Klinik und pathologischen Anatomie der echten Cysten (der Decke) der 3. Hirnkammer. Virchows Arch. **287**, 790—796 (1933). — BATES, R. W. u. Mitarb. (RIDDLE and LAHR): An assay of three hormones present in anterior pituitaries of seven types of cattle classified for age, sex and stage of reproduction. Amer. J. Physiol. **113**, 259—264 (1935). — BAUDITZ, A.: Über Dermoide und Epidermoide des Gehirns. Z. Neur. **144**, 135—147 (1933). — BAUER, HANS: Endocrine and other clinical manifestations of hypothalamic disease. J. Clin. Endocrin. **14**, 13—31 (1954). — BAUER, JAKOB, u. JELLINGHAUS: Das CUSHING-Syndrom. Arch. inn. Med. **1**, 320—350 (1949). — BAUER, JULIUS: Überfunktion des gesamten Nebennierensystems ohne anatomischen Befund. Wien. klin. Wschr. **1930**, 582—586. — Zum heutigen Stand des Nebennierenproblems. Dtsch. med. Wschr. **1933**a, 565—567. — Neuere Anschauungen über Funktionsstörungen der Hypophyse. Klin. Wschr. **1933**b, 1553—1557. — Der Einfluß der Nebennieren und der Hypophyse auf die Blutdruckregulation und die Umstimmung der Geschlechtscharaktere beim Menschen. Klin. Wschr. **1935**, 361—367. — Was ist CUSHINGsche Krankheit? Schweiz. med. Wschr. **1936**, 938—939. — Constitution and disease. New York: Grune 1947. — The so-called CUSHING's syndrome, its history, terminology and differential diagnosis. Acta med. scand (Stockh.) **137**, 411—416 (1950). — BAUER, K. H., u. BODE: Erbpathologie des Stützgewebes beim Menschen. In Handbuch der Erbpathologie, Bd. 3, S. 105—334 1940. — BAUER, TH., u. WASSING: Zur Frage der Adipositas hypophysarea (basophiles Adenom der Hypophyse). Wien. klin. Wschr. **1913**, 1236—1243. — BAUER, W., and CLARK: The relationship of the adaption concept to the connective tissue diseases. Recent Progr. in Hormone Res. **8**, 217—254 (1953). — BAUM, W.: Speichelfluß als Symptom elektrischer Reizung im Zwischenhirn und den angrenzenden Gebieten. Helvet physiol. Acta **3**, 21—40 (1945). — BAY, E.: Die traumatischen Hirnschädigungen. In Handbuch der inneren Medizin, Bd. 5/3, S. 373 bis 432. 1953. — BAZETT, H. C., ALPERS and ERB: Hypothalamus and temperature control. Arch. of Neur. **30**, 728—748 (1933). — BAZETT, H. G., and PENFIELD: A study of the Sherrington decerebrate animal. Brain **45**, 185—265 (1922). — BEACH, F. A.: Analysis of factors involved in the arousal, maintenance and manifestation of sexual excitement in male animals. Psychosomatic. Med. **4**, 173—198 (1942). — Effects of injury to the cerebral cortex upon the display of masculine and feminine mating behavior by female rats. J. Comp. Psychol. **36**, 169—199 (1943). — Hormones and mating behavior in vertebrates. Recent Progr. in Hormone Res. **1**, 27—63 (1947). — BEATTIE, J., and KERR: The effects of diencephalic stimulation on urinary bladder tonus. Brain **59**, 302—314 (1936). — BEATTIE, I. and SHEEHAN: The effect of hypothalamic stimulation on gastric motility. J. of Physiol. **81**, 218—227 (1934). — BECK, CHL: Über das Schicksal der basophilen Epithelien im Hinterlappen der Hypophyse. Beitr. path. Anat. **112**, 150—172 (1952). — BECK, E., MEYER and BEAU: Efferent connexions of the human prefrontal region with reference to frontohypothalamic pathways. J. Neurol., Neurosurg. a. Psychiatr. **14**, 295—302 (1951). — BECK, H.: Über ein Teratom der Hypophysis cerebri. Z. Heilk. **4**, 393—409 (1883). — BECKER, H.: Zur Faseranatomie des Stamm- und Riechhirns auf Grund von Experimenten an jugendlichen Tieren. Dtsch. Z. Nervenheilk. **168**, 345—383 (1952a). — Retrograde und transneuronale Degeneration der Neurone. Abh. Akad. Wiss. Mainz, Math.-naturwiss. Kl. **1952**b, Nr 10. — BECKER, H., u. RADTKE: Eine Methode zur willkürlich steuerbaren Luftfüllung der Ventrikel bzw. peripheren Liquorräume. Nervenarzt **20**, 442—455 (1949). — BECKER, H., u. SILOMON: Über die Bedeutung des vegetativen Systems für die Pupillotonie und das ADIEsche Syndrom. Psychiatr., Neurol. u. med. Psychol. **2**, 129—135, 161—166 (1950). — BECKER, P. E.: Andere neurologische Erbkrankheiten. In Handbuch der inneren Medizin, Bd. 5/3, S. 1003—1030. 1953. — BECKER-FREYSENG, H.: Über eine dosisabhängige paradoxe Wirkung des α-Tocopherols (Vitamins E) auf die Diurese. Arch. exper. Path. u. Pharmakol. **214**, 411—415 (1952). — BECKMANN, J. W., and KUBIE: A clinical study of 21 cases of tumour of the hypophyseal stalk. Brain **52**, 127—170 (1929). — BECKS, H., u. Mitarb. (SIMPSON, LI and EVANS): Effect of adrenocorticotropic hormone on the osseous system in normal rats. Endocrinology **34**, 305—310 (1944a); (SIMPSON, MARX, LI and EVANS): Antagonism of pituitary ACTH to the action of growth hormone on the osseous system of hypophysectomized rats. Endocrinology **34**, 311—316 (1944b); (COLLINS, ASLING, SIMPSON, LI and EVANS): The gigantism produced in normal rats by injection of the pituitary growth hormone. V. Growth **12**, 55—67 (1948). — BEER, A. G.: Über die nervös-humorale Regulation des Blutes. Fol. haemat. (Lpz.) **66**, 222—298 (1942). — Aufbau und Bedeutung der nervösen Steuerungseinrichtungen des weißen Blutbildes und der Leukopoese im Knochenmark. Med. Klin. **1948**, 409—414. — BEER, A. G., u. BEDACHT: Nebennieren und Blutregulation. Klin. Wschr. **1941**, 1000—1002. — BEESON, P. B.: Fever. Signs and symptoms, herausgeg. von MACBRYDE, S. 143—158. London: J. B. Lippincott Company 1947. — BEHNSEN, G.: Über die Farbstoffspeicherung im Zentralnervensystem der weißen Maus in verschiedenen Alterszuständen. Z. Zellforsch. **4**, 515—572 (1927). — BEHRENS, L. H., and BARR: Hyperpituitarism in infancy. Endocrinology **16**, 120—128 (1932). — BEIGLBÖCK, W.: Über den Einfluß hoher Insulindosen auf den Mineralgehalt des menschlichen Blutserums. Z. klin. Med. **133**, 36—49 (1938a). — Therapie des Asthma bronchiale. Wien. Klin. Wschr. **1938**b, 1188—1190. — Nebennieren und Kollaps. Klin. Wschr. **1941**a, 743—744. — Der Kollaps — seine Formen, seine Folgen, seine Behandlung. Dtsch. med. Wschr. **1941**b, 1279—1282, 1314—1318. — BEIGLBÖCK, W., u. DUSSIK: Zur Physiologie des hypoglykämischen Schocks bei der Behandlung der Schizophrenie. Schweiz. Arch. Neur., Erg.-H. **39**, 38—41 (1937). — BEIGLBÖCK, W. u. Mitarb. (HOFF u. CLOTTEN): Zur Frage der Cortisonwirkung. Selbstverlag Augsburg 1950. — BEINING, G.: Zur Frage der durch Encephalitis verursachten Myasthenie. Nervenarzt **20**, 89—90 (1949). — BEJDL, W., u. PORTELE: Die Delamination des Chiasma fascicolorum opticorum von der Zwischenhirnbasis beim Menschen. Anat. Anz. **101**, 113—119 (1954). — BELAWENETZ, S.: Über die Wirkung des Pituitrins auf das Wachstum und die Hoden der weißen Ratten. Virchows Arch. **274**, 585—593 (1930). — BELLOCQ, G. PH., et MEYER: Etude clinique et anatomo-pathologique d'une forme grave d'acrodynia. Rev. franç. Pédiatr. 8, 495—508 (1932). — BENDA, C.: Zwei Fälle von Cholesteatom des Gehirns. Berl. klin. Wschr. **1897**, 167—168. — Beiträge zur normalen und pathologischen Histologie der menschlichen Hypophysis cerebri. Berl. klin. Wschr. **1900**, 1205—1210. — Klinische und anatomische Beiträge zur Lehre von der Akromegalie. III. Dtsch. med. Wschr. **1901**, 537—539, 564—566. Hypophysis cerebri. In Handbuch der inneren Sekretion, Bd. 1, S. 867—909. 1932. — BENDA, C. E.: Die topische Diagnostik der Hirntumoren. Mschr. Psychiatr. **89**, 53—80, 105—137 (1934). — Studies in mongolism. III. Arch. of Neur. **42**, 1—20 (1939). — Mongolism and cretinism. New York: Grune & Stratton 1946. — Prenatal maternal factors in mongolism. J. Amer. Med. Assoc. **139**, 979—985 (1949). — Empiric risk figures in mongolism. Amer. J. Ment. Defic. **55**, 539—545 (1951). — What is mongolism? (Congenital acromicria.) Internat. Rec. Med. **165**, 75—91 (1952). — BENDA, C. E., and BIXBY: Urinary excretion of 17-ketosteroids in various conditions of oligophrenia. J. Clin. Endocrin. **7**, 503—518 (1947). — BENDA, C. E. u. Mitarb. (DAYTON and PROUTY): On the etiology and the prevention of mongolism. Amer. J. Psychiatr. **99**, 822—834 (1943). — BENDA, L., u. LOUKOPOULOS: Über den Einfluß des Insulins auf die Kapillardurchlässigkeit. Z. klin. Med. **143**, 718—726 (1944). BENEDEK, A.: Zur Kenntnis der diffusen melanotischen Geschwülste der weichen Hirnhäute.

Dtsch. Z. Nervenheilk. **142**, 153—161 (1937). — BENEDEK, L., u. JUBA: Korsakowsyndrom, Störungen der zentralvegetativen Regulation und Hypothalamus. Arch. f. Psychiatr. **111**, 341—372 (1940). — Korsakowsyndrom bei den Geschwülsten des Zwischenhirns. Arch. f. Psychiatr. **114**, 366—376 (1942). — BENOIT, J.: Activation sexuelle obtenue chez le canard par l'eclairement artificiel pendant la periode de repos génital. C. r. Acad. Sci. Paris **199**, 1671—1673 (1934). — Stimulation du développement testiculaire par l'éclairement artificiel. C. r. Soc. Biol. Paris **118**, 664—668 (1935a). — Rôle des yeux dans l'action stimulante de la lumière sur le dèveloppement testiculaire chez le canard. C. r. Soc. Biol. Paris **118**, 669—671 (1935b). — Rôle de l'hypophyse dans l'action stimulante de la lumière sur le développement testiculaire chez le canard. C. r. Soc. Biol. Paris **118**, 672—674 (1935c). — Influence de la lumière naturelle sur la croissance testiculaire chez le canard au cours de la reprise sexuelle saisonnière. C. r. Soc. Biol. Paris **120**, 131—133 (1935d). — Stimulation par la lumière artificielle du développement chez des canards aveuglés par section du nerv optique. C. r. Soc. Biol. Paris **120**, 133—136 (1935e). — Stimulation par la lumière artificielle du développement testiculaire chez des canards aveuglés par enucléation des globes oculaires. C. r. Soc. Biol. Paris **120**, 136—139 (1935f). — Action de divers éclairements localisés dans la région orbitaire sur la gonadostimulation chez le canard male impubère. C. r. Soc. Biol. Paris **127**, 909—914 (1938a). — Rôle des yeux et de la voie nerveuse oculo-hypophysaire dans la gonadostimulation par la lumière artificielle chez le canard domestique. C. r. Soc. Biol. Paris **129**, 231—234 (1938b). — BENOIT, J., et ASSENMACHER: Étude préliminaire de la vascularisation de l'appareil hypophysaire du canard domestique. Arch. Anat. microsc. et Morph. exper. **40**, 27—45 (1951a). — Dispositifs nerveux de l'éminence médiane; leur rapports avec la vascularisation hypophysaire chez le canard domestique. C. r. Soc. Biol. Paris **145**, 1395—1398 (1951b). — Influence de lésions hautes et basses de l'infundibulum sur la gonadostimulation chez le canard domestique. C. r. Acad. Sci. Paris **235**, 1547—1549 (1952). — Rapport entre la stimulation sexuelle préhypophysaire et la neurosécrétion chez l'oiseau. Arch. Anat. microsc. et Morph. exper. **42**, 334—386 (1953). — Pubbl. Staz. zool. Napoli **24**, Suppl. 27—31 (1954). — BENOIT, J., et OTT: Action de lumière de différentes longueors d'onde sur la gonadostimulatioon chez le canard male impubère. C. r. Soc. Biol. Paris **127**, 906—909 (1938). — BERARDINELLI, W.: Two cases of ALBRIGHT's syndrome observed in Brazil. J. Clin. Endocrin. **10**, 1511—1516 (1950). — BERBERICH: Geburtstraumatische Veränderungen der Hypophyse. Mschr. Kinderheilk. **34**, 595—609 (1926). — BERBLINGER, W.: Die genitale Dystrophie in ihrer Beziehung zu Störungen der Hypophysenfunktion. Virchows Arch. **228**, 151—186 (1920). — Die Glandula pinealis. In Handbuch der Pathologie, Bd. 8, S. 681—759. 1926. — Akute nicht eitrige Hypophysitis bei einer Eklamptischen. Zbl. Path. **44**, 161—168 (1928). — Zur Kenntnis des pituitären Kleinwuchses. Beitr. path. Anat. **87**, 233—256 (1931). — Pathologie und pathologische Morphologie der Hypophyse des Menschen. In Handbuch der inneren Sekretion, Bd. 1, S. 910—1097. 1932. — Hypophysenveränderungen bei schweren Atrophien und Fibrosen der Hoden. Endokrinologie **14**, 73—85 (1934a). — Zur Kenntnis der SIMMONDSschen Krankheit. Endokrinologie H **14**, 369—383 (1934b). — Die Adenome der Hypophyse. Nervenarzt **9**, 329—340, 410—418 (1936a). — Zur Kenntnis der CUSHINGschen Krankheit. Med. Klin. **1936** b, 889—892, 923 bis 926, 964—967. — Die Basophilen in Adenohypophyse und Neurohypophyse bei essentieller Hypertonie und bei Eklampsie. Endokrinologie **16**, 19—38 (1936c). — Diabetes insipidus bei entzündlich-fibröser Atrophie der Neurohypophyse nach Unfall. Endokrinologie **20**, 305—325 (1938). — Ist die Pars tuberalis der Hypophyse gonadotrop wirksam ? Endokrinologie **23**, 251—259 (1941). — Zur Pathologie des Hypophysen-Zwischenhirn-Systems. Schweiz. Z. Path. **11**, 681—686 (1946). — BERCEL, N. A.: Thyrotoxicosis following elektric convulsive treatment. Amer. J. Psychiatr. **108**, 839—841 (1952). — BERGMANN, G. v.: Funktionelle Pathologie. Berlin: Springer 1932. — BERGSTRAND, H.: Luteinisierung der Ovarien bei einem Fall von basophilem Hypophysenadenom mit CUSHINGS Symptomenkomplex. Virchows Arch. **293**, 413—428 (1934). — Ein Obduktionsfall von Morbus Simmonds. Acta clin. scand. **82**, 227—232 (1939). — BERLINER, M.: Über Zwergwuchs. Klin. Wschr. **1923**, 126–128. — BERNARD, CL.: Chiens rendus diabétiques. C. r. Soc. Biol. Paris **1**, 60 (1849). — Leçons de physiologie expérimentale. Paris: Baillière 1855. — BERSON, S. A. u. Mitarb. (YALOW, SORRENTINO and ROSWIT): The determination of thyroidal and renal plasma I^{131} clearance rates as a routine diagnostic test of thyroid dysfunction. J. Clin. Invest. **31**, 141—158 (1952). — BERTALANFFY, L. v.: Theoretische Biologie. II. Bern: Francke 1951. — BERTHOLD: Transplantation der Hoden. Müllers Arch. Anat., Physiol. u. wiss. Med. **1849**, 42—46. — BESNIER, M. E.: Lupus pernio de la face. Ann. de Dermat. II. s. **10**, 333—336 (1889). — BEST, F., u. MÜNCH: Über diencephaloretinale Degeneration. (LAURENCE-MOON-BARDET-BIEDL-Syndrom.) Nervenarzt **23**, 292—297 (1952). — BEUMER, H., u. KRACK: Zur Frage der FEERschen Krankheit (Akrodynie) bei Erwachsenen. Med. Klin. **1941**, 1247—1250. — BEUTLER, A.: Über Ependymcysten im dritten Ventrikel als Todesursache. Virchows Arch. **232**, 358—367 (1921). — BEYER, A.: Zur Histopathologie der Pellagra. Arch. f. Psychiatr.

98, 294—298 (1933). — BICKENBACH: Hypophyse und Eklampsie. Zbl. Gynäk. 60, 84—85 (1936). — BICKENBACH, W., u. DÖRING: Die neurohormonale Regulation der weiblichen Genitalfunktion. Dtsch. med. Wschr. 1951, 517—518. — BIEDL, A.: Innere Sekretion, Bd. I u. II. Berlin: Urban & Schwarzenberg 1916. — Physiologie und Pathologie der Hypophyse. München 1922. — Die Beziehungen der inneren Sekretion zur Oto-Rhino-Laryngologie. Z. Laryng. 14, 241—252 (1926). — Über das LAURENCE-BIEDLsche Syndrom. Med. Klin. 1933, 839—840. — BIELSCHOWSKY, M.: Zur Histologie und Pathologie der Gehirngeschwülste. Dtsch. Z. Nervenheilk. 22, 54—99 (1902). — BIELSCHOWSKY, M., u. HENNEBERG: Über Bau und Histogenese der zentralen Ganglioglioneurome. Mschr. Psychiatr. 68, 21—51 (1928). — BIEMOND, A.: Un nouveau syndrôme hypothalamique: oligurie intermittente avec oedème du visage et troubles sexuels. Fol. psychiatr. néerl. 52, 343—347 (1949). — BIENWALD, F.: Zur Histochemie des Hirnanhanges. Virchows Arch. 303, 576—587 (1939). — BING, J. F. u. Mitarb. (GLOBUS and SIMON): Pubertas praecox. J. Mount Sinai Hosp. 4, 935—965 (1938). — BINGEL, A.: Zur Frage der Ausscheidung von Sexualhormonen bei cerebralen Prozessen. Dtsch. Z. Nervenheilk. 135, 214—224 (1935). — BINI, G.: Contributo allo studio dell'amiloidosi nella ghiandola ipofisaria. Riv. Anat. Pat. 2, 825—838 (1949). — BINSWANGER, H.: Psychiatrische Aspekte zur Anorexie mentale. Z. Kinderpsychiatr. 19, 1—13 (1952). — BIRKMAYER, W.: Hirnverletzungen. Wien: Springer 1951. — Die Commotio cerebri als pathogenetisches und Begutachtungsproblem. Acta neurovegetativa (Wien) 4, 453—469 (1952). BIRKMAYER, W,. u. WINKLER: Klinik und Therapie der vegetativen Funktionsstörungen. Wien: Springer 1951. — BISLAND, TH.: The LAURENCE-MOON-BIEDL-Syndrome. Amer. J. Ophthalm. 34 (1951). — BISSONNETTE, TH. H.: Modification of mammalian sexual cycles. Proc. Roy. Soc. Lond. 110, 322—336 (1932). — Light and sexual cycles in starlings and ferrets. Quart. Rev. Biol. 8, 201—208 (1933). — Relations of hair cycles in ferrets to changes in the anterior hypophysis and to light cycles. Anat. Rec. 63, 159—168 (1935). — Sexual photoperiodicity. Quart. Rev. Biol. 11, 371—386 (1936). — BLACKFAN, K. D., and MCKHANN: Acrodynia. J. of Pediatr. 3, 45—54 (1933). — BLEIBTREU, L.: Ein Fall von Akromegalie. Münch. med. Wschr. 1905, 2079—2080. — BLEULER, M., u. ZÜBLIN: Zur Kenntnis der psychischen Wirkung von Sexualhormonen in hohen Dosen. Wien. med. Wschr. 1950, 229—233. — BLICKENSTORFER, E.: Mutterinstinkte bei einem Mann mit krankhafter Bildung von lactotropem Hypophysenhormon. Arch. f. Psychiatr. 182, 536—542 (1949). — Psychiatrie und Genealogie der Akromegalie. Arch. f. Psychiatr. 186, 88—122 (1951). — BLISS, E. L., MIGEON, NELSON, SAMUELS and BRANCH: Influence of E.C.T. and insulin coma on leval of adrenocortical steroids in peripheral circulation. Arch. of Neur. 72, 352—361 (1954). — BLOCH, K.: Biosynthesis of steroids. Symp. Ster. Horm. Herausgeg. v. E. S. GORDON, S. 33—45. Wisconsin 1950. — BLOCH, K., and KRAMER: The effect of pyruvate and insulin on fatty acid synthesis in vitro. J. of Biol. Chem. 173, 811—812 (1948). — BLOCH, W.: Beziehungen des Hypothalamus zum respiratorischen Stoffwechsel. Helvet. physiol. Acta 1, 53—78 (1943a). — Über das Verhalten des Blutzuckers nach herdförmiger Ausschaltung im Hypothalamus. Helvet. physiol. Acta 1, 177—181 (1943b). — BLOODWORTH, J. M. B., KIRKENDALL and CARR: ADDISON's disease associated with thyroid insufficiency and atrophy (SCHMIDT Syndrome). J. Clin. Endocrin. 14, 450—553 (1954). — BLUMENTHAL, H. T., and LOEB: Parallelism in the response of thyroid and parathyroid to various hormones and hormon-like substances. Endocrinology 30, 502—510 (1942). — BLUMENTHAL, H. T., HSIEH and WANG: The effect of hypophyseal growth hormone of the tibia of the developing chick embryo. Amer. J. Path. 30, 771—785 (1954). — BOCHNIK, H. J.: Stirnhirn und vegetative Symptome nach Hirnverletzungen. Fortschr. Neur. 20, 291—302 (1952a). — „Tagesrhythmen" nach halbseitiger präfrontaler Leukotomie. Dtsch. Z. Nervenheilk. 168, 95—111 (1952b). — BOCK, E.: Beitrag zur Pathologie der Hypophyse. Virchows Arch. 252, 98—112 (1924). — BODE, H.-G.: Die FEERsche Krankheit im Lichte der Dermatologie. Arch. f. Dermat. 167, 15—46 (1933). — BODECHTEL, G.: Der hypoglykämische Schock und seine Wirkung auf das Zentralnervensystem. Dtsch. Arch. klin. Med. 175, 188—201 (1932). — BODECHTEL, G., u. GAGEL: Die Histopathologie der „vegetativen" Kerne des menschlichen Zwischenhirns am Beispiel der tuberkulösen Meningitis und Polioencephalitis. Z. Neur. 132, 755—791 (1931). — BODECHTEL, G., u. SCHRADER: Die Erkrankungen des Rückenmarks einschließlich der multiplen Sklerose und der Neurofibromatose Recklinghausen. In Handbuch der inneren Medizin, Bd. 5/2, S. 300—776. 1953. — BODECHTEL, G., u. SCHÜLER: Zur Klinik und Pathologie der Liquormetastasen bei Gliomen. Dtsch. Z. Nervenheilk. 142, 85—119 (1937). — BODIAN, D.: Studies on the diencephalon of the virginia opossum. II. J. Comp. Neur. 72, 207—297 (1940). — Nerve endings, neurosecretory substance and lobular organization of the neurohypophysis. Bull. Johns Hopkins Hosp. 89, 354—376 (1951). — BODIAN, D., and MAREN: The effect of neuro- and adenohypophysectomy on retrograde degeneration in hypothalamic nuclei of the rat. J. Comp. Neur. 94, 485—511 (1951). — BODO, R. C. DE, and SINKOFF: Anterior pituitary and adrenal hormones in the regulation of carbohydrate metabolism. Recent Progr. in Hormone Res. 8, 511—570 (1953). — BOECK, C.:

Fortgesetzte Untersuchungen über das multiple benigne Sarkoid. Arch. f. Dermat. **73**, 71—86, 301—332 (1905). — Nochmals zur Klinik und zur Stellung des „benignen miliaren Lupoids". Arch. f. Dermat. **120**, 707—741 (1916). — BOECKER, W.: Röntgenologisch nachweisbare Muskelfiederung bei Dystrophia musculorum progressiva. Dtsch. med. Wschr. **1950**, 938—940. BOEHM, E.: Zirbeldrüsenteratom und genitale Frühreife. Frankf. Z. Path. **22**, 121—146 (1920). BÖHMER, K.: Ependymcysten als Ursache plötzlichen Todes. Dtsch. Z. Gerichtl. Med. **30**, 59—63 (1938). — BOEMKE, F., u. JOEST: Chordome im Bereich des Schädels. Virchows Arch. **297**, 351—367 (1936). — BOENHEIM, TH., u. MCGAVACK: Polyostotische fibröse Dysplasie. Erg. inn. Med. **3**, 157—165 (1952). — BOERNER-PATZELT, DORA: Wechselbeziehungen zwischen der frühen Entwicklung der Hypophyse und dem Entstehen ihres Blutgefäßsystems. Z. mikro der frühen Entwicklung der Hypophyse und dem Entstehen ihres Blutgefäßsystems. Z. mikrosk.-anat. Forsch. **60**, 104—136 (1954). — BOETERS, H.: Myotonie und dystrophische Myotonie in Schlesien. Dtsch. Z. Nervenheilk. **139**, 42—49 (1936). — BOETTIGER, E. G.: The effect of thyroxin on growth, oxygen consumption and body composition of hereditary dwarf mice. Endocrinology **28**, 785—792 (1941). — BÖWING, H.: Zur Pathologie der vegetativen Funktion der Haut. Dtsch. Z. Nervenheilk. **76**, 70—133 (1923). — Nervöse Ernährungsstörungen der Haut. Die Lebensnerven, herausgeg. v. L. R. MÜLLER, S. 394—410. Berlin: Springer 1924. — BOGAERT, L. VAN: The thalamic and parkinsonian types of infundibular tumors. Arch. of Neur. **19**, 376—393 (1928). — Hypothalamus und zentralnervöse Blutdruckregulation. Wien. klin. Wschr. **1936**, 1061—1066. — Ein Stammbaum einer Familie mit LAURENCE-MOON-BARDETscher Krankheit. Z. menschl. Vererbgs- u. Konstit.lehre **21**, 314—321 (1938). — BOGAERT, L. VAN, et BORREMANS: La forme familiale de la rétinite pigmentaire avec cécité et obésité dite cérébrale. Ann. de Med. **39**, 54—74 (1936). — BOGAERT, L. VAN, et MAERE: Etudes anatomo-cliniques de syndromes hypercinétiques complexes VI. Mschr. Psychiatr. **109**, 1—28 (1944). — BOGDANOVE, E. M., and HALMI: Endocrine changes in rats with hypothalamic lesions. Anat. Rec. **112**, 313—314 (1952). — Effects of hypothalamic lesions and subsequent propylthiouracil treatment on pituitary structure and function in the rat. Endocrinology **53**, 274—292 (1953). — BOGUTH, W., u. Mitarb. (LANGENDORFF u. TONUTTI): Zellkerngröße als Indicator der Funktionsbeziehung Hypophyse-Nebennierenrinde. Med. Welt **1951**, 408—414. BOLK, L.: Das Problem der Menschwerdung. Jena: Gustav Fischer 1926. — BOLLINGER, O.: Über primäre Aktinomykose des Gehirns beim Menschen. Münch. med. Wschr. **1887**, 789—792. — BOMSKOV, CH.: Hypophysenvorderlappen, Thymus und Kohlehydratstoffwechsel. Erg. inn. Med. **62**, 664—742 (1942). — BOMSKOV, CH., u. SLADOVIC: Der Thymus als innersekretorisches Organ. Dtsch. med. Wschr. **1940**, 589—594. — BONIN, G. v., and GREEN: Connections between orbital cortex and diencephalon in the macaque. J. Comp. Neur. **90**, 243—254 (1949). — BONNEVIE, KRISTINE: Vererbbare Mißbildungen und Bewegungsstörungen, auf embryonale Gehirnanomalien zurückführbar. Erbarzt **2**, 145—150 (1935). — BORAK, J., u. DOLL: Halbseitige RECKLINGHAUSENsche Knochenkrankheit mit Pubertas praecox. Wien. klin. Wschr. **1934**, 540—541. — BORCHARDT, L.: Die thyreosexuelle Insuffizienz, eine besondere Form der multiplen Blutdrüsensklerose. Dtsch. Arch. klin. Med. **143**, 35—45 (1924). — BORELL, U., WESTMAN u. ÖRSTRÖM: The phosphate metabolism in the hypophyseal-diencephalic system. Acta physiol. scand. (Stockh.) **15**, 245—253 (1948). — BORMANN, H.: Artdiagnose der seltenen Schädelbasisgeschwülste. Zbl. Neurochir. **11**, 33—45 (1951). — BORN, E.: Über einen Fall von SIMMONDSscher Krankheit. Zbl. Path. **90**, 328—333 (1953). — BORS, E. u. Mitarb. (ENGLE, ROSENQUIST and HOLLIGER): Fertility in paraplegic males. J. Clin. Endocrin. **10**, 381—398 (1950). — BORST, M.: Echte Geschwülste (Blastome). Pathologische Anatomie, herausgeg. von L. ASCHOFF, Bd. 1, S. 651—783. 1913. — Pathologische Histologie. Berlin: Springer 1938. — BORST, W. H., and REVERS: ALBRIGHT's disease. Acta med. scand. (Stockh.) **135**, 91—97 (1949). — BOSÄUS, W.: Beiträge zu Kenntnis der Genese der Ovarial-Embryome. Diss. Upsala 1926. — BORSTOEM, A.: Hypophysäre Kachexie bei Hirnarteriosklerose. Dtsch. Z. Nervenheilk. **117**, 27—37 (1931). — BOSTROEM, A., u. SPATZ: Über die von der Olfactoriusrinne ausgehenden Meningeome. Nervenarzt **2**, 505—521 (1929). BOSTROEM, E.: Über die pinealen Epidermoide, Dermoide und Lipome und duralen Dermoide. Zbl. Path. 8, 1—98 (1897). — BOUIN, P., et ANCEL: Sur la signification de la glande interstitielle du testicule embryonnaire. C. r. Soc. Biol. Paris **55**, 1683—1684 (1903). — BOVERI, TH.: Über die Befruchtung und Entwicklungsfähigkeit kernloser Seeigeleier. Arch. Entw.mechan. **2**, 394—443 (1896). — BRAEUCKER, W.: Die Ursachen der Blutdrucksteigerung. Ärztl. Forsch. **5**, 508—513 (1951). — BRAID, FR.: Osseous dystrophy following icterus gravis neonatorum. Arch. Dis. Childh. **14**, 181—202 (1939). — BRANDMÜLLER, MARGRET: Beziehungen des Zwischenhirns zum Kohlehydratstoffwechsel. Z. Neur. **177**, 531—541 (1944). — BRANDSTÄTTER, E.: Zur Frage der Wachstumsstörungen nach Hypophysenexstirpation. Arch. klin. Chir. **260**, 319—346 (1948). — BRANDT, M.: 5 Fälle mehrfacher Gliome im Großhirn. Verh. dtsch. path. Ges. **27**, 39—42 (1934). — BRATTGARD, SV.-O.: The pathology of LAURENCE-MOON-BIEDL-syndrom. Acta path. scand. (Københ.) **26**, 525—537 (1949). — BRATTON, A. B., and FIELD: A case of SIMMONDS's disease. Lancet **1934**, 806—807. — BRAUDE, R., and

MITCHELL: Observations on the relationship between oxytocin and adrenaline in milk ejektion in the sow. J. of Endocrin. 8, 238—241 (1952). — BRAUER, E. W.: Zur Kenntnis des Morbus Cushing. Endokrinologie **19**, 10—19 (1937). — BRAUN, R.: Zur Direktwirkung von Hypophysenhormonen. Naturwiss. **39**, 237—238 (1952). — Versuche und Bemerkungen zu: Hypophysektomie und Wasserresorption beim Frosch. Zool. Jb. **64**, 332—347 (1953). — BRAUNSTEINER, H. u. Mitarb. (GIEBISCH, KOLDER u. WERNER): Untersuchungen über die Freisetzung und Verteilung von adrenocorticotropem Hormon in Parabiosetieren. Arch. exper. Path. u. Pharmakol. **215**, 210—216 (1952). — BREDEMANN, W.: Zur Histopathologie der Thalliumvergiftung im Bereich des Nervensystems. Arch. f. Psychiatr. **192**, 393—404 (1954). — BREGAZZI, W.: Über Encephalitis epidemica. Dtsch. Z. Nervenheilk. **72**, 15—32 (1921). — BREGMAN, L., u. STEINHAUS: Zur Kenntnis der Geschwülste der Hypophyse und der Hypophysengegend. Virchows Arch. **188**, 360—393 (1907). — BRESGEN, C.: Zur Pathologie des Stammhirns. Z. klin. Med. **146**, 710—729 (1950a). — Beitrag zur Pathologie des Stammhirns. Klin. Wschr. **1950**b, 30. — BRESLAU u. RINDFLEISCH: Geburtsgeschichte und Untersuchung eines Falles von Fœtus in Foetu. Virchows Arch. **30**, 406—417 (1864). — BRICKNER, R. M.: Certain characteristics of the cortical influence over the sympathetic nervous system in man. J. Nerv. Dis. **71**, 689—713 (1930). — BRILMAYER, H.: Die Bedeutung der Harn-Corticoid-Bestimmung für Diagnostik, operative Behandlung und Prognose von Hypophysenadenomen. Klin. Wschr. **1955**, 8—10. — BROBECK, J. R. u. Mitarb. (MAGOUN and RANSON): Insulin sensitivity of monkeys after section of the hypophyseal stalk. Proc. Soc. Exper. Biol. a. Med. **42**, 622—624 (1939). — (TEPPERMANN and LONG): The effect of experimental obesity upon carbohydrate metabolism. Yale J. Biol. a. Med. **15**, 893—903 (1943). — BROCKHAUS, H.: Vergleichend-anatomische Untersuchungen über den Basalkernkomplex. J. Psychol. **51**, 57—95 (1942a). — Beitrag zur normalen Anatomie des Hypothalamus und der Zona incerta beim Menschen. J. Psychol. **51**, 96—196 (1942b). — BRODAL, A.: The origin of the fibers of the anterior commissure in the rat. J. Comp. Neur. **88**, 157—205 (1948). — BRODMANN, K.: Vergleichende Lokalisationslehre der Großhirnrinde. Leipzig: Johann Ambrosius Barth 1909. — BRODY, S.: A comparison of growth curves of man and other animal. Science N. S. **67**, 43—46 (1928). — BROLIN, Sv. E.: A study of the structural and hormonal reactions of the pituitary body of rats exposed to cold. Acta anat. (Basel) **2**, Suppl. III (1945). — The importance of the stalk connexions for the power of the anterior pituitary of the rat to react structurally upon ceasing thyroid function. Acta physiol. scand. (Stockh.) **14**, 233—244 (1947). — BROLIN, Sv. E., u. LÖFGEN: Changes in the size of the hypophysis and its lobes after castration of infantile rats. Acta anat. (Basel) **3**, 209—227 (1947). — BRONSCH, K.: Studien über die Korrelation zwischen Schilddrüsen- und Nebennierenrindenfunktion bei einem Ziegenzwillingspaar. Endokrinol. **30**, 164—168 (1953). — BRONSTEIN, I. P. u. Mitarb. (LUHAN and MAVRELIS): Sexual precocity associated with hyperplastic abnormality of the tuber cinereum. Amer. J. Dis. Childr. **64**, 211—220 (1942). — BROOKS, CH. M.: A delimination of the central nervous mechanism involved in reflex hyperglycemia. Amer. J. Physiol. **99**, 64—76 (1932). — The rôle of the cerebral cortex and of various sense organs in the excitation and execution of mating activity in the rabbit. Amer. J. Physiol. **120**, 544—553 (1937). — A study of the mechanism wherby coitus excites the ovulation-producing activity of the rabbit's pituitary. Amer. J. Physiol. **121**, 157—177 (1938). — BROOKS, CH. M., and GERSH: Innervation of the hypophysis of the rabbit and rat. Endocrinology **28**, 1—5 (1941). — BROOKS, CH. M. u. Mitarb. (LAMBERT and BARD): Experimental production of obesity in the monkey. Federat. Proc. **1**, 11 (1942). — BROSER, A.: Periodische Bewußtseinsstörungen und paroxysmale Comata bei einem Falle von primärer Oligurie nach Hirntrauma. Arch. f. Psychiatr. **187**, 311—336 (1951). — BROSER, F., u. GOTTWALD: Symptomatische Psychosen bei Magersucht. Nervenarzt **26**, 10—20 (1955). — BROSTER, L. R.: Eight years' experience with the adrenal gland. Arch. Surg. **34**, 761—791 (1937). — BROUGHAM, M., HEUSNER and ADAMS: Acute degenerative changes in adenomas of the pituitary body. J. of Neurosurg. **7**, 421—439 (1950). — BROUWER, B.: Chiasma, Tractus opticus, Sehstrahlung und Sehrinde. In Handbuch der Neurologie, Bd. 6, S. 449—532. 1936. — Les aspects positifs et négatifs des observations anatomocliniques de la région hypothalamique. Schweiz. Arch. Neur. **65**, 20—34 (1950a). — Über die Pathologie des Hypothalamus. Schweiz. Arch. Neur. **65**, 35—51 (1950b). — BROWN, G. W., and BROWN: Cardiovascular responses to experimental cerebral concussion in the rhesus monkey. Arch. of Neur. **71**, 707—713 (1954). — BRÜCKE, F.: Über Unterschiede zwischen der zentralen und reflektorischen Erregung des sympathischen Nervensystems. Acta neurovegetativa (Wien) **4**, 299—310 (1952). — BRÜCKE, F., KAINDL, KOBINGER, KRAUPP u. MAYER: Über den Vergleich einer chemischen und biologischen Bestimmungsmethode von Adrenalin und Noradrenalin im Nebennierenvenenblut nach Hypothalamusreizung. Arch. exper. Path. u. Pharmakol. **219**, 169—184 (1953). — BRUCKNER, W. J. u. Mitarb. (WIES and LAVIETES): Anorexia nervosa and pituitary cachexia. Amer. J. Med. Sci. **196**, 663—673 (1938). — BRÜGGER, M.: Freßtrieb als hypothalamisches Symptom. Helvet. physiol. Acta **1**, 183—193

(1943). — BRÜNING, H., u. WALTER: Zur Frage der Adipositas dolorosa (DERCUMsche Krankheit) im Kindesalter. Z. Kinderheilk. **24**, 183—196 (1919). — BRUETSCH, W. L.: Etiology of optochiasmatic Arachnoiditis. Arch. of Neur. **59**, 215—228 (1948). — BRUGSCH, TH.: Akromikrie oder Dystrophia osteo-genitalis. Med. Klin. **1927**, 81—82. — BRUGSCH, TH. u. Mitarb. (DRESEL u. LEWY): Experimentelle Beiträge zur Frage des hypophysären Diabetes. Verh. Kongr. inn. Med. **34**, 346 (1922). — BRUMAN, F.: Experimenteller Beitrag zur Physiologie des Winterschlafs. Z. vergl. Physiol. **10**, 419—430 (1929a). — Ein Beitrag zur Physiologie der zentralen Temperaturregulation. Arch. f. Physiol. **222**, 142—158 (1929b). — BRUNS, F. u. Mitarb. (HAHN u. SCHILD): Untersuchungen zur Pharmakologie der Wärmeregulation. Arch. exper. Path. u. Pharmakol. **209**, 104—129 (1950). — BRUST, A. A. u. Mitarb. (ASSALI and FERRIS): Evaluation of neurogenic and humoral factor in blood pressure maintenance in normal and toxemic pregnancy using tetraaethylammonium chloride. J. Clin. Invest. **27**, 717—726 (1948). — BRYAN, W. A., and UYEMATSU: A case of acromegalia associated with brain tumor. Arch. of Neur. **5**, 20—32 (1921). — BUCHANAN, A. R., and HILL: Myelination of the hypothalamus and its relation of thermoregulation in the hamster. Proc. Soc. Exper. Biol. a. Med. **71**, 126—129 (1949). — BUCHANAN, J. A., and BALLWEG: A case of pituitary dwarfism treated with antuitrin-G. Endocrinology **24**, 565—571 (1939). — BUCHEM, F. S. P. VAN: The hypertensive diencephalic syndrome (PAGE). Acta med. scand. (Stockh.) **130**, 575—583 (1948). — BUCHER, VERENA M., and BÜRGI: Some observations on the fiber connections of the di- and mesencephalon in the cat. III. J. Comp. Neur. **98**, 355—380 (1953). — BUCY, P. B.: The pars nervosa of the bovine hypophysis. J. Comp. Neur. **50**, 505—519 (1930). BUDDE, M.: Zur Kenntnis der bösartigen Hypophysengeschwülste und hypophysären Kachexie. Frankf. Z. Path. **25**, 16—34 (1921). — BÜCHNER, F.: Allgemeine Pathologie. München: Urban & Schwarzenberg 1950. — BÜNGER, P.: Zur Pathogenese endokriner Syndrome bei der Meningitis tuberculosa. Klin. Wschr. **1951**, 338—343. — BÜNGER, P., u. GEIGER: Zum klinischen Bild der mit Streptomycin behandelten Meningitis tuberculosa. Dtsch. med. Wschr. **1950**, 1579—1581. — BÜRGI, S.: Die supraoptischen Decussationen bei der Katze. Dtsch. Z. Nervenheilk. **171**, 220—233 (1954). — BÜRKI, E.: Über den primären Sehnerventumor und seine Beziehungen zur RECKLINGHAUSENschen Neurofibromatose. Biblioth. Ophthalm. Bd. 30. Basel: S. Karger 1944. — BUESS, H.: Chiasmadurchtrennung und Gefäßruptur aus basalem Aneurysma bei intrasellärem Hypophysengangstumor. Beitr. path. Anat. **101**, 335—347 (1938). — BÜTTNER: Die Hypophyse bei Eklampsie. Zbl. Gynäk. **59**, 2445 bis 2446 (1935). — BURCH, A. B.: An experimental study of the histological and functional differentiation of the epithelial hypophysis in hyla regilla. Publ. Univ. Calif. Zool. **51**, 185 bis 201 (1947). — BURDENKO, N., u. MOGILNITZKY: Zur Pathogenese einiger Formen des runden Magendarmgeschwürs. Z. Neur. **103**, 42—62 (1926). — BURGER, M.: Diencephalon als psychosomatische Schaltstelle. Acta neurovegetativa (Wien) **3**, 120—131 (1951). — BURK, LL. B.: Hyperparathyroidism. Amer. J. Surg. **76**, 404—411 (1948). — BURKL, W., u. KELLNER: Hypophysektomie und postnatale Oogenese bei Ratten. Acta anat. (Basel) **23**, 49—57 (1955). — BURR, CH. W.: A case of adipositas dolorosa. J. Nerv. Dis. **27**, 519—525 (1900). — BURT, A. S., and VELARDO: Cytology of the human adenohypophysis as related to bioassays for tropic hormones. J. Clin. Endocrin. **14**, 979—996 (1954). — BURT, AGNES S., REINER, COHEN and SNIFFEN: KLINEFELTER's syndrome. J. Clin. Endocrin. **14**, 719—728 (1954). — BUSCH, E.: Über die Behandlung der Hypophysengeschwülste. Nervenarzt **9**, 340—347 (1936). — BUSCH, E., u. CHRISTENSEN: Das Oligodendrocytom der Sehnervenkreuzung. Zbl. Neurochir. **2**, 315—320 (1937). — BUSCH, E., u. MAHNEKE: A case of meningeoma from the diphragm of the sella turcica. Zbl. Neurochir. **14**, 25—28 (1954). — BUSCH, W.: Die Morphologie der Sella turcica und ihre Beziehungen zur Hypophyse. Virchows Arch. **320**, 437—458 (1951). — BUSCHKE, A., u. OLLENDORFF: Über den Zusammenhang des Pemphigus vulgaris mit Veränderungen im Nervensystem. (Anatomische Veränderungen im Zwischenhirn.) Dermat. Wschr. **81**, 1591—1602 (1925). — BUSCHKE, A., u. PEISER: Die biologischen Wirkungen und die praktische Bedeutung des Thalliums. Erg. Path. **25**, 1—57 (1931). — BUSTAMANTE, M.: Experimentelle Untersuchungen über die Leistungen des Hypothalamus, besonders bezüglich der Geschlechtsreifung. Arch. f. Psychiatr. **115**, 419—468 (1943). — BUSTAMANTE, M. u. Mitarb. (SPATZ u. WEISSCHEDEL): Die Bedeutung des Tuber cinereum des Zwischenhirns für das Zustandekommen der Geschlechtsreifung. Dtsch. med. Wschr. **1942**, 289—292. — BUTENANDT, A.: Über die chemische Untersuchung der Sexualhormone. Z. angew. Chem. **44**, 905—908 (1931). — BUTT, E. M., and VAN WART: A histopathological study of one hundred hypophyses. Amer. J. Path. **11**, 891—892 (1935). — BYCHOWSKI, Z.: Über den Verlauf und die Prognose der Encephalitis lethargica. Neur. Zbl. **40**, 46—63 (1921). — BYFIELD, A. H.: A polyneuritic syndrome resembling pellagra-acrodynia (?) seen in very young children. Amer. J. Dis. Childr. **20**, 347—365 (1920). — BYROM, F. B.: Morbid effects of vasopressin on the organs and vessels of rats. J. of Path. **45**, 1—16 (1937). — The effect of oestrogenic and other sex hormones on the response of the rat to vasopressin. Lancet **1938**, 129—131. — BYROM, F. B., and RUSSELL: Ependymal cyst of the third ventricle associated with diabetes mellitus. Lancet **1932**, 278—282.

Cahane, M., et Cahane: Sur certains modifications de l'hypophyse après une lésion du centre infundibulaire régulateur de la fonction génitale. Rev. franç. Endocrin. **13**, 366—371 (1935). — Sur certaines modifications des glandes endocrines après une lésion diencéphalique. Rev. franç. Endocrin. **14**, 472—482 (1936). — Caiganut, B.: Fortgesetzte Untersuchungen über den Einfluß von Steroiden auf das Wachstum. Schweiz. Z. Path. u. Bakter. **14**, 667—683 (1952). — Cain, H.: Hypophysenmetastasierung bei Mammacarcinomen mit Besonderheiten im Hypothalamus. Frankf. Z. Path. **64**, 142—152 (1953). — Cairns, H., and Russel: Intracranial and spinal metastases in gliomas of the brain. Brain **54**, 377—420 (1931). — Cairns, H., u. Mitarb. (Oldfield, Pennybacker and Whitteridge): Akinetic mutism with an epidermoid cyst of the 3rd ventricle. Brain **64**, 273—290 (1941). — Cajal, S. Ramon: Histologie du système nerveux de l'homme et des vertébrés. II. Paris: Malvine 1911. — Calame, A.: Le syndrome de Morgagni-Morel. Diss. Lausanne 1950. — Callow, N. H. u. Mitarb. (Callow and Emmens): Colorimetric determination of substances containing the grouping —$CH_2 \cdot CO$— in urine extracts as an indication of androgen content. Biochemic. J. **32**, 1312—1331 (1938). — Camerer, J. W.: Eine Ergänzung des Weilschen Diabetes-insipidus-Stammbaums. Arch. Rassenbiol. **28**, 382—383 (1935). — Cammermeyer, J.: Über Gehirnveränderungen, entstanden unter Sakelscher Insulintherapie bei einem Schizophrenen. Z. Neur. **163**, 617—633 (1938). — Campailla, G.: Nervensystem und Immunität. Dtsch. Z. Nervenheilk. **169**, 327—336 (1952). — Campbell, J. u. Mitarb. (Davidson and Lei): The production of permanent diabetes by highly purified growth hormone. Endocrinology **46**, 588—590 (1950a); (Davidson, Snair and Lei): Diabetogenic effect of purified growth hormone. Endocrinology **46**, 273—281 (1950b). — Camus, J., and Roussy: Experimental reserches on the pituitary body. Endocrinology **4**, 507—522 (1920). — Les fontions attribuées a l'hypophyse. J. of Physiol. **20**, 509—518, 535—547, 597 (1922). — Cannon, W. B.: Die Notfallsfunktionen des sympathico-adrenalen Systems. Erg. Physiol. **27**, 380—406 (1928). — Cannon, W. B., and Britton: Studies on the conditions of activity in endocrine glands. XV. Amer. J. Physiol. **72**, 283—294 (1925). — Cantor, M., and Stern: Spheno-occipital chordoma. Arch. of Neur. **30**, 612—620 (1933). — Cardoso, D.-M.: Relations entre l'hypophyse et le organes sexuelles chez les poissons. C. r. Soc. Biol. Paris **115**, 1347—1349 (1934). — Carmichael, H. T.: Squamous epithelial rests in the hypophysis cerebri. Arch. of Neur. **26**, 966—975 (1931). — Carnes, W. H. u. Mitarb. (Osebold and Stoerk): Parathyroid function in the hypophysectomized rat. Amer. J. Physiol. **139**, 188—192 (1943). — Carnot, P. u. Mitarb. (Lamling et Tissier): Un cas d'acromegalie sans tumeur de l'hypophyse mais avec psammome comprimant le lobe frontal gauche. Bull. Soc. méd. Hôp. Paris **45**, 505—511 (1929). — Carrel, A.: Leukocytic threphones. J. Amer. Med. Assoc. **82**, 255 bis 258 (1924). — Cartellieri, L., u. Kleinsorge: Neurologische Störungen beim Marfan-Syndrom. Nervenarzt **24**, 376—379 (1953). — Casarini, A., u. Rossi: Cytologische Untersuchungen über den gonadotropen und corticotropen Anteil des Hypophysenvorderlappens. Verh. dtsch. path. Ges. **36**, 192—202 (1952). — Casper, J.: Beiträge zur Pathologie der multiplen und diffusen Endotheliome der Hirnhäute. Dtsch. Z. Nervenheilk. **96**, 85—111 (1927). — Über neurogene Geschwülste im Hinterlappen der Hypophyse. Zbl. Path. **56**, 404—411 (1933). — Castor, C. W. u. Mitarb. (Baker, Ingle and Li): Effect of treatment with ACTH or cortisone on anatomy of the brain. Proc. Soc. Exper. Biol. a. Med. **76**, 353 bis 357 (1951). — Castro, F. de: Über die Struktur und Innervation des Glomus caroticum beim Menschen und bei den Säugetieren. Z. Anat. **89**, 250—265 (1929). — Catchpole, H. R.: Distribution of glycoprotein hormones in the anterior pituitary gland of the rat. J. of Endocrin. **6**, 218—225 (1950). — Catel, W.: Das Simmondssche Syndrom im Kindesalter. Mschr. Kinderheilk. **84**, 36—80 (1940). — Cater, D. B., and Stack-Dunne: The histological changes in the adrenal of the hypophysectomized rat after treatment with pituitary preparations. J. of Path. **66**, 119—133 (1953). — Caughey, J. E., and Brown: Dystrophia myotonica. Quart. J. Med. **19**, 303—318 (1950). — Caussade, L. u. Mitarb. (Watrin et Neimann): L'acrodynie maligne. Arch. Méd. Enf. **42**, 91—96 (1939). — Cavallero, C., and Mosca: Mitotic activity in the pancreatic islets of the rat under pituitary growth hormone etc. J. of Path. **66**, 147—150 (1953). — Cavanagh, J. B., and Russell: Xanthomatosis with diabetes insipidus in adults. J. of Path. **68**, 165—175 (1954). — Cestan, R., et Halberstadt: Epithelioma kystique de l'hypophyse sans hypertrophie du squelette. Revue neur. **11**, 1180—1183 (1903). — Chaikoff, I. L. u. Mitarb. (Reichert, Larson and Mathes): The effect of hypophysectomy and cerebral manipulation in the dog upon the response of the blood sugar and organic phosphorus to insulin. Amer. J. Physiol. **112**, 493—503 (1935). — Chang, Hs.-T., and Ruch: Spinal origin of the ventral supraoptic decussation. J. of Anat. **83**, 1 (1949). — Chapuis, R.: Foie et méso-diencéphale. Schweiz. Arch. Neur. **68**, 1—33 (1951). — Chaschinsky, P. Ch., u. Jerschow: Über „Pubertas praecox" und Schwangerschaft mit rechtzeitiger Geburt bei einem 6jährigen Mädchen. Zbl. Gynäk. **57**, 2252—2256 (1933). — Cheng, Chi-Ping u. Mitarb. (Sayers, Goodman and Swinyard): Discharge of adrenocorticotrophic hormone from transplanted pituitary tissue. Amer. J. Physiol. **158**, 426—432 (1949). — Chernick, S. S., and Chaikoff: Insulin und hepatic utilization of glucose for lipogenesis. J. of Biol. Chem. **186**, 535—542 (1950). — Two blocks in carbohydrate utilization of the liver of the diabetic rat. J. of Biol. Chem. **188**, 389—396 (1951). CHERNICK, S. S. u. Mitarb. (CHAIKOFF, MASORO and ISAEFF): Lipogenesis and glucose oxidation in the liver of the alloxan-diabetic rat. J. of Biol. Chem. **186**, 527—534 (1950). — CHESTER, W.: Über Lipoidgranulomatose. Virchows Arch. **279**, 561—602 (1931). — CHESTER, W., and KUGEL: Lipoidgranulomatosis (type HAND-SCHÜLLER-CHRISTIAN). Arch. of Path. **14**, 595—612 (1932). — CHIARI, H.: Über zwei Fälle von Lipom in der Meninx vasculosa an der Hirnbasis. Wien. med. Wschr. **1879**, 515—517. — Über eine eigenartige Störung des Fettstoffwechsels. Verh. dtsch. path. Ges. **25**, 347—350 (1930). — Die generalisierte Xanthomatose vom Typus SCHÜLLER-CHRISTIAN. Erg. Path. **24**, 396—450 (1931). — Über Veränderungen im Zentralnervensystem bei generalisierter Xanthomatose vom Typus SCHÜLLER-CHRISTIAN. Virchows Arch. **288**, 527—553 (1933). — Zur pathologischen Anatomie des Fleckfiebers. Wien. klin. Wschr. **1942**, 946—948. — CHILDS, D. S., and KENNEDY: Reticuloendotheliosis of children. Radiology **57**, 653—658 (1951). — CHRIST, J.: Infundibulum und Tuber cinereum beim erwachsenen Menschen. Anat. Nachr. **1**, 75—76 (1950). — Über den Nucleus infundibularis beim erwachsenen Menschen. Acta neurovegetativa (Wien) **3**, 267—285 (1951a). — Zur Anatomie des Tuber cinereum beim erwachsenen Menschen. Dtsch. Z. Nervenheilk. **165**, 340—408 (1951b). — CHRISTELLER, E.: Die Rachendachhypophyse des Menschen unter normalen und pathologischen Verhältnissen. Virchows Arch. **218**, 185—223 (1914). — CHRISTENSEN, ERNA: Über Ganglienzellgeschwülste im Gehirn. Virchows Arch. **300**, 567—581 (1937). — CHRISTIAN, H. A.: Defect in membranous bones, exophthalmos and diabetes insipidus; an unusual syndrome of dyspituitarism. Med. Clin. N. Amer. **3**, 849—871 (1920). — CHRISTOPHE, L., et DIVRY: Deux cas de plasmocytomes nodulaires, à hauteur d'une petite aile du sphénoide. J. belge Neur. **40**, 281—293 (1940). — CHUSID, J. G.: Ependymoma in 3rd and 4th ventricles. Arch. of Neur. **59**, 408—413 (1948). — CHWALLA, R.: Urologische Endokrinologie. Wien: Springer 1951. — CICARDO, V. H., u. STOPPANI: Das Vorkommen von Histamin in Extrakten des Zentralnervensystems. Prensa méd. argent. **1949**, 137—143; Ref. Ber. Physiol. **136**, 452. — CLAESSON, L. u. Mitarb. (HÖGBERG, ROSENBERG and WESTMAN): Cristalline human chorionic gonadotrophin and its biological action. Acta endocrinologica (Wien) **1**, 1—18 (1948). — CLARA, M.: Das Nervensystem des Menschen. Leipzig: Johann Ambrosius Barth 1942. — Zur Morphologie der Grenzschichten im nervösen Zentralorgan. Dtsch. Z. Nervenheilk. **166**, 166—176 (1951). — Untersuchungen über den feineren Bau des Grundhäutchens bei den Blutcapillaren des Gehirns. Dtsch. Z. Nervenheilk. **171**, 62—77 (1953). — CLARK, G.: Sexual behavior in rats with lesions in the anterior hypothalamus. Amer. J. Physiol. **137**, 746—749 (1942). — CLARK, G. u. Mitarb. (MAGOUN and RANSON): Hypothalamic regulation of body temperature. J. of Neurophysiol. **2**, 60—80 (1939a); (MAGOUN and RANSON): Temperature regulation in cats with thalamic lesions. J. of Neurophysiol. **2**, 202—207 (1939b). — CLARK, HELEN: A prepuberal reversal of the sex difference in the gonadotropic hormone content of the pituitary gland of the rat. Anat. Rec. **61**, 175—192 (1935). — CLARK, W. E. LE GROS: The topography and homologies of the hypothalamic nuclei in man. J. of Anat. **70**, 201—214 (1936). — CLARK, W. E. LE GROS, and MEYER: Anatomical relationships between the cerebral cortex and the hypothalamus. Brit. Med. Bull. **6**, 341—345 (1950). — CLARK, W. E. LE GROS u. Mitarb. (BEATTIE, RIDDOCH and DODD): The hypothalamus. London: Oliver & Boyd 1938; zit. nach WEINBERGER u. GRANT 1941; (MCKEOWN and ZUCKERMAN): Visual pathways concerned in gonadal stimulation in ferrets. Proc. Roy. Soc. Lond. **126**, 449—467 (1939). — CLARKE, E.: Cranial and intracranial myelomas. Brain **77**, 61—81 (1954). — CLAUDE, H., et BAUDOIN: Etude histologique des glandes a sécrétion interne dans un cas d'acromegalie. C. r. Soc. Biol. Paris **71**, 75—78 (1911). — CLAUDE, H., et GOUGEROT: Sur l'insuffisance simultanée de plusieurs glandes an sécrétion interne. C. r. Soc. Biol. Paris **63**, 785—787 (1907). — Insuffisance pluriglandulaire endocrinienne. J. of Physiol. **10**, 467—480, 505—518 (1908). — CLEGHORN, A. u. Mitarb. (HYLAND, MILIS and LINELL): Hypogonadism associated with invasion of the mid-brain and hypothalamus by a pineal tumour. Quart. J. Med. **31**, 183—209 (1938). — CLEVELAND, D., and DAVIS: Further studies on the effect of hypothalamic lesions upon carbohydrate metabolism. Brain **59**, 459—465 (1936). — CLOSE, H. G.: The incidence of adenomas of the pituitary body in some types of new growth. Lancet **1934**, 732—734. — Basophil adenoma of the pituitary gland with renal changes. Brit. Med. J. **1935**, 356—357. — COCKAYNE, E. A. u. Mitarb. (KRESTIN and SORSBY): The LAURENCE-MOON-BIEDL-syndrome. Quart. J. Med. N. S. **4**, 93—120 (1935). — CODE, CH., and ESSEX: The mechanism of experimental exophthalmus. Amer. J. Ophthalm. **18**, 1123—1128 (1935). — COENEN, H.: Das Chordom. Beitr. klin. Chir. **133**, 1—77 (1925). — COHEN, M.: ADDISON's disease complicated by toxemia of pregnancy. Arch. Int. Med. 81, 879—887 (1948). — COHN, E.: Gummen der Hypophyse. Virchows Arch. **240**, 452—468 (1923). — COHN, H., u. GOLDSTEIN: Zur Klinik und Pathologie hypophysärer Erkrankungen. Dtsch. Z. Nervenheilk. **103**, 225—274 (1928). — COHN, J. B., and RUBINSTEIN: An experimental approach to psychological stress.

Amer. J. Psychiatr. **111**, 276—282 (1954). — COLEMAN, M.: Osteitis fibrosa disseminata. Brit. J. Surg. **26**, 705—713 (1939). — COLLIN, R.: Passage de la colloide hypophysaire dans la substance cérébrale chez le chien. C. r. Soc. Biol. Paris **91**, 1334—1335 (1924). — COLLINS, V. P.: Effects of destruction of hypothalamus by tumor. Arch. of Neur. **48**, 774—788 (1942). — COLLIP, J. B. u. Mitarb. (ANDERSON and THOMSON): The adrenotropic hormone of the anterior pituitary lobe. Lancet **1933**, 347—348. — COLOVER, J.: Sarcoidosis with involvement of the nervous system. Brain **71**, 451—475 (1948). — COMROE, B. I.: Association of Pituitary tumor and peptic ulcer. Amer. J. Med. Sci., N. S. **186**, 568—573 (1933). COMROE, J. H.: The localisation and function of the chemoreceptors of the aorta. Amer. J. Physiol. **127**, 176—191 (1939). — CONN, J. W. u. Mitarb. (LOUIS, WARK and SPRUNGER): Production of endogenous "salt-active" corticoids as reflected in the concentrations of sodium and chloride of thermal sweat. J. Clin. Endocrin. **10**, 12—23 (1950). — CONRAD, K.: Der Konstitutionstypus als genetisches Problem. Berlin: Springer 1941. — CONTOPOULOS, A. N., SIMPSON, v. DYKE, LAWRENCE and EVANS: A comparison of the anemia produced by hypophysectomy with that of resulting from combined thyroidectomy, adrenalectomy and gonadectomy. Endocrinology **55**, 509—515 (1954). — COOKE, R. T., and SHEEHAN: Cases of hypopituitarism. Brit. Med. J. **1950**, 928. — CORI, C. F., and CORI: Carbohydrate metabolism. Ann. Rev. Biochem. **10**, 151—180 (1941). — CORNER, G. W.: Physiology of the corpus luteum. I. Amer. J. Physiol. **86**, 74—81 (1928). — CORONINI, CARMEN: Neurale Eigentümlichkeiten der Pars infundibularis der Adenohypophyse und der angrenzenden Anteile des Mantelplexus. Verh. dtsch. path. Ges. **34**, 116—118 (1951). — Über neurosekretorische Veränderungen der Hypophyse bei Lebercirrhose. Acta neurovegetativa (Wien) **3**, 92—101 (1952). — CORTELLA, E.: Le alterazione del diencefalo e dei gangli orto-simpatici nella intossicazione sperimentale di acetato di tallio. Boll. Soc. ital. Biol. sper. **10**, 478 (1935). COSTELLO, R. T.: Subclinical adenoma of the pituitary gland. Amer. J. Path. **12**, 205—215 (1936). — COSTERO, I.: Some problems related to the origin and meaning of pituitary gland tumors. Arch. of Path. **46**, 242—259 (1948). — COURVILLE, C. B.: Ganglioglioma. Arch. of Neur. **24**, 439—491 (1930). — COWIE, A. T. u. Mitarb. (FOLLEY, MALPRESS and RICHARDSON): Studies on the hormonal induction of mammary growth and lactation in the goat. J. of Endocrin. 8, 64—88 (1952). — CRAFTS, R. C.: The value of a high protein diet in the prevention of anaemia in hypophysectomized addult female rats by means of thyroxine and androgen therapy. Endocrinology **54**, 542—549 (1954). — CRAIG, J., and CRAN: Basophil adenoma of the pituitary gland. Quart. J. Med., N. S. **3**, 57—62 (1934). — CRAIG, W. M., and LILLIE: Chiasmal syndrome produces by chronic local arachnoiditis. Arch. of Ophthalm. **5**, 558—574 (1931). — CRAIGIE, E. H.: Measurements of vascularity in some hypothalamic nuclei of the albino rat. Res. Publ. Assoc. Nerv. Ment. Dis. **20**, 310—319 (1940). — CRAIN, E. L. u. Mitarb. (THORN and MOORE): Acromegaly with coexisting insulomas. Proc. Amer. Diab. Assoc. **9**, 371—381 (1949). — CRAMER, E.-TH.: Zum Verhalten der vegetativen Regulationen im Längsschnitt von endogenen Psychosen. Diss. Göttingen 1952. — CREUTZFELDT, W.: Zur Deutung des Silberzellbildes und anderer Pankreasbefunde beim Diabetes mellitus und Inseladenom. Beitr. path. Anat. **113**, 133—168 (1953). — CRITCHLEY, M., and IRONSIDE: The pituitary adamantinoma. Brain **49**, 437—481 (1926). — CROOKE, A. C.: A change in the basophil cells of the pituitary gland common to conditions which exhibit the syndrome attributed to basophil adenoma. J. of Path. **41**, 339—349 (1935). — Histological changes in the pituitary gland of subtotally hypophysectomized rats. J. of Path. **47**, 545—552 (1938). — Basophilism and carcinoma of the pancreas. J. of Path. **58**, 667—673 (1946). — CROOKE, A. C., and GILMOUR: A description of the effect of hypophysectomy on the growing rat etc. J. of Path. **47**, 525—544 (1938). — CROOKE, A. C., and RUSSELL: The pituitary gland in ADDISON's disease. J. of Path. **40**, 255—283 (1935). — CROSBY, ELIZABETH, C. and WOODBURNE: The mammalian midbrain and isthmus regions. II. C. The hypothalamo-tegmental pathways. J. Comp. Neur. **94**, 1—32 (1951). — CROSS, B. A.: Suckling antidiuresis in rabbits. J. of Physiol. **114**, 447—453 (1951). — Sympathico-adrenal inhibition of the neurohypophysial milk-ejection mechanismus. J. of Endocrin. **9**, 7—18 (1953). — The hypothalamus and the mechanism of sympathetico-adrenal inhibition of milk ejection. J. of Endocrin. **12**, 15—28 (1955a). — Neurohormonal mechanisms in emotional inhibition of milk ejection. J. of Endocrin. **12**, 29—37 (1955b). — CROSS, B. A., and HARRIS: The role of the neurohypophysis in the milk-ejecting reflex. J. of Endocrin. 8, 148—161 (1952). — CROUCH, R. L., and THOMPSON: Autonomic functions of the cerebral cortex. J. Nerv. Dis. **89**, 328—334 (1939). — CROWE, S. J. u. Mitarb. (CUSHING and HOMANS): Experimental hypophysectomy. Bull. Johns Hopkins Hosp. **21**, 127—169 (1910). — CSERMELY, H.: Bösartiges Kraniopharyngeom mit Metastasen in den Rückenmarkshüllen. Schweiz. Z. Path. **13**, 257—264 (1950). — CURETON, R. J. R.: A case of intracerebral xanthomatosis with pituitary involvement. J. of Path. **61**, 533—540 (1949). — CURRY, M.: Über Ursachen und Bedeutung der Wettereinflüsse auf den Organismus. Ärztl. Forsch. **2**, 81—93 (1948). — CURSCHMANN, H.: Über partielle Myotonie unter dem Bilde einer Beschäftigungsneurose und Lähmung. Berl.

klin. Wschr. **1905**, 1175—1180. — Beobachtungen und Untersuchungen bei atrophischer Myotonie. Dtsch. Z. Nervenheilk. **53**, 114—129 (1915). — Über sklerodermische Dystrophien. Med. Klin. **1921**, 1223—1225. — Klinik der Myopathien. In Handbuch der Neurologie, Bd. 16, S. 431—497. 1936. — CURTIS, A. C., and GREKIN: Histoplasmosis. J. Amer. Med. Assoc. **134** (1947). — CUSHING, H.: Physiologische und anatomische Beobachtungen über den Einfluß von Hirnkompression auf den intrakraniellen Kreislauf und über einige hiermit verwandte Erscheinungen. Mitt. Grenzgeb. Med. u. Chir. **9**, 773—807 (1902). — The functions of the pituitary body. Amer. J. Med. Sci., N. S. **139**, 473—484 (1910). — The meningiomas. Brain **45**, 282—316 (1922). — Acromegaly from a surgical standpoint. Brit. Med. J. **1927**, 1—9, 48—55. — Neurohypophysial mechanisms. Lancet **1930**, 119—127, 175—184. — The chiasmal syndrome of primary optic atrophy and bitemporal field defects in adults with a normal sella turcica. Arch. of Ophthalm. **3**, 505—551, 704—735 (1930b). — The reaction to posterior pituitary extract (pituitrine when introduced into the cerebral ventricles). Proc. Nat. Acad. Washington **17**, 163—170 (1931a). — The similarity in the reponse to posterior lobe extract and to pilocarpine when injected into the cerebral ventricles. Proc. Nat. Acad. Washington **17**, 171—177 (1931b). — The action of atropine in counteracting the effects of pituitrine and of pilocarpine injected into the cerebral ventricles. Proc. Nat. Acad. Washington **17**, 178—180 (1931c). — The basophil adenomas of the pituitary body and their clinical manifestations (pituitary basophilism). Bull. Johns Hopkins Hosp. **50**, 137—195 (1932a). — Peptic ulcers and the interbrain. Surg. etc. **55**, 1—34 (1932b). — Further notes on pituitary basophilism. J. Amer. Med. Assoc. **99**, 281—284 (1932c). — „Dyspituitarism": 20 years later. Arch. Int. Med. **51**, 487—557 (1933). — Hyperactivation of the neurohypophysis as the pathological basis of eclampsia and other hypertensive states. Amer. J. Path. **10**, 145—176 (1934). — CUSHING, H., and DAVIDOFF: Studies in acromegaly. IV. Arch. Int. Med. **39**, 673—697 (1927). — CUSHING, H., and EISENHARDT: Meningiomas arising from the tuberculum sellae etc. Arch. of Ophthalm. **1**, 1—41, 168—206 (1929). — CUTULY, E.: Effects of lactogenic and gonadotropic hormones on hypophysectomized pregnant rats. Endocrinology **31**, 13—22 (1942). — CZECHMANEK, K.: Ein Korsakowsyndrom bei traumatischer Schädigung des Hypothalamus durch Granatsplitter. Nervenarzt **25**, 158—160 (1954).

DAITZ, H.: Note on the fibre content of the fornix system in man. Brain **76**, 509—512 (1953). — DALE, H. H.: On some physiological actions of ergot. J. of Physiol. **34**, 163—206 (1906). — DAMM, G.: Untersuchungsmethoden bei hypophysär-diencephalen Regulationsstörungen. Dtsch. med. Wschr. **1950**, 1016—1019. — DAMMANN, K.: Zur Pathologie der Adipositas dolorosa (DERCUMsche Krankheit). Frankf. Z. Path. **12**, 336—365 (1913). — DANCIS, J. u. Mitarb. (BIRMINGHAM and LESLIE): Congenital diabetes insipidus resistent to treatment with pitressin. Amer. J. Dis. Childr. **75**, 316—328 (1948). — DANDY, W. E.: Carotid-cavernous aneurysms (pulsating exophthalmos). Zbl. Neurochir. **2**, 77—113, 165—206 (1937). — Hirnchirurgie. Leipzig: Johann Ambrosius Barth 1938. — Section of the human hypophysial stalk. J. Amer. Med. Assoc. **114**, 312—314 (1940). — DANTSCHAKOFF, VERA: Gewebsplastizität, Hormone und Geschlecht. Erg. Physiol. **40**, 101—163 (1938). — Der Aufbau des Geschlechts beim höheren Wirbeltier. Jena: Gustav Fischer 1941. — DARROW, CH. W.: Neural mechanisms controlling the palmar galvanic skin reflex and palmar sweating. Arch. of Neur. **37**, 641—663 (1937). — DAUTZENBERG, A.: Über Ergebnisse der orthostatischen Kreislaufbelastungsprobe (SCHELLONG) bei frischen gedeckten Hirnverletzungen ohne primäre Bewußtlosigkeit. Dtsch. Z. Nervenheilk. **163**, 93—102 (1949). DAVID, M. u. Mitarb. (BERDET et DAUM): Syndrome adiposogenital associé à un état acromégaloide chez un sujet porteur de dilatation ventriculaire ancienne et généralisée, exempt de tumeur cérébrale on hypophysaire. Revue neur. **65**, 120—128 (1936). — DAVIDOFF, L. M.: Studies in acromegaly. III. Endocrinology **10**, 461—483 (1926). — DAVIS, H. A.: Shock and allied forms of failure of the circulation. New York: Grune a. Stratton 1949. — DAVIS, J. O., and HOWELL: Comparative effect of ACTH, cortisone and DCA on renal function, electrolyte excretion and water exchange in normal dogs. Endocrinology **52**, 245—255 (1953). DAVISON, CH.: Xanthomatosis and the central nervous system (SCHÜLLER-CHRISTIAN-syndrome). Arch. of Neur. **30**, 75—98 (1933). — Disturbances of temperature regulation in man. Res. Publ. Assoc. Nerv. Ment. Dis. **20**, 774—823 (1940). — DAVISON, CH., and DEMUTH: Disturbances in sleep mechanisms: A clinico pathologic study. III. Lesions at the diencephalic level (Hypothalamus). Arch. of Neur. **55**, 111—125 (1946). — DAVISON, CH., and FRIEDMAN: Poikilothermia with hypothalamic lesions. Arch. of Neur. **38**, 1271—1280 (1937). — DAVISON, CH., and SELBY: Hypothermia in cases of hypothalamic lesions. Arch. of Neur. **33**, 570—591 (1935). — DAWSON, A. B.: Some evidences of specific secretory activity of the anterior pituitary gland of the cat. Amer. J. Anat. **78**, 347—409 (1946). — The relationship of pars tuberalis to pars distalis in the hypophysis of the rhesus monkey. Anat. Rec. **102**, 103—121 (1948). — Evidence for the termination of neurosecretory fibers within the pars intermedia of the hypophysis of the frog. Anat. Rec. **115**, 63—70 (1953). —

DAWSON, A. B., and FRIEDGOOD: The occurrence of the second type of acidophile cells in the anterior pituitary of the female cat and its relation to sexual activity. Anat. Rec. **70**, Suppl. 21 (1938). — DEAK, E.: Über 4 Fälle von extrasellären Hypophysengeschwülsten. Zbl. Path. **51**, 1—6 (1931). — DEANESLY, RUTH u. Mitarb. (FEE and PARKES): Studies on ovulation. II. J. of Physiol. **70**, 38—44 (1930). — DECOURT, J., et GUILLEMIN: Les syndromes para-endocriniens constitutionels. Ann. d'Endocrin. **2**, 264—270 (1941). — DECOURT, J., et TROTOT: Acromicrie. Bull. Soc. méd. Hôp. Paris **1936**, Nr 19. — DECOURT, J., u. Mitarb. (GUILLAUMIN, BRAULT et VERLIAC): Etude biologique de trois cas d'anorexie mentale. Ann. d'Endocrin. **5**, 69—83 (1944a); (LAPLANE et BÉCLÈRE): Sur un cas du puberté précoce simple. Bull. Soc. méd. Hôp. Paris **1944b**, Nr 19—24, 298; (JUPEAU et MICHARD): Gynécomastie unilatérale avec atrophie testiculaire homolatérale consécutive a une intervention pour cryptorchidie. Ann. d'Endocrin. **10**, 272—276 (1949); (JAYLE, LAVERGNE et MICHARD): L'aménorrhée des anorexies mentales. Ann. d'Endocrin. **11**, 571—592 (1950). — DEDMAN, M. L. u. Mitarb. (FARMER, MORRIS and MORRIS): Purification of the pituitary adrenocorticotrophic hormone. Recent Progr. in Hormone Res. **7**, 59—73 (1952). — DEERY, E. M.: Note on calcification in pituitary adenomas. Endocrinology **13**, 455—458 (1929). — Syndromes of tumors in the chiasmal region. J. Nerv. Dis. **71**, 383—396 (1930). — DELGADO, J. M. R.: Report on respiratory centers of frontal lobes. Res. Publ. Assoc. Nerv. Ment. Dis. **27**, 433—437 (1948). — DELGADO, J. M., and LIVINGSTON: Some respiratory, vascular and thermal responses to stimulation of orbital surface of frontal lobe. J. of Neurophysiol. **11**, 39—54 (1948). — DEMPSEY, E. W., and PETERSON: Electron microscopic observations on the thyroid glands of normal, hypophysectomized, cold-exposed and thiouracil-treated rats. Endocrinology **56**, 46—58 (1955). — DEMPSEY, E. W., and UOTILA: The effect of pituitary stalk section upon reproductive phenomena in the female rat. Endocrinology **27**, 573—579 (1940). — DEMPSEY, E. W. u. Mitarb. (GREEP and WENDLER-DEANE): Changes in the distribution and concentration of alkaline phosphatases in tissues of the rat after hypophysectomy or gonadectomy, and after replacement therapy. Endocrinology **44**, 89—103 (1949). — DENECKE, G.: Über die vegetative Regulation der Hämopoese. Verh. Dtsch. Ges. inn. Med. **47**, 243—245 (1935).— DENEKAMP, P. J.: Chemie der gonadotropen Hormone. In Handbuch der biologischen Arbeitsmethoden, Bd. 5/3B, 2. Hälfte, S. 1563—1638. 1938. — DENKER, A.: Die bösartigen Neubildungen der Nase und ihrer Nebenhöhlen. In Handbuch der Hals-, Nasen- und Ohrenheilkunde, Bd. 5, S. 202—272. 1929. — DENNIS, J. W., and ROSAHN: The primary reticuloendothelial granulomas etc. Amer. J. Path. **27**, 627—653 (1951). — DERCUM, F. X.: Three cases of a hitherto unclassified affection resembling in its grosser aspects obesity, but associated with special nervous symptoms—Adipositas dolorosa. J. Amer. Med. Sci. **104**, 521—535 (1892). — Autopsy in a case of adipositas dolorosa, with microscopical examination. J. Nerv. Dis. **27**, 419—429 (1900). — DERCUM, F. X., and MC CARTHY: Autopsy in a case of adipositas dolorosa. Amer. J. Med. Sci. **124**, 994—1006 (1902). — DERMAN, G. L.: Zur Kenntnis der Teratome des Gehirns. Virchows Arch. **259**, 767—772 (1926). — DERMAN, G. L., u. KOPELOWITSCH: Zur Kenntnis der Zirbeldrüsengewächse. Virchows Arch. **273**, 657—662 (1929). — DESBUQUOIS, M. G.: Sur un cas de lymphogranulomatose maligne compliquée de diabètes insipide. Bull. Soc. méd. Hôp. Paris Sér. III **51**, 1355—1362 (1935). — DESCLIN, L.: Influence de la section de la tige hypophysaire sur la lactation chez la rat blanc. C. r. Soc. Biol. Paris **134**, 267—269 (1940). — Concerning the mechanism of diestrum during lactation in the albino rat. Endocrinology **40**, 14—29 (1947). — DEVIS, R., and EECKHOUDT: The urinary corticosteroid excretion in preeclampsia and eclampsia. J. Clin. Endocrin. **9**, 1436—1437 (1949). — DEY, F. L.: Changes in ovaries and uteri in guinea pigs with hypothalamic lesions. Amer. J. Anat. **69**, 61—86 (1941). — Failure in induce ovulation in constant estrous guinea pigs. Proc. Soc. Exper. Biol. a. Med. **52**, 312—313 (1943a). — Genital changes in female guinea pigs resulting from destruction of the median eminence. Anat. Rec. **87**, 85—90 (1943b). — Evidence of hypothalamic control of hypophyseal gonadotropic functions in the female guinea pig. Endocrinology **33**, 75—82 (1943c). — DEY, F. L. u. Mitarb. (FISHER, BERRY and RANSON): Disturbances in reproductive functions caused by hypothalamic lesions in female guinea pigs. Amer. J. Physiol. **129**, 39—46 (1940). — DIAS, A. A.: Über die Pathologie der Geistesstörungen bei ERDHEIM-Tumoren. Z. Neur. **148**, 250—262 (1933). — DICKIE, MARGARET M., and WOOLLEY: Spontaneous basophilic tumors of the pituitary glands in gonadectomized mice. Cancer Res. **9**, 372—384 (1949). — DICKMANN, G. H., CRAMER and KAPLAN: Opto-chiasmatic arachnoiditis. J. of Neurosurg. 8, 355—359 (1951). — DICKSON, W. E. C.: Oligodendroglioma of floor of 3rd ventricle. Brain **49**, 578—580 (1926). — DIECKMANN, H.: Primäre Melanocytoblastose der Pia mater. Virchows Arch. **275**, 785—789 (1929). — DIECKMANN, W. J., and MICHEL: Vascular-renal effects of posterior pituitary extracts in pregnant women. Amer. J. Obstetr. **33**, 131—137 (1937). — DIEPEN, R.: Über Lage und Formveränderungen des Hypothalamus und des Infundibulums in Phylogenese und Ontogenese. Dtsch. Z. Nervenheilk. **159**, 340—358 (1948). — Vergleichend-anatomische Untersuchungen über das Hypophysen-Hypothalamus-System bei Amphibien und Reptilien.

Verh. anat. Ges. **50**, 79—89 (1952). — Über das Hypophysen-Hypothalamus-System bei Knochenfischen. Verh. anat. Ges. **51**, 111—122 (1953). — Zur vergleichenden Anatomie des Hypophysen-Hypothalamus-Systems. 1. Symposium. Dtsch. Ges. Endokrin., S. 45—64. Heidelberg: Springer 1955. — DIEPEN, R., ENGELHARDT y SMITH-AGREDA: Sobre el lugar y manera del origen de la neurosecreción en el sistema supraoptico-hipofisario. An. de Anatomia **3**, 83—90 (1954). — DIETRICH, A.: Die Entwicklungsstörungen der Knochen. In Handbuch der Pathologie, Bd. 9/1, S. 166—221. 1929. — Über psychosomatische Beziehungen, betrachtet vom Standpunkt des Pathologen. Dtsch. med. Wschr. **1950**, 445—447. — Coronartod nach Zwischenhirnverletzung. Dtsch. med. Wschr. **1952**, 1081—1083. — DIETRICH, A., u. SIEGMUND: Die Nebenniere und das chromaffine System. In Handbuch der Pathologie, Bd. 8, S. 951—1089. 1926. — DIEZEL, P. B.: Histochemische Untersuchungen an primären Lipoidosen. Virchows Arch. **326**, 89—118 (1954). — DITTLER, R.: Die objektiven Veränderungen der Netzhaut bei Belichtung. In Handbuch der Physiologie, Bd. 12/1, S. 266—291. 1929. — DIVRY, P.: Sécrétion on dégénérescence colloïde au niveau de l'hypothalamus. J. belge Neur. **34**, 649—658 (1934). — DIXON, H. B. F. u. Mitarb. (MOORE, STACK-DUNNE and YOUNG): Chromatography of adrenotropic hormone on Ion-exchange columns. Nature (Lond.) **168**, 1044—1045 (1951). — DIXON, W. E.: Thallium. Proc. Roy. Soc. Med. **20**, 1197—1198 (1927). — DOBOS, E. I., FREED and ASHE: An intrinsic tumor of the third ventricle. J. of Neuropath. **12**, 232—243 (1953). — DOBYNS, BR. M.: Present concepts of the pathologic physiology of exophthalmos. J. Clin. Endocrin. **10**, 1202—1230 (1950). — Diskussionsbemerkung. Recent Progr. in Hormone Res. **7**, 429/430 (1952). — DOBYNS, BR. M., and RAWSON: A comparison of exophthalmos and tissue changes induced by active and inactivated thyrotrophic hormone. Endocrinology **49**, 15—20 (1951). — DOBYNS, B. M., and STEELMAN: The thyroid stimulating hormone of the anterior pituitary as distinct from the exophthalmos producing substance. Endocrinology **52**, 705–711 (1953). — DOBYNS, B. M., and WILSON: An exophthalmos-producing substance in the serum of patients suffering from progressive exophthalmos. J. Clin. Endocrin. **14**, 1393—1402 (1954). — DÖLLE, W.: Eine weitere Ergänzung des WEILschen Diabetes-insipidus-Stammbaumes. Z. menschl. Vererbgs- u. Konstit.lehre **30**, 372—374 (1951). — DÖRING, G.: Über Retothelsarkome des Nasenrachenraums mit neurologischen Komplikationen. Z. Neur. **168**, 432—447 (1940). — DÖRING, K. G.: Der Temperaturcyclus der Frau. Ärztl. Forsch. **6**, 13—28 (1952). — DOERNBACH, J.: Über cystische und zellige Geschwülste der Hirnventrikel. Virchows Arch. **316**, 51—75 (1949). — DOMANIG, E.: Probleme der Behandlung der Commotio cerebri. Dtsch. med. Wschr. **1951**, 1402—1404. — DOMM, L. V., and VAN DYKE: Precocious development of sexual characters in the fowl by daily injections of hebin. Proc. Soc. Exper. Biol. a. Med. **30**, 349—353 (1933). — DONATH, J., u. LAMPL: Ein Fall von multipler Blutdrüsensklerose unter dem klinischen Bilde eines M. Addisonii. Wien. klin. Wschr. **1920**, 962—964. — DONHOFFER, SZ. u. Mitarb. (MESTYAN, OBRINCSAK-PAR, PAP and TOTH): The mechanism of the rise in O_2-consumption in hyperthermia. Acta physiol. Hung. **4**, 63—69 (1953a). — The thermoregulatory significance of the increase in O_2-consumption elicited by high environmental temperature. Acta physiol. Hung. **4**, 291—299 (1953b). — DONIACH, I., and WRIGHT: Two cases of giant-cell granuloma of the pituitary gland. J. of Path. **63**, 69—79 (1951). — DONOVAN, B. T., and HARRIS: Effect of pituitary stalk section on light-induced oestrus in the rat. Nature (Lond.) **174**, 503/504 (1954). — DONTEWILL, W.: Zur Pathogenese des Phäochromocytoms. Ärztl. Forsch. **7**, 413—417 (1953). — Die Einwirkung der Hypophysektomie auf die unspezifische Entzündung der Ratte. Verh. dtsch. Ges.Path. **37**, 301—309 (1954). — DORFF, G. B., and SHAPIRO: A clinicopathologic study of sexual precocity with hydrocephalus. Amer. J. Dis. Childr. **53**, 481—499 (1937). — DORFMAN, R. I.: Biochemistry of androgens. The Hormones, herausgeg. von PINCUS und THIMANN, Bd. 1, S. 467—548. 1948. — DOTT, N. M., and BAILEY: A consideration of the hypophyseal adenomata. Brit. J. Surg. **13**, 314—366 (1926). — DOUGHERTY, TH. F.: Studies of the antiphlogistic and antibody suppressing functions of the pituitary adrenocortical secretions. Recent Progr. in Hormone Res. **7**, 307—330 (1952). — DOYLE, J. B., and KERNOHAN: Ganglioneuroma of the third ventricle with diabetes insipidus and hypopituitarism. J. Nerv. Dis. **73**, 54 bis 61 (1931). — DRAGANESCO, S., et SAGER: Contributions à l'étude du système végétatif diencéphalique. Revue neur. **41**, 959—962 (1934). — DRESSLER, M.: Über die Lungenbeteiligung bei der Granulomatosis benigna (BESNIER-BOECK-SCHAUMANNsche Krankheit). Erg. inn. Med. **62**, 281—423 (1942). — DRESSLER, W.: Sexualstörungen nach lumbaler Grenzstrangresektion. Dtsch. med. Wschr. **1949**, 739—741. — DRIGGS, M., u. SPATZ: Pubertas praecox bei einer hyperplastischen Mißbildung des Tuber cinereum. Virchows Arch. **305**, 567—592 (1940). — DROBEC, E., u. TSCHABITSCHER: Klinischer Beitrag zur zentralen Kastration nach Encephalitis lethargica mit sekundärem Hypophysentumor. Wien. med. Wschr. **1948**, 310—314. — DRUEY, J.: Die Wirkung des Insulins auf den normalen Organismus. Schweiz. Arch. Neur. **42**, 27—36 (1938). — DUBOIS, R.: Le centre du sommeil. C. r. Soc. Biol. Paris **53**, 229—230 (1901). — DUC, L.: Contribution à l'étude des troubles du métabolisme hydrocarboné dans les affections mentales. Diabète et psychoses. Schweiz. Arch. Neur. **59**, 5—85 (1952). — DUFFY, W. C.: Hypophyseal duct-tumors. Ann. Surg. **72**, 537—555, 725—757 (1920). — DUKE, H. N. u. Mitarb. (PICKFORD and WATT): The immediate and delayed effects of diisopropylfluorophosphate injected into the supraoptic nuclei of dog. J. of Physiol. **111**, 81—85 (1950). — DUMPERT, V.: Zur Kenntnis des Wesens und der physiologischen Bedeutung des Gähnens. J. Psychol. u. Neur. **27**, 82—95 (1922). — DURY, A.: The mechanism of insulin-induced eosinopenia in rats. Endocrinology **47**, 387—389 (1950). — DUSSIK, K. TH., u. SAKEL: Ergebnisse der Hypoglykämie-Schockbehandlung der Schizophrenie. Z. Neur. **155**, 351—415 (1936). — DYKE, H. B. VAN u. Mitarb. (CHOW, GREEP and ROTHEN): The isolation of a protein from the pars neuralis of the ox pituitary with constand oxytocic, pressor and diuresis-inhibiting activities. J. of Pharmacol. **74**, 190—209 (1942).

EARTLY and LEBLOND: Identification of the effects of thyroxine mediated by the hypophysis. Endocrinology **54**, 249—271 (1954). — EAVES, ELIZABETH C.: Diabetes insipidus. Brain **53**, 47—55 (1930). — EAVES, ELIZABETH C., and CROLL: The pituitary and hypothalamic region in chronic epidemic encephalitis. Brain **53**, 56—75 (1930). — ECHOLS, D. H.: Spongioblastoma polare. Arch. Neur. **39**, 493—512 (1938). — ECKART, G.: Über Lipombildung am Gehirn und Rückenmark. Allg. Z. Psychiatr. **103**, 330—344 (1935). — ECKE, W.: Zur Physiologie und Genese des Zwergwuchses. Fortschr. Röntgenstr. **60**, 107—134 (1939). — ECKER, A. D.: The hyaline change in the basophil cells of the pituitary body not associated with basophilism. Endocrinology **23**, 603—617 (1938). — ECKERT-MÖBIUS, A.: Gutartige Geschwülste der inneren Nase und ihrer Nebenhöhlen. In Handbuch der Hals-, Nasen- und Ohrenheilkunde, Bd. 5, S. 107—201. 1929. — ECONOMO, C. v.: Die Encephalitis lethargica. Jb. Psychiatr. **38**, 253—331 (1918). — Die Pathologie des Schlafes. In Handbuch der Physiologie, Bd. 17, S. 591—610. 1926. — EDELMANN, A., u. SAXL: Über ein eigenartiges Krankheitsbild. Kachexie und polyglanduläre Insuffizienz der Drüsen mit äußerer und innerer Sekretion. Wien. Arch. inn. Med. **3**, 227—234 (1922). — EDHOLM, O. G.: The relation of heart rate to intracranial pressure. J. of Physiol. **98**, 442—445 (1940). — EDINGER, L.: Die Ausfuhrwege der Hypophyse. Arch. mikrosk. Anat. **78**, 496 (1911). — EDMONDS, H. W.: Pituitary, adrenal und thyroid in cyclopia. Arch. of Path. **50**, 727—737 (1950). — EGER, W.: Die experimentelle Ostitis fibrosa generalisata und ihre Stellung zur renalen Rachitis. Klin. Wschr. **1941**, 353—356. — Probleme der Leberpathologie. Dtsch. med. Wschr. **1948**, 317—319. — Ein Beitrag über die Beziehungen der chronischen Niereninsuffizienz zu innersekretorischen Drüsen an Hand experimenteller Untersuchungen. Klin. Wschr. **1953**, 409—417. — EGER, W., u. GOTHE: Experimentelle Untersuchungen über die Beziehungen der Hypophyse zu den Nebenschilddrüsen. Z. exper. Med. **124**, 310—325 (1954). — EGER, W., u. TITZE: Experimentelle Untersuchungen zur Frage der direkten und nervalen Erregbarkeit der Zelle an transplantierten Schilddrüsen und Ovarien. Zbl. Path. **80**, 417—426 (1943). — EGER, W., GOTTESLEBEN u. TIETJEN: Über das Verhalten der alkalischen und sauren Phosphatase bei funktioneller Belastung der Nebennieren. Virchows Arch. **324**, 173—192 (1953). — EHRMANN, S., u. BRÜNAUER: Sklerodermie. In Handbuch der Hautkrankheiten, Bd. 8/2, S. 717—923. 1931. — EHRSTRÖM, M. CH.: Psychogene Blutdrucksteigerung. Kriegshypertonien. Acta med. scand. (Stockh.) **122**, 546—570 (1945). — EICHHOLTZ, F.: Lehrbuch der Pharmakologie. Berlin: Springer 1948. — EICHLER, O. u. Mitarb. (HEINZEL u. LINDNER): Anwendung dihydrierter Mutterkornalkaloide. Klin. Wschr. **1950**, 298. — EICHNER, D.: Über funktionelle Kernschwellung in den Nuclei supraoptici und paraventriculares des Hundes bei experimentellen Durstzuständen. Z. Zellforsch. **37**, 406—414 (1952). — Über den morphologischen Ausdruck funktioneller Beziehungen zwischen Nebennierenrinde und neurosekretorischem Zwischenhirnsystem der Ratte. Z. Zellforsch. **38**, 488—508 (1953). — Zur Morphologie des neurosekretorischen hypothalamisch-hypophysären Systems beim Goldhamster usw. Z. Zellforsch. **40**, 151—161 (1954). — EICKHOFF, W.: Schilddrüse und Basedow. Stuttgart: Georg Thieme 1949. — Gestalt und Funktion der Schilddrüse im Lichte neuer Erkenntnisse. Verh. dtsch. Ges. inn. Med. **57**, 74—94 (**1951**a). — Altes und Neues zum Kropfproblem. Dtsch. med. Wschr. **1951**b, 171—174. — EISENHARDT, L., and THOMPSON: A brief consideration of the present status of so-called pituitary basophilism. Yale J. Biol. a. Med. **11**, 507—522 (1939). — EITEL, H. u. Mitarb. (KREBS u. LOESER): Hypophysenvorderlappen und Schilddrüse. Klin. Wschr. **1933**, 615—617. — ELERT, R.: Über den Mechanismus der thermogenetischen Wirkung des Progesterons. Geburtsh. u. Frauenheilk. **11**, 325—328 (1951). — Ursache und Bedeutung der Schwangerschaftsveränderungen der Nebenniere. Verh. dtsch. path. Ges. **36**, 207—209 (1953). — ELIEL, L. P., and PEARSON: The metabolic effects of adrenocorticotropic hormone (ACTH) in a patient with CUSHING's syndrome and acromegaly. J. Clin. Endocrin. **11**, 913—925 (1951). — ELLIASSON, SV., and STRÖM: On the localization in the cat of hypothalamic and cortical structures influencing cutaneous blood flow. Acta physiol. scand. (Stockh.) **20**, Suppl. **70**, 113—118 (1950). — ELLINGER, PH.: Die Absonderung des Harns unter verschiedenen Bedingungen einschließlich ihrer nervösen

Beeinflussung und der Pharmakologie und Toxikologie der Niere. In Handbuch der Physiologie, Bd. 4, S. 308—450. 1929. — Elmer, A. W., Kedzierski u. Scheps: Ein Fall von Diabetes insipidus, verursacht durch eine Metastase eines Hypernephroms im Zwischenhirn. Wien. klin. Wschr. **1928**, 591—594. — Elsässer, G., Freusberg u. Theml: Das Xeroderma pigmentosum und die „xerodermische Idiotie". Allg. Z. Psychiatr. **124**, 217—228 (1949). — Endröczi, E., u. Lissák: Die Rolle des Zentralnervensystems in der Adaptationstetigkeit des Hypophysen-Nebennierenrinden-Systems. Endokrinol. **30**, 310—323 (1953). — Engel, F. L.: On the nature of the interdependence of the adrenal cortex, non-specific stress and nutrition in the regulation of nitrogen metabolism. Endocrinology **50**, 462—477 (1952). — Engel, F. L. u. Mitarb. (Viau, Coggins and Lynn): Diabetogenic effect of growth hormone in the intakt force-fed adrenocorticotrophin treated rat. Endocrinology **50**, 100—114 (1952). — Engel, P.: Über die antigonadotrope Wirkung des Epiphysans. Wien. klin. Wschr. **1935**, 1160—1161. — Die physiologische und pathologische Bedeutung der Zirbeldrüse. Erg. inn. Med. **50**, 116—171 (1936). — Engelbreth-Holm, J. u. Mitarb. (Teilum and Christensen): Eosinophil granuloma of Bone — Schüller-Christian's disease. Acta med. scand. (Stockh.) **118**, 292—312 (1944). — Engelien, H.: Zum Thema Knochendysplasie mit Pubertas praecox. Dtsch. med. Wschr. **1950**, 517—518. — Engle, R. L.: Sarcoid and sarcoid-like granulomas. Amer. J. Path. **29**, 53—69 (1953). — Eppinger, H.: Die Leberkrankheiten. Wien: Springer 1937. — Die Permeabilitätspathologie. Wien: Springer 1949. — Eppinger, H., u. Hess: Die Vagotonie. Sammlg Klin. Abh., herausgeg. von Noorden, H. 9—10. Berlin: August Hirschwald 1910. — Epstein, B. S.: Shortening of the posterior wall of the sella turcica caused by dilatation of the third ventricle or certain suprasellar tumors. Amer. J. Roentgenol. **65**, 49—55 (1951). — Erhard, H.: Farbwechsel und Pigmentierungen und ihre Bedeutung. In Handbuch der Physiologie, Bd. 13, S. 193—263. 1929. — Erbslöh, F.: Über die normale und pathologische Histologie der Säuglingsnebennieren. Klin. Wschr. **1947**, 622. — Zur Pathophysiologie des cerebralen Anfalls. Verh. dtsch. Ges. inn. Med. **56**, 74 (1950). — Erbslöh, F., u. Sioli: Dystrophische Myopathien und endokrine Störungen unter besonderer Berücksichtigung des Cushing-Syndroms. Dtsch. Z. Nervenheilk. **171**, 83—98 (1953). — Erdheim, J.: Über Hypophysengangsgeschwülste und Hirncholesteatome. Sitzgsber. Akad. Wiss. Wien, Math.-naturwiss. Kl. **113**, 537—726 (1904). — Über einen Hypophysengangstumor von ungewöhnlichem Sitz. Beitr. path. Anat. **46**, 233—240 (1909). — Nanosomia pituitaria. Beitr. path. Anat. **62**, 302—377 (1916). — Pathologie der Hypophysengeschwülste. Erg. Path. **21**, 482—561 (1926). — Über Wirbelsäulenveränderungen bei Akromegalie. Virchows Arch. **281**, 197—296 (1931). — Erickson, Th. C.: Neurogenic hyperthermia. Brain **62**, 172—190 (1939). — Erickson, Th. C. u. Mitarb. (Odom and Stern): Boecks Disease (sarkoid) of the central nervous system. Arch. of Neur. **48**, 613—621 (1942). — Ernould, H. J.: Considerations sur la pathogénie endocrinienne de la polydystrophie de Hurler on gargolisme. Ann. d'Endocrin. **10**, 119—124 (1949). — Ernst, H.: Zwischenhirnstudien. VII. Diss. Göttingen. 1948. — Ershoff, B. H.: Nutrition and the anterior pituitary with special reference to the general adaption syndrome. Vit. a. Horm. **10**, 79—140 (1952). — Escamilla, R. F., and Lisser: Simmonds' disease. J. Clin. Endocrin. **2**, 65—96 (1942). — Escomel, E.: La plus jeune mère du monde. Presse méd. **47**, 744, 875 (1939). — Espinasse, P. G.: The development of the hypophysioportal system in man. J. of Anat. **68**, 11 (1934). — Esselier, A. F., Koszewski, Lüthy u. Zollinger: Längsschnittbetrachtung eines klinisch diagnostizierten Falles von chronischer Meningoencephalitis Besnier-Boeck-Schaumann. Schweiz. med. Wschr. **1951**, 99—104. — Esser, A.: Ein Fall von Gumma der Hypophyse. Zbl. Path. **39**, 97—103 (1927). — Esser, H., u. Schäfer Zur Symptomatologie des sog. „Antidiabetes insipidus". Acta neurovegetativa (Wien) **1**, 276—293 (1950). — Etkin, W.: Developmental relationship between pars intermedia of pituitary and brain in tadpoles. Proc. Soc. Exper. Biol. a. Med. **44**, 471—473 (1940). — Euler, C. v.: Potentialverschiebungen in vegetativen Zentren. Acta neurovegetativa (Wien) **3**, 113—115 (1952). — Euw, J. v., u. Reichstein: Über Bestandteile der Nebennierenrinde und verwandter Stoffe. 51. Mitt. Helvet. chim. Acta **24**, 879—889 (1941). — Evans, H. M.: The search for the diabetogenic principle of the anterior hypophysis. Proc. Amer. Diab. Assoc. **9**, 15—28 (1949). — Evans, H. M., and Long: The effect of the anterior lobe administered intraperitoneally upon growth, maturity, and oestrous cycles of the rat. Anat. Rec. **21**, 62—63 (1921). — Evans, H. M., and Simpson: Physiology of the gonadotrophins. The Hormones. Herausgeg. von Pincus u. Thiemann, Bd. 2, S. 351—404. 1950. — Evans, H. M. u. Mitarb. (Kohls and Wonder): Gonadotropic hormone in the blood and urine of early pregnancy. J. Amer. Med. Assoc. **108**, 287—289 (1937); (Simpson and Pencharz): Relation between the growth promoting effects of the pituitary and the thyroid hormone. Endocrinology **25**, 175—182 (1939); (Simpson, Lyons and Turpeinen): Anterior pituitary hormones which favor the production of traumatic uterine placentomata. Endocrinology **28**, 933—945 (1941); (Simpson and Li): Inhibiting effect of adrenocorticotropic hormone on the growth of male rats. Endocrinology **33**, 237—238 (1943); (Simpson and Li): Continuous growth of normal rats receiving pure growth hormone. Endocrinology **39**, 71 (1946); (SIMPSON and LI): The gigantism produced in normal rats by injection of the pituitary growth hormone. I. Growth **12**, 15—32 (1948a); (BECKS, ASLING, SIMPSON and LI): The gigantism produced in normal rats by injection of the pituitary growth hormone. IV. Growth **12**, 43—54 (1948b). EVERETT, J. W.: Luteotrophic function of autografts of the rat hypophysis. Endocrinology **54**, 685—690 (1954). — EVERETT, J. W. u. Mitarb. (SAWYER and MARKEE): A neurogenic timing factor in control of the ovulatory discharge of luteinizing hormone in the cyclic rat. Endocrinology **44**, 234—250 (1919). — EVERETT, N. B., and BAKER: The distribution of cell types in the anterior hypophysis during late pregnancy and lactation. Endocrinology **37**, 83—88 (1945). — EWALD, G.: Temperament und Charakter. Monographien Neur. **41** (1924). — Biologische und „reine" Psychologie im Persönlichkeitsaufbau. Berlin: S. Karger 1932. — Die neue Insulinschockbehandlung der Schizophrenie. Med. Welt **1937**, Nr 26. — Zur Theorie der Schizophrenie und der Insulinschockbehandlung. Allg. Z. Psychiatr. **110**, 153—170 (1939). — Lehrb. der Neurologie und Psychiatrie, 3. Aufl. München: Urban & Schwarzenberg 1954. — Vegetatives System und Psychiatrie. Fortschr. Neur. **18**, 577—605 (1950). — EWING, J.: Neoplastic diseases, 3. Aufl. Philadelphia: W. B. Saunders 1928. — EXCHAQUET, L.: Un cas de progéria. Rev. méd. Suisse rom. **55**, 248—249 (1935). — EXNER, A.: Über experimentelle Exstirpation der Glandula pinealis. Dtsch. Z. Chir. **107**, 182—186 (1910).

FABER, K.: Anorexia nervosa. Arch. Verdgskrkh. **37**, 17—29 (1926). — FAHR, TH.: Beiträge zur Pathologie der Hypophyse. Dtsch. med. Wschr. **1918**, 206—208. — Über akute Hypophysitis. Zbl. Path. **33**, 481—482 (1923). — Kurzer Beitrag zur Frage des meningealen Sarkoms. Zbl. Path. **65**, 289—291 (1936). — FALCONER, M. A., and COPE: Fibrous dysplasia of bone with endocrine disorders and cutaneous pigmentation (ALBRIGHT's disease). Quart. J. Med., N. S. **11**, 121—154 (1942). — FALK, F.: Zwei Fälle von allgemeiner Hämochromatose. Wien. med. Wschr. **1911**, 1819. — FALKENHAUSEN, v., u. GAIDA: Das Verhalten des Zwischenhirns bei Gesamt-Hirn-Affektionen. Med. Klin. **1948**, 193—195. — FALKSON, R.: Ein Chondrocystosarcom im 3. Ventrikel. Virchows Arch. **75**, 550—554 (1879). — FALTA, W.: Späteunuchoidismus und multiple Blutdrüsensklerose. Berl. klin. Wschr. **1912**, 1412—1415, 1477—1481. — Die Erkrankungen der Blutdrüsen. Berlin: Springer 1913. — Die Erkrankungen der Blutdrüsen. In Handbuch der inneren Medizin, Bd. 4/2, S. 1035—1396. 1927. — Die SIMMONDSsche Kachexie. Med. Klin. **1936**, 1390—1391. — FALTA, W., u. SPITZENBERGER: Ein Fall von Diabetes insipidus durch Lymphogranulom bedingt. Strahlenther. **60**, 385—392 (1937). — FANCONI, G., u. BOTSZTEJN: Die FEERsche Krankheit (Akrodynie) und Quecksilbermedikation. Helvet. paediatr. Acta **3**, 264—271 (1948). — FARBER, J. E. u. Mitarb. (GUSTINA and POSTOLOFF): CUSHING's syndrome in children. Amer. J. Dis. Childr. **65**, 592—602 (1943). — FARQUHAR, MARILYN G., and RINEHART: Electron microscopic studies of the anterior pituitary gland of castrate rats. Endocrinology **54**, 516—541 (1954). — FARRIS, E. J. u. Mitarb. (YEAKEL and MEDOFF): Development of hypertension in emotional gray norway rats after air blasting. Amer. J. Physiol. **144**, 331—333 (1945). — FASCIOLO u. Mitarb. (HOUSSAY and TAQUINI): The blood-pressure raising secretion of the ischaemic kidney. J. of Physiol. **94**, 281—293 (1939). — FAUVET, E.: Hypophyse und Lactation. Klin. Wschr. **1942**, 381—385. — Experimentelle Untersuchung zur Frage des sog. Lactationshormons. Geburtsh. u. Frauenheilk. **8**, 833 (1948). — Die Theorie der Lactation. Arch. Gynäk. **178**, 104—133 (1950). — FEE, A. R., and PARKES: The relation of the anterior pituitary body to ovulation in the rabbit. J. of Physiol. **67**, 383—388 (1929). — FEER, E.: Eine eigenartige Neurose des vegetativen Systems beim Kleinkind. Erg. inn. Med. **24**, 100—122 (1923). — Die FEERsche Krankheit. In Handbuch der Kinderheilkunde, Bd. 2, S. 528—538. 1931. — Die Beteiligung der Augen bei der kindlichen Akrodynie. Schweiz. med. Wschr. **1939**, 973—974. — Die FEERsche Krankheit. In Handbuch der Kinderheilkunde, 4. Aufl., Erg.-Werk Bd. 1, S. 411—420. 1942. — FEGELER, F., u. NOWAKOWSKI: M. Recklinghausen mit Dermatolysis (ALIBERT), Kleinwuchs und Ovarialaplasie (TURNER-Syndrom). Dtsch. Z. Nervenheilk. **168**, 427—440 (1952). — FEHR, A. M.: Neue Ergebnisse in der Genese und Behandlung des Ulcus ventriculi. Schweiz. med. Wschr. **1948**, 247—250. — FEIRING, E., DAVIDOFF and ZIMMERMAN: Primary carcinoma of the pituitary. J. of Neuropath. **12**, 205—223 (1953). — FELDMAN, F., ROBERTS, SUSSELMAN and LIPETZ: Coincidence of diabetes mellitus and hypopituitarism. Arch. Int. Med. **79**, 322—332 (1947). — FENDEL: Hypopituitarismus nach Gehirngrippe. Dtsch. med. Wschr. **1921**, 991. — FEREMUTSCH, K.: Der Hypothalamus der Anthropomorphen. Mschr. Psychiatr. **115**, 194—222 (1948a). — Die Variabilität der cytoarchitektonischen Struktur des menschlichen Hypothalamus. Mschr. Psychiatr. **116**, 257—283 (1948b). — Die Variabilität der cytoarchitektonischen Struktur des menschlichen Hypothalamus. 2. Mitt. Das Grundgrau. Mschr. Psychiatr. **121**, 87—113 (1951). — FEREMUTSCH, K., u. SIMMA: Strukturanalysen des menschlichen Thalamus. Mschr. Psychiatr. **126**, 209—229 (1953). — Frühzeitige Opticusatrophie durch basales Hirnaneurysma. Mschr. Psychiatr. **127**, 39—47 (1954). — FERNER, H.: Über die Entwicklung der LANGERHANSschen Inseln nach der Geburt und die Bedeutung der versilberbaren Zellen im Pankreas des Menschen. Z. mikrosk.-anat.

Forsch. **44**, 451—488 (1938). — Pankreasdiabetes und Inselzellen. Dtsch. med. Wschr. **1947**, 540—542. — Histiophysiologie des Inselsystems der Bauchspeicheldrüse. Virchows Arch. **319**, 390—432 (1951). — Der Diabetes mellitus als Relationsverschiebung der beiden inkretorischen Komponenten des Inselsystems. Mat. Med. Nordmark **4**, 97—107 (1952a). — Zur Bedeutung des Glucagons. Ärztl. Prax. **4**, Nr 6 (1952b). — Die Beziehungen der Leptomeninx und des Subarachnoidalraumes zur intrasellären Hypophyse beim Menschen. Symp. Dtsch. Ges. Endokrin, Goslar 5.—6. März 1954. — Die Markierung der A-Zellen des Inselsystems beim Menschen durch Silberimprägnierung nach GROS-SCHULTZE. Mit einem Beitrag von F. FEYRTER und A. TERBRÜGGEN. Virchows Arch. **326**, 22—35 (1954). — FERNER, H., u. TONUTTI: Die Wirkung der Hypophysektomie auf das Zellbild der Inseln usw. Z. Zellforsch. **38**, 267—274 (1953). — FERRIS jr., EU. B., BLANKENHORN, ROBINSON and CULLEN: Heat stroke. J. Clin. Invest. **17**, 249—262 (1938). — FESSLER, A.: Hautveränderungen bei der FEERschen kindlichen vegetativen Neurose. Arch. f. Dermat. **173**, 282—290 (1936). — FETZER, S.: Beeinflussung der Plasmalogenverteilung in der Nebennierenrinde des hypophysektomierten Meerschweinchens. Naturwiss. **39**, 114—115 (1952). — Plasmologen-Studien an der Nebennierenrinde hypophysenloser Meerschweinchen. Endokrinol. **30**, 266—281 (1953). — FEUCHTINGER, O.: Die diencephal-hypophysäre Fett- und Magersucht. Dtsch. Arch. klin. Med. **189**, 377—457 (1942). — Fettsucht und Wasserhaushalt. Dtsch. Arch. klin. Med. **190**, 166—192 (1943). — FEYRTER, F.: Über ein sehr einfaches Verfahren der Markscheidenfärbung, zugleich eine neue Art der Färberei. Virchows Arch. **296**, 645—654 (1936). — Über diffuse endokrine epitheliale Organe. Leipzig: Johann Ambrosius Barth 1938. — Über die granulären neurogenen Gewächse. Beitr. path. Anat. **110**, 181—208 (1949). — Über ein morphologisches Prinzip zentraler und peripherer endokriner Regulation. Klin. Wschr. **1950**, 533—535. — FEYRTER, F., u. KLIMA: Über die Magenveränderungen bei der ADDISONschen Krankheit. Dtsch. med. Wschr. **1952**, 1173—1175. — FIEDLER, H. H: Über Störungen des Kohlenhydratstoffwechsels, Wasserhaushaltes und der Liquorzirkulation, sowie Veränderungen des Grundumsatzes nach frischen, gedeckten Hirnverletzungen. Zbl. Neurochir. **11**, 14—26 (1951). — FINDEISEN, L., u. TÖNNIS: Über intracranielle Epidermoide. Zbl. Neurochir. **2**, 301—315 (1937). — FINERTY, J. C., and BRISENO-CASTREJON: The effect of unilateral adrenal ectomy on histology of the rat anterior hypophysis. Anat. Rec. **100**, 659—660 (1948). — FINERTY, J. C., and MEYER: The effect of graded dosages of estrogen upon pituitary cytology and function. Endocrinology **46**, 496—502 (1950). — FINERTY, J. C. u. Mitarb. (HESS and BINHAMMER): Pituitary cytological manifestations of heightened adrenocorticotrophic activity. Anat. Rec. **114**, 115—125 (1952). — FINK, E. B.: A case of diabetes insipidus associated with syphilis of the hypophysis. Endocrinology **10**, 317—326 (1926). — Diabetes insipidus. Arch. of Path. **6**, 102—120 (1928). — Gumma of the hypophysis and hypothalamus. Arch. of Path. **15**, 631—635 (1933). — FINKELNBURG, R.: Beitrag zur Symptomatologie und Diagnostik der Gehirntumoren und des chronischen Hydrocephalus. Dtsch. Z. Nervenheilk. **21**, 438—494 (1902). — FINKLER, RITA S.: Acromegalie and pregnancy. J. Clin. Endocrin. **14**, 1245—1246 (1954). — FINLEY, K. H.: Angio-Architecture of the hypothalamus and its pecularities. Res. Publ. Assoc. Nerv. Ment. Dis **20**, 286—309 (1940). — FISCHER-BRÜGGE, E.: Das „Klivuskantensyndrom". Acta neurovegetativa (Wien) **2**, 36—68 (1951). — FISHER, C. u. Mitarb. (INGRAM, HARE and RANSON): The degeneration of the supraopticohypophyseal system in diabetes insipidus. Anat. Rec. **63**, 29—52 (1935); (MAGOUN and RANSON): Dystocia in Diabetes insipidus. Amer. J. Obstetr. **36**, 1—9 (1938a); (INGRAM and RANSON): Diabetes insipidus and the neuro-hormonal control of water balance. Ann Arbor: Edwards Broth. 1938b. — FISKE, VIRGINIA M.: Effect of light on sexual maturation etc. Endocrinology **29**, 187—196 (1941). — FISTER, V., GABRIC and ALLEGRETTI: Über die Herkunft der antidiuretischen Substanz im Serum der Ratten. Pflügers Arch. **259**, 169—173 (1954). — FLAKS, J. u. Mitarb. (HIMMEL et ZOTNIK): La polyglobulie provoquée par les extraits de lobe antereur d'hypophyse prouve l'existence. Presse méd. **1938**, 1506—1509. — FLANDIN, CH., PARAT et PAUMEAU-DELILLE: Sarcoïdes noueuses disséminées avec diabète insipide associé. Bull. Soc. méd. Hôp. Paris, III. s. **52**, 1423—1426 (1936). — FLECHSIG, P.: Anatomie des menschlichen Gehirns und Rückenmarks auf myelogenetischer Grundlage, Bd. 1, Leipzig: Georg Thieme 1920. — FLECKSEDER, R.: Über die Bedingungen der „hypophysären" Polyurie beim Menschen. Wien. med. Wschr. **1916**, 1007—1018. — FLEISCH, A.: Die Gefäßerweiterung in tätigen Organen durch zentrale vasodilatatorische Mitinnervation. Z. Biol. 88, 573—586 (1929). — FLEISCHMANN, W., u. GOLDHAMMER: Nachweis einer oestrushemmenden Substanz in der Zirbeldrüse junger Rattenweibchen. Klin. Wschr. **1934**, 415. — FLERKÓ, B.: Einfluß experimenteller Hypothalamusläsionen auf das Eileiterepithel. Acta morph. Hung. **1**, 5—14 (1951). — FLESCH, J.: Zur Kasuistik der Hypophysengangcysten. Wien. med. Wschr. **1929**, 472—474. — FLODERUS, ST.: Changes in the human hypophysis in connection with pregnancy. Acta anat. (Basel) **8**, 329—346 (1949). — FLOWER, CH. F., and EVANS: The repair of dwarfism following thyroidectomy by the administration of anterior hypophyseal fluid.

Anat. Rec. **29**, 383 (1925). — FLÜGEL, F.: Neue klinische Beobachtungen zur Wirkung des Phenothiazinkörpers „Megaphen" auf psychische Krankheitsbilder. Med. Klin. **1953**, 1027—1029. — FOÀ, P. P.: Glucagon, the hyperglycemic-glycogenolytic hormone of the pancreas. Adv. Med. **6**, 29—58 (1954). — FOERSTER, O.: Symptomatologie der Erkrankungen des Rückenmarks und seiner Wurzeln. In Handbuch der Neurologie, Bd. 5, S. 1—403. 1936. — FOERSTER, O., u. GAGEL: Ein Fall von sog. Gliom des Nervus opticus — Spongioblastoma multiforme ganglioides. Z. Neur. **136**, 335—366 (1931). — Ein Fall von Gangliogliom des Bodens des dritten Ventrikels. Z. Neur. **145**, 29—37 (1933a). — Ein Fall von Ependymcyste des dritten Ventrikels. Z. Neur. **149**, 312—344 (1933b). — FOERSTER, O., u. Mitarb. (MCLEAN u. GAGEL): Ein Fall von Gangliogliom der Regio hypothalamica. Z. Neur. **145**, 17—28 (1933a); (GAGEL u. MCLEAN): Ein Fall von Ganglienzellgeschwulst des Hirnstammes (N. caudatus). Z. Neur. **147**, 713—745 (1933b); (GAGEL u. MAHONEY): Vegetative Regulationen. Verh. dtsch. Ges. inn. Med. **49**, 165—187 (1937). — FOIX, CH., et NICOLESCO: Note sur les altérations du système nerveux dans un cas de maladie de THOMSEN. C. r. Soc. Biol. Paris **89**, 1095—1098 (1923). — FOLEY, J. M. u. Mitarb. (KINNEY and ALEXANDER): The vascular supply of the hypothalamus in man. J. of Neuropath. **1**, 265—296 (1942). — FOLEY, M. P. u. Mitarb. (SNELL and CRAIG): Anterior pituitary tumor associated with cachexia, hypoglycemia, and duodenal ulcer. Amer. J. Med. Sci. **198**, 1—8 (1939). — FOLKOW, B. u. Mitarb. (STRÖM and UVNÄS): Cutaneous vasodilatation elicited by local heating of the anterior hypothalamus in cats and dogs. Acta physiol. scand. (Stockh.) **17**, 317—326 (1949a). — Efferent nervous pathways involved in cutaneous vasodilatation induced by activation of hypothalamic heat loss mechanisms. Acta physiol. scand. (Stockh.) **17**, 327—328 (1949b). — FOLLEY, S. J.: Endocrine control of the mammary gland. I. Brit. Med. Bull. **5**, 130—134 (1948a). — Endocrine control of the mammary gland. II. Brit. Med. Bull. **5**, 135—142 (1948b). — The nervous system and lactation. Brit. Med. Bull. **5**, 142—148 (1948c). — Neuro-hormonal mechanisms in lactation. J. of Endocrin. **6**, 22—25 (1950). — Aspects of pituitary-mammary gland relationships. Recent Progr. in Hormone Res. **7**, 107—137 (1952). — FOLLEY, S. J., and MALPRESS: Hormonal control of mammary growth. Vit. Horm. Herausgeg. von PINCUS u. THIMANN, Bd. 1, S. 695—743. 1948a. — Hormonal control of lactation. Vit. Horm. Herausgeg. von PINCUS u. THIMANN, Bd. 1, S. 745—805. 1948b. — FOLLEY, S. J. u. Mitarb. (GUTHKELCH and ZUCKERMAN): The mammary gland of the rhesus monkey under normal and experimental conditions. Proc. Roy. Soc. Lond. B **126**, 469—491 (1939). — FOLLIS jr., R. H.: The pathology of the osseous changes in CUSHING's syndrome in an infant and in adults. Bull. Johns Hopkins Hosp. 88, 402—455 (1951). — FORBES, ANNE P., u. Mitarb. (HENNEMAN, GRISWOLD and ALBRIGHT): Syndrome characterized by galactorrhea, amenorrhea and low urinary FSH. J. Clin. Endocrin. **14**, 265—271 (1954). — FORBES, W.: Carcinoma of the pituitary gland with metastases to the liver in a case of CUSHING's syndrome. J. of Path. **59**, 137—144 (1947). — FORD, F. R., and GUILD: Precocious puberty following measles encephalomyelitis and epidemic encephalitis. Bull. Johns Hopkins Hosp. **60**, 192—203 (1937). — FORD, F. R., and MUNCIE: Malignant tumor within the third ventricle. Arch. of Neur. **39**, 82—95 (1938). — FORSHAM, P., THORN, PRUNTY and HILLS: Clinical studies with pituitary adrenocorticotropin. J. Clin. Endocrin. **8**, 15—66 (1948). — FORSSMAN, H.: Form of diabetes insipidus characterized by sex-linked inheritance and unresponsiveness to the antidiuretic hormone. Acta endocrin. (Copenh.) **16**, 355—364 (1954). — FORTIER, C.: Facteurs humoraux et nerveux de la réponse hypophyso-surrénalienne au stress. Acta neurovegetativa (Wien) **5**, 55—131 (1952). — FOSTER, C. L., and WILSON: Studies upon the gram reaction of the basophil cells of the anterior pituitary. I. Quart. J. Microsc. Sci. **93**, 147—155 (1952). — FOSTER, G. L., and SMITH: Hypophysectomy and replacement therapy in relation to basal metabolism and specific dynamic action in the rat. J. Amer. Med. Assoc. **87**, 2151—2153 (1926). — FOSTVEDT, G.: Preliminary in vitro studies of melanophore-principle activity of the pituitary gland. Proc. Soc. Exper. Biol. a. Med. **40**, 302 (1939). — FOURNIER, J. C. M., CERVINO and CONTI: The treatment of vitiligo by local injections of melanophore hormone. Endocrinology **28**, 513—515 (1941). — FRANCESCHETTI, A., et DE MORSIER: La neuro-uvéo-parotidite. Rev. méd. Suisse rom. **61**, 129—149 (1941). — FRANCKE, C.: The gonads in the LAURENCE-MOON-BIEDL-Syndrome. J. Clin. Endocrin. **10**, 108—112 (1950). — FRANÇOIS, J., et DESCAMPS: Herédoataxie par dégénérescence spino-pontocérébelleuse avec manifestations tapéto-rétiniennes et cochléo-vestibulaires. Mschr. Psychiatr. **121**, 23—38 (1951). — FRANK, E.: Pathologie des vegetativen Systems. In Handbuch der Neurologie, Bd. 6, S. 1022—1075. 1936. — Pathologie des Kohlenhydratstoffwechsels. Basel: Benno Schwabe & Co. 1949. — Über einige Aspekte des Diabetes im Kindesalter. Die Medizinische **1952**, 1283—1285, 1322—1325. — FRANKL, O.: Schwangerschaftserblindung und Akromegalie. Z. Konstitut.lehre **11**, 166—169 (1925). — FRASER, R., and SMITH: SIMMONDS' disease or panhypopituitarism (anterior). Quart. J. Med., N. S. **10**, 297—330 (1941). — FRAZIER, CH. H.: Differentialdiagnosis of lesions in and adjacent to the sella turcica. Amer. J. Surg. **16**, 199—222 (1932). — FRAZIER, CH. H.:

A review clinical and pathological of parahypophyseal lesions. Surg. etc. **62**, 1—33, 158—166 (1936). — FRAZIER, CH. H., and ALPERS: Adamantinoma of the craniopharyngeal duct. Arch. of Neur. **26**, 905—965 (1931). — FRAZIER, CH. H., ALPERS and LEWY: The autonomical localization of the hypothalamic centre for the regulation of temperature. Brain **59**, 122—129 (1936). — FREEMAN, H.: Clinical Endocrinology. The Hormones, herausgeg. von PINCUS u. THIMANN, Bd. 2, S. 657—702. 1950. — FREEMAN, W., WATTS and HUNT: Psychosurgery. Springfield 1942. Deutsch von A. v. BRAUNMÜHL. Stuttgart: Wissenschaftliche Verlagsgesellschaft 1949. — FREICHELS, L.: Androgene Wirkstoffbildung in der Nebennierenrinde. Frankf. Z. Path. **63**, 533—549 (1952). — FRENCH, J. D.: Plasmacytoma of the hypothalamus. J. of Neuropath. **6**, 265—270 (1947). — Brain lesions associated with prolonged unconsciousness. Arch. of Neur. **68**, 727—740 (1952). — FRENCH, J. D., PORTER, CAVANAUGH and LONGMIRE: Experimental observations on "psychosomatic" mechanisms. I. Arch. of Neur. **72**, 267—281 (1954). — FREUD, J.: Die Hypophysektomie. In Handbuch der biologischen, Arbeitsmethoden, Bd. 5, 3 B/2, S. 1442—1474. 1938. — FREUND, H.: Pathologie und Pharmakologie der Wärmeregulation. In Handbuch der Physiologie, Bd. **17**, S. 86—104. 1926. — Über endokrine Störungen bei RECKLINGHAUSENscher Krankheit. Arch. f. Dermat. **158**, 128—142 (1929). — FREUND, H., u. GRAFE: Über die Beeinflussung des Gesamtstoffwechsels und des Eiweißumsatzes beim Warmblütler durch operative Eingriffe am Zentralnervensystem. Arch. exper. Path. u. Pharmakol. **93**, 285—304 (1922). — FREY, E.: Vergleichend anatomische Untersuchungen über die basale optische Wurzel, die Commissura transversa Gudden und über eine Verbindung der Netzhaut mit dem vegetativen Gebiet im Hypothalamus durch eine „dorsale hypothalamische Wurzel" des Nervus opticus bei Amnioten. Schweiz. Arch. Neur. **39**, 255—290 (1937); **40**, 69—126 (1938). — Degenerationsstudien über das optische Gebiet im Hypothalamus des Meerschweinchens. Acta anat. (Basel) **4**, 123—136 (1947). — Résultats expérimentaux sur la racine hypothalamique optique et les rapports de cette dernière avec la commissure supra-optique dorsale de MEYNERT. 4. Congr. Neur. Internat. **3**, 157—163 (1949). — Neue anatomische und experimentelle Ergebnisse über das optische Gebiet im Hypothalamus. Schweiz. Arch. Neur. **66**, 67—86 (1950). — Über die hypothalamische Opticuswurzel des Hundes. Bull. schweiz. Akad. Med. Wiss. **7**, 115—127 (1951). — FREY, J., u. TECKLENBORG: Über Änderungen des weißen Blutbildes bei Belastungen und Erkrankungen des Kohlenhydratstoffwechsels. Klin. Wschr. **1952**, 516—519. — FREY, W.: Nieren und ableitende Harnwege. In Handbuch der inneren Medizin, Bd. 8, S. 1—840. 1951. — FREYBERG, R. H., BARKER, NEWBURGH u. COLLER: Pituitary basophilism. Arch. inn. Med. **58**, 187—211 (1936). — FRICK, E.: Untersuchungen zum MORGAGNI-Syndrom. Dtsch. Z. Nervenheilk. **165**, 165—176 (1951). — FRICK, E., u. LAMPL: Über den Einfluß der Hypophysektomie auf den Verlauf der experimentellen Diphtherieintoxikation beim Meerschweinchen. Klin. Wschr. **1952**a, 44. — Z. exper. Med. **118**, 274—289 (1952b). — FRIEDBERG, F., and GREENBER: The effect of growth hormone in the incorporation of S^{35} of methionine into skeletal muscle protein of normal and hypophysectomized animals. Arch. of Biochem. **17**, 193—195 (1948). — FRIEDEN, E. H.: Experimentally induced changes in the melanophore hormone content of the rat pituitary. Endocrinology **49**, 559—564 (1951). — FRIEDEN, E. H., and HISAW: The biochemistry of relaxin. Recent Progr. in Hormone Res. 8, 333—378 (1953). — FRIEDGOOD, H. B.: The effect of an alkaline extract of the anterior hypophysis upon the weight of the spleen and adrenal glands and upon the blood calcium level. Endocrinology **20**, 159—170 (1936). — Endocrine function of the hypophysis. New York: Oxford University Press 1946. — FRIEDGOOD, H. B., and DAWSON: Inhibition of the carminecell reaction in the pituitaries of cats which mate but do not ovulate. Endocrinology **30**, 252—257 (1942). — FRIEDGOOD, H. B., and MCLEAN: The effect of an anterior hypophyseal extract upon the serum calcium and phosphorus. Amer. J. Physiol. **118**, 588—593 (1937). — FRIEDMAN, M. H., and HALL: The site of elaboration of the pituitary gonadotropic hormone and of prolactin. Endocrinology **29**, 179—186 (1941). — FRIEDMAN, M. M.: Neurofibromatosis of bone. Amer. J. Roentgenol. **51**, 623—630 (1944). — FRIEDMAN, S. M., POLLEY and FRIEDMAN: The effect of desoxycorticosterone acetate on blood pressure, renal function and electrolyte pattern in the intact rat. J. of Exper. Med. **87**, 329—338 (1948). — FRISCH, A. V.: Über familiäre Hämachromatose. Wien. Arch. inn. Med. **4**, 149—166 (1922). — FRÖHLICH, A.: Tumor der Hypophyse ohne Akromegalie. Wien. klin. Wschr. **1902**, 27. — FROMM, G. A., HECKER u. SILVA: Exophtalmos and Hyperthyroidism. Acta endocrin. (Copenh.) **16**, 197—220 (1954). — FROMME: Teratom der Schädelhöhle. Münch. med. Wschr. **1905**, 1304. — FRONTERA, J. G.: A study of the anuran diencephalon. J. Comp. Neur. **96**, 1—69 (1952). — FROWEIN, R., u. HARRER: Über zentralbedingte Störungen von Blutdruck, Atmung und Grundumsatz nach Encephalitis. Nervenarzt **18**, 444—449 (1947). — Über Grundumsatzsteigerungen nach Hirnverletzung und deren Beziehungen zur Größe des 3. Ventrikels und zum Commotionssyndrom. Klin. Wschr. **1948**a, 79—82. — Über pharmakodynamische Reizversuche bei Hirnverletzten unter besonderer Berücksichtigung der Konstitutionstypen. Med. Klin. **1948**b,

361—364. — Zur Beurteilung pharmakodynamischer Funktionsprüfungen des neurovegetativen Systems. Med. Klin. **1949**, 1151—1153. — Über den Ablauf einiger vegetativer Funktionsprüfungen nach Encephalographie. Acta neurochir. (Wien) **1951**, 117—136. — FRYKMAN, H. M.: A quantitative study of the paraventricular nucleus and its alteration in hypophysectomy. Endocrinology **31**, 23—29 (1942). — FULLER, C. J., and RUSSELL: Chromophobe adenoma of the pituitary associated with CUSHING's syndrome. Lancet **1936**, 181—183. — FULSTOW, MARJORIE: An epithelial cyst of the hypophysis. Amer. J. Path. **4**, 87—91 (1928). — FULTON, J. F.: Physiology of the nervous system. New York: Oxford Univ. Press 1949. — FULTON, J. F., and BAILEY: Contribution to the study of tumors in the region of the third ventricle. J. Nerv. Dis. **69**, 1—25, 145—164, 261—277 (1929). — FUMAGALLI, Z.: La vascolarizzazione dell'ipofisi umana. Z. Anat. **111**, 266—306 (1942). — FUNK, C., TOMASHEFSKY, EHRLICH and SOUKOP: Role of the pituitary in growth of a transplanted rat tumor. Proc. Soc. Exper. Biol. a. Med. **74**, 289—291 (1950). — FURLOW, L. T.: Intracranial chordoma. Arch. of Neur. **34/4**, 838—843 (1935). — FURTH, J.: Morphologique changes associated with thyrotrophin-secreting pituitary tumors. Amer. J. Path. **30**, 421—463 (1954). — FUTCHER, T. B.: Diabetes insipidus and lesions of the midbrain. Amer. Med. J., N. S. **178**, 837—852 (1929).

GAEDE, K., u. FERNER: Zur funktionellen Bedeutung des sog. „insulären Gangorgans" von FEYRTER. Klin. Wschr. **1950**, 621—622. — GAEDE, K., FERNER u. KASTRUP: Über das 2. Kohlenhydratstoffwechselhormon der Bauchspeicheldrüse (Glukagon). Klin. Wschr. **1950**, 388—393. — GÄNSHIRT, H.: Über den zentralen Tod beim Hirntumor. Dtsch. Z. Nervenheilk. **166**, 247—267 (1951). — GÄNSSLEN u. FRITZ: Über Diabetes insipidus. Klin. Wschr. **1924**, 22—23. — GAGEL, O.: Zur Topik und feineren Histologie der vegetativen Kerne des Zwischenhirns. Z. Anat. **87**, 558—584 (1928). — Symptomatologie der Erkrankungen des Hypothalamus. In Handbuch der Neurologie, Bd. 5, S. 482—522. 1936a. — Neurofibromatose. In Handbuch der Neurologie, Bd. 16, S. 289—318. 1936b. — Aussprache. Verh. dtsch. Ges. inn. Med. **49** (1937). — Ein Granulationsgeschwulst im Gebiete des Hypothalamus. Z. Neur. **172**, 710—722 (1941a). — Hypophysen-Zwischenhirn-System und Kohlenhydratstoffwechsel. Z. Neur. **172**, 723—730 (1941b). — Die Bedeutung des Hypophysen-Zwischenhirn-Systems für den Wasser- und Kohlenhydrathaushalt. Klin. Wschr. **1947**a, 289—293. — Die Diencephalose. Klin. Wschr. **1947**b, 389—391. — Aussprache. Verh. dtsch. Ges. inn. Med. **54**, 158—162 (1948). — Einführung in die Neurologie. Berlin: Springer 1949a. — Die Leistungen des vegetativen Nervensystems im Lichte der modernen Morphologie. Zbl. Neur. **107**, 11—14 (1949b). — Zur Genese und chirurgischen Therapie des essentiellen und Entzügelungs-Hochdrucks. Münch. med. Wschr. **1950**a, 253—259. — Zur Klinik und Pathologie des zentralen vegetativen Nervensystems. Dtsch. Z. Nervenheilk. **162**, 139—173 (1950b). — Vegetatives System. In Handbuch der inneren Medizin, Bd. 5/1, S. 453—703. 1953a. — Die Erkrankungen des vegetativen Systems. In Handbuch der inneren Medizin, Bd. 5/2, S. 777—921. 1953b. — GAGEL, O., u. KLAES: Zur hypothalamo-hypophysären Regulation des Wasserhaushaltes. Klin. Wschr. **1950**, 295—298. — GAGEL, O., u. MAHONEY: Zur Frage des Zwischenhirn-Hypophysen-Systems. Z. Neur. **156**, 594—613 (1936). — GAHRMANN, J.: Das Verhalten des Blutzuckers nach Unterbrechung des therapeutischen Insulinkoma. Diss. Göttingen 1952. — GAINES, W. L.: A contribution to the physiology of lactation. Amer. J. Physiol. **38**, 285—312 (1915). — GALEWSKY, E.: Erkrankungen der Haare und des Haarbodens. In Handbuch der Hautkrankheiten, Bd. 13/1, S. 129—437. 1932. — GALLAVAN, MAE and STEEGMANN: SIMMONDS' disease. Arch. Int. Med. **59**, 865—882 (1937). — GALLUPI, A.: Les traumatismes craniens dans la détermination d'altérations hypophysaires. Rev. franç. Endocrin. **5**, 26—44 (1927). — GAMPER, E.: Bau und Leistungen eines menschlichen Mittelhirnwesens. I. Z. Neur. **102**, 154—235; II. **104**, 49—120 (1926). — Zur Frage der Polioencephalitis haemorrhagica der chronischen Alkoholiker. Dtsch. Z. Nervenheilk. **102**, 122—129 (1928). — GANONG, W. F., and HUME: Absence of stress-induced and "compensator" adrenal hypertrophy in dogs with hypothalamic lesions. Endocrinology **55**, 474—483 (1954). — GANSER, S.: Vergleichend-anatomische Studien über das Gehirn des Maulwurfs Morph. Jb. **7**, 591—725 (1882). — GARCIA, J. A., u. FERREIRA: Experimentelle und klinische Untersuchungen mit Hypothalamusextrakten. Acta neurovegetativa (Wien) **2**, 74—83 (1951). — Cytometry of the hypothalamus after large doses of estrogen. Acta neurovegetativa (Wien) 8, 283—286 (1954). — GARDNER, W. U., and PFEIFFER: Influence of estrogens and androgens of the skeletal system. Physiologic. Rev. **23**, 139—165 (1943). — GARM, O.: Changes in the blood, andrenals and hypophysis in bovine parturient paresis and eclampsia. Acta endocrinol. (Copenh.) **5**, 413—124 (1950). — GARSCHIN, W.: Ein Fall von intraspheno-idaler Hypophysenganggeschwulst. Z. Krebsforsch. **31**, 432—436 (1930). — GAUNT, R.: The adrenal cortex in salt and walter metabolism. Recent Progr. in Hormone Res. **6**, 247 bis 276 (1951). — GAUPP jr., R.: Die histologischen Befunde und bisherigen Erfahrungen über die Zwischenhirnsekretion des Menschen. Z. Neur. **154**, 314—330 (1936a). — Über „Kolloid"-Einschlüsse der Nervenzellen. Z. Neur. **154**, 673—676 (1936b). — Die morphologischen Grundlagen zur Theorie einer Neurosekretion des vegetativen Systems. Z. Neur.

165, 273—278 (1939). — Über den Diabetes insipidus. Z. Neur. **171**, 514—546 (1941). — Ein weiterer Beitrag zur pathologischen Anatomie des Diabetes insipidus. Z. Neur. **177**, 50 bis 73 (1944). — GAUPP, VERA: Pubertas praecox bei Osteodystrophia fibrosa. Mschr. Kinderheilk. **53**, 312—322 (1932). — Experimentelle Untersuchungen am Kaninchen zur Frage der Geschlechtsreifung. Mschr. Kinderheilk. **98**, 207—209 (1950). — GAUTIER, R.: Zur Kenntnis der Mischgeschwülste der Hypophysengegend. Frankf. Z. Path. **19**, 247—291 (1916). — GEBAUER, A., u. LINKE: Das CUSHING-Syndrom bei Nebennierentumoren. Dtsch. med. Wschr. **1950**, 932—937. — GEDIGK, P.: Histochemische Darstellung von Kohlenhydraten. Klin. Wschr. **1952**, 1057—1065. — GEILING, E. K., and LEWIS: Further information regarding the melanophoric hormone of the hypophysis cerebri. Amer. J. Physiol. **113**, 534—537 (1935). — GEILING, E. M. K., and OLDHAM: Glandular physiology and therapy. The Neurohypophysis. J. Amer. Med. Assoc. **116**, 302—306 (1941). — GEISLER, ERIKA: Zur Problematik der Pubertätsmagersucht. Psychiatr., Neurol. u. med. Psychol. **5**, 227—233 (1953). — GEMZELL, C. A., VAN DYKE, TOBIAS and EVANS: Increase in the formation and secretion of ACTH following adrenalectomy. Endocrinology **49**, 325—336 (1951). — GEMZELL, C. A., u. SJÖSTRAND: Effect of hypophysectomy, ACTH and growth hormone in total amount of haemoglobin and blood volume. Acta endocrin. (Copenh.) **16**, 6—12 (1954). — GENNES, L. DE, BRICAIRE, BENZECRY et VILLIAUMEY: Les syndromes de Basedow d'origine diencephalo-hypophysaire. Presse méd. **1951**, 41—46. — GEORGI, F.: Psychophysische Korrelationen. IX. Schweiz. med. Wschr. **1951**, 520. — Leberstütztherapie bei Stammhirnsyndromen. Arch. f. Psychiatr. **187**, 469—487 (1952). — GEORGI, F., u. LEVI: Zur Pathophysiologie und Therapie der sog. Pubertätsmagersucht. Nervenarzt **22**, 365—371 (1951). — GEREB, T.: Primäre Reticuloendotheliomatose des Gehirns. Arch. f. Psychiatr. **191**, 134—146 (1953). — GEREBTZOFF, M.-A., et NIZET: Etude histopathologique d'un papillome kystique du plexus choroïde du troisiéme ventricule. Acta neurol. et psychiatr. belg. **49**, 453—466 (1949). — GERHARDT, U.: Libido, Orgasmus und Kohabitation. In Handbuch der Physiologie, Bd. 14/1, S. 191—204. 1926. — GERHARTZ, H.: Retothelarkome des Zentralnervensystems. Virchows Arch. **319**, 339—346 (1951). — GERSH, I.: "Glandular" cells in the pars nervosa and stalk of the hypophysis. Proc. Soc. Exper. Biol. a. Med. **37**, 395—396 (1938). — The structure and function of the parenchymatous glandular cells in the neurohypophysis of the rat. Amer. J. Anat. **64**, 407—429 (1939). — GERSHBERG, H., BROBECK and LONG: The role of epinephrine in the secretion of the adrenal cortex. Yale J. Biol. a. Med. **23**, 32—51(1950). — GERSTEL, G.: Zur Kenntnis der primären Melanosarkomatose der weichen Hirnhäute. Frankf. Z. Path. **52**, 382—391 (1938a). — Über multiple Tumoren der Drüsen mit innerer Sekretion bei einem Akromegalen. Frankf. Z. Path. **52**, 485—499 (1938b). — GERSTEL, G., u. NAGEL: Zur Pathologie und Klinik der bösartigen Nebennierenrindengeschwülste. Endokrinologie **16**, 41—51 (1936). — GERTEIS, W.: Über den Bau- und Wachstumsplan der menschlichen Schilddrüse nach Thiouracil-Behandlung. Beitr. path. Anat. **112**, 421—444 (1952). — GESELL, A., THOMS, HARTMANN and THOMSON: Mental and physical growth in pubertas praecox. Arch. of Neur. **41**, 755—772 (1939). — GESSLER, H.: Die Wärmeregulation des Menschen. Erg. Physiol. **26**, 185—234 (1928). — GEY, G. O., SEEGAR and HELLMAN: The reproduction of a gonadotrophic substance (prolan) by placental cells in tissue culture. Science (Lancaster, Pa.) 88, 306—307 (1938). — GEYER, H.: Zur Ätiologie der mongoloiden Idiotie. Leipzig: Georg Thieme 1939. — GIERSBERG, H., u. USINGER: Die Bedeutung des Pigmenthormons beim Säugetier. Naturwiss. **39**, 405—406 (1952). — GIESE, H.: Untersuchungen zur Neuraltherapie sexueller Störungen. Die Medizinische **1952**, 1132—1133. — GIGON, A.: Über Zwergwuchs und Riesenwuchs. Schweiz. Arch. Neur. **9**, 283—302 (1921); **10**, 113—129 (1922). — GILFORD, H.: Progeria: A form of senilism. Practitioner **73**, 188—217 (1904). — GILMOUR, M. D.: Carcinoma of the pituitary gland with abdominal metastases. J. of Path. **35**, 265—269 (1932). — GINZBERG, R., u. HEILMEYER: Über die zentralnervöse Regulation des Blutes. Arch. f. Psychiatr. **97**, 719—782 (1932). — GIORNELLI, L.: Contributo anatomo-clinico allo studio dell'infarto della ipofisi in donne puerpere. Riv. ital. Ginec. **14**, 533—560 (1933). — GIRARD, P.-F., et GUINET: Nanisme et infantilisme dissocié au cours d'une arachnoidite opto-chiasmatique. Acta neurol. belg. **50**, 12—25 (1950). — GIUSTI, L., u. HOUSSAY: Haut und Genitalveränderungen bei der Kröte infolge Abtragung der Hypophyse oder Gehirnläsionen. Rev. Asoc. méd. argent. **37**, 155—164 (1924a); ref. Zbl. Neur. **43**, 492. — Modifications cutanées produites chez le crapaud par l'extirpation de l'hypophyse ou par lésion du cerveau (1). C. r. Soc. Biol. Paris **91**, 313—317 (1942b). — GJERSOE, A., and KJERULF-JENSEN: Hypothalamic lesion caused by BOECK's sarcoid. J. Clin. Endocrin. **10**, 1602—1608 (1950). — GJÖRUP, E.: Hypophyseal nanism resulting from craniopharyngeom. Acta paediatr. (Stockh.) **27**, 508—516 (1940). — GLANZMANN, E., u. WEGELIN: Diabetes insipidus und SIMMONDS' Syndrom nach Encephalitis. Schweiz. med. Wschr. **1942**, 1401—1408. — GLASS, S. J., and DAVIS: J. Clin. Endocrin. **4**, 489 (1944); zit. nach JAQUES 1952. — GLASS, S. J., EDMONDSON and SOLL: Sex hormone changes associated with liver disease. Endocrinology **27**, 749—752 (1940). — GLATZEL, H.: Fettsucht und Magersucht. In Handbuch der inneren Medizin, Bd. 6/1, S. 477—632. 1941. —

Zur Psychosomatik der Ulkuskrankheit. Z. psychosom. Med. **1**, 11—21 (1954). — GLEES, P.: The contribution of the medial fillet and strio-hypothalamic fibres to the dorsal supra-optic decussation. J. of Anat. **78**, 113—117 (1944). — GLITSCH, W.: Über einen Einzelfall von sog. familiärer, akromegaloider Osteose. Z. Vererbungslehre **20**, 31–37 (1937). — GLOBUS, J. H.: Teratoid cyst of the hypophysis. Arch. of Neur. **9**, 417—430 (1923). — Infundibuloma. J. of Neuropath. **1**, 59—80 (1942). — GLOBUS, J. H., and GANG: Craniopharyngeoma an suprasellar adamantinoma. J. Mount Sinai Hosp. **12**, 220—276 (1945). — GLOBUS, J. H., GOLDFARB and SILVER: Hypophysio-hypothalamic interfunctions and disfunctions. J. Mount Sinai Hosp. **14**, 308—346 (1947). — GLOBUS, J. H., and SILBERT: Pinealomas. Arch. of Neur. **25**, 937—984 (1931). — GLUECKSOHN-WAELSCH, SALOME: Physiological genetics of the mouse. Adv. Genet. **4**, 1—51 (1951). — GODLOWSKI, Z. Z.: Stimulation of the suprarenal glands in the treatment of rheumatoid arthritis. Ann. Rheumat. Dis. 8, 285—289 (1949). — The fate of eosinophils in hormonally induced eosinopenia and its significance. J. of Endocrin. 8, 102—125 (1952). — GOEBEL, F.: „Hypophysäre Kachexie" beim Kleinkind ohne Zwergwuchs bei intakter Hypophyse. Z. Kinderheilk. **53**, 575—579 (1932). — GÖLKEL, A., u. STEINDL: Über die Wirkung der Reizkörpertherapie auf die ACTH-Aktivität des menschlichen Blutes. Ärztl. Forsch. **5**, 444—448 (1951). — GÖPFERT, H., EIFF u. HOWIND: Quantitative Beziehungen zwischen Energiestoffwechsel und reflektorischem Muskeltonus bei der Thermoregulation. Z. exper. Med. **120**, 308—328 (1953). — GOERKE, M.: Hypophysen-Chordom. Z. Laryng. usw. **20**, 9—13 (1931). — GOETERS, W.: Die Behandlung der extrapulmonalen Tuberkulose des Kindes im Nordseeklima. Med. Welt **1951**, Nr 21. — Die sozialhygienische Bedeutung der Seebäder. Öff. Gesdh.dienst **14**, 85—90 (1952). — GÖTTCHE, O.: Ein Fall von „hepatischem Infantilismus". Mschr. Kinderheilk. **35**, 504—513 (1927). — GÖTZL, A., u. ERDHEIM: Zur Kasuistik der trophischen Störungen bei Hirntumoren. Z. Heilk., Abt. intern. Med. **26** (N. F. **6**), 372—401 (1905). — GOLDBERG, MINNIE B., and LISSER: Acromegaly. J. Clin. Endocrin. **2**, 477—502 (1942). — GOLDBERG, R. C., and CHAIKOFF: On the occurence of six cell types in the dog anterior pituitary. Anat. Rec. **112**, 265—274 (1952). — GOLDBLATT, H.: Experimental renal hypertension. Amer. J. Med. **4**, 100—119 (1948a). — The renal origin of hypertension. Springfield: Thomas 1948b. — GOLDBLATT, H., LYNCH, HANZAL and SUMMERVILLE: Studies on experimental hypertension. I. J. of Exper. Med. **59**, 347—397 (1934). — GOLDECK, H., u. REMY: Der Einfluß des adrenocorticotropen Hormons auf die normale Blutbildung und die Blutkrankheiten. Klin. Wschr. **1953**, 393—399. — GOLDEN, A., BONDY and SHELDON: Pituitary basophile hyperplasia and CROOKE's hyaline changes in man after ACTH-therapy. Proc. Soc. Exper. Biol. a. Med. **74**, 455—458 (1950). — GOLDHAMER, K.: Osteodystrophia fibrosa unilateralis, kombiniert mit Pubertas praecox und mit gleichseitigen osteosklerotischen Veränderungen des Schädels. Fortschr. Röntgenstr. **49**, 456—481 (1934). — GOLDSCHMIDT-FÜRSTNER: Beitrag zum Eklampsie-Problem. Zbl. Gynäk. **58**, 2716—2722 (1934). — GOLDSTEIN, K.: Demonstration zu den Erkrankungen der Drüsen mit innerer Sekretion. Dtsch. med. Wschr. **1913**, 43—44. — Über körperliche Störungen bei Hirnverletzten. II. Münch. med. Wschr. **1918**, 65—68, 104—106. — GOLDZIEHER, M.: Über Sektionsbefunde bei Diabetes insipidus. Verh. dtsch. path. Ges. **16**, 281—287 (1913). — GOLTZ, F.: Der Hund ohne Großhirn. Arch. f. Physiol. **51**, 570—614 (1892). — GOMORI, G.: Observations with differential stains on human islets of LANGERHANS. Amer. J. Path. **17**, 395—406 (1941). — Aldehyde-fuchsin: A new stain for elastic tissue. Amer. J. Clin. Path. **20**, 665—666 (1950). — The periodic-acid SCHIFF stain. Amer. J. Clin. Path. **22**, 277—281 (1952). — GORDON, A.: The relation of withdrawal of cerebrospinal fluid to the body temperature. Arch. Int. Med. **44**, 263—271 (1929). — GORDON, A. S., and KATSH: The adrenal cortex and the response of the fixed macrophagic cell to chronic inanition. Anat. Rec. **112**, 153—175 (1952). — GORDON, G. B., and WEITZNER: Rheumatoid arthritis and insulin therapy. J. Amer. Med. Assoc. **145**, 842 (1951). — GOSLAR, H. G.: Vergleichende cytologische Untersuchungen zur Frage der Neurosekretion im Hypothalamus. Acta Neurovegetativa (Wien) **4**, 381—408; **5**, 25—54 (1952). — GOTSCHALK, H. C., and TILDEN: Necrosis of the anterior pituitary following parturition. J. Amer. Med. Assoc. **114**, 33—35 (1940). — GOTTLIEB, K.: Die Pathologie der Dystrophia adiposogenitalis. Erg. Path. **19**, 575—649 (1921). — GRADY, H. G., and STEWART: HAND-SCHÜLLER-CHRISTIAN disease and tuberculosis. Arch. of Path. **18**, 699—709 (1934). — GRÄF, J.: Zur Frage der Basophileneinwanderung in den Hypophysenhinterlappen bei Hypertonie. Beitr. path. Anat. **101**, 109—122 (1938). — GRAFE, E.: Über die nervöse Regulation des organischen Stoffwechsels und ihre Störungen. Dtsch. Z. Nervenheilk. **135**, 190—211 (1935). — Die gegenwärtigen Auffassungen von der Pathogenese des menschlichen Diabetes mellitus. Münch. med. Wschr. **1951**, 33—34. — GRAFE, E., u. GRAHAM: Über die Anpassungsfähigkeit des tierischen Organismus an überreichliche Nahrungszufuhr. Z. physiol. Chem. **73**, 1—67 (1911). — GRAFE, E., u. GRÜNTHAL: Über isolierte Beeinflussung des Gesamtstoffwechsels vom Zwischenhirn aus. Klin. Wschr. **1929**, 1013—1016. — GRAFE, E., u. TROPP: Der Diabetes mellitus. In Handbuch der inneren Medizin, Bd. 6/2, S. 406—626. 1944. — GRANZER, E.: Über die

Wirkung von Hormonextrakten des Hypophysenhinterlappens auf die Serumproteinzusammensetzung sowie ihre Beziehungen zum Renin. Naturwiss. **39**, 405 (1952). — GRASSHEIM, K.: Über „primäre Oligurien", ihr Wesen und die Ursachen ihrer Entstehung. Z. klin. Med. **110**, 469—505 (1929). — GRASSMANN, W.: Diabetes insipidus bei Tumormetastasen in der Hypophyse. Frankf. Z. Path. **42**, 384—393 (1931). — GRATTAROLA, F.-R., et WILDI: Introduction anatomique aux recherches hypothalamique chez l'homme. Mschr. Psychiatr. **124**, 65—90 (1952). — GRAUBNER, W.: Die hypophysäre Kachexie (SIMMONDSsche Krankheit). Z. klin. Med. **101**, 249—277 (1925). — GRAUMANN, W.: Das Vorkommen von Perjodsäure-Leukofuchsin-(PSL-)positiven Substanzen im embryonalen Organismus. Anat. Anz. **99**, 19—20 (1952). — GRAY, H.: The minneapolis giant. Ann. Int. Med. **10**, 1669—1682 (1937). — GREBE, H.: Zur Ätiologie thyreogener Wachstumsstörungen. Z. Vererbungslehre **30**, 299—306 (1951). — Kasuistischer Beitrag zur Ätiologie der konstitutionellen Vergrößerungen umschriebener Körperabschnitte. Z. Vererbungslehre **30**, 323—333 (1953). — GREEN, H. D., and HOFF: Effects of faradic stimulation of the cerebral cortex on limb and renal volumes in the cat and monkey. Amer. J. Physiol. **118**, 641—658 (1937). — GREEN, J. D.: Vessels and nerves of amphibian hypophyses. Anat. Rec. **99**, 21—53; ref. Zbl. Path. **110** (1947). — The histology of the hypophyseal stalk and median eminence in man with special reference to blood vessels, nerve fibers and a peculiar neurovascular zone in this region. Anat. Rec. **100**, 273—295 (1948). — The comparative anatomy of the hypophysis, with special reference to its blood supply and innervation. Amer. J. Anat. **88**, 225—312 (1951). — GREEN, J. D., and HARRIS: The neurovascular link between the neurohypophysis and adenohypophysis. J. of Endocrin. **5**, 136—146 (1948). — Observation of the hypophysio-portal vessels of the living rat. J. of Physiol. **108**, 359—361 (1949). — GREENE, J. A.: The low non-protein respiratory quotients in patients with pituitary dwarfism. Trans. Assoc. Amer. Physicians **64**, 168—178 (1951). — GREENFIELD, G.: The pathological examination of forty intracranial neoplasms. Brain **42**, 29—85 (1919). — GREEP, P. O., VAN DYKE and CHOW: Gonadotropins of the swine pituitary. I. Endocrinology **30**, 635—649 (1942). — GREEP, R. O.: The physiology and chemistry of the parathyrodi hormone. The Hormones, herausgeg. von PINCUS u. THIMANN, Bd. 1, S. 255—299. 1948. — GREEP, R. O., and BARRNETT: The effect of pituitary stalk-section on the reproductive organs of female rats. Endocrinology **49**, 172—184 (1951). — GREEP, R. O., and JONES: Steroids and pituitary hormones. Sympos. Steroid. Horm., herausgeg. von E. S. GORDON, S. 330—360. Wisconsin Press 1950. — GREER, M. A.: Trophic hormones of the placenta. Endocrinology **45**, 178—187 (1949). — Evidence of hypothalamic control of the pituitary release of the thyreotropin. Proc. Soc. Exper. Biol. a. Med. **77**, 603—688 (1951). — The role of the hypothalamus in the control of thyroid function. J. Clin. Endocrin. **12**, 1258—1268 (1952). — GREGOIRE, CH.: Factors involved in maintaining involution of the thymus during suckling. J. of Endocrin. **5**, 67—87 (1948). — GREGORETTI, L.: Contribution à l'étude du noyau supraoptique accessoire de l'homme. Acta neurovetativa (Wien) **10**, 1—20 (1954). — GRENELL, R. G., and KABAT: Central nervous system resistence. II. J. of Neuropath. **6**, 35—43 (1947). — GRETZBACHER, F.: Platybasie unter dem Bilde einer Hirngeschwulst. Münch. med. Wschr. **1937**, 1196. — GREVING, R.: Beiträge zur Anatomie der Hypophyse und ihrer Funktion. I. Dtsch. Z. Nervenheilk. **89**, 178—195 (1926a). — Beiträge zur Anatomie der Hypophyse und ihrer Funktion. II. Z. Neur. **104**, 466—479 (1926b). — Die vegetativen Zentren im Zwischenhirn. In Handbuch der Anatomie, Bd. 4/1, S. 974—1060. 1928. — Die Innervation der Hypophyse. Verh. dtsch. Ges. inn. Med. **42**, 53—58 (1930). — GREVING, R., u. GAGEL: Pathologisch-anatomische Befunde am Nervensystem nach experimenteller Thalliumvergiftung. Z. Neur. **120**, 805—814 (1929). — GRIESBACH, W. E.: Über die Darstellung von zwei Typen von Basophilen in der Rattenhypophyse. Klin. Wschr. **1953**, 926—930. — GRIFFITH, J. P. C.: A case of xanthoma tuberosum, with early jaundice and with diabetes insipidus. Arch. of Pediatr. **39**, 297—303 (1922). — GRIFFITH, J. Q., PADIS and ANTHONY: Selection of patients with arterial hypertension for treatment by repeated injections of pitressin. Amer. J. Med. Sci. **212**, 31—34 (1946). — GRIFFITHS, G. M.: The LAURENCE-MOON-BIEDL-syndrome. J. of Neur. **1**, 1—6 (1938). — GRINKER, R. R., and BUCY: Neurology. Springfield: Thomas 1949. — GROAT, R. A., and SIMMONS: Loss of nerve cells in experimental cerebral concussion. J. of Neuropath. **9**, 150—163 (1950). — GROLLMANN, A.: Experimental renal hypertension with special reference to its endocrine aspects. Recent Progr. in Hormone Res. **1**, 371—383 (1947). — GROS, CL., et CAZABAN: Le syndrome chiasmatique posttraumatique avec pneumatocèle intra-cranienne. Presse méd. **1951**, 398 bis 399. — GROS, H.: Störungen des Wasserhaushaltes bei latenter Hepatopathie. Med. Mschr. **6**, 151—153 (1952). — GROSH, L. C., u. STIFEL: Defects in the membranous bones, diabetes insipidus and exophthalmus. Arch. inn. Med. **31**, 76—84 (1923). — GROSS, D.: Hypophyse und Schädeltrauma. Arch. f. Pschiatr. **111**, 619—651 (1940). — GROSS, H., u. MÄUSER: Klinische Beobachtung und tierexperimenteller Nachweis der Funktion des insulotropen Hypophysenvorderlappenhormons. Ärztl. Forsch. **6**, 372—379 (1952). — GROSS, R., u. SIECKE: Über die Beziehungen zwischen Blut- und Knochenmarkswirkungen des adrenocorticotropen Hormons, besonders bei den Eosinophilen. Klin. Wschr. **1952**, 456—462. — GROSS, R. E.: Neoplasms producing endocrine disturbances in childhood. Amer. J. Dis. Childr. **59**, 579—628 (1940). — GROSSE-BROCKHOFF, F., u. MERCKER: Zur Physiologie der Muskelendplatte und zur Pathogenese der myasthenischen myotonischen Krankheiten. Klin. Wschr. **1949**, 73—76. — GROOT, J. DE: The significance of the hypophysial portal system. Diss. Amsterdam 1952. — GROOT, J. DE, and HARRIS: Hypothalamic control of the anterior pituitary gland and blood lymphocytes. J. of Physiol. **111**, 335—346 (1950). — GRUBER, GG. B.: Beiträge zur Kriegspathologie. III. Dtsch. mil.ärztl. Z. **45**, 388—413 (1916). — Klin. Wschr. **1926**, 2091. — Über Metaplasie. Münch. med. Wschr. **1939**, 22—28. — Studienergebnisse am Geweih des Cervus capreolus. Zbl. Path. 88, 336—345 (1952). — GRUBER, K., u. OBERNDÖRFER: Hypophysen-Nebennierenrindensystem und Leukocytenregulation. Erg. pharmaz. Forsch. 8, 523—527 (1954). — GRÜN, K.: Die Geschwülste des Zentralnervensystems und seiner Hüllen bei unseren Haustieren. Diss. Berlin 1936. — GRÜNTHAL, E.: Der Zellaufbau des Hypothalamus beim Hund. Z. Neur. **120**, 157—177 (1929). — Vergleichend anatomische und entwicklungsgeschichtliche Untersuchungen über die Zentren des Hypothalamus der Säuger und des Menschen. Arch. f. Psychiatr. **90**, 216—267 (1930a). — Die pathologische Anatomie der senilen Demenz und der ALZHEIMERschen Krankheit. In Handbuch der Geisteskrankheiten, Bd. 11, S. 638—672. 1930b. — Über den Hirnbefund bei PAGETscher Krankheit. Z. Neur. **136**, 656—675 (1931). — GRÜNTHAL, E., u. KELLER: Diabetes insipidus mit Ausfall des hypothalamo-hypophysären Systems. Mschr. Psychiatr. **108**, 254—260 (1943). — GUCCIONE, F.: Necrosi a focolaio della ipofisi et perniciosa comatosa. Pathologica (Genova) **26**, 383—396 (1934). — GUDDEN, H.: Experimentaluntersuchungen über das peripherische und zentrale Nervensystem. Arch. f. Psychiatr. **2**, 693—723 (1869). — GÜNTHER, H.: Über zentrale Polyglobulie. Dtsch. Arch. klin. Med. **165**, 41—56 (1929). — Proportionsstudien an Zwergen. II. Virchows Arch. **307**, 641—653 (1941). — Die physiologische Akromegalie. Endokrinologie **27**, 253—258 (1950). — GÜTHERT, H., u. HÜBNER: Epitheloidzellige sklerosierende Miliartuberkulose. Virchows Arch. **313**, 182—209 (1944). — GUGGISBERG, H.: Hormonale und neurale Regulation der weiblichen Geschlechtsorgane. Schweiz. med. Wschr. **1940**, 825—830. — Wehen und Wehenstörungen. In Biologie und Pathologie des Weibes, Bd. 8/2, S. 91—240. 1951. — GUILLAIN, G., et ALQUIER: Etude anatomo-pathologique d'un cas de maladie de DERCUM. Arch. Med. Exp. 18, 680—687 (1906). — GUILLAIN, G., LECHELLE et GARCIN: La polyglobulie de certains syndromes hypophysaires et hypophysotuberiens. C. r. Soc. Biol. Paris **106**, 515—518 (1931). — GUILLERY, R. W.: A quantitative study of the mamillary bodies and their connexions. J. of Anat. **89**, 19—32 (1955). — GUNDELFINGER, E.: Klinische und experimentelle Untersuchungen über den Einfluß des Nervensystems bei der Entstehung des runden Magengeschwürs. Mitt. Grenzgeb. Med. u. Chir. **30**, 189—229 (1918). — GUNTHER, L., and COURVILLE: Hypophyseal cachexie. J. Nerv. Dis. **82**, 40—56 (1935). — GUREWITSCH, M., u. TKATSCHEW: Beiträge zur Klinik der chronischen epidemischen Encephalitis. Z. Neur. **99**, 485—502 (1925). — GURIN, S., and BRADY: The in vitro synthesis of lipids and its hormonal control. Recent Progr. in Hormone Res. 8, 571—584 (1953). — GUSINDE, RUTH-ELLEN: Zur Frage der Existenz des Tractus supraopticohypophyseus bei der Ratte. Z. Neur. **177**, 475—485 (1944). — GUTERMAN, H. S.: Progesteron metabolism in the human female. Recent Progr. in Hormone Res. **8**, 293—326, 331 (1953). — GUTTMANN, E., u. SPATZ: Die Meningeome des vorderen Chiasmawinkels. Arch. f. Psychiatr. 88, 798 (1929a). — Die Meningeome des vorderen Chiamaswinkels. Nervenarzt **2**, 581—591 (1929b).

HABERFELD, W.: Die Rachendachhypophyse, andere Hypophysengangsreste und deren Bedeutung für die Pathologie. Beitr. path. Anat. **46**, 133—232 (1909). — Zur Pathologie des Canalis craniopharyngeus. Frankf. Z. Path. **4**, 96—123 (1910). — HABERLANDT, W. F.: Morbus Cushing und psychische Störungen. Dtsch. med. Rdsch. **1951**, 11—13. — HABERMANN, G.: Das intermediäre Gebiet der menschlichen Hypophyse. Beitr. path. Anat. **100**, 560—581 (1938). — HABERMANN, H.: Die Bedeutung des Traumas für die Entstehung der Akromegalie. Dtsch. med. Rdsch. **2**, 93—94 (1948). — HADFIELD, G., and ROGERS: Two parathyroid tumours without osteitis fibrosa; one associated with acromegaly. J. of Path. **35**, 259—263 (1932). — HÄFNER, H., u. FRIEDEL: Das diencephal-hypothalamische Syndrom der „ergotropen Starre". Arch. f. Psychiatr. **190**, 317—327 (1953). — HÄSSLER, E.: Spätrachitis. In Handbuch der inneren Medizin, Bd. 6/1, S. 783—795. 1941. — HAFEZ, E. S. E.: Sexual season of the ewe and daylight environment. Nature (Lond.) **166**, 822 (1950). — Die Brunstzeit bei Schafen in Beziehung zur Tageslänge in nördlicher und südlicher Breite. Naturwiss. **38**, 100—101 (1951a). — Inhibitory action of artifial light on the sexual season of the ewe. Nature (Lond.) **168**, 336 (1951b). — HAGEMANN, U.: Das Verhalten der Hypophyse und Nebenniere bei experimentell induzierter kontrainsulärer Adaption. Beitr. path. Anat. **113**, 121—132 (1953). — HAGEN, EMMI: Neurohistologische Untersuchungen an der menschlichen Hypophyse. Dtsch. med. Rdsch. **1949**, 632. — Neurohistologische Untersuchungen an der menschlichen Hypophyse. Z. Anat. **114**, 640—679 (1950). — Weitere histologische Befunde an der Neurohypophyse und dem Zwischenhirn des Menschen. Verh. anat. Ges. **48**, 200—202 (1951a). — Weitere histologische Ergebnisse an Hypophyse und Zwischenhirn des Menschen. Verh. anat. Ges. **49**, 93—97 (1951b). — Neurohistologische Beobachtungen an Hypophyse und Zwischenhirn des Menschen. Acta neurovegetativa (Wien) **3**, 67—76 (1951c). — Über die feinere Histologie einiger Abschnitte des Zwischenhirns und der Neurohypophyse des Menschen. I. Acta Anat. (Basel) **16**, 367—415 (1952). — Diskussionsbemerkung. 4. Wissenschaftliches Colloquium über neuralpathologische Grundlagen. Höxter 1953. — Zur Frage der afferenten Nervenfasern im Drüsenlappen der Hypophyse. Z. Zellforsch. **41**, 79—88 (1954). — Mikroskopische Beobachtungen über die Innervation der Gefäße in der Substanz des menschlichen Zwischenhirns und in der Pia mater. Z. Anat. **118**, 223—235 (1955). — HAGENBACH, E.: Ein Fall von Diabetes insipidus. Jb. Kinderheilk., N. F. **19**, 214—216 (1882). — HAIN, ANNIE M.: The effect (a) of litter-size on growth and (b) of oestrone administered during lactation (rat). Quart. J. Exper. Physiol. **25**, 301—313 (1935). — HAJDU, I., u. BEZNÁK: Die Rolle der Hypophyse bei der Regulierung von Arbeitsvermögen und Masse des Herzens. Schweiz. med. Wschr. **1945**, 665—670. — HALBAN, J.: Die innere Sekretion von Ovarium und Placenta und ihre Bedeutung für die Funktion der Milchdrüse. Arch. Gynäk. **75**, 353—441 (1905). — HALDEMAN, K. O.: Tumors of the pineal gland. Arch. of Neur. **18**, 724—754 (1927). — HALL, TH. C., MACCRACKEN and THORN: Skin pigmentation in relation to adrenal cortical function. J. Clin. Endocrin. **13**, 242—257 (1953). — HALLERVORDEN, J.: Angeborene Hemihypertrophie der linken Körperhälfte einschließlich des Gehirns. Zbl. Neur. **33**, 518—519 (1923). — Ein Aktinomycom im dritten Ventrikel. Arch. f. Psychiatr. **95**, 526—536 (1931). — Gehirnbefunde bei CHRISTIAN-SCHÜLLERscher Krankheit. Z. Neur. **161**, 384—401 (1938). — Hirnerschütterung und Thixotrophie. Zbl. Neurochir. **6**, 37—42 (1941). — Bemerkungen zur zentralen Neurofibromatose und tuberösen Sklerose. Dtsch. Z. Nervenheilk. **169**, 308—321 (1952). — Entwicklungsstörungen und frühkindliche Erkrankungen des Zentralnervensystems. In Handbuch der inneren Medizin, Bd. 5/3, S. 905—1030. 1953. — HALMI, N. S.: Two types of basophils in the anterior pituitary of the rat and their respective cytophysiological significance. Endocrinology **47**, 289—299 (1950). — Two types of basophils in the rat pituitary. Endocrinology **50**, 140—142 (1952a). — The effects of graded doses of thyroxin on the anterior pituitary of hypothyroid male albino rats. Anat. Rec. **112**, 17—36 (1952b). — HALMI, N. S., and GUDE: The morphogenesis of pituitary tumor induced by radiothyroidectomy in the mouse etc. Amer. J. Path. **30**, 403—419 (1954). — HAM, A. W., and HAIST: Histological effects of diabetogenic anterior pituitary extracts. Nature (Lond.) **144**, 835 (1939). — HAM, G. C., and LANDIS: A comparison of pituitrin with the antidiuretic substance, found in human urine and placenta. J. Clin. Invest. **21**, 455—470 (1942). — HAMANN, O.: Zur Ätiologie der Otitis cystoplastica. Med. Klin. **1920**, 63—64. — HAMBÜCHEN, D.: Plexuscysten im dritten Ventrikel. ihre Herkunft und ihre Lokalisation. Beitr. path. Anat. **112**, 453—469 (1952). — HAMBURGER, CH.: Normal urinary excretion of neutral 17-ketosteroids with special reference to age and sex variations. Acta endocrinol. (Copenh.) **1**, 19—37 (1948). — Gonadotropins. Hormone Assay, herausgeg. von EMMENS, S. 173—203. 1950. — HAMBY, W. B.: Spongioblastoma bipolare in the region of the hypothalamus. Arch. of Neur. **31**, 1258—1265 (1934). — HAMILTON, J. B.: Precocious masculine behavior following administration of synthetic male hormone substance. Endocrinology **23**, 53—57 (1938). — HAMLETT, G. W. D.: Delayed implantation and discontinuous development in the mammals. Quart. Rev. Biol. **10**, 432—447 (1935). — HAMMETT, F. S.: Studies of the thyroid apparatus. XXXIV. Endocrinology **10**, 145—164 (1926). — HAMMOND, J.: The practical use of hormones in animal production. Nord. Veterinaermed. **3**, 525—537 (1951). — HAMPERL, H.: Über einen Fall von Dystopie der Neurohypophyse (PRIESEL). Zbl. Path. **41**, 97—100 (1928). — Über das Vorkommen von Onkocyten in verschiedenen Organen und ihren Geschwülsten. Virchows Arch. **298**, 327—375 (1937). — HAND, A.: Polyuria and tuberculosis. Arch. of Pediatr. **10**, 673—675 (1893). — Defects of membranous bones, exophthalmos and polyuria in childhood. Amer. J. Med. Sci. **162**, 509—515 (1921). — HANDLER, PH., and COHN: Effect of parathyroid extract on renal function. Amer. J. Physiol. **169**, 188—193 (1952). — HANDLEY, C. A., and KELLER: Changes in renal functions associated with diabetes insipidus precipitated by anterior hypothalamic lesions. Amer. J. Physiol. **160**, 321—324 (1950). — HANHART, E.: Über heredodegenerativen Zwergwuchs mit Dystrophia adiposogenitalis. Arch. Klaus-Stiftg **1**, 181—257 (1926). — Erbpathologie des Stoffwechsels. In Handbuch der Erbbiologie, Bd. 4/2, S. 674—823. 1940. — Zur Phänomenologie und Vererbung des universalen sowie des partiellen Infantilismus. Z. Vererbungslehre **29**, 424—451 (1948). — Neue Ergebnisse der Erforschung von Erbkrankheiten und Mißbildungen in der Schweiz und ihren Nachbargebieten. Med. Ges. Göttingen, 26. Febr. 1953. — HANKE, H. H., and CHARIPPER: The anatomy and cytology of the pituitary gland of the golden hamster. Anat. Rec. **102**, 123—139 (1948). — HANN, F. v.: Über die Bedeutung der Hypophysenveränderungen bei Diabetes insipidus. Frankf. Z.

Path. **21**, 337—365 (1918). — HANN, J., u. KINZIUS: Über den Adrenalin-Spiegel des Blutes beim Elektrokrampf. Dtsch. Z. Nervenheilk. **163**, 82—92 (1949). — HANN, J., u. SCHOETENSACK: Über den Einfluß der Narkose auf den Blutzucker des Kaninchens im Elektrokrampf. Dtsch. Z. Nervenheilk. **167**, 196—204 (1952). — HANSEMANN, D. v.: Echte Nanosomie, mit Demonstration eines Falles. Berl. klin. Wschr. **1902**, 1209—1212. — HANSKE, E.: Gonadotrope Hormone. Pharmazie **4**, 553—556 (1949). — HANSTRÖM, B.: The hypophysis in some south-african insectivora, carnivora, hyracoidea, proboscidea, artiodactyla, and primates. Ark. Zool. (Stockh.) II. s. **4**, 187—294 (1952). — Neurosecretory pathways in the head of crustaceans, insects and vertebrates. Nature (Lond.) **171**, 72 (1953a). — The hypophysis in a wallaby, two tree-shrews, a marmorset, and an orang-utan. Ark. Zool. (Stockh.), Ser. II **6**, 97—154 (1953b). — The neurohypophysis in the series of mammals. Z. Zellforsch. **39**, 241—259 (1953c). — Miscellaneous observations on the neurosecretory pathways in the mammalian hypophysis. Acta neurovegetativa (Wien) 8, 269—282 (1954a). — On the transformation of ordinary nerve cells into neurosecretory cells. Kgl. Fysiogr. Sällsk. Förh. **24**, Nr 8 (1954b). — Further studies on the hypophysis and on the hypothalamic neurosecretory tracts in the monotremata. Lunds Univ. Årsskr. N. F. Avd. 2 **50**, Nr 5 (1954c). — HANTSCHMANN, L.: Beitrag zu den Stoffwechselstörungen bei Hypophysenvorderlappenausfall. Dtsch. Arch. klin. Med. **176**, 397—403 (1934). — Über torpide sklerosierende Tuberkulosen mit eigenartigem großzelligen histologischen Befund. (Typen BESNIER-BOECK, SCHAUMANN, MYLIUS-SCHÜRMANN.) Erg. Tbk.forsch. **9**, 1—68 (1939). — Die krankhafte Blutdrucksteigerung. Stuttgart: Georg Thieme 1952. — HARE, DOROTHY C., Ross and CROOKE: Cortical carcinoma of suprarenal with CUSHING's basophil pituitary syndrom. Lancet **1935**, 118—122. — HARRIS, G. W.: The innervation and actions of the neurohypophysis. Philos. Trans. Roy. Soc. B **232**, 385—441 (1947). — Stimulation of the supraopticohypophysial tract in the conscious rabbit with currents of different wave form. J. of Physiol. **107**, 412—417 (1948a). — Electrical stimulation of the hypothalamus and the mechanism of neural control of the adenohypophysis. J. of Physiol. **107**, 418—429 (1948b). — The excretion of an antidiuretic substance by the kidney, after electrical stimulation of the neurohypophysis in the unanaesthetized rabbit. J. of Physiol. **107**, 430—435 (1948c). — Further evidence regarding the endocrine status of the neurohypophysis. J. of Physiol. **107**, 436—448 (1948d). — Neural control of the pituitary gland. Physiologic. Rev. **28**, 139—179 (1948e). — Pituitary stalk in relation to oestrous rhythm and pseudopregnancy in rats. J. of Physiol. **109**, 21P (1949a). — Regeneration of the hypophysial portal vessels. Nature (Lond.) **163**, 70 (1949b); ref. Ber. Path. **7**, 80. — The relationship of the nervous system to (a) the neurohypophysis and (b) the adenohypophysis. J. of Endocrin. **6**, XVII—XIX (1950a). — The hypothalamus and endocrine glands. Brit. Med. J. **1950**b, 345—350. — HARRIS, G. W., and JACOBSOHN: Functional grafts of the anterior pituitary gland. Proc. Roy. Soc. Lond., Ser. B **139**, 263—276 (1952). — HARRISON, F.: An attempt to produce sleep by diencephalic stimulation. J. of Neurophysiol. **3**, 156—165 (1940). — HART, D. S.: Photoperiodicity in Suffolk sheep. J. Agricult. Sci. **40**, 143—149 (1950). — Photoperiodicity in the female ferret. J. of Exper. Biol. **28**, 1—10 (1951). — HARTL, F., u. BURGHARDT: Über Strukturumbau des Skeletts, besonders des Schädeldaches und Schlüsselbeins, beim Erwachsenen und seine Beziehungen zur Hypophyse. Virchows Arch. **322**, 503—528 (1952). — HARTMAN, F. A., and BROWNELL: The adrenal gland. Philadelphia: Lea a. Febiger 1949. — HARTMANN, M.: Die Sexualität. Jena: Gustav Fischer 1943. — Geschlecht und Geschlechtsbestimmung im Tier- und Pflanzenreich. Berlin: W. de Gruyter & Co. 1951. — HARTOCH, W.: Die Merkmale der sog. Dystrophia adiposogenitalis. Virchows Arch. **270**, 561—604 (1928). — HARTOG-JAGER, W. A. DEN: Clinical and pathological findings in a case of dystrophia myotonica. Arch. of Neur. **66**, 178—190 (1951). — HARTWICH, A.: Demonstrationen zum klinischen Referat über Kreislaufwirkungen körpereigener Stoffe. Verh. dtsch. Ges. inn. Med. **44**, 76—84 (1932). — HARVEY, A. M., LILIENTHAL and TALBOT: Observations on the nature of myasthenia gravis. J. Clin. Invest. **21**, 579—588 (1942). — HASAMA, B.: Pharmakologische und physiologische Studien über die Schweißzentren. II. Arch. exper. Path. u. Pharmakol. **146**, 129—161 (1929). — HASENJÄGER, THEA: Über die Ausbreitung ventrikelnaher Gliosarkome auf dem Wege des inneren Liquors („Ependymitis blastomatosa"). Z. Neur. **161**, 153—159 (1938). — HASLHOFER, L.: Die ENGEL-RECKLINGHAUSENsche Knochenkrankheit. In Handbuch der Pathologie, Bd. 9/3, S. 342—476. 1937a. — Die PAGETsche Knochenkrankheit. In Handbuch der Pathologie, Bd. 9/3, S. 551-616. 1937b. — HASS, G. M.: Chordomas of the cranium and cervical portion of the spine. Arch. of Neur. **32**, 300—327 (1934). — HASSLER, R.: Zur Pathologie der Paralysis agitans und des postencephalitischen Parkinsonismus. J. Psychol. u. Neur. **48**, 387—476 (1938). — Über die afferente Leitung und Steuerung des striären Systems. Nervenarzt **20**, 537—541 (1949). — Extrapyramidal-motorische Syndrome und Erkrankungen. In Handbuch der inneren Medizin, Bd. 5/3, S. 676—904. 1953. — HAUG, K.: Kritisches zum Problem der diencephalen Reaktion, insbesondere zum Begriff der „Diencephalose". Allg. Z. Psychiatr. **124**, 299—310 (1949). —

HAUSBERGER, F. X.: Über die nervöse Regulation des Fettstoffwechsels. Klin. Wschr. **1935**, 77—79. — Über die Wachstums- und Entwicklungsfähigkeit transplantierter Fettgewebskeimlager auf Ratten. Virchows Arch. **302**, 640—656 (1938). — Die Pathophysiologie des Diabetes mellitus. Erg. inn. Med. **3**, 220—298 (1952). — HAUSMANN, C.: Ein Gliom der Infundibulargegend auf dysontogenetischer Grundlage. Virchows Arch. **262**, 572—582 (1926). — HAUSS, W. H., KREUZIGER u. LAMMERS: Zur Reaktion der Eosinophilen im Tierversuch. Arch. exper. Path. u. Pharmakol. **214**, 83—92 (1951). — HAYASHIDA, T., u. LI: Enhancement of adrenocorticotropic hormone activity by alum in normal 21-day old male rats. Endocrinology **50**, 187—191 (1952). — HAYNAL, E., GRAF u. MATSCH: Die Rolle des Hypophysen-Hypothalamus-Systems in der Pathogenese der Erythrämie. Wien. klin. Wschr. **1950**, 193—195. — HAYS, R. L., and VANDERMARK: Effect of stimulation of the reproductive organs of the cow on the release of an oxytocin-like substance. Endocrinology **52**, 634—637 (1953). — HECHST, B.: Über das Verhalten der hypothalamischen vegetativen Zentren bei der progressiven Paralyse. Arch. f. Psychiatr. **91**, 319—372 (1930). — Über einen Fall von Haemangioma cavernosum im Sehhügel und Mittelhirn. Z. Neur. **142**, 590—607 (1932). — Diabetes insipidus nach epidemischer Encephalitis. Dtsch. Z. Nervenheilk. **134**, 182—190 (1934). — HECHT, D'ORSAY and HERZOG: A teratoma of the hypophysis. J. Amer. Med. Assoc. **53**, 1001—1005 (1909). — HEDINGER, CHR.: Miliartuberkulose bei CUSHINGschem Syndrom. Schweiz. med. Wschr. **82**, 1053—1055 (1952). — HEERFORDT, C. F.: Über eine „Febris uveo-parotidea subchronica", an der Glandula parotis und der Uvea des Auges, lokalisiert und häufig mit Paresen cerebrospinaler Nerven kompliziert. Graefes Arch. **70**, 254—273 (1909). — HEIDRICH, L., FELS u. MATHIAS: Testiculäres Chorionepitheliom mit Gynäkomastie und mit einigen Schwangerschaftserscheinungen. Bruns' Beitr. **150**, 349—384 (1930). — HEILMANN, P.: Diabetes mellitus bei Tumor der Hypophyse. Virchows Arch. **298**, 616—618 (1937). — Beitrag zur Lehre von den Teratomen. Zbl. Path. **86**, 110—115 (1950). — HEILMANN, P., u. RÜCKART: Beitrag zur Frage der körperlichen und geistigen Frühreife bei Geschwülsten der Schädelhöhle. Beitr. path. Anat. **89**, 237—241 (1932). — HEILMEYER, L., u. BEGEMANN: Blut und Blutkrankheiten. In Handbuch der inneren Medizin, Bd. 2. 1951. — HEILMEYER, L., FREY u. FISCHER: Über Wirkungen von adrenotropem Hypophysenvorderlappenhormon, 11-Dehydro- und 11-Desoxy-Corticosteron im Modellversuch am Tier. Arch. exper. Path. u. Pharmakol. **214**, 416—422 (1952). — HEILMEYER, L., FREY, WEISSBECKER, BUCHEGGER, KILCHLING u. BEGEMANN: Studien zur Wirkung des Cortisons (Compound E) und des adrenocorticotropen Hormons (ACTH). Dtsch. med. Wschr. **1950**, 1124—1129. — HEIM, G.: Hypophysengangsgeschwulst (ERDHEIM-Tumor) und hierdurch bedingte SIMMONDSsche Kachexie. Zbl. Path. **87**, 335—336 (1951). — HEINBECKER, P.: The pathogenesis of CUSHING's syndrome. Medicine **23**, 225—247 (1944). — The pathogenesis of hyperthyroidism. Ann. Surg. **130**, 804—823 (1949). — HEINBECKER, P., and PFEIFFENBERGER: Further clinical and experimental studies on the pathogenesis of CUSHING's syndrome. Amer. J. Med. **9**, 3—23 (1950). — HEINBECKER, P., and WHITE: Experimental obesity in the dog. Proc. Soc. Exper. Biol. a. Med. **49**, 324—327 (1942). — HEINBECKER, P., WHITE and ROLF: The essential lesion in experimental diabetes insipidus. Endocrinology **40**, 104—113 (1947). — HEINE, J.: Beitrag zur SCHÜLLER-CHRISTIANschen Krankheit. Beitr. path. Anat. **94**, 412—441 (1935). — HEINES, K.-D.: Testmethoden am vegetativen Nervensystem. Fortschr. Neur. **19**, 22—84 (1951). — HEINSEN, H. A.: Stoffwechseluntersuchungen bei Funktionsstörungen des diencephalo-hypophysären Systems. Dtsch. Arch. klin. Med. **194**, 236—264 (1949). — HEINTZ, R., u. SCHÖNBACH: Über die Wirkung von Hypophysenvorderlappenextrakten und einseitiger Nierendrosselung auf den Blutdruck, das Gefäßsystem und Organe der Ratte. Klin. Wschr. **1952**, 40—42. — HEINZE, H.: Ein solitäres Neurinom des dritten Ventrikels mit symmetrischer Cystenbildung. Dtsch. Z. Nervenheilk. **128**, 45—65 (1932). — HEIPERTZ, W.: Schädeltrauma und Wasserhaushalt. Mschr. Unfallheilk. **54**, 167—171 (1951). — HELD: Pluriglanduläre Insuffizienz. Virchows Arch. **261**, 600—622 (1926). — HELLBAUM, A.: The gonad-stimulating activity of pituitary glands from horses of different ages and sex types. Anat. Rec. **63**, 147—157 (1935). — HELLER, A. L., and SHIPLEY: Endocrine studies in aging. J. Clin. Endocrin. **11**, 945—962 (1951). — HELLER, C., and NELSON: Classification of male hypogonadism. J. Clin. Endocrin. **8**, 345 bis 396 (1948). — HELLER, H.: The water metabolism of newborn infants and animals. Arch. Dis. Childh. **26**, 195—204 (1951). — The action and fate of vasopressin in newborn and infant rats. J. of Endocrin. 8, 214—223 (1952). — HELLER, H., and ZAIMIS: The antidiuretic and oxytocic hormones in the posterior pituitary glands of newborn infants and adults. J. of Physiol. **109**, 162—169 (1949). — HELLNER, H.: Über Pubertas praecox, im besonderen die hypothalamische Form. Med. Klin. **1936**, 1619—1621. — Die Knochengeschwülste. Berlin: Springer 1950. — HELLSTRÖM, J.: Primary hyperparathyroidism. Acta endocrin. (Copenh.) **16**, 30—54 (1954). — HELMER, O. M., and GRIFFITH: Biological activity of steroids as determined by assay of renin-substrate. Endocrinology **49**, 154—161 (1951). — HELWEG-LARSEN, H. F.: Studies on hereditary dwarfism in mice. IX. Acta path. scand.

(København.) **26**, 609—619 (1949). — HELWEG-LARSEN, H. F., and NIELSEN: Studies on hereditary dwarfism in mice. X. Acta path. scand. (København.) **27**, 119—126 (1950). — HEMINGWAY, A., FORGRAVE and BIRZIS: Shivering suppression by hypothalamic stimulation. J. of Neurophysiol. **17**, 375—386 (1954). — HEMINGWAY, A., RASMUSSEN, WIKOFF and RASMUSSEN: Effects of heating hypothalamus of dogs by diathermy. J. of Neurophysiol. **3**, 328—339 (1940a). — Effect of cutting the pituitary stalk on physiological temperature regulation. Endocrinology **27**, 212—218 (1940b). — HENDERSON, J. L., MACGREGOR, THANNHAUSER and HOLDEN: The pathology and biochemistry of gargoylism. Arch. Dis. Childh. **27**, 230—253 (1952). — HENDERSON, W. R.: Sexual dysfunction in adenomas of the pituitary body. Endocrinology **15**, 111—127 (1931). — The pituitary adenomata. Brit. J. Surg. **26**, 811—911 (1939). — HENDERSON, W. R., and ROWLANDS: The gonadotropic activity of the anterior pituitary gland in relation to increased intracranial pressure. Brit. Med. J. **1938**, 1094—1097. — HENEGAR, G. C., and HIGGINS: The pituitary glands of rats with experimental goiter. Amer. J. Med. Sci. **218**, 251—259 (1949). — HENI, F.: Das MORGAGNI-TURNER-Syndrom. Klin. Wschr. **1951**, 75—80. — Die primäre Atrophie der Keimdrüsen des Mannes. Klin. Wschr. **1952**, 741—746. — HENNEBERG, R.: Über Ventrikel- und Ponstumoren. Charité-Ann. **27**, 493—524 (1903). — HENSCHEN, F.: Über CHRISTIANS Syndrom und dessen Beziehungen zur allgemeinen Xanthomatose. Acta paediatr. (Stockh.) **12**, Suppl. **6** (1931). — MORGAGNIS Syndrom. Jena: Gustav Fischer 1937. — HENZI, H.: Zur pathologischen Anatomie des Diabetes insipidus. Mschr. Psychiatr. **123**, 292—315 (1952). — HEPPNER, F.: Hypophysenadenom. Nervenarzt **24**, 75—77 (1953). — HEPPNER, F.: Über Meningeome des dritten Ventrikels. Acta neurochir. (Wien) **4**, 55—67 (1954). — HERCHEN, H.: Quantitative Untersuchungen über die Plasmarückbildung und Plasmaentfaltung der LEYDIG-Zellen des Rattenhodens in Abhängigkeit vom Grad der gonadotropen Stimulierung. Endokrinologie **31**, 184—198 (1954). — HERLANT, M.: Recherches sur la localisation histologique des hormones gonadotropes femelles au niveau de l'hypophyse antérieure. Arch. de Biol. **54**, 225—357 (1943). — Study of the pituitary body with the periodic acid—SCHIFF reaction. Nature (Lond.) **164**, 703 (1949). — Méthodes nouvelles applicables a l'étude histologique du lobe antérieur de l'hypophyse. Ann. d'Endocrin. **11**, 644—647 (1950a). — Application de la réaction de MACMANUS à l'étude histophysiologique du lobe antérieur de l'hypophyse. Rev. canad. de Biol. **9**, 113—117 (1950b). — La corticotrophine est bien élaborée par les cellules acidophiles de l'hypophyse. Ann. d'Endocrin. **14**, 64—70 (1953). Ref. Ber. Path. **20**, 204. — HERLANT, M., DUBOIS et ECTORS: Un cas de macrogénitosomie précoce. Ann. d'Endocrin. **6**, 137—145 (1945). — HERLANT, M., et LISON: Etude des cellules basophiles de l'hypophyse par la méthode histophotométrique. Ann. d'Endocrin. **12**, 80—88 (1951). — HERMAN, E., et MERENLENDER: La description anatomo-clinique d'un cas de la maladie de CUSHING. Acta dermato-vener. (Stockh.) **18**, 299—311 (1937). Ref. Zbl. inn. Med. **94**, 45. — HERNBERG, C. A.: Bilateral subtotal adrenalectomy for CUSHING's Syndrome. Acta endocrin. (Copenh.) **16**, 309—314 (1954). — HEROLD, L.: Einfluß der Hypophysenstieldurchtrennung auf die Laktation. Arch. Gynäk. **168**, 534—538 (1939). — HEROLD, L., u. EFFKEMANN: Abhängigkeit der Follikelhormonwirkung auf die Brustdrüse von der nervösen Verbindung der Hypophyse zum Zwischenhirn. Klin. Wschr. **1939**, 455—456. — HERRNING, G., RAUSCH u. WOHLERS: Bewertung der Traubenzuckerdoppelbelastung nach STAUB-TRAUGOTT bei nichtdiabetischen Erkrankungen. Dtsch. med. Wschr. **1951**, 1392—1394. — HERTL, M.: Brunstzeitige Kernschwellungen im Tuber cinereum der weißen Maus. Morph. Jb. **92**, 75—94 (1952). — Über den Nucleolarapparat der Nervenzellen im Hypothalamus der weißen Maus. Z. Zellforsch. **41**. 207—220 (1955). — HERTZ, S., and KRANES: Parathyreotropic action of the anterior pituitary. Endocrinology **18**, 350—360 (1934). — HERXHEIMER, G.: Die Epithelkörperchen. In Handbuch der Pathologie, Bd. 8, S. 548—680. 1926. — HERZENBERG, HELENE: Die Skelettform der NIEMANN-PICKschen Krankheit. Virchows Arch. **269**, 614—637 (1928). — HERZFELD, E.: Experimentelle Beiträge zur Wirkung des Schilddrüseninkrets. Z. exper. Med. **53**, 332—381 (1926). — HERZOG, E.: Die Pathologie der peripher-vegetativen Ganglien. Verh. dtsch. Ges. Path. **34**, 52—86 (1951). — HERZOG, G.: Spezielle Pathologie des Skeletts und seiner Teile. In Handbuch der Pathologie, Bd. 9/5. 1944. — HESCHL: Defekt der beiden Riechnerven mit Verkümmerung der Genitalien. Österr. Z. Prakt. Heilk. **7**, 176—177 (1861). — HESS, M.: Die Wirksamkeit gonadotroper Hormone auf die Genitalorgane infantiler Kaninchen nach Injektion in den 3. Ventrikel. Arch. Gynäk. **179**, 653—659 (1951a). — Über die Wirkung gonadotroper Hormone nach Injektion in den 3. Ventrikel. Arch. Gynäk. **180**, 237—238 (1951b). — HESS, M., u. HESS: Die Bedeutung des 3. Ventrikelgebietes (Diencephalon) für den Scheidencyclus der Ratte. Arch. Gynäk. **179**, 300—310 (1951a). — Über morphologische Veränderungen von Hypophyse, Ovarium und Schilddrüse bei der Ratte nach Elektrocoagulation des 3. Ventrikelgebietes. Arch. Gynäk. **179**, 434—441 (1951b). — HESS, W. R.: Über die periphere Regulierung der Blutzirkulation. Arch. f. Physiol. **168**, 439—490 (1917). — Über die Wechselbeziehungen zwischen psychischen und vegetativen Funktionen. Schweiz. Arch. Neur. **15**, 260—277 (1924); **16**, 36—55, 285 bis 306 (1925). — Die Regulierung des Blutkreislaufes. Leipzig: Georg Thieme 1930. — Die Regulierung der Atmung. Leipzig: Georg Thieme 1931. — Die Methodik der lokalisierten Reizung und Ausschaltung subcorticaler Hirnabschnitte. Leipzig: Georg Thieme 1932. — Das Zwischenhirn und die Regulation von Kreislauf und Atmung. Leipzig: Georg Thieme 1938. — Pupille und Zwischenhirn. Klin. Mbl. Augenheilk. **103**, 407—413 (1939). — Ergebnisse von Reizversuchen im Zwischenhirn und Nachbargebieten. Zentrale Erregung von Niesen, Schnuppern und Erbrechen. Arch. f. Physiol. **243**, 409—430 (1940). — Hypothalamische Adynamie. Helvet. physiol. Acta **2**, 137—147 (1944a). — Das Schlafsyndrom als Folge diencephaler Reizung. Helvet. physiol. Acta **2**, 305—344 (1944b). — Vegetative Funktionen und Zwischenhirn. Helvet. physiol. Acta Suppl. **4** (1947). — Die funktionelle Organisation des vegetativen Nervensystems. Basel: Benno Schwabe & Co. 1948. — Das Zwischenhirn als Organisator vegetativer Funktionen. Nervenarzt **20**, 533—536 (1949). — Symposion über das Zwischenhirn. Helvet. physiol. Acta Suppl. **6** (1950). — Hess, W. R., Akert u. McDonald: Beziehungen des Stirnhirns zum vegetativen System. Helvet. physiol. Acta **9**, 101—124 (1951). — Hess, W. R., u. Brügger: Der Miktions- und der Defäkationsakt als Folge zentraler Reizung. Helvet. physiol. Acta **1**, 511—532 (1943). — Hess, W. R., u. Magnus: Leck- und Kau-Automatismen bei elektrischer Reizung im Zwischenhirn. Helvet. physiol. Acta **1**, 533—547 (1943). — Hess, W. R., u. Müller: Schnupperbewegungen als zentrale Reizeffekte. Helvet. physiol. Acta **4**, 339—345 (1946a). — Einflüsse des Mittel- und Zwischenhirns auf die Atmung. Helvet. physiol. Acta **4**, 347—358 (1946b). — Hess, W. R., u. Stoll: Experimenteller Beitrag betreffend die Regulierung der Körpertemperatur. Helvet. physiol. Acta **2**, 461—480 (1944). — Hetenyi, G.: Untersuchungen über die Entstehung der Fettsucht. Arch. klin. Med. **179**, 134—141 (1937). — Hetherington, A. W., and Ranson: Effect of early hypophysectomy on hyperthalamic obesity. Endocrinology **31**, 30—34 (1942). — Heusch, K.: Über die Beziehungen des Sympathicus zur Neurofibromatose und den partiellen Riesenwuchs. Virchows Arch. **255**, 71—106 (1925). — Heuyer, G., Lhermitte, de Martel et Vogt: Un cas de macrogénitosomie précoce liée au un épendymogliome de la région mamillo-tubérale. Revue neur. **38**, 194—210 (1931). — Hewer, T. F., and Heller: Non-lipid reticulo-endotheliosis with diabetes insipidus. J. of Path. **61**, 499—505 (1949). — Heymans, C., et Bouckaert: Les chémo-récepteurs du sinus carotidien. Erg. Physiol. **41**, 28—55 (1939). — Hicks, S. P.: Mechanism of radiation anencephaly, anophthalmia, and pituitary anomalies. Arch. of Path. **57**, 363—373 (1954). — Hild, W.: Das Verhalten des neurosekretorischen Systems nach Hypophysenstieldurchschneidung und die physiologische Bedeutung des Neurosekrets. Acta neurovegetativa (Wien) **3**, 81—91 (1951a). — Zur Frage der Neurosekretion im Zwischenhirn der Schleie. Z. Zellforsch. **35**, 33—46 (1951b). — Experimentell-morphologische Untersuchungen über das Verhalten der „neurosekretorischen Bahn" nach Hypophysenstieldurchtrennungen, Eingriffen in den Wasserhaushalt und Belastung der Osmoregulation. Virchows Arch. **319**, 526—546 (1951c). — Über Neurosekretion im Zwischenhirn des Menschen. Z. Zellforsch. **37**, 301—316 (1952). — Das morphologische, kinetische und endokrinologische Verhalten von hypothalamischem und neurohypophysärem Gewebe in vitro. Z. Zellforsch. **40**, 257—312 (1954). — Hild, W., u. Zetler: Über das Vorkommen der Hypophysenhinterlappenhormone im Zwischenhirn. Arch. exper. Path. u. Pharmakol. **213**, 139—153 (1951). — Vergleichende Untersuchungen über das Vorkommen der Hypophysenhinterlappenhormone im Zwischenhirn einiger Säugetiere. Dtsch. Z. Nervenheilk. **167**, 205—214 (1952a). — Neurosekretion und Hormonvorkommen im Zwischenhirn des Menschen. Klin. Wschr. **1952**b, 433—459. — Über die Funktion des Neurosekrets im Zwischenhirn-Neurohypophysen-System als Trägersubstanz für Vasopressin, Adiuretin und Oxytocin. Z. exper. Med. **120**, 236—243 (1953a). — Experimenteller Beweis für die Entstehung der sog. Hypophysenhinterlappenwirkstoffe im Hypothalamus. Pflügers Arch. **257**, 169—201 (1953b). — Hildebrand, K. H.: Zum basophilen Hypophysenadenom Cushings. Klin. Wschr. **1935**, 951—957. — Glykogenspeicherkrankheit und Hypophyse. Münch. med. Wschr. **1935**, 694—697. — Hildebrandt, F.: Zur Therapie mit Desoxycorticosteron. Ärztl. Wschr. **1948**, 11—16. — Hill, Margaret, and Parkes: Studies on the hypophysectomized ferret. V. Proc. Roy. Soc. Lond. **113**, 537—540 (1933). — Effect of absence of light on the breeding season of the ferret. Proc. Roy. Soc. Lond. B **115**, 14—17 (1934a). — Hill, R. T., and Parkes: Hypophysectomy in birds. I. Proc. Roy. Soc. Lond. Ser. B **115**, 402—409 (1934). — Hill, R. T., and Strong: Ovaries secrete male hormone. V. Endocrinology **27**, 79—82 (1940). — Hillarp, N.-A.: Studies on the localization of hypothalamic centres controlling the gonadotrophic function of the hypophysis. Acta endocrinol. (Copenh.) **2**, 11—23 (1949a). — Cells reactions in the hypothalamus following overloading of the antidiuretic function. Acta endocrinol. (Copenh.) **2**, 33—43 (1949b). — Some critical remarks on the problem of the double innervation of salivary gland cells. Acta anat. (Basel) 8, 190—200 (1949c). — Hiller, E.: Das Verhalten von Blutzucker und Blutdruck nach Kurzwellendurchflutung des Zwischenhirns als diagnostische Methode zur Objektivierung zentraler Dysregulationen. Klin. Wschr. **1951**, 409—412. HILLER, F., u. TANNENBAUM: Existiert ein Zuckerzentrum in der Medulla oblongata? Z. Neur. **132**, 95—145 (1931). — HINES, E. A.: The hereditary factor in essential hypertension. Ann. Int. Med. **11**, 593 (1938). — HINTZE, B.: Zur pathologischen Anatomie der hypothalamischen Granulomencephalitis. Diss. Göttingen 1955. — HIRSCH, D. O.: Über Augensymptome bei Hypophysentumoren und ähnlichen Krankheitsbildern. Z. Augenheilk. **45**, 294—295 (1921). — HIRSCH, O.: Gliom in der Gegend der Lamina terminalis unter dem Bilde eines Hypophysentumors. Jb. Psychiatr. **48**, 208—216 (1932). — HIRSCH, S.: Über eigentümliche Verlaufsformen polyglandulärer Syndrome, ihre Ätiologie und ihre Pathologie und anatomischen Grundlagen. Dtsch. Arch. klin. Med. **140**, 323—341 (1922). — HIRSCH, S., u. BERBERICH: Beitrag zur Frage der multiplen Blutdrüsensklerose. Klin. Wschr. **1924**, 483—486. — HIS, W.: Die Entwicklung des menschlichen Gehirns. Leipzig: S. Hirzel 1904. — HITZENBERGER, K.: Über myotonische Dystrophie. Mschr. Psychiatr. **47**, 249—269 (1920). — HOCHSTETTER: Beitrag zur Klinik der multiplen Blutdrüsensklerose. Med. Klin. **1922**, 661—664. — HOCHSTETTER, F.: Beiträge zur Entwicklungsgeschichte des menschlichen Gehirns. II. Wien: Franz Deuticke 1924. — Beiträge zur Entwicklungsgeschichte der kraniocerebralen Topographie des Menschen. Akad. Wiss. Wien, Math.-naturwiss. Kl. Denkschr. **106**, 3. Abh. (1943). — HOEDE, K.: Erbpathologie der menschlichen Haut. In Handbuch der Erbbiologie, Bd. 3, S. 441—542. 1940. — HÖNLINGER, H., u. STRICKER: Ein Plattenepithelpapillom des Processus lingualis des Hypophysenvorderlappens. Frankf. Z. Path. **29**, 492—518 (1923). — HÖPKER, W.: Beiträge zum Hypoglykämieproblem. I. Ärztl. Forsch. **4**, 641—651 (1950). — HÖRING: Retinitis pigmentosa. Klin. Mbl. Augenheilk. **2**, 233—235 (1864). — HOFBAUER, J.: Die Ätiologie der Eklampsie. Zbl. Gynäk. **42**, 745—757 (1918). — The evolution of the biologic concept of the etiology of late toxaemia. Amer. J. Obstetr. **51**, 514—518 (1946). — HOFF, E. C., and GREEN: Cardiovacsular reactions induced by electrical stimulation of the cerebral cortex. Amer. J. Physiol. **117**, 411—422 (1936). — HOFF, E. C., and SHEEHAN: Experimental gastric erosions following hypothalamic lesions in monkeys. Amer. J. Path. **11**, 789—802 (1935). — HOFF, F.: Zusammenhänge zwischen Blutmorphologie und den humoral-chemischen Verhältnissen des Blutes. Erg. inn. Med. **46**, 1—93 (1934). — Über die zentralnervöse Blutregulation. Fortschr. Neur. 8, 299—325 (1936). — Japanische Beiträge zum Problem der zentralnervösen Blutregulation. Klin. Wschr. **1938**, 638—640. — Störungen in der Harmonie der Fettverteilung. Dtsch. med. Wschr. **1941**, 671—675, 703—706. — Knochendysplasie mit Pubertas praecox. Dtsch. med. Wschr. **1949**, 595—599; **1950**a, 518. — Haarkleid und vegetative Funktion. Dtsch. med. Wschr. **1950**b, 478—482. — Klinische Probleme der vegetativen Regulation und der Neuralpathologie. Dtsch. med. Wschr. **1952**, 65—69, 112—115, 146—150. — HOFF, H.: Der Thalamus, seine Anatomie, Physiologie und Pathologie. Wien. Z. Nervenheilk. **3**, 42—69 (1950). — Die Pathologie des Hypothalamus. Wien. klin. Wschr. **1951**a, 57—62. — Die Bedeutung der zentral-vegetativen Steuerung beim Menschen. Wien. klin. Wschr. **1951**b, 175—180. — HOFF, H., u. RIEHL: Zur Frage der durch Erkrankung des Zentralnervensystems bedingten Alopecie. Arch. f. Dermat. **176**, 196—200 (1938). — HOFF, H., u. WERMER: Über psychische Beeinflussung der Tätigkeit des Hypophysenhinterlappens. Arch. exper. Path. u. Pharmakol. **133**, 97—102 (1928). — HOFFMANN, F., u. ANSELMINO: Über die Wirkung von Hypophysenvorderlappenextrakten auf den Blutkalkspiegel. Klin. Wschr. **1934**, 44—45. — HOFFMANN, H.: Untersuchungen über endokrine Störungen bei Hautkrankheiten, insbesondere Sklerodermie und Acrodermatitis atrophicans. Klin. Wschr. **1925**, 978. — HOFMANN, A.: Ein Fall von M. Cushing mit Genitalblutungen. Klin. Wschr. **1935**, 1582—1584. — HOFMANN, F. G.: Water excretion in hypophysectomized rats before and after adrenalectomy. Endocrinology **50**, 206—211 (1952). — HOFMANN-CREDNER, D.: Adiuretin und Nebenniere. Arch. intern. Pharmacodynamie **91**, 241—256 (1952). — HOGBEN, L., and LANDGREBE: The pigmentary effector system. IX. Proc. Soc. Roy. Lond. B **128**, 317—342 (1940). — HOGG, B. M.: Subneural gland of ascidian. Proc. Soc. Exper. Biol. a. Med. **35**, 616—618 (1937). — HOHLWEG, W.: Veränderungen des Hypophysenvorderlappens und des Ovariums nach Behandlung mit großen Dosen von Follikelhormon. Klin. Wschr. **1934**, 92—95. — HOHLWEG, W., u. JUNKMANN: Die hormonal-nervöse Regulierung der Funktion des Hypophysenvorderlappens. Klin. Wschr. **1932**, 321—323. — HOKE, E.: Auftreten von Polyurie im Verlauf eines Falles von Encephalitis epidemica. Wien. klin. Wschr. **1920**, 562. — HOLLE, G.: Ein mannsfaustgroßes, klinisch unerkanntes Hirn-Cholesteatom. Frankf. Z. Path. **61**, 322—338 (1950). — HOLLWICH, F.: Über die Bedeutung des „energetischen Anteiles der Sehbahn" für die Regulation von Stoffwechselabläufen. Münch. med. Wschr. **1952**, 1057—1066. — Experimentelle Untersuchungen über die Beziehungen des „energetischen Anteiles der Sehbahn" zu der Regeneration des Blutes. Münch. med. Wschr. **1953**, 212—214. — HOLMES, G.: Spinal injuries of warfare. Brit. Med. J. **1915**, 815—821. — HOLMES, J. H., and GREGERSEN: Origin of thirst in diabetes insipidus. Amer. J. Med. **4**, 503—510 (1948). — HOLTZ, P., CREDNER u. HEEPE: Über die Beeinflussung der Diurese durch Oxytyramin und andere sympathicomimetische Amine.

Arch. exper. Path. u. Pharmakol. **204**, 85—97 (1947). — HOLTZ, P., ENGELHARDT, GREEFF u. SCHÜMANN: Der Adrenalin- und Arterenolgehalt des vom Nebennierenmark bei Carotissinusentlastung und elektrischer Splanchnicusreizung abgegebenen Inkretes. Arch. exper. Path. u. Pharmakol. **215**, 58—74 (1952). — HOLUB, K.: Über Craniopharyngeome. Nervenarzt **24**, 71—72 (1953). — HOLZER, H., u. KLEIN: Über einen Fall von Stoffwechselstörung mit periodischer Oligurie und Ödemtendenz nach Grippeencephalitis. Med. Klin. **1927**, 8—11. — HOLZER, W.: Die Glianarbe im Nach- und Zwischenhirn nach Encephalitis epidemica. Z. Neur. **104**, 503—512 (1926). — HOLZNER, H.: Ungewöhnliche Metastasierung eines Chordoms. Zbl. Path. **92**, (1954). — HOOFT, C., DIERICKX u. CIETERS: Pubertas praecox bei einem zweijährigen Mädchen mit einem Tumor des linken Corpus mamillare. Mschr. Kindergeneesk. **12**, 87—95; ref. Zbl. Neur. **104**, 234 (1943). — HORANYI-HECHST, B.: Zur Histopathologie der menschlichen Poliomyelitis acuta anterior. Dtsch. Z. Nervenheilk. **137**, 1—54 (1935). — HORNECK, K.: Zur Klinik des Morbus Cushing. Z. klin. Med. **129**, 191—197 (1936). — HORNER, J. L.: Weight loss and undernutrition. Signs and Symptoms, herausgeg. von MACBRYDE, S. 314—330. London: J. B. Lippincott Company 1947a. — Constipation and diarrhea. Signs and Symptoms, herausgeg. von MACBRYDE, S. 330—343. London: J. B. Lippincott Company 1947b. — HORRAX, G.: Generalized cisternal arachnoiditis simulating cerebellar tumor. Arch. Surg. **9**, 95—112 (1924). — HORRAX, G., and BAILEY: Pineal pathology. Arch. of Neur. **19**, 394—414 (1928). — HORSLEY, V., and CLARKE: The structure and functions of the cerebellum examined by a new method. Brain **31**, 45—124 (1908). — HORST-MEYER, H. ZUR: Über die Beeinflussung der Kohlenhydratstoffwechselregulation durch Hypophysentransplantationen. Klin. Wschr. **1950**, 450—451. — HORTEN, EDITH: Die Wirkung der Kurzwellenbesendung des Hypophysenzwischenhirnsystems auf die vegetativen Funktionen beim Menschen. Klin. Wschr. **1947**, 392—396. — HOSKINS, R. G.: The psychosomatic aspects of thyreotoxicosis. J. Clin. Endocrin. **13**, 473—475 (1953). — HOTCHKISS, R. D.: A microchemical reaction resulting in the staining of polysaccharide structures in fixed tissue preparations. Arch. of Biochem. **16**, 131 (1948). — HOUSSAY, B. A.: Action sexuelle de l'hypophyse sur les poissons et les reptiles. C. r. Soc. Biol. Paris **106**, 377—378 (1931). — Hypophyse und Stoffwechsel der Eiweißkörper und Kohlehydrate. Klin. Wschr. **1932**, 1529—1534. — Diabeteserregende Wirkung des Hypophysenvorderlappenextrakts. Klin. Wschr. **1933**, 773—775. — Advancement of knowledge of the rôle of the hypophysis in carbohydrate metabolism during the last 25 years. Endocrinology **30**, 884—897 (1942). — The thyroid and diabetes. Vit. a. Horm. **4**, 187—206 (1946). — HOUSSAY, B. A., BIASOTTI et SAMMARTINO: Modifications fonctionelles de l'hypophyse apres les lésions infundibulotuberiennes chez le crapaud. C. r. Soc. Biol. Paris **120**, 725—727 (1935). — HOUSSAY, B. A., et HUG: Action de l'hypophyse sur la croissance. C. r. Soc. Biol. Paris **85**, 1215—1218 (1921). — Influence des lésions infundibulo-hypothalamiques sur la croissance. C. r. Soc. Biol. Paris **89**, 51—53 (1923). — HOUSSAY, B. A., et LASCANO-GONZALEZ: L'hypophyse et les testicules chez le crapaud. C. r. Soc. Biol. Paris **101**, 938—940 (1929). — HOUSSAY, B. A., et MAZZOCCO: L'adrenaline de la surrénale des chiens hypophysoprivés. C. r. Soc. Biol. Paris **114**, 722—723 (1933). — HOUSSAY, B. A., et MOLINELLI: Centre adrénalino-sécréteur hypothalamique. C. r. Soc. Biol. Paris **93**, 1454—1455 (1925). — HOUSSAY, B. A., et POTICK: Antagonisme entre l'hypophyse et l'insuline chez le crapaud. C. r. Soc. Biol. Paris **101**, 940—942 (1929). — HOUSSAY, B. A., ROYER et ORIAS: Hémoglobine et nombre d'érythrocytes des chiens hypophysoprivés. C. r. Soc. Biol. Paris **108**, 496—497 (1931). — HOUSSAY, B. A., et SAMMARTINO: Modifications histologiques de la surrénale chez les chiens hypophysoprivés ou a tuber lésé. C. r. Soc. Biol. Paris **114**, 717—721 (1933a). — Les parathyroides dans l'insuffisance hypophysaire et pancréatique. C. r. Soc. Biol. Paris **114**, 729—732 (1933b). — Die Epithelkörperchen bei den Hypophysen- und Pankreasinsuffizienzen des Hundes. Beitr. path. Anat. **93**, 405—416 (1934). — HOWARD, R. P., SNIFFEN, SIMMONS and ALBRIGHT: Testicular deficiency. J. Clin. Endocrin. **10**, 121—171 (1950). — HUBBLE, D.: CUSHING's syndrome and thymic carcinoma. Quart. J. Med., N. S. 18, 133—146 (1949). — The course of anterior Hypopituitarism. Lancet **1952**, 1123—1131. — HUBER, K., HAMMER u. SEITELBERGER: Ein operiertes intracranielles Lipom im Dach des dritten Ventrikels. Wien. Z. Nervenheilk. **7**, 104—114 (1953). — HÜPPE, J.: Die Bedeutung der 17-Ketosteroide der neutralen Fraktion des Urins in Physiologie und Pathologie. Z. Vitamin-, Hormon- u. Fermentforsch. **5**, 115—178 (1952). — HUETER, C.: Allgemeiner Infantilismus. Virchows Arch. **269**, 803—809 (1928). — HUG, O.: Krebsbildung aus einem pialen Epidermoid. Virchows Arch. **308**, 679—689 (1942). — HUHN, A., u. SCHNEPPENHEIM: Über die Morphologie der Nebennieren von Ratten bei Transplantationstumoren. Virchows Arch. **326**, 46—72 (1954). — HUMBERD, CH. D.: Giantism. J. Amer. Med. Assoc. **108**, 544—546 (1937). — HUME, D. M.: The role of the hypothalamus in the pituitary-adrenal cortical response to stress. J. Clin. Invest. 28, 790 (1949). — HUME, D. M., and WITTENSTEIN: The relationship of the hypothalamus to pituitary-adrenocortical function. Proc. I. Clin. ACTH-Conference, herausgeg. von MOTE. Philadelphia: Blakiston Co. 1950. —

HUNT, T. E.: Mitotic activity in the anterior hypophysis of female rats of different age groups and at different periods of the day. Endocrinology **32**, 334—339 (1943). — Mitotic activity in the rat hypophysis after injection of estrogenic and luteal hormones. Anat. Rec. **94**, 519 (1946). — Mitotic activity in hypophysis of pregnant rat after injections of estrogen. Proc. Soc. Exper. Biol. a. Med. **64**, 185—186 (1947a). — Mitotic activity in the anterior hypophysis of ovarioectomized rats after injection of estrogens. Anat. Rec. **97**, 127—138 (1947b). — Mitotic activity in male and female rat hypophyses after combined injections of androgen and estrogen. Proc. Soc. Exper. Biol. a. Med. **67**, 318—319 (1948). — Mitotic activity in the hypophysis of the rats during pregnancy and lactation. Anat. Rec. **105**, 361—374 (1949). — The effect of hypophyseal extract on mitotic activity of the rat hypophysis. Anat. Rec. **111**, 713—726 (1951). — HUNTER, CHR.: A rare disease in two brothers. Proc. Roy. Soc. Med. **10**, 104—115 (1917). — HURLER, G.: Über einen Typ multipler Abartungen, vorwiegend am Skelettsystem. Z. Kinderheilk. **24**, 220 (1919). — HURWITZ, D., and BULLOCK: Failure to find pressor and antidiuretic substances in patients with toxemia of pregnancy. Amer. J. Med. Sci., N. S. **189**, 613—619 (1935). — HUSLER, J.: Über symmetrischen, progressiven Fettschwund im Kindesalter. Z. Kinderheilk. **10**, 116—128 (1914). — HUSTEN, K.: Über zwei Beobachtungen von Hypophysengangstumoren. Virchows Arch. **242**, 222—238 (1923). — HUTCHINSON, C. A.: The MORGAGNI-STEWART-MOREL-syndrome and the otologist. J. Laryng. a. Otol. **64**, 455—463 (1950). — HUTCHINSON, W.: The pituitary gland as a factor in acromegaly and gigantism. N. Y. Med. J. **67**, 341—344, 450—453 (1898); **72**, 89—100, 133—145 (1900). — HYNDMAN, O. R., and WOLKIN: The autonomic mechanism of heat conservation and dissipation. Amer. Heart J. **22**, 289—304 (1941).

IFFT, J. D.: The effect of superior cervical ganglionectomy on the cell population of the rat adenohypophysis and on the estrous cycle. Anat. Rec. **117**, 395—404 (1953). — ILBERG, G.: Beschreibung des Zentralnervensystems eines sechstägigen syphilitischen Kindes mit unentwickeltem Großhirn bei ausgebildetem Schädel. Arch. f. Psychiatr. **34**, 140—170 (1901). — ILLIG, W.: Geschwülste der Hypophyse bzw. der Hypophysengegend und Zwischenhirn. Virchows Arch. **270**, 549—560 (1928). — IMLER, A. E.: Reticulo-Endotheliosis. Amer. J. Roentgenol. **56**, 343—354 (1946). — IMMISCH, V.: Ein intrakranielles Teratom bei einer weiblichen Totgeburt. Zbl. Path. **89**, 163—166 (1952). — INABA, CH.: Über Veränderungen im Gehirn bei schwerem Diabetes mellitus. Arb. neur. Inst. Wien **29**, 315—322 (1927). — INGELBRECHT, P.: Influence du système nerveux central sur la mamelle lactante chez le rat blanc. C. r. Soc. Biol. Paris **120**, 1369—1371 (1935). — INGLE, Dw. J.: The production of experimental glycosuria in the rat. Recent Progr. in Hormone Res. **2**, 229—253 (1948). — Metabolic effects of adrenal steroids. Symp. Ster. Horm. Gordon, Wisconsin, S. 150—194. 1950. — The functional interrelationship of the anterior pituitary and the adrenal cortex. Ann. Int. Med. **35**, 652—672 (1951). — INGLE, Dw. J., and BAKER: A consideration of the relationship of experimentally produced and naturally occurring pathologic changes in the rat to the adaption diseases. Recent Progr. in Hormone Res. **8**, 143—169 (1953). — INGLE, Dw. J., NEZAMIS and MORLEY: An extra-adrenal effect of some commercial preparations of corticotropin upon the work performance of the hypophysectomyzed rat. Endocrinology **53**, 24—29 (1953). — INGRAHAM, F. D., and BAILEY: Cystic teratomas and teratoid tumors of the centralnervous system in infancy and childhood. J. of Neurosurg. **3**, 511—532 (1946). — INGRAM, W. R.: Brain stem mechanisms in behavior. EEG Clin. Neurophys. **4**, 397—406 (1952). — INGRAM, W. R., BARRIS and RANSON: Catalepsy. Arch. of Neur. **35**, 1175—1197 (1936). — ISENSCHMID, R.: Physiologie der Wärmeregulation. In Handbuch der Physiologie, Bd. 17, S. 1—85. 1926. — ISENSCHMID, R., u. KREHL: Über den Einfluß des Gehirns auf die Wärmeregulation. Arch. exper. Path. u. Pharmakol. **70**, 109—134 (1912). — ISENSCHMID, R., u. SCHNITZLER: Beitrag zur Lokalisation des der Wärmeregulation vorstehenden Zentralapparats im Zwischenhirn. Arch. exper. Path. u. Pharmakol. **76**, 202—223 (1914). — ISRAEL, S. L., and CONSTON: Unrecognized pituitary necrosis. J. Amer. Med. Assoc. **148**, 189—193 (1952). — ISSEKUTZ, B. v., u. DIRNER: Wirkungsort des Thyroxins. IV. Arch. exper. Path. u. Pharmakol. **185**, 685—706 (1937). — ISSEKUTZ, B. v., LEINZINGER u. v. ISSEKUTZ: Wirkungsort des Thyroxins. III. Arch. exper. Path. u. Pharmakol. **185**, 673—684 (1937). — IYER, C. G. SUBRAMANI: Case report of an adamantinoma present at birth. J. of Neurosurg. **9**, 221—228 (1952).

JACOB, H.: Diffus melanotische Geschwulstbildungen der weichen Häute. Dtsch. Z. Nervenheilk. **133**, 167—187 (1934). — JACOBI, J., u. TIGGES: Zur Pathogenese des CUSHING-Syndroms. Münch. med. Wschr. **1939**, 1665—1667. — JACOBS, EU.: Effects of starvation on sex hormones in the male. J. Clin. Endocrin. 8, 227—232 (1948). — JACOBSOHN, DORA: The effect of transaction of the hypophysial stalk on the mammary glands of lactating rabbits. Acta physiol. scand. (Stockh.) **19**, 10—18 (1950a). — The action of ovarian hormones on the mammary glands of rabbits and rats with the hypophysial stalk transsected. Acta physiol. scand. (Stockh.) **19**, 19—26 (1950b). — JACOBSOHN, DORA, and WESTMAN: On the structure and function of the mammary glands after hypophysectomy and transsection of the hypophyseal stalk in rats. Acta physiol. scand. (Stockh.) **9**, 284—285 (1945). — JACOBSON, S. A., and DANUFSKY: Marked elektrocardiographic changes produced by experimental head trauma. J. of Neuropath. **13**, 462—466 (1954). — JACOT, B., and SELYE: On extra-adrenal actions of adreno-corticotrophic preparations. Endocrinology **50**, 254—258 (1952). — JAFFE, H. L., and LICHTENSTEIN: Eosinophilic granuloma of bone. Arch. of Path **37**, 99—118 (1944). — JAFFE, R.: Luetische Erkrankungen der Hypophyse. Frankf. Z. Path. **27**, 324—335 (1922). — JAHN, D.: Die körperlichen Grundlagen der psychastheischen Konstitution. Nervenarzt **7**, 225—235 (1934). — JAILER, J. W.: Adrenocorticotropin content of the immature rat pituitary gland. Endocrinology **49**, 826—827 (1951). — JAKOB, A.: Über atypische Gliareaktionen im Zentralnervensystem. Beitr. path. Anat. **69**, 197—221 (1921). — Die extrapyramidalen Erkrankungen. Berlin: Springer 1923a. — Zwei Fälle von SIMMONDSscher Krankheit mit besonderer Berücksichtigung der Veränderungen im Zentralnervensystem. Virchows Arch. **246**, 151—182 (1923b). — Normale Anatomie und Histologie und allgemeine Histopathologie des Großhirns. In Handbuch der Psychiatrie, Bd. 1, S. 1—457. 1927. — Über das pathologisch-anatomische Bild der mongoloiden Idiotie. Allg. Z. Psychiatr. **88**, 382—388 (1928). — JAMIN, F.: Die hypophysäre Plethora. Münch. med. Wschr. **1934**, 1045. — JANES, R. G.: Effect of a pituitary gonadotrophin on the ovaries of hypothyroid rats. Endocrinology **54**, 464—470 (1954). — JANOTA, O., u. JEDLICKA: Zur Symptomatologie der Zwischenhirntumoren. Wien. med. Wschr. **1940**, 786—791. — JANZEN, R.: Klinische Erfahrungen bei Gehirnverletzungen. I. Dtsch. Z. Nervenheilk. **161**, 290—336 (1949). — JAQUES, W. E.: Relationship of nematode larvae to generalized sarcoidosis. Arch. of Path. **53**, 550—557 (1952a). — Sarcoidosis. Arch. of Path. **53**, 559—592 (1952b). — JARISCH, A.: Vagovasale Synkope. Z. Kreislaufforsch. **33**, 267—279 (1941). — JARISCH, A., u. RICHTER: Der BEZOLD-Effekt — eine vergessene Kreislaufreaktion. Klin. Wschr. **1939**, 185—187. — JARISCH, A., u. SCHAUMANN: Der Adrenalingehalt der Nebennieren nach Abkühlung und Histaminschock. Arch. exper. Path. u. Pharmakol. **215**, 124—128 (1952). — JASPERS, K.: Allgemeine Psychopathologie. Berlin: Springer 1946. — JEFFERSON, G.: Compression of the chiasma, optic nerves and optic tracts by intracranial aneurysmas. Brain **60**, 444—497 (1937). — On the saccular aneurysmas of the internal carotid artery in the cavernous sinus. Brit. J. Surg. **26**, 267—302 (1938). — JEFFERSON, G.: Extrasellar extensions of pituitary adenomas. Proc. Roy. Soc. Med. **33**, 433—458 (1940). — Isolated oculomotor palsy caused by intracranial aneurysm. Proc. Roy. Soc. Med. **40**, 419—432 (1947). — JENSEN, J.: Über die chemischen Beziehungen gewisser Steroide und ihre Bedeutung für den Körperhaushalt. Dtsch. med. Wschr. **1950**, 965—970. — JENSEN, J. M., and CLARK: Localisation of radioactive l-thyroxine in the neurohypophysis. J. Labor. a. Clin. Med. **38**, 663—670 (1951). — JENTZER, A.: Tumeurs hypophysaires, hypophyse et isotopes. Schweiz. Arch. Neur. **71**, 131—137 (1953). — JERSILD, M.: Diabete insipide au cours de sarcoides de BOECK. Ann. de Dermat. **10**, 641—643 (1939). — JERVIS, G. A., and SCHEIN: Polyostotic fibrous dysplasia. Arch. of Path. **51**, 640—650 (1951). — JIRÁSEK, A.: Die opto-chiasmatische Arachnoiditis vom Standpunkt des Chirurgen. Wien. Z. Nervenheilk. **10**, 320—330 (1955). — JÖDICKE, P.: Ein Beitrag zum eunuchoiden Riesenwuchs. Z. Neur. **44**, 385—390 (1919). — JOHN, A.: Zwischenhirnstudien. IV. Anat. Anz. **97**, 22—45 (1949). — JOHNSTON, J. A.: Factors influencing retention of nitrogen and calcium in period of growth. IV. Amer. J. Dis. Childr. **62**, 708—715 (1941a). — Factors influencing retention of nitrogen and calcium in period of growth. Amer. J. Dis. Childr. **62**, 1172—1182 (1941b). — JONES, CH.: The relationship of the mouse adrenal cortex to the pituitary. Endocrinology **45**, 514—535 (1949). — JONES, I. CH., and WRIGHT: Some aspects of zonation and function of the adrenal cortex. IV. J. of Endocrin. **10**, 266—272 (1954). — JORES, A.: Tag- und Nachtwechsel in seiner Wirkung auf den Menschen. Klin. Wschr. **1933**a, 1538—1540. — Melanophorenhormon und Auge. Klin. Wschr. **1933**b, 1599—1601. — Das interrenotrope Hormon der Hypophyse. Klin. Wschr. **1933**c, 1989—1990. — Über Hormonuntersuchungen bei M. Cushing. Klin. Wschr. **1935**, 1348—1351. — Die Krankheiten des Hypophysen-Zwischenhirn-Systems. In Handbuch der Neurologie, Bd. 15, S. 261—388. 1937a. — Lipodystrophia progressiva. In Handbuch der Neurologie, Bd. 15, S. 422—426. 1937b. — Die DERCUMsche Krankheit. In Handbuch der Neurologie, Bd. 15, S. 427—429. 1937c. — Melanophorenhormon und Dunkeladaption. Klin. Wschr. **1940**, 1075—1077. — Die hormonale Regulation des Kohlehydratstoffwechsels. Klin. Wschr. **1946**, 97—100. — Klinische Endokrinologie. Berlin: Springer 1949a. — Das vegetative und hormonale System. Dtsch. Arch. klin. Med. **195**, 134—136 (1949b). — JORES, A., u. CAESAR: Über die Wirkung des Melanophorenhormons auf Pigmentwanderung und Pupillenweite des Froschauges. Arch. f. Physiol. **235**, 724—732 (1935). — JOSEPHY, H.: Ein Fall von Porobulbie und solitärem, zentralem Neurinom. Z. Neur. **93**, 62—82 (1924). — Normale und pathologische Anatomie der vegetativen Zentren des Zwischenhirns. In Handbuch der inneren Sekretion, Bd. 1, S. 662—708. 1932. — JOSLIN, E. P.: The prevention of diabetes mellitus. J. Amer. Med. Assoc. **76**, 79—84 (1921). — JOST, A.: Sur les effects de la castration précoce de l'embryon mâle de lapin. C. r. Soc. Biol.

Paris **141**, 126—129 (1947a). — Sur les dérivés mülleriens d'embryons de lapin des deux sexes castrés a 21 jours. C. r. Soc. Biol. Paris **141** (1947b). — Action de la testosterone sur l'embryon male castré de lapin. C. r. Soc. Biol. Paris **141**, 275—276 (1947c). — Influence de la décapitation sur le développment du tractus génital et des surrénales de l'embryon de lapin. C. r. Soc. Biol. Paris **142**, 273—275 (1948). — Recherches sur le controle hormonal de l'organogenese sexuelle du lapin et remarques sur certaines malformations de l'appareil génital humain. Gynéc. et Obstétr. **49**, 44—60 (1950). — Problems of fetal endocrinology. Recent Progr. in Hormone Res. **8**, 378—418 (1953). — JOST, H., RUILMAN, HILL and GULO: Studies in hypertension. II. J. Nerv. Dis. **115**, 152—162 (1952). — JOST, W.: Die sympathische Innervation der Niere. Z. Biol. **64**, 441—503 (1914). — JUDOVITS, N., u. VERZÁR: Die Resorption verschiedener Zucker nach Exstirpation der Nebennieren. Biochem. Z. **292**, 182—188 (1937). — JÜNGLING, O.: Über Ostitis tuberculosa multiplex cystoides. Beitr. klin. Chir. **143**, 401—475 (1928). — JUNG, R., DOUPE and CARMICHAEL: Shivering. Brain **60**, 28—38 (1937). — JUNGMANN, P., u. MEYER: Experimentelle Untersuchungen über die Abhängigkeit der Nierenfunktion vom Nervensystem. Arch. exper. Path. u. Pharmakol. **73**, 49 (1913). — JUNGMAYR, L.: Myotonische Dystrophie und Sellaveränderungen. Klin. Wschr. **1951**, 205—208. — JUNKMANN, K.: Androgene. Chemie, Biochemie und Nachweis. 1. Symp. Dtsch. Ges. Endokrin., S. 187—201. Berlin: Springer 1955. — JUNQUEIRA, L. C.: Action in vitro of thyrotropic hormone and iodide on thyroid cells. Endocrinology **40**, 286—291 (1947). — JUST, G.: Ein Wort zu WEILS Diabetes insipidus-Stammbaum. Arch. Rassenbiol. **16**, 312—313 (1925).

KAADA, B. R.: The cortical motor representation of the vagus nerve. Acta physiol. scand. (Stockh.) **25**, Suppl. **89**, 44—45 (1951). — KAADA, B. R., and JASPER: Respiratory responses to stimulation of temporal pole, insula, and hippocampal and limbic gyri in man. Arch. of Neur. **68**, 609—619 (1952). — KABAT, H.: Electrical stimulation of points in the forbrain and midbrain. J. Comp. Neur. **64**, 187—208 (1936). — KABAT, H., ANSON, MAGOUN and RANSON: Stimulation of the hypothalamus with special reference to its effect on gastro-intestinal motility. Amer. J. Physiol. **112**, 214—226 (1935). — KAHLE, W.: Studien über die Matrixphasen und die örtlichen Reifungsunterschiede im embryonalen menschlichen Gehirn. I. Dtsch. Z. Nervenheilk. **166**, 273—302 (1951). — KAHLER, H.: Blutdrucksteigerung, ihre Entstehung und ihr Mechanismus. Erg. inn. Med. **25**, 265—413 (1924). — KAHLER, O.: Die Krankheiten der Hypophyse. In Handbuch der HNO-Heilkunde, Bd. 5, S. 645—672. 1929. — KAISER, H.: Über primäre diffuse Sarkomatose der Leptomeningen. Beitr. path. Anat. **62**, 265—284 (1916). — KALBFLEISCH, H. H.: Über die pathologisch-anatomische Grundlage der CUSHINGschen Krankheit. Frankf. Z. Path. **49**, 337—348 (1936). — KALLIUS, H. U.: Ein Fall von Arachnodaktylie. Dtsch. Z. Chir. **209**, 256—269 (1928). — KALLMAN, R. F., and GORDON: Morphologic effects produced by the implantation of steroid hormone pellets near the hypophysis. Anat. Rec. **118**, 185—209 (1954). — KALM, H.: Über die Metastasierung von Geschwülsten in die Liquorräume. Dtsch. Z. Nervenheilk. **159**, 397—407 (1948). — KAMINSKI, J.: Zur Frage der Entstehung der SIMMONDSschen Krankheit. Frankf. Z. Path. **45**, 290—308 (1933). — KANKELEIT, O.: Zur Symptomatologie, pathologischen Anatomie und Pathogenese von Tumoren der Hypophysengegend. Arch. f. Psychiatr. **58**, 789—817 (1917). — KANT, F.: Die Pseudoencephalitis Wernicke der Alkoholiker. Arch. f. Psychiatr. **98**, 702—768 (1933). — KAPLAN, H. A., HART and BROWDER: Hypothermia associated with a mesencephalic lesion. J. of Neuropath. **11**, 116—136 (1952). — KARKUN, J., N. KAR and MUKERJI: Responses of the pars intermedia of the cat's hypophysis to adrenocorticotrophic hormone. J. of Endocrin. **10**, 124—128 (1954a). — KARKUN, J., N. KAR u. DATTA: The effect of melanophore hormone on the adrenals of hypophysectomized rats. Acta endocrinol. (Copenh.) **16**, 187—192 (1954b). — KARPLUS, J. P., u. KREIDL: Gehirn und Sympathicus. I. Arch. f. Physiol. **129**, 138—144 (1909). — Gehirn und Sympathicus. II. Arch. f. Physiol. **135**, 401—416 (1910). — Gehirn und Sympathicus. III. Arch. f. Physiol. **143**, 109—127 (1912). — KARPOW, N.: Zur Frage des Zusammenhanges der Nase mit der Sexualsphäre. Mschr. Ohrenheilk. **63**, 758—779 (1929). — KARY, CLARA: Pathologisch-anatomisch-experimentelle Untersuchungen zur Frage des Diabetes insipidus und der Beziehungen zwischen Tuber cinereum und Hypophyse. Virchows Arch. **252**, 736—747 (1924). — KASTL, E.: Über die intracytären Neurofibrillen in den Ganglienzellen des Nucleus supraopticus bei Mensch und Hund. Acta neurovegetativa (Wien) **8**, 437—445 (1954). — KAUTZKY, R.: Aussprache. Dtsch. Z. Nervenheilk. **162**, 229 bis 232 (1950). — KAUTZKY, R., u. BURCHARD: Beitrag zur Kenntnis des postencephalographischen Fiebers. Dtsch. Z. Nervenheilk. **164**, 143—156 (1950). — KAUTZKY, R., u. ULLRICH: Das Verhalten der Körpertemperatur nach verschieden lokalisierten Operationen am Zentralnervensystem. Zbl. Neurochir. **11**, 233—245 (1951). — KAY, S., LEES and STOUT: Pituitary chromophobe tumors of the nasal cavity. Cancer (N. Y.) **3**, 695—704 (1950). — KEHLER, E.: Kritische Bemerkungen zur experimentellen Funktionsanalyse des vegetativen Systems. Med. Klin. **1949**, 753—755. — KEHRER, E.: Das Syndrom von CUSHING. Erg. inn. Med. **55**, 178—211 (1938). —

KEHRER, F.: Die Kuppelungen von Pupillenstörungen mit Aufhebung der Seelenreflexe. ADIE-Syndrom, Pupillotonie, Pseudotabes, konstitutionelle Areflexie. Leipzig: Georg Thieme 1937. — KEHRER, F. A.: Die konstitutionellen Vergrößerungen umschriebener Körperabschnitte. Stuttgart: Georg Thieme 1948. — KEIDERLING, W., u. WESTPHAL: Über die Stimulierung des Hypophysen-Nebennierenrinden-Systems durch bakterielle Reizstoffe. Verh. dtsch. Ges. inn. Med. **75**, 66—69 (1951). — KEIDERLING, W., WÖHLER u. WESTPHAL: Über bakterielle Reizstoffe. IV. Arch. exper. Path. u. Pharmakol. **217**, 293—311 (1953). — KEIZER, D. P. R.: Akrodynie ... und hypothalamische Erscheinungen. Nederl. Tijdschr. Geneesk. **94**, 2409—2413 (1950); ref. Zbl. Neur. **115**, 385. — KELLER, A. D.: Ulceration in the digestive tract ... following intracranial procedures. Arch. of Path. **21**, 127—164 (1936a). — Protection by peripheral nerve section of the gastro-intestinal tract from ulceration following hypothalamic lesions. Arch. of Path. **21**, 165—184 (1936b). — Separation in the brain stem of the mechanism of heat loss from those of heat production. J. of Neurophysiol. **1**, 543—557 (1938). — Hypoglycemia and increased insulin sensitivity following hypothalamic lesions. Proc. Soc. Exper. Biol. a. Med. **42**, 837—838 (1939). — A transitory decrease in glucose tolerance following experimental lesions in the central nervous system. Proc. Soc. Exper. Biol. a. Med. **62**, 318—319 (1946). — KELLER, A. D., and BRECKENRIDGE: Retention of normal insulin tolerance and adrenal cortex after exstirpation of the hypophyseal stalk in the dog. Amer. J. Physiol. **150**, 222—228 (1947). — KELLER, A. D., and D'AMOUR: Ulceration in the digestive tract of the dog following hypophysectomy. Arch. of Path. **21**, 184—201 (1936). — KELLER, A. D., NOBLE and HAMILTON: Effects of anatomical separation of the hypophysis from the hypothalamus. Amer. J. Physiol. **117**, 467—473 (1936). — KELLER, K., u. TANDLER: Über das Verhalten der Eihäute bei der Zwillingsträchtigkeit des Rindes. Wien. tierärztl. Mschr. **3**, 513—526 (1916). — KELLER, N., u. FETZER: Zur Frage der Abhängigkeit der alkalischen Plasmaphosphatase vom Hypophysen-Nebennierenrinden-System, untersucht an Diphtherietoxin-behandelten Meerschweinchen. Endokrinol. **30**, 127—137 (1953). — KELLER, R.: Neue Erkenntnisse in der Therapie der Hypertonie. Praxis (Bern) **1953**, 12—17. — KELLEY, K., DANIELS, POE, EASSER and MONROE: Psychological correlations with secondary amenorrhea. Psychosomatic. Med. **16**, 129—147 (1954). — KELLY, G.: Colloid cysts of the third ventricle. Brain **74**, 23—65 (1951). — KEMP, T.: Erbbiologie und Erbpathologie des Geschlechtsapparates. In Handbuch der Erbbiologie, Bd. 4/2, S. 930—950. 1940a. — Funktionen und Zusammenarbeit der Blutdrüsen. In Handbuch der Erbpathologie, Bd. 2, S. 502—536. 1940b. — KEMPE, H.-D., u. MEYER-ARENDT: UV-Absorptionsmessungen am Kolloid der Zwischenzone der menschlichen Hypophyse. Frankf. Z. Path. **65**, 1—4 (1954).
KENDALL, E. C.: The influence of the adrenal cortex on the metabolism of water and electrolytes. Vit. a. Horm. **6**, 277—321 (1948). — The adrenal cortex and rheumatoid arthritis. Brit. Med. J. **1951**, 1295—1299. — KENNARD, MARGARET A.: Autonomic function. The precentral motor cortex, herausgeg. von BUCY. Illinois Monogr. Med. Sci. **4**, 294—306 (1944).
KENNEDY, C. M., and LISTER: A case of suprarenal hypernephroma. Lancet **1927**, 749—751.
KENNEDY, R. L.: Surgical and medical treatment of exophthalmic goiter of children. Amer. J. Dis. Childr. **60**, 677—684 (1940). — KENYON, A. T., SANDIFORD, BRYAN, KNOWLTON and KOCH: The effect of testosterone propionate of nitrogen, elektrolyte, water and energy metabolism in eunuchoidism. Endocrinology **23**, 135—153 (1938). — KEPLER, E. J.: CUSHING's disease. Ann. New York Acad. Sci. **50**, 657—678 (1950). — KEPLER, E. J., SPRAGUE, MASON and POWER: The pathology of the adrenal cortical tumors and CUSHING's syndrome. Recent Progr. in Hormone Res. **2**, 345—389 (1948). — KEPPICH, J.: Künstliche Erzeugung von chronischen Magengeschwüren. Berl. klin. Wschr. **1921**, 414—416. — KERNOHAN, J. A., and KENNEDY: Acrodynia. Amer. J. Dis. Childr. **36**, 341—351 (1928). — KERNOHAN, J. W., LEARMONTH and DOYLE: Neuroblastomas and gangliocytomas of the central nervous system. Brain **55**, 287—310 (1932). — KERSCHBAUM, P.: Untersuchungen zur psychologischen Struktur. der Merkfähigkeitsstörung bei traumatischer Schädigung des Hypothalamus. Z. exper. Psychol. **1**, 244—264 (1953). — KERSTING: Pubertas praecox bei hyperplastischer Mißbildung des Hypothalamus. Zbl. Neur. **121** 3 (1952). — KESCHNER, M., and DAVISON: Dystrophia myotonica. Arch of Neur. **30**, 1259—1275 (1933). — KESSEL, F. K.: M. Cushing. Erg. inn. Med. **50**, 620—678 (1936). — Chiasma-Gliom. Nervenarzt **10**, 414—415 (1937). — KESSEL, F. K., u. OLIVECRONA: Über Foramen-Monroi-Cysten. Zbl. Neurochir. **1**, 18—39 (1936). — KETELAER, CH.-J.: La sémiologie générale et neurologique des anévrysmes intracraniens. Acta neurol. et psychiatr. belg. **50**, 217—273, 279—313 (1950). — KEZDI, P.: Die dehnungsempfindlichen Arteriengefäße und die Pathogenese der Hypertonie. Medizinische **1955**, 483—484. — KEZDI, P., u. STEIGERWALD: Über die nervöse Blutzuckerregulation. Ärztl. Forsch. **6**, 309—313 (1952). — KIEF, H.: Cytologische Veränderungen im Vorderlappen der Meerschweinchenhypophyse nach Belastungen durch Diphtherietoxin oder Pyrifer. Virchows Arch. **324**, 55—64 (1953). — KIMMIG, J.: Die Biochemie des menschlichen Spermas. 1. Symposium Dtsch. Endokrin. Ges., S. 171—179. Berlin: Springer 1955. — KING, A. B.: The diagnosis of carcinoma of the pituitary gland. Bull. Johns Hopkins Hosp. **89**, 339—353 (1951).

Kingsbury, B. F.: The extent of the floor-plate of His and its significance. J. Comp. Neur. **32**, 113—135 (1921). — Kinnunen, O., and Niemineva: The foetal adrenals in maternal toxaemias. Acta endocrinol. (Copenh.) **5**, 165—172 (1950). — Kitay, J. I.: Pineal lesions and precocious puberty. J. Clin. Endocrin. **14**, 622—625 (1954). — Kitchell, R. L., and Wells: Functioning of the hypophysis and adrenals in fetal rats. Anat. Rec. **112**, 561—591 (1952). — Kiyono, H.: Über Zwischenhirnveränderungen bei Diabetes insipidus. Virchows Arch. **257** (1925). — Histopathologie der Hypophyse. Virchows Arch. **259**, 388—465 (1926). — Kladetzky, J.: Mitteilung über die Hypophyse eines weiblichen indischen Elefanten. Anat. Anz. **99**, 75—79 (1952). — Klar, E., Herkert u. Frowein: Beobachtungen bei einer Leukotomie. Dtsch. Z. Nervenheilk. **161**, 396—406 (1949). — Klebanow, D., u. Hegnauer: Zur Frage der kausalen Genese von angeborenen Mißbildungen. Med. Klin. **1950**, 1198—1203, 1233—1240. — Klein, Marianne: Feersche Neurose. Med. Klin. **1951**, 101—103. — Klien, H.: Über Lipodystrophie. Münch. med. Wschr. **1921**, 206—208. — Klinefelter, H. F., Reifenstein and Albright: Syndrome characterized by genecomastia, aspermiogenesis etc. J. Clin. Endocrin. **2**, 615—627 (1942). — Klingler, M.: Über Knorpelgeschwülste der Schädelbasis mit intracranieller Ausdehnung. Acta neurochir. (Wien) **1**, 336—380 (1951). Klingner, R.: Biglanduläre Blutdrüsenerkrankung. Z. klin. Med. **123**, 242—257 (1933). — Klöppner, K.: Mikrocephalie beim Neugeborenen. Zbl. Gynäk. **63**, 871—882 (1939). — Menschliches Zwischenhirn-Mittelhirn und Rückenmarkswesen. Arch. Gynäk. **177**, 82—104 (1950). — Kloos, K.: Pathologisch-anatomische Grundlagen der Embryopathia diabetica. Klin. Wschr. **1951**, 557—560. — Zur Pathologie der Feten und Neugeborenen diabetischer Mütter. Virchows Arch. **321**, 177—227 (1952). — Kloos, K., u. Staemmler: Zur Morphologie und Pathophysiologie der Nebennierenrinde von Feten und Neugeborenen. Virchows Arch. **324**, 285—306 (1953). — Klüver, H., and Bucy: Preliminary analysis of functions of the temporal lobes in monkeys. Arch. of Neur. **42**, 979—1000 (1939). — Knaus, H.: Grundsätzliches zur Frage der Ovulation. Zbl. Gynäk. **66**, 1650—1666 (1942). — Der Rhythmus des menstruellen Zyklus. Dtsch. med. Wschr. **1952**, 445—448. — Knick, B., Severin u. Tilling: Insulin-Therapie des allergischen Status asthmaticus. Ärztl. Forsch. **7**, 168—176 (1953). — Knick, B., Thomann u. Tilling: ACTH und Melanophoreneffekt. Ärztl. Forsch. **8**, 120—124 (1954). — Knierim, G.: Über diffuse meningeale Karzinose mit Amaurose. Beitr. path. Anat. **44**, 409—429 (1908). — Knigge, K. M.: The effect of hypophysectomy on the adrenal gland of the hamsters. Anat. Rec. **94**, 225—271 (1954). — Knoche, H.: Über das Vorkommen eigenartiger Nervenfasern in Hypophyse und Zwischenhirn. Acta anat. (Basel) **18**, 208—223 (1953). Knowlton, A. I., Loeb, Stoerk and Seegal: The development of hypertension and nephritis in normal and adrenalectomized rats treated with cortisone. Proc. Soc. Exper. Biol. a. Med. **72**, 722—725 (1949). — Knowlton, A. I., Pool and Jailer: Lack of effect of hypophysectomy upon metastatic adrenocortical carcinoma with Cushing's syndrome. J. Clin. Endocrin. **14**, 205—214 (1954). — Koblanck u. Roeder: Tierversuche über Beeinflussung des Sexualsystems durch nasale Eingriffe. Berl. klin. Wschr. **1912**, 1893—1894. — Koch, E.: Die reflektorische Selbststeuerung des Kreislaufs. Erg. Kreislaufforsch. **1** (1931). — Die Irradiation der pressorezeptorischen Kreislaufreflexe. Klin. Wschr. **1932**a, 225—227. — Z. Kreislaufforsch. **24**, 251—258 (1932b). — Koch, G.: Erbliche Hirngeschwülste. Z. Vererbungslehre **29**, 400 (1949). — Koch, H.: Über die Einwanderung basophiler Zellen in den Hypophysenhinterlappen bei Aorteninsuffizienz. Beitr. path. Anat. **101**, 123—128 (1928). — Koch, W.: Die Hypophyse in den Lebenszyklen der Taube. Arch. Gynäk. **172**, 1—86 (1941). — Kochakian, Ch.: The mechanisms of the protein anabolic action of testosteron propionate. Sympos. Steroid Horm., herausgeg. von Gordon, S. 113—149. Wisconsin: Univ. Press1950. — Köhlmeier, W.: Zur Kenntnis der metastasierenden Hypophysengeschwülste. Virchows Arch. **312**, 26—34 (1944). — Köhne, G.: Diabetes mellitus und Hypophysen-Zwischenhirn-System. Endokrinologie **22**, 241—254 (1939). — Die Beziehungen des angeborenen Olfactoriusdefekts zum primären Eunuchoidismus des Mannes. Virchows Arch. **314**, 345—357 (1947). — Kölbl, H., Zierhut u. Zweymüller: Beitrag zur Pathogenese der Progerie an Hand von zwei neuen Fällen. Österr. Z. Kinderheilk. **8**, 163—178 (1952). — Koella, W.: Hypothalamische Beeinflussung der Harnsekretion. Helvet. physiol. Acta **7**, C 12—C 13 (1949). — Környey, St.: Physiologisch-anatomische Beobachtungen bei merencephalen Mißbildungen. Arch. f. Psychiatr. **85**, 304—328 (1928). — Koger, M., Hurst and Turner: Relation of thyroid to growth. I. Endocrinology **31**, 237—244 (1942). — Kohn, A.: Anencephalie und Nebenniere. Arch. mikrosk. Anat. **102**, 113—129 (1924). — Kohn, R. R.: On intermedin and melanin synthesis. Endocrinology **53**, 458—460 (1953). — Kolff, J., and Tjiook: Hirsutism and virilism in a 5-year-old girl. Adrenal carcinoma. J. Clin. Endocrin. **10**, 270—279 (1950). — Kollar, E. J.: Reproduction in the female rat after pelvic nerve neurectomy. Anat. Rec. **115**, 641—658 (1953). — Koller, F., u. Zollikofer: Der Einfluß des adrenokortikotropen Hormons auf die Thrombozytenzahl. Experientia (Basel) **6**, 299—300 (1950). — Kon, J.: Hypophysenstudien. I. und II. Beitr. path. Anat. **44**, 233 (1908). — Koneff, A. A., Simpson, Evans and Li: The gigantism produced in normal rats by injection of the pituitary growth hormone. II. Growth **12**, 33—37 (1948). — KONSCHEGG, TH.: Über die CUSHINGsche Krankheit. Frankf. Z. Path. **48**, 486—492 (1935). — KONTCHAKOVA, N.: Metastasen von Tumoren der Hypophyse, ihre pathologische Anatomie und ihre Klinik. Sovet. Psichonevr. **12**, 109—112 (1936); ref. Zbl. Neur. **86**, 572. — KORNMÜLLER, A. E.: Erregbarkeitssteuernde Elemente und Systeme des Nervensystems. Fortschr. Neur. **18**, 437—467 (1950). — KORSAKOW, S.: Über eine besondere Form psychischer Störungen, kombiniert mit multipler Neuritis. Arch. f. Psychiatr. **21**, 669—704 (1890). — KORTH, LÜDECKE u. MARX: Über einen Fall von Erkrankung des Hypophysenzwischenhirnsystems mit Myxödem, Hypoglykämie und Urämie. Virchows Arch. **300**, 141—165 (1937). — KOSTER, S.: Experimentelle Untersuchungen der Hypophysenfunktion beim Hund. Arch. f. Physiol. **224**, 212—216 (1930). KOTHE, H.: Der Status thyreo-suprarenalis. Endokrinologie **22**, 229—240 (1939). — KOTTE, J. H., and VONDERAHE: The HOUSSAY phenomenon in man. J. Amer. Med. Assoc. **114**, 950—953 (1940). — KOTZAREFF, A.: Un cas de chordome. Korresp.bl. Schweiz. Ärzte **48**, 1007—1014 (1918). — KOVÁCS, K., BACHRACH, JAKOBOVITS, HORVATH u. KORPASSY: Hypothalamo-hypophyseale Beziehungen der Flüssigkeitsentziehung bei Ratten. Endokrinologie **31**, 17—29 (1954a). — Über die Beziehungen der Systeme vorderer Hypothalamus-Neurohypophyse und Adenohypophyse-Nebennierenrinde. Endokrinologie **31**, 149—156 (1954b). — KOVÁCS, K., u. KORPÁSSY: Mit hypophysärem Basophilismus und Nebennierenrindenadenom vergesellschaftete plasmoreticuläre Reticulose. Virchows Arch. **326**, 36—45 (1954). — KOZELKA, A. W.: Implantation of pineal glands in the leghorn fowl. Proc. Soc. Exper. Biol. a. Med. **30**, 842—844 (1933). — KRABBE, KN. H.: La sclérose tubéreuse du cerveau et l'hydrocéphalie dans leurs relations avec la puberté précoce. Encéphale **17**, 281—289, 437—444, 496—506 (1922). — KRACHT, J.: Über die reversible Inaktivierung des thyreotropen Hormons. Arch. Exper. Path. u. Pharmakol. **214**, 433—440 (1952a). — Inaktivierung von thyreotropem Hormon durch Jod nach Hypophysektomie. Arch. exper. Path. u. Pharmakol. **216**, 294—301 (1952b). — KRACHT, J., u. KRACHT: Zur Histopathologie und Therapie der Schreckthyreotoxikose des Wildkaninchens. Virchows Arch. **321**, 238—274 (1952). — KRACHT, J., u. SPAETHE: Über Wechselbeziehungen zwischen Schilddrüse und Nebennierenrinde. I. Virchows Arch. **323**, 174—193 (1953a). — Über Wechselbeziehungen zwischen Schilddrüse und Nebennierenrinde. III. Virchows Arch. **324**, 83—109 (1953b). — KRAFT, A.: Ein Beitrag zum Erbgang des Zwergwuchses. Münch. med. Wschr. **1924**, 788. — KRAINER, L.: Die Hirn- und Rückenmarkslipome. Virchows Arch. **295**, 107—142 (1935). — KRATSCH, E.: Experimentell-morphologische Untersuchungen am Zwischenhirn-Hypophysen-System der Ratte bei Polyurie infolge Alloxanvergiftung. Z. Zellforsch. **36**, 371—380 (1951). — KRAULAND-STEINBEREITHNER, FRIEDEL: Zum Problem der pathophysiologischen Korrelationen zwischen Nervensystem und Magen. Wien. Arch. Psychol. **3**, 2—16 (1953). — KRAUS, E. J.: Zur Pathogenese der diffusen Sklerodermie. Virchows Arch. **253**, 710—734 (1924). — Die Hypophyse. In Handbuch der Pathologie, Bd. 8, S. 810—950. 1926a. — Die Rolle des Zwischenhirns in der Pathogenese der Dystrophia adiposogenitalis. Med. Klin. **1926**b, 485—489. — Zur Entstehung der Nekrose im menschlichen Hirnanhang. Z. Hals- usw. Heilk. **14**, 142—156 (1926c). — Die pathologisch-anatomischen Veränderungen des Pankreas beim Diabetes mellitus. In Handbuch der Pathologie, Bd. 5/2, S. 622—747. 1929a. — Über ein epignathisches Teratom der Hypophysengegend. Virchows Arch. **271**, 546—555 (1929b). — Zur Frage der Funktion fötaler endokriner Organe. Beitr. path. Anat. **82**, 290—306 (1929c). — Über Prolanausscheidung bei chronischem Hirndruck. Klin. Wschr. **1932**a, 1577—1580. — Die morphologischen Veränderungen der menschlichen Hypophyse nach Zerstörung der Zwischenhirnbasis bzw. des Hypophysenstiels und deren Folgen. Virchows Arch. **286**, 656—674 (1932b). — Über Veränderungen der Hypophyse bei chronischem Hirndruck. Z. Neur. **146**, 548—552 (1933a). — Über nekrobiotische Veränderungen in der Hypophyse, insbesondere im Hypophysenstiel bei chronischem Hirndruck. Virchows Arch. **290**, 658—674 (1933b). — Morbus Cushing. Klin. Wschr. **1934**, 487—489. — Über Leberverfettung bei zerstörenden Prozessen im Hypophysenzwischenhirnsystem und bei Morbus Cushing. Frankf. Z. Path. **50**, 429—441 (1937a). Wie läßt sich die Annahme eines kortikotropen Hyperpituitarismus beim Menschen morphologisch stützen? Klin. Wschr. **1937**b, 1528—1532. — Chronischer Hirndruck und Leberverfettung. Virchows Arch. **300**, 617—640 (1937c). — Morbus Cushing und basophiles Adenom. Klin. Wschr. **1937**d, 533—536. — Sarcoidosis as a cause of a pituitary syndrome. J. Labor. a. Clin. Med. **28**, 140—146 (1942). — Neoplastic diseases of the human hypophysis. Arch. of Path. **39**, 343—349 (1945a). — Morphologic aspects and genesis of disorders of the adenohypophysis. Arch. of Path. **40**, 191—207 (1945b). — KRAUS, E. J., u. TRAUBE: Über die Bedeutung der basophilen Zellen der menschlichen Hypophyse. Virchows Arch. **268**, 315—345 (1928). — KRAUSE, FR.: Über den hypophysären Ursprung der myotonischen Dystrophie. Dtsch. Arch. klin. Med. **192**, 245—278 (1945). — KRAYENBÜHL, H.: Die psychomotorische Epilepsie. Dtsch. med. Wschr. **1952**, 1177—1181. — KRAYENBÜHL, H., u. ZOLLINGER: Malignes metastasierendes Pinealocytom mit dem klinischen Bild der Dystrophia adiposogenitalis. Schweiz. Arch. Neur. **51**, 77—98 (1943). — KREIBIG, W.: Zur

Kenntnis des thyreosuprarenalen Typus der polyglandulären Erkrankungen. Frankf. Z. Path. **36**, 668—685 (1928). — KREIENBERG, W., u. EHRHARDT: Diuresehemmung durch Elektroschock. Klin. Wschr. **1948**, 239—241. — KRETSCHMER, E.: Das apallische Syndrom. Z. Neur. **169**, 576—579 (1940). — Chemische Wege der Konstitutionsforschung und ihre klinischen Auswirkungen. Allg. Z. Psychiatr. **119**, 1—8 (1942). — Die Orbitalhirn- und Zwischenhirnsyndrome nach Schädelbasisfrakturen. Arch. f. Psychiatr. **182**, 452—477 (1949). — Körperbau und Charakter. Berlin: Springer 1951. — Der affektive Kontakt als biologisches Problem. Z. Psychother. **2**, 1—9 (1952). — KRETZSCHMAR, G.: Leber und Wasserhaushalt. Mat. Med. Nordmark **6**, 5—10, 40—42, 112—118, 188—194 (1954). — KRIEG, W. J. S.: The hypothalamus of the albino rat. J. Comp. Neur. **55**, 19—89 (1932). — KRÖNKE, E., u. PARADE: Morbus Cushing bei Ovarialteratom. Z. klin. Med. **134**, 698—718 (1938). — KROHN, P. L., and WHITE: The effect of hypothyroidism on reproduction in the female albino rat. J. of Endocrin. **6**, 375—385 (1950). — KROLL, F. W.: Hauttemperaturmessungen bei zentralen Fieberstörungen. Dtsch. Z. Nervenheilk. **135**, 232—245 (1935). — Erfahrungen mit Insulinbelastung. Dtsch. Z. Nervenheilk. **162**, 236—238 (1948). — Gibt es einen humeralen Schlafstoff im Schlafhirn? Dtsch. med. Wschr. **1952**a, 879—880. — Über atypische Fälle von Hypophysenadenomen. Münch. med. Wschr. **1952**, Nr 4. — KROLL, F. W., u. REISS: Ergebnisse bei der direkten Reizung des Hypophysen-Hypothalamus-Systems beim Menschen. Klin. Wschr. **1949**, 786—787. — KRÜCKE, W.: Über das Längsbündel in der Substantia gelatinosa centralis des Rückenmarks. Dtsch. Z. Nervenheilk. **160**, 196—220 (1949). — KUCSKO, L.: Neue humanpathologische Befunde zur innersekretorischen Funktionslehre. Wien. klin. Wschr. **1954**, 37—38. — KUCSKO, L., u. SEITELBERGER: Das Granuloma infiltrans des Zwischenhirns und der Neurohypophyse. Wien. Z. Nervenheilk. **8**, 187—215 (1954). KÜHL, I.: Riesenharnblase bei v. RECKLINGHAUSENscher Neurofibromatose. Beitr. path. Anat. **112**, 303—313 (1952). — KÜHNAU, J.: Die biologische Bedeutung des Nahrungseiweißes. Synopsis **1**, 51—76 (1948). — Die Nebennierenrindenhormone und ihre Funktion für den weiblichen Organismus. Geburtsh. u. Frauenheilk. **12**, 274—275 (1952). — Biochemie der Nebenniere und ihre Korrelationen. Verh. dtsch. path. Ges. **36**, 11—21 (1953). — KÜHNE, P.: Hormone der Nebennierenrinde. Ärztl. Forsch. **5**, 80—85 (1951). — KUGELMEIER, L. M.: Plötzliches Auftreten eines Diabetes insipidus infolge septischer Nekrose im Hinterlappen und Stiel der Hypophyse. Z. klin. Med. **132**, 521—526 (1937). — KUHLENBECK, H.: The human diencephalon. Confinia neur. (Basel) **14**, Suppl. (1954). — KUHLENDAHL, H.: Über den Auslösungsmechanismus zentralnervöser vegetativer Reaktionen, insbesondere bei Encephalographien. Klin. Wschr. **1950**, 544—547. — KUNKEL, P., and LOEB: Effect of human anterior pituitary gland on sex organs. Proc. Soc. Exper. Biol. a. Med. **32**, 1413—1417 (1935). KUNSTADTER, R. H.: The induction of premature puberty with androgenic substance. Endocrinology **23**, 661—665 (1938). — KUNTZ, A.: The innervation of the gonads in the dog. Anat. Rec. **17**, 203—219 (1920a). — Experimental degeneration in the testis of the dog. Anat. Rec. **17**, 221—233 (1920b). — KUPPERMAN, H. S., BERNSTEIN, FORBES, COPE and ALBRIGHT: Remission in CUSHING's syndrome after bilateral hemiadrenalectomy. J. Clin. Endocrin. **13**, 154—164 (1953). — KURÉ, K., OI u. OKINAKA: Beziehungen des Spinalparasympathicus zu der trophischen Innervation des Fettgewebes. Klin. Wschr. **1937**, 1789—1793. — KUROBANE, T.: Über drei seltene Fälle von Hirntumoren. Gann (jap.) **31**, 194—197 (1937). — KUX, E.: Über ein bösartiges Pinealom und ein bösartiges fötales Adenom der Hypophyse. Beitr. path. Anat. **87**, 59—70 (1931). — KYLE, L. H., WELHAM, DOOLAN and SCHAAF: Study of the extrathyroidal effects of thyroid-stimulating hormone. J. Clin. Endocrin. **14**, 1029—1038 (1954). — KYLIN, E.: Die SIMMONDSsche Krankheit. Erg. inn. Med. **49**, 1—63 (1935).

LABORIT, H.: Potenzierte Narkose und künstlicher Winterschlaf. Arch. exper. Path. u. Pharmakol. **1954**. — LABORIT, H., HUGUENARD et ALLUAUME: Un nouveau stabilisateur végétatif. Presse méd. **60**, 206—208 (1952). — LACHNIT, V.: Neurofibromatosis und Akromegalie. Med. Klin. **1951**, 175. — LADMAN, A. J.: Mitotic activity in the anterior pituitary of the pregnant mouse. Anat. Rec. **120**, 395—403 (1954). — LADMAN, A. J., and BARRNETT: Histochemical demonstration of protein-bound sulfhydryl and disulfide groups in cells of the anterior pituitary. Endocrinology **54**, 355—360 (1954). — LAIGNEL-LAVASTINE et RAVIER: Un cas de maladie de RECKLINGHAUSEN familiale avec nanisme. Bull. Soc. méd. Hôp. Paris **43**, 1112—1115 (1927). — LAJOS, L., SZONTÁGH, PÁLI, GÖRCS u. BACSA: Die gonadotrope Aktivität der Adenohypophyse in normaler und pathologischer Schwangerschaft. Endokrinol. **30**, 138—146 (1953). — LAMBERS, K., u. ZARATE: Zentrale und periphere Neurofibromatose. Dtsch. Z. Nervenheilk. **169**, 289—307 (1952). — LAMPEN, H.: Über Entzügelungshochdruck bei Polyneuritis. Dtsch. med. Wschr. **1949**, 533—540. — Zur Klinik des Blutdruckzügler-Apparates. Dtsch. med. Wschr. **1952**, 1431—1435. — LANDAU, M.: Die Nebenniere bei Anencephalie. Verh. dtsch. path. Ges. **16**, 301—305 (1913). — LANDAUER, K.: Das Tetanoid. Arch. f. Psychiatr. **66**, 530—576 (1922). — LANDGREBE, F. W., and WARING: Biological assay of the melanophore expanding hormone. Horm. Assay, herausgeg. von EMMENS,

S. 141—171. New York: Acad. Press 1950. — LANDSTEINER, K., u. EDELMANN: Beitrag zur Kenntnis der anatomischen Befunde bei polyglandulärer Erkrankung. Frankf. Z. Path. **24**, 339—353 (1921). — LANG, F. J.: Ein Plattenepithel-Zystopapillom des Infundibularbereichs. Wien. klin. Wschr. **1924**, 977—979. — LANGE, CORNELIA DE: Zur mikroskopischen Anatomie des ZNS bei Pink-Disease. Jb. Kinderheilk. **136**, 193—207 (1932). — Zur Klinik und pathologischen Anatomie der hypothalamischen Form von Pubertas praecox. Ann. paediatr. (Basel) **161**, 113—134 (1943). — LANGE, CORNELIA DE, GERLINGS, DE KLEYN u. LETTINGA: Some remarks on gargoylism. Acta paediatr. (Stockh.) **31**, 398—418 (1943). — LANGE, J.: Die Folgen der Entmannung Erwachsener. Leipzig: Georg Thieme 1934. — LANGE, K.: Zur Ostitis fibrosa generalisata. Zbl. Chir. **65**, 2368—2373 (1938). — LANGE-COSACK, HERTHA: Die Hydranencephalie als Sonderform der Großhirnlosigkeit. I. Arch. f. Psychiatr. **117**, 1—51 (1944a). — Die Hydranencephalie als Sonderform der Großhirnlosigkeit. II. Arch. f. Psychiatr. **117**, 595—640 (1944b). — Verschiedene Gruppen der hypothalamischen Pubertas praecox. I. Dtsch. Z. Nervenheilk. **166**, 499—545 (1951). — Verschiedene Gruppen der hypothalamischen Pubertas praecox. II. Dtsch. Z. Nervenheilk. **168**, 237—266 (1952). — Zur Frage der hypothalamischen Pubertas praecox. 1. Symp. Dtsch. Ges. Endokrin., S. 107—116. Berlin: Springer 1955. — LANGECKER, HEDWIG: Die myotrope Wirkung der Nebennieren-Androgene. Arch. exper. Path. u. Pharmakol. **215**, 25—28 (1952). — LANGER, H.: Pathothermie und aregeneratorische Anämie bei Zerstörung des Großhirns durch intrauterine Blutung. Z. Kinderheilk. **22**, 359—382 (1919). — LANGERON, L., et GIARD: La néphrose lipoidique a-t-elle une origine hypophysaire ? Ann. d'Endocrin. **10**, 194—199 (1949). — LANGERON, L., PAGET, NOLF et LIEFOOGHE: Action de la desoxycorticosterone sur le functionnement renal de l'homme normal. J. Sci. Méd. Lille **71**, 343—344 (1953). — LANGSTEINER, F., u. STIEFLER: Über die kongenitalen Hypertrophien. Dtsch. Z, Nervenheilk. **138**, 274—307 (1935). — LANGWORTHY, O. R., and RICHTER: The influence of efferent cerebral pathways upon the sympathetic nervous system. Brain **53**, 178—193 (1930). — LAQUEUR, G. L.: Cytological changes in human hypophyses after cortisone and ACTH treatment. Science (Lancaster, Pa.) **112**, 429—430 (1950). — LASCANO-GONZALEZ, J.-M.: Infarctus hypophysaires après lésions infundibulo-tubérienne chez le crapaud. C. r. Soc. Biol. Paris **120**, 723—724 (1935). — LASEGUE: On hysterical anorexia. Méd. Times Gaz. **2**, 265—266, 367—369 (1873). — LATTERMANN, ILSE: MORGAGNIS Syndrom bei umschriebenem Angioma cavernosum in der Wand des dritten Ventrikels. Endokrinologie **29**, 297—304 (1952). — LAUCHE, A.: Münch. med. Wschr. **1938**, 194. — LAURENCE, J. Z., and MOON: Four cases of "retinitis pigmentosa" etc. Ophthalm. Rev. **2**, 32—41 (1866). — LAZO-WASEM, E. A., NEHER, SHOGER u. ZARROW: Gelbkörperhormon im Blut männlicher Wirbeltiere. Endokrinologie **31**, 166—171 (1954). — LEARMONTH, J. R.,: A contribution to the neurophysiology of the urinary bladder in man. Brain **54**, 147—176 (1931). — LEARY, D. C., and ZIMMERMAN: Basophil infiltration in the neurohypophysis. Amer. J. Path. **13**, 213—228 (1937). — LEATHEM, J. H., and DRILL: The role of the hypophysis and adrenals in the control of systolic blood pressure in the rat. Endocrinology **35**, 112—119 (1944). — LEBER, TH.: Die Krankheiten der Netzhaut und des Sehnerven. In Handbuch der Augenheilkunde, herausgeg. von GRAEFE u. SAEMISCH, Bd. 5, S. 521—1048. 1877. — LEDUC, ELIZABETH H., and WISLOCKI: The histochemical localization of acid and alkaline phosphatases ... in the structures comprising the hematoencephalic barrier of the rat. J. Comp. Neur. **97**, 241—280 (1952). — LEEUWEN, H. C. VAN: Über familiäres Vorkommen von Lipodystrophia progressiva. Z. klin. Med. **123**, 534—547 (1933). — LEIPERT, TH.: Stoffwechsel und vegetative Regulation. Acta neurovegetativa (Wien) **1**, 51—73 (1950). — LEITNER, S. J.: BOECK's sarcoidosis. Tubercle **31**, 174—183 (1950). — LEITNER, ST.: Der Morbus Besnier-Boeck-Schaumann. Basel: Benno Schwabe & Co. 1949. — LEMKE, R.: Ein Fall von malignem Chordom der Schädelbasis. Virchows Arch. **238**, 310—325 (1922). — Über vegetative Anfälle bei Sella-Anomalie. Psychiatr., Neurol. u. med. Psychol. **5**, 34—39 (1953). — LENARTOWICZ, J., u. ROTHFELD: Ein Fall von Haut-Sarkoiden mit identischen Veränderungen im Gehirn und den inneren Organen. Arch. f. Dermat. **161**, 504—519 (1930). — LENNOX, B., and RUSSELL: Dystopia of the neurohypophysis. J. of Path. **63**, 485—490 (1951). — LERNER, A. B., SHIZUME and BUNDING: The mechanism of endocrine control of melanin pigmentation. J. Clin. Endocrin. **14**, 1463—1490 (1954). — LESCHKE, E.: Diabete insipide et systeme hypothalamo-hypophysaire. Ann. Méd. **1933**, 261—271. — LESNÉ, ED.: Un cas de macrogénitosomie. Bull. Soc. Pédiatr. Paris **37**, 21—22 (1939); ref. Zbl. Neur. **94**, 325. — LESNÉ, ED., CLEMENT, OBERLING et FLEURY: Xanthomatose cranio-hypophysaire. Bull. Soc. méd. Hôp. Paris **51**, 1146—1153 (1935b). — LESNÉ, ED., LAUNAY et SEE: Diabete insipide au cours d'une maladie de BESNIER-BOECK. Bull. Soc. méd. Hôp. Paris **51**, 1117—1145 (1935a). — LETTERER, E.: Über heterotope Geschwülste der Aderhautgeflechte. Beitr. path. Anat. **67**, 370—415 (1920). — Aleukämische Retikulose. Frankf. Z. Path. **30**, 377—394 (1924). — Allgemeine Pathologie und pathologische Anatomie der Lipoidosen. Verh. dtsch. path. Ges. **31**, 12—51 (1939). — LEVEQUE, TH. F.: Changes in the neurosecretory cells of the rat hypothalamus flollowing ingestion of sodium chloride. Anat.

Rec. **117**, 741—759 (1953). — LEVIN, E., BURNS and COLLINS: Estrogenic, androgenic and gonadotrophic activity in wheat germ oil. Endocrinology **49**, 289—301 (1951). — LEVIN, L., and FARBER: Hormonal factors which regulate the mobilisation of depot fat to the liver. Recent Progr. in Hormone Res. **7**, 399—435 (1952). — LEVITT, G.: The problem of an antidiuretic substance in the blood of patients with eclampsia. J. Clin. Invest. **15**, 135—141 (1936). — LEWIN, H., u. SPIEGELHOFF: Die Cyclushormone des Weibes. Stuttgart: Ferdinand Enke 1951. — LEWY, F. H.: Infundibuläre Veränderungen beim Diabetes insipidus und die Beziehungen zum Tuber cinereum und Hypophyse. Zbl. Neur. **37**, 398—400 (1924). — LEYS, D., and CAMERON: A psychiatrics study of six cases of infantile acrodynia. Brit. Med. J. **1**, 191—193 (1953). — LEYTON, O.: Multiglandular disease. Lancet **1934**, 1221—1226. — LHERMITTE et ROEDER: Diabète glycosurique chez un vieillard. Foyer sous-thalamique et altérations unilatérales du tuber cinereum. Presse méd. **1922**, 617. — LHERMITTE, J., DOUSSINET et DE AJURIAGUERRA: Une observation de la forme Korsakowienne de tumeurs du 3e ventricule. Revue neur. **68**, 709—711 (1937). — LHERMITTE, J., WORMS et AJURIAGUERRA: Syndrome neuro-anémique et altérations diencéphaliques infundibulo-tubériennes. Revue neur. **41**, 948—952 (1934). — LHERMITTE, M. J.: Les syndromes anatomo-cliniques dépendant de l'appareil végétatif hypothalamique. Revue neur. **41**, 920—939 (1934). — LI, CH. H.: Growth and anterior pituitary. Growth **12**, Suppl. 47—60 (1948). — The chemistry of gonadotropic hormones. Vit. a. Horm. **7**, 223—252 (1949). — The adrenocorticotrophic hormone. J. of Endocrin. **6**, XL—XLVI (1950). — LI, CH. H., and EVANS: The isolation of pituitary growth hormone. Science (Lancaster, Pa.) **99**, 183—184 (1944). — The properties of the growth and adrenocorticotropic hormones. Vit. a. Horm. **5**, 197—231 (1947). — Chemistry of anterior pituitary hormones. The Hormone, herausgeg. von PINCUS u. THIMANN, Bd. 1, S. 631—693. 1948. — LI, CH. H., EVANS and SIMPSON: Isolation and properties of the anterior hypophyseal growth hormone. J. of Biol. Chem. **159**, 353—366 (1945). — The gigantism produced in normal rats by injection of the pituitary growth hormone. III. Growth **12**, 39—42 (1948). — Influence of growth and adrenocorticotropic hormones on the body composition of hypophysectomized rats. Endocrinology **44**, 71—75 (1949). — LI, CH. H., GESCHWIND and EVANS: The effect of growth and adrenocorticotropic hormones on the amino-acid levels in the plasma. J. of Biol. Chem. **177**, 91—95 (1949). — LICHTENSTEIN, L.: Polyostotic fibrous dysplasia. Arch. Surg. **36**, 874—898 (1938). — Histiocytosis. X. Arch. of Path. **56**, 84—102 (1953). — LIEBEGOTT, G.: Die Pathologie der Nebenniere. Verh. dtsch. path. Ges. **36**, 21—68 (1953). — LIEBENAM, L.: Beitrag zur Dysostosis multiplex. Z. Kinderheilk. **59**, 91—123 (1938). — LILLIE, F. R.: The theorie of the freemartin. Science (Lancaster, Pa.) **43**, 611—613 (1916). — LINCK, A.: Weiterer Beitrag zur Kenntnis der malignen Chordome. Arch. Ohr- usw. Heilk. **145**, 282—297 (1938). — LINDEMANN, E.: Über die multiple sog. Blutdrüsensklerose. Virchows Arch. **240**, 11—29 (1923). — LINDEMANN, K., u. LUTTEROTTI: Die Bedeutung hypophysärer Störungen für die Entstehung der Osteogenesis imperfecta. Z. Orthop. **78**, 102—120 (1949). — LINDENBERG, R.: Über ein Plexusepitheliom des dritten Ventrikels. Zbl. Path. **88**, 47—51 (1951). — LINDER, F.: Periphere Gefäßstörungen und ihre Behandlung. Therapiewoche **5**, 272 (1951). — LINDSAY, ST., REILY, GOTHAM and SKAHEN: Gargoylism. II. Amer. J. Dis. Childr. **76**, 239—306 (1948). — LINDSLEY, D. B., and SASSAMAN: Autonomic activity and brain potentials associated with "voluntary" control of the pilomotors. J. of Neurophysiol. **1**, 342—349 (1938). — LINK, K.: Über einen periinfundibulären Verdichtungsring bei eitriger Basalmeningitis. Zbl. Path. **86**, 216—227 (1950). — LINN, T. L.: Non-lipoid histiocytic reticulosis. Amer. J. Clin. Path. **21**, 123—132 (1951). — LINZELL, J. L.: The silver staining of myoepithelial cells, particularly in the mammary gland. J. of Anat. **86**, 49—57 (1952). — LIST, C. F.: Osteochondromas arising from the base of the skull. Surg. etc. **76**, 480—492 (1943). — LIST, C. F., WILLIAMS and BALYEAT: Vascular lesions in pituitary adenomas. J. of Neurosurg. **9**, 177—187 (1952). — LIVINGSTON, R. B., CHAPLAN, LIVINGSTON and KRAINTZ: Stimulation of orbital surface of man prior to frontal lobotomy. Res. Publ. Assoc. Nerv. Ment. Dis. **27**, 421 (1948). — LIVINGSTON, R. B., FULTON, DELGADO, SACHS, BRENDLER and DAVIS: Stimulation and regional ablation of orbital surface of frontal lobe. Res. Publ. Assoc. Nerv. Ment. Dis. **27**, 405—420 (1948). — LLOYD, CH. W.: Some clinical aspects of adrenal cortical and fluid metabolism. Recent Progr. in Hormone Res. **7**, 469—510 (1952). — LOCKETT, MARY F., BUTTLE and HOWARD: The effect of hypophysectomy on the resistence of mice to infection with poliomyelitis virus. Brit. J. Exper. Path. **35**, 309—313 (1954). — LOCKWOOD, BR. C.: Cholesteatomatous cystic tumors of the pituitary gland. J. Amer. Med. Assoc. **76**, 1218—1220 (1921). — LODGE, S. D., WALKER and STEWART: Aneurysm of the left internal carotid artery simulating pituitary tumour. Brit. Med. J. **1927**, 1179—1180. — LOEB, M.: Ein Erklärungsversuch der verschiedenartigen Temperaturverhältnisse bei der tuberkulösen Meningitis. Dtsch. Arch. klin. Med. **34**, 443—450 (1884). — LÖBLICH, H. J.: Lage und Funktion des blutdruckregulierenden Zentrums in der Medulla oblongata. Virchows Arch. **318**, 211—233 (1950). — LÖFFLER, E.: Über Verkalkung von Riesenzellen bei einem Fall von Tuberkulose der Hypophyse. Wien. med. Wschr. **1929**, 474—476. — Über ortsfremde Zellen und Geschwülste im Hinterlappen und im Stiel der Hypophyse. Virchows Arch. **274**, 326—349 (1930). — LÖFFLER, W., u. JACCARD: Morbus Besnier-Boeck-Schaumann. Fortschr. Tbk.forsch. **1**, 295—362 (1948). — LOEPP, W.: Gegenseitige Auswertungen der Augen- und Röntgensymptome bei der Tumordiagnostik im Sellabereich. Abh. Augenheilk. **23** (1936). — LOESER, A.: Beziehungen zwischen den thyreotropen Substanzen des Hypophysenvorderlappens und der Nebenniere. Klin. Wschr. **1933**, 1614. — LÖWENBERG, K., BOYD and SALON: Occurrence of PICK's Disease in early adult years. Arch. of Neur. **41**, 1004—1020 (1939). — LÖWENBERG, K., and ZBINDEN: Epidemic encephalitis (St. Louis-Type) in Toledo, Ohio. Arch. of Neur. **36**, 1157—1165 (1936). — LONG, C. N. H.: Regulation of ACTH-secretion. Recent Progr. in Hormone Res. **7**, 75—105 (1952). — LONG, C. N. H., BROBECK and TEPPERMAN: Experimental hypothalamic obesity in the rat. Endocrinology **30**, 1035 (1942). — LONGCOPE, W. T.: Sarcoidosis. J. Amer. Med. Assoc. **117**, 1321—1327 (1941). — LOO, Y. T.: The forebrain of the opossum. II. J. Comp. Neur. **52**, 1—148 (1931). — LORENZ, E.: Störungen der zentralen Wärmeregulation bei SELTER-SWIFT-FEERscher Krankheit. Z. Kinderheilk. **49**, 589—599 (1930). — LOVE, J. G., and KERNOHAN: Dermoid and epidermoid tumors of the CNS. J. Amer. Med. Assoc. **107**, 1876—1882 (1936). — LOVE, J. G., and MARSHALL: Craniopharyngeomas. Surg. etc. **90**, 591—601 (1950). — LOWENBACH, H.: Hypoxemia and the temperature of the hypothalamus of the cat. J. of Neuropath. **10**, 67—76 (1951). — LOWENSTEIN, O., and LOEWENFELD: Role of sympathetic and parasympathetic systems in reflex dilatation of the pupil. Arch. of Neur. **64**, 313—340 (1950a). — Mutual role of sympathetic and parasympathetic in shaping of the pupillary reflex to light. Arch. of Neur. **64**, 341—377 (1950b). — Types of central autonomic innervation and fatigue. Arch. of Neur. **66**, 580—599 (1951). — Disintegration of central autonomic regulation during fatigue. J. Nerv. Dis. **115**, 1—21, 121—145 (1952). — LUA, M.: Ein Fall von pialen Dermoidcysten mit Steatose der Gehirnkammern und des Subarachnoidalraums. Dtsch. Z. Nervenheilk. **109**, 212—230 (1929). — LUCKE, H.: Hypophysärer Zwergwuchs. Z. Konstit.lehre **14**, 430—446 (1929). — LUCKHAUS, G.: Hypophysentumor und Eklampsie. Geburtsh. u. Frauenheilk. **12**, 632—634 (1952). — LUDWIG, K. S.: Stellen die „nh-Zellen" SUNDER-PLASSMANNS eine besondere Epithelzellart in der Schilddrüse dar? Schweiz. Z. Path. **14**, 323—330 (1951). — LÜDIN, H.: Über einen Fall von diencephal bedingter Akromegalie. Radiol. clin. (Basel) **8**, 93—114 (1939). — LÜTHY, F., u. KLINGLER: Der Tumorettentumor des Hypophysenhinterlappens. Schweiz. Z. Path. **14**, 721—729 (1951). — LUETSCHER, J. A., and AXELRAD: Sodium-retaining corticoide in the urine of normal children and adults and of patients with hypoadrenalism or hypopituitarism. J. Clin. Endocrin. **14**, 1086—1089 (1954). — LÜTTGE, W., u. MERTZ: Beitrag zum Kapitel der foetalen Hormone. Mschr. Geburtsh. **70**, 1—5 (1925). — LUFT, R., and OLIVECRONA: Experiences with hypophysectomy in man. J. of Neurosurg. **10**, 301—316 (1953). — LUMSDEN, TH.: Observations on the respiratory centers in the cat. J. of Physiol. **57**, 153—160 (1923a). — Observations on the respiratory centers. J. of Physiol. **57**, 354—367 (1923b). — LUTZ, W.: Ein vereinfachter „Thorn"-Test. Münch. med. Wschr. **1954**, 950—951. — LUYS, J.: Recherches sur le system nerveux. Paris: Baillière 1865. — LYNCH, K. M., and SCOTT: The lipid content of the Leydig cell and Sertoli cell in the human testis. J. of Urol. **64**, 767—776 (1950). — LYONS, W. R.: Pregnancy maintenance in hypophysectomized oophorectomized rats. Proc. Soc. Exper. Biol. a. Med. **54**, 65—68 (1943).

MAAS, O., and PATERSON: Myotonia congenita and dystrophia myotonica. Mschr. Psychiatr. **126**, 27—33 (1953). — MAASS, S.: Über diffuse Carcinomatose der weichen Hirnhäute. Arch. f. Psychiatr. **51**, 359—386 (1913). — MABREY, R. E.: Chordoma. Amer. J. Canc. **25**, 501—517 (1935). — MACBRIDE, C. M.: Obesity. Signs, symptoms, S. 280—293. London: J. B. Lippincott Company 1947. — MACCARTY, C. S., and GOGELA: Meningioma of the sphenoid ridge in a child. J. of Neurosurg. **6**, 182—186 (1949). — MACGILLIVRAY, I.: Combined renal and anterior pituitary necrosis. J. Obstetr. **57**, 924—930 (1950). — MACGILLIVRAY, R. C.: Gargoylism. J. Ment. Sci. **98**, 687—696 (1952). — MACHULKO-HORBATZEWITSCH, G. S., u. ROCHLIN: Klinik, Pathomorphologie und Histogenese der Chordome. Arch. f. Psychiatr. **89**, 222—262 (1930). — MACKAY, R. P.: Pinealoma of diffuse ependymal origin. Arch. of Neur. **42**, 892—902 (1939). — MACLEOD, J., and HOTCHKISS: The effect of hyperpyrexia upon spermatozoa in man. Endocrinology **28**, 780—784 (1941). — MACLEY, W. S., STOKES and RUSSELL: Mentan disorder in CUSHING's syndrome. J. of Neur., Psychiatr., N. S. **1**, 110—118 (1938). — MACMAHON, H. E., CLOSE and HASS: Cardiovascular renal changes associated with basophil adenoma of the anterior lobe of the pituitary. Amer. J. Path. **10**, 177—191 (1934). — MACPHERSON, D. J.: A case presenting an epidermoid papillary cystoma involving the 3rd ventricle. Arch. of Neur. **3**, 395—416 (1920). — MADELUNG, O.: Über Verletzungen der Hypophysis. Verh. Ges. Chir. **33**, 164—171 (1904). — MAGITOT, A.: Les voies nerveuses directes reliant la rétine a l'hypothalamus. Ann. d'Ocul. **182**, 569—584 (1949). — MAGNUS, R.: Körperstellung. Berlin: Springer 1924. — MAGOUN, H. W., FISHER and RANSON: The neurohypophysis and water exchange in the monkey. Endocrinology **25**, 161—174 (1939). —

MAGOUN, H. W., HARRISON, BROBECK and RANSON: Activation of heat loss mechanisms by local heating of the brain. J. of Neurophysiol. **1**, 101—114 (1938). — MAGOUN, H. W., and RANSON: Retrograde degeneration of the supraoptic nuclei after section of the infundibular stalk in the monkey. Anat. Rec. **57**, 107—123 (1939). — MAHONEY, W.: Die Epidermoide des ZNS. Z. Neur. **155**, 416—471 (1936). — MAHONEY, W., and SHEEHAN: The pituitary-hypothalamic mechanisms. Brain **59**, 61—75 (1936). — MALAMUD, N.: Encephalomyelitis complicating measles. Arch. of Neur. **38**, 1024—1038 (1937). — MALANDRA, B., u. CORBETTA: La sostanza Gomori-positiva della neuroipofisi del ratto dopo surrenectomia e trattamento con corticoidi surrenali e sale. Z. Zellforsch. **39**, 318—327 (1953). — MALI, W. H.: On a peculiar atrophy of the skin in CUSHING's syndrome. Dermatologica (Basel) **101**, 33—36 (1950). — MALL, G.: Konstitutionsphysiologie und -pathologie. Fiat Rev. German Sci. **83**, 44—63 (1947). — Zur Physiologie und Pathophysiologie der Konstitutionstypen. Arch. f. Psychiatr. **186**, 13—29 (1951). — MALLORY, T. B.: Diseases of bone. New England J. Med. **227**, 955—960 (1942). — MALONE, E.: Über die Kerne des menschlichen Diencephalon. Abh. preuß. Akad. Wiss., Physik.-math. Kl., Anhang **1** (1910). — MANCINI, R. E., et PASQUALINI: Acid ascorbique hypophysaire aprés la surrénalectomie. C. r. Soc. Biol. Paris **145**, 585—587 (1951). — MANDL, F.: Blockade und Chirurgie des Sympathicus. Wien: Springer 1953. — MANKIN, H., STEVENSON, BROBECK, LONG and STETTEN: The turnover of body fat in obesity resulting from hypothalamic injury. Endocrinology **47**, 443—447 (1950). — MANSCHOT, W. A.: A case of progeronanism. Acta paediatr. (Stockh.) **39**, 158—164 (1950). — MANSFELD, G.: Art und Ort der Thyroxinwirkung. Klin. Wschr. **1935**, 884—889. — MARANON, G.: Über die hypophysäre Fettsucht. Dtsch. Arch. klin. Med. **151**, 129—153 (1926). — Diabetes insipidus and uterine atony. Brit. Med. J. **1947**, 769—771. — MARBURG, O.: Die Klinik der Zirbeldrüsenerkrankungen. Erg. inn. Med. **10**, 146—166 (1913). — Zur Frage der Lipodystrophia progressiva. Arb. neur. Inst. Wien **30**, 1—12 (1928). — Über Veränderungen der Hypophyse bei Beriberi. Wien. Arch. inn. Med. **29**, 1—24 (1936). — MARCANO, G.: Der Hypophysenhinterlappen bei Hypertonie. Klin. Wschr. **1935**, 1525 bis 1528. — MARCHESANI, O.: Bradydaktylie und angeborene Kugellinse als Systemerkrankung. Klin. Mbl. Augenheilk. **103**, 392—406 (1939). — MARCUSE, P. M., BURGER and SALMON: Hamartoma of the hypothalamus. J. of Pediatr. **43**, 301—308 (1953). — MARESCH, R.: Zur Kenntnis der polyglandulären Erkrankungen. Verh. dtsch. path. Ges. **17**, 212—220 (1914). — MARFAN, A.-B.: Un cas de déformation congénitale des quatre membres. Bull. Soc. méd. Hôp. Paris **13**, 220—226 (1896). — MARGOLIASH, TENENBAUM and DOLJANSKI: Studies on the growth-promoting factor of adult tissue extract. V. Growth **12**, 1—13 (1948). — MARGULIES, A.: Ein Teratom der Hypophyse bei einem Kaninchen. Neur. Zbl. **20**, 1026—1031 (1901). — MARGUTH, F., u. TÖNNIS: Muskeltonus und Hirndruck. Acta neurovegetativa (Wien) **4**, 311—315 (1952). — MARIE, P., et MARINESCO: Sur l'anatomie pathologique de l'acromégalie. Arch. de Méd. Exp. **3**, 539—565 (1891). — MARINE, D.: The physiology and principal interrelations of the thyroid. J. Amer. Med. Assoc. **104**, 2250—2255 (1935). — MARINELLI, L. D., FOOTE, HILL and HOCKER: Retention of radioactive jodine in thyroid carcinomas. J. of Roentgenol. **58**, 17—30 (1947). — MARINELLI, L. D., et GIUNTI: Concentration en glucose de la liqueur c. r. et centres nerveux glycorégulateurs. Schweiz. med. Wschr. **1947**, 1231. — MARINESCO, G., FACON et BUTTU: Troubles de la fonction des centres infundibulo-tuberiens consecutifs à l'encéphalite épidemique. Revue neur. **41**, 962—966 (1934). — MARKEE, J. E., DAVIS and HINSEY: Uterine bleeding in spinal monkeys. Anat. Rec. **64**, 231—245 (1936a). — MARKEE, J. E., EVERETT and SAWYER: The relationship of the nervous system to the release of gonadotropin and the regulation of the sex cycle. Recent Progr. in Hormone Res. **7**, 139—163 (1952). — MARKEE, J. E., PASQUALETTI and HINSEY: Growth of intraocular endometrial transplants in spinal rabbits. Anat. Rec. **64** (1936b). — MARKS, T. M., THOMAS and WARKANY: Adrenocortical obesity in children. Amer. J. Dis. Childr. **60**, 923 bis 942 (1940). — MARRIAN, G. F.: The steroids — a historical review. Symp. Ster. Horm., herausgeg. von GORDON, S. 3—13. Wisconsin 1950. — MARSH, PH. L.: Hemosiderosis. Endocrinology 8, 795—802 (1924). — MARSHALL, A. H. E., and SLOPER: Pluriglandular adenomathosis of the pituitary, parathyroid and pancreatic-islet cells associated with lipomatosis. J. of Path. **68**, 225—229 (1954). — MARSHALL, F. H. A.: On the change over the oestrus cycle in animals after transference across the equator. Proc. Roy. Soc. Lond., Ser. B **122**, 413—428 (1937). — The experimental modification of the oestrus cycle in the ferret by different intensities of light irradiation. J. of Exper. Biol. **17**, 139—146 (1940). — MARSHALL, F. H. A., and BOWDEN: The further effects of irradiation on the oestrus cycle of the ferret. J. of Exper. Biol. **13**, 383—386 (1936). — MARSHALL, F. H. A., VERNEY and VOGT: The occurrence of ovulation in the rabbit as a result of stimulation of the central nervous system by drugs. J. of Physiol. **97**, 128—132 (1939). — MARSHALL, J. M.: Localisation of adrenocorticotropic hormone by histochemical and immunochemical methods. J. of Exper. Med. **94**, 21—30 (1951). — MARTHEN, R.: Über die Milderung des Fieberverlaufes bei Impfmalaria. Diss. Göttingen 1951. — MARTINI, P.: Über das Wesen und Behandlung des essentiellen

Hochdrucks. Münch. med. Wschr. **1953**, 33—42. — Martins, Th., and Rocha: The regulation of the hypophysis by the testicle. Endocrinology **15**, 421—434 (1931). — Martius, C.: Die Wirkungsweise des Schilddrüsenhormons. Aus „Hormone und ihre Wirkungsweise". 5. Kolloquium Ges. physiol. Chem., S. 143—161. Berlin: Springer 1955. — Marx, H.: Die Bedeutung der Hypophyse für die Erkrankungen der Niere. Klin. Wschr. **1935**, 367—372. Innere Sekretion. In Handbuch der inneren Medizin, Bd. 6/1, S. 1—476. 1941. — Zur Klinik des Hypophysenzwischenhirnsystems. Nervenarzt **18**, 40—42 (1947). — Marx, H., Hesse u. Neumann: Sella turcica und Hypophyse. Klin. Wschr. **1947**, 299—304. — Marx, W., Anderson, Fong and Evans: Effect of growth hormone on glycosuria of fed partially depancreatized rats. Proc. Soc. Exper. Biol. a. Med. **53**, 38—39 (1943). — Marx, W., Simpson and Evans: Specificity of the epiphyseal cartilage test for the pituitary growth hormon. Proc. Soc. Exper. Biol. a. Med. **55**, 250—251 (1944). — Marzullo, E. R., and Handelsman: Pituitary necrosis and diabetes mellitus. J. Clin. Endocrin. **11**, 537—547 (1951). — Masserman, J. H., and Haertig: The influence of hypothalamic stimulation on intestinal activity. J. of Neurophysiol. **1**, 350—356 (1938). — Masshoff, W.: Das Gehirn bei der Lipoidgranulomatose. Beitr. path. Anat. **110**, 544—565 (1949). — Masson, G. M. C., Lewis, Corcoran and Page: Desoxycorticosterone in rabbits. J. Clin. Endocrin. **13**, 300—315 (1953). — Masten, M. G., and Bunts: Neurogenic erosions and perforations of the stomach and esophagus in cerebral lesions. Arch. Int. Med. **54** (1934). — Masugi, M.: Zur Pathogenese der diffusen Glomerulonephritis als allergische Erkrankung der Niere. Klin. Wschr. **1935**, 373 bis 376. — Mathias, E.: Über Geschwülste der Nebennierenrinde mit morphologischen Wirkungen. Virchows Arch. **236**, 446—469 (1922). — Matussek, P.: Funktionelle Sexualstörungen. Die Sexualität des Menschen, herausgeg. von Giese, S. 374—416. Stuttgart: Ferdinand Enke 1954. — Mauksch, H.: Das Verhalten der Hypophyse und des Canalis craniopharyngeus. In neun Fällen von Kranioschisis untersucht. Anat. Anz. **54**, 248—268 (1921). — May, E., Carrie, Bloch-Michel et Tournier: Myxoedeme et acromégalie. Ann. d'Endocrin. **8**, 42—47 (1947). — Mayer, W.: Über hypophysär-epiphysäre Störungen bei Hydrocephalus internus. Z. Neur. **44**, 101—113 (1919). — Beitrag zu den Folgezuständen der epidemischen Encephalitis. Münch. med. Wschr. **1921**, 552—553. — Mayerhofer, E.: Die Akropathien des Kindesalters mit besonderer Berücksichtigung der infantilen Akrodynie. Erg. inn. Med. **54**, 269—332 (1938). — Mazur, A., and Shorr: Hepatorenal factors in circulatory homeostasis. IX. J. of Biol. Chem. **176**, 771—787 (1948). — McArthur, J. W.: The identification of pituitary interstitial cell stimulating hormone in human urine. Endocrinology **50**, 304—310 (1952). — McConnell, E. M.: The arterial blood supply of the human hypophysis cerebri. Anat. Rec. **115**, 175—204 (1953). — McCord, C. P.: The influence of the pineal gland upon growth. Surg. etc. **25**, 250—260 (1917). — McCormick, R. V., Reed, Murray and Ray: Coexisting acromegaly and Cushing's syndrome. Amer. J. Med. **10**, 662—670 (1951). — McCrum, W. R.: A study of diencephalic mechanisms in temperature regulation. J. Comp. Neur. **98**, 233—281 (1953). — McCrum, W. R., and Ingram: The effect of morphine on cats with hypothalamic lesions. J. of Neuropath. **10**, 190—203 (1951). — McCullagh, E. P., and Schaffenburg: Anterior pituitary insufficiency following skull fracture. J. Clin. Endocrin. **13**, 1283—1290 (1953). — McCulloch, W. S.: Some connections of the frontal lobe established by physiological neuronography. Res. Publ. Assoc. Nerv. Ment. Dis. **27**, 95—105 (1948). — McDonald, Ch. A., and Korb: Intracranial aneurysmas. Arch. of Neur. **42**, 298—328 (1939). — McKay, D. G., Burnett and Burrows: Panhypopituitarism. J. Clin. Endocrin. **10**, 540—555 (1950). — McKissock, W.: The surgical treatment of colloid cyst of the third ventricle. Brain **74**, 1—9 (1951). — McLean, A. J.: Die Craniopharyngealtaschentumoren. Z. Neur. **126**, 639—682 (1930). — Pituitary tumors. In Handbuch der Neurologie, Bd. 14, S. 242—285. 1936. — McManus, J. F. A.: Histological demonstration of mucin after periodic acid. Nature (Lond.) **158**, 202 (1946). — McNerney, J. C.: Giant-cell tumor of bones of the skull. J. of Neurosurg. **6**, 169—174 (1949). — McPhail, M. K.: Studies on the hypophysectomized ferret. VII. Proc. Roy. Soc. **114**, 124—128 (1934). — Means, J. H.: Clues to the aetiology of Grave's disease. Lancet **1949**, 543—548. — Medoff, H. S., and Bongiovanni: Blood pressure in rats subjected to audiogenic stimulation. Amer. J. Physiol. **143**, 300—305 (1945). — Medvei, C. V., u. Wermer: Zur Differentialdiagnose des basophilen Adenoms der Hypophyse. Med. Klin. **1934**, 992—994. — Meerwein, F.: Über die multiple Blutdrüsensklerose Falta. Frankf. Z. Path. **52**, 54—79 (1938). — Meesen, H.: Zur Pathologie der Hypophyse. Beitr. path. Anat. **95**, 39—59 (1935). — Meier, A.: Über Karzinose der weichen Hirnhäute. Zbl. Path. **25**, 213—216 (1932). — Meiner, E.: Hirngeschwulst und Polyglobulie. Schweiz. med. Wschr. **1936**, 338—339. — Meissner, F.: Blutbild und Bluteiweißkörper nach Schädeltrauma. Dtsch. Gesundheitswesen **5**, 1232—1235 (1950). — Meissner, J., Kracht u. Diller: Nachweis der Schreckthyreotoxikose des Wildkaninchens. Arch. exper. Path. u. Pharmakol. **216**, 424—439 (1952). — Meissner, R.: Über Beziehungen von Osteopsathyrosis idiopathica zum endokrinen System. Med. Klin. **1922**, 1397—1400. — Meites, J., and Turner: Studies concerning mechanism controlling initiation of lactation at parturition. Endocrinology **31**, 340—344 (1942). — MELCHIONNA and MOORE: The pharyngeal pituitary gland. Amer. J. Path. **14**, 763—771 (1938). — MELLGREN, J.: Beitrag zur Pathologie der Hypophyse. Beitr. path. Anat. **106**, 482—520 (1942). — The anterior pituitary in hyperfunction of the adrenal cortex. . . . syndroma MORGAGNI . . . prostata hypertrophy. Acta path. scand. (Stockh.) Suppl. **60** (1945). — MELNIKOFF-RASWEDENKOFF, N.: Über epidermoide und dermoide Cholesteatome des Großhirns. Virchows Arch. **279**, 702—723 (1931). — MELTON, E. I., and MCNAMARNA: HODKIN's disease involving the pituitary gland with diabetes insipidus. Ann. Int. Med. **25**, 525—530 (1946). — MELVILLE, K. I.: Antidiuretic pituitary substance in blood . . . toxemia of pregnancy. J. of Exper. Med. **65**, 414—429 (1937). — MENG, H.: Über Wucherungen der Neurohypophyse bei SIMMONDSscher Erkrankung. Frankf. Z. Path. **36**, 650—660 (1928). — MENKIN, V.: Newer concepts of inflamation. Springfield: Thomas 1950. — On the localisation of corticotropin (ACTH) in an inflamed area. Brit. J. Exper. Path. **34** (1953). — MENZEL, W.: Zur Pathogenese der CUSHINGschen Krankheit. Z. klin. Med. **131**, 565 (1937). — Zum LAURENCE-MOON-BIEDL-Syndrom. Z. klin. Med. **135**, 422—440 (1939). — MERENYI, D.: Angioarchitektur der Katzenhypophyse. Virchows Arch. **315**, 534—547 (1948). — MERKEL, H.: Zur Pathologie der Hypophyse. Verh. dtsch. path. Ges. **17**, 193—199 (1914). — MERTENS, H. G.: Über die Entstehung von arteriellem Hochdruck bei Thalliumvergiftung. Dtsch. Z. Nervenheilk. **167**, 442—458 (1952). — MERTENS, H. G., u. NOWAKOWSKI: Die endokrinen Drüsen bei den Myotonien. Dtsch. Z. Nervenheilk. **172**, 128—166 (1954). — METUZALS, J.: Über eigenartige Nervenzellen in der Hypophyse des Bitterlings. Acta anat. (Basel) **14**, 124—140 (1952). — Neurohistologische Studien über die nervöse Verbindung der Pars distalis der Hypophyse mit dem Hypothalamus auf dem Wege des Hypophysenstiels. Acta anat. (Basel) **20**, 258—285 (1954). — Neurohistologische Untersuchungen über die nervöse Verbindung der Pars distalis mit dem Hypothalamus auf dem Wege des Hypophysenstils. 1. Symp. Dtsch. Ges. Endokrin., S. 65—72. Berlin: Springer 1955. — MEURER, H.: Die Behandlung der ERBschen progressiven Muskeldystrophie. Dtsch. med. Wschr. **1950**, 753—755. — MEYER, E.: Sarcom des III. Ventrikels mit Metastasen des IV. Ventrikels. Arch. f. Psychiatr. **32**, 320—329 (1899). — MEYER, J.-E.: Pubertas praecox bei einer hyperplastischen Mißbildung des Hypothalamus. Z. Neur. **179**, 378—394 (1948). — MEYER, MARGARET: A study of efferent connexions of the frontal lobe in the human brain Brain. **72**, 265—295 (1949). — MEYER, MAX: Klinischer Beitrag zur Kenntnis der Funktionen des Zwischenhirns. Z. Neur. **20**, 327—342 (1913). — MEYER, R.: Über gewebliche Anomalien und ihre Beziehungen zu einigen Geschwülsten der Ovarien. Arch. Gynäk. **145**, 2—69 (1931). — MEYER, W. C.: Phylogenetische Ableitung des Nucleus supraopticus vom Nucleus paraventricularis. Dtsch. Z. Nervenheilk. **138**, 65—74 (1935). — Die Bedeutung des Formenkreises der latenten Tetanie im Rahmen endokriner Regulationskrankheiten Erwachsener. Dtsch. med. Wschr. **1951**, 1360—1363. — MEYNERT, TH.: Psychiatrie. Wien: Braumüller 1884. — MEYTHALER, F., u. FISCHER: Der Hypoglykämie-Symptomenkomplex im Säuglings- und Kindesalter. Dtsch. med. Wschr. **1951**, 69—73. — MEYTHALER, F., u. KÜHNLEIN: Neurohormonale Kohlenhydratstoffwechsel-Regulationen. I. Ärztl. Forsch. **5**, 159—170 (1951a). — Neurohormonale Kohlenhydratstoffwechsel-Regulationen. III. Ärztl. Forsch. **5**, 273—296 (1951b). — MIALHE-VOLOSS, C., et STUTINSKY: Sur la fixation hypothalamique de l'intermédine chez le rat normal et le rat hypophysectomisé. Ann. d'Endocrin. **14**, 681—685 (1953). — MICKEVIČ, M. S.: Der Zeitpunkt des Nachweises der thyreotropen Wirkung der Hypophyse beim Embryo. Dokl. Akad. Nauk SSSR. N. S. **70**, 165—167 (1950); ref. Zbl. Neur. **114**, 31—32. — MICULICZ-RADECKI, F. v.: Die Anwendung des androgenen Hormons bei gynäkologischen Erkrankungen. Die Medizinische **1952**, 1249 bis 1253. — MIEHLKE, A., u. DIEPEN: Ozaena vergesellschaftet mit hypophysär-hypothalamischen Störungen. Arch. Ohr- usw. Heilk. u. Z. Hals- usw. Heilk. **160**, 178—198 (1951). — MIEREMET, C. W. G.: Zur Bedeutung der Hypophysenuntersuchung für die gerichtliche Medizin. Beitr. gerichtl. Med. **5**, 98—117 (1922). — MIKELEITIS, B.: Quantitative Untersuchungen an den Nebennieren der weißen Maus nach längerer Insulinbehandlung. Anat. Anz. **89**, 337—349 (1940). — MILLMAN, C. G., and WHITTICK: A sexlinked variant of gargoylism. J. of Neur. **15**, 253—259 (1952). — MILMAN, ANNE E., and RUSSELL: Some effects of purified pituitary growth hormone. Endocrinology **47**, 114—128 (1950). — MINKOWSKI, O.: Über einen Fall von Akromegalie. Berl. klin. Wschr. 1887, 371. — MIRSALIS, T.: Ein neuer Fall von Arhinencephalie. Anat. Anz. **67**, 353—360 (1929). — MIRSKY, A.: The etiology of diabetes mellitus. Recent Progr. in Hormone Res. **7**, 437—461 (1952). — MIRSKY, I. A., STEIN and PAULISCH: The secretion of an antiduiretic substance into the circulation of rats exposed to noxious stimuli. Endocrinology **54**, 491—505 (1954a). — The secretion of an antidiuretic substance into the circulation of adrenalectomized and hypophysectomized rats. Endocrinology **55**, 29—39 (1954b). — MIRSKY, I. A., PAULISCH, STEIN and JINKS: The antidiuretic activity of the plasma of adrenalectomized, hypophysectomized and adrenalectomized-hypophysectomized rats. Endocrinology **54**, 690—697 (1954c). — MISKOLCZY, D.:

Pigmentstörungen der Haut bei Hypophysengeschwulst. Wien. Z. Nervenheilk. **1**, 415—419 (1948). — MITCHELL, E. CL., and GOLTMAN: Progeria. Amer. J. Dis. Childr. **59**, 379—385 (1940). — MIXNER, J. P., BERGMAN and TURNER: Relation of mammogenic lobule-alveolar growth factor of the anterior pituitary to other anterior pituitary hormons. Endocrinology **31**, 461—466 (1952). — MÖBIUS, U.: Vergleichende Bestimmungen der Ausscheidung von n-C_{17}-Ketosteroiden im Harn bei gesunden Männern und bei Patienten mit Prostatahypertrophie. Diss. Würzburg 1953. — MOEHLIG, R. C.: Basophilic adenoma of the pituitary. J. Amer. Med. Assoc. **99**, 1498—1500 (1932). — Arachnodactyly. Amer. J. Roentgenol. **61**, 797—807 (1949). — MOENCH, A.: LAURENCE-MOON-BIEDL-BARDET-Syndrom bei eineiigen Zwillingen. Z. Geburtsh. **141**, 299—334 (1954). Familiäres Vorkommen von A-bedingter Neugeborenen-Erythroblastose zusammen mit LAURENCE-MOON-BIEDL-BARDET-Syndrom bei eineiigen Zwillingen. 1. Symp. Dtsch. Ges. Endokrin., S. 117—127. Berlin: Springer 1955. — MOENCH, A., u. SCHAEUBLE: LAURENCE-MOON-BARDET-BIEDL-Syndrom bei eineiigen Zwillingen. Analecta genetica **1**, 382—395 (1954). — MOGENSEN, E.: SIMMONDS' Syndrom. Acta med. scand. (Stockh.) **105**, 360—377 (1940). — MOGILNITZKY, B. N.: Zur Frage der Entstehung und Ursache neurogener Formen des runden Magengeschwürs. Virchows Arch. **257**, 109—118 (1925). — Zur Frage der Entstehung der hypophysär subthalamischen Syndrome. Virchows Arch. **269**, 1—20 (1928). — MOHR: Hypertrophie (markschwammige Entartung?) der Hypophysis cerebri. Wschr. Heilk. **1840**, 565—571. — MOLINEUS: Über die multiplen braunen Tumoren bei Osteomalacie. Arch. klin. Chir. **101**, 333—367 (1913). — MOLITORIS, H. A.: Zur Pathologie der Ventrikelblutung. Dtsch. Z. Nervenheilk. **133**, 146—160 (1934). — MONNIER, M., u. WILLI: Die integrative Tätigkeit des Nervensystems beim meso-rhombo-spinalen Anencephalus. I. Mschr. Psychiatr. **126**, 239—258 (1953a). — Die integrative Tätigkeit des Nervensystems beim meso-rhombo-spinalen Anencephalus. II. Mschr. Psychiatr. **126**, 259—273 (1953b). — MOON, H. D., SIMPSON, LI and EVANS: Neoplasmas in rats treated with pituitary growth hormone. I. Cancer. Res. **10**, 297—308 (1950). — MOORE, M. T.: The MORGAGNI-STEWART-MOREL syndrome. Arch. Int. Med. **73**, 7—12 (1944). MOORE, R. A., CUSHING and CLEVELAND: Diabetes insipidus and FRÖHLICH's syndrome associated with encephalitis of the hypothalamic region. Arch. of Neur. **34**, 828—832 (1935). MOREL, F.: L'hyperostose frontale interne. Schweiz. med. Wschr. **1937**, 1235—1237. — MOREL, F., et WILDI: Les noyaux hypothalamiques . . . la lésion d'ALZHEIMER notamment. Schweiz. Arch. Neur. **54**, 439—449 (1950). — MORGAGNI, J. B.: Von dem Sitz und den Ursachen der Krankheiten, welche durch die Anatomie sind erforscht worden. Aus dem Lat. übers. von HERRMANN RICHTER. Altenburg 1771—1776. — MORGAN, L. O., VONDERRAHE and MALONE: Pathological changes in the hypothalamus in diabetes mellitus. J. Nerv. Dis. **85**, 125—138 (1937). — MORIMOTO, A.: Experimental studies on the relation of autonomic centers to serumprotein. II. Med. J. Osaka Univ. **2**, 15—20 (1950). — MORLEY, T. P.: Hypothalamic tumor and precocious puberty. J. Clin. Endocrin. **14**, 1—12 (1954). — MORRIS, D. M.: The influence of thyroid hormone etc. Endocrinology **48**, 257—263 (1951). — The thyreotrophic activity of the pituitary etc. Endocrinology **50**, 277—285 (1952). — Adrenal hypertrophy in the white leghorn cockerel after treatment with thiouracil and thyroidectomy. Science (Lancaster, Pa.) **117**, 61—62 (1953). — MORSIER, G. DE: Les encéphalopathies traumatiques. Schweiz. Arch. Neur. **50**, 1—11 (1942) — Syndromes endocriniens d'origine nerveuse centrale. Glandes endocrines et vitamines, herausgeg. von der Med. Fakultät Genf. Presses Acad. Geneve, S. 128—152. 1943. — Les encéphalopathies traumatiques. Lyon chir. **44**, 302—332 (1949). — Contribution a l'étude des troubles neurovégétatifs dans l'encéphalopathie traumatique. Acta neurovegetativa (Wien) **1**, 114—122 (1950). — MORSIER, G. DE, FELDMANN, ARGAND u. WISSMER: Un cas anatomo-clinique de dermatomyosite avec lésions cérébrales. Encéphalo-dermatomyosite. Mschr. Psychiatr. **123**, 97—112 (1952). — MORSIER, G. DE, et RICHARD: Un nouveau syndrome diencéphalique etc. J. suisse Méd. **75**, 151 (1945). MORUZZI, G., ROSSI, MONTANARI and MARTINELLI: Blood ACTH in man. J. Clin. Endocrin. **14**, 1144—1148 (1954). — MOSBACHER, F. W.: RECKLINGHAUSENsche Krankheit und pluriglanduläre Störungen. Arch. f. Psychiatr. **88**, 163—167 (1929). — MOSBERG, W. H., and BLACKWOOD: Mucus-secreting cells in colloid cysts of the third ventricle. J. of Neuropath. **13**, 417—426 (1954). — MOSINGER, M.: Anatomie de l'hypothalamus et du sousthalamus élargi. Schweiz. Arch. Neur. **65**, 135—186 (1950a). — La neuricrinie hypothalamo-hypophysaire et la neuricrinie en général. Fol. Anat. Conimbrigensis **25**, Nr 8 (1950b). — Sur l'histophysiologie normale et pathologique du complexe hypothalamo-hypophysaire et le role du diencéphale en pathologie corrélative. Ann. d'Endocrin. **12**, 901—916 (1951). — Neuro-endocrinologie et neuro-ergologie. Masson, Coimbra Edit. 1954. — MOSINGER, M., FIRMO et NOVO: Sur la neurocrinie et l'hyper-neurocrinie. Arch. portug. Sci. Biol. 8, 86—94 (1945). — MÜHLMANN, M.: Altersveränderungen der vegetativen Hirnzentren usw. Zbl. Path. **36**, 1—6 (1925). — Weitere Studien über die Beziehungen des zentralen vegetativen Nervensystems zur Geschwulstbildung. Verh. dtsch. path. Ges. **27**, 85—94 (1934). — MÜLLER, E.: Beitrag zur Kasuistik der menschlichen Mißgeburten. Arch. Gynäk. **17**, 298—312 (1881). — MÜLLER, H.:

Beitrag zur Neurose des vegetativen Systems beim Kleinkind (FEER). Arch. Kinderheilk. **81**, 81—100 (1927). — MÜLLER, M.: Die somatischen Behandlungsmethoden in der Psychiatrie. I. Fortschr. Neur. **19**, 195—245 (1951). — MÜLLER, O.: Die feinsten Blutgefäße des Menschen. II. 1939. — MÜLLER, R., and WOHLFART: Intracranial teratomas and teratoid tumors. Acta psychiatr. (København.) **22**, 69—95 (1947). — MÜLLER, W.: Über die familiäre akromegalieähnliche Skeletterkrankung. Beitr. klin. Chir. **150**, 616—628 (1930). — Zur Pathologie und Erbbiologie der WILSON-Pseudosklerose. Dtsch. Z. Nervenheilk. **145**, 234—255 (1938). — Chromophobes Adenom oder Ependymom? Dtsch. Z. Nervenheilk. **171**, 99—101 (1953). — Zur Frage der hypophysären Tumoren vom Mischtyp. Acta neurovegetativa (Wien) **8**, 451—465 (1954). — MÜLLER, W., u. MARCOS: Über das Vorkommen von Ganglienzellen in einem Hypophysentumor. Virchows Arch. **325**, 733—736 (1954). — MÜLLER, W., u. PIA: Zur Klinik und Ätiologie der Massenblutungen nach Hypophysenadenomen. Dtsch. Z. Nervenheilk. **170**, 326—335 (1953). — MÜLLER, W., u. WALTER: Zur Frage der Gefäßversorgung in den Adenomen der Hypophyse. Acta neurovegetativa (Wien) **8**, 446—450 (1954). — MÜTING, D.: Klinische Erfahrungen mit Injektionen frischer Kalbhypophysen. Dtsch. med. Wschr. **1952**, 390—391. — MUIRHEAD, E. E., TURNER and GROLLMAN: Hypertensive cardiovascular disease. Arch. of Path. **51**, 575—592 (1951). — MUIRHEAD, E. E., VANATTA and GROLLMAN: Hypertensive cardiovascular disease. Arch. of Path. **48**, 234—254 (1949). — MULINOS, M. G., and POMERANTZ: The reproductive organs in malnutrition. Endocrinology **29**, 267—275 (1941). — MUSCHKE, H. E.: Histometrische Untersuchungen im Rattenhoden nach Hypophysektomie und nach Choriongonadotropinzufuhr. Endokrinol. **30**, 281—294 (1953). — MYLIUS, K.: Beitrag zu den Tumoren der Hypophysengegend. Z. Augenheilk. **70**, 9—21 (1930).

NADLER, C. S., STEIGER, TRONCELLETI and DURANT: Dystrophia myotonica. KLINEFELTER's syndrome. J. Clin. Endocrin. **10**, 630—636 (1950). — NAIDOO, D.: Gargoylism. J. Ment. Sci. **99**, 74—83 (1953). — NATHANSON, IRA T., TOWNE and AUB: Normal excretion of sex hormones in childhood. Endocrinology **28**, 851—865 (1941). — NAUNYN, B., u. SCHREIBER: Über Gehirndruck. Arch. exper. Path. u. Pharmakol. **14**, 1—112 (1881). — NEDZEL, A. J.: Distribution of chromidia in the sympathetic ganglion cells in man and dogs with hypertension. J. of Neuropath. **10**, 319—324 (1951). — NEHER, G. M., and ZARROW: Progesterone levels in the ewe. Anat. Rec. **108** (1950). — NEIL, E., REDWOOD and SCHWEITZER: Pressor responses to electrical stimulation of the carotid sinus nerve in cats. J. of Physiol. **109**, 259—271 (1949). — NELLER, J.: Osteitis fibrosa cystica (ALBRIGHT). Amer. J. Dis. Childr. **61**, 590—605 (1941). — NEUBÜRGER, K.: Diabetes insipidus bei Zerstörung des Hypophysenhinterlappens. Berl. klin. Wschr. **1920**, 10—11. — NEURATH, R.: Die vorzeitige Geschlechtsentwicklung. Erg. inn. Med. **4**, 46—81 (1909). — NICHOLSON, W. M.: Observations on the pathological changes in suprarenalectomized dogs, with particular reference to the anterior lobe of the hypothalamus. Bull. Johns Hopkins Hosp. **58**, 405—417 (1936). — NIELSEN, H. E.: Endemic occurrence of acrodynia. Ugeskr. Laeg. (dän.) **104**, 102; ref. Amer. J. Dis. Childr. **73**, 235 (1942). — NIEMINEVA, K.: On changes in the capillary vascularity of the hypophysis in the human foetus. Acta paediatr. (Stockh.) **39**, 315—327 (1950a). Observations on the development of the hypophysial-portal-system. Acta paediatr. (Stockh.) **39**, 366—377 (1950b). — NIEPER, H. A.: Autoptische Befunde bei Morbus Boeck. Frankf. Z. Path. **65**, 284—298 (1954). — NISSL, F.: Nervenzellen und graue Substanz. Münch. med. Wschr. **1898**, 988—992, 1023—1029, 1060—1063. — NOBLE, G. K., and ZITRIN: Induction of mating behavior in male and female chicks following injection of sex hormones. Endocrinology **30**, 327—334 (1942). — NOBLE, R. L., PLUNKETT and TAYLOR: Factors affecting the control of the pituitary gland. Recent Progr. in Hormone Res. **5**, 263—304 (1950). — NÖLLER, F.: Dysostosis multiplex. Dtsch. Z. Chir. **258**, 259—280 (1944). — NOETZEL, H.: Die Mitbeteiligung des Gehirns bei der traumatischen Leptomeningitis. Arch. f. Psychiatr. **117**, 275—308 (1944). — NOLAN, C. Y.: Stimulation seizures without pseudopregnancy in white rats. J. Comp. a. Physiol. Psychol. **45**, 183—187 (1952). — NONNE, M.: Nachtrag weiterer erwachsener Kasuistik. Dtsch. Z. Nervenheilk. **55**, 29—47 (1916). — Syphilis und Nervensystem. Berlin: S. Karger 1921. — Die Ostitis fibrosa in ihren neurologischen Beziehungen. Dtsch. Z. Nervenheilk. **105**, 35—49 (1928). — NONNENBRUCH, W.: Die doppelseitigen Nierenkrankheiten. Stuttgart: Ferdinand Enke 1949. — NONNENBRUCH, W., u. FEUCHTINGER: Über den Wechsel von Fett- und Magersucht als Ausdruck diencephal hypophysärer Regulationsstörungen. Dtsch. med. Wschr. **1942**, 1045—1048. — NOORDEN, C. v.: Über Chlorose. Med. Klin. **1910**, 1—5. — NOVAK, The constitutional type of female precocious puberty. Amer. J. Obstetr. **47**, 20—42 (1944). — NOWAKOWSKI, H.: Anatomische Untersuchungen über die Beziehungen der Hypophyse zum Zwischenhirn. Zbl. Neur. **107**, 16 (1949). — Zur Auslösung der Ovulation durch elektrische Reizung des Hypothalamus beim Kaninchen und ihre Beeinflussung durch Rückenmarksdurchschneidung. Acta neurovegetativa (Wien) **1**, 13—39 (1950a). — Infundibulum und Tuber cinereum bei der Katze. Anat. Nachr. **1**, 74 (1950b). — Infundibulum und Tuber cinereum der Katze. Dtsch. Z.

Nervenheilk. **165**, 261—339 (1951). — Störungen der Keimdrüsenfunktion beim Manne. In: Die Sexualität des Menschen, herausgeg. von GIESE. Stuttgart: Ferdinand Enke 1954. — Klinik und Therapie der Hodeninsuffizienz. 1. Symp. Dtsch. Ges. Endokrin., S. 212—232. Berlin: Springer 1955.

OBER, K. G.: Aufwachtemperatur und Ovarialfunktion. Klin. Wschr. **1952**, 357—364. — OBERDISSE, K.: Befund am vegetativen System bei Schädeltraumen. Zbl. Neurochir. **10**, 69—73 (1950). — Kohlenhydratstoffwechsel bei organischen Erkrankungen im Sellabereich. Dtsch. Arch. klin. Med. **198**, 257—278 (1951). — OBERDISSE, K., u. PARASKEVOPOULOS: Über die Beeinflussung der Zuckerausscheidungsschwelle durch den Hypophysenvorderlappen. Z. exper. Med. **108**, 317—323 (1941). — OBERDISSE, K., u. RAUSER: Insulinbelastung bei frischen gedeckten Hirnverletzungen. Klin. Wschr. **1949**, 316—317. — OBERDISSE, K., u. TÖNNIS: Pathophysiologie, Klinik und Behandlung der Hypophysenadenome. Erg. inn. Med., N. F. **4**, 975—1057 (1953). — OBERHOLZER, R. J. H., ANDEREGGEN et WYSS: La mécanisme central des réflexes respiratoires d'origine vagal. IV. Helvet. physiol. Acta **4**, 492—512 (1946). — OBERLING, CH., GUÉRIN et GUÉRIN: La production expérimentale de tumeurs hypophysaires chez le rat. C. r. Soc. Biol. Paris **123**, 1152—1154 (1936). — OBERNDORFER, S.: Hypophyse und Hypophysengegendtumoren. Münch. med. Wschr. **1920**, 946—948. — ODENTHAL, F.: Über die Behandlung der Hypertonie mit Hydergin. Dtsch. med. Wschr. **1951**, 1907—1912. — OELBAUM, M. H., and WAINWRIGHT: Hypopituitarism in a male due to giant cell granuloma of the anterior pituitary. J. Clin. Path. **3**, 122—129 (1950). — OESTREICH, R., u. SLAVYK: Riesenwuchs und Zirbeldrüsengeschwulst. Virchows Arch. **157**, 475—484 (1899). — OGDEN, E.: The extrarenal sequel to experimental renal hypertension. Bull. New York Acad. Med. **23**, 643—660 (1947). — OGDEN, E., PAGE and ANDERSON: The effect of posterior hypophysectomy on renal hypertension. Amer. J. Physiol. **141**, 389—392 (1944). — OGILVIE, R. F.: Sugar tolerance in obese subjects. Quart. J. Med., N. S. **4**, 345—358 (1935). — The effect of anterior pituitary extract in alloxan diabetes. J. of Path. **61**, 607—617 (1949). — Further observations on the effects of anterior pituitary extract in alloxan diabetes. J. of Path. **62**, 639—646 (1950). — Experimental glucosuria. Vit. a. Horm. **10**, 183—215 (1952). — OKONEK, G.: Das Syndrom der Sehnervenkreuzung. Klin. Mbl. Augenheilk. **116**, 113—130 (1950). — OLÁH, F., VARRÓ, KOVÁCS u. BACHRACH: Morphologische und biologische Änderungen im Nucleus supraopticus und paraventricularis unter der Einwirkung hypotonischer Salzlösung. Endokrinology **30**, 12—19 (1953). — OLCOTT, CH. T.: Arachnodactyly. Amer. J. Dis. Childr. **60**, 660—668 (1940). — OLDERSHAUSEN, H. F. v.: Über die Insulinwirkung. Ärztl. Forsch. **5**, 57—63 (1951). — OLDHAM, F. K., CALLOWAY u. GEILING: The melanophore hormone. Erg. Physiol. **44**, 556—587 (1941). — OLIVECRONA: On suprasellar cholesteatomas. Brain **55**, 122—134 (1932). OLIVER, G., and SCHÄFER: On the physiological action of extracts of pituitary body. J. of Physiol. **18**, 277—279 (1895). — OLIVER, L. C.: A pituitary tuberculoma. Lancet **1952**, 698—699. — OLIVET, J.: Über den angeborenen Mangel beider Eierstöcke. Frankf. Z. Path. **29**, 477—491 (1923). — OLMSTEAD, E. V.: Multiple epidermoid cysts of the leptomeninges associated with a chromophobe adenoma of the pituitary. J. of Neuropath. **11**, 329—334 (1952). — OLSZEWSKI, J.: Über die Gestaltung der Randkörper der Nucleoli einiger menschlicher Nervenzellarten. J. Hirnforsch. **1**, 206—207 (1954). — OMELSKYJ, E.: Zur Nebennierenpathologie. II. Virchows Arch. **271**, 377—431 (1929). — OPPENHEIM, H.: Überallgemeine und lokalisierte Atonie der Muskulatur (Myatonie) im frühen Kindesalter. Mschr. Psychiatr. 8, 232—233 (1900). — OPPENHEIMER, B. S., and SILVER: The variability in the pathological findings in CUSHING's syndrome. Trans. Assoc. Amer. Physicians **52**, 146—163 (1937). — ORMOS, J., u. MONUS: Malignes eosinophiles Hypophysenadenom und primärer Leberkrebs. Schweiz. Z. Path. **15**, 39—45 (1952). — ORRICO, J., et STRADA: Étude anatomo-clinique sur un cas de nanisme sénile (progérie). Arch. Méd. Enf. **30**, 385—398 (1927). — ORTHNER, H.: „Sulcus chiasmatis" ossis sphenoidis und Chiasma opticum. Anat. Nachr. **1**, 2—4 (1950). Anatomische Befunde im Hypophysen-Hypothalamus-System bei Fehlen der intrasellären Hypophyse und bei Kastration. Acta neurovegetativa (Wien) **3**, 50—53 (1951). — Anatomie und Physiologie der Steuerungsorgane der Sexualität. In Die Sexualität des Menschen, herausgeg. von GIESE, S. 69—121. Stuttgart: Ferdinand Enke 1953. — Anatomie und Physiologie der Sexualstörungen. In Die Sexualität des Menschen, herausgeg. von GIESE, S. 307—373. Stuttgart: Ferdinand Enke 1954. — Pathologische Anatomie des Hypophysen-Hypothalamus-Systems. 1. Symp. Dtsch. Ges. Endokrin., S. 82—106. Berlin: Springer 1955. — Die psychische Symptomatik des Hypothalamus. Berlin: Springer 1956. — ORTHNER, H., u. SCHIEBLER: Pathologische Anatomie der neuro-endokrinen Erkrankungen. I. Arch. f. Psychiatr. **186**, 59—87 (1951). — ORTMANN, R.: Morphologisch-experimentelle Untersuchungen über das diencephal-hypophysäre System im Verhältnis zum Wasserhaushalt. Klin. Wschr. **1950**, 449. — Über experimentelle Veränderungen der Morphologie des Hypophysenzwischenhirnsystems und die Beziehung der sog. „GOMORI-Substanz" zum Adiuretin. Z. Zellforsch. **36**, 92—140 (1951). — ORTON, S. T., and BENDER: Lesion in the lateral horns of the spinal cord in acrodynia etc. Bull. Neur. Inst. New York 1, 505—531 (1931). — OSTERCHRIST, W.: Das pathophysiologische und klinische Problem der stumpfen Schädeltraumen. Halle: Marhold 1952. — OSTERTAG, B.: Zur Pathologie der akuten Pellagrapsychosen. Allg. Z. Psychiatr. **81**, 410—412 (1926). — Über ererbte und erworbene Konstitution. Z. Vererbungslehre **29**, 157—173 (1949a). — Die Sektion des Gehirns. Berlin: Springer 1949b. — Lokale Hyperplasie des Hypothalamus mit Pubertas praecox. Dtsch. Z. Nervenheilk. **164**, 174—178 (1950). — Anatomisch-pathologische Befunde zur Frage der psychosomatischen Beziehungen. Dtsch. med. Wschr. **1951**, 325—329. — OSTERTAG, CHRISTEL, u. HIRSCHMANN: Klinische Bedeutung der Wachstumsphasen bestimmter basaler Gewächse. Arch. f. Psychiatr. **187**, 404—423 (1952). — OSWALD, A.: Über die Wirkung der Schilddrüse auf den Blutkreislauf. Arch. f. Physiol. **164**, 506—582 (1916). — OSWALD, N., and PARKINSON: Honeycomb lungs. Quart. J. Med., N. S. **18**, 1—20 (1949). — OVERZIER, C.: Über die Einwirkung des Desoxycorticosteronacetats auf die Hoden normaler und hypophysektomierter weißer Ratten. Virchows Arch. **321**, 559—571 (1952). — Die Intersexualität. Aus: Die Sexualität des Menschen, Handbuch der medizinischen Sexualforschung, herausgeg. von H. GIESE, S. 506—538. Stuttgart: Ferdinand Enke 1955.

PACHE, H.-D.: Über die Markarmut zentral-vegetativer Gebiete des Gehirns. Arch. f. Psychiatr. **104**, 137—162 (1936). — PÄSSLER, H. W.: Macrogenitosomia praecox im Röntgenbild. Dtsch. Z. Nervenheilk. **120**, 94—100 (1931). — PAGE, A. P. M., ROBERT and BIGGART: CUSHING's syndrome in a mulatto. Lancet **1937**, 625—627. — PAGE, I. H.: A syndrome simulating diencephalic stimulation occurring in patients with essential hypertension. Amer. J. Med. Sci. **190**, 9—14 (1935). — PAGE, I. H., and SWEET: The effect of hypophysectomy on arterial blood pressure of dogs with experimental hypertension. Amer. J. Physiol. **120**, 238—245 (1937). — PAHL, J.: Granulosazelltumor im Kindesalter. Arch. Gynäk. **147**, 736—750 (1931). — PAILLAS, J.-E., GUILLOT et BONNAL: Tumeurs du chiasma. Presse méd. **1951**, 625—627. — PALAY, S. L.: Neurosecretory phenomena in the hypothalamo-hypophysial system of man and monkey. Amer. J. Anat. **93**, 107—142 (1953). — PALAY, S. L., and WISSIG: Secretory granules and Nissl substance in fresh supraoptic neurones of the rabbit. Anat. Rec. **116**, 301—313 (1953). — PALTAUF, A.: Über den Zwergwuchs in anatomischer und gerichtlicher Beziehung. Wien: Hölder 1891. — PAMPUS, F.: Vegetative Blockade und künstlicher Winterschlaf in der Neurochirurgie. Chirurg **24**, 298—302 (1953). — PANKOW, GISELA: Le rapport entre l'inclinaison de la base du crane et le retard de la maturation constitutionelle chez l'homme. Ann. Méd. **52**, 820—844 (1951). — PANSE, F.: Über erbliche Zwischenhirnsyndrome. Z. Neur. **160**, 1—72 (1938). — PAPANICOLAOU, G. N., and FALK: General muscular hypertrophy induced by androgenic hormone. Science (Lancaster, Pa.) **87**, 238—239 (1938). — PAPEZ, J. W.: The embryologic development of the hypothalamic area in mammals. Res. Publ. Assoc. Nerv. Ment. Dis. **20**, 31—51 (1940). — PAPEZ, J. W., and ECKER: Precocious puberty with hypothalamic tumor. J. of Neuropath. **6**, 15—23 (1947). — PARHON, C. I., BALLIF et MARZA: Etude anatomo-clinique d'un cas de diabete insipide post-encéphalitique. Bull. Ass. Psychiatr. Roumains **1924**, 38—44; ref. Zbl. Neur. **40**, 777. — PARIS, J., UPSON, RANDALL, SPRAGUE, SALASSA and ALBERT: Corticotropic activity of human blood. J. Clin. Endocrin. **14**, 597—607 (1954). — PARKER, G. H.: Chemical control of nervous activity. C. The hormones, herausgeg. von PINCUS u. THIMANN, Bd. 2, S. 633—656. New York 1950. — PASCHKIS, K., u. SCHWONER: Hypophyse und Eiweißstoffwechsel. Wien. klin. Wschr. **1937**, 1516—1519. — PASS, K. E.: Das Syndrom der Liquorhypertension nach gedeckten Hirnverletzungen. Dtsch. Z. Nervenheilk. **158**, 503—524 (1948). PATERSON, D., and GREENFIELD: Erythroedema polyneuritis. Quart. J. Med. **17**, 6—18 (1924). — PATERSON, J. E.: Cystic pituitary adenoma. J. of Neur., Neurosurg. **11**, 280—287 (1948). — PAULSON, D. L.: Experimental exophthalmos in the guinea pig. Proc. Soc. Exper. Biol. a. Med. **36**, 604—607 (1937). — PAWLOW, J. P.: „Innere Hemmung" der bedingten Reflexe und der Schlaf — ein und derselbe Prozeß. Skand. Arch. Physiol. (Berl. u. Lpz.) **44**, 42—58 (1923). — Die höchste Nerventätigkeit (das Verhalten) von Tieren. München: Bergmann 1926. — PAYNE, F.: Effects of gonad removal an the anterior pituitary of the fowl. Anat. Rec. **97**, 507—517 (1947). — PEARLMAN, W. H.: The chemistry and metabolism of the estrogens. The hormones, herausgeg. von PINCUS u. THIMANN, Bd. 1, S. 351—405. 1948. — PEARSE, A. G. E.: The cytochemical demonstration of gonadotropic hormone in the human anterior hypophysis. J. of Path. **61**, 195—202 (1949). — The hypophysis in rheumatoid arthritis. Lancet **1950**, 954. — Observations on the localisation, nature and chemical constitution of some components of the anterior hypophysis. J. of Path. **64**, 791 bis 809 (1952a). — The cytochemistry and cytology of the normal anterior hypophysis investigated by the trichrom-periodic acid-Schiff method. J. of Path. **64**, 811—826 (1952b). — Cytological and cytochemical investigations on the foetal and adult hypophysis. J. of Path. **65**, 355—370 (1953). — PEARSE, A. G. E., and RINALDINI: Histochemical determination of gonadotrophin in the rat hypophysis. Brit. J. Exper. Path. **31**, 540—544 (1950). — PEERS, J. H.: Spheno-occipital chordoma. Amer. J. Canc. **32**, 221—226 (1938). — PEET, M. M.:

Pituitary adamantinomas. Arch. Surg. **15**, 829—854 (1927). — PEHU, M., et BOUCOMONT: Sur l'acrodynie infantile. II. Rev. franç. Pédiatr. **12**, 276—310 (1936). — PEHU, M., DECHAUME Bet OUCOMONT: Sur l'acrodynie infantile. I. Rev. franç. Pédiatr. **12**, 239—276 (1936). — PELIOSO, C., e GIANNICO: Su due casi familiari di sidrome di LAWRENCE-MOON-BARDET-BIEDL. Arch. „E. Maragliano" Pat. **4**, 579—590 (1949); ref. Zbl. Neur. **110**. — PENCHARZ, R. I., and LONG: The effect of hypophysectomy on gestation in the rat. Science (Lancaster, Pa.) **74**, 206 (1931). — PENDE, N.: MORGAGNI's hyperostotic endocraniosis. Sci. med. ital. **2**, 5—29 (1951); ref. Ber. Path. **14**, 75. — PENDL, O., u. WANKO: Morphologie des Hypothalamus bei Leptomeningitis tuberculosa. Wien. klin. Wschr. **1951**, 313—314. — PENFIELD, W.: Diencephalic autonomic epilepsy. Arch. of Neur. **22**, 358—374 (1929). — PENFIELD, W., and JASPER: Highest level seizures. Res. Publ. Assoc. Nerv. Ment. Dis. **26**, 252—271 (1947). — PENNELL, W. H.: BOECK's Sarcoid with involvement of the central nervous system. Arch. of Neur. **66**, 728—737 (1951). — PERERA, G. A., KNOWELTON, LOWELL and LOEB: Effect of desoxycorticosteron acetate on the blood pressure of man. J. Amer. Med. Assoc. **125**, 1030—1035 (1944). — PERKINS, O. C.: Ganglioglioma. Arch. of Path. **2**, 11—17 (1926). — PERRAULT, M.: État actuel du H-365' para-oxy-propiophénone (Frénateur hypophysaire de synthèse). Presse méd. **58**, 1010—1013 (1950). — PETERS, G.: Die Beziehungen „sekretorischer Vorgänge" im Zwischenhirn zu Psychosen und innersekretorischen Erkrankungen. Dtsch. Z. Nervenheilk. **139**, 222 (1936a). — Die Kolloidproduktion in den Zellen der vegetativen Kerne des Zwischenhirns des Menschen und ihre Beziehung zu physiologischen und pathologischen Vorgängen im menschlichen Organismus. Z. Neur. **154**, 331—344 (1936b). Über gedeckte Gehirnverletzungen im Tierversuch. Zbl. Neurochir. **8**, 172—208 (1943). — PETRIDES, P.: Depotbehandlung mit Sexualhormonen bei Diabetes mellitus. Arch. inn. Med. **1**, 560—579 (1950a). — Versuch einer Behandlung des Diabetes mellitus als Regulationsstörung mit Sexualhormonen. Zbl. Gynäk. **72**, 463—468 (1950b). — PETSCHACHER, L., u. HÖNLINGER: Über einen Fall von polyglandulärer Insuffizienz. Med. Klin. **1922**, 1462—1464. — PETTE, H.: Die epidemische Encephalitis in ihren Folgezuständen. Dtsch. Z. Nervenheilk. **76**, 1—70 (1923). — Zur Klinik und zur Anatomie der Schlafregulationszentren. Dtsch. Z. Nervenheilk. **105**, 250—275 (1928). — Ausbreitungsweise diffuser meningealer Hirn- und Rückenmarksgeschwülste. Dtsch. Z. Nervenheilk. **109**, 155—161 (1929). — Zur diencephalen Genese hypophysärer Krankheitsbilder. Zbl. Neur. **107**, 16—17 (1949a). — Zum Problem der zentralen Genese tetanischer Syndrome. Dtsch. Z. Nervenheilk. **160**, 285—298 (1949b). — Zur diencephalen Genese hypophysärer Krankheitsbilder. Dtsch. Z. Nervenheilk. **163**, 405—415 (1950). — PETTE, H., u. KALM: Die entzündlichen Erkrankungen des Gehirns und seiner Häute. In Handbuch der Neurologie, Bd. 5/3, S. 106—270. 1953. — PFAUNDLER, v.: Demonstration über einen Typus kindlicher Dysostose. Münch. med. Wschr. **1919**, 1011. — PFAUNDLER, M. v.: Hepatischer Infantilismus ? Z. Kinderheilk. **41**, 78—87 (1926). — Pathologie der Konstitution. In Lehrbuch der Kinderheilkunde, herausgeg. von E. FEER, S. 162—185. 1948. — PFEFFER, K. H., u. STAUDINGER: Nebennierenrindenfunktion und Hypertonie. Klin. Wschr. **1951**, 201—202. — Beitrag zur Physiologie und Pathologie des „Adaptionssyndroms". Ärztl. Forsch. **6**, 335—347 (1952). — PFEIFER, R. A.: Die angioarchitektonische areale Gliederung der Großhirnrinde. Leipzig: Georg Thieme 1940. — Neue Ergebnisse über die Angioarchitektonik der Hypophyse. Leipzig: Akademische Verlagsgesellschaft 1951. — PFEIFFER, E. F., SCHÖPFLING u. WEICHENHAIN: Veränderungen der zirkulierenden Eosinophilen durch Insulinbelastung. Klin. Wschr. **1952**, 56—59. — PFEIFFER, R.: Zur Dystrophia adiposo-genitalis. Dtsch. med. Wschr. **1920**, 1302—1303. — PFUHL, W.: Das Cingulum und seine funktionelle Bedeutung. Morph. Jb. **94**, 111—150 (1954). — PHILIPP, E.: Wo entstehen die Hormone in der Placenta ? Geburtsh. u. Frauenheilk. **4**, 433—438 (1942). PIA, H. W.: Klinik, Differentialdiagnose und Behandlung der Vierhügelgeschwülste. Dtsch. Z. Nervenheilk. **172**, 12—32 (1954). — PICHOTKA, J.: Das Verhalten der Schilddrüse bei akuter Insuffizienz der Wärmeregulation. Arch. exper. Path. u. Pharmakol. **216**, 268—273 (1952). — PICK, L.: Über Neurofibromatose und partiellen Riesenwuchs. Beitr. path. Anat. **71**, 560—582 (1923). — PICKFORD, M., and WATT: Changes in renal function in man due to disease of the anterior lobe of the pituitary. J. of Endocrin. **6**, 398—404 (1950). — PIGALEW, I. A.: Zur Frage der Genese geschwüriger Prozesse im Magen-Darmkanal. Z. exper. Med. **82**, 617—632 (1932). — PINCUS, G.: Studies of the role of the adrenal cortex in the stress. Rec. Progr. Horm. Res. **1**, 123—145 (1947). — PINCUS, G., and PEARLMAN: The intermediate metabolism of the sex hormones. Vit. a. Horm. **1**, 293—343 (1943). — PINES, J.-L.: Über die Innervation der Hypophysis cerebri. I. J. Psychol. u. Neur. **32**, 80—88 (1926a). — Über die Innervation der Hypophysis cerebri. II. Z. Neur. **100**, 123—138 (1926b). — PINKERTON, H. A., and IVERSON: Histoplasmosis. Arch. Int. Med. **90**, 456—467 (1952). — PIOTTI, A.: Pubertas praecox bei Tumor der Regio hypothalamica - Neurofibromatose Recklinghausen. Acta endocrinol. (Copenh.) **10**, 66—88 (1952). — PLAUT, A.: Investigations on the pars intermedia of the hypophysis in anthropoid apes and man. J. of Anat. **70**, 242—249 (1936). — Postpartum necrosis of the pituitary gland. N. Y. State J.

Med. **41**, 1093—1095 (1941). — Pituitary necrosis in routine necropsies. Amer. J. Path. **28**, 883—899 (1952). — PLAUT, RAHEL, u. WILBRAND: Zur Physiologie des Schwitzens. Z. Biol. **74**, 191—216 (1922). — PLOOG, D.: Akromegalie und Trauma. Schweiz. Arch. Neur. **68**, 319—333 (1952). — PLOOG, D., u. SELBACH: Über den Funktionswandel des vegetativen Systems im Sympatolversuch während der Elektroschockbehandlung. Dtsch. Z. Nervenheilk. **167**, 270—302 (1952). — PLUMMER, D. E., and JAEGER: Pituitary cachexia. Arch. of Neur. **40**, 1013—1018 (1938). — PLUNKETT, EARL R., SAWTELLE and HAMBLEN: Report of a patient with typical progeria. J. Clin. Endocrin. **14**, 735—741 (1954). — POINDECKER, H.: Ein Beitrag zur Kasuistik der Hypophysenveränderungen bei Akromegalie. Wien. klin. Wschr. **1913**, 745—748. — POLI, G. DEI, u. ZUCHAR: Beiträge zur Kenntnis der Anomalien und der Erkrankungen der Arteria carotis interna. Zbl. Neurochir. **5/6**, 209—238 (1940). — POLITZER, G.: Über Anomalien der Hypophysentasche und ihre Bedeutung für die Entstehung dystoper Adenome. Frankf. Z. Path. **65**, 242—246 (1954). — POLLAK, F.: Beiträge zur Klinik und Pathogenese der progressiven Lipodystrophie. Z. Neur. **127**, 414—440 (1930). POLLOCK, L. J.: Hypopituitarism in chronic hydrocephalus. J. Amer. Assoc. **64**, 395—398 (1915). — PONSETI, I.: Bone lesions in eosinophilic granuloma, HAND-SCHÜLLER-CHRISTIAN disease, and LETTERER-SIWE disease. J. Bone Surg. A **30**, 811—833 (1948). — Poos, F.: Genese und Deutung der Reaktionsformen der Hypophysis cerebri. Z. exper. Med. **54**, 709—784 (1927). — Über eine seltene, chronische Verlaufsform tuberkulöser Meningo-Encephalitis im Kindesalter mit Pubertas parecox, Stauungspapille und bitemporaler Hemianopsie. Klin. Mbl. Augenheilk. **95**, 537—539 (1935). — POPA, G., and FIELDING: A portal circulation from the pituitary to the hypothalamic region. J. of Anat. **65**, 88—91 (1931). — PORTER, R. J., and MILLER: Diabetes insipidus following closed head injury. J. of Neur. **11**, 258—262 (1948). — POSTON, H., and BARBER: External genital hypertrophy in infancy. Lancet **1942**, 384—385. — POWELL, T. P. S., and COWAN: The origin of the mamillothalamic tract in the rat. J. of Anat. **88**, 489—497 (1954). — PRENTICE, R. J.: Pseudohypoparathyroidism. J. Clin. Endocrin. **14**, 1069—1073 (1954). — PREUSCHEN, F. v.: Die Läsion der Zentralorgane bei der Geburt. Zbl. Gynäk. **18**, 201—207 (1894). — PRIBRAM, B. O.: Zur Frage des Alterns. Virchows Arch. **264**, 498—521 (1927). — PRICE, G. E.: Adipositas dolorosa. J. Nerv. Dis. **36**, 158—159 (1909). — PRICE, W. H., CORI and COLOWICK: The effect of anterior pituitary extract. J. of Biol. Chem. **160**, 633—634 (1945). — PRICK, J. J. G., MULLER u. SMITT: Thallium poisoning. Fol. psychiatr. néerl. **52**, 95—114 (1949). — PRIESEL, A.: Ein Beitrag zur Kenntnis des hypophysären Zwergwuchses. Beitr. path. Ana.t **67**, 220—274 (1920). — Über Gewebsmißbildungen in der Neurohypophyse und am Infundibulum des Menschen. Virchows Arch. **238**, 423—440 (1922). — Über die Dystopie der Neurohypophyse. Virchows Arch. **266**, 407—415 (1927). — PROBSTNER, A. v.: Zur Frage der innersekretorischen Tätigkeit der Placenta. Endokrinologie **8**, 161—169 (1931). — PROSDOCIMI, U., e OMNIS: Ricerche isto-chimiche sulla prezenza di gonadotropine nell'ipofisi di donne in menopausa. Riv. Ostetr. **35**, 70—75 (1953); ref. Ber. Path. **20**, 205. — PRÜSENER, L.: Hypophysäre Wachstumshemmung mit Kachexie beim Kinde. Z. Konstit.lehre **17**, 214—224 (1933). — PSENNER, L.: Ein Beitrag zur Röntgenologie und Klinik des fötalen Hypophysenadenoms. Fortschr. Röntgenstr. **72**, 586—590 (1950). — PULAY, E.: Dysproteinismus als hypophysär bedingtes Krankheitsbild. Z. klin. Med. **127**, 347—366 (1935). — PULFER, H.: Zur Klinik und Pathologie der Hypophysenerkrankungen und zur Frage der Beziehungen von Hypohpyse und Genitale. Dtsch. med. Wschr. **1928**, 1459—1461. — PURVES, H. D., and GRIESBACH: Thyreotropic hormone in thyreotoxicosis. Brit. J. Exper. Path. **30**, 23—30 (1949). — The site of thyrotrophin and gonadotrophin production in the rat pituitary. Endocrinology **49**, 244—264 (1951a). — Specific staining of the thyrotrophic cells of the rat pituitary by the Gcmori stain. Endocrinology **49**, 427—428 (1951b). — The significance of the Gcmcri staining of the basophils of the rat pituitary. Endocrinology **49**, 652—662 (1951c). — PUTNAM, T. J., BENEDICT and TEEL: Studies in acromegaly. VIII. Arch. Surg. 18, 1708—1736 (1929).

QUANDT, J.: Beitrag zu den primären Reticuloendotheliosen des Gehirns und zu ihren Beziehungen zum Hypothalamus. Dtsch. Z. Nervenheilk. **167**, 102—110 (1951). — QUIMBY, F. H., PHILIPPS, CARY and MORGAN: Effect of humidity on the change in body temperature. Amer. J. Physiol. **155**, 462 (1948).

RAAB, W.: Klinische und röntgenologische Beiträge zur hypophysären und cerebrösen Fettsucht und Genitalatrophie. Wien. Arch. inn. Med. **7**, 443—530 (1924). — Das hormonal-nervöse Regulationssystem des Fettstoffwechsels. Z. exper. Med. **49**, 179—269 (1926). — Wirkung der blutfettsenkenden Hypophysensubstanz. Z. exper. Med. **89**, 588—615 (1933). — Zur Symptomatologie des M. Cushing. Wien. klin. Wschr. **1934**, 1034—1039. — Die Wechselbeziehungen von Hypophyse und Zwischenhirn. Wien. klin. Wschr. **1937**, 218—222. — Specific sympathicomimetic substance in the brain. Amer. J. Physiol. **152**, 324—339 (1948). — RABL, R.: Folgen von Durchblutungsstörungen im Zwischenhirn. Virchows Arch. **324**, 243—262 (1953). — Die Abhängigkeit der Funktion von der Gewebsarchitektur im Hypophysenstiel. Virchows Arch. **325**, 227—248 (1954a). — Beitrag zur Pathologie der Neurosekretion im Hypothalamus-Hypophysen-System. Virchows Arch. **326**, 226—247 (1954b). — RADACOT, J.: La différenciation des cellules pituitaires au cours du développement. Arch. d'Anat. microsc. **38**, 318—352 (1949a). — Rapports entre les volumes de las pars nervosa de l'hypophyse et des diverses parties de la glande pituitaire au cours du développement des quelques mammiferes. C. r. Assoc. Anat. **55**, 323 (1949b). — RADICCHI, M.: Lipodistrofia associata a diabete insipido. Riv. Pat. nerv. **71**, 205—213 (1950). — RADNER, ST.: On LAURENCE-MOON-BIEDL's syndrome. Acta med. scand. (Stockh.) **105**, 141—152 (1940). — RADOVICI, A., PAPAZIAN et PETRESCO: Neurofibromatose familiale. Verh. 3. intern. neur. Kongr. 351—355 (1939); ref. Zbl. inn. Med. **106**, 663. — RADTKE, F., u. WALTER: Störungen des Wachstums und der Keimdrüsenreifung nach Hirntraumen. Nervenarzt **20**, 504—510 (1949). — RAHLFS, S.: Familiäres Auftreten von Dystrophia adiposogenitalis. Z. Konstit.-lehre **12**, 758—778 (1926). — RAND, C. W.: Intracranial dermoid cysts. Arch. of Neur. **14** (1925). — RAND, C. W., and REEVES: Dermoid and epidermoid tumors of the central nervous system. Arch. Surg. **46**, 350—376 (1943). — RAND, R. W., and LEMMEN: Tumors of the posterior portion of the third ventricle. J. of Neurosurg. **10**, 1—18 (1953). — RANDERATH, E., u. BOHLE: Niere und Hochdruck. Dtsch. med. Wschr. **1952**, 517—522. — RANSON, S. W.: Regulation of body temperature. Res. Publ. Assoc. Nerv. Ment. Dis. **20**, 342—399 (1940). — Somnolence caused by hypothalamic lesions. Arch. of Neur. **41**, 1—23 (1939). — RANSON, S. W., and BILLINGSLEY: Vasomotor reactions from stimulation of the floor of the fourth ventricle. Amer. J. Physiol. **41**, 85—90 (1916). — RANSON, S. W., FISHER and INGRAM: Hypothalamic regulation of temperature. Arch. of Neur. **38**, 445—466 (1937). — Adiposity and diabetes mellitus in a monkey with hypothalamic lesions. Endocrinology **23**, 175—181 (1938). — RANSON, S. W., and INGRAM: Catalepsy caused by lesions between the mammillary bodies and third nerve. Amer. J. Physiol. **101**, 690—696 (1932). — RANSON, S. W., and MAGOUN: The hypothalamus. Erg. Physiol. **41**, 56—163 (1939). — RASMUSSEN, A. T.: Seasonal changes in the interstitial cells of the testis in the woodchuck. Amer. J. Anat. **22**, 475—515 (1917). — The relation of the basophilic cells of the human hypophysis to blood pressure. Endocrinology **20**, 673—678 (1936). — Innervation of the hypophysis. Endocrinology **23**, 263—278 (1938). — Effects of hypophysectomy and hypophysial stalk resection on the hypothalamic nuclei. Res. Publ. Assoc. Nerv. Ment. Dis. **20**, 245—269 (1940). — Changes in the proportion of cell types in the anterior lobe of the human hypophysis during the first nineteen years of life. Amer. J. Anat. **86**, 75—89 (1950). — RASMUSSEN, A. T., and GARDNER: Effects of hypophysial stalk resection on the hypophysis and hypothalamus of man. Endocrinology **27**, 219—226 (1940). — RASMUSSEN, A. T., and RASMUSSEN: The hypophysis cerebri of Bushman. Anat. Rec. **113**, 325—348 (1952). — RASSULEV, J. A.: Über Diabetes insipidus bei Pellagra. Arch. Schiffs- u. Tropenhyg. **36**, 481—489 (1932). — RATNER, J.: Beitrag zur Klinik und Pathogenese der Pyknolepsie. (Zur Begriffsbestimmung der Diencephalosen.) Mschr. Psychiatr. **64**, 283—298 (1927). — Alopecia universalis. Dtsch. Z. Nervenheilk. **104**, 146—163 (1928). — M. Cushing und Interanalismus. Z. klin. Med. **130**, 97—113 (1936). — RATZENHOFER, M.: Dystopia totalis cranialis hypophyseos. Virchows Arch. **301**, 17—27 (1938). — Zur Frage der Hypophysendystopie. Verh. dtsch. path. Ges. **31**, 330—336 (1939). — RAUSCHKE, J.: Über eine isolierte Kontusion des Chiasma optici bei temporaler Impressionsfraktur durch Sportunfall. Zbl. Path. **90**, 200—203 (1953). — RAWSON, R. W., and MONEY: Physiological reactions of the thyroid stimulating hormone. Recent Progr. in Hormone Res. **4**, 397—428 (1949). — RECKLINGHAUSEN, F. v.: Über die multiplen Fibrome der Haut und ihre Beziehung zu den multiplen Neuromen. Berlin: August Hirschwald 1882. — Die fibröse oder deformierende Ostitis, die Osteomalacie und die osteoplastische Carzinose in ihren gegenseitigen Beziehungen. Virchow-Festschrift. Berlin: G. Reimer 1891. — REDLICH, F. K.: Beitrag zur Kasuistik der Hypophysentumoren. Wien. Arch. inn. Med. **30**, 111—125 (1937). — REECE, R. P., and LEONHARD: Effect of estrogens, gonadotropins and growth hormone on mammary glands of hypophysectomized rats. Endocrinology **29**, 297—305 (1941). — REECE, R. P., and TURNER: Influence of estrone upon galactin content of male rat pituitaries. Proc. Soc. Exper. Biol. a. Med. **34**, 402—403 (1936). — Galactin content of the rat pituitary. Proc. Soc. Exper. Biol. a. Med. **35**, 60—62 (1937a). — Influence of suckling upon galactin content of the rat pituitary. Proc. Soc. Exper. Biol. a. Med. **35**, 367—368 (1937b). — REGELSBURGER, H.: Über vegetative Korrelationen im Schlaf des Menschen. Z. Neur. **174**, 727—739 (1942). — REICHE, F.: Zum Kapitel der hypophysären Kachexie. Med. Klin. **1927**, 1569—1570. — REICHENBACH, W., u. NIEDERER: Diffuse Sarkomatose der Meningen. Mschr. Psychiatr. **127**, 11—31 (1954). — REICHLING, W., u. MARX: Dysthyreosen mit schweren Veränderungen der Augen. Arch. Ophthalm. **141**, 374—407 (1940). — REICHMANN, V.: Über ein ungewöhnliches Krankheitsbild bei Hypophysenadenom. Dtsch. Arch. klin. Med. **130**, 133—150 (1919). — REID, E.: Diabetogenic activity as an inherent property of growth hormone. J. of Endocrin. 8, 50—55 (1952). — Adrenocorticotrophin in relation to the diabetogenic activity of growth hormone preparations. J. of Endocrin. **9**, 185—193 (1953a). — Relationship of the diabetogenic activity of ox pituitary extracts to their growth hormone content. J. of Endocrin. **9**, 210 bis 223 (1953b). — REILLY, W. A.: Thyreotoxicosis. Amer. J. Dis. Childr. **60**, 79—87 (1940). — REILLY, W. A., and LISSER: LAURENCE-MOON-BIEDL syndrome. Endocrinology **16**, 337—357 (1932). — REIN, H.: Vasomotorische Regulationen. Erg. Physiol. **32**, 28—72 (1931). — Einführung in die Physiologie des Menschen. Berlin: Springer 1941. — Physiologische Beziehungen zwischen der Leber und dem Energiestoffwechsel des Herzens. Klin. Wschr. **1942**, 873—877. — Über ein Regulationssystem „Milz-Leber". Naturwiss. **1949**, 233—239, 260—268. — REINHARD, W.: Experimentelle Untersuchungen über die Beziehungen des Halssympathicus zur Schilddrüse. Dtsch. Z. Chir. **180**, 170—200 (1923). — REINHART, H. L., CAPLAN and SHINOWARA: Factors influencing the male frog test for pregnancy. Amer. J. Clin. Path. **21**, 624—634 (1951). — REINHARTZ, K., u. SCHULER: Beitrag zur Kasuistik des CUSHING-Syndroms. Klin. Wschr. **1938**, 849—852. — REIS, W., u. ROTHFELD: Tuberkulide des Sehnerven als Komplikation von Hautsarkoiden. Arch. Ophthalm. **126**, 357—366 (1931). — REISS, E.: Zur Frage der Beurteilung cerebraler Prozesse mittels der i.v.-Insulinbelastungsprobe. Dtsch. Z. Nervenheilk. **164**, 303—316 (1950a). — Experimenteller Beitrag zur Frage der zentralnervösen Steuerung des Kohlehydratstoffwechsels. Acta neurovegetativa (Wien) **1**, 40—50 (1950b). — REISS, M.: Lactogenic hormone and fat metabolism. Endocrinology **40**, 294—298 (1947). — Application of endocrinological research methods in psychiatry. J. of Endocrin. **7**, 235—241 (1951). — Untersuchungen über das endokrine Equilibrium von Geisteskranken. Arch. f. Psychiatr. u. Z. Neur. **187**, 488—520 (1952). — REMÉ, H.: Cyste der Pars intermedia der Hypophyse mit Hodenatrophie. Beitr. path. Anat. **95**, 240 bis 246 (1935). — RENNELS, E. G.: The use of acid haematein for staining of the rat hypophysis. Anat. Rec. **111**, 462—463 (1951). — Localization of phospholipids in the rat hypophysis. Anat. Rec. **115**, 659—671 (1953). — REUBI, F.: Les vaisseaux et les glandes endocrines dans la neurofibromatose. Schweiz. Z. Path. **7**, 168—236 (1944). — REVERCHON, L., DELATER et WORMS: Contribution a l'étude des lésions traumatiques de l'hypophyse. Revue neur. **39**, 217—225 (1923). — RETTELBACH, E., u. SCHUTZBACH: Über Sehnerventumoren. Arch. Ophthalm. **145**, 179—241 (1943). — REWERTS, G.: Hirntrauma und Diabetes insipidus. Dtsch. med. Wschr. **1951**, 218. — REY-BELLET, J.: Contribution a l'étude des noyaux tubériens lateraux de l'homme. Schweiz. Arch. Neur. **70**, 78—111 (1952). — REYE: Das klinische Bild der SIMMONDSschen Krankheit. Münch. med. Wschr. **1926**, 902—906. — REYMOND, A.: Craniopharyngiome. Schweiz. Arch. Neur. **57**, 88—120 (1946). — RHEIN, J. H. W.: Hypophyseal pressure symptoms due to hydrocephalus causing cystlike distension of the third ventricle. Arch. of Neur. **13**, 71—79 (1925). — RICHARDSON, H. B.: SIMMONDS' disease and anorexia nervosa. Arch. Int. Med. **63**, 1—28 (1939). — RICHARDSON, K. C.: Some structural features of the mammary tissues. Brit. Med. Bull. **5**, 123—129 (1948). — Contractile tissues in the mammary gland. Proc. Roy. Soc. Lond., Ser. B **136**, 30—45 (1950). — RICHTER, C. P.: The primary of polyuria in diabetes insipidus. Amer. J. Physiol. **112**, 481 bis 487 (1935). — RICHTER, R. B.: True hamartoma of the hypothalamus associated with pubertas parecox. J. of Neuropath. **10**, 368—383 (1951). — RICHTER, R. B., and TRAUT: Chronic encephalitis. Arch. of Neur. **44**, 848—866 (1940). — RICKER, G.: Pathologie als Naturwissenschaft. Berlin: Springer 1924. — RICKER, W., and CLARK: Sarcoidosis. Amer. J. Clin. Path. **19**, 725—749 (1949). — RIDDLE, O., BATES and DYKSHORN: A new hormone of the anterior pituitary. Proc. Soc. Exper. Biol. a. Med. **29**, 1211 (1932). — RIDDLE, O., LAHR and BATES: Maternal behavior induced in virgin rats by prolactin. Proc. Soc. Exper. Biol. a. Med. **32**, 730—734 (1935). — RIDDOCH, G.: Progressive dementia . . . due to tumours of the third ventricle. Brain **59**, 225—233 (1936). — RIEBELING, C.: Zur Pathophysiologie der Psychosen. Fortschr. Neur. **19**, 452—484 (1951). — RIECKER, H. H., and CURTIS: Hypophyseal cachexia (SIMMONDS' disease). J. Amer. Med. Assoc. **99**, 110—114 (1932). — RILEY, H. A.: An atlas of the basal ganglia, brain stem and spinal cord. Baltimore: Williams & Wilkins Company 1943. — RINALDI, R.: Beiträge zur Kasuistik der Hypophysentumoren. Virchows Arch. **248**, 163—179 (1924). — RINALDINI, L. M.: Effect of chronic inanition on the gonadotrophic content of the pituitary gland. J. of Endocrin. **6**, 54—61 (1950). — RINEHART, J. F., and FARQUHAR: Electron microscopic studies of the anterior pituitary gland. J. Histochem. **1**, 93—113 (1953). — RINKEL, M., GREENBLATT, COON and SOLOMON: The effect of bilateral frontal lobotomy etc. Amer. J. Psychiatr. **104**, 81—82 (1947). — RIOCH, D. M., WISLOCKI and O'LEARY: A précis of preoptic hypothalamic and hypophysial terminology with atlas. Res. Publ. Assoc. Nerv. Ment. Dis. **20**, 3—30 (1940). — RIO-HORTEGA, P. DEL: Histogénesis y evolución normal; éxodo y distribución regional de la microglia. Archivos Neurobiol. **2**, 212–255 (1921). — RISAK, E.: Zur Klinik des M. Basedow. Wien. klin. Wschr. **1934**, 161—163. — Demonstration eines 10jährigen Mädchens mit BIEDL-BARDETschem Symptomenkomplex. Klin. Wschr. **1935**, 327. — RIVELLONE, G.: Osservazioni cliniche e biologiche su un caso di xeroderma pigmentoso. Giorn. ital. Dermat. **76**, 1064—1074 (1935). — ROBBERS, H.: Der traumatische M. Cushing. Dtsch. med. Wschr. **1951**, 175—177. — ROBERTIS, E. DE:

Assay of thyrotropic hormone in human blood. J. Clin. Endocrin. 8, 956—966 (1948). — ROBERTSON, H. E.: Ein Fall von Ganglioglioneurom am Boden des dritten Ventrikels. Virchows Arch. **220**, 80—94 (1915). — ROBINSON, T. J.: The control of fertility in sheep. I. J. Agricult. Sci. **40**, 275—307 (1950a). — The control of fertility in sheep. II. J. Agricult. Sci. **41**, 6—63 (1950b). — ROBINSON, W.: Notes on a giant. Brit. Med. J. **1921**, 560—561. — ROCKENSCHAUB, A.: Eigenfluoreszenz und Hormonbildung in der Plazenta. Mikroskopie (Wien) **7**, 56—58 (1952). — RODEWALD, WILHELMINE: Die Wirkung des Lichts auf die Hypophyse von Rana temporaria L. Z. vergl. Physiol. **21**, 767—800 (1935). — Über die Beziehungen der Hypophyse zum Carcinom. Klin. Wschr. **1939**, 180. — ROEDER, F.: Erkrankungen des Nervensystems. Göttingen: Musterschmidt 1950. — Moderne Gesichtspunkte in Diagnostik und Therapie der Nervenkrankheiten. Göttingen: Musterschmidt 1953. — RÖSSLE, R.: Wachstum und Altern. Erg. Path. **20**, 369—569 (1923). — Die pathologische Anatomie der Familie. Berlin: Springer 1940. — Atlas der Wachstumshemmungen des menschlichen Körpers. Berlin: Transmare-Photo 1947. — RÖTHIG, P.: Riechbahnen, Septum und Thalamus bei Didelphys marsupialis. Abh. Senckenberg. naturforsch. Ges. **31**, 1—19 (1910). — RÖTTGEN, P., u. PETERS: Über „Massenblutungen" in Hypophysenadenomen. Zbl. Neurochir. **12**, 65—73 (1952). — ROGER, H., RAYBAUD et MOSINGER: Forme fébrile et hémimyoclonique pseudoencéphalitique d'un gliome kystique du tronc cérébral. Revue neur. **41**, 966—973 (1934). — ROGOWITSCH, N.: Die Veränderungen der Hypophyse nach Entfernung der Schilddrüse. Beitr. path. Anat. **4**, 453—470 (1889). — ROHKRÄMER, H.: Beiträge zur funktionellen Pathologie des Hyperinsulinismus. Ärztl. Forsch. **6**, 356—371 (1952). — ROKITANSKY, C.: Handbuch der speziellen pathologischen Anatomie. II. Wien: Braunmüller 1842. — ROMBERG, E. H.: Der Einfluß des vegetativen Nervensystems auf die Neubildung der Zellelemente des Blutes. Stuttgart: Wissenschaftliche Verlagsgesellschaft 1948. — ROMEIS, D.: Hypophyse. In Handbuch der Anatomie, Bd. 6/3. 1940. — Diskussionsbemerkung. Verh. anat. Ges. **49**, 94—95 (1951). — ROMIEU, M., STAHL et COTTE: Cytologie des cellules nerveuses de l'hypothalamus. Acta anat. **18**, 74—79 (1953). — ROOS, B.: Cerebral manifestations of lymphogranulomatosis benigna etc. Acta med. scand. (Stockh.) **104**, 123—130 (1940). — ROSE, E., and WEINSTEIN: Kachexia hypophyseopriva. Endocrinology **20**, 149—154 (1936). ROSEN, S., SHELESNYAK and ZACHARIAS: Naso-genital relationship. II. Endocrinology **27**, 463—468 (1940). — ROSENOW, G.: Über Hirnstichleukozytose. Verh. Ges. inn. Med. **40**, 385—387 (1928). — ROSENSTERN, I.: Über einen Fall von Akromikrie im Kindesalter. Endokrinologie **2**, 269—277 (1928). — ROSS, C. W.: Anorexia nervosa with special reference to the carbohydrate metabolism. Lancet **1938**, 1041—1045. — ROSSI, E.: Über einen neuen Fall von Progeria. Helvet. paediatr. Acta, Ser. D **6**, 165—171 (1951). — ROTH, F.: Über die bösartigen Hodengeschwülste usw. Diabetes insipidus. Z. Krebsforsch. **57**, 21—69 (1950). — ROTH, H.: Traubenzuckerbelastung nach Schädeltrauma. Schweiz. med. Wschr. **1943**, Nr 28. — ROTHBALLER, A. B.: Changes in the rat neurohypophysis induced by painful stimuli. Anat. Rec. **115**, 21—42 (1953). — ROTHFELD, J.: Ein Fall von Lupus pernio mit schweren Gehirnerscheinungen. Klin. Wschr. **1930**, 1030—1032. — ROTHMANN, H.: Zusammenfassender Bericht über den ROTHMANNschen großhirnlosen Hund nach klinischer und anatomischer Untersuchung. Z. Neur. **87**, 247—313 (1923). — ROULET, F.: Weitere Beiträge zur Kenntnis des Retothelsarkoms der Lymphknoten und anderer Lymphoiden-Organe. Virchows Arch. **286**, 702—732 (1932). — ROUSSY, G., KOURILSKY et MOSINGER: Etude anatomo-physiologique du diabetes insipide. Revue neur. **78**, 313—337 (1946). — ROUSSY, G., et MOSINGER: Le système neuro-endocrinien du diencéphale et le complexe hypothalamo-hypophysaire. Fol. anat. Univ. coimbr. **17**, Nr 12 (1942). — Traité de neuro-endocrinologie. Paris: Masson & Cie. 1946. — ROUSSY, G., et OBERLING: Contribution a l'étude des tumeurs hypophysaires. Presse méd. **1933**, 1799—1804. — ROWAN, W.: Experiments in bird migration. II. Proc. Nat. Acad. Sci. U.S.A. **16**, 520—525 (1930). — ROWLAND, R. S.: Xanthomatosis and the reticulo-endothelial system. Arch. Int. Med. **42**, 611 bis 674 (1928). — ROWNTREE, L. G., CLARK, STEINBERG and HANSON: Biologic effects of pineal extract. J. Amer. Med. Assoc. **106**, 370—373 (1936). — ROWSON, L. E.: Methods of inducing multiple ovulation in cattle. J. Endocrinology **7**, 260—270 (1951). — ROŻINEK, M.: Ein Gliom des Hypophysenhinterlappens. Virchows Arch. **308**, 776—782 (1942). — Über die Wirkung des Pitressins auf das Wachstum von Benzpyrentumoren. Z. Krebsforsch. **57**, 132—136 (1950). — RUDDER, B. DE: Beeinflussung des Längenwachstums. Med. Klin. **1948**, 262. — RÜBSAAMEN, H.: Über die teratologische Wirkung des Sauerstoffmangels in der Frühentwicklung. Beitr. path. Anat. **112**, 336—379 (1953). — RUESCH, J.: Beitrag zur pathologischen Anatomie des Zentralnervensystems bei infantiler Akrodynie. Schweiz. Arch. Neur. **42**, 361—376 (1938). — RUF, H.: Raumbeengende Erkrankungen im Schädelinnern. In Handbuch der inneren Medizin, Bd. 5/3, S. 433—551. 1953. — RUHENSTROTH-BAUER, G.: Versuche zum Nachweis eines spezifischen erythropoetischen Hormons. I. Arch. exper. Path. u. Pharmakol. **211**, 32—56 (1950). — RUMMERT, O.: Ostitis deformans Paget und Diabetes insipidus. Fortschr. Röntgenstr. **49**, 85—90 (1934). — RUMPH, P., and SMITH: The first occurence of secretory products and of a specific structural differentiation in the thyroid and anterior pituitary during the development of the pig foetus. Anat. Rec. **33**, 289—298 (1926). — RUSH, H. P., BILDERBACK, SLOCUM and ROGERS: Pubertas praecox. Endocrinology **21**, 404—411 (1937). — RUSKIN, A., BEARD and SCHAFFER: „Blast hypertension". Amer. J. Med. **4**, 228—236 (1948). — RUSSELL, D. S.: The pinealoma: Its relationship to teratoma. J. of Path. **56**, 145—150 (1944). — Observation on the pathology of hydrocephalus. Med. Res. Council, Spec. Rep. Ser. **162** (1949). — „Ectopic pinealoma": Its kinship to atypical teratoma of the pineal gland. J. of Path. **68**, 125—129 (1954). — RUSSELL, D. S., EVANS and CROOKE: Two cases of basophil adenoma of the pituitary gland. Lancet **1934**, 240—246. — RUSSELL, DOROTHY, MARSHALL and SMITH: Microgliomatosis. Brain **71**, 1—15 (1948). — RUSSELL, J. A., and CORI: A comparison of the metabolic effects of epinephrine injections in normal and hypophysectomized rats. Amer. J. Physiol. **119**, 167—174 (1937). — RUSSELL, L. W., and CHANDLER: Fibrous dysplasia of bone. J. Bone Surg. A **32**, 323—337 (1950). — RUTISHAUSER, E.: Osteoporotische Fettsucht. Dtsch. Arch. klin. Med. **175**, 640 bis 680 (1933). — RUTISHAUSER, E., et ROUILLER: Adénomatose pluriglandulaire en cas d'osteopathie rénale. J. d'Urol. **57**, 304—310 (1951). — RUTTNER, F.: Die tonische Pupillenreaktion. Mschr. Psychiatr. **114**, 265—330 (1947). — RYLE, J. A.: Anorexia nervosa. Lancet **1936**, 893—899.

SAAR, H.: Pubertas praecox bei Gliom des Zwischenhirns. Frankf. Z. Path. **50**, 451—461 (1936). — SACK, H.: Zur Frage der zentral-nervösen Regulationsstörungen. Hamburg: Nölke 1947. — Zur Pathogenese der Akromegalie. Dtsch. med. Rdsch. **1949**, 478—481. — SACK, H., u. KOLL: Zur Phäochromozytomdiagnostik. Die Medizinische **1952**, 1289—1290. — SACK, H., SIMON u. WILD: Zur Frage der zentralnervösen Regulation des Kohlenhydratstoffwechsels. Schweiz. med. Wschr. **1949**, 1030. — SAGORTSCHEW, E.: Ein Fall von Xeroderma pigmentosum. Clin. bulgar. **13**, 372—378 (1941); ref. Zbl. Ophthalm. **48**, 233—334. — SAKEL, M.: Neue Behandlung der Schizophrenie. Wien: Perles 1935. — SALTER, W. T.: The chemistry and physiology of the thyroid hormone. The Hormones, herausgeg. von PINCUS u. THIMANN, Bd. 2, S. 181—349. 1950a. — Control of thyroid activity. The Hormones, herausgeg. von PINCUS u. THIMANN, Bd. 2, S. 301—349. 1950b. — SALUS, F.: Zur Kenntnis der malignen Hypophysenadenome. Z. Neur. **148**, 574—583 (1933). — SAMUELS, J.: Über eine kausale Therapie des Krebses mit Kurzwellen-Durchflutungen der Hypophyse und Gonaden. Münch. med. Wschr. **1954**, 724—726, 756—759. — SAMUELS, L. T.: Relation of the anterior pituitary hormones to nutrition. Recent Progr. in Hormone Res. **1**, 147—176 (1947). — SAMUELS, L. T., REINECKE and BAUMAN: Growth and metabolism of young hypophysectomized rats fed by stomach tube. Endocrinology **33**, 87—95 (1943). — SANDFUCHS, G.: Zur Symptomatologie und pathologischen Anatomie des malignen Melanoms. Diss. Göttingen 1953. — SANTHA, K. v.: Diffuse Lemnoblastose des Zentralnervensystems. Z. Neur. **154**, 763—777 (1936). — SARRE, H.: Untersuchungen über Beziehungen zwischen Hochdruck, Nebennierenrindenhormon und Kochsalz. Dtsch. Arch. klin. Med. **192**, 167—181 (1945). — SARVAAS, G. J. DE MARCHIE: Über einen Fall von teratoider Neubildung der Hypophysengegend. Frankf. Z. Path. **40**, 210—223 (1930). — SAUTTER, H.: Der isolierte „Basedow"-Exophthalmus. Dtsch. med. Wschr. **1950**, 1614—1615. — Weitere Erfahrungen mit der Hypophysenbestrahlung beim malignen Exophthalmus. Dtsch. med. Wschr. **1952**, 1388—1390. — SAWYER, CH. H., EVERETT and MARKEE: A neural factor in the mechanism by which estrogen induces the release of luteinizing hormone in the rat. Endocrinology **44**, 218—233 (1949). — SAWYER, CH. H., MARKEE and EVERETT: Failure of nerveblocking agents to prevent the effects of placental gonadotrophins in the rabbit. Endocrinology **49**, 162—167 (1951). — SAWYER, CH. H., MARKEE and HOLLINSHEARD: Inhibition of ovulation in the rabbit by the adrenergic-blocking agent dibenamine. Endocrinology **41**, 395—402 (1947). — SAWYER, CH. H., MARKEE and TOWNSEND: Cholinergic and adrenergic components in the neurohumoral control of the releate of LH in the rabbit. Endocrinology **44**, 18—36 (1949). — SAWYER, CH. H., and PARKERSON: Mechanism of partial blockade of the stress response in rats by dibenamin analogues. Endocrinology **52**, 346—356 (1953). — SAXER, F.: Ein zum größten Teil aus Derivaten der Medullarplatte bestehendes großes Teratom im dritten Ventrikel eines 7wöchentlichen Kindes. Beitr. path. Anat. **20**, 399 bis 412 (1896). — Ependymepithel, Gliome und epitheliale Geschwülste des ZNS. Beitr. path. Anat. **32**, 276—350 (1902). — SCHAEDE, A.: Morphologische Veränderungen im Zellbild des Hypophysenvorderlappens des Kaninchens nach Kastration. Endokrinol. **30**, 1—11 (1953a). Über die Beeinflussung des Zellbildes des Hypophysenvorderlappens beim kastrierten Kaninchen durch Corpus luteum-Hormon. Endokrinol. **30**, 146—162 (1953b). — SCHAEFER, H.: Über das Tonusproblem. Ärztl. Forsch. **3**, 185—194 (1949). — Grundprobleme der vegetativen tonischen Innervation. Acta neurovegetativa (Wien) **4**, 201—240 (1952). — SCHAEFFER, A.-TH., et SCHAEFFER: Un cas de macrogénitosomie précoce avec hyrodcéphalie, lésions inflammatoires de la région infundibulo tubérienne. Revue neur. **38**, 595—606 (1931). — SCHAEFFER, J. P.: Some points in the regional anatomy of the optic pathway. Anat. Rec.

28, 243—279 (1924). — SCHAFER, E. L.: Nonlipid reticulo-endotheliosis: LETTERER-SIWE's disease. Amer. J. Path. 25, 48—83 (1949). — SCHAFFER, N. K., CADDEN and STANDER: Measurement of antidiuretic activity as applied to eclamptic urine. Endocrinology 28, 701-706 (1941). — SCHALLOCK, G.: Zur Frage des Vorkommens eklamptischer Gewebsveränderungen im Hypophysenvorderlappen. Beitr. path. Anat. 96, 581—584 (1936). — SCHALTENBRAND, G.: Über die Bewegungsstörungen bei akuter Bulbocapninvergiftung. Arch. exper. Path. u. Pharmakol. 103, 1—16 (1924). — Beiträge zur Pharmakologie der Körperstellung und der Labyrinthreflexe. XIV. Pflügers Arch. 209, 623—642 (1925). — „Hypophysäre" Insuffizienzerscheinungen nach Geschoßwanderung in den dritten Ventrikel. Nervenarzt 9, 8—11 (1936). — Über die Beziehungen zwischen krankhaften Steigerungen des Muskeltonus und dem Schlaf. XII. Arch. f. Physiol. 244, 610—621 (1941). — SCHAPER, A.: Beiträge zur Analyse des tierischen Wachstums. Arch. Entw.mechan. 14, 307—400 (1902). — SCHARF, J. H., EHRENBRAND u. FÖRSTER: Cytologische Untersuchungen über Korrelationen zwischen Hypophysenvorderlappen und Schilddrüse bei der Ratte unter Jodbelastung. Z. Zellforsch. 41, 132—171 (1954). — SCHARF, J.-H., u. FÖRSTER: Das Zellbild der Rattenhypophyse nach kombinierter Verabreichung einiger Thyreostatica. Z. Zellforsch. 40, 117—138 (1954). — SCHARF, J. H., FÖRSTER, HERRMANN u. EHRENBRAND: Über die NaJ-Wirkung auf Gesamtstoffwechsel sowie Morphologie von Schilddrüse und Adenohypophyse bei der Ratte. Naturwiss. 41, 406 (1954). — SCHARRER, BERTA: Über „Drüsen-Nervenzellen" im Gehirn von Nereis vireus Sars. Zool. Anz. 113, 299—302 (1936). — SCHARRER, E.: Über sekretorisch tätige Zellen im Thalamus von Fundulus heteroclitus L. Z. vergl. Physiol. 11, 767—773 (1930). — Secretory cells in the midbrain of the european minnow. J. Comp. Neur. 55, 573—576 (1932a). — Die Sekretionsproduktion im Zwischenhirn einiger Fische. Z. vergl. Physiol. 17, 491—509 (1932b). — Die Erklärung der scheinbar pathologischen Zellbilder im Nucleus supraopticus und Nucleus paraventricularis. Z. Neur. 145, 462—470 (1933). — Bemerkungen zu den Mitteilungen von R. GAUPP und G. PETERS über die Kolloidbildung im Zwischenhirn des Menschen. Z. Neur. 155, 743—748 (1936a). — Vergleichende Untersuchungen über die zentralen Anteile des vegetativen Systems. Z. Anat. 106, 169—192 (1936b). — Über „vegetative" Kerne im Gehirn und Rückenmark der Fische. Verh. Dtsch. Zool. Ges. S. 236—240. 1936c. — Über ein vegetatives optisches System. Klin. Wschr. 1937, 1521—1523. — Neurosekretion. X. Biol. Bull. 101, 106—113 (1951). — Das Hypophysen-Zwischenhirn-System von Scyllium stellare. Z. Zellforsch. 37, 196—204 (1952). — Das Hypophysen-Zwischenhirn-System der Wirbeltiere. Verh. anat. Ges. 51, 3—27 (1953). — Neurosecretion in the vertebrates. Pubbl. Staz. zool. Napoli 24, Suppl. 8—10 (1954a). — Neurosecretion and anterior pituitary in the dog. Experientia (Basel) 10, 264 (1954b). — SCHARRER, E., u. GAUPP: Neuere Befunde am Nucleus supraopticus und Nucleus paraventricularis des Menschen. Z. Neur. 148, 766—772 (1933). — SCHARRER, E., u. SCHARRER: Symposium on neurosecretion. Science (Lancaster, Pa.) 118, 579—580 (1953). — Neurosekretion. In Handbuch der Anatomie, Bd. 6/5, S. 953—1066. 1954. — SCHAUMANN, J.: Benign lymphogranuloma. Brit. J. Dermat. 36, 515—544 (1924). — Lymphogranulomatosis benigna etc. Brit. J. Dermat. 48, 399—446 (1936). — SCHAUMANN, O., u. SCHMIDT: Über die Beeinflussung der Wirkung von Oxytocin und Vasopressin auf die Salzdiurese durch Salyrgan. Arch. exper. Path. u. Pharmakol. 205, 367—375 (1948). — SCHEER, W. M. VAN DER: Beiträge zur Kenntnis der mongoloiden Mißbildung. Abh. Neur. usw. 41 (1927). — SCHEIBE, H.: Der Markgehalt von Hirnzentren bei der makroskopischen Färbemethode von MULLIGAN. Arch. f. Psychiatr. 108, 391—406 (1938). — SCHEID, W.: Zirkulationsstörungen im Bereich der Hirnhäute. In Handbuch der inneren Medizin, Bd. 5/3, S. 1—105. 1953. — SCHEIFFARTH, F., LEGLER u. BERG: Experimentelle Untersuchungen über die Beeinflußbarkeit der humoral faßbaren Antikörperproduktion durch die Hormone des Hypophysen-Nebennieren-Systems. I. Z. exper. Med. 120, 558—567 (1953a). — Experimentelle Untersuchungen über die Beeinflußbarkeit der humoral faßbaren Antikörperproduktion durch die Hormone des Hypophysen-Nebennieren-Systems. II. Z. exper. Med. 120, 568—577 (1953b). — SCHEINKER, I.: Zur Pathologie und klinischen Symptomatologie der diffusen Karzinose der Meningen. Mschr. Psychiatr. 101, 275—290 (1939). — SCHELLER, H.: Krankheitserscheinungen des Nervensystems bei Fleckfieber. Klin. Wschr. 1943, 289—295. — SCHELLONG, F.: Regulationsprüfung des Kreislaufs. Dresden: Theodor Steinkopff 1938. — SCHERER, E.: Über die pialen Lipome des Gehirns. Z. Neur. 154, 45—61 (1936). — SCHERESCHEWSKIJ, N.: Zur Symptomatologie und Diagnostik der SIMMONDSschen Krankheit. Vraceb-noe delo 1925, Nr 15/17, 1093—1097; ref. Zbl. Neur. 42, 432. — SCHERF, D., u. BOYD: Klinik und Therapie der Herzkrankheiten und der Gefäßkrankheiten, übersetzt von KOFLER. Wien: Springer 1951. — SCHIEBLER, TH. H.: Die chemischen Eigenschaften der neurosekretorischen Substanz in Hypothalamus und Neurohypophyse. Exper. Cell. Res. 3, 249—250 (1952a). — Cytochemische und elektronenmikroskopische Untersuchungen an granulären Fraktionen der Neurohypophyse des Rindes. Z. Zellforsch. 36, 563—576 (1952b). — Zur Histochemie des neurosekretorischen hypothalamisch-neurohypophysären Systems. II. Acta anat. (Basel) 15, 393—416 (1952c). —

Morphologie und Funktion neurosekretorischer Zellgruppen, insbesondere des hypothalamo-neurohypophysären Systems. Endokrinologie **31**, 1—16 (1954). — SCHIFF, E.: Progerie. Schweiz. med. Wschr. **1934**, 213—214. — SCHIFF, M.: Beitrag zur Kenntnis des motorischen Einflusses der im Sehhügel vereinigten Gebilde. Arch. Physiol. Heilk. **5**, 667—683 (1846). — SCHIFFER, K.-H.: Die Formveränderungen des dritten Ventrikels in ihrer konstitutionsbiologischen Bedeutung. Z. Konstit.lehre **29**, 174—198 (1949). — SCHILKE, B.: Über ein Teratom im Kaninchengehirn (Hypophysengegend). Diss. Göttingen 1952. — SCHIMERT, P.: Einfluß der Hypophyse auf die Leukozytenregulation. Verh. dtsch. Ges. inn. Med. **57**, 72—74 (1951). — SCHINZ, H. R., u. SLOTOPOLSKY: Experimentelle und histologische Untersuchungen am Hoden. Dtsch. Z. Chir. **188**, 76—100 (1924). — SCHITTENHELM, A., u. BAUER: Klinisch-chemische und tierexperimentelle Untersuchungen über die sog. „hohen" und „niedrigen" Blutjodwerte. Z. exper. Med. **119**, 45—60 (1952a). — Der Blutjodspiegel nach Entfernung der Hypophyse usw. Z. exper. Med. **119**, 61—75 (1952b). — SCHITTENHELM, A., u. EISLER: Thyroxin und ZNS. Klin. Wschr. **1932**, 9—10. — Über die Verteilung des Jod im Zentralnervensystem nach Zufuhr von Schilddrüsenstoffen. Z. exper. Med. **86**, 275—289 (1933a).; **86**, 290—293 (1933b); **86**, 294—298 (1933c). — SCHLAGENHAUFER: Zur Kachexie hypophysären Ursprungs. Virchows Arch. **222**, 249—250 (1916). — SCHLESINGER, H.: Die Syringomyelie. Leipzig 1902. — SCHLEZINGER, N. S., and HORWITZ: Neuropsychiatric disorders occuring in CUSHING's syndrome. Amer. J. Psychiatr. **96**, 1213—1226 (1940). — SCHLOFFER, H.: Erfolgreiche Operation eines Hypophysentumors auf nasalem Wege. Wien. klin. Wschr. **1907**, 621—624, 670—671, 1075—1078. — SCHLYVITSCH, B., u. KOSINTZEV: Über die Morphologie der Rami viscerales plexus pudendi. Z. Anat. **109**, 423—442 (1939). — SCHMALZ, A.: Über einen Fall von Hirntumor mit Pubertas praecox. Beitr. path. Anat. **73**, 168—172 (1925). — SCHMID, C.: Makrogenitosomia praecox infolge eines Hirntumors. Diss. Basel 1929. SCHMID-BIRCHER, MAJA: Histologische Organveränderungen beim Kaninchen durch hohe Cortisondosen. Beitr. path. Anat. **114**, 136—150 (1954). — SCHMIDT, C.-G.: Die venöse Hyperämie der Hypophyse. Frankf. Z. Path. **62**, 39—77 (1951). — Über die gegenseitigen Beziehungen der basophilen Zellen, des Pigmentes und der hyalinen Schollen im Hypophysenhinterlappen. Frankf. Z. Path. **63**, 153—171 (1952a). — Zur Pathologie und Blutströmungsrichtung des Hypophysen-Pfortader-Gefäßsystems. Frankf. Z. Path. **63**, 172—186 (1952b). — SCHMIDT, M. B.: Über die PACCHIONIschen Granulationen und ihr Verhältnis zu den Sarkomen und Psammomen der Dura mater. Virchows Arch. **170**, 429—464 (1902). — Eine biglanduläre Erkrankung bei M. Addisonii. Verh. dtsch. Path. Ges. **21**, 212—220 (1926). — Atrophie und Hypertrophie des Knochens einschließlich der Osteosklerose. In Handbuch der Pathologie, Bd. 9/3, S. 1—86. 1937. — SCHMIDT, R.: Über Hirntumor-Oligurie. Klin. Wschr. **1933**, 105—106. — SCHMINCKE, A.: Pathologie des Thymus. In Handbuch der Pathologie, Bd. 8, S. 760—809. 1926. — Zur Pathologie der Hypophyse. Münch. med. Wschr. **1930**, 466. — SCHNEIDER, J. A.: Vegetatives Nervensystem und Konstitution. Z. inn. Med. **5**, 480 (1950). — Über die konstitutionsgestaltende Wirkung der Hypophyse. Endokrinologie **28**, 161—176 (1951). — SCHNEIDER, M.: Physiologische Grundlagen der Sympathicuschirurgie. Arch. Chir. **276**, 23—38 (1953). — SCHNITKER, M. T., CUTLER, BAILEY and VAUGHAN: The chromophobe adenomas of the pituitary. Amer. J. Roentgenol. **40**, 645—659 (1938). — SCHNITKER, M. T., and LEHNERT: Apoplexy in a pituitary chromophobe adenoma producing the syndrome of middle cerebral artery thrombosis. J. of Neurosurg. **9**, 210—213 (1952). — SCHOEN, R.: Ostitis deformans mit Diabetes insipidus. Münch. med. Wschr. **1924**, 1713—1714. — SCHÖPE, M.: Zur Frage Blastom-Encephalitis. Z. Neur. **161**, 177—183 (1938). — SCHOLTEN, J. M.: Notes on diabetes insipidus in connection with two cases of a hypothalamic tumour. Fol. psychiatr., néerl. **54**, 6—32 (1951). — SCHOLZ, FR.: Einige Bemerkungen über das meningeale Cholesteatom . . . Cholesteatom des dritten Ventrikels. Virchows Arch. **184**, 255—273 (1906). — SCHOLZ, W.: Diskussionsbemerkung. J. of Neuropath. **10**, 381 (1951). — SCHOOLEY, J. P., and RIDDLE: The morphological basis of pituitary function in pigeons. Amer. J. Anat. **62**, 313—349 (1938). — SCHRADER, H. J.: Hypertonie nach Hungerkrankheit. Die Medizinische **1952**, 1291—1292. — SCHREINER, L., and KLING: Behavior changes following rhinencephalic injury in cat. J. of Neurophysiol. **16**, 643—659 (1953). — Effects of castration on hypersexual behavior induced by rhinencephalic injury in cat. Arch. of Neur. **72**, 180—186 (1954). — SCHREUS, H. TH.: Über die Beeinflussung von Körperzellen durch den weiblichen Zyklus. Die Medizinische **1952**, 1359—1362. — SCHRÖDER, H.: Über Ursachen und Verhütung der „Manager-Krankheit". Med. Monatsspiegel **2**, 1—4 (1953). — SCHUCHARDT, E.: Zur quantitativen Beurteilung menschlicher Hodenbiopsien. 1. Symp. Dtsch. Ges. Endokrin., S. 159—165. Berlin: Springer 1955. — SCHUCHTER, A., u. BARTSCH: Über die Beeinflussung der Schilddrüsenfunktion durch Tumoren im Bereich der Sella und des Zwischenhirns. Ärztl. Wschr. **1952**, 939—943. — SCHÜKRI, I., u. SPATZ: Über die anatomischen Veränderungen bei der menschlichen Lyssa. Z. Neur. **97**, 627—650 (1925). — SCHÜLLER, A.: Über eigenartige Schädeldefekte im Kindesalter. Fortschr. Röntgenstr. **23**, 12—18 (1915). — Über eine eigenartiges Syndrom von Dyspituitarismus. Wien. med. Wschr. **1921**, 510—511. — SCHÜLLER, A., u. CHIARI: Ein Fall von Xanthomatose. Wien. klin. Wschr. **1930**, 153—154. — SCHULHOF, K., and MATTIES: Polyglobulia by cerebral lesion. J. Amer. Med. Assoc. **89**, 2093—2094 (1927). — SCHÜRMANN, P., PFLÜGER u. NORRENBROCK: Die Histogenese ekto-mesodermaler Mischgeschwülste der Mundhöhle. Leipzig: Georg Thieme 1931. — SCHÜRMEYER, A.: Über die Innervation der Pars intermedia der Hypophyse der Amphibien. Klin. Wschr. **1926**, 2311—2312. — SCHÜTZ, H.: Anatomische Untersuchungen über den Faserverlauf im zentralen Höhlengrau und den Nervenfaserschwund in demselben bei der progressiven Paralyse der Irren. Arch. f. Psychiatr. **22**, 527 bis 587 (1891). — Über Veränderungen der quergestreiften Muskeln und des retrobulbären Fettgewebes bei M. Basedowi. Beitr. path. Anat. **71**, 451 (1923). — SCHÜTZE, E.: Teratoid der RATHKEschen Tasche. Zbl. Neurochir. **11**, 268—270 (1951). — SCHÜTZE, E., u. MANS: Das LAWRENCE-BIEDL-Syndrom. Z. inn. Med. **3**, 591 (1948). — SCHULTZ, A.: Veränderungen im Hypophysengebiete bei Hydrocephalus und ihre Folgeerscheinungen. Virchows Arch. **248**, 180—200 (1924). — SCHULTZ, A., WERMTER u. PUHL: Eigentümliche granulomartige Systemerkrankung des hämatopoetischen Apparates. Virchows Arch. **252**, 519—549 (1924). — SCHULTZ, J. H.: Das autogene Training. Stuttgart: Georg Thieme 1950. — SCHULTZ-HENCKE, H.: Lehrbuch der analytischen Psychotherapie. Stuttgart: Georg Thieme 1951. — SCHULZ, D. M.: Histoblasmosis of the central nervous system. J. Amer. Med. Assoc. **151**, 549—551 (1953). — SCHULZE, E.: Über die Wirkung des Insulins auf Schilddrüse, Hypophysenvorderlappen und Nebenniere. Klin. Wschr. **1947**, 265—269. — SCHULZE, H. E.: Teratom des III. Ventrikels. Psychiatr., Neurol. u. med. Psychol. **6**, 226—227 (1954). — Über intrakranielle Epidermoide. Psychiatr., Neurol. u.med. Psychol. **7**, 1—10 (1955). — SCHUMANN, F. W.: Zur Klinik und pathologischen Anatomie der primären Reticulosen des Gehirns. Diss. Göttingen 1953. — SCHUNK, J., u. CORNELIUS: Morphologische Strukturänderungen des Hypophysenvorderlappens und der Nebennieren auf emotioneller Grundlage. Z. exper. Med. **117**, 497—508 (1951). — Morphologische Organerkrankungen auf emotioneller Grundlage im Tierexperiment. Z. exper. Med. **120**, 101—112 (1952). — SCHUSTER, HELENE: Über diffuse meningeale Carzinomatose. Virchows Arch. **280**, 194—203 (1931). — Ein das Hirn ersetzendes Teratom in der Schädelhöhle eines Neugeborenen. Zbl. Path. **59**, 163—165 (1934). — SCHWAB, M., DÖHRING u. KÜNS: Die intrarenale Hämodynamik bei essentieller Hypertonie. Verh. dtsch. Ges. inn. Med. **59**, 437—441 (1953). — SCHWARTZ, H. G.: Effect of experimental lesions of the cortex on the "psychogalvanic reflex" in the cat. Arch. of Neur. **38**, 308—320 (1937). — SCHWARZHOFF, E., u. VOSSSCHULTE: Über die Beeinflussung der Blutneubildung durch das Ovar. Z. exper. Med. **107**, 419—434 (1940). — SCHWEIZER, M., CHARIPPER and HATERIUS: Experimental studies of the anterior pituitary. IV. Endocrinology **21**, 30—39 (1937). — SCHWIDDER, W.: Psychische Faktoren bei Magen- und Darmkrankheiten. Z. psychosom. Med. **1**, 1—10 (1954). — SCOW, R. O.: Effekt of thyroxine on the weight and composition of muscle, pelt and other tissue in young hypophysectomized rats. Endocrinology **55**, 344—353 (1954). — SCRIBA, K.: Die basophilen Zellen des Hypophysenhinterlappens und ihre Beziehungen zu Hochdruck und zur Eklampsie. Virchows Arch. **297**, 221—251 (1936). — SECKEL, H. P. G.: Six examples of precocious sexual development. Amer. J. Dis. Childr. **79**, 278—309 (1950a). — Entwicklungsstadien bei acht vorzeitig geschlechtsreifen Kindern. Mschr. Kinderheilk. **99**, 168—172 (1950b). — SECKEL, H. P. G., SCOTT and BENDITT: Six examples of precocious sexual development. I. Amer. J. Dis. Childr. **78**, 484—515 (1949). — SEGALOFF, A., and MANY: The role of adrenal steroids and ACTH in gluconeogenesis. Endocrinology **49**, 390—400 (1951). — SEIFERT, G.: Zur Orthologie und Pathologie des qualitativen Inselzellbildes. Virchows Arch. **325**, 379—396 (1954). — SEIFRIED, O., u. SPATZ: Die Ausbreitung der encephalitischen Reaktion bei der Bornaschen Krankheit der Pferde. Z. Neur. **124**, 317—382 (1929). — SEITELBERGER, F., u. WANKO: Histologische Befunde am Zentralnervensystem bei einem Fall von SIMMONDSscher Kachexie. Wien. Z. Nervenheilk. **5**, 121—135 (1952). SEITZ, L.: Somatisches und geschlechtliches Hormonsystem. Med. Klin. **45**, 269—271 (1950). Grundlagenforschung der normalen und toxischen Schwangerschaft. In Biologie und Pathologie des Weibes, Bd. 8/2, S. 603—738. 1951. — SELBACH, H.: Die cerebralen Anfallsleiden. In Handbuch der inneren Medizin, Bd. 5/3, S. 1082—1227. 1953. — SELBACH, CONSTANZE, u. SELBACH: Das Rekel-Syndrom als Wirkungsfolge eines biologischen Regelsystems. Mschr. Psychiatr. **125**, 671—682 (1953). — SELTER, P.: Die Kinderlähmung des vegetativen Nervensystems. Arch. Kinderheilk. **80**, 244—252 (1927). — Von „Acrodynie" bis „Encephalitis vegetativa", die Geschichte einer Krankheit. Erg. inn. Med. **46**, 315—349 (1934). — SELYE, H.: Hypertension as a disease of adaption. Recent Progr. in Hormone Res. **3**, 343—361 (1948a). — The alarmreaction and the diseases of adaption. Ann. Int. Med. **29**, 403—415 (1948b). — Textbook of endocrinology. Montreal: Acta endocrin. Inc. 1949a. — Further studies concerning the participation of the adrenal cortex in the pathogenesis of arthritis. Brit. Med. J. **1949**b, 1129—1134. — The physiology and pathology of exposure to stress. Montreal: Acta Inc. Med. Publ. 1950. — Effect of desoxycorticosterone upon the toxic actions of somatotrophic hormone. Proc. Soc. Exper. Biol. a. Med. **76**, 510—515 (1951a). — Prevention by somatotrophin of the catabolism which normally occurs during stress. Endocrinology **49**, 197—199 (1951b). — Das allgemeine Adaptionssyndrom und die Adaptionskrankheiten. Med. Welt **1951**c, 1—5, 46—48, 81—84. — Annual report on stress. Montreal: Acta Inc. Med. Publ. 1951d. — Das allgemeine Adaptionssyndrom als Grundlage für eine einheitliche Theorie der Medizin. Dtsch. med. Wschr. **1951**e, 965—967, 1001—1003. — Role of somatotrophic hormone in the production of malignant nephrosclerosis, periarteritis nodosa, and hypertensive disease. Brit. Med. J. **1951**f, 263—270. — The story of the adaption syndrome. Montreal: Acta Inc. Med. Publ. 1952. — The diseases of adaption. Recent Progr. in Hormone Res. **8**, 117—142 (1953a). — Der heutige Stand der Stress-Konzeption. Münch. med. Wschr. **1953**b, 426—433. — SELYE, H., COLLIP and THOMSON: Nervous and hormonal factors in lactation. Endocrinology **18**, 237—248 (1934). — SELYE, H., u. CONSTANTINIDES: Das allgemeine Anpassungssyndrom. Dtsch. med. Rdsch. **2**, 161—169 (1948). — SELYE, H., and MCKEON: Production of pseudo-pregnancy by mechanical stimulation of the nipples. Proc. Soc. Exper. Biol. a. Med. **31**, 683—687 (1934). — SERGEYEVA, M. A.: Numerical changes of A- and B-cells of the Islands of Langerhans produced by sympathetic and parasympathetic stimulation in the cat pancreas. Rev. canad. de Biol. **2**, 495—500 (1943). — SETHRE, A. E., and WELLS: Accelerated growth of the thyroid in normal and "hypophysectomized" fetal rats given thyrotropin. Endocrinology **49**, 369—373 (1951). — SEXTON, D. L., MORTON and SEXTON: SIMMONDS' disease. J. Clin. Endocrin. **10**, 1417—1424 (1950). — SHANKLIN, W. M.: On the origin of tumorettes in the human neurohypophysis. Anat. Rec. **99**, 297—328 (1947). — Mesothelial concretions and mesothelium in the human pituitary. Anat. Rec. **102**, 77—102 (1948a). — On the presence of calcific bodies cartilage, bone, follicular concretions and the so-called hyaline bodies in the human pituitary. Anat. Rec. **102**, 469—492 (1948b). — On the presence of cysts in the human pituitary. Anat. Rec. **104**, 379—408 (1949). — The incidence and distribution of cilia in the human pituitary. Acta anat. (Basel) **11**, 361 bis 382 (1951a). — The histogenesis and histology of an integumentary type of epithelium in the human hypophysis. Anat. Rec. **109**, 217—232 (1951b). — Lymphocytes and lymphoid tissue in the human pituitary. Anat. Rec. **111**, 177—191 (1951c). — SHANKLIN, W. M.: The origin, histology and senescence of tumorettes in the human neurohypophysis. Acta anat. (Basel) **18**, 1—20 (1953a). — Age changes in the histology of the human pituitary. Acta anat. (Basel) **19**, 290—304 (1953b). — SHAPIRO, B. G.: Control of urinary secretion by the anterior pituitary. Lancet **1938**, 1457—1460. — SHAPIRO, B. G., and SHAPIRO: Histological changes in the ovaries and ovarian blood vessels of xenopus laevis associated with hypophysectomy etc. J. of Exper. Biol. **11**, 73—80 (1934). — SHATTOCK, F. M., and MICKLEM: An investigation of the adrenocortical response of mental patients to E.C.T. and insulin hypoglycaemia. J. Ment. Sci. **98**, 287—294 (1952). — SHEEHAN, H. L.: Post-partum necrosis of the anterior pituitary. J. of Path. **45**, 189—214 (1937). — SIMMONDS' disease. Quart. J. Med., N. S. **8**, 277—309 (1939). — L'ovaire dans l'insuffisance hypophysaire. Ann. d'Endocrin. **14**, 700—702 (1953). — SHEEHAN, H. L., and MURDOCH: Postpartum necrosis of the anterior pituitary. Lancet **1939**, 818—820. — SHEEHAN, H. L., and SUMMERS: The syndrome of hypopituitarism. Quart. J. Med. **18**, 319—378 (1949). — SHELDEN, W. D., PARKER and KERNOHAN: Occlusion of the aquaeduct of Sylvius. Arch. of Neur. **23**, 1183—1202 (1930). SHELDON, J. H.: Diabetes insipidus occuring in a case of lymphatic leukaemia of aleukaemic type. Lancet **1927**, 489—490. — SHELLABARGER, C. J.: Pinealectomy. Endocrinology **51**, 152—154 (1952). — SHELLING, D. H., and REMSEN: Renal rickets. Bull. Johns Hopkins Hosp. **57**, 158—181 (1935). — SHELTON, E. K.: The clinical aspect of dwarfing. Endocrinology **30**, 1000—1014 (1942). — SHENKIN, H. A., WOODFORD, FREYHAN and KETY: Effects of frontal lobotomy on cerebral blood flow and metabolism. Res. Publ. Assoc. Nerv. Ment. Dis. **27**, 823—831 (1948). — SHERWOOD, C., MASSOPUST, MCCRUM and BUCHANAN: The effect of hypothalamic lesions upon body temperature etc. J. of Neuropath. **13**, 191—208 (1954). — SHIMA, R.: Ein Teratom im Kaninchenhirn. Arch. neur. Inst. Wien **14**, 373—390 (1908). — SHIMIZU, N., and KUMAMOTO: Histochemical studies on the glycogen of the mammalian brain. Anat. Rec. **114**, 479—497 (1952). — SHIMKIN, M. B., BOLDREY, KELLY, BIERMAN, ORTEGA and NAFFZIGER: Effects of surgical hypophysectomy in a man with malignant melanoma. J. Clin. Endocrin. **12**, 439—453 (1952). — SHIZUME, K., and LERNER: Determination of melanocyte-stimulating hormone in urine and blood. J. Clin. Endocrin. **14**, 1491—1510 (1954). — SHIZUME, K., LERNER and FITZPATRICK: In vitro bioassay for the melanocyte stimulating hormone. Endocrinology **54**, 553—560 (1954). — SHUMAN, CH. R.: Hypothyroidism due to thyrotropin deficiency without other manifestations of hypopituitarism. J. Clin. Endocrin. **13**, 795—800 (1953). — SIEGMUND, H.: CUSHING-Syndrom, Thymustumor und LANDOUZYsche Tuberkulose. Dtsch. med. Wschr. **1948**, 33—36. — SIEGMUND, H., u. MAHNERT: Tierexperimentelle Untersuchungen über die Wirkung infantilen und fetalen Hypophysenvorderlappenhormons auf infantile Keimdrüsen. Münch. med. Wschr. **1928**, 1835—1838. — SIEGRIST: Atrophie der Sehnerven durch Gefäßdruck bei Hypophysistumor. Arch. Ophthalm. **105**, 1069—1074 (1921). — SIEMENS, H. W., u. KOHN: Studien über

Vererbung von Hautkrankheiten. IX. Xeroderma pigmentosum. Z. Abstammgslehre **38**, 1—61 (1925). — SIGRIST, E.: Zwei Fälle von Cysten im dritten Ventrikel. Schweiz. med. Wschr. **1943**, 116—117. — SIMONS, A., u. MERKEL: Zur Kenntnis der chronischen tuberkulösen cerebrospinalen Meningitis. Neur. Zbl. **36**, 258—277 (1917). — SILVER, S.: SIMMONDS' disease. Arch. Int. Med. **51**, 175—199 (1933). — SILVER, S., POROTO and CROHN: Hypermetabolic states without hyperthyroidism. Arch. Int. Med. **85**, 479—482 (1950). — SIMMONDS, M.: Hypophyse und Diabetes insipidus. Münch. med. Wschr. **1913**, 127—128. — Zur Pathologie der Hypophysis. Verh. dtsch. path. Ges. **17**, 208—212 (1914a). — Über embolische Prozesse in der Hypophysis. Virchows Arch. **217**, 226—239 (1914b). — Über Kachexie hypophysären Ursprungs. Dtsch. med. Wschr. **1916**, 190—191. — Über das Vorkommen von Riesenzellen in der Hypophyse. Virchows Arch. **223**, 281—290 (1917). — Zwergwuchs bei Atrophie des Hypophysenvorderlappens. Dtsch. med. Wschr. **1919**, 487—488. — SIMMS, E., PFEIFFENBERGER and HEINBECKER: Neuro-endocrine and endocrine influences on the circulating blood elements. Endocrinology **49**, 45—66 (1951). — SIMONNET, H., THIEBLOT et MELK: Influence de l'epiphyse sur l'ovaire de la jeune rate. Ann. d'Endocrin. **12**, 202—205 (1951). — SIMONS, A.: Eine seltene Trophoneurose. Z. Neur. **5**, 29—38 (1911). — Lipodystrophia progressiva. Z. Neur. **19**, 376—397 (1913). — Bemerkungen zur Arbeit J. HUSLERS über symmetrischen progressiven Fettschwund im Kindesalter. Z. Kinderheilk. **11**, 508—516 (1914). — SIMPSON, M. E., MARX, BECKS and EVANS: Response of adrenalectomized-hypophysectomized rats to the pituitary growth hormone. Endocrinology **35**, 234—240 (1944a). — Effects of testosterone propionate of the body weight and skeletal system of hypophysectomized rats. Endocrinology **35**, 309—316 (1944b). — SIPERSTEIN, E., NICHOLS, GRIESBACH and CHAIKOFF: Cytological changes in the rat anterior pituitary from birth to maturity. Anat. Rec. **118**, 593—619 (1954). SIWE, ST. A.: Die Reticuloendotheliose — ein neues Krankheitsbild unter den Hepatosplenomegalien. Z. Kinderheilk. **55**, 212—247 (1933). — SLAUCK, A.: Pathologische Anatomie der Myopathien. In Handbuch der Neurologie, Bd. 16, S. 412—431. 1936. — SLESSOR, A.: Studies concerning the mechanism of water retention in ADDISON's disease and in hypopituitarism. J. Clin. Endocrin. **11**, 700—723 (1951). — SLOTWER, B. L.: Pathologisch-anatomische Veränderungen im Zwischenhirn bei der Lyssa. Virchows Arch. **261**, 787—794 (1926). — SLUSHER, MARGARET A., and ROBERTS: Fractionation of hypothalamic tissue for pituitary-stimulating activity. Endocrinology **55**, 245—254 (1954). — SMELSER, G. K.: Experimental production of exophthalmus. Proc. Soc. Exper. Biol. a. Med. **35**, 128—130 (1937). — The histology of orbital and other fat tissue deposits in animals with experimentally produce exophthalmus. Amer. J. Path. **15**, 341—352 (1939). — SMEREKER, JOSEPHINE: Neurosekretion und Plasmocytom. Verh. dtsch. path. Ges. **34**, 172—176 (1950). — SMITH, E. E., and MCLEAN: Effect of hyperthyroidism upon growth etc. Endocrinology **23**, 546—552 (1938). — SMITH, ESTHER M., CALHOUN and REINEKE: The histology of the anterior pituitary, thyroid and adrenal of thyroid-stimulated purebred english bulldogs. Anat. Rec. **117**, 221—239 (1953). — SMITH, PH. E.: The disabilities caused by hypophysectomy and their repair. The tuberal (hypothalamic) syndrom in the rat. J. Amer. Med. Assoc. **88**, 158 bis 161 (1927). — Hypophysectomy and replacement therapy in the rat. Amer. J. Anat. **45**, 205—274 (1930). — The non-essentiality of the posterior hypophysis in parturition. Amer. J. Physiol. **99**, 345—348 (1931). — Non-essentiality of hypophysis for maintenance of pregnancy in rhesus monkeys. Anat. Rec. **94**, 497 (1946). — SMITH, PH. E., and ENGLE: Experimental evidence regarding the role of the anterior pituitary in the development and regulation of the genital system. Amer. J. Anat. **39**, 159—217 (1927). — SMITH, PH. E., ENGLE and TYNDALE: Gametokinetic action of extracts of follicle-stimulating urine. Proc. Soc. Exper. Biol. a. Med. **31**, 745—746 (1933). — SMITH, PH. E., GREENWOOD and FOSTER: A comparison in normal, thyroidectomized and hypophysectomized rats etc. Amer. J. Path. **3**, 669—687 (1927). — SMITH, PH. E., and MACDOWELL: An hereditary anterior pituitary deficiency in the mouse. Anat. Rec. **46**, 249—257 (1930). — The differential effect of hereditary mouse dwarfism on the anterior pituitary hormones. Anat. Rec. **50**, 85—93 (1931). — SMITH, PH. E., and SMITH: The topographical separation in the bovine anterior hypophysis of the principle reacting with the endocrine system from the controlling general body growth. Anat. Rec. **25**, 150—151 (1923). — SMITH, P. H., and DORTZBACH: The first appearance in the anterior pituitary of the developing pic foetus of detectable amounts of the hormones stimulating ovarian maturity and general body growth. Anat. Rec. **43**, 276—297 (1929). — SMITH, R. A., and BUCY: Pituitary cyst lined with a single layer of columnar epithelium. J. of Neurosurg. **10**, 540—543 (1953). — SMITH, ST. W.: The correspondence between hypothalamic neurosecretory material and neurohypophysial material in vertebrates. Amer. J. Anat. **89**, 195—231 (1951). — SMITH, W. K.: The functional significance of the rostral cingular cortex. J. of Neurophysiol. 8, 241—255 (1945). — SMOLER, F.: Zur Operation der Hypophysentumoren auf nasalem Wege. Wien. klin. Wschr. **1909**, 1488—1489. — SNELL, G. D.: Dwarf, a new Mendelian recessive character of the house mouse. Proc. Nat. Acad. Washington **15**, 733—734 (1929). — SNIFFEN, R. C., HOWARD and SIMMONS: The testis. IV. Idopathic enuchoidism with low FSH; testicular changes secundary to lesions in or near the pituitary and secundary to estrogen therapy. Arch. of Path. **57**, 464—480 (1954). — SNOO, K. DE: Die Mikrodiencephalie des Menschen. Schweiz. Arch. Neur. **56**, 260—268 (1946). — SNYDER, F. F.: The prolongation of pregnancy and complications in the rabbit following induction of ovulation near term. Bull. Johns Hopkins Hosp. **54**, 1—23 (1934). — Factors concerned in the duration of pregnancy. Physiologic. Rev. **18**, 578—596 (1938). — SOFFER, L. J., GABRILOVE, JAILER and JACOBS: The virilizing syndrome in man. Recent Progr. in Hormone Res. **5**, 407—428 (1950). — SOHVAL, A. R., and SOFFER: Congenital testicular deficiency. I. J. Clin. Endocrin. **12**, 1229—1238 (1952). — SOKOLOFF, L., SHARP and KAUFMAN: The adrenal cortex in rheumatic disease. Arch. Int. Med. **88**, 627—639 (1951). — SOLMS, H.: Die Beziehungen des „Hydergin-Glukose-Tests" zu Psyche und Körperbau. Schweiz. Arch. Neur. **65**, 311—329 (1950). — SOMMER, K.: Die pathologisch-anatomischen Befunde bei FEERscher Krankheit. Diss. Jena 1937. — SOMOGYI, I., u. BAK: Über die neuropsychiatrischen Beziehungen der Schädelhyperostosen. Dtsch. Z. Nervenheilk. **143**, 199—208 (1937). — SOMOGYI, M.: Studies of arteriovenous differences in blood sugar. V. J. of Biol. Chem. **186**, 513—526 (1950). — SOÓS, J.: Zur pathologischen Histologie der Akrodynie. Zbl. Path. **53**, 211—216 (1932). — SORGO, W.: Sellaanomalie und Riesenwuchs. Z. Neur. **174**, 681—688 (1942). — SOSMAN, M. C.: CUSHING's disease. Amer. J. Roentgenol. **62**, 1—32 (1949). — SOUQUES, A., BARUK et BERTRAND: Tumeur de l'infundibulum avec lethargie isolée. Revue neur. **33**, 532—540 (1926). — SPANNER, R.: Die Bedeutung der Hypophysen-Pfortadern für die Blutströmungsmöglichkeiten zwischen Hypophyse und Hypothalamus im Hypophysenkreislauf. Klin. Wschr. **1952**, 720—725. — SPATZ, H.: Zur Anatomie der Zentren des Streifenhügels. Münch. med. Wschr. **1921**a, 1441—1446. — Über die Vorgänge nach experimenteller Rückenmarksdurchtrennung. In Nissl-Alzheimers Arb., Erg.-Bd., S. 50—367. 1921b. — Zur Ontogenese des Striatum und des Pallidum. Dtsch. Z. Nervenheilk. **81**, 185—188 (1924). — Physiologie und Pathologie der Stammganglien. In Handbuch der Physiologie, Bd. 10. 1927. — Encephalitis. In Handbuch der Geisteskrankheiten, Bd. 11, S. 157—288. 1930. — Anatomie des Mittelhirns. In Handbuch der Neurologie, Bd. 1, S. 474. 1935. — Pathologische Anatomie der gedeckten Hirnverletzungen. Arch. f. Psychiatr. **105**, 80—83 (1936). — Die „systematischen Atrophien". Arch. f. Psychiatr. **108**, 1—18 (1938). — Über Gegensätzlichkeit und Verknüpfung bei der Entwicklung von Zwischenhirn und „basaler Rinde". Allg. Z. Psychiatr. **125**, 166—177 (1949). — Zur Anatomie der vegetativen Zentren des Gehirns. Hess. Ärztebl. **1950**, 139—142. — Menschwerdung und Gehirnentwicklung. Nachr. Gießen. Hochschulges. **20**, 32—55 (1951a). — Neues über die Verknüpfung von Hypophyse und Hypothalamus. Acta neurovegetativa (Wien) **3**, 5—49 (1951b). Neues über das Hypophysen-Hypothalamus-System und die Regulation der Sexualfunktionen. Regensburg. Jb. ärztl. Fortb. **2**, 311—332 (1952). — Das Hypophysen-Hypothalamus-System in seiner Bedeutung für die Fortpflanzung. Verh. anat. Ges. **51**, 46—86 (1953). — Hypophyse-Hypothalamus und die Regulation des Sexualfunktionen. Dtsch. med. J. **1954**, 59—60. — Das Hypophysen-Hypothalamus-System in Hinsicht auf die zentrale Steuerung der Sexualfunktionen. 1. Symp. Dtsch. Ges. Endokrin., S. 1—44. Berlin: Springer 1955. — SPATZ, H., DIEPEN u. GAUPP: Zur Anatomie des Infundibulum und des Tuber cinereum beim Kaninchen. Dtsch. Z. Nervenheilk. **159**, 229—268 (1948). — SPATZ, H., u. STROESCU: Zur Anatomie und Pathologie der äußeren Liquorräume des Gehirns. Nervenarzt **7**, 425—437, 481—498 (1934). — SPEERT, H.: Ovarian granulosa cell tumor and acromegaly. J. Clin. Endocrin. **9**, 630—635 (1949). — SPERANSKY, A. D.: Grundlagen der Theorie der Medizin. Übersetzt von ROQUES. Berlin: Saenger 1950. — SPERLING, S. J., and ALPERS: Lipoma and osteolipoma of the brain. J. Nerv. Dis. **83**, 13—21 (1936). — SPIEGEL, E. A.: Die Zentren des autonomen Nervensystems. Berlin: Springer 1928. — SPIESS, G.: Tumor der Hypophysengegend auf endonasalem Wege erfolgreich operiert. Münch. med. Wschr. **1911**, 2503. — SPIRO, H. W., REIFENSTEIN and GRAY: The effect of adrenocorticotropic hormone upon uropepsin excretion. J. Labor. a. Clin. Med. **35**, 899—910 (1950). — SPITZ, ANNIE: Narkolepsie mit Fettsucht und Polyglobulie in seinen Beziehungen zum M. Cushing. Arch. klin. Med. **181**, 286—304 (1938). — SPRAGUE, J. M., and MEYER: An experimental study of the fornix in the rabbit. J. of Anat. **84**, 354—368 (1950). — SPRAGUE, R. G., HAYLES, POWER, MASON and BENNETT: "Steroid diabetes" and alkalosis associated with CUSHING's syndrome. J. Clin. Endocrin. **10**, 289—306 (1950). — SPRAGUE, R. G., MASON and POWER: Physiologic effects of cortisone and ACTH in man. Recent Progr. in Hormone Res. **6**, 315—372 (1951). — SPRUNG, H. B.: Grundlagen der Sympathicus-Chirurgie. Med. Praxis **35** (1951). — SPULER, H.: Über das Tuber cinereum des Meerschweinchens. Acta anat. (Basel) **13**, 125—162 (1951). — STADTMÜLLER, A.: Tierexperimentelle Untersuchungen über Regulationsvorgänge der gonadotropen Funktion des Hypophysenvorderlappens. Arch. Gynäk. **184**, 661—716 (1954). — STAEMMLER, H.-J.: Beitrag zur Physiologie der Nebennierenrinde von Feten und Neugeborenen. Verh. dtsch. Ges. Path. **36**, 169—173 (1953). — STAEMMLER, M.: Diabetes insipidus und Hypophyse. Erg. Path. **26**, 59—86 (1932). — STALMANN, A.:

Nerven-, Haut- und Knochenveränderungen bei der Neurofibromatosis Recklinghausen. Virchows Arch. **289**, 96—126 (1933). — STAMMLER, A.: Über die Verteilung der Acetalphosphatide im Zentralnervensystem des Menschen mit besonderer Berücksichtigung des Hypophysen-Hypothalamus-Systems. Dtsch. Z. Nervenheilk. **168**, 305—321 (1952). — STARCK: v. RECKLINGHAUSENsche Krankheit und Dystrophia pluriglandularis neurofibromatosa. Arch. f. Psychiatr. **86**, 278—283 (1929a). — Zbl. Neur. **51**, 249—252 (1929b). — STARK: Tumor der Glandula pinealis und des Hypophysis-Gebietes. Arch. f. Psychiatr. **82**, 251—255 (1928). — STAUB, H.: Bahnung im intermediären Zuckerstoffwechsel. Biochem. Z. **118**, 93—102 (1921a). — Untersuchungen über den Zuckerstoffwechsel des Menschen. I. Z. klin. Med. **91**, 44—60 (1921b); II. **93**, 89—122 (1922a); III. **93**, 122—140 (1922b); IV. 104, 587—608 (1926). — STEFANO, H. S. DI, BASS, DIERMEIER and TEPPERMAN: Nucleic acid patterns in rat liver following hypophysectomy and grwoth hormone administration. Endocrinology **51**, 386—393 (1952). — STEFKO, W. H.: Über die Veränderungen der Geschlechtsdrüsen des Menschen beim Hungern. Virchows Arch. **252**, 385—399 (1924). — STEHLE, R. L.: The chemistry of the hormones of the posterior lobe of the pituitary gland. Erg. Vit. Horm.forsch. **1**, 114—139 (1938). — Vit. a. Horm. **7**, 383—388 (1949a). — The action of the hormones of the posterior lobe of the pituitary gland upon the circulation and the secretion of urin. Vit. a. Horm. **7**, 389—435 (1949b). — II. Actions other than those upon the circulation and the secretion of urine. Vit. a. Horm. 8, 215—254 (1951). — STEIGERWALDT, F.: Das hypoglykämische Erscheinungsbild. Med. Mschr. **4**, 253—258 (1950). — STEINBÄCKER, A.: Zur zentral-nervösen Steuerung des Antikörpertiters im Blut. Münch. med. Wschr. **1951**, Nr 28. — STEINBERG, A., SHECHTER and SEGAL: True pituitary ADDISON's disease — a pituitary unitropic deficiency. J. Clin. Endocrin. **14**, 1519—1529 (1954). — STEINER, M. M., and LAWRENCE: Rare dwarfism with chronic hypoglycemia and convulsions. J. Clin. Endocrin. **13**, 283—299 (1953). — STEINERT, H.: Myopathische Beiträge. Dtsch. Z. Nervenheilk. **37**, 58—104 (1909). — STEINMANN, E. P.: Beitrag zur Klinik des fötalen Hypophysenadenoms. Schweiz. Arch. Neur. **56**, 269—284 (1946). — STEINMANN, H.: Die Commotio als tierexperimentelles Problem. Zbl. Neurochir. **10**, 149—157 (1950). — STENDER, A.: Über fronto-orbitale Dermoidcysten. Zbl. Neurochir. **2**, 114—123 (1937). — STENGER, K.: Tierexperimentelle Untersuchungen zur Pathogenese der parenteral bedingten Säuglingsintoxikation. Z. Kinderheilk. **67**, 639—702 (1950). — Die apnoischen Anfälle der Früh- und Neugeborenen. Mschr. Kinderheilk. **100**, 435—442 (1952). — Tierexperimentelle Untersuchungen über Labyrinthreflexe am Magen-Darmkanal und deren Beeinflussung mit Latibon und Megaphen. Arch. exper. Path. u. Pharmakol. **222**, 171—173 (1954). — STERLING, W.: „Degeneratio genito-sclerodermica". Dtsch. Z. Nervenheilk. **61**, 192—233 (1918). — STERN, F.: Die epidemische Encephalitis. Berlin: Springer 1922a. — Über Pubertas praecox bei epidemischer Encephalitis. Med. Klin. **1922**b, 864—867. — STERN, F., u. LEVY: Über eine cholesterinhaltige Geschwulst in Plexus chorioideus ventriculi. III. Virchows Arch. **223**, 272—280 (1917). — STERN, I.: Kasuistische Beiträge zur Frage der Hirnstammepilepsie. Schweiz. Arch. Neur. **68**, 85—128 (1951). — STERN, W.: Veränderungen des Kohlehydratstoffwechsels bei einem Fall von Stirnhirntumor. Wien. Arch. f. Psychol. **1**, 249 (1951). — STERNBERG, C.: Ein Choristom der Neurohypophyse. Zbl. Path. **31**, 585—591 (1921). — STERNBERG, W. H., and JOSEPH: Osteodystrophia fibrosa combined with precocious puberty etc. Amer. J. Dis. Childr. **63**, 748—783 (1942). — STERNBERG, W. H., SEGALOFF and GASKILL: Influence of chorionic gonadotropin of human ovarian hilus cells. J. Clin. Endocrin. **13**, 139—153 (1953). — STERTZ, G.: Über den Anteil des Zwischenhirns an der Symptomgestaltung organischer Erkrankungen des ZNS. Dtsch. Z. Nervenheilk. **117**, 630—665 (1931). — STETTEN, D.: The endocrine regulation of carbohydrate metabolism. J. Amer. Med. Assoc. **132**, 373—375 (1946). — STEVENS, C. E., D'ANGELO, PASCHKIS, CANTAROW and SUNDERMAN: The response of the pituitary-thyroid system of the guinea pig to low environmental temperature. Endocrinology **56**, 143—156 (1955). — STEVENSON, J. A. F.: Effects of hypothalamic lesions on water and energy metabolism in the rat. Recent Progr. in Hormone Res. **4**, 363—394 (1949). — STEWART, R. M.: Localised cranial hyperostosis in the insane. J. Neur. Psychopath. 8, 321—331 (1928). — Pseudohermaphroditism, adiposity, polyuria, and hyperglycaemia. An infundibulo-tuberian syndrome. J. of Neur., N. S. **1**, 68—79 (1938). — STICH, W., u. WOLFF: Anwendung und Beurteilung der Traubenzuckerbelastungsproben. Med. Welt **1951**, 1535—1540. — STIEF, A.: Über die anatomischen Grundlagen der vegetativen Störungen bei Geisteskrankheiten. Dtsch. Z. Nervenheilk. **97**, 112—132 (1927). — STIEF, A., u. TOKAY: Beiträge zur Histopathologie der experimentellen Insulinvergiftung. Z. Neur. **139**, 434—461 (1932). — STIEFLER, G.: Über hypophysäre Fettsucht als Restzustand eines Falles von Encephalitis lethargica. Mschr. Psychiatr. **50**, 123—126 (1921). — Über maligne universelle Alopecie central-vegetativen Ursprungs bei Encephalitis lethargica. Dtsch. Z. Nervenheilk. **107**, 101—110 (1929a). — Alopecia universalis bei Polyneuritis. Dtsch. Z. Nervenheilk. **110**, 1—8 (1929b). — STIEVE, H.: Das Verhältnis der Zwischenzellen zum generativen Anteil im Hoden der Dohle. Arch. Entw. mechan. **45**, 454—497

(1919). — Der Einfluß des Nervensystems auf Bau und Leistungen der weiblichen Geschlechtsorgane des Menschen. Z. mikrosk.-anat. Forsch. **52**, 189—266 (1942). — Über physiologische und pathologische Veränderungen der Nebennierenrinde des Menschen und ihre Abhängigkeit von der Tätigkeit der Keimdrüsen. Z. Geburtsh. **127**, 208—231 (1947). — Der Einfluß des Nervensystems auf Bau und Tätigkeit der Geschlechtsorgane des Menschen. Stuttgart: Georg Thieme 1952a. — Eine Schreckblutung im Klimakterium. Anat. Anz. **98**, 361—368 (1952b). — STIEVE, R.: Pathologisch-anatomische Vorweisungen zum Vortrag GOHRBANDT. Z. Ges. Med. **5** (1950). — STIGLIANI, R., e MONACI: Studio e documentazione della neuricrinia nel sistema ipotalamo-ipofisario con le più recenti metodiche. Arch. „De Vecchi" (Firenze) **17**, 655—690 (1952). — STIGLIANI, R., e NOCENTINI: Ricerche istochimiche sulla frequenza e sulla localizzazione della gonadotropine nella ipofisi umana senile. Arch. „De Vecchi" (Firenze) **17**, 691—710 (1952). — STOCKINGER, W.: Das leukozytäre Blutbild und die leukopoetischen Gewebe als funktionelle Einheit ... und deren Beeinflussung durch Hormon. Erg. inn. Med. **45**, 214—336 (1933). — Diabetes mellitus und Glykopathie. Klin. Wschr. **1947**, 801—806. — STÖCKL, ED.: Histologische Befunde im Hypophysenvorderlappen bei Eklampsie. Z. Geburtsh. **132**, 105—111 (1950). — STÖRTEBECKER, T. P.: Metastatic tumors of the brain. J. of Neurosurg. **11**, 84—111 (1954). — STOLL, W. A.: Beziehungen des Hypothalamus zur Temperaturregulierung. Helvet. physiol. Acta **1**, 329—357 (1943). — Morbus Cushing-artige Konstitution. Arch. f. Psychiatr. **180**, 380—389 (1948). — Psychopathologische Untersuchungen bei M. Cushing. Wien. Z. Nervenheilk. **3**, 315—343 (1950a). — STOLPE: Akromegalie. Dtsch. med. Wschr. **1904**, 686. — STONE, C.: Precocious copulatory activity induced in male rats by subcutaneous injections of testosteron propionate. Endocrinology **26**, 511—515 (1940). — STONE, C. P.: The effects of cerebral destruction on the sexual behavior of rabbits. I. The olfactory bulbs. Amer. J. Physiol. **71**, 430—435 (1925). — Copulatory activity in adult male rats following castration and injection of testosterone propionate. Endocrinology **24**, 165—174 (1939). — STONE, C. P., and KING: Effects of hypophysectomy on behavior in rats. J. Comp. a. Physiol. Psychol. **47**, 213—219 (1954). — STONER, H. B., WHITTELEY and EMERY: The effect of systemic disease on the adrenal cortex of the child. J. of Path. **66**, 171—183 (1953). — STOPPANI, A. O. M., PIERONI and MURRAY: Effect of some preparation of adrenocorticotrophic hormone on the colour of bufo arenarum Hensel. J. of Endocrin. **11**, 50—56 (1954). — STOTIJN, C. P. J.: Pubertas praecox. Leiden: Universitaire Pers 1946. — STOTIJN, C. P. J., and NAUTA: Precocious puberty and tumor of the hypothalamus. J. Nerv. Ment. Dis. **111**, 207—224 (1950). — STRANDBERG, J.: Haut und innere Sekretion. In Handbuch der Hautkrankheiten, Bd. 3, S. 166—251. 1929. — STRASMANN: Über eine seltene, sehr chronische Verlaufsform tuberkulöser Meningitis. Mitt. Grenzgeb. Med. u. Chir. **23**, 351—366 (1911). — STRAUB, H.: Die Dynamik des Herzens. In Handbuch der Physiologie, Bd. 7/1, S. 237—266. 1926. — STRAUCH, A.: Hypophysial dystrophie in hydrocephalus. J. Amer. Med. Assoc. **72**, 1731—1734 (1919). — STRAUSS, H. L.: Klinische Erfahrungen mit „Hydergin". Med. Welt **1951**, 113. — STRAUSS, I., and GLOBUS: Tumor of the brain with disturbance in temperature regulation. Arch. of Neur. **25**, 506—522 (1931). — STRAUSS, LOTTE: The pathology of gargoylism. Amer. J. Path. **24**, 855—887 (1948). — STRECKER, H.: Die Beziehungen von pathologischen und experimentellen Veränderungen der physikalischen Liquorverhältnisse des Menschen zur Körpertemperatur. Z. Neur. **105**, 347—408 (1926). — STRIECK, F.: Experimenteller Beitrag zur Frage des zentralen Diabetes. Z. exper. Med. **104**, 232—242 (1939). — STRIECK, F., GRÜNTHAL u. URRA: Beiträge zur Kenntnis der zentralnervösen Stoffwechselregulation. Dtsch. Z. Nervenheilk. **135**, 224—232 (1935). — STRÖM, G.: Influence of local thermal stimulation of the hypothalamus of the cat on cutaneous blood flow and respiratory rate. Acta physiol. scand. (Stockh.) **20**, Suppl. **70**, 47—76 (1950a). — Influence of skin temperature on vasodilatator response to hypothalamic heating in the cat. Acta physiol. scand. (Stockh.) **20**, Suppl. **70**, 77—81 (1950b). — Vasomotor responses to thermal and electrical stimulation of frontal lobe and hypothalamus. Acta physiol. scand. (Stockh.) **20**, Suppl. **70**, 83—112 (1950c). — STRUWE, F., u. STEUER: Eine Recklinghausen-Familie. Z. Neur. **125**, 748—790 (1930). — STUHLFAUTH, K.: Besonderheiten des Laevulosestoffwechsels. Ärztl. Forsch. **5**, 414—430 (1951). — STUMPF: Untersuchungen über das Verhalten des Hirnanhanges bei chronischem Hydrocephalus und über den Ursprung der Pigmentgranulationen in der Neurohypophyse. Virchows Arch. **209**, 339—352 (1912). — STURM, A.: Lehrbuch der speziellen pathologischen Physiologie. Jena: Gustav Fischer 1944. — „Magen-Ulcus-Genese und Hirnschädigung" und „Diencephalose und Hirntrauma". Med. Klin. **1948**, 154—156. — Stellung des Internisten zum Problem „Hypothalamus und neurovegetative Symptome". Schweiz. med. Wschr. **1949**a, 1099—1103. — Die vegetativ-regulatorische Starre bei Postencephalitis, hypophysärer Kachexie und Nahrungsmitteldystrophie als Ausdruck einer diencephalen Insuffizienz. Med. Klin. **1949**b, 33—37. — Gutachtliche Beurteilung von Zwischenhirnstörungen. Dtsch. med. Wschr. **1952**, 655—660. — STUTINSKY, F.: Modifications histologiques de l'hypophyse de la grenouille apres lesion infundibulaire. Bull. Assoc. Anat. **32**, 396—406 (1937). — La neurosécrétion chez l'anguille normale et hypophysectomisée. Z. Zellforsch. 39, 276—297 (1953a). — Action du diéthylstilboestrol sur la neurosécrétion hypothalamique du rat blanc femelle. Ann. d'Endocrin. 14, 101—106 (1953b). — La neurosécrétion au cours de la gestation et le postpartum chez la rate. Ann. d'Endocrin. 14, 722—725 (1953c). — La neurosécrétion chez les vertébrés. Ann. Biol. 29, 487—516 (1953d). — La neurosécrétion chez l'anguilla normale et hypophysectomisée. Pubbl. Staz. zool. Napoli 24, Suppl. 36—37 (1954). — STUTINSKY, F., BONVALLET et DELL: Les modifications hypophysaires au cours du diabete insipide expérimental chez le chien. Ann. d'Endocrin. 10, 505—517 (1949); 11, 1—11 (1950). — STUTTE, H.: Pubertas praecox bei hyperplastischer Fehlbildung des Tuber cinereum. Dtsch. Z. Nervenheilk. 164, 157—173 (1950). — Pubertas praecox. Die Sexualität des Menschen, herausgeg. von GIESE, S. 474—505. Stuttgart: Ferdinand Enke 1955. — SUGAR, M.: Arthritis and panhypopituitarism. J. Clin. Endocrin. 13, 1118—1121 (1953). — SULMAN, F. D.: Mechanism of the chromatophorotrophic effect of ACTH. J. of Endocrin. 8, 275—280 (1952). — SUNDER-PLASSMANN, P.: M. Basedow, Schilddrüse und vegetatives Nervensystem. Dtsch. Z. Chir. 244, 736—792 (1935). — SUNDERMAN, F. W., and HAYMAKER: Hypothermia and elevated serum magnesium in a patient with facial hemangioma extending into the hypothalamus. Amer. J. Med. Sci., N. S. 213, 562—571 (1947). — SUNDERMANN, A.: CUSHING-Syndrom mit Klitoris-Hypertrophie bei hypophysärem Zwergwuchs. Z. inn. Med. 3, 199—206 (1948). — SUSMAN, W.: The role of the pituitary in the etiology of cancer. Brit. Med. J. 1931, 794—798. — Adenomata of the pituitary with special reference to pituitary basophilism of Cushing. Brit. J. Surg. 22, 539—544 (1935). — SUTHERLAND, EARL W.: The effect of hyperglycemic factor of the pancreas and of epinephrine on glycogenolysis. Recent Progr. in Hormone Res. 5, 441—463 (1950). — SUTHERLAND, EARL W., and CORI: Influence of insulin preparations on glycogenolysis. J. of Biol. Chem. 172, 737—740 (1948). — SUTHERLAND, EARL W., and DE DUVE: Origin and distribution of the hyperglycemic-glycogenolytic factor of the pancreas. J. of Biol. Chem. 175, 663—674 (1948). — SWAN, W. G. A., and STEPHENSON: Basophil adenoma of the pituitary body. Lancet 1935, 372—374. — SWEET, W. H., COTZIAS, SEED and YAKOVLEV: Gastro-intestinal hemorrhages, hyperglycemia, azotemia, hyperchloremia and hypernatremia following lesions of the frontal lobe in man. Res. Publ. Assoc. Nerv. Ment. Dis. 27, 795—822 (1948). — SYLLA, A.: Die spezifisch-dynamische Nahrungsmittelwirkung bei den endogenen Fettsuchtformen und ihre Beeinflussung durch das „thyreotrope" Hormon. Z. klin. Med. 127, 396—414 (1935). — SZARVAS, A., STIEF u. DANCZ: Contribution au tableau clinique de la pellagre et à son histopathologie. Schweiz. Arch. Neur. 28, 139—154 (1932). — SZATMARI, A.: Über diffuse meningeale Carzinose. Mschr. Psychiatr. 96, 320—325 (1937). — SZEGO, C. M.: Pituitary-adrenol cortical antagonism to estrogenic stimulation of the uterus of the ovariectomized rat. Endocrinology 50, 429—441 (1952). — SZEGO, C. M., and WHITE: The influence of growth hormone on fasting metabolism. Endocrinology 44, 150—166 (1949). — SZONDI, L., KENEDY u. MISKOLCZY: Die Beziehungen des M. Recklinghausen zum endokrinen System. Arch. f. Dermat. 148, 519—533 (1925). — SZYMANSKI, J. S.: Die Verteilung der Ruhe und Aktivitätsperioden bei weißen Ratten und Tanzmäusen. Arch. f. Physiol. 171, 324—347 (1918).

TAKAHASHI, N.: Hodenatrophie nach Exstirpation des abdominellen Grenzstranges. Arch. f. Physiol. 196, 237—242 (1922). — TAKAO, T.: Zur Frage des Zwischenhirn-Hypophysen-Problems. Virchows Arch. 262, 124—143 (1926). — TALBOT, N. B.: Measurement of obesity by the creatinine coefficient. Amer. J. Dis. Childr. 55, 42—50 (1938). — The effect of estrogen on the skeletal age of immature rats. Endocrinology 25, 325—327 (1939). — TALBOT, N. B., BUTLER and BERMAN: Adrenal cortical hyperplasia with virilism. J. Clin. Invest. 21, 559—570 (1942). — TALBOT, N. B., BUTLER, PRATT, MAC LACHLAN and TANNHEIMER: Progeria. Amer. J. Dis. Childr. 69, 267—279 (1945). — TALBOT, N. B., and SOBEL: Endocrine and other factors, determining the growth of children. Adv. Pediatr. 2, 238—297 (1947a). — Certain factors which influence the rate of growth and the duration of growth of children. Recent Progr. in Hormone Res. 1, 355—369 (1947b). — TALBOTT, J. H., CONSOLAZIO and PECORA: Hypothermia. Arch. Inn. Med. 68, 1120—1132 (1941). — TALMA, S.: Untersuchungen über Ulcus ventriculi simplex, Gastromalacie und Ileus. Z. klin. Med. 17, 10—61 (1890). — TAMMANN, H.: Zur Kenntnis der Carzinose der Meningen. Beitr. klin. Chir. 168, 554—555 (1938). — TANG, P. CH., and PATTON: Effect of hypophysial stalk section on adenohypophysial function. Endocrinology 49, 86—98 (1951). — TANNENHAIN, E. v.: Dermoidcyste des 3. Ventrikels. Wien. klin. Wschr. 1897, 494—496. — TAPFER, S.: Der hormonale Einfluß der Frucht auf die Geburt. Arch. Gynäk. 164, 435—462 (1937). — Untersuchungen über die Bedeutung des Follikelhormons für die Geburt. Arch. Gynäk. 170, 68—81 (1940). — Die hormonale Steuerung der Geburt. Berlin: Urban & Schwarzenberg 1944. — TAPFER, S., u. HASLHOFER: Hormonale Weiterstellung des Beckens im Tierversuch. Arch. Gynäk. 159, 313—331 (1935). — TAYLOR, A. B., ALBERT and SPRAGUE: Adrenotrophic activity of human blood. Endocrinology 45, 335—343 (1949). — TAZUKE, M.: Studies on the changes of serum amino-acid by the electrical stimulation of hypothalamus. Med. J. Osaka Univ. 2, 609—615

(1951). — TEAGUE, R. S., and RANSON: The rôle of the anterior hypothalamus in temperature regulation. Amer. J. Physiol. 117, 562—570 (1936). — TEEL, H. M.: The effects of injecting anterior hypophyseal fluid on the course of gestation in the rat. Amer. J. Physiol. 79, 170—183 (1927). — TEEL, H. M., and CUSHING: The separate growth-promoting and gonadal-stimulating hormones of the anterior hypophysis. Endocrinologie 6, 401—420 (1930). — TEEL, H. M., and REID: Observations upon the occurence of an antidiuretic substance in the urine of patients with pre-eclampsia and exclampsia. Endocrinology 24, 297—310 (1939). — TEILUM, G.: Cerebrale und viscerale Xanthomatose mit Diabetes insipidus. Beitr. path. Anat. 106, 460—481 (1942). — The nature of the doublecontoured and stratified intracellular bodies in sarcoidosis. Amer. J. Path. 25, 85—91 (1949). — Oestrogen production by Sertoli-cells in the etiology of benign senile hypertrophy of the human prostate. Acta endocrinol. (Copenh.) 4, 43—62 (1950). — TEPPERMAN, J., and TEPPERMAN: Effects of purified gonadotrophins on the cholesterol content of the testes of immature rats. Endocrinology 50, 162—169 (1952). — TERBRÜGGEN, A.: Untersuchungen über Inselapparat und Inseladenome des Pankreas. Virchows Arch. 315, 407—460 (1948). — TESSERAUX, H.: Über Morbus Cushing. Klin. Wschr. 1936, 1118. — Zur Kasuistik und Pathologie der CUSHINGschen Krankheit. Endokrinologie 18, 379—394 (1937). — Physiologie und Pathologie des Thymus. Zwangl. Abh. inn. Sekr., 9. Leipzig: Johann Ambrosius Barth 1953. — TEUTSCHLAENDER, O. R.: Zwei seltene tumorartige Bildungen der Hirnbasis. Virchows Arch. 218, 224—248 (1914). — THADDEA, S., u. KLEINSCHMIDT: Zur Kenntnis der familiären, hereditären Form des Diabetes insipidus. Endokrinologie 25, 57—63 (1942). — THANNHAUSER, S. A.: Lipidosis. New York: Oxford Univ. Press 1950. — THANNHAUSER, S. J.: Neurofibromatosis (v. RECKLINGHAUSEN) and osteitis fibrosa cystica localisata et disseminata (v. RECKLINGHAUSEN). Medicine (Baltimore) 23, 105—148 (1944). — THAUER, R.: Der Mechanismus der Wärmeregulation. Erg. Physiol. 41, 607—805 (1939). — THAUER, R., u. PETERS: Wärmeregulation ohne Hypothalamus. Verh. dtsch. Ges. inn. Med. 49, 188—190 (1937). — THEWS, W.: Mangelhafte Reaktionsbereitschaft der Haut bei zerstörenden Hypophysenprozessen des Menschen. Klin. Wschr. 1951, 643—644. — THIEMER, K.: Zellbild der LANGERHANSschen Inseln bei Alloxandiabetes der hypophysektomierten Ratte und nach Zufuhr von Somatotropin bei normalen Ratten. Endokrinologie 30, 176—184 (1953). — THING, E.: Melanophore reaction and adrenocorticotrophic hormone. VI. Acta endocrinol. (Copenh.) 16, 160—178 (1954a). — VII. Acta endocrinol. (Copenh.) 16, 179—186 (1954b). — THOMAS, E.: Paradoxe Nebenniereninsuffizienz beim Säugling. Münch. med. Wschr. 1952, Nr 8. — THOMPSON, CH. Q., KEEGAN and DUNN: Defects of membranous bones, exophthalmos and diabetes insipidus. Arch. Int. Med. 36, 650—666 (1925). — THOMPSON, J. C., and BLOUNT: The age of beginning reactibility of the pituitary adrenocortical system to stress in the mouse. Endocrinology 54, 620—626 (1954). — THOMPSON, R. L.: Atrophie of the parathyroid glandules etc. Amer. J. Med. Sci. 134, 562—576 (1907). — THOMPSON, W. O.: Changing concepts in thyroid physiology and therapy. J. Clin. Endocrin. 13, 457—464(1953). — THOMPSON, W. O., and HECKEL: Precocious sexual development from an anterior pituitary-like principle. J. Amer. Med. Assoc. 110, 1813—1818 (1938). — THOMSEN, R.: Zur Pathologie und pathologischen Anatomie der akuten kompletten (alkoholischen) Augenmuskellähmung. Arch. f. Psychiatr. 19, 185—199 (1888). — THOMSON, A. P. D., and ZUCKERMAN: Functional relations of the adenohypophysis and hypothalamus. Nature (Lond.) 171, 970 (1953). — THOMSON, J., and FORFAR: Progeria. Arch. Dis. Childh. 25, 224—234 (1950). — THORN, G. W., HARRISON, CRISCITIELLO and FRAWLEY: Physiological changes following bilateral total adrenalectomy in patients etc. Trans. Assoc. Amer. Physicians 64, 126—133 (1951). — THORN, G. W., JENKINS and LAIDLAW: The adrenal response to stress in man. Recent Progr. in Hormone Res. 8, 171—215 (1953). — THORN, G. W., NELSON and THORN: A study of the mechanism of edema associated with menstruation. Endocrinology 22, 155—163 (1938). — THÜR, W.: Über die Abgrenzung der SIMMONDSschen Kachexie von der multiplen Blutdrüsensklerose. Frankf. Z. Path. 36, 661—667 (1928). — TILLGREN, J.: Diabetes insipidus as a symptom of SCHAUMANN's disease. Brit. J. Dermat. 47, 223—229 (1935). — TILLOTSON, F. W.: Effect of cortisone of the Arthus phenomenon as related to the time of sensitization. Arch. of Path. 52, 119—127 (1951). — TIMME, W.: Experimental studies on the nervous mechanism in the production of hyperplasia. J. Nerv. Dis. 40, 311 (1913). — TÖBEL, F.: Über eigenartige Hirnschädigungen durch Depotinsulin bei Hunden. Z. Neur. 180, 569—591 (1948). — TOENNIESSEN, E.: Die Bedeutung des vegetativen Nervensystems für die Wärmeregulation und den Stoffwechsel. Erg. inn. Med. 23, 141—233 (1923). — TÖNNIS, W.: Die Behandlung der frischen gedeckten Hirnverletzung usw. Nervenarzt 19, 201—206 (1948). — Anzeigestellung zur operativen Behandlung der Geschwülste im Bereich des Türkensattels. Klin. Mbl. Augenheilk. 114, 1—18 (1949). — Die operative Behandlung der das Foramen opticum überschreitenden Geschwülste des N. opticus. Acta neurochir. (Wien) 1, 52—71 (1951). — TÖNNIS, W., u. LOEW: Untersuchungen über das Vorkommen von Kreislaufregulationsstörungen bei intrakraniellen raumbeengenden Prozessen. Ärztl. Forsch. 3, 449—456 (1949). — Einteilung der gedeckten Hirnschädigungen. Ärztl.

Praxis 5, Nr 36 (1953). — Tönnis, W., Müller u. Brilmayer: Zur Problematik der „mixed types“ der Hypophysenadenome. Acta endocrinol. (Copenh.) **13**, 227—230 (1953a). — Tönnis, W., Oberdisse u. Weber: Bericht über 264 operierte Hypophysenadenome. Acta neurochir. (Wien) **3**, 113—130 (1953b). — Tönnis, W., Müller, Oswald u. Brilmayer: Kann die Rachendachhypophyse eine vikariierende Funktion ausüben? Klin. Wschr. **1954**, 912—914. — Tönnis, W., Schiefer u. Rausch: Sellaveränderungen bei gesteigertem Schädelinnendruck. Dtsch. Z. Nervenheilk. **171**, 351—369 (1954). — Tönnis, W., u. Zülch: Intrakranielle Ganglienzellgeschwülste. Zbl. Neurochir. **4**, 273—307 (1939). — Törne, H. v.: Lymphogranulomatose der Hypophyse. Zbl. Path. **76**, 305—307 (1941). — Török, J.: Die endokrinen Beziehungen der Anencephalie. Acta morph. Hung. **1**, 231—242 (1951). — Tolins, S., and Moore: Hormonal content of the pharyngeal pituitary gland. Endocrinology **29**, 228—229 (1941). — Tonutti, E.: Zur Histophysiologie der Nebennierenrinde. Z. mikrosk.-anat. Forsch. **51**, 346—392 (1942a). — Die Umbauvorgänge in den Transformationsfeldern der Nebennierenrinde. Z. mikrosk.-anat. Forsch. **52**, 32—86 (1942b). — Zur Histophysiologie der Leydigschen Zwischenzellen des Rattenhodens. Z. Zellforsch. A **32**, 495—516 (1943a). — Gleichartige regressive Veränderungen der Nebennierenrinde nach Thyreoidektomie oder Kastration. Endokrinologie **25**, 145—161 (1943b). — Zur Analyse der pathologischen Reaktionsmöglichkeiten des Organismus. Klin. Wschr. **1949**, 569—570. — Experimentelle Grundlagen zum Problem der hormonalen Beeinflussung des örtlichen Krankheitsgeschehens. Dtsch. med. Wschr. **1951**a, 1041—1044. — Über strukturelle Funktionsanpassung der Nebennierenrinde. Endokrinologie **28**, 1—16 (1951b). — Experimentelle Untersuchungen zur Pathophysiologie der Nebennierenrinde. Verh. dtsch. Ges. Path. **36**, 123—158 (1953). — Über die Strukturelemente des Hodens und ihr Verhalten unter experimentellen Bedingungen. 1. Symp. Dtsch. Ges. Endokrin., S. 146—158. Berlin: Springer 1955. — Tonutti, E., Bahner u. Muschke: Die Veränderungen der Nebennierenrinde der Maus nach Hypophysektomie und nach ACTH-Behandlung. Endokrinologie **31**, 266—284 (1954). — Tonutti, E., u. Matzner: Über die neurotrope Giftwirkung des Penicillins. Klin. Wschr. **1950**, 516—517. — Torda, Clara, and Wolff: Effect of hypophysecotomy on neuromuscular function. Amer. J. Physiol. **156**, 274—279 (1949). — Effects of administration of the adrenocorticotrophic hormone on patients with myasthenia gravis. Arch. of Neur. **66**, 163—170 (1951). — Traugott, C.: Einwirkung von Pituglandol auf die Glykosurie. Verh. Kongr. inn. Med. **33**, 328—329 (1921). — Über das Verhalten des Blutzuckerspiegels bei wiederholter und verschiedener Art enteraler Zuckerzufuhr. Klin. Wschr. **1922**, 892—894. — Trautmann, H.: Ein traumatischer Morbus Cushing. Mschr. Unfallheilk. **55**, 146—148 (1952). — Trautmann, J.: Über die Sonderstellung des hypothalamischen Sexualzentrums. Z. inn. Med. **4**, 296—303 (1949). — Trautmann, Maria: Beitrag zur Pathogenese der Muskeldystrophie. Z. inn. Med. **7**, 135—141 (1952). — Troland, Ch. E., and Brown: Precocious puberty of intracranial origin. J. of Neurosurg. **5**, 541—555 (1948). — Troxler, E. R., and Niemetz: Generalized xanthomatosis with pulmonary, skeletal and cerebral manifestations. Ann. Int. Med. **25**, 960—968 (1946). — Trumble, H. C.: Pituitary tumors. Brit. J. Surg. **39**, 7—24 (1951). — Turner, A. L., Davidson and White: Xanthomatosis. Edinburgh Med. J., N. S. **32**, 153—174 (1925). — Turner, C. W.: Lactation and reproduction in animals. Steroid Hormones, herausgeg. von Gordon, S. 239—240. 1950. — Turner, C. W., and Cooper: Assay of posterior pituitary factors which contract the lactating mammary gland. Endocrinology **29**, 320—323 (1941). — Turner, E. A.: Cerebral control of respiration. Brain **77**, 448—486 (1954). — Turner, H. H.: A syndrome of infantilism, congenital webbed neck, and cubitus valgus. Endocrinology **23**, 566—574 (1938). — Turner, O. A., and Simon: Malignant papillomas of the choroid plexus. Amer. J. Canc. **30**, 289—297 (1937). — Turner, R. A., Pierce and Vigneaud: The purification and the amino acid content of vasopressin preparations. J. of Biol. Chem. **191**, 21—88 (1951). — Twombly, Meisel and Stout: Leydig-cell Tumors induces experimentally in the rat. Cancer **2**, 884—892 (1949).

Uehlinger: Aussprache. Schweiz. med. Wschr. **1942**, 826. — Uehlinger, E.: Osteofibrosis deformans juvenilis. Virchows Arch. **306**, 255—299 (1940). — Die Hypophyse bei Inanition. Schweiz. Z. Path. **10**, 144—158 (1947). — Pathologische Anatomie der Hungerkrankheit und des Hungerödems. Hungerkrankheit, Hungerödem, Hungertuberkulose, S. 181—246. Basel: Benno Schwabe & Co. 1948. — Uemura, Sh.: Zur normalen und pathologischen Anatomie der Glandula pinealis. Frankf. Z. Path. **20**, 381—488 (1917). — Ule, G.: Über das Ammonshorn. Fortschr. Neur. **22**, 510—530 (1954). — Ullrich, O.: Über polyphäne und pleiotrope Genwirkungen in der Erbpathologie des Menschen. Z. menschl. Vererbgs- u. Konstit.lehre **27**, 653—681 (1944). — Ulrich, F., Reinhardt and Li: The effects of hypophyseal growth hormone on the metabolism of Ca^{45} in hypophysectomized rats. Endocrinology **49**, 213—217 (1951). — Underdahl, L. O., Lewis, Wollner and Black: Multiple endocrine adenomas. J. Clin. Endocrin. **13**, 20—47 (1953). — Uotila, U. U.: On the role of the pituitary stalk in the regulation of the anterior pituitary. Endocrinology

25, 605—614 (1939). — URBAN, H.: Ein Fall von „Basophilismus" (M. Cushing). Wien. klin. Wschr. **1937**, 1122—1126. — URECHIA, G. I., et ELEKES: Contributions a l'étude du tuber cinereum. Encéphale (Paris) **21**, 352—368 (1926). — UTERS, MARIANNE, HOFSCHLAEGER, ANTON, u. ZIMMERMANN: Die 17-Ketosteroidausscheidung als Anzeichen für die Beeinflussung des Organismus durch meteorologische Faktoren. Dtsch. med. Wschr. **1951**, 1408—1409.

VASILIU, T.: Durch ein Hypophysenadenom hervorgerufene multiple Knochenmetastasen. Virchows Arch. **276**, 141—147 (1930). — VASQUEZ-LOPEZ, E.: Innervation of the rabbit adenohypophysis. J. of Endocrin. **6**, 158—168 (1950). — Pathological conditions in the rabbit neurohypophysis. J. of Path. **66**, 263—269 (1953). — VEIL, W. H.: Über primäre Oligurien. Dtsch. Arch. klin. Med. **139**, 192—211 (1922). — VEIL, W. H., u. STURM: Die Pathologie des Stammhirns. Jena: Gustav Fischer 1946. — VEIT, B.: Ein Beitrag zur pathologischen Anatomie der Hypophyse. Frankf. Z. Path. **28**, 1—20 (1922). — VENZLAFF, U.: Zur Frage der Anerkennung der mongoloiden Idiotie als Verfolgungsschaden. Nervenarzt **25**, 477—479 (1954). — VERGA, P.: Lipomi ed osteolipomi della pia madre. Tumori, Ser. 2/3, **15**, 321—360 (1929). — VERNEY, E. B.: Absorption and excretion of water. Lancet **1946**, 781. — The antidiuretic hormone and the factors which determine its release. Proc. Roy. Soc. Lond. Ser. B **135**, 25—106 (1948a). — Die Hemmung der Wasserdiurese durch Erhöhung des osmotischen Druckes im Carotisplasma und ihre Vermittlung über die Neurohypophyse. Arch. exper. Path. u. Pharmakol. **205**, 387—392 (1948b). — VERRON, O.: Über die Bedeutung der Hypophyse in der Pathogenese des Diabetes mellitus. Zbl. Path. **31**, 521—531 (1921). — VERSCHUER, O. v.: Anomalien der Körperform. Menschliche Erblehre, herausgeg. von BAUR, FISCHER u. LENZ, Bd. 1/2, S. 100—197. 1940. — Die erblichen Grundlagen des Geschlechts. Die Sexualität des Menschen, herausgeg. von GIESE. Stuttgart: Ferdinand Enke 1954. — VERSCHUER, O. v., u. CONRADI: Eine Sippe mit rezessiv erblichem primordialem Zwergwuchs. Z. Konstit.lehre **22**, 261—267 (1939). — VERSÉ: Zwei Fälle von Cholesteatom der Hirnbasis. Münch. med. Wschr. **1918**, 224. — VERSIANI, O., FIGUEIRO and JUNQUEIRA: HAND-SCHÜLLER-CHRISTIAN's Syndrome and eosinophilic or solitary granuloma of bone. Amer. J. Med. Sci. **207**, 161—166 (1944). — VERZAR, F.: Die Funktion der Nebennierenrinde. Basel: Benno Schwabe & Co. 1939. — The influence of corticoids on enzymes of carbohydrate metabolism. Vit. a. Horm. **10**, 297—330 (1952). — VERZAR, F., u. LASZT: Die Hemmung der Fettresorption nach Exstirpation der Nebennieren. Biochem. Z. **276**, 11—16 (1935). — VICKERS, W., and TIDSWELL: A tumor of the hypothalamus. Med. J. Austral. **1932**, 116—117. — VIDAL, F.: Pallidohypothalamic tract. Arch. of Neur. **44**, 1219—1223 (1940). — VIGNEAUD, V. DE RESSLER, SWAN, ROBERTS, KATSOYANNIS and GORDON: The synthesis of an octapeptide amide with the hormonal activity of oxytocin. J. Amer. Chem. Soc. **75**, 4879—4880 (1953). — VINALS, E.: Renforcement de l'action gonadotrope de l'urine de la femme gravide. C. r. Soc. Biol. Paris **119**, 259—261 (1935). — VINCKE, E.: Die Gonadotropine. 1. Symp. Dtsch. Ges. Endokrin., S. 128—140. Berlin: Springer 1955. — VIRCHOW, R.: Pigment und diffuse Melanose der Arachnoides. Virchows Arch. **16**, 180—182 (1859). — Die krankhaften Geschwülste, Bd. 1. Berlin: August Hirschwald 1863. — VOGT, H.: Morbus Besnier-Boeck-Schaumann. Helvet. med. Acta Suppl. **25** (1949). — Grundlage der pathologischen Physiologie. München: Urban & Schwarzenberg 1953. — VOGT, MARTHE: Zur Frage der nervösen Regulation der Schilddrüsentätigkeit. Arch. exper. Path. u. Pharmakol. **162**, 129—148 (1931a). — Über den Mechanismus der Auslösung der Gravidität und Pseudogravidität, zugleich ein physiologischer Beweis für die sympathische Innervation des Hypophysenvorderlappens. Arch. exper. Path. u. Pharmakol. **162**, 197—208 (1931b); II. **170**, 72—83 (1933). — The output of cortical hormone by the mammalian suprarenal. J. of Physiol. **102**, 341—356 (1943). — Observations on some conditions affecting the rate of hormone output by the suprarenal cortex. J. of Physiol. **103**, 317—332 (1944). — VOLHARD, F.: Nierenkrankheiten und Hochdruck. Leipzig: Johann Ambrosius Barth 1942. — Die Pathogenese des Hochdrucks. Verh. dtsch. Ges. Kreislaufforsch. **15**, 40—60 (1949). — VOLK, R.: Tuberkulose der Haut. In Handbuch der Hautkrankheiten, Bd. 10/1, S. 1—686. 1931. — VONDERAHE, A. R.: Changes in the hypothalamus in organic diseases. Res. Publ. Assoc. Nerv. Ment. Dis. **20**, 689—712 (1940). — VONDERAHE, A. R., and NIEMER: Intracranial lipoma. J. of Neuropath. **3**, 344—354 (1944). — VORTEL, V.: Über Gehirnveränderungen bei Eklampsie. Schweiz. Arch. Neur. **67**, 174—187 (1951). — VURDELJA, N., u. MARINKOV: Ein Beitrag zur Diagnose diencephaler Läsionen. Wien. Arch. Psychol. **3**, 157—161 (1953).

WACHTEL, H. K.: Carcinogenic substances from pituitary glands of cattle. Science (Lancaster, Pa.) **103**, 556—557 (1946). — Posterior lobe of the pituitary gland and the metabolism of lipides. Nature (Lond.) **163**, 254 (1949). — Cancer and the pituitary gland. Experientia (Basel) **6**, 474 (1950). — WACHOLDER, K., u. BECKMANN: Weißes Blutbild und vegetatives System. Klin. Wschr. **1952**, 1030—1034. — WADE, N. J.: Studies on the function of the pineal gland. Endocrinology **21**, 681—683 (1937). — WADSWORTH, R. C., and MCKEON: Pathologic and mental alterations in a case of SIMMONDS' disease. Arch. of Neur. **46**, 277 bis 296 (1941). — WAGENEN, G. v., and ZUCKERMAN: Uterine bleeding on monkeys in relation to neural and vascular processes. II. Amer. J. Physiol. **106**, 416—422 (1933). — WAGENEN, W. P. VAN: Chordoblastoma of the basilar plate of the skull and ecchordosis physaliphora spheno-occipitalis. Arch. of Neur. **34**, 548—561 (1935). — WAGENSEIL, F.: Beiträge zur Kenntnis der Kastrationsfolgen und des Eunuchoidismus beim Mann. Z. Morph. **26**, 264—304 (1927). — Chinesische Eunuchen. Z. Morph. **32**, 415—466 (1933). — WAGNER, S.: Die Formen der vegetativ-nervösen Disharmonie in ihrer Bedeutung für Entstehung und Heilung der Geschwüre am Magen und Zwölffingerdarm. Dtsch. med. Wschr. **1950**, 129—133. — WAGNER, W.: Zum Problem affektiver Veränderungen bei Störungen im Bereich des Zwischenhirns. Dtsch. Z. Nervenheilk. **154**, 1—18 (1943). — WAIDL, E.: Zur Frage eines Sexualzentrums im Zwischenhirn. Arch. Gynäk. **176**, 811—822 (1949). — WALDSTEIN, E.: Frühkastration in der Schwangerschaft. Zbl. Gynäk. **53**, 1305—1313 (1929). — WALDVOGEL, W.: Gähnen als diencephal ausgelöstes Reizsymptom. Helvet. physiol. Acta **3**, 329—334 (1945). — WALKER, A. EARL: A cytoarchitectural study of the prefrontal area of the macaque monkey. J. Comp. Neur. **73**, 59—86 (1940). — WALKER, D. G., SIMPSON, ASLING and EVANS: Growth and differentiation in the rat following hypophysectomy at 6 days of age. Anat. Rec. **106**, 539—554 (1950). — Structural alterations in rats hypophysectomized at 6 days of age and their correction with growth hormone. Anat. Rec. **114**, 19—48 (1952). — WALKER, M. B.: Treatment of myasthenia gravis with physostigmin. Lancet **1934**, 1200—1201. — WALKER, W.: Craniopharyngeoma. J. of Path. **61**, 359—366 (1949). — WALL, P. D., GLEES and FULTON: Corticofugal connexions of posterior orbital surface. Brain **74**, 66—71 (1951). — WALLGREN, A.: Systemic reticuloendothelial granuloma. Amer. J. Dis. Childr. **60**, 471—500 (1940). — WALLMANN, H.: Eine Colloidcyste im 3. Ventrikel und ein Lipom im Plexus choriodes. Virchows Arch. **14**, 385—388 (1858). — WALSH, F. B.: Bilateral total ophthalmoplegia with adenoma of the pituitary gland. Arch. of Ophthalm. **42**, 646—654 (1949). — WALTER, K.: Zur Psychopathologie der Pubertätsmagersucht. Wien. Arch. Psychol. **3**, 101—110 (1953). — WALTER, W., u. MARCOS: Zur Frage histopathologischer Veränderungen an sympathischen Ganglien bei der essentiellen Hypertonie. Dtsch. Z. Nervenheilk. **172**, 482—494 (1955). — WALTERS, W., WILDER and KEPLER: The suprarenal cortical syndrome with presentation of 10 cases. Ann. Surg. **100**, 670—688 (1934). — WALTHARD, K. M.: Über einen Fall von Hypophysengangstumor. Z. Neur. **117**, 49—54 (1928). — WALTHER-BÜEL, H.: Ein Fall von M. BESNIER-BOECK. Schweiz. med. Wschr. **1950**a, 410. — WALTON, K.: Teratomas of the pineal region and their relationship to pinealomas. J. of Path. **61**, 11—21 (1949). — WARD, A. A.: The anterior cingulate gyrus and personality. Res. Publ. Assoc. Nerv. Ment. Dis. **27**, 438—445 (1948a). — The cingular gyrus: Area 24. J. of Neurophysiol. **11**, 13—23 (1948b). — WARIN, R. P., and INGRAM: Progressive Lipodystrophy. Lancet **1950**, 55—57. — WARING, H., and LANDGREBE: Hormones of the posterior pituitary. The Hormones, herausgeg. von PINCUS u. THIMANN, Bd. 2, S. 427—514. 1950. — WARKANY, J.: Etiology of congenital malformations. Adv. Pediatr. **2**, 1—63 (1947). — WARTHIN, A. SC.: So-called acrodynia or erythredema (SWIFT's disease). Arch. of Path. **1**, 64—83 (1926). — WASSERMAN, L. R., and LOEVINGER: Use of radioactive isotopes in medicine. Adv. Int. Med. **4**, 77—161 (1950). — WATTS, J. W.: The influence of the cerebral cortex on gastrointestinal movements. J. Amer. Med. Assoc. **104**, 355—357 (1935). — WATTS, J., and FULTON: Intussusception — the relation of the cerebral cortex to intestinal motility in the monkey. New England J. Med. **210**, 883—896 (1934). — The effect of lesions of the hypothalamus upon the gastrointestinal tract and heart in monkeys. Ann. Surg. **101**, 363—372 (1935). — WAWERSIK, F.: Sympathicus und Myotonie. Nervenarzt **18**, 378—380 (1947). — Thallium-Diencephalose. Nervenarzt **20**, 101—107 (1949). — Der methodische Wert der Kurzwellendurchflutung des Zwischenhirns für die Erkennung latenter Wasserhaushaltsstörungen. Acta neurovegetativa (Wien) **2**, 117—142 (1951). — WEBER, E.: Die Teratome und Teratoide des ZNS. Zbl. Neurochir. **4**, 47—57 (1939). — Die Bedeutung der inkretorischen Störungen bei Hypophysenadenomen. Zbl. Neurochir. **11**, 245—251 (1951). — WEDLER, H.-W.: Stammhirn und innere Erkrankungen. Berlin: Springer 1953. — WEGELIN, C.: Schilddrüse. In Handbuch der Pathologie, Bd. 8, S. 1—547. 1926. — WEHEFRITZ, E., u. GIERHAKE: Über die operative Ausschaltung der Hypophyse bei der Ratte. Endokrinologie **11**, 241—249 (1932). — WEHRLE, J.: Histologische Untersuchungen des Zwischenhirns bei genuiner Hypertonie. Beitr. path. Anat. **111**, 381—389 (1951). — WEICHSELBAUM, A.: Zu den Neubildungen der Hypophyse. Virchows Arch. **75**, 444—451 (1879). — Über Veränderungen der Hoden bei chronischem Alkoholismus. Verh. dtsch. path. Ges. **14**, 234—240 (1910). — WEICKSEL, M., u. CAIN: Diabetes insipidus bei Hypophysenmetastasen von Mammacarcinomen. Dtsch. Arch. klin. Med. **199**, 600—612 (1952). — WEIDENMANN, W.: Beziehungen zwischen Nebennieren und Keimdrüsen. Anat. Anz. **98**, 200—207 (1952). — WEIDENREICH, F.: Über partiellen Riechlappendefekt und Eunuchoidismus. Z. Morph. **18**, 157—190 (1914). — WEIDMAN, F. D., and FREEMAN: Xanthoma tuberosum. Arch. of Dermat. **9**, 149—175 (1924). — WEIGANDT, W.: Psychische Störungen bei hypophysärer Fettsucht. Münch. med. Wschr. **1921**, 1356—1357. — WEIGELIN, E.: Zur Genese der Stauungspapille. Ber. 56. Zusammenk. Dtsch. Ophthalm. Ges. München,

S. 181—185. 1950. — WEIL: Pubertas praecox und Knochenbrüchigkeit. Klin. Wschr. **1922**, 2114—2115. — WEIL, A.: Die Erektion. In Handbuch der Physiologie, Bd. 14/1, S. 763—768. 1926. — WEIL, A., u. KESCHNER: Ein Beitrag zur Klinik und Pathologie der Dystrophia myotonica. Z. Neur. **108**, 687—702 (1927). — WEIL, ADOLF: Über die hereditäre Form des Diabetes insipidus. Virchows Arch. **95**, 70—94 (1884). — WEIL, ALFRED: Über die hereditäre Form des Diabetes insipidus. Arch. klin. Med. **93**, 180—200 (1908). — WEIL, R., and ROSS: Growth hormone and fat metabolism. Endocrinology **45**, 207 (1949). — WEINBERGER, L. M., and GRANT: Precocious puberty and tumors of the hypothalamus. Arch. Int. Med. **67**, 762—792 (1941). — WEINSTEIN, A.: Multiglandular syndromes resembling SIMMONDS' disease. Amer. J. Med. Sci. **189**, 245—253 (1935). — WEISENBURG, T. H.: Tumours of the 3rd ventricle. Brain **33**, 236—260 (1911). — WEISS, E.: Cerebral adiposity with mental deficiency and retinitis pigmentosa. Endocrinology **15**, 435—441 (1931). — WEISSBECKER, L.: SIMMONDSsche Kachexie und Diabetes. Klin. Wschr. **1950**, 493. — Die Bedeutung der Leber für den Steroidstoffwechsel. 1. Symp. Dtsch. Ges. Endokrin., S. 202—211. Berlin: Springer 1955. — WEISSBECKER, L., u. RUPPEL: Klinik des adrenocorticotropen Hormons und des Cortisons. Dtsch. med. Wschr. **1951**, 1062—1063, 1105—1107. — WEISSCHEDEL, E.: Der Einfluß der Schilddrüse und der Hypophyse auf das Wachstum. Arch. klin. Chir. **262**, 117—181 (1949). — WEISSCHEDEL, E., u. SPATZ: Über die gonadotrope Wirksamkeit des Tuber cinereum bei Ratten. Dtsch. med. Wschr. **1942**, 1221—1223. — WEITZ, W.: Die Vererbung innerer Krankheiten. Menschliche Erblehre, Bd. 1/2, herausgeg. von BAUR, FISCHER u. LENZ, S. 198—315. 1940. — WEITZEL, G.: Blutzuckererhöhende Zinkverbindungen. Naturwiss. **40**, 285—288 (1953). — WEITZNER, H. A.: Gout and insulin hypoglycaemia. Brit. Med. J. **1952**a, 1251. — The role of insulin induced hypoglycemia in the treatment of rheumatoid arthritis. Perman. Found. Med. Bull. **10**, 112—118 (1952b). — Insulin-hypoglycemia in treatment of gout. Perman. Found. Med. Bull. **10**, 129—135 (1952c). — Insulinhypoglycemia in treatment of psoriasis. Perman. Found. Med. Bull. **10**, 149—152 (1952d). — Giant urticaria successfully treated with insulin induces hypoglycemia. Perman. Found. Med. Bull. **10**, 157—158 (1952e). — WEITZNER, H. A., and SNOWDEN: Insulin hypoglycemia in treatment of rheumatoid arthritis. Perman. Found. Med. Bull. **10**, 119—128 (1952). — WELTE, E.: Myasthenia gravis pseudoparalytica. Fortschr. Neur. **21**, 57—77 (1953). — WENDT, L.: Permeabilitätsstörungen der Kapillarmembranen als Ursache der essentiellen Hypertonie usw. Arch. Kreislaufforsch. **15**, H. 1—6 (1949). — Die Behandlung der Erkrankungen des alternden Menschen. Erg. physik.-diät. Therap. **4**, 89—131 (1951). — WENTZLER, E.: Ein Fall von Carzinom der Hypophyse. Mschr. Kinderheilk. **69**, 86—94 (1937). — WEPLER, W.: Über lymphogranulomatöse Meningoencephalitis. Virchows Arch. **323**, 49—59 (1953). — WERNER, M.: Erbbiologie und Erbpathologie des Harnapparats. In Handbuch der Erbbiologie, Bd. 4/2, S. 824—929. 1940. — Die pathologische Anatomie eines Diabetes mellitus mit sekundärer Thesaurismosis glykogenica. Virchows Arch. **312**, 258—269 (1944). — WERNER, S. C., HAMILTON and NEMETH: GRAVES' disease. J. Clin. Endocrin. **12**, 1561—1571 (1952). — WERNICKE, C.: Lehrbuch der Gehirnkrankheiten. II. Kassel: Fischer 1881. — WERTHEMANN, A.: Die Entwicklungsstörungen der Extremitäten. In Handbuch der Pathologie, Bd. 9/6. 1952. — WESPI, H.: Der Einfluß subcorticaler Hirnreizung auf das Blutbild. Fol. haemat. (Lpz.) **68**, 176—194 (1944). — WESPI-WALDVOGEL, H.: Beeinflussung des Blutbildes durch herdförmige Elektrokoagulation im Hypothalamus. Helvet. med. Acta **14**, 490—501 (1947). — WESTEDT, A.: Anthropometrische Untersuchungen an Akromegalen. Z. Konstit.lehre **14**, 356—370 (1929). — WESTMAN, A.: Die Physiologie des Hypophysen-Hypothalamus-Systems. 1. Symp. Dtsch. Ges. Endokrin., S. 73—81. Berlin: Springer 1955. — WESTMAN, A., u. JACOBSOHN: Endokrinologische Untersuchungen an Ratten mit durchtrenntem Hypophysenstiel. I. Acta obstetr. scand. (Stockh.) **18**, 99—108 (1938a); II. **18**, 109—114 (1938b); III. **18**, 114—123 (1938c); IV. Acta path. scand. (København.) **15**, 301—306 (1938d); V. **15**, 435—444 (1938e); VI. **15**, 445—453 (1938f). — WESTMAN, A., JACOBSOHN u. HILLARP: Über die Bedeutung des Hypophysen-Zwischenhirn-Systems für die Produktion gonadotroper Hormone. Mschr. Geburtsh. **116**, 225—250 (1943). — WESTPHAL, O.: Über bakterielle Reizstoffe und die Analyse ihrer Wirkung, insbesondere auf das Hypophysen-Nebennierenrinden-System. Praxis (Bern) **1951**, 789—790. — WESTPHAL, O., LÜDERITZ u. KEIDERLING: Über Uropepsin. I. Z. Naturforsch. B **6**, 309—318 (1951). — Der Uropepsin-Test zur Ermittlung von Aktivitätsveränderungen des Hypophysen-Nebennierenrinden-Systems. Bull. schweiz. Akad. med. Wiss. **8**, 100—109 (1952). — WESTPHAL, U.: Bemerkungen zur Frage der hormonalen Wirksamkeit des Tuber cinereum. Dtsch. med. Wschr. **1949**, 498—499. — WETTLER, H.: Das intracranielle Epidermoid. Mschr. Psychiatr. **115**, 233—276 (1948). — WEYERS, H.: Zur Kenntnis der Arachnodaktylie. Z. Kinderheilk. **67**, 308—342 (1949). — WHALLEY, N.: Abcess formation in a pituitary adenoma. J. of Neur., Neurosurg. **15**, 66—67 (1952). — WHITACRE, F. E., LOEB and CHIN: A contribution to the study of eclampsia. J. Amer. Med. Assoc. **133**, 445—449 (1947). — WHITAKER, W. L.: Effect of light on reproductive cycle. Proc. Soc. Exper. Biol. a. Med. **34**, 329—330 (1936). —

WHITE, A.: The chemistry and physiology of adenohypophyseal luteotropin. Vit. a. Horm. 7, 253—292 (1949). — Effects of adrenal steroids on blood cells. Sympos. Steroid. Horm., herausgeg. von GORDON, S. 195—211. Wisconsin Press 1950. — WHITE, H. L., HEINBECKER and ROLF: Further observations on the depression of renal function following hypophysectomy. Amer. J. Physiol. 156, 67—78 (1949a). — Enhancing effects of growth hormone on renal function. Amer. J. Physiol. 157, 47—51 (1949b). — WHITE, J. C.: Autonomic discharge from stimulation of the hypothalamus in man. Res. Publ. Assoc. Nerv. Ment. Dis. 20, 854—863 (1940). — WHITE, J. C., and SMITHWICK: The autonomic nervous system. New York: Macmillan 1948. — WHITEHEAD, R. W., and DARLEY: A case of diabetes insipidus occuring as a sequel to epidemic encephalitis. Endocrinology 15, 286—296 (1931). — WHITTLESTONE, W. G.: The milk-ejecting activity of extracts of the posterior pituitary gland. J. of Endocrin. 8, 89—95 (1952). — WIECHMANN, E.: Die Zuckerkrankheit. München: J. F. Lehmann 1953. — WIEDEMANN, H.-R.: Über Greisenhaftigkeit im Kindesalter, insbesondere die GILFORDsche Progerie. Z. Kinderheilk. 65, 670—697 (1948). — Zur FEERschen Krankheit. Mschr. Kinderheilk. 97, 357—363 (1949). — WILBRANDT, R.: Hydergin bei Hypertonie. Helvet. med. Acta 18, 553—558 (1951). — WILD, H.: Vegetative Störungen nach Hirntrauma. Dtsch. Z. Nervenheilk. 166, 382—399 (1951). — WILD, H., u. SIMON: Die Bedeutung der verschiedenen Zuckerbelastungsproben für die Diagnose krankhafter Prozesse im Hypophysen-Zwischenhirnbereich. Z. klin. Med. 146, 644—665 (1950). — WILD, H., u. STIER: Klinische Erfahrung mit Dihydroergotamin. Die Medizinische 1953, 317. WILDER, J.: Das „Ausgangswertgesetz". Z. Neur. 137, 317—338 (1931). — WILDI, E.: Noyaux tubériens et noyaux magnocellulaires hypothalamiques d'un idiot microcéphale hypogénital. Acta neurovegetativa (Wien) 3, 54—66 (1951). — WILKE, G.: Zur Frage der Hirnödeme bei Unterernährung. Dtsch. med. Wschr. 1950a, 172—173. — Über primäre Reticuloendotheliosen des Gehirns. Dtsch. Z. Nervenheilk. 164, 332—380 (1950b). — Über Retothelsarkome des Gehirns. Verh. dtsch. Ges. Path. 35, 178—183 (1952). — Cerebrale Formen der BOECKschen Krankheit. Verh. dtsch. path. Ges. 37, 259—268 (1954a). — Über den Hirnbefund bei einem Heimkehrer mit schwerer Hungerdystrophie. Dtsch. Z. Nervenheilk. 171, 388—402 (1954b). — WILKE, G., KLEES u. MOSCHEL: Gehirnveränderungen bei Schwangerschaftstoxikose. Dtsch. Z. Nervenheilk. 172, 377—416 (1955). — WILKINS, L.: Nebennierenrindenerkrankungen beim Kinde. Schweiz. med. Wschr. 1950a, 766—770. — The diagnosis and treatment of endocrine disorders in childhood and adolescence. Springfield: Thomas 1950b. — WILLI, H.: Über die angeborene sog. cerebrale Form der Dystrophia adiposogenitalis (LAURENCE-BIEDLsches Syndrom). Jb. Kinderheilk. 133, 12—25 (1931). — WILLIAMS, MOYRA, and PENNYBACKER: Memory disturbances in third ventricle tumors. J. of Neur., N. S. 17, 115—123 (1954). — WILLIAMS, R. H., and HENRY: Nephrogenic diabetes insipidus. Ann. Int. Med. 27, 84—95 (1947). — WILLIG, H.: Untersuchungen über die Funktion der Ovarien bei hypophysektomierten Ratten. Klin. Wschr. 1952, 203—205. — WILSON, MARGARET E.: The embryological and cytological basis of regional patterns in the definitive epithelial hypophysis of the chick. Amer. J. Anat. 91, 1—50 (1952). — WILSON, W. D., and EZRIN: Three types of chromophil cells of the adenohypophysis. Amer. J. Path. 30, 891—899 (1954). — WILTON, A., THORELL and SUNDWALL: Crookes changes in the basophilic cells of the anterior pituitary. J. of Path. 67, 65—68 (1954). — WINBLAD, ST.: Ependymomas from the choroid plexus. Acta path. scand. (Københ.) 22, 562—572 (1945). — WINDORFER, A.: Das Syndrom Mauriac. Erg. inn. Med., N. F. 4, 392—462 (1953). — WINESTONE, FREDERICA: The relation of v. RECKLINGHAUSEN's disease to giant growth and blastomatosis. J. Canc. Res. 8, 409—422 (1924). — WINGSTRAND, K. G.: The structures in the avian pituitary responsible for the transfer of impulses from the nervous to the hormonal system. Proc. Internat. Ornithol. Congr. 10, 645—646 (1951). — On the existence in vivo of "herring bodies" and granules in the interstitial colloid of the neurohypophysis. Z. Zellforsch. 38, 421—427 (1953a). — Neurosecretion and antidiuretic activity in chick embryos. Ark. Zool. (Stockh.) II. s. 6, 4—67 (1953b). — WINKELBAUER, A.: Die Veränderungen am Schädelskelett bei Neurofibromatose. Dtsch. Z. Chir. 205, 230—257 (1927). — WINKELMAN, N. W., CASSEL and SCHLESINGER: Intracranial tumors with extracranial metastases. J. of Neuropath. 11, 149—168 (1952). — WINKELMAN, N. W., and ECKEL: Adipositas dolorosa. J. Amer. Med. Assoc. 85, 1935—1938 (1925). — WINKLER, F.: Die cerebrale Beeinflussung der Schweißsekretion. Arch. Physiol. 125, 584—594 (1908). — WINKLER, W.: Über Insulintoleranz. Klin. Wschr. 1950, 619—620. — WINKLER, W., u. FROESCHLIN: Über den Insulinbelastungsversuch. Klin. Wschr. 1950, 617—618. — WINKLER, W., u. VOGEL: Insulinschockbehandlung und Konstitution. Arch. f. Psychiatr. 182, 419—438 (1949). — WINTERSTEIN, J.: Zur Kenntnis der Hypophysenarterien. Anat. Anz. 87, 275—292 (1939). — WIPF, H.: Multiple Blutdrüsensklerose. Arch. f. Psychiatr. u. Z. Neur. 118/180, 465—491 (1948). — WIRZ, P.: Hypophysenvorderlappenhormon und Amenorrhoe. Z. Geburtsh. 104, 293—322 (1933). — WISE, B. L., MALAMUD and BOLDREY: Multiple intracranial tumors. J. of Neuropath. 12, 224—231 (1953). —

WISLOCKI, G. B.: The meningeal relations of the hypophysis cerebri. II. Amer. J. Anat. **61**, 95—129 (1937). — The topography of the hypophysis in the Xenarthra. Anat. Rec. **70**, 451—471 (1938). — WISLOCKI, G. B., AUB and WALDO: The effects of gonadectomy and administration of testosterone propionate on the growth of antlers in male and female deer. Endocrinology **40**, 202 (1947). — WISLOCKI, G. B., FAWCETT and DEMPSEY: Staining of stratified squamous epithelium. Anat. Rec. **110**, 359—375 (1951). — WISLOCKI, G. B., and KING: The permeability of the hypophysis and hypothalamus to vital dyes. Amer. J. Anat. **58**, 421—472 (1936). — WISLOCKI, G. B., and LEDUC: Vital staining of the hemato-encephalic barrier by silver nitrate and trypan blue, and cytological comparisons of the neurohypophysis, pineal body, area postrema, intercolumnar tubercle and supraoptic crest. J. Comp. Neur. **96**, 371—414 (1952). — WISLOCKI, G. B., and SNYDER: The experimental acceleration of the rate of transport of ova through the Fallopian tube. Bull. John Hopkins Hosp. **52**, 379—386 (1933). — WITSCHI, E.: Embryogenesis of the adrenal and the reproductive glands. Recent Progr. in Hormone Res. **6**, 1—27 (1951). — The experimental adrenogenital syndrome in the frog. J. Clin. Endocrin. **13**, 316—329 (1953). — WITTERMANN, E.: Hypophysengangtumoren und vegetative Zentren des Zwischenhirns. Nervenarzt **9**, 441—453, 497—516 (1936). — WOELK, H. A.: Ein Lipom des dritten Gehirnventrikels. Zbl. Path. **36**, 357—360 (1925). — WOHL, M. G., and PASTOR: Adipositas dolorosa. J. Amer. Med. Assoc. **110**, 1261—1264 (1938). — WOHLWILL, F.: Zur pathologischen Anatomie des peripheren Sympathicus. Dtsch. Z. Nervenheilk. **107**, 124—150 (1929). — WOHLWILL, H.: Hypophyse und Zwischenhirn bei Carzinom. Dtsch. Z. Nervenheilk. **105**, 62—75 (1928). — WOLF, A., and MORTON: Ganglion cell tumors of the central nervous system. Bull. Neur. Inst. New York **6**, 453—488 (1937). — WOLF, I. J., PATERSON and DAVISON: Acrodynia. J. of Pediatr. **4**, 498—506 (1934). — WOLFE, J. M.: Cytochemical studies of the anterior hypophyses of rats receiving estrogen. Amer. J. Anat. **85**, 309—345 (1949). — WOLFF, J.: Ein Beitrag zur FEERschen Krankheit. Ärztl. Forsch. **6**, 85—88 (1952). — WOLLHEIM, E.: Eine neue körpereigene blutdrucksenkende Substanz. Acta med. scand. (Stockh.) **91**, 1—33 (1937). — WOLPERT, J.: Ein Fall von Hypophysengangscyste. Mschr. Psychiatr. **50**, 313—319 (1921). — WOMACK, E. B., and KOCH: Studies on the extraction of the testicular hormone from tissues and on its quantitative distribution therein. Endocrinology **16**, 267—272 (1932). — WOOD, M. E., and GRAY: The urinary excretion of neutral 17-ketosteroids in childhood. J. of Endocrin. **6**, 111—119 (1950). — WOOTEN, ELOISE, NELSON, SIMPSON and EVANS: Effekt of pyridoxine deficiency on the gonadotrophic content of the anterior pituitary in the rat. Endocrinology **56**, 59—66 (1955). — WORINGER, P.: L'acrodynie infantile. Rev. franç. Pédiatr. **2**, 440—462 (1926). — Über kindliche Akrodynie. Fortschr. Med. **39**, 319—323 (1927). — WORONZOWA, M. A., u. BLACHER: Die Hypophyse und die Geschlechtsdrüsen der Amphibien. I. Arch. Entw.mechan. **121**, 327—344 (1930). — WYLLIE, W. G., and STERN: Pink disease. Arch. Dis. Childh. **6**, 137—156 (1931). — WYSS, A. M., et CROISIER: Le mécanisme central des réflexes respiratoires d'origine vagale. Helvet. physiol. Acta **1**, 89—104 (1943).

XUEREB, G. P.: The changes which occur with ageing in the vascular pattern of the infundibular process of the human hypophysis cerebri. J. of Endocrin. **10**, 238—244 (1954).

YEATES, N. T. M.: The breeding season of the sheep . . . modification by artificial means using light. J. Agricult. Sci. **39**, 1—43 (1949). — YETTRA, M., and STARR: Polyostotic fibrous dysplasia. J. Clin. Endocrin. **11**, 312—321 (1951). — YOUNG, F. G.: The growth hormone and diabetes. Recent Progr. in Hormone Res. **8**, 471—510 (1953). — YOUNGHUSBAND, O. Z., HORRAX, HURTHAL, HARE and POPPEN: Chromophobe pituitary tumors. I. J. Clin. Endocrin. **12**, 611—641 (1952).

ZACHARIAS, L. R.: Further studies in naso-genital relationship. J. Comp. Neur. **74**, 421—429 (1941). — Further studies of the Vidian ganglion as a source of innervation of the anterior lobe of the hypophysis. Endocrinology **31**, 638—643 (1942). — ZAHLER, H.: Über die Wirkung verschiedener Gaben von Androgen auf den Rattenhoden. Virchows Arch. **312**, 138—164 (1944). — Über das Verhalten der Hoden und Hypophysen A-avitaminotischer Ratten usw. Virchows Arch. **314**, 45—61 (1947). — Über die Wirkung verschiedener Gaben von Androgen auf den Hypophysenvorderlappen der Ratte. Virchows Arch. **317**, 547—577 (1950a). — Über die Wirkung eines hochgereinigten luteinisierenden Hormons auf den Rattenhoden. Virchows Arch. **317**, 588—591 (1950b). — Über die androkinetische Wirkung des Progesterons. Virchows Arch. **320**, 374—396 (1951). — ZAHN, P., u. WEBER: Beitrag zur Kenntnis der chronischen Meningoencephalitis unter besonderer Berücksichtigung der BESNIER-BOECKschen Granulomatose. Confinia neur. (Basel) 8, 9—38 (1947). — ZAJEWLOSCHIN, M. N.: Aktinomykose der Hypophysis cerebri. Frankf. Z. Path. **43**, 335—339 (1932). — Zur pathologischen Anatomie der Myastenia. Z. Neur. **148**, 28—37 (1933). — ZAMPA, G.: Sindrome diencephalo-ipofisaria da frattura della base del cranio. Ann. ital. Chir. **26**, 193—207 (1949). — ZAND, NATHALIE et MACKIEWICZ: Papillome malin du plexus choroide. Encephale **24**, 841—845 (1929). — ZANDER: Über die Lage und die Dimension des Chiasma opticum und ihre Bedeutung für die Diagnose der Hypophysentumoren. Dtsch. med.

Wschr. **1897**, Vereinsbeil. 13—14. — ZAWISCH, C.: Kommissuren und andere Fasersysteme in einer Massa intermedia thalamis des Menschen. Wien. Z. Nervenheilk. **4**, 74—93 (1951). — ZEDER, E.: Über Progerie. Mschr. Kinderheilk. **81**, 167—205 (1940). — ZEHNDER, M.: Posttraumatische bitemporale Hemianopsie. Acta Soc. Medic. fenn. Duodecim **31**, 83—88 (1941). Ref. Zbl. Ophthalm. **48**, 128. — ZEINER, F. N.: Pituitary gonadotropic fluctation during pregnancy in the rat. Anat. Rec. **113**, 255—268 (1952). — ZEITLHOFER, J., u. WANKO: Beitrag zur Frage des zentralen posttraumatischen Diabetes. Wien. Z. Nervenheilk. **5**, 202—212 (1952). — ZELLER, W.: Konstitution und Entwicklung. Göttingen: Psychologische Rundschau 1952. — ZEMAN, W.: Die Meningoencephalitis BESNIER-BOECK-SCHAUMANN: Nervenarzt **23**, 43—52 (1952). — ZEMAN, W., u. FINKEMEYER: Erfahrungen mit Hydergin. Dtsch. med. Wschr. **1951**, 1207—1209. — ZENKER, R., SARRE, PFEFFER, LÖHR, KOPPERMANN u. WISSER: Die Sympathektomie beim Hochdruck. Erg. inn. Med. **3**, 1—67 (1952). — ZETLER, G.: Über den Hormongehalt von Hypophysenhinterlappen und vorderem Hypothalamus durstender Hunde. Arch. exper. Path. u. Pharmakol. **216**, 193—195 (1952). — Besitzen die Hormone des Neurohypophysen-Zwischenhirn-Systems eine Trägersubstanz? Arch. exper. Path. u. Pharmakol. **218**, 116—117 (1953). — ZIESCHÉ, H.: Das Cushing-Syndrom bei Kindern. Med. Klin. **1948**, 22—23. — Diencephale Frühreife mit Knochendysplasie und Pigmentanomalien. Mschr. Kinderheilk. **98**, 204—207 (1950). — ZIESCHÉ, K. TH.: Zur Histologie des Tuber cinereum des Menschen. Z. Zellforsch. **33**, 143—150 (1943). — ZIMMER, R., WEILL and DUBOIS: The nutritional situation in the camps of the unoccupied zone of France in 1942. New England J. Med. **230**, 303—314 (1944). — ZIMMERMAN, H. M.: Temperature disturbances and the hypothalamus. Res. Publ. Assoc. Nerv. Ment. Dis. **20**, 824—840 (1940). — ZIMMERMANN, W.: Die 17-Ketosteroide. Dtsch. med. Wschr. **1951**, 1363—1367. — ZIPF, H. F.: Natur, klinische Bedeutung und pharmakologische Beeinflussung des BEZOLD-JARISCH-Reflexes. Klin. Wschr. **1950**, 593—598. — ZIRONI, G.: Experimenteller Beitrag zur Pathogenese des Ulcus rotundum des Magens. Arch. klin. Chir. **91**, 662—718 (1910). — ZOLLINGER, H. U.: Großzellig-granulomatöse Lymphangitis cerebri. Virchows Arch. **307**, 597—615 (1941). — ZOLLINGER, R., and CUTLER: Aneurysm of the internal carotid artery. Report of a case simulating tumor of the pituitary. Arch. of Neur. **30**, 607—611 (1933). — ZONDEK, B.: Über die Hormone des Hypophysenvorderlappens. II. Klin. Wschr. **1930**, 393—396. — ZONDEK, B., u. KROHN: Hormon des Zwischenlappens der Hypophyse. Klin. Wschr. **1932**, 405—408, 849—853, 1293—1298. — ZONDEK, H.: Die Krankheiten der endokrinen Drüsen. Berlin: Springer 1923a. — Über pluriglanduläre Insuffizienz. Dtsch. med. Wschr. **1923**b, 339—343. — Die Krankheiten der endokrinen Drüsen. Basel: Benno Schwabe & Co. 1953. — ZONDEK, H., KAATZ and UNGER: Precocious puberty and chorioepithelioma of the pineal gland. J. of Endocrin. **10**, 12—16 (1953). — ZUCKERMAN, S.: Neural factors in the menstrual cycle. J. of Endocrin. **6**, XX—XXI (1950). — Hypothalamic-anterior pituitary relations. Pubbl. Staz. zool. Napoli **24**, Suppl. 21–23 (1954). — ZUCKERMANN, H.: Über ein knochenhaltiges Lipom am Tubercinereum. Virchows Arch. **203**, 157—165 (1911). — ZÜLCH, K. J.: Hirngeschwülste im Jugendalter. Zbl. Neurochir. **5**, 238—274 (1940). — Zur Pathologie der äußeren Liquorräume. Zbl. Neurochir. **10**, 25—38 (1950a). — Anatomische Befunde bei gedeckten Hirnverletzungen. Hefte Unfallheilk. **42**, 213—217 (1950b). — Vegetative und psychische Symptome bei umschriebenen traumatischen Zwischenhirnschädigungen. Zbl. Neurochir. **10**, 73—97 (1950c). — Die Hirngeschwülste in biologischer und morphologischer Darstellung. Leipzig: Johann Ambrosius Barth 1951. — Schema zur Erleichterung der Klassifikation der neuroepithelialen Geschwülste. Acta neurochir. (Wien) **3**, 104—110 (1952a). — Die sellanahen Geschwülste. Ärztl. Praxis **4**, Nr 8 (1952b). — ZUTT, J.: Das psychiatrische Krankheitsbild der Pubertätsmagersucht. Z. Neur. **180**, 776—849 (1948). — ZWARENSTEIN, H., u. SHAPIRO: Metabolic changes associated with endocrine activity and the reproductive cycle in Xenopus laevis. III. J. of Exper. Biol. **10**, 372—378 (1933). — ZWEYMÜLLER, E.: Myasthenia gravis pseudoparalytica. Forsch. u. Forscher Tiroler Ärzteschule **2**, 331—375 (1950).

Nachtrag zum Literaturverzeichnis.

BECKER, H.: Hypophyse und Hypothalamus bei der weißen Maus. Dtsch. Z. Nervenheilk. **173**, 123—160 (1955). — BUCHEM, F. S. P. VAN: SIMMONDS-SHEEHAN's disease. Acta endocrinol. (Copenh.) **19**, 165—180 (1955).

CONTOPOULOS, A. N., ELLIS, SIMPSON, LAWRENCE and EVANS: Production of polycythemia in hypophysectomizes rats by the pituitary erythropoetic factor. Endocrinology **55**, 808—812 (1954).

FARQUHAR, MARILYN G., and RINEHART: Cytologic alterations in the anterior pituitary gland following thyroidectomy: An electron microscope study. Endocrinology **55**, 857—876 (1954b). — FEREMUTSCH, K.: Strukturanalysen des menschlichen Hypothalamus. Mschr. Psychiatr. **130**, 1—85 (1955). — FINDLEY, TH.: Clinical disorders of the neurohypophysis.

Ann. Int. Med. **33**, 1423—1430 (1950). — FOERSTER, O., GAGEL u. MAHONEY: Über die Anatomie, Physiologie und Pathologie der Pupillarinnervation. Verh. dtsch. Ges. inn. Med. **48**, 386—398 (1936).

GOTTSCHALK, L. A.: Effect of epinephrine on cortical and basal electroencephalograms and the eosinophilic count. Arch. of Neur. **67**, 522—534 (1952). — GRABER, H., u. KERSTING: Pubertas praecox bei Hamartie des mediobasalen Hypothalamus mit heterotoper Augenanlage. Dtsch. Z. Nervenheilk. **173**, 1—20 (1955). — GÜNTHER, H.: Skelettdeformation bei Akromegalie. Nachweis und Deutung. Endokrinol. **29**, 176—189 (1952). — Der Anomaliekomplex Dysplasia moydesmogonadica. Endokrinol. **32**, 164—178 (1955).

HEDINGER, CH., u. HÜRZELER: Hypopituitarismus bei Dystopie eines Hypophysenhinterlappens. Acta endocrinol. (Copenh.) **14**, 170—176 (1953). — HELLWEG, GISELA: Über die silberimprägnierbaren Zellen der menschlichen Hypophyse. Z. Zellforsch. **36**, 349—360 (1951).

JUSTIN-BESANÇON, L., KLOTZ, CONTAMIN et VILIAUMEY: Etude clinique biologique et anatomique d'un cas de syndrome de CUSHING. Semaine Hôp. **1951**, 3825—3834.

KEYNES, G.: The physiology of the thymus gland. Brit. Med. J. **1954 II**, 659—663. — KING, E. S. J.: Tumours of the pituitary body and its environs. Austral. a. New Zealand J. Surg. **21**, 201—211 (1952). — KUCSKO, L., u. SEITELBERGER: Über die Auswirkung der spontanen Ausschaltung der Neurohypophyse und des Hypothalamus bei intakter Adenohypophyse auf die inkretorischen Drüsen. Endokrinol. **32**, 136—146 (1955).

MOURGUES, G.: Pathologisch-anatomische Beobachtungen bei erworbenem Verlust der Hypophyse. Beitr. path. Anat. **115**, 90—101 (1955). — MÜLLER, W., u. UDVARHELYI: Über Kolloidentartung und Verkalkung von Tumorzellen in Hypophysenadenomen. Endokrinol. **32**, 129—136 (1955).

PALEARI, A.: J tumori perlacei cerebri. Riv. Neur. **12**, 185—217 (1939).

SCHILDER, P., u. WEISSMANN: Amente Psychose bei Hypophysengangtumor. Z. Neur. **110**, 767—778 (1927). — STEIN, F.: Hypophysenbefund bei adernalem Hyperkortizismus. Verh. dtsch. Ges. Path. **38**, 283—286 (1955).

TANAKA, K.: Rare intracranial tumors. Fol. psychiatr. et neur. jap. **5**, 167—180 (1952); ref. Zbl. Neur. **123**, 294.

WHITTIER, J. R., and METTLER: Studies on the subthalamus of the rhesus monkey. I. Anatomy and fiber connections of the subthalamic nucleus of Luys. J. Comp. Neur. **90**, 281—317 (1949a). — Studies on the subthalamus of the rhesus monkey. II. Hyperkinesia and other physiologic effects of subthalamic lesions, with special reference to the subthalamic nucleus of Luys. J. Comp. Neur. **90**, 319—372 (1949b).

Namenverzeichnis.

Sachverzeichnis.